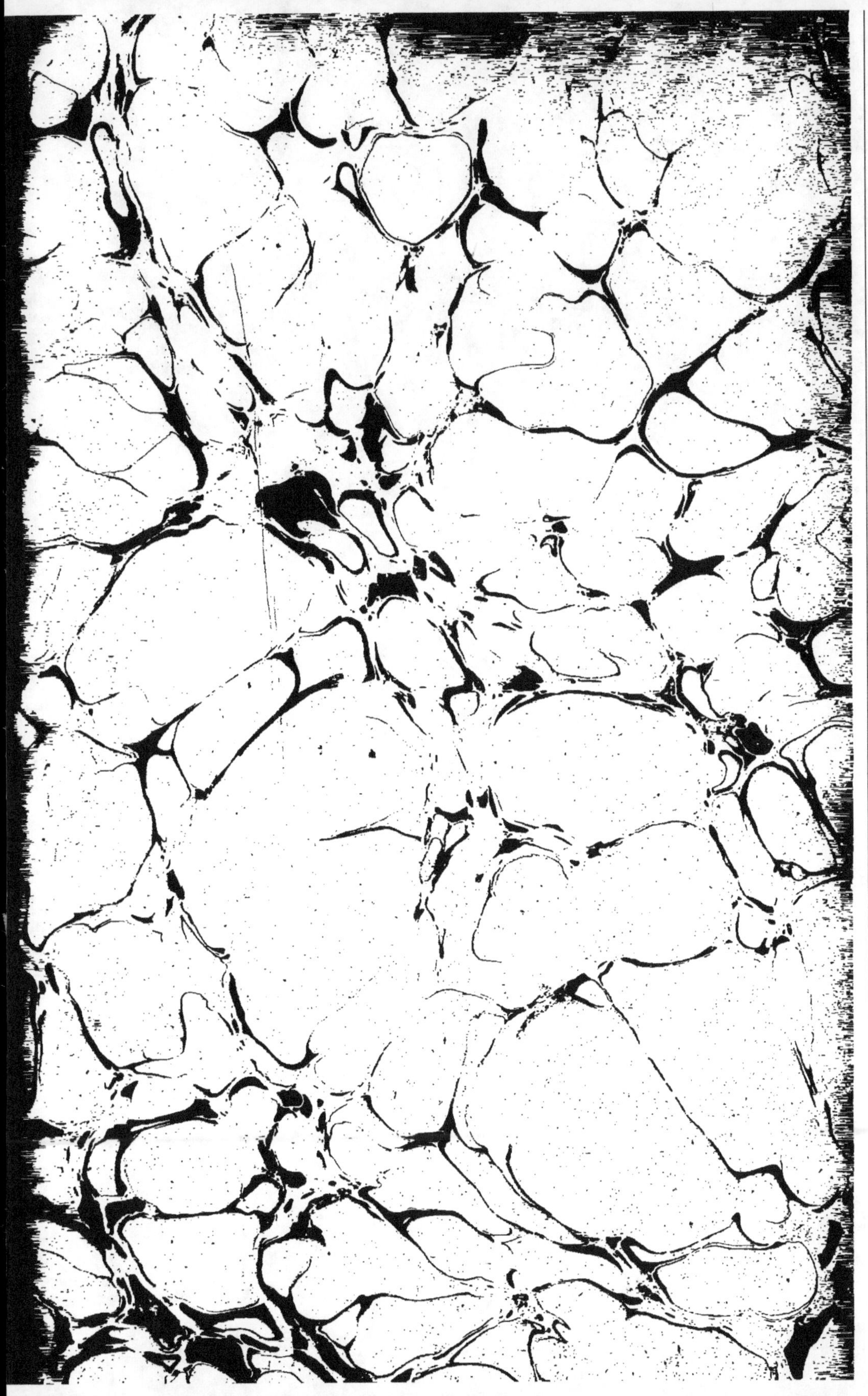

TRAITÉ
D'ANATOMIE HUMAINE

TRAVAUX DU MÊME AUTEUR

De l'action topique de l'hydrate de chloral sur la muqueuse de l'estomac; Mémoire in-8° de 60 pages, Bordeaux, 1875, avec une planche en chromolithographie.

Recherches expérimentales sur le M'Boundou du Gabon ; in-8° de 60 pages, Paris, 1878, avec 13 gravures sur bois.

De la symétrie dans les affections de la peau, étude physiologique et clinique sur la solidarité des régions homologues et des organes pairs; Thèse inaugurale, in-4° de 500 pages, Paris, 1876.
Couronné (médaille d'argent) par la Faculté de médecine de Paris.

Vaisseaux et nerfs des tissus conjonctif, fibreux, séreux et osseux; Thèse présentée pour le concours d'agrégation (*Section d'Anatomie et de Physiologie*) ; Paris, 1880, in-4° de 250 pages, avec 4 planches en lithographie.

De l'action du chloral dans le traitement de l'éclampsie puerpérale; in-4° de 200 pages, Paris, 1877, avec une planche en chromolithographie.
Mémoire couronné par l'Académie de médecine de Paris.

Mémoires sur la portion brachiale du nerf musculo-cutané; in-4° de 60 pages, tirage à part des *Mémoires de l'Académie de médecine de Paris*, 1884.

Contribution à l'anatomie des races nègres : dissection d'un Boschiman ; in-4° de 48 pages, tirage à part des *Nouvelles Archives du Muséum d'histoire naturelle* de Paris, 1884, avec 3 planches en lithographie.

Le long fléchisseur propre du pouce chez l'homme et chez les singes ; tirage à part du *Bull. de la Soc. Zoologique de France*, 1883, avec une planche en chromolithographie.

Les anomalies musculaires chez l'homme expliquées par l'anatomie comparée, leur importance en anthropologie; un volume in-8° de 858 pages. Paris, 1884.
Ouvrage couronné par la Société d'Anthropologie de Paris (Prix Broca, 1883), par l'Institut de France (Prix Montyon, 1885) et par la Faculté de médecine de Paris (Prix Chateauvillars, 1885).

Qu'est-ce que l'homme pour un anatomiste; leçon d'ouverture du cours d'Anatomie à la Faculté de médecine de Lyon; tirage à part de la *Revue scientifique*, 1887.

L'apophyse sus-épitrochléenne chez l'homme; vingt-deux observations nouvelles, tirage à part du *Journ. internat. d'Anatomie et de Physiologie*, 1889, gr. in-8° de 60 pages, avec deux planches en chromolithographie.

Myologie des Fuégiens ; in-4° de 50 pages, tirage à part de la *Mission du Cap Horn* (en collaboration avec le D' Hyades).

Recherches anthropologiques sur le squelette quaternaire de Chancelade (Dordogne); tirage à part du *Bull. de la Soc. d'Anthropologie de Lyon*, 1889, gr. in-8° de 122 pages, avec quatorze planches, dont quatre en photogravure.

Anatomie appliquée à la médecine opératoire : les anomalies musculaires considérées au point de vue de la ligature des artères; in-4° de 60 pages, avec douze planches en chromolithographie, Paris, 1892.

Anatomie de l'utérus pendant la grossesse et l'accouchement : section vertico-médiane d'un sujet congelé au sixième mois de la gestation, grand in-folio de 24 pages, avec six planches en chromolithographie, grandeur nature, Paris, 1892 (en collaboration avec M. Blanc).

ÉVREUX, IMPRIMERIE DE CHARLES HÉRISSEY

TRAITÉ

D'ANATOMIE

HUMAINE

PAR

L. TESTUT

Professeur d'anatomie à la Faculté de médecine de Lyon.

Quatrième édition, revue, corrigée et augmentée

TOME QUATRIÈME

APPAREIL DE LA DIGESTION. — APPAREIL DE LA RESPIRATION ET DE LA PHONATION
APPAREIL URO-GÉNITAL. — EMBRYOLOGIE

AVEC 890 FIGURES DANS LE TEXTE

DESSINÉES PAR G. DEVY

DONT 413 TIRÉES EN PLUSIEURS COULEURS

PARIS

OCTAVE DOIN, ÉDITEUR

8, PLACE DE L'ODÉON, 8

—

1901

AVIS DE L'ÉDITEUR

Le second fascicule du tome IV, qui terminera l'ouvrage, sera remis aux souscripteurs avant le 31 mars prochain.

TRAITÉ
D'ANATOMIE HUMAINE

LIVRE VIII

APPAREIL DE LA DIGESTION

La machine animale, comme toute autre machine, s'use au fur et à mesure qu'elle fonctionne. Pour réparer les pertes incessantes qu'elle subit du fait de ce fonctionnement et pour se maintenir constamment dans ses conditions normales, elle emprunte au monde extérieur un certain nombre de substances, dites alimentaires. Mais ces substances, telles qu'elles existent dans la nature, ne sont pas aptes à être absorbées, c'est-à-dire à passer dans le torrent circulatoire, qui les distribuera ensuite dans toutes les régions du corps. Elles ont besoin pour cela de subir une préparation préalable, qui a pour but et pour résultat de les diviser, de les liquéfier, en un mot, de les rendre absorbables et assimilables. Ces transformations, à la fois physico-chimiques et biologiques, constituent ce qu'en physiologie on appelle l'*acte digestif*, et l'on désigne, en anatomie, sous le nom d'*appareil de la digestion*, l'ensemble des organes où elles s'accomplissent.

L'appareil digestif manque chez les protozoaires : chez certains d'entre eux, parasites, les aliments liquides sont absorbés par endosmose sur tous les points du corps (grégarines); chez d'autres, les particules alimentaires, à l'état solide, sont ingérées directement sur un point quelconque de cette surface, comme cela s'observe chez les monères et chez les amibes.

Chez les cœlentérés, nous voyons apparaître une cavité digestive, mais elle est encore bien simple : c'est une simple dépression en cæcum (fig. 1, A), dont l'orifice unique sert à la fois à l'introduction des aliments et à l'expulsion de leurs résidus. Peu à peu ce cul-de-sac s'étend en longueur. Son extrémité fermée se rapproche

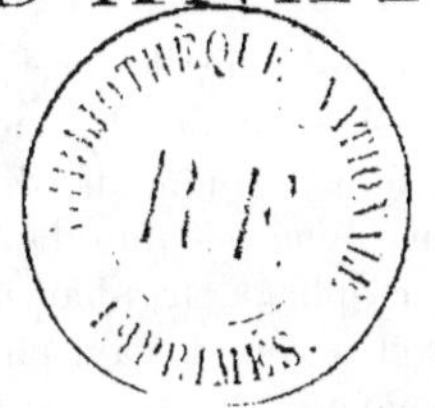

Fig. 1.

Développement graduel du tube digestif.

A, cavité digestive en cæcum. — B, tube digestif a deux orifices. — C, tube digestif avec renflement stomacal. — D, tube digestif avec différenciation des deux intestins. — E, appareil digestif de l'homme, avec : 1, bouche ; 2, pharynx ; 3, œsophage ; 4, estomac ; 5, intestin grêle; 6, gros intestin : 7, glandes salivaires ; 8, foie ; 9, pancréas.

de plus en plus de la surface du corps et, finalement, s'ouvre à l'extérieur : le cæcum de tout à l'heure est remplacé maintenant par un tube ouvert à ses deux bouts (fig. 1, B). De ses deux orifices, l'un, appelé *bouche*, sert à la réception des substances alimentaires; par l'autre, appelé *anus*, s'échappent les résidus des actes digestifs, les matières fécales.

Ce tube digestif, que nous rencontrons pour la première fois chez les vers, persistera désormais jusque chez les mammifères supérieurs. Mais, au fur et à mesure qu'on s'élève dans la série, il se complique et se perfectionne. Tout d'abord, il se renfle en son milieu pour former l'estomac. La portion sus-stomacale du tube, conservant sa direction rectiligne et médiane, représente l'œsophage, le pharynx et la cavité buccale. La portion sous-stomacale, s'allongeant et se contournant plus ou moins sur elle-même, constitue l'intestin. Celui-ci se renfle à son tour dans sa portion terminale et se différencie ainsi en deux segments morphologiquement distincts : un premier segment, plus long, mais plus étroit, qui fait suite immédiatement à l'estomac et qui prend le nom d'intestin grêle; un deuxième segment, plus court, mais beaucoup plus large, qui constitue le gros intestin, lequel se termine par l'anus (fig. 1, C, D, E).

Avec ces différenciations morphologiques se montre tout naturellement la division du travail. — La portion sus-stomacale du tube digestif sert tout simplement à conduire les aliments du milieu extérieur dans l'estomac : c'est la *portion ingestive*. — L'estomac et l'intestin grêle, plus hautement différenciés, sont des sortes de laboratoires, où les sucs digestifs exercent leur action sur les aliments et les transforment en une masse molle, semi-liquide, facilement absorbable : c'est la *portion digestive*. — Enfin, le gros intestin ou *portion éjective* reçoit de l'intestin grêle les résidus de la digestion, les charrie vers l'anus et, sous le nom de matières fécales, les rejette au dehors.

Au fur et à mesure que le tube digestif se perfectionne, nous voyons se développer autour de lui, à titre d'annexes, un certain nombre de formations glandulaires, qui sécrètent et déversent dans sa cavité des liquides particuliers, destinés à opérer sur les aliments les transformations signalées plus haut. Ces formations surajoutées, suivies dans leurs complications graduelles, ne sont tout d'abord que de simples cellules glandulaires isolées, situées çà et là dans l'épithélium. Plus tard, elles se groupent en une couche continue dans des dépressions en cul-de-sac, formant ainsi des glandes rudimentaires plus ou moins incorporées dans la paroi même du canal digestif. Enfin, à un degré de développement plus complet, elles deviennent de véritables organes autonomes (glandes salivaires, foie, pancréas), plus ou moins éloignés de la cavité digestive et reliés à cette dernière par des canaux excréteurs.

L'appareil de la digestion, considéré dans son ensemble, se compose donc :

1° D'un long tube, irrégulièrement cylindrique, le *tube digestif;*

2° D'une série de formations glandulaires, qui se développent autour de lui et que nous désignerons sous le nom collectif d'*annexes du tube digestif.*

Le tube digestif et ses annexes feront l'objet de deux chapitres distincts.

TUBE DIGESTIF

Le tube digestif, encore appelé canal alimentaire, commence à l'orifice buccal et s'étend de là jusqu'à l'anus. Sa longueur, chez l'homme, est de 10 à 12 mètres : il représente ordinairement six ou sept fois la longueur totale du corps. — Dans son long trajet, le tube digestif est constamment situé sur le plan antérieur ou ventral de la colonne vertébrale, qui le sépare du névraxe. Il occupe tout d'abord la face, où il prend naissance. Puis, il descend dans le cou, traverse successivement les trois grandes cavités thoracique, abdominale et pelvienne, et finalement vient s'ouvrir à la surface extérieure, un peu au-dessous du coccyx. — Au cou, il entre en relation avec le conduit aérifère et tout particulièrement avec la portion de ce conduit qui est destinée à la phonation. Dans le thorax, il est situé dans le médiastin postérieur, entre les deux poumons et en arrière du cœur. Enfin, dans l'abdomen et dans le bassin, il entre en rapport avec les différentes formations de l'appareil uro-génital.

Histologiquement, le tube digestif se compose de trois tuniques concentriques : 1° une tunique interne ou muqueuse; 2° une tunique moyenne ou celluleuse; 3° une tunique externe ou musculeuse, cette dernière comprenant à son tour deux ordres de fibres, les unes circulaires, les autres longitudinales. Ces trois tuniques existent dans toute la hauteur du canal alimentaire, et elles existent seules dans toute la portion de ce canal qui est située au-dessus du diaphragme. Plus bas, au-dessous du diaphragme, aux trois tuniques précitées s'en ajoute une quatrième, celle-là séreuse, formée par le péritoine.

Envisagé maintenant au point de vue topographique, le tube digestif comprend sept segments, savoir : 1° la *bouche*; 2° le *pharynx*; 3° l'*œsophage*; 4° l'*estomac*; 5° l'*intestin grêle*; 6° le *gros intestin*; 7° l'*anus*. Nous décrirons successivement chacun de ces segments.

ARTICLE I

BOUCHE ET SES DÉPENDANCES

La première portion du tube digestif, la bouche (allem. *Mund*, angl. *Mouth*), est une cavité fort irrégulière où s'accomplissent les importantes fonctions de la mastication et de l'insalivation. C'est encore dans la bouche que se disposent les appareils terminaux du goût et que se produisent en grande partie ces modifications spéciales du son laryngien d'où résulte la voix articulée.

Située à la partie inférieure de la face, entre les fosses nasales et la région sus-

hyoïdienne, la cavité buccale a la forme d'un ovale à grand diamètre antéro-postérieur et à petite extrémité dirigée en arrière. Le plan suivant lequel est creusée
cette cavité est à peu près horizontal chez l'homme. On sait que, chez les animaux
quadrupèdes, ce plan se dirige obliquement de haut en bas et d'avant en arrière,
en se rapprochant plus ou moins de la verticale.

Les arcades alvéolo-dentaires divisent la bouche en deux parties : une partie

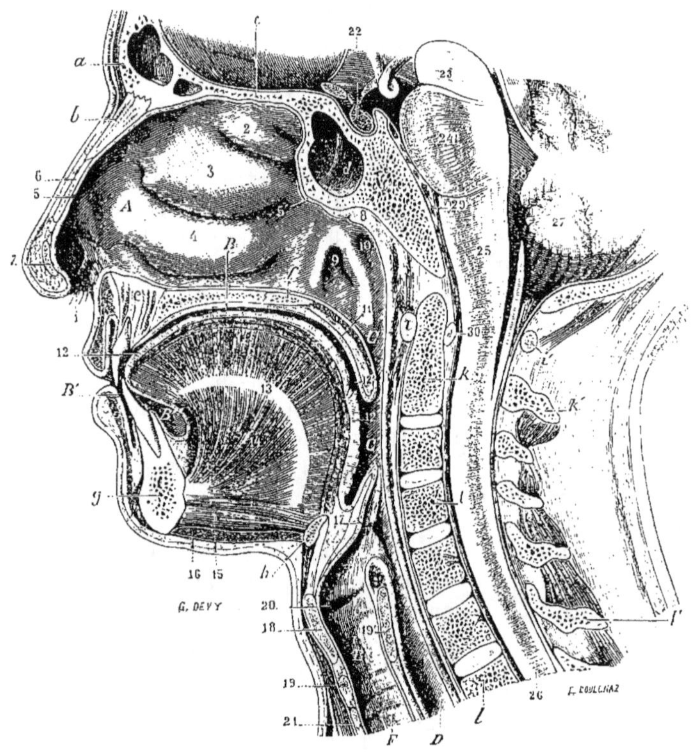

Fig. 2.

Coupe sagittale de la face et du cou, pour montrer la portion initiale des deux conduits digestif
et aérifère (segment droit de la coupe).

A, fosse nasale droite. — B, cavité buccale. — B', vestibule de la bouche. — B", région sublinguale de la bouche. —
C, pharynx nasal. — C', pharynx buccal. — D, œsophage. — E, larynx. — F, trachée-artère.

1, narine droite. — 2, cornet supérieur. — 3, cornet moyen. — 4, cornet inférieur. — 5, 5', muqueuse des fosses
nasales. — 6, cartilage latéral du nez. — 7, cartilage de l'aile du nez. — 8, amygdale pharyngienne. — 9, orifice
pharyngien de la trompe d'Eustache. — 10, fossette de Rosenmüller. — 11, voile du palais et luette. — 12, muqueuse
linguale, avec 12', foramen cæcum. — 13, septum lingual. — 14, muscle génio-glosse. — 15, muscle génio-hyoïdien.
— 16, muscle mylo-hyoïdien. — 17, épiglotte. — 18, cartilage thyroïde. — 19, 19', cartilage cricoïde. 20. — ventricule
du larynx. — 21, premier cerceau de la trachée. — 22, corps pituitaire. — 23, pédoncule cérébral. — 24, protubérance annulaire. — 25, bulbe rachidien. — 26, moelle épinière. — 27, cervelet. — 28, quatrième ventricule. — 29,
dure-mère. — 30, ligament transverse

a, os frontal. — b, os propre du nez. — c, ethmoïde. — d, sphénoïde. — e, maxillaire supérieur. — f, palatin. —
g, maxillaire inférieur. — h, os hyoïde. — i, atlas, avec i', son tubercule postérieur. — k, axis, avec k', son apophyse
épineuse. — l, vertèbres cervicales, avec l, leurs apophyses épineuses.

antérieure et latérale, située en dehors de ces arcades, c'est le *vestibule de la bouche*;
une partie, située en dedans, c'est la *bouche proprement dite*. La bouche proprement
dite et son vestibule communiquent entre eux par les nombreux interstices qui
séparent les dents les unes des autres (*espaces interdentaires*), et aussi par un
intervalle plus large qui est situé entre les dernières molaires et la branche du

maxillaire (*espace rétro-dentaire*). Cet intervalle rétro-dentaire est limité en arrière par un repli muqueux qui descend de la mâchoire supérieure sur l'inférieure : il est suffisant, dans la plupart des cas, pour laisser passer une sonde, ce qui permet au chirurgien de porter dans la bouche des substances médicamenteuses ou alimentaires dans les cas de constriction permanente des mâchoires, comme cela s'observe dans le tétanos.

Lorsque les deux mâchoires sont rapprochées et qu'aucun aliment ou corps étranger n'a été introduit dans la bouche, cette cavité est pour ainsi dire une *cavité virtuelle* (fig. 2). Elle devient *cavité réelle* et acquiert alors des dimensions plus ou moins considérables : 1° par l'écartement des joues, agrandissant transversalement le vestibule ; 2° par la projection en avant des lèvres, agrandissant ce même vestibule dans le sens antéro-postérieur ; 3° par l'abaissement du maxillaire inférieur, agrandissant le diamètre vertical de la cavité. A l'état ordinaire, je veux dire à l'état de vacuité, les dimensions de la bouche sont indiquées par les chiffres suivants :

Diam. transversal (d'une joue à l'autre) . . . . 50 à 65 mill.
Diam. antéro-postérieur (de l'orifice buccal à la luette . . . . 70 à 75 —
Diam. vertical { de la voûte palatine à la face sup^re de la langue. . . 0 -
Diam. vertical { de la voûte palatine au plancher de la bouche. . . 20 à 25 —

Ces chiffres proviennent de mensurations que j'ai pratiquées sur un grand nombre de coupes de sujets congelés ; elles présentent, par conséquent, toutes les garanties désirables au point de vue de l'exactitude.

Envisagée maintenant au point de vue de sa constitution anatomique, la bouche nous offre à considérer six parois, savoir : 1° une paroi antérieure, constituée par les *lèvres* ; 2° deux parois latérales, formées par les *joues* ; 3° une paroi inférieure, formée en majeure partie par la *langue* et, au-dessous de ce dernier organe, par une petite région, appelée *plancher de la bouche* ; 4° une paroi supérieure, constituée en majeure partie par la *voûte palatine* ; 5° une paroi postérieure ou mieux postéro-supérieure, comprenant le *voile du palais* et un orifice fort irrégulier qui, sous le nom d'*isthme du gosier*, fait communiquer la bouche avec le pharynx.

Nous décrirons tout d'abord ces six parois, puis nous étudierons, dans deux paragraphes distincts, les gencives et les dents.

§ I. — PAROI ANTÉRIEURE : LÈVRES

Les lèvres sont des replis musculo-membraneux situés à la partie antérieure de la bouche et constituant la paroi antérieure de cette cavité. Au nombre de deux, elles se distinguent en supérieure et inférieure. Rapprochées, elles ferment le canal digestif à son extrémité supérieure. Écartées l'une de l'autre, elles délimitent un large orifice, l'orifice buccal, par lequel ce même tube digestif communique avec le milieu extérieur. Nous étudierons successivement leur conformation extérieure, leur constitution anatomique, leurs vaisseaux et leurs nerfs.

A. — CONFORMATION EXTÉRIEURE

Les lèvres reproduisent exactement la direction curviligne des arcades dentaires contre lesquelles elles sont appliquées. Comme ces dernières, elles sont concaves en arrière, convexes en avant. A peu près verticales chez les sujets de race blanche, elles présentent chez le nègre une obliquité plus ou moins prononcée. Cette obliquité dépend à la fois d'un développement exagéré des lèvres et du prognathisme alvéolo-dentaire, qui, comme on le sait, caractérise les races nègres. Quoique constituées sur un même type, les deux lèvres ne présentent pas une conformation absolument identique et, à ce sujet, nous considérerons à chacune d'elles une face antérieure, une face postérieure, un bord adhérent, un bord libre et deux extrémités.

1° **Face antérieure**. — La face antérieure ou cutanée regarde en avant pour la lèvre supérieure, en bas et en avant pour la lèvre inférieure.

a. *Sur la lèvre supérieure*, elle nous présente tout d'abord un sillon médian, le *sillon sous-nasal* ou *philtrum*, qui, de la sous-cloison, descend sur le bord libre de la lèvre et s'y termine par un tubercule plus ou moins marqué suivant les sujets, le *tubercule de la lèvre supérieure*. Plus large en bas qu'en haut, de forme plus ou moins triangulaire par conséquent, le sillon sous-nasal est limité, à droite et à gauche, par deux bourrelets, qui se dirigent obliquement en bas et en dehors. Morphologiquement, le sillon sous-nasal répond à la ligne de soudure des bourgeons incisifs de la lèvre primitive (voy. EMBRYOLOGIE). De chaque côté du sillon sous-nasal, immédiatement en dehors des bourrelets latéraux précités, se trouvent deux surfaces triangulaires et à peu près planes : recouvertes d'un léger duvet chez la femme et chez l'enfant, elles donnent naissance, chez l'homme adulte, à ces poils longs et roides, dont l'ensemble constitue la moustache.

b. *Sur la lèvre inférieure*, nous trouvons tout d'abord, sur la ligne médiane, une petite dépression ou fossette, dans laquelle s'implante, chez l'homme adulte, ce bouquet de poils qu'on désigne vulgairement sous le nom de *mouche*. A droite et à gauche de cette fossette, la lèvre est constituée par deux surfaces planes ou légèrement concaves, où ne croissent que des poils rares et courts.

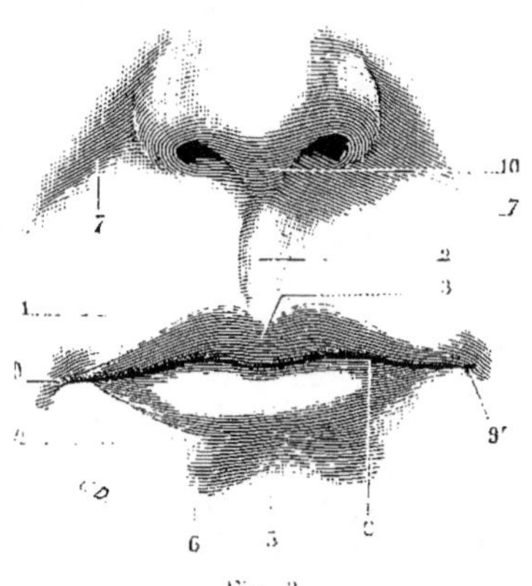

Fig. 3.

Les deux lèvres, vue antérieure, la bouche étant fermée.

1. lèvre supérieure, avec : 2, sillon sous-nasal ou philtrum ; 3, tubercule labial : 4. lèvre inférieure, avec 5, fossette médiane (philtrum). — 6, sillon mento-labial. — 7, sillon labio-génien. — 8, fente buccale. — 9, commissures. — 10, septum nasal.

2° **Face postérieure**. — La face postérieure ou muqueuse répond à la face antérieure des gencives et des arcades dentaires. Elle est lisse et constamment humectée par la salive. Nous y reviendrons plus loin à propos de la muqueuse labiale.

3° **Bord adhérent**. — Le bord adhérent marque la limite périphérique des lèvres et doit être examiné séparément du côté de la face et du côté de la bouche :

a. *Du côté de la face*, le bord adhérent de la lèvre supérieure répond successivement à l'extrémité postérieure de la cloison nasale, au bord postérieur des narines, à l'extrémité postérieure de l'aile du nez et, enfin, à un sillon oblique qui le sépare de la joue et que nous désignerons sous le nom de *sillon génio-labial* ou *labiogénien*. Le bord adhérent de la lèvre inférieure est marqué à sa partie moyenne par un sillon curviligne, à concavité dirigée en bas, le *sillon mento-labial*. De chaque côté de ce sillon, la lèvre inférieure se confond, sans ligne de démarcation aucune avec les parties molles de la région mentonnière.

b. *Du côté de la cavité buccale*, le bord adhérent des lèvres est indiqué, tant pour la supérieure que pour l'inférieure, par le sillon horizontal que forme la muqueuse en se réfléchissant de la face postérieure des lèvres sur les gencives (*sillon gingivo-labial*). Ce sillon est interrompu sur la ligne médiane par un repli muqueux triangulaire, à direction sagittale, qui est très visible quand on porte les lèvres en avant, en les écartant des gencives (fig. 4) : c'est le *frein de la lèvre*, toujours plus développé sur la lèvre supérieure que sur l'inférieure.

4° **Bord libre.** — Le bord libre des lèvres, arrondi d'avant en arrière, irrégulièrement plissé dans le sens transversal, est remarquable par sa coloration rouge ou rosée. Cette coloration, qui se confond peu à peu en arrière avec la muqueuse buccale, cesse brusquement en avant suivant une ligne régulièrement courbe qui la sépare nettement de la peau. Ici encore, les deux lèvres ne se ressemblent

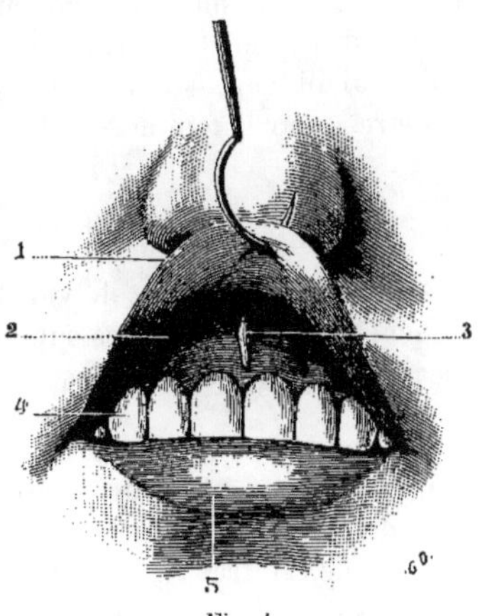

Fig. 4.

Frein de la lèvre supérieure.

1, lèvre supérieure, fortement érignée en haut. — 2, sillon gingivo-labial. — 3, frein de la lèvre supérieure. — 4, arcade dentaire supérieure. — 5, lèvre inférieure.

pas entièrement : tandis que la lèvre supérieure (fig. 3,3) possède une saillie médiane, le *tubercule de la lèvre supérieure*, délimitée latéralement par deux dépressions, la lèvre inférieure, qui s'adapte exactement à elle, nous présente, au contraire, une dépression médiane et de chaque côté une légère convexité. C'est au niveau de leur bord libre que les lèvres présentent leur maximum d'épaisseur. Cette épaisseur est, du reste, très variable suivant les races et suivant les sujets : elle mesure d'ordinaire de 10 à 12 millimètres dans nos races européennes. Au niveau de leur bord adhérent, l'épaisseur des lèvres n'est plus que de 6 ou 7 millimètres.

5° **Extrémités, commissures et orifice buccal.** — Les deux lèvres s'unissent, à l'une et à l'autre de leurs extrémités, pour former ce qu'on est convenu d'appeler les *commissures des lèvres*. Il existe donc deux commissures, l'une droite, l'autre gauche. Elles sont symétriquement disposées par rapport à la ligne médiane.

En se réunissant ainsi l'une à l'autre au niveau des commissures, les deux lèvres circonscrivent entre elles un orifice, *l'orifice buccal*. Cet orifice, qui est la voie d'introduction des aliments, peut, comme l'orifice palpébral avec lequel il présente la plus grande analogie, être ouvert ou fermé. — Largement ouvert à la suite de l'écartement maximum des deux maxillaires, il est irrégulièrement circulaire, plus haut que large, et permet à l'œil et au doigt d'explorer dans tous leurs détails les parois de la bouche. Il mesure, en moyenne, chez l'homme, 50 millimètres de largeur sur 55 millimètres de hauteur. Chez la femme, dont la bouche est ordinairement plus petite, ces mêmes dimensions descendent à 40 millimètres et 48 millimètres. — A l'état d'occlusion, lorsque les deux lèvres sont rapprochées, l'orifice buccal n'est plus qu'une simple fente transversale, la *fente buccale*, allant d'une commissure à l'autre et répondant exactement à la ligne de contact des deux lèvres.

Cette fente, qui joue un rôle si important dans l'expression de la physionomie, varie beaucoup, suivant les sujets, dans sa forme et sa direction. Ses dimensions ne sont pas moins variables et depuis longtemps déjà le langage usuel a distingué des bouches grandes, des bouches moyennes et des bouches petites. En mesurant sur quarante sujets (vingt hommes et vingt femmes) la longueur de la fente buccale, j'ai obtenu, comme chiffres moyens, 53 millimètres pour l'homme, et 47 millimètres pour la femme.

B. — CONSTITUTION ANATOMIQUE

Considérées au point de vue de leur constitution anatomique, les lèvres se composent de quatre couches superposées, qui sont, en allant d'avant en arrière : la peau, la couche musculeuse, la couche sous-muqueuse, la couche muqueuse.

1° Peau. — La peau des lèvres est remarquable par son épaisseur, par sa résistance et surtout par son adhérence intime aux faisceaux musculaires sous-jacents, qui viennent prendre sur sa face profonde la plus grande partie de leurs insertions. Elle est très riche en follicules pileux et, par suite, possède de nombreuses glandes sébacées annexées à ces follicules.

2° Couche musculeuse. — La couche musculeuse est constituée en majeure partie par le muscle orbiculaire des lèvres. Ce muscle, comme nous l'avons déjà vu en myologie (t. I, p. 708), se dispose autour de l'orifice buccal à la manière d'un anneau aplati, ou plutôt d'une ellipse dont le grand diamètre se dirige transversalement d'une commissure à l'autre. — A l'orbiculaire, muscle essentiel des lèvres, viennent se joindre, à titre de faisceaux accessoires, les extrémités d'une foule d'autres muscles, qui, partant des différentes régions de la face, viennent s'insérer sur le pourtour de l'orifice buccal, comme autant de rayons convergents. Ces muscles nous sont déjà connus (voy. MYOLOGIE) et nous ne ferons ici que les énumérer. Ce sont : 1° pour la lèvre supérieure, les élévateurs communs de l'aile du nez et de la lèvre supérieure, les élévateurs propres de la lèvre supérieure, les canins et les petits zygomatiques ; 2° pour la lèvre inférieure, les carrés du menton ; 3° pour les commissures, les buccinateurs, les grands zygomatiques, les triangulaires des lèvres et les risorius de Santorini. — De tous ces muscles disposés autour de l'orifice buccal, les uns s'insèrent à la face profonde de la peau, les autres à la face profonde de la muqueuse. Au point de vue de leur rôle, un seul est constricteur de l'orifice buccal : c'est l'orbiculaire. Tous les autres sont dilatateurs. — Rappelons encore que, outre les fibres transversales de l'orbiculaire et les fibres radiées des muscles à insertion extra-labiale, chacune des deux lèvres possède, au voisinage de son bord libre, un certain nombre de fibres à direction antéro-postérieure, qui lui appartiennent en propre et qui se rendent de la peau à la muqueuse (fig. 5, 5 et 5') : leur ensemble constitue le *muscle compresseur* des

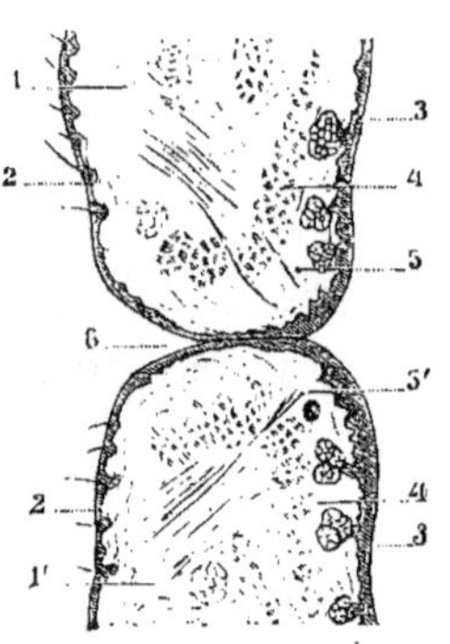

Fig. 5.

Coupe verticale des deux lèvres pour montrer le muscle compresseur des lèvres (d'après Roy).

1, lèvre supérieure et lèvre inférieure, avec : 2, leur face antérieure : 3, leur face postérieure. — 4, faisceaux de l'orbiculaire. — 5, 5', faisceaux des muscles compresseurs des lèvres. — 6, fente buccale.

lèvres (*rectus labii* de KLEIN, *proprius labii* de KRAUSE). Nous avons déjà décrit ce muscle à la page 710 de la myologie, où le lecteur voudra bien se reporter.

3° Couche sous-muqueuse, glandes labiales. — La couche sous-muqueuse, intermédiaire à la couche musculeuse et à la muqueuse proprement dite, est formée par du tissu conjonctif lâche avec des fibres élastiques fines et peu nombreuses. Elle renferme dans toute son étendue une multitude de petites glandes, que l'on désigne, en raison de leur situation, sous le nom de *glandes labiales*. Ces glandes sont tellement nombreuses qu'elles se tassent pour ainsi dire les unes contre les autres, de façon à former, en arrière du muscle orbiculaire (fig. 8,2) une nappe à peu près continue : c'est la *couche glanduleuse* de certains auteurs. On les sent très nettement, en dehors de toute altération pathologique, en promenant simplement le doigt sur la face postérieure des lèvres : elles se traduisent alors sous la forme de petites masses saillantes, dures et irrégulières.

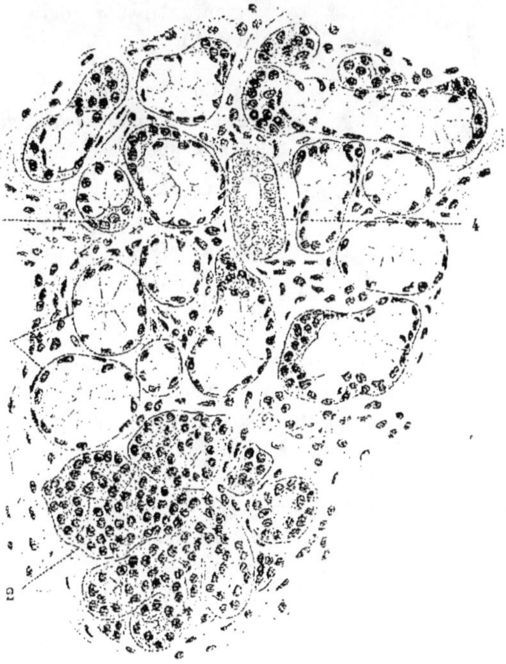

Morphologiquement, les glandes labiales sont des glandes en grappe. Chacune d'elle est constituée par un nombre plus ou moins considérable de lobules arrondis ou piriformes, d'où s'échappent de petits canaux excréteurs, qui, après un trajet variable mais toujours très court, se jettent dans un canal excréteur commun. Ce canal excréteur vient s'ouvrir, à son tour, à la surface libre de la muqueuse.

Fig. 6.

Coupe des glandes de la lèvre supérieure d'un homme de soixante-deux ans (d'après NADLER).

(On constate un mélange, dans la même région, de glandes séreuses et de glandes muqueuses.)

1, glandes muqueuses. — 2, glandes séreuses. — 3, croissants de Gianuzzi. — 4, canal excréteur.

Envisagés au point de vue histologique, les lobules glandulaires sont essentiellement constitués par une paroi propre, tapissée intérieurement par une couche continue de cellules polyédriques, mesurant de 10 à 12 μ de largeur sur 7 à 8 μ de hauteur. Ces cellules sont de deux ordres : les unes ont tous les caractères des cellules mucipares ; les autres, tous les caractères des cellules séreuses (voy. *Glandes salivaires*). Du reste, ces deux catégories de cellules peuvent être isolées dans des alvéoles distincts ou bien se trouver mélangées dans une même alvéole. Les glandes labiales sont donc des glandes mixtes, à la fois muqueuses et séreuses. Quant aux canaux excréteurs, ils se composent de deux couches concen-

triques : une couche externe de nature conjonctive, une couche interne épithéliale.
Sur les diverses ramifications du canal excréteur principal, l'épithélium est cylindrique : cylindrique simple sur les plus petites ramifica-
tions, cylindrique stratifié sur les plus grosses. Sur le
canal excréteur principal lui-même, la couche épithéliale
est représentée dans la plus grande partie de son étendue
par un épithélium pavimenteux stratifié (STÖHR), prolongement, dans le conduit glandulaire, de l'épithélium
pavimenteux de la muqueuse labiale.

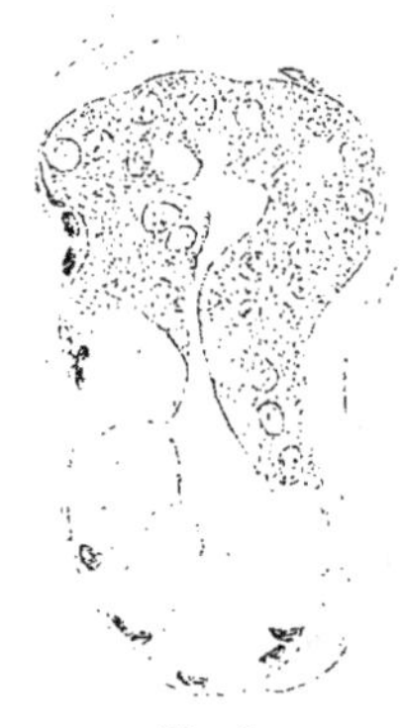

Fig. 7.

Coupe transversale d'un
alvéole d'une glande la-
biale (d'après NADLER).

A la partie supérieure se voient
des cellules séreuses ; à la partie
inférieure des cellules muqueuses.

4° Couche muqueuse. — La couche muqueuse, constituant la *muqueuse labiale*, forme la couche la plus profonde des lèvres.

A. DISPOSITION GÉNÉRALE. — La muqueuse labiale revêt à
la fois la face postérieure des lèvres et leur bord libre. —
Sur la face postérieure, elle présente une coloration grisâtre et un aspect bosselé, dû aux glandules sous-jacentes
qui la soulèvent par places. Latéralement, elle se continue sans ligne de démarcation aucune avec la muqueuse
des joues. Au niveau du bord adhérent des lèvres, elle
se réfléchit sur elle-même, pour se jeter sur les bords
alvéolaires des maxillaires et devenir la muqueuse gingivale : elle forme ainsi,
en haut et en bas, le long sillon que nous avons déjà signalé plus haut sous le
nom de sillon gingivo-labial. — *Sur le bord libre* des lèvres, la muqueuse est à la
fois plus mince et plus adhérente que sur la face postérieure. Elle est remarquable
par sa coloration rouge ou simplement rosée : cette coloration résulte en grande
partie sans doute de sa richesse vasculaire ; mais elle est due aussi à sa transparence, qui permet d'entrevoir les faisceaux musculaires situés au-dessous.

B. STRUCTURE. — Histologiquement, la muqueuse labiale se compose, comme
toutes les muqueuses, de deux couches : une couche profonde ou chorion ; une
couche superficielle ou épithéliale.

a. *Chorion*.— Le chorion ou derme, épais de 1 à 2 millimètres, rappelle assez bien
le derme cutané. Il est essentiellement formé par des faisceaux de tissu conjonctif,
diversement entrecroisés, auxquels se mêlent de très nombreuses fibres élastiques
disposées en réseaux. — Par sa face profonde, le chorion se continue peu à peu avec
la couche sous-muqueuse. — Sa face superficielle est hérissée de papilles, coniques
ou filiformes, simples ou composées, mesurant de 200 à 400 μ de longueur sur 40 à
80 μ de largeur. Ces papilles sont extrêmement nombreuses. Elles sont tellement
pressées les unes contre les autres qu'elles se touchent presque par leur base : il est
rare que l'espace qui les sépare soit égal à leur propre diamètre (KÖLLIKER). Les
papilles dermiques présentent la même structure fondamentale que le chorion, dont
elles ne sont qu'une dépendance. La plupart d'entre elles sont vasculaires ; quelques-unes renferment des corpuscules de Krause ou des corpuscules de Meissner.

b. *Épithélium*.— L'épithélium de la muqueuse labiale, épais de 250 μ en moyenne,
appartient au groupe des épithéliums pavimenteux stratifiés. Il comprend trois
assises de cellules, que nous distinguerons en profondes, moyennes et superficielles.
— Les *cellules profondes* ont une forme plus ou moins cylindrique et sont implantées perpendiculairement sur la surface du chorion : ce sont les *cellules basales* ou

génératrices de certains auteurs. Elles mesurent, en moyenne, de 15 à 20 μ de hauteur. Elles sont transparentes et possèdent, chacune un noyau ovalaire. Une

mince couche hyaline partout continue, *membrane basale,* sépare les cellules profondes du chorion sur lequel elles reposent. — Les *cellules moyennes* se disposent toujours en rangées multiples. Ce sont des cellules polyédriques, un peu plus volumineuses que les précédentes, renfermant à leur centre un gros noyau, le plus souvent de forme sphérique. Leur contour est garni de prolongements, en forme de dents ou d'épines, qui rappellent exactement les prolongements de même nature que nous présentent les cellules malpighiennes de l'épiderme (voy. *Peau*). Au fur et à mesure qu'elles s'éloignent du derme, les cellules moyennes s'aplatissent dans le sens vertical, se rapprochant ainsi peu à peu du type qui caractérise la couche superficielle. — Les *cellules superficielles* revêtent l'aspect de plaques

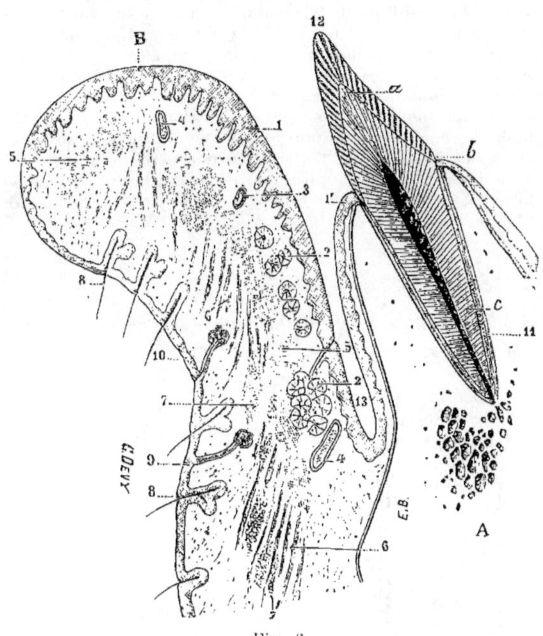

Fig. 8.

Coupe sagittale de la lèvre inférieure et du vestibule de la bouche.

A. maxillaire inférieur. — B. lèvre inférieure. — 1. épithélium de la muqueuse labiale. — 1'. épithélium de la muqueuse gingivale. — 2, 2. glandes labiales. — 3, artère coronaire. — 4, 4. veines. — 5. 5, faisceaux du muscle orbiculaire. — 6, 6, faisceaux musculaires longitudinaux 'carré du menton). — 7, 7, pelotons adipeux. — 8, 8. poils avec leur glande sébacée. — 9. glande sudoripare. — 10, épiderme. — 11, périoste alvéolo-dentaire. — 12, dent incisive externe, avec *a*, sa couronne; *b*, son collet; *c*. sa racine. — 13. cul-de-sac gingivo-labial.

larges et minces, à contour polygonal, renfermant à leur centre un noyau aplati comme elles et dans le même sens. Elles présentent, comme on le voit, les plus grandes analogies avec les cellules superficielles de l'épiderme. Elles en diffèrent, cependant, d'une part en ce que leur noyau est toujours très visible, d'autre part en ce qu'elles ne se kératinisent jamais.

C'est sur le bord libre des lèvres que se continuent réciproquement le revêtement interne et le revêtement externe. Ici, comme sur le bord libre des paupières, le passage se fait graduellement et par des transitions à peu près insensibles. KLEIN et après lui WERTHEIMER distinguent sur le bord libre de la lèvre trois zones successives, qui sont, en allant d'avant en arrière. la zone cutanée, la zone de transition et la zone muqueuse. — La *zone cutanée*, qui fait suite à la peau de la face antérieure, se termine au point où les téguments changent de coloration. Comme son nom l'indique, elle est formée par la peau, avec follicules pileux et glandes sébacées. — La *zone de transition*, qui lui fait suite, mesure, sur la ligne médiane, 5 ou 6 millimètres de largeur ; elle est un peu moins étendue dans la région des commissures. C'est encore de la peau, mais une peau légèrement modifiée. Elle se distingue : 1° par l'épaisseur plus grande de son épithélium ; 2° par la transparence également plus grande de ce même épithélium ; 3° par ses rapports intimes avec le muscle orbiculaire, dont les faisceaux sont immédiatement sous-jacents au derme ou même pénètrent par places dans l'épaisseur de ce dernier ; 4° par la richesse de son réseau vasculaire. C'est à cette riche vascularisation, disons-le en passant, ainsi qu'à la transparence de son revêtement épithélial, que cette zone doit la coloration rosée qui la caractérise. En ce qui concerne les glandes sébacées. elles feraient complètement défaut d'après KLEIN. Mais leur existence a été signalée par KÖLLIKER et par WERTHEIMER. Toutefois, elles ne sont pas constantes et, quand elles existent, elles sont rudimentaires et indépendantes des follicules pileux. Du reste, elles s'arrêtent toujours à la limite de la zone suivante. — La *zone muqueuse* commence au sommet de la convexité du bord libre, autrement dit à la ligne suivant laquelle les deux lèvres arrivent au contact lorsque la bouche est fermée. Chez le nouveau-né, elle se distingue tout d'abord, par l'épaisseur considérable de l'épithélium, qui présente, à ce niveau, tous les caractères de l'épithélium de la muqueuse labiale. D'autre part apparaissent de longues papilles, qui donnent aux coupes un aspect vraiment caractéristique : c'est la *pars villosa* de LESCHKA. L'âge amène dans cette zone de notables modifications, qui ont été bien décrites par WERTHEIMER. Chez l'enfant de dix-huit mois, les papilles sont moins longues et, de leur côté, la couche épithéliale a diminué d'épaisseur : elle s'est comme tassée. Cette disposition persiste, jusqu'à l'âge de quarante à quarante-cinq ans. A ce moment, l'épithélium prend de nouveau un développement spécial, qui, à un âge avancé, forme des renflements cellulaires, circonscrits, pouvant aboutir à la formation de véritables globes épidermiques.

C. — VAISSEAUX ET NERFS

1º Artères. — Les artères des lèvres proviennent en grande partie des deux coronaires, lesquelles, comme nous l'avons déjà vu en angéiologie, se détachent de la faciale au niveau des commissures. — La *coronaire inférieure* se porte horizontalement en dedans, dans l'épaisseur de la lèvre inférieure, et s'anastomose à plein canal sur la ligne médiane avec la coronaire inférieure du côté opposé. — La *coronaire supérieure* se porte de même dans la lèvre supérieure et se réunit sur la ligne médiane avec son homonyme du côté opposé.

Il résulte de cette double anastomose que les quatre coronaires, les deux coronaires gauches et les deux coronaires droites, constituent autour de l'orifice buccal un cercle artériel complet. Ce cercle artériel est situé tout près du bord libre des lèvres, entre la couche musculeuse et la couche glanduleuse (fig. 8.3). Il décrit de nombreuses flexuosités et abandonne un peu partout sur son parcours des rameaux et ramuscules plus ou moins grêles, les uns ascendants, les autres descendants, destinés aux muscles, aux glandes, à la peau et à la muqueuse des deux lèvres.

Indépendamment des coronaires, *artères principales*, les lèvres reçoivent encore, à titre d'*artères accessoires*, un certain nombre de ramuscules terminaux de la sous-orbitaire, de la transversale de la face, de la buccale, de la mentonnière et même de la sous-mentale, laquelle, dans bien des cas, remonte jusque dans la lèvre inférieure.

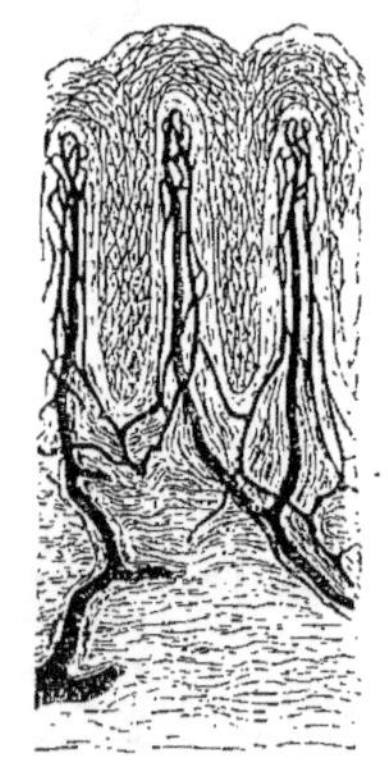

Fig. 9.

Trois papilles de la muqueuse labiale, avec injection des vaisseaux (d'après TOLDT).

2º Veines. — Les veines, indépendantes des artères, cheminent pour la plupart au-dessous de la peau, où elles forment un réseau plus ou moins riche. Elles présentent de nombreuses valvules et viennent se jeter, en partie dans la veine faciale, en partie dans les veines sous-mentales.

3º Lymphatiques. — Les lymphatiques forment sur le bord libre des lèvres un réseau d'une extrême ténuité, très difficile à injecter (SAPPEY). Les troncules et les troncs qui en émanent, se comportent différemment sur la lèvre supérieure et sur la lèvre inférieure. — Ceux de la lèvre supérieure se dirigent en dehors vers les commissures. Là, ils s'infléchissent en bas et, suivant alors le même trajet que la veine faciale, ils viennent se jeter dans les ganglions sous-maxillaires. — Les lymphatiques de la lèvre inférieure se divisent en latéraux et médians : les premiers se rendent, comme les précédents, aux ganglions sous-maxillaires; les seconds descendent vers la symphyse mentonnière et aboutissent, au-dessous de cette symphyse, à deux ou trois ganglions qui sont placés dans la région sus-hyoïdienne, un peu au-dessus de l'os hoïde.

4° Nerfs. — Les nerfs des lèvres se distinguent en moteurs et sensitifs. — Les *rameaux moteurs* émanent du facial et se perdent dans les faisceaux musculaires qui entrent dans la constitution des lèvres. — Les *rameaux sensitifs* proviennent du sous-orbitaire et du mentonnier, branches du trijumeau. Ils sont toujours très grêles et se distribuent à la peau, à la muqueuse et à la couche glanduleuse. Ils se terminent en grande partie dans des corpuscules de Krause. Cependant KÖLLIKER et GERLACH, le premier dans la peau, le second dans la muqueuse du bord libre, ont décrit de véritables corpuscules du tact.

§ II. — PAROIS LATÉRALES : JOUES

Les joues, qui constituent les parois latérales de la bouche, dépassent de beaucoup les limites de cette cavité. Elles s'étendent, en hauteur, du rebord inférieur de l'orbite au bord inférieur du maxillaire et, en largeur, du bord postérieur du masséter à la commissure des lèvres et aux parties latérales du nez. Un sillon oblique en bas et en dehors, généralement très marqué, les sépare du nez et des lèvres : il porte en haut le nom de *sillon naso-génien*, en bas celui de *sillon labio-génien*.

A. — CONFORMATION EXTÉRIEURE

Ainsi délimitées, les joues occupent la plus grande partie de la face : elles répondent à la fois à la région malaire, à la région massétérine et à la région génienne proprement dite de l'anatomie topographique. Leur épaisseur, un peu plus considérable que celle des lèvres, varie, suivant l'état d'embonpoint des sujets, de 10 millimètres à 3 centimètres et même au delà. Chacune d'elles a une forme irrégulièrement quadrilatère et nous offre à considérer deux faces, l'une externe, l'autre interne.

1° Face externe. — La face externe est régulièrement bombée chez l'enfant et aussi chez l'adulte qui possède un certain embonpoint. Chez les sujets amaigris, au contraire, elle est plus ou moins déprimée du côté de la cavité buccale. Chez les vieillards, par suite de la chute des dents et de l'usure plus ou moins prononcée des deux bords alvéolaires, les joues, devenues trop grandes pour l'espace qu'elles ont à recouvrir, se plissent dans le sens de la fente buccale et présentent alors, sur leur face externe, un système de sillons rayonnés caractéristique (*joues séniles*).

2° Face interne. — La face interne des joues repose, dans la plus grande partie de son étendue, sur le massif osseux de la face et lui adhère intimement. Seule, sa portion centrale est libre et tapissée par la muqueuse : c'est elle qui forme à proprement parler la paroi latérale de la bouche. Elle est nettement délimitée, en haut et en bas, par le sillon horizontal qui fait suite au sillon gingivo-labial et que forme la muqueuse buccale en se réfléchissant de la face interne des joues sur les bords alvéolaires du maxillaire supérieur et du maxillaire inférieur. En arrière, elle s'étend jusqu'au pilier antérieur du voile du palais. En avant, enfin, elle se continue sans lignes de démarcation aucune avec la face postérieure des lèvres.

B. — Constitution anatomique

Les joues comprennent cinq couches distinctes qui se superposent dans l'ordre suivant, en allant de dehors en dedans (fig. 10) : la peau, le tissu cellulaire sous-cutané, la couche aponévrotique, la couche musculeuse et la couche muqueuse.

1° Peau. — La peau des joues est remarquable par sa finesse et par sa vascularisation : chacun sait avec quelle rapidité elle se colore ou pâlit sous l'influence des émotions même les plus légères. Glabre chez l'enfant et chez la femme, elle est recouverte, chez l'homme adulte, de longs poils qui se développent principalement à sa partie postérieure et inférieure. Elle est, enfin, très riche en glandes sudoripares et en glandes sébacées.

2° Tissu cellulaire sous-cutané. — Le tissu cellulaire sous-cutané est plus ou moins chargé de graisse, suivant les sujets. Sa plus grande épaisseur répond toujours à la partie centrale de la joue et à la région qui avoisine le trou sous-orbitaire.

En dedans du masséter, dans l'intervalle compris entre le bord antérieur de ce muscle et le buccinateur, on trouve constamment une petite masse adipeuse, connue sous le nom de *boule graisseuse de Bichat*. Cette masse graisseuse est surtout très développée chez l'enfant ; mais on la rencontre aussi chez l'adulte et chez le vieillard, quoique avec des proportions moindres et une consistance plus faible. Au point de vue de sa signification anatomique, la boule graisseuse de Bichat n'est qu'un simple organe de remplissage au même titre que le tissu adipeux de l'orbite et ne mérite certainement pas l'importance que lui accordent certains auteurs.

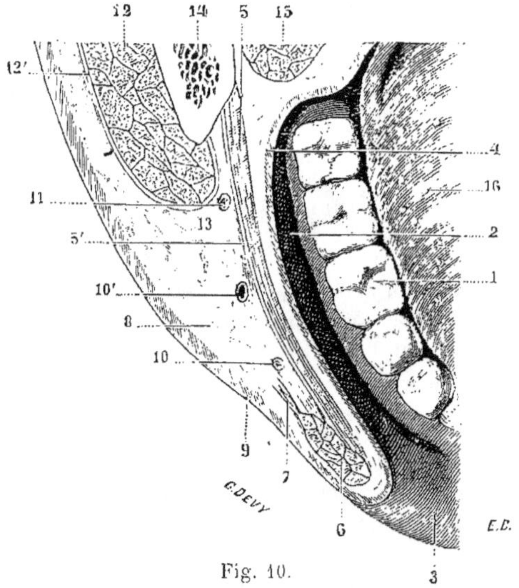

Dans le tissu cellulaire sous-cutané se trouvent çà et là un certain nombre de faisceaux musculaires, appartenant aux muscles peauciers de la face. Tels sont : les faisceaux inférieurs de l'orbiculaire des paupières, le grand et le petit zygomatique, le canin, le risorius de Santorini, etc.

3° Couche aponévrotique. — Elle est formée par l'aponévrose massétérine et

Fig. 10.

Coupe horizontale passant par les commissures latérales, pour montrer la constitution anatomique des joues.

1, arcade dentaire. — 2, vestibule de la bouche. — 3, bord libre des lèvres. — 4, muqueuse buccale. — 5, muscle buccinateur, avec 5', son aponévrose. — 6, orbiculaire des lèvres. — 7, zygomatique. 8, tissu cellulaire sous-cutané. — 9, peau. — 10, artère faciale. — 10', veine faciale. — 11, transversale de la face. — 12, masséter, avec 12', son aponévrose.— 13, boule graisseuse de Bichat. — 14, branche du maxillaire. — 15, ptérygoïdien interne. — 16, face dorsale de la langue.

par l'aponévrose du buccinateur. déjà décrites en myologie (voy. t. I, *Muscles de la tête*).

4° Couche musculeuse. — Au-dessous de la couche aponévrotique, et recouverts par elle, se trouvent deux muscles importants : en arrière, le masséter, l'un des principaux élévateurs du maxillaire; en avant, le buccinateur, qui s'étend de la partie la plus reculée de la joue à la commissure des lèvres. Ces deux muscles ont été déjà étudiés en myologie. Nous ne saurions y revenir ici sans tomber dans des redites.

5° Couche muqueuse. — La muqueuse des joues fait suite à celle des lèvres et présente à peu près les mêmes caractères que cette dernière. Elle en diffère, cependant, d'une part, en ce qu'elle est plus lisse et plus unie et, d'autre part. en ce qu'elle repose directement sur le muscle sous-jacent, sans interposition de cette nappe glanduleuse que nous avons vue. au niveau des lèvres, s'étaler entre la muqueuse et l'orbiculaire.

Les joues ne sont pourtant pas dépourvues de glandes. Elles en possèdent tout comme les lèvres; seulement, au lieu de se cantonner entre la muqueuse et le buccinateur, elles se placent dans l'épaisseur des muscles ou

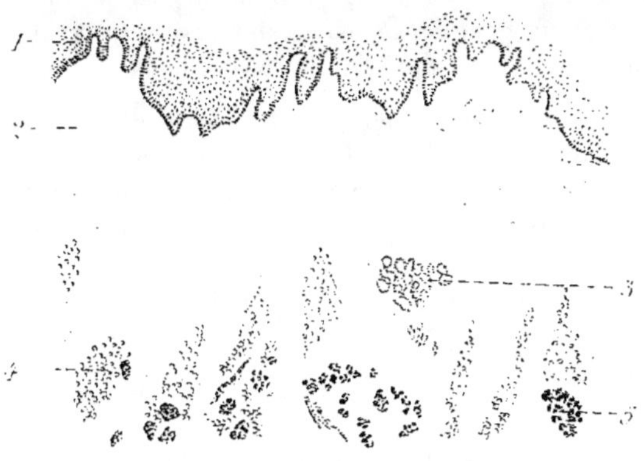

Fig. 11.

La muqueuse buccale de l'homme, vue en coupe transversale (d'après TOURNEUX).

1. épithélium. — 2. derme avec ses papilles. — 3. acinus glandulaire. 4. lobule adipeux. — 5. fibres musculaires striées.

même s'étalent sur sa face externe, immédiatement au-dessous de l'aponévrose buccinatrice. Ces glandes, connues sous le nom de *glandes molaires*, forment là une traînée plus ou moins continue, qui s'étend en arrière jusqu'aux glandes palatines. Chacune d'elles donne naissance à un petit canal excréteur, qui se dirige en dedans, traverse le muscle buccinateur et vient s'ouvrir à la face libre de la muqueuse.

Nous devons signaler encore comme appartenant à la région des joues, le *canal de Sténon* que nous étudierons plus tard à propos de la parotide (voy. p. 164). Nous nous contenterons de rappeler ici qu'il chemine tout d'abord sur la face externe du masséter, contourne ensuite le bord antérieur de ce muscle, descend sur le buccinateur et, finalement, le perfore pour aller s'ouvrir dans la cavité buccale un peu en avant du collet de la deuxième grosse molaire supérieure.

C. — VAISSEAUX ET NERFS

1° Artères. — Les artères de la joue proviennent de quatre sources différentes : 1° de la *faciale* qui parcourt la région en suivant un trajet oblique en haut et en dedans ; 2° de la *temporale superficielle*, qui envoie à la région une branche importante, la transversale de la face ; 3° de la *lacrymale*, branche de l'ophthalmique, qui jette quelques rameaux dans la région malaire ; 4° de la *maxillaire interne*, enfin, dont les branches massétérine, buccale, sous-orbitaire, dentaire inférieure et alvéolaire se terminent dans les différentes couches de la région.

2° Veines. — Les veines aboutissent à trois troncs principaux : en dedans, à la *veine faciale* ; en dehors, à la *veine temporale superficielle* et, par son intermédiaire, à la veine jugulaire externe ; profondément, au *plexus veineux ptérygoïdien*.

3° Lymphatiques. — Les lymphatiques forment à leur origine deux réseaux très déliés, l'un sur la peau, l'autre sur la muqueuse. — Les troncules et les troncs qui naissent de ces réseaux se rendent, en partie aux ganglions parotidiens, en partie aux ganglions sous-maxillaires. — Ceux qui émanent du réseau muqueux aboutissent tous, après un trajet descendant, aux ganglions sous-maxillaires.

4° Nerfs. — Les nerfs de la joue se distinguent, comme ceux des lèvres, en moteurs et sensitifs. — Les *rameaux moteurs* proviennent de deux sources : du maxillaire inférieur qui innerve le masséter ; du facial, qui tient sous sa dépendance tous les autres muscles. — Les *rameaux sensitifs*, destinés à la fois à la peau et à la muqueuse, sont fournis en majeure partie par l'auriculo-temporal, le lacrymal, le buccal, le sous-orbitaire et le mentonnier. Toutes ces branches émanent directement du nerf de la cinquième paire (voy. Système nerveux périphérique).

§ III. — Paroi supérieure : voûte palatine

La paroi supérieure de la bouche est formée, dans ses deux tiers antérieurs par la voûte palatine, dans son tiers postérieur par une portion du voile du palais. Nous ne nous occuperons ici que de la voûte palatine, le voile du palais devant être décrit plus loin à propos de la paroi postérieure.

A. — Conformation extérieure

La voûte palatine présente, sur le sujet revêtu de ses parties molles, la même configuration que sur le squelette (voy. t. I, Ostéologie) : c'est une région en forme de fer à cheval, circonscrite en avant et sur les côtés par le rebord alvéolaire des deux maxillaires supérieurs.

Sur la ligne médiane, elle nous offre à considérer un raphé fibreux (fig. 30, 10) dirigé d'avant en arrière et partageant la région en deux moitiés exactement symétriques. Ce raphé médian, plus ou moins marqué suivant les sujets, est tantôt en saillie, tantôt en creux. Quelquefois encore, il est sur le même plan que les parties qui l'avoisinent et ne se distingue alors de ces dernières que par sa coloration plus blanche. Il se termine à sa partie antérieure par un petit tubercule, arrondi ou ovalaire, qui répond à l'orifice inférieur du conduit palatin antérieur (fig. 12,2).

A droite et à gauche du raphé précité, la voûte palatine diffère d'aspect dans son tiers antérieur et dans ses deux tiers postérieurs. — Dans son tiers antérieur, elle est fort irrégulière : elle nous présente, en effet, tout un système de crêtes rugueuses transversales ou plus ou moins obliques, rectilignes ou arciformes. — Dans ses deux tiers postérieurs, la voûte palatine est plus lisse, plus unie. On y observe à

l'aide d'une loupe, ou même à l'œil nu, des saillies ou papilles et, entre ces papilles, des orifices glandulaires, qui sont tantôt isolés, tantôt réunis par groupes.

A sa partie postérieure, la voûte palatine se continue, sans ligne de démarcation extérieure bien tranchée, avec le voile du palais.

B. — CONSTITUTION ANATOMIQUE

La voûte palatine se compose de trois couches, qui sont, en allant de haut en bas : une couche osseuse, une couche glanduleuse, une couche muqueuse.

1° Couche osseuse. — La couche osseuse a été déjà décrite en ostéologie (voy. t. I, OSTÉOLOGIE).

2° Couche muqueuse. — La muqueuse palatine, d'une coloration blanchâtre ou blanc rosé, recouvre la région dans toute son étendue. Elle est remarquable à la fois par son épaisseur, par sa résistance et par son adhérence, là où les deux membranes sont en contact immédiat, au périoste sous-jacent. Cette adhérence est

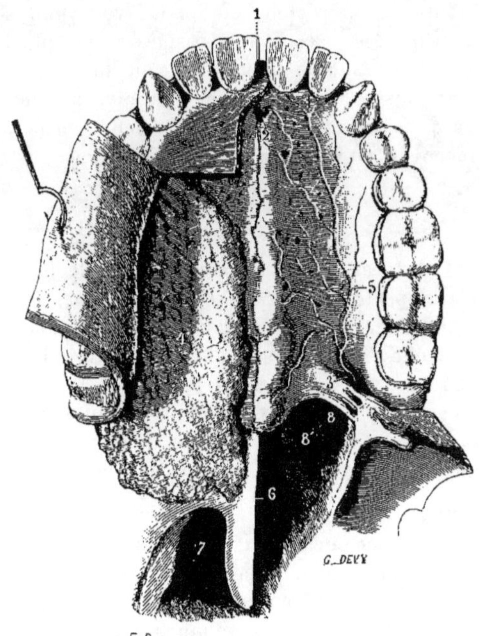

Fig. 12.

Glandes et artères de la voûte palatine.

(La muqueuse a été soulevée, du côté droit, pour montrer les glandes salivaires sous-muqueuses : à gauche, les parties molles ont été enlevées à l'exception des artères.)

1, arcade dentaire supérieure. — 2, canal palatin antérieur. — 3, canal palatin postérieur. — 4, glandes palatines du côté droit. — 5, artère palatine postérieure, fournissant aux alvéoles et s'anastomosant en avant avec une branche de la palatine antérieure. — 6, luette. — 7, fosse nasale du côté droit — 8 et 8', méat inférieur et méat moyen du côté gauche.

tellement intime qu'on ne peut séparer les deux membranes l'une de l'autre que par une dissection tout à fait artificielle.

3° Couche glanduleuse. — La couche glanduleuse est formée par deux amas de glandes, les *glandes palatines*, qui se trouvent situés de chaque côté de la ligne médiane entre la muqueuse palatine et le périoste sus-jacent (fig. 12,4). Ce sont des glandes en grappe, analogues à celles que nous avons déjà décrites sur les lèvres et sur les joues. Chacune d'elles possède un canal excréteur, qui vient s'ouvrir, après un

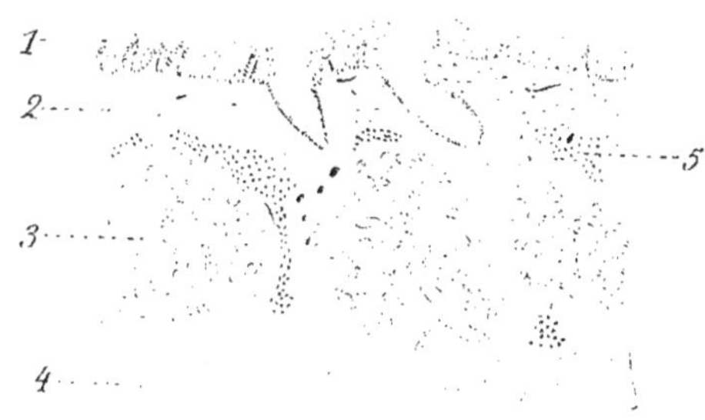

Fig. 13.

La muqueuse palatine, vue sur une coupe transversale (sujet de 25 ans, d'après TOURNEUX).

1, épithélium pavimenteux stratifié. — 2, derme avec ses papilles. — 3, acinus glandulaire. — 4, périoste. — 5, vésicules adipeuses.

trajet vertical ou plus ou moins oblique, à la surface libre de la muqueuse. Les glandes palatines présentent leur maximum de développement à la partie postérieure de la région, où on les voit, non seulement juxtaposées, mais encore superposées, c'est-à-dire disposées en plusieurs couches. Elles deviennent de moins en moins nombreuses au fur et à mesure qu'on se porte en avant et disparaissent ordinairement au niveau d'une ligne horizontale passant par les deux canines. La portion antérieure de la voûte palatine, celle qui répond aux incisives, en est donc dépourvue.

C. — VAISSEAUX ET NERFS

1° Artères. — Les artères de la voûte palatine (fig. 12) proviennent de la *palatine supérieure* et de la *sphéno-palatine*, deux branches de la maxillaire interne. — La première descend dans le conduit palatin postérieur. Arrivée à la voûte palatine, elle s'infléchit en avant pour couvrir la région d'une multitude de rameaux et de ramuscules, qui se distribuent à la fois à l'os, aux glandes et à la muqueuse. — La seconde, beaucoup moins importante, arrive à la voûte palatine par le conduit palatin antérieur et se termine dans la partie antérieure de la région en s'anastomosant avec les rameaux de la précédente.

2° Veines. — Les veines suivent le même trajet que les artères, mais en sens inverse : les unes, s'engageant dans le conduit palatin postérieur, remontent dans la fosse ptérygo-maxillaire, pour aboutir ensuite au plexus ptérygoïdien ; les autres traversent de bas en haut le conduit palatin antérieur et viennent se réunir aux veines antérieures de la muqueuse nasale.

3° Lymphatiques. — Les lymphatiques forment sur la muqueuse un riche réseau, qui se continue, d'une part avec le réseau des gencives, d'autre part avec celui du voile du palais. Les canaux qui en naissent se dirigent en arrière, passent entre l'amygdale et le pilier postérieur du voile du palais et, finalement, viennent se jeter dans les ganglions qui sont placés sur les côtés de la membrane thyro-hyoïdienne.

4° Nerfs. — Les nerfs, exclusivement sensitifs et vasculaires, sont fournis par le *palatin antérieur* et par le *sphéno-palatin interne*, deux branches du ganglion sphéno-palatin (voy. NÉVROLOGIE, t. III). Le premier arrive à la voûte palatine par le conduit palatin postérieur, le second par le conduit palatin antérieur. Ils s'anastomosent entre eux dans le tiers antérieur de la région et se distribuent à la fois aux éléments propres de la muqueuse et aux glandes.

§ IV. — PAROI INFÉRIEURE : LANGUE ET RÉGION SUBLINGUALE

La paroi inférieure de la bouche, encore appelée plancher de la bouche ou plancher buccal, est formée : 1° en arrière et dans la plus grande partie de son étendue, par la face supérieure de la langue ; 2° en avant, par une petite région de forme triangulaire qui répond exactement à la face inférieure de ce dernier organe et que nous désignerons sous le nom de *région sublinguale*.

1° Langue. — La langue a été déjà décrite, tant dans sa configuration extérieure que dans sa constitution anatomique, à propos du sens du goût (voy. t. III, ORGANES DES SENS). Nous n'y reviendrons pas ici.

2° Région sublinguale. — A l'état d'occlusion de la bouche, lorsque les arcades dentaires sont au contact l'une de l'autre, la face inférieure de la langue repose (fig. 2, B″) sur une surface oblique en bas et en arrière, qui s'étend tout naturellement depuis les gencives jusqu'à la base de la langue : c'est la *région sublinguale*, la *portion libre du plancher buccal*, le *plancher de la bouche proprement dit*.

Pour prendre de cette région une notion exacte, il faut ouvrir la bouche, saisir la pointe de la langue et la porter en haut. On constate alors (fig. 14) : 1° que le plancher buccal a la forme d'un triangle ; 2° que son sommet, dirigé en avant, est placé immédiatement en arrière des incisives ; 3° que ses deux côtés sont délimités par les arcades dentaires ; 4° que sa base enfin, dirigée en arrière, répond exactement à la partie la plus reculée de la face inférieure de la langue.

Dans ce triangle, nous apercevons tout d'abord sur la ligne médiane un repli de la muqueuse, de forme semi-lunaire, qui relie la face inférieure de la langue au plancher de la bouche : c'est le *frein* ou *filet*. — De chaque côté du frein et à la partie toute postérieure de la région, se dresse un petit tubercule, percé à son sommet d'un orifice arrondi : cet orifice n'est autre que l'embouchure du canal excréteur de la glande sous-maxillaire ou canal de Wharton. — Un peu en dehors et en arrière de ce tubercule, se voit un groupe d'orifices beaucoup plus petits : ce sont les canaux excréteurs de la glande sublinguale. — Enfin, entre les orifices glandulaires précités et les arcades alvéolaires, le plancher buccal nous présente deux saillies oblongues, l'une droite, l'autre gauche, dont le grand axe se dirige obliquement en arrière et en dehors. Ces deux saillies, que l'on désigne quelquefois sous le nom de *caroncules sublinguales*, sont déterminées par les glandes sublinguales, lesquelles sont placées immédiatement au-dessous de la muqueuse et soulèvent cette dernière dans toute l'étendue qui répond à leur face supérieure.

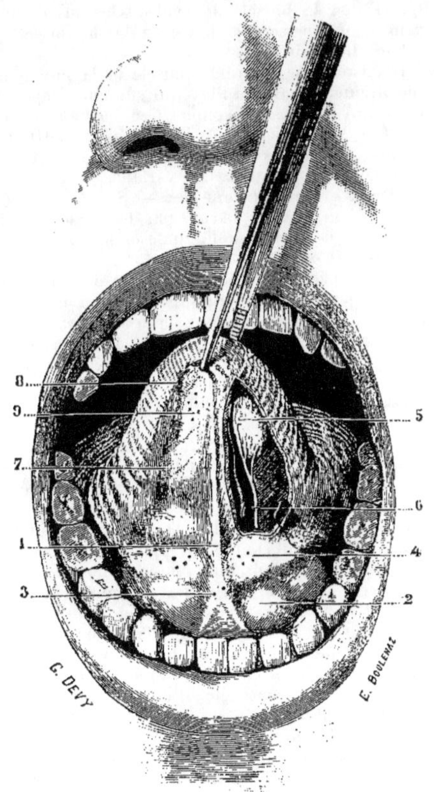

Fig. 14.

La langue fortement érignée en haut, pour montrer sa face inférieure et le plancher buccal.

(Du côté gauche, la muqueuse a été excisée, ainsi que les fibres musculaires les plus superficielles, pour mettre à découvert la glande de Nühn.)

1, frein de la langue ou filet. — 2, muqueuse du plancher buccal, irrégulièrement soulevée par les lobules de la glande sublinguale. — 3, petite éminence où débouche le conduit de Wharton. — 4, embouchure des conduits de la glande sublinguale. — 5, glande de Nühn ou de Blandin. — 6, artère ranine et nerf lingual, longeant le bord interne de cet amas glandulaire. — 7, veine ranine. — 8, frange sublinguale ou plica fimbriaca. — 9, conduits excréteurs de la glande de Nühn.

Espace sublingual. — Si nous suivons les faisceaux antérieurs du muscle génio-glosse depuis la pointe de la langue jusqu'à leur extrémité opposée (voy. *Langue*), nous les voyons, tout d'abord, se porter d'avant en arrière, puis, s'infléchir en avant en décrivant une courbe à concavité antérieure et venir se fixer aux apophyses géni supérieures, à 15 millimètres environ au-dessous du rebord alvéolaire. A son tour, la muqueuse suit un trajet à peu près analogue ; partie de la pointe de la langue, elle tapisse d'avant en arrière la face inférieure de cet organe ; puis, changeant de direction, elle se réfléchit en avant pour former le plancher buccal et venir se continuer avec les gencives, tout près du rebord alvéolaire. Dans la plus grande partie de la face inférieure de la langue, les deux plans, plan musculaire et plan muqueux, sont directement appliqués l'un contre l'autre. Mais, au voisinage de la base, ils commencent à s'écarter l'un de l'autre et cet écartement augmente ensuite graduellement jusqu'au maxillaire : en effet, tandis que le muscle descend au-dessous de la glande sublinguale pour gagner les apophyses géni, la muqueuse, elle, passe au-dessus de cette même glande pour rejoindre les gencives et le rebord alvéolaire.

Il existe donc, entre le muscle et la muqueuse, et cela par le seul fait de leur écartement réciproque, un espace libre qui sur une coupe sagittale de la région (fig. 2) revêt l'aspect d'un triangle. — Sa *base*, comme nous le montre nettement la figure où nous avons représenté les muscles superficiels de la langue (voy. t. III, *Langue*), répond à la symphyse mentonnière et occupe, sur cette symphyse, presque toute la hauteur qui sépare les apophyses géni du rebord alvéolaire. — Son *sommet*, variable suivant les sujets, répond au point où la muqueuse commence à s'écarter du muscle. — Son *bord supérieur* est formé par la muqueuse du plancher buccal ; son *bord inférieur*, par les faisceaux du génio-glosse. — *Sur les côtés*, il s'étend en arrière de la glande sublinguale et de ses canaux excréteurs et se prolonge ainsi jusqu'à la région des grosses molaires.

A cet espace, ainsi délimité, nous donnerons le nom d'*espace sublingual*, dénomination qui a l'avantage de ne rien préjuger sur sa nature et sa constitution anatomique. Il est comblé, comme tous les espaces qui séparent deux ou plusieurs organes voisins, par du tissu conjonctif.

Fleischmann, en 1841, a signalé dans l'espace sublingual l'existence de deux bourses séreuses, situées de chaque côté du frein : ce sont les *bourses de Fleischmann*. Ces bourses séreuses, rejetées successivement par Richet, par Sappey, par Paulet, ont été décrites à nouveau par Tillaux, qui, modifiant assez profondément les données de Fleischmann, a admis, au lieu de deux bourses latérales accolées sur la ligne médiane, une bourse unique, impaire et médiane, simplement divisée en bissac par le frein de la langue. Du reste, toujours pour Tillaux, la bourse sublinguale se prolongerait latéralement jusqu'à la première ou la deuxième grosse molaire et serait tapissée dans toute son étendue par une membrane recouverte d'une couche endothéliale.

Comme Richet, Sappey et Paulet, j'ai vainement cherché dans mes dissections la bourse ou les bourses sublinguales. Dans l'espace en question, je n'ai jamais trouvé qu'une nappe non interrompue de tissu conjonctif, appartenant ici à la variété de tissu conjonctif lâche et à larges mailles, comme dans toutes les régions où il se trouve en rapport avec des organes très mobiles.

Est-ce à dire que des bourses séreuses ne puissent pas exister dans cette région. Bien certainement non. Nous savons, en effet, que les bourses séreuses dérivent du tissu conjonctif lâche, par une série de transformations, aujourd'hui bien connues, qui, pour s'accomplir, n'ont besoin que d'une mobilité exagérée des organes voisins. Nous savons, d'autre part, qu'il est peu d'organes aussi mobiles que la langue, laquelle entre en jeu dans la mastication, la déglutition, la succion, l'articulation des sons, etc. Il est donc rationnel d'admettre que, sous l'influence des mouvements presque continuels de cet organe, les aréoles du tissu cellulaire sublingual puissent, ici comme ailleurs, s'agrandir par places et constituer ainsi, soit dans la région rétro-symphysienne, soit de chaque côté du frein, ou même dans la région des molaires, de petites cavités nettement circonscrites, véritables séreuses en miniature. On conçoit encore que ces bourses rudimentaires puissent s'agrandir, soit par résorption graduelle de leurs parois, soit par fusion avec les bourses voisines, et arriver ainsi à atteindre ces grandes dimensions qui ont été constatées par Fleischmann, par Tillaux et plus récemment par Alezais. Mais, je le répète, ce n'est pas là l'état normal ; les bourses sublinguales nettement différenciées, les bourses séreuses à grandes dimensions sont tout à fait exceptionnelles.

Voyez, au sujet de la région sublinguale, un excellent article d'Alezais, *De la bourse séreuse de Fleischmann ou bourse sublinguale*, in Journ. de l'Anat. et de la Physiol., 1884, p. 441.

§ V. — Paroi postérieure : voile du palais, amygdales

Le voile du palais est une cloison musculo-membraneuse qui prolonge en arrière la voûte palatine, d'où le nom de portion molle du palais (*palatum molle*) sous lequel l'ont désignée certains auteurs. Cette cloison, tout en formant la paroi postérieure de la bouche, ne descend pas jusque sur la paroi inférieure de cette cavité : entre son bord inférieur et la base de la langue existe une ouverture relativement étroite, qui, en raison même de son étroitesse, a reçu le nom d'*isthme du gosier*. Nous y reviendrons dans un instant.

Essentiellement mobile et contractile, le voile du palais peut s'abaisser ou s'élever. En s'abaissant, il arrive au contact de la langue et intercepte alors toute communication entre les deux cavités buccale et pharyngienne, comme cela se voit dans la succion. En s'élevant, comme cela s'observe dans la déglutition, il s'étale à la manière d'une cloison horizontale entre le pharynx buccal et l'arrière-cavité des fosses nasales et s'oppose ainsi à ce que le bol alimentaire remonte vers cette dernière cavité.

Nous étudierons successivement, dans le voile du palais, sa conformation extérieure, sa constitution anatomique, ses vaisseaux et ses nerfs. Nous décrirons ensuite l'*amygdale* qui, par sa situation topographique, se rattache nettement au voile du palais.

A. — CONFORMATION EXTÉRIEURE

Le voile du palais est d'abord horizontal, comme la voûte palatine à laquelle il fait suite; puis, il s'infléchit en bas et en arrière et finit par devenir à peu près vertical. Au point de vue de sa forme, il est irrégulièrement quadrilatère et nous présente en conséquence deux faces et quatre bords. De ses deux faces, l'une est antéro-inférieure, l'autre postéro-supérieure. Ses quatre bords se distinguent en antérieur, inférieur et latéraux :

1° Face antéro-inférieure. — La face antéro-inférieure, encore appelée face buccale, mesure en moyenne 4 centimètres de longueur sur 5 centimètres de largeur. Elle est concave, lisse, d'une coloration rosée. On voit sur cette face : 1° sur la ligne médiane, une crête antéro-postérieure ou raphé, qui fait suite à celui de la voûte palatine; 2° de chaque côté du raphé, un grand nombre de petits orifices, plus ou moins visibles, répondant à l'embouchure des glandes sous-jacentes.

2° Face postéro-supérieure. — La face postéro-supérieure ou nasale fait suite au plancher des fosses nasales. Elle diffère de la précédente en ce qu'elle est convexe, plus colorée et plus inégale. Elle en diffère aussi par ses dimensions transversales, qui sont beaucoup moindres : 3 centimètres à 3 centimètres et demi seulement. On remarque sur le milieu de cette face une saillie longitudinale, mousse et souvent peu marquée : elle est due à la présence des deux muscles palato-staphylins, qui soulèvent la muqueuse à leur niveau.

3° Bord antérieur. — Le bord antérieur du voile du palais se continue directement avec le bord postérieur de la voûte palatine.

4° Bords latéraux. — Les bords latéraux, assez mal délimités, se confondent avec les parties voisines. Ils répondent successivement, en allant d'avant en arrière : à la partie la plus reculée des gencives supérieures, au sommet de l'apophyse ptérygoïde et, enfin, aux parois latérales du pharynx.

5° Bord inférieur. — Le bord inférieur, libre, regarde en bas et en arrière. Il nous offre à considérer : 1° la luette; 2° les piliers du voile du palais; 3° la fosse amygdalienne.

a. *Luette.* — La luette ou uvula est un prolongement vertical, de forme cylindrique ou conique, qui s'échappe de la partie médiane du bord postérieur du voile. On lui considère : 1° une base, qui fait corps avec le voile du palais proprement dit ; 2° un sommet, arrondi et mousse, qui surplombe l'espace angulaire formé par l'épiglotte et la base de la langue; 3° une face antérieure, lisse et rosée, comme la face antérieure du voile à laquelle elle fait suite ; 4° une face postérieure, enfin, qui présente de nombreuses aspérités, dues aux glandules sous-jacentes. La longueur de la luette varie beaucoup suivant les sujets : elle mesure, en moyenne, de 10 à 15 millimètres ; mais elle peut atteindre 20 et 25 millimètres. Dans ce dernier cas, sa pointe peut descendre jusqu'au contact, soit de la langue, soit de l'épiglotte, et déterminer alors un chatouillement d'autant plus incommode qu'il est pour ainsi dire incessant.

b. *Piliers du voile.* — De la base de la luette partent quatre replis muqueux qui divergent ensuite à la manière des arceaux d'une voûte, et viennent se terminer sur la langue et sur le pharynx. Ces replis ont reçu le nom de *piliers du voile du palais.* On les distingue, d'après leur direction, en antérieurs et postérieurs.

Les *piliers antérieurs*, partis de la base de la luette, se portent d'abord en dehors, puis en bas et en avant, pour venir se terminer à la base de la langue, immédiatement en arrière de l'extrémité antérieure du V lingual. Chacun d'eux renferme dans son épaisseur un muscle que nous décrirons dans un instant, le muscle glosso-staphylin. Les deux piliers antérieurs, réunis l'un à l'autre, forment une longue arcade, dont la concavité regarde en bas, et qui serait très régulière,

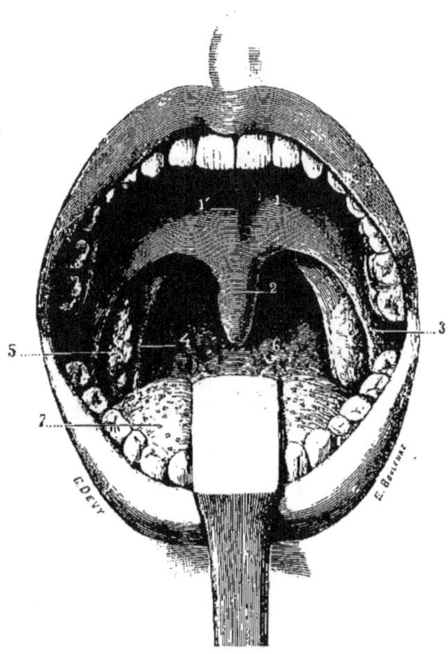

Fig. 15.

L'isthme du gosier, vu par sa face antérieure.

1, voile du palais, avec 1', son raphé. — 2, luette. — 3, pilier antérieur du voile. — 4, pilier postérieur. — 5, amygdale. — 6, paroi postérieure du pharynx. — 7, langue, déprimée fortement au moyen d'un abaisseur.

si elle n'était interrompue à son milieu par la luette. Cette arcade d'une part et, d'autre part, la base de la langue circonscrivent une ouverture en gueule de four, l'*isthme du gosier,* par lequel la bouche communique avec le pharynx. L'isthme du gosier devient ainsi la limite séparative entre les deux cavités précitées : tout ce qui est en avant de l'isthme appartient à la bouche ; tout ce qui est en arrière fait partie du pharynx.

Les *piliers postérieurs,* nés comme les précédents de la base de la luette, se dirigent obliquement en bas, en dehors et en arrière, pour venir se terminer sur les côtés du pharynx. Ils contiennent dans leur épaisseur le muscle pharyngo-staphylin. Il est à remarquer que chacun des piliers postérieurs déborde en dedans le pilier antérieur correspondant, de telle sorte que lorsqu'on ouvre la bouche et qu'on abaisse la langue sur un individu vivant (fig. 15), on aperçoit avec la plus grande facilité les quatre piliers. Chacun des piliers postérieurs décrit une courbe à concavité dirigée en dedans et en arrière. Réunis l'un à l'autre, celui du côté droit et celui du côté gauche circonscrivent, dans leur ensemble, un orifice dont la forme et les dimensions varient naturellement suivant que le muscle pharyngo-staphylin est à l'état de repos ou en contraction. Cet orifice fait communiquer le pharynx buccal avec l'arrière-cavité des fosses nasales : on pourrait l'appeler, par opposition avec l'isthme du gosier, l'*isthme naso-pharyngien*.

c. *Fosse amygdalienne*. — Entre les piliers antérieurs et les piliers postérieurs du voile du palais se trouve, de chaque côté, une dépression profonde et de forme triangulaire (fig. 15 et fig. 20), dont la base dirigée en bas répond au bord de la langue et à la paroi latérale du pharynx : c'est la *fosse amygdalienne*, dans laquelle vient se loger l'amygdale (voy. *Amygdale*).

B. — Constitution anatomique

Le voile du palais comprend dans sa structure : 1° une lame aponévrotique, qui en constitue pour ainsi dire le squelette ; 2° des muscles, les muscles du voile du palais ; 3° une muqueuse ; 4° des glandes.

1° Aponévrose du voile du palais. — L'aponévrose du voile du palais n'occupe que le tiers antérieur de la longueur totale du voile. De forme quadrilatère, elle s'attache, en avant, au bord postérieur de la voûte palatine ; latéralement, elle se fixe encore sur le crochet de l'apophyse ptérygoïde et paraît se confondre, à ce niveau, avec le tendon réfléchi du muscle péristaphylin externe ; en arrière, enfin, elle se perd insensiblement au milieu des faisceaux musculaires qui viennent s'insérer sur elle. L'aponévrose palatine est très résistante, quoique fort mince. Tillaux fait remarquer avec raison qu'elle est, par le seul fait de ses insertions osseuses, parfaitement tendue : il en résulte qu'il n'est pas toujours facile dans la pratique de retrouver par le toucher le bord postérieur de la voûte palatine, la sensation fournie au doigt par le palais osseux se continuant, grâce à la tension de la lame fibreuse précitée, sur la partie antérieure du palais membraneux.

2° Muscles du voile du palais. — Les muscles moteurs du voile du palais sont au nombre de dix, cinq de chaque côté. Dans la nomenclature anatomique, on désigne ces muscles par un nom qui se compose de deux mots : le premier rappelle leur origine ; le second est le mot *staphylin*, de σταφυλή qui signifie luette. Ce sont : le palato-staphylin, le pétro-staphylin ou péristaphylin interne, le sphéno-staphylin ou péristaphylin externe, le glosso-staphylin et le pharyngo-staphylin.

1° Palato-staphylin. — Le palato-staphylin (fig. 16,6) se présente sous la forme d'un petit faisceau cylindrique, situé sur la face postérieure du voile du palais, de chaque côté de la ligne médiane.

a. *Insertions*. — Il naît, en avant, sur l'aponévrose palatine, immédiatement en arrière de l'épine nasale postérieure. De là, il se porte en arrière et en bas, jusqu'au sommet de la luette, où il se termine.

b. *Rapports*. — Recouvert par la muqueuse de la face postérieure du voile du palais, le palato-staphylin recouvre à son tour le tendon terminal du péristaphylin interne. Par son côté interne, il est contigu à son homonyme du côté opposé dans toute son étendue. Ce rapport de contiguïté est tel que, dans bien des cas, les deux palato-staphylins paraissent se confondre et ne former qu'un seul muscle, impair et médian, auquel les anciens anatomistes avaient donné le nom d'*azygos de la luette* (*azygos uvulæ*).

c. *Action*. — Quand ils se contractent, les palato-staphylins élèvent la luette et raccourcissent le voile du palais dans le sens de sa longueur.

2° Péristaphylin interne. — Le péristaphylin interne (fig. 16,7) est un muscle rubané, étroit en haut, large en bas, qui s'étend de la base du crâne au voile du palais. C'est le *pétro-staphylin* de certains auteurs, le *pétro-salpingo-staphylin* de Chaussier.

a. *Insertions*. — Il s'insère en haut : 1° par ses faisceaux postérieurs, sur la face inférieure du rocher, en avant et un peu en dehors de l'orifice d'entrée du canal

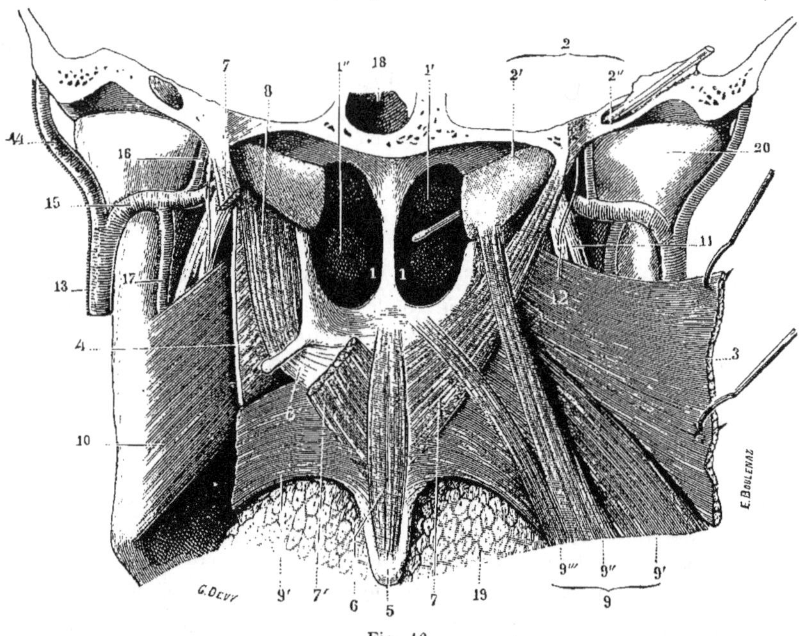

Fig. 16.

Muscles du voile du palais, vue postérieure.

(Le crâne a été scié. à droite et à gauche, transversalement d'abord jusqu'au voisinage de l'épine du sphénoïde, puis obliquement jusqu'au sinus sphénoïdal ; un stylet a été introduit dans la trompe du côté droit.)

1, 1, choanes, avec : 1', cornet moyen ; 1'', cornet inférieur. — 2, trompe d'Eustache, avec : 2', sa portion fibro-cartilagineuse ; 2'', sa portion osseuse. — 3, constricteur supérieur du pharynx, incisé et érigné en dehors. — 4, aponévrose du pharynx. — 5, luette. — 6, palato-staphylin ou azygos de la luette. — 7, 7', péristaphylin interne. — 8, péristaphylin externe, avec 8', son tendon. — 9, pharyngo-staphylin, avec : 9', sa portion principale ; 9'', son faisceau accessoire salpingo-pharyngien ; 9''', son faisceau accessoire palato-pharyngien. — 10, ptérygoïdien interne. — 11, nerf dentaire inférieur. — 12, nerf lingual, avec la corde du tympan. — 13, artère carotide externe. — 14, temporale superficielle. — 15, maxillaire interne, avec : 16, méningée moyenne ; 17, dentaire inférieure. — 18, sinus sphénoïdal. — 19, base de la langue. 20, condyle du maxillaire inférieur.

carotidien ; 2° par ses faisceaux antérieurs, sur la face postéro-interne et sur le plancher de la portion cartilagineuse de la trompe d'Eustache. Toutes ces insertions se font à l'aide de fibres aponévrotiques ordinairement très courtes. De cette double insertion, le péristaphylin interne se porte obliquement en bas et en dedans et s'épanouit en un large éventail, dont les faisceaux divergents recouvrent toute la face postérieure du voile du palais. De ces faisceaux terminaux du muscle, les antérieurs se fixent à l'aponévrose palatine ci-dessus décrite ; les postérieurs s'entrecroisent sur la ligne médiane avec ceux du côté opposé, en formant une espèce de raphé qui est placé immédiatement au-dessous des palato-staphylins.

b. *Rapports*. — A son origine, le péristaphylin interne répond à la partie la plus reculée du cartilage de la trompe. Il la recouvre en grande partie et prend sur elle,

comme nous venons de le voir, un certain nombre de ses insertions. — Plus bas, il
longe encore la face postéro-interne de la trompe, mais sans s'y insérer : elle lui
est unie, cependant, par un tissu conjonctif très dense. — Plus bas encore, au-dessous de la paroi cranienne, le pérista-
phylin interne est recouvert, en dedans,
par la muqueuse du pharynx d'abord,
puis par la muqueuse postérieure du
voile du palais. En dehors, il répond
successivement : 1° dans sa portion descendante, aux muscles constricteur
supérieur du pharynx et péristaphylin
externe ; 2° dans sa portion horizontale, au pharyngo-staphylin.

c. *Action*. — Au point de vue de
l'action des péristaphylins internes, il
est à considérer que ces deux muscles
forment, dans leur ensemble, une sorte
de sangle dont les deux extrémités
sont fixées à la base du crâne et dont
la partie moyenne, mobile, répond au
voile du palais. Ils portent donc en
haut, quand ils se contractent, cette
partie moyenne de la sangle musculaire et, en même temps, le voile du
palais qui lui est intimement uni. Mais
ce n'est pas tout. En raison des relations intimes, ci-dessus décrites, qui
unissent les faisceaux d'origine du
muscle à la trompe d'Eustache, le péristaphylin interne agit aussi sur ce
conduit : à chacune de ses contractions, il soulève son plancher et rétrécit ainsi son orifice pharyngien. Au

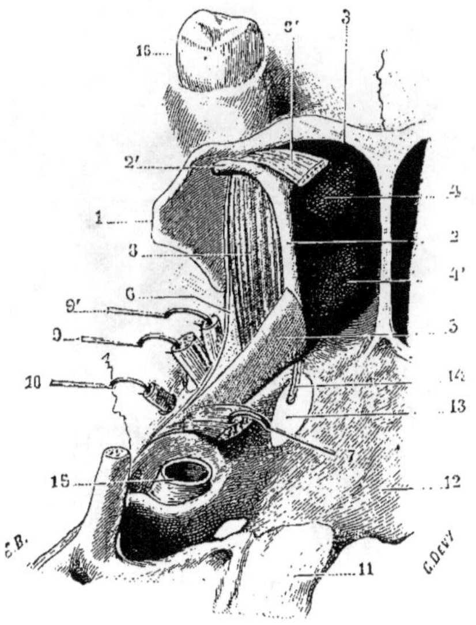

Fig. 17.

La trompe d'Eustache, vue à la base du crâne,
pour montrer ses rapports avec les muscles
péristaphylins.

1, aile externe de l'apophyse ptérygoïde. — 2, aile interne
avec 2', son crochet. — 3, choane, avec : 4, cornet inférieur ; 4', cornet moyen. — 5, trompe d'Eustache (portion
fibro-cartilagineuse). — 6, aponévrose du pharynx. — 7,
péristaphylin interne, érigné en dedans. — 8, péristaphylin
externe, avec 8', son tendon. — 9, 9', nerfs dentaire et lingual, sortant du trou ovale. — 10, artère méningée moyenne,
s'engageant dans le trou petit rond. — 11, condyle de l'occipital. — 12, surface basilaire. — 13, trou déchiré antérieur.
— 14, nerf vidien, s'engageant dans le canal vidien. —
15, carotide interne. — 16, dernière molaire.

total, le muscle péristaphylin interne est *élévateur du voile du palais et constricteur de la trompe.*

3° PÉRISTAPHYLIN EXTERNE. — Le péristaphylin externe (fig. 16,8) s'étend, comme
le précédent, de la base du crâne au voile du palais. C'est le *sphéno-staphylin* ou
sphéno-salpingo-staphylin de certains auteurs.

a. *Insertions*. — Il prend naissance, en haut : 1° dans cette fossette allongée, dite
fossette scaphoïde, qui est située sur le côté postéro-interne de la base de l'apophyse ptérygoïde, au-dessus et en dedans de la fosse d'insertion du ptérygoïdien
interne ; 2° sur cette partie de la grande aile du sphénoïde qui est placée en avant
et en dedans du trou ovale ; 3° sur la face antéro-externe de la trompe d'Eustache,
à la fois sur le crochet cartilagineux et sur la lame fibreuse qui lui fait suite. De
cette triple origine, les faisceaux constitutifs du péristaphylin externe se portent
verticalement en bas et en avant, en suivant l'aile interne de l'apophyse ptérygoïde.
Arrivés au crochet qui termine cette aile, un certain nombre de ces faisceaux (ceux
qui proviennent de la trompe, TRÖLTSCH) se fixent à l'apophyse ptérygoïde ; les

autres, et c'est le plus grand nombre, se jettent sur un tendon, lequel se réfléchit sur le crochet ptérygoïdien, se porte alors transversalement en dedans et finalement vient se terminer, en s'élargissant en éventail, sur la face inférieure de l'aponévrose du voile du palais. Une petite synoviale favorise le glissement du tendon précité sur le crochet ptérygoïdien, qui devient ainsi, pour lui, une véritable poulie de réflexion.

b. *Rapports*. — Ainsi entendu, le muscle péristaphylin externe nous présente deux portions, l'une verticale ou descendante, l'autre horizontale. — *Dans sa portion verticale* ou musculeuse, il est en rapport : 1° en dehors, avec le muscle ptérygoïdien interne, dont il est séparé par une lame conjonctive, qui tantôt est simplement celluleuse, tantôt franchement aponévrotique ; 2° en dedans, avec le muscle pétro-staphylin, dont il est séparé par le constricteur supérieur du pharynx. — *Dans sa portion horizontale* ou tendineuse, il répond, en haut, à l'aponévrose du voile du palais, en bas à sa muqueuse inférieure.

c. *Action*. — Le muscle péristaphylin externe, comme le précédent, exerce à la fois son action sur le voile du palais et sur la trompe d'Eustache. Par la grande majorité de ses fibres, il attire en dehors la lame aponévrotique sur laquelle il s'insère : il est *tenseur du voile du palais*. Par celles de ses fibres qui se détachent de la trompe (fibres tubaires), il attire en avant et en dehors la paroi antéro-externe ; il l'écarte ainsi de la paroi opposée et, du même coup, il agrandit la lumière du canal : il est donc *dilatateur de la trompe*.

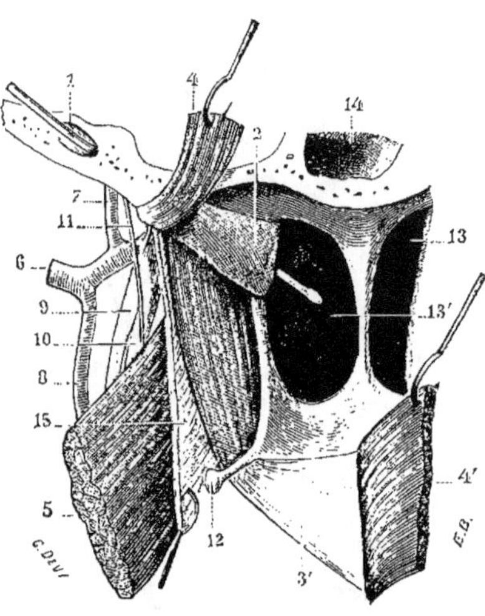

Fig. 18.

Le muscle péristaphylin externe,
vue postérieure.

(Le péristaphylin interne a été sectionné et érigné ; un
stylet a été introduit dans la trompe.)

1, portion osseuse de la trompe d'Eustache. — 2, sa portion cartilagineuse. — 3, muscle péristaphylin externe, avec 3'. son tendon. — 4, 4'. péristaphylin interne, sectionné et érigné. — 5, ptérygoïdien interne. — 6, artère maxillaire interne, avec : 7. méningée moyenne ; 8. dentaire inférieure. — 9, nerf dentaire inférieur. — 10, lingual. — 11, corde du tympan. — 12, crochet de l'aile interne de l'apophyse ptérygoïde. 13, 13'. choanes. — 14, sinus sphénoïdal. — 15. aponévrose du pharynx.

4° PHARYNGO-STAPHYLIN. — Le pharyngo-staphylin (fig. 16,9), comme son nom l'indique, va du voile du palais au pharynx. On le désigne encore sous le nom de *palato-pharyngien*.

a. *Insertions*. — Il naît à la face postérieure du voile du palais par une extrémité large et mince, qui s'entrecroise, sur la ligne médiane, avec l'extrémité similaire de celui du côté opposé. De là, il se porte obliquement en dehors et il arrive vers les parties latérales du voile, où il est rejoint et renforcé par deux faisceaux plus petits, qui constituent ses faisceaux accessoires. De ces deux faisceaux accessoires, l'un se détache de l'aponévrose du voile du palais, tout près de la voûte palatine, c'est le *faisceau palato-pharyngien* ; l'autre, sous le nom de *faisceau salpingo-pharyngien* (voy. t. III, *Trompe d'Eustache*), descend de l'extrémité inférieure du bourrelet cartilagineux de la trompe. Le pharyngo-staphylin se compose donc de trois portions, une portion principale et deux portions accessoires, qui, partant de

points différents, convergent les unes vers les autres et finissent par se réunir,
pour former, sur les parties latérales du voile du palais, un faisceau unique.

Ainsi formé, le pharyngo-staphylin s'engage dans le pilier postérieur du voile du
palais, dont il constitue pour ainsi dire le squelette. Il gagne avec lui la paroi latérale du pharynx, où il se termine de la façon suivante : ses faisceaux internes se
prolongent jusqu'à la ligne médiane et s'y entrecroisent avec leurs homologues du
côté opposé ; ses faisceaux moyens s'attachent à l'aponévrose du pharynx ; ses
faisceaux externes, enfin, descendent vers le larynx et se fixent au bord postérieur
du cartilage thyroïde.

b. *Rapports.* — Sur le voile du palais, le pharyngo-staphylin est situé immédiatement au-dessous du péristaphylin interne. Plus loin, au niveau du pharynx, il
répond en dedans à la muqueuse pharyngienne, en dehors aux faisceaux musculaires des constricteurs.

c. *Action.* — Son action est complexe : 1° par l'ensemble de ses fibres, il élève le
pharynx et le larynx : 2° par ses fibres internes, qui sont situées sur la ligne médiane par leurs deux extrémités et qui décrivent dans leur ensemble une courbe à
concavité interne, il rétrécit cette ouverture en forme de boutonnière qui fait communiquer le pharynx avec l'arrière-cavité des fosses nasales et que nous avons
appelée l'isthme naso-pharyngien ; 3° enfin, par son faisceau accessoire salpingo-
pharyngien, il écarte la paroi postérieure de la trompe de la paroi opposée et,
comme le péristaphylin externe, il devient un dilatateur de ce conduit. Au total, le
muscle pharyngo-staphylin est *élévateur du larynx et du pharynx, constricteur
de l'isthme naso-pharyngien* et *dilatateur de la trompe.*

5° GLOSSO-STAPHYLIN. — Le glosso-staphylin, encore appelé *palato-glosse*, s'étend
de la face inférieure du voile du palais à la base de la langue, en suivant le pilier
antérieur. Nous l'avons déjà décrit à propos des muscles de la langue (voy. t. III,
Langue). Nous n'y reviendrons pas ici. Nous nous contenterons de rappeler que,
quand il se contracte, il porte la langue en haut et en arrière, en même temps,
qu'il abaisse le voile du palais et, de ce fait, rétrécit l'ouverture qui fait communiquer la bouche avec le pharynx.

3° Muqueuse du voile du palais. — La face supérieure et la face inférieure du
voile du palais sont revêtues l'une et l'autre par une membrane muqueuse. Ces deux
feuillets muqueux, *muqueuse supérieure* et *muqueuse inférieure du voile*, qui se
réunissent au niveau du bord libre, sont remarquables en ce que chacun d'eux
présente les caractères de la muqueuse avec laquelle il se continue et dont il dérive.
C'est ainsi que la muqueuse inférieure, qui fait suite à la muqueuse buccale, est,
comme cette dernière, rosée, lisse, épaisse et possède un épithélium pavimenteux
stratifié. De même, la muqueuse supérieure, qui n'est que la continuation de la
muqueuse nasale, est rouge, inégale, mince et surmontée d'un épithélium cylindrique à cils vibratiles. Il convient d'ajouter que cet épithélium cylindrique n'occupe
toute l'étendue de la muqueuse supérieure que chez le nouveau-né. Chez l'adulte,
on ne le rencontre guère qu'à la partie antérieure du voile ; il est remplacé, à la
partie postérieure, par de l'épithélium pavimenteux stratifié. Au-dessous de la
muqueuse proprement dite s'étale une nappe de tissu conjonctif, le *tissu conjonctif sous-muqueux,* relativement dense sur la face inférieure du voile, plus
lâche sur la face supérieure, beaucoup plus lâche encore au niveau de la luette,
qui, pour cette raison présente une prédisposition toute particulière aux infiltrations séreuses.

4° Glandes du voile du palais. — Le voile du palais possède de nombreuses glandes, qui se trouvent disséminées sur ses deux faces. Elles forment ainsi deux couches, l'une supérieure, l'autre inférieure. — La *couche supérieure* est formée par des glandes qui, morphologiquement, rappellent celles de la pituitaire. Elles sont relativement rares et isolées, plus nombreuses cependant sur les parties latérales qu'à la partie moyenne. La plupart d'entre elles sont profondément situées dans l'intervalle des faisceaux musculaires sous-jacents à la muqueuse : il en résulte que, à chaque contraction musculaire, les acini glandulaires se trouvent comprimés latéralement et déversent leur contenu à la surface de la muqueuse. — La *couche inférieure*, beaucoup plus riche et pour ainsi dire continue, atteint jusqu'à 4 et même 5 millimètres d'épaisseur à sa partie antérieure. De là, elle va en diminuant et ne mesure plus, au voisinage de la luette, que 1 millimètre. Elle comprend des glandes en grappe, en tout semblables aux glandules salivaires que nous avons déjà décrites sur les lèvres, les joues et la voûte palatine.

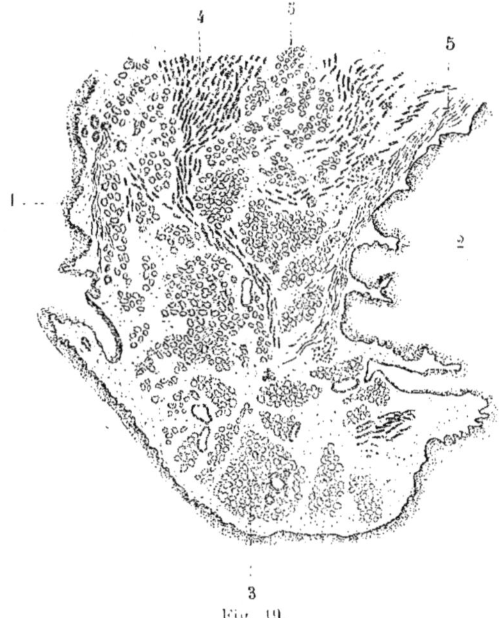

Fig. 19.

Coupe longitudinale de la luette, pour montrer ses différentes couches (sujet de 25 ans, d'après TOURNEUX).

1, muqueuse de la face postérieure ou nasale. — 2, muqueuse de la face antérieure ou buccale. — 3, glandes muqueuses. — 4, fibres musculaires striées. — 5, fibres élastiques.

C. — VAISSEAUX ET NERFS

1° Artères. — Les artères du voile du palais proviennent de trois sources : 1° de la *palatine supérieure* ou *descendante*, branche de la maxillaire interne, qui arrive à la voûte palatine en suivant le conduit palatin postérieur ; 2° de la *palatine inférieure* ou *ascendante*, branche de la faciale, dont les ramuscules terminaux s'anastomosent avec ceux de l'artère précédente ; 3° de la *pharyngienne inférieure*, branche de la carotide externe, qui envoie quelques rameaux aux piliers postérieurs.

2° Veines. — Les veines se divisent en deux groupes. — Les unes, *veines supérieures*, se mêlent aux veines postérieures de la pituitaire et, avec elles, aboutissent au plexus veineux de la fosse zygomatique. — Les autres, *veines inférieures*, beaucoup plus importantes que les précédentes, se dirigent tout d'abord vers les parties latérales du voile du palais et s'unissent alors, soit aux veines des amygdales, soit à celles de la base de la langue. Finalement, elles viennent se jeter, comme ces dernières, dans la veine jugulaire interne ou l'un de ses affluents.

3° Lymphatiques. — Les lymphatiques se distinguent de même en supérieurs et inférieurs, les premiers relativement peu développés, les seconds beaucoup plus riches et formant à la face inférieure du voile du palais un réseau qui, par la multiplicité et le volume des vaisseaux qui le composent, peut être comparé à celui de la face dorsale de la langue (SAPPEY). Les uns et les autres se rendent aux ganglions profonds du cou.

4° Nerfs. — Les nerfs sont moteurs ou sensitifs. — Les *nerfs moteurs* destinés aux muscles proviennent de diverses sources, savoir : pour le péristaphylin externe, de la racine motrice du trijumeau ; pour le péristaphylin interne et le palato-staphylin, du facial par l'intermédiaire du grand nerf pétreux superficiel et du ganglion sphéno-palatin ; pour le glosso-staphylin, également du facial par son rameau lingual ; pour le pharyngo-staphylin, du plexus pharyngien. — Quant aux *nerfs sensitifs*, ils sont fournis par le ganglion sphéno-palatin, qui, comme on le sait, est annexé au maxillaire supérieur ou deuxième branche du trijumeau (voy. t. III, *Nerf trijumeau*).

D. — AMYGDALES

Les amygdales (de ἀμυγδάλη, *amande*), encore appelées *tonsilles*, sont des organes lymphoïdes annexés à la muqueuse de l'isthme du gosier. On les désigne quelquefois sous le nom d'*amygdales palatines* ou *gutturales*, pour les distinguer d'une autre amygdale, l'*amygdale pharyngienne*, qui occupe la partie supérieure du pharynx et que nous étudierons plus loin à propos de ce dernier organe.

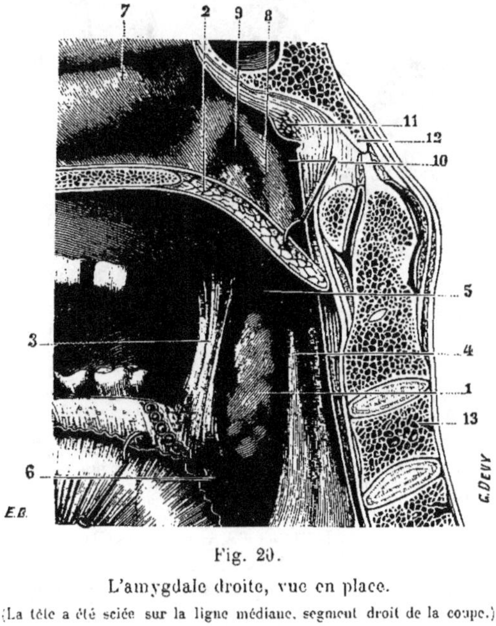

1° Situation. — Au nombre de deux, l'une droite, l'autre gauche, les amygdales sont situées sur la paroi latérale du pharynx, immédiatement en arrière de l'isthme du gosier. Plus explicitement, elles occupent l'excavation, ci-dessus décrite sous le nom de *fosse amygdalienne*, qui résulte, à droite et à gauche, de l'écartement du pilier antérieur et du pilier postérieur du voile du palais.

2° Forme et dimensions. — L'amygdale a la forme d'un ovoïde aplati ou, si l'on veut, d'une grosse amande, qui serait appliquée par l'une de ses faces contre le fond de l'excavation précitée, et dont le grand axe serait légèrement oblique de haut en bas et d'avant en arrière.

Fig. 20.

L'amygdale droite, vue en place.

(La tête a été sciée sur la ligne médiane, segment droit de la coupe.)

1, amygdale. — 2, voile du palais, avec : 3, son pilier antérieur ; 4, son pilier postérieur. — 5, fossette sus-amygdalienne. — 6, base de la langue, avec ses formations adénoïdes. — 7, fosses nasales. — 8, pharynx nasal. — 9, trompe d'Eustache. — 10, fossette de Rosenmüller. — 11, amygdale pharyngienne et, en arrière d'elle, la poche pharyngienne. — 12, occipital. — 13, colonne vertébrale.

Ses dimensions, en dehors de toute influence pathologique, varient beaucoup suivant les sujets : entre l'amygdale rudimentaire, simple plaque à peine saillante sur la paroi pharyngienne, et ces amygdales volumineuses qui débordent les piliers et s'avancent plus ou moins du côté du plan médian, se trouvent tous les intermédiaires. A l'état de développement ordinaire, l'amygdale mesure de 20 à 25 millimètres de hauteur, sur 15 millimètres de largeur et 10 millimètres d'épaisseur.

3° Rapports. — On considère à l'amygdale, comme à une amande, deux faces, l'une interne, l'autre externe, deux bords et deux extrémités :

a. *Face interne.* — La face interne libre, tantôt plane, tantôt convexe, est recouverte dans toute son étendue par la muqueuse pharyngienne. Elle nous présente un grand nombre d'orifices qui, suivant les cas, sont arrondis, ovalaires, triangulaires, en forme de simples fentes. Ces orifices, tout aussi variables par leurs dimensions que par leur forme, nous conduisent dans des cavités anfractueuses, les *cryptes amygdaliens*, qui s'avancent plus ou moins dans l'épaisseur de la masse glandulaire : on en rencontre souvent qui s'étendent jusqu'au centre et même jusqu'au voisinage de la face externe. Dans ces anfractuosités en cul-de-sac s'amassent des mucosités, se concrétant parfois en des grumeaux blanchâtres, d'une consistance dure, d'une odeur plus ou moins fétide.

b. *Face externe.* — La face externe de l'amygdale s'applique directement contre un petit muscle de la langue, l'amygdaloglosse. Par l'intermédiaire de ce muscle elle répond à l'aponévrose du pharynx, que doublent en dehors les faisceaux du constricteur supérieur. Au delà, se trouve l'*espace maxillo-pharyngien*, espèce d'angle dièdre à sommet antérieur (fig. 58), dans lequel cheminent de haut en bas

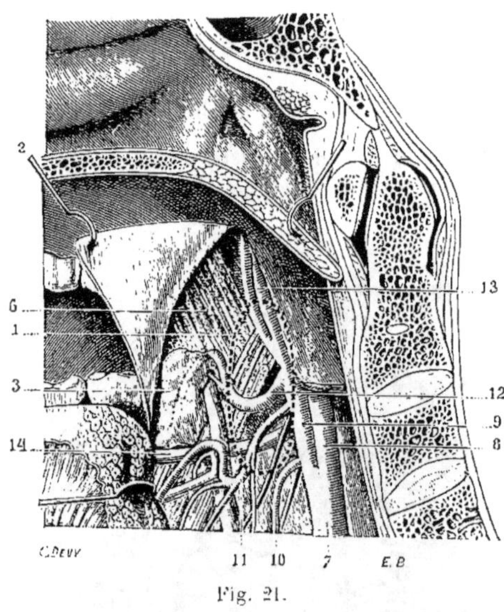

Fig. 21.

Rapports de la face externe de l'amygdale.

(Même préparation que dans la figure 20 : l'amygdale a été enlevée et la paroi latérale du pharynx fortement érignée en avant.)

1. ligne pointillée indiquant le contour de l'amygdale. — 2. paroi latérale du pharynx, incisée et érignée. — 3. glande sous-maxillaire. — 4. stylo-hyoïdien. — 5. digastrique. — 6. ptérygoïdien interne. — 7. carotide primitive. — 8. carotide interne. — 9. carotide externe. — 10. thyroïdienne supérieure. — 11. linguale — 12. faciale. — 13. pharyngienne. — 14. grand hypoglosse.

(Pour les autres indications, voir la figure 20.)

les organes les plus importants : la carotide interne, la jugulaire interne, le pneumogastrique, etc. Les rapports respectifs de ces trois organes nous sont déjà connus. Quant à leurs rapports avec l'amygdale, les seuls qui nous intéressent pour l'instant, ils sont, à mon avis, beaucoup moins immédiats qu'on ne l'écrit d'ordinaire. Si nous faisons passer par le milieu de l'amygdale un axe transversal (fig. 22, xx), cet axe, après avoir traversé la paroi du pharynx, rencontre la partie tout antérieure de l'espace maxillo-pharyngien, représenté à ce niveau par une couche cellulo-graisseuse d'une très faible épaisseur. Il rencontre ensuite le ptéry-

goïdien interne et, enfin, la branche du maxillaire à l'union de ses trois quarts
antérieurs avec son quart postérieur. En arrière de cet axe se trouve une bonne
moitié du ptérygoïdien interne, puis les muscles styliens, et ce n'est que au delà de
ces derniers muscles que se voit le paquet vasculaire, la carotide étant en dedans
et la jugulaire en dehors. La carotide interne se trouve donc située, non pas directement en dehors de l'amygdale, mais bien en dehors et en arrière. Si je m'en rapporte à mes observations faites sur des coupes de sujets congelés, un intervalle de
20 à 25 millimètres sépare ordinairement le vaisseau de la glande. RIEFFEL, de son
côté, à la suite de recherches sur 16 sujets, est arrivé à cette conclusion que la carotide externe, même quand elle avait une courbure, reste à 17 millimètres environ
en arrière et en dehors du bord postérieur de l'amygdale. La carotide interne ne
présente donc avec la face externe de l'amygdale que des rapports relativement
très éloignés et il est impossible (à moins d'anomalie, l'une des deux carotides
pouvant, dans certains cas, arriver au contact du pharynx juste au niveau de
l'amygdale) de léser ce vaisseau dans l'opération de l'amygdalotomie. L'hémor-

rhagie qui a été constatée quelquefois à la suite de cette opération, provenait vraisemblablement, non pas des carotides, mais
plutôt d'une artère tonsillaire
plus développée que d'habitude,
ou bien encore de la faciale, que
j'ai vue, dans bien des cas, envoyer une boucle jusque sur l'extrémité inférieure de l'amygdale.

c. *Bords*. — Des deux bords de
l'amygdale, l'un est antérieur,
l'autre postérieur. Le premier,
ordinairement mal délimité, est
en rapport avec le pilier antérieur
du voile du palais, qui le recouvre et s'étend même sur une
partie de la face interne de la
glande. Le second, beaucoup plus
net, répond au pilier postérieur.

d. *Extrémités*. — Des deux
extrémités de l'amygdale, l'inférieure regarde la base de la langue, dont elle est séparée par un

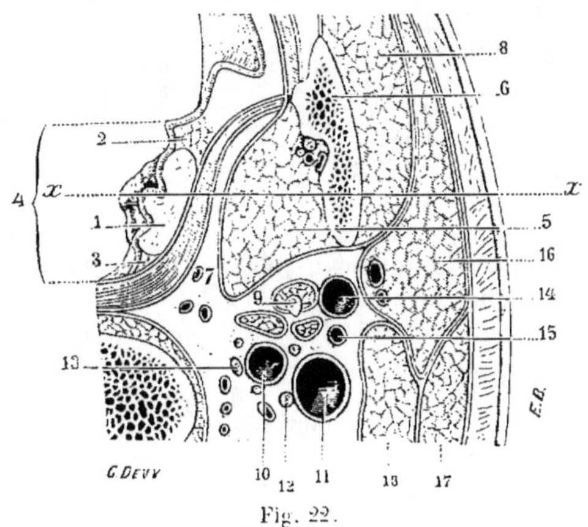

Fig. 22.

Coupe horizontale du cou passant par le milieu de
l'amygdale (côté gauche, segment inférieur de la
coupe).

1. amygdale. — 2. glosso-staphylin. — 3. pharyngo-staphylin. —
4. paroi latérale du pharynx. — 5. ptérygoïdien interne. — 6. maxillaire inférieur. — 7. espace maxillo-pharyngien. — 8. masséter. —
9. apophyse styloïde, avec ses trois muscles styliens. — 10. carotide
interne. — 11. jugulaire interne. — 12. pneumogastrique. — 13.
grand sympathique. — 14. carotide externe. — 15. artère occipitale.
16. parotide. — 17. sterno-cléido-mastoïdien. — 18. digastrique.
— x. x. axe transversal passant par le milieu de l'amygdale.

intervalle de 5 ou 6 millimètres. Cet intervalle est rempli de glandes folliculeuses
qui relient manifestement l'amygdale aux glandes folliculeuses de la langue (*amygdale linguale*). L'extrémité supérieure répond à l'angle d'écartement des deux
piliers du voile du palais. Mais elle ne remonte pas jusqu'au sommet de cet angle :
il existe là, entre l'amygdale et la portion initiale des deux piliers, une petite
dépression de forme triangulaire, que l'on désigne sous le nom de *fossette sus-
amygdalienne* ou *sus-tonsillaire*. Cette fossette, tout aussi variable dans ses
dimensions que l'amygdale elle-même, répond, d'après HIS, à la deuxième fente
branchiale de l'embryon. Elle est le siège de prédilection des fistules dites branchiales.

4° Structure. — Si l'on pratique sur l'amygdale d'un homme adulte, de 20 à 30 ans, une coupe transversale perpendiculaire à sa surface, on constate tout d'abord (fig. 23) l'existence des cryptes amygdaliens, signalés ci-dessus, qui, sous la forme de diverticulums ou de fentes, partent de la face interne de l'organe et s'étendent plus ou moins loin du côté de sa face externe : ces diverticulums sont étroits, irréguliers, se terminant toujours par une ou plusieurs extrémités fermées en cul-de-sac. Nous constatons ensuite que l'amygdale est délimitée, du côté du pharynx, par une lame fibreuse, plus ou moins épaisse mais continue, que l'on désigne ordinairement sous le nom de *capsule de l'amygdale*.

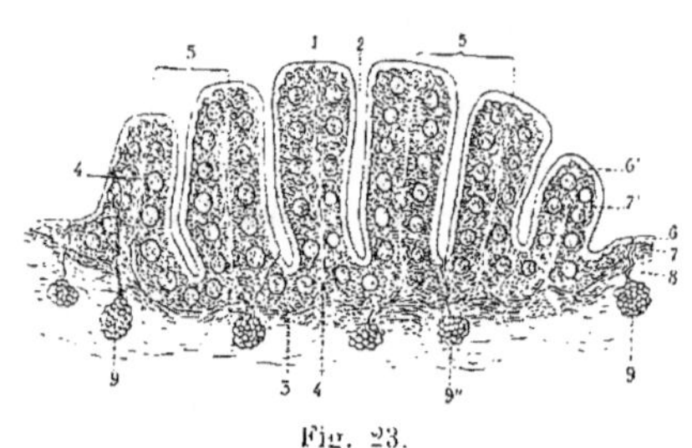

Fig. 23.

Coupe transversale de l'amygdale (schématique).

1. plis. — 2. diverticulums ou cryptes, séparant les plis. — 3. capsule fibreuse. — 4. cloisons conjonctives issues de la capsule et s'élevant verticalement dans le milieu des plis. — 5, 5', deux lobes de l'amygdale. — 6 et 7. épithélium et derme de la muqueuse bucco-pharyngienne, se continuant sur l'amygdale avec 6' et 7' l'épithélium et la couche propre de cet organe. — 8. tissu conjonctif sous-muqueux. — 9. glande acineuse s'ouvrant à la surface de la muqueuse. — 9', 9''. autres glandes s'ouvrant, la première à la surface de l'amygdale, la seconde dans le fond d'un diverticulum.

A. Division en lobes. — Par sa face externe et au niveau de son pourtour, la capsule amygdalienne se confond peu à peu avec le tissu cellulaire sous-muqueux, dont elle n'est qu'une dépendance. Par sa face interne, elle envoie dans l'épaisseur de l'organe un système de cloisons verticales fig. 24, 4), qui se dirigent vers sa surface, en cheminant constamment entre deux diverticulums et à égale distance de chacun d'eux. Ces cloisons conjonctives ont pour résultat de diviser l'amygdale en un certain nombre de segments, qui constituent les *lobes*.

B. Limites et description des lobes. — Les lobes, comme nous le montre nettement la figure 24, sont exactement délimités, à droite et à gauche, par deux des cloisons verticales précitées qui, de ce fait, méritent le nom de *cloisons interlobaires*. Ils s'étendent, en profondeur, depuis la face libre de l'amygdale jusqu'à la capsule fibreuse et chacun d'eux possède à sa partie moyenne un diverticulum ayant la même direction que les cloisons interlobaires. Du reste, tous les lobes amygdaliens ont la même valeur morphologique : chaque lobe est une amygdale en miniature et il suffit d'en étudier un seul pour avoir, sur la constitution anatomique de l'organe tout entier, une notion nette et précise.

C. Structure du lobe amygdalien. — Nous venons de voir que les lobules amygdaliens se composent chacun d'un diverticule central, qui s'ouvre à la surface de l'organe par son extrémité interne et qui est circonscrit, sur les côtés et au niveau de son extrémité externe, par une paroi, partout identique à elle-même, allant du diverticulum aux cloisons interlobaires. Chaque lobe, au point de vue anatomique, se réduit donc à la membrane, disposée en forme d'**U**, qui sert de parois à son diverticulum central. Cette membrane, disons-le tout de suite, n'est qu'une muqueuse modifiée et nous pouvons, par conséquent, lui considérer deux couches : une couche superficielle ou épithéliale et une couche profonde, que nous désignerons, pour ne rien préjuger de sa nature, sous le nom de couche sous-épithéliale.

a. Couche épithéliale. — La couche épithéliale ne diffère pas de la couche épithéliale de la muqueuse bucco-pharyngienne : c'est un épithélium pavimenteux stratifié, et nous y rencontrons successivement (fig. 24,5), en allant de la surface vers la profondeur, des cellules aplaties, des cellules rondes ou polyédriques et des cellules cylindriques.

b. *Couche sous-épithéliale.* — La couche sous-épithéliale (*tunique propre* de Stöhr), qui représente histologiquement le derme de la muqueuse bucco-pharyngienne (mais un derme profondément modifié, comme nous allons le voir), possède, comme ce dernier, de nombreuses papilles, qui, très développées à la surface de l'organe, s'atténuent graduellement au fur et à mesure qu'on descend dans le diverticulum. Histologiquement, elle se compose d'un *tissu réticulé*, contenant de petites formations sphériques, que l'on désigne sous le nom de *grains* ou de *follicules*.

Le *tissu réticulé* est constitué par de fines trabécules conjonctives, qui, naissant des cloisons interlobaires, se dirigent un peu dans tous les sens et s'anastomosent les unes avec les autres, de façon à former dans leur ensemble un vaste réticulum, dans les mailles duquel se trouvent des cellules lymphatiques. Les mailles de ce réticulum présentent, en moyenne, de 8 à 10 μ de diamètre et chacune d'elles renferme ordinairement deux ou trois cellules.

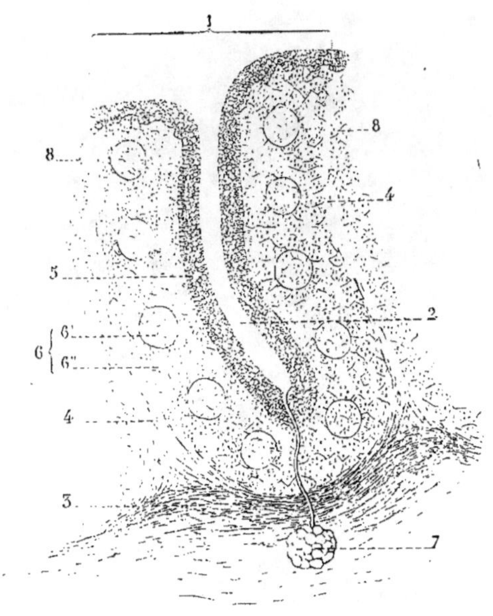

Fig. 24.

Un lobule amygdalien (5 de la figure précédente), vu à l'état d'isolement et à un grossissement considérable (schématique).

1, limites superficielles du lobule. — 2, diverticulum central ou crypte amygdalien. — 3, capsule fibreuse. 4, 4, deux cloisons interlobaires, formant les limites latérales du lobule. — 5, couche épithéliale. — 6, couche propre, avec : 6', follicules clos ; 6'', tissu réticulé interfolliculaire. — 7, glande acineuse, s'ouvrant dans le fond du diverticulum. — 8, 8, tissu réticulé des deux lobes voisins.

Les *grains* ou *follicules* de l'amygdale (fig. 24,6') sont situés, un peu au-dessous de l'épithélium, en plein tissu réticulé, dont ils se distinguent, tout d'abord, par leur forme arrondie ou légèrement ovalaire, puis par leur couleur plus sombre. Ils se disposent d'ordinaire en une rangée unique, qui fait tout le tour du diverticulum et qui, par conséquent, a la forme d'un **U** : ils mesurent, pour la plupart, de 300 à 400 μ et l'intervalle qui les sépare représente ordinairement la moitié ou le quart de leur diamètre. — Les grains amygdaliens sont, comme le tissu qui les entoure, des formations lymphoïdes. Chacun d'eux a la valeur d'un follicule clos et en présente tous les caractères histologiques (voy. *Follicules clos de l'intestin*) : il se compose essentiellement d'un réticulum conjonctif, dont les trabécules sont d'une extrême délicatesse et dont les mailles, relativement larges et lâches, sont remplies par des cellules lymphatiques. — Aux fibrilles conjonctives et aux éléments cellulaires que nous venons de décrire s'ajoutent, dans le tissu sous-épithélial, de nombreux vaisseaux sanguins. Ces vaisseaux proviennent de ceux, plus volumineux, qui occupent les cloisons interlobaires. De là, ils s'irradient dans tous les sens, en suivant constamment les trabécules conjonctives, lesquelles leur servent ainsi de soutien. Disposés irrégulièrement et sans ordre dans le tissu réticulé, ils affectent dans les follicules une disposition nettement radiaire, je veux dire que, dans chaque follicule, ils vont tous de la périphérie au centre à la manière d'un rayon.

D. Glandes en grappe annexées a l'amygdale. — Au-dessous de l'amygdale et sur son pourtour, dans le tissu sous-muqueux, se trouvent constamment un certain nombre de glandes en grappe, qui rappellent exactement, par leur structure et par leur signification, les glandes de même nature que l'on rencontre à la base de la langue. Ce sont des glandes muqueuses. Leurs canaux excréteurs viennent s'ouvrir, les uns à la surface même de l'amygdale, les autres (fig. 24,7) dans l'un quelconque de ses diverticulums.

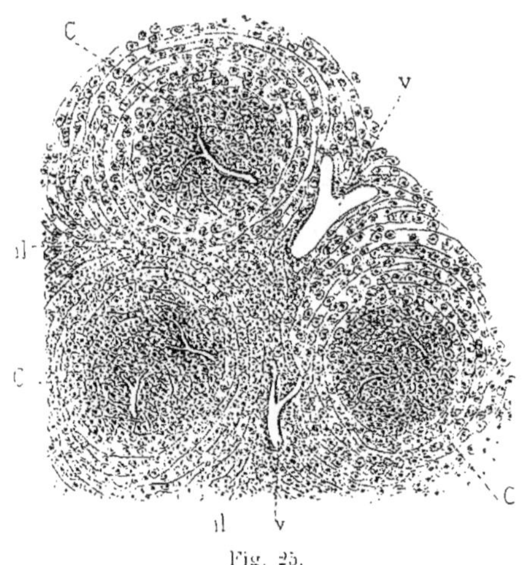

Fig. 25.

Trois follicules clos de l'amygdale, pris sur un sujet de 20 ans (d'après Retterer.)

C. C. C. follicules clos. — *d, d, d.* tissu réticulé interfolliculaire, formé par un fin réticulum emprisonnant dans ses mailles des cellules lymphatiques. — V. V. vaisseaux.

E. Résumé. — Au total, chaque lobe amygdalien se compose d'un diverticule central ou crypte, dont la paroi, incomparablement plus épaisse que la lumière du canal qu'elle circonscrit, nous présente deux couches : 1° une couche superficielle, épithéliale, formée par un épithélium pavimenteux stratifié, continuation de l'épithélium de revêtement de la muqueuse bucco-pharyngienne ; 2° une couche profonde (*tunique propre de* Stöhr), formée par du tissu réticulé et des follicules clos. Par extension, l'amygdale tout entière, qui n'est qu'un composé de lobes morphologiquement équivalents, peut être considérée au point de vue anatomique comme une portion de la muqueuse bucco-pharyngienne, qui se serait plissée sur elle-même (d'où la formation des diverticulums séparant les uns des autres les différents plis) et dont la couche profonde du derme se serait transformée, suivant une modalité indiquée ci-dessus, en un organe lymphoïde.

Histogenèse de l'amygdale. — Si les histologistes sont assez d'accord aujourd'hui sur la constitution histologique de l'amygdale de l'adulte, il n'en est pas de même de l'origine embryonnaire de ses éléments constituants. Cette question est encore fort controversée et nous nous trouvons en présence de trois théories principales, que nous désignerons sous les noms, très significatifs, de théorie de l'origine mésodermique, théorie de l'origine épithéliale, théorie mixte :

a. *Théorie de l'origine mésodermique.* — D'après cette théorie, tous les éléments constitutifs du tissu réticulé et des follicules amygdaliens proviennent du mésoderme. Une pareille interprétation, émise autrefois par Kölliker, par Schmidt et par la plupart des histologistes, a été reprise dans ces derniers temps par le professeur Stöhr, qui, en la rajeunissant et en la complétant, l'a pour ainsi dire faite sienne. Pour lui, les cellules lymphatiques (globules blancs ou leucocytes) sortent des vaisseaux par diapédèse et, arrivés dans leur nouvel habitat, opèrent tout autour d'eux, dans les éléments conjonctifs du derme muqueux, des remaniements qui aboutissent à la fois à la formation du tissu réticulé et des follicules. Mais ce n'est pas tout. Les cellules lymphatiques, tant dans les follicules que dans les mailles du réticulum ambiant, se multiplient sans cesse et émigrent de nouveau, cette fois-ci vers l'extérieur : elles se dirigent vers l'épithélium, s'y ouvrent des voies artificielles, arrivent dans les cryptes, puis se déversent dans la cavité buccale, où ils se mêlent à la salive pour constituer les *corpuscules muqueux*. Le tissu réticulé et les follicules amygdaliens seraient ainsi des centres germinatifs pour les leucocytes, lesquels tombent ensuite dans la cavité bucco-pharyngienne après effraction de la couche épithéliale. RENAUT *Traité d'Histol. pratique*, t. II, p. 487, partage l'opinion de STÖHR et, à propos du tissu réticulé qui infiltre la muqueuse bucco-pharyngienne chez le cobaye et la souris, il écrit que, à la surface de cette muqueuse, « la lymphe sourd incessamment par une multitude de voies poreuses, qu'elle creuse continuellement dans l'épithélium de revêtement, afin de faire issue et de s'échapper au dehors, probablement pour se mêler aux aliments et exercer sur eux les actions variées dont les cellules lymphatiques sont capables ».

b. *Théorie de l'origine à la fois mésodermique et ectodermique*. — En 1885 et 1886, RETTERER, à la suite de nombreuses recherches sur le développement des amygdales chez les mammifères et chez l'homme, est arrivé à cette conclusion que les éléments cellulaires des follicules amygdaliens proviennent, non pas du mésoderme comme on l'avait admis jusqu'alors, mais bien de l'ectoderme. Au 3e mois de la vie embryonnaire, la muqueuse bucco-pharyngienne, sur le point qu'occupera plus tard l'amygdale, envoie dans le tissu mésodermique sous-jacent un certain nombre de prolongements creux (futurs diverticulums ou cryptes), qui, au 4e mois, émettent eux-mêmes des bourgeons pleins (fig. 27), constitués exclusivement par des cellules épithéliales. « Tout autour de ces bourgeons, le

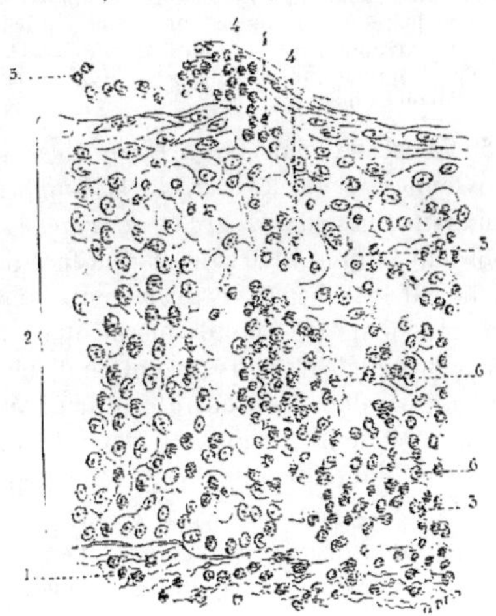

Fig. 26.

Coupe d'un follicule lingual de l'homme adulte
(d'après STÖHR).

1. tissu adénoïde de la tunique propre. — 2. épithélium, libre de leucocytes dans la partie gauche de la figure, envahi à droite par les leucocytes en voie d'émigration. — 3, 3. cavités intraépithéliales, remplies par les leucocytes. — 4. leucocytes en train de sortir. — 5. leucocytes déjà sortis. — 6. restes d'épithélium.

tissu mésodermique prolifère et produit des amas de cellules conjonctives. Ceux-ci pénètrent entre les bourgeons épithéliaux, les entourent et les séparent de l'invagination primitive. Une fois isolés, les amas épithéliaux se transforment en cellules arrondies (leucocytes ou éléments propres), dans l'intervalle desquelles s'insinuent les prolongements fibrillaires des cellules mésodermiques » (RETTERER). Comme on le voit, le follicule clos est d'origine à la fois ectodermique et mésodermique : d'origine ectodermique par ses cellules lymphatiques, d'origine mésodermique par son réticulum conjonctif.

c. *Théorie de l'origine exclusivement ectodermique*. — Douze ans plus tard, en 1894, RETTERER communique à la Société de Biologie les résultats de nouvelles recherches, desquelles il résulte, pour lui, que le réticulum du follicule clos est lui-même d'origine ectodermique, les fibrilles qui le constituent se développant dans le protoplasma des cellules épithéliales et aux dépens de ce protoplasma. Le follicule clos dériverait donc tout entier de l'épithélium de l'invagination et, par conséquent, de l'ectoderme.

Les follicules clos de l'amygdale nous présentent ainsi, de l'embryon à l'adulte, deux stades distincts : un premier stade, *stade épithélial*, durant lequel il

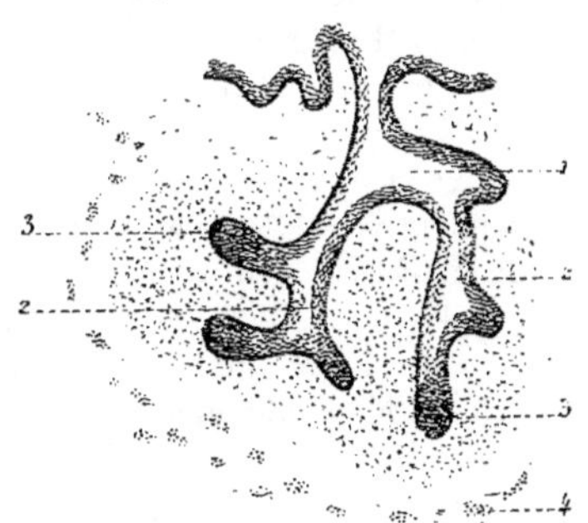

Fig. 27.

Section normale de la fosse amygdalienne sur un fœtus humain de 21 centimètres (d'après TOURNEUX).

1. fosse amygdalienne. — 2. diverticules. — 3. bourgeons épithéliaux pleins. — 5. fibres musculaires striées.

est constitué exclusivement par un amas de cellules épithéliales provenant de l'épithélium bucco-pharyngien ; un deuxième stade, *stade réticulé*, dans lequel se développe, entre les cellules précitées et aux dépens du protoplasma de ces cellules, un fin réticulum conjonctif. Et l'amygdale ne s'arrête pas là dans son évolution : au fur et à mesure que le sujet avance en âge, les fibrilles du réticulum intra-folliculaire s'épaississent, les trabécules deviennent des travées, les mailles qu'elles circonscrivent s'amoindrissent, en même temps que s'atténuent et disparaissent les cellules lymphatiques. Finalement, le follicule devient une sorte de formation fibreuse dans laquelle les éléments cellulaires sont extrêmement rares : c'est le *stade fibreux* de RETTERER et.

comme on le voit, c'est un stade qui correspond à une déchéance tant anatomique que fonctionnelle de l'organe, c'est un *stade régressif*.

Pour Retterer, les follicules amygdaliens et, par extension, l'amygdale tout entière, doivent être considérés en raison de leur origine épithéliale, comme des éléments glandulaires, privés de canaux excréteurs. Ce sont des *glandes closes*, dont le produit constamment élaboré par les cellules lymphatiques est déversé dans le sang. Son rôle dans l'organisme nous est encore complètement inconnu.

5° Vaisseaux et nerfs. — Les *artères* de l'amygdale, presque toujours multiples, proviennent selon les cas, de la *linguale*, de la *pharyngienne inférieure* et des deux *palatines supérieure* et *inférieure*. Mais, quelle que soit leur provenance, elles abordent toujours l'organe par sa face profonde, au niveau de la capsule fibreuse. De là, elles s'élèvent verticalement dans les cloisons interlobaires, jetant à droite et à gauche de très nombreuses collatérales, lesquelles pénètrent dans la couche sous-épithéliale et s'y résolvent en d'élégants réseaux capillaires, à la fois dans les follicules et dans le tissu interfolliculaire. Nous avons déjà dit plus haut que ces réseaux étaient irréguliers dans le tissu réticulé proprement dit, nettement radiaires dans les follicules. — Les *veines*, issues de ces réseaux, se portent en dehors et forment sur la face externe de l'amygdale un petit plexus veineux, le *plexus tonsillaire*, qui est une dépendance du plexus pharyngien. — Les *lymphatiques*, signalés déjà par Billroth, en 1858, ont été particulièrement bien étudiés, en 1863, par Schmidt et, en 1888 par Retterer. Schmidt a décrit dans le tissu interfolliculaire un fin réseau lymphatique, dont les radicules s'ouvraient directement dans le réticulum des follicules. Leur origine se faisait donc en plein follicule par des orifices s'ouvrant dans les espaces intercellulaires. Retterer, en utilisant les injections interstitielles de nitrate d'argent et de gélatine, a retrouvé le réseau interfolliculaire décrit par Schmidt, mais il l'a vu se prolonger jusque dans l'épaisseur du follicule. D'autre part, il n'a rencontré aucune trace de stomate et il conclut que, ici comme ailleurs, les racines lymphatiques constituent un système parfaitement clos. Retterer a constaté, en outre, que tous les canaux lymphatiques, quel que soit leur diamètre, sont délimités par une couche continue de cellules endothéliales caractéristiques. Les lymphatiques efférents des réseaux intra- et interfolliculaires se dirigent vers les cloisons interlobaires, puis le long de ces cloisons descendent vers la face externe de l'amygdale. De là, ils s'infléchissent en avant et en dedans et viennent se mêler aux lymphatiques de la base de la langue. Finalement, ils aboutissent aux ganglions sous-maxillaires, principalement à ceux qui avoisinent l'angle du maxillaire inférieur, d'où l'engorgement de ces ganglions dans les lésions, inflammatoires ou autres, de l'amygdale. — Les *nerfs* de l'amygdale émanent d'un petit plexus (*plexus tonsillaire*), qui est situé sur sa face externe et à la constitution duquel participent à la fois le lingual et le glosso-pharyngien. Pappenheim a pu les suivre jusque dans l'épaisseur de la muqueuse. Leur mode de terminaison n'est pas encore bien connu.

A consulter parmi les mémoires récents sur la bouche : Leboucq. *Note sur les parties épithéliales de la voûte palatine*, Arch. de Biol., 1881 ; — Reichel, *Beitrag zur Morphologie der Mundhöhlendrüsen der Wirbelthiere*, Morph. Jahrb., 1882 ; — Loewe, *Beiträge zur Anat. der Nase u. Mundhöhle*, 1883 ; — Ostmann, *Neue Beiträge zu den Untersuch. über die Balgdrüsen der Zungenwurzel*, Virchow's Arch., 1883 ; — Wertheimer, *De la structure du bord libre de la lèvre aux divers âges*, Arch. gén. de médecine ; — Alezais, *loc. cit.* (voy. p. 426) ; — Ellenberger u. Kuntze. *Bau der Drüsen der Mundhöhle der Haussäugethiere*, etc., 1884 ; — Rex, *Ein Beitrag zur Kenntniss der Muskulatur der Mundspalte der Affen*. Morphol. Jahrb., 1886 ; — Suranne. *Rech. anat. sur le plancher de la bouche*, etc., Arch. de Physiol., 1887 ; — Breglia, *Nota anatomica sulla capacità del cavo buccale*, Progresso medico, 1891 : — Marschall, *Thyreo-glossal duct or canal of His*. Journ. of Anat. and Physiol., 1891, vol. XVI ; — Charon, *Contribution à l'étude des anomalies de la voûte palatine dans leurs rapports avec la dégénérescence*, Th. Paris, 1891 ; — Gillet. *Parti-*

cularités anatomiques du frein de la lèvre supérieure, Ann. de la .Polycl. de Paris, 1892 : — NADLER, Zur Histol. d. menschl. Lippen, Arch. f. mikr. Anat., t. L. 1897 : — NEUSTATTER. Ueber den Lippensaum beim Menschen, etc., Jen. Zeitschr. f. Naturwis.. 1894.

Voyez aussi, à propos de la langue et de la muqueuse linguale. les indications bibliographiques des organes des sens (Langue. t. III. p. 357).

Voyez, au sujet des amygdales : STÖHR. Ueber Mandeln und Balgdrüsen. Virchow's Arch., 1884. p. 211 ; — DREWS. Zellvermehrung in der Torsilla palatina beim Erwachsenen. Arch. f. mikr. Anat.. 1884, p. 338 ; — RETTERER. Dispositions et connexions du réseau lymphatique dans les amygdales. C. R. Soc. de Biologie, 1886 ; — DU MÊME, Sur le développement des tonsilles chez les mammifères. C. R. Acad. des Sc., 1885 ; — DE MÊME. Origine et développement des amygdales. Journ. de l'Anat., 1888 ; — DU MÊME. Du tissu angiothélial des amygdales et des plaques de Peyer. Mém. Soc. de Biol., 1892 ; — ZAWARYKIN. Ueber das Epithel der Tonsillen. Anat. Anzeiger, 1889. p. 467 ; — STÖHR. Ueber Mandeln und deren Entwickelung. Anat. Anzeiger, 1891, p. 515 ; — RIEFFEL. Les rapports de l'amygdale avec les vaisseaux carotidiens, Paris. 1892 ; — RETTERER, Epithélium et tissu réticulé (sabot et amygdales), Journ. de l'Anat., 1897 ; — PLUDER, Ueber die Bedeutung der Mandeln im Organismus, Monatsschr. f. Ohrenh.. 1898.

§ VI. — GENCIVES

Entre la cavité buccale proprement dite et son vestibule. la muqueuse revêt les arcades alvéolaires, sur lesquelles sont implantées les dents. Cette portion de la muqueuse buccale a reçu le nom de *gencives*. On distingue naturellement deux gencives, l'une supérieure, l'autre inférieure : la gencive supérieure sépare la voûte palatine de la joue et de la lèvre supérieure ; la gencive inférieure sépare, de même, la paroi inférieure de la bouche de la joue et de la lèvre inférieure.

1° Disposition générale. — La muqueuse gingivale, comme les reliefs osseux sur lesquels elle s'étale, revêt, en haut comme en bas, la forme d'un fer à cheval à concavité postérieure. Si nous la prenons dans le fond du vestibule de la bouche, nous la voyons, se réfléchissant de haut en bas pour la gencive supérieure, de bas en haut pour la gencive inférieure, s'appliquer contre la face externe de l'arcade alvéolaire et la tapisser régulièrement jusqu'au niveau de son bord libre. Là, elle s'incline vers les arcades dentaires et se dispose en une série de festons (fig. 28,3), dont chacun embrasse dans sa concavité la moitié externe de la dent correspondante. Sur le côté interne de l'arcade alvéolaire, même disposition : la muqueuse, en quittant la voûte palatine (pour la gencive supérieure) ou le plancher buccal (pour la gencive inférieure), s'applique contre la face interne de l'arcade alvéolaire, la revêt régulièrement jus-

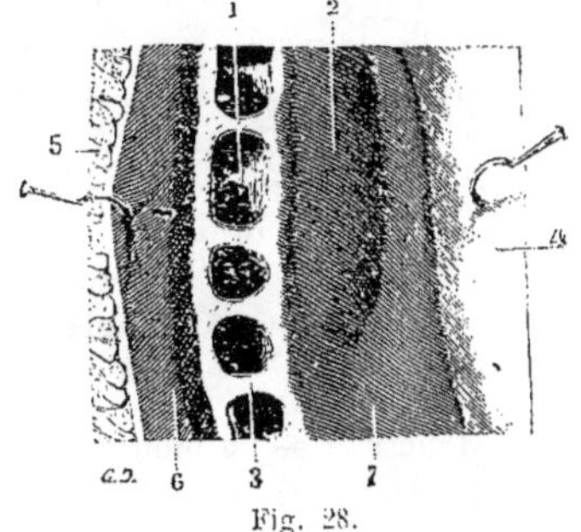

Fig. 28.

Les gencives vues d'en haut. après extraction des dents.

1, alvéoles. — 2, gencives. — 3. muqueuse interdentaire. — 4. langue érignée en dedans. — 5. joues, érignées en dehors. — 6. vestibule de la bouche. — 7. sillon gingivo-lingual.

qu'à son bord libre et, là, s'infléchit en dehors pour s'étaler sur ce bord libre et embrasser dans autant de festons la moitié interne des dents.

Les deux feuillets muqueux qui revêtent la face externe et la face interne des arcades alvéolaires se terminent donc, l'un et l'autre, sur le bord libre de ces arcades par une série de festons qui se regardent par leur concavité : ces festons répondent au collet des dents. Les pointes qui séparent les festons s'engagent dans les espaces interdentaires et s'y fusionnent réciproquement, établissant ainsi la continuité entre la muqueuse gingivale interne et la muqueuse gingivale externe.

Il résulte d'une pareille disposition que la muqueuse gingivale, considérée dans son ensemble, nous présente trois portions : 1° une portion externe, verticale, tapissant la face externe des arcades alvéolaires ; 2° une portion interne, également verticale, revêtant la face interne de ces mêmes arcades ; 3° une portion moyenne, horizontale, s'étalant sur leur bord libre, regardant en bas pour la gencive supérieure, regardant en haut pour la gencive inférieure. Cette troisième portion (fig. 28) est percée de trous, par lesquels s'échappent les dents : le pourtour

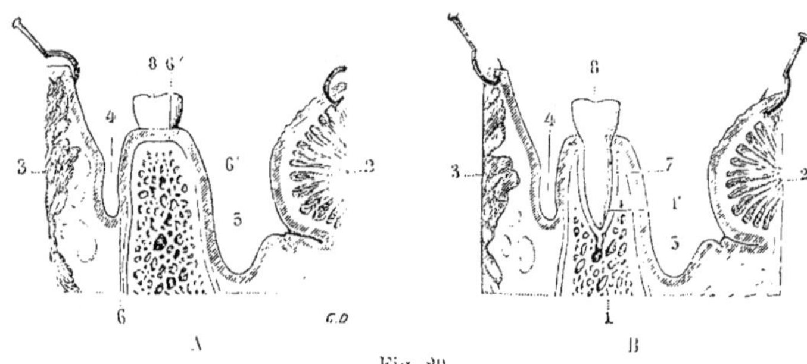

Fig. 29.

Coupe frontale des gencives : A, passant par un espace interdentaire ; B, passant par le milieu d'un alvéole.

1, maxillaire inférieur, avec 1′, alvéole dentaire. — 2, langue érignée en dedans. — 3, joue. — 4, vestibule de la bouche. — 5, sillon gingivo-lingual. — 6, 6′, 6″, portion externe, portion interne et portion supérieure de la muqueuse gingivale. — 7, périoste alvéolo-dentaire. — 8, dent.

de ces orifices répond au collet des dents et lui adhère d'une façon intime. A ce niveau, la muqueuse gingivale se continue directement avec le périoste alvéolo-dentaire (voy. plus loin), membrane fibreuse qui descend dans l'alvéole tout autour des racines. Il est à peine besoin de faire remarquer que les orifices en question n'existent pas encore chez le fœtus et chez le nouveau-né, alors que les formations dentaires sont encore emprisonnées dans les alvéoles. De même, ils disparaissent chez le vieillard, après la chute des dents, en même temps que s'atrophient les alvéoles : la muqueuse gingivale revient ainsi en quelque sorte à sa disposition primitive.

2° **Structure.** — La muqueuse des gencives, tout en étant constituée sur le même type fondamental que les autres portions de la muqueuse buccale, nous présente cependant un certain nombre de caractères qui lui appartiennent en propre. — Tout d'abord, elle est très épaisse et possède une consistance remarquable, qu'elle doit vraisemblablement à ce fait que son chorion est constitué par des faisceaux conjonctifs extrêmement serrés : les éléments élastiques y font presque complètement défaut. — Elle adhère ensuite d'une façon intime au périoste sous-jacent, sans interposition d'un tissu conjonctif sous-muqueux : c'est une *fibro-muqueuse*. — La muqueuse gingivale diffère, enfin, des portions déjà étudiées de la muqueuse buccale en ce qu'elle est entièrement dépourvue de glandes. Par contre, elle possède des papilles extrêmement nombreuses et d'un volume remarquable.

3° **Vaisseaux et nerfs**. — Les *artères* des gencives sont en général très grêles. Elles proviennent : 1° *pour la gencive supérieure*, de la maxillaire interne, par ses branches alvéolaire, sous-orbitaire, sphéno-palatine et palatine descendante ;

2° *pour la gencive inférieure*, de la linguale, de la sous-mentale (branche de la faciale) et de la dentaire inférieure (branche de la maxillaire interne). — Les *veines*, indépendantes des artères et plus ou moins anastomosées entre elles, suivent les trajets les plus divers. Les unes, les postérieures, se rendent, soit au plexus alvéolaire, soit au plexus ptérygoïdien. Les autres, les antérieures, se jettent, en partie dans la veine linguale, en partie dans la veine faciale ou ses affluents. — Les *lymphatiques*, suivant un trajet descendant, aboutissent aux ganglions sous-maxillaires et carotidiens. — Les *nerfs*, tous sensitifs ou vaso-moteurs, tirent leur origine : 1° *pour la gencive supérieure*, des nerfs dentaires postérieurs et dentaire antérieur, branches du maxillaire supérieur ; 2° *pour la gencive inférieure*, du nerf dentaire inférieur, branche du maxillaire inférieur.

§ VII. — DENTS

Les dents (allem. *Zähne*, ang. *Teeth*) sont des organes blanchâtres, durs, de consistance pierreuse, implantés sur le bord libre ou alvéolaire des deux maxillaires supérieur et inférieur. Instruments immédiats de la mastication, elles ont pour fonction de diviser les aliments pour les rendre plus accessibles à l'action des sucs digestifs. Par leurs caractères extérieurs, les dents ont beaucoup d'analogie avec les os et pendant longtemps elles ont été décrites avec le squelette. Mais cette analogie n'est qu'apparente : nous savons aujourd'hui, par leur développement (voy. EMBRYOLOGIE), qu'elles dérivent de la muqueuse buccale et qu'elles constituent des productions épidermiques au même titre que les ongles et les poils.

A. — CONSIDÉRATIONS GÉNÉRALES

Sous ce titre, nous examinerons successivement : 1° le nombre des dents ; 2° leur situation ; 3° leur direction ; 4° leurs moyens de fixité.

1° **Nombre**. — Dans la première enfance, jusqu'à l'âge de six ou sept ans, les dents sont au nombre de 20, dont 10 pour la mâchoire supérieure, 10 pour la mâchoire inférieure : ces dents tombent après un certain temps et sont appelées, pour cette raison, *dents temporaires, dents de la première dentition*. Chez l'adulte, le nombre des dents s'élève à 32, soit 16 pour chacune des deux mâchoires : ce sont les *dents permanentes ou dents de la deuxième dentition*. Comme nous le verrons dans un instant, les dents se divisent, d'après leur situation et leur forme, en incisives, canines, prémolaires et molaires. Le nombre de chacun de ces groupes varie suivant les espèces animales que l'on considère ; mais il est

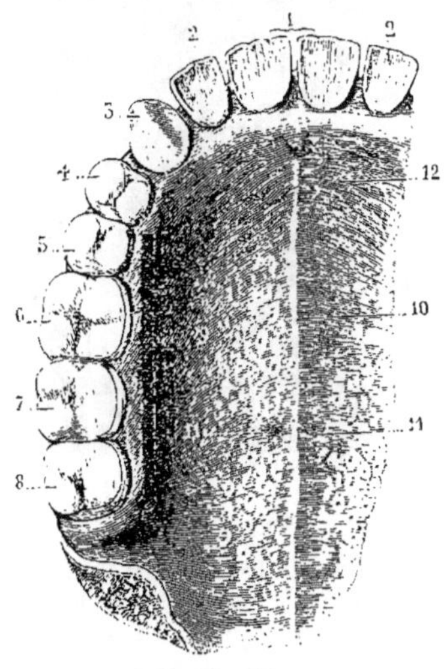

Fig. 30.

La voûte palatine et l'arcade dentaire supérieure du côté droit.

1, incisives médianes. — 2, incisives latérales. — 3, canine. — 4, première prémolaire. — 5, deuxième prémolaire. — 6, première grosse molaire. — 7, deuxième grosse molaire. — 8, dent de sagesse. — 9, muqueuse de la voûte palatine, se continuant en arrière avec celle du voile du palais. — 10, son raphé médian. — 11, fossettes situées de chaque côté du raphé et criblées d'orifices glandulaires. — 12, rugosités antérieures de la muqueuse.

fixe pour chacune d'elles et se représente par un tableau sommaire que l'on désigne en zoologie sous le nom de *formule dentaire*. La formule dentaire dans l'espèce humaine est la suivante, pour l'une et l'autre des deux dentitions :

FORMULE DENTAIRE DE L'ENFANT

$Mâch.\ sup^{re}.$
$Mâch.\ inf^{re}.$ $\quad$ Molaires $\dfrac{2}{2}$ Canines $\dfrac{1}{1}$ Incisives $\dfrac{2}{2} = \dfrac{5}{5}$ $\Big\}$ $10 \times 2 = 20.$

FORMULE DENTAIRE DE L'ADULTE

$Mâch.\ sup^{re}.$
$Mâch.\ inf^{re}.$ $\quad$ Mol. $\dfrac{3}{3}$ Prémol. $\dfrac{2}{2}$ Can. $\dfrac{1}{1}$ Incis. $\dfrac{2}{2} = \dfrac{8}{8}$ $\Big\}$ $16 \times 2 = 32.$

2° Situation. — Les dents, qu'elles soient temporaires ou permanentes, s'implantent dans les alvéoles du maxillaire. Ces alvéoles, qui sont uniloculaires pour les dents à racine unique et multiloculaires pour les dents à racines multiples, sont exactement égaux, comme forme et comme dimensions, à la partie de la dent qu'ils sont destinés à recevoir. Nous verrons plus loin (p. 50) que les dents se disposent régulièrement à la suite les unes des autres pour former deux arcades et nous indiquerons alors quels sont les rapports réciproques des deux arcades dentaires supérieure et inférieure.

3° Direction. — Les dents s'implantent *verticalement* dans leurs alvéoles. Telle est la formule. Mais elle n'est pas rigoureusement exacte. Il en est un certain nombre, en effet, qui s'inclinent plus ou moins sur la verticale. C'est ainsi que les grosses molaires se déjettent un peu en dedans pour la mâchoire supérieure, un peu en dehors pour la mâchoire inférieure. Nous voyons, de même, les incisives, soit supérieures soit inférieures, s'incliner légèrement en avant, inclinaison généralement peu apparente dans nos races européennes, mais très marquée chez certains sujets et dans certains groupes ethniques. On sait que, chez la plupart des races nègres notamment, cette projection des incisives en avant est à peu près constante, constituant une sorte de *prognathisme alvéolo-dentaire*. Quant aux canines, il n'est pas rare de les voir s'incliner, elles aussi, d'une quantité variable et dans divers sens.

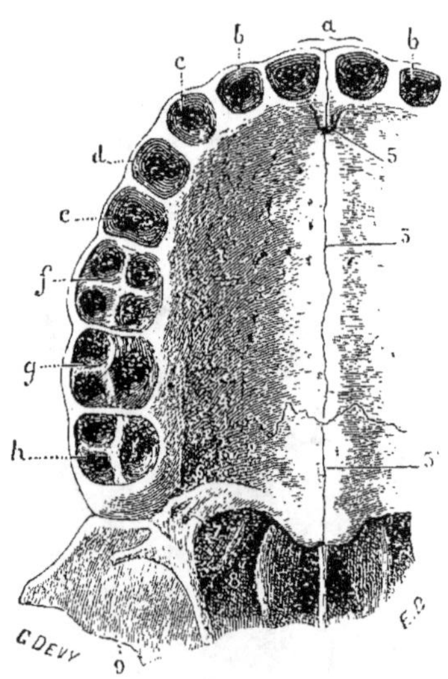

Fig. 31.

La voûte palatine, dépouillée de ses parties molles et de ses dents, pour montrer les alvéoles dentaires.

1. apophyse palatine du maxillaire supérieur. — 2. apophyse palatine du palatin. — 3. 3'. sutures médianes inter-maxillaire et inter-palatine. — 4. suture palato-maxillaire. — 5. canal palatin antérieur. — 6. canal palatin postérieur. — 7. canaux palatins postérieurs accessoires. — 8. orifice postérieur des fosses nasales. — 9. apophyse ptérygoïde.

a. alvéoles des incisives médianes. — *b.* alvéoles des incisives latérales. — *c.* alvéole de la canine. — *d.* alvéole de la première prémolaire. — *e.* alvéole de la deuxième prémolaire. — *f.* alvéole de la première grosse molaire. — *g.* alvéole de la deuxième grosse molaire. — *h.* alvéole de la dent de sagesse.

4° Moyens de fixité, ligament alvéolo-dentaire. — Nous avons dit plus haut que les cavités alvéolaires sont toujours exactement égales, et comme forme et comme dimensions, à la partie de la dent qu'elles sont destinées à recevoir. Une pareille adaptation entre le contenant et le contenu constitue déjà, pour la dent, un excellent moyen de fixité : on connaît les difficultés qu'on éprouve parfois à arracher une dent, même sur le squelette. La fixation de la dent à son alvéole est complétée par les gencives (voy. plus haut, p. 37).

Les gencives, tout d'abord, en adhérant intimement au collet des dents, forment à chacune d'elles une sorte d'anneau, qui l'enserre solidement et la maintient appliquée contre le maxillaire. Mais ce n'est pas tout. La fibro-muqueuse gingivale envoie dans l'alvéole un prolongement fibreux qui, sous le nom de *périoste alvéolo-dentaire*, descend jusqu'au fond de la cavité et contribue ainsi à rendre plus complète l'adaptation de l'alvéole à la racine dentaire. Vu sur des coupes transversales ou longitudinales (fig. 32, 3), le prolongement en question nous apparaît comme formé par de solides faisceaux fibreux, les uns franchement transversaux, les autres plus ou moins obliques, qui vont de la paroi alvéolaire à la surface de la dent et qui pénètrent, sous la forme de fibres de Sharpey, d'une part dans l'os de l'alvéole,

d'autre part dans le cément de la dent. Ces faisceaux fibreux, faisant corps à la fois avec la paroi alvéolaire et avec la dent, constituent, pour ces deux formations, un puissant moyen d'union : et, en effet, on ne saurait enlever la dent sans les rompre, soit à leur partie moyenne, soit à l'une ou l'autre de leurs extrémités. Ainsi constituée, la lame fibreuse intra-alvéolaire ne présente avec le périoste que des analogies fort lointaines et, si l'on songe à la part importante qu'elle prend à la fixation de la dent, on comprendra sans peine que Malassez, dont les conclusions sur ce point ont été confirmées en 1890 par Collaud, ait

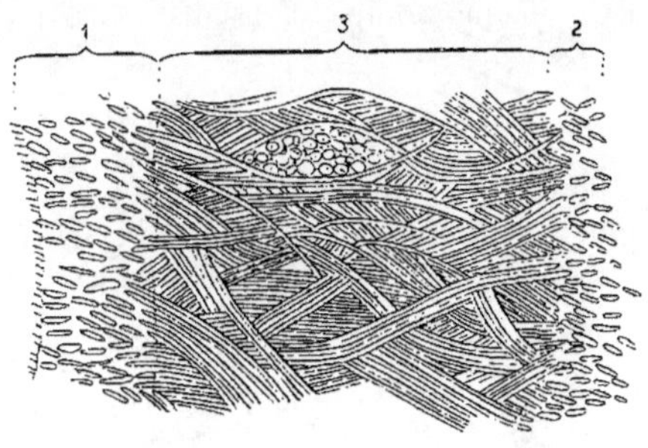

Fig. 32.

Schéma montrant la disposition du ligament alvéolo-dentaire sur une coupe transversale (d'après Collaud).

1. os alvéolaire. — 2. cément de la racine dentaire. — 3. faisceaux fibreux du ligament alvéolo-dentaire : on voit que, à leurs extrémités, les faisceaux fibreux pénètrent, d'une part dans l'os alvéolaire, d'autre part dans le cément, où ils deviennent fibres de Sharpey.

substitué à la dénomination classique de périoste alvéolo-dentaire celle, à la fois plus juste et autrement significative, de *ligament alvéolo-dentaire*. Nous nous trouvons ainsi ramenés à l'opinion des anciens anatomistes, qui voyaient dans le mode d'union des dents avec leurs alvéoles une véritable articulation, une variété particulière de synarthrose qu'ils désignaient sous le nom de *gomphose* (de γόμφος, clou, la dent s'implantant dans l'alvéole comme un clou dans un trou). — (Voyez, à ce sujet, le travail de Beltrami, *De l'articulation alvéolo-dentaire chez l'homme*, Thèse de Paris, 1895.)

Outre les faisceaux fibreux sus-indiqués, qui constituent la plus grande partie de sa masse, le ligament alvéolo-dentaire nous présente encore des cellules conjonctives, des vaisseaux et des nerfs. — Les *cellules conjonctives* sont de deux ordres : les unes sont des cellules conjonctives ordinaires, se rencontrant dans les interstices des faisceaux fibreux en même temps qu'une petite quantité de tissu conjonctif lâche ; les autres sont des cellules plates, avec crêtes d'empreinte, situées dans l'épaisseur même des faisceaux fibreux et rappelant exactement, par leur signification morphologique comme par leurs caractères extérieurs, les cellules des tendons. — Les *vaisseaux sanguins* proviennent de trois sources : des vaisseaux dentaires, du réseau gingival, du tissu osseux de l'alvéole. Tous ces vaisseaux, quelle que soit leur provenance, s'anastomosent entre eux pour former un réseau unique. D'après Collaud, ils auraient une tendance à se disposer en deux plans : l'un superficiel, constitué par des vaisseaux de gros calibre ; l'autre profond, formant un réseau de fins capillaires qui se distribuent tout près du cément. — Les *vaisseaux lymphatiques*, si tant est qu'ils existent, ne nous sont pas encore connus. — Les *nerfs*, qui sont très nombreux, cheminent, avec les vaisseaux, dans les interstices des faisceaux conjonctifs.

Malassez a encore signalé l'existence, sur divers points du ligament alvéolo-dentaire, de petites masses épithéliales (fig. 55,1), qui, selon les cas, sont sphériques, ovoïdes, cylindriques, etc. On en rencontre parfois qui sont ramifiées à la façon des glandes en grappe. Quelle que soit leur forme, ces masses sont toujours pleines : il n'en est aucune qui présente à son centre une cavité nettement accusée. On doit les considérer morphologiquement, comme des restes de l'invagination épithéliale qui, chez l'embryon, donne lieu à la formation des dents : de là le nom de *débris épithéliaux paradentaires* que leur a donné MALASSEZ. Ces débris épithéliaux ont, en pathologie, une grande importance, en ce sens qu'ils peuvent être l'origine de certaines néoformations épithéliales développées dans l'épaisseur des maxillaires.

B. — CONFORMATION EXTÉRIEURE DES DENTS

Envisagées au point de vue de leur conformation extérieure, les dents nous présentent : 1° des *caractères communs*, qui conviennent à toutes les dents ; 2° des *caractères particuliers*, qui permettent de les séparer en groupes distincts et, dans chaque groupe, de les distinguer les unes des autres.

1° *Caractères communs.*

Morphologiquement, toutes les dents se rattachent à un même type primordial, qui est le type conique. Chacune d'elles possède (fig. 33) : 1° une partie visible qui déborde l'alvéole, c'est la *couronne* ou *corps* de la dent ; 2° une partie cachée dans l'alvéole, c'est la *racine*. On désigne sous le nom de *collet* la partie, plus ou moins rétrécie mais généralement assez mal accusée, qui réunit la couronne à la racine.

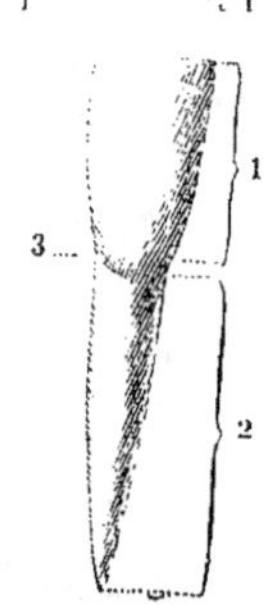

Fig. 33.

Une dent schématique, pour montrer ses trois parties constituantes.

1, couronne. — 2, racine. — 3, collet.

1° Racine. — La racine est jaunâtre. Simple pour les dents antérieures, elle est le plus souvent multiple pour les dents latérales. Elle possède dans ce dernier cas deux, trois et même quatre prolongements. Qu'elles soient uniques ou multiples, les racines sont coniques et plus ou moins aplaties sur les faces suivant lesquelles elles se regardent. Elles vont en diminuant de leur extrémité adhérente à leur extrémité libre, et cette dernière est toujours percée à son sommet d'un petit orifice pour le passage des vaisseaux et des nerfs destinés à la pulpe dentaire.

2° Collet. — Le collet, intermédiaire à la couronne et à la racine, est nettement délimité, du côté de la couronne, par une ligne irrégulière qui répond à la limite même de l'émail. Mais il n'en est pas de même du côté de la racine : il se continue avec celle-ci sans ligne de démarcation aucune. Le collet est recouvert, dans les conditions normales, par la muqueuse des gencives.

3° Couronne. — La couronne est remarquable par sa coloration blanche, qui tranche nettement sur la teinte jaunâtre de la racine. Elle représente la partie la plus dure et la plus résistante de la dent. Tantôt massives et franchement cuboïdales, tantôt plus minces et taillées en pointe ou en biseau, les couronnes vont en s'élargissant du collet à leur surface libre ou triturante. Il en résulte que si les dents arrivent au contact de leurs voisines au niveau de leur surface triturante, elles en sont séparées au-dessous, dans presque toute la hauteur de la couronne, par des intervalles triangulaires dont la base répond à la gencive : ce sont les *espaces interdentaires*, espaces à travers lesquels le vestibule de la bouche communique librement avec la cavité buccale proprement dite. Durant le repas, les particules ali-

mentaires, plus ou moins divisées par la mastication, remplissent ces espaces
interdentaires. Mais elles y séjournent aussi après le repas chez les personnes qui
n'ont pas le soin de les en chasser, et elles y subissent alors une décomposition
rapide, qui rend l'haleine fétide, provoque l'inflammation des gencives et n'est
certainement pas sans influence sur le développement de la carie dentaire.

2° *Caractères particuliers.*

Tout en se rattachant à un type commun, tout en présentant les caractères généraux que nous venons d'indiquer, les dents sont loin de se ressembler. Elles dif=
fèrent, au contraire, sensiblement les unes des autres et, à cet effet, on les a divisées
en quatre groupes, qui sont en allant de la ligne médiane à la partie postérieure
du maxillaire : les *incisives*, les *canines*, les *petites molaires* ou *prémolaires*, les
grosses molaires ou tout simplement les *molaires*. Dans chacun de ces groupes,
les dents présentent des caractères généraux et des caractères particuliers ou différentiels : des caractères généraux, qui conviennent à toutes les dents du même
groupe; des caractères différentiels, qui permettent de reconnaître, une dent quelconque étant donnée : 1° l'ordre numérique qu'elle occupe dans le groupe ; 2° celle
des deux mâchoires sur laquelle elle est implantée; 3° enfin, celui des deux côtés,
côté gauche ou côté droit, à laquelle elle appartient.

1° Incisives. — Les incisives (fig. 34), ainsi appelées (du latin *incidere*, couper)
parce qu'elles servent surtout à couper les aliments, occupent la partie antérieure
des maxillaires. Elles présentent leur maximum de développement chez les rongeurs. Chez l'homme, elles sont au nombre de huit, quatre pour la mâchoire supérieure, quatre pour la mâchoire inférieure. A gauche et à droite, les deux incisives,
les supérieures comme les inférieures, se distinguent en *incisive interne* ou
moyenne, *incisive externe* ou *latérale*.

A. Caractères généraux. — Leur couronne, fortement taillée en biseau, revêt la
forme d'un coin et nous présente par conséquent une base, un sommet et quatre
faces. — La *base*, tournée du côté de l'alvéole, répond à la partie la plus épaisse de
la dent. — Le *sommet* ou *bord* répond à l'extrémité libre ou triturante : il est
dirigé dans le sens transversal, nettement tranchant et surmonté dans les premières années de la vie de trois petits mamelons, un moyen et deux latéraux. —
Les *quatre faces* se distinguent en antérieure, postérieure et latérales : la face antérieure est convexe et verticale; la face postérieure est concave et fortement oblique,
en haut et en arrière pour les incisives supérieures, en bas et en arrière pour les
inférieures; les deux faces latérales sont triangulaires, à base dirigée du côté de
l'alvéole.

La racine, plus ou moins rectiligne, a la forme d'un cône aplati dans le sens
transversal. Ses deux faces regardent donc, l'une en dedans, l'autre en dehors. De
ses deux bords, l'antérieur est toujours plus épais que le postérieur. Le sommet est
quelquefois bifide; mais cette disposition est fort rare.

La couronne et la racine sont séparées l'une de l'autre par deux lignes courbes,
l'une antérieure, l'autre postérieure, dont la convexité regarde la racine. Ces deux
lignes courbes se réunissent sur les côtés de la dent, en formant un angle plus ou
moins ouvert.

B. Caractères différentiels. — *a.* Les incisives supérieures se distinguent des inférieures par leur volume qui est presque le double de celui des inférieures. Les incisives supérieures et les incisives inférieures se distinguent encore les unes des autres par la conformation de leur racine, qui est plutôt arrondie pour les supérieures, plutôt aplatie pour les inférieures.

b. Pour les incisives supérieures, on distinguera l'interne de l'externe, en ce que la première est beaucoup plus volumineuse que l'autre. — Pour les incisives inférieures, au contraire, c'est l'externe qui est plus forte que l'interne. Mais cette différence de volume en faveur de l'incisive externe est peu considérable et,

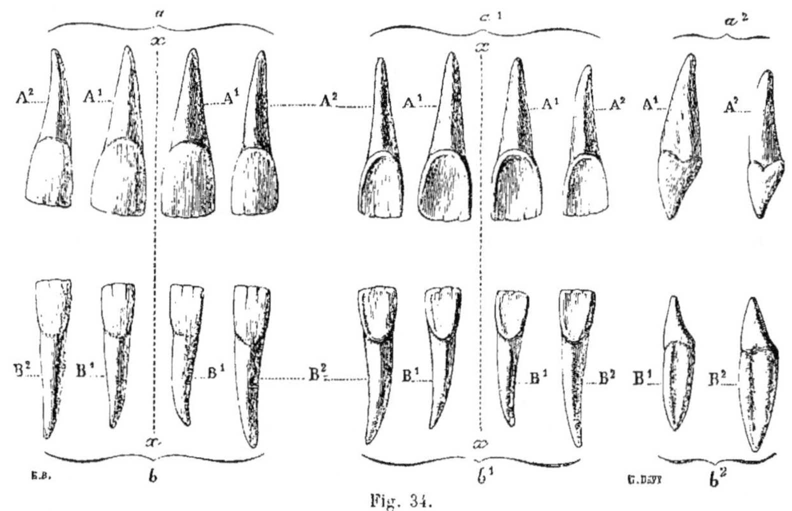

Fig. 34.

Les incisives supérieures et inférieures.

A¹. A², incisives moyenne et latérale supérieures, vues : *a*. par leur face antérieure : *a*¹. par leur face postérieure : *a*². par leur face latérale. -- B¹. B², incisives moyenne et latérale inférieures, vues : *b*. par leur face antérieure ; *b*¹. par leur face postérieure : *b*², par leur face latérale.

comme, d'autre part, les deux incisives inférieures ont à peu près la même configuration, il est ordinairement très difficile de les distinguer l'une de l'autre : pour résoudre le problème, on considérera avant tout la face postérieure de la couronne, laquelle est plane pour l'incisive interne, convexe transversalement pour l'incisive externe. Nous devons reconnaître, cependant, que ce caractère distinctif entre les deux incisives est souvent peu marqué et parfois même n'existe pas.

c. Enfin, pour reconnaître si les incisives appartiennent au côté gauche ou au côté droit, on se basera sur la direction que prend le sommet de la racine, ce sommet s'inclinant en dehors comme pour fuir la ligne médiane. Un autre caractère distinctif entre les incisives droites et les incisives gauches sera fourni par l'aspect de leur bord tranchant. L'observation nous apprend, en effet, que l'usure, au lieu de frapper uniformément toute l'étendue du bord tranchant, porte tout d'abord sur son angle externe. Il en résulte, on le conçoit, que cet angle externe est émoussé et plus ou moins arrondi, tandis que l'angle interne, resté intact, conserve sa configuration en angle droit : cette double disposition, quand elle sera bien accusée, rendra facile la mise en position de toutes les incisives.

2° Canines. — Les canines (fig. 35), encore appelées *laniaires* ou *unicuspidées*, sont situées immédiatement en dehors des incisives. On en compte quatre seulement, deux pour la mâchoire supérieure, deux pour la mâchoire inférieure. Rudimentaires, chez l'homme, les canines présentent des dimensions considérables chez les carnassiers, où elles constituent, non seulement un instrument puissant pour la mastication, mais encore une arme souvent redoutable. Mais c'est chez les pachydermes qu'elles atteignent leur maximum de développement : les défenses de l'éléphant, on le sait, ne sont que des canines gigantesques.

A. Caractères généraux. — Les canines ont pour caractère essentiel, outre leur longueur qui dépasse celle de toutes les autres dents, la forme conoïde de leur couronne. On peut cependant leur distinguer, comme aux incisives, quatre faces : deux faces latérales, de forme triangulaire ; une face antérieure, convexe ; une face postérieure, concave.

Sur cette dernière, se voit une petite crête mousse et verticale qui s'étend jusqu'à la surface triturante et qui constitue à ce niveau le sommet de la dent. De ce sommet, comme du sommet d'un angle, partent deux petits bords tranchants, à direction oblique, l'un interne, l'autre externe. Il est à remarquer que le bord externe est un peu plus long que l'interne, comme le montrent nettement les deux canines représentées dans la figure 35.

La racine des canines est unique, volumineuse, soulevant la surface du maxillaire supérieur en une saillie verticale, que nous avons déjà décrite, en ostéologie, sous le nom de bosse canine. Elle est légèrement aplatie dans le sens transversal et présente, sur chacune de ses deux faces, un sillon plus ou moins accusé, dirigé dans le sens de la longueur.

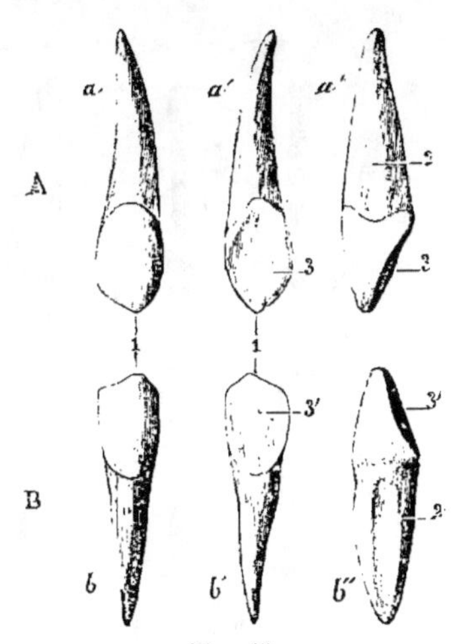

Fig. 35.

Les deux canines du côté droit.

A. canine supérieure : *a*. vue par sa face antérieure ; *a'*. vue par sa face postérieure ; *a"*. vue par sa face latérale.
B. canine inférieure : *b*. vue par sa face antérieure ; *b'*. vue par sa face postérieure ; *b"*. vue par par sa face latérale.
1. tubercule du sommet de la couronne. — 2, 2'. gouttières latérales de la racine. — 3, 3'. saillies postérieures de la face de la couronne.

B. Caractères différenciels. — *a.* Les canines supérieures se distinguent des inférieures en ce qu'elles sont plus volumineuses et qu'elles possèdent à la fois : 1° une couronne plus large ; 2° une racine plus longue, moins aplatie, ayant des sillons latéraux moins accusés. Nous ajouterons que l'usure de la pointe de la dent canine se fait aux dépens de sa face postérieure pour les canines supérieures, aux dépens de sa face antérieure pour les canines inférieures.

b. Pour distinguer les canines droites des canines gauches, et vice versa, on considère surtout le tubercule du sommet de la couronne, qui, comme nous l'avons dit, est plus rapproché de la face interne de la dent que de sa face externe. Il s'ensuit que si l'on abaisse une verticale par ce sommet, cette verticale divise la face antérieure de la dent en deux parties inégales : une partie plus grande, qui regarde en dehors ; une partie plus petite, qui doit être tournée en dedans. Ce fait étant connu, il suffira, pour mettre une canine en position, de la disposer sur le maxillaire d'une façon telle que celle de ses deux faces latérales qui est la plus rapprochée du tubercule du sommet regarde la ligne médiane.

3° Prémolaires. — Les prémolaires ou *bicuspidées* (fig. 36) sont situées en arrière des canines. Elles sont au nombre de huit, quatre pour chacune des deux mâchoires, deux à droite et deux à gauche. On les distingue en *première* et en *deuxième*, en allant d'avant en arrière.

A. CARACTÈRES GÉNÉRAUX. — Les prémolaires ont une couronne cylindroïde, à laquelle nous pouvons distinguer quatre faces : une face antérieure et une face postérieure, qui répondent aux dents adjacentes et qui sont planes; une face interne et une face externe, qui regardent l'une la langue (face lin-

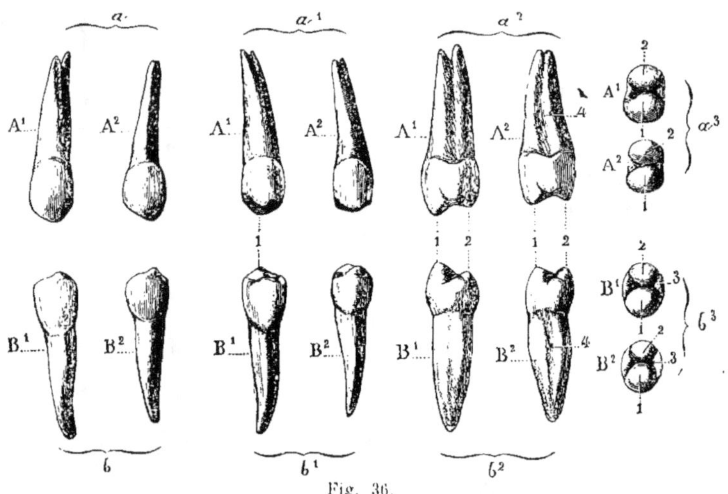

Fig. 36.

Les quatre prémolaires du côté droit.

A¹, A², la première et la deuxième prémolaires supérieures : *a*, vues par leur côté externe : *a¹*, vues par leur côté interne ; *a²*, vues par leur côté antérieur ; *a³*, vues par leur surface triturante.
B¹, B², la première et la deuxième prémolaires inférieures : *b*, vues par leur côté externe ; *b¹*, vues par leur côté interne ; *b²*, vues par leur côté antérieur ; *b³*, vues par leur surface triturante.
1, tubercule externe. — 2, tubercule interne. — 3, sillon antéro-postérieur qui sépare ces deux tubercules. — 4, 4', gouttières de la racine.

guale), l'autre la joue (face génienne), toutes les deux convexes et arrondies.

Mais ce qui caractérise avant tout les prémolaires, c'est la présence, sur leur face triturante, de deux tubercules ou *cuspides*, situés l'un en dedans, l'autre en dehors et séparés l'un de l'autre par un sillon fort irrégulier à direction antéro-postérieure. De ces deux tubercules, l'externe est toujours plus développé que l'interne.

La racine des prémolaires est le plus souvent unique. Elle est aplatie d'avant en arrière et, sur chacune de ses deux faces, se voit un sillon vertical, indice de la tendance qu'a cette racine à se bifurquer. La bifurcation est rare et, quand elle existe, elle est presque toujours limitée à son sommet : l'une des pointes se dirige en dedans, l'autre en dehors.

B. CARACTÈRES DIFFÉRENTIELS. — *a.* Les prémolaires supérieures et les prémolaires inférieures se distinguent les unes des autres : 1° par la forme de la couronne, qui est aplatie d'avant en arrière pour les supérieures, plutôt cylindrique pour les inférieures; 2° par le développement de leurs cuspides, qui, sur les prémolaires supérieures, sont plus volumineux et séparés l'un de l'autre par une rainure plus profonde, sur les prémolaires inférieures plus petits et moins nettement isolés ; 3° par la tendance qu'a la racine à devenir bifide, tendance qui est toujours plus marquée pour les prémolaires du haut que pour les prémolaires du bas.

b. Dans le groupe des prémolaires supérieures, on distinguera la première de la seconde par l'examen des cuspides : sur la première, les deux cuspides occupent des niveaux différents, l'externe étant plus saillant que l'interne ; sur la deuxième, au contraire, les deux cuspides sont situés l'un et l'autre sur le même plan horizontal. Même caractère distinctif pour le groupe des prémolaires inférieures : les deux cuspides occupent le même niveau pour la deuxième, un niveau différent pour la première.

c. C'est toujours une opération très délicate que de reconnaître si l'on a affaire à des prémolaires du côté droit ou à des prémolaires du côté gauche. On trouve écrit partout que, des deux bords du cuspide externe, le bord antérieur est plus petit que le postérieur ; que, dès lors, pour mettre en position une dent donnée, il suffit de considérer la face externe ou génienne de son cuspide externe et de la disposer de façon que le plus petit des deux bords du cuspide précité soit dirigé en avant. En théorie, il n'est rien de plus simple ; mais on doit avouer qu'en pratique le problème est autrement difficile, si tant est qu'il soit toujours soluble.

4° Grosses molaires. — Les grosses molaires ou *multicuspidées* (fig. 37) occupent la partie la plus reculée du rebord alvéolaire. Elles atteignent leur plus haut degré de développement chez les ruminants et chez les pachydermes. Chez l'homme, on en compte douze, six pour chaque mâchoire, trois à droite et trois à gauche. On les désigne sous les noms numériques de *première, deuxième, troisième*, en allant d'avant en arrière. La troisième, qui apparaît longtemps après les autres, est encore appelée *dent de sagesse.*

A. CARACTÈRES GÉNÉRAUX. — La couronne des grosses molaires, assez régulièrement cuboïde, nous présente quatre faces, comme pour les prémolaires. Les faces antérieure et postérieure, suivant lesquelles ces dents se correspondent, sont planes ; les deux autres, interne et externe, sont convexes, lisses, arrondies. Leur surface triturante, véritables meules sur lesquelles se broient les aliments, sont armées de quatre cuspides, que sépare un double sillon disposé en croix. Toutefois, le nombre de ces cuspides n'est pas constant : il peut, suivant les cas, descendre à trois ou s'élever à cinq.

La racine des grosses molaires est toujours multiple ; on en compte deux ou trois, plus rarement quatre. Quand il existe deux racines seulement, l'une est antérieure, l'autre postérieure et toutes les deux sont aplaties d'avant en arrière. Lorsqu'il en existe trois ou quatre, on en rencontre deux en dehors : la troisième ou les deux autres sont en dedans. Exceptionnellement, on observe des molaires avec cinq racines.

En ce qui concerne leur direction, les racines des grosses molaires sont parallèles ou plus ou moins divergentes. Dans certains cas, après s'être écartées de l'axe de la dent, elles reviennent vers cet axe en formant un crochet. Les dents qui présentent une pareille disposition sont dites *dents barrées.* On conçoit sans peine qu'on ne pourra en pratiquer l'avulsion qu'à la condition d'enlever en même temps la portion du maxillaire qu'elles embrassent par leurs racines.

B. CARACTÈRES DIFFÉRENTIELS. — *a.* Les grosses molaires supérieures se distinguent des grosses molaires inférieures par leur volume qui, contrairement à ce

qu'on observe pour les autres dents, est moins considérable. A ce premier caractère distinctif vient s'en ajouter un autre, tiré du nombre des racines : les molaires
supérieures, en effet, présentent trois ou quatre racines, tandis que les molaires
inférieures n'en possèdent que deux.

b. Les trois molaires supérieures se distinguent d'abord les unes des autres par
leur volume, qui va en décroissant de la première à la troisième (fig. 38). Il en

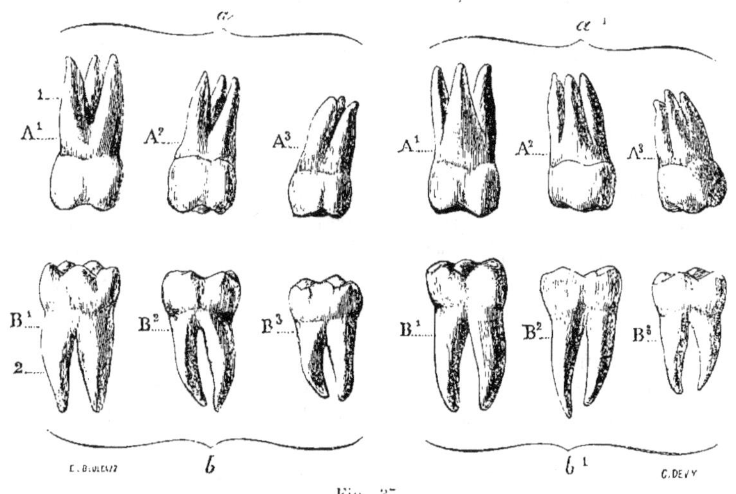

Fig. 37.

Les six grosses molaires du côté droit, vues : *a* et *b*, par leur face externe : *a¹* et *b²*, par leur
face interne.

A¹, A², A³, les trois grosses molaires supérieures. — B¹, B², B³, les trois grosses molaires inférieures. — 1, racine
triple des molaires supérieures. — 2, racine double des molaires inférieures.

résulte que leurs faces triturantes forment dans leur ensemble une surface triangulaire dont la base est formée par la première molaire et dont le sommet, plus
ou moins fortement tronqué, répond à la partie postérieure de la troisième. Elles
se distinguent ensuite par le nombre et la disposition de leurs cuspides. La première molaire supérieure possède ordinairement quatre cuspides, un à chaque
coin. La deuxième en présente trois, deux externes, le troisième interne. La troisième ou dent de sagesse, la plus petite des trois, en possède également trois;
mais ils sont généralement moins volumineux et moins distincts que pour la dent
précédente. En même temps, ces trois racines semblent s'être ramassées sur elles-
mêmes et sont plus ou moins soudées.

c. Les trois molaires inférieures décroissent, comme les supérieures, de la première à la troisième. La première, qui est la plus volumineuse de toutes les dents,
nous présente cinq cuspides, trois externes et deux internes. La seconde n'en possède que quatre, un pour chaque coin, séparés par un sillon en croix. La dent de
sagesse, enfin, très variable dans sa forme comme tous les organes rudimentaires,
en possède suivant les cas, trois, quatre ou cinq ; mais ils sont toujours plus petits
et moins bien délimités que sur les deux dents précédentes.

d. Pour reconnaître le côté auquel appartiennent les grosses molaires, il convient de se baser sur la disposition et le volume respectif des racines. Nous avons
vu que les molaires supérieures possédaient trois racines, dont deux externes et

l'autre interne. Or, des deux racines externes, l'antérieure est plus volumineuse que la postérieure : il faudra donc, une molaire supérieure étant donnée, la disposer d'une façon telle que, de ses deux racines externes, la plus grosse soit placée en avant, la plus petite en arrière. De même pour les molaires inférieures, nous savons qu'elles ne présentent que deux racines, l'une antérieure plus forte et plus large, l'autre postérieure plus petite : ceci connu, il suffira, pour mettre en posi-

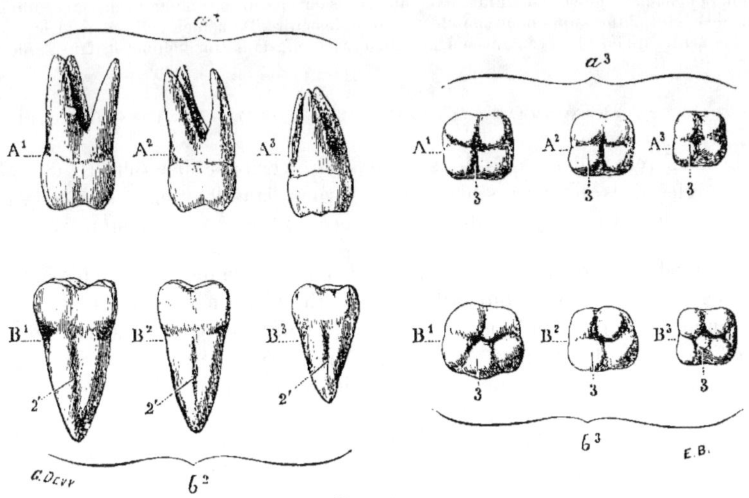

Fig. 38.

Les six grosses molaires du côté droit, vues : a^2 et b^2, par leur face antérieure ; a^3 et b^3 par leur face triturante.

A¹, A², A³, les trois grosses molaires supérieures. — B¹, B², B³, les trois grosses molaires inférieures. — 1, racine triple des molaires supérieures. — 2, sillon situé sur la face antérieure de la racine des molaires inférieures. — 3, tubercules antérieurs de la couronne.

tion une molaire inférieure, d'avoir l'œil sur ses deux racines et de la disposer sur le côté du maxillaire où la racine la plus développée sera en avant et la moins développée en arrière.

Le volume des grosses molaires, avons-nous dit plus haut, décroît de la première à la seconde et de la seconde à la dent de sagesse : c'est là l'un des traits caractéristiques de l'appareil dentaire dans nos races européennes. Chez les singes, au contraire, les molaires augmentent de volume dans le même sens : la première est plus petite que la seconde et celle-ci est plus petite que la troisième.

Entre ces deux types extrêmes, viennent se placer les Australiens (BROCA) qui ont leurs trois molaires très développées et égales entre elles. Dans les races préhistoriques, nous rencontrons assez fréquemment cette dernière disposition, mais nous observons aussi la disposition simienne : cette disposition est très nette, par exemple, sur la célèbre mâchoire de la Naulette et chez l'homme de Spy, qui sont franchement quaternaires.

L'homme de Chancelade, qui remonte, lui aussi, à la période quaternaire (voy. TESTUT, *Bull. Soc. d'Anthropologie de Lyon*, 1889), se rapproche beaucoup, a cet égard, des sujets recueillis à la Naulette et à Spy. En mesurant comparativement la deuxième et la troisième molaire (la première manquait des deux côtés), j'ai obtenu les chiffres suivants :

DENTS	DIAMÈTRE		
	ANTÉRO-POST.	TRANSVERSE	MOYEN
Deuxième molaire	9,5	12	10.75
Troisième molaire droite	11	11,25	11.12
Troisième molaire gauche.	12	12	12

Ces chiffres nous montrent clairement que la troisième molaire ou dent de sagesse, tant à droite qu'à gauche, se trouve plus développée que la deuxième. J'ajouterai que, sur ce même sujet, la dent de sagesse était séparée de la branche du maxillaire par un intervalle de 1 centimètre. Je considère encore cette disposition comme un caractère d'infériorité. Si nous examinons, en effet, le mode de conformation des arcades dentaires sur les mandibules de nos races civilisées, nous voyons la dent en question, la troisième molaire, s'appliquer le plus souvent contre la branche du maxillaire et même chez quelques sujets, ne pas trouver l'espace nécessaire à son évolution.

Comme on le voit, et probablement sous l'influence de modifications apportées au régime alimentaire, la dent de sagesse diminue d'importance, en passant des espèces simiennes aux races inférieures, soit quaternaires, soit actuelles, et de ces dernières aux races civilisées. Aujourd'hui la dent de sagesse n'est plus, dans nos races européennes, qu'une formation rudimentaire, une de ces formations que nous sommes en train de perdre. De là bien certainement les variations si fréquentes qu'on observe dans son mode d'apparition, dans son volume et dans sa destinée.

C. — Arrangement systématique des dents, arcades dentaires

Les différentes dents que nous venons de décrire se disposent régulièrement à la suite les unes des autres, de façon à former dans leur ensemble deux rangées paraboliques et nulle part interrompues : ce sont les *arcades dentaires*.

1° Arcades dentaires. — Les arcades dentaires, comme les arcades alvéolaires, sur lesquelles elles sont implantées, se distinguent en supérieure et inférieure. Chacune d'elles nous présente une face antérieure, une face postérieure, un bord adhérent et un bord libre. — La *face antérieure*, convexe, répond aux lèvres et aux joues. Elle se développe suivant une courbe très régulière : aucune dent ne dépasse la rangée et c'est là, disons-le en passant, une disposition qui est propre à l'espèce humaine. Déjà, chez les anthropoïdes, les canines se projettent en avant, accentuant la forme carrée du maxillaire et justifiant ainsi pleinement le nom de *dents de coin* que leur donnent certains zoologistes. — La *face postérieure*, concave, est en rapport avec la langue, qui se moule exactement sur elle. — Le *bord adhérent* ou *alvéolaire*, régulièrement festonné, répond aux collets des dents, que recouvre la muqueuse gingivale. — Le *bord libre*, enfin, répond au bord libre de l'arcade opposée. Il est horizontal chez l'homme, toutes les dents, depuis la première jusqu'à la dernière, s'arrêtant chez lui au même niveau.

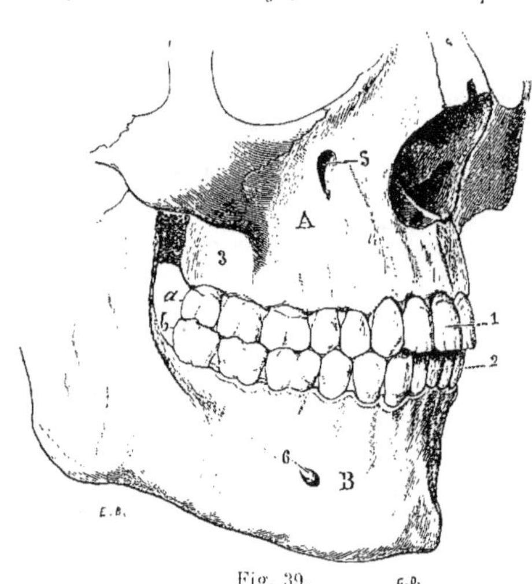

Fig. 39.

Les deux arcades dentaires du côté droit, dans leurs rapports entre elles et avec le squelette.

A. maxillaire supérieur, avec *a*, son arcade dentaire. — B. maxillaire inférieur, avec *b*, son arcade dentaire.
1, les incisives supérieures. — 2, les incisives inférieures. — 3, tubérosité du maxillaire supérieur. — 4, saillie de la canine. — 5, trou sous orbitaire, placé au-dessus de la deuxième prémolaire supérieure. — 6, trou mentonnier, placé au-dessous de l'espace qui sépare la deuxième prémolaire et la première molaire inférieure.

2° Rapports réciproques des deux arcades supérieure et inférieure. — Si nous examinons maintenant les rapports réciproques des deux arcades dentaires, nous constatons tout d'abord que l'arcade supérieure se développe suivant un rayon plus grand que celui de l'arcade inférieure et, par conséquent, déborde celle-ci sur tout son pourtour. —

A la partie antérieure des arcades, les incisives d'en haut (fig. 39, 1 et 2) descendent au-devant des incisives d'en bas : ces deux rangées de dents, dans la mastication, glissent mutuellement l'une sur l'autre à la manière des lames d'une paire de ciseaux. — Sur les côtés, les petites et les grosses molaires de l'une des deux arcades s'opposent à leurs homonymes de l'autre arcade, d'une façon telle que les cuspides externes des molaires inférieures viennent se loger dans la rainure qui, sur les molaires supérieures, sépare les cuspides externes des cuspides internes. Il y a là une sorte d'engrènement où les saillies répondent aux creux et réciproquement, comme cela s'observe entre les deux mors d'une pince.

Il convient d'ajouter que, les dents supérieures et les dents inférieures étant d'un volume inégal, les dents homonymes ne se correspondent pas exactement corps pour corps, mais que chacune d'elles, considérée isolément, prend contact avec les deux dents adjacentes de l'arcade opposée.

La correspondance entre l'arcade dentaire supérieure et l'inférieure s'établit généralement de la façon suivante (fig. 40). — L'*incisive supérieure moyenne* repose à la fois sur l'incisive inférieure moyenne et sur la moitié interne de l'incisive inférieure latérale. — L'*incisive supérieure latérale* répond à la moitié externe de l'incisive inférieure latérale et à la moitié interne de la canine inférieure. — La *canine supérieure* s'enfonce, à la manière

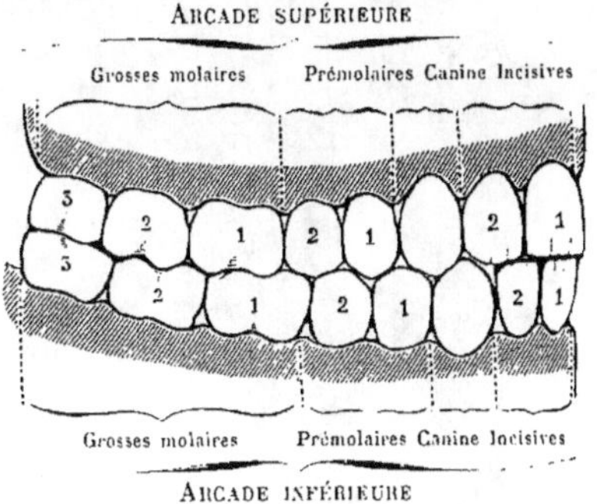

Fig. 40.

Schéma représentant les deux arcades dentaires, vues par leur face externe avec leurs rapports réciproques (côté droit).

d'un coin, dans l'angle dièdre que forment la moitié externe de la canine inférieure et la moitié antérieure de la première prémolaire. — La *première prémolaire supérieure* repose sur la moitié postérieure de la première prémolaire inférieure et sur la moitié antérieure de la seconde. — La *deuxième prémolaire supérieure*, à son tour, répond à la moitié postérieure de la deuxième prémolaire inférieure et au tiers antérieur de la première molaire. — La *première molaire supérieure* repose sur les deux tiers postérieurs de la première molaire inférieure, ainsi que sur le tiers antérieur de la deuxième. — La *deuxième molaire supérieure* s'oppose aux deux tiers postérieurs de la deuxième molaire inférieure et au tiers antérieur de la troisième. — Enfin, la *troisième molaire* ou *dent de sagesse supérieure*, plus petite que la dent de sagesse inférieure, repose sur les deux tiers postérieurs de cette dernière.

D. — CONFORMATION INTÉRIEURE ET CONSTITUTION ANATOMIQUE

La couronne des dents est creusée à son centre d'une cavité, allongée de bas en haut pour les incisives et les canines, ovoïde pour les prémolaires, cuboïde pour les grosses molaires. Cette cavité, qui se réduit progressivement au fur et à mesure que le sujet avance en âge, se prolonge en se rétrécissant dans toute la longueur de la racine et aboutit à l'orifice, signalé ci-dessus, qui occupe le sommet de cette dernière. La cavité centrale de la dent, tant dans sa portion radiculaire que dans sa portion coronaire, est comblée à l'état frais par une substance molle, que l'on désigne sous le nom de *pulpe dentaire*. Envisagée au point de vue de sa constitution anatomique, la dent se compose donc de deux parties : une partie molle, qui occupe le centre et qui est la pulpe dentaire ; une partie dure, de consistance pierreuse, qui constitue sa périphérie. Cette portion dure est formée en majeure partie par une substance particulière, que l'on désigne indistinctement sous le nom de *dentine* ou *d'ivoire* (fig. 41,*b*). L'ivoire est recouvert extérieurement, au niveau de la couronne par l'*émail* (*a*), au niveau de la racine par le *cément* (*c*). La dent nous offre donc à considérer les quatre parties suivantes : 1° la *pulpe*; 2° l'*ivoire*; 3° l'*émail*; 4° le *cément*.

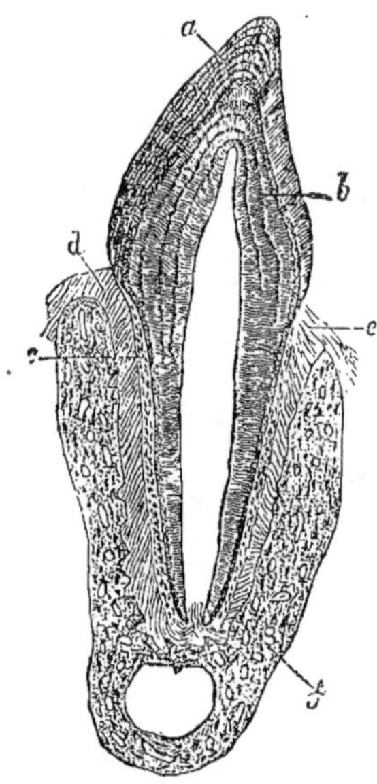

Fig. 41.

Coupe longitudinale de la première molaire du chat (d'après WALDEYER).

a. émail. — *b.* dentine. — *c.* cément. — *e.* périoste alvéolo-dentaire. — *f.* os de l'alvéole.

1° Pulpe dentaire. — La pulpe dentaire, qui représente, chez l'adulte, la papille dentaire de la vie fœtale, est un organe mou, de couleur rougeâtre ou simplement rosée, occupant la cavité centrale de la dent et la remplissant complètement. Elle a donc naturellement la même forme que la dent qui la recouvre : elle est fusiforme dans les canines, taillée en biseau dans les incisives, surmontée dans les molaires d'un certain nombre de saillies conoïdes correspondant aux tubercules de la couronne. Son volume varie avec l'âge : très considérable chez l'enfant, la pulpe diminue chez l'adulte et se trouve très réduite chez le vieillard, où elle finit même par disparaître complètement.

Examinée au point de vue chimique par WURTZ, la pulpe dentaire a été trouvée imprégnée d'un liquide fortement alcalin et contenant en dissolution une matière albuminoïde particulière : elle précipite, en effet, par l'acide acétique, caractère que ne présente pas l'albumine. Le liquide pulpeux renferme constamment une petite quantité de phosphate de chaux. Or, comme le phosphate de chaux ne se dissout que dans un milieu acide, il est rationnel de penser que ce sel se trouve dans la pulpe, non à l'état de dissolution, mais à l'état de combinaison intime avec l'albumine elle-même.

Histologiquement, la pulpe dentaire est essentiellement formée par un tissu conjonctif mou et délicat, dont les principaux éléments, fibres et cellules, sont séparés par une matière amorphe extrêmement abondante. — Les *fibres*, d'une extrême finesse, plus ou moins anastomosées entre elles, ne paraissent être que les prolongements des cellules conjonctives. — Les *cellules* sont de deux ordres. Les unes (fig. 42), irrégulièrement disséminées dans toute l'étendue de la pulpe, sont des cellules conjonctives ordinaires ; elles sont fusiformes, étoilées, munies de prolongements plus ou moins nombreux ; elles sont, d'autre part, relativement peu abondantes, surtout dans les parties centrales. Les autres (fig. 42,*od*) s'étalent à la surface de la pulpe, formant là, entre la pulpe et l'ivoire, une rangée assez régulière, qui rappelle assez exactement les rangées d'ostéoblastes appliquées contre une lamelle osseuse en voie de formation : elles ont reçu le nom d'*odontoblastes*.

Les odontoblastes, durant la période d'évolution de la dent, sont formés par des éléments cellulaires allongés, à grand axe perpendiculaire à la surface de l'ivoire.

Mais, quand la dent a atteint son complet développement, ils deviennent arrondis ou ovoïdes : quelques-uns d'entre eux sont même aplatis de dedans en dehors, comme nous le montre nettement la figure 42 (Od^1). — Chacun d'eux est constitué par un protoplasma fin et granuleux ; il a un contour très net et possède un noyau, se cantonnant de préférence dans celle des deux extrémités de la cellule qui est en contact avec la pulpe. WEIL a décrit, au-dessous des odontoblastes, entre ceux-ci et la pulpe, une mince couche hyaline (couche basale). Mais cette couche, comme l'établissent les recherches d'EBNER et de RÖSE ne paraît être qu'un produit artificiel. — Les odontoblastes envoient sur tout leur pourtour des prolongements protoplasmiques, que nous distinguerons, d'après leur direction, en internes, externes et latéraux (fig. 43) : les prolongements internes pénètrent dans la pulpe et s'y anastomosent vraisemblablement avec les prolongements des cellules conjonctives ci-dessus décrites ; les prolongements latéraux, toujours très courts, s'unissent avec les prolongements similaires des odontoblastes voisins ; les prolongements externes, les plus importants des trois, s'engagent dans les tubes de l'ivoire, où ils constituent ce qu'on appelle les *fibres de l'ivoire* ou *fibres de Tomes*. Nous les retrouverons tout à l'heure (voy. *Ivoire*). Disons ici, en passant, que chaque cellule peut envoyer dans l'ivoire une seule fibre ou des fibres multiples : on en a compté jusqu'à six pour la même cellule.

Outre les éléments conjonctifs précités, la pulpe dentaire renferme des vaisseaux sanguins et des nerfs, les uns et les autres fort nombreux. Nous les décrirons plus loin. Les vaisseaux lymphatiques y font complètement défaut ou, du moins, ne nous sont pas encore connus.

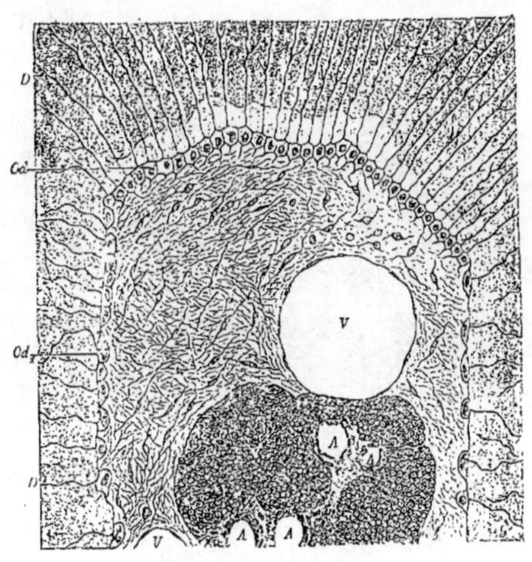

Fig. 42.

Coupe transversale de la racine d'une jeune dent, pour montrer la pulpe en place (d'après RÖSE).

D, dentine ou ivoire. — P, pulpe dentaire. — V, V, veines. — A, A, artères. N, filets nerveux. — *Od*, Odontoblastes, de forme cylindrique, déposant encore de la dentine. — *Od'*, Odontoblastes aplatis, ayant cessé de produire de la dentine.

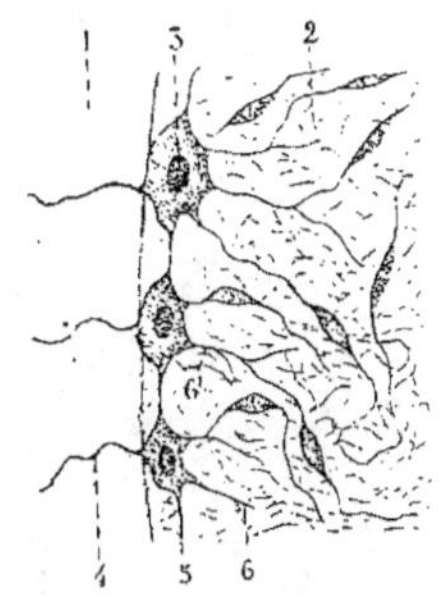

Fig. 43.

Prolongements des odontoblastes (schématique).

1, ivoire. — 2, pulpe. — 3, trois odontoblastes, avec : 4, leurs prolongements externes ; 5, leurs prolongements latéraux ; — 6, 6', leurs prolongements internes.

2° **Ivoire**. — L'ivoire ou dentine (fig. 41,*b*) est la partie principale de la dent. C'est une substance dure, d'une coloration blanchâtre, inclinant sur le gris jaunâtre. Sa densité, inférieure à celle de l'émail, est supérieure à celle du tissu compacte des os longs.

A. FORME ET RAPPORTS. — L'ivoire, sur une dent quelconque, a la même forme générale que la dent elle-même. Sa surface intérieure répond à la pulpe. Sa surface extérieure est en rapport avec l'émail pour la partie coronaire de la dent, avec le cément pour la partie radiculaire. De même que l'émail recouvre entièrement la couronne, le cément forme à la racine ou aux racines un revêtement complet. Les deux substances recouvrantes prennent réciproquement contact au niveau du collet et, à ce niveau, le bord supérieur du cément empiète légèrement sur l'émail, en se continuant avec la cuticule. Il en résulte que, sur une dent parfaitement saine, l'ivoire n'est sur aucun point exposé au dehors.

B. COMPOSITION CHIMIQUE. — Au point de vue chimique, l'ivoire renferme des substances organiques et des substances inorganiques, les premières dans la proportion de 28 p. 100, les secondes dans la proportion de 72 p. 100. Ces substances se décomposent comme suit, d'après l'analyse de BIBRA :

Osséine.	27.61 p. 100
Graisse.	0.40 —
Phosphate de chaux et fluorure.	66.72 —
— de magnésie.	1.08 —
Carbonate de chaux	3,36 —
Sels solubles	0.83 —

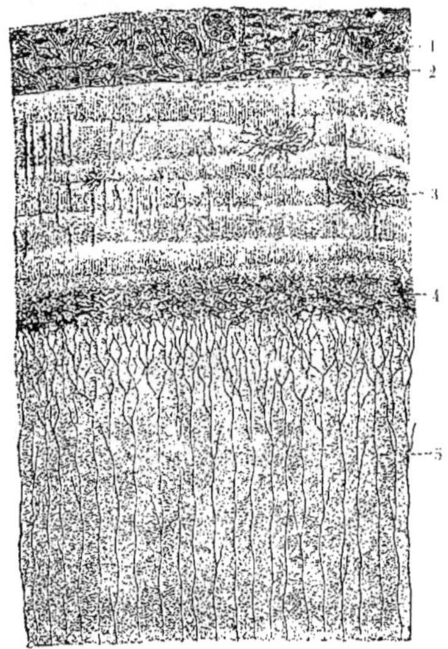

Fig. 44.

Coupe de la racine d'une dent, montrant à la fois l'ivoire, le cément et le périoste (d'après ROSE).

1, cellules épithéliales contenues dans le périoste (restes de la gaine épithéliale de HERTWIG). — 2, ostéoblastes. — 3, lacunes du cément. — 4, couche granuleuse de l'ivoire. — 5, ivoire.

C. STRUCTURE. — Histologiquement, l'ivoire nous offre à considérer les trois parties suivantes : 1° une *substance fondamentale*; 2° dans cette substance fondamentale, des cavités tubuleuses appelées *canalicules de l'ivoire*; 3° dans ces canalicules, des fibres que l'on désigne sous les noms de *fibres de l'ivoire* ou *fibres de Tomes*.

a. *Substance fondamentale*. — La substance fondamentale (fig. 44, 5) se présente à l'œil sous la forme d'une matière transparente, homogène ou finement granuleuse. On la rencontre indistinctement dans toutes les régions de l'ivoire, mais cependant avec des proportions variables : c'est ainsi qu'elle est

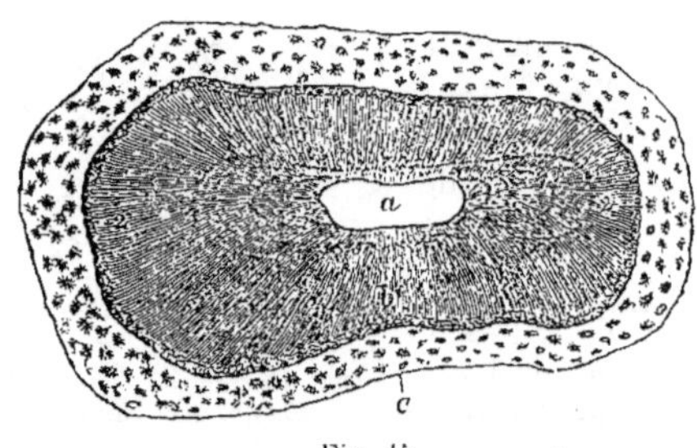

Fig. 45.

Coupe transversale d'une dent au niveau de la racine (d'après RAUBER).

a, cavité pulpaire. — *b*, dentine ou ivoire. — *c*. cément. — 1, lignes incrémentales. — 2, couche granuleuse de l'ivoire.

moins abondante dans la couronne que dans la racine, moins abondante aussi dans ses parties centrales (au voisinage de la pulpe) que dans ses parties périphériques (au voisinage de l'émail et du cément). Ces variations quantitatives tiennent naturellement aux variations volumétriques que présente, sur les points sus-indiqués, le deuxième élément constitutif de l'ivoire, les *canalicules*.

Vu sur des coupes, l'ivoire nous présente çà et là un certain nombre de lignes courbes et parallèles entre elles, qui divisent la masse fondamentale en couches multiples et superposées : ce sont les *lignes de contour* d'Owen, les *lignes incrémentales (incremental lines)* de Salter. Ces lignes, sur des coupes longitudinales de la dent, se présentent (fig. 41) sous la forme d'arcs, surmontant la cavité pulpaire et plus ou moins parallèles à la surface de la couronne ; sur des coupes transversales (fig. 45), elles se disposent sous la forme d'anneaux concentriques entourant la cavité pulpaire. Les lignes incrémentales sont la conséquence de la disposition stratifiée de l'ivoire, autrement dit, résultent de ce fait que l'ivoire, au cours du développement de la dent, se dépose par couches successives tout autour de la pulpe, tout comme se déposent autour du vaisseau ossificateur les lamelles concentriques qui constituent les systèmes de Havers.

On rencontre assez fréquemment, de préférence le long des lignes incrémentales, un certain nombre de cavités irrégulières, dont le contour paraît formé par des *masses globuleuses* faisant saillie dans la cavité : de ce fait, les cavités en question ont été désignées par Czermak sous le nom d'*espaces interglobulaires*.

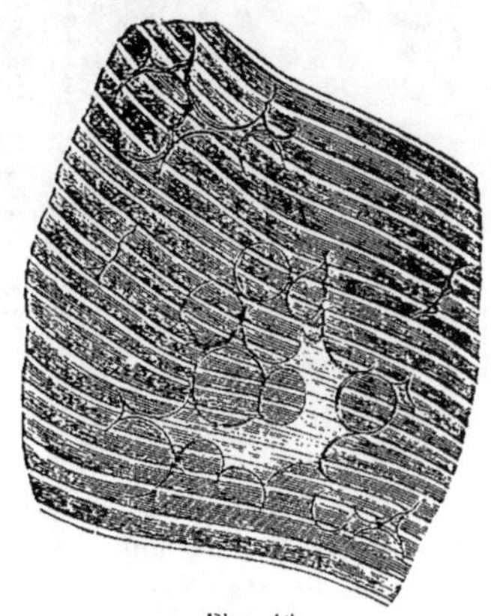

Fig. 46.

Espaces interglobulaires dans l'ivoire
(d'après Tomes).

La figure 46, que j'emprunte à Tomes, nous présente un de ces espaces, où les masses globuleuses qui le délimitent sont nettement marquées. Les espaces interglobulaires, que Czermak et Owen considéraient comme normaux, probablement à cause de leur fréquence, ne seraient, pour Magitot, que des accidents d'évolution, de véritables anomalies de structure. Tomes se range à cette dernière opinion et, pour lui, les espaces de Czermak doivent être considérés comme l'indice d'un arrêt de développement local.

Nous devons signaler encore, dans la partie toute superficielle de l'ivoire, la présence d'une quantité innombrable de lacunes (fig. 44,4), toutes petites, fort irrégulières, communiquant toutes les unes avec les autres et donnant à la région qu'elles occupent une apparence granuleuse : c'est la *couche granuleuse* de Tomes. Ces lacunes, qui sont immédiatement sous-jacentes à l'émail et au cément, sont plus

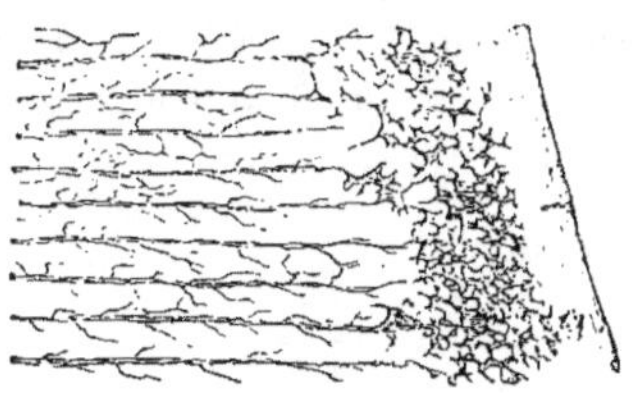

Fig. 47.

Tubes de l'ivoire se terminant dans les espaces de la couche granuleuse (d'après Tomes).

apparentes au niveau de la racine qu'au niveau de la couronne. Nous verrons tout à l'heure qu'elles sont l'aboutissant d'un très grand nombre des canalicules de l'ivoire, de tous peut-être.

b. *Canalicules de l'ivoire.* — Découverts par Leeuwenhoeck en 1673, et injectés pour la première fois par Gerlach en 1859, les canalicules de l'ivoire (fig. 42 et 44) sont des tubes microscopiques, de 2 à 4 μ de diamètre en moyenne, qui prennent naissance sur la paroi de la cavité pulpaire et qui, de là, s'étendent sans interruption jusqu'à la couche granuleuse de l'ivoire, quelquefois plus loin, jusque dans les parties avoisinantes de l'émail. Ils suivent tous une direction radiaire et, par conséquent, sont perpendiculaires à la fois à la surface intérieure et à la surface extérieure de l'ivoire : les plus élevés, ceux qui se dirigent vers la

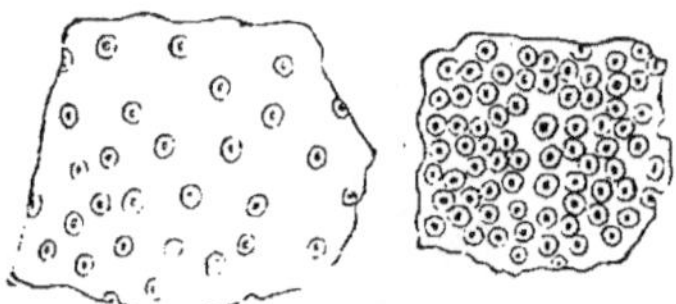

Fig. 48.

Tubes de l'ivoire, vus sur une coupe transversale d'après TOMES.

(Le double contour est, à dessein, d'une netteté exagérée pour rendre la figure plus démonstrative.)

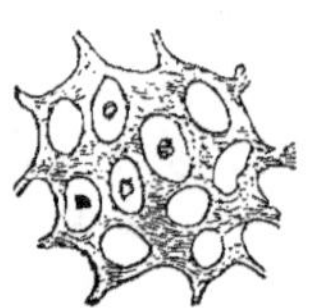

Fig. 49.

Coupe transversale de la dentinaire montrant les tubes dentinaires d'après TOMES.

Dans quatre tubes dentinaires, les fibrilles sont fortement colorées par le carmin. En même temps, elles sont quelque peu rétrécies par l'action de la glycérine dans laquelle la coupe a été plongée.

partie centrale de la couronne, sont verticaux ; ceux qui viennent après sont obliquement ascendants ; ceux qui répondent au collet et à la partie supérieure de la racine sont horizontaux ; les inférieurs enfin, ceux qui répondent à la pointe de la racine, sont plus ou moins obliques, obliquement descendants.

Les canalicules ne sont pas rectilignes. L'examen des coupes nous apprend qu'ils décrivent deux ordres d'ondulations : de grandes ondulations, *ondulations primaires* de TOMES, qui se font à longs rayons et qui rappellent les inflexions de l'S italique ; de petites ondulations, *ondulations secondaires* de TOMES, qui ont moins d'amplitude que les précédentes, en même temps qu'elles sont infiniment plus nombreuses. D'après KÖLLIKER, chaque canalicule décrirait en général deux ou trois grandes courbes et un nombre très considérable (jusqu'à 200 par ligne) de petites courbes. Les ondulations primaires, s'effectuant au même niveau et dans le même sens pour des canalicules contigus, déterminent sur les coupes, par la manière dont elles réfléchissent la lumière, des lignes onduleuses que l'on désigne sous le nom de *lignes de Schreger.*

Au cours de leur trajet, les canalicules de l'ivoire s'envoient mutuellement de nombreuses anastomoses, qui, suivant les cas (fig. 50), sont transversales ou

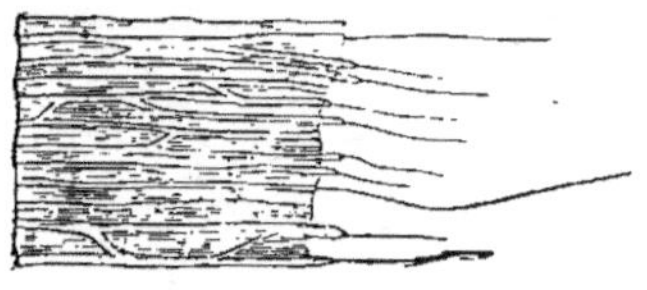

Fig. 50.

Coupe de l'ivoire d'après BOLL.

Sur le bord de la coupe, on voit se détacher les gaines dentinaires et de celles-ci sortir les fibrilles molles.

obliques, rectilignes ou disposées en anses, simples ou ramifiées. Arrivés dans les couches superficielles de l'ivoire, ils se divisent et se subdivisent en des rameaux extrêmement ténus, lesquels se jettent finalement dans les lacunes, ci-dessus décrites, qui constituent la couche granuleuse de TOMES.

Les canalicules de l'ivoire possèdent, comme les ostéoplastes et les canalicules osseux, une sorte de *paroi cuticulaire*, que l'on met en évidence par la décalcification : si l'on fait agir, en effet, une solution acide sur l'ivoire, on voit la substance fondamentale se dissoudre, tandis que la paroi des canalicules reste intacte. On la désigne ordinairement sous le nom de *gaine de Neumann*, bien qu'elle ait été signalée, avant

NEUMANN. par KÖLLIKER. Il convient d'ajouter que cette paroi propre n'est pas admise par tous les histologistes et que, pour beaucoup d'entre eux, la prétendue gaine de Neumann n'est qu'une dépendance de la substance fondamentale. A l'état frais, chaque canalicule renferme une fibre, la *fibre de l'ivoire*.

c. *Fibres de l'ivoire.* — Découvertes par TOMES, en 1853. les fibres de l'ivoire, que l'on appelle encore *fibres de la dentine*, *fibres dentinaires*, *fibres de Tomes*, son situées dans les canalicules de l'ivoire et les remplissent entièrement. Comme eux, elles s'étendent en sens radiaire depuis la pulpe jusqu'à la couche granuleuse; comme eux encore, elles se divisent et s'anastomosent réciproquement au cours de leur trajet. Les fibres de Tomes, comme nous l'avons déjà vu (p. 53), tirent leur origine de la face externe des odontoblastes et, par conséquent, ne sont que des prolongements (prolongements externes) du protoplasma de ces dernières cellules. Elles sont molles, amorphes, transparentes, élastiques. Elles se détruisent par la dessiccation. ce qui fait que, sur une dent macérée ou desséchée. les canalicules de l'ivoire se trouvent remplis d'air. TOMES, sans considérer les odonto-

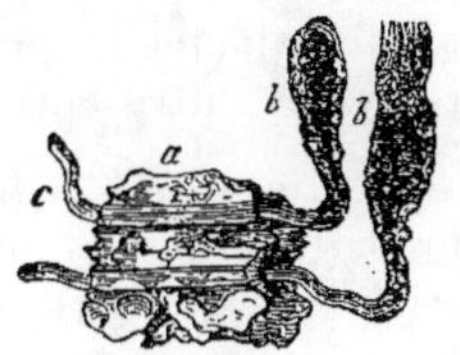

Fig. 51.

Fragment d'ivoire *a*, traversé par des fibrilles molles *c*, continué avec les cellules odontoblastiques *b*. *b* (d'après LIONEL BEALE).

blastes comme de véritables cellules nerveuses, attribue à leurs prolongements externes un rôle important dans la sensibilité toute spéciale (chaud. froid, saveur acide et sucrée, sensation de contact) dont jouit l'ivoire.

3° Email. — L'émail (fig. 44, *a*) est cette couche de tissu dur et compacte qui revêt la partie sus-alvéolaire de l'ivoire.

A. FORME ET RAPPORTS. — L'émail recouvre toute la couronne à la manière d'un capuchon ou d'un chapeau, le *chapeau d'émail*. Il présente son maximum d'épaisseur au niveau de la surface triturante de la dent. De là, il se réduit graduellement en descendant sur les parties latérales et se termine, au niveau du collet, par un bord très mince, droit ou plus ou moins dentelé. Le chapeau d'émail nous offre à considérer deux surfaces, l'une interne, l'autre externe. — La *surface externe* repose immédiatement sur l'ivoire, auquel il adhère d'une façon intime sans interposition d'aucune substance. Elle est irrégulière, raboteuse, hérissée de pointes qui pénètrent dans l'ivoire et, d'autre part, creusée de petites cavités que viennent combler les tubes dentinaires : les deux substances, ivoire et émail, se pénètrent donc réciproquement. — La *surface externe* de l'émail paraît au premier abord lisse et unie. Elle nous présente, en réalité, un système de stries transversales, disposées perpendiculairement au grand axe de la couronne.

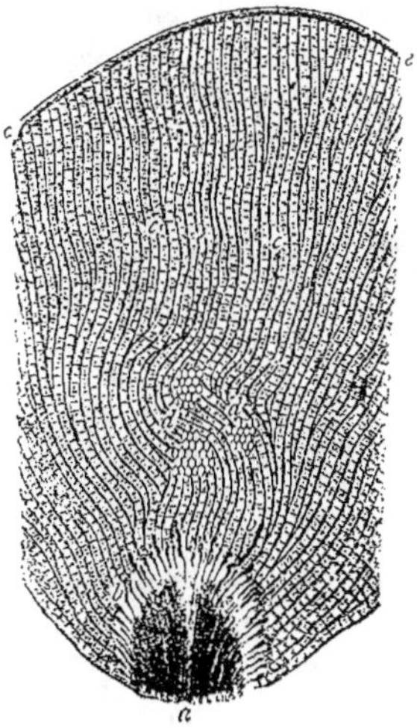

Fig. 52.

Coupe d'une partie de la couronne faite parallèlement aux prismes de l'émail (d'après RAUBER.)

a. un prolongement de l'ivoire. — *b*, tubes de l'ivoire se prolongeant dans les parties voisines de l'émail. — *c*, *c*, prismes de l'émail. — *d*, *d*, prismes coupés en travers. — *e*, cuticule de l'émail.

B. Caractères physiques. — L'émail a une coloration qui varie depuis le jaune plus ou moins foncé jusqu'au blanc mat et assez souvent jusqu'au gris bleuâtre (Magitot). Cette coloration, toutefois, ne lui appartient pas en propre : elle est celle de l'ivoire sous-jacent. L'émail, par lui-même, est diaphane ou très légèrement opalin. L'émail est d'une dureté et d'une résistance remarquables : il fait feu au briquet et émousse les instruments, la lime par exemple, avec lesquels on essaie de l'attaquer. Comme le diamant, l'émail n'est rayé que par lui-même et ainsi s'explique l'usure des couronnes dentaires frottant réciproquement les unes contre les autres dans les mouvements divers de la mastication.

C. Composition chimique. — Les analyses chimiques décèlent dans l'émail une proportion considérable de matières inorganiques (95 p. 100), pour une proportion relativement faible de substances organiques (50 p. 100 seulement). Voici d'après Bibra, comment se répartissent ces substances chez l'enfant nouveau-né et chez l'adulte.

	NOUVEAU-NÉ	ADULTE
Matière organique	15,59 p. 100	3,60 p. 100
Phosphate de chaux	75,23 —	} 96.00 —
Carbonate de chaux	7,18 —	
Phosphate de magnésie	1,72 —	1,05 —
Phosphate de fer	0,63 —	» —
Sels solubles	0,35 —	» —

D. Structure. — Envisagé au point de vue histologique, l'émail se compose d'une masse d'éléments allongés, appelés *prismes de l'émail*, que recouvre extérieurement une *membrane cuticulaire*.

a. *Prismes de l'émail.* — Les prismes de l'émail ou fibres de l'émail sont de petites colonnes, juxtaposées par leurs faces et adhérant intimement les unes aux autres sans interposition d'une substance quelconque. Ils s'élèvent perpendiculairement sur la surface externe de l'ivoire et s'étendent de là sans interruption jusqu'à la surface extérieure de l'émail ou, plus exactement, jusqu'à la membrane cuticulaire. Ceux qui répondent à la partie moyenne de la couronne (fig. 41, *a*) sont verticaux ; les autres s'inclinent peu à peu en dehors, de façon à devenir presque horizontaux au niveau du collet. Ils ont donc la même direction générale

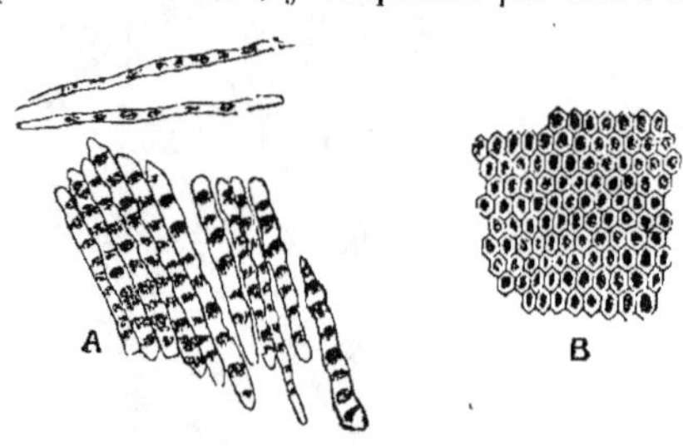

Fig. 53.

Les prismes de l'émail : A, vus longitudinalement ; B, vus en coupe transversale (Klein).

que les tubes de l'ivoire. Leur longueur, quelque point de la couronne que l'on considère, est toujours représentée par l'épaisseur même de l'émail : elle est maxima pour les fibres centrales, pour celles notamment qui répondent aux cuspides des molaires ; elle est minima pour celles qui répondent au collet, descendant à 0 au niveau de la circonférence ou bord terminal de l'émail.

Les prismes de l'émail, bien que disposés suivant une direction radiaire, ne sont pas exactement rectilignes. On les voit assez souvent, après s'être séparés de l'ivoire, décrire des courbes plus ou moins marquées et devenir, suivant les cas (fig. 52), onduleux, contournés en *S* italique ou même plus ou moins spiroïdes.

.. Considérés à l'état d'isolement, les prismes de l'émail, comme leur nom l'indique, ont une forme prismatique : chacun d'eux revêt la forme d'un prisme à six pans, mesurant de 3 à 5 µ de largeur. Vus en longueur (fig. 53, A), ils rappellent en petit les colonnes prismatiques bien connues des formations basaltiques. Vus en coupe transversale (fig. 53, B), ils figurent une élégante mosaïque, où toutes les pièces sont de forme hexaédrique et régulièrement juxtaposées les unes aux autres.

Les prismes de l'émail présentent dans toute leur longueur (fig. 53, A) des stries transversales de couleur foncée, allant régulièrement d'un bord à l'autre et séparées par des espaces clairs de 3 ou 4 µ de hauteur. La signification de ces stries n'est pas encore nettement élucidée : tandis que les uns l'expliquent par la présence, dans l'émail, de deux substances différentes et alternant régulièrement, d'autres croient devoir les considérer comme le résultat d'un simple effet d'optique, les prismes de l'émail étant mal calibrés et reflétant irrégulièrement la lumière. On a signalé, dans les zones externes et les zones moyennes de l'émail, la présence, entre les prismes, de lacunes plus ou moins considérables, affectant la forme de fentes ou de vacuoles. Ces lacunes doivent être considérées comme pathologiques, du moins chez l'homme.

b. *Membrane cuticulaire.* — L'émail, formation protectrice pour l'ivoire, est protégé lui-même par une membrane cuticulaire qui s'étale sur toute sa surface extérieure (fig. 52, e et 54, a). Elle a été découverte par Nasmyth en 1839, d'où le nom de *membrane de Nasmyth* que lui donnent encore la plupart des auteurs. C'est une simple pellicule, amorphe, transparente, continue, adhérant intimement aux primes de l'émail. Son épaisseur est en moyenne de 1 µ. Sa résistance est vraiment remarquable : elle ne s'altère nullement dans l'eau bouillante ; elle est inattaquable par les acides ; les alcalis la gonflent, mais sans la désagréger. Morphologiquement, Tomes, dont l'opinion sur ce point est

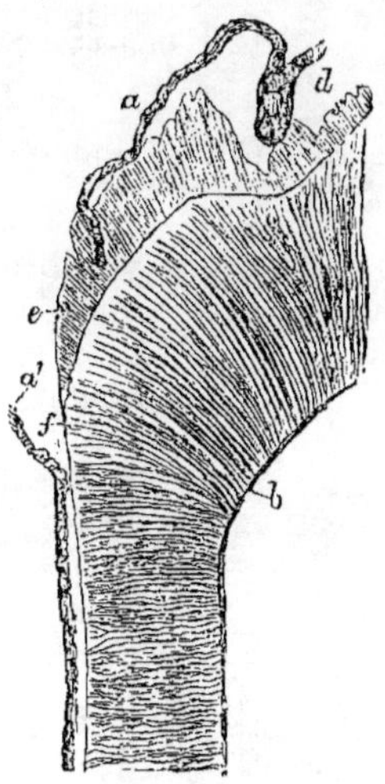

Fig. 54.

Membrane de Nasmith, devenue libre par la destruction partielle de l'émail au-dessous d'elle (Tomes).

a, membrane de Nasmith, avec *a'*, extrémité détachée de cette membrane. — *b*, dentine. — *d*, masse occupant une cavité de l'émail. — *e*, émail.

partagée par Magitot, considère la cuticule de l'émail comme l'homologue, chez l'homme, du cément coronaire des ruminants : ce serait donc un *cément coronaire*, mais un cément coronaire qui ne se serait pas développé, un cément coronaire rudimentaire.

4° **Cément.** — Le cément (fig. 41, c) revêt et protège la racine comme l'émail revêt et protège la couronne. C'est une substance dure, opaque, de coloration jaunâtre, présentant les plus grandes analogies avec le tissu osseux.

A. Disposition et rapports. — Il commence en bas, au niveau du sommet de la racine, où il présente son maximum de développement : il peut mesurer, à ce niveau, jusqu'à 3 et 4 millimètres d'épaisseur. De là, il se porte en haut, en s'atténuant graduellement et vient se terminer, à la hauteur du collet, par un bord très mince qui empiète un peu sur le bord terminal de l'émail. L'étui radiculaire se moule exactement, par sa face interne, sur la portion radiculaire de la dentine. Sa face externe répond au ligament alvéolo-dentaire, dont les faisceaux fibreux, comme nous l'avons déjà vu (p. 41), la pénètrent plus ou moins profondément en devenant des fibres de Sharpey.

B. Composition chimique. — Au point de vue chimique, le cément renferme, d'après les analyses de Bibra, 29,42 de substances organiques, contre 70,58 de substances inorganiques. Ces substances sont les suivantes :

Phosphate de chaux et fluorure de calcium	48,73
Carbonate de chaux	7,22
Phosphate de magnésie	0,99
Sels solubles	0,82
Cartilage	31,31
Graisse	0,93
	100,00

La composition chimique du cément est, comme on le voit, presque identique à celle de l'os.

C. Structure. — Histologiquement (fig. 55), le cément nous présente, comme le tissu osseux, une substance fondamentale, des ostéoplastes et des canalicules osseux :

a. *Substance fondamentale.* — La substance fondamentale est homogène ou finement granuleuse. Sur les points où le cément présente une certaine épaisseur, elle se dispose sous forme de lamelles concentriques tout comme dans le tissu compacte des os. Sur les points où la couche cémentaire est plus mince, au voisinage du collet par exemple, cette disposition lamellaire a disparu : tout au plus y rencontre-t-on quelques stries plus ou moins nettes et plus ou moins étendues. Les canaux de Havers font défaut chez l'homme, excepté au sommet des racines, où le cément présente son maximum d'épaisseur ; mais ils existent en grand nombre dans le cément des ruminants et des pachydermes.

b. *Ostéoplastes.* — Les ostéoplastes se rencontrent dans le cément comme dans le tissu osseux ordinaire, mais avec des caractères spéciaux. Tout d'abord, ils sont plus volumineux : leur diamètre moyen serait, d'après Magitot, de 30 à 60 μ dans leur plus grande longueur. Puis, ils se disposent sans ordre et sans orientation déterminée. Ce n'est que sur les points où se trouvent les canaux de Havers, qu'on les voit revêtir une forme régu-

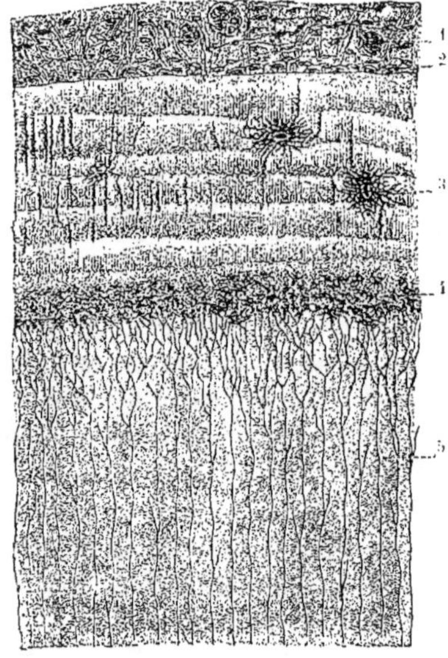

Fig. 55.

Coupe de la racine d'une dent, montrant à la fois l'ivoire, le cément et le périoste (d'après Rose).

1, cellules épithéliales contenues dans le périoste (restes de la gaine épithéliale de Hertwig). — 2, ostéoblastes. — 3, lacunes du cément. — 4, couche granuleuse de l'ivoire. — 5, ivoire.

lière et s'ordonner parallèlement au contour des lamelles osseuses.

c. *Canalicules osseux.* — Les canalicules osseux sont tout aussi irréguliers que les ostéoplastes dont ils dérivent. Tantôt ils sont très nombreux et dirigés dans tous les sens. Tantôt ils se portent tous du même côté, ressemblant alors, comme le dit Tomes, à une touffe de mousse. Enfin, pour certains ostéoplastes, ils sont à la fois très rares et très courts ; pour d'autres même, ils font complètement défaut.

Quoi qu'il en soit de leur nombre et de leur direction, les canalicules présentent ici la même structure générale que dans le tissu osseux ordinaire. Ceux qui arrivent à la face externe du cément s'ouvrent dans les espaces conjonctifs alvéolo-dentaires. Ceux qui arrivent à la face interne entrent en relation, au niveau de la couche granuleuse, soit directement, soit par l'intermédiaire des espaces lacunaires de cette couche, avec les canalicules de l'ivoire.

E. — VAISSEAUX ET NERFS DES DENTS

1° Artères. — Les artères des dents proviennent de plusieurs sources : 1° pour la mâchoire inférieure, de la *dentaire inférieure*, branche de la maxillaire interne (voy. cette artère) ; 2° pour la mâchoire supérieure, de l'*alvéolaire* et de la *sous-orbitaire*. — La dentaire inférieure, on le sait (voy. cette artère), s'engage dans le canal dentaire et le parcourt de haut en bas et d'arrière en avant jusqu'au trou mentonnier, où elle se partage en deux branches : une branche mentonnière, qui s'échappe par ce trou pour se distribuer à la face ; une branche incisive, qui, continue son trajet intra-osseux jusqu'à la ligne médiane en passant au-dessous de la canine et des incisives. — L'alvéolaire, branche de la maxillaire interne, fournit deux ou trois rameaux qui, sous le nom d'*artères dentaires postérieures*, pénètrent dans les trous dentaires postérieurs et vont se distribuer aux molaires et aux prémolaires. — La sous-orbitaire, autre branche de la maxillaire interne, émet un rameau descendant, l'*artère dentaire antérieure*, laquelle s'engage dans le canal de même nom (voy. Ostéologie) et se rend aux deux incisives et à la canine.

Les artères précitées, en passant devant les racines des dents, abandonnent à chacune d'elles un rameau, descendant pour les dents d'en haut, ascendant pour les dents d'en bas, que l'on désigne sous le nom d'*artère pulpeuse*. Chaque dent reçoit donc autant d'artères pulpeuses qu'elle possède de racines. Ces artères pulpeuses s'engagent ensuite dans le canal de la racine et gagnent ainsi la pulpe dentaire, où elles se résolvent en un riche réseau capillaire. On peut suivre les mailles de ce réseau jusqu'au-dessous de la couche odontoblastique. L'ivoire est complètement invasculaire.

On rencontre ordinairement à la base de la pulpe deux ou trois artérioles et autant de veinules qui, assez fréquemment, affectent après un certain trajet une disposition en anse ou en crosse, de la convexité de laquelle s'échappent les vaisseaux qui se ramifient au sein du tissu (MAGITOT).

2° Veines. — Les veines, issues du réseau capillaire de la pulpe, suivent, mais en sens inverse, le même trajet que les artères. Elles s'échappent des dents au niveau du sommet des racines et viennent se jeter : pour la mâchoire inférieure, dans la *veine dentaire inférieure* ; pour la mâchoire supérieure, dans les *veines alvéolaire et sous-orbitaire*.

3° Lymphatiques. — On n'a pas encore rencontré de vaisseaux lymphatiques dans les différentes parties qui entrent dans la constitution des dents. MAGITOT fait remarquer, à ce sujet, que les lésions inflammatoires de ces organes n'ont aucun retentissement sur les ganglions du voisinage.

4° Nerfs. — Les nerfs des dents proviennent du trijumeau, qui donne d'ailleurs la sensibilité à toute la face. Par sa branche moyenne, le maxillaire supérieur, il émet les *rameaux dentaires postérieurs* et le *rameau dentaire antérieur*, qui se distribuent à toutes les dents de la mâchoire supérieure. Par sa branche inférieure, le maxillaire inférieur, il fournit le *nerf dentaire inférieur*, qui innerve les dents de la mâchoire inférieure (voy. NÉVROLOGIE).

Ces diverses branches nerveuses, destinées aux dents, se divisent en autant de rameaux qu'il y a de racines et se portent vers la pulpe, en suivant comme les vaisseaux, le canal creusé au centre de la racine.

Arrivés dans la pulpe, les rameaux nerveux se divisent et s'anastomosent de façon à former un plexus très serré, dont les mailles occupent la région toute superficielle de la masse pulpaire. De ce plexus s'échappent ensuite en sens radiaire de nombreuses fibrilles, de 2 à 3 μ de largeur, qui se dirigent vers l'ivoire. Leur mode de terminaison n'est pas encore bien élucidé. ROBIN et MAGITOT avaient cru, tout d'abord, qu'elles ne sortaient pas de l'espace occupé par la pulpe et qu'elles se terminaient à la surface de cette dernière, soit par des extrémités coniques, soit par de petits renflements en bouton. Mais, à la suite de recherches plus récentes qu'il a entreprises et poursuivies de concert avec LEGROS, MAGITOT a émis l'opinion que les fibrilles en question pénétraient jusque dans les tubes de dentine, ce qui nous expliquerait la sensibilité particulière dont jouit l'ivoire. Nous devons ajouter, toutefois, que RENAUT dans son travail sur les phanères (*Ann. de dermat. et de syphil.*, 1880-1881) a contesté la nature nerveuse des éléments qui, dans les premiers stades du développement, se rendent aux cellules épithéliales de l'ivoire. La question, on le voit, n'est pas encore tranchée et appelle de nouvelles recherches.

F. — DÉVELOPPEMENT DES DENTS

Les dents, avons-nous dit plus haut, sont des dérivés de la muqueuse buccale. Nous verrons plus tard (voy. EMBRYOLOGIE) les phases diverses que suivent les éléments histologiques de la muqueuse pour constituer les parties essentielles de la dent. Nous ne devons nous occuper ici que de l'éruption dentaire et des lois qui président à ce phénomène.

1° Première dentition. — Chez le fœtus à terme, toutes les dents sont encore emprisonnées dans leurs alvéoles, au-dessous de la muqueuse. On a bien vu des enfants apporter en naissant une ou plusieurs dents, mais ces faits sont tout à fait exceptionnels. Peu après la naissance, du sixième au septième mois, les dents, se développant en dehors, soulèvent la muqueuse, l'usent peu à peu au point de contact, la traversent et s'élèvent progressivement sur le bord alvéolaire. Quant à la muqueuse, elle descend peu à peu le long de la couronne et s'arrête sur le collet, avec lequel elle contracte une étroite union.

Cette éruption des dents n'a pas lieu simultanément. Elle est successive et l'ordre suivant lequel elle s'effectue est assujetti à des lois qui sont à peu près constantes : 1° les dents homonymes apparaissent par paire sur chaque mâchoire, l'une à droite, l'autre à gauche; 2° les dents de la mâchoire inférieure précèdent dans leur apparition les dents correspondantes de la mâchoire supérieure, mais celles-ci les suivent de très près ; 3° on voit apparaître successivement sur le rebord alvéolaire les incisives moyennes, puis les incisives latérales, les premières molaires, les canines et, enfin, les deuxièmes molaires.

Les époques diverses auxquelles les premières dents font leur apparition se trouvent indiquées dans le tableau synoptique suivant :

Du 6ᵉ au 8ᵉ mois. . . . . Incisives moyennes inférieures.
Du 7ᵉ au 10ᵉ mois. . . . . Incisives moyennes supérieures.
Du 8ᵉ au 16ᵉ mois. . . . . Incisives latérales inférieures.
Du 10ᵉ au 18ᵉ mois. . . . . Incisives latérales supérieures.
Du 22ᵉ au 24ᵉ mois. . . . . Premières molaires inférieures.
Du 24ᵉ au 26ᵉ mois. . . . . Premières molaires supérieures.
Du 28ᵉ au 30ᵉ mois. . . . . Canines inférieures.
Du 30ᵉ au 34ᵉ mois. . . . . Canines supérieures.
Du 32ᵉ au 36ᵉ mois. . . . . { Deuxièmes molaires inférieures.
                                    { Deuxièmes molaires supérieures.

À l'âge de deux ans et demi ou de trois ans, l'enfant est donc pourvu des vingt dents, qui constituent la première dentition. Ces dents. *dents primitives*, *dents temporaires, dents de lait*, se distinguent des dents de la deuxième dentition ou *dents permanentes* par leur petitesse d'abord et puis par leur coloration, qui est d'un blanc bleuâtre. Les incisives et les canines ont à peu près le même aspect que leurs homologues de la deuxième dentition. Quant aux molaires qui leur font suite, elles sont toujours multicuspidées et à racines multiples : elles présentent par conséquent tous les attributs, non pas des prémolaires, mais des grosses molaires.

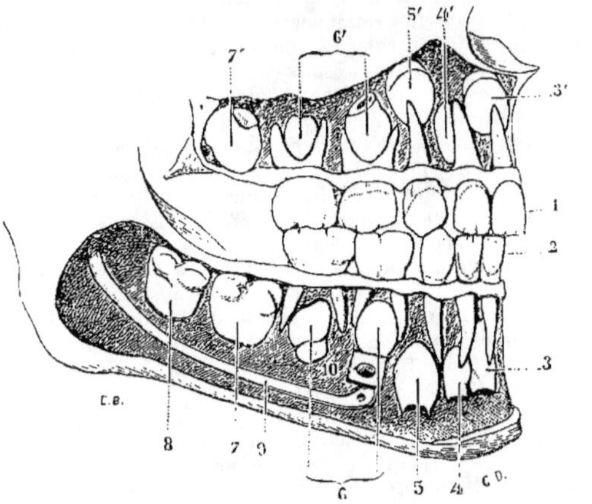

Le travail d'éruption une fois terminé, les racines des dents temporaires continuent à s'accroître au sein de l'alvéole et n'atteignent guère leur complet développement que vers la fin de la cinquième année.

Fig. 56.

Schéma montrant les dents temporaires et les dents permanentes chez un enfant de cinq ans (*côté droit*).

(Les dents temporaires sont teintées *en bleu* ; les dents de remplacement, *en jaune*.)

1, les cinq dents temporaires droites de la mâchoire supérieure. — 2, les cinq dents temporaires droites de la mâchoire inférieure. — 3, 3', incisives médianes de remplacement. — 4, 4', incisives latérales de remplacement. — 5, 5', canines de remplacement. — 6, 6', les quatre prémolaires de remplacement. — 7, 7', première grosse molaire. — 8, la deuxième grosse molaire inférieure dans son alvéole (en haut, la deuxième grosse molaire n'est pas encore formée). — 9, canal dentaire inférieur. — 10, orifice de ce canal.

A ce moment, les dents de la deuxième dentition, qui sont placées au-dessous d'elles et qui jusque-là se sont contentées d'évoluer sur place, suffisamment développées maintenant, vont commencer le mouvement de translation qui doit les conduire, elles aussi, sur le rebord alvéolaire. Elles se portent donc du côté de la muqueuse et rencontrent bientôt sur leur chemin les dents de la première dentition. A ce contact, qui est comme le signal de leur déchéance, les dents de lait, dont le rôle est maintenant fini, vont rapidement s'atrophier. Un travail de résorption, encore mal défini, détruit peu à peu leurs alvéoles et leurs racines. La dent se trouve alors réduite à sa couronne et n'a d'autre moyen de fixité que son adhérence à l'anneau gingival qui lui a livré passage. Elle devient vacillante et finit par tomber, débarrassée le plus souvent de son dernier lien par la simple pression de la langue ou des lèvres.

La chute des dents temporaires s'effectue suivant le même ordre que leur apparition sur le rebord alvéolaire. Les premières venues disparaissent les premières. C'est ainsi que les incisives moyennes tombent de sept ans à sept ans et demi ; puis, les incisives latérales, dans le cours de la huitième année : les premières molaires, de dix ans à dix ans et demi ; et enfin, les deuxièmes molaires et les canines, de la dixième à la douzième année.

Plusieurs hypothèses ont été émises pour expliquer ce phénomène de résorption qui détruit les racines des dents temporaires et détermine leur chute.

Les uns font intervenir la compression elle-même qu'exerce la dent de remplacement sur la dent temporaire qui lui barre le chemin, compression entraînant, pour cette dernière, une atrophie que l'on pourrait appeler mécanique. Cette théorie mécanique a pour elle ce fait bien connu que, lorsqu'une dent de remplacement est déviée, la dent de lait qu'elle est destinée à remplacer persiste à l'état de dent surnuméraire. Mais elle n'est pas conciliable avec cet autre fait, observé quelquefois, qu'une dent de lait perd ses racines et tombe, alors même qu'il n'existe au-dessous d'elle aucune dent de remplacement.

D'autres auteurs rattachent l'atrophie de la racine à un arrêt de la circulation sanguine. Mais ce n'est là que reculer la question : l'hypothèse ci-dessus ne nous explique nullement, en effet, par quel mécanisme se sont rétrécies et oblitérées les artères nourricières des dents.

Tomes admet un organe absorbant, auquel il donne le nom de *fongus*, qui apparaît dans les alvéoles tout autour des racines et résorbe peu à peu ces dernières, grâce à certaines cellules géantes, dites *ostéoclastiques*, qui revêtent sa surface. Mais encore ici nous ne savons quelle est la provenance de ce fongus et nous ne savons pas davantage quel est son mode d'action sur la destruction progressive des racines des dents temporaires.

Plus récemment (REDIER, en 1883, et ALBARRAN, en 1887) ont considéré cette destruction comme la conséquence d'une ostéite raréfiante. « Le processus, dit REDIER, qui accompagne la chute des dents temporaires par résorption de leurs racines est analogue au processus de l'ostéite simple, qui se traduit constamment par des phénomènes alternatifs de résorption et de production osseuse avec prédominance définitive de l'un ou de l'autre. Ce processus a pour point de départ l'irritation physiologique, déterminée par l'éruption, l'évolution et le développement du germe ossifié de la dent permanente. Le périoste de la dent caduque et les éléments conjonctifs de la cloison folliculaire deviennent le siège d'une prolifération très active, aboutissant à la formation d'un tissu semblable à la moelle embryonnaire (papille absorbante, corps fongiforme). Ce nouveau tissu sera agent de formation suivant le degré de l'irritation ; mais quand les choses se passent d'une façon normale, il y a évidemment prédominance du processus destructif. La cloison alvéolaire est d'abord atteinte, puis le cément de la racine de la dent caduque, enfin l'ivoire, même l'émail. »

2° Deuxième dentition. — La deuxième dentition comprend trente-deux dents. De ces trente-deux dents, les vingt premières, en procédant d'avant en arrière, prennent la place des vingt dents de lait : on les désigne, pour cette raison, sous le nom de *dents de remplacement*. Les douze dernières ou grosses molaires sont des dents nouvelles, qui n'ont pas leurs représentants dans la première dentition et qui apparaissent sur la partie la plus reculée des maxillaires, dans un espace jusque-là inoccupé.

Les premières dents permanentes qui se montrent sur le rebord alvéolaire sont les premières grosses molaires : leur éruption s'effectue ordinairement de six à sept ans, d'où le nom de *dents de sept ans* qu'on donne vulgairement à la première grosse molaire. Viennent ensuite les vingt dents de remplacement, dans le même ordre que les dents de lait, et, enfin, les secondes et les troisièmes grosses molaires. La chronologie de l'éruption des dents permanentes est résumée dans le tableau synoptique suivant :

De 5 à 7 ans.	Les quatre premières molaires.
De 6 à 8 ans.	Les quatre incisives moyennes.
De 8 à 9 ans.	Les quatre incisives latérales.
De 10 à 12 ans.	Les quatre canines.
De 11 à 12 ans.	Les quatre secondes prémolaires.
De 12 à 14 ans.	Les quatre deuxièmes molaires.
De 19 à 30 ans.	Les quatre troisièmes molaires.

Nous remarquons, dans ce tableau, l'apparition tardive de la dent de sagesse

qui, sur bien des sujets, ne se montre sur le rebord alvéolaire que vers la trentième
année. Dans bien des cas encore, elle ne se montre pas du tout et reste, durant
toute la vie, emprisonnée dans son alvéole.

3° Usure et chute des dents. — Les dents s'usent peu à peu sous l'influence des
frottements incessants que subit leur surface triturante au moment de la mastica-
tion. Cette usure porte tout naturellement sur le bord libre de la dent. Elle fait disparaître tout d'abord les trois dentelures que nous avons signalées sur le bord tranchant des jeunes incisives. Elle émousse ensuite le tranchant lui-même des incisives, la pointe des canines et les cuspides des petites et des grosses molaires. Au début, l'émail seul est entamé ; mais, plus tard, les progrès de l'usure ont mis à nu l'ivoire lui-même, et la surface masticatrice de la dent se trouve alors constituée par deux zones bien distinctes : une zone centrale, de coloration jaunâtre, répondant à l'ivoire ; une zone périphérique, blanche et brillante, formée par l'émail et disposée tout autour de la précédente à la manière d'une couronne.

En même temps que la couronne de la dent perd

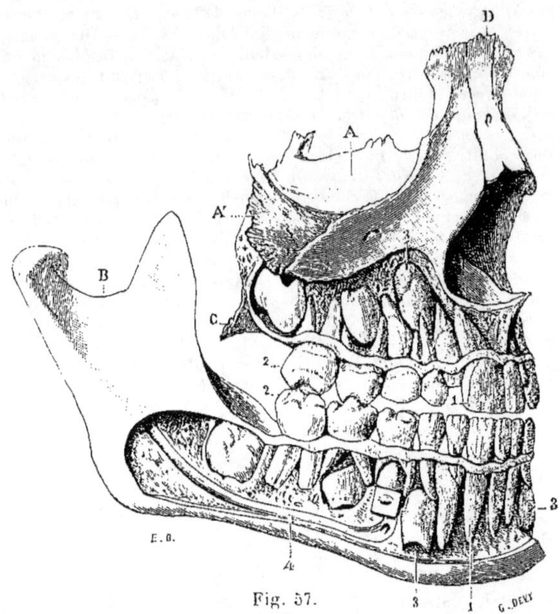

Fig. 57.

Les deux mâchoires d'un enfant de sept ans et demi, évidées
pour montrer l'état de la deuxième dentition.

(Les dents temporaires sont teintées *en bleu* ; les dents de remplacement sont
teintées *en jaune*.)

Sur ce sujet, les quatre incisives médianes temporaires ont disparu et fait
place aux dents permanentes. A droite et en haut, l'incisive latérale de première
dentition est tombée ; on voit la dent de remplacement qui commence à saillir
hors de l'alvéole. En bas, la dent primitive existe encore. Il en est de même
des deux canines et des quatre prémolaires de ce côté. L'éruption des premières
grosses molaires est accomplie. Les secondes sont toujours emprisonnées dans
l'alvéole.

A, maxillaire supérieur, avec A', son apophyse pyramidale. — B, maxillaire
inférieur. — C, palatin. — D, os propres du nez.

1, 1, incisives de remplacement moyennes. — 2, 2, premières grosses molaires
(*dents de sept ans*). — 3, 3, canines de remplacement. — 4, canal dentaire
inférieur.

extérieurement des portions de son émail et de son ivoire, son canal central se
rétrécit peu à peu par l'apposition incessante sur ses parois de nouvelles couches
d'ivoire. La pulpe, à son tour, perd ses vaisseaux et ses nerfs et dégénère peu à
peu en une simple formation conjonctive. Ainsi privées de l'apport de leur liquide
nourricier, les dents deviennent de véritables corps étrangers : à ce titre, elles
dépérissent, s'ébranlent et tombent. Leurs alvéoles se résorbent ensuite et, sur le
rebord du maxillaire ainsi modifié, s'étale la muqueuse des gencives, lisse, unie
et partout continue comme dans la période fœtale.

La chute des dents permanentes, en dehors de toute atteinte pathologique, n'est
assujettie à aucune règle fixe. L'époque à laquelle elle se produit varie beaucoup

suivant les individus : à côté de jeunes sujets, qui sont édentés d'une façon plus ou moins complète, se voient des vieillards de soixante-dix et même de quatre-vingts ans qui sont encore en possession de toutes leurs dents. Elle varie aussi certainement suivant les races et, à ce sujet, les anthropologistes s'accordent à admettre que les blancs perdent leurs dents plus tôt que les nègres.

A consulter, au sujet des dents, parmi les publications récentes : MAGITOT, *Traité des anomalies dentaires chez les mammifères*. Paris, 1879 ; — LEGROS et MAGITOT. *Morphologie du follicule dentaire chez les vertébrés*, Journ. de l'Anat., 1879 : — DES MÊMES, *Développement de l'organe dentaire chez les mammifères*, ibid., 1881 : — MAGITOT. *Des lois de la dentition*, ibid., 1883 ; — TOMES. *Anatomie dentaire*. Trad. fr., Paris, 1883 ; — POUCHET et CHABRY, *Contribution à l'odontologie des mammifères*, Journ. de l'Anat., 1884 ; — MALASSEZ. *Sur l'existence d'amas épithéliaux autour de la racine des dents (débris paradentaires)*, Arch. de Phys., 1885, p. 12 ; — DU MÊME, *Sur le rôle des débris paradentaires*, ibid., p. 309 : — BEAUREGARD. *Sur les deux dentitions des mammifères*, Bull. Soc. de Biol., 1888 : — MAGITOT. *Sur les deux dentitions des mammifères*, ibid., 1888 ; — LATASTE. *Considérations sur les deux dentitions des mammifères*. Journ. de l'Anat., 1889 ; — VON EBNER, *Strittige Fragen über den Bau des Zahnschmelzes*, Sitz. d. k. Akad. d. Wiss., Wien, 1890 : — HEDUES, *Sur le point de départ de l'unité et de la diversité dans quelques systèmes dentaires des mammifères*, C. R. Acad. des Sc., Paris, 1891 ; — TROITZKY, *De la deuxième dentition et de l'apparition des premières grosses molaires*, etc., Paris, 1890 ; — COLLAUD, *Etude sur le ligament alvéolo-dentaire*, Journ. intern. d'Anat. et de Phys., 1890 ; — DUBOIS, *Instructions et questionnaire pour l'étude du système dentaire chez les différents peuples*, Odontologie, Paris, 1890 : — ZUCKERKANDL, *Ueber das epitheliale Rudiment eines vierten Mahlzahns beim Menschen*, Sitzungsb. d. k. Akad. d. Wiss., Wien, 1891 ; — DU MÊME. *Anatomie der Mundhöhle mit Berücksichtigung der Zähne*, Wien, 1891 ; — BELTRAMI, *De l'articulation alvéolo-dentaire chez l'homme*, Th. Paris, 1895 : — LAUNOIS et BRANCA, *Etude sur la troisième dentition chez l'homme*, Journ. de l'Anat., 1896.

ARTICLE II

PHARYNX

Le pharynx (allem. *Schlundkopf*, angl. *Pharynx*), deuxième portion du tube digestif, est un conduit musculo-membraneux, à direction verticale, situé en arrière des fosses nasales et de la bouche et aboutissant en bas, d'une part au larynx et à la trachée, d'autre part à l'œsophage. Conduit mixte au point de vue physiologique, il livre passage à la fois, mais jamais simultanément, au bol alimentaire et à l'air de la respiration : au bol alimentaire, qui de la cavité buccale se projette dans l'œsophage ; à l'air de la respiration, qui des fosses nasales descend vers le larynx (inspiration) ou du larynx remonte vers les fosses nasales (expiration). La voie digestive et la voie aérienne se rencontrent l'une et l'autre dans cette portion du pharynx qui répond à la bouche et, comme le conduit œsophagien est placé en arrière du conduit laryngo-trachéal, elles s'entrecroisent en X dans le plan antéro-postérieur, la voie digestive passant en arrière de la voie aérienne, et vice versa.

Après quelques considérations générales sur la *situation*, les *limites*, la *division* et les *dimensions* du pharynx, nous étudierons successivement, dans cet organe : 1° sa *forme* et ses *rapports* ; 2° sa *constitution anatomique* ; 3° ses *vaisseaux* et ses *nerfs*.

§ 1. — CONSIDÉRATIONS GÉNÉRALES

1° Situation. — Le pharynx, organe impair et parfaitement symétrique, est situé en avant de la colonne cervicale, en arrière des fosses nasales, de la bouche et du larynx, immédiatement au-dessous de l'apophyse basilaire de l'occipital, entre les deux branches du maxillaire inférieur, que doublent en dedans les mus-

des ptérygoïdiens internes. Il occupe la partie profonde du cou et constitue, à
lui tout seul, la *région pharyngienne* de l'anatomie topographique.

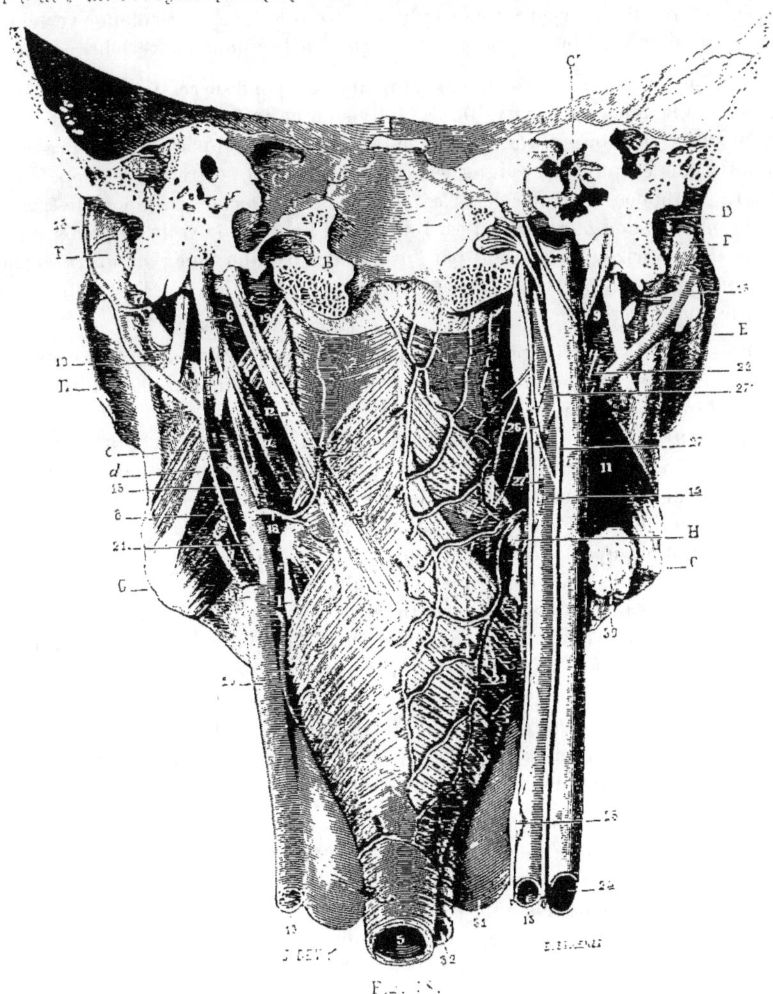

Fig. 18.

Le pharynx, vu par sa face postérieure.

2 Limites. — Le pharynx s'étend, en hauteur, de la base du crâne au corps de
la sixième ou de la septième vertèbre cervicale (voy. plus bas, p. 71). Nous devons

faire remarquer, toutefois, que sa limite inférieure n'est pas fixe. Le pharynx, en effet, se raccourcissant de bas en haut dans la déglutition et dans la modulation des sons, son extrémité inférieure s'élève plus ou moins le long de la colonne vertébrale et peut remonter ainsi jusqu'à la partie moyenne de la cinquième vertèbre cervicale.

3º Division. — Suivi de haut en bas, le pharynx répond successivement aux fosses nasales, à la bouche, au larynx. De là sa division en trois portions, savoir : 1º une *portion supérieure* ou *nasale*, qui s'étend de l'extrémité supérieure de l'organe au voile du palais et que l'on désigne encore, en raison de ses relations, sous le nom d'arrière-cavité des fosses nasales, c'est le *rhino-pharynx* des pathologistes ; 2º une *portion moyenne* ou *buccale*, qui est limitée, en haut par le voile du palais, en bas par une ligne horizontale passant par l'os hyoïde ; 3º enfin, une *portion inférieure* ou *laryngienne*, qui fait suite à la précédente et s'étend jusqu'à l'extrémité supérieure de l'œsophage.

4º Dimensions. — Envisagé au point de vue de ses dimensions, le pharynx nous offre à considérer une longueur ou hauteur et deux diamètres, l'un transversal, l'autre antéro-postérieur.

La *longueur* totale du pharynx, mesurée à l'état de repos de cet organe, est en moyenne de 13 ou 14 centimètres, dont 4 et demi pour la portion nasale, 4 pour la portion buccale et 5 pour la portion laryngienne. Au moment de la déglutition, quand l'extrémité inférieure du pharynx s'élève à la rencontre du bol alimentaire, il ne mesure plus que 10 ou 11 centimètres de hauteur : il a donc perdu 3 ou 4 centimètres, soit le quart de sa hauteur totale.

Le *diamètre transverse* est de 4 centimètres au niveau de la portion nasale. Il atteint 5 centimètres à la partie moyenne de la portion buccale et descend graduellement, dans la portion laryngienne, à 3 centimètres, 2 centimètres et demi et même 2 centimètres.

Le *diamètre antéro-postérieur* est de 2 centimètres pour la portion nasale. Il s'élève à 4 centimètres au niveau de la portion buccale et redescend de nouveau à 2 centimètres au niveau de la portion laryngienne.

5º Forme générale. — On a l'habitude de considérer le pharynx comme ayant une disposition infundibuliforme. Si nous comparons entre eux les chiffres précités, nous voyons que cette assimilation du pharynx à un entonnoir n'est exacte que pour ses deux portions inférieures et que le conduit, dans son ensemble, revêt plutôt une forme urcéolée, c'est-à-dire que, relativement étroit à sa partie supérieure, il s'élargit dans tous les sens à sa partie moyenne et se rétrécit de nouveau à sa partie inférieure.

§ II. — Mode de conformation et rapports

Le pharynx est un conduit cylindroïde, aplati d'avant en arrière, plus large à sa partie moyenne qu'à ses deux extrémités. Il apparaît, sur les coupes transversales du cou et à quelque hauteur que soient faites les coupes (fig. 59), sous la forme d'une ellipse à grand axe transversal. Nous lui considérerons une surface extérieure, une surface intérieure et deux extrémités.

1º Surface extérieure. — La surface extérieure du pharynx est recouverte, en arrière et sur les côtés, par une couche de tissu cellulaire, que nous désignerons sous le nom de *couche cellulaire péripharyngienne :* c'est l'*aponévrose pharyn-*

gienne externe ou encore l'*aponévrose péripharyngienne* de certains auteurs. Ce tissu cellulaire occupe, du reste, toute la hauteur du pharynx, depuis la base du crâne jusqu'à l'œsophage, sur lequel il se continue. Par l'intermédiaire de sa gaine celluleuse, le pharynx nous présente des rapports importants. Nous les examinerons successivement en arrière, sur les côtés et en avant :

a. *En arrière*, le pharynx repose sur l'aponévrose prévertébrale, qui le sépare des muscles prévertébraux et de la colonne cervicale. Une nappe de tissu cellulaire lâche dépendant de sa gaine celluleuse, le *tissu cellulaire rétro-pharyngien*, l'unit à cette aponévrose, tout en lui permettant de glisser facilement sur elle.

b. *Sur les côtés*, le pharynx nous présente des rapports à la fois plus nombreux

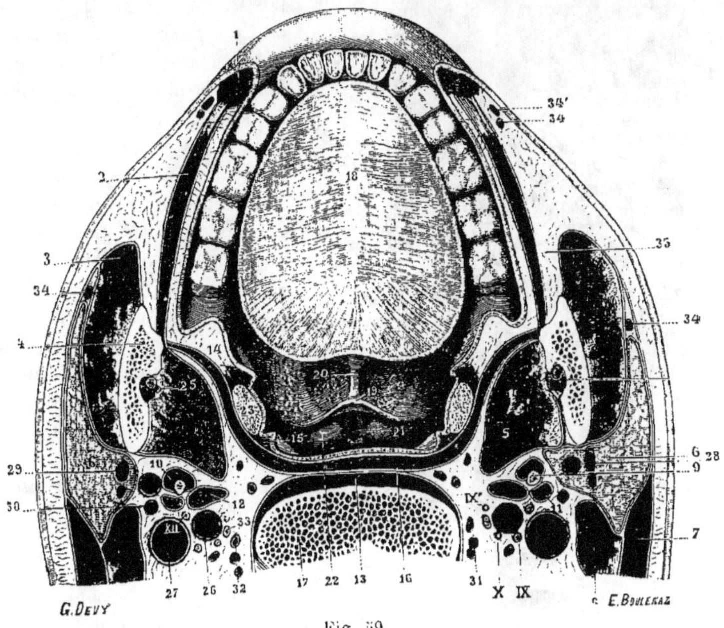

Fig. 59.

Coupe horizontale de la tête passant, en avant par la commissure des lèvres, en arrière à 5 millimètres au-dessous de l'articulation de l'axis avec les masses latérales de l'atlas (sujet congelé, segment inférieur de la coupe, vu d'en haut).

1, orbiculaire des lèvres. — 2, buccinateur. — 3, masséter — 4, branche montante du maxillaire inférieur, sectionnée au niveau de l'entrée du canal dentaire. — 5, ptérygoïdien interne. — 6, parotide. — 7, sterno-cléido-mastoïdien. — 8, ventre postérieur du digastrique. — 9, apophyse styloïde. — 10, stylo-glosse. — 11, stylo-hyoïdien. — 12, stylo-pharyngien. — 13, muscles prévertébraux. — 14, glosso-staphylin. — 15, pharyngo-staphylin. — 16, constricteur du pharynx. — 17, corps de l'axis. — 18, langue, dont le dos a été abrasé par la scie. — 19, bord supérieur de l'épiglotte — 20, repli glosso-épiglottique médian. — 21, ouverture du larynx. — 22 sommet des cartilages aryténoïdes. — 23, amygdale. — 24, vaisseaux et nerf dentaires inférieurs. — 25, nerf mylo-hyoïdien. — 26, artère carotide interne. — 27, veine jugulaire interne. — 28, artère carotide externe du côté droit, passant dans le tissu parotidien (à gauche, l'artère est encore située en dehors de la glande). — 29, veine maxillaire interne. — 30, artère occipitale. — 31 et 32, artère et veine vertébrales. — 33, grand sympathique. — 34 et 34', artère et veine faciales. — 35, boule graisseuse de Bichat. — IX, glosso-pharyngien, avec IX' son rameau pharyngien. — X, pneumo-gastrique. — XII, grand hypoglosse.

et plus importants (fig. 58). — Dans son tiers inférieur, tout d'abord, il répond à la carotide primitive et à la veine jugulaire interne qui l'accompagne. — Plus haut, dans son tiers moyen, la paroi latérale du pharynx répond successivement, en allant de dedans en dehors : 1° à la carotide externe et à quelques-unes de ses branches collatérales, la thyroïdienne supérieure, la linguale et la pharyngienne inférieure ; 2° à la carotide interne, qui, à ce niveau, est placée en dehors de l'externe ; 3° à la jugulaire interne, qui longe le côté externe de ce dernier vaisseau et qui nous présente sur son pourtour, principalement sur sa face antérieure et sur sa face externe, un grand nombre de ganglions lymphatiques. — Plus haut encore, dans son tiers supérieur, le pharynx est séparé de la branche du maxillaire et du muscle ptérygoïdien interne par un espace angulaire à sommet antérieur, que nous avons déjà signalé à propos de l'amygdale (p. 30), sous le nom d'*espace maxillo-pharyngien*. Dans cet espace et baignant dans une atmosphère cellulo-graisseuse, nous retrouvons notre carotide interne et notre jugulaire qui s'élèvent verticalement vers la base du crâne. Nous rencontrons ensuite cinq cordons nerveux, le grand sympathique, le pneumogastrique, le spinal, le glosso-pharyngien et le grand hypoglosse (voy. ces différents nerfs), qui présentent avec le pharynx des relations plus ou moins immédiates. Nous trouvons enfin dans cette même région un prolongement de la parotide (voy. *Parotide*) qui, sous le nom de *prolongement interne* ou *prolongement pharyngien*, sort de la loge parotidienne, et, passant en avant des vaisseaux précités, s'étend jusqu'à la paroi latérale du pharynx ou à son voisinage.

c. *En avant*, la paroi antérieure du pharynx n'est pas libre comme sa paroi postérieure et ses parois latérales. Elle se confond avec la partie la plus reculée des fosses nasales, de la bouche et du larynx. Nous allons revenir sur ces connexions, en étudiant la surface intérieure.

2° Surface intérieure. — La surface intérieure du pharynx est revêtue dans toute son étendue par une muqueuse. Cette membrane est rosée, irrégulière, recouverte de petites saillies arrondies et plus ou moins

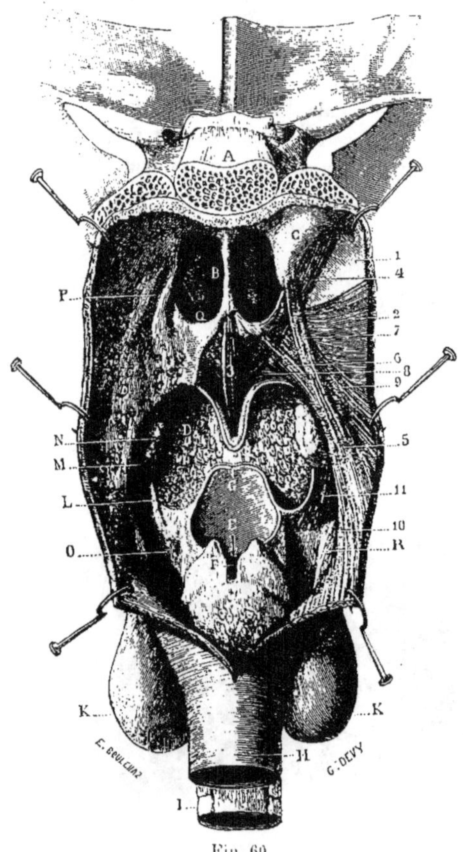

Fig. 60.

Paroi antérieure du pharynx.

(Le pharynx a été divisé en arrière sur la ligne médiane et sa paroi postérieure rejetée en dehors : sa muqueuse et celle du voile du palais ont été réséquées à droite pour mettre à nu la couche musculaire, qui est vue par sa face profonde.)

A. apophyse basilaire. — B. ouverture postérieure des fosses nasales. — C. cartilage de la trompe. — D. portion verticale de la langue. — E. ouverture du larynx. — F. glotte respiratoire ou inter-aryténoïdienne. — G. bord supérieur de l'épiglotte. — H. œsophage. — I. trachée-artère. — K. corps thyroïde. — L, pilier antérieur du voile du palais. — M. pilier postérieur. — N, amygdale. — O. gouttières pharyngo-laryngées, situées à droite et à gauche du larynx. — P. fossette de Rosenmüller. — Q. orifice de la trompe. — R. bord postérieur du cartilage thyroïde.

1. aponévrose du pharynx. — 2. constricteur supérieur. — 3. palato-staphylin ou azygos de la luette. — 4, péristaphylin interne. — 5. pharyngo-staphylin, avec 6, son faisceau accessoire interne et 7, son faisceau accessoire externe. — 8, fibres provenant de la partie médiane du voile du palais et se perdant dans le pharyngo-staphylin. — 9, fibres internes de ce muscle, s'entrecroisant en arrière avec les fibres du côté gauche. — 10, fibres externes, s'insérant sur le bord postérieur du cartilage thyroïde. — 11, fibres antérieures du stylo-pharyngien, s'attachant au prolongement latéral de l'épiglotte et du bord supérieur du cartilage thyroïde.

confluentes, dues au soulèvement de la muqueuse par des glandules sous-jacentes.

a. *Paroi postérieure.* — La paroi postérieure de cette surface, que l'on aperçoit en partie à travers l'isthme du gosier, est plane, verticale, moins plissée, et par conséquent plus régulière que les parois voisines.

b. *Parois latérales.* — Les parois latérales nous présentent, à leur partie supérieure, l'orifice interne de la trompe d'Eustache. Cet orifice a été déjà décrit en détail à propos de l'oreille moyenne (voy. t. III). Nous rappellerons ici seulement : 1° qu'il a le plus souvent une forme triangulaire ; 2° qu'il est limité à sa partie antérieure par un repli muqueux. le *pli salpingo-palatin*, en avant duquel se voit la gouttière naso-pharyngienne. limite respective du pharynx et des fosses nasales ; 3° qu'il est limité en arrière par un nouveau repli muqueux. le *bourrelet de la trompe*, auquel fait suite le *pli salpingo-pharyngien* et en arrière duquel se trouve une dépression plus ou moins profonde, la *fossette de Rosenmüller*. Au-dessous de l'orifice de la trompe, nous rencontrons tout d'abord l'*excavation amygdalienne*. avec les deux piliers du voile du palais qui la délimitent et l'amygdale qui la comble (voy. *Amygdales*); puis, un peu au-dessous de l'amygdale. deux saillies arrondies et mousses, qui répondent, la supérieure aux grandes cornes de l'os hyoïde. l'inférieure aux grandes cornes du cartilage thyroïde.

c. *Paroi antérieure.* — La paroi antérieure du pharynx répond à des formations anatomiques qui n'appartiennent pas en propre à cet organe. Elle se confond en effet, comme nous l'avons dit plus haut, avec la partie postérieure des fosses nasales, de la bouche et du larynx. En la parcourant de haut en bas. après avoir incisé verticalement et sur la ligne médiane la paroi postérieure (fig. 60). nous apercevons successivement : 1° les deux orifices postérieurs des fosses nasales ou *choanes*, orifices ovalaires à grand axe vertical, séparés l'un de l'autre par une mince cloison médiane, le *vomer*; 2° la face postérieure du voile du palais. disposée en plan incliné, avec son prolongement médian, la *luette*; 3° l'isthme du gosier. entièrement comblé par la portion verticale de la face dorsale de la langue ; 4° la face postérieure de l'épiglotte, avec les deux replis aryténo-épiglottiques qui lui font suite ; 5° l'orifice supérieur du larynx et, de chaque côté de cet orifice. deux gouttières verticales plus larges en haut qu'en bas, les *gouttières pharyngo-laryngées* (fig. 7, O), le long desquelles s'écoulent plus spécialement, dans l'acte de la déglutition, les masses liquides ou semi-liquides ; 6° enfin, la face postérieure du larynx (voy. *Larynx*). qui nous conduit jusqu'à l'entrée de l'œsophage.

3° Extrémité supérieure. — L'extrémité supérieure ou *voûte du pharynx* répond à l'apophyse basilaire de l'occipital. Comme la surface osseuse contre laquelle elle est appliquée, elle s'incline en bas et en arrière et se continue insensiblement avec la paroi postérieure.

4° Extrémité inférieure. — L'extrémité inférieure du pharynx n'est autre que l'orifice elliptique par lequel l'entonnoir pharyngien se continue avec l'œsophage. Aucune ligne de démarcation bien nette, soit à l'extérieur, soit à l'intérieur, ne sépare les deux organes. Leur limite respective, limite pour ainsi dire conventionnelle, est établie par un plan horizontal, qui serait tangent au bord inférieur du cartilage cricoïde. Ce plan, on le sait, rencontre, en arrière, le corps de la sixième ou de la septième cervicale (voy. *Larynx*). La distance qui sépare l'extrémité inférieure du pharynx des arcades dentaires est de 15 centimètres, d'après les mensurations de Mouton. En opérant sur des coupes sagittales de sujets congelés, j'ai trouvé moi-même 12 et 14 centimètres sur deux sujets féminins, 15 et

16 centimètres sur deux sujets masculins : soit, en moyenne, 13 centimètres chez la femme et 15 centimètres et demi chez l'homme.

§ III. — Constitution anatomique

Le pharynx se compose essentiellement de trois couches superposées : 1° une couche moyenne ou fibreuse, plus connue sous le nom d'*aponévrose du pharynx;* 2° une couche extérieure ou musculeuse ; 3° une couche intérieure ou muqueuse. Nous étudierons tout d'abord chacune de ces trois couches ; puis, nous donnerons une description succincte de ce qu'on désigne sous les noms d'*amygdale pharyngienne* et de *bourse pharyngienne.*

A. — Aponévrose du pharynx

Cette aponévrose, qui constitue la charpente du pharynx, s'étend sans interruption de l'extrémité supérieure de cet organe à son extrémité inférieure. Mais elle n'occupe qu'une partie de son pourtour : sa paroi postérieure et ses parois latérales. Elle fait défaut sur sa partie antérieure. L'aponévrose pharyngienne revêt donc dans son ensemble la forme d'un demi-cylindre ou, si l'on veut, d'une simple gouttière à direction verticale et à concavité tournée en avant. Ainsi entendue, l'aponévrose pharyngienne nous présente une extrémité supérieure, une extrémité inférieure, un bord antérieur et enfin deux surfaces, l'une intérieure, l'autre extérieure :

1° **Extrémité supérieure.** — L'extrémité supérieure répond à la base du crâne et s'y fixe solidement.

a. Sur le milieu, l'aponévrose s'insère sur la surface basilaire, un peu en avant du trou occipital, tout particulièrement sur un tubercule osseux médian, qui prend pour cette raison le nom de *tubercule pharyngien.*

b. Sur les côtés, elle s'insère successivement, en allant d'arrière en avant : 1° sur la face inférieure du rocher, depuis le côté antéro-interne du trou carotidien jusqu'au sommet de l'os ; 2° sur la lame fibro-cartilagineuse qui ferme le trou déchiré antérieur; 3° sur le bord postérieur de l'aile interne de l'apophyse ptérygoïde.

c. Sur toute sa ligne d'insertion cranienne, l'aponévrose du pharynx se confond avec le périoste.

2° **Extrémité inférieure.** — L'extrémité inférieure s'amincit peu à peu et finit par dégénérer en une simple couche celluleuse, qui se continue avec la tunique moyenne ou tunique celluleuse de l'œsophage.

3° **Bord antérieur.** — Le bord antérieur, fort *irrégulier,* a naturellement la même hauteur que le pharynx lui-même : il s'étend depuis la base du crâne jusqu'à l'œsophage. Dans ce long trajet, il s'attache sur les parties osseuses, fibreuses ou cartilagineuses qu'il rencontre et qui sont susceptibles de devenir pour l'aponévrose pharyngienne un support suffisamment solide. C'est ainsi que nous le voyons se fixer successivement, en allant de haut en bas : 1° au bord postérieur de l'aile interne de l'apophyse ptérygoïde; 2° au cordon fibreux qui, sous le nom de ligament ptérygo-maxillaire, unit le crochet de l'apophyse ptérygoïde à l'épine de Spix; 3° à la partie postérieure de la ligne mylo-hyoïdienne ; 4° au ligament stylo-hyoïdien ; 5° aux petites et aux grandes cornes de l'os hyoïde; 6° au ligament thyro-hyoïdien latéral ; 7° au bord postérieur du cartilage thyroïde ; 8° enfin à la face postérieure du cartilage cricoïde.

4° Surfaces. — Des deux surfaces de l'aponévrose pharyngienne, la *surface intérieure*, concave, répond à la muqueuse. La *surface extérieure*, convexe, sert de substratum à la couche des fibres musculaires, qui lui sont unies par du tissu conjonctif lâche et prennent même sur elle, comme nous allons le voir, un certain nombre de leurs insertions.

B. — MUSCLES DU PHARYNX

Les muscles du pharynx, pairs et symétriquement disposés, sont au nombre de dix, cinq de chaque côté. Au point de vue de leur fonction, comme au point de vue de leur forme, ils se répartissent en deux groupes. Les uns, larges et minces, formés par des fibres transversales ou obliques, sont principalement destinés à rétrécir le pharynx : ce sont les *muscles constricteurs*. Les autres, étroits et allongés, caractérisés par la direction longitudinale de leurs fibres, ont pour effet de l'élever et par suite de le raccourcir : ce sont les *muscles élévateurs*.

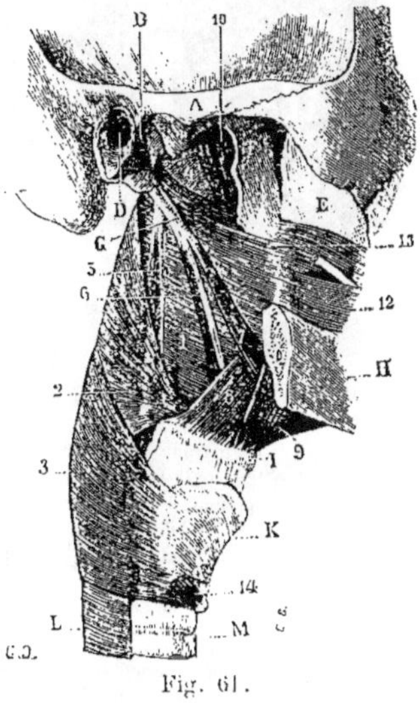

1° Muscles constricteurs. — Les muscles constricteurs sont au nombre de trois, que l'on désigne en supérieur, moyen et inférieur. Ils se disposent suivant des plans différents et s'imbriquent de bas en haut à la manière des tuiles d'un toit, mais en sens inverse. L'inférieur est le plus superficiel : il recouvre en partie le moyen qui est placé en avant de lui. Le moyen, à son tour, recouvre en partie le supérieur qui est le plus profond des trois.

A. FORME ET INSERTIONS. — La forme et les insertions des constricteurs varient pour chacun d'eux. Il y a donc lieu de les considérer isolément :

1° *Constricteur supérieur.* — Le constricteur supérieur (fig. 58,2), de forme quadrilatère, occupe le tiers supérieur du pharynx. Il prend naissance, en dehors : 1° sur la partie inférieure du bord postérieur de l'aile interne de l'apophyse ptérygoïde et sur le crochet qui la termine ; 2° sur un raphé fibreux, improprement appelé *ligament ptérygo-maxillaire,* qui s'étend du crochet ptérygoïdien à l'épine

Fig. 61.

Les muscles du pharynx, vus latéralement (*côté droit*).

(La branche montante du maxillaire inférieur a été réséquée au niveau de son union avec le corps de l'os. La couche superficielle des muscles de la région a été également enlevée.)

A, arcade zygomatique. — B, cavité glénoïde. — C, apophyse mastoïde. — D, conduit auditif externe. — E, tubérosité du maxillaire supérieur. — F, apophyse ptérygoïde — G, apophyse styloïde. — H, maxillaire supérieur. — I, os hyoïde — K, cartilage thyroïde. — L, œsophage. — M, trachée-artère.

1, constricteur supérieur du pharynx. — 2, constricteur moyen. — 3, constricteur inférieur. — 4, aponévrose pharyngienne. — 5, stylopharyngien. — 6, stylo-hyoïdien profond (anormal) et ligament stylo-hyoïdien. — 7, stylo-glosse. — 8, hyo-glosse — 9, mylo-hyoïdien. — 10, péristaphylin externe. — 11, péristaphylin interne. — 12, buccinateur. — 13, aponévrose buccinato-pharyngienne. — 14, crico-thyroïdien.

de Spix et qui donne insertion, d'autre part, aux faisceaux moyens du buccinateur ; 3° sur la partie postérieure de la ligne mylo-hyoïdienne. — Partis de ces différents points, les fibres constitutives du constricteur supérieur, grossies de quelques fais ceaux venus de la langue (voy. t. III, *Pharyngo-glosse*), se dirigent horizontalement en dedans et arrivent à la ligne médiane, où elles se terminent : les unes, en s'insérant sur l'aponévrose pharyngienne et en formant ce qu'on est convenu d'appeler le *raphé pharyngien*; les autres, en s'entrecroisant avec leurs homologues du côté opposé. — Il est à remarquer que le bord supérieur du muscle ne remonte pas jusqu'au crâne : il en est séparé (fig. 58,1) par un intervalle de 10 à 12 millimètres de hauteur, intervalle qui est comblé par la partie la plus élevée de l'aponévrose pharyngienne.

2° *Constricteur moyen.* — Le constricteur moyen (fig. 58,3) revêt la forme d'un large triangle, dont le sommet tronqué répond à l'os hyoïde et dont la base longe le raphé pharyngien. — Il s'insère, par son sommet, sur le bord supérieur de la grande corne de l'hyoïde. De là, il se porte en arrière et en dedans, en s'irradiant à la manière d'un éventail : ses faisceaux supérieurs, obliquement ascendants, remontent jusqu'au voisinage de l'apophyse basilaire ; ses faisceaux moyens suivent un trajet horizontal ; ses faisceaux inférieurs, un trajet obliquement descendant. — Mais, quelle que soit leur direction, ces faisceaux arrivent tous à la ligne médiane et s'y terminent comme ceux du constricteur supérieur, soit en se fixant à l'aponévrose du raphé, soit en s'entrecroisant avec leurs homologues du côté opposé.

3° *Constricteur inférieur.* — Le constricteur inférieur (fig. 58,4), de forme trapézoïde, occupe la partie inférieure du pharynx. Il prend naissance, en avant : 1° sur le bord supérieur et le bord postérieur du cartilage thyroïde ; 2° sur la ligne oblique de ce même cartilage et sur la petite surface quadrilatère qui est située en arrière de cette ligne ; 3° sur la face latérale du cartilage cricoïde. — De cette longue ligne d'insertion, les fibres constitutives du constricteur inférieur se dirigent toutes vers la face postérieure du pharynx, en suivant, les supérieures un trajet obliquement ascendant, les inférieures un trajet horizontal. — Elles se terminent de la même façon que celles des deux autres constricteurs : les unes se fixent au raphé ; les autres passent du côté opposé, en s'entrecroisant avec leurs homologues.

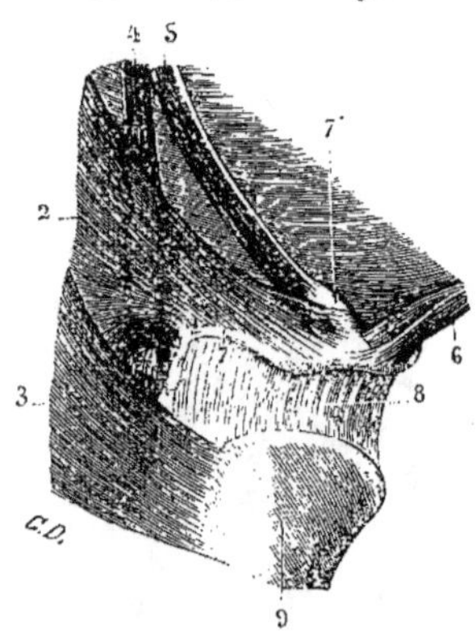

Fig. 62.

Insertion hyoïdienne du constricteur moyen du pharynx.

(L'hyo-glosse, qui masque en grande partie cette insertion, a été réséqué.)

1, constricteur supérieur, dont les fibres les plus inférieures et les plus profondes (pharyngo-glosse) se continuent en avant avec celles du génio-glosse. — 2, constricteur moyen, s'attachant au bord supérieur de la grande corne de l'os hyoïde et à la petite corne. — 3, constricteur inférieur. — 4, stylo-pharyngien. — 5, muscle stylo-hyoïdien profond (anormal), situé derrière le ligament stylo-hyoïdien. — 6, génio-hyoïdien. — 7, grande corne de l'os hyoïde. — 7', sa petite corne. — 8, membrane thyro-hyoïdienne. — 9, cartilage thyroïde.

B. Disposition générale. — Les trois constricteurs, on le voit, recouvrent régulièrement les faces latérales et postérieure du pharynx et, réunis à ceux du côté opposé, forment une large gouttière musculaire doublant extérieurement la gouttière aponévrotique. Cette gouttière musculaire s'insère en avant sur cette même ligne, irrégulièrement brisée, qui donne attache à l'aponévrose et qui s'étend depuis la base du crâne jusqu'à la partie inférieure du larynx. En raison même de la multiplicité de ses origines, les anciens anatomistes, à la suite de Santorini, décrivaient dans la couche musculaire du pharynx un grand nombre de faisceaux, qu'ils désignaient, d'après leurs insertions, sous les noms de *ptérygo-pharyngien, buccinato-*

pharyngien, mylo-pharyngien, hyo-pharyngien, thyro-pharyngien, etc. Un pareil morcellement des constricteurs, outre qu'il complique inutilement la nomenclature, n'est nullement justifié par la dissection, chacun de ces trois muscles constituant une lame parfaitement indivise.

C. RAPPORTS. — Les rapports des muscles constricteurs sont les mêmes que ceux que nous avons décrits ci-dessus pour la surface extérieure du pharynx (p. 48). Il est tout à fait inutile d'y revenir.

D. ACTION. — Quant à leur action, elle se dégage nettement de la disposition même de leurs fibres. Chacune de ces fibres forme avec son homologue du côté opposé une longue courbe à concavité antérieure, qui est fixe à ses deux extrémités, mobile sur tous ses autres points. Or, comme la contraction a pour effet d'atténuer cette courbe en portant en avant sa partie moyenne et en dedans ses parties latérales, il en résulte que, lorsque les trois constricteurs se contractent, la paroi postérieure du pharynx se porte vers sa paroi antérieure, en même temps que les deux parois latérales se rapprochent l'une de l'autre. Le calibre du pharynx est donc rétréci dans ses deux diamètres antéro-postérieur et transversal. — Ce rôle de constricteur est commun aux trois muscles et il est le seul que puisse remplir le constricteur supérieur, uniquement constitué par des fibres transversales. — Les deux autres constricteurs ont, en outre, pour fonction de rétrécir le pharynx dans le sens de sa longueur et, cela, en raison de la direction obliquement ascendante de quelques-unes de leurs fibres. Chacune de ces fibres, en effet, possède deux extrémités : une extrémité fixe, qui est située sur le raphé ; une extrémité mobile, qui répond à l'os hyoïde ou au larynx. Or, comme l'extrémité mobile est située au-dessous de l'extrémité fixe, il s'ensuit que, lorsque les deux constricteurs inférieurs se contractent, l'os hyoïde et le larynx se portent en haut, entraînant avec eux dans leur mouvement d'ascension la partie inférieure du pharynx, qui leur est intimement unie.

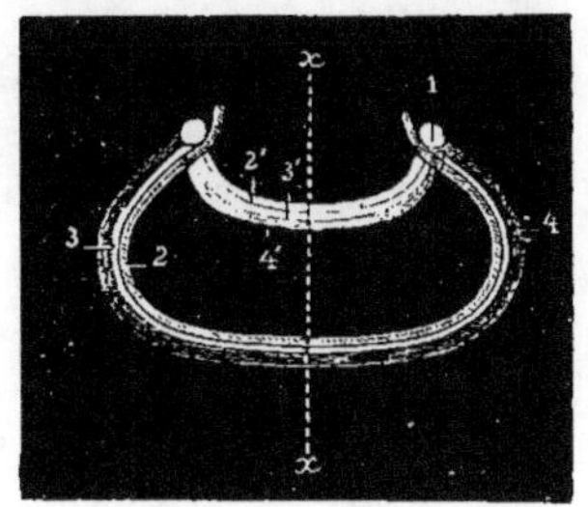

Fig. 63.

Schéma représentant une coupe transversale du pharynx avant et après la contraction des constricteurs.

1, point fixe des muscles. — 2. 2'. muqueuse. — 3. 3', aponévrose. — 4. 4'. muscles constricteurs.

(Les traits noirs indiquent la position qu'occupe le pharynx au repos : les traits rouges, celle qu'il occupe après la contraction de ses muscles constricteurs.)

2° **Muscles élévateurs.** — Les muscles élévateurs sont au nombre de deux, le pharyngo-staphylin et le stylo-pharyngien :

1° *Pharyngo-staphylin.* — Le pharyngo-staphylin, qui fait également partie du voile du palais, a été déjà décrit, à propos de ce dernier organe (voy. p. 26).

2° *Stylo-pharyngien.* — Le stylo-pharyngien (fig. 58, *a*). muscle long et grêle. étroit et arrondi à sa partie supérieure, large et mince à sa partie inférieure, prend naissance sur le côté interne de la base de l'apophyse styloïde. — De là, il se porte obliquement en bas et en dedans, et arrive bientôt sur la paroi externe du pharynx. Il glisse quelque temps contre le constricteur supérieur, s'engage ensuite entre le constricteur supérieur et le constricteur moyen et se termine au-dessous de ce dernier muscle en formant un large éventail : ses faisceaux postérieurs se fixent à l'aponévrose pharyngienne ; ses faisceaux antérieurs (fig. 62,4) s'insèrent, en partie sur le bord externe de l'épiglotte, en partie sur le bord postérieur du cartilage thyroïde. — Le muscle stylo-pharyngien fait partie du bouquet de Riolan, avec le stylo-glosse et le stylo-hyoïdien, qui sont placés en avant de lui. En arrière, il est en rapport avec la carotide interne, la jugulaire interne et le glosso-pharyngien. — Au point de vue de ses fonctions, il est élévateur du pharynx et du larynx.

C. — Muqueuse du pharynx

La muqueuse du pharynx revêt sans interruption toute la surface intérieure de cet organe. Elle se continue, sans ligne de démarcation bien nette, avec la muqueuse des cavités voisines : en haut, avec la muqueuse des fosses nasales et celle de la trompe d'Eustache ; à sa partie moyenne, avec la muqueuse buccale ; en bas, avec les deux muqueuses laryngienne et œsophagienne. Nous étudierons successivement son aspect extérieur et sa structure.

1° Aspect extérieur. — La muqueuse pharyngienne diffère d'aspect suivant la région où on l'examine.

a. *Dans sa portion nasale*, elle nous présente une coloration rosée ou même franchement rougeâtre. Elle est remarquablement épaisse et, d'autre part, adhère intimement à la couche sous-jacente. Sa surface est très irrégulière. A sa partie toute supérieure notamment, au niveau de la voûte, elle nous présente des plis, orientés dans diverses directions, que séparent des dépressions plus ou moins profondes et que recouvre d'ordinaire un mucus visqueux et très adhérent. Nous reviendrons plus loin sur ces plis, à propos de l'amygdale et de la poche pharyngiennes.

b. *Dans sa portion buccale*, la muqueuse du pharynx est plus mince, plus régulière, d'une coloration plus pâle, doublée sur sa face extérieure d'une couche de tissu cellulaire lâche, qui ne l'unit que faiblement aux parties sous-jacentes.

c. *Dans sa position laryngienne*, elle présente, dans sa moitié postérieure, les mêmes caractères que dans sa portion nasale. Mais, dans sa moitié antérieure, au niveau du larynx, elle se plisse dans divers sens à la manière d'une membrane qui serait beaucoup plus large que le plan sur lequel elle repose et qui n'adhérerait à ce plan que par un tissu cellulaire extrêmement lâche (SAPPEY).

2° Structure. — Envisagée au point de vue de sa structure, la muqueuse du pharynx, comme toutes les muqueuses, se compose de deux couches : une couche superficielle ou épithéliale et une couche profonde ou derme.

a. *Épithélium*. — L'épithélium varie suivant les régions que l'on examine. A la partie antérieure et supérieure du pharynx nasal, notamment à la voûte, sur tout le pourtour des orifices postérieurs des fosses nasales, autour de l'amygdale et sur la face supérieure du voile du palais, l'épithélium rappelle celui de la muqueuse pituitaire : c'est un épithélium cylindrique stratifié à cils vibratiles. Partout ailleurs, c'est-à-dire sur la face postérieure du pharynx nasal et sur toute l'étendue des deux portions buccale et laryngée, l'épithélium présente exactement les mêmes caractères que sur la muqueuse buccale : c'est un épithélium pavimenteux stratifié du type malpighien.

b. *Derme*. — Le derme ou chorion est à peu près constitué comme celui de la muqueuse buccale. Il présente à sa surface libre de très nombreuses papilles, simples ou composées. Histologiquement, elle a pour éléments essentiels des faisceaux de tissu conjonctif et des fibres élastiques : ces fibres élastiques, plus nombreuses et plus fortes que dans la muqueuse buccale, forment dans les couches profondes du derme des sortes de membranes élastiques très serrées (KÖLLIKER). Aux éléments conjonctifs et élastiques s'ajoutent, dans le derme de la muqueuse pharyngienne, de nombreux follicules clos. Ces follicules, qu'entourent toujours des nappes plus ou moins étendues de tissu réticulé ou adénoïde, se rencontrent dans toute l'étendue du pharynx nasal. On les rencontre aussi dans les deux autres portions du pharynx : mais ils y sont moins nombreux et se cantonnent de préférence au voisinage des amygdales palatines. Le tissu adénoïde est, en général, disséminé en ilots de forme et de dimensions variables. Il est un point, cependant, où il se condense d'une façon toute particulière : c'est à la partie antérieure de la voûte. Il se différencie là en une sorte d'organe, que l'on désigne sous le nom d'*amygdale pharyngienne*. Nous l'étudierons tout à l'heure. Nous devons, auparavant, décrire les glandes pharyngiennes.

c. *Glandes pharyngiennes*. — La muqueuse pharyngienne renferme dans toute sa hauteur un grand nombre de glandes en grappe, de petites dimensions, de forme sphérique ou lenticulaire. Les unes, superficielles, occupent l'épaisseur même du derme. Les autres, profondes et ordinairement plus volumineuses, sont situées au-dessous du derme, dans la couche sous-muqueuse. Les glandes pharyngiennes, par leur forme, par leur structure et par leur signification morphologique, rappellent les glandes labiales : ce sont en général des glandes mixtes, possédant à la fois des éléments muqueux et des éléments séreux. De distance en distance, on en rencontre quelques-unes qui sont exclusivement séreuses. Leurs canaux excréteurs s'ouvrent pour la plupart à la surface libre de la muqueuse. Quelques-uns, seulement, débouchent dans les diverticulums de l'amygdale pharyngienne.

3° **Amygdale pharyngienne**. — Signalée depuis longtemps par SANTORINI (1775), par TOURTUAL (1846), par ARNOLD (1847) et par LACAUCHIE (1853), l'amygdale pharyngienne a été pour la première fois bien décrite par KÖLLIKER (1863) et, après KÖLLIKER, par LUSCHKA (1868) dans un article publié dans les Archives allemandes de MAX SCHULTZE et reproduit en France dans le Journal de l'Anatomie de CH. ROBIN. De nos jours, l'amygdale pharyngienne a été de nouveau bien étudiée par TRAUTMANN (1886), par MÉGEVAND (Th. de Genève, 1887) et par ESCAT (Th. de Paris, 1894).

a. *Situation*. — L'amygdale pharyngienne (fig. 64,2) occupe la région médiane de la voûte du pharynx. Elle est située entre les deux orifices de la trompe d'Eustache, en arrière des choanes, en avant d'une ligne transversale passant par le tubercule pharyngien (voy. OSTÉOLOGIE). Si l'on veut bien se rappeler : 1° qu'il existe au niveau du pavillon de la trompe une nouvelle amygdale, dite amygdale tubaire ou amygdale de Gerlach (voy. *Trompe d'Eustache*); 2° que cette amygdale tubaire est reliée, d'une part à l'amygdale pharyngienne, d'autre part à l'amygdale palatine, par deux traînées, l'une ascendante, l'autre descendante, de tissu adénoïde et de follicules clos ; 3° que l'amygdale palatine à son tour se prolonge, par une nouvelle traînée de follicules clos, jusqu'à la base de la langue, on en conclura qu'il existe, dans chaque moitié du pharynx, une traînée non interrompue de formations lymphoïdes, affectant la forme d'un demi-cercle et allant de l'amygdale pharyngienne à la base de la langue, en passant successivement par l'amygdale tubaire, par le pilier postérieur du voile du palais et par l'amygdale palatine. Et si, maintenant, on réunit le demi-cercle droit au demi-cercle gauche, on aura un cercle complet, que nous désignerons, avec WALDEYER, sous le nom de *grand cercle lymphatique du pharynx*.

b. *Conformation extérieure.* — L'amygdale pharyngienne, à l'état de développement complet (fig. 64,2), revêt l'aspect d'une saillie irrégulièrement quadrangulaire, plus longue que large, mesurant en moyenne 25 millimètres de longueur, sur 20 millimètres de largeur et 6 millimètres d'épaisseur. Elle nous présente ordinairement, en son milieu, une fente antéro-postérieure (*fente médiane*), qui est plus marquée en arrière qu'en avant et qui se termine ordinairement à sa partie postérieure par une petite fossette, laquelle n'est autre que la *bourse pharyngienne* (voy. plus bas). De chaque côté de cette fente, et formant l'amygdale, se trouvent des plis, toujours très variables dans leur nombre,

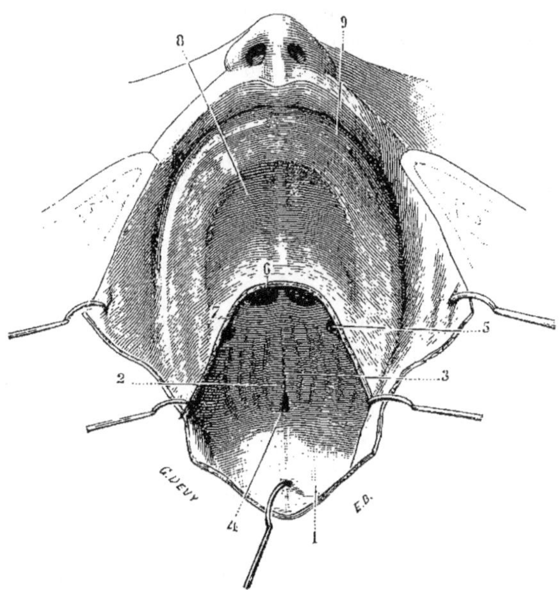

Fig. 64.

Amygdale pharyngienne chez le nouveau né (enfant de 12 jours).

1, paroi postérieure du pharynx. — 2, amygdale pharyngienne. — 3, fente médiane. — 4, recessus pharyngien (future bourse pharyngienne). — 5, trompe d'Eustache. — 6, choanes. — 7, ligne de section du voile du palais. — 8, voûte palatine. — 9, gencives supérieures.

dans leur forme et dans leur orientation : tantôt (et c'est là la disposition qui me paraît la plus commune), les plis amygdaliens affectent une disposition arquée, ceux de droite et ceux de gauche se regardant réciproquement par leur concavité (fig. 64,2) ; tantôt, comme nous le montre la figure 65.A, ils partent d'un

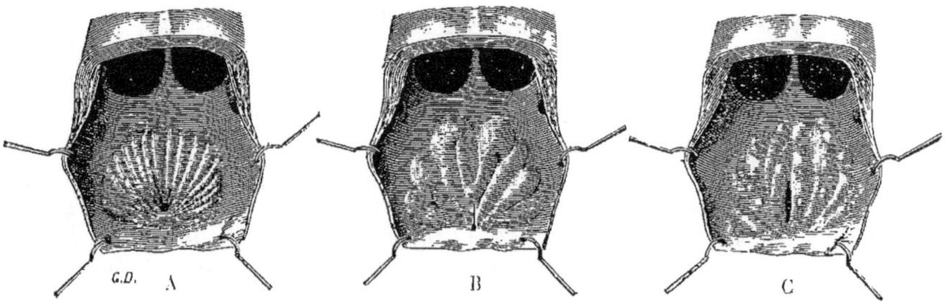

Fig. 65.

Divers types d'amygdale pharyngienne chez le nouveau-né : A, en forme d'éventail ; B, en forme de circonvolutions ; C, plis amygdaliens, recouverts de petites saillies hémisphériques.

Même préparation et même orientation que dans la figure 64.

point commun qui répond à la partie la plus postérieure de l'organe et de là, comme d'un centre commun, rayonnent en avant et en dehors, formant dans leur ensemble une sorte de demi-éventail ; dans certains cas enfin (fig. 65, B), les plis, fortement flexueux, orientés dans les directions les plus diverses, anastomosés les uns avec les autres, forment un complexus essentiellement irrégulier rappelant jusqu'à un certain point un bloc de circonvolutions cérébrales. J'ai vu plusieurs fois ces plis amygdaliens surmontés (fig. 65, C) par une série de petites saillies hémisphériques, qui ne sont vraisemblablement que des follicules. Quoi qu'il en soit de ces variétés, l'amygdale pharyngienne est toujours réductible à ces deux éléments : des *plis* et des *sillons* séparant ces plis. Parmi les sillons, il y en a un généralement, comme nous l'avons déjà dit, qui occupe la ligne médiane et qui divise l'organe en deux moitiés plus ou moins symétriques.

c. *Evolution*. — L'amygdale pharyngienne fait son apparition de bonne heure. Déjà, chez l'embryon de 9 centimètres, on observe, à la partie postérieure de la surface qui sera plus tard la voûte du pharynx, une dépression médiane en forme de fente, limitée latéralement par deux plis muqueux à direction sagittale. Ces plis, au fur et à mesure que le sujet se développe, s'allongent et se multiplient. L'amygdale est très visible chez un fœtus de 7 ou 8 mois. Chez le nouveau-né, l'amygdale pharyngienne occupe d'ordinaire la moitié postérieure de la voûte du pharynx. Dans la première année qui suit la naissance, l'organe augmente à la fois en longueur et en largeur ; d'autre part, il se rapproche peu à peu des choanes et finit par les atteindre. L'amygdale progresse encore, mais beaucoup plus lentement, jusqu'à 12 ou 14 ans, époque où elle atteint son plus grand développement. Passé cet âge, elle entre en régression : les plis diminuent de longueur, en même temps qu'ils s'affaissent ; la région occupée par eux s'aplanit peu à peu, de telle sorte qu'à l'âge de 20 à 25 ans, il ne reste plus de la formation amygdalienne que la partie la plus postérieure de sa fente médiane, laquelle n'est autre que la *bourse pharyngienne* de l'adulte.

d. *Structure*. — L'amygdale pharyngienne est constituée sur le même type que l'amygdale palatine et ce que nous avons dit de cette dernière nous permettra d'être court. Si on pratique sur le milieu de l'amygdale une coupe vertico-trans-

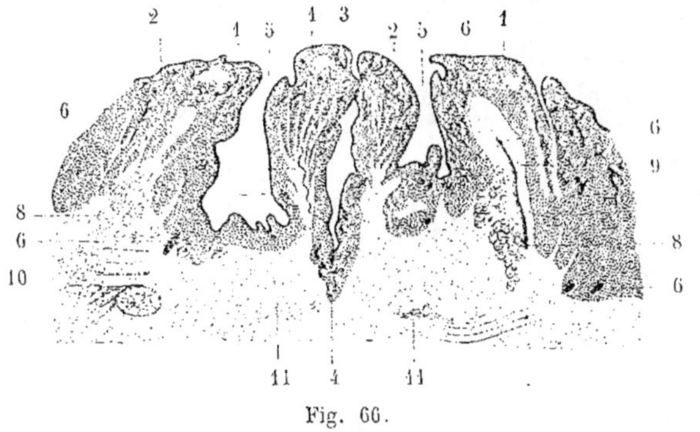

Fig. 66.

Coupe vertico-transversale de l'amygdale pharyngienne (sujet de 24 ans, d'après MÉGEVAND).

1, épithélium de la muqueuse tapissant le tissu adénoïde. — 2, tissu adénoïde. — 3, sillon central ou médian, formé ici par une mince couche de tissu lymphoïde et formant une cavité. — 4, fond ou paroi supérieure du sillon médian. — 5, sillons latéraux. — 6, vaisseaux sanguins. — 7, follicules clos. — 8, couche glandulaire. — 9, conduit excréteur des glandes acineuses. — 10, fibres musculaires. — 11, tissu conjonctif sous-adénoïdien. — 12, travées du tissu conjonctif pénétrant dans le tissu lymphoïde.

versale (fig. 66), on constate qu'elle est formée par un système de plis verticaux, que séparent les uns des autres des diverticulums ou cryptes plus ou moins profonds. Plis et diverticulums ont exactement la même valeur morphologique que les formations de même nom de l'amygdale palatine. Ils ont aussi la même structure : ils se composent d'une couche propre et d'un épithélium. La couche propre est un tissu réticulé, renfermant des follicules clos. Quant à l'épithélium il est différent suivant les points où on l'examine : à la surface des plis, il offre le plus souvent le type malpighien ; dans les anfractuosités, au contraire, il est du type cylindrique et cilié, exactement à la façon de celui des fosses nasales (RENAUT).

4° Bourse pharyngienne. — A la partie moyenne de la voûte du pharynx, sur la ligne médiane et à mi-chemin entre l'arc antérieur de l'atlas et l'orifice postérieur des fosses nasales, on observe assez fréquemment une espèce d'invagination de la muqueuse, qui revêt, suivant les cas, la forme d'une simple dépression linéaire, d'une fossette en entonnoir, d'une véritable poche plus ou moins profonde et ne communiquant avec le cavum pharyngien que par un tout petit orifice arrondi ou elliptique : c'est le *recessus médian du pharynx* ou *bourse pharyngienne* de LESCHKA (*poche pharyngienne* de certains auteurs).

a. *Situation.* — Sa situation varie un peu suivant les âges. Chez l'embryon, alors que l'amygdale n'a pas encore fait son apparition, elle est située à la partie la plus reculée de la région qui deviendra plus tard la voûte du pharynx. Chez le fœtus, chez le nouveau-né et chez l'enfant, alors que l'amygdale est en voie d'évolution, elle occupe l'extrémité postérieure du sillon médian que nous présente ce dernier organe. Enfin, chez l'adulte et chez le vieillard, quand l'amygdale n'existe plus, la bourse pharyngienne se trouve située, comme nous l'avons dit plus haut, sur le milieu de la voûte, à égale distance de l'arc antérieur de l'atlas et du septum des fosses nasales.

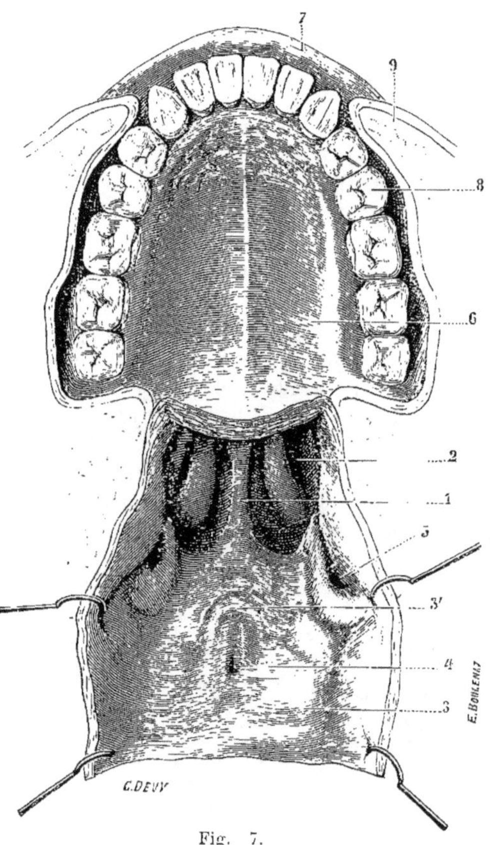

Fig. 7.

Bourse pharyngienne chez l'adulte (femme de 45 ans).

(Le maxillaire inférieur a été désarticulé : le voile du palais a été enlevé et la tête fortement renversée en arrière, de façon à avoir sous les yeux la paroi postéro-supérieure du pharynx.)

1, cloison des fosses nasales. — 2, choanes. — 3, voûte du pharynx, avec 3', plis de la muqueuse. — 4, bourse pharyngienne. — 5, ouverture de la trompe. — 6, voûte palatine. — 7, lèvre supérieure. — 8, arcades dentaires. — 9, coupe horizontale des joues.

b. *Profondeur.* — Sa profondeur est, elle aussi, fort variable. Le plus souvent elle s'arrête au tissu conjonctif ou au fibro-cartilage sous-jacent à la muqueuse, et elle présente alors, suivant l'épaisseur du tissu adénoïdien, de 1 à 4 millimètres de profondeur. Dans certains cas, cependant (Tourtual, Luschka, Zahn, Mégevant en ont rapporté des exemples), on la voit descendre jusqu'à l'os et y laisser même une empreinte plus ou moins marquée.

c. *Structure.* — Les parois de la bourse de Luschka nous présentent la même structure fondamentale que les parois d'un diverticulum amygdalien : nous rencontrons à sa surface un épithélium cylindrique cilié et, au-dessous de l'épithélium, une quantité plus ou moins considérable de follicules clos, faisant saillie à l'intérieur. La cavité elle-même est remplie par un mucus de coloration jaunâtre.

d. *Glandes.* — D'après Ganghofner, la couche des glandes muqueuses fait défaut au niveau du fond de la bourse ; en revanche, il en existe tout autour d'elle une riche couronne, dont les orifices se voient, soit dans la cavité de la bourse elle-même, soit au voisinage de son ouverture.

Le diverticulum pharyngien que nous venons de signaler a été entrevu dès 1842 par Mayer (de Bonn). Mais il a été bien décrit pour la première fois, en 1868, par Luschka, d'où le nom de *bourse de Luschka*, sous lequel le désignent la plupart des auteurs. « On trouve bien souvent, dit Luschka, pour ne pas dire toujours, à la limite du tissu adénoïde du pharynx, un orifice de dimension plus grande que ceux des glandes ordinaires et d'une tout autre signification. Tantôt arrondi et du diamètre d'une tête d'épingle, tantôt plus grand et limité en haut seulement par un rebord saillant, cet orifice donne accès dans un cul-de-sac d'un centimètre et demi de longueur au maximum et large au plus de 6 millimètres. Il remonte à l'apophyse basilaire de l'occipital, pour finir en se rétrécissant quelquefois en pointe dans le tissu fibreux de la région. »

Une pareille disposition, restée longtemps à l'état de simple curiosité anatomique, a acquis dans ces dernières années une importance considérable, en raison de la pathologie spéciale que lui a attribuée Tornwaldt (de Dantzig). Au cours d'une pharyngite chronique, le diverticulum en question s'engorge, ses parois se gonflent et s'épaississent, sa cavité se remplit et se dilate. Il forme ainsi sur la paroi pharyngienne une saillie plus ou moins considérable et peut même, par suite de l'oblitération de son orifice, se transformer en un véritable kyste : telle est, au point de vue anatomique, ce qu'on appelle la *maladie de Tornwaldt*.

La bourse pharyngienne à l'état de développement complet, telle que l'a décrite Luschka, est tout à fait exceptionnelle chez l'adulte. A son lieu et place, on ne rencontre, le plus souvent, qu'une petite dépression en cæcum ou en entonnoir, occupant ordinairement la partie la plus postérieure d'un sillon médian, d'où le nom de *recessus médian du pharynx*, qui a été employé par Ganghofner et Schwabach, de préférence à celui de bourse pharyngienne. Enfin, même ce recessus médian fait complètement défaut sur un grand nombre de sujets.

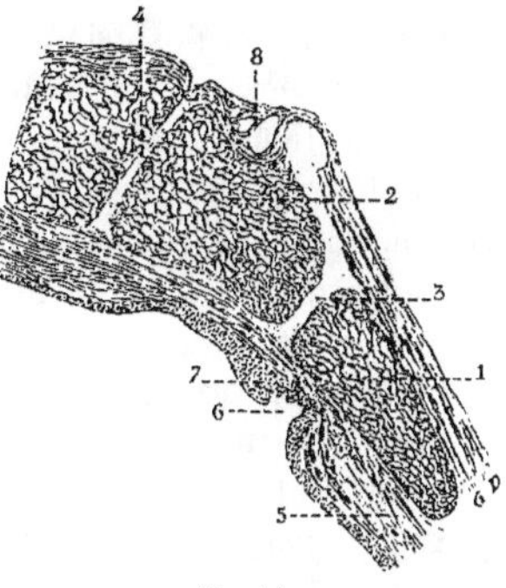

La bourse pharyngienne n'est donc pas constante chez l'adulte et, quand elle existe, elle revêt les aspects les plus divers. Mais ce n'est pas là, selon moi, une raison suffisante pour la rejeter et la rayer définitivement de nos descriptions anatomiques. Tout récemment, en effet, Kilian l'a rencontrée chez de tout jeunes embryons et a pu la suivre pas à pas dans ses diverses phases évolutives. C'est donc bien une formation spéciale, digne d'être étudiée et décrite.

Mais si la bourse pharyngienne existe avec une signification propre, cette signification ne nous est pas encore bien connue. — On a émis l'opinion qu'elle n'était qu'une simple dépression de la muqueuse dans le tissu adénoïde sous-jacent et qu'il fallait, de ce fait, la considérer comme l'équivalent, plus ou moins modifié, d'un de ces cryptes qui se voient à la surface de l'amygdale pharyngienne. Mais une pareille interprétation n'est pas conciliable avec ce double fait, que la bourse pharyngienne existe chez l'embryon bien avant l'amygdale et qu'elle persiste chez l'adulte, alors même que l'amygdale a entièrement disparu. — Luschka avait cru devoir considérer la bourse pharyngienne comme le reliquat du canal embryonnaire (*canal pharyngo-hypophysaire*) par lequel émigre l'évagination de la muqueuse buccale qui deviendra plus tard l'hypophyse (voy. *Hypophyse*). Mais il est nettement établi aujourd'hui par les recherches de Suchannek, de Schwabach, de Kilian, etc., que le canal pharyngo-hypophysaire se trouve placé bien en avant

Fig. 68.

Coupe sagittale, chez un nouveau-né, de la voûte du pharynx et de la portion de la base du crâne correspondante.

1. apophyse basilaire. — 2. corps du sphénoïde. — 3, suture sphéno-occipitale. — 4, suture du sphénoïde antérieur et du sphénoïde postérieur (suture intersphénoïdale). — 5, paroi du pharynx. — 6, recessus pharyngien. — 7, amygdale pharyngienne. — 8, hypophyse.

(On voit très nettement, sur cette coupe, que le recessus pharyngien au lieu d'être situé au-dessous de la selle turcique (au niveau du canal, maintenant disparu, qui donne passage à l'hypophyse) répond à l'apophyse basilaire, c'est-à-dire à un point beaucoup plus postérieur.)

de la bourse de Luschka, et comme nous le montre nettement la figure 68, se dirige vers le corps du sphénoïde et le traverse, tandis que la bourse pharyngienne, répond à l'apophyse basilaire de l'occipital. Les deux formations sont donc entièrement distinctes. — Une autre opinion, très suggestive au premier abord, mais encore tout hypothétique, repose sur ce fait énoncé par Froriep que la corde dorsale émet parfois un prolongement antérieur qui s'avance jusqu'à la muqueuse pharyngienne et contracte avec elle une solide adhérence : c'est au niveau de cette adhérence et grâce à elle que se produirait plus tard lors de l'incurvation céphalique de l'embryon, la dépression de la muqueuse qui constitue la bourse de Luschka.

§ IV. — VAISSEAUX ET NERFS DU PHARYNX

1° Artères. — Le pharynx reçoit la plus grande partie de ses artères de la *pharyngienne inférieure*, branche de la carotide externe (voy. ANGÉIOLOGIE). A cette artère principale, qui couvre de ses ramifications les parois postérieure et latérales du pharynx, viennent s'ajouter à titre de branches accessoires : 1° la *ptérygo-palatine* (*pharyngienne supérieure* de quelques auteurs), qui se ramifie dans la muqueuse de la voûte ; 2° quelques divisions de la *palatine inférieure* et de la *thyroïdienne supérieure*, qui proviennent, la première de l'artère faciale, la seconde de la carotide externe. Quelle que soit leur origine, les artères pharyngiennes se distribuent aux muscles, à la muqueuse et aux glandes.

2° Veines. — Les veines du pharynx proviennent principalement de la muqueuse et des glandes sous-jacentes. Elles forment au-dessous de la muqueuse un premier plexus, le *plexus sous-muqueux* ou *plexus profond*, qui a été bien étudié en 1887 par Bimar et Lapeyre et qui est particulièrement bien développé sur la partie inférieure de la paroi postérieure du pharynx. Ce plexus profond, qui se continue en bas avec le plexus sous-muqueux de l'œsophage, communique en haut avec les veines vidiennes, ptérygo-palatines et méningées. Les branches qui en partent traversent la couche musculaire et viennent former, à la surface extérieure du pharynx, un deuxième plexus, à mailles larges et irrégulières, que j'ai vu dans certains cas acquérir un développement remarquable. Sur une coupe transversale d'un sujet congelé, que j'ai actuellement sous les yeux, le pharynx, sectionné à sa partie moyenne, présente sur sa paroi postérieure neuf veines, à direction verticale ou plus ou moins oblique, qui mesurent chacune de 2 à 4 millimètres de diamètre. On peut donner à ce deuxième plexus, par opposition au premier, le nom de *plexus superficiel*. Ses branches efférentes, dites *veines pharyngiennes* se portent en avant et en dehors, passent en avant des carotides et se jettent, à des différentes hauteurs, dans la jugulaire interne.

3° Lymphatiques. — Les lymphatiques forment dans la muqueuse un réseau d'une extrême richesse, d'où s'échappent deux ordres de troncs (SAPPEY). — Les uns, *troncs supérieurs*, se portent en haut, traversent la paroi du pharynx au voisinage de son attache au rocher et, finalement, viennent se jeter dans un ganglion qui est couché sur la portion la plus élevée du constricteur supérieur. — Les autres, *troncs inférieurs*, se dirigent en bas et en avant vers la membrane thyro-hyoïdienne. Puis ils traversent cette membrane de dedans en dehors et se jettent dans un groupe de ganglions, qui se trouvent placés en avant de la carotide primitive, tout près de sa bifurcation.

4° Nerfs. — Abstraction faite du nerf pharyngien de Bock, que le ganglion sphéno-palatin envoie à la muqueuse qui avoisine l'orifice de la trompe, et de quelques fins rameaux que le laryngé externe et le récurrent envoient à la partie inférieure du pharynx, les nerfs destinés à cet organe proviennent du *plexus pha-ryngien*, plexus que nous avons déjà décrit sur la face latérale du pharynx (voy. NÉVROLOGIE) et à la constitution duquel concourent à la fois le glosso-pharyngien. le pneumo-spinal et le grand sympathique. Les rameaux efférents de ce plexus se distribuent aux muscles, à la muqueuse, aux glandes et aux vaisseaux.

L'analyse physiologique (voy. les *Traités de physiologie*), suppléant ici à l'insuf-fisance du scalpel, nous apprend : 1° que la sensibilité appartient principalement au pneumogastrique, accessoirement au glosso-pharyngien, qui innerve la muqueuse au voisinage du pilier postérieur, et au trijumeau, qui envoie quelques fibres (par le nerf pharyngien de Bock) sur le pourtour de l'orifice interne de la trompe; 2° que les phénomènes vasculaire et sécrétoires sont sous la dépendance du ganglion cervical supérieur du grand sympathique; 3° que les muscles, enfin, sont inner-vés, en partie, par le glosso-pharyngien, en partie par la branche antérieure du spinal, laquelle, on le sait, se fusionne au-dessous du crâne avec la pneumo-gastrique : le glosso-pharyngien tient sous sa dépendance le pharyngo-staphylin et la partie antérieure du constricteur supérieur; le spinal innerve tous les autres constricteurs. Il convient d'ajouter que le muscle stylo-pharyngien reçoit du glosso-pharyngien un rameau qui lui est spécialement destiné.

Le mode de terminaison des filets nerveux dans les différents éléments consti-tutifs du pharynx ne nous est pas encore connu.

Voyez au sujet du pharynx, parmi les publications récentes : LUSCHKA, *Der Schlundkopf des Menschen*, Tübingen, 1868 ; — GANGHOFNER. *Ueber Aden-Geschwülste ein Nasenrachenraum*, Prag. med. Woch., 1877 ; — DU MÊME, *Ueber die Tonsilla u. Bursa pharyngea*, Sitz. d. Akad. d. Wis-sench., 1873 ; — ANDERSON, *The Morphology of the tongue and pharynx*, Journ. of. Anat. and Phys., 1881, t. XV ; — RUCKERT. *Der Pharynx als Sprach und Schluckapparat*. München, 1882 : — BICKEL, *Ueber die Ausdehnung und den Zusammenhang des lymphatischen Gewebes in der Rachengegend*, Wirchow's Arch., 1884 ; — TORNWALDT, *Ueber die Bedautung der Bursa pharyn-gea*, etc., Wiesbaden, 1885 ; — ALBRECHT, *Ueber die morphologische Bedeutung der Pharynxdi-vertikel*, Berl. klin. Woch., 1885 ; — WALDEYER, *Beitr. zur norm. u. vergl. Anatomie des Pha-rynx*, etc., Sitz. d. Berl. Akad., 1886 ; — BIMAR et LAPEYRE, *Rech. sur les veines du pharynx*. C. R. Acad. des Sc., 1887 ; — SCHWABACH, *Ueber Bursa pharyngea*, Arch. f. mikr. Anat., 1887 : — MÉGEVAND, *Contrib. à l'étude anat. pathologique des maladies de la voûte, du pharynx*, Th. Genève, 1887 ; — DU MÊME, *Zur Entwickelung der Rachentonsille*. ibid., 1888 ; — BLOCH, *Ueber die Bursa pharyngea*, Berl. klin. Woch., 1888 ; — KILIAN, *Ueber die Bursa und Tonsilla pharyngea*, Morph. Jahrb., 1888 ; — SUCHANNEK, *Beit. zur norm. u. path. Anatomie des Rachenwölbes*, ZIEGLER u. NAUWERK Beitr. z. pathol. Anat., III, 1888 ; — DU MÊME, *Anat. Beiträge zur Frage über die sogen. Bursa pharyngea*, Zeitschr. f. Ohrenheilk, 1889 ; — KOSTANECKI, *Zur Kenntniss der Pharynxdivertikel des Menschen*, etc.. Wirchow's Arch., 1890 ; — POELCHEN. *Zur Anat. des Nasenrachenraums*, Wirchow's Arch., 1890 ; — TISSIER, *Etude sur la bourse pharyngée*, etc., Annales des maladies de l'oreille, 1886 ; — GELLÉ, *Un cas type de bourse de Luschka*, ibid., 1889 ; — POTIQUET, *La bourse pharyngienne ou de Luschka*, Revue de laryngologie, 1889 ; — FISCHER. *Ueb. die angeborenen Formfehler des Rachens*, In. Diss., Würzburg, 1892 ; — MAUCLAIRE, *Notes anat. et pathol. sur le pharynx*, Bull. de la Soc. anat., Paris, 1892 ; — ESCAT, *Evolution et transforma-tions anatomiques, de la cavité naso-pharyngienne*, Th. Paris. 1894 ; — DU MÊME. *L'aponévrose de la cavité naso-pharyngienne et de l'espace rétro-pharyngé*, Arch. méd., Toulouse, 1695 ;— VALENTI, *Sopre la piega faringea*, Monit. zool., 1898 ; — WEX. *Beitr. zur norm. u. pathol. Histo-logie der Rachentonsillen*, Zeitschr. f. Ohrenh., 1899 ; — TROLARD, *Région pharyngée de la base du crâne*, Journ. de l'Anat., 1899.

ARTICLE III

ŒSOPHAGE

L'œsophage (de οἴζω, je porte et φαγεῖν, manger ; allem. *Speiseröhre*, angl. *Œso-phagus*) est un conduit musculo-membraneux, à direction longitudinale, destiné à transmettre les aliments, du pharynx auquel il fait suite, à l'estomac qui le continue. C'est dans le conduit œsophagien que s'effectue le troisième temps de la déglutition.

§ I. — CONSIDÉRATIONS GÉNÉRALES

1° Limites. — L'œsophage commence en haut au niveau d'un plan horizontal, rasant le bord inférieur du cartilage cricoïde. Ce plan, le sujet étant debout et la tête en position normale, répond, chez l'homme, au corps de la sixième ou de la septième cervicale (voy. *Larynx*). Si la tête est dans l'extension, il passe par la portion inférieure du corps de la cinquième cervicale ; si, au contraire, la tête est dans la flexion, il rencontre la partie inférieure de la septième cervicale. Chez la femme l'œsophage remonte ordinairement un peu plus haut que chez l'homme. En bas, le conduit œsophagien a pour limite l'orifice circulaire, appelé *cardia*, par lequel il s'ouvre dans l'estomac. Le cardia est situé en regard du flanc gauche de la dixième ou de la onzième dorsale ; projeté en avant sur le plastron sterno-costal, il répond ordinairement au point (ou un peu en dehors de ce point) où le septième cartilage costal gauche vient s'articuler avec le sternum

2° Situation et division. — Ainsi délimité, le conduit œsophagien occupe tout d'abord la partie inférieure du cou. Puis, il descend dans le thorax, le parcourt dans toute son étendue et arrive sur le diaphragme. Il traverse ce muscle au niveau de l'anneau dit œsophagien (voy. *Diaphragme*), débouche dans l'abdomen et se jette presque immédiatement après dans l'estomac, à la hauteur de la onzième vertèbre dorsale. On peut donc, au point de vue topographique, lui distinguer quatre portions : 1° une *portion supérieure* ou *cervicale*, qui s'étend du cartilage cricoïde à un plan horizontal mené par la fourchette sternale ; 2° une *portion moyenne* ou *thoracique*, qui, de ce même plan, s'étend jusqu'au diaphragme ; 3° une *portion diaphragmatique*, qui répond à l'anneau œsophagien du diaphragme ; 4° une *portion inférieure* ou *abdominale*, comprise entre le diaphragme et l'estomac.

3° Direction. — Dans son long trajet descendant, l'œsophage répond dans toute son étendue à la colonne vertébrale. Il en suit régulièrement toutes les inflexions et je ne puis accepter cette opinion, émise par un grand nombre d'anatomistes, que l'œsophage a une direction presque rectiligne. Pour se convaincre du contraire, il suffit de jeter les yeux sur une coupe vertico-médiane d'un sujet congelé : on y voit très nettement le conduit œsophagien descendre parallèlement à la colonne cervico-dorsale et décrire, comme cette dernière, une longue courbe à concavité antérieure. Est-ce à dire que l'œsophage soit directement appliqué contre les corps vertébraux ? Non, il s'en écarte progressivement à partir de la quatrième ou de la cinquième dorsale, mais cet écartement est toujours minime : il ne dépasse pas 10 ou 12 millimètres.

L'œsophage présente encore des inflexions dans le sens transversal. A son origine, il est situé sur la ligne médiane ; mais, en quittant le pharynx, il se porte à gauche (fig. 69) et descend ainsi jusqu'à la troisième vertèbre dorsale. Là, il s'infléchit à droite pour faire place à l'aorte qui, comme on le sait, gagne le côté gauche de la colonne vertébrale ; puis, il se porte de nouveau à gauche et conserve cette situation jusqu'à son entrée dans l'estomac. Il résulte de ces diverses inflexions que l'œsophage, envisagé dans son ensemble, nous présente deux courbures latérales : une *courbure supérieure*, à concavité dirigée à droite ; une *courbure inférieure*, à concavité dirigée à gauche.

Nous devons ajouter, et tous les chirurgiens sont d'accord sur ce point, que les différentes inflexions que nous venons de décrire dans le trajet de l'œsophage, tant les inflexions latérales que les inflexions antéro-postérieures, sont toujours assez peu prononcées pour ne pas gêner l'introduction d'un cathéter ou d'une sonde en gomme élastique.

4° Moyens de fixité. — L'œsophage est maintenu en position : 1° en haut, par sa continuité avec le pharynx et par les connexions intimes de sa tunique musculeuse avec la face postérieure du cartilage cricoïde ; 2° en bas, par sa continuité avec l'estomac et aussi par un certain nombre de replis péritonéaux qui unissent sa portion abdominale au foie et au diaphragme (voy. plus loin) ; 3° dans toute sa hauteur, par des faisceaux de tissu conjonctifs qui le relient à tous les organes voisins, et aussi par un certain nombre de faisceaux musculaires, qui, partant de sa surface extérieure, viennent se fixer d'autre part, sur la trachée, sur les bronches, sur l'aorte, sur l'anneau œsophagien du diaphragme, etc. (voy. § II). Malgré ces divers moyens de fixité, l'œsophage, organe mou et très extensible, se laisse facilement déplacer, soit dans le sens vertical, soit dans le sens latéral.

5° Longueur. — L'œsophage mesure en moyenne 25 centimètres de longueur. Ces 25 centimètres se répartissent ainsi entre les différents segments du conduit : 5 centimères pour la portion cervicale ; 16 centimètres pour la portion thoracique ; 1 centimètre à 1 centimètre 1/2 pour la portion diaphragmatique ; 2 centimètres 1/2 à 3 centimètres pour la portion abdominale.

6° Forme et calibre. — La forme et le calibre de l'œsophage varient naturellement suivant qu'on considère le conduit à l'état de vacuité ou à l'état de distension :

A. A L'ÉTAT DE VACUITÉ. — A l'état de vacuité, ce qui est la condition ordinaire, le conduit œsophagien est plus ou moins aplati d'avant en arrière (fig. 71) et, suivant que les deux parois opposées sont plus ou moins rapprochées l'une de l'autre, la lumière du conduit nous apparaît, sur des coupes transversales, sous la forme d'une ellipse, sous la forme d'un ovale, sous la forme d'une simple fente à direction transversale. La largeur de cette fente, mesurée sur des coupes transversales de sujets con-

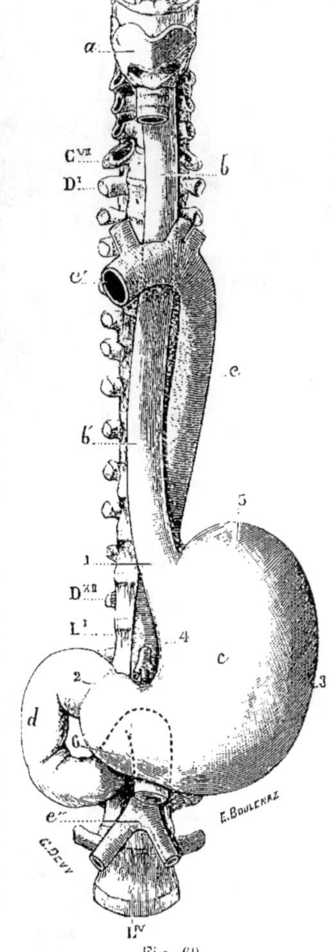

Fig. 69.

L'œsophage et l'estomac en place, pour montrer leur direction et leurs rapports avec le rachis et l'aorte.

a, larynx. — *b*, courbure latérale supérieure de l'œsophage (la concavité regarde à droite). — *b'*, courbure latérale inférieure du même canal (la concavité regarde à gauche). — *c*, estomac, avec : 1, cardia ; 2, pylore ; 3, sa grande courbure ; 4, sa petite courbure ; 5, sa grosse tubérosité ; 6, sa petite tubérosité. — *d*, duodénum. — *e*, aorte, avec *e'*, sa crosse ; *e''*, sa bifurcation au niveau de la quatrième lombaire.

C^{VII}, septième vertèbre cervicale. — D^I, D^{XII}, première et douzième vertèbres dorsales. — L^I, L^V, première et cinquième vertèbres lombaires.

gelés varie, suivant les niveaux, de 5 à 12 millimètres. Il est à remarquer que cet aplatissement antéro-postérieur de l'œsophage est plus marqué à sa partie supérieure qu'à sa partie inférieure. Au voisinage du diaphragme, en effet, le conduit se rapproche beaucoup plus de la forme cylindrique et sa lumière, grâce aux plis longitudinaux de la muqueuse, prend parfois sur les coupes un aspect plus ou moins étoilé.

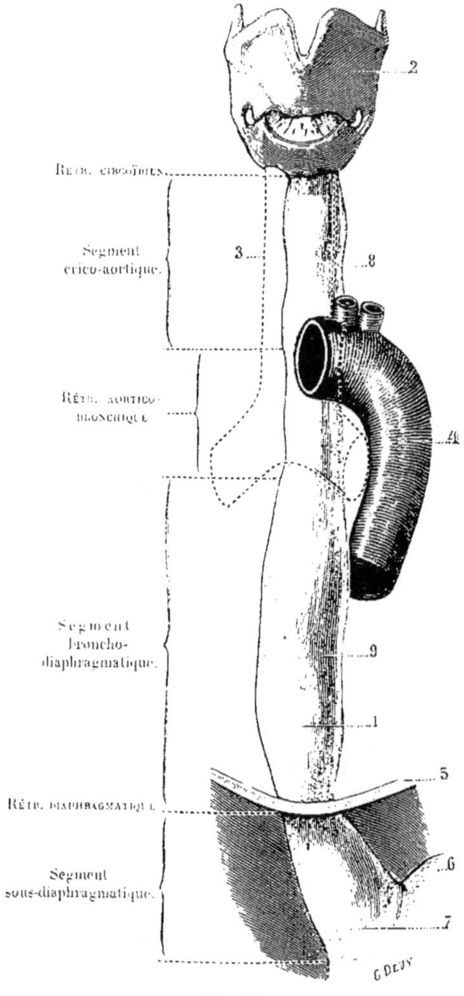

B. A L'ÉTAT DE DISTENSION. — A l'état de distension (insufflation, injection d'eau ou de liquides solidifiables tels que le plâtre, le suif, etc.), l'œsophage se présente encore sous l'aspect d'un cylindre, mais d'un cylindre très mal calibré.

a. *Aplatissement général.* — Il est d'abord, comme à l'état de vacuité, très nettement aplati d'avant en arrière. Cet aplatissement nous paraît présenter son maximum au niveau de la zone suivant laquelle l'œsophage se trouve en rapport avec la face postérieure du cœur. De plus, il nous présente un certain nombre de points qui sont très nettement rétrécis : ce sont les *rétrécissements normaux* de l'œsophage.

b. *Rétrécissements.* — Les rétrécissements de l'œsophage, spécialement étudiés par Mouton (Th. de Paris. 1894), par Morosow (Th. de Saint-Pétersbourg. 1887), par Mehnert (*Verh. d. Anat. Gesellsch.*, 1898), offrent une très grande variabilité de siège et de dimensions. De l'examen d'un très grand nombre d'œsophages que nous avons injectés, M. Pellanda et moi, soit en place, soit après extraction de la cavité thoracique, il me paraît résulter que l'on doit admettre, le long du conduit œsophagien, trois rétrécissements ou détroits, savoir (fig. 70) : un rétrécissement supérieur ou cricoïdien, un rétrécissement moyen ou aortico-bronchique, un rétrécissement inférieur ou diaphragmatique. — Le *rétrécissement cricoïdien* se trouve situé, comme son nom l'indique, à l'origine même de l'œsophage, immédiatement au-dessous du cricoïde. Il s'étend sur une longueur de 12 à

Fig. 70.

L'œsophage distendu par une injection au suif (vue antérieure).

1. œsophage avec ses différents segments. — 2. larynx. — 3. trachée et bronches représentées en pointillés. — 4. aorte thoracique — 5. diaphragme. — 6. estomac. — 7. cardia. — 8. rétrécissement assez fréquent, siégeant au niveau de la fourchette sternale. — 9. autre rétrécissement (non constant) répondant au cœur.

15 millimètres. La largeur de l'œsophage, à son niveau, mesure de 14 à 16 millimètres. Le détroit cricoïdien est le plus constant de tous les rétrécissements ; il est aussi le plus petit. — Le *rétrécissement aortico-bronchique* est situé en pleine cavité thoracique. Il répond, comme l'indique nettement son nom, au point de contact de l'aorte et de la bronche gauche avec le flanc gauche de l'œsophage. Ce rétrécissement, plus spécialement marqué sur la moitié gauche du conduit, s'étend sur une hauteur de 4 ou 5 centimètres. Les dimensions transversales de l'œsophage varient, à son niveau, de 15 à 17 millimètres. — Le *rétrécissement diaphragmatique* se trouve situé au point de passage de l'œsophage à travers la cloison diaphragmatique. Sa longueur, très variable, peut atteindre de 10 à 20 millimètres. Les dimensions transversales de l'œsophage, au niveau du rétrécissement, oscillent entre 16 et 19 millimètres.

c. *Segments dilatés.* — Ces trois détroits divisent le conduit œsophagien en trois segments dilatés, que nous désignerons comme suit, en allant de haut en bas : 1° le *segment crico-aortique*, compris entre le détroit cricoïdien et la partie initiale du détroit aortico-bronchique ; 2° le *segment broncho-diaphragmatique*, qui s'étend de la partie inférieure du détroit aortico-bronchique au commencement du détroit diaphragmatique ; 3° le *segment sous-diaphragmatique*, qui répond à la portion abdominale du conduit et qui se trouve naturellement compris entre le détroit diaphragmatique et le cardia. De ces trois segments, les deux premiers sont plus ou moins fusiformes : ce sont les *fuseaux crico-aortique* et *broncho-diaphragmatique*. Le troisième revêt la forme d'un entonnoir dont la base, dirigée en bas, répond à l'estomac : nous l'appellerons *entonnoir précardiaque*. Au niveau des portions renflées de l'œsophage, les dimensions transversales du conduit oscillent ordinairement entre 19 et 22 millimètres.

A côté des rétrécissements sus-indiqués, que l'on trouve assez régulièrement sur tous les œsophages, il en existe un certain nombre d'autres, ceux-là moins constants. — On en rencontre un (1 fois sur 4 sujets), à mi-distance entre le cricoïde et la crosse aortique; il répond à peu près à la fourchette sternale et on pourrait peut-être lui donner le nom de *rétrécissement sternal*. Quand il existe, notre fuseau crico-aortique se trouve divisé par lui en deux segments distincts. — Un autre rétrécissement peut se rencontrer (fig. 70,9) au point de contact de l'œsophage et de la face postérieure du cœur (*rétrécissement cardiaque*). Il est très nettement visible sur les coupes sagittales des sujets congelés. Lui aussi, quand il existe, divise le segment broncho-diaphragmatique en deux segments plus ou moins distincts. — D'autre part, au lieu d'un rétrécissement unique aortico-bronchique (ce qui me paraît être la disposition la plus commune), on peut avoir sur le même point deux rétrécissements superposés, répondant isolément, l'un à l'aorte, l'autre à la bronche gauche.

d. *Signification morphologique.* — La présence, sur l'œsophage, de parties rétrécies alternant avec des parties dilatées a été très diversement interprétée par les auteurs. Pour MOUTON, il faudrait voir dans cette disposition la trace de soudures entre la portion ectodermique et la portion entodermique de l'œsophage : une pareille explication me paraît difficilement soutenable. Pour MOROSOW, et cette explication est certainement la plus raisonnable, les rétrécissements que l'on observe de loin en loin sur l'œsophage sont le résultat d'une compression exercée sur l'œsophage par les formations voisines : c'est ainsi que le rétrécissement diaphragmatique est le résultat de la compression exercée sur la partie correspondante de l'œsophage par l'anneau musculaire qu'il traverse, que le rétrécissement aortico-bronchique traduit la compression de l'œsophage par l'aorte et par la bronche gauche, etc. Cette influence morphogénique, toutefois, est fort ancienne et, depuis longtemps déjà, fixée par l'hérédité : les rétrécissements en question, en effet, se rencontrent chez le nouveau-né et même chez le fœtus tout aussi bien que chez l'adulte. Enfin, dans une communication récente faite à la Société anatomique allemande (1898),

Mehnert croit devoir considérer les rétrécissements œsophagiens comme le reflet extérieur de la constitution métamérique de cet organe. Mehnert décrit, à ce titre, 12 segments œsophagiens, délimités par 13 rétrécissements, vascularisés par 12 artères et répondant aux 12 vertèbres dorsales. Quelque suggestive que soit une pareille interprétation, nous ne pouvons lui accorder pour le moment, en l'absence de recherches de contrôle, que la valeur qu'on accorde aux hypothèses.

§ II. — Mode de conformation et rapports

L'œsophage nous offre à considérer, comme le pharynx, une surface extérieure, une surface intérieure et deux extrémités, l'une supérieure, l'autre inférieure.

1° Surface intérieure. — La surface intérieure de l'œsophage, formée par la muqueuse, a une coloration blanchâtre, qui contraste, d'une part avec la couleur rosée du pharynx supérieur, d'autre part avec la couleur cendrée de l'estomac. Elle est sillonnée par de longs plis longitudinaux, qui s'atténuent ou s'effacent lors du passage du bol alimentaire, pour se reformer aussitôt après quand le conduit œsophagien revient de l'état de distension à l'état de vacuité. Ces plis sont formés exclusivement par la muqueuse doublée de la sous-muqueuse, et ils résultent de ce que cette membrane est beaucoup trop large, à l'état de vacuité du conduit, pour recouvrir la surface sur laquelle elle repose.

2° Surface extérieure et rapports. — La surface extérieure de l'œsophage, assez régulièrement lisse et unie, est entourée sur tout son pourtour par une couche de tissu cellulaire, plus ou moins dense, que nous désignerons sous le nom de *couche celluleuse périœsophagienne*. Continuation de la couche celluleuse péripharyngienne (p. 67), elle recouvre successivement la portion cervicale et la portion thoracique de l'œsophage, mais non sans changer d'aspect : assez développée à sa partie toute supérieure, elle s'atténue graduellement au fur et à mesure qu'elle descend et, arrivée dans le thorax, elle ne tarde pas à se confondre avec le tissu cellulaire du médiastin postérieur. Par l'intermédiaire de sa gaine celluleuse, l'œsophage présente, avec une foule d'organes, des rapports importants, que nous étudierons séparément : 1° pour sa portion cervicale ; 2° pour sa portion thoracique ; 3° pour sa portion diaphragmatique ; 4° pour sa portion abdominale.

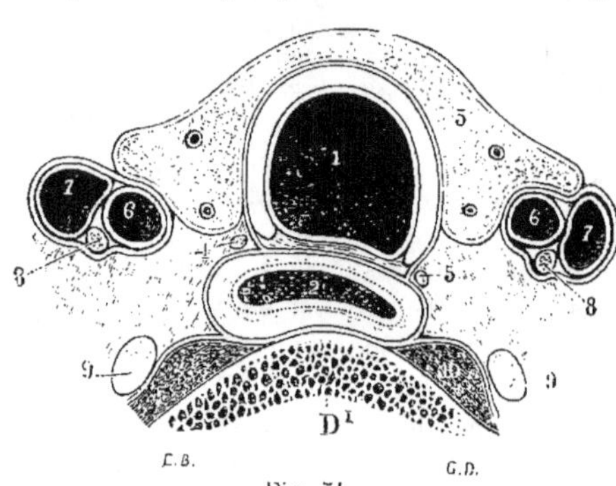

Fig. 71.

Coupe transversale du corps thyroïde, pour montrer ses rapports avec la trachée et le paquet vasculo-nerveux du cou (en partie d'après Braune).

1, trachée. — 2, œsophage. — 3, corps thyroïde avec son enveloppe conjonctive. — 4, nerf récurrent gauche. — 5, nerf récurrent droit. — 6, carotide primitive. — 7, jugulaire interne. — 8, pneumogastrique. — 9, ganglion sympathique. — 10, muscles prévertébraux. — D¹, corps de la première dorsale.

A. Portion cervicale. — L'œsophage, dans sa portion cervicale, occupe la partie la plus profonde de la région sous-hyoïdienne.

a. En avant, il est en rapport avec la portion membraneuse de la trachée-artère : un tissu cellulaire, très lâche à la partie inférieure, plus dense à la partie supérieure, unit l'un à l'autre ces deux conduits. Par suite de sa déviation de la ligne médiane, l'œsophage déborde la trachée à gauche et sa partie ainsi débordante (qu'on me permette cette expression) est recouverte par le muscle sterno-thyroïdien, le corps thyroïde et l'artère thyroïdienne inférieure.

b. *En arrière*, l'œsophage répond à la colonne vertébrale, dont il est séparé par les muscles prévertébraux et par l'aponévrose prévertébrale. Il est uni à cette aponévrose par une nappe de tissu cellulaire lâche qui se continue, en haut, avec le tissu cellulaire rétro-pharyngien et, en bas, avec celui du médiastin postérieur.

c. *Sur les côtés* (fig. 71), il répond au corps thyroïde, à l'artère thyroïdienne inférieure, à l'artère carotide primitive, à la veine jugulaire interne, au nerf récurrent, au grand sympathique. L'œsophage cervical étant dévié à gauche, ces rapports sont, tout naturellement, plus immédiats du côté gauche que du côté droit. Cette déviation a encore pour effet de modifier la situation des deux nerfs récurrents : tandis que le récurrent droit longe la face latérale droite de l'œsophage (fig. 71), celui du côté gauche chemine sur sa face antérieure dans l'angle dièdre que forme cette face avec la trachée (voy. *Nerfs récurrents*).

B. Portion thoracique. — Dans sa portion thoracique, l'œsophage se trouve situé dans le médiastin postérieur.

a. *En avant*, ses rapports varient suivant qu'on les considère au-dessus ou au-dessous de la bifurcation de la trachée. — *Au-dessus de la bifurcation de la trachée*, l'œsophage thoracique répond successivement à la portion membraneuse de la trachée, à la bifurcation de ce conduit et à l'origine de la bronche gauche. L'œsophage est intimement uni à la trachée (fig. 72) par des tractus conjonctifs, auxquels se mêlent des faisceaux musculaires lisses et de petits cordons élastiques. Nous y reviendrons plus loin. Au niveau de l'extrémité inférieure de la trachée, on observe assez souvent un faisceau musculaire qui s'étend de la face postérieure de la bronche gauche à la face antérieure de l'œso-

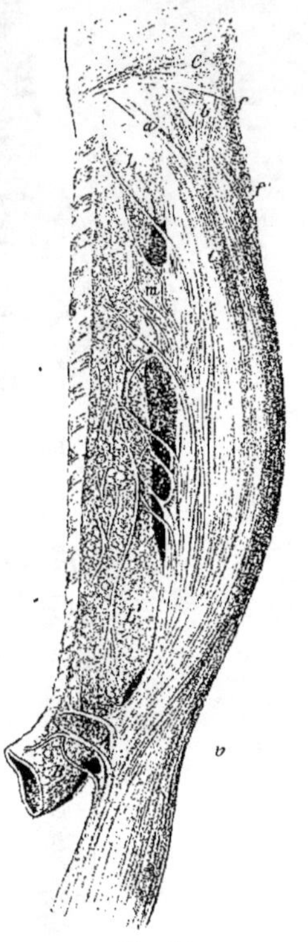

Fig. 72.

Moitié supérieure de l'œsophage, ses connexions musculaires avec la trachée (d'après Laimer).

phage : c'est le *muscle broncho-œsophagien*. On rencontre aussi dans cette même région, mais moins fréquemment, un *faisceau pleuro-œsophagien*, qui se détache de la plèvre gauche, passe en avant de l'aorte et vient se confondre, comme le précédent, avec les fibres longitudinales de l'œsophage. Ces deux petits muscles broncho-œsophagien et pleuro-œsophagien, découverts par Hyrtl en 1844 et décrits à nouveau par Luschka et par Cunningham, se composent exclusivement de fibres lisses. Gillette a encore décrit dans la même région un *faisceau aortico-œsophagien*, qui s'étend de la crosse aortique à l'œsophage. Ce faisceau est loin d'être constant suivant la remarque de Gillette. Lorsqu'il existe, le faisceau broncho-œsophagien ferait défaut et réciproquement. — *Au-dessous de la bifurcation de la trachée*, dans l'angle de séparation des deux branches, l'œsophage est en rapport avec une masse de ganglions lymphatiques (*ganglions intertrachéo-bron-*

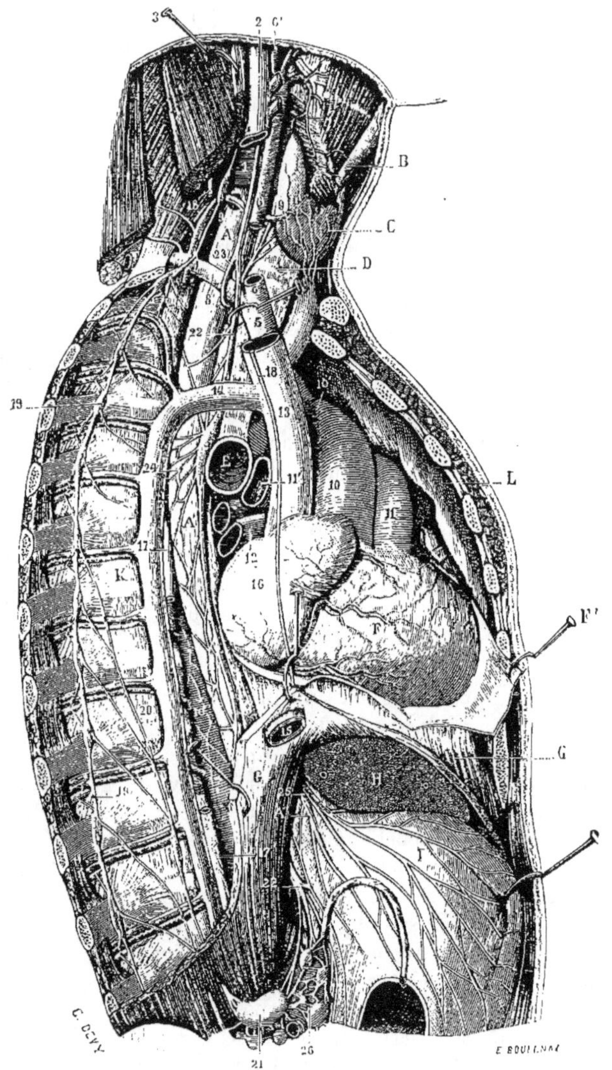

Fig. 73.

L'œsophage, vu par son côté droit, pour montrer ses principaux rapports.

A. portion cervicale de l'œsophage; A' sa portion thoracique; A", sa portion abdominale. — B. larynx. — C, corps thyroïde. — D, trachée-artère. — E. coupe de la bronche droite. — F. cœur, avec F', son péricarde. — G. diaphragme. — H. foie. — I. estomac. — K. rachis. — L. poumon gauche.

1, constricteur inférieur du pharynx. — 2, veine jugulaire interne. — 3, sterno-cléido-mastoïdien. — 4, scalène antérieur. — 5, tronc brachio-céphalique artériel. — 6, carotide primitive droite, avec 6', carotide externe. — 7, artère thyroïdienne supérieure. — 8, artère axillaire. — 9, artère thyroïdienne inférieure. — 10, aorte ascendante, avec : 10', sa crosse; 10", aorte descendante.— 11, artère pulmonaire, avec 11', sa branche droite.— 12, veines pulmonaires droites. — 13, veine cava supérieure. — 14, grande veine azygos. — 15, veine cave inférieure. — 16, oreillette droite. — 17, 17', canal thoracique. — 18, nerf phrénique. — 19, grand sympathique. — 20, grand splanchnique. — 21, ganglion semi-lunaire droit. — 22, pneumogastrique droit, avec 23, sa branche récurrente. — 24, rameaux qui contournent l'œsophage pour s'anastomoser avec 25, le pneumogastrique gauche. — 26, plexus solaire

chiques de Baréty), qui enlacent sa moitié antérieure comme dans un demi-

collier et la séparent des gros vaisseaux de la base du cœur. Au-dessous de ces
ganglions, le conduit œsophagien est en rapport immédiatement avec le péricarde (fig. 74), et tout particulièrement avec le cul-de-sac de Haller (voy. *Péricarde*),
qui le sépare de l'oreillette gauche.

b. *En arrière*, l'œsophage thoracique répond à la colonne vertébrale. Tout à fait
en haut, jusqu'à la quatrième dorsale, il repose directement sur elle. Plus bas, il en

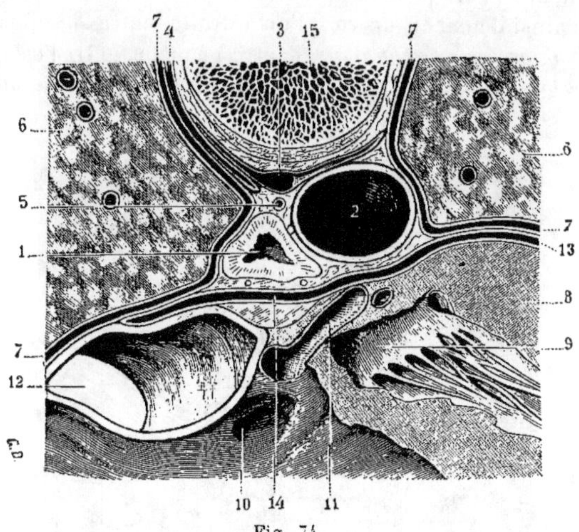

Fig. 74.

L'œsophage, vu sur une coupe transversale du thorax, passant par la huitième vertèbre dorsale
(sujet congelé, segment inférieur de la coupe).

1, œsophage, avec les deux pneumogastriques. — 2, aorte. — 3, grande azygos, recevant à droite une veine intercostale
et, à gauche, la petite azygos.— 4, une artère intercostale.— 5, canal thoracique. — 6, poumons. — 7, plèvre. — 8, coupe
du cœur. — 9, valvule auriculo-ventriculaire gauche. — 10, oreillette droite. — 11, veine coronaire, s'abouchant
dans l'oreillette. — 12, veine cave inférieure. — 13, péricarde. — 14, cul-de-sac de Haller, séparant l'œsophage de la
face postérieure du cœur. — 15, huitième vertèbre dorsale.

est séparé par le canal thoracique, par la petite et la grande azygos (la grande
azygos à sa partie supérieure, tout en étant postérieure à l'œsophage, se trouve
placée un peu sur sa droite), les artères intercostales droites et, enfin, par
l'aorte elle-même qui, à la partie inférieure du thorax, vient se placer sur la ligne
médiane.

c. *Sur les côtés*, les rapports de l'œsophage diffèrent suivant que l'on considère
le côté droit ou le côté gauche. — *A droite*, il répond, dans toute sa hauteur, à la
plèvre médiastine droite, qui le sépare du poumon droit. Au niveau de la quatrième dorsale, il est croisé d'arrière en avant par la crosse de l'azygos (fig. 73,14),
qui abandonne la colonne vertébrale pour aller se jeter dans la veine cave supérieure. — *A gauche*, il répond également à la plèvre et au poumon gauches, mais
à la partie supérieure du thorax seulement. Plus bas, il en est séparé par la crosse
de l'aorte, qui se porte d'avant en arrière vers la troisième vertèbre dorsale,
puis par l'aorte descendante qui, comme lui, suit un trajet vertical, tout en occupant un plan plus postérieur. — Les faces latérales de l'œsophage sont longées
enfin, à droite et à gauche, par les deux nerfs pneumogastriques, lesquels changent de position à la partie inférieure du thorax pour se porter, le gauche sur la
face antérieure du conduit digestif, le droit sur sa face postérieure. Au cours de
leur trajet, ces deux nerfs s'envoient mutuellement de nombreuses anastomoses

et enlacent pour ainsi dire l'œsophage dans une espèce de plexus nerveux, le *plexus périœsophagien*. Ce plexus est nécessairement tiraillé toutes les fois que le conduit sur lequel il repose se trouve distendu au delà de ses limites ordinaires : ainsi s'explique vraisemblablement la sensation douloureuse qui accompagne la déglutition d'un corps trop volumineux. — Nous rappellerons ici, en passant, que dans la partie inférieure du thorax, la plèvre pariétale, en se jetant de la colonne vertébrale sur le médiastin postérieur s'insinue plus ou moins en arrière de l'œsophage et forme ainsi deux culs-de-sac : l'un à droite, entre l'œsophage et la grande azygos (*cul-de-sac azygo-œsophagien*); l'autre à gauche, entre l'œsophage et l'aorte (*cul-de-sac aortico-œsophagien*). Nous rappellerons encore que, au niveau de ces

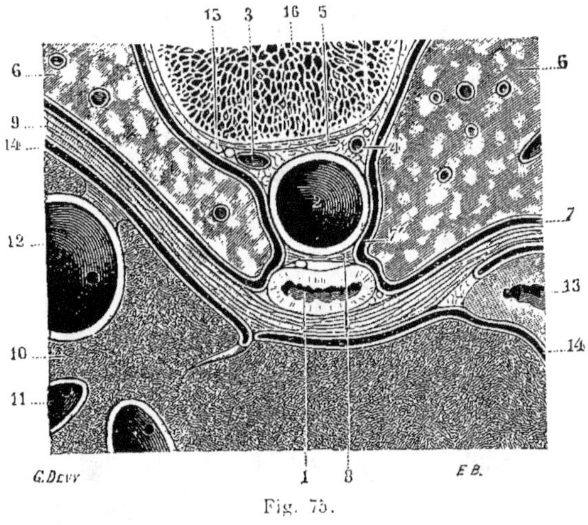

Fig. 75.

L'œsophage, vu sur une coupe transversale du thorax, passant par la partie inférieure de la dixième vertèbre dorsale (sujet congelé, segment inférieur de la coupe).

1, œsophage avec pneumogastriques. — 2, aorte. — 3, grand azygos. — 4, petit azygos. — 5, canal thoracique. — 6, poumons. — 7, plèvres avec 7' cul-de-sac pré-œsophagien. — 8, lame conjonctive allant d'une plèvre à l'autre ligament interpleural de Morosow. — 9, diaphragme. — 10, foie. — 11, veines sus-hépatiques. — 12, veine cave inférieure. — 13, estomac. — 14, péritoine. — 15, nerf grand splanchnique. — 16, dixième vertèbre dorsale.

deux culs-de-sac, la plèvre gauche et la plèvre droite, sont réunies l'une à l'autre par une lame conjonctivo-élastique, le *ligament interpleural* de Morosow (fig. 75,8), qui, à son niveau sépare l'œsophage de l'aorte (voy. *Plèvres*). Outre ces deux culs-de-sac *rétro-œsophagiens*, certains auteurs ont encore décrit, en avant de l'œsophage, entre celui-ci et le péricarde, deux culs-de-sac *préœsophagiens*, l'un droit, l'autre gauche. Mais ces culs-de-sac sont bien loin d'être constants, et, quand ils existent, ils sont bien moins prononcés que les précédents.

C. Portion diaphragmatique. — Dans l'anneau œsophagien du diaphragme, l'œsophage est entouré sur tout son pourtour par les faisceaux charnus du muscle. Mais il n'y a pas seulement contiguïté entre le conduit alimentaire et l'anneau qui lui livre passage : on voit, en effet, chacun des piliers du diaphragme donner naissance à ce niveau à un certain nombre de fibres musculaires, un peu plus pâles que le reste du muscle, fibres musculaires qui se portent ensuite sur l'œsophage et se terminent dans ses parois (*muscles phréno-œsophagiens*), ou bien décrivent sur sa face antérieure des espèces d'anses s'entrecroisant avec celles du côté opposé. Cette disposition, qui a été parfaitement étudiée par Rouget en 1851, est constante chez l'homme et doit être considérée comme le rudiment du sphincter œsophagien, que l'on rencontre, à un état de développement parfait, chez certains rongeurs.

D. Portion abdominale. — Au-dessous du diaphragme, l'œsophage, situé maintenant en pleine cavité abdominale, est en rapport : 1° *en avant*, avec le pneumogastrique gauche et le bord postérieur du foie ; 2° *en arrière*, avec le pneumogastrique droit, les piliers du diaphragme et l'aorte abdominale : 3° *à droite,* avec le

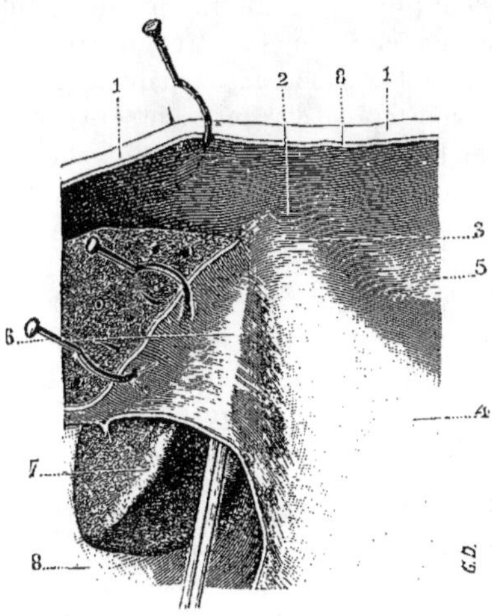

Fig. 76.

L'œsophage abdominal, vue antérieure après ablation de la plus grande partie du foie.

1, diaphragme, érigné en haut. — 2, son orifice œsophagien. — 3, œsophage abdominal. - 4, grosse tubérosité de l'estomac.— 5, ligament phréno-gastrique, dont l'extrémité supérieure 5' se termine sur le côté gauche de l'œsophage. — 6, portion toute supérieure de l'épiploon gastro-hépatique, soulevée sur une sonde cannelée. - - 7, lobule de Spigel. — 8, péritoine pariétal, tapissant la paroi postérieure de l'abdomen.

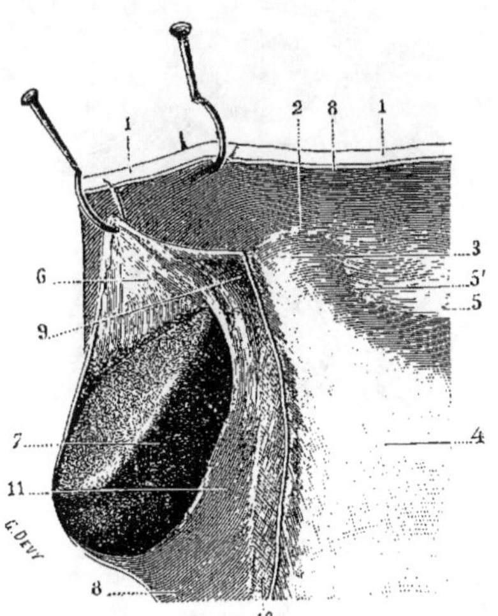

Fig. 77.

Le même, après incision et écartement de l'épiploon gastro-hépatique.

1, diaphragme érigné en haut.— 2, son orifice œsophagien. — 3, œsophage.— 4, estomac.— 5, ligament phréno-gastrique dont l'extrémité supérieure 5' se termine sur le côté gauche de l'œsophage. 6, épiploon gastro-hépatique, incisé et érigné en dehors. 7, lobule de Spigel.— 8, péritoine pariétal. — 9, cul-de-sac latéro-œsophagien. — 10, aorte, recouverte par le péritoine. — 11, pilier droit du diaphragme également recouvert par le péritoine.

lobe de Spigel, situé à ce niveau entre deux feuillets péritonéaux que nous décrirons tout à l'heure ; 4° *à gauche* avec la grosse tubérosité de l'estomac, qui s'élève ordinairement au-dessus du cardia en refoulant le diaphragme vers la cavité thoracique.

L'œsophage abdominal présente avec le péritoine des rapports importants. Sa face antérieure, tout d'abord, est entièrement recouverte par la séreuse : ce feuillet préœsophagien n'est autre que la continuation de celui qui revêt la face antérieure de l'estomac. Arrivé tout en haut, contre le diaphragme, il se réfléchit en avant pour tapisser la face inférieure de ce dernier muscle. A gauche, il passe de même sur la face inférieure du diaphragme. A droite, il se porte vers le foie, en formant le feuillet antérieur de l'épiploon gastro-hépatique. La face postérieure de l'œsophage est complètement dépourvue de péritoine, le feuillet qui tapisse la face postérieure de l'estomac ne s'élevant pas d'ordinaire au-dessus du cardia.

Les deux bords de l'œsophage donnent ainsi naissance à des replis péritonéaux qui, en allant se fixer ensuite sur les organes voisins, constituent pour l'œso-

phage comme autant de moyens de fixité. Ces replis ou ligaments sont au nombre
de trois. Le premier (fig. 76,5) naît sur le côté gauche du conduit et, de là, vient se
terminer à la fois sur la coupole diaphragmatique et sur la grosse tubérosité de l'estomac : il n'est autre chose que la portion la plus élevée du ligament phréno-gastrique
(voy. *Péritoine*). Les deux autres ligaments partent du côté droit de l'œsophage. L'un,
superficiel (fig. 76,6), constitué par deux feuillets adossés l'un à l'autre, va de l'œsophage au foie et au diaphragme ; il n'est autre que l'extrémité supérieure de l'épiploon gastro-hépatique. L'autre, profond, vi-
sible seulement quand on a incisé et érigné le
précédent (fig. 77), est formé par un simple
feuillet. Ce feuillet n'est autre que le feuillet
profond de l'épiploon gastro-hépatique, qui
après avoir tapissé d'avant en arrière le flanc
droit de l'œsophage se réfléchit en dehors et
en bas pour devenir pariétal et revêtir alors
l'aorte abdominale et le pilier droit du diaphragme. Le flanc droit de l'œsophage abdominal répond donc à une sorte de cul-de-sac
péritonéal, cul-de-sac qui regarde en bas et à
droite et dans lequel s'insinue, comme nous
le montre nettement la figure 78, la portion
supéro-interne du lobe de Spigel.

3° Extrémité supérieure. — L'extrémité
supérieure de l'œsophage se confond avec
l'extrémité inférieure du pharynx : c'est
l'orifice de forme elliptique par lequel les
deux conduits se continuent réciproquement. Nous avons déjà vu plus haut (p. 84),

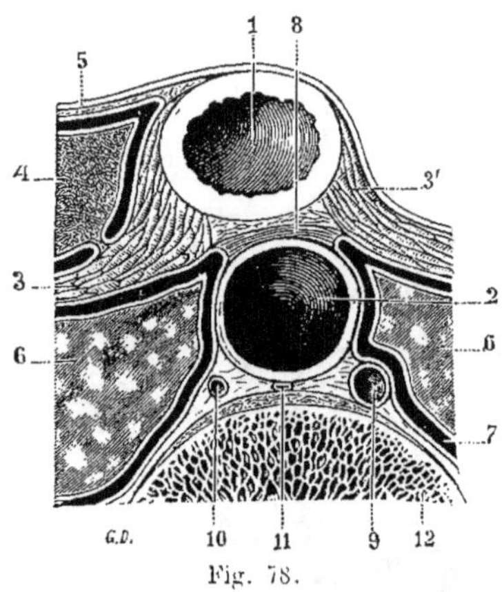

Fig. 78.

L'œsophage abdominal vu en coupe trans
versale (la coupe est vue d'en bas).

1, œsophage. — 2. aorte. — 3. 3', pilier droit et
pilier gauche du diaphragme. — 4, lobule de Spigel.
— 5. épiploon gastro-hépatique, avec ses deux feuillets. — 6. 6, poumons. — 7, plèvre. — 8, lame cellulo-fibreuse unissant entre eux les deux culs-de-sac
pleuraux. — 9. grand azygos. — 10. petit azygos. —
11, canal thoracique. — 12. colonne vertébrale.

et nous nous contenterons de le rappeler en passant : 1° que la limite du pharynx
et de l'œsophage, toute conventionnelle du reste, est déterminée par un plan
horizontal passant par le bord inférieur du cartilage cricoïde; 2° que ce plan
rencontre en arrière le corps de la sixième ou de la septième cervicale ; 3° que
l'extrémité supérieure de l'œsophage est séparée des arcades dentaires par une distance de 15 centimètres chez l'homme, de 13 centimètres chez la femme.

4° Extrémité inférieure. — A son extrémité inférieure, l'œsophage s'ouvre dans
l'estomac par un orifice auquel on donne le nom de *cardia*. Nous décrirons cet
orifice à propos de l'estomac (voy. *Estomac*, p. 111 et 113).

§ III. — Constitution anatomique

Envisagé au point de vue de sa constitution anatomique, l'œsophage se compose
essentiellement, chez l'homme, de trois tuniques concentriques et régulièrement
superposées : une tunique externe ou musculeuse; une tunique moyenne ou celluleuse ; une tunique interne ou muqueuse. Quelques histologistes décrivent encore,
en dehors de la tunique musculeuse, une quatrième tunique de nature conjonctivo-élastique (*adventice de l'œsophage* de RENAUT). Mais cette dernière tunique est
une dépendance de la couche celluleuse, déjà signalée plus haut, qui enveloppe

l'œsophage dans toute sa hauteur et, de ce fait, ne mérite pas en histologie une description spéciale.

1° Tunique musculeuse. — La tunique musculeuse (*muscle œsophagien* de certains auteurs) comprend deux ordres de fibres : des fibres externes ou longitudinales et des fibres internes ou circulaires. Ces éléments contractiles sont réunis les uns aux autres par du tissu conjonctif, qui, en se condensant sur la surface externe

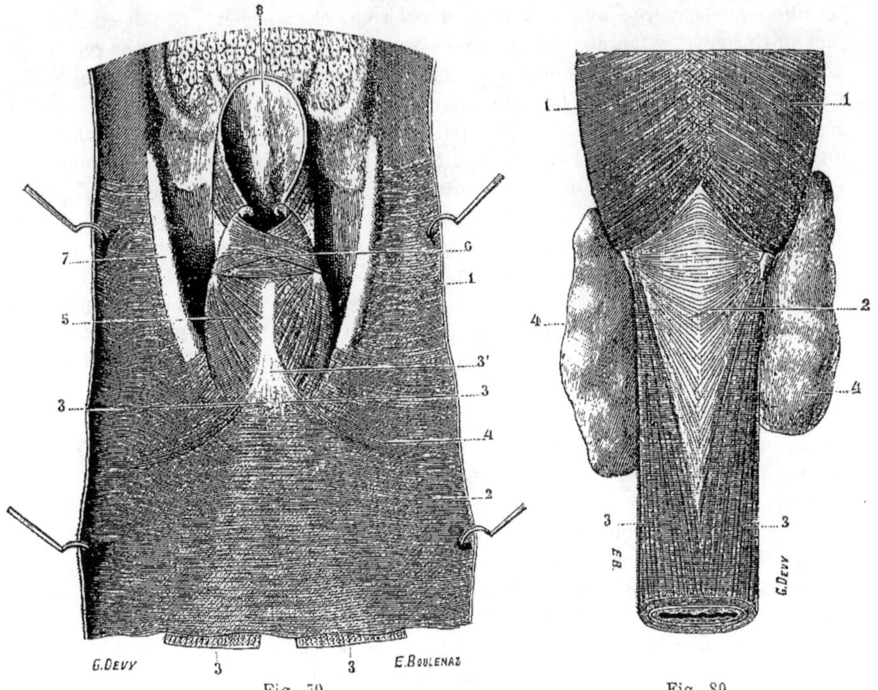

Fig. 79.   Fig. 80.

Fig. 79. — La paroi antérieure de l'œsophage, vue postérieure.

(Le pharynx et l'œsophage ont été incisés sur la ligne médiane et érignés en dehors ; la muqueuse a été enlevée pour laisser voir la tunique musculeuse.)

1, constricteur inférieur du pharynx. — 2, fibres transversales de l'œsophage. — 3, 3, bandelettes longitudinales avec 3'. leur ligament cricoïdien ou ligament suspenseur de l'œsophage. — 4. petit faisceau de fibres transversales naissant du bord latéral du ligament suspenseur. — 5, muscle crico-aryténoïdien postérieur. — 6, muscle ary-aryténoïdien. — 7, cartilage thyroïde. — 8, épiglotte.

Fig. 80. — Portion supérieure de l'œsophage, vue postérieure.

1, constricteur inférieur du pharynx. — 2, fibres circulaires de l'œsophage, se continuant en haut avec les fibres inférieures du constricteur. — 3, 3, bandelettes longitudinales. — 4, 4, corps thyroïde.

de la tunique musculeuse, constitue la couche conjonctivo-élastique dont il a été question tout à l'heure.

a. *Fibres longitudinales*. — La plus grande partie des fibres longitudinales se détachent de la face postérieure du larynx à l'aide d'une languette fibro-cartilagineuse, que nous désignerons, en raison de son rôle, sous le nom de *tendon antérieur* des fibres longitudinales: c'est le *ligament suspenseur de l'œsophage* de GILLETTE. C'est une lame triangulaire (fig. 79,3'), impaire et médiane, immédiatement sous-jacente à la muqueuse, qui se fixe solidement, par sa partie supérieure, à la crête médiane du cricoïde, entre les deux muscles crico-aryténoïdiens postérieurs. Son bord inférieur donne naissance, dans toute son étendue, à des fibres descendantes, qui, peu après son origine, se partagent en deux bandes latérales (3,3), l'une droite, l'autre gauche. Chacune d'elles, relativement étroite à son origine, s'épanouit peu à peu en une sorte d'éventail qui recouvre toute la moitié correspondante du conduit œsophagien : les fibres antérieures descendent sur la face antérieure de l'organe, en suivant une direction légèrement oblique en bas et en dehors ; les fibres moyennes, dirigées obliquement en bas et en arrière, recouvrent la face latérale ; les fibres postérieures, obliques elles aussi en bas et en arrière, se portent vers la face postérieure, atteignent la ligne médiane et, là, sans s'entrecroiser avec celles venues du côté opposé, s'infléchissent en bas pour suivre désormais une direction verticale. Les deux bandes latérales, par suite de l'obliquité de leurs fibres postérieures, circonscrivent entre elles, à la partie postérieure et supérieure de l'œsophage, un espace triangulaire en forme de V (fig. 80), dont la hauteur mesure deux fois la largeur de la trachée, soit 3 ou 4 centimètres. Cet espace est comblé par la couche des fibres circulaires, sur laquelle s'étalent, en une nappe toujours mince, des fibres obliques ou arciformes, qui se continuent en haut avec les fibres transversales du constricteur inférieur du pharynx.

Outre les bandes latérales que nous venons de décrire, la couche externe de l'œsophage renferme encore un certain nombre d'autres fibres à direction longitudinale, dont l'insertion se fait, en partie sur les cricoïdes, en partie sur l'aponévrose du pharynx.

Quelque nombreux et quelque distincts qu'ils soient à leur origine, les faisceaux musculaires longitudinaux se mêlent les uns aux autres au fur et à mesure qu'ils descendent et déjà, à 4 ou 5 centimètres au-dessous du cricoïde, ils forment une couche régulière, et continue qui entoure sur tout son pourtour le conduit œsophagien. Cette couche, que renforcent çà et là des faisceaux ordinairement venus de la trachée, des bronches, du diaphragme (voy. plus haut, p. 89), augmente d'épaisseur en allant de haut en bas. Arrivée au cardia, elle se continue avec la couche externe de la tunique musculeuse de l'estomac.

b. *Fibres circulaires*. — Les fibres internes ou circulaires (fig. 79,2), comme leur nom l'indique, se disposent en forme d'anneaux horizontaux, croisant à angle droit les fibres longitudinales qui descendent en dehors d'elles. Il est à remarquer, cependant, que toutes les fibres de cette couche ne sont pas rigoureusement horizontales et circulaires. Un grand nombre d'entre elles, surtout dans les deux quarts moyens du conduit œsophagien, s'inclinent plus ou moins sur le plan horizontal et, de ce fait, sont elliptiques, quelques-unes légèrement spiroïdes. Il en résulte, l'obliquité des fibres ne se faisant pas toujours dans le même sens, que ces dernières s'entrecroisent avec leurs voisines sous des angles aigus.

Ce défaut de parallélisme entre les fibres de la couche profonde est beaucoup plus accusé sur la face interne que sur la face externe. On voit même assez fréquemment sur cette face interne (fig. 81), un certain nombre de petits faisceaux, qui s'échappent de la couche interne pour suivre à la surface un trajet plus ou moins vertical et qui y rentrent de nouveau après s'être bifurqués ou trifurqués. Ces faisceaux, que j'appellerai *aberrants*, sont essentiellement irréguliers par leur forme et par leurs dimensions : les uns sont filiformes, à peine visibles; les autres mesurent jusqu'à 2 millimètres de largeur. En ce qui concerne leur direction, ils sont suivant les cas, rectilignes, arciformes, contournés en *S* italique, etc.

A la partie toute supérieure de l'œsophage, les fibres circulaires font suite aux fibres transversales du constricteur inférieur : cette continuité entre les deux lames musculaires se voit très nettement sur la paroi postérieure de l'organe (fig. 79) et sur ses côtés. En avant, les fibres circulaires adhèrent intimement à la lame élastique, ci-dessus décrite, qui donne naissance aux deux bandelettes longitudinales ; on en voit ordinairement quelques-unes, les plus élevées de la série, se détacher des parties latérales de cette lame élastique. Plus bas, au-dessous du cartilage cricoïde, les fibres circulaires, dépourvues de tout substratum squelettique, n'ont d'autre élément de soutien que la tunique celluleuse. Au niveau du cardia, elles se continuent avec les fibres circulaires de l'estomac.

b. *Nature des fibres musculaires de l'œsophage.* — Histologiquement, le muscle œsophagien se compose de fibres striées et de fibres lisses, les premières d'origine fibro-cutanée, les secondes d'origine fibro-intestinale. Dans le quart supérieur de l'œsophage, il n'existe que des fibres striées, tant dans la couche circulaire que dans la couche longitudinale. Dans le deuxième quart, les fibres lisses font leur apparition, d'abord assez rares, puis de plus en plus nombreuses au fur et à mesure qu'on descend. Elles se substituent ainsi peu à peu aux fibres striées, de telle sorte que, dans la moitié inférieure de l'organe, on ne rencontre plus que des fibres lisses. Il résulte des observations de Schmauser et de Jolyet que les fibres striées descendent plus bas sur la face postérieure de l'œsophage que sur sa face antérieure plus bas aussi dans la couche longitudinale que dans la couche circulaire : l'élément lisse prédomine donc, tout d'abord, sur la face antérieure du muscle et sur la couche profonde.

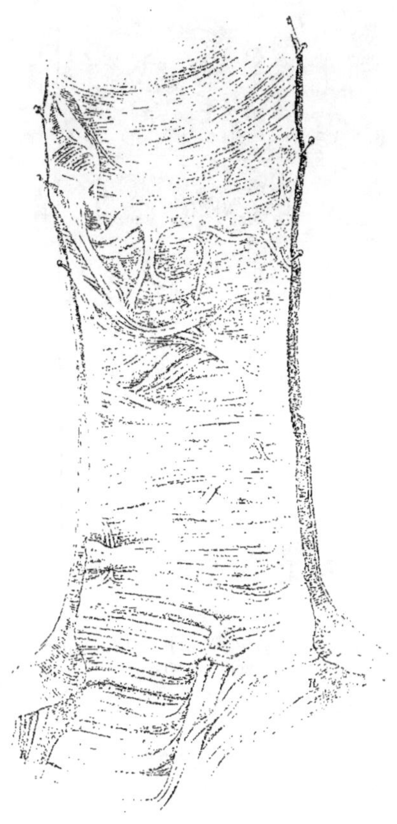

Fig. 81.

Portion inférieure de l'œsophage du cheval, vue par sa face interne après l'enlèvement de la muqueuse (d'après Laimer).

(On voit très nettement des faisceaux musculaires s'échapper de la couche des fibres circulaires et y rentrer de nouveau après un trajet vertical ou oblique.)

2° **Tunique celluleuse.** — La tunique celluleuse ou tunique moyenne (*sous-muqueuse* de certains auteurs) fait suite, en haut, à l'aponévrose du pharynx et se continue, en bas, avec la tunique homonyme de l'estomac. Faiblement adhérente à la tunique musculeuse, elle est, au contraire, intimement unie à la tunique muqueuse : il résulte d'une pareille disposition que la couche celluleuse prend part, au même titre que la muqueuse, à la formation des plis qui se produisent à la surface interne de l'œsophage, lorsque celui-ci, revenant sur lui-même, passe de l'état de distension à l'état de vacuité. Au point de vue histologique, la tunique celluleuse est une formation essentiellement conjonctive : elle se compose de faisceaux du tissu conjonctif diversement entrecroisés, avec de nombreuses fibres élastiques. C'est dans cette couche que se trouvent les glandes annexées à la muqueuse. Nous les décrirons tout à l'heure avec cette dernière tunique.

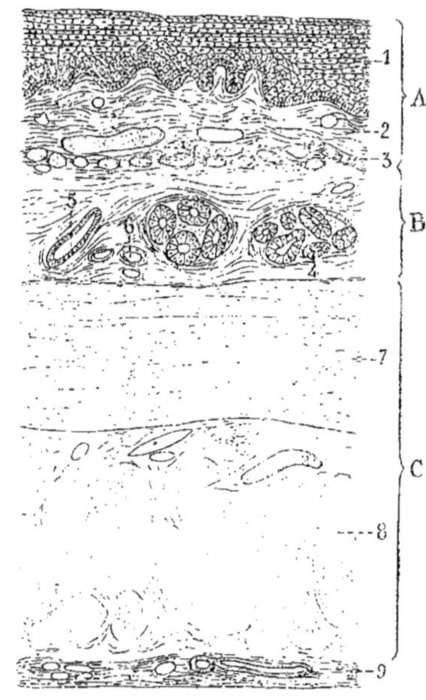

Fig. 82.

Coupe transversale de l'œsophage (demi-schématique).

A, tunique muqueuse, avec : 1, épithélium ; 2, chorion et ses papilles ; 3, muscularis mucosæ. — B, tunique celluleuse), avec : 4, 4, culs-de-sac glandulaires : 5, un canal excréteur ; 6, vaisseaux. — C, tunique musculeuse, avec : 7, couche des fibres transversales : 8, couche des fibres longitudinales : 9, couche périphérique du tissu conjonctif adventice de l'œsophage).

3° **Tunique muqueuse.** — La muqueuse œsophagienne, épaisse de 8 dixièmes de millimètre à 1 millimètre, a dans la plus grande partie de son étendue une coloration d'un blanc mat. Ce n'est qu'à son extrémité inférieure qu'elle revêt parfois une teinte plus ou moins rougeâtre, due à l'injection du réseau veineux sousjacent, lequel présente à ce niveau un développement tout particulier. Histologiquement, la muqueuse œsophagienne se compose, comme la muqueuse pharyngienne à laquelle elle fait suite, de deux couches superposées : une couche superficielle, de nature épithéliale ; une couche profonde ou derme.

a. *Épithélium.* — La couche épithéliale est formée par un épithélium pavimenteux stratifié, analogue à celui de la bouche et du pharynx guttural.

b. *Derme.* — Le derme ou chorion mesure, en moyenne, 0^{mm},6 ou 0^{mm},7 d'épaisseur. Sa face externe fait corps, comme nous l'avons déjà vu, avec la tunique celluleuse. Sa face interne se relève par places en une série nombreuse de papilles coniques, qui s'avancent en plein épithélium ; leur longueur varie ordinairement de 80 à 100 μ. On y observe encore, dans certains cas, des crêtes longitudinales, qui ont été décrites par STRAHL et qui, à leur tour, peuvent émettre des papilles.

Le derme de la muqueuse œsophagienne est constitué à peu de chose près sur le même type fondamental que celui de la muqueuse pharyngienne ; il se compose d'éléments du tissu conjonctif avec des formations lymphoïdes, qui sont représentées ici comme sur le pharynx, soit par du simple tissu réticulé, soit par de véritables follicules clos. On a même signalé chez quelques oiseaux (GLINSKY), à la partie inférieure de l'œsophage, un peu au-dessus du cardia, l'existence d'un amas de follicules clos, auquel on a donné le nom, un peu prétentieux, d'*amygdale œsophagienne.*

Le derme muqueux, dans sa couche la plus profonde, tout contre la tunique celluleuse, nous présente des fibres musculaires lisses, dont l'ensemble constitue la *muscularis mucosæ* ou *musculaire muqueuse.* Cette couche contractile, que nous retrouverons désormais sur tous les segments du tube digestif, est exclusivement constituée par des fibres lisses, disposées en faisceaux longitudinaux. A la partie supérieure de l'œsophage, les faisceaux de la muscularis mucosæ sont minces, relativement rares, séparés les uns des autres par des intervalles où les fibres lisses font complètement défaut. Ils se multiplient et se développent au fur et à mesure qu'on descend, de telle sorte que, dans la moitié inférieure du conduit œsophagien, ils forment une couche régulière et continue, dont l'épaisseur peut atteindre, d'après HENLE, jusqu'à $0^{mm},2$ et $0^{mm},3$.

c. *Glandes œsophagiennes*. — A la muqueuse de l'œsophage se trouvent annexées des glandes dites *œsophagiennes*. Ces glandes sont des glandes acineuses, situées pour la plupart au-dessous de la muscularis mucosæ, dans la tunique celluleuse par conséquent ; quelques-unes seulement, ordinairement toutes petites, occupent l'épaisseur même du derme. D'après KLEIN, elles seraient plus nombreuses sur la paroi postérieure de l'œsophage que sur sa paroi antérieure.

Leur canal excréteur, après avoir traversé successivement la muscularis mucosæ et le derme proprement dit, vient s'ouvrir à la surface libre de l'épithélium. Il est à remarquer que ce canal excréteur est, d'abord, relativement large; puis, qu'il se rétrécit immédiatement au-dessus de la muscularis mucosæ pour devenir presque filiforme.

Morphologiquement, les glandes œsophagiennes sont des glandes mixtes : leurs culs-de-sac sécréteurs nous présentent, en effet, des cellules séreuses (disposées en croissants de Gianuzzi) et des cellules muqueuses, avec prédominance de ces dernières.

MAX FLESCH, dans des recherches récentes (1888) a appelé l'attention sur les rapports intimes que présentent les glandes œsophagiennes avec les formations lymphoïdes du derme et de la tunique celluleuse. Les acini, tout d'abord, sont situés le plus souvent dans un tissu réticulé et, par conséquent, baignent en plein au milieu des éléments lymphatiques. D'autre part, les canaux excréteurs, en traversant le derme, y rencontrent des follicules clos : ils s'appliquent à leur surface en y creusant un sillon, ou bien ils les traversent de part en part (fig. 84) et s'en entourent comme d'un anneau. FLESCH estime que, en raison de ces relations intimes entre les glandes œsophagiennes et les formations lymphoïdes ambiantes, les éléments de la lymphe peuvent émigrer dans la cavité glandulaire elle-même et modifier ainsi, dans sa nature, le produit de sécrétion.

d. *Point de passage de la muqueuse œsophagienne à la muqueuse gastrique*. — Si

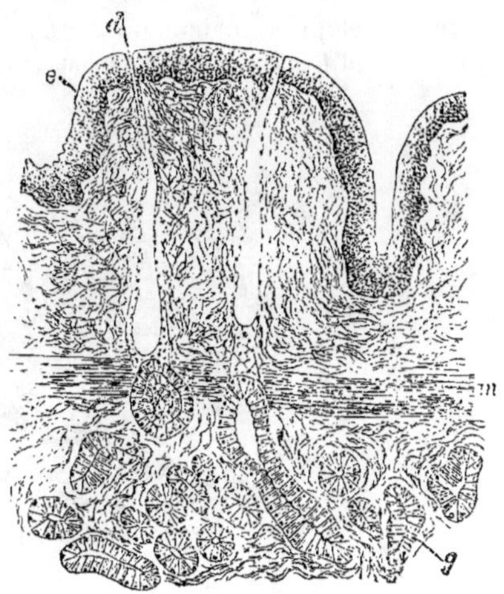

Fig. 83.

Coupe longitudinale de la muqueuse œsophagienne du chien (d'après KLEIN).

e. épithélium pavimenteux de la surface. — *m*, muscularis mucosæ. — *g*. glandes muqueuses. — *d*, leurs conduits excréteurs.

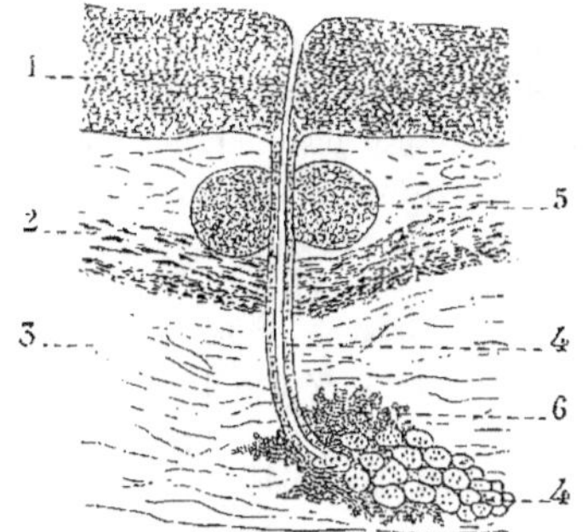

Fig. 84.

Schéma des glandes œsophagiennes (d'après une figure de MAX FLESCH).

1, épithélium. — 2, musculaire muqueuse. — 3, sous-muqueuse. — 4, glande œsophagienne, avec 4', son canal excréteur. — 5, follicules lymphatiques. — 6, infiltration lymphoïde tout autour du hile de la glande.

nous examinons une coupe longitudinale passant par le cardia et intéressant à la fois la fin de l'œsophage et le commencement de l'estomac, nous constatons tout d'abord que la muqueuse, relativement lisse et unie au-dessus du cardia, forme, immédiatement au-dessous de cet orifice, des plis transversaux, plus ou moins développés en hauteur ou en épaisseur, mais toujours nettement visibles. A cette modification dans l'aspect extérieur de la muqueuse, s'ajoutent quelques

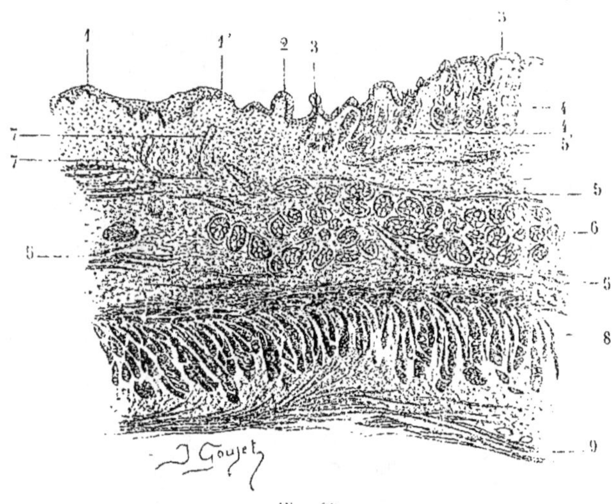

Fig. 85.

Point de passage de l'œsophage au cardia du chien, pour montrer l'ensemble du dispositif de raccord entre l'intestin antérieur et l'intestin entodermique (d'après RENAUT).

1, épithélium malpighien de l'œsophage, avec 1' fin de cet épithélium. — 2, plis transversaux, tapissés par 3, une seule rangée de cellules cylindriques. — 4, glandes séreuses, s'ouvrant au fond des plis. — 5, musculaire muqueuse, avec 5, 5, ses prolongements dans l'épaisseur du derme. — 6, groupe de glandes œsophagiennes. — 7, 7, leurs canaux excréteurs. — 8, muscle moteur général formé de fibres lisses. — 9, fibres musculaires striées prolongeant le muscle strié œsophagien.

modifications structurales, dont les principales portent sur l'épithélium et sur les glandes.

L'épithélium œsophagien conserve jusqu'au voisinage du cardia les caractères qu'il présente dans les autres parties de l'œsophage. Immédiatement au-dessus de la ligne d'union gastro-œsophagienne, il diminue graduellement d'épaisseur aux dépens de ses couches profondes ; il arrive ainsi, comme nous le montre nettement la figure ci-dessus, à former un revêtement très mince. Puis, brusquement, il est remplacé par un épithélium cylindrique (fig. 85,2) disposé en une seule couche : c'est l'épithélium gastrique. La ligne de démarcation entre l'œsophage et l'estomac est donc très nettement indiquée sur le revêtement épithélial : c'est le point de contact entre la dernière cellule pavimenteuse et la première cellule cylindrique.

Quant aux glandes œsophagiennes, elles deviennent, au voisinage du cardia, plus nombreuses, plus volumineuses, plus serrées ; au niveau même du cardia, elles arrivent à se toucher. Leurs culs-de-sac sont entièrement dépourvus de croissants de Gianuzzi ; ce sont des glandes exclusivement muqueuses. D'autre part, leurs canaux excréteurs, au lieu de se rendre verticalement et par le chemin le plus court à la surface de la muqueuse, se portent obliquement en haut et en dedans. Cette disposition provient de ce que les dernières glandes œsophagiennes sont placées un peu au-dessous de la ligne d'union gastro-œsophagienne ; de là la

nécessité, pour leurs canaux excréteurs qui doivent s'ouvrir dans l'œsophage
(fig. 85,7), de suivre un trajet oblique et rétrograde. Au-dessous de ces dernières
glandes œsophagiennes, les formations glandulaires changent complètement
d'aspect et de signification : elles deviennent plus superficielles et franchement
tubuleuses (4,4); ce sont les glandes séro-peptiques de l'estomac, que nous étudierons plus loin à propos de ce dernier organe.

§ IV. — Vaisseaux et nerfs

1° Artères. — Les artères de l'œsophage proviennent de plusieurs sources. — Au
cou (*artères œsophagiennes supérieures*), elles sont fournies par la thyroïdienne
inférieure, branche de la sous-clavière. — Au thorax (*artères œsophagiennes
moyennes*), elles tirent leur origine : 1° directement de l'aorte thoracique; 2° des
artères bronchiques; 3° des artères intercostales. — Dans l'abdomen (*artères
œsophagiennes inférieures*), elles naissent en partie des diaphragmatiques inférieures, branches de l'aorte abdominale, en partie de la coronaire stomachique
branche du tronc cœliaque.

Ces différentes artères sont, en général, peu volumineuses. Elles pénètrent dans
les parois de l'œsophage et forment des réseaux plus ou moins distincts, dans
la couche musculaire, dans la couche sous-muqueuse, dans la muscularis mucosæ
et dans le derme de la muqueuse.

De ces derniers réseaux naissent des capillaires, qui se portent dans l'épaisseur
des papilles et sur les glandes.

2° Veines. — Les veines, issues des réseaux capillaires précités, forment dans
la sous-muqueuse un riche plexus à mailles longitudinales. C'est le *plexus veineux
sous-muqueux*. Ce plexus, bien qu'occupant toute la hauteur de l'œsophage, est
plus spécialement développé à sa partie inférieure. Les branches efférentes du
plexus sous-muqueux traversent la couche musculaire, se grossissent des veines
que leur envoie cette dernière couche et viennent former à la surface extérieure
de l'œsophage un deuxième plexus, le *plexus veineux périœsophagien*. Finalement, elles déversent leur contenu, suivant le niveau qu'elles occupent : 1° au
cou, dans les veines thyroïdiennes inférieures; 2° au thorax dans les azygos et
dans les diaphragmatiques; 3° à l'abdomen, dans la coronaire stomachique.
D'après Dessausay (Th. de Paris, 1877), le sang veineux des deux tiers inférieurs
de l'œsophage aboutirait à la veine coronaire stomachique et, de là, à la veine
porte. Contrairement à cette assertion, les recherches de Duret (*Arch. Génér. de
méd.*, 1879), confirmées sur ce point par celles de l'un de mes élèves, M. Ma-
miau (Th. de Lyon, 1893), ont établi que, seules, les veines du tiers inférieur de
l'œsophage se rendent à la veine coronaire stomachique ; les autres, comme cela a
été dit plus haut, se jettent dans les troncs veineux du thorax ou du cou.

3° Lymphatiques. — Les lymphatiques de l'œsophage proviennent de la muqueuse, où ils forment, dans le chorion et tout autour des glandes, un fin réseau à
mailles irrégulières. Les troncs et troncules qui en émanent descendent dans la
sous-muqueuse et s'y disposent, comme les veines, en un riche plexus à mailles
longitudinales. Ce plexus sous-muqueux donne naissance à des canaux, lesquels,
après un parcours de longueur variable, traversent, sur différents points, la tunique
musculeuse et viennent se jeter dans les ganglions qui entourent l'œsophage.

4° Nerfs. — Les filets nerveux destinés à l'œsophage proviennent à la fois du pneumogastrique et du grand sympathique (voy. ces nerfs).

Ils forment tout d'abord, entre les deux plans de la tunique musculeuse, un riche plexus, qui présente les plus grandes analogies avec le plexus myentérique d'Auerbach. Le plexus œsophagien diffère de ce dernier, cependant, en ce que ses mailles sont plus larges et ses cellules plus nombreuses. Il en diffère encore, comme le fait remarquer Ranvier, en ce qu'il renferme de nombreuses fibres à myéline, le plexus d'Auerbach étant presque exclusivement constitué par des fibres de Remak. Il est à remarquer que ces fibres à myéline, au cours de leur trajet, se bifurquent très fréquemment au niveau des étranglements annulaires. Très fréquemment aussi, on voit une fibre amyélinique, issue d'une cellule ganglionnaire, se porter vers une fibre à myéline et s'unir à elle au niveau d'un de ses étranglements annulaires (tubes en T).

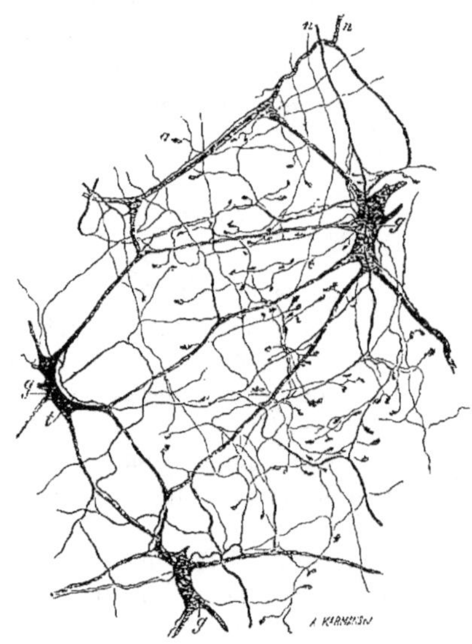

Fig. 86.

Plexus nerveux de l'œsophage du lapin, manifesté par la méthode de l'or (d'après Ranvier).

n, n, fibres nerveuses afférentes. — *g*. ganglions nerveux. — *t*. tube nerveux à myéline longeant un ganglion sans y pénétrer. *a*. arborisation terminale.

Finalement, les fibres nerveuses se dépouillent de leur gaine myélinique et aboutissent, ici comme dans les autres formations musculaires, à des éminences terminales : *plaques motrices* pour les fibres striées; *taches motrices* pour les fibres lisses. Un fait digne de remarque, c'est que ces éminences terminales sont extrêmement multipliées : « je ne connais aucun muscle, dit Ranvier, à l'exception des cœurs lymphatiques des reptiles, où les éminences terminales se montrent aussi nombreuses que dans le muscle œsophagien ». Le savant histologiste du Collège de France ajoute, à ce sujet « qu'il serait bien possible qu'un même faisceau primitif présentât plusieurs éminences terminales, ce qui aurait un grand intérêt au point de vue

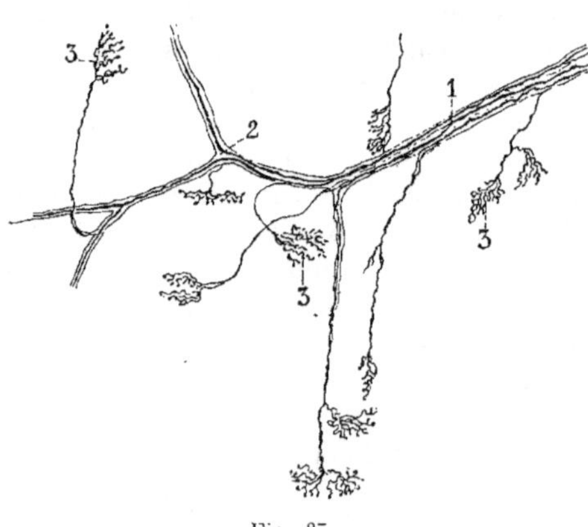

Fig. 87.

Arborisations terminales de l'œsophage du lapin (d'après Ranvier).

1. nerf entouré de sa gaine de Henle. — 2. bifurcation de ce nerf. 3, 3, arborisations terminales.

de l'innervation de l'œsophage. On conçoit, en effet, que deux tubes nerveux, provenant l'un du pneumogastrique droit, l'autre du pneumogastrique gauche, puissent donner des terminaisons à un même faisceau musculaire, et c'est ainsi que s'établirait la synergie des deux nerfs ».

Un second plexus, formé de fibres pâles, avec petits ganglions, se retrouve dans la couche sous-muqueuse. Ces ganglions, comme ceux du plexus de Meissner, contiennent des cellules multipolaires, dont les prolongements, après s'être ramifiés plusieurs fois, passent dans la muqueuse. Ils se terminent, pour la plupart, sur les fibres musculaires lisses de la muscularis mucosæ et sur les éléments glandulaires. Retzius et Smirnow ont pu suivre quelques fibres nerveuses jusque dans la couche épithéliale : elles s'y terminent, entre les cellules, par des arborisations de fibrilles extrêmement fines et plus ou moins variqueuses.

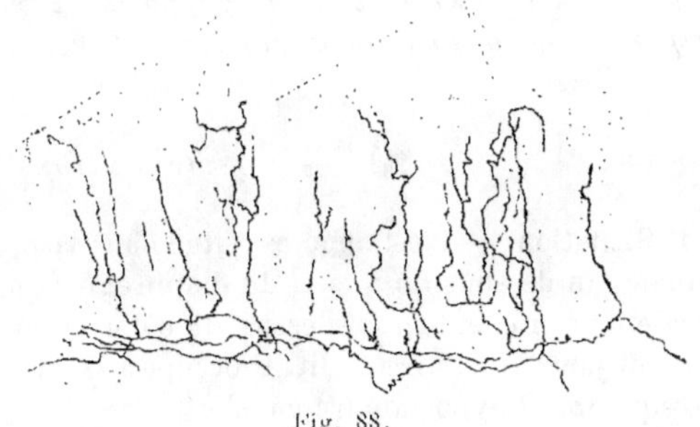

Fig. 88.

Terminaisons nerveuses sensitives dans l'épithélium de l'œsophage de la grenouille (méthode de Golgi, d'après Smirnow).

a, cellules cylindriques ciliées, vues sur une coupe verticale de la muqueuse. — *b*, cellules caliciformes, dont deux présentent à leur extrémité interne un bourgeon de mucus.

A consulter, au sujet de l'œsophage : Gillette, *Description et structure de la tunique musculaire de l'œsophage*, etc., Journ. de l'Anatomie, 1872 ; — Mouton, *Du calibre de l'œsophage et du cathétérisme œsophagien*, Th. Paris, 1874 ; — Cunningham, *Broncho-and pleuro-œsophageal muscles*, Journ. of. Anat. and Physiol., 1876, t. X ; — Neumann, *Flimmerepithel im Œsophagus menschlicher Embryonen*, Arch. f. mikr. Anat., 1876 ; — Klein, *Ciliated epithelium of the œsophagus*, Quat. Journ. of. micr. Sc., 1880 ; — Ranvier, *Appareils nerveux terminaux des muscles de la vie organique*, Paris, 1880 ; — Laimer, *Beitr. zur Anat. des Œsophagus*, Wien. med. Jahrb., 1883 ; — Morossow, *Anatomie des Œsophagus*, etc., Thèse de Saint-Pétersbourg, 1887 ; — Flesch, *Ueber Beziehungen zwischen Lymphfollikeln und secernierenden Drüsen im Œsophagus*, Anat. Anzeiger, 1888 ; — Strahl, *Beiträge zur Kenntniss des Baues des Œsophagus u. der Haut*, Arch. f. Anat. u. Phys., 1889 ; — Rubellis, *Ueber den Œsophagus des Menschen u. verschiedener Hausthiere*, Berne, 1889 ; — Klaus, *Der kindlich. Œsophagus*, In. Diss., München 1890 ; — Mayer (S.), *Die membrana peri-œsophagealis*, Anat. Anzeiger, 1892 ; — Ramon y Cajal, Soc. de Biologie, 1893 ; — Smirnow, *Ueber die Nervenendigungen im Œsophagus des Frosches*, Intern. Monatschr., 1893 ; — Potarka, *Sur l'œsophagotomie intra-thoracique par le médiastin postérieur*, La Roumanie médicale, 1894 ; — Juvara, *Sur un muscle diaphragmatic-œsophagien*, Bull. Soc. anat., 1894 ; — Glinsky, *Ueber die Tonsilla œsophagea*, Zeitschr. f. wiss. Zool., 1894 ; — Du même, *Zur vergl. Histol. d. Speiseröhre*, In. Diss. Charkow, 1893 ; — Dobrowolski, *Lymphknötchen in der Schleimhaut der Speiseröhre, des Magens*, etc., Beitr. z. pathol., Anat., 1894 ; — Schaffer, *Ueber die Drüsen d. menschl. Œsophagus*, Verh. d. Anat. Ges., 1897 ; — Du même, *Epithel. u. Drüsen der Speiseröhre*, Wien. Klin. Woch., 1898 ; — Mehnert, *Ueb. Formvariationen d. Speiseröhre des Menschen*, Verh. anat. Ges., 1898 ; — Birmingham, *A study of the arrangement of the muscular fibres at the upper end of the œsophagus*, Journ. of Anat., Vol. 33, 1898.

ARTICLE IV

ESTOMAC

Portion dilatée de l'intestin antérieur de l'embryon, l'estomac (allem. *Magen*, angl. *Stomach*) est cette vaste poche, intermédiaire à l'œsophage et à l'intestin grêle, dans laquelle s'amassent les aliments, pour y subir les modifications biologiques importantes qui ont pour résultat de les transformer en chyme. La poche stomacale devient ainsi l'une des parties les plus importantes du tube digestif.

Après quelques considérations générales sur la *situation*, la *forme*, la *direction* et les *dimensions* de l'estomac, nous étudierons successivement, dans cet organe : 1° sa *surface extérieure* et ses *rapports*; 2° sa *surface intérieure* et ses deux *orifices*; 3° sa *constitution anatomique*; 4° ses *vaisseaux* et ses *nerfs*.

§ I. — Considérations générales

1° Situation. — L'estomac est situé dans la partie supérieure de la cavité abdominale, au-dessous du foie et du diaphragme qui le recouvrent dans la plus grande partie de son étendue, au-dessus du côlon transverse et de son mésocôlon qui lui servent pour ainsi dire de lit. Il occupe à la fois une grande partie de l'épigastre et presque tout l'hypochondre gauche[1].

2° Moyens de fixité. — Il est maintenu en position : 1° *en haut*, par sa continuité avec l'œsophage, auquel il fait suite et qui, lui-même, est solidement fixé à l'anneau diaphragmatique qui lui livre passage ; 2° *en bas*, par sa continuité avec le duodénum, qui le continue et que le péritoine, comme nous le verrons plus loin (voy. *Duodénum*), maintient appliqué contre la colonne vertébrale ; 3° à sa partie moyenne et interne, par le tronc cœliaque et principalement par l'une de ses branches, la coronaire stomachique, qui relie la petite courbure à l'aorte ; 4° par différents replis péritonéaux, qui, sous les noms d'*épiploon gastro-hépatique*, d'*épiploon gastro-splénique*, de *ligament gastro-phrénique* (voy. *Péritoine*), unissent la petite courbure et la grosse tubérosité au foie, à la rate et au diaphragme.

[1] Ces deux derniers termes d'épigastre et d'hypochondre gauche, que nous employons pour la première fois, se rapportent à une division ancienne de la cavité abdominale que nous devons immédiatement faire connaître. Quoique abandonnée depuis longtemps en anatomie topographique, cette division n'en est pas moins utile en ce sens qu'elle définit géométriquement une série de termes usuels, qu'il sera bien difficile de faire disparaître du langage, soit anatomique, soit clinique. — Traçons sur la face antérieure de l'abdomen (fig. 89) deux horizontales, l'une AA passant immédiatement au-dessous des fausses côtes (*ligne sous-costale*); l'autre BB, tangente au point le plus élevé des deux crêtes iliaques (*ligne sus-iliaque*). Nous partageons ainsi la cavité abdominale en trois zones superposées : une zone supérieure ou *zone épigastrique*, située au-dessus de la ligne AA ; une zone inférieure ou *zone hypogastrique*, située au-dessous de la ligne BB ; une zone moyenne ou *zone ombilicale*, comprise entre les deux zones précédentes, par conséquent entre la ligne sous-costale et la ligne sus-iliaque. — Abaissons maintenant par les points *o* et *o'*, représentant le milieu des arcades fémorales, les deux verticales *xx* et *x'x'* : nous subdivisons ainsi chacune des zones précitées en trois régions secondaires, l'une médiane et les deux autres latérales. — Il existe, au total, en correspondance avec l'abdomen, neuf régions distinctes, dont chacune a reçu un nom spécial. C'est ainsi que, dans la zone épigastrique, la région du milieu (*a*) porte le nom d'*épigastre*; les deux régions latérales (*a'* et *a''*), les noms d'*hypochondre droit* et d'*hypochondre gauche*. De même, dans la zone ombilicale, nous avons au milieu l'*ombilic* (*b*) et, sur les côtés, le *flanc droit* (*b'*) et le *flanc gauche* (*b''*). Enfin, la zone épigastrique nous présente à son tour : sur le milieu, l'*hypogastre* (*c*) ; de chaque côté, la *fosse iliaque droite* (*c'*) et la *fosse iliaque gauche* (*c''*).

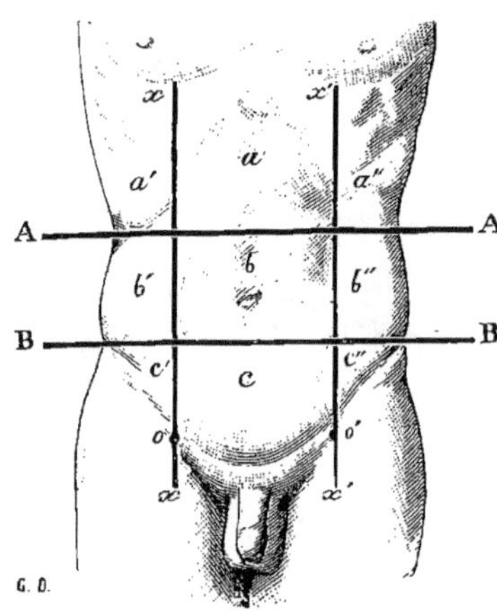

Fig. 89.

Topographie de l'abdomen.

a, épigastre ; *a'* et *a''* hypochondres droit et gauche. — *b*, ombilic ; *b'* et *b''*, flancs droit et gauche. — *c*, hypogastre, *c'* et *c''*, fosses iliaques droite et gauche.

Grâce à ces nombreux moyens de fixité, l'estomac, quoique très mobile sur place, est l'un des viscères abdominaux qui sont le moins sujets aux déplacements.

3° Forme. — L'estomac (fig. 90) a une forme bien connue : c'est une cornemuse ou, si l'on veut, une sorte de cône un peu aplati d'avant en arrière, dont la base

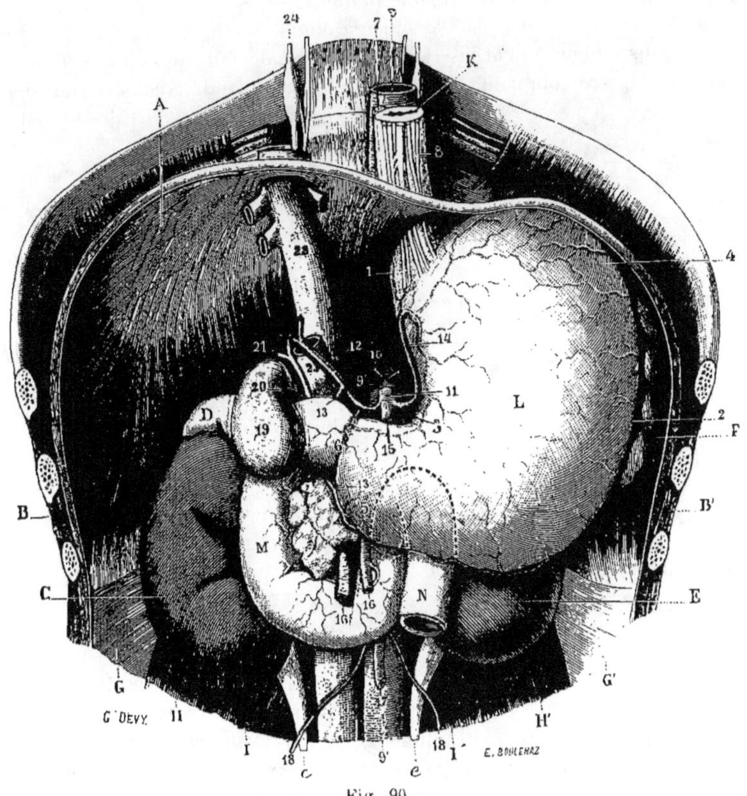

Fig. 90.

L'estomac, vu en place après l'ablation du foie et de la masse intestinale.

A. diaphragme. — B, B'. paroi thoraco-abdominale. — C, rein droit, avec c. son uretère. — D. capsule surrénale droite. — E, rein gauche, avec e, son uretère. — F. rate. — G, G', aponévroses des muscles transverses. — H, H'. carré des lombes. — I, I', grand et petit psoas. — K, œsophage. — L, estomac. — M, duodénum : le trajet rétro-stomacal de sa portion ascendante et l'angle duodéno-jéjunal sont marqués en pointillé, ainsi que l'origine du jéjunum N.
1, cardia. — 2, grande courbure de l'estomac. — 3, petite courbure. — 4, grosse tubérosité. — 5, petite tubé-rosité. — 6, pylore. — 7, nerf pneumogastrique droit, allant se ramifier sur la face postérieure de l'estomac. — 8, nerf pneumogastrique gauche, dont les rameaux ont été coupés à leur arrivée sur la face antérieure de l'estomac. — 9, aorte thoracique. — 9', aorte abdominale. — 10, artères diaphragmatiques inférieures. — 11, tronc cœliaque, avec : 12, artère hépatique; 13, artère gastro-épiploïque droite. — 14, artère coronaire. — 15, artère splénique. — 16, 16', artère et veine mésentériques supérieures. — 17, artère mésentérique inférieure. — 18, artères spermatiques. — 19, vésicule biliaire. — 20, canal cystique. — 21, canal hépatique. — 22, veine cave inférieure. — 23, veine porte. — 24, grand sympathique.

serait arrondie et dont l'axe, au lieu d'être rectiligne, décrirait une courbe à concavité dirigée en haut et à droite.

On observe parfois, à la partie moyenne de l'estomac, ou plus exactement, un peu au-dessous de sa partie moyenne une dépression circulaire plus ou moins profonde, se traduisant sur la surface intérieure de l'organe par un repli saillant également circulaire. Une pareille disposition, on le conçoit, a pour effet de diviser l'estomac en deux poches, l'une supérieure ou cardiaque, l'autre inférieure ou pylorique. L'estomac, dans ce cas (fig. 91), est dit *biloculaire*. J'ai observé très nettement cette biloculation de l'estomac sur trois sujets, un homme et deux femmes, que j'avais congelés et débités ensuite en coupes successives. Sur l'un de ces sujets, le repli séparatif des deux poches cardiaque et pylorique mesurait par places jusqu'à 4 centimètres de hauteur.

La disposition biloculaire de l'estomac a donné lieu à des interprétations différentes. Certains auteurs ont accusé le corset. Il est de fait que l'usage d'un corset démesurément serré comprime l'estomac et peut, quand la constriction dépasse certaines limites, le diviser en deux poches superposées. Tous les médecins qui s'occupent spécialement de la pathologie de l'estomac en ont rapporté des exemples. Mais, dans ces cas, le sillon séparatif est toujours fort large et la saillie qu'il détermine à l'intérieur de l'organe est une saillie arrondie et également fort large, plutôt qu'un véritable repli de la paroi stomacale. Il s'agit là bien évidemment d'une déformation acquise, d'une déformation qui n'a rien de commun avec la véritable biloculation, laquelle est congénitale. Du reste, cette biloculation, comme nous l'avons dit plus haut, s'observe chez l'homme, dans des cas par conséquent où l'action du corset ne saurait être mise en cause.

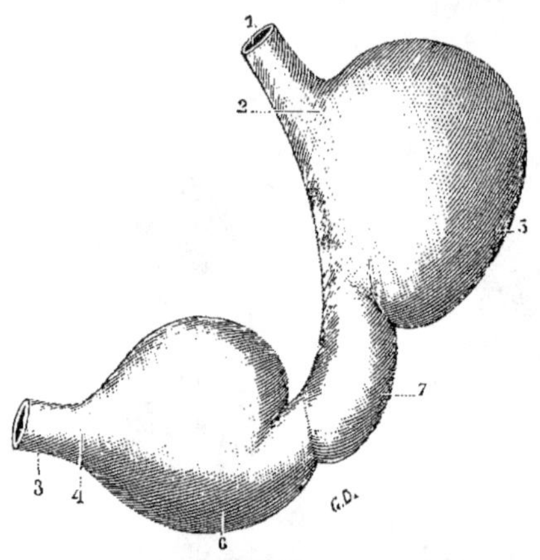

Fig. 91.

Estomac biloculaire (homme de 67 ans.)

1, œsophage. — 2, cardia. — 3, duodénum. — 4, pylore. — 5, poche supérieure ou cardiaque. — 6, poche inférieure ou pylorique. — 7, canal de communication entre les deux poches.

D'autres auteurs, Sappey entre autres, considèrent la biloculation comme le résultat d'une contraction énergique et toute fortuite des fibres circulaires correspondant à la partie rétrécie. Je ne veux pas nier le fait, ces contractions partielles ayant été observées, paraît-il, sur des animaux vivants au cours de certaines vivisections. Mais une pareille interprétation, si elle peut être invoquée dans certains cas, n'est certainement pas applicable à tous, à ceux notamment où le sillon circulaire en question est permanent, je veux dire persiste après la mort de l'organe et ne s'efface même pas par l'insufflation. Pour ces derniers faits, il faut demander l'explication à l'anatomie comparée, et je n'hésite pas, pour ma part, à considérer la biloculation congénitale de l'estomac chez l'homme, comme la reproduction incomplète et anormale d'une disposition qui existe normalement et à un état de développement plus parfait chez certains mammifères, notamment chez les rongeurs.

4° Direction. — Les anatomistes ne sont pas entièrement d'accord sur la direction qu'il convient d'assigner à l'estomac. Pour Cruveilhier, il est obliquement dirigé de haut en bas, de gauche à droite et un peu d'avant en arrière. Sappey, tout en admettant cette double obliquité, ajoute qu'elle est peu prononcée et, pour lui, la direction prédominante de l'estomac est à la fois horizontale et transversale. De son côté, Luschka s'est efforcé d'établir depuis déjà longtemps que l'estomac a une forme sensiblement verticale et sa description, sur ce point, a été adoptée successivement par Betz, par Henle, par Lesshaft et, tout récemment en France, par Tillaux. Mes recherches personnelles sur ce point important de topographie abdominale sont entièrement confirmatives de celles de Luschka et, à mon tour, je crois devoir me ranger à son opinion. Dans les nombreuses autopsies que j'ai pratiquées à cet effet sur des sujets des deux sexes et de tout âge, j'ai presque toujours rencontré l'estomac dans une position voisine de la verticale. De plus, sur les nombreuses coupes de sujets congelés que j'ai examinées pendant l'hiver 1890-1891, coupes transversales, coupes sagittales et coupes frontales, j'ai toujours vu l'orifice duodénal de l'estomac ne s'écarter de la ligne médiane que de quelques centimètres ou même occuper cette ligne. Le cône que représente l'estomac est donc orienté de telle façon que *son axe est à peu près vertical, sa base située en haut et un peu à gauche, son sommet dirigé en bas et un peu à droite.*

5° **Dimensions**. — Considéré dans la série animale, l'estomac présente son maximum de développement chez les herbivores. Il se trouve au contraire, fortement réduit chez les carnassiers.

L'homme, qui a une alimentation à la fois animale et végétale, possède un estomac qui tient pour ainsi dire le milieu entre ces deux extrêmes. — À l'état de réplétion moyenne, il mesure 25 centimètres dans sa plus grande longueur. Sa largeur, mesurée du bord droit au bord gauche, est de 12 centimètres. Son épaisseur, mesurée d'une face à l'autre, est de 8 centimètres. — Quand l'estomac passe de l'état de demi-réplétion à l'état de vacuité, ces trois diamètres diminuent naturellement : le premier descend à 18 et le second à 7; quant au troisième, il se réduit à 0, les deux parois antérieure et postérieure s'appliquant immédiatement l'une contre l'autre. — La capacité de l'estomac varie ordinairement de 1 000 à 1 500 centimètres cubes, chez l'adulte : soit une capacité moyenne de 1 300 centimètres cubes. Pour cette capacité moyenne de 1 300 centimètres cubes, la surface de la muqueuse stomacale serait, d'après les recherches récentes de Dargein, de 600 à 800 centimètres carrés. Ce ne sont là, bien entendu, que des dimensions moyennes, susceptibles de varier beaucoup, suivant les habitudes alimentaires du sujet : l'estomac se réduisant chez les personnes qui mangent peu; se dilatant, au contraire, dans des proportions souvent considérables chez les gros mangeurs, chez ceux notamment qui ne font qu'un seul repas, mais un repas très copieux, dans les vingt-quatre heures.

Le volume de l'estomac se modifie aussi sous l'influence de certains états pathologiques, les rétrécissements par exemple, soit de l'œsophage, soit du pylore. Dans le premier cas, la poche stomacale ne recevant que peu ou point de nourriture, s'atrophie progressivement et se réduit parfois à des dimensions qui ne dépassent pas celles du duodénum. Dans le second cas, recevant toujours la même quantité d'aliments et ne pouvant que difficilement s'en débarrasser à travers un pylore plus ou moins rétréci, elle se dilate et arrive peu à peu à cet état de distension énorme, dans lequel elle occupe le tiers, la moitié ou même les deux tiers de la cavité abdominale.

§ II. — Surface extérieure, rapports

L'estomac, avons-nous dit plus haut, a la forme d'une cornemuse. On peut, par conséquent, lui considérer deux faces, deux bords, deux extrémités et, enfin, deux renflements connus sous le nom de tubérosités.

1° **Faces**. — Les deux faces de l'estomac se distinguent, d'après leur situation, en antérieure et postérieure.

a. *Face antérieure*. — La face antérieure, convexe, regarde en avant et en haut, d'où le nom de *face supérieure* que lui donnent certains auteurs. Elle est en rapport (fig. 92, A) : 1° en haut et à gauche, avec le diaphragme, qui la sépare du thorax, tout particulièrement des cinquième, sixième, septième, et huitième côtes gauches et des espaces intercostaux correspondants ; l'estomac est séparé des côtes précitées par les digitations, régulièrement entrecroisées, des deux muscles diaphragme et transverse de l'abdomen ; 2° en haut et à droite, avec la face antérieure du foie, laquelle s'étale sur elle dans une étendue qui varie naturellement suivant les sujets et, chez le même sujet, suivant les conditions de vacuité ou de plénitude dans lesquelles se trouve l'estomac ; 3° à sa partie inférieure, avec la partie supérieure de la paroi antérieure de l'abdomen qui, à ce niveau, prend le nom d'*épigastre*. L'épigastre, avons-nous besoin de le rappeler, se soulève plus ou moins lorsque l'estomac est distendu, se déprime au contraire (*creux de l'estomac*) quand il est vide.

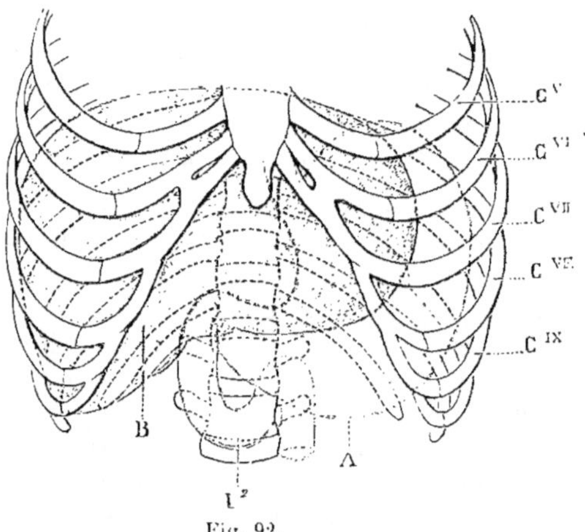

Fig. 92.

Rapports du foie et de l'estomac avec le rebord costal.

A, estomac (*en rouge*). — B, foie (*en bleu*). — C^V, C^VI, C^VII, C^VIII, C^IX, cinquième, sixième, septième, huitième et neuvième côtes. — L², deuxième vertèbre lombaire.

Ce dernier rapport, le plus important de tous au point de vue pratique, à cause de l'opération de la gastrotomie, est établi comme suit par L. LABBÉ : la grande courbure ne remontant jamais au delà d'une ligne horizontale passant par le bord inférieur du cartilage de la neuvième côte, l'estomac vient prendre contact avec la paroi abdominale antérieure suivant une petite région triangulaire, *triangle de Labbé* (fig. 92), qui se trouve délimitée en bas par la ligne horizontale précitée, à gauche par le rebord des fausses côtes gauches, à droite par le bord antérieur du foie qui est obliquement ascendant et qui rejoint le bord précédent au niveau du point où le cartilage de la neuvième côte gauche s'unit au cartilage de la huitième.

Une pareille formule, aussi nette et aussi précise, est exacte pour un certain nombre de cas. Mais, il faut bien le reconnaître, elle ne saurait convenir à tous. Il existe un grand nombre de sujets chez lesquels l'estomac, quand il est complètement vide, se dissimule tout entier au-dessous du foie et ne prend contact, par aucun de ses points, avec la paroi antérieure de l'abdomen. Sur ces sujets, on le conçoit, l'espace triangulaire précité est occupé, non plus par la face antérieure de l'estomac, mais par une portion du canal intestinal, qui est ordinairement le côlon transverse. L'opérateur, dans ce cas, devra tout d'abord récliner l'intestin en bas, puis reconnaître le foie et aller chercher l'estomac au-dessous de ce dernier organe.

b. *Face postérieure*. — La face postérieure de l'estomac regarde en arrière et en bas : c'est la *face inférieure* de quelques auteurs. Elle est en rapport avec l'arrière-cavité des épiploons et, par l'intermédiaire de cette arrière-cavité, avec les formations suivantes qui, toutes, sont plus ou moins appliquées contre la paroi abdominale postérieure : 1° en bas, le long de la grande courbure, avec le côlon transverse et son méso-côlon, qui séparent l'estomac des circonvolutions de

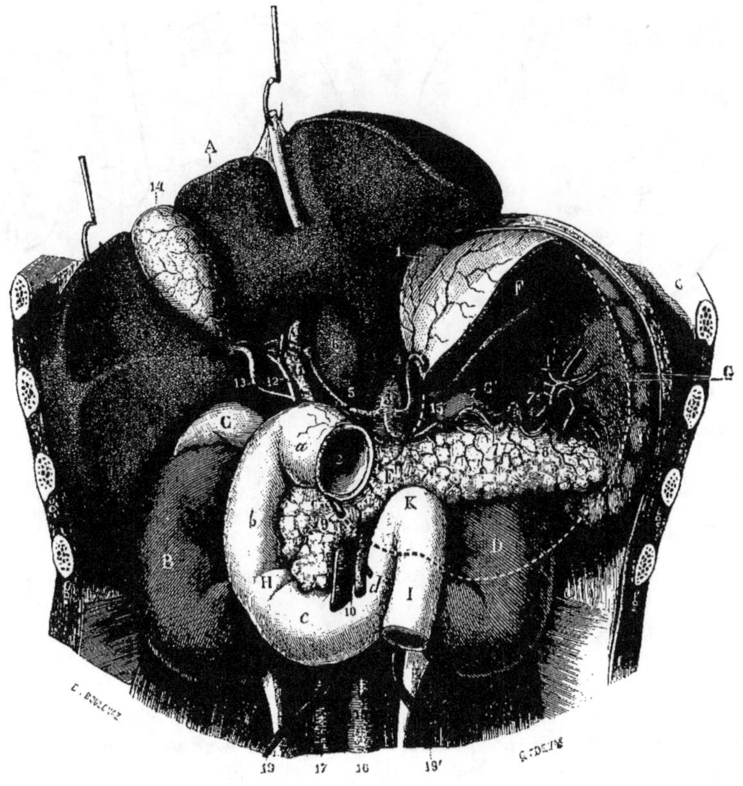

Fig. 93.

L'abdomen supérieur, vue antérieure : le foie a été érigné en haut; l'estomac a été en grande partie réséqué pour laisser voir les organes qui sont en rapport avec sa face postérieure.

A, face inférieure du foie. — B, rein droit. — C, C', capsules surrénales. — D, rein gauche. — E, pancréas. — F, partie supérieure de l'estomac. — G, rate. — H, duodénum, avec : *a*, sa première portion; *b*, sa portion descendante; *c*, sa portion horizontale; *d*, sa portion ascendante. — I, jéjunum. — K, angle duodéno-jéjunal.

1, cardia. — 2, pylore. — 3, tronc cœliaque. — 4, artère coronaire stomachique. — 5, artère hépatique, dont la concavité embrasse le lobe de Spigel 6. — 7, 7', vaisseaux spléniques. — 8, artère gastro-épiploïque gauche. — 9, artère gastro-épiploïque droite, coupée au niveau de son entrée dans la base du grand épiploon. — 10, vaisseaux mésentériques supérieurs. — 11, veine porte. — 12, canal hépatique. — 13, canal cystique. — 14, vésicule biliaire. — 15, pilier gauche du diaphragme. — 16, aorte. — 17, veine cave inférieure. — 18, artère mésentérique inférieure. — 19, 19', vaisseaux spermatiques

l'intestin grêle ; 2° à droite, au-dessous et en dedans du pylore, avec les deux dernières portions du duodénum; 3° à sa partie moyenne et suivant une zone transversale qui occupe presque toute la largeur de l'organe, avec le pancréas, avec les vaisseaux spléniques et avec les vaisseaux mésentériques supérieurs ; 4° en haut, au-dessus du pancréas, avec la rate, le rein, la capsule surrénale et le diaphragme. Comme nous le présente la figure 94,B, la zone qui est en rapport avec le diaphragme revêt la forme d'un quadrilatère irrégulier, limité en haut

par le cardia et la grosse tubérosité, en bas par la capsule surrénale, en dedans par
la petite courbure, en dehors par la rate.

2° **Bords**. — Des deux bords de l'estomac, l'un regarde à droite, l'autre à gauche.
On les désigne, en conséquence (fig. 90), sous les noms de *bord droit* et de *bord*

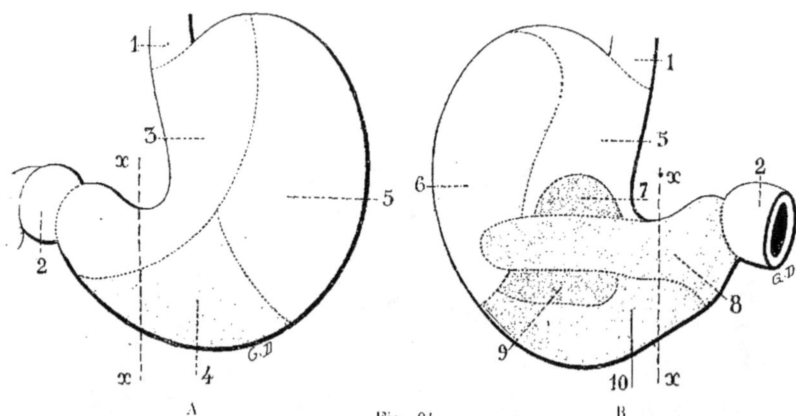

Fig. 94.

Schéma représentant, sous forme de zones colorées, les différents rapports de l'estomac :
A, face antérieure ; B, face postérieure.

x, x, ligne médiane. — 1, œsophage. — 2, duodénum. — 3, zone en rapport avec le foie. — 4, zone en rapport avec
la paroi abdominale antérieure. — 5, 5, zones en rapport avec le diaphragme. — 6, zone en rapport avec la rate. — 7,
zone en rapport avec la capsule surrénale droite. — 8, zone en rapport avec le pancréas. — 9, zone en rapport avec le
rein droit. — 10, zone en rapport avec le côlon et le méso-côlon.

gauche. Le bord droit est encore appelé *petite courbure*, le bord gauche *grande
courbure*.

a. *Bord droit*. — Le bord droit ou petite courbure s'étend du cardia au pylore.
Il suit un trajet légèrement oblique de haut en bas et de gauche à droite,
décrivant dans son ensemble une courbe à concavité dirigée à droite. Considéré
au point de vue de sa situation et de ses rapports, le bord droit est placé sur
la ligne médiane ou un peu à gauche de cette ligne, plus rarement à droite.
Il répond au tronc cœliaque, au lobe de Spigel et au plexus solaire. C'est le long
de la petite courbure que s'attache l'épiploon gastro-hépatique et que cheminent,
en allant du cardia au pylore, l'artère et la veine coronaires stomachiques.

b. *Bord gauche*. — Le bord gauche ou grande courbure est fortement convexe,
obliquement dirigé de haut en bas, et de gauche à droite. Il répond au côlon transverse dans une grande partie de son étendue, d'où le nom de *bord colique* que lui
avait donné CHAUSSIER. Il répond aussi, à sa partie la plus externe, au bord antérieur de la rate. La grande courbure de l'estomac est parcourue en sens inverse
par les deux artères gastro-épiploïques : la droite, branche de l'hépatique, allant
de droite à gauche; la gauche, branche de la splénique, allant de gauche à droite.
Ces deux artères sont accompagnées chacune d'une veine, qui porte le même nom
et présente le même trajet (voy. ANGÉIOLOGIE). La grande courbure donne insertion à
l'épiploon gastro-colique ou grand épiploon.

3° **Extrémités**. — L'estomac nous présente à ses deux extrémités deux orifices
qui le mettent en communication, en haut avec l'œsophage, en bas avec le duodénum (fig. 90).

a. *Orifice œsophagien.* — L'orifice œsophagien, improprement appelé *cardia* (mot grec qui signifie *cœur*), est situé à l'extrémité supérieure de la petite courbure. — Il répond, en arrière, au côté gauche de la onzième vertèbre dorsale, quelquefois de la dixième, mais ce rapport n'est pas immédiat. Un intervalle de 25 millimètres (fig. 95) sépare le cardia de la vertèbre précitée et, dans cet espace, se trouve l'aorte. — En avant, le cardia est situé en regard du point où le sep-

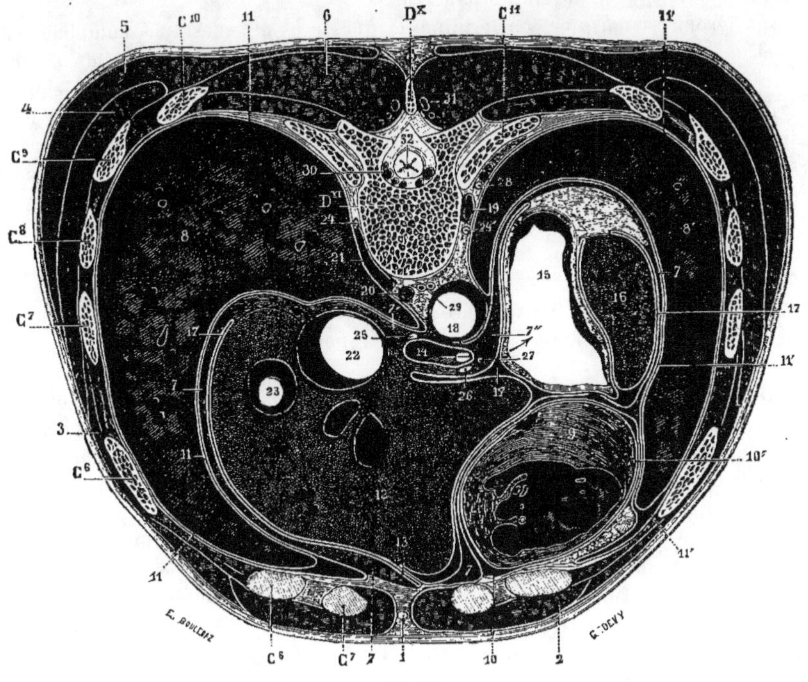

Fig. 95.

Coupe horizontale du tronc, passant par la partie moyenne du corps de la onzième dorsale
(cadavre congelé, segment inférieur de la coupe vu d'en haut).

D^{XI}, corps de la onzième dorsale. — D^X, apophyse épineuse de la dixième dorsale. — C^6, C^7, C^8, C^9, C^{10}, sixième, septième, huitième, neuvième et dixième côtes.
1, appendice xiphoïde, coupé à 2 millimètres de sa pointe. — 2, muscle grand droit de l'abdomen. — 3, muscle grand oblique. — 4, muscle grand dentelé. — 5, muscle grand dorsal. — 6, masse sacro-lombaire. — 7, diaphragme, avec 7' et 7", ses piliers droit et gauche. — 8, 8', poumons droit et gauche. — 9, cœur. — 10, péricarde, avec 10', son adossement à la plèvre gauche. — 11, 11'. plèvre droite et gauche. — 12, foie. — 13, son ligament suspenseur. — 14, œsophage, coupé un peu au-dessus du cardia. — 15, estomac, coupé au niveau de sa grosse tubérosité. — 16, rate. — 17, péritoine. — 18, aorte descendante. — 19, petite azygos. — 20, grande azygos. — 21, une veine intercostale. — 22, veine cave inférieure. — 23, veines hépatiques. — 24, 24'. grand sympathique droit et gauche. — 25, pneumogastrique droit. — 26, pneumogastrique gauche. — 27, nerf phrénique. — 28, nerf intercostal. — 29, canal thoracique. — 30, plexus veineux intra-rachidien. — 31, plexus veineux extra-rachidien. — 32, moelle épinière.

tième cartilage costal gauche vient s'articuler avec le sternum. — Extérieurement, le cardia n'est indiqué à l'œil (fig. 90,1), que par la différence de calibre qui distingue le conduit œsophagien de la poche stomacale. Il répond exactement à l'angle, ouvert en haut, que forme le flanc gauche de l'œsophage avec la tubérosité de l'estomac.

b. *Orifice duodénal.* — L'orifice duodénal, plus connu sous le nom de *pylore* (de πυλωρός qui signifie *portier*, le pylore étant considéré comme le portier qui ferme ou ouvre l'entrée du canal intestinal) occupe l'extrémité inférieure de la petite courbure. Il est marqué à l'extérieur (fig. 90,6) par un léger rétrécissement qui le sépare du duodénum ; mais il se distingue surtout de ce dernier, à la palpation, en ce que la paroi qui le constitue est beaucoup plus épaisse et plus consistante.

Il est en rapport : 1° en avant, avec la face inférieure du foie qui le sépare de la paroi abdominale, plus rarement avec la paroi abdominale elle-même ; 2° en arrière, avec la veine porte et l'artère hépatique ; 3° en haut, avec le petit épiploon ; 4° en bas, avec la tête du pancréas.

Nous ferons remarquer, en terminant, que le pylore n'est pas complètement fixe et que sa situation, par conséquent, varie suivant la quantité de matières que renferme l'estomac : à l'état de vacuité de l'estomac, il est situé sur la ligne médiane, à la hauteur de la douzième vertèbre dorsale ou de la première lombaire, en regard de l'extrémité antérieure de la huitième côte ; lorsque au contraire l'estomac est distendu par les aliments, le pylore est ordinairement situé à droite de la ligne médiane, à 3 ou 4 centimètres de cette ligne. Dans les cas de distension considérable, le déplacement pourrait atteindre jusqu'à 7 centimètres, d'après BRAUNE.

4° **Tubérosités**. — Des deux tubérosités de l'estomac (fig. 90), l'une est située à gauche, c'est la grosse tubérosité ; l'autre répond à son extrémité droite, c'est la petite tubérosité.

a. *Grosse tubérosité*. — La grosse tubérosité (*fundus ventriculi* des anatomistes anglais et allemands), située à gauche du cardia, occupe la plus grande partie de l'hypochondre gauche : c'est une sorte de demi-sphère (fig. 90,4), appliquée contre la base du cône qui représente l'estomac. — *Sa partie supérieure* s'abrite sous la coupole diaphragmatique, qu'elle refoule jusqu'à la cinquième côte, quelquefois même plus haut : en tout cas, la grosse tubérosité remonte toujours au-dessus d'un plan horizontal passant par la pointe du cœur (voy. fig. 95). Elle entre ainsi en relation presque immédiate (le diaphragme étant fort mince à ce niveau) avec la face postérieure de ce dernier organe et aussi avec la base du poumon gauche. Ce rapport, qui nous est parfaitement indiqué sur une coupe horizontale passant par le cardia (fig. 95), nous explique l'influence perturbatrice que peut avoir un estomac anormalement dilaté sur la respiration et sur le fonctionnement du cœur. — *Sa partie inférieure* repose sur l'extrémité gauche du côlon transverse. — *Sa partie antérieure* répond à la face interne des côtes gauches. — *Sa partie postérieure* est en rapport avec les vaisseaux spléniques, la queue du pancréas, la capsule surrénale gauche. — *Sa partie externe*, enfin, répond à la rate, à laquelle elle est unie par un repli du péritoine, l'épiploon gastrosplénique.

b. *Petite tubérosité*. — La petite tubérosité (90,5) est ce renflement plus ou moins arrondi, que l'on voit à l'extrémité droite de la grande courbure, immédiatement en dedans du pylore. Comme ce dernier orifice, dont elle partage à peu près les rapports, la petite tubérosité répond, en arrière, au corps du pancréas et à la quatrième portion du duodénum ; en avant, à la face inférieure du foie et, sur certains sujets, à la paroi antérieure de l'abdomen. Ce renflement présente dans ses dimensions des variations individuelles considérables : à peine appréciable chez les uns, il acquiert chez d'autres un développement remarquable. Il n'est même pas rare de rencontrer, avec l'ampoule ordinaire, une ou deux ampoules surajoutées, celles-ci se détachant franchement de la face antérieure de l'estomac et se portant en avant et en haut. La petite tubérosité, qu'elle soit unique ou multiple, uni ou pluri-ampullaire, répond toujours, du côté de la surface intérieure de l'estomac, à une excavation ou poche que l'on désigne, depuis WILLIS, sous le nom d'*antre du pylore*.

§ III. — SURFACE INTÉRIEURE, ORIFICES

Vu intérieurement, l'estomac nous présente la même configuration et les mêmes régions que lorsqu'on le considère par sa surface extérieure. Ses parois, cependant, au lieu d'être lisses et unies, sont extrêmement irrégulières ; elles sont sillonnées, notamment, par une multitude de plis ou rides, qui sont formés par la muqueuse et que nous décrirons plus loin à propos de cette membrane. Nous retrouvons naturellement sur la surface intérieure de l'estomac, aux extrémités de la petite courbure, les deux orifices œsophagien et duodénal, que nous n'avons fait que signaler en décrivant la surface extérieure et que nous devons étudier maintenant au point de vue de leur forme et de leur mode de constitution anatomique.

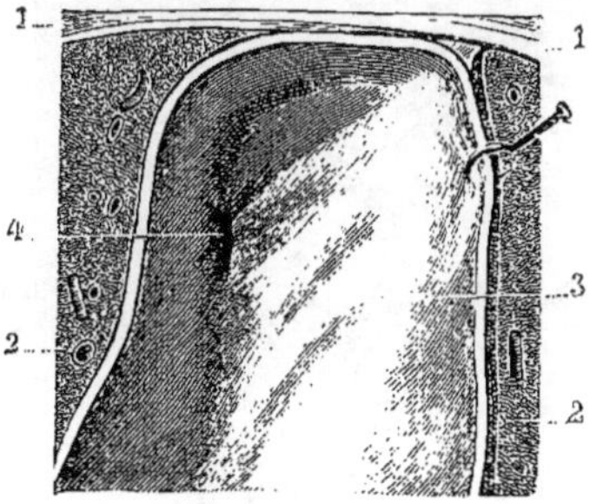

1° Orifice œsophagien ou cardia. — L'orifice œsophagien ou cardia n'est pas horizontal, mais incliné de haut en bas et de gauche à droite : autrement dit, il regarde en bas et à gauche. Du reste, il est dépourvu à la fois de valvule et de sphincter et par cela même facilement dilatable. Il est circonscrit par un bord inégalement frangé, d'où partent de nombreux plis rayonnés (*ad stellæ similitudinem*. HALLER), qui s'effacent pendant le passage du bol alimentaire. Le cardia sépare l'œsophage de l'estomac. La limite respective des deux organes est indiquée, au point de vue macroscopique, par la différence de coloration de leur paroi interne, cette coloration étant d'un blanc mat à la partie inférieure de l'œsophage, d'un blanc cendré ou d'un blanc rosé à l'entrée de l'estomac.

2° Orifice duodénal ou pylore, valvule pylorique. — Le pylore se présente à l'œil sous un tout autre aspect. Tout d'abord, il a une orientation différente : tandis que le cardia regarde en bas et à gauche, le pylore regarde obliquement en haut, en arrière et à droite. Puis, il possède deux éléments qui font complètement défaut au cardia : un sphincter et une valvule.

Si l'on examine sur une coupe transversale de la région pylorique (fig. 98) la

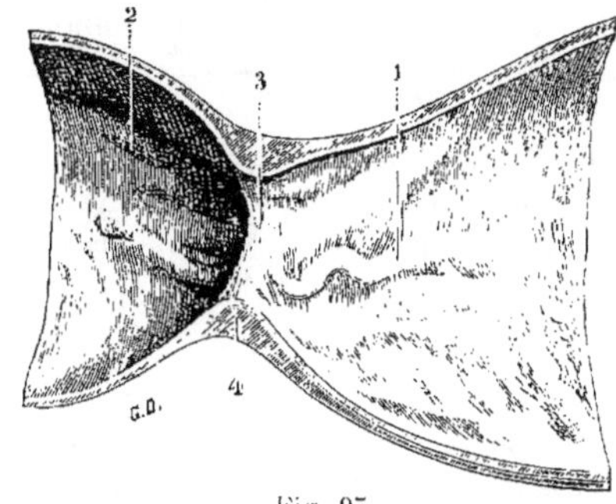

Fig. 96.

Le cardia, vu sur une coupe sagittale passant par la grosse tubérosité de l'estomac.

1, diaphragme. — 2, 2, foie. — 3, estomac. 4, cardia.

Fig. 97.

Le passage gastro-duodénal, vu après incision de sa paroi antérieure.

1, région pylorique de l'estomac, avec ses replis muqueux. — 2, duodénum. — 3, pylore, avec sa valvule. — 4, coupe du sphincter pylorique.

couche des fibres circulaires de l'estomac, on voit cette couche s'épaissir progressivement en se rapprochant du pylore et présenter, au niveau même de l'orifice, une épaisseur de 3 ou 4 millimètres; puis, cesser brusquement, de façon à se terminer du côté du duodénum par une surface plane et comme taillée à pic. Cet anneau musculaire, disposé tout autour de l'orifice duodénal, n'est autre que le *sphincter pylorique*, et il résulte, comme on le voit, d'un épaississement local de la couche des fibres circulaires de l'estomac.

De son côté, la muqueuse, doublée de sa couche conjonctive, tapisse régulièrement les deux faces du sphincter, en débordant un peu cependant, comme le montre la figure ci-dessous, la circonférence interne de cet anneau musculaire. Le sphincter, ainsi revêtu d'une couche conjonctive et d'une couche muqueuse, constitue ce qu'on appelle improprement la *valvule pylorique*. Ce petit appareil n'a nullement pour destination, comme les valvules du cœur, de régler la circulation des aliments dans le conduit gastro-duodénal. On sait, en effet, que la valvule pylorique, quel que soit son développement, n'empêche pas les matières contenues dans le duodénum, la bile par exemple, de refluer vers l'estomac.

Quoi qu'il en soit de sa signification fonctionnelle, la valvule pylorique diffère beaucoup, morphologiquement, suivant qu'on l'examine par sa face gastrique ou par sa face duodénale. Vue du côté de l'estomac (fig. 97), elle n'est pour ainsi dire pas apparente : la région pylorique (antre du pylore), en effet, est représentée par une excavation qui se rétrécit progressivement, à la manière d'un entonnoir, et qui se termine par un orifice arrondi ou ovalaire de 1 centimètre de diamètre. Si nous l'examinons, au contraire, par sa face opposée, nous la voyons se dresser, au fond du cylindre duodénal, sous la forme d'une cloison circulaire plane et verticale, percée d'un trou à son centre et rappelant assez bien, par conséquent, l'un de ces diaphragmes de nos instruments d'optique auxquels on l'a si souvent comparée.

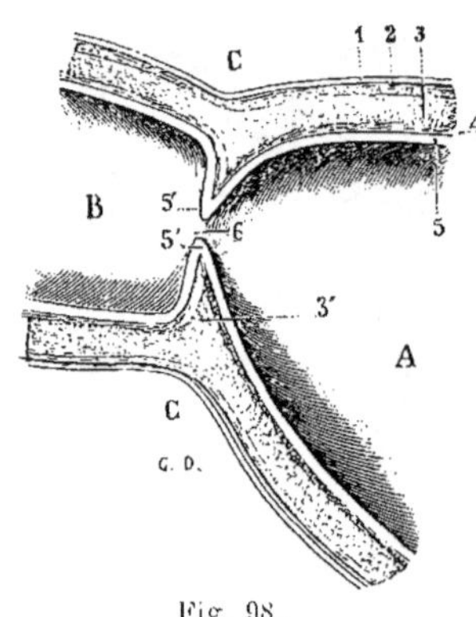

Fig. 98.

Coupe schématique du pylore.

A, antre pylorique. — B, duodénum. — C, étranglement externe répondant au pylore. 1, tunique séreuse. — 2, couche des fibres longitudinales de l'estomac, se continuant avec les fibres longitudinales du duodénum. — 3, couche des fibres musculaires circulaires, dont l'épaississement en 3' constitue la valvule pylorique. — 4, tunique celluleuse. — 5, tunique muqueuse, se réfléchissant en 5', 5', pour tapisser l'épaississement précité des fibres circulaires. — 6, orifice pylorique.

§ IV. — Constitution anatomique

Envisagé au point de vue de sa constitution anatomique, l'estomac se compose de quatre couches ou tuniques qui se superposent dans l'ordre suivant, en procédant de dehors en dedans : 1° une *tunique séreuse* ; 2° une *tunique musculeuse* ; 3° une *tunique celluleuse* ; 4° une *tunique muqueuse*.

A. — Tunique séreuse

La tunique séreuse est une dépendance du péritoine qui, comme nous le verrons dans nos descriptions ultérieures, jette une gaine plus ou moins complète sur la plupart des viscères pelviens et abdominaux.

1° Disposition générale du péritoine gastrique. — En ce qui concerne l'estomac, le péritoine lui fournit deux feuillets qui s'étalent, l'un sur sa face antérieure, l'autre sur sa face postérieure. Ces deux feuillets revêtent, sans discontinuité et dans toute leur étendue, les faces de l'estomac sur lesquelles ils reposent. — Au niveau du cardia, le feuillet péritonéal qui revêt la face antérieure de l'estomac passe directement sur la face antérieure de l'œsophage, qu'il accompagne jusqu'au diaphragme. Au contraire, le feuillet qui revêt la face postérieure, au lieu de remonter sur la face postérieure du conduit œsophagien, s'infléchit en bas pour tapisser la paroi abdominale postérieure et devenir ainsi péritoine pariétal. — Au niveau du pylore, le feuillet péritonéal antérieur passe directement sur la face postérieure du duodénum. Quant au feuillet postérieur, il passe aussi sur la face postérieure du duodénum, mais, après un très court trajet sur cette face duodénale, il se réfléchit en arrière et en dedans, pour devenir feuillet pariétal et former la paroi postérieure de l'arrière-cavité des épiploons. — Sur tous les autres points de ce qu'on pourrait appeler la *ligne circonférencielle* de l'organe, je veux dire, au niveau de la petite courbure, au niveau de la grande courbure et au niveau de la partie supéro-externe de la grosse tubérosité, les deux feuillets péritonéaux antérieur et postérieur s'adossent l'un à l'autre et forment ainsi des lames membraneuses qui, fuyant l'estomac, vont se fixer d'autre part sur les viscères voisins. Ces replis péritonéaux, sortes de ligaments qui unissent la circonférence de l'estomac à d'autres viscères, sont désignés sous le nom d'*épiploons*.

2° Épiploons. — On distingue trois épiploons : l'épiploon gastro-hépatique, l'épiploon gastro-splénique et l'épiploon gastro-colique. — *L'épiploon gastro-hépatique* ou *petit épiploon* s'étend de la petite courbure de l'estomac à la face inférieure du foie. — *L'épiploon gastro-splénique* unit la grosse tubérosité de l'estomac au hile de la rate. Il est continué au-dessus de la rate par le *ligament phréno-gastrique*, qui, comme son nom l'indique, s'étend de la grosse tubérosité de l'estomac à la coupole diaphragmatique. — *L'épiploon gastro-colique*, le plus étendu des trois, a reçu, de ce fait, le nom de *grand épiploon*. Il prend naissance au niveau de la grande courbure de l'estomac. De là, il descend tout d'abord vers le pubis, entre la paroi antérieure de l'abdomen et la masse flottante de l'intestin grêle. Puis, s'infléchissant brusquement sur lui-même, il se porte en arrière et en haut et vient se fixer, comme son nom l'indique, sur la partie antérieure du côlon transverse. Nous nous contentons de signaler ici les trois épiploons. Nous les retrouverons à propos de la description générale du péritoine et les étudierons alors en détail (voy. *Péritoine*, liv. X, ch. v).

3° Couche celluleuse sous-péritonéale. — Le péritoine gastrique est uni à la tunique musculeuse par une couche de tissu cellulaire, au sein de laquelle cheminent les vaisseaux et les nerfs destinés aux parois de l'organe. Cette couche celluleuse sous-péritonéale, très mince sur les deux faces antérieure et postérieure, prend un développement relativement considérable au niveau des bords. Il résulte d'une pareille disposition que la séreuse, dont l'adhérence est intime au niveau des faces de l'estomac, adhère beaucoup moins au voisinage de la grande et de la petite courbure. Il existe là, au départ des épiploons, limité d'une part par les deux feuillets épiploïques, d'autre part par le bord correspondant de l'estomac, un espace de forme triangulaire, qui est entièrement comblé par les gros vaisseaux et le tissu cellulaire qui les accompagne.

B. — TUNIQUE MUSCULEUSE

La tunique musculeuse de l'estomac présente 4 millimètres d'épaisseur au voisinage du pylore, 1 millimètre et demi au niveau de la grande courbure, un tiers ou un quart de millimètre seulement sur le point culminant de la grosse tubérosité. Les fibres qui la constituent se disposent sur trois plans : un plan superficiel, un plan moyen et un plan profond. Elles affectent du reste, dans chacun de ces plans, une direction spéciale : c'est ainsi que le plan superficiel est formé par des fibres longitudinales, le plan moyen par des fibres circulaires, le plan profond par des fibres obliques. Toutes ces fibres sont des fibres lisses.

1° Plan superficiel. — Le plan musculaire superficiel est formé par des fibres longitudinales, dirigées parallèlement à l'axe de l'estomac. Il est la continuation du plan homonyme du muscle œsophagien. Les fibres longitudinales de l'œsophage, arrivées au cardia, s'épanouissent très régulièrement pour recouvrir l'estomac sur tout son pourtour : celles qui répondent au côté droit du cardia se portent sur la petite courbure, en formant tout le long de ce bord une bande musculaire particulièrement développée, que l'on désigne sous le nom de *cravate de Suisse* (fig. 99, A) ; celles qui sont situées à gauche, descendent sur la grosse tubérosité et gagnent ensuite la grande courbure ; les antérieures et les postérieures s'étalent régulièrement sur les deux faces antérieure et postérieure de l'organe. Toutes ces fibres, quelle que soit la région qu'elles occupent, se dirigent, en convergeant, vers le pylore et là, se continuent avec les fibres longitudinales de l'intestin grêle.

Envisagées dans leur ensemble, les fibres longitudinales de l'estomac forment à cet organe une enveloppe continue, mais non uniforme. Relativement épaisse au niveau du cardia et au niveau du pylore, elle va en s'amincissant au fur et à mesure qu'on s'éloigne de ces deux points. D'autre part, l'examen des coupes transversales nous apprend que le plan formé par les fibres longitudinales est toujours plus développé au niveau des bords qu'au niveau des faces. Il en résulte que c'est à la partie moyenne des deux faces antérieure et postérieure que le plan en question est le plus mince.

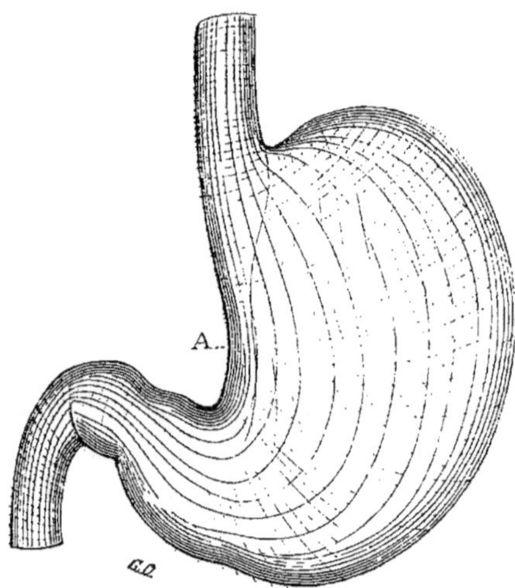

Fig. 99.

Schéma représentant les trois couches de la tunique musculaire de l'estomac.

Couche externe ou longitudinale (*en noir*). — Couche moyenne ou circulaire (*en bleu*). — Couche profonde ou oblique (*en rouge*).

(Les fibres longitudinales de la petite courbure (A), continues avec les fibres longitudinales de l'œsophage et du duodénum, constituent un faisceau connu sous le nom de *cravate de Suisse*.)

Outre les fibres longitudinales que nous venons de décrire et qui se continuent, en haut avec celles de l'œsophage, en bas avec celles de l'intestin, Luschka et Lesshaft ont décrit dans le plan musculaire superficiel de l'estomac d'autres fibres longitudinales, qui appartiennent en propre à cet organe et qu'il désigne sous le nom de *fibres longitudinales indépendantes*. Ces fibres, que l'on rencontre indistinctement sur la face antérieure et sur la face postérieure, prennent naissance au niveau du pylore. De là, elles se portent en haut et à droite en suivant une direction parallèle au grand axe de l'estomac et, arrivées sur la grosse tubérosité, disparaissent peu à peu entre les faisceaux de la couche moyenne.

2° **Plan moyen**. — Le plan moyen du muscle gastrique est constitué par des fibres circulaires, je veux dire par des fibres qui coupent perpendiculairement l'axe de l'estomac et les fibres longitudinales ci-dessus décrites. Elles forment, dans leur ensemble, une série d'anneaux, qui s'étendent sans interruption depuis le cardia jusqu'au pylore.

Au niveau du cardia, les fibres circulaires de l'estomac se continuent avec les fibres circulaires de l'œsophage. Au niveau du pylore, elles deviennent à la fois plus nombreuses et plus serrées : elles forment là, à la limite respective de l'estomac et du duodénum, une sorte d'anneau ou de bourrelet circulaire, que nous avons déjà décrit plus haut (fig. 98) sous le nom de *sphincter pylorique*. Au delà du sphincter, elles se continuent avec les fibres circulaires de l'intestin grêle.

Le plan des fibres circulaires est, des trois plans de fibres musculaires de l'estomac, le plus régulier et le plus important. Son épaisseur est de 1 millimètre environ, au niveau de la grosse tubérosité, de 1 millimètre ou 2 à la partie moyenne de l'estomac, de 2 ou 3 millimètres dans la portion pylorique. Le sphincter pylorique lui-même mesure ordinairement de 3 ou 4 millimètres d'épaisseur. Il pourrait, d'après Cruveilhier, atteindre jusqu'à 6 et 8 millimètres en dehors de toute lésion organique.

3° **Plan profond**. — Le plan profond de la tunique musculeuse de l'estomac est constitué par des fibres dites *paraboliques* ou *en anse*. Pour les mettre en évidence et en prendre une notion exacte, le meilleur procédé consiste à retourner l'estomac sur lui-même et à enlever la muqueuse.

On constate alors (fig. 100,6) que chacune d'elles représente une anse, dont la partie moyenne se trouve située à gauche du cardia et dont les deux branches s'étalent sur les deux faces

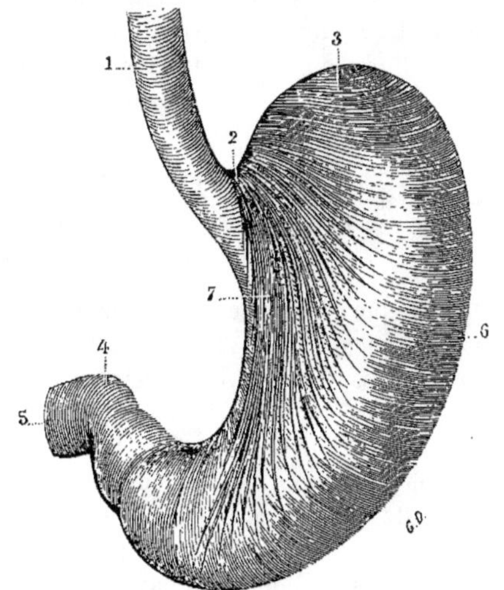

Fig. 100.

Fibres musculaires de l'estomac : les deux couches circulaire et elliptique, vues sur un estomac qui a été retourné et dont la muqueuse a été enlevée.

1, œsophage. — 2, cardia. — 3, estomac (grosse tubérosité). — 4, pylore. — 5, première portion du duodénum. — 6, couche des fibres circulaires. — 7, couche des fibres elliptiques.

de l'estomac, l'une sur sa face antérieure, l'autre sur sa face postérieure. — Les fibres les plus élevées, celles qui sont situées immédiatement à gauche du cardia, se portent obliquement en bas et à droite, en marchant parallèlement à la petite courbure et à 15 ou 20 millimètres d'elle. Elles forment, par leur ensemble, une sorte de ruban, parfois très développé, qui s'étend jusqu'au voisinage du pylore. On remarquera (fig. 100) que ce ruban musculaire croise à angle droit la direction des fibres qui constituent le plan moyen. — Les fibres qui viennent ensuite reposent, par leur partie moyenne, sur la portion de la grosse tubérosité qui avoisine le pylore. De là, elles se portent verticalement en bas. Puis, obliquant à droite, elles se dirigent vers la grande courbure et se mettent ainsi en parallélisme avec les fibres circulaires du plan précédent. — Les fibres inférieures, enfin, répondent à la partie la plus saillante de la grosse tubérosité : elles s'entrecroisent à angle très aigu avec les fibres circulaires correspondantes, en formant des cercles concentriques et de plus en plus étroits qui ont pour centre commun le sommet de cette tubérosité (Sappey).

Comme on le voit, par notre description et par la figure 100, les fibres en anse ne forment pas à l'estomac, comme les deux autres ordres de fibres, une enveloppe complète. Elles font défaut, en effet, sur plusieurs régions, notamment sur la petite courbure, dans la moitié droite de la grande courbure et dans la plus grande partie de la région prépylorique.

La question de l'origine des fibres en anse est encore controversée. Un grand nombre d'anatomistes, au nombre desquels je citerai Gillenskoeld, Sappey, Lesshaft, etc., les rattachent à la couche profonde du muscle œsophagien, dont elles ne seraient que la continuation, au même titre que les fibres circulaires du plan moyen. Une pareille interprétation me paraît peu conciliable avec ce double fait, que les fibres en anse sont plus profondément situées que les fibres circulaires et, d'autre part, suivent sur presque tous les points une direction différente, les croisant tantôt à angle aigu tantôt à angle droit. Il me paraît beaucoup plus rationnel de les considérer, avec Luschka, comme des formations surajoutées et propres à l'estomac.

C. — TUNIQUE CELLULEUSE

La tunique celluleuse de l'estomac est intermédiaire à la tunique musculeuse et à la tunique muqueuse : c'est la *sous-muqueuse* de certains auteurs, la *tunique nerveuse* des anciens anatomistes. Faiblement unie à la tunique musculeuse, elle adhère d'une façon intime à la muqueuse, dont elle ne saurait être séparée : elle se plisse et se déplisse avec elle, l'accompagnant ainsi dans tous ses déplacements.

Histologiquement, la sous-muqueuse de l'estomac appartient au tissu conjonctif lâche. Elle est formée par des faisceaux conjonctifs, qui s'entrecroisent dans tous les sens et auxquels s'ajoutent de fines fibres élastiques et de petits amas de cellules adipeuses. Dans son épaisseur se trouvent de nombreux vaisseaux et un riche plexus nerveux, *le plexus de Meissner*. Nous les retrouverons plus loin (voy. *Vaisseaux et nerfs*).

D. — TUNIQUE MUQUEUSE

La muqueuse de l'estomac (*tunique veloutée* de Fallope, *tunique glanduleuse* de Willis), revêt sans discontinuité toute la surface intérieure de l'organe. Elle fait suite, en haut, à la muqueuse œsophagienne et se continue en bas, au niveau du pylore, avec la muqueuse de l'intestin grêle. Par sa structure, par ses fonctions, par ses maladies, la muqueuse stomacale constitue l'une des membranes les plus importantes de l'économie et son importance justifie pleinement les nombreuses recherches dont elle a été l'objet.

1° **Couleur**. — Sa couleur est d'un blanc mat quand l'estomac est vide, rouge ou simplement rosée quand il est distendu par les aliments. Ces deux colorations, *colorations physiologiques*, qui répondent, l'une à l'état de repos de l'organe, l'autre à son état de fonctionnement, disparaissent rapidement après la mort pour faire place à une teinte plus foncée (*teinte cadavérique*), moitié rougeâtre, moitié grisâtre. On observe parfois une teinte jaune ou verdâtre : elle est due à une imbibition de la muqueuse par les principes colorants de la bile.

2⁰ Épaisseur. — La muqueuse stomacale mesure 2 millimètres d'épaisseur environ, au voisinage du pylore. De là, elle s'amincit peu à peu en allant de bas en haut et de droite à gauche. Son épaisseur n'est plus que de 1 millimètre dans la région cardiaque. Elle se réduit même à 1 demi-millimètre sur certains points de la grosse tubérosité.

3° Consistance. — A l'état sain, la muqueuse de l'estomac, sans égaler sous ce rapport les muqueuses pharyngienne et buccale, présente une certaine fermeté et une grande résistance. On peut en effet la laver, l'éponger avec un linge, promener sur elle le dos du scalpel et, cela, sans la déchirer ou même l'entamer superficiellement. Mais cette consistance s'altère rapidement après la mort, surtout quand l'estomac renferme des liquides. La muqueuse alors se ramollit, devient pulpeuse, se laisse enlever avec la plus grande facilité et souvent même s'en va en bouillie sous l'action du moindre frottement.

Une déchéance aussi profonde et aussi rapide de la muqueuse stomacale n'est certainement pas le résultat seulement de la décomposition cadavérique. A cette décomposition cadavérique est venue se joindre vraisemblablement l'action toute spéciale du suc gastrique, et ce liquide, qui respecte les éléments histologiques de la membrane vivante, les ramollit et les liquéfie dès qu'ils sont frappés de mort : c'est une *auto-digestion* par excellence.

Il est à remarquer que la muqueuse de l'estomac n'a pas une consistance partout uniforme et que, sous ce rapport, elle présente des caractères tout différents, suivant qu'on l'examine dans la région œsophagienne ou dans la région pylorique. Dans la région œsophagienne, au niveau de la grosse tubérosité notamment, la muqueuse est plus mince, plus molle, plus vasculaire et ne s'enlève guère que par lambeaux. La muqueuse de la région pylorique, au contraire, est plus épaisse, plus ferme, plus résistante et peut, avec quelques précautions, être enlevée dans toute son étendue. Si l'on ajoute à cela que les deux régions diffèrent par leur coloration, la région pylorique étant plus blanche, et que leurs limites respectives sont parfois indiquées par une ligne circulaire très nette, on sera amené à distinguer dans la muqueuse de l'estomac deux portions, de valeur morphologique différente : l'une en rapport avec l'orifice d'entrée des aliments, l'autre en rapport avec leur orifice de sortie. Une pareille distinction, qui est plus nettement accusée encore chez certains animaux (cheval, porc, kanguroo) que chez l'homme, est le rudiment de la division en poches multiples qui caractérise l'estomac d'un grand nombre de mammifères : les rongeurs, on le sait, ont un estomac à deux poches, l'une cardiaque, l'autre pylorique ; l'estomac des ruminants en a quatre, la panse, le bonnet, le feuillet et la caillette. Nous rappellerons à ce sujet que, même chez l'homme, l'estomac est parfois nettement biloculaire (voy. plus haut, p. 106).

4° Aspect général à l'examen macroscopique. — Examinée sur un estomac à l'état de vacuité ou fortement revenu sur lui-même, la muqueuse nous présente dans toute son étendue des plis onduleux qui se dirigent pour la plupart parallèlement au grand axe de l'organe, du cardia au pylore par conséquent. D'autres plis, plus petits et orientés en sens inverse, vont de la petite à la grande courbure et, en croisant les premiers sous des incidences diverses, ils décomposent la surface intérieure de l'estomac en de nombreuses dépressions ou vacuoles, toujours fort irrégulières comme les replis qui les circonscrivent (fig. 101). Ces plis sont d'autant plus prononcés que la capacité de l'estomac se trouve plus réduite. Ils s'effacent peu à peu au fur et à mesure que l'estomac est distendu par les aliments et disparaissent d'une façon complète quand celui-ci est arrivé à un état de réplétion moyenne. Il résulte de ce fait que la tunique muqueuse de l'estomac subit un retrait moindre que celui de la tunique musculeuse qui la double : aussi, quand l'estomac est vide, elle est beaucoup plus grande qu'il ne le faudrait pour recouvrir exactement la surface sous-jacente et, en conséquence, elle ne peut s'étaler sur elle qu'à la condition de former des plis.

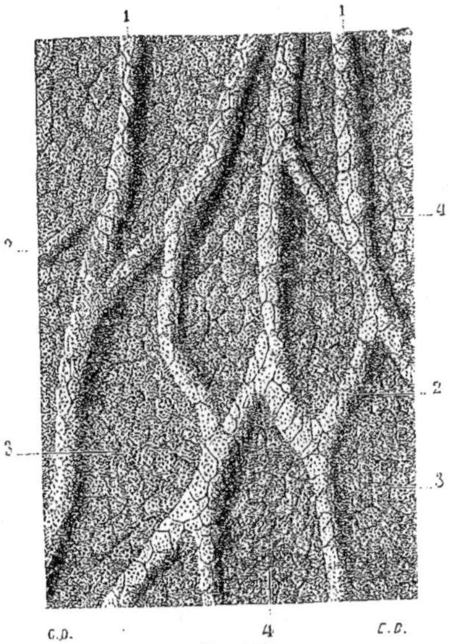

Fig. 101.

Un segment de la muqueuse stomacale, vu par sa face interne.

1, plis longitudinaux. — 2, plis transversaux. — 3, sillons superficiels, délimitant les mamelons. — 4, les mamelons, percés d'une infinité de petits pertuis glandulaires.

La surface libre de la muqueuse nous présente encore des sillons circulaires et tout superficiels, qui ont pour effet de diviser cette surface en une multitude de petits départements, plus ou moins irréguliers, lesquels, en raison de leur aspect plus ou moins saillant, ont reçu le nom de *mamelons* (fig. 102,4). Les mamelons mesurent de 2 à 4 millimètres de diamètre. Ils présentent, du reste, les formes les plus diverses : les uns sont circulaires; les autres, oblongs ; d'autres, polygonaux, losangiques, etc. Si nous les examinons attentivement à l'aide d'une loupe, nous constatons que leur surface est criblée de trous : ces trous, que l'on désigne ordinairement sous le nom de *cryptes*, sont autant de petites fossettes infundibuliformes, dans le fond desquelles viennent déboucher un certain nombre de tubes glandulaires.

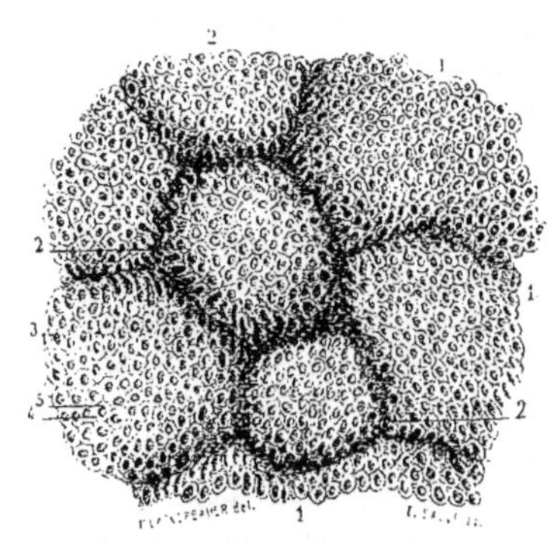

Fig. 102.

Saillies mamelonnées et orifices de la surface interne de l'estomac, dont l'épithélium a été enlevé (d'après SAPPEY).

1, 1, 1, saillies mamelonnées de grandes dimensions (de 6 à 10 millim. carrés). — 2, 2, 2, saillies de petites dimensions (de 2 à 4 millim. carrés). — 3, saillies de dimensions moyennes (4 à 5 millim. carrés). — 4, épithélium d'un orifice glandulaire. — 5, embouchure de la glande.

Les mamelons précités sont les seules saillies que possède la muqueuse stomacale. On n'y rencontre, ni papilles, ni villosités. Il convient de faire une exception, cependant, pour la portion de la muqueuse qui avoisine le pylore, et sur laquelle HENLE a signalé l'existence de fines villosités, filiformes ou lamelleuses, atteignant environ 0^{mm},05 de hauteur.

5° **Structure microscopique.** — La muqueuse gastrique se compose de deux couches superposées : une couche superficielle, de nature épithéliale ; une couche profonde, constituant le derme ou chorion. Le chorion (*couche propre* de certains auteurs) est occupée dans la plus grande partie de son étendue par des formations glandulaires, qui, en raison de leur importance, méritent une description à part.

A. ÉPITHÉLIUM. — L'épithélium gastrique est formé par une seule assise de cellules cylindriques ou cylindro-coniques, mesurant de 20 à 25 μ de hauteur et disposées perpendiculairement à la surface de l'organe. Elles forment, à la surface interne de l'estomac, une couche continue et descendent même dans les cryptes muqueux jusqu'aux tubes glandulaires proprement dits. Chacune d'elles nous présente deux extrémités : une extrémité libre, coupée carrément, répondant à la cavité gastrique ; une extrémité profonde, configurée le plus souvent en forme de pointe mousse (*pied* de la cellule) et implantée sur le derme sous-jacent.

Morphologiquement, les cellules de revêtement de la muqueuse de l'estomac sont des cellules mu-

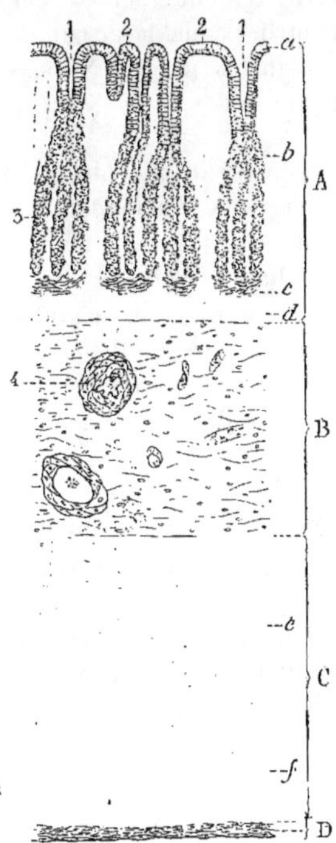

Fig. 103.

Coupe de la paroi de l'estomac, faite perpendiculairement à la surface de l'organe (imitée de MALL).

A, muqueuse, avec : *a*, épithélium ; *b*, derme ; *c*, couche sous-glandulaire : *d*, muscularis mucosæ, avec ses deux plans de fibres. — B, tunique sous-muqueuse. — C, tunique musculaire, avec : *d*, couche des fibres circulaires : *e*, couche des fibres longitudinales. — D, tunique séreuse, avec la couche conjonctive sous-séreuse. — 1, cryptes muqueux. — 2, saillies séparant les cryptes. — 3, glandes de l'estomac. — 4, 4', vaisseaux de la sous-muqueuse.

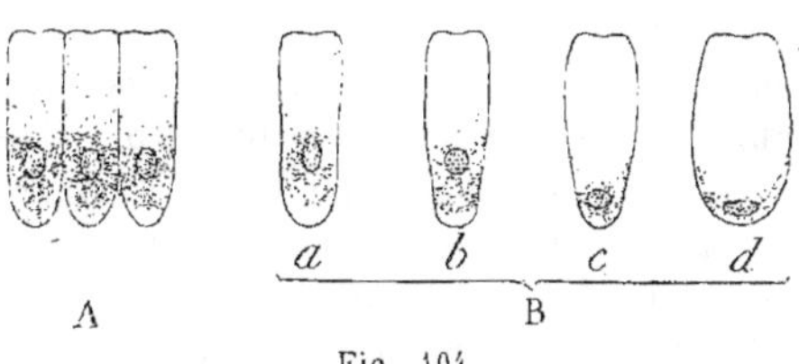

Fig. 104.

Épithélium de la surface de l'estomac
(demi-schématique).

A, trois cellules cylindriques à l'état de repos. — B, quatre cellules *a*, *b*, *c*, *d* dont le protoplasma est plus ou moins envahi par le mucus.

(On voit que le mucus commence à être secrété du côté de l'extrémité libre et s'étend ensuite graduellement vers l'extrémité opposée, en refoulant peu à peu le noyau ; dans la figure *d*, le noyau, fortement aplati, répond à l'extrémité profonde de la cellule.)

queuses ; elles ont pour fonction de secréter du mucus, le *mucus gastrique*, qui, en s'étalant à la surface de la muqueuse, protège cette dernière contre l'action digestive du suc gastrique.

Comme toutes les cellules muqueuses, elles se présentent sous un aspect très différent suivant qu'on les considère à l'état de repos ou à l'état d'activité (fig. 104). A l'état de repos, elles sont constituées dans toute leur hauteur par un protoplasma granuleux, renfermant à son centre un noyau arrondi ou ovalaire. A l'état d'activité, leur partie interne, celle qui est placée au-dessus du noyau, élabore du mucus et la cellule nous apparaît ainsi comme composée de deux portions bien distinctes : une portion externe (*portion protoplasmique*), formée comme tout à l'heure par un protoplasma granuleux, relativement sombre et renfermant le noyau ; une portion interne (*portion mucipare*), beaucoup plus claire, occupée par le mucus. Ce mucus, dont la masse s'accroît graduellement, gonfle la cellule qui le contient, fait hernie à son extrémité libre et, finalement, la fait éclater pour se répandre au dehors : la cellule, après l'expulsion de son mucus, revêt l'aspect d'une cellule caliciforme.

Nous ajouterons, en ce qui concerne l'épithélium gastrique, qu'on rencontre à sa partie profonde, dans l'intervalle des pieds plus ou moins pointus des cellules épithéliales, des éléments cellulaires, arrondis ou ovalaires, isolés ou réunis en groupes. La signification de ces éléments n'est pas encore nettement élucidée : certains histologistes, comme Schultze et Ebstein, ont cru devoir les considérer comme des cellules jeunes, des cellules de remplacement ; pour d'autres (Stöhr, Nicolas) ce seraient tout simplement des leucocytes en voie de migration.

B. Chorion. — Le chorion de la muqueuse gastrique est représenté par du tissu conjonctif lâche, renfermant des fibrilles conjonctives très minces, quelques fibres élastiques et des cellules étoilées. Ce tissu est relativement peu abondant, les formations glandulaires, comme nous l'avons déjà dit plus haut, occupant à elles seules presque toute l'épaisseur du derme. Il comble, tout d'abord, tous les intervalles compris entre les tubes glandulaires ; puis, il forme au-dessous d'eux une couche mince, mais continue, qui les isole complètement de la sous-muqueuse. On peut donc distinguer au chorion (fig. 103) deux portions : une portion interne ou *interglandulaire* et une portion externe ou *sous-glandulaire*.

Du côté de l'épithélium, le chorion est délimité par une mince lame hyaline, qui a la signification d'une membrane basale ou vitrée. Du côté de la sous-muqueuse, il nous présente une couche de fibres musculaires lisses, dont l'ensemble constitue la *muscularis mucosæ* de l'estomac. Cette musculaire muqueuse (fig. 103, *d*) a une épaisseur de 60 à 100 µ. Elle se compose, en réalité, de deux plans de fibres : un plan externe, formé par des fibres longitudinales ; un plan interne, formé par des fibres circulaires. De la muscularis mucosæ s'échappent en haut des prolongements minces, aplatis, lamellaires (*feuillets musculaires* de Renaut), qui,

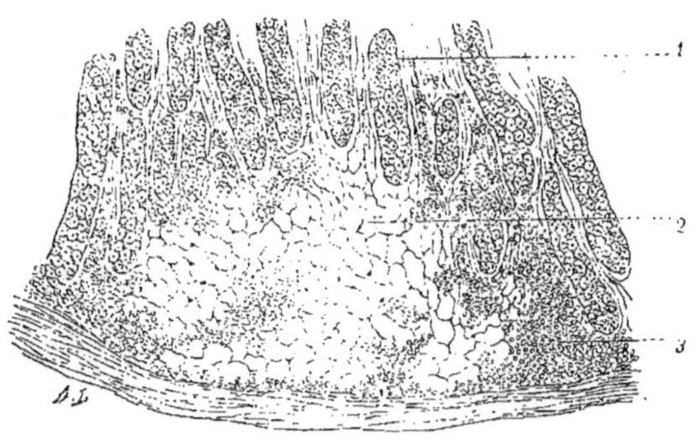

après avoir traversé la couche conjonctive sous-glandulaire, s'engagent dans les intervalles des glandes et montent ainsi, verticalement ou obliquement, jusqu'au voisinage de l'épithélium. Chemin faisant, ils s'envoient mutuellement de petits feuillets anastomotiques, qui contournent les tubes glandulaires et qui, au voisinage de leur fond, « les embrassent dans une multitude de sens » (Renaut). Arrivés dans les couches les plus superficielles du derme,

Fig. 103.

Formations lymphatiques diffuses de la muqueuse gastrique (d'après Gabel).

1, tubes glandulaires. — 2, fin réticulum conjonctif. — 3, amas de cellules lymphatiques

les prolongements ascendants de la *muscularis mucosæ* se terminent, les uns au-dessous de la membrane basale, les autres sur la paroi même des cryptes muqueux où aboutissent les canaux excréteurs des glandes. Il résulte de la description qui précède que les glandes gastriques se trouvent contenues chacune dans une sorte de capsule ou de panier musculaire : nul doute que cet appareil contractile, jeté tout autour des formations grandulaires, ne joue un rôle important dans l'expulsion à la surface de la muqueuse des produits sécrétés par elles. On a décrit, sous le nom de *lame de Zeissell*, une mince lame hyaline qui séparerait la muscularis mucosæ de la tunique celluleuse et qui serait formée par du tissu conjonctif modifié. Cette lame n'existe, ni chez le chien, ni chez l'homme.

Outre les éléments conjonctifs signalés ci-dessus, le chorion de la muqueuse gastrique renferme encore de nombreux leucocytes, tantôt à l'état d'infiltration diffuse, tantôt agminés et formant de véritables follicules clos (GAREL, STÖHR). — Les *formations lymphatiques diffuses* (*points folliculaires* de certains auteurs) sont constitués par un fin réticulum conjonctif, (fig. 105,2), aux limites toujours indécises, dans les mailles duquel s'amassent des cellules lymphatiques. Leur forme est très irrégulière et leurs dimensions fort variables. — Les *follicules clos* sont situés immédiatement au-dessus de la muscularis mucosæ, entre cette lame musculaire et les culs-de-sac des glandes gastriques. Ils sont ordinairement de petite taille, avec un contour plus ou moins circulaire. Un sinus, plus ou moins nettement différencié, entoure sur la plus grande partie de son étendue chacun des follicules clos. Ce sinus déverse son contenu dans le réseau lymphatique de la sous-muqueuse. — Il est à remarquer que les formations lymphoïdes de la muqueuse gastrique, quelle que soit la forme qu'elles revêtent, se rencontrent de préférence dans la région pylorique.

6° Glandes de la muqueuse gastrique. — Les glandes de la muqueuse gastrique forment une couche non interrompue, qui s'étend du cardia au pylore et qui, à elle seule, occupe les quatre cinquièmes du derme. Ces glandes sont extrêmement nombreuses : SAPPEY, sur un millimètre carré de la surface libre de la muqueuse, a pu compter de 100 à 150 orifices, ce qui porterait le chiffre total des glandes — la surface de la muqueuse étant environ de 50 000 millimètres carrés — à plus de cinq millions. Morphologiquement, les glandes de l'estomac, comme l'a établi depuis longtemps BISCHOFF (1838), sont de deux sortes : les unes, qui se trouvent situées au voisinage du pylore et qui, pour cette raison, sont appelées *glandes pyloriques*; les autres, qui occupent le reste de la muqueuse et que l'on décrit ordinairement sous le nom de *glandes du type*

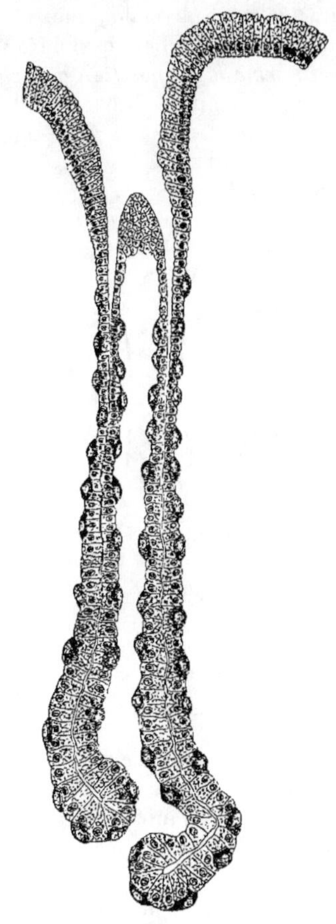

Fig. 106.

Une glande cardiaque de l'estomac du chien (d'après KLEIN et NOBLE SMITH).

cardiaque (c'est-à-dire glandes du type de celles que l'on rencontre au niveau du cardia) ou, tout simplement, de *glandes cardiaques*.

A. GLANDES CARDIAQUES. — Les glandes du type cardiaque (fig. 106) se rencontrent indistinctement dans toutes les régions de la muqueuse, la région pylorique exceptée. Ce sont les *glandes du fond* de HEIDENHAIN, les *glandes à pepsine* de certains auteurs. Nous verrons plus loin que cette dernière dénomination, basée sur un caractère tout physiologique, n'est pas rigoureusement exacte, les glandes pyloriques sécrétant elles aussi de la pepsine.

a. *Forme et disposition générale*. — Les glandes cardiaques sont des glandes en tubes ramifiées. Chacune d'elles se compose (fig. 107) d'un canal excréteur, auquel aboutissent un certain nombre de tubes sécréteurs. — Le *canal excréteur* est représenté par l'une de ces fossettes infundibuliformes que nous avons déjà signalées, à propos de l'aspect extérieur de la muqueuse gastrique, sous le nom de *cryptes muqueux*. Comme nous le démontrent nettement les coupes (fig. 107), chacune de ces fossettes a la forme d'un petit entonnoir, dont la base s'ouvre à la surface libre de la muqueuse. Ses parois sont tapissées par une assise unique de cellules cylindriques, qui sont la continuation de l'épithélium de revêtement de la muqueuse elle-même. — Les *tubes sécréteurs* toujours multiples, viennent s'ouvrir à l'extrémité externe de l'infundibulum précité, qui devient ainsi leur canal excréteur commun. Ils sont en nombre variable (fig. 106,3) : on en compte ordinairement, pour une même glande, de 2 à 6 chez le chien, de 8 à 12 chez l'homme. Si on les suit à partir de l'infundibulum, on les voit s'enfoncer dans le derme muqueux, en suivant une direction plus ou moins rectiligne, et se terminer un peu au-dessus de

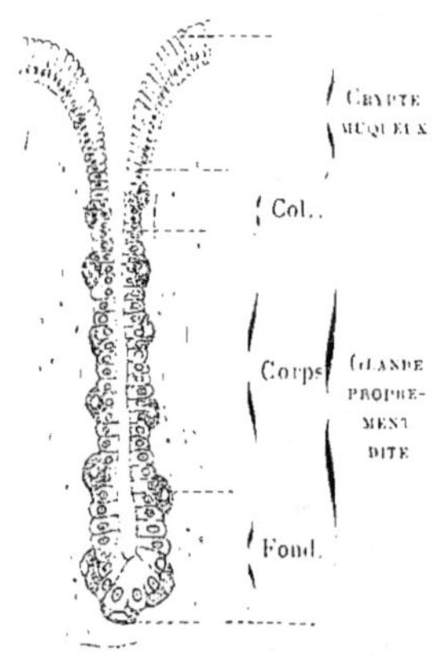

Fig. 107.

Schéma représentant, sur une coupe longitudinale, les différents segments d'une glande cardiaque.

la muscularis mucosæ par une extrémité fermée en cul-de-sac. On peut lui distinguer trois portions (fig. 107) : 1° une portion supérieure, qui répond à son abouchement dans l'infundibulum, c'est le *col*; 2° une portion moyenne, qui représente la plus grande partie du tube, c'est le *corps* ; 3° une portion inférieure, enfin, représentée par le cul-de-sac, c'est le *fond*. Cette dernière portion est presque toujours légèrement renflée par rapport au calibre des autres portions du conduit. Au cours de leur trajet, les tubes sécréteurs présentent parfois des bourgeons creux plus ou moins allongés, ou même ils se divisent franchement en plusieurs branches.

b. *Structure*. — Histologiquement, chaque tube glandulaire, qu'il soit simple ou ramifié, se compose essentiellement d'une vitrée, tapissée intérieurement par un épithélium. — La *membrane vitrée* est extrêmement mince, mais continue. Tout autour d'elle, et la renforçant, se disposent de nombreuses cellules plates du tissu conjonctif, que l'on voit très nettement sur les coupes transversales ou légèrement obliques (fig. 108,2). — L'*épithélium* est formé par des cellules spéciales, volumineuses, remplissant presque entièrement la cavité du tube glandulaire : elles ménagent entre elles, à la partie moyenne du tube, un canal extrêmement étroit (fig. 106), c'est le *canal sécréteur* ou *lumière glandulaire*. Ces cellules épithéliales, qui constituent l'élément essentiel de la glande, sont de deux ordres : nous les distinguerons, avec HEIDENHAIN, en cellules principales et cellules de revêtement.

c. *Cellules principales*. — Les cellules principales (*Hauptzellen* de HEIDENHAIN) sont des cellules cubiques ou cylindriques courtes, dont l'une des extrémités répond à la vitrée, l'autre à la lumière glandulaire (fig. 109,3). Leur contour est peu net, d'où le nom de *cellules adélomorphes* (de ἄδηλος, pas clair et μορφή, forme) que lui a donné ROLLET et que lui donnent encore certains histologistes. Les cellules principales forment au tube glandulaire un revêtement à peu près continu. Leur noyau, régulièrement arrondi, est généralement situé à l'union du tiers externe avec les deux tiers internes. Leur protoplasma est clair, d'aspect granuleux. Si on l'examine à un fort grossissement, on constate qu'il renferme un grand nombre de vacuoles incolores, les unes petites, les autres volumineuses, de forme arrondie ou ovalaire. Les travées protoplasmiques qui séparent ces vacuoles et les délimitent, nous présentent, à leur tour, de nombreuses granulations protéiques, que l'on désigne sous le nom de *granulations de Langley*.

d. *Cellules de revêtement*. — Les cellules de revêtement (*Belegzellen* de HEIDENHAIN), encore appelées *cellules bordantes*, sont situées au-dessous des cellules principales, entre celles-ci et la vitrée (fig. 109,4). Elles sont disséminées d'une façon très irrégulière, différant ainsi des cellules précédentes, qui, comme nous l'avons vu, forment un revêtement continu dans toute la hauteur du tube glandulaire. Considérées isolément, elles sont ordinairement plus volumineuses que les cellules principales, se présentent sous une coloration relativement sombre et possèdent une affinité toute spéciale pour les colorants. Elles ont, du reste, des contours très nets, d'où le nom de *cellules délomorphes* (de δῆλος, clair et μορφή, forme) sous lequel les a désignées ROLLET. Leur forme est fort variable : les unes sont arrondies, les autres piriformes, d'autres configurées en croissant, etc.

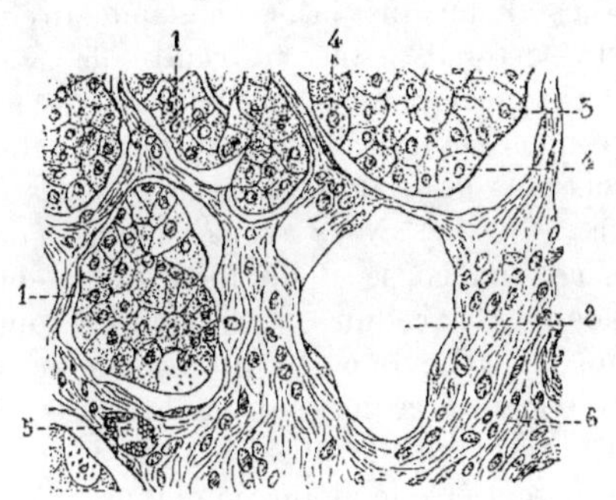

Fig. 108.

Coupe de la muqueuse de l'estomac du chien, au niveau de la grosse tubérosité (d'après RENAUT).

1, 1, deux tubes sécréteurs coupés au voisinage de leur terminaison ; ces tubes, sous l'influence du réactif employé, se sont rétractés légèrement au sein de la gaine que leur forme le tissu conjonctif. — 2, loge d'un tube sécréteur qui a disparu ; on constate que la paroi de cette loge est limitée par une rangée de cellules plates du tissu conjonctif. — 3, cellules principales ou séro-peptiques reposant sur une vitrée. — 4, cellules granuleuses ou de revêtement. — 5, vaisseau sanguin coupé en travers. — 6, tissu conjonctif périglandulaire.

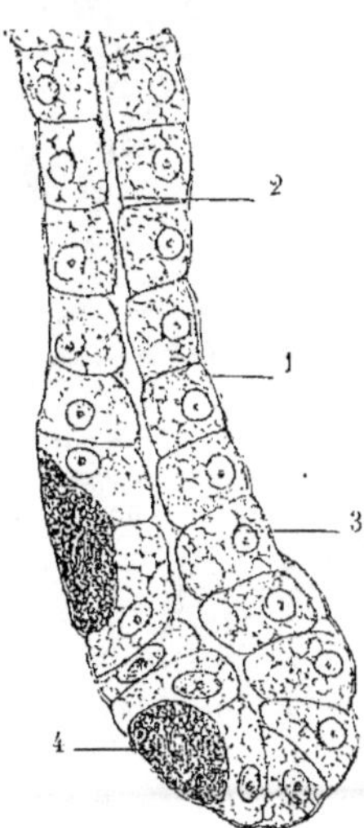

Fig. 109.

Fig. 109. — Partie profonde d'un tube sécréteur d'une glande cardiaque du chien (d'après RENAUT).

1, membrane propre du tube sécréteur. — 2, lumière glandulaire. — 3, cellules principales (leur noyau est arrondi et leur protoplasma semé de vacuoles). — 4, cellules granuleuses de revêtement.

La plupart d'entre elles, comme si elles étaient comprimées par les cellules principales sus-jacentes, refoulent en dehors la partie correspondante de la vitrée et bossellent ainsi la paroi glandulaire. Le noyau des cellules de revêtement est petit, arrondi, situé au centre de la cellule. Le protoplasma est d'apparence vitreuse, coloré en brun clair; il est semé de granulations zymogènes, brillantes, arrondies, optiquement identiques à celles que l'on observe dans les cellules des croissants de Gianuzzi à zymogène des glandes mixtes de l'épiglotte ou du pharynx (RENAUT). Nous avons vu plus haut que chaque tube glandulaire comprend un col, un corps et un fond ou cul-de-sac. L'observation démontre que, chez l'homme, les cellules de revêtement sont surtout abondantes au niveau du col et dans la partie du corps qui avoisine le col : elles forment parfois, à ce niveau, un revêtement presque continu. Plus bas, elles deviennent plus rares, autrement dit elles s'espacent de plus en plus. C'est au niveau du cul-de-sac ou fond qu'elles paraissent être le moins nombreuses.

E. MÜLLER et GOLGI ont décrit à chaque cellule de revêtement un réseau canaliculaire d'une extrême finesse qui, non seulement entourerait le corps cellulaire comme dans un filet, mais encore pénétrerait dans sa profondeur jusqu'au voisinage du noyau. Ce réseau (fig. 110 et 111) aboutit à deux ou trois canalicules, qui occupent son côté interne et qui se réunissent eux-mêmes en un conduit unique, lequel passe entre les cellules principales et vient s'ouvrir dans le canal central du tube glandulaire. C'est ce conduit unique qui a été pris par certains auteurs comme une partie intégrante de la cellule et qui leur a fait dire que les cellules de revêtement envoyaient leur extrémité interne jusqu'à la lumière du canal central.

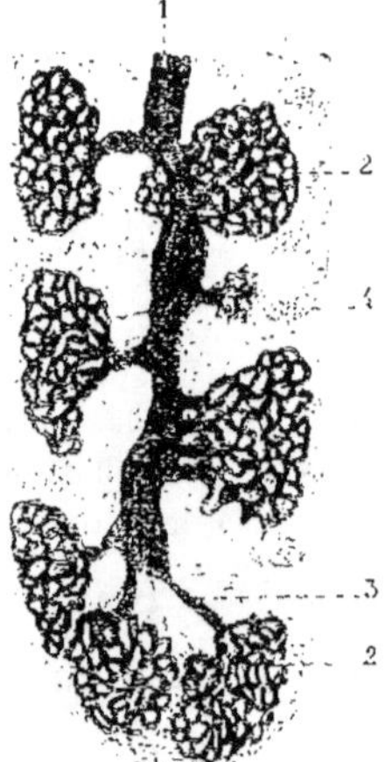

Fig. 110.

Réticulum des cellules de revêtement, vu en long sur la partie inférieure d'un tube glandulaire (d'après GOLGI.)

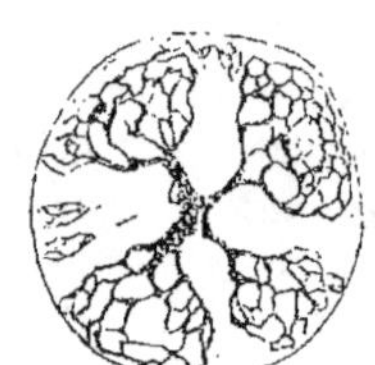

Fig. 111.

Le même réticulum, vu sur une coupe transversale du tube glandulaire (d'après GOLGI.)

1. lumière glandulaire. — 2, cellules principales. — 3, réticulum des cellules de revêtement. — 4, conduit allant de ce réticulum à la lumière glandulaire.

A quoi sert ce réticulum et quels sont les produits qu'il déverse dans la cavité glandulaire? Nous n'en savons absolument rien. Tout ce que l'on peut dire c'est que le réseau en question, très atténué sur un animal à jeun, acquiert au moment de la digestion un développement beaucoup plus considérable.

B. GLANDES PYLORIQUES. — Les glandes pyloriques, comme leur nom l'indique, occupent la petite tubérosité ou antre du pylore. Ce sont encore des glandes tubuleuses ramifiées; mais, tout en présentant dans leur constitution générale une grande analogie avec les glandes cardiaques, elles diffèrent de ces dernières par des caractères morphologiques importants. Tout d'abord, les tubes sécréteurs, au lieu de suivre un trajet rectiligne, se replient et se contournent sur eux mêmes de façon à former dans leur ensemble une sorte de glomérule. En second lieu, les cryptes ou infundibulums sont beaucoup plus larges et surtout beaucoup plus longs que ceux des glandes cardiaques : tandis que, pour ces derniers, l'infundibulum ou canal excréteur ne représente qu'une très minime partie de la longueur totale de la glande, il occupe ici, dans l'épaisseur de la muqueuse, une longueur égale ou même supérieure à celle de la masse glandulaire.

A ces caractères différentiels portant sur la configuration extérieure de la formation glandulaire s'ajoutent des différences structurales. Les intervalles qui séparent les uns des autres les tubes glandulaires sont, pour les glandes pyloriques, plus considérables que pour les glandes cardiaques. Il en résulte naturellement que le tissu conjonctif qui comble ces espaces est plus abondant. Il est fréquemment le siège d'infiltrations lymphoïdes, qui le transforment parfois en un véritable tissu réticulé.

Le revêtement épithélial du canal excréteur n'est ici, comme pour les glandes cardiaques, qu'un prolongement de celui qui tapisse la surface libre de l'estomac. Quant à celui des tubes sécréteurs, il est formé par des cellules prismatiques claires, d'aspect granuleux, avec un noyau refoulé vers la base. La plupart des histologistes considèrent ces cellules glandulaires comme ayant la même signification que les cellules principales des cellules cardiaques. Mais une pareille assimilation est contestable, du moins comme formule générale. L'épithélium sécréteur des glandes pyloriques varie beaucoup, en effet, suivant les espèces animales : chez le lapin, le cobaye, la souris, ce sont des cellules séreuses ; chez le chien, au contraire, ce sont des cellules du type mucipare et il en est de même chez l'homme, d'après RENAUT.

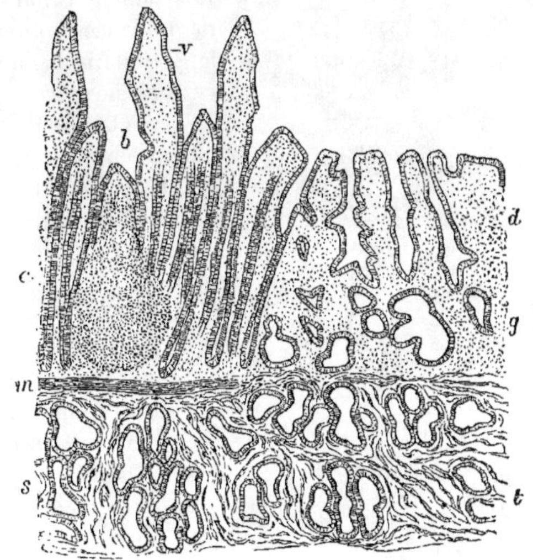

Fig. 112.

Coupe verticale de la membrane muqueuse de l'extrémité de l'estomac et du commencement du duodénum (KLEIN).

v, villosités du duodénum. — *b*, un follicule clos. — *c*, glandes de Lieberkühn. — *d*, muqueuse de l'extrémité pylorique de l'estomac. — *g*, les alvéoles des glandes pyloriques. — *t*, les mêmes, dans la sous-muqueuse. — *s*, les alvéoles des glandes de Brunner. — *m*, muscularis mucosæ.

Outre les cellules prismatiques que nous venons de décrire, les tubes sécréteurs des glandes pyloriques nous présentent encore de distance en distance des cellules globuleuses, d'aspect plus sombre, rappelant de tous points les cellules de revêtement des glandes cardiaques.

Les glandes pyloriques de l'homme sont situées, comme les glandes cardiaques, dans l'épaisseur du derme muqueux, un peu au-dessus de la muscularis mucosæ : ce sont des *glandes intra-muqueuses*. RANVIER a décrit chez le chien, des glandes plus profondes, dont les tubes sécréteurs, plus ou moins contournés en glomérules, traversent la muscularis mucosæ et descendent jusque dans la tunique celluleuse : ce sont des *glandes sous-muqueuses*. Leur épithélium, du reste, est en tout semblable à celui des glandes intra-muqueuses. De son côté, COBELLI, en 1865, a signalé, dans la portion de la muqueuse gastrique qui avoisine le pylore, de véritables glandes en grappe, lesquelles formeraient cinq ou six rangées disposées en sens radiaire.

C. SIGNIFICATION PHYSIOLOGIQUE DE L'ÉPITHÉLIUM DES GLANDES GASTRIQUES. — Les cellules épithéliales des tubes sécréteurs des glandes gastriques, analogues en cela à toutes les cellules glandulaires, se présentent sous un aspect différent suivant qu'on les considère à l'état de repos ou à l'état d'activité. — C'est ainsi que, dans les glandes cardiaques, les cellules principales se gonflent au commencement de chaque digestion et, d'autre part, se criblent de vacuoles exactement comme des cellules séreuses qui fonctionnent (Renaut). A la fin de la digestion, elles ont entièrement perdu leurs granulations. Nous reproduisons ici, d'après Langley, un tube glandulaire, où l'on voit les cellules principales se débarrasser peu à peu de leurs granulations dans le canal central. Ces cellules sont manifestement divisées en deux zones : une zone externe, privée de granulations ; une zone interne, où se sont accumulées ces dernières, toutes prêtes à s'échapper dans la lumière glandulaire. — A leur tour, les cellules de revêtement, en passant de l'état de repos, à l'état d'activité (fig. 114, A et B), augmentent de volume et, perdant leurs contours anguleux, prennent une forme globuleuse ou bien s'étalent en travers sur la paroi propre du tube glandulaire. Elles aussi, à la fin de chaque digestion, se sont débarrassé, en totalité ou en partie, de leurs granulations. — En ce qui concerne l'épithélium sécréteur des glandes pyloriques, il subit, du fait de son fonctionnement, des modifications analogues à celles que présentent les cellules principales des glandes cardiaques.

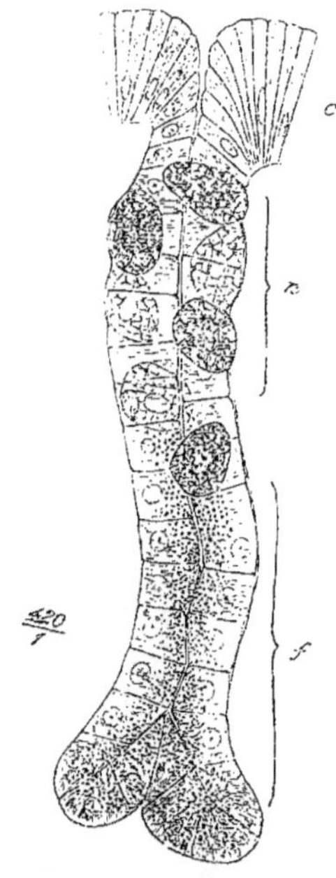

Fig. 113.

Une glande cardiaque de l'estomac de la chauve-souris (d'après Langley.)

c. épithélium de la surface. — n. col de la glande, avec ses cellules principales et ses cellules de revêtement. — f. fond de la glande avec ses cellules principales, présentant chacune de fines granulations accumulées du côté de la lumière glandulaire.

Mais ces modifications volumétriques et structurales que subissent les cellules glandulaires de l'estomac suivant les conditions physiologiques où elles se trouvent, ne nous apprennent rien sur leur rôle intime, je veux dire sur la part qui revient à chacune d'elles dans l'élaboration des divers éléments constitutifs du suc gastrique. C'est là une question fort intéressante sans doute, mais elle est encore fort obscure, fort controversée et nous en sommes réduits à énumérer ici les principales opinions qui ont été émises, nous reconnaissant impuissants à en dégager une formule générale qui, tout en donnant satisfaction à l'esprit, ne soit pas inconciliable avec les faits d'observation.

La première opinion vraiment scientifique qui ait été formulée sur le rôle respectif des deux variétés de cellules glandulo-gastriques est celle de Heidenhain (1870). Elle peut se résumer comme suit : les cellules principales sécrétent la pepsine ; les cellules de revêtement élaborent l'acide, d'où le nom de *cellules oxyntiques* (de ὀξύς, acide) qui leur a été donné par Langley. D'après cette opinion, les glandes cardiaques, qui renferment à la fois des cellules principales et des cellules de revêtement seraient des glandes mixtes, sécrétant à la fois la pepsine et l'acide. A leur tour, les glandes pyloriques, dont l'épithélium est presque exclusivement constitué par des cellules principales (les cellules de revêtement y étant exceptionnelles), seraient des glandes essentiellement pepsinogènes.

En 1878, Nussbaum, en se basant surtout sur la manière dont se comportent les cellules épithéliales en présence de certains réactifs (acide osmique) attribue aux cellules de revêtement le rôle d'élément pepsinogène : c'est, comme on le voit, exac-

tement l'inverse de ce qu'enseignait HEIDENHAIN. Quant aux cellules principales,
elles ne seraient, pour NUSSBAUM, que de simples cellules muqueuses. Avec une
pareille spécialisation physiologique des deux variétés de cellules épithéliales, les
glandes cardiaques devraient être considérées comme étant à la fois pepsinogènes
et mucipares, les glandes pyloriques comme exclusivement mucipares.

Une troisième opinion est celle qui, rejetant toute distinction entre la cellule de
revêtement et la cellule principale, les considère l'une et l'autre comme représen-

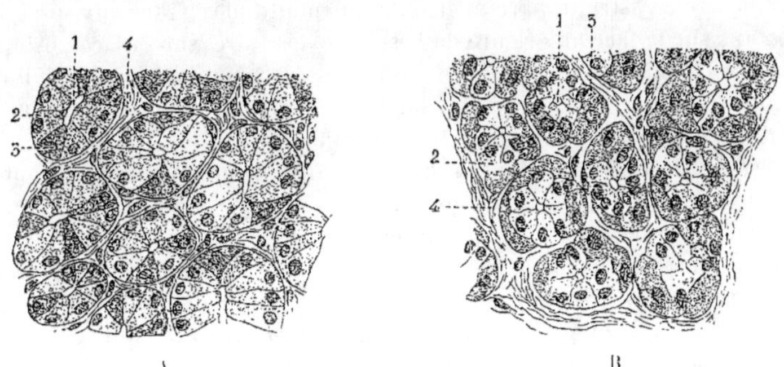

Fig. 114.

Glandes cardiaques de l'estomac de l'homme : A, à l'état de repos ; B, pendant la digestion
(d'après BÖHM et DAVIDOFF).

1, lumière glandulaire.   2, cellules principales. — 3, cellules de revêtement. — 4, tissu conjonctif interglandulaire.

tant un seul et même élément à des stades évolutifs différents. L'identité génétique
entraînerait naturellement l'identité fonctionnelle, et, par conséquent, il n'y aurait
pas lieu de rechercher quelle est la part qui revient à chacune d'elles dans la production du suc gastrique : toutes les deux seraient physiologiquement équivalentes.
Mais cette théorie est établie sur des arguments si peu péremptoires que, pour les
uns, ce sont les cellules de revêtement qui proviendraient des cellules principales,
tandis que, pour d'autres, ce sont au contraire les cellules principales qui dérive-
raient des cellules de revêtement. La question appelle donc de nouvelles recherches.

En restant sur le terrain exclusif de l'analyse histologique, nous pouvons, suivant
l'exemple de RENAUT : 1° considérer les glandes cardiaques comme des glandes
mixtes, produisant à la fois de la pepsine et un liquide séreux, ce dernier sécrété
par les vacuoles des cellules principales ; 2° considérer les glandes pyloriques également comme des glandes mixtes, élaborant à la fois du mucus et une faible quantité de pepsine. Les premières sont des *glandes séro-peptiques ;* les secondes,
des *glandes muco-peptiques.* Nous devons nous arrêter, pour l'instant, à cette
formule générale. Quant à localiser dans tel ou tel élément histologique l'origine
des diverses parties constituantes du suc gastrique, toute conclusion précise à cet
égard — ce qui précède nous le dit assez — serait prématurée et purement hypothétique.

§ V. — VAISSEAUX ET NERFS

1° Artères. — Les artères de l'estomac sont fort nombreuses et, d'autre part,
proviennent des sources les plus diverses : 1° de la *coronaire stomachique,* branche
du tronc cœliaque ; 2° de la *pylorique* et de la *gastro-épiploïque droite,* branches

de l'hépatique ; 3° de la *gastro-épiploïque gauche* et des *vaisseaux courts*, branches de la splénique (voy. ANGÉIOLOGIE).

Ces différentes branches artérielles, en s'anastomosant entre elles, forment tout autour de l'estomac un cercle complet, le *grand cercle gastrique* (voy. ANGÉIOLOGIE), qui, partant du cardia, longe d'abord la petite courbure, descend ensuite en arrière du pylore, contourne la grande courbure et remonte le long de la grosse tubérosité jusqu'au cardia, son point de départ.

Du grand cercle gastrique partent ensuite une multitude de rameaux, qui se ramifient, les uns sur la face antérieure de l'estomac, les autres sur sa face postérieure. Ces rameaux cheminent tout d'abord au-dessous de la tunique séreuse. Puis, ils traversent la tunique musculeuse, à laquelle ils abandonnent un certain nombre de ramuscules, et arrivent dans la couche sous-muqueuse.

Là, ils se divisent et se subdivisent en une multitude de ramuscules, dont l'ensemble constitue le *réseau sous-muqueux*.

Du réseau sous-muqueux s'échappent deux ordres de ramuscules, les uns descendants, les autres ascendants. — Les *ramuscules descendants*, relativement peu nombreux, retournent par un trajet récurrent à la tunique musculeuse et s'y terminent. — Les *ramuscules ascendants*, qui sont incomparablement les plus nombreux et les plus importants, s'élèvent vers la muscularis mucosæ, la traversent et arrivent alors au-dessous des culs-de-sac glandulaires (*réseau sous-glandulaire*). Là ils se résolvent en des capillaires très fins (7 10 μ de diamètre), lesquels passent immédiatement dans les espaces interglandulaires et les parcourent dans toute leur étendue, en formant autour de chaque glande un riche plexus à mailles rectangulaires. Ces *plexus périglandulaires*, reliés aux plexus voisins par des anastomoses transversales, s'élèvent jusqu'au-dessous de l'épithélium. A ce niveau, les orifices glandulaires sont entourés chacun par un anneau vasculaire. Or, comme ces orifices sont très rapprochés les uns des autres, les anneaux vasculaires qui les entourent (*coronæ tubulorum*) arrivent au contact des anneaux voisins, se confondent partiellement avec eux et forment ainsi dans leur ensemble un riche réseau, le *réseau superficiel*, qui occupe toute l'étendue de la muqueuse et que l'on voit très nettement (fig. 115) quand on regarde celle-ci de face.

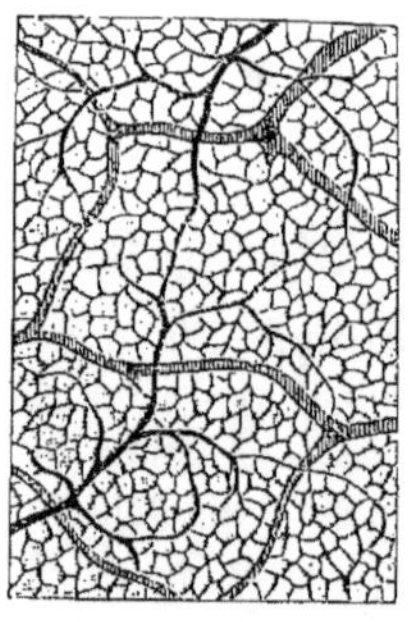

Fig. 115.

Plexus vasculaire de l'estomac, vu de face (d'après TOLDT).

2° **Veines**. — Les veines naissent du réseau capillaire superficiel, au-dessous de l'épithélium par conséquent. De là, elles descendent parallèlement aux tubes glandulaires, s'unissent les uns aux autres comme s'unissent les deux branches convergentes d'un Y (veines en Y de RENAUT), et viennent former dans la tunique sous-muqueuse un riche plexus à mailles rectangulaires ou polygonales, le *plexus sous-muqueux*. Les troncs collecteurs qui en partent traversent la tunique musculeuse, reçoivent de cette tunique un certain nombre d'affluents et arrivent alors au-dessous de la séreuse, où ils forment un deuxième plexus, le *plexus sous-séreux* ou *sous-péritonéal*. De ce plexus naissent de très nombreuses branches, les unes ascendantes, les autres descendantes : elles se dirigent vers les différents troncs artériels que nous avons signalés plus haut et, à côté d'eux, forment de grosses veines, qui suivent le même trajet et portent le même nom. C'est ainsi que nous avons : 1° une *veine coronaire stomachique*, longeant de bas en haut la petite courbure : 2° une *veine pylorique*, occupant la région du pylore ; 3° deux *veines gastro-épiploïques*, l'une droite, l'autre gauche, cheminant en sens inverse le long de la grande courbure ; 4° des *veines courtes*, situées sur la grosse tubérosité (voy. Angéiologie).

Quant à leur terminaison, la veine gastro-épiploïque gauche et les veines courtes se jettent dans la veine splénique ; la veine gastro-épiploïque droite aboutit à la grande mésaraïque ; la veine coronaire stomachique se jette directement dans le tronc de la veine porte ; la veine pylorique, enfin, se rend également à la veine porte, ou bien, remontant plus haut, pénètre dans le foie et s'y ramifie, devenant dans ce cas une veine porte accessoire (voy. *Foie*). Au total, la circulation veineuse de l'estomac est tributaire du système de la veine porte.

D'après les recherches d'Hochstetter (*Arch. f. Anat.*, 1887) les veines de l'estomac sont munies de valvules, qui s'opposeraient au reflux du sang vers l'organe. Ces valvules, toutefois, sont très variables dans leur nombre, dans leur disposition et même dans leur existence. L'observation démontre qu'elles sont situées de préférence au point de convergence de deux veines et, d'autre part, qu'elles sont surtout développées chez le nouveau-né. Elles s'atténuent, en effet, au fur et à mesure que le sujet avance en âge et finissent même par disparaître, soit en partie, soit en totalité : il m'est arrivé bien souvent de remplir tout le réseau veineux de l'estomac par une seule injection poussée dans le tronc de la veine porte.

Nous avons dit plus haut que le territoire veineux de l'estomac était une dépendance de la veine porte. Il convient de noter, à ce sujet, qu'un certain nombre de veinules, nées du feuillet péritonéal de la face postérieure de l'estomac et fortement anastomosées avec les veines de ce dernier organe, se rendent aux veines capsulaires, quelquefois aux veines diaphragmatiques, établissant ainsi un trait d'union entre le système porte et la veine cave inférieure. Nous rappellerons encore que des anastomoses ont été signalées par certains auteurs, notamment par Schmiedel, entre les veines courtes et les veines du diaphragme, entre la veine coronaire et la veine rénale gauche, entre la veine pylorique et l'origine des azygos, entre les veines du cardia et les veines de l'œsophage thoracique, etc.

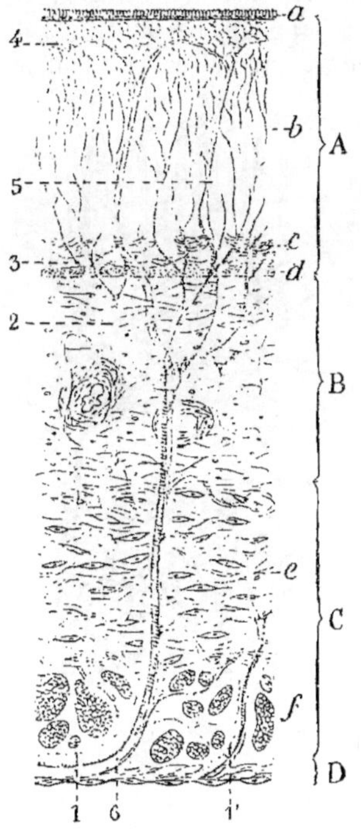

Fig. 116.

Schéma représentant, sur une coupe perpendiculaire de la paroi de l'estomac, le mode de distribution des vaisseaux.

A. tunique muqueuse, avec : *a.* épithélium ; *b.* couche glandulaire ; *c.* couche sous-glandulaire ; *d.* musculaire muqueuse. — B. tunique sous-muqueuse. — C. tunique musculeuse, avec : *e.* plan des fibres circulaires ; *f.* plan des fibres longitudinales. — D. tunique séreuse, avec le tissu conjonctif sous-séreux. — 1. 1'. deux rameaux artériels. — 2. réseau sous-muqueux. — 3. réseau sous-glandulaire. — 4. réseau capillaire superficiel *coronæ tubulorum*. — 5. veines en Y — 6. grosse veine dans le tissu cellulaire sous-péritonéal.

3° Lymphatiques.

— Les lymphatiques de l'estomac proviennent à la fois de la tunique muqueuse et de la tunique musculeuse :

a. Lymphatiques de la muqueuse. — Les lymphatiques de la muqueuse naissent à la partie toute superficielle du derme muqueux « sous forme de culs-de-sac atténués en pointe ou renflés en ampoule, et à direction ascendante tout comme dans les villosités de l'intestin de l'homme et du chien » (Renaut). Au système des

culs-de-sac superficiels, fait immédiatement suite un premier plexus à mailles irrégulières, c'est le *plexus superficiel* ou *sous-épithélial*. De ce plexus sous-épithélial
s'échappent une multitude de canaux verticaux, qui descendent dans les espaces
interglandulaires et viennent former au-dessous des glandes, entre celles-ci et
la muscularis mucosæ, un deuxième plexus, le *plexus sous-glandulaire*. Au total, les lymphatiques sont représentés dans la muqueuse de l'estomac par deux réseaux, l'un sous-épithé-
lial, l'autre sous-glandulaire, que relient l'un à l'autre un système de canaux intermédiaires cheminant parallèlement aux tubes glandu-laires. D'après Lovén, auquel nous devons une bonne description des lymphatiques de l'esto-mac (1873), tout cet appareil lymphatique de la muqueuse gastrique serait en relation avec un système d'espaces lymphatiques, qui se dis-posent en forme de gaines, soit autour des vaisseaux (*gaines péri-vasculaires*), soit autour des glandes (*gaines péri-glandulaires*). Mais ces espaces lymphatiques ne sauraient être acceptés qu'avec une extrême réserve. Nous savons, en effet, que Lovén s'est servi, dans ses recherches, d'injections de masses colorées, lesquelles ont bien pu rompre la mince paroi des capillaires lymphatiques et s'épancher alors, en dehors d'eux, dans des espaces arti-ficiels. Il me paraît rationnel d'admettre que, ici comme ailleurs, les lymphatiques forment un système clos de toutes parts : telle est du moins la conclusion à laquelle on arrive en employant la méthode des imprégnations ar-gentiques (Renaut, Cunéo).

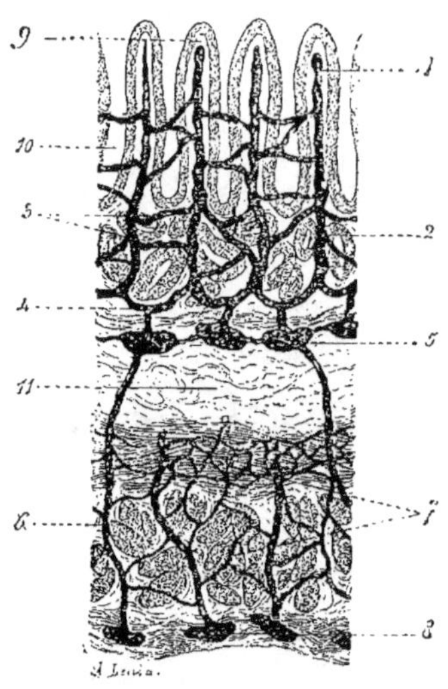

Fig. 117.

Coupe transversale de l'estomac mon-trant la disposition générale des lymphatiques (schématique, d'après Cunéo).

1, ampoules initiales. — 2, troncs descendants. — 3, réseau périglandulaire. — 4, réseau sous-glandulaire. — 5, réseau sous-muqueux. — 6, collecteurs de la muqueuse. — 7, réseau intra-musculaire. — 8, réseau sous-péritonéal. — 9, bourgeons interglandulaires. — 10, cryptes muqueux. — 11, sous-muqueuse.

Le réseau sous-glandulaire donne naissance à des canaux, toujours très courts,
qui perforent de haut en bas la muscularis mucosæ et aboutissent à des vaisseaux
lymphatiques plus volumineux et munis de valvules, qui occupent la couche sous-
muqueuse : leur ensemble constitue le *plexus sous-muqueux* (*plexus profond* de
Teichmann). Le plexus sous-muqueux est constitué par de larges mailles, affectant pour la plupart une disposition horizontale. Les capillaires qui le forment
sont d'un volume remarquable, mal calibrés, irrégulièrement bosselés.

Les troncs et troncules qui s'échappent du réseau sous-muqueux traversent de
dedans au dehors la tunique musculeuse, arrivent ainsi au-dessous du péritoine et
là se mêlent aux lymphatiques issus de la tunique musculeuse pour former le
réseau sous-péritonéal : nous le retrouverons dans un instant.

b. *Lymphatiques de la tunique musculeuse*. — Les lymphatiques de la tunique
musculeuse de l'estomac tirent leur origine d'un réseau à larges mailles, irrégulièrement quadrilatères, qui occupe toute son épaisseur. Comme les précédents, ils
se portent en dehors vers la couche sous-séreuse et se terminent dans le réseau
sous-péritonéal.

c. *Réseau sous-péritonéal*. — Le réseau sous-péritonéal, rendez-vous commun des

lymphatiques de la muqueuse, des lymphatiques de la musculeuse et des lymphatiques de la séreuse, recouvre toute la surface extérieure de l'estomac. Ses mailles,
très serrées à la partie moyenne des deux faces de l'organe, deviennent de plus
en plus larges au fur et à mesure qu'on se rapproche de ses bords.

d. *Troncs efférents.* — Les troncs collecteurs qui émanent du réseau sous-
péritonéal de l'estomac, se distinguent, d'après leur direction, en trois groupes,

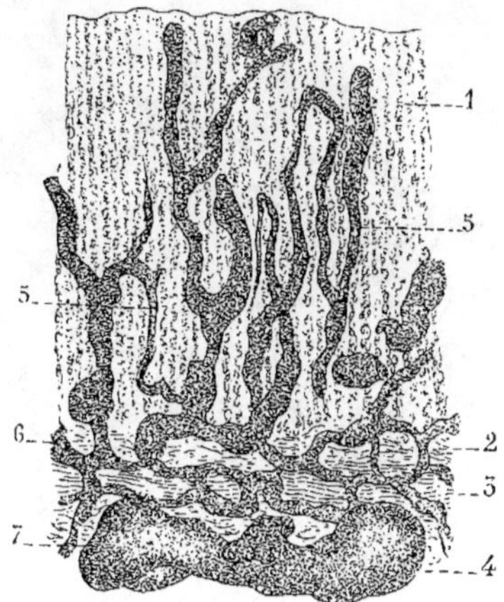

Fig. 118.

Vaisseaux lymphatiques de la muqueuse stomacale d'un homme adulte (imité d'une figure de FREY).

1. couche glandulaire. — 2. couche sous-glandulaire. — 3. musculaire muqueuse. — 4. couche sous-muqueuse.
5. lymphatiques interglandulaires. — 6. réseau sous-glandulaire. — 7, réseau sous-muqueux, formé par des lymphatiques valvulés

savoir : les collecteurs de la petite courbure, les collecteurs de la grande courbure
et les collecteurs de la grosse tubérosité. — Les *collecteurs de la petite courbure*
sont ordinairement au nombre de huit ou dix. Comme leur nom l'indique, ils convergent vers la petite courbure et, là, se jettent dans des ganglions qui s'échelonnent le long de l'artère coronaire : c'est la *chaîne coronaire stomachique* de
CUNÉO. — Les *collecteurs de la grande courbure*, sont au nombre de quinze à
vingt. Ils sont, par conséquent, plus nombreux que les précédents ; ils sont aussi
plus grêles. Ils se portent vers la grande courbure de l'estomac et viennent se
jeter dans un groupe de ganglions lymphatiques (*chaîne gastro-épiploïque
droite* de CUNÉO), qui se trouvent situés, les uns (au nombre de trois à six) au-dessous
de la portion pylorique de l'estomac dans l'épaisseur du grand épiploon, les autres
(au nombre de deux ou trois) à la face postérieure du pylore et de la tête du
pancréas. — Les *collecteurs de la grosse tubérosité* sont peu nombreux, quatre
à six en général. Ils naissent sur les deux faces de la grosse tubérosité de l'estomac. De là, se portant transversalement de droite à gauche, ils gagnent l'épiploon gastro-splénique, arrivent au hile de la rate, passent alors dans l'épiploon
pancréatico-splénique et, finalement, se terminent dans les ganglions qui se trouvent placés au voisinage de la queue du pancréas.

e. *Territoires lymphatiques de l'estomac.* — Il résulte de la description qui
précède, représentée dans la figure 119, que l'estomac nous présente trois territoires lymphatiques, répondant aux trois groupes de collecteurs ci-dessus décrits :

1° un territoire de la petite courbure, délimité, sur l'une et l'autre faces de l'estomac, par une ligne courbe qui est parallèle à la petite courbure, mais qui se rapproche beaucoup plus de la grande que de la petite ; 2° un territoire de la grande courbure, représenté (toujours sur les deux faces de l'estomac) par la zone qui surmonte la grande courbure ; 3° un territoire de la grosse tubérosité, qui comprend

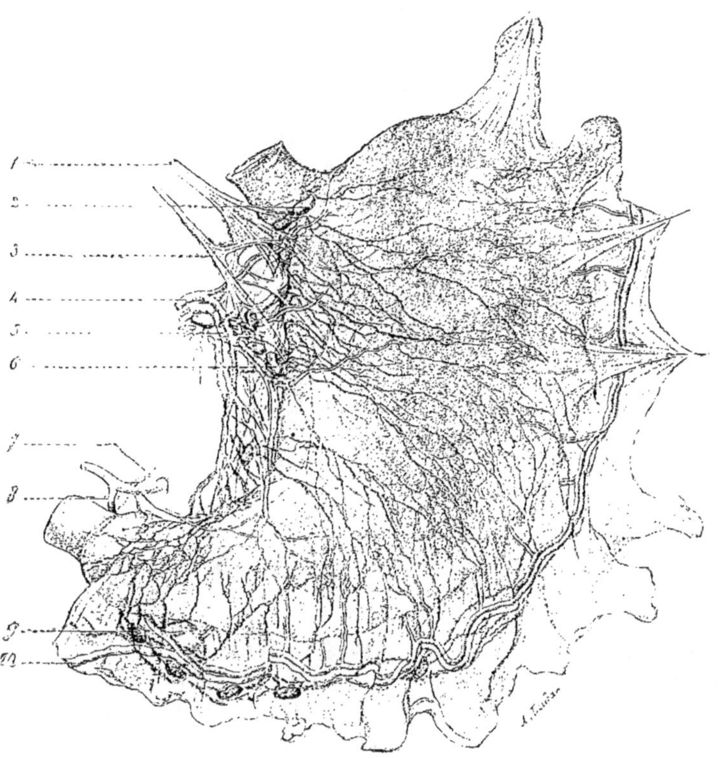

Fig. 119.

Lymphatiques de l'estomac, injectés par la méthode de GEROTA : réseau sous-péritonéal de la face antérieure (d'après CUNÉO).

1. pneumogastrique gauche. — 2. ganglions précardiaques. — 3. pneumogastrique droit. — 4. artère coronaire stomachique.   5. veine coronaire stomachique. — 6, ganglions de la petite courbure.   7. artère hépatique. — 8. artère gastro-épiploïque droite.   9. ganglions sous-pyloriques. — 10. veine gastro-épiploïque droite, allant se jeter, sur ce sujet, dans la veine colique moyenne.

le reste des deux faces de l'estomac, c'est-à-dire la face antérieure et la face postérieure de la grosse tubérosité. De ces trois territoires, le premier est de beaucoup le plus étendu et le plus important. Comme le fait remarquer CUNÉO, l'ensemble des conducteurs de ce premier territoire, le territoire de la petite courbure, constitue la voie lymphatique principale ; les collecteurs des deux autres territoires ne représentent que des voies accessoires.

4° Nerfs. — Les nerfs de l'estomac proviennent du pneumogastrique et du grand sympathique (plexus solaire). Ils arrivent à l'estomac, soit isolément, soit en accompagnant les vaisseaux, et forment dans les parois de l'organe deux plexus bien connus, que nous retrouverons plus tard dans toute la longueur de l'intestin grêle :

1° un *plexus intra-musculaire*, homologue du plexus d'Auerbach de l'intestin grêle; 2° un *plexus sous-muqueux*, qui répond de même au plexus de Meissner de l'intestin. Le premier, disons-le tout de suite, est destiné à la tunique musculeuse, le second à la muqueuse.

a. *Plexus intra-musculaire, terminaisons nerveuses motrices.* — Le plexus intra-musculaire est situé, comme son nom l'indique, dans l'épaisseur même de la tunique musculeuse, entre le plan des fibres longitudinales et le plan des fibres circulaires. Les nombreuses branches qui en émanent pénètrent dans les différents plans des fibres musculaires (fig. 120) et s'y divisent en des rameaux de plus en plus ténus, qui, finalement, se réduisent à de simples fibres. Ces fibres, après un parcours variable, se terminent chacune par un petit renflement en bouton, qui s'applique à la surface d'une cellule musculaire (fig. 121).

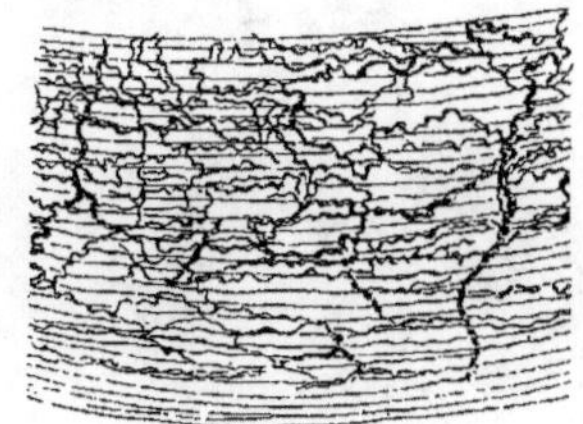

Fig. 120.

Plexus nerveux de la couche circulaire de la tunique musculaire de l'estomac de la grenouille (d'après Müller).

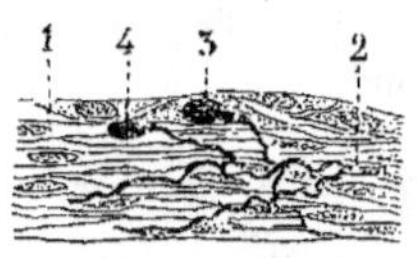

Fig. 121.

Terminaisons motrices dans la tunique musculeuse de l'estomac de la grenouille (d'après E. Müller).

1, fibres musculaires. — 2, une fibre nerveuse. — 3, 4, deux renflements terminaux.

Outre ce renflement terminal, les fibres nerveuses nous présentent encore de distance en distance des renflements latéraux, soit sessiles, soit pédiculés, lesquels ont la même forme que les précédents et, comme eux, s'appliquent contre les fibres musculaires. Chaque cellule se trouve ainsi en relation, par l'intermédiaire d'un renflement en bouton, avec une fibre nerveuse. C'est assez dire combien ces fibres sont nombreuses.

b. *Plexus sous-muqueux, terminaisons nerveuses sensitives.* — Le plexus sous-muqueux se rencontre, ici, comme dans l'intestin, dans toute l'étendue de la tunique celluleuse. Il est relié au plexus intra-musculaire par de nombreuses anastomoses. Les filets efférents s'élèvent vers la muqueuse et disparaissent dans son épaisseur. Le mode de terminaison de ces derniers filets n'est pas encore complètement élucidé. Mais la science s'est enrichie, dans ces dernières années, d'un certain nombre de faits intéressants que nous allons rapidement énumérer. En 1886, Cacciola a vu partir du réseau sous-glandulaire de très fines fibrilles, lesquelles remontaient jusqu'à la surface libre de la muqueuse, après avoir formé autour des tubes glandulaires un plexus à larges mailles. La même année, Navalichin et Kytmanoff ont vu un filament cylindraxile perforer la membrane propre d'une glande, pénétrer dans l'intérieur d'une cellule de revêtement et s'y terminer dans une de ces granulations, qui ont été décrites par Langley comme corps pepsinogènes et qui, pour Navalichin, ne seraient autres que des organes terminaux de fibres nerveuses. Mais, plus récemment (1896), Kytmanoff, à la suite de nouvelles recherches sur l'estomac du chat, a reconnu que les fibrilles nerveuses terminales ne pénétraient nullement

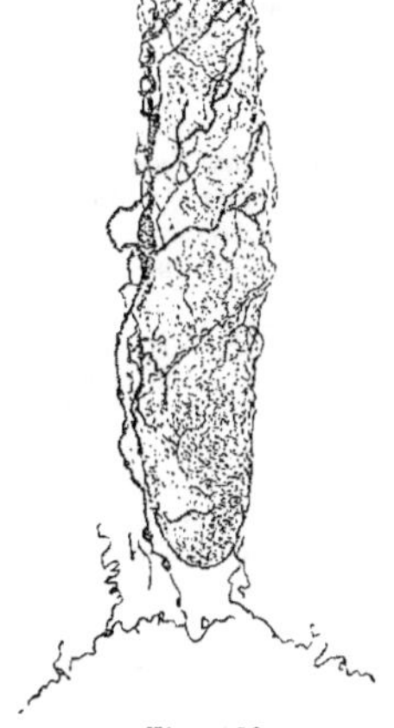

Fig. 122.

Réseau nerveux autour des lobes sécréteurs des glandes cardiaques (d'après Kytmanoff).

dans l'épaisseur des cellules glandulaires, mais restaient à leur surface. CAPPARELLI. en 1890, et E. MÜLLER, en 1892, appliquant la méthode de Golgi à l'étude des nerfs dans la muqueuse gastrique de la grenouille et du chien, ont pu suivre des fibrilles nerveuses jusque dans l'épithélium de la muqueuse : ces fibrilles s'y terminaient (fig. 123), soit en se repliant en anses. soit en formant des renflements en massue, mais dans les intervalles des cellules, jamais dans les cellules elles-mêmes. Nous signalerons enfin le travail d'OPENCHOWSKI (1889), qui a décrit, dans la région du cardia et du pylore, des groupes ganglionnaires indépendants du plexus d'Auerbach et rappelant par leur structure les ganglions du cœur. En résumé, nous voyons que les innombrables filets qui émanent du plexus sous-muqueux forment dans l'épaisseur de la muqueuse un riche réticulum, dont les fibrilles. d'une part se disposent tout autour des tubes glandulaires. d'autre part pénètrent jusque dans la couche épithéliale et s'y terminent, dans l'intervalle des cellules, par de petits renflements en bouton.

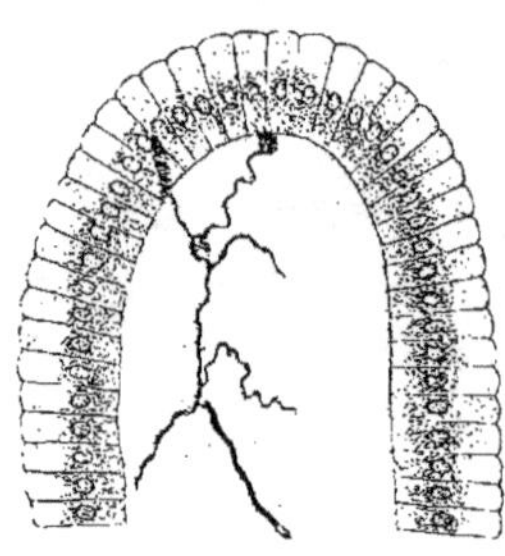

Fig. 128.

Terminaisons nerveuses dans la muqueuse de l'estomac de la grenouille (d'après CAPPARELLI).

A consulter, au sujet de l'estomac, parmi les travaux récents : LOVÉN. *Des voies lymphatiques de la muqueuse gastrique*, Nord. medic. Arkiv.. 1873 ; — BRAUNE. *Ueber der Beweglichkeit des Pylorus und des Duodenum*, Arch. d. Heilk.. 1874 ; — BIEDERMANN. *Unters. über Magenepithel.* Sitz. d. Akad. d. Wiss..Wien. 1875 ; — GAREL. *Rech. sur l'anat. génér. comparée et la signification morphologique des glandes de la muqueuse intestinale et gastrique des animaux vertébrés*. Th. Lyon. 1879 ; — EDINGER. *Zur Kenntniss der Drüsenzellen des Magens besonders beim Menschen*. Arch. f. mikr. Anat.. 1879 ; — STÖHR. *Zur Kenntniss des feineren Baues der menschl. Magenschleimhaut*. Arch. f. mikr. Anat..1881 ; — LANGLEY. *On the histology of the mammalian gastric glands. etc..* Journ. of Physiol.. 1882 ; — LESSHAFT. *Ueber die Lage des Magens, etc..* Virchow's Arch.. 1882 ; — SCHIEFFERDECKER. *Beitr. zur Kenntniss der Drüsen des Magens u. des Duodenum*. Nachrichten d. Göttinger Gesellsch. d. Wiss.. 1884 ; — TRINKLER, *Ueber den Bau der Magenschleimhaut*, Arch. f. mikr. Anat.. 1886. t. XXIV ; — NAVALICHIN et KYTMANOFF, *Terminaisons nerveuses dans les cellules pariétales des glandes pepsinifères de l'estomac*. Arch. slaves de Biol.. 1886 ; — CACCIOLA. *Sulla distribuzione dei nervi dello strato ghiandulare della mucosa dello stomaco*. Padova. 1886 ; — GRBAROFF. *Ueber den Verschluss des menschl. Magens an der Cardia*. Arch. f. Anat. u. Physiol.. 1886-87 ; — HOCHSTETTER. *Klappen an den Magenrenen*. Soc. de méd. de Vienne. 1887 ; — PILLET, *Sur l'évolution des cellules glandulaires de l'estomac*. Journ. de l'Anat., 1887 ; — HAMBURGER, *Beitr. zur Kenntniss der Zellen in den Magendrüsen*, Arch. f. mikr. Anat., 1889 ; — OPENKOWSKI. *Ueber die Innervation des Magens*. Berl. klin. Woch., 1889 ; — SALVIOLI. *Alcune osservazioni intorno al modo di formazione e di accrescimento delle glandole gastriche*. Atti della R. Accad. delle Sc. di Torino. 1889-90 ; — MONTANÉ, *De la dualité des éléments des glandes gastriques*. Soc. de Biol.. 1888 et 1889 ; — BECHTEREW. *Zur Frage über die Innervation des Magens*. Neurol. Centralbl., 1890 ; — CAPARELLI. *Die nervösen Endigungen in der Magenschleimhaut*. Biol. Centralbl.. 1891 ; — CHAPOTOT, *L'estomac et le corset.* Th. Lyon, 1891 ; — REYNIER et SOULIGOUX, *Direction de l'estomac.* Bull. Soc. anat.. 1891 ; — MÜLLER. *Zur Kenntniss der Labdrüsen der Magenschleimhaut*, Verhandl. d. biol. Vereines in Stockolm. 1891-92 ; — BIZZOZERO. *Ueb. die Schlauchförmigen Drüsen der Magendarmkanals u. die Beziehungen ihres Epithels*. etc.. Arch. f. mikr. Anat.. 1889. 1892 et 1893 ; — MALL. *Vessels and Walls of the dog's stomach*. The Johns Hopkins Hospital Reports, vol. I ; — GOLGI. *Sur la fine organisation des glandes peptiques des mammifères*. Arch. ital. de Biol.. 1893 ; — AUFSCHNAITER. *Die Muskelhaut d. menschl. Magens.* Sitz. d. K. Akad. der Wiss. in Wien. 1894 ; — WARBURG. *Beitr. z. Kenntniss d. Schleimhaut d. menschl. Magens.* In. Diss., Bonn. 1894 ; — ZUCCARELLI. *L'estomac de l'enfant*, Th. Paris. 1894 ; — KYTMANOW, *Ueb. die Nervenendigungen in den Labdrüsen des Magens*, Intern. Monatsschr. f. Anat.. 1896 ; — MEGGIA. *La capacità e la posizione del ventricolo nei bambini*. Giorn. di R. Accad. di med. di Torino. 1896 ; — OPPEL. *Die Magendrüsen der Wirbelthiere*. Anat. Anz.. 1896 ; — SCHMIDT *Unters. über das menschl. Magenepithel. unter norm. u. pathol. Verhältnissen*, Arch. f. path. Anat.. 1896 ; — BIANCHI et COMTE. *Des changements de forme et de position de l'estomac chez l'homme pendant la digestion, étudiés par la projection phonendoscopique*. Arch. de Physiol. norm. et path.. 1897 ; — MARBAIX. *Le passage pylorique*, La Cellule, 1898 ; — JOUNG. *Note on the curvature of stomach and Duodenum*, Journ. of Anat. a. Physiol.. Vol., XXXII. 1898 ; — BIRMINGHAN. *The arrangement of muscular fibres of the stomach*. Journ. of Anat. a. Physiol.. Vol. XXXII. 1898 ; — MONTI. *Morfologia comparata dei condotti escretori delle ghiandole gastriche nei vertebrati*, Boll. sc.. 1898 ; — DARGEIN, *Surface et volume comparés de l'estomac et du duodénum*, Bibliogr. anat., 1899 ; — MOST, *Ueber die Lymphgefässe u. die regionären Lymphdrüsen des Magens*, etc., Arch. f. klin. Chir., 1899 ; — CUNÉO. *De l'envahissement du système lymphatique dans le cancer de l'estomac*. etc., Th. de Paris. 1900 : — CUNÉO et DELAMARE. *Les lymphatiques de l'estomac*, Journ. de l'Anat. et de la Physiol., 1900.

ARTICLE V

INTESTIN GRÊLE

L'intestin grêle (allem. *Dündarn*, angl. *Small intestine*) comprend cette portion du tube digestif qui s'étend de l'estomac au gros intestin : c'est l'organe de la chylification et de l'absorption. Il est nettement délimité (fig. 127) : en haut, par une valvule, déjà étudiée à propos de l'estomac, la *valvule pylorique* (p. 113) ; en bas, par une autre valvule que nous étudierons avec le cæcum, la *valvule iléo-cæcale* (p. 189).

Nous envisagerons successivement dans l'intestin grêle : 1° *sa conformation extérieure* et *ses rapports*; 2° *sa conformation intérieure* ; 3° *sa constitution anatomique*; 4° *ses vaisseaux* et *ses nerfs*.

§ 1. — CONFORMATION EXTÉRIEURE ET RAPPORTS

L'intestin grêle est un conduit musculo-membraneux, plus ou moins aplati à l'état de vacuité, revêtant une forme assez régulièrement cylindrique quand il est distendu par les aliments ou par les gaz. Son développement, considéré dans la série animale, est subordonné en grande partie au genre d'alimentation : chacun sait que ce développement est relativement considérable chez les herbivores, beaucoup moindre chez les carnassiers.

L'anatomie comparée nous apporte une multitude de faits en faveur de cette concordance entre le régime alimentaire d'un animal et la longueur de son intestin. L'un des plus intéressants nous est fourni par la grenouille : à l'état de têtard, la grenouille se nourrit de substances végétales et son intestin nous présente alors *neuf fois* la distance qui sépare la bouche de l'anus; à l'état adulte, elle devient carnivore et, comme conséquence de ce changement de régime, la longueur de son intestin, considérablement réduite, ne mesure plus maintenant que *deux fois* environ la longueur du corps.

Chez l'homme, qui se nourrit à la fois de substances végétales et de substances animales, l'intestin grêle présente un développement intermédiaire entre l'intestin des carnassiers et celui des herbivores : sa longueur mesure de 6 à 8 mètres, soit 4 ou 5 fois la longueur du corps. Son diamètre est de 3 centimètres à 3 centimètres et demi à sa partie supérieure ; il diminue ensuite graduellement au fur et à mesure qu'on s'éloigne de l'estomac, de telle sorte qu'au voisinage du gros intestin il ne mesure plus que 20 ou même 15 millimètres. L'intestin grêle nous présente donc dans son ensemble une disposition infundibuliforme.

Pendant longtemps on a divisé l'intestin grêle en trois portions, qui sont, en allant de haut en bas : 1° le *duodénum* ; 2° le *jéjunum* ; 3° l'*iléon*. Par sa situation par sa direction, par sa fixité et par ses rapports, le duodénum a une physionomie toute spéciale et mérite d'être conservé dans nos descriptions. Mais il n'en est pas de même des deux autres portions : aucune démarcation naturelle ne les sépare et, de plus, les limites tout arbitraires qu'on a voulu leur assigner ne sont pas les mêmes pour tous les auteurs. Pour ces deux raisons, nous n'établirons aucune division dans la portion sous-duodénale de l'intestin grêle, que nous décrirons en bloc sous le nom de *jéjuno-iléon*.

A. — DUODÉNUM

Le duodénum (allem. *Zwölfingerdarm*, angl. *Duodénum*) est cette partie de l'intestin grêle qui s'étend du pylore au côté gauche de la deuxième vertèbre lombaire. (fig. 124, II et fig. 127, 5). Il a pour limite inférieure le point précis où le canal intestinal passe dans le mésentère et, de fixe qu'il était, devient flottant[1]. Le duodénum pourrait, par conséquent, être défini : la portion fixe de l'intestin grêle.

1° Situation. — Le duodénum occupe la partie postérieure de la cavité abdominale. A son origine, il est situé sur le même plan que le pylore auquel il fait suite : il est relativement superficiel. Mais, après un trajet de quelques centimètres seulement, il se rapproche de la colonne vertébrale et devient alors si profond que son exploration à travers la paroi abdominale est tout à fait impossible.

2° Moyens de fixité. — Il est maintenu en position : 1° par le péritoine, qui rattache sa portion pylorique à la face inférieure du foie et à la vésicule biliaire, et qui l'applique, dans le reste de son étendue, contre la paroi abdominale postérieure ; 2° par le canal cholédoque et par les canaux excréteurs du pancréas, qui s'abouchent dans sa portion descendante ; 3° par ses vaisseaux et ses nerfs ; 4° enfin par un faisceau musculaire spécial, qui se rend à sa portion terminale et que nous décrirons dans un instant sous le nom de *muscle de Treitz*.

3° Direction. — Parti de l'extrémité pylorique de l'estomac, à la hauteur de la première ou de la deuxième vertèbre lombaire, le duodénum se dirige d'abord à droite, en haut et en arrière, jusqu'au col de la vésicule biliaire (fig. 124, II). Là, il s'infléchit brusquement en bas et descend verticalement le long du bord droit de la tête du pancréas. Parvenu à la partie inférieure de cette tête, il se coude de nouveau pour se porter transversalement de droite à gauche. Il arrive ainsi sur le milieu de la colonne vertébrale, où il rencontre les vaisseaux mésentériques supérieurs. Il passe au-dessous d'eux et, se coudant une troisième fois, il remonte sur le côté gauche de la colonne vertébrale jusqu'au niveau de la deuxième vertèbre lombaire, où il se termine en se continuant avec le jéjuno-iléon. La limite séparative du duodénum et du jéjuno-iléon répond à un brusque changement de direction de l'intestin : il est marqué par un dernier coude (fig. 124, K et 125, 8), auquel on donne le nom d'*angle duodéno-jéjunal*.

4° Division topographique. — Le triple changement de direction que présente le duodénum nous permet de diviser cet organe en quatre portions, savoir : 1° une *première portion* (fig. 124, *a*), légèrement oblique en haut, en arrière et à droite, qui s'étend du pylore au col de la vésicule biliaire ; 2° une *deuxième portion* (*b*), verticale et descendante, qui, du col de la vésicule biliaire, s'étend jusqu'à la

---

[1] Le *duodénum*, le δωδεκαδάκτυλον des Grecs (de δώδεκα, douze et δάκτυλος, doigt), est ainsi appelé parce que sa longueur avait été estimée, ce qui est une erreur du reste, à douze travers de doigt. — La deuxième portion de l'intestin grêle avait été appelée *jéjunum*, parce qu'on la trouve ordinairement vide. — Quant à la troisième portion, l'*iléon*, elle tire son nom des nombreuses inflexions qu'elle présente dans son trajet (de εἴλεω tourner, entortiller, décrire des circonvolutions), caractère qui lui est commun d'ailleurs avec le jéjunum.

partie inférieure de la tête du pancréas; 3° une *troisième portion (c)*, horizontale, qui fait suite à la précédente et s'arrête aux vaisseaux mésentériques supérieurs; 4° une *quatrième portion (d)*, ascendante, qui, des vaisseaux mésentériques supérieurs, s'étend jusqu'à l'angle duodéno-jéjunal.

5° Forme et disposition générales, types divers. — L'angle duodéno-jéjunal répondant le plus souvent à la deuxième vertèbre lombaire, nous voyons que le

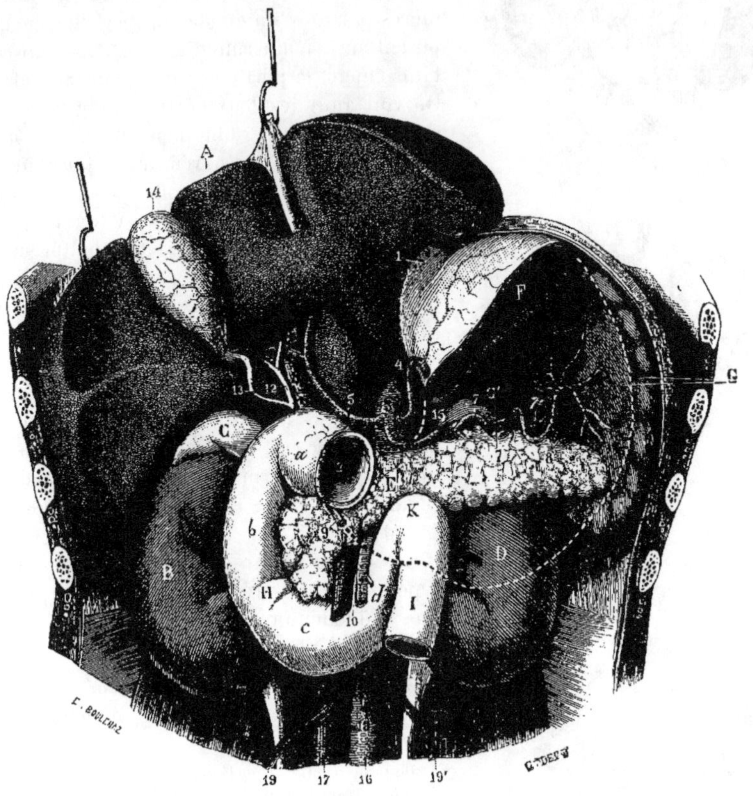

Fig. 124.

Le duodénum et le pancréas, vus en place après l'ablation de la plus grande partie de l'estomac.

A, face inférieure du foie. — B, rein droit. — C, C', capsules surrénales. — D, rein gauche. — E, pancréas — F, partie supérieure de l'estomac. — G, rate. — H, duodénum, avec : *a*, sa première portion; *b*, sa portion descendante; *c*, sa portion horizontale; *d*, sa portion ascendante. — I, jéjunum. — K, angle duodéno-jéjunal.

1, cardia. — 2. pylore. — 3. tronc cœliaque. — 4, artère coronaire stomachique. — 5. artère hépatique, dont la concavité embrasse le lobe de Spigel 6. — 7. 7', vaisseaux spléniques. — 8, artère gastro-épiploïque gauche. — 9, artère gastro-épiploïque droite, coupée au niveau de son entrée dans la base du grand épiploon. — 10, vaisseaux mésentériques supérieurs. — 11, veine porte. — 12, canal hépatique. — 13, canal cystique. — 14, vésicule biliaire. — 15, pilier gauche du diaphragme. — 16, aorte. — 17, veine cave inférieure. — 18, artère mésentérique inférieure. — 19, 19', vaisseaux spermatiques.

duodénum, par son extrémité terminale, se rapproche beaucoup de son extrémité pylorique et que, après avoir fait un long détour, il revient pour ainsi dire à son point de départ. Il représente ainsi, dans son ensemble, les 4/5 ou les 5/6 d'un cercle : c'est un anneau ouvert, qui embrasse dans sa concavité la tête du pancréas, d'où les dénominations *d'intestin pancréatique*, *d'anse pancréatique de l'intestin grêle* qu'emploient certains auteurs pour désigner le duodénum.

Il convient d'ajouter que le mode d'incurvation du duodénum présente quelques variations individuelles et qu'on peut, à ce sujet établir un certain nombre de types. — Si la troisième portion est franchement transversale, et si les deux portions descendante et ascendante tombent perpendiculairement sur elle, on a le *duodénum en* U ; les trois dernières portions du duodénum, en effet, se disposent en U majuscule (fig. 125, A). — Sur certains sujets, la portion transversale fait défaut. On voit alors les deux portions descendante et ascendante marcher obliquement à la rencontre l'une de l'autre et se réunir en formant un angle aigu, à la manière des deux branches d'un V : c'est le *duodénum en* V (fig 125, B) et le sommet du V se trouve situé, tantôt sur la ligne médiane, tantôt un peu à droite de cette ligne, immédiatement en avant de la veine cave inférieure. — Enfin, on peut voir les divers changements de direction du duodénum se faire non pas brusquement, mais graduellement et sans production de coude. Le duodénum, dans ce cas, se développe depuis son origine jusqu'à sa terminaison, suivant une courbe régulière : c'est le *duodénum semi-annulaire* (fig. 125, c).

Suivant la remarque de Jonnesco, ce dernier type est surtout fréquent chez l'enfant, tandis que le duodénum en U et le duodénum en V se rencontrent plus particulièrement chez l'adulte.

6° Dimensions. — Le duodénum mesure en moyenne 26 centimètres de longueur, ainsi répartis :

Pour la première portion	5 centimètres.
Pour la portion descendante . .	8 —
Pour la portion transversale . .	6 —
Pour la portion ascendante . . .	7 —

Son diamètre, dans l'état de moyenne distension, est de 35 à 40 millimètres, ce qui porte sa circonférence à 12 ou 13 centimètres. Il convient d'ajouter que le duodénum n'est pas régulièrement calibré : on admet généralement que sa partie la plus large répond à la partie inférieure de sa deuxième portion ou portion descendante, au point où cette portion se continue avec la portion transversale.

La capacité moyenne du duodénum est de 110 centimètres cubes et sa surface déplissée de 460 centimètres carrés (Dargein).

7° Rapports. — Les rapports du duodénum varient naturellement suivant celle

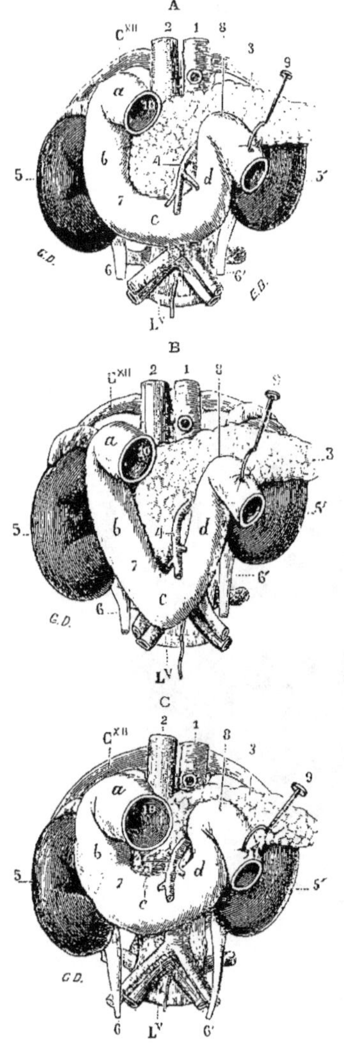

Fig. 125.

Les différentes formes du duodénum : A. duodénum en U ; B. duodénum en V ; C. duodénum semi-annulaire.

1. aorte. — 2, veine cave inférieure. — 3. pancréas. — 4. vaisseaux mésentériques supérieurs. — 5. 5'. reins. — 6. 6'. uretères. — 7. duodénum, avec *a*, sa première portion ; *b*. sa portion descendante ; *c*. sa portion transversale ; *d*, sa portion ascendante. — 0. angle duodéno-jéjunal. — 9. jéjunum. — 10, antre pylorique. — L[V], cinquième vertèbre lombaire. — C[XII], douzième côte.

des quatre portions que l'on considère. Nous les examinons séparément pour chacune d'elles :

a. *Première portion.* — La première portion, encore appelée *portion hépatique* (fig. 124, *a*), est en rapport : 1° *en avant*, avec la face inférieure du foie et le col de la vésicule biliaire, à laquelle elle est unie par un repli du péritoine (voy. *Péritoine*); 2° *en arrière*, avec le tronc de la veine porte, le canal cholédoque et l'artère gastro-épiploïque droite, qui la croisent perpendiculairement ; 3° *en haut*, avec l'épiploon gastro-hépatique qui, à droite du pylore, se prolonge sur la petite courbure de l'estomac ; 4° *en bas*, avec le bord supérieur de la tête du pancréas et avec le grand épiploon, qui se prolonge, à gauche, sur la grande courbure de l'estomac.

b. *Deuxième portion.* — La deuxième portion (fig. 124, *b*) répond successivement : 1° *en avant*, à l'extrémité droite du côlon transverse, à la partie correspondante du méso-côlon transverse, aux anses flottantes de l'intestin grêle ; 2° *en arrière*, à la veine cave inférieure, dont elle recouvre la moitié ou les deux tiers externes, à la partie interne de la face antérieure du rein droit, qui lui adhère parfois d'une façon intime, aux vaisseaux rénaux du côté droit, au bassinet et à la partie supérieure de l'uretère ; 3° *à droite*, au lobe droit du foie d'abord, puis au côlon ascendant ; 4° *à gauche*, à la tête du pancréas, qui lui adhère intimement, aux canaux excréteurs de cette glande, qui la pénètrent (voy. *Pancréas*), au canal cholédoque, qui s'engage également dans sa paroi (voy. *Cholédoque*).

c. *Troisième portion.* — La troisième portion (fig. 412, *c*) répond ordinairement au corps de la quatrième lombaire, plus rarement à celui de la troisième ou de la cinquième. — *En avant*, elle est en rapport : 1° avec le péritoine pariétal, qui, en passant sur elle, l'applique contre la paroi abdominale postérieure ; 2° avec la portion toute supérieure du mésentère, qui la croise obliquement de haut en bas et de gauche à droite ; 3° avec les vaisseaux mésentériques supérieurs, qui, en s'engageant dans le mésentère, la croisent au même niveau et dans le même sens ; 4° enfin, avec les anses de l'intestin grêle. — *En arrière*, la troisième portion du duodénum repose successivement sur le psoas, sur la veine cave inférieure, sur l'aorte et sur les branches qu'elle fournit à ce niveau (la mésentérique inférieure et les spermatiques). — *En haut*, elle répond au bord inférieur de la tête du pancréas. — *En bas*, elle est rapport avec les anses grêles.

d. *Quatrième portion.* — La quatrième portion ou *portion ascendante* (fig. 124, *d*) longe de bas en haut le côté gauche de la colonne lombaire. — *En avant*, elle répond à la petite tubérosité de l'estomac, au mésocôlon transverse et aux anses grêles. — *En arrière*, elle repose sur le psoas et sur les vaisseaux rénaux du côté gauche, qu'elle croise perpendiculairement de bas en haut. — *A droite*, elle longe l'aorte et, sur un plan plus superficiel, la partie toute supérieure du mésentère. — *A gauche*, elle est en rapport avec le bord interne du rein gauche. Ce rapport, toutefois, n'est pas immédiat : il existe le plus souvent, du moins chez l'adulte, entre le duodénum et le rein gauche, un espace plus ou moins large, dans lequel descend l'uretère, dans lequel aussi cheminent l'artère colique gauche supérieure et la veine mésentérique inférieure, constituant ce qu'on appelle l'*arc vasculaire* de Treitz. — *Tout en haut*, au niveau de l'angle duodéno-jéjunal, la quatrième portion du duodénum donne insertion à un petit muscle lisse, le *muscle de Treitz*, que nous allons maintenant décrire.

8° Muscle de Treitz ou muscle suspenseur du duodénum. — Treitz a décrit en 1873, sous le nom de *muscle suspenseur du duodénum*, un faisceau musculaire, mince, aplati et triangulaire, qui prend naissance, en haut, sur le pilier gauche du diaphragme, ainsi que dans le tissu conjonctif qui entoure le tronc cœliaque (fig. 126, 1). De là, il se porte en bas et s'étale en une sorte d'éventail, qui vient se fixer sur l'angle duodéno-jéjunal et sur le tiers supérieur ou la moitié supé-

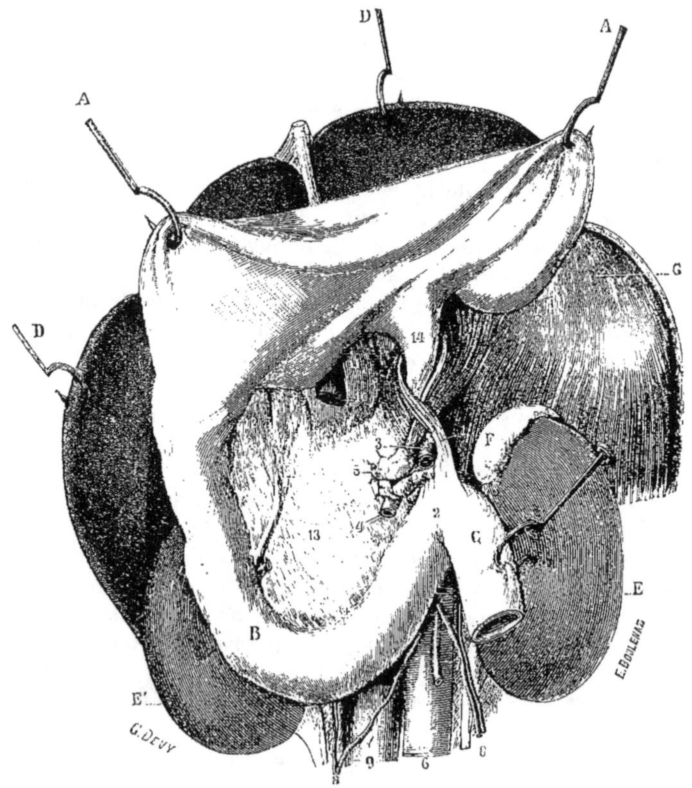

Fig. 126.

Le muscle suspenseur de Treitz (imité de Treitz).

A. estomac érigué en haut. — B. duodénum. — C. jéjunum. — D, foie érigné en haut. — E. E'. rein gauche et rein droit. — F. capsule surrénale gauche. — G, diaphragme.

1. muscle de Treitz. — 2. angle duodéno-jéjunal. — 3. tronc cœliaque. — 4. artère mésentérique supérieure. — 5. ganglions du plexus solaire. — 6. aorte abdominale. — 7. artère mésentérique inférieure. — 8. vaisseaux spermatiques. — 9, veine cave inférieure. — 10. veine porte. — 11. lobule de Spigel. — 12. vésicule biliaire avec le canal cystique. — 13. membrane cellulaire tendue entre le duodénum, les artères, la veine cave et le sillon transverse du foie. — 14. cardia. érigné en haut en même temps que l'estomac.

rieure du bord droit de la quatrième portion du duodénum. Au point de vue de ses rapports, le muscle de Treitz est situé un peu à gauche des vaisseaux mésentériques supérieurs ; il passe en arrière du pancréas et en avant de la veine rénale gauche. Histologiquement, il se compose exclusivement de fibres lisses, qui se continuent, sur le duodénum, avec la couche des fibres longitudinales de cet organe.

B. — JÉJUNO-ILÉON

Le jéjuno-iléon (fig. 127, 11) est cette portion de l'intestin grêle, comprise entre le duodénum et le gros intestin. Il a : 1° pour limite supérieure l'angle duodéno-jéjunal, qui répond au côté gauche de la deuxième vertèbre lombaire ; 2° pour limite inférieure, la valvule iléo-cæcale, qui est située dans la fosse iliaque droite. Morphologiquement, le jéjuno-iléon se distingue du duodénum, par sa longueur qui est beaucoup plus grande, par la multiplicité de ses replis et aussi par son extrême mobilité qui lui a valu le nom de portion *flottante de l'intestin grêle*.

1° Situation. — Le jéjuno-iléon remplit la plus grande partie de l'abdomen inférieur, je veux dire de cette portion de la cavité abdominale qui est située au-dessous du côlon transverse et de son mésocôlon. Il occupe plus spécialement les deux régions ombilicale et hypogastrique : mais il se répand aussi dans les deux flancs droit et gauche (voy. p. 104), dans les deux fosses iliaques et jusque dans le petit bassin.

2° Moyens de fixité. — Il est attaché à la paroi postérieure de l'abdomen par un important repli du péritoine, le *mésentère* (de μέσος, qui est au milieu et ἔντερον, intestin), qui, partant de sa face postérieure, vient se fixer d'autre part sur la colonne vertébrale (voy. *Péritoine*). Mais si le repli mésentérique est suffisamment puissant pour maintenir le jéjuno-iléon dans les limites de son enceinte naturelle, il est aussi suffisamment long et suffisamment lâche pour lui permettre d'accomplir sur place toute espèce de mouvements.

Cette grande mobilité est un des traits les plus caractéristiques du jéjuno-iléon. Toujours en équilibre instable, il est pour ainsi dire flottant dans la cavité abdominale, se déplaçant à la moindre sollicitation et sous les influences les plus diverses : contraction de ses propres parois, contraction du diaphragme ou des muscles abdominaux, changements d'attitude du sujet, réplétion et déplétion alternatives des organes creux de l'abdomen, ampliation de l'utérus dans la grossesse, production d'une tumeur, épanchement de sérosité dans le péritoine, etc. Le jéjuno-iléon devient ainsi le plus mobile de tous les viscères ; c'est aussi celui qu'on rencontre le plus fréquemment dans les hernies.

3° Direction. — A partir du duodénum, le jéjuno-iléon se dirige en avant et à gauche. Puis, s'infléchissant sur lui-même, il se porte de gauche à droite, en formant avec sa portion initiale une longue courbe à concavité tournée à droite. Il continue ainsi à décrire un grand nombre de courbes semblables, passant successivement de droite à gauche et de gauche à droite et se rapprochant ainsi peu à peu de la partie inférieure de l'abdomen. Finalement, il arrive sur le côté interne de la fosse iliaque droite. Là, il se porte obliquement de gauche à droite et un peu de bas en haut et vient s'ouvrir perpendiculairement dans le cæcum. Une formation valvulaire, que nous décrirons à propos du cæcum, la *valvule iléo-cæcale*, forme la limite respective des deux conduits.

Il convient d'ajouter qu'en se portant d'un côté à l'autre de l'abdomen, les anses grêles sont bien loin de suivre un trajet rectiligne et exactement transversal. Elles s'infléchissent continuellement sur elles-mêmes, devenant successivement descendantes et ascendantes, antéro-postérieures et postéro-antérieures. Il en résulte que, lorsqu'on jette les yeux sur le paquet intestinal en place, après avoir enlevé la paroi antérieure de l'abdomen et le grand épiploon (fig. 127), on aperçoit à la fois des anses qui sont horizontales, d'autres qui sont verticales, d'autres enfin, et c'est le plus grand nombre, qui suivent, entre les deux directions fondamentales précitées, toutes les directions intermédiaires.

Les mille replis que forme le jéjuno-iléon pour se rendre du duodénum au gros

intestin ont reçu le nom de *circonvolutions intestinales* (de *circumvolvere*, s'en-
rouler). Chacune d'elles peut être comparée à une anse ou à un demi-huit de chiffre,
dont la concavité regarde le plus souvent à droite ou à gauche, plus rarement en
haut ou en bas. Du reste, en raison même de la mobilité du jéjuno-iléon, ces cir-

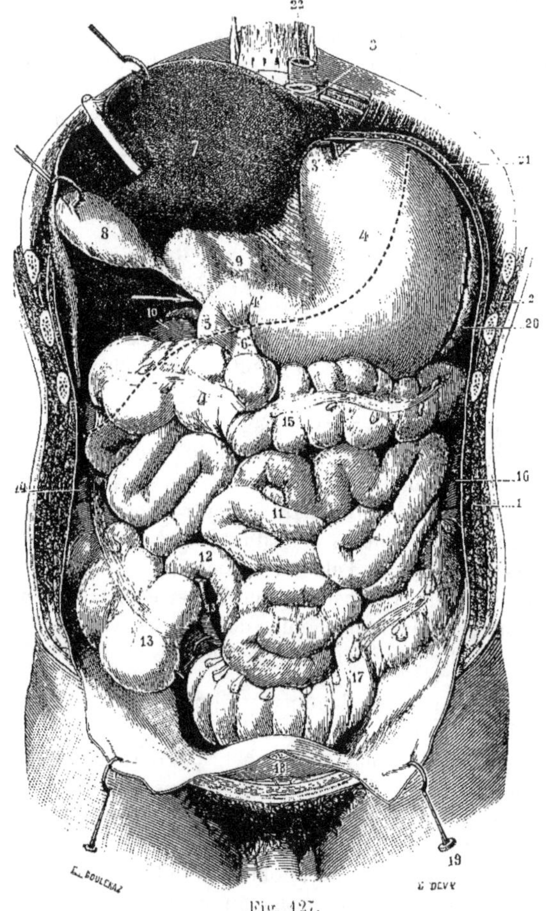

Fig. 127.

La masse intestinale, vue par sa face antérieure après la résection du grand épiploon.

(Le foie est relevé de manière à montrer sa face inférieure et l'épiploon gastro-hépatique ;
la flèche indique l'entrée de l'hiatus de Winslow.)

1, paroi abdominale. — 2, paroi thoracique. — 3, œsophage, avec 3', cardia. — 4, estomac, avec 4', pylore. —
5, duodénum. — 6, tête du pancréas. -- 7, foie. — 8, vésicule biliaire. — 9, épiploon gastro-hépatique. — 10, rein
droit et capsule surrénale. — 11, jéjuno-iléon. — 12, portion terminale de l'iléon. -- 13, cæcum, avec 13', son
appendice. — 14, côlon ascendant. — 15, côlon transverse. — 16, côlon descendant. — 17, côlon ilio-pelvien. —
18, vessie. — 19, feuillet pariétal du péritoine. — 20, rate. — 21, diaphragme. — 22, aorte thoracique.

convolutions n'ont rien de fixe : elles roulent les unes sur les autres avec la plus
grande facilité, changeant à la fois de forme et d'orientation.

4° Dimensions. — La longueur de l'intestin grêle, avons-nous dit plus haut,
mesure de 6 à 8 mètres. Le duodénum ayant une longueur moyenne de 27 centimètres, celle du jéjuno-iléon varie de 5^m,80 à 7^m,80. Son diamètre mesure, dans

sa portion initiale, de 25 à 30 millimètres ; il diminue ensuite graduellement au fur et à mesure qu'on se rapproche du gros intestin et se trouve réduit, dans sa partie terminale, à 15 ou 20 millimètres.

5° Forme. — Le jéjuno-iléon a une forme cylindroïde et sa coupe, comme celle du duodénum. est à peu près circulaire. On lui considère : 1° un *bord postérieur* ou *bord adhérent*, concave et légèrement plissé sur lui-même, sur lequel vient s'attacher le mésentère ; on l'appelle encore *bord mésentérique* ; 2° un *bord antérieur* ou *bord libre*, convexe et lisse, qui répond aux parois abdominales ; 3° deux *faces*, également convexes, par lesquelles les circonvolutions voisines se correspondent. Ces deux faces se distinguent, suivant l'orientation de l'anse que l'on considère, en supérieure et inférieure (quand l'anse a une direction horizontale), ou bien en face latérale gauche et face latérale droite (quand l'anse est verticale).

6° Rapports. — Considérée dans son ensemble, la masse des circonvolutions jéjuno-iléales présente les rapports suivants (fig. 127). — *En arrière*, elle est en rapport avec la paroi postérieure de l'abdomen, notamment avec l'aorte, la veine cave inférieure et leurs branches de bifurcation. — *En avant*, elle répond à la paroi antérieure de la cavité abdominale, dont elle est séparée par le grand épiploon. — *A droite et à gauche*, elle est en rapport avec les deux portions ascendante et descendante du gros intestin, qu'elle recouvre plus ou moins, surtout à leur partie inférieure. — *En haut*, elle répond au côlon transverse et à son mésocôlon, qui la séparent de l'abdomen supérieur et des organes qui y sont contenus, le foie, l'estomac. la rate. — *En bas* et sur la ligne médiane, les anses intestinales grêles descendent jusque dans le petit bassin et viennent s'interposer : chez l'homme, entre la vessie et le rectum ; chez la femme. d'une part entre la vessie et l'utérus, d'autre part entre l'utérus et le rectum. De chaque côté de la ligne médiane, elles viennent se loger dans l'angle dièdre, ouvert en haut, que forment la fosse iliaque et la paroi abdominale antérieure et, là, elles pèsent de tout leur poids, dans la station verticale, contre les orifices internes du canal inguinal et du canal crural, tendant ainsi à forcer ces orifices pour faire hernie à l'extérieur.

Diverticule de Meckel. — On rencontre parfois, sur la partie inférieure de l'iléon. un peu en amont de la valvule iléo-cæcale. un appendice en forme de cul-de-sac, qui depuis longtemps déjà a été décrit par MECKEL sous le nom de *diverticulum ilei* et qu'on appelle, pour cette raison. *diverticule de Meckel*. Morphologiquement, cette formation anormale est un reste du canal omphalo-mésentérique qui. chez l'embryon, unit l'intestin grêle au sac vitellin (voy. EMBRYOLOGIE). Le canal, de même que le sac vitellin, disparaît ordinairement tout entier : c'est sa persistance partielle qui constitue l'anomalie.

a. *Fréquence.* — Le diverticule de Meckel est relativement rare : AUGIER (Th. de Paris, 1888). sur 200 cadavres (137 hommes et 63 femmes) qu'il a examinés à ce sujet, ne l'a rencontré que 6 fois, 4 fois chez l'homme et 2 fois chez la femme. Une statistique anglaise, publiée récemment dans le *Journal of Anatomy*, signale 16 cas de diverticule sur 769 sujets. Une nouvelle statistique de KELYNACK, publiée encore dans le *Journal of Anatomy* de 1892, porte sur 298 sujets, lesquels ont présenté 4 cas de l'anomalie en question. Ces chiffres, on le voit, sont assez concordants : ils nous apprennent que le diverticule de Meckel se montre, chez l'homme, avec une fréquence moyenne de 2 p. 100.

b. *Situation.* — Le point où il se détache de l'iléon est toujours situé, comme nous l'avons dit plus haut, au voisinage du cæcum. L'intervalle qui sépare ce point du détroit iléo-cæcal est en moyenne de 80 centimètres à 1 mètre : on a observé, comme chiffres extrêmes, 35 centimètres et 3 mètres. Le diverticule de Meckel (fig. 128) s'implante presque toujours sur le bord convexe de l'intestin. On le voit parfois, cependant, se détacher de l'une de ses faces, sur un point plus ou moins voisin du bord mésentérique.

c. *Dimensions.* — Ses dimensions sont très variables. Sa longueur moyenne est de 5 ou 6 centimètres ; mais on en a observé de 2 centimètres seulement, comme aussi il en a été signalé qui présentaient une longueur de 25 centimètres. Quant à son calibre, il égale le plus souvent celui de l'anse intestinale sur laquelle il est implanté ; mais il est des cas où il est plus étroit, d'autres où il est notablement plus large.

d. *Forme.* — Sa forme n'est pas moins variable : il est, suivant les sujets, cylindrique, conique, cylindro-conique ; d'autre part, il est tantôt rectiligne, tantôt plus ou moins recourbé en forme de crosse. En tout cas, il présente toujours une base et un sommet. — Sa base répond ordinairement à sa partie la plus large. Quelquefois, cependant, elle est plus ou moins rétrécie ou même présente une sorte de repli valvulaire. — Son sommet, terminé en cul-de-sac, est régulièrement arrondi en forme de coupole ou irrégulièrement convexe, quelquefois plus ou moins bosselé ; il était terminé en marteau dans un cas d'Hudson (*Transact. of path. Soc.*, 1889), renflé en forme de gland dans un cas de Rogie (*Journ. des Sc. méd. de Lille*, 1892), subdivisé en cinq lobes dans un cas de Hyrtl. Sur certains sujets, il donne naissance à un prolongement plus ou moins long qui ressemble à un ligament : ce prolongement, quand il existe, est constitué, soit par les vaisseaux omphalo-mésentériques oblitérés et transformés en de petits cordons conjonctifs, soit par la partie du canal omphalo-mésentérique qui, chez l'embryon, faisait immédiatement suite à la portion de ce canal qui a persisté.

e. *Structure.* — En ce qui concerne sa structure, le diverticule de Meckel présente exactement les mêmes éléments fondamentaux que l'intestin lui-même. Il renferme, selon les cas, des gaz, des matières fécales plus ou moins durcies, des corps étrangers, tels que des calculs ou des paquets de vers. Le péritoine l'entoure sur tout son pourtour, revêtant comme lui la forme d'un cylindre ou d'un cône. Quelquefois, il lui forme une sorte de mésen-

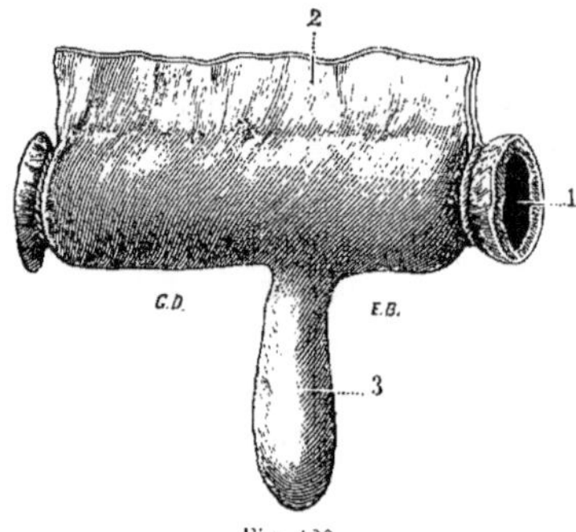

Fig. 128.

Diverticule de Meckel, vu après insufflation de l'intestin (homme de 40 ans).

1, anse intestinale grêle. — 2, son mésentère. — 3, diverticule de Meckel, situé à 45 centimètres au-dessus de la valvule iléo-cæcale.

tère plus ou moins développé et connu sous le nom de *mésodiverticule* : cette dernière disposition a été observée par Augier 3 fois sur 7 cas examinés ; Rogie ne l'a rencontrée qui 1 fois sur

f. *Importance en chirurgie.* — Le plus souvent le diverticule de Meckel est entièrement libre, flottant comme l'intestin dans la cavité abdominale. D'autres fois, il se fixe par son sommet, soit sur la paroi abdominale, soit sur l'un des viscères voisins, le mésentère, la vessie ou l'intestin lui-même. Libre ou adhérent, il peut déterminer des accidents d'étranglement interne, et cela par des processus variables, mais aujourd'hui assez bien connus, dont l'étude appartient à la pathologie. De ce fait, le diverticule de Meckel acquiert en chirurgie une importance considérable. Suivant une statistique de Fitz-Réginald, sur 100 cas d'occlusion intestinale, il y en a 6 qui seraient dus à la présence de la formation anormale que nous venons de décrire.

§ II. — Conformation intérieure

Vu intérieurement, l'intestin grêle nous présente, dans la plus grande partie de son étendue, des replis, des saillies et des orifices, qui appartiennent en propre à la muqueuse et que nous étudierons avec cette dernière membrane (voy. p. 152). En fait de détails particuliers à retenir, nous n'avons guère à signaler que la présence, sur la deuxième portion du duodénum et sur sa paroi postéro-interne, de deux saillies mamelonées, situées l'une au-dessus de l'autre : la *caroncula major* et la *caroncula minor*. Ces deux saillies sont l'une et l'autre percées à leur sommet d'un tout petit orifice : l'inférieure, la caroncule major, est l'aboutissant commun du canal cholédoque et du canal principal du pancréas ; la supérieure, la caroncula minor, représente le point d'abouchement du canal accessoire du pancréas. Ces caroncules seront décrites plus loin, la première à propos du canal excréteur de la bile, la seconde à propos des canaux excréteurs pancréatiques.

§ III. — Constitution anatomique

Envisagé au point de vue de sa constitution anatomique, l'intestin grêle se compose de quatre couches ou tuniques, qui se superposent dans le même ordre que celles de l'estomac. Ce sont, en allant du dehors en dedans : 1° une *tunique séreuse ;* 2° une *tunique musculeuse ;* 3° une *tunique celluleuse ;* 4° une *tunique muqueuse.*

A. — TUNIQUE SÉREUSE

La tunique séreuse de l'intestin grêle est une dépendance du péritoine. Elle présente une disposition toute différente sur le duodénum (*péritoine duodénal*) et sur le jéjuno-iléon (*péritoine jéjuno-iléal*).

1° Péritoine duodénal. — Sur le duodénum lui-même, la séreuse péritonéale se comporte différemment pour chacune de ses quatre portions :

a. *Sur la première portion.* — Sur la première portion elle-même, le revêtement péritonéal doit être examiné séparément sur le segment externe et sur le segment interne :

Sur le segment externe ou segment droit de la première portion, le péritoine recouvre les trois quarts antérieurs du cylindre intestinal. Le quart postérieur seul est dépourvu de revêtement séreux et répond directement au rein droit.

Sur le segment interne ou segment gauche de cette première portion (segment qui fait suite au pylore), le péritoine se comporte exactement comme sur l'estomac. Il existe deux feuillets, qui revêtent, l'un sa face antérieure, l'autre sa face postérieure. Ces deux feuillets, arrivés au niveau du bord inférieur

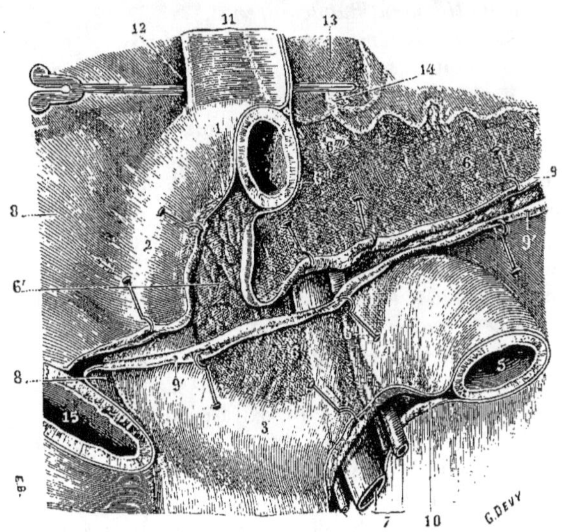

Fig. 129.

Le duodénum, vue antérieure, dans ses rapports avec le péritoine, notamment avec le mésocôlon transverse.

1, 2, 3, 4, première, deuxième, troisième et quatrième portions du duodénum. — 5, jéjuno-iléon. — 6, pancréas, avec : 6', sa tête ; 6", processus cincinatus ; 6''', encoche duodénale ; 6'''', tuber omentale. — 7, vaisseaux mésentériques. — 8, rein droit. — 9, 9', feuillet supérieur et feuillet inférieur du mésocôlon transverse. — 10, mésentère. — 11, épiploon gastro-hépatique. — 12, hiatus de Winslow, avec une sonde cannelée allant dans la grande cavité des épiploons. — 13, aorte. — 14, tronc cœliaque et ses branches. — 15, côlon descendant.

du duodénum, s'adossent l'un à l'autre pour contribuer à la formation du grand épiploon. Ils s'adossent de même au niveau du bord supérieur, pour remonter vers le foie en constituant l'extrémité droite de l'épiploon gastro-hépatique. Ce repli péritonéal, qui fixe ainsi la portion initiale du duodénum à la face inférieure du foie, a reçu le nom de *ligament duodéno-hépatique :* il n'est autre que la partie externe de l'épiploon gastro-hépatique. En dehors de lui, et lui faisant suite, se trouve un nouveau repli qui s'étend de la vésicule biliaire au coude que forme la première portion du duodénum en se réunissant avec sa portion descendante : c'est le *ligament duodéno-cystique.*

Il résulte de la description qui précède que, au point de vue de ses rapports avec le péritoine, la première portion du duodénum comprend deux segments parfaitement distincts : 1° un segment initial ou interne, qui est revêtu par le péritoine sur tout son pourtour, ses deux bords supérieur et inférieur exceptés, et qui se trouve compris dans l'arrière-cavité des épiploons ; 2° un segment externe, qui n'est recouvert par le péritoine que dans ses trois quarts antérieurs et qui est situé entièrement en dehors de l'arrière-cavité des épiploons.

b. *Sur la deuxième portion.* — Sur la deuxième portion, la séreuse ne revêt que la moitié antérieure du duodénum. Sa moitié postérieure, extra-péritonéale, repose directement sur les organes sous-jacents : le rein droit, les vaisseaux rénaux et la veine cave inférieure. On voit assez fréquemment le péritoine, en passant du rein sur le duodénum, se soulever en une sorte de repli triangulaire qui s'étend du sommet du rein droit au premier coude du duodénum. Huschke a donné à ce repli le nom de *ligament duodéno-rénal.*

c. *Sur la troisième portion.* — La troisième portion, comme nous l'avons déjà dit plus haut, n'est recouverte par le péritoine que dans sa moitié antérieure. Le feuillet séreux qui l'applique ainsi contre la paroi abdominale postérieure, appartient au péritoine pariétal. Arrivé aux limites de notre troisième portion, ce feuillet séreux se comporte comme suit (fig. 129) : 1° en haut, il passe sur la face antérieure de la tête du pancréas et, après un court trajet, s'infléchit en avant pour former le feuillet inférieur du mésocôlon transverse ; 2° en bas, il descend sur la face antérieure du muscle psoas du côté droit ; 3° à droite, il se continue avec le feuillet interne du mésocôlon ascendant ; 4° à gauche, enfin, il se continue, de même, avec le feuillet droit de la racine du mésentère.

d. *Sur la quatrième portion.* — La quatrième portion ou portion ascendante présente avec le péritoine les mêmes rapports que la portion précédente. Elle n'est revêtue par la séreuse que dans sa moitié antérieure ou ses deux tiers antérieurs. Sa partie postérieure, extra-péritonéale, s'applique directement sur le flanc gauche de la colonne vertébrale, sur le rein gauche et sur les vaisseaux rénaux du même côté. Le feuillet séreux qui applique ainsi la portion ascendante du duodénum contre la paroi abdominale postérieure, se continue : 1° en haut, avec le feuillet inférieur du mésocôlon transverse ; 2° en bas, avec le feuillet qui revêt le psoas du côté gauche ; 3° à droite, avec le feuillet gauche de la racine du mésentère ; 4° à gauche, avec le feuillet qui tapisse le rein droit et va, un peu plus loin, former le feuillet interne du mésocôlon descendant.

2° Péritoine jéjuno-iléal, mésentère. — Le péritoine forme au jéjuno-iléon une gaine à peu près complète. Il revêt d'abord, dans toute leur étendue, l'une et l'autre de ses deux faces. — Arrivé au bord antérieur ou convexe, le feuillet qui recouvre la face supérieure et celui qui revêt la face inférieure, s'unissent et se confondent. — Au niveau du bord postérieur ou concave, ces deux feuillets s'adossent l'un à l'autre et forment un large repli, qui vient s'attacher d'autre part sur la paroi postérieure de la cavité abdominale. Ce repli péritonéal, que nous avons déjà eu l'occasion de signaler à propos des moyens de fixité du jéjuno-iléon, porte le nom de mésentère (de μέσος, qui est au milieu et ἔντερον, intestin).

Envisagé dans son ensemble, le mésentère nous présente deux bords et deux faces. — Ses deux bords se distinguent en postérieur et antérieur : le *bord postérieur* ou *bord adhérent* (fig. 130,1) s'attache à la paroi abdominale postérieure suivant une ligne, oblique de haut en bas et de gauche à droite, qui s'étend depuis le côté gauche de la deuxième vertèbre lombaire jusqu'au côté interne du cæcum ;

il croise successivement, et sous un angle fortement aigu la troisième portion du duodénum, l'aorte et la veine cave inférieure. Le *bord antérieur* ou *bord libre*, beaucoup plus long que le précédent. répond au bord postérieur du jéjuno-iléon, et présente exactement la même étendue que cette portion de l'intestin grêle. Il décrit naturellement les mêmes inflexions que l'intestin lui-même ; aussi est-il onduleux, plissé et même tuyauté. — Des deux faces du mésentère, l'une. la *face gauche*, regarde à gauche et en bas ; l'autre, la *face droite*, regarde à droite et en haut.

Il est à remarquer que la longueur du repli mésentérique, c'est-à-dire la distance qui sépare son bord postérieur de son bord antérieur, est plus considérable à sa partie moyenne qu'à ses deux extrémités. Il en résulte que le jéjuno-iléon est beaucoup moins maintenu et, partant, beaucoup plus mobile dans sa portion moyenne que dans ses portions initiale et terminale.

Au point de vue de sa constitution anatomique, le mésentère se compose essentiellement de deux feuillets du péritoine adossés l'un à l'autre. Entre les deux feuillets se trouvent les vaisseaux sanguins destinés au jéjuno-iléon, des vaisseaux et des ganglions lymphatiques et une couche plus ou moins développée de tissu cellulo-adipeux.

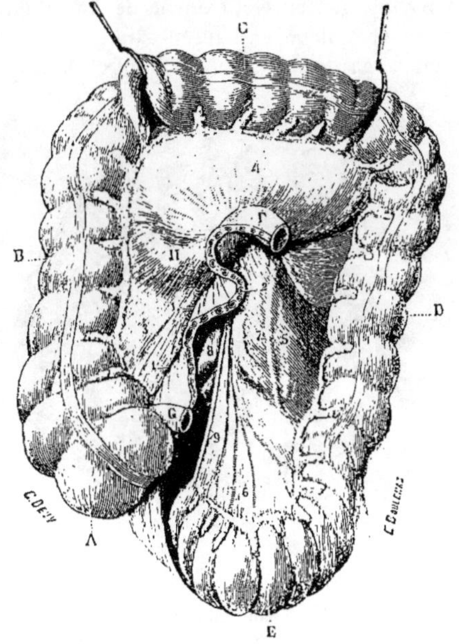

Fig. 130.

Le mésentère, vue antérieure. après ablation du jéjuno-iléon.

A. cæcum. — B. côlon ascendant. — C. côlon transverse. — D. côlon descendant.   E. côlon ilio-pelvien. — F. jéjunum. — G. portion terminale de l'iléon. -- H. saillie du duodénum.

1. bord postérieur du mésentère. — 2, coupe du mésentère. -- 3. mésocôlon ascendant. -- 4. mésocôlon transverse. — 5. mésocôlon descendant. — 6. mésocôlon ilio-pelvien. — 7. uretère. — 8. artère iliaque primitive. — 9. artère sigmoïde.

3° **Fossettes duodénales.** — Le péritoine qui revêt la portion ascendante du duodénum et l'angle duodéno-jéjunal forme, dans la plupart des cas, un certain nombre de replis semi-lunaires, au-dessous desquels se trouvent des dépressions plus ou moins distinctes et plus ou moins profondes, que l'on désigne sous le nom de *fossettes duodénales*. Ces fossettes, relativement peu importantes en anatomie descriptive, acquièrent en chirurgie un intérêt tout spécial, en ce qu'elles peuvent devenir le siège de certaines hernies dites rétro-péritonéales ou duodénales.

A. Nombre, situation, forme et rapports. — Les fossettes duodénales, signalées et décrites depuis longtemps par Huschke. par Treitz. par Gruber, par Waldeyer. etc., ont été étudiées à nouveau à une époque plus récente par Treves (1885) et par Jonnesco (1889). On distingue trois fossettes. que l'on désigne, d'après leurs rapports avec la portion ascendante du duodénum et avec l'angle duodéno-jéjunal, sous les noms de fossette duodénale inférieure, fossette duodénale supérieure, fossette duodéno-jéjunale :

a. *Fossette duodénale inférieure.* — La fossette duodénale inférieure, la plus fréquente des trois, existe environ dans les trois quarts des cas. — Elle est située sur la partie inférieure et externe de la portion ascendante du duodénum (fig. 131,7). Son orifice, dirigé en haut, est limité en avant par un repli falciforme, dont la concavité regarde également en haut et dont les deux extrémités ou cornes se perdent, la droite sur la face antérieure du duodénum, la gauche sur le péritoine prérénal. — Son sommet, dirigé en bas et un peu à droite, est situé sur la face antérieure du duodénum, tout près de la racine du mésentère. — La fossette duodénale inférieure est plus ou moins développée suivant les sujets : dans certains cas, elle est à peine marquée ; dans d'autres, elle atteint jusqu'à trois centimètres de profondeur.

b. *Fossette duodénale supérieure.* — La fossette duodénale supérieure (131,6) occupe la partie supérieure et externe de la portion ascendante du duodénum. On ne la rencontre généralement qu'une fois sur deux. Dirigée en sens inverse de la précédente, elle ressemble assez bien à une hotte renversée (JONNESCO). — Son sommet, dirigé en haut du côté du mésocôlon transverse, répond au corps du pancréas. — Son orifice, dirigé en bas, se trouve formé, en avant, par un repli semi-lunaire, dont les deux cornes reposent, comme pour la fossette duodénale inférieure, la droite sur le duodénum, la gauche sur le feuillet du péritoine qui recouvre le rein gauche.

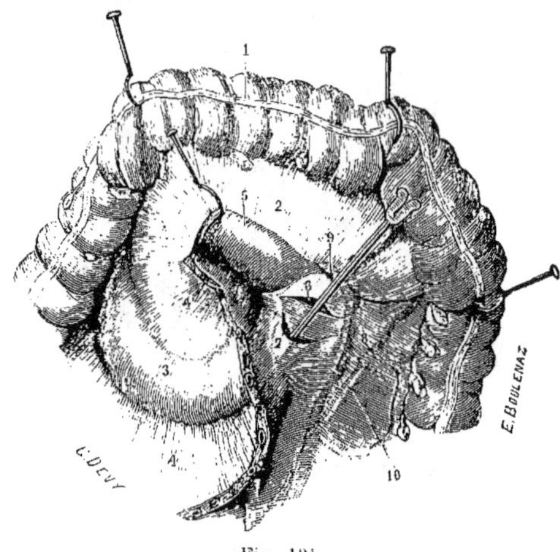

Fig. 131.

Fossettes duodénales supérieure et inférieure.

(Le côlon a été érigné en dehors et en haut : le jéjunum coupé un peu au-dessous de l'angle duodéno-jéjunal, ainsi que son mésentère, est attiré fortement à droite et en haut.)

1, côlon transverse, avec 2, son mésocôlon. — 3, duodénum. — 4, mésentère — 1', sa coupe. — 5, jéjunum. — 6, fossette duodénale supérieure. — 7, fossette duodénale inférieure. — 8, artère colique gauche ascendante. — 9, veine mésentérique inférieure. — 10, veine colique gauche.

c. *Fossette duodéno-jéjunale.* — La fossette duodéno-jéjunale est très rare : JONNESCO ne l'a rencontrée que cinq fois sur 30 sujets, soit une proportion de 1 sur 6. Elle est située comme nous le montre nettement la figure 132,6, sur le dos de l'angle duodéno-jéjunal. — Son orifice, circonscrit comme pour les autres fossettes par un repli semi-lunaire du péritoine, regarde en bas. — Son sommet, plus ou moins profond, répond à la deuxième vertèbre lombaire. Il se trouve limité, en haut par le pancréas, à droite par l'aorte, à gauche par le rein. — La fossette duodéno-jéjunale peut être double. J'ai observé, tout récemment, un cas de cette duplicité sur un fœtus à terme : les deux fossettes, accolées l'une à l'autre, n'étaient séparées que par un simple repli péritonéal très court et fort mince.

B. RELATIONS RÉCIPROQUES. — Des trois variétés de fossettes duodénales que nous venons de décrire, les deux premières peuvent se développer isolément ou coexister sur le même sujet. Quant à la fossette duodéno-jéjunale, elle est toujours seule et ne coexiste jamais, soit avec la fossette duodénale inférieure, soit avec la fossette duodénale supérieure.

C. DÉVELOPPEMENT ET SIGNIFICATION ANATOMIQUE. — Le mode de développement et la signification anatomique des fossettes duodénales ne sont pas encore nettement élucidés.

TREITZ, pour expliquer leur formation, avait invoqué un déplacement embryonnaire du duodénum, déplacement qui s'effectuerait de gauche à droite et entraînerait le péritoine : « sur les points, dit-il, où la portion inférieure et transversale du duodénum n'est unie que lâchement avec le péritoine, ce dernier ne prend aucune part aux déplacements de l'intestin, car il n'y a de déplacé que la couche de tissu cellulaire lâche. Mais ces points où l'intestin est uni au péritoine d'une façon intime, comme c'est le cas pour l'angle duodéno-jéjunal, ce dernier est forcé de suivre le déplacement de l'intestin et s'invagine en cornet ». Outre qu'une pareille explication ne se recommande pas par une extrême netteté, il n'est pas démontré que l'angle duodéno-jéjunal effectue le mouvement de translation qui sert de base à la théorie de TREITZ. Nous savons, en effet, que cette portion du duodénum est fixée à la colonne vertébrale par son muscle suspenseur

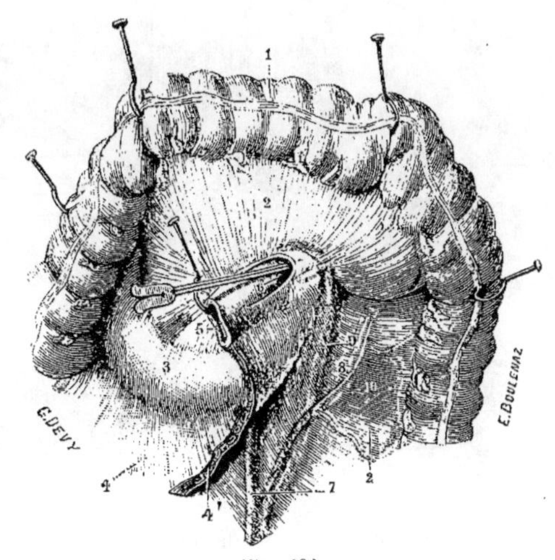

Fig. 132.

Fossette duodéno-jéjunale.

(Le côlon a été écarté en haut et en dehors par des érignes, de manière à montrer le feuillet inférieur du mésocôlon transverse. Le jéjunum, réséqué à quelques centimètres au-dessous de l'angle duodéno-jéjunal, a été attiré à droite et en avant.)

1, côlon transverse, avec 2. son mésocôlon. — 3. duodénum. — 4. mésentère ,avec 4', sa coupe.— 5. jéjunum.— 6, fossette duodéno-jéjunale. — 7. artère mésentérique inférieure. — 8. artère colique gauche ascendante. — 9. veine mésentérique inférieure. — 10. veine colique gauche.

(p. 143), et que cette fixation, comme le fait remarquer WALDEYER, se fait de très bonne heure, à une époque où il n'existe encore aucun vestige de repli et de fossette.

WALDEYER, ayant constaté la présence de la veine mésentérique inférieure dans le bord libre du repli qui circonscrit la fossette péritonéale, a été amené à considérer ce repli comme le résultat du soulèvement du péritoine par le vaisseau précité. Cette interprétation est, au premier abord, très rationnelle et elle doit vraisemblablement convenir à un certain nombre de faits. Mais il faut bien le reconnaître, elle ne saurait convenir à tous. Car, si certaines fossettes sont *vasculaires*, c'est-à-dire si le repli péritonéal qui les délimite loge, au voisinage de son bord libre, la veine mésentérique inférieure ou tout autre veine, il en est d'autres qui n'ont aucun rapport avec les vaisseaux, qui sont *invasculaires* par conséquent. De ce nombre est la fossette duodénale inférieure, qui, dans la grande majorité des cas, est située en dedans de la veine mésentérique inférieure et des artères coliques gauches. Jusqu'ici, en effet, nous ne connaissons qu'un seul cas (celui qui a été observé par FARABEUF) de fossette duodénale inférieure vasculaire.

B. — TUNIQUE MUSCULEUSE

La tunique musculeuse de l'intestin grêle se compose de deux plans de fibres, l'un superficiel, l'autre profond. — Le *plan superficiel* (fig. 133,8), relativement fort mince, comprend des fibres longitudinales, c'est-à-dire disposées parallèlement à la longueur du canal alimentaire. — Le *plan profond* (fig. 133,7) beaucoup plus épais, est formé par des fibres circulaires, croisant perpendiculairement les fibres du plan précédent.

Ces deux ordres de fibres, fibres longitudinales et fibres circulaires, forment un plan continu dans toute la longueur de l'intestin, et aussi sur toute sa circonférence. Ce plan, toutefois, n'est pas entièrement uniforme : il est à remarquer, en effet, d'une part qu'il est un peu plus épais sur le bord libre que sur le bord mésentérique et, d'autre part, qu'il s'amincit graduellement au fur et à mesure qu'il se rapproche du cæcum. Nous rappellerons, enfin, que le plan des fibres longitudinales se trouve renforcé, au niveau de la portion ascendante du duodénum, par un petit muscle spécial qui prend naissance au voisinage du tronc cœliaque et que nous avons décrit plus haut (p. 143), le *muscle de Treitz*.

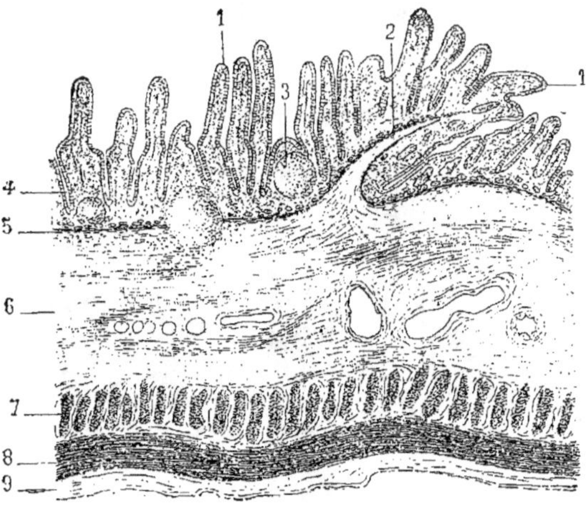

Fig. 133.

Coupe longitudinale de l'intestin grêle de l'homme pour montrer les différentes couches de sa paroi.

1. villosité intestinale. — 2. valvule connivente. 3. follicule clos de la muqueuse. — 4. glande de Lieberkühn. — 5. musculaire de la muqueuse. — 6. tunique celluleuse. — 7. couche des fibres circulaires — 8, couche des fibres longitudinales. — 9. couche conjonctive sous-séreuse.

Histologiquement, les fibres de l'intestin grêle, qu'elles appartiennent au plan superficiel ou au plan profond, sont toutes des fibres lisses.

C. — TUNIQUE CELLULEUSE

La tunique celluleuse (fig. 133,6), encore appelée *sous-muqueuse*, fait suite à la tunique celluleuse de l'estomac, avec laquelle elle présente les plus grandes analogies. Elle en diffère, cependant, en ce que sa résistance est plus considérable et que son adhérence à la tunique musculeuse est plus intime. Du reste, elle a la même destination et la même structure que la sous-muqueuse gastrique. Comme cette dernière, elle est essentiellement constituée par des faisceaux de tissu conjonctif, qui s'entrecroisent dans tous les sens et auxquels vient se joindre un certain nombre de fibres élastiques. Elle renferme, en outre, dans son épaisseur un grand nombre de vaisseaux et de nerfs, qui se rendent à la muqueuse et que nous décrirons plus loin (voy. *Vaisseaux et nerfs*).

D. — TUNIQUE MUQUEUSE

La muqueuse de l'intestin grêle revêt sans discontinuité toute la surface intérieure de l'organe. En haut, elle fait suite à la muqueuse stomacale ; en bas, elle se continue, au niveau de la valvule iléo-cæcale, avec la muqueuse du gros intestin.

Par la complexité de sa structure et surtout par le rôle important qui lui est dévolu dans le phénomène de l'absorption, cette membrane constitue, sans conteste, la partie la plus noble et pour ainsi dire la partie essentielle de l'intestin grêle. Nous l'envisagerons successivement : 1° dans son aspect extérieur; 2° au point de vue de sa structure.

1° Aspect général à l'examen macroscopique. — La muqueuse de l'intestin grêle est un peu moins épaisse que celle de l'estomac. Par contre, elle offre une consistance plus grande et s'altère moins rapidement après la mort. Sa coloration est d'un blanc rosé pour le tiers supérieur, d'un blanc grisâtre pour les deux tiers inférieurs. Comme la muqueuse gastrique, la muqueuse intestinale nous présente deux faces : une face extérieure ou externe, qui répond à la tunique celluleuse et lui adhère intimement : une face intérieure ou interne, qui regarde la lumière du canal et sur laquelle nous rencontrons : 1° des *valvules conniventes* ; 2° des *villosités; 3°* des *formations lymphoïdes; 4°* une multitude d'*orifices glandulaires.*

A. Valvules conniventes. — Les valvules conniventes, encore appelées *valvules de Kerkring*, bien que Fallope les ait signalées et décrites avant ce dernier anatomiste, sont des replis permanents de la muqueuse intestinale, qui

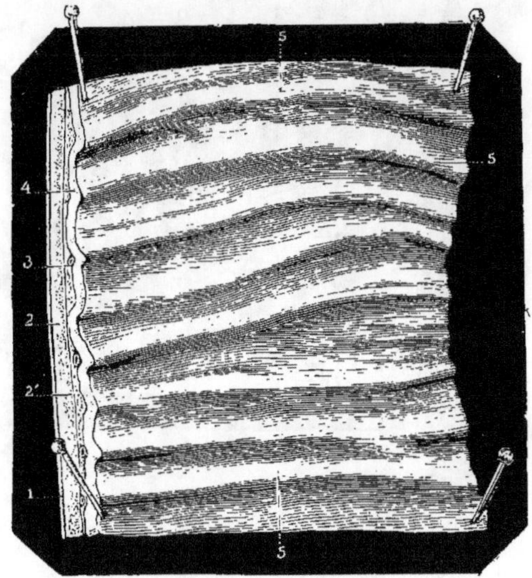

Fig. 134.

Un segment d'intestin grêle, vu par sa face interne, pour montrer les valvules conniventes.

1, couche séreuse ou péritonéale. — 2, couche musculeuse à fibres longitudinales. — 2', couche musculeuse à fibres circulaires. — 3, couche celluleuse. — 4, couche muqueuse. — 5, valvules conniventes ou valvules de Kerkring.

font saillie dans la cavité de l'intestin grêle (fig. 134,5 et qui s'échelonnent dans presque toute la longueur de cet organe.

a. *Mode de répartition.* — La portion initiale du duodénum en est complètement dépourvue. Elles commencent à apparaître dans sa portion descendante et présentent leur maximum de développement dans ses deux autres portions, ainsi que dans le commencement du jéjuno-iléon. Plus bas, elles s'atténuent graduellement : elles deviennent à la fois plus petites et plus espacées et disparaissent entièrement dans la portion terminale de l'intestin grêle, à 60 ou 80 centimètres en amont de la valvule iléo-cæcale.

b. *Formes et rapports.* — Au point de vue morphologique, chaque valvule, prise à part, nous offre à considérer un bord adhérent, un bord libre, deux faces et deux extrémités. — Son *bord adhérent* se dispose toujours transversalement, c'est-à-dire perpendiculairement à l'axe longitudinal de l'intestin. Dans certains cas cependant, comme l'ont remarqué Brooks et Kazzander, il s'insère obliquement par rapport à cet axe et la valvule alors présente une disposition plus ou moins spiroïde. — Son *bord libre*, plus ou moins plissé et onduleux, flotte librement dans la cavité du tube intestinal. Grâce à sa mobilité, il se renverse avec la plus grande facilité, soit du côté du gros intestin, soit du côté du pylore. — De ses *deux faces*, l'une, face interne ou axiale, regarde la lumière du canal ; l'autre, face externe ou pariétale, s'applique contre la paroi intestinale. — Ses *deux extrémités*, enfin, se fusionnent graduellement avec la portion de paroi sur laquelle s'implante la valvule.

c. *Dimensions*. — Les dimensions des valvules conniventes sont très variables : elles occupent, suivant les cas, le quart, le tiers, la moitié, les deux tiers, les trois quarts ou même plus de la circonférence de l'intestin. Toutefois, celles qui décrivent un anneau complet sont relativement rares. Sur les points où elles atteignent leurs plus grandes dimensions, les valvules conniventes présentent de 6 à 8 millimètres de hauteur et sont séparées les unes des autres par un intervalle à peu près égal. Dans certains cas, cependant, leur hauteur est plus grande que les intervalles qui les séparent et elles se superposent alors, quand

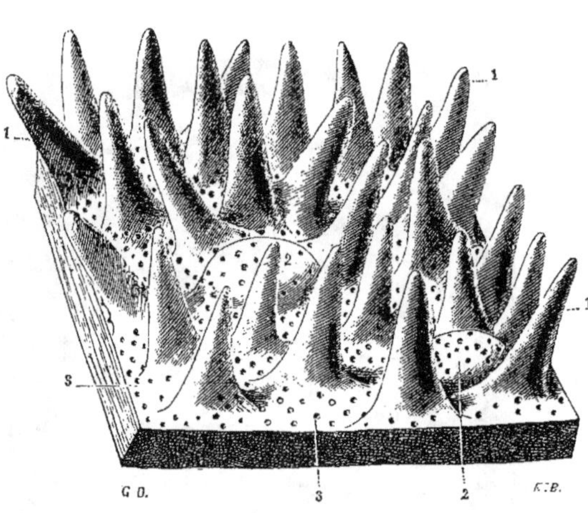

Fig. 135.

Muqueuse de l'intestin grêle, vue à un fort grossissement (*schématique*).

1, 1, villosités intestinales. — 2. 2. follicules clos. — 3. 3, orifices des glandes en tube de Lieberkühn.

elles sont renversées, à la manière des tuiles d'un toit. D'autre part, on les voit se bifurquer sur des points variables et s'envoyer mutuellement des prolongements anastomotiques, à direction longitudinale ou plus ou moins oblique.

d. *Nombre*. — Leur nombre est toujours très considérable. SAPPEY en a compté 600 environ dans la première moitié de l'intestin grêle, 200 à 250 dans la deuxième moitié, soit un total de 800 à 900 pour toute la longueur de l'intestin.

e. *Constitution anatomique*. — Au point de vue de leur constitution anatomique, les valvules conniventes se composent essentiellement de deux feuillets muqueux, qui sont adossés l'un à l'autre et entre lesquels s'insinue une couche plus ou moins épaisse de tissu conjonctif, provenant de la tunique celluleuse de l'intestin. Au sein de cette nappe conjonctive, cheminent les vaisseaux et les nerfs destinés à la valvule.

f. *Signification morphologique*. — L'apparition des valvules conniventes sur la surface intérieure de la muqueuse de l'intestin grêle a pour résultat d'accroître la superficie de cette muqueuse et, du même coup, d'augmenter dans une proportion énorme le nombre de ses appareils sécréteurs et absorbants. En effet, la muqueuse de l'intestin grêle, une fois déplissée, atteint de 10 à 14 mètres de longueur. Si l'on veut bien se rappeler que la longueur de l'intestin grêle est, en moyenne, de 6 à 8 mètres seulement, on voit que, grâce aux replis valvulaires précités, la surface de la muqueuse est doublée ou tout au moins augmentée d'un bon tiers.

B. VILLOSITÉS INTESTINALES. — Les villosités (fig. 135, 1, 1) sont de petites saillies qui se dressent à la surface libre de la muqueuse intestinale. Elles sont si nombreuses et si rapprochées les unes des autres qu'elles donnent à cette dernière un aspect velouté caractéristique.

a. *Répartition topographique.* — Les villosités intestinales occupent toute la longueur de l'intestin grêle. Elles commencent sur la face duodénale de la valvule pylorique et ne se terminent que sur le bord libre de la valvule iléo-cæcale. Entre ces deux points extrêmes, elles forment une nappe régulière, qui recouvre sans discontinuité les valvules conniventes et les intervalles qui les séparent.

b. *Nombre.* — Leur mode de répartition n'est pourtant pas entièrement uniforme : l'observation démontre qu'elles sont plus abondantes dans la partie supérieure de l'intestin grêle que dans sa partie inférieure. D'après KRAUSE, on en compterait de dix à dix-huit par millimètre carré dans le duodénum, de huit à quatorze seulement par millimètre carré dans le jéjunum. SAPPEY admet le chiffre moyen de mille villosités par centimètre carré, ce qui porte à plus de dix millions le nombre total de ces élevures sur toute l'étendue de la muqueuse intestinale.

c. *Forme.* — Au point de vue de leur forme, les villosités sont très variables ; mais elles sont toujours réductibles à deux types fondamentaux : le type conique et le type lamelleux. — Les *villosités lamelliformes* se rencontrent dans le duodénum : elles existent seules dans la première portion de cet organe et présentent à ce niveau leurs plus grandes dimensions. — Les *villosités coniques* occupent la deuxième moitié du duodénum et le jéjuno-iléon. Elles présentent dans leur aspect extérieur des variantes nombreuses, et l'on voit tour à tour, à côté de villosités franchement coniques, des villosités cylindroïdes, filiformes, mamelonnées, rectilignes ou coudées à leur partie moyenne, étranglées et terminées en massue, etc.

d. *Dimensions.* — Leurs dimensions ne sont pas moins variables. Leur hauteur oscille d'ordinaire entre un cinquième de millimètre (petites villosités) et un millimètre (grandes villosités). Quant à leur largeur, elle présente, suivant les cas, le quart, le tiers ou la moitié de la hauteur.

La description des villosités intestinales, qui précède, est la description dite classique, celle qu'on trouve dans tous les auteurs. A la suite de nombreuses recherches poursuivies successivement chez quelques animaux (chat, cobaye, lapin) et chez l'homme, CHAPUT (*Bull. Soc. anat.*, 1891 et Th. de BENOÎT, Paris, 1891) est arrivé, au sujet de la morphologie des villosités de l'intestin grêle, à des conclusions toutes différentes. — Tout d'abord, on n'aperçoit pas à la surface de la muqueuse intestinale la moindre trace d'orifices glandulaires : les villosités sont tellement rapprochées les unes des autres, que la surface intérieure de l'intestin est formée exclusivement par l'extrémité même de ces dernières, revêtant dans leur ensemble l'aspect d'un pavage en mosaïque. — Chacune de ces villosités a la forme d'un prisme à base pentagonale, dont les bords, considérés sur des coupes longitudinales, paraissent rectilignes ou plus ou moins plissés. — De plus, et c'est là un des faits les plus intéressants des recherches de CHAPUT, toutes les villosités sont égales comme forme, comme longueur et comme largeur (fig. 136) ; et comme elles se touchent latéralement, elles ne sont séparées les unes des autres que par des espaces linéaires et pour ainsi dire virtuels : c'est dans le fond de ces espaces, dits *intervilleux*, que s'ouvrent les canaux excréteurs des glandes. Par conséquent, c'est dans ces espaces que cheminent les produits de sécrétion glandulaire, pour se porter de la glande dans la cavité de l'intestin. — Cherchant à

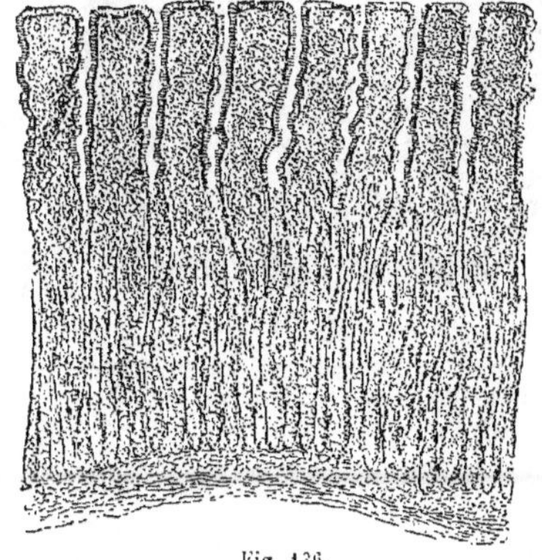

Fig. 136.

Coupe de la muqueuse du chien, faite exactement suivant l'axe des villosités (d'après CHAPUT).

s'expliquer l'erreur, vraiment singulière, qui s'est ainsi perpétuée jusqu'à nos jours. Chaput la trouve dans ce fait, qu'il est extrêmement difficile de pratiquer sur l'intestin grêle des coupes exactement parallèles à l'axe des villosités, que ces coupes sont presque toujours dirigées obliquement et que les observateurs, de ce fait, n'ont eu sous leurs yeux, en rédigeant leur description, que des coupes obliques. Or, comme ces coupes obliques intéressent les villosités sur les points les plus divers, il en résulte que, sur la préparation observée (fig. 137), quelques-unes sont entières, tandis que la plupart n'y existent qu'à l'état de tronçons : de là l'irrégularité de leur forme et l'irrégularité de leurs dimensions. Chaput pense encore qu'on a pris bien souvent pour des villosités normales de fausses villosités, résultant des altérations cadavériques. J'ai pu examiner un certain nombre de dessins représentant d'après nature les préparations de Chaput : elles me paraissent légitimer pleinement ses conclusions.

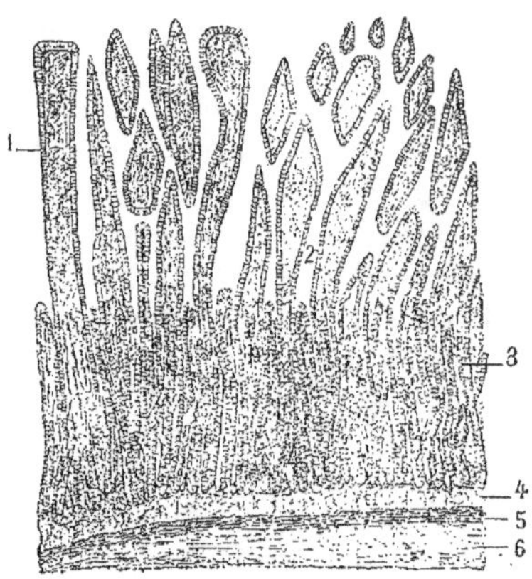

Fig. 137.

Coupe oblique de la muqueuse intestinale du chien
(d'après Chaput).

1, villosité coupée parallèlement à son axe. — 2, villosités coupées obliquement. — 3, glandes en tube. — 4, derme muqueux. — 5, muscularis mucosæ. — 6, couche sous muqueuse ou celluleuse.

C. Formations lymphoïdes, orifices glandulaires. — La surface libre de la muqueuse intestinale nous présente, dans l'intervalle des villosités, des formations lymphoïdes et des orifices glandulaires. Les formations lymphoïdes sont les follicules clos et les plaques de Peyer. Quant aux orifices glandulaires, ils représentent l'abouchement dans le canal intestinal des glandes de Brunner et des glandes de Lieberkühn. Ces formations lymphoïdes et glandulaires seront décrites plus loin à propos de la structure de la muqueuse (voy. p. 167 et 169).

2° **Structure microscopique**. — La muqueuse de l'intestin grêle se compose, comme la muqueuse gastrique, de deux couches superposées : 1° une couche superficielle, de nature épithéliale ; 2° une couche profonde, formant le derme ou chorion.

A. Épithélium. — L'épithélium forme, à la surface libre de la muqueuse, une couche continue, d'une épaisseur moyenne de 25 à 30 μ. Il est essentiellement constitué par une seule rangée de cellules cylindriques, auxquelles viennent se joindre, à titre d'éléments accessoires, un plus ou moins grand nombre de cellules caliciformes et de cellules lymphatiques.

a. *Cellules cylindriques*. — Les cellules cylindriques, beaucoup plus larges à leur extrémité interne qu'à leur extrémité externe,

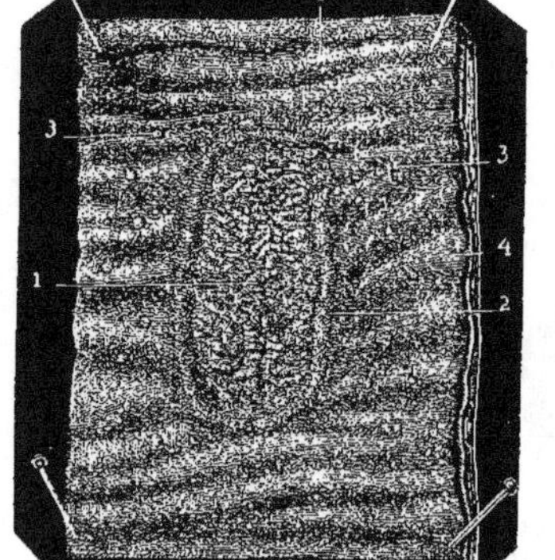

Fig. 138.

Un segment d'intestin grêle étalé, pour montrer la disposition des plaques de Peyer et des follicules clos.

1, plaque de Peyer. — 2, son bourrelet. — 3, follicules solitaires. — 4, 4, valvules conniventes.

ont, en réalité, la forme de pyramides à cinq ou six pans, dont le sommet répond au chorion et la base à la surface libre de l'intestin. Du reste, malgré les affirmations contraires d'un grand nombre d'auteurs, elles ne possèdent pas de membrane d'enveloppe (Schäfer, Heidenhain, Nicolas, Renaut). Au nombre des raisons qui militent en faveur de la non-existence d'une membrane d'enveloppe préformée, on peut invoquer ce fait que, sur certains points, les cellules sont reliées entre elles par des sortes de ponts protoplasmiques (ponts intercellulaires), qui manifestement vont de l'une à l'autre.

Des deux extrémités de la cellule, l'extrémité externe, tantôt large, tantôt mince et plus ou moins effilée, souvent bifurquée, repose sur le chorion. Il existe là, entre le chorion et les pieds des cellules épithéliales, une sorte de membrane limitante, extrêmement mince, beaucoup plus mince que les vitrées ordinaires : RENAUT la considère comme une vitrée embryonnaire.

L'extrémité interne, large et régulièrement aplatie, nous apparaît, quand on la regarde de face, sous la forme d'une surface polygonale à cinq ou six côtés. Sur une coupe verticale (fig. 139,2), elle est recouverte dans toute son étendue par un plateau cuticulaire de 1 μ à 1 μ et demi de hauteur. Ce plateau, à un grossissement faible, nous paraît entièrement homogène. Mais, si on l'examine à un fort grossissement, il est comme parsemé de stries dirigées perpendiculairement à sa surface libre. Chacune d'elles nous présente à son

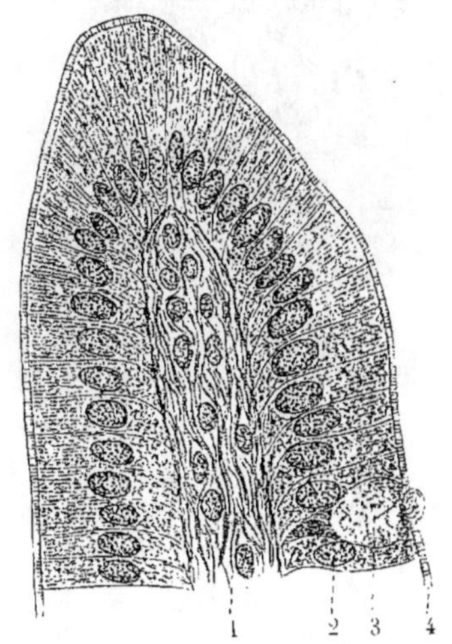

Fig. 139.

Coupe longitudinale d'une villosité intestinale de l'homme (d'après BÖHM et DAVIDOFF).

1, tissu conjonctif de l'axe de la villosité. — 2, cellules épithéliales — 3, une cellule caliciforme. — 4, plateau cuticulaire.

extrémité externe, tout à côté du protoplasma cellulaire, un petit renflement ou nodule. La signification de ces stries n'est pas encore nettement élucidée. On y a vu tour à tour : 1° de fins canalicules, qui feraient communiquer la cavité intestinale avec le protoplasma cellulaire et à travers lesquels passeraient les particules graisseuses au moment de la digestion (KÖLLIKER, FUNKE); 2° de simples bâtonnets, plongés dans la substance homogène du plateau (HENLE, STEINACH). De ces deux opinions, cette dernière tend à prévaloir parmi des histologistes : les stries du plateau cuticulaire qui surmonte les cellules cylindriques ne sont que des bâtonnets, plus ou moins analogues à des cils vibratiles. Si l'on songe que chez certains vertébrés inférieurs, notamment chez les cyclostomes et les lacertiens, on trouve des cellules ciliées à la surface des plis intestinaux, on peut, avec RENAUT, considérer la cellule à plateau strié de

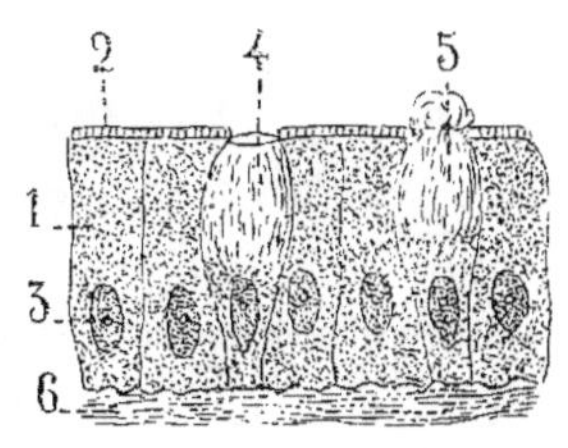

Fig. 140.

Épithélium de l'intestin grêle (schématique.)

1, cellule cylindrique, avec : 2, son plateau ; 3, son noyau. — 4, cellule caliciforme. — 5, autre cellule caliciforme, dont le contenu s'échappe au dehors. — 6, chorion muqueux.

l'intestin de l'homme comme une cellule à cils vibratiles modifiée, cellule vibratile dans laquelle la portion émergente et vibratile des cils aurait avorté.

Le protoplasma des cellules cylindriques se compose d'un réticulum et d'une substance intermédiaire. — Le *réticulum* est formé par de fines fibrilles disposées pour la plupart en sens longitudinal et reliées les unes aux autres par des fibrilles transversales. Il est à remarquer que les mailles de ce réseau sont plus larges dans la partie externe de la cellule, plus étroites et par conséquent plus serrées dans sa partie interne. — La *substance intermédiaire* est, dans les conditions ordinaires, claire, homogène, transparente. Pendant la digestion, elle renferme une multitude de globules graisseux, que décèle nettement (fig. 141) l'action de l'acide osmique. A la partie moyenne du protoplasma, je veux dire à égale distance des deux extrémités interne et externe de la cellule, se voit un noyau volumineux, de forme ovalaire, à grand axe longitudinal. Sa longueur est de 8 à 10 µ; sa largeur, de 4 à 6 µ. Il possède un riche réseau chromatique.

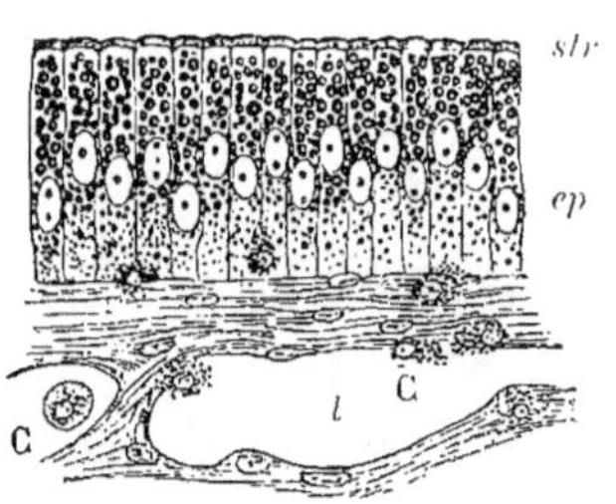

Fig. 141.

Coupe transversale de l'intestin grêle du chien pendant l'absorption des graisses (préparation par l'acide osmique, d'après SCHÄFER).

ep, cellules épithéliales, remplies de vésicules graisseuses colorées en noir. — *str*, plateau cuticulaire. — *l*, vaisseaux lymphatiques. — *C. C*, leucocytes renfermant des particules graisseuses.

La partie du protoplasma cellulaire qui se trouve comprise entre le noyau et le plateau cuticulaire nous présente une série plus ou moins nombreuse d'enclaves, affectant suivant les cas la forme de grains ou la forme de boules. Du reste, les grains et les boules ne paraissent être qu'un seul et même élément à un degré de développement différent. On n'est pas encore entièrement fixé sur la signification morphologique de ces granulations. HEIDENHAIN avait cru devoir les considérer comme des débris de leucocytes migrateurs, qui se seraient introduits dans la cellule. NICOLAS, tout au contraire, les envisage comme de véritables productions intra-cellulaires, analogues aux produits de sécrétion. Pour lui, la formation des grains et des boules serait en rapport avec l'acte de l'absorption : ces grains et ces boules constitueraient le substratum sur lequel se déposent les substances qui pénètrent par imbibition dans les cellules épithéliales.

HEIDENHAIN, examinant le contenu d'une

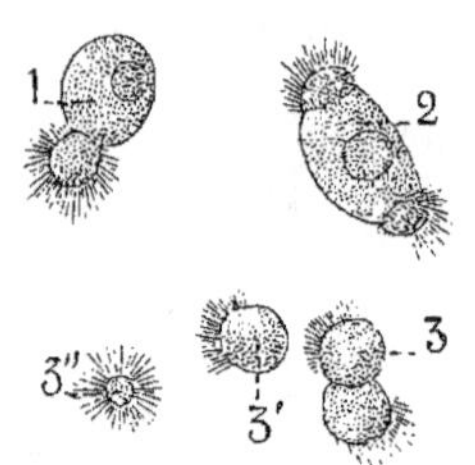

Fig. 142.

Cellules chevelues de l'intestin du cobaye (d'après HEIDENHAIN).

1, cellule chevelue sur un seul pôle. — 2, cellule chevelue sur ses deux pôles. — 3, 3', 3'', masses protoplasmiques chevelues ne renfermant pas de noyau.

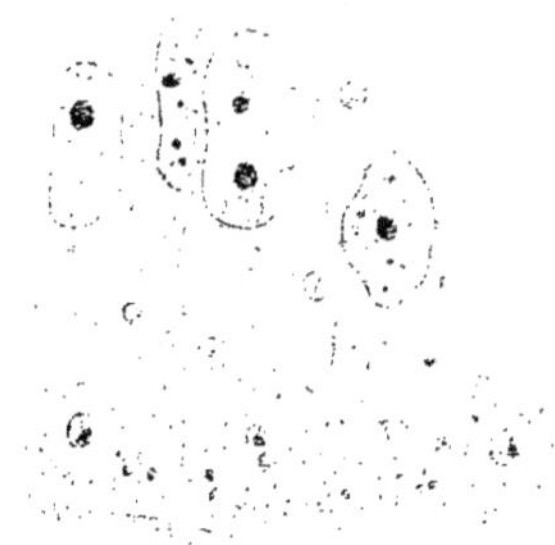

Fig. 143.

Grains et boules protoplasmiques de l'épithélium intestinal de la grenouille d'après NICOLAS.

Quelques-unes des boules ont une tache claire excentrique : les noyaux renferment, eux aussi, des granulations; la partie profonde des cellules épithéliales n'a pas été dessinée.

anse intestinale, dans laquelle il avait introduit quinze minutes auparavant une solution de sulfate de magnésie, a rencontré, au milieu de cellules prismatiques desquamées, des masses protoplasmiques globuleuses, présentant ce caractère spécial qu'elles portaient, sur un ou deux points de leur surface, une multitude de fins prolongements, dont l'ensemble rappelait assez bien une touffe de cheveux : de là le nom de *cellules à cheveux (Haarzellen)* sous lequel il les désigne. De ces masses protoplasmiques, les unes possèdent un noyau, les autres en sont dépourvues : les premières sont de véritables cellules détachées de la couche épithéliale ; les autres sont de simples bourgeons détachés du protoplasma d'une cellule qui est restée en place. Quant aux prolongements capilliformes, ils représentent vraisemblablement les bâtonnets du plateau cuticulaire, qui, sous l'influence de la solution magnésienne, se sont dégagés de la substance propre du plateau et, d'autre part, se sont considérablement allongés.

b. **Cellules caliciformes.** — Les cellules caliciformes (fig. 140,4) se disposent çà et là, à des intervalles toujours irréguliers, entre les cellules cylindriques. Ici, comme sur les autres muqueuses, elles se divisent en deux portions parfaitement distinctes, l'une externe, l'autre interne. — La portion externe ou profonde, étroite et plus ou moins effilée, renferme du protoplasma et un noyau de forme ovalaire, ordinairement plus petit que celui des cellules cylindriques avoisinantes. — La portion interne ou superficielle se renfle à la manière d'un calice (d'où le nom de la cellule), dont la plus grande largeur répond à sa partie moyenne. A partir de ce point, le calice va en se rétrécissant et se termine à la surface de la muqueuse par un orifice arrondi. Il résulte d'une pareille disposition que, lorsqu'on examine la muqueuse de face, les cellules caliciformes nous apparaissent chacune sous la forme de deux cercles concentriques : le cercle interne représentant l'orifice précité ; le cercle externe répondant à la partie renflée du calice, autrement dit à sa plus grande circonférence.

La cavité des cellules caliciformes, comme l'a démontré depuis longtemps LAVDOWSKY (1877), est parcourue dans tous les sens par de nombreuses travées protoplasmiques, qui, en s'anastomosant entre elles, constituent un véritable réseau. Les mailles de ce réseau sont remplies par une substance incolore, homogène ou plus ou moins nuageuse, que l'on désigne sous le nom de *mucigène*. Les travées protoplasmiques elles-mêmes nous présentent dans leur épaisseur une série de vacuoles, dans lesquelles s'amasse un liquide clair, qui n'est autre chose que de l'eau tenant en dissolution quelques sels minéraux. On admet généralement aujourd'hui que ce liquide des vacuoles se jette sur les boules de mucigène et, en se mêlant à elles, les gonfle et les transforme en mucus, lequel est immédiatement expulsé dans la cavité intestinale. Il n'est pas rare de voir, sur des coupes verticales de la muqueuse, un flocon nuageux surmonter la cellule caliciforme (fig. 140,5) : c'est un flocon de mucus, qui s'échappe de la cavité intracellulaire. Ainsi entendues, les cellules caliciformes deviennent de véritables glandes, des *glandes uni-cellulaires*, auxquelles incombe la fonction de sécréter le mucus de la surface intestinale.

Morphologiquement, les cellules caliciformes ne sont ici, comme ailleurs, que des cellules épithéliales ordinaires, dans lesquelles la partie sus-nucléaire du protoplasma s'est spécialisée en vue de la sécrétion muqueuse. D'après PANETH, cette cellule caliciforme peut parfaitement, après avoir évacué son contenu, revenir à son état primordial, c'est-à-dire devenir à nouveau une cellule cylindrique ordinaire, laquelle, une fois encore, pourra se transformer en cellule caliciforme.

c. *Cellules lymphatiques*. — Dans l'intervalle des cellules épithéliales se trouve une quantité variable de cellules lymphatiques, plus connues sous le nom de *leucocytes migrateurs*. Elles se présentent sous la forme de noyaux, arrondis ou ovalaires, fortement granulés, entourés d'une mince couche de protoplasma. Ces cellules sont tantôt isolées, tantôt réunies en groupes plus ou moins considérables : on les voit, dans ce dernier cas, écarter les pieds des cellules épithéliales et déterminer ainsi, pour s'y loger, de petites excavations, auxquelles RENAUT a donné le nom de *thèques intra-épithéliales*. Les leucocytes migrateurs se rencontrent

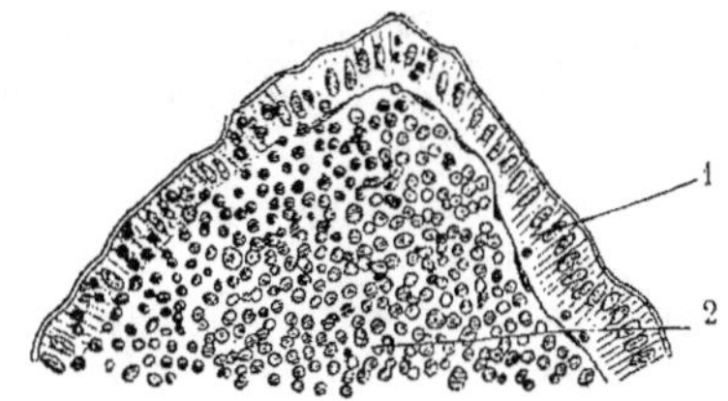

Fig. 141.

Fragment d'une coupe perpendiculaire de l'intestin grêle d'un chat de 7 jours : coupe d'un follicule solitaire (d'après STÖHR).

1. épithélium. — 2, chorion muqueux.

A gauche de la figure, l'épithélium est littéralement envahi par une foule de leucocytes, tandis que l'on n'en rencontre que trois à droite.

parfois, non plus dans l'intervalle des cellules, mais dans l'épaisseur même du protoplasma cellulaire. Quoi qu'il en soit de leur situation dans la couche épithéliale, les cellules lymphatiques ont toujours la même origine : elles proviennent du chorion. Poursuivant leur migration, elles se portent peu à peu vers la surface libre de la muqueuse, soit en suivant les espaces intercellulaires, soit en traversant les cellules elles-mêmes. Finalement, elles tombent dans la cavité intestinale et s'y détruisent. Outre les leucocytes migrateurs, HEIDENHAIN a signalé encore la présence, dans l'épithélium intestinal, d'une autre espèce de cellule de la série lymphatique. Ce sont des cellules à noyaux plus ou moins nombreux, mais dont un seul est actif : les autres sont des noyaux de globules blancs, qui ont été captés par la cellule et qui sont appelés à disparaître. Les cellules en question acquièrent ainsi la signification de véritables phagocytes : des phagocytes de globules blancs. Comme les leucocytes migrateurs, ils se disposent, soit dans l'intervalle des cellules épithéliales, soit dans leur épaisseur.

B. CHORION. — Le chorion de la muqueuse intestinale est essentiellement constitué par du tissu réticulé, dans les mailles duquel se trouvent, avec de la substance amorphe, une quantité variable de cellules lymphatiques. A sa partie la plus profonde, entre elle et la sous-muqueuse, s'étale une couche de fibres musculaires lisses, la *muscularis mucosæ*. Cette couche musculaire se compose de deux plans de fibres : un plan interne, formé par des fibres circulaires; un plan externe, comprenant des fibres à direction longitudinale. Ici, comme sur la muqueuse gastrique, la muscularis mucosæ forme une couche partout continue. Sur certains points, cependant, elle présente des ouvertures pour livrer passage à certains follicules clos, dont la partie externe descend jusque dans la sous-muqueuse. Tous les éléments du chorion, y compris les éléments contractiles de la muscularis mucosæ, se prolongent dans les villosités, où nous allons les retrouver.

C. STRUCTURE SPÉCIALE DES VILLOSITÉS. — Partie intégrante de la muqueuse intestinale, la villosité nous présente naturellement une couche périphérique, de nature épithéliale, et une couche centrale, provenant du chorion. Cette dernière se compose, comme le chorion lui-même, d'un tissu réticulé, avec éléments contractiles, au sein duquel cheminent des vaisseaux sanguins, des lymphatiques et des nerfs.

a. *Épithélium*. — L'épithélium qui revêt dans toute son étendue la villosité intestinale (fig. 139,2) n'est autre chose que celui que nous avons décrit plus haut. Nous n'avons rien à ajouter à notre description.

b. *Tissu réticulé*. — Le tissu réticulé, continuation de celui du chorion muqueux, forme comme la charpente de la villosité. Il se compose de fines trabécules, disposées pour la plupart en sens transversal : elles forment, dans leur ensemble, comme une sorte d'échelle (HEIDENHAIN), dont les différents échelons vont de la surface de la villosité au lymphatique central. Ces trabécules transversales sont reliées de distance en distance par des trabécules plus fines, à direction verticale ou oblique. Il en résulte la formation d'un vaste réticulum (fig. 146), dont les mailles sont orientées, comme les travées principales, en sens transversal. Aux points nodaux, ou même le long des travées et des trabécules, se voient des noyaux arrondis ou plus ou moins allongés.

Les mailles du réticulum précité sont comblées par une substance fondamentale, fluide et légèrement trouble, au sein de laquelle se trouvent divers éléments cellulaires.

Ce sont, tout d'abord, des *cellules lymphatiques migratrices*, avec un noyau arrondi et un corps protoplasmique ordinairement très réduit. Elles sont partout fort nombreuses; mais elles s'accumulent de préférence au voisinage de la membrane limitante sous-épithéliale, se disposant à la traverser pour passer, dans l'épithélium d'abord, puis dans la cavité intestinale.

Outre ces cellules lymphatiques migratrices, il en est d'autres qui n'émigrent pas, qui travaillent sur place, et qui, pour cette raison, sont dites *sédentaires*. RENAUT, qui leur a donné ce nom, en distingue deux variétés. — Les unes, remarquables par leur volume, ont un noyau arrondi, un protoplasma abondant, rempli de granulations brillantes (*cellules lymphoïdes granuleuses*); elles s'accumulent avec une sorte de prédilection autour du lymphatique central. — Les cellules de la seconde variété, les cellules sédentaires, ont un protoplasma réfringent et homogène comme celui des cellules rouges de la moelle des os (voy. t. I) et, d'autre part, elles fournissent la réaction histo-chimique de l'hémoglobine. Un grand nombre d'entre elles, du reste, renferment des globules rouges, qu'elles ont captés et qu'elles sont en train

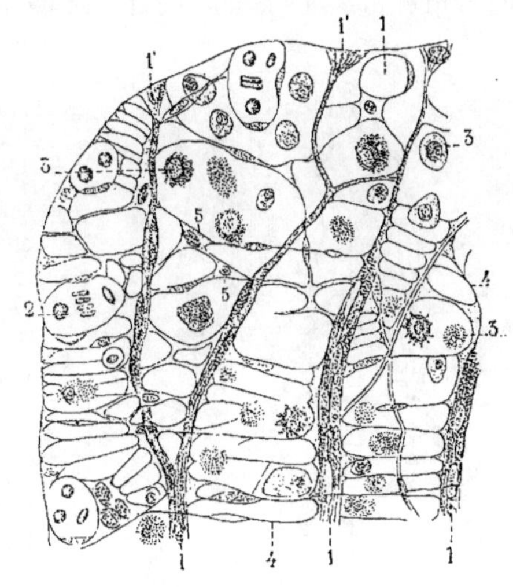

Fig. 145.

Une partie d'une coupe passant par le sommet d'une villosité de l'intestin du chien (d'après HEIDENHAIN).

L'épithélium de revêtement de la villosité n'a pas été représenté.

1. 1. 1, fibres musculaires de la villosité, se terminant au-dessous de la couche épithéliale par des extrémités élargies en forme de cônes. — 2. 2, vaisseaux sanguins coupés en travers. — 3. 3, corpuscules lymphatiques. — 4. 4, trabécules conjonctives. 5, 5, corpuscules conjonctifs recouvrant les trabécules.

de transformer ou même de détruire : ce sont de véritables phagocytes, des *phagocytes de globules rouges*, et voilà pourquoi leur protoplasma contient de l'hémoglobine. A côté de ces phagocytes de globules rouges, HEIDENHAIN a décrit, dans la villosité intestinale, d'autres phagocytes renfermant des débris de globules blancs. Nous avons déjà vu que ces *phagocytes de globules blancs* pouvaient se rencontrer également dans le revêtement épithélial de la villosité.

c. *Appareil sanguin de la villosité.* — Le système sanguin de la villosité intestinale est représenté (fig. 146) par un *troncule artériel*, qui, s'échappant du réseau du chorion (voy. plus loin), s'élève de la base au sommet de la villosité et, là, se recourbe en anse pour donner naissance à un *troncule veineux*, lequel, suivant, mais en sens inverse, le même trajet que le troncule artériel, descend vers la base de la villosité et s'ouvre dans le réseau veineux du chorion. Au cours de son trajet, l'artère de la villosité abandonne une multitude de capillaires, qui, après s'être divisés et diversement anastomosés pour former un réseau, se rendent à la veine. Ce *réseau capillaire*, intermédiaire au troncule artériel et au troncule veineux, au troncule afférent et au troncule efférent, est formé par des canaux très fins (7 ou 8 µ), ayant conservé leur structure embryonnaire, comme cela se voit dans le lobule hépatique et dans le glomérule du rein. Ses mailles, fort irrégulières, mais affectant pour la plupart le type allongé, se disposent à la surface de la villosité, tout contre la membrane limitante, qu'elles soulèvent parfois à leur niveau. Les villosités de petites dimensions ne possèdent qu'une seule artère et qu'une seule veine. Les villosités plus volumineuses, celles notamment qui ont une forme lamelleuse, nous présentent chacune deux ou trois artères et autant de veines, quelquefois plus. Mais, quel que soit le nombre des vaisseaux afférents et efférents, ces vaisseaux,

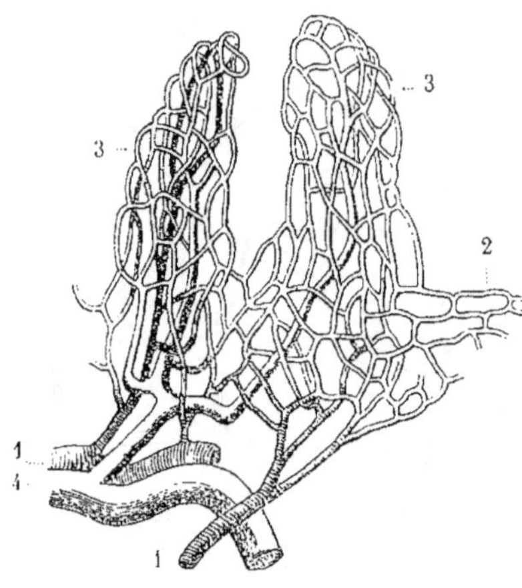

Fig. 146.

Vaisseaux des villosités intestinales du lapin (d'après Frey).

1. 1. artères ombrées : elles forment en partie un réseau capillaire autour des glandes de Lieberkühn (2. — 3. réseau capillaire des villosités. — 4. vaisseaux veineux.

ainsi que le réseau capillaire qui les réunit, affectent toujours la disposition générale que nous avons indiquée ci-dessus.

d. Appareil lymphatique de la villosité. — Le système lymphatique est représenté par un vaisseau lymphatique qui, en raison de sa situation axiale, a reçu le nom de *lymphatique central* ou de *chylifère central.* Il prend naissance (fig. 147) sous le sommet de la villosité par un cul-de-sac plus ou moins renflé en ampoule. De là, il se porte en bas, en suivant sensiblement l'axe de la villosité, et, arrivé à la base, se jette dans le réseau lymphatique du chorion (voy. plus loin). Il mesure, environ, de 15 à 25 μ de diamètre. Le lymphatique central est unique pour les petites villosités et souvent aussi pour les villosités de dimensions moyennes ; dans les villosités lamelliformes, on peut en rencontrer deux,

trois et même un plus grand nombre. Dans ce dernier cas, les lymphatiques multiples peuvent cheminer isolément ou bien s'anastomoser au cours de leur trajet. Envisagé au point de vue histologique, le lymphatique central de la villosité est formé par une paroi exclusivement endothéliale. Elle est doublée extérieurement (Renaut) par une accumulation de cellules lymphoïdes granuleuses, dont il a été question plus haut et qui souvent confinent à l'endothélium en se touchant toutes ou à peu près.

e. Appareil contractile de la villosité. — Lacauchie, en 1842, Gruby et Delafond, en 1843, avaient constaté que les villosités intestinales étaient douées de certains mouvements leur appartenant en propre. Quelques années plus tard, en 1851, Brücke découvrit dans leur stroma la présence de fibres musculaires lisses, qui depuis lors portent son nom : ce sont les *faisceaux musculaires* de Brücke, ou, plus simplement, les *muscles de Brücke.* Ces faisceaux se séparent, en bas, de la muscularis mucosæ, dont ils ne sont qu'une dépendance. Puis, ils se portent de bas en haut le long des parois du chylifère central

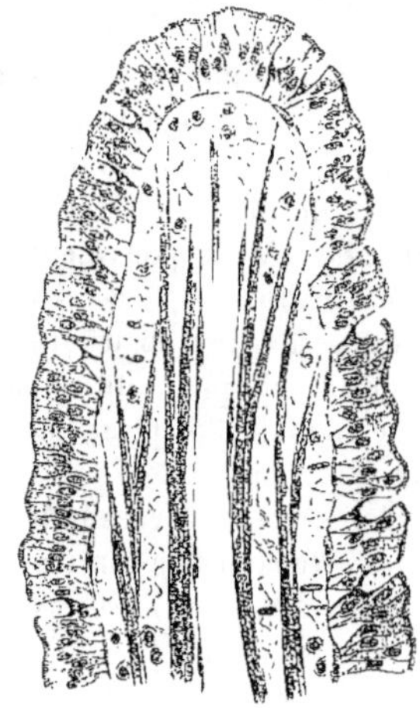

Fig. 147.

Appareil musculaire de la villosité intestinale du chien (d'après Kultschitzky.)

(fig. 147) et, arrivés au sommet de la villosité, ils se résolvent en une série de petites trabécules divergentes et plus ou moins anastomosées, qui viennent se fixer à la surface de la villosité, immédiatement au-dessous de la ligne épithéliale, probablement sur la membrane limitante. Au cours de leur trajet, ces fibres longitudinales émettent latéralement un certain nombre de fins prolongements, qui, s'infléchissant en dehors, traversent le stroma de la villosité et, comme les fibres dont elles émanent, viennent s'insérer à leur surface. L'insertion des fibres musculaires à la limitante se fait par l'intermédiaire de petits élargissements en forme d'entonnoir renversé (fig. 145,1), que HEIDENHAIN a cru devoir considérer comme de nature tendineuse. Pour RENAUT, ce ne serait nullement du tissu tendineux et pas davantage des fibres élastiques, mais bien une substance fondamentale particulière, prolongement de celle qui constitue le ciment interstitiel des travées intermusculaires. Quoi qu'il en soit, la villosité possède un appareil musculaire, qui s'étend sur toute sa hauteur et dont les fibres sont en partie longitudinales, en partie transversales. On conçoit sans peine que la contraction de ces différentes fibres diminue à la fois et la longueur et la largeur de la villosité, autrement dit la réduise dans toutes ses dimensions. On conçoit aussi : 1° qu'au moment du raccourcissement de la villosité, le chylifère central évacue son contenu dans le réseau lymphatique sous-jacent ; 2° qu'au moment du retour de la villosité à ses dimensions initiales, le chylifère, complètement vide, attire dans sa cavité le contenu de la villosité, facilitant ainsi, par action secondaire, la pénétration dans cette même villosité de nouvelles particules du chyle intestinal.

f. *Nerfs de la villosité.* — Ils seront étudiés plus tard (voy. p. 175).

3° Glandes de la muqueuse intestinale. — Les glandes de la muqueuse intestinale sont de deux ordres : les glandes de Brunner et les glandes de Lieberkühn.

A. GLANDES DE BRUNNER. — Les glandes de Brunner, encore appelées *glandes duodénales* (nous verrons tout à l'heure pourquoi) ont été découvertes en 1679 par WEPFER. Mais c'est BRUNNER, de Heidelberg, qui, le premier, en 1687 et en 1715, nous en a donné une bonne description.

a. *Répartition topographique.* — Les glandes de Brunner ne se rencontrent que dans le duodénum. Elles sont très abondantes et très serrées dans la partie supérieure de ce segment de l'intestin grêle, au point d'y former pour ainsi dire une couche continue jusqu'à l'ampoule de Vater. A partir de l'ampoule, elles diminuent à la fois en nombre et en volume et finissent par disparaître entièrement au voisinage de l'angle duodéno-jéjunal.

b. *Dimensions.* — Leurs dimensions sont très variables et on peut, avec BRUNNER lui-même, les diviser à ce sujet en grandes, moyennes et petites. Les grandes mesurent de 3 millimètres à 3^{mm},5 de diamètre ; elles se rencontrent exclusivement dans la première portion du duodénum. Les moyennes, de 1 millimètre de diamètre en moyenne, ont le volume d'un grain de millet. Les plus petites ne présentent que 2 ou 3 dixièmes de millimètre : elles sont, par conséquent, à peine visibles à l'œil nu.

c. *Situation et forme.* — RENAUT, auquel nous devons une bonne description des glandes de Brunner, les divise, d'après leur situation, en deux groupes : 1° un *groupe interne,* situé en dedans de la muscularis mucosæ, en pleine muqueuse par conséquent ; 2° un *groupe externe,* situé au-dessous de la muscularis mucosæ, dans l'épaisseur même de la sous-muqueuse. On a décrit pendant longtemps les glandes de Brunner comme des glandes en grappe ou acineuses. Cette opinion est généralement abandonnée aujourd'hui et, pour la plupart des histologistes (SCHLEMMER, HEIDENHAIN, RENAUT, KUCZINSKI), on doit les considérer comme des glandes tubuleuses ramifiées ou conglomérées. Elles présentent, du reste, la plus grande analogie avec les glandes pyloriques de l'estomac, au point que Schiefferdecker a cru pouvoir réunir glandes pyloriques et glandes de Brunner en un seul et même groupe, les *glandes de la zone du pylore*.

d. *Constitution anatomique*. — Les glandes de Brunner se composent donc d'une série plus ou moins nombreuse de tubes, soit simples, soit ramifiés, aboutissant à un canal collecteur commun, qui devient le *canal excréteur*. Ces tubes, quels que soient leur nombre et leur longueur, ne sont pas rectilignes; mais ils se contournent plus ou moins sur eux-mêmes, comme pour se loger dans l'espace relativement restreint qui leur est réservé. Ils se terminent tous, du côté distal, par une extrémité fermée en cul-de-sac. Quant au canal excréteur, il s'élève verticalement vers la surface libre de la muqueuse et vient s'ouvrir, tantôt dans le fond d'un espace intervilleux, tantôt et plus fréquemment dans une glande de Lieberkühn. Le canal excréteur du groupe externe est naturellement plus long que celui du groupe interne : il traverse successivement la mus

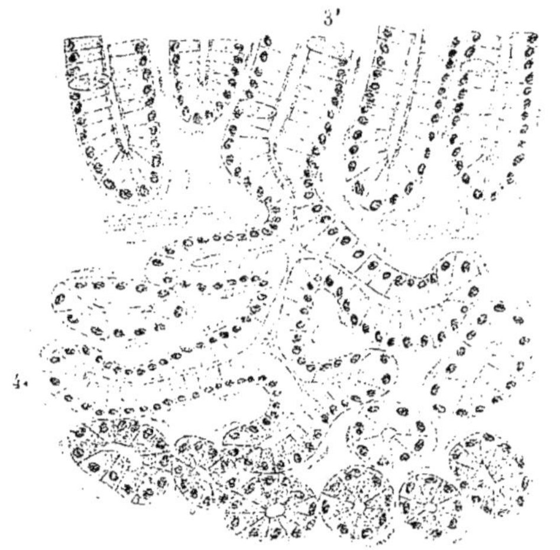

Fig. 148.

Glandes de Brunner du duodénum du cobaye (d'après Krczynski).

1, tubulure des glandes de Brunner, faiblement colorée. - 2, tubulure des glandes de Brunner, fortement colorée. — 3, glandes de Lieberkühn, avec 3', cellules caliciformes. — 4, une glande de Brunner, avec son canal excréteur s'ouvrant dans une glande de Lieberkühn. — 5, muscularis mucosæ.

cularis mucosæ et le chorion muqueux proprement dit. Il n'est pas rare de le voir, à la sortie de la muscularis mucosæ, recevoir, à titre d'affluents, un certain nombre de tubes sécréteurs provenant du groupe interne.

c. *Structure*. — Histologiquement (fig. 148), les tubes glandulaires de Brunner sont essentiellement constitués par une paroi propre, revêtue intérieurement par un épithélium. — La *paroi propre*, très mince, mais très résistante, est de nature conjonctive. Elle est délimitée, du côté de l'épithélium, par une mince bordure hyaline, ayant la signification d'une membrane basale ou vitrée. — L'*épithélium* est représenté par une seule rangée de cellules prismatiques, plus hautes que larges, à pied replié, à noyau excavé en cupule, exactement comme celui des cellules glandulaires des tubes sécréteurs pyloriques. Ce sont encore ici des cellules séro-muqueuses (Renaut). — Le *canal excréteur*, comme le tube sécréteur auquel il fait suite, nous présente une paroi propre et un épithélium. Cet épithélium est formé par des cellules analogues à celles des tubes sous-jacents; elles sont pourtant un peu plus petites. Ellenberger a signalé l'existence, parmi les cellules séro-muqueuses, de quelques cellules caliciformes.

B. Glandes de Lieberkühn. — Découvertes par Malpighi, en 1688, les glandes de Lieberkühn ont été signalées à nouveau par Brunner, en 1715, et par Galeati, en

1731. Lieberkühn ne les a décrites que trente ans plus tard, en 1760. C'est donc bien à tort, comme le fait remarquer Sappey, que la découverte des glandes tubuleuses de l'intestin lui a été attribuée.

a. *Répartition topographique et situation.* — Les glandes de Lieberkühn se rencontrent dans toute la longueur de l'intestin grêle, depuis le pylore jusqu'à la valvule iléo-cæcale. Nous verrons plus loin qu'elles se prolongent, au delà du jéjuno-iléon, jusque sur la muqueuse du gros intestin. Elles sont situées dans le chorion muqueux, entre la muscularis mucosæ et la surface libre de la muqueuse. Elles diffèrent ainsi des glandes de Brunner, qui, en partie tout au moins, traversent la muscularis mucosæ pour descendre dans la couche sous-muqueuse.

b. *Dimensions.* — La longueur des glandes de Lieberkühn est sensiblement égale à l'épaisseur de la muqueuse intestinale, soit 0^{mm},350 à 0^{mm},450. Leur largeur est, en moyenne, de 0^{mm},060 à 0^{mm},080. D'après Sappey, elle serait plus développée chez l'enfant que chez l'adulte.

c. *Forme.* — Les glandes de Lieberkühn appartiennent à la classe des glandes tubuleuses. Chacune d'elles (fig. 149,2) ressemble assez exactement à un tube, rectiligne ou légèrement flexueux. De ses deux extrémités, l'externe a la forme d'un cul-de-sac plus ou moins renflé ; elle repose sur la muscularis mucosæ ; il n'est pas rare, surtout chez les animaux, de la voir divisée en deux ou trois culs-de-sac (glande bifide, trifide). Quant à son extrémité interne, elle est marquée par un petit orifice circulaire, de 50 à 60 µ de diamètre, qui se trouve d'ordinaire dans l'intervalle des villosités. On voit parfois les glandes de Lieberkühn s'ouvrir sur

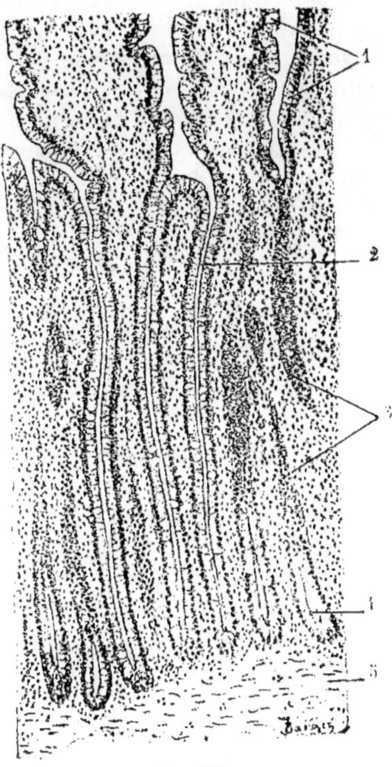

Fig. 149.

Les glandes de Lieberkühn, vues sur une coupe verticale de la muqueuse du jéjunum du chat (d'après Szymonowicz).

1. cellules caliciformes. — 2. glandes de Lieberkühn coupées dans le sens de leur longueur. — 3. glandes coupées obliquement. — 4. fond des glandes de Lieberkühn. — 5. muscularis mucosæ.

les parties latérales de ces villosités. D'autres fois, comme l'a constaté Spee, leur orifice, tout en étant placé dans l'espace intervilleux, se prolonge sur le flanc de la villosité voisine en une gouttière plus ou moins étendue. Au niveau des follicules clos, les glandes de Lieberkühn se disposent tout autour de ces follicules, formant à chacun d'eux comme une sorte de couronne.

d. *Nombre.* — Les glandes de Lieberkühn sont extrêmement nombreuses. On en compte généralement de 5 à 6 dans l'espace qui sépare deux villosités voisines. Les espaces intervilleux en sont pour ainsi dire criblés et l'on comprend parfaitement l'expression de *tunique cribriforme* dont se servait Galeati pour désigner la muqueuse intestinale.

e. *Structure.* — Envisagées au point de vue structural, les glandes de Lieberkühn se composent d'une paroi propre et d'un épithélium :

La *paroi propre* est formée par une mince vitrée, qui se continue en haut, au niveau de l'orifice de la glande, avec la limitante de la muqueuse. Elle adhère intimement, dans toute la hauteur du tube glandulaire, au tissu conjonctif du voisinage.

L'*épithélium* est constitué par une seule rangée de cellules, formant à la paroi propre un revêtement continu. Ces cellules sont de trois ordres : cellules cylindriques, cellules caliciformes, cellules à grains de Paneth. — Les *cellules cylindriques* font suite aux cellules, de même forme, qui recouvrent les villosités et les espaces intervilleux. Elles diffèrent, cependant, de ces dernières par les caractères suivants : elles sont, tout d'abord, beaucoup moins hautes, leur largeur égalant presque leur longueur ; de plus, leur plateau est moins nettement strié, parfois même dépourvu de stries ; enfin, leur protoplasma, au lieu d'être strié dans le sens de la longueur, revêt plus ou moins l'aspect d'une substance spongieuse. — Les *cellules caliciformes* s'intercalent de loin en loin entre les cellules précédentes. Elles sont très volumineuses (fig. 149 et 150), mais ne diffèrent pas, quant à leurs caractères histologiques, des cellules homonymes que l'on observe sur les villosités. — Les *cellules à grains* de Paneth ou *cellules de Paneth*, ainsi appelées du nom de l'histologiste qui les a découvertes, en 1877, sont situées tout au fond des glandes de Lieberkühn. On en compte d'ordinaire trois ou quatre pour chaque glande ; mais on peut n'en rencontrer qu'une seule, comme aussi on peut en observer cinq ou six ou même un plus grand nombre. Ce sont (fig. 150), comme les cellules précédentes, des cellules cylindriques, présentant ce caractère distinctif que leur protoplasma renferme dans sa partie interne, entre le noyau et la lumière glandulaire, un certain nombre de corpuscules ou grains. Le nombre de ces grains, du reste, est fort variable : rares dans certaines cellules, ils remplissent littéralement, chez d'autres, non seulement la partie interne, mais encore la partie externe du corps cellulaire, au point de masquer entièrement le noyau.

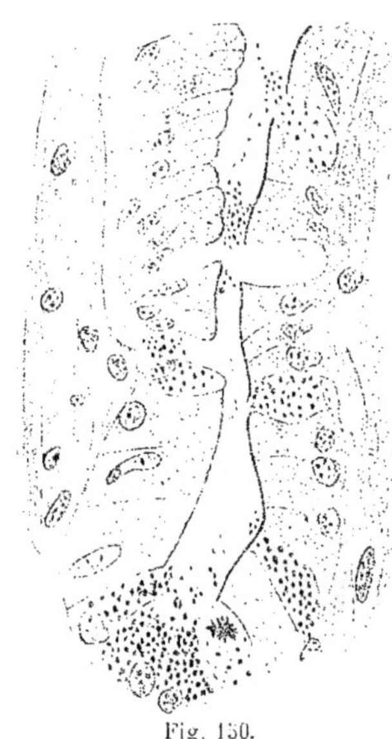

Fig. 150.

Coupe longitudinale d'une glande de Lieberkühn de la souris (d'après Paneth).

On voit sur les deux parois droite et gauche du tube glandulaire un certain nombre de cellules caliciformes ; tout au fond du tube se trouvent quatre cellules de Paneth avec leurs granulations caractéristiques ; un certain nombre de ces granulations ont passé dans la lumière glandulaire.

Les grains des cellules de Paneth, insolubles dans l'eau, colorés en brun acajou (et non en noir) par l'acide osmique, peu solubles dans l'éther, ne sont ni des globules de graisse, ni des particules de mucus. C'est un produit, encore mal connu, de l'activité cellulaire, et la cellule de Paneth acquiert ainsi la signification d'une cellule cylindrique ordinaire, qui s'est différenciée en vue d'une fonction spéciale : la *sécrétion* des grains précités. Nicolas, auquel nous devons une étude approfondie des cellules de Paneth, émet l'opinion que les cellules en question, une fois distendues au maximum par les grains qu'elles ont sécrétés, éclatent brusquement, versent ainsi leur contenu dans la lumière glandulaire et reviennent alors sur elles-mêmes pour former des éléments fort étroits et fortement colorés, qu'il

désigne sous le nom de *cellules intercalaires*. Ces cellules intercalaires se reconsti-
tuent ensuite peu à peu dans leur état primitif, pour sécréter de nouveaux grains
et, de nouveau, les expulser au dehors.

4° Formations lymphoïdes de l'intestin grêle. — Les formations lymphoïdes de
l'intestin grêle, abstraction faite des infiltrations lymphatiques que présentent
le chorion muqueux et le stroma des villosités, sont représentées par des follicules
clos. Ces follicules se présentent sous deux aspects : ils sont isolés (*follicules
solitaires*) ou bien disposés par groupes plus ou moins considérables (*follicules
agminés* ou *plaques de Peyer*).

A. Follicules solitaires ou follicules clos proprement dits. — Les follicules
solitaires de l'intestin grêle paraissent avoir été signalés pour la première fois
par Pechlin, en 1662. Leur existence a été nettement constatée quelques années
plus tard, à la fois chez les mammifères et chez l'homme, par Wepfer, en 1679,
et par Peyer, en 1682.

a. *Répartition topographique.* — Les follicules clos sont uniformément répandus
sur toute la longueur de l'intestin grêle. Ils occupent, de préférence, le bord libre
ou la portion des deux faces latérales qui avoisine ce bord libre. Ils se présentent
à l'œil (fig. 138,3) sous la forme de petits corpuscules blanchâtres, faisant saillie
à la surface de la muqueuse. Leur diamètre varie de un quart de millimètre à
un millimètre. Primitivement, je veux dire dans les premiers stades de leur développement, ils se cantonnent dans l'épaisseur même de la muqueuse, confinant
d'une part à l'épithélium, d'autre part à la muscularis mucosæ. Mais, plus tard,
au fur et à mesure qu'ils se développent et augmentent de volume, ils traversent
cette dernière membrane, pour envahir la sous-muqueuse et se prolonger parfois
(fig. 133,5) jusqu'à la musculeuse.

b. *Nombre.* — Leur nombre est très variable suivant les sujets : sur certains,
ils sont tellement nombreux et tellement serrés que la muqueuse en est pour ainsi
dire criblée. Sur d'autres, au contraire, ils sont très clairsemés et disséminés de
loin en loin de la façon la plus irrégulière.

c. *Forme.* — A leur stade de complet développement, les follicules clos affectent
pour la plupart la forme d'une gourde (fig. 152,4), dont la petite extrémité soulève la muqueuse et dont la grosse extrémité répond à la tunique celluleuse. On
donne le nom de *tête* à la partie du follicule qui fait saillie dans le tube intestinal,
la seule du reste qui soit visible à la surface de la muqueuse. La partie la plus
volumineuse du follicule, celle qui est placée au-dessous de la tête et que l'on ne
peut apercevoir que sur des coupes, a reçu le nom de *corps*. On désigne quelquefois sous le nom impropre de *col* la partie du follicule qui unit le corps à la
tête. Mais il n'existe entre la tête et le corps aucune espèce d'étranglement, comme
le laisserait supposer la dénomination précitée : la tête et le corps du follicule se
continuent réciproquement, sans ligne de démarcation aucune, et toute limite séparative entre ces deux parties est purement conventionnelle.

d. *Rapports avec la muqueuse.* — La tête du follicule, avons-nous dit plus
haut, fait saillie à la surface libre de l'intestin. Tout autour d'elle, la muqueuse
se comporte, suivant les cas, de deux façons différentes : tantôt, elle s'étale en un
plan parfaitement horizontal, continuant la circonférence de la tête; tantôt, elle se
soulève en une sorte de bourrelet annulaire, qui s'avance sur le follicule comme
le fait le prépuce sur le gland. Dans ce dernier cas (fig. 152), la tête du follicule se
trouve située au fond d'une sorte de cupule, appelée *calice folliculaire*. L'ouver-

ture de ces calices est circulaire et leur diamètre varie naturellement avec le degré de développement du bourrelet muqueux qui entoure le follicule. En ce qui concerne les rapports des villosités intestinales avec le follicule clos, on observe les deux modalités suivantes : tantôt, les villosités recouvrent le follicule, disposition que l'on n'observe que lorsque le follicule est de petites dimensions; tantôt, et le plus fréquemment, elles disparaissent de la surface et s'ordonnent tout autour de sa base en lui formant une sorte de couronne.

c. *Structure.* — Les follicules clos de l'intestin grêle ont la même signification et la même structure que les follicules des ganglions lymphatiques (voy. t. II, p. 340). Comme ces derniers, ils se composent essentiellement d'un fin réticulum conjonctif, sur les travées duquel s'étalent des cellules fixes et dont les mailles sont remplies par des cellules lymphatiques jeunes. — *Au niveau de la tête*, le follicule répond à l'épithélium intestinal, dont il n'est séparé que par une mince membrane basale : à ce niveau, les cellules épithéliales sont toutes des cellules cylindriques à plateau strié; les cellules caliciformes y font complètement défaut. Dans leur intervalle ou même dans leur épaisseur, se voient toujours de nombreux éléments lymphatiques, lesquels ont émigré du follicule sous-jacent : ils sont suivant les cas, irrégulièrement disséminés, ou bien réunis en groupes plus ou moins considérables dans des cavités qu'ils se sont creusées eux-mêmes, les *thèques intra-épithéliales* de Renaut. Il existe même, à la surface de l'épithélium (fig. 151,2), une série de trous de diamètre variable, à contours arrondis ou légèrement polygonaux : ces trous qui ont été soigneusement décrits par

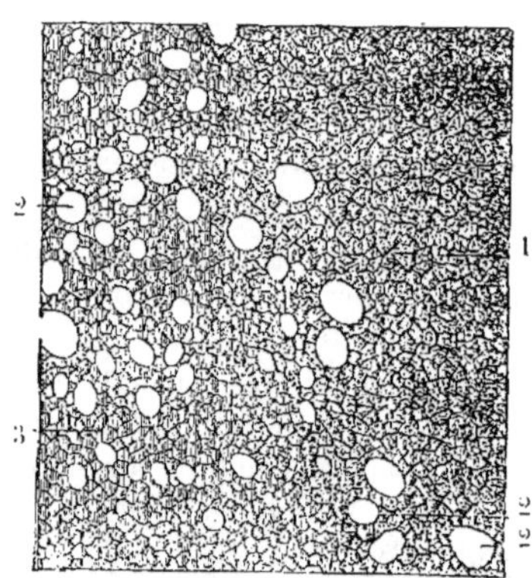

Fig. 151.

Union du sommet et des parties latérales de la tête d'un follicule clos de l'intestin du lapin (imprégnation de l'épithélium par le nitrate d'argent; coupe tangentielle à la surface, d'après Renaut).

1, épithélium non modifié et formant un revêtement continu. — 2, 2, 2, trous formés par les cellules migratrices. — 3, imprégnation des plateaux des cellules épithéliales, occupant les intervalles des trous et rappelant la disposition des travées épiploïques.

Renaut, sont les orifices par lesquels les thèques sous-jacentes communiquent avec la cavité intestinale et par lesquels s'échappent les cellules lymphatiques, primitivement contenues dans les thèques. — *Au niveau du corps.* le follicule lymphatique est entouré (fig. 160) par un sinus, le *sinus du follicule*, ayant encore la même structure que celui que nous avons déjà décrit autour des follicules des ganglions lymphatiques. C'est une cavité anfractueuse et richement cloisonnée, revêtue sur l'une et l'autre de ses parois, ainsi que sur les travées intermédiaires, par un endothélium caractéristique (cellules plates découpées en feuilles de chêne ou en jeu de patience). Il est à remarquer, toutefois, que le sinus du follicule clos n'entoure pas le corps du follicule dans toute son étendue : il occupe surtout, comme nous le montre la figure 160, sa portion basale et, de là, remonte plus ou moins haut sur ses flancs. Par sa partie supérieure, le sinus folliculaire reçoit les lymphatiques des villosités, qui constituent ses vaisseaux afférents. De sa partie la plus profonde, s'échappent d'autres vaisseaux, dits efférents. qui aboutissent aux canaux collecteurs de l'intestin. Ici, comme dans les ganglions lymphatiques, les vaisseaux vecteurs de la lymphe ne pénètrent jamais dans le follicule lui-même : ils entrent en relation seulement avec le sinus.

f. *Vaisseaux sanguins*. — Les vaisseaux sanguins présentent, dans le follicule clos intestinal, la même disposition générale que dans les follicules ganglionnaires. Chaque follicule (fig. 152) est entouré par un réseau capillaire, dont les canaux mesurent en moyenne de 6 μ. à 8 μ. de diamètre. De ce réseau périfolliculaire partent une multitude de vaisseaux, qui se dirigent vers le centre, en suivant une direction franchement radiaire. Arrivés au centre du follicule, ces vaisseaux rayonnés se recourbent en arc, pour retourner par un trajet semblable, mais en sens inverse, vers le réseau périfolliculaire. Sur certains follicules clos, les vaisseaux sanguins s'arrêtent un peu en-deçà du centre, auquel cas, la partie centrale du ganglion est complètement invasculaire. Envisagés au point de vue de leurs relations, les réseaux sanguins périfolliculaires sont en communication (fig. 152) avec les troncules artériels et veineux qui, de la sous-muqueuse, s'élèvent vers les villosités ou, vice versa, descendent des villosités dans la sous-muqueuse.

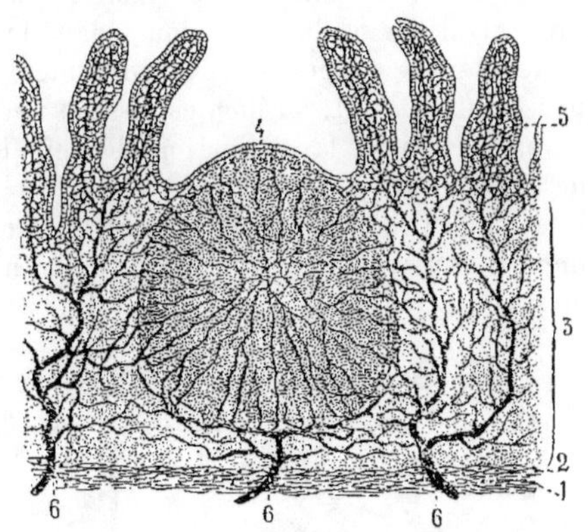

Fig. 152.

Artères de la muqueuse de l'intestin grêle, vues sur une coupe verticale (*schématique*).

1, sous-muqueuse. — 2, muscularis mucosæ. — 3, chorion muqueux. — 4, un follicule clos. — 5, villosités intestinales. — 6, 6, 6, rameaux artériels de la muqueuse, passant de la sous-muqueuse dans la muqueuse.

B. Follicules agminés ou plaques de Peyer. — C'est en 1682 que Peyer nous donna la première description macroscopique des plaques qui portent son nom et dont il avait constaté l'existence à la fois chez l'homme et chez un certain nombre de mammifères. Mais ce n'est qu'à une époque relativement récente et grâce aux travaux de Billroth, de Heidenhain, de Teichmann, de His, etc., que nous avons été réellement fixés sur leur nature et leur signification.

a. *Répartition topographique*. — Les plaques de Peyer ont pour siège de prédilection la deuxième moitié du jéjuno-iléon. Elles sont extrêmement rares dans la première moitié de cet organe et tout à fait exceptionnelles dans le duodénum. Comme les follicules solitaires, elles occupent le bord libre de l'intestin et la portion des deux faces latérales qui avoisinent ce bord. On n'en rencontre jamais le long du bord mésentérique.

b. *Nombre et dimension*. — Le nombre des plaques de Peyer varie d'ordinaire de vingt-cinq à trente. Mais ce n'est là qu'un chiffre moyen. Il peut ne pas être atteint ou être de beaucoup dépassé : certains sujets présentent de dix à quinze plaques seulement ; chez d'autres, on peut en compter soixante, quatre-vingts, cent et même davantage. Leurs dimensions ne sont pas moins variables : les plaques les plus petites mesurent à peine 15 à 18 millimètres de diamètre ; les plus grandes, que l'on rencontre toujours vers la fin du jéjuno-iléon, ont une longueur de 10 à 12 centimètres. Exceptionnellement, on observe des plaques de Peyer beaucoup plus développées, dont la longueur peut atteindre 20 à 25 centimètres et jusqu'à 33 centimètres (Böhm).

c. *Forme*. — Leur forme est, jusqu'à un certain point, subordonnée à leurs dimensions. Les plus petites, en effet, sont plus ou moins arrondies. Les autres sont ovalaires ou elliptiques et elles sont orientées d'une façon telle que leur grand diamètre se dirige toujours dans le sens de la longueur de l'intestin. Vues par leur surface libre, elles se présentent sous deux aspects principaux : la muqueuse qui les revêt, ou bien est lisse et unie, ou bien forme des plis plus ou moins nombreux. De là, la distinction des plaques de Peyer en deux types : les *plaques lisses* et les *plaques plissées*. Sur les plaques lisses, la muqueuse se trouve placée sur le même plan que les parties environnantes et, d'autre part, elle est mince et assez régulièrement unie ; à son niveau, il n'existe aucune trace de valvules conniventes et, quant aux villosités, elles sont à la fois beaucoup moins nombreuses et moins développées que sur les autres points de la muqueuse intestinale. Sur les plaques plissées, encore appelées plaques gaufrées (fig. 153), la muqueuse se distingue par les trois caractères suivants : 1° elle est plus épaisse que sur les plaques lisses ; 2° elle est surélevée, je veux dire qu'elle est légèrement en saillie, par rapport au plan de la muqueuse qui entoure la plaque ; 3° elle forme une multitude de plis, soit rectilignes, soit flexueux, qui, en s'anastomosant les uns avec les

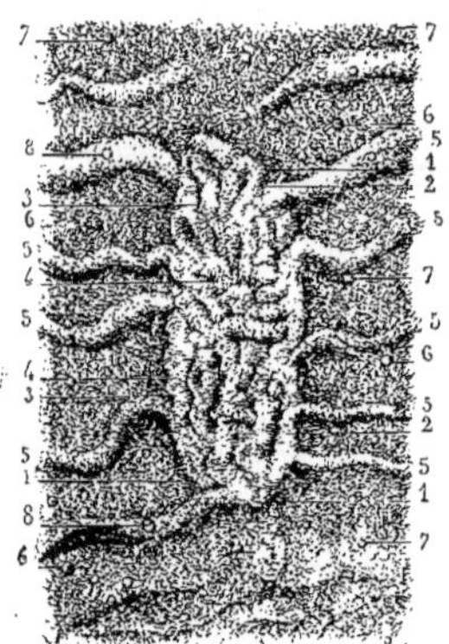

Fig. 153.

Plaque de Peyer appartenant à la variété dite plissée, vue par sa face libre ou superficielle (d'après Sappey).

1, plaque de Peyer. — 2, replis formés par la muqueuse. — 3, sillons séparant ces plis. — 4, fossettes situées entre ces plis. — 5, valvules conniventes. — 6, follicules clos situés dans l'intervalle des valvules. — 7, autres follicules plus petits. — 8, autres follicules situés sur les valvules conniventes.

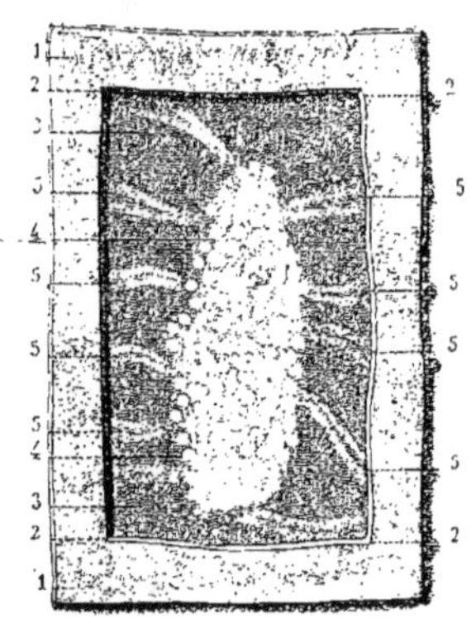

Fig. 154.

La même, vue par sa face profonde après ablation d'une partie de la paroi intestinale (d'après Sappey.)

1, tunique séreuse. — 2, 2, coupe quadrilatère, pratiquée sur cette tunique et sur la tunique musculaire, pour découvrir la tunique celluleuse et les follicules clos agminés logés dans son épaisseur. — 3, tunique celluleuse. — 4, follicules clos agminés. — 5, base des valvules conniventes.

autres sous les incidences les plus variables, déterminent à la surface de la plaque un système de dépressions ou fossettes, tout aussi irrégulières que les saillies qui les circonscrivent. La plaque plissée, avec ses plis flexueux et capricieusement contournés sur eux-mêmes, rappelle assez bien, dans certains cas, l'aspect des circonvolutions intestinales, telles qu'elles nous apparaissent après ouverture de la cavité abdominale.

d. *Structure et signification anatomique*. — Les plaques de Peyer sont essentiellement formées par un certain nombre de follicules clos (fig. 154), juxtaposés les uns aux autres suivant un même plan horizontal, mais jamais superposés. Tassés les uns contre les autres, ils s'aplatissent par pression réciproque ; ils s'allongent d'autant dans le sens longitudinal et revêtent, de ce fait, une forme allongée et plus ou moins conoïde. D'autre part, ils se fusionnent plus ou moins entre eux à leurs points de contact, autrement dit ils s'envoient mutuellement par leurs faces latérales des sortes de ponts anastomotiques, auxquels Renaut a donné

le nom d'*ailes du follicule*. Le nombre de follicules clos qui entrent dans la constitution d'une plaque de Peyer varie naturellement avec les dimensions de cette
dernière : les plus petites n'en renferment que 5 ou 6 ; on en compte, pour les
plus grandes, de 60 à 100. Quels que soient leurs formes et leur nombre, les
follicules agminés des plaques de Peyer ont tous la même signification morphologique que les follicules clos solitaires. Ils ont aussi la même structure et le
même mode circulatoire (fig. 157), et il me paraît inutile de revenir ici sur ce
sujet.

§ IV. — Vaisseaux et nerfs de l'intestin grêle

1° Artères. — L'intestin grêle, organe très vasculaire, reçoit des artères fort
nombreuses. Nous les étudierons successivement sur le duodénum et sur le jéjuno-
iléon.

A. Artères du duodénum.
— Les artères du duodénum
(fig. 155) proviennent de
deux sources : de la gastro-
épiploïque droite et de la
mésentérique supérieure :

a. *Branches fournies par
la gastro-épiploïque droite*.
— La gastro-épiploïque
droite (fig. 155,5), branche
de l'hépatique, jette d'abord
quelques rameaux sur la
portion initiale du duodénum. Puis, elle fournit une
branche plus volumineuse,
l'*artère pancréatico-duodénale supérieure* (6), qui
descend sur le côté interne
de la deuxième portion du
duodénum jusqu'à sa por-
tion transversale, où elle
s'anastomose avec une
branche de la mésentérique
supérieure.

b. *Branches fournies par
la mésentérique supérieure*.
— La mésentérique supé-
rieure (fig. 155,8), branche
de l'aorte, après avoir fourni un certain nombre de
rameaux à la quatrième portion ou portion ascendante
du duodénum, émet une

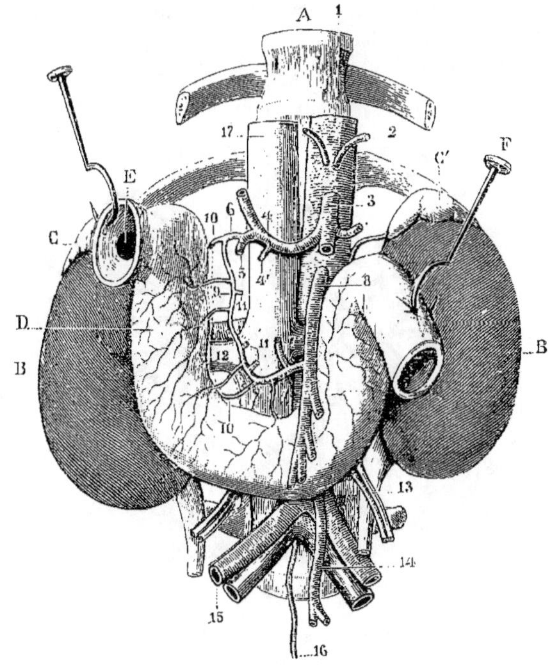

Fig. 155.

Circulation artérielle du duodénum.

A, rachis. — B, B', reins. — C, C', capsules surrénales. — D, duodénum.
dont l'extrémité supérieure a été réclinée à droite de manière à montrer sa
face postérieure. — E, pylore. — F, jéjunum, récliné à gauche.
1, aorte. — 2. artères diaphragmatiques inférieures. — 3, tronc cœliaque.
— 4, artère hépatique, avec 4'. l'artère pylorique. — 5, artère gastro-épiploïque
droite. — 6. artère pancréatico-duodénale supérieure. — 7. artère pancréatico-duodénale inférieure, avec 7', artère pancréatique inférieure. —
8. artère mésentérique supérieure. — 9. arcade pancréatico-duodénale antérieure. — 10, 10, arcade pancréatico-duodénale postérieure, coupée près
de ses origines pour ne pas charger la figure. — 11. rameaux pancréatiques
de l'arcade pancréatico-duodénale antérieure, coupés à un centimètre de
leur origine. — 12. vaisseaux rénaux droits. — 13. vaisseaux spermatiques.
— 14, artère mésentérique inférieure. — 15. vaisseaux iliaques primitifs. —
16, artère sacrée moyenne. — 17, veine cave inférieure.

artère pancréatico-duodénale inférieure, laquelle se porte de gauche à droite en
longeant la portion transversale du duodénum, arrive bientôt à la portion descen-

dante, y rencontre l'artère pancréatico-duodénale supérieure et s'anastomose avec elle par inosculation.

c. *Arc pancréatico-duodénal.* — De cette anastomose réciproque des deux artères pancréatico-duodénales résulte la formation d'un arc artériel, *l'arc pancréatico-duodénal* (fig. 155,9), qui chemine, parallèlement à la courbure du duodénum, sur la tête du pancréas. Très fréquemment, les deux artères pancréatico-duodénales supérieure et inférieure émettent, peu après leur origine, chacune une branche collatérale ou parfois même une branche de bifurcation qui se porte en arrière de la tête du pancréas; ces deux branches, en s'anastomosant à plein canal, comme les troncs dont elles émanent, forment en arrière du pancréas un deuxième *arc pancréatico-duodénal*, analogue au précédent.

d. *Ses rameaux efférents.* — Quoi qu'il en soit, l'arc pancréatico-duodénal, qu'il soit simple ou double, fournit par sa concavité de nombreux rameaux à la tête du pancréas (voy. *Pancréas*). Par sa convexité, il émet également un grand nombre de rameaux et de ramuscules, qui se portent, les uns sur la face antérieure du duodénum, les autres sur sa face postérieure.

B. ARTÈRES DU JÉJUNO-ILÉON. — Les artères du jéjuno-iléon proviennent de la convexité de la mésentérique supérieure. Ces artères nous sont déjà connues dans leur origine et dans la plus grande partie de leur trajet. Elles cheminent entre les deux feuillets du mésentère et forment, au voisinage du bord adhérent de l'intestin, trois ou quatre séries d'arcades anastomotiques (fig. 157), qui ont évidemment pour effet d'assurer d'une façon plus complète la nutrition de l'organe auquel elles sont destinées. Finalement, nous voyons se détacher des dernières arcades une multitude d'artérioles qui viennent se ramifier sur les deux faces de l'intestin. Sur chacune de ces deux faces, les artères diminuent de calibre au fur et à mesure qu'elles se ramifient ou, ce qui revient au même, au fur et à mesure qu'elles s'éloignent du bord mésentérique. Elles s'anastomosent assez fréquemment entre elles au cours de leur trajet. De plus, au niveau du bord libre de l'intestin, le réseau de l'une des faces entre en relation avec le réseau de la face opposée, grâce à des rameaux anastomotiques plus ou moins volumineux.

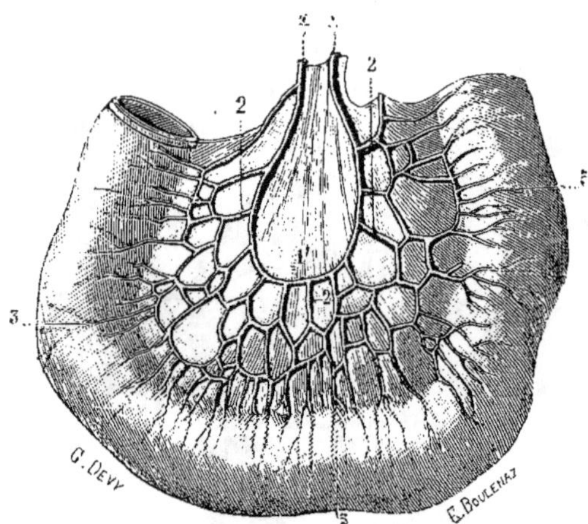

Fig. 156.

Une anse d'intestin grêle, pour montrer le mode de distribution des artères intestinales.

1, 1, deux branches artérielles, s'anastomosant en anse en 1'. — 2, 2, 2, rameaux naissant de la convexité de cette anse pour former un système d'anses plus petites. — 3, 3, 3, branches terminales.

C. MODE DE TERMINAISON DES ARTÈRES DE L'INTESTIN GRÊLE. — Les artères intestinales, quelle que soit leur provenance, cheminent tout d'abord entre la tunique séreuse et la tunique musculeuse. Puis, elles traversent cette dernière pour arriver dans la couche sous-muqueuse.

Rameaux pour la tunique musculeuse. — En traversant la couche des fibres musculaires, les artères intestinales lui abandonnent des rameaux, qui se résolvent bientôt en des réseaux capillaires à mailles rectangulaires, dont le grand axe est parallèle à la direction des fibres, longitudinal pour les fibres longitudinales, tranversal pour les fibres circulaires.

Arrivées dans la tunique sous-muqueuse, les artères se divisent et s'anastomosent de façon à former dans leur ensemble un réseau à mailles quadrilatères, le *réseau sous-muqueux*. Les branches efférentes du réseau sous-muqueux se dirigent obliquement vers la muqueuse et, en atteignant cette dernière, souvent même avant de l'atteindre, s'épanouissent chacune en un bouquet de fines artérioles, à direction ascendante. Ce sont là les branches propres de la muqueuse. Vues de face, elles nous apparaissent comme une série de rayons naissant d'un centre commun (*étoiles de* HELLER).

Après avoir fourni quelques fins rameaux à la muscularis mucosæ, les artères de la muqueuse s'élèvent verticalement dans l'épaisseur du chorion muqueux jusqu'à la surface libre. Elles se distribuent aux glandes, aux villosités, aux follicules clos, aux plaques de Peyer. — Les artérioles destinées aux glandes cheminent de bas en haut dans l'intervalle de celles-ci, s'envoient mutuellement des anastomoses transversales ou obliques et, finalement, forment autour des tubes glandulaires un réseau capillaire analogue à celui que l'on rencontre autour des glandes de l'estomac. — Les artères des villosités ont été décrites plus haut, à propos de ces formations (voy. p. 161). — Les follicules clos reçoivent un certain nombre d'artères, qui, arrivées sur leur surface extérieure, s'y ramifient et s'y anastomosent de façon à former un riche réseau, le *réseau périfolliculaire*. De ce réseau (fig. 152) partent de nombreux ramuscules, très fins, très délicats, qui se portent comme des rayons (*en rayons de roue*, RENAUT) vers le centre du follicule et, là, se terminent par des anses à concavité externe. — Au niveau des plaques de Peyer (fig. 157), les artères pénètrent dans les cloisons qui séparent les follicules et viennent former autour de chacun d'eux un réseau abondant à mailles

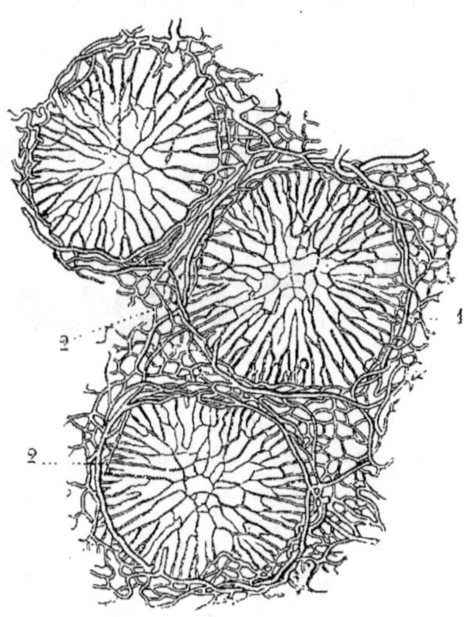

Fig. 157.

Coupe horizontale de trois follicules de Peyer du lapin (d'après FREY).

1. 1. 1. réseau capillaire de l'intérieur des follicules. — 2. 2. 2. gros vaisseaux disposés en cercle autour des follicules.

polygonales ou arrondies, d'où partent, comme précédemment, des capillaires qui se dirigent à la manière de rayons vers le centre du follicule.

2° Veines. — Les veines de l'intestin grêle se constituent toujours à la base de la villosité et non à son sommet, comme l'admettent la plupart des auteurs (HELLER). Elles descendent ensuite, avec les veines issues des glandes et des follicules clos, dans la couche sous-muqueuse, où elles forment un premier réseau, le *réseau sous-muqueux*, correspondant à celui des artères. — Les veinules issues de ce réseau sous-muqueux traversent de dedans en dehors la tunique musculeuse et arrivent alors, avec les veines qui émanent en propre de cette dernière tunique, dans la couche sous-péritonéale. Elles y forment un deuxième réseau, le *réseau sous-péritonéal*, très riche et très élégant quand il est bien injecté, disposé à peu près suivant le même type que le réseau artériel. Comme on le voit sur les deux figures ci-dessous (fig. 158, A et B), les branches veineuses sous-péritonéales cheminent constamment sur l'une et l'autre faces de l'intestin, du bord libre vers le bord adhérent.

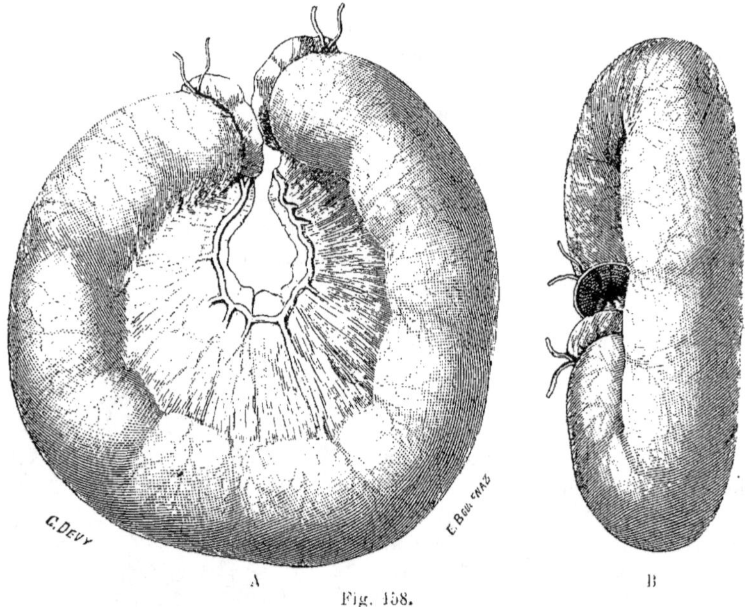

Fig. 158.

Mode de ramification des veines intestinales (*injection à la masse de Teichmann*).

A, une anse d'intestin grêle vue par sa face supérieure.
B, la même, vue par son bord libre, pour montrer les anastomoses que contractent entre elles, au niveau de ce bord libre, les veines de la face supérieure avec celles de la face inférieure.

Arrivées au niveau du bord adhérent, les veines intestinales pénètrent alors dans l'épaisseur du mésentère, où elles constituent par leur réunion la *grande veine mésaraïque*, l'une des principales branches de la veine porte (voy. ANGÉIOLOGIE).

3° **Lymphatiques.** — Les vaisseaux lymphatiques de l'intestin grêle ont pour principale origine le lymphatique central des villosités (voy. *Villosités*, p. 162). Ces lymphatiques centraux, cheminant de haut en bas suivant l'axe de la villosité, arrivent à la base de celle-ci, traversent ensuite le chorion muqueux et viennent aboutir, dans la sous-muqueuse, à un premier réseau qu'ils contribuent à former par leur réunion : c'est le *réseau sous-muqueux*. A ce réseau sous-muqueux aboutissent également, comme nous l'avons vu, les nombreux vaisseaux issus des sinus lymphatiques qui entourent les follicules clos.

Le réseau sous-muqueux est formé par de gros capillaires, de calibre fort irrégulier, alternativement renflés et rétrécis, avec de nombreux diverticules latéraux, largement anastomosés entre eux. Il est à remarquer que la lymphe qu'ils reçoivent provient à la fois, et de la cavité intestinale par le lymphatique central des villosités, et des follicules clos (véritables ganglions de la muqueuse) par les canaux efférents de ces follicules.

Du réseau sous-muqueux partent deux ordres de vaisseaux : 1° des vaisseaux qui vont rejoindre un deuxième réseau situé entre les deux couches de la tunique musculeuse : c'est le *réseau intra-musculaire*, dont les mailles irrégulières s'enchevêtrent plus ou moins (fig. 159, *l*) avec celles du plexus nerveux myentérique ; 2° des vaisseaux qui traversent de part en part la tunique musculeuse, pour se jeter dans un troisième réseau situé dans le tissu cellulaire sous-péritonéal, le *réseau sous-séreux*. Les efférents du réseau musculaire (réseau myentérique de certains auteurs) se jettent, eux aussi, dans le réseau sous-séreux, lequel résume, de ce fait, toute la circulation lymphatique des parois intestinales.

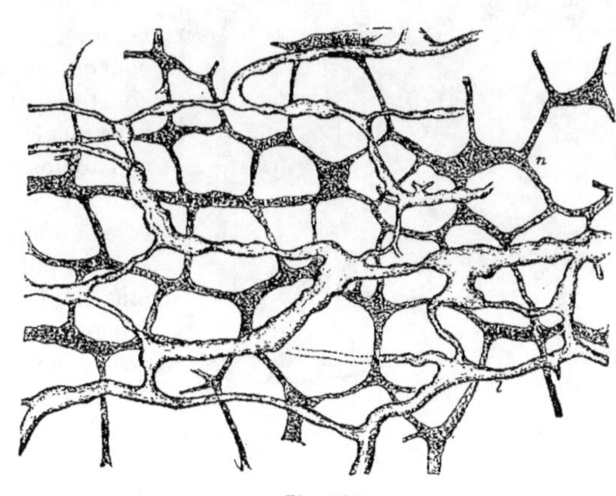

Fig. 159.

Le plexus nerveux et le réseau lymphatique dans la tunique musculaire de l'intestin (d'après AUERBACH).

n, plexus nerveux. — *l*, réseau lymphatique (coloré en jaune).

Les lymphatiques sous-séreux se condensent vers le bord mésentérique de l'intestin et, de là, se jettent dans le mésentère, où ils constituent les *vaisseaux lactés* ou *chylifères*.

Dans les parois intestinales, les lymphatiques sont réduits encore à l'état de simples capillaires. Dans le mésentère, ce sont de vrais canaux lymphatiques, doublés d'une paroi spéciale et munis de valvules.

Après avoir traversé les ganglions mésentériques, les chylifères aboutissent, comme nous l'avons vu en angéiologie, aux groupes ganglionnaires préaortiques d'abord, puis à la citerne de Pecquet.

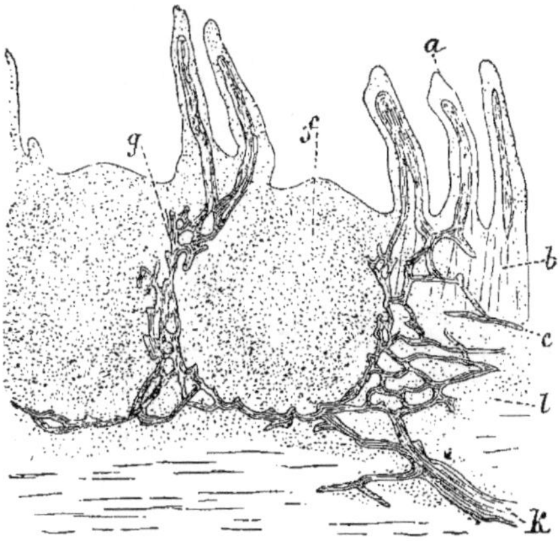

Fig. 160.

Coupe transversale d'une portion d'une plaque de Peyer, montrant la distribution des vaisseaux lymphatiques dans la muqueuse et la sous-muqueuse d'après (KLEIN).

a, villosités avec le chylifère central. — *b*, glandes de Lieberkühn. — *c*, région de la muscularis mucosæ. — *f*, follicule clos. — *g*, réseau lymphatique entourant le follicule clos. — *h*, réseau lymphatique de la sous-muqueuse. — *k*, tronc lymphatique efférent.

4° **Nerfs**. — Les nerfs de l'intestin grêle émanent du plexus solaire (voy. t. III), à la constitution duquel concourent à la fois le grand sympathique et le pneumogastrique. Ces nerfs, extrêmement nombreux, se portent vers le bord mésentérique de l'intestin, en suivant, les uns le trajet des artères, les autres les intervalles compris entre les vaisseaux. Arrivés sur l'intestin, ils le pénètrent, pour former, dans l'épaisseur de sa paroi, deux plexus fondamentaux : l'un, relativement superficiel, le *plexus d'Auerbach* ; l'autre, plus profond, le *plexus de Meissner*.

A. Plexus d'Auerbach. — Le plexus d'Auerbach, encore appelé *plexus myentérique*, se trouve situé entre les deux couches de la tunique musculeuse. Il est constitué (fig. 161) par des filets nerveux légèrement aplatis et largement anastomosés les uns avec les autres, de façon à former dans leur ensemble un réseau à mailles irrégulièrement quadrilatères, qui, comme nous l'avons déjà vu plus haut, s'enchevêtrent avec celles du réseau lymphatique.

Aux points nodaux du plexus se voient des amas plus ou moins considérables de cellules nerveuses, formant de véritables ganglions périphériques, les *ganglions du plexus d'Auerbach*.

Le plexus d'Auerbach présente à peu de chose près la même constitution fondamentale que le plexus de Meissner, que nous étudierons tout à l'heure. Des

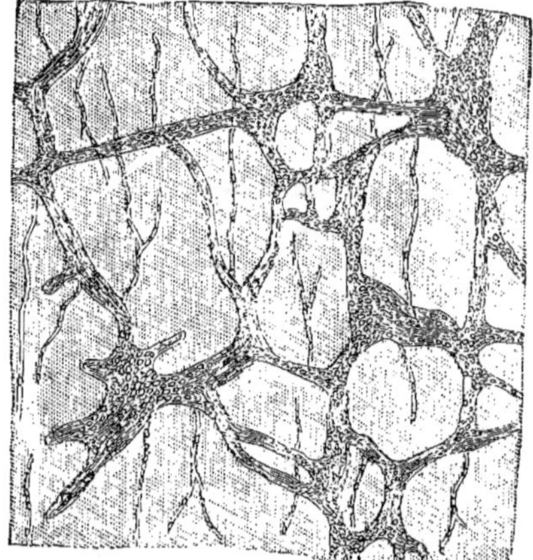

Fig. 161.

Plexus myentérique ou plexus d'Auerbach de l'intestin grêle d'un enfant nouveau-né d'après (Klein).

Les petits cercles et ovales indiquent les cellules ganglionnaires.

travées du plexus s'échappent des fibres et des fibrilles extrêmement ténues, qui pénètrent dans l'épaisseur des deux couches musculaires, où elles forment un deuxième plexus, le *plexus intra-musculaire*. Les fines fibrilles qui émanent de ce dernier plexus se terminent par les éléments musculaires par des *taches motrices*.

B. Plexus de Meissner. — Le plexus de Meissner est placé dans la sous-muqueuse. Il est relié au plexus d'Auerbach par de nombreux rameaux, à direction verticale, qui vont de l'un à l'autre plexus en traversant la couche interne de la tunique musculeuse. Le plexus de Meissner est formé, comme le précédent, par un fin réseau, aux points nodaux duquel se trouvent des ganglions microscopiques, les *ganglions du plexus de Meissner*. Le plexus de Meissner diffère du plexus d'Auerbach en ce que ses mailles sont plus étroites et beaucoup plus irrégulières. Il présente, du reste, la même structure

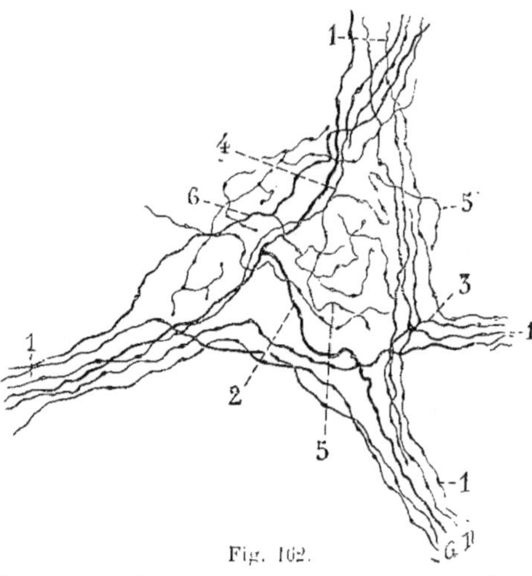

Fig. 162.

Ganglion de Meissner du cobaye : un point nodal, dans lequel les cellules nerveuses ne sont pas imprégnées (d'après Cajal).

1, 1, 1, 1, quatre travées du plexus. — 2, grosse fibre bifurquée. — 3, fibre moins grosse, également bifurquée. — 4, fibre de passage, émettant deux collatérales — 5, 5, extrémité libre de ces deux collatérales. — 6, autre fibre de passage, donnant une collatérale, laquelle se divise plus loin en trois fibrilles.

fondamentale. Cette structure a été particulièrement bien étudiée, dans ces derniers temps, par Cajal, auquel nous empruntons la plupart des détails qui suivent. Le plexus de Meissner nous offre à considérer : 1° ses travées ; 3° ses ganglions ; 3° ses rameaux terminaux.

a. *Travées du plexus.* — Les travées du plexus se composent d'un nombre variable de fibres nerveuses, nettement isolées, d'épaisseur variable, dépourvues de myéline et unies les unes aux autres par un ciment que n'imprègnent pas les solutions argentiques. Aux points nodaux du plexus, les fibres nerveuses, tout en s'entrecroisant et en passant d'une travée dans une autre, conservent toujours leur indépendance absolue. Un certain nombre d'entre elles se divisent en deux branches, qui, au delà de l'entrecroisement, s'engagent dans des faisceaux distincts.

b. *Ganglions.* — Les ganglions du plexus de Meissner, qui occupent les points nodaux, comprennent les trois ordres d'éléments suivants : des cellules nerveuses, des fibres de passage et des collatérales. — Les *cellules nerveuses* (fig. 163) ont pour la plupart une forme étoilée et sont par conséquent multipolaires. Le nombre de leurs prolongements varie de deux à huit. Ces prolongements paraissent avoir la même signification morphologique : il est absolument impossible, en effet, de les distinguer, comme cela est facile pour d'autres cellules, en prolongements cylindraxiles et prolongements protoplasmiques. Chacun d'eux, à une distance variable de la cellule dont il émane, se divise en deux ou trois branches, qui passent dans les travées du plexus. — Les *fibres de passage* (fig. 162,4) ne font que traverser les ganglions, comme leur nom l'indique : elles leur sont amenées par une travée du plexus et, au delà du ganglion, passent dans une autre travée. Il n'est pas rare de voir quelques-unes de ces fibres se bifurquer au moment d'atteindre le

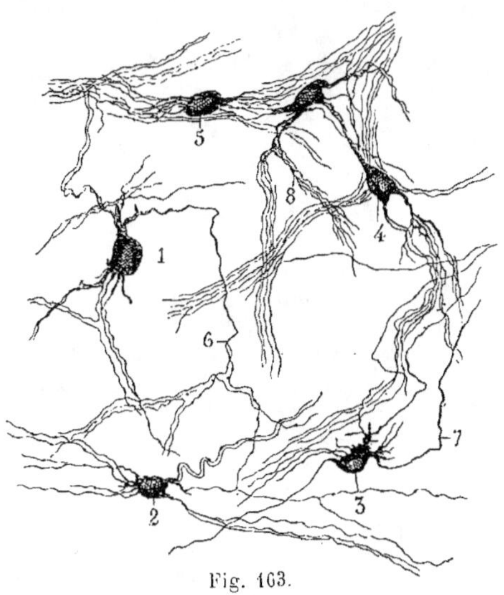

Fig. 163.

Cellules ganglionnaires du plexus de Meissner du cobaye (d'après Cajal).

(On n'a pas représenté les ganglions eux-mêmes.)

1, 2, 3, cellules multipolaires imprégnées isolément ; on peut suivre à grande distance quelques-unes de leurs expansions. — 4, 5, cellules imprégnées en même temps que quelques follicules du plexus de Meissner. — 6, 7, fibres ramifiées. — 8, expansion cellulaire donnant naissance à un faisceau de fibres parallèles.

ganglion et former ainsi deux branches qui se rendent chacune à un ganglion différent. —Les *collatérales* (fig. 162,6) sont des fibres extrêmement fines, à varicosités très abondantes, qui, au lieu de traverser le ganglion comme les fibres de passage, s'y résolvent en un riche plexus, dont les mailles enlacent les cellules nerveuses. Elles se terminent sur le corps cellulaire par des extrémités libres plus ou moins renflées. L'origine de ces collatérales n'est pas encore bien élucidée : Cajal, pour certaines d'entre elles, affirme résolument que ce sont des collatérales des fibres de passage ci-dessus décrites, collatérales nées à angle droit ou à angle aigu, au nombre de deux et même trois pour chaque fibre.

c. *Rameaux terminaux.* — Les filets efférents du plexus de Meissner pénètrent dans la muqueuse de l'intestin grêle, où ils se terminent : 1° dans la muscularis mucosæ; 2° sur les glandes; 3° dans les villosités. — Les *filets destinés à la muscularis mucosæ* se terminent sur les faisceaux de la musculaire muqueuse par des extrémités libres. — Les *filets glandulaires* forment tout autour des glandes de Brunner et des glandes de Lieberkühn un plexus à mailles très serrées, auquel sont annexées quelques cellules nerveuses. — Les *filets des villosités* (fig. 164) cheminent de bas en haut dans l'épaisseur de la villosité, en se ramifiant et en s'anastomosant les uns avec les autres, de façon à former un riche réseau, dont les mailles sont d'autant plus serrées qu'on se rapproche davantage du sommet de la villosité. Ici même nous trouvons, annexées à ce plexus, de nombreuses cellules, fusiformes, triangulaires ou étoilées. Les fibrilles terminales du plexus de la villosité se terminent sur les vaisseaux (*fibres vasomotrices*), sur les faisceaux musculaires de la villosité (*fibres motrices*), au-dessous de l'épithélium (*fibres sensitives*).

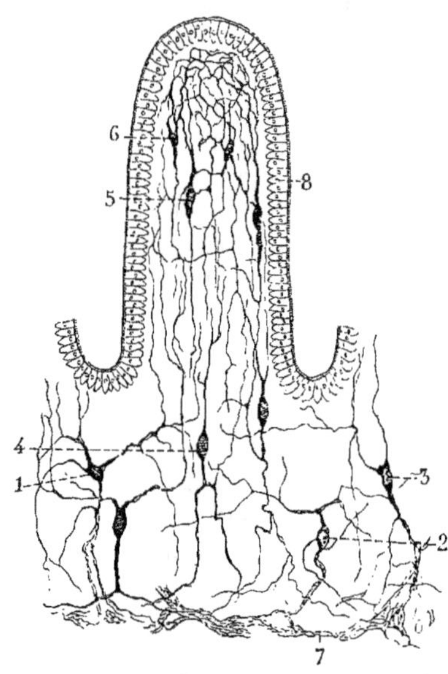

Fig. 164.

Nerfs de la muqueuse intestinale du cobaye (d'après CAJAL).

1, 2, 3. cellules triangulaires ou étoilées des interstices glandulaires. — 4, cellule fusiforme interglandulaire, avec ses expansions ascendante et descendante. — 5.cellule fusiforme de la partie moyenne de la villosité. — 6. cellule triangulaire de la partie supérieure de la villosité. — 7, plexus de Meissner. — 8, épithélium de la villosité.

Consultez au sujet de l'intestin grêle, parmi les travaux récents : GERLACH. *Ueber den Auerbach'schen Plexus myentericus*, Trav. de l'Inst. physiol. de Leipzig, 1873 ; — HELLER, *Ueber die Blutgefässe des Dünndarms*, ibid.. 1873; — THANHOFFER. *Beiträge zur Fettresorption u. histol. Structure der Dünndarmzotten*, Pflüger's Arch.. 1873; — DEROIS. *Etude anatomo-physiologique sur les vaisseaux sanguins de l'intestin grêle*, Th. Paris, 1874 ; — RENAUT. *Note sur la structure des glandes à mucus du duodénum*, Progr. méd.. 1879 ; — HENNING, *Ueber die vergleich. Messung der Darmlänge*. Centr. f. d. med. Wissensch.. 1881 ; — DRASCH, *Beiträge zur Kenntniss des feineren Bauer des Dünndarms, insbesondere über die Nerven desselben*. Sitz. d. k. Akad. d. Wiss.. 1881 ; — TARENETSKY, *Beitrag z. Anat. des Darmkanals*, Mém. de l'Acad. imp. de Saint-Pétersbourg, 1882; — BAGINSKY, *Zur Anat. der Darmkanals des menschl. Kindes*, Arch. f. Anat. u. Phys., 1882; — THANHOFFER. *Neuer Nervenendapparat in Dünndarm*, Centr. f. d. med. Wiss.. 1883 ; — TREVES, *The anatomy of the intestinal canal and peritoneum in man*, Hunterian Lectures. London. 1885 : — KULTSCHITZKY, *Beitrag z. Frage über die Verbreitung der glatten Muskulatur u. der Dünndarmschleimhaut*, Arch. f. mikr. Anat., 1887 ; — DAVIDOFF, *Unters. über die Beziehungen des Darmepithels zum lymphoidien Gewebe*, ibid.. 1887 ; — SCHIEFFERDECKER. *Beiträge zur Topographie des Darmes*, Arch. f. Anat. u. Physiol., 1887 ; — PANETH, *Ueber die secernirenden Zellen des Dünndarmepithels*, Arch. f. mikr. Anat., 1888 ; — HEIDENHAIN. *Beiträge Zur Histol. u. Physiol. der Dünndarmschleimhaut*, Arch. f. d. ges. Physiologie. 1888 ; — STÖHR. *Ueber die Lymphknotchen des Darmes*, Arch. f. mikr. Anat.. 1889 ; — OPPEL. *Ueber Pigmentzellen des Wirbelthierdarmes*, Sitz. d. Ges. f. Morphol. u. Physiol., zu München, 1889 ; — HARTMANN. *Sur quelques points de l'anat. du duodénum*, Bull. Soc. anat., Paris. 1889 ; — JONNESCO. *Anat. topographique du duodénum et hernies duodénales*, Paris, 1889 ; — KUCZYNSKI, *Beitrag zur Histol. der Brunner'schen Drüsen*, Intern. Monatsschr. f. Anat. u. Physiol., 1890 ; — ROGIE, *Note sur l'évolution de la partie infraduodénale du tube digestif et de son mésentère*, Lille. 1890 ; —BROOKS. British med. Journ.. 1890 ; — CHAPUT, *Anatomie des villosités intestinales*, Bull. Soc anat., Paris, 1891 ; —ROLSENN, *Ein Beitr. zur Kenntniss der Lungenmassen des deutschen Darms*, Dorpat. 1891 , — RÜDINGER. *Ueber die Umbildung der Lieberkühn'sche Drüsen, durch die Solitarfollikel im Wurmfortsatz des Menschen*, Verhandl d. anatom. Ges., 1891 ; — NICOLAS, *La karyokinèse dans l'épithélium intestinal*, Bull. soc. biol.. 1887 ; — DU MÊME, *Rech. sur l'épithélium de l'intestin grêle*, Journ. internat. d'Anat. et de Physiol., 1891 ; — BATINIEFF, *Sur la distribution des nerfs dans les parois de l'intestin grêle*, Soc. des Sc. expér., Charkow, 1890 ; — BENOÎT, *Remarques sur les villosités*, Th. de Paris, 1891 ; — KAZZANDER, *Ueber die Falten der Dünndarmschleimhaut beim Menschen*, Anat. Anzeiger, 1892 ;

— Bizzozero, *Sulle ghiandole tubulari del tubo gastro-enterico e sui rapporti del loro epitelio coll epitelio di rivestimento della mucosa*, Atti della R. Accad. delle Sc. di Torino, 1892, vol. XXVII, p. 14, 320 et 891 ; — Gundobin, *Ueber den Bau des Darmkanals bei Kindern*, Jahrb. f. Kinderheilk., 1892 : — Müller (E.), Arch. für mikr. Anat., 1892 ; — Berkley, *The nerves and nerve endings of the mucous layer of the ileum*. Anat. Anzeiger, 1892 ; — Ramon y Cajal, *Los ganglios y plexos nerviosos del intestino de los mamiferos*, Madrid, 1893, et Soc. de Biologie de Paris, 1893 ; — Kazzander, *Sulle pliche della mucosa dell' intestino tenue nell' uomo*. Monit. zool. ital., 1892 ; — De Bruyne. *De la présence du tissu réticulé dans la tunique musculaire de l'intestin*, G. R., Ac. des Sc., 1892 ; — Schaffer, *Beitr. zur Histol. d. menschl. Organe : I. Duodenum ; II. Dündarm ; III. Mastdarm*. Sitz. d. K. Akad. d. Wiss. in Wien. 1892 ; — Samson, *Einiges über den Darm. insbes. über Flexura sigmoïdea*, Arch. f. klin. Chir., 1892 ; — Brooks, *On the valvulæ conniventes in Man*, Anat. Anzeiger, 1892 ; — Klaatsch, *Ueber die Beteiligung von Drüsenbildung am Aufbau der Peyers'schen Plaques*, Morph. Jahrb., 1892 ; — Retterer, *Des glandes closes de l'épithélium digestif*, Journ. de l'Anat., 1893 ; — Golgi. *Sur la structure des glandes peptiques des mammifères*, Arch. ital. de Biol., t. XIX, 1893 ; — Pillet, *Sur la structure de l'ampoule de Vater.*, C. R. Soc. de Biol., 1894 ; — Chaput et Lenoble. *Etude sur le calibre normal de l'intestin grêle*, Bull. Soc. Anat., 1894 ; — Sernow. *Zur Kenntniss der Lage u. Forme des mesenterialen Theiles des Dünndarmes u. seines Gekröses*, Intern. Monatschr. f. Anat., 1894. — Czermack, *Einige Ergebnisse über die Entwick., Zusammensetzung u. Funktion der Lymphknötchen der Darmwand*, Arch. f. mikr. Anat., 1894 ; — Dreike. *Sur la longueur de l'intestin*, Th. Jouriew, 1894 ; — Ballowitz, *Bemerk. über die Form. u. Lage des menschl. Duodenum*. Anat. Anz., 1895 ; — Dogiel. *Zur Frage über die Ganglion der Darmgeflechte*, Anat. Anz., 1895 ; — Retterer, *Sur l'origine des follicules clos du tube digestif*, Verh. d. anat. Ges., 1895 ; — Ranvier, *Des lymphatiques de la villosité intestinale chez le rat et le lapin*, C. R. Acad. des Sc., 1896 ; — Weinberg, *Topogr. der Mesenterien u. der Windungen des jejuno-ileum*. Intern. Monatsschr. f. Anat., 1896 ; — Gerota, *Ueber Lymphscheiden des Plexus myentericus der Darmwand*, Verh. d. anat. Ges., 1897 ; — Harman, *The duodeno-jejunal flexure : its variations and their significance*, Journ. of Anat. a. Physiol., vol. XXXII. 1897 ; — Retterer. *Origine épithéliale des leucocytes et de la charpente réticulée des follicules clos*, C. R. Soc. Biol., 1897 ; — Kultschitzky, *Zur Frage über den Bau der Darmkanals*, Arch. f. mikr. Anat., 1897 ; — Mall, *Le développ. de l'intestin et sa situation chez l'homme adulte*, Arch. f. Anat., 1897 ; — Spalteholtz, *Das Bindegewebsgerüst der Dünndarm-Schleimhaut des Hundes*. Arch. f. Anat., 1897 ; — Castellant, *Topogr. des glandes de Brünner. leur structure*, etc., Bibliogr. Anat., 1898 ; — Letulle et Nattan-Larrier, *Région vatérienne du duodénum et ampoule de Vater*, Bull. Soc. anat., 1898 ; — Stopnitzki, *Unters. zur Anat. des menschl. Darmes*, Intern. Monatsschr. f. Anat., 1898.

ARTICLE VI

GROS INTESTIN

Le gros intestin (allem., *Dickdarm ;* angl., *Large intestine*) est le segment terminal du tube digestif. En haut, il fait suite à l'intestin grêle, dont il est séparé par une valvule, la *valvule iléo-cæcale*. En bas, il s'ouvre dans le milieu extérieur par un orifice, muni d'un sphincter, l'*orifice anal*.

Envisagé au point de vue topographique (fig. 127, p. 144), le gros intestin occupe à son origine la fosse iliaque droite. De là, il se porte verticalement en haut dans le flanc droit. Arrivé au-dessous du foie, il se recourbe à angle droit (*coude droit* ou *hépatique*) et se porte transversalement de droite à gauche jusqu'à la rate. Là, il se recourbe de nouveau (*coude gauche* ou *splénique*) pour devenir descendant et gagner la fosse iliaque gauche, qu'il parcourt obliquement de haut en bas et de dehors en dedans. Finalement, il s'engage dans le petit bassin, longe la face antérieure du sacrum et se termine au périnée par l'orifice anal. Tour à tour ascendant, transversal et descendant, le gros intestin décrit dans son ensemble un cercle à peu près complet, dans lequel se trouve inscrite et comme encadrée la masse flottante de l'intestin grêle. Le gros intestin se divise en trois parties : 1° une portion initiale, très courte, en forme de cul-de-sac, le *cæcum ;* 2° une portion moyenne, remarquable par sa longueur et la multiplicité de ses courbures, le *côlon ;* 3° une portion terminale, presque droite, le *rectum.*

Nous décrirons tout d'abord le gros intestin en général. Nous étudierons ensuite, dans trois paragraphes distincts, chacun de ses trois segments.

§ 1. — LE GROS INTESTIN EN GÉNÉRAL.

1° Dimensions. — Le gros intestin mesure de 1 ᵐ, 40 à 1 ᵐ, 70 de longueur. Son diamètre est de 7 centimètres, en moyenne, dans sa portion initiale ; il diminue peu à peu au fur et à mesure qu'on s'en éloigne et ne mesure plus, dans sa portion terminale, que 25 à 35 millimètres. Le gros intestin nous présente donc, comme l'intestin grêle auquel il fait suite, une disposition plus ou moins infundibuliforme.

2° Conformation extérieure. — Quoique son calibre diminue légèrement en allant de son extrémité supérieure à son extrémité inférieure, le gros intestin, comme l'intestin grêle, peut être considéré comme ayant la forme d'un conduit cylindroïde. Comparé à ce dernier, il s'en distingue par sa longueur qui est beaucoup moindre, par son calibre qui est plus considérable, par sa situation qui est plus régulière et plus fixe. Il s'en distingue aussi par la présence de bandes musculaires, à direction longitudinale, qui se voient très nettement (fig. 165) sur sa surface extérieure.

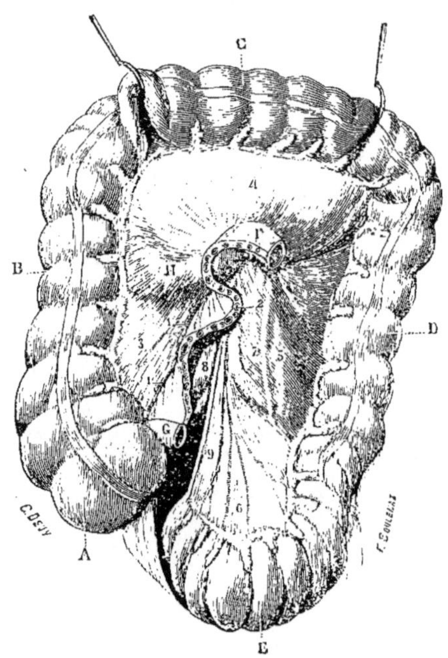

Fig. 165.

Le gros intestin, vu en place après ablation de l'intestin grêle.

A. cæcum. — B. côlon ascendant. — C. côlon transverse. — D, côlon descendant. — E, côlon ilio-pelvien. — F, jéjunum. — G, portion terminale de l'iléon. — H, saillie du duodénum.

1, bord postérieur du mésentère. — 2, coupe du mésentère. — 3, mésocôlon ascendant. — 4, mésocôlon transverse. — 5, mésocôlon descendant. — 6, mésocôlon ilio-pelvien. — 7, uretère. — 8, artère iliaque primitive. — 9, artère sigmoïde.

a. *Bandes longitudinales*. — Ces bandes longitudinales, larges de 8 à 12 millimètres, se poursuivent sans interruption depuis l'origine du gros intestin jusqu'au voisinage de sa terminaison. Elles sont au nombre de trois et se distinguent, d'après leur situation, en antérieure, postéro-interne et postéro-externe. Elles sont lisses et unies.

b. *Bosselures et sillons*. — Entre les bandes longitudinales, la paroi intestinale se soulève en de nombreuses bosselures, plus ou moins irrégulières, séparées les unes des autres par des sillons anguleux à direction transversale (fig. 166, 4). La formation de ces bosselures, caractéristiques du gros intestin, semble être la conséquence de l'inégalité de longueur, qui existe entre les bandes musculeuses précitées et le conduit intestinal lui-même : en effet, les bandes musculaires étant beaucoup plus courtes que le conduit, celui-ci est naturellement obligé, pour se maintenir dans les limites de ces dernières, de se replier sur lui-même, de se froncer, de se bosseler. Une pareille explication est d'autant plus acceptable que lorsqu'on sectionne de distance en distance les bandes longitudinales, on voit les bosselures disparaître et, du même coup, le tube intestinal s'allonger et revêtir une forme plus régulièrement cylindrique. Quant à l'origine des bosselures au cours du développement phylogénique, GEGENBAUR croit devoir la rattacher à la nature même des matières qui circulent dans le gros intestin : « On comprend, dit-il, que les masses de matières fécales, plus solides, plus résistantes, s'accumulant dans le cæcum et dans le côlon, ont dû agir mécaniquement sur ses parois et déterminer la formation de dilatations, de bosselures ; elles ont provoqué en même temps un écartement des faisceaux musculaires longitudinaux et leur groupement en bandelettes. » Il convient d'ajouter que ces transformations morphologiques de l'intestin terminal ne s'opèrent plus aujourd'hui au cours du développement ontogénique. Le gros intestin du fœtus, en effet, est déjà bosselé et possède ses fibres longitudinales groupées en bandelettes distinctes, alors même qu'il n'a jamais contenu de matières fécales durcies. La disposition en question est donc fixée depuis longtemps à l'état de caractère typique et héréditaire.

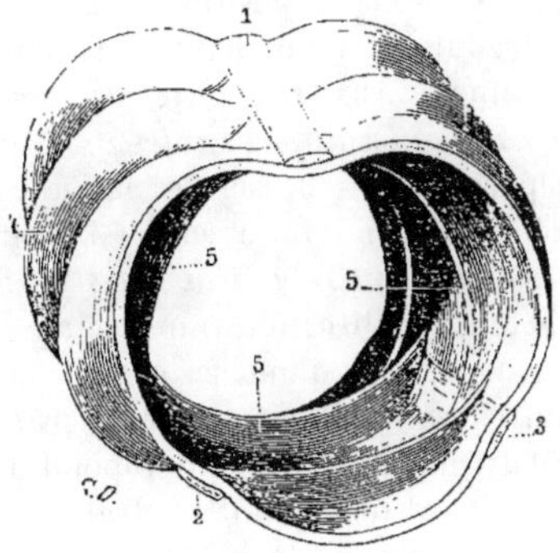

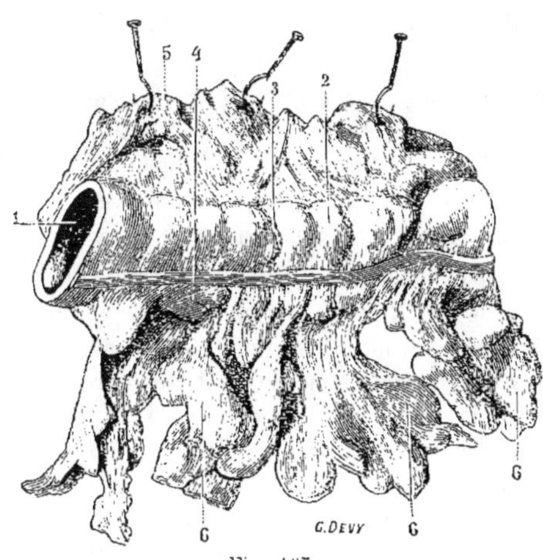

Fig. 166.

Un segment du gros intestin pour montrer sa configuration extérieure et intérieure (demi-schématique).

1. 2. 3, les trois bandes musculaires. — 4. bosselures de la surface extérieure, séparées par des sillons anguleux. — 5, 5, 5, les dépressions de la surface intérieure séparées par des crêtes semi-lunaires ou plis falciformes.

c. *Appendices épiploïques*. — Le long des bandelettes précitées, sur les points où ces bandelettes s'unissent avec les bosselures, le péritoine se soulève en forme de prolongements plus ou moins considérables, cylindroïdes ou aplatis, simples ou ramifiés à bords plus ou moins frangés, qui flottent librement dans la cavité abdominale (fig. 167,6). Ces prolongements péritonéaux, remplis de graisse, sont connus sous le nom d'*appendices épiploïques*. Les appendices épiploïques manquent chez le fœtus et chez l'enfant. Ils font leur apparition à l'âge adulte et, comme leur formation résulte de l'accumulation de la graisse au-dessous du péritoine, leur développement est toujours en rapport avec

Fig. 167.

Appendices épiploïques vus sur la partie moyenne du côlon transverse (femme de 60 ans).

1. côlon transverse, avec : 2. ses bosselures : 3. ses sillons. — 4. bande musculaire inférieure. — 5. grand épiploon, érigné en haut. — 6, 6, 6, appendices épiploïques la graisse est teintée en jaune.

le degré d'embonpoint que présente le sujet. Chez les sujets obèses, ils atteignent parfois (fig. 167) des dimensions remarquables.

3° **Conformation intérieure.** — Vu intérieurement, le gros intestin nous présente une configuration exactement inverse de celle que nous venons de voir sur sa surface extérieure. Les trois bandes musculaires ont la même longueur, la même largeur et la même position ; mais, au lieu d'être en creux comme tout à l'heure, elles se traduisent maintenant sur la paroi par des saillies longitudinales, rubanées, lisses et minces. Aux trois séries de bosselures correspondent trois séries de dépressions, les *ampoules du gros intestin*. Aux sillons anguleux qui, dans une même série, séparaient les bosselures les unes des autres, répondent des plis falciformes qui délimitent en haut et en bas les différentes ampoules.

Ces plis, *plis du gros intestin* (fig. 166), vont d'une bande musculaire à l'autre. Ils ont une direction transversale par rapport à l'axe de l'intestin et il est à remarquer que ceux d'une série quelconque alternent ordinairement avec ceux des deux autres séries. Chacun d'eux, pris à part, nous présente : 1° un bord adhérent, relativement épais, qui répond à la paroi et qui est par conséquent convexe ; 2° un bord libre, mince et tranchant, qui regarde la cavité ; 3° une face supérieure, qui est tournée du côté de l'extrémité supérieure du gros intestin ; 4° une face inférieure, qui regarde l'anus ; 5° deux extrémités, enfin, qui sont plus ou moins effilées et qui répondent aux bandelettes musculaires.

Les plis falciformes du gros intestin mesurent, en moyenne, de 6 à 8 millimètres de hauteur. Histologiquement ils sont formés par les trois tuniques internes de l'intestin, infléchies et adossées à elles-mêmes.

4° Constitution anatomique. — Envisagé au point de vue de sa constitution anatomique, le gros intestin se compose de quatre tuniques concentriques, qui se superposent dans le même ordre que celles de l'intestin grêle. Ce sont, en allant de dehors en dedans : 1° une *tunique séreuse* ; 2° une *tunique musculeuse* ; 3° une *tunique celluleuse* ; 4° une *tunique muqueuse*.

A. Tunique séreuse. — La tunique séreuse, épaisse de 1 millimètre environ, est une dépendance du péritoine. Le péritoine se comporte d'une façon différente sur le cæcum, le côlon et le rectum. Nous l'étudierons séparément sur chacun de ces segments du gros intestin. Le feuillet séreux est uni à la tunique musculeuse par une mince couche de tissu conjonctif, le tissu *conjonctif sous-séreux*.

B. Tunique musculeuse. — La tunique musculeuse du gros intestin comprend, comme celle de l'intestin grêle, deux ordres de fibres, qui sont réciproquement perpendiculaires : des fibres superficielles ou longitudinales et des fibres profondes ou circulaires. — Les *fibres longitudinales* se disposent, comme l'indique leur nom, parallèlement au grand axe de l'intestin. Mais, au lieu de former un plan continu comme sur l'intestin grêle, elles se groupent en trois faisceaux, aplatis et rubanés, qui ne sont autres que les trois bandes musculaires, mentionnées plus haut à propos de la conformation extérieure et intérieure du gros intestin. Ces trois bandelettes prennent naissance à la base de l'appendice cæcal (voy. *Cæcum*) et s'étendent de là jusqu'au rectum. Nous aurons à y revenir plus loin, à propos de chacun des segments du gros intestin. — Les *fibres circulaires* se disposent de la même façon que sur l'intestin grêle : elles forment un plan continu, qui, d'une part, embrasse toute la circonférence de l'intestin, et, d'autre part, s'étend sur toute sa longueur. Ce plan est excessivement mince, beaucoup plus mince que celui des fibres longitudinales, et les fibres qui le constituent sont extrêmement pâles.

C. Tunique celluleuse. — La tunique celluleuse du gros intestin, encore appelée *sous-muqueuse*, présente la même disposition et la même structure que celle de l'intestin grêle (p. 152). Il est inutile d'y revenir ici.

D. TUNIQUE MUQUEUSE. — La muqueuse du gros intestin revêt une coloration blanc cendré. Elle est à la fois plus épaisse et plus résistante que celle de l'intestin grêle. Comme cette dernière, elle forme, à l'état de vacuité de l'intestin, un certain nombre de plis irréguliers, les uns longitudinaux, les autres transversaux, qui s'effacent par la distension du conduit. Elle nous offre à considérer une surface externe, une surface interne et sa structure.

a. *Surface externe.* — La surface externe ou adhérente répond à la tunique celluleuse, à laquelle elle est unie par les vaisseaux et les nerfs que lui envoie cette dernière.

b. *Surface interne.* — La surface interne ou libre est assez régulièrement lisse et unie. Elle ne présente aucune trace des valvules conniventes et des villosités, qui sont si multipliées dans le jéjuno-iléon. Les plaques de Peyer ont également disparu. Par contre, les follicules clos persistent ; ils sont même plus nombreux que dans la muqueuse du grêle. Cette surface interne, examinée à la loupe, nous apparaît comme criblée de petits orifices arrondis, qui ne sont ici, comme sur la surface interne de l'estomac et de l'intestin grêle, que des orifices glandulaires.

c. *Structure.* — Envisagée au point de sa structure, la muqueuse du gros intestin nous offre à considérer, comme celle de l'intestin grêle, un épithélium, un chorion et des glandes :

L'*épithélium* (fig. 168,1) présente exactement les mêmes caractères que sur la muqueuse de l'intestin grêle. Il est formé par une seule rangée de cellules cylindriques à plateau strié, mélangées de cellules caliciformes. Ces cellules épithéliales nous présentent ici encore, dans leur intervalle ou même dans leur intérieur, de nombreux leucocytes qui, du chorion, émigrent vers la cavité intestinale.

Le *chorion muqueux* (fig. 168,4) est constitué par une trame conjonctive, dans l'épais

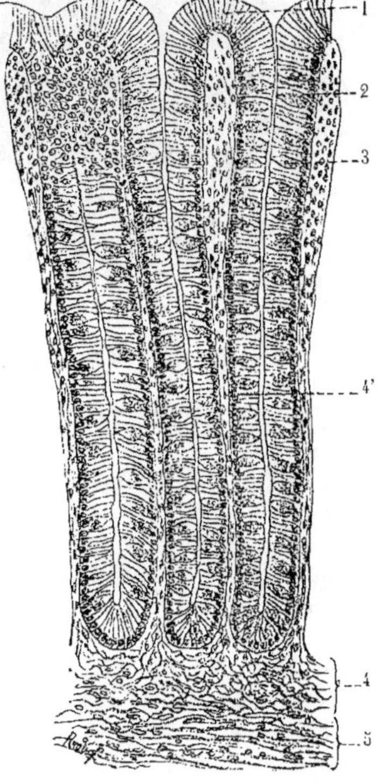

Fig. 168.

Coupe longitudinale de la muqueuse du côlon de l'homme (d'après BÖHM et DAVIDOFF).

1, épithélium de la muqueuse. — 2, glandes de Lieberkühn. — 3, cellules caliciformes. — 4, couche propre du chorion muqueux, avec 4', son prolongement dans les espaces interglandulaires. — 5, muscularis mucosæ.

seur de laquelle se voient des infiltrations lymphoïdes plus ou moins développées : c'est un véritable tissu réticulé. Outre ces infiltrations irrégulières de cellules lymphatiques, la muqueuse du gros intestin nous présente encore des follicules clos. Ils se distinguent de ceux de l'intestin grêle en ce qu'ils sont à la fois plus nombreux et plus volumineux : au niveau de l'appendice iléo-cæcal (voy. p. 197), ils forment pour ainsi dire une nappe continue. Leurs dimensions varient ordinairement de 1^{mm},5 à 3^{mm}. Tout autour d'eux, la muqueuse se relève en une sorte de bourrelet qui s'étale sur leur partie saillante comme le prépuce sur le gland : il en résulte que chaque follicule (fig. 169) se dissimule plus ou moins dans le fond d'une fossette (*calice du follicule*), qui s'ouvre à la surface de la muqueuse par un orifice arrondi de 0mm,15 à 0mm,25 de diamètre. La partie la plus profonde du chorion muqueux est occupée par une muscularis mucosæ, qui fait suite à celle de l'intestin grêle et qui, comme cette dernière, nous présente deux plans de fibres : un plan externe, formé par des fibres longitudinales ; un plan interne, formé par des fibres circulaires.

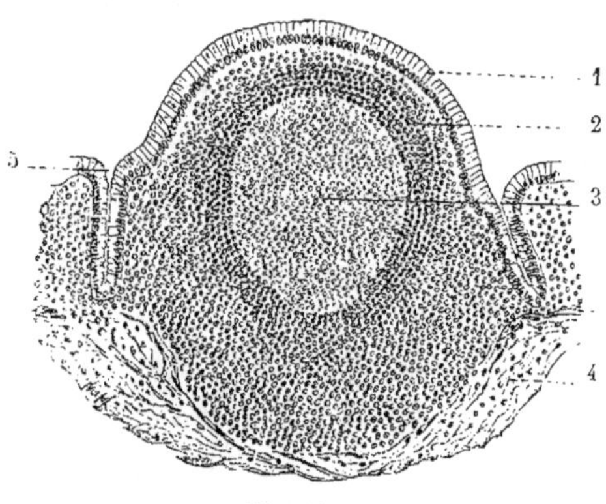

Fig. 169.

Un follicule clos du gros intestin de l'homme
(d'après Boum et Davidoff).

1. épithélium du gros intestin. — 2. follicule clos : partie périphérique, avec 3, sa partie centrale ou centre germinateur. — 4. couche sous-muqueuse. — 5. une glande.

Les *glandes* du gros intestin (fig. 168,2) sont fort nombreuses, tellement nombreuses qu'elles forment, à elles seules, une sorte de couche glandulaire, le *stratum glandulosum* de certains anatomistes. Elles sont séparées les unes des autres par d'étroits espaces, dans lesquels cheminent en sens vertical, parallèlement à elles par conséquent, des vaisseaux, des trabécules conjonctives et des prolongements de la muscularis mucosæ. Ces glandes sont des glandes tubuleuses, analogues aux glandes de Lieberkühn de l'intestin grêle (p. 165). Elles diffèrent de ces dernières, cependant, en ce qu'elles ont des dimensions plus considérables : elles mesurent, en moyenne, 0mm,40 ou 0mm,50 de longueur, sur 0mm,10 à 0mm,15 de largeur. Elles en différeraient encore, d'après Sappey, en ce qu'elles seraient morphologiquement plus complexes : la moitié d'entre elles au moins présenteraient, à leur extrémité profonde, une bifidité plus ou moins prononcée ; quelques-unes seraient même trifides. Histologiquement, les glandes tubuleuses du gros intestin se composent, comme celles de l'intestin grêle, d'une membrane propre et d'un épithélium. L'épithélium est représenté ici par des cellules cylindriques à plateau strié mélangées à de très nombreuses cellules caliciformes : c'est, comme on le voit, un simple prolongement de l'épithélium de la muqueuse elle-même. Il n'existe, dans le fond du tube glandulaire, aucune trace des cellules à grains de Paneth (voy. p. 166). Les glandes tubuleuses du gros intestin ne sécrètent donc aucune substance spéciale, et leur rôle se borne vraisemblablement à produire du mucus.

5° Vaisseaux et nerfs. — Envisagés au point de vue de leur disposition générale, les vaisseaux et les nerfs du gros intestin rappellent assez exactement ceux de l'intestin grêle.

A. Artères. — Les artères du gros intestin proviennent, presque en totalité, des deux mésentériques supérieure et inférieure, branches de l'aorte. Un tout petit nombre seulement, destiné au rectum, émane de l'hypogastrique par les deux hémorrhoïdales moyenne et inférieure.

Issues des arcades que forment les branches des deux mésentériques, les artères destinées au gros intestin abordent celui-ci par son bord postérieur et, se répandant ensuite sur ses deux faces, elles s'y divisent et s'y subdivisent, en formant au-dessous du péritoine un riche réseau, dont les rameaux deviennent de plus en plus fins au fur et à mesure qu'on se rapproche du bord antérieur. Au niveau de ce bord antérieur, le réseau de l'une des deux faces de l'intestin entre en relation avec celui de la face opposée, soit par la continuité même des dernières mailles des deux réseaux, soit par des rameaux anastomotiques d'un plus fort calibre.

Du réseau sous-péritonéal partent ensuite deux sortes de rameaux, les uns externes, les autres internes : les *rameaux externes*, extrêmement grêles, se distribuent au péritoine ; les *rameaux internes*, plus importants, traversent la tunique musculeuse, à laquelle ils abandonnent un certain nombre d'artérioles, arrivent dans la tunique celluleuse, y forment un nouveau réseau et finalement se perdent dans la tunique muqueuse, suivant une modalité qui rappelle exactement celle que nous avons indiquée pour la muqueuse de l'intestin grêle.

B. Veines. — Les veines du gros intestin tirent leur origine, comme celles du grêle, de la tunique muqueuse et de la tunique musculeuse. Elles se réunissent, au-dessous du péritoine, en un riche réseau dont les mailles irrégulières recouvrent les deux faces de l'intestin. Les rameaux qui en partent, suivant un trajet inverse à celui des artères correspondantes, se portent vers le bord postérieur de l'organe pour, de là, gagner l'une ou l'autre des deux veines mésentériques.

C. Lymphatiques. — Les lymphatiques du gros intestin prennent naissance dans la muqueuse, où ils forment un premier réseau, à larges mailles, situé au-dessous de la couche glandulaire, c'est le *réseau muqueux*. A ce réseau muqueux aboutissent des canaux descendants, qui cheminent entre les tubes glandulaires et dont quelques-uns se terminent au-dessous du voisinage de l'épithélium par un cul-de-sac fermé. Frey a décrit, sur la muqueuse du gros intestin du lapin et dans son premier quart, des saillies papillaires (fig. 171) assez larges, serrées les unes contre les autres, présentant beaucoup d'analogie avec les villosités de l'intestin grêle : or, chacune de ces papilles nous présente, à son centre, un ou plusieurs canaux lymphatiques terminés en cul-de-sac et tout à fait semblables à ceux des villosités.

Les lymphatiques efférents du réseau muqueux se jettent dans un deuxième réseau, placé dans la tunique celluleuse, le *réseau sous-muqueux*. Ce réseau sous-muqueux qui présente la même disposition générale que le réseau, homonyme de l'intestin grêle, reçoit encore les lymphatiques des follicules clos.

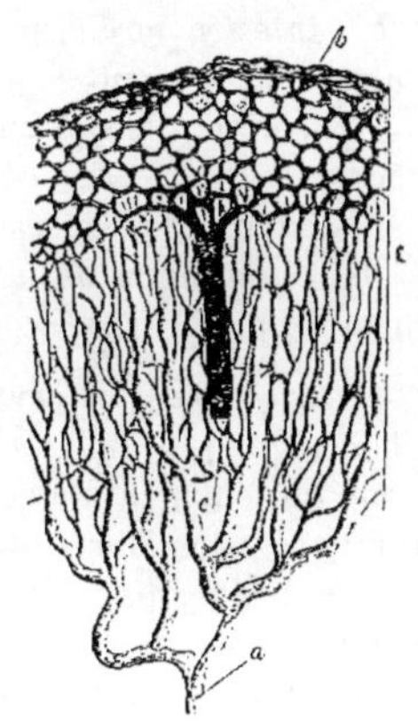

Fig. 170.

Vaisseaux sanguins du gros intestin, vus sur une coupe verticale (d'après Kölliker).

a, artère partant de la sous-muqueuse. — *b*, réseau capillaire dont les mailles entourent les orifices glandulaires. — *c*, veine provenant du réseau capillaire superficiel.

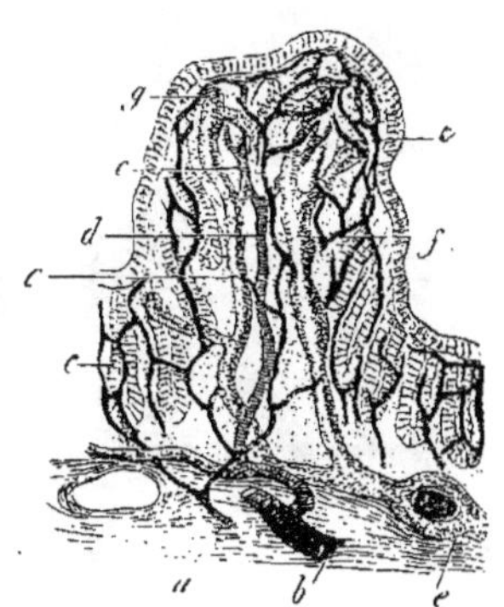

Fig. 171.

Coupe verticale d'une papille du côlon chez le lapin (d'après Frey).

a, petits troncs artériels du tissu sous-muqueux. — *b*, tronc veineux. — *c*, réseau capillaire. — *d*, branche veineuse descendante. — *e*, vaisseaux lymphatiques à direction horizontale, engainant une artère. — *f*, canaux lymphatiques situés dans l'axe de la papille. — *g*, extrémité fermée en cul-de-sac.

Les efférents du réseau sous-muqueux se comportent ici comme sur l'intestin grêle (voy. *Intestin grêle*, p. 174). Ils traversent de dedans en dehors la tunique musculeuse et viennent se jeter dans un riche plexus placé immédiatement au-dessous du péritoine, le *plexus sous-séreux*. A ce plexus sous-péritonéal aboutissent encore tous les efférents du réseau lymphatique intra-musculaire.

Les efférents du réseau sous-séreux se dirigent vers le bord adhérent de l'intestin et, là, se jettent dans les ganglions qui s'échelonnent le long de ce bord. Finalement, ils aboutissent, comme ceux des anses grêles, à la citerne de Pecquet.

D. Nerfs. — L'innervation du gros intestin est sous la dépendance des trois plexus solaire, lombo-aortique et hypogastrique. Les innombrables filets intestinaux qui émanent de ces plexus renferment à la fois des fibres du grand sympathique et des fibres du système cérébro-spinal. Ils se rendent aux différents segments du gros intestin, soit isolément, soit en suivant le trajet des vaisseaux, et s'y terminent, comme sur l'intestin grêle, en formant deux plexus : l'un, situé dans la tunique musculeuse, le plexus myentérique ou plexus d'Auerbach ; l'autre, situé dans la sous-muqueuse, le plexus de Meissner (voy. *Intestin grêle*, p. 175).

§ II. — Cæcum

Le cæcum (de *cæcus*, aveugle, parce qu'il se termine en bas en forme de cul-de-sac) est la portion initiale du gros intestin, celle dans laquelle s'abouche l'intestin grêle. Cet abouchement réciproque des deux intestins ne se fait pas bout à bout comme celui du duodénum et du jéjuno-iléon. L'intestin grêle s'ouvre presque à angle droit sur la paroi latérale gauche du gros intestin, et cet orifice, considérablement rétréci par la valvule iléocæcale, est justement la limite supérieure du cæcum. Nous pouvons donc définir le cæcum : toute la portion du gros intestin qui se trouve située au-dessous d'un plan transversal, passant immédiatement au-dessus de la valvule iléo-cæcale.

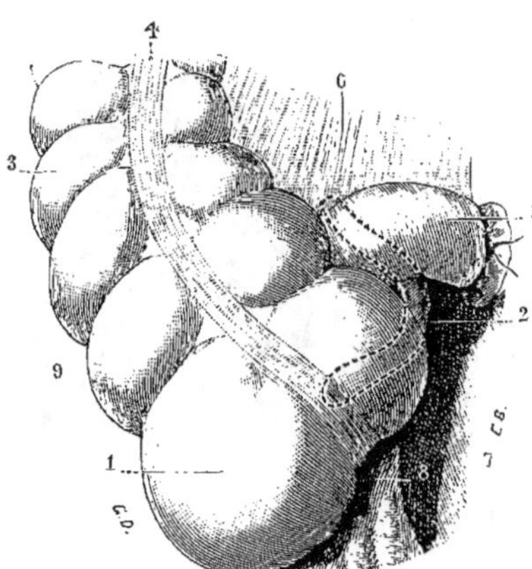

Fig. 172.

Le cæcum, vu par sa face antérieure.

1, cæcum. — 2, appendice cæcal. — 3, côlon ascendant. — 4, bandelette longitudinale antérieure du gros intestin. — 5, portion terminale de l'iléon. — 6, mésentère. — 7, cavité du petit bassin. — 8, vaisseaux iliaques externes. — 9, fosse iliaque interne du côté droit.

1° Forme, direction et dimensions. — Ainsi entendu, le cæcum (fig. 172) revêt la forme d'une ampoule, ou cul-de-sac, qui se continue en haut avec le côlon et qui se termine en bas par une extrémité fermée et plus ou moins régulièrement arrondie. Cette extrémité inférieure ou fond (*fundus* de quelques anatomistes) donne naissance à un prolongement cylindrique (fig. 174,5), que l'on appelle indifféremment *appendice cæcal* ou *appendice vermiculaire du cæcum*.

Le cæcum, dans la plupart des cas, se dirige obliquement de bas en haut, de gauche à droite et d'avant en arrière.

Sa longueur, très variable suivant les sujets, mesure, en moyenne, de 4 à 8 centimètres. Son diamètre varie de 5 à 7 centimètres. Sa capacité moyenne est de 200 à 300 centimètres cubes. Tarenetzky (1881) conclut de nombreuses mensurations pratiquées sur des sujets de différents âges, que la longueur du cæcum augmente avec l'âge de l'individu. Cette formule est vraie en général, mais elle souffre beaucoup d'exceptions. Il n'est pas rare, en effet, de rencontrer chez les jeunes enfants, comme l'ont démontré les recherches de Legueu (1892), des cæcums qui mesurent 6 à 8 centimètres et même plus.

2° Situation et moyens de fixité. — Le cæcum est situé dans la fosse iliaque droite, qu'il remplit presque entièrement. Il est maintenu en position par deux replis du péritoine, que nous désignerons, avec Tuffier, sous les noms de *ligament supérieur* et *ligament inférieur*. — Le premier (*ligamentum cæci* de Huschke) s'insère, en haut, sur la paroi abdominale postérieure immédiatement au-dessous du rein, quelquefois même sur l'extrémité inférieure de cet organe. De là, il se porte en bas et en avant et vient se terminer sur la paroi externe du côlon ascendant à son union avec le cæcum. Dirigé de haut en bas, ce ligament supporte le poids du cæcum dans la station verticale et l'empêche ainsi de descendre dans le bassin. — Le ligament inférieur, moins important, n'est autre que l'insertion de la partie inférieure du mésentère à la fosse iliaque : il retient le cæcum en dedans et limite son mouvement de bascule en haut. — Malgré la présence de ces ligaments, le cæcum se meut sur place avec la plus grande facilité. Il est, en effet, comme nous le verrons plus tard, entouré par le péritoine sur tout son pourtour et, en raison de cette disposition, ballotte librement dans la fosse iliaque droite.

3° Rapports. — Le cæcum, avons-nous dit plus haut, a la forme d'une ampoule à direction plus ou moins verticale. Nous pouvons donc lui considérer : 1° quatre faces, que nous distinguerons en antérieure, postérieure, interne et externe ; 2° deux extrémités, l'une supérieure, l'autre inférieure.

a. *Face antérieure*. — Par sa face antérieure, le cæcum répond à la paroi antérieure de l'abdomen. Il lui est contigu, quand il est distendu par des matières fécales ou par des gaz. Il en est séparé, à l'état de vacuité, par les anses de l'intestin grêle.

b. *Face postérieure*. — La face postérieure repose sur l'aponévrose lombo-iliaque, qui le sépare du muscle psoas-iliaque (fig. 173). Nous avons déjà vu, à propos de cette aponévrose (t. I, Myologie), qu'elle était

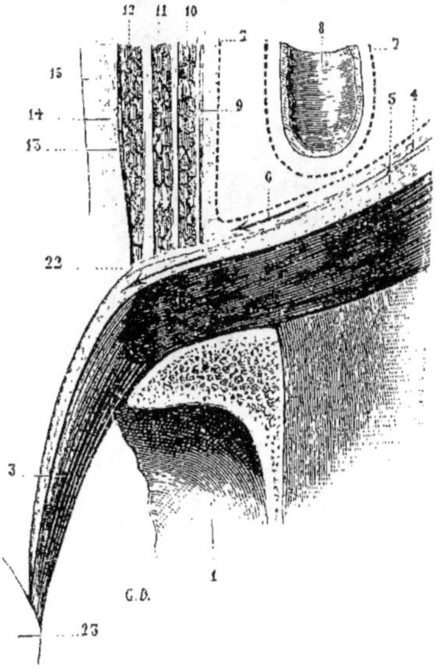

Fig. 173.

Le cæcum, vu sur une coupe verticale de la fosse iliaque pratiquée suivant la direction du psoas (*schématique*).

1, os coxal. — 3, muscle psoas. — 4, fascia iliaca. — 5, couche cellulo-graisseuse profonde, située au-dessous du fascia iliaca. — 6, couche cellulo-graisseuse superficielle ou sous-péritonéale. — 7, 7, péritoine. — 8, cæcum. — 9, fascia transversalis. — 10, muscle transverse. — 11, petit oblique. — 12, grand oblique. — 13, aponévrose superficielle de l'abdomen. — 14, tissu cellulaire sous-cutané. — 15, peau. — 22, arcade fémorale. — 23, petit trochanter. Les deux flèches indiquent le trajet que suivent les collections purulentes : on voit nettement qu'elles s'arrêtent au pli de l'aine quand elles sont superficielles (couche 6), qu'elles descendent jusqu'au petit trochanter quand elles sont profondes (couche 5).

doublée sur l'une et l'autre de ses faces par une couche celluleuse plus ou moins chargée de graisse. Le cæcum est donc séparé de la masse musculaire sous-jacente par les trois plans suivants (non compris le péritoine) : 1° une couche celluleuse superficielle ; 2° une aponévrose, l'aponévrose lombo-iliaque ; 3° une couche celluleuse profonde.

c. *Face externe*. — Par sa face externe, le cæcum répond encore au muscle iliaque et à la partie antérieure de la crête iliaque, qu'il croise obliquement.

d. *Face interne*. — Par sa face interne, il longe le côté antéro-interne du psoas, qui le sépare de l'excavation pelvienne. Il répond, à ce niveau, aux dernières circonvolutions du jéjuno-iléon, avec lequel il se continue. Comme nous l'avons déjà vu plus haut, le segment terminal du jéjuno-iléon se dirige obliquement de gauche à droite et un peu de bas en haut : il rencontre le cæcum sous un angle, *angle iléo-cæcal*, qui le plus souvent est obtus en haut, aigu en bas. Une dépression circulaire, généralement bien marquée, indique extérieurement la limite respective des deux intestins.

e. *Extrémité supérieure*. — A son extrémité supérieure, le cæcum se continue avec le côlon ascendant sans ligne de démarcation, soit extérieure, soit intérieure.

f. *Extrémité inférieure*. — L'extrémité inférieure du cæcum, encore appelée extrémité libre, répond à l'angle dièdre que forment, en se réunissant l'une à l'autre, la paroi abdominale antérieure et la fosse iliaque interne ; c'est là ce qu'on pourrait appeler la *position ordinaire* du cæcum. Mais cette disposition anatomique est loin d'être constante et l'on observe encore, dans des cas, plus rares il est vrai, deux autres positions que nous appellerons la *position haute* ou *élevée* et la *position basse* : dans la position haute, le cæcum est situé à 6 ou 8 centimètres au-dessus de l'arcade fémorale ; dans la position basse, il s'incline en dedans et en bas et descend jusque dans l'excavation pelvienne. L'observation démontre que la position dite élevée est à peu près constante chez le fœtus et chez l'enfant,

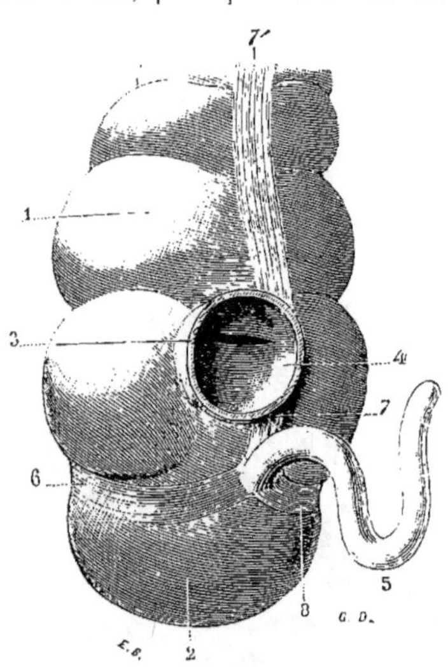

Fig. 174.

Le cæcum, vu par son côté interne, pour montrer l'origine des trois bandelettes musculaires du gros intestin.

1, côlon ascendant. — 2, cæcum. — 3, iléon. — 4, valvule iléo-cæcale, vue du côté de l'iléon. — 5, appendice cæcal. — 6, bandelette antérieure. — 7, 7, bandelette postéro-interne. — 8, bandelette postéro-externe.

tandis que la position basse se rencontre de préférence chez les adultes et surtout chez les vieillards. C'est qu'en effet le cæcum, au point de vue topographique, n'est pas entièrement fixe, mais descend peu à peu au cours du développement ontogénique au fur et à mesure que le sujet avance en âge. Ce mouvement de descente, qui coïncide presque toujours avec un certain allongement de l'organe, s'effectue vraisemblablement sous l'influence des matières fécaloïdes qui, en s'accumulant et en séjournant dans l'ampoule cæcale, rendent celle-ci plus pesante et l'entraînent naturellement vers le bas.

4° Conformation extérieure. — Vue extérieurement, l'ampoule cæcale nous présente d'abord les trois bandelettes musculaires ci-dessus mentionnées (p. 180), qui s'étendent sur presque toute la longueur du gros intestin.

Ces trois bandelettes prennent naissance, non pas sur le point le plus déclive du cæcum, mais sur le point où s'implante l'appendice (fig. 174). De là, elles s'écartent réciproquement les unes des autres, pour gagner chacune sa région respective : l'une, la postéro-interne (7), rectiligne dès son origine, s'élève verticalement en haut et passe immédiatement en arrière du point d'abouchement de l'intestin grêle dans le gros intestin ; les deux autres, l'antérieure (6) et la postéro-externe (8), obligées de contourner le fond du cæcum, décrivent à leur origine une courbe à concavité supérieure, puis se dirigent verticalement en haut, en suivant, la première le côté antérieur du cæcum, la seconde son côté postéro-externe.

Tout le long de ces bandes musculaires, la paroi du cæcum est déprimée, formant à leur niveau comme une espèce de gouttière. Entre elles, se voit la triple série de bosselures et de sillons transversaux qui caractérisent les différents segments du gros intestin et que nous avons décrits plus haut (p. 180) à propos de la conformation extérieure du gros intestin en général.

5° **Conformation intérieure**. — Vu en dedans (fig. 175), le cæcum nous présente une configuration dont les détails sont exactement inverses de ceux que nous offre sa surface extérieure.

C'est ainsi que les trois bandes musculaires, au lieu de former des gouttières, se traduisent à l'œil par des saillies rubanées, lisses et unies. Aux bosselures de la surface externe, répondent des cavités arrondies en forme d'ampoules. Enfin, aux sillons transversaux qui séparent les saillies, répondent des crêtes semi-lunaires ou falciformes qui séparent les ampoules (fig. 175).

La surface intérieure du cæcum nous présente, en outre : 1° sur sa paroi gauche et un peu en arrière, la valvule iléo-cæcale ; 2° au-dessous de la valvule iléo-cæcale,

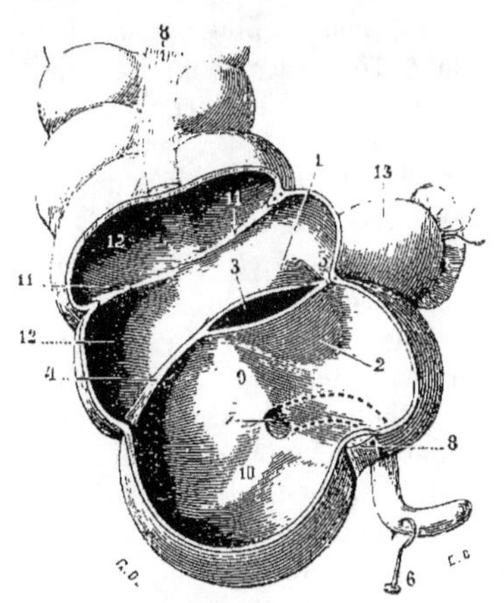

Fig. 175.

Cavité du cæcum.

(On a réséqué la moitié antéro-externe de l'intestin pour montrer l'abouchement de l'iléon dans le gros intestin.)

1, valve supérieure de la valvule iléo-cæcale. — 2, sa valve inférieure. — 3, son orifice. — 4, frein postéro-externe. — 5, frein antéro-interne. — 6, appendice cæcal, récliné en bas. — 7, orifice de l'appendice, situé au confluent des trois bandelettes. — 8, bandelette longitudinale antérieure. — 9, relief formé par la bandelette postéro-interne. — 10, relief formé par la bandelette postéro-externe. — 11, 11', replis falciformes du côlon. — 12, 12, cavités répondant aux bosselures de la surface extérieure. — 13, portion terminale de l'iléon.

entre elle et le fond du cæcum, un orifice arrondi, qui conduit dans l'appendice cæcal. Voyons tout d'abord la valvule iléo-cæcale.

6° **Valvule iléo-cæcale**. — La valvule iléo-cæcale, encore appelée *valvule de Bauhin* ou *barrière des apothicaires*, paraît avoir été découverte par VAROLE en 1573. BAUHIN ne la mentionne que six ans plus tard en 1579 et c'est à tort, par conséquent, qu'on lui a donné son nom. Du reste, ni VAROLE, ni BAUHIN n'ont décrit cette valvule : tous les deux se sont contentés de la signaler. La première description exacte et quelque peu détaillée de la valvule iléo-cæcale nous est donnée par MORGAGNI en 1719. Quelques années plus tard, WINSLOW, en 1732, et ALBINUS, en 1754, nous font connaître sa structure avec une précision et une richesse de détails auxquels on n'a rien ajouté de nos jours.

a. *Aspect extérieur*. — La valvule iléo-cæcale nous apparaît sous un aspect bien différent, suivant qu'on l'examine du côté de l'iléon (côté interne) ou du côté du cæcum (côté externe) :

Vue du côté de l'iléon (fig. 174,4), c'est une espèce de cavité cunéiforme qui se dirige de gauche à droite, se rétrécit de plus en plus comme le fait un coin et, finalement, se termine par une simple fente horizontale.

Vue du côté du cæcum (fig. 175), c'est une saillie oblongue, allongée d'avant en arrière, ayant encore la forme d'un coin, dont la base répond à la terminaison de l'intestin grêle et dont le sommet ou bord tranchant regarde l'axe du cæcum. Cette saillie se compose de deux membranes ou valves superposées : une *valve supérieure*, plus courte, s'inclinant de dedans en dehors et de haut en bas ; une *valve inférieure*, plus longue, inclinée au contraire de dedans en dehors et de bas en haut. Toutes les deux, du reste, revêtent une forme identique : elles sont semi-lunaires, avec un bord convexe fixé à la paroi de l'organe et un bord concave qui regarde sa cavité. — A leur extrémité antérieure et à leur extrémité postérieure, les deux valves précitées s'unissent l'une à l'autre pour former ce qu'on appelle les *commissures* de la valvule. Ces commissures donnent naissance à deux brides membraneuses (4 et 5) qui continuent la direction des valves elles-mêmes et se perdent insensiblement sur les parois du cæcum : on les désigne, depuis MORGAGNI, sous le nom de *freins* ou *rênes* de la valvule iléo-cæcale. Il est à remarquer que la bride postérieure est un peu plus longue que l'antérieure. — Les deux valves de la valvule de Bauhin, séparées l'une de l'autre au niveau de leur bord adhérent par toute la hauteur du jéjuno-iléon, s'inclinent graduellement l'une vers l'autre et arrivent au contact au niveau de leur bord libre. Comme les lèvres, qui ferment à sa partie antérieure la cavité buccale, elles interceptent entre elles un orifice en forme de fente, que nous appellerons l'*orifice iléo-cæcal :* naturellement, cet orifice est linéaire et virtuel quand les deux valves sont rapprochées ; il devient réel lorsque les deux valves, au moment du passage des matières alimentaires, se séparent l'une de l'autre, et il affecte alors la forme d'une boutonnière dont les deux bords auraient été écartés.

b. Constitution anatomique. — Envisagée maintenant au point de vue de sa constitution anatomique, la valvule iléo-cæcale est le résultat d'une sorte d'invagination de l'intestin grêle dans le cæcum. Chacune des valves en effet, comme nous le montre nettement la figure schématique ci-contre (fig. 176), se compose de deux lames superposées et intimement unies : une lame centrale (par rapport à l'orifice valvulaire), qui est une dépendance de l'intestin grêle ; une lame périphérique, qui appartient au cæcum. — Il est à remarquer, toutefois, que chacune des deux lames précitées ne représente pas toute la paroi de l'intestin, mais une partie seulement de cette paroi, c'est-à-dire la tunique muqueuse, la tunique celluleuse et les fibres circulaires de la tunique musculeuse. La tunique séreuse et les fibres longitudinales de la tunique musculeuse ne prennent aucune part, comme l'ont démontré depuis longtemps WINSLOW et ALBINUS, à la constitution de la valvule

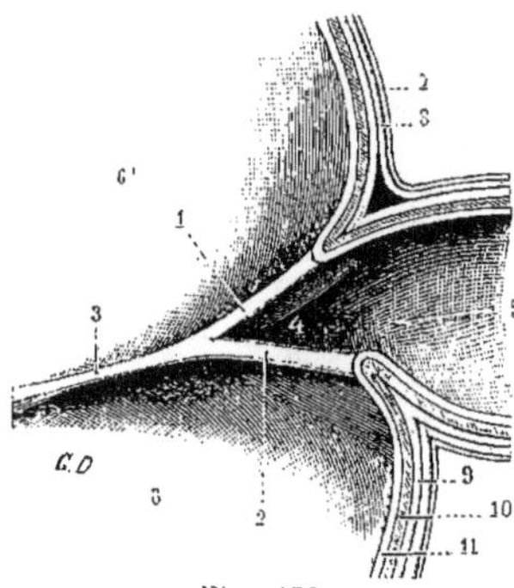

Fig. 176.

Coupe de la valvule iléo-cæcale, pour montrer sa constitution anatomique (*schématique*).

1, valve supérieure de la valvule. — 2, valve inférieure. — 3, frein postéro-externe. — 4, moitié postérieure de l'orifice. — 5, iléon. — 6, cæcum. — 6', côlon ascendant. — 7, péritoine. — 8, couche des fibres musculaires longitudinales. — 9, couche des fibres musculaires circulaires. — 10, tunique celluleuse. — 11, tunique muqueuse.

iléo-cæcale : les fibres longitudinales de l'iléon, arrivées sur le pourtour de la valvule, au lieu de descendre dans la lame centrale comme le font les fibres circulaires,
se réfléchissent à angle droit pour se continuer avec les fibres longitudinales du
gros intestin ; quant au péritoine, il passe directement lui aussi de la paroi de
l'iléon sur la paroi du cæcum. — Il résulte d'une pareille disposition que, si l'on
incise, tout autour du point d'abouchement de l'iléon dans le cæcum, le péritoine
et les fibres longitudinales et si l'on exerce ensuite des mouvements de traction
sur l'iléon, on voit les deux lames de chaque valve se séparer peu à peu l'une de
l'autre, l'intestin grêle s'allonger et, du même coup, la valvule s'effacer graduellement et finir par disparaître. A son lieu et place, il n'existe plus maintenant
qu'un orifice circulaire.

c. *Fonction*. — La valvule que nous venons de décrire a pour usages de régler
le cours des substances solides, liquides et gazeuses dans la traversée iléo-cæcale.
Dans les conditions physiologiques ordinaires, son action est soumise à deux
influences antagonistes : l'influence des fibres circulaires de l'intestin grêle et celle
des fibres musculaires du gros intestin.

Lorsque les fibres musculaires du jéjuno-iléon entrent en contraction, les matières
résiduales de la digestion sont chassées du côté du gros intestin. Arrivées à la
valvule iléo-cæcale, elles écartent l'une de l'autre la valve supérieure et la valve
inférieure et passent librement dans le cæcum.

Lorsque, au contraire, ce sont les fibres du cæcum et du côlon ascendant qui se
contractent, les matières fécales, comprimées de toutes parts par cette contraction,
refoulent à leur tour les deux valves iléo-cæcales, la supérieure de haut en bas,
l'inférieure de bas en haut. En les appliquant ainsi l'une contre l'autre, elles oblitèrent l'orifice valvulaire et, de ce fait, se ferment le chemin de l'iléon. Il est à
peine besoin d'ajouter que cette occlusion de l'orifice iléo-cæcal est d'autant plus
complète que la pression intra-intestinale, qui en est le point de départ, se trouve
plus élevée, ce qui nous explique ce fait expérimental que, si on pousse une
injection dans le gros intestin sous une pression de plus en plus considérable, on
arrive à rompre le cæcum plutôt qu'à forcer la valvule.

Au total, la valvule iléo-cæcale a pour fonctions : 1° de permettre le libre passage
des matières solides, liquides et gazeuses de l'intestin grêle dans le gros intestin ;
2° de s'opposer au retour de ces mêmes matières du gros intestin dans l'intestin
grêle.

7° Appendice cæcal. — L'appendice cæcal, encore appelé *appendice vermiculaire du cæcum* (parce qu'on l'a comparé à un ver lombric), se présente sous la
forme d'un petit tube cylindrique, presque toujours flexueux, qui s'implante sur la
partie inférieure du cæcum et le continue (fig. 174,5). Sa longueur, très variable
suivant les sujets, mesure en moyenne 8 à 10 centimètres. Sa largeur est de 6 à
8 millimètres.

a. *Point d'implantation*. — Primitivement, chez le fœtus, l'appendice vermiculaire s'implante sur le sommet de l'ampoule cæcale. Mais plus tard, par suite de
l'extension relativement considérable que prend la paroi externe du cæcum, le
fond de l'ampoule est entièrement formé par cette paroi et, de ce fait, le point
d'implantation de l'appendice se trouve reporté en haut, en dedans et un peu en
arrière : il était d'abord inférieur ; il est maintenant latéral et interne. Il est situé
à 2 ou 3 centimètres au-dessous de la valvule iléo-cæcale, exactement au confluent
des trois bandes musculaires du cæcum (fig. 175,7).

b. *Situation et direction.* — Il n'est rien de plus variable que la situation et la direction de l'appendice vermiculaire. Le plus souvent, on le rencontre dans la moitié interne de la fosse iliaque droite, au voisinage du détroit supérieur. Il est maintenu là en position par un repli du péritoine, qui lui forme une sorte de mésentère et qui, de ce fait, a reçu le nom de *méso-appendice*. Nous verrons plus loin (voy. p. 194) que ce méso-appendice est une dépendance du feuillet inférieur du mésentère.

Au point de vue de sa direction, l'appendice cæcal est, suivant les cas, ascendant descendant, externe et interne. — Quand il est *ascendant*, il s'applique à la face postérieure du cæcum et du côlon, et peut remonter ainsi jusqu'au rein et même jusqu'au foie. Dans les cas où il remonte aussi haut, l'appendice est ordinairement

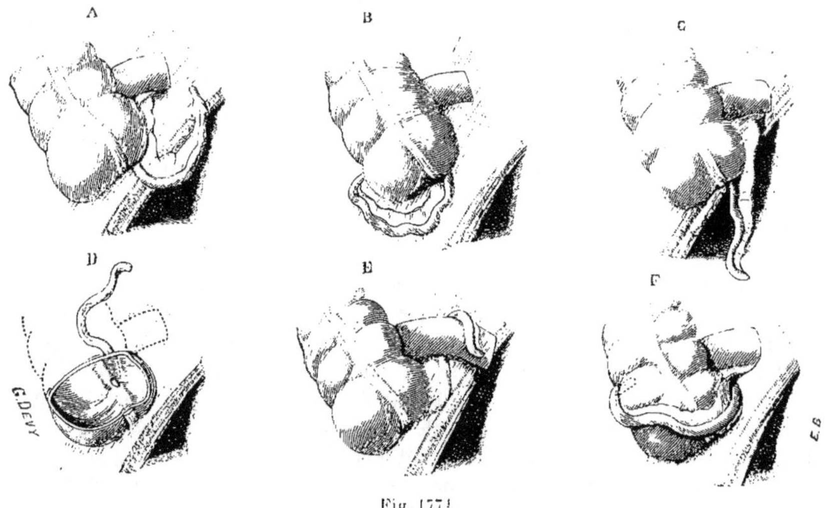

Fig. 177.

Variétés de position de l'appendice cæcal.

A. position interne. — B. position externe. — C. position descendante. — D. position ascendante.
E. appendice enroulé autour de l'iléon. — F. appendice enroulé autour du cæcum.

peu flexueux ou même entièrement rectiligne. — Quand il est *descendant*, il croise le psoas et s'engage dans le petit bassin, où il se met en rapport avec les organes de cette cavité : la vessie, le rectum, l'utérus, l'ovaire. — Quand il est *externe*, il se couche sur la portion du fascia iliaca qui recouvre le muscle iliaque. Je l'ai vu, dans un cas, se porter du côté de l'épine iliaque antéro-supérieure et n'être séparé de cette saillie osseuse que par un intervalle de 12 millimètres. — Quand il est *interne*, il se porte du côté de l'abdomen, vers les anses de l'intestin grêle. Le plus souvent alors, il suit le segment terminal de l'iléon, auquel il est parallèle ou bien autour duquel il s'enroule à la manière d'une spirale. On l'a vu se loger tout entier dans l'épaisseur du mésentère.

La fréquence relative de chacune de ces variétés nous est indiquée par les chiffres suivants de l'un de mes élèves, M. LAFFORGUE, qui a soigneusement examiné l'appendice cæcal sur 200 sujets de tout âge et des deux sexes : le type ascendant s'observe avec une proportion de 13 p. 100 ; le type descendant, avec une proportion de 41,5 p. 100 ; le type latéral interne et le type latéral externe, avec une proportion de 26 p. 100 et de 17 p. 100. De toutes ces variétés, le type descendant est, comme on le voit, le plus fréquent; viennent ensuite, par ordre décroissant, le type latéral interne, le type latéral externe et enfin le type ascendant, qui constitue la disposition la plus rare.

c. *Cavité centrale*. — L'appendice cæcal est creusé d'une cavité centrale qui en occupe toute la longueur. Cette cavité est fort étroite, souvent virtuelle. Inférieurement, du côté de l'extrémité libre de l'appendice, elle se termine par un cul-de-sac. Supérieurement, elle s'ouvre dans le cæcum sur un point déjà indiqué. La plupart des anatomistes, après GERLACH, signalent, au niveau de l'orifice par lequel l'appendice s'abouche dans le cæcum, l'existence d'une valvule, circulaire ou semi-lunaire, qui le rétrécit plus ou moins. Sans rejeter entièrement, comme le fait CLADO, la valvule ostiale de l'appendice, je la considère comme étant tout à fait exceptionnelle. LAFFORGUE nous déclare ne l'avoir rencontrée que deux fois sur les deux cents sujets qu'il a examinés ; encore fait-il remarquer que, dans les deux cas, son existence coïncidait avec la présence, dans le canal appendiculaire et un peu en arrière de son abouchement, d'une concrétion intestinale.

d. *Contenu*. — Chez le fœtus, où le canal appendiculaire est relativement plus développé et communique avec l'ampoule cæcale par un orifice plus large, ce canal est ordinairement rempli par du méconium. Chez l'adulte, il ne renferme le plus souvent que du mucus, produit de sécrétion de sa tunique interne. On y rencontre encore, dans certains cas, des corps étrangers qui s'y sont introduits par son orifice cæcal, tels que des pépins de fruit, des noyaux de cerise, des grains de plomb, de petites boules de matières fécales durcies.

e. *Structure*. — Les parois de l'appendice vermiculaire sont très épaisses quand on les compare au diamètre de sa cavité centrale : cette épaisseur varie ordinairement de 4 à 6 millimètres. Elles possèdent, du reste, la même structure fondamentale que les parois du cæcum auxquelles elles font suite (voy. plus loin).

f. *Signification morphologique*. — La signification morphologique de l'appendice cæcal, restée longtemps obscure, nous est nettement indiquée par le développement. Pendant la période embryonnaire et les premiers temps de la vie fœtale, le cæcum, entièrement dépourvu d'appendice, est relativement beaucoup plus long que chez l'adulte. Mais toutes ses parties n'ont pas la même destinée. Tandis que sa portion supérieure, celle qui avoisine l'orifice iléo-cæcal, se développe et s'élargit progressivement pour devenir le cæcum proprement dit, sa portion inférieure subit un arrêt de développement : elle se rétrécit peu à peu et se transforme finalement en un petit tube cylindrique, qui n'est autre que notre appendice vermiculaire. Cet appendice est donc un organe rudimentaire rappelant, chez l'homme, une disposition fœtale et probablement aussi une disposition ancestrale aujourd'hui perdue. On l'appelle quelquefois, et cela à juste titre, la *portion non développée du cæcum* ou, plus simplement, le *cæcum non développé*.

8° Constitution anatomique. — Le cæcum, partie intégrante du gros intestin, nous présente, comme ce dernier, quatre tuniques concentriques, qui sont, en allant de dehors en dedans : une tunique séreuse, une tunique musculeuse, une tunique celluleuse ou sous-muqueuse et une tunique muqueuse.

A. TUNIQUE SÉREUSE (PÉRITOINE CÆCAL). — Le péritoine revêt, dans la plus grande partie de son étendue, le premier segment du gros intestin. Nous l'étudierons séparément sur le cæcum proprement dit et sur son appendice. Son mode d'étalement une fois connu, nous décrirons un certain nombre de fossettes que forme la séreuse en se réfléchissant du cæcum sur les organes voisins.

a. *Péritoine cæcal proprement dit.* — Le mésentère, au niveau du point où se fait l'abouchement de l'intestin grêle dans le gros intestin *(abouchement iléo-cæcal, angle iléo-cæcal)*, se divise en deux feuillets : un feuillet antérieur, qui s'étale sur la face antérieure du cæcum et un feuillet postérieur qui passe sur sa face postérieure. Ces deux feuillets, comme sur l'intestin grêle, s'unissent et se confondent au niveau du bord externe de l'organe. Ils s'unissent de même au niveau de son fond, de telle sorte que l'ampoule cæcale est recouverte par le péritoine sur tout son pourtour : elle flotte librement dans la fosse iliaque, et la main, suivant la comparaison heureuse de Tuffier, peut en faire le tour comme elle fait le tour de la pointe du cœur dans le péricarde.

Sur certains sujets, le péritoine forme en arrière du cæcum un repli plus ou moins développé, le *mésocæcum*, qui le rattache à la fosse iliaque ; sur d'autres, on voit la séreuse passer tout simplement sur la face antérieure de l'organe et appliquer celui-ci contre le plan sous-jacent. Mais, de ces deux dispositions, la première est relativement rare et la seconde tout à fait exceptionnelle. La disposition précitée, enveloppement complet du cæcum par le péritoine, doit être considérée comme la règle, ainsi que l'ont établi depuis longtemps les recherches de Barde-leben (*Arch. f. path. Anat.*, 1849), confirmées depuis dans ce qu'elles ont d'essentiel par celles de Luschka, de Treves, de Tuffier, etc. Sur 120 sujets examinés par ce dernier auteur, 9 seulement avaient le tiers supérieur et postérieur du cæcum dépourvu de péritoine ; sur tous les autres, cet organe était entièrement recouvert par la séreuse. Plus récemment (1891), Legueu, ayant examiné le cæcum de 100 enfants, a rencontré sur 6 seulement le cæcum partiellement adhérent. L'année suivante (1892), Pérignon nous apprend, dans sa thèse inaugurale, qu'il a toujours trouvé le cæcum libre, chez le nouveau-né et chez l'enfant, tandis que, chez l'adulte, il l'a rencontré adhérent dans une proportion de 14 p. 100. Ce chiffre est, comme on le voit, un peu plus élevé que celui qui nous est fourni par les recherches de Tuffier. En tenant compte des différentes statistiques, on peut établir en principe que le cæcum, chez l'adulte, est plus ou moins adhérent 1 fois sur 10 sujets, libre et flottant sur les 9 autres.

b. *Péritoine de l'appendice.* — Sur l'appendice cæcal, le péritoine se comporte absolument comme sur une anse d'intestin grêle : il l'entoure sur presque tout son pourtour et, s'adossant à lui-même au niveau de l'un de ses bords, il forme un véritable méso, le *méso-appendice*, qui rattache l'organe en question, d'une part au cæcum, d'autre part à la portion terminale du mésentère.

Le méso-appendice revêt la forme d'un triangle ou plutôt d'une faux, avec une base, un sommet et deux bords (fig. 178 et 179). — Sa *base* s'implante tout d'abord sur le côté interne du cæcum, suivant une ligne qui s'étend de la base de l'appendice à l'angle iléo-cæcal. Plus haut, au delà de cet angle, le méso-appendice se confond, dans une étendue de 2 ou 3 centimètres, avec le feuillet inférieur du mésentère, dont il n'est qu'une dépendance. — Son *sommet*, dans la plupart des cas, dans tous les cas d'après Clado, répond au sommet même de l'appendice. Sur certains sujets, cependant, le méso ne s'étend pas jusqu'à l'extrémité libre de l'appendice : cette extrémité est alors enveloppée complètement par la séreuse, et cela, dans une étendue qui varie ordinairement de 1 à 15 millimètres. — De ses *deux bords*, le bord convexe adhère au bord supérieur de l'appendice. Le bord concave, libre et flottant dans la cavité abdominale, répond à l'artère appendiculaire (fig. 182), et c'est précisément cette artère qui, en gagnant directement l'appendice, je veux dire en s'y rendant par le chemin le plus court, soulève le péritoine et détermine la formation du repli que nous venons de décrire

Comme tous les replis péritonéaux, le méso-appendice est parfois mince et transparent. Mais cette disposition est rare chez l'adulte. Le plus souvent, il est envahi par la graisse, qui, en se déposant entre ses deux feuillets, le rend épais, lourd et opaque.

Au niveau de sa base, le méso-appendice présente un ganglion lymphatique, le *ganglion appendiculaire*. Clado considère ce ganglion comme constant; mais il fait remarquer, en même temps, qu'il n'est pas toujours isolé et indépendant. On le voit assez fréquemment se déplacer en dedans pour se loger dans la portion terminale du mésentère, auquel cas il n'est qu'un simple ganglion mésentérique, le dernier ou le plus inférieur de ces ganglions. Il reçoit les lymphatiques de l'appendice.

Chez la femme, le méso-appendice est relié parfois aux organes intra-pelviens par un petit repli falciforme, qui, partant de sa base, croise les vaisseaux iliaques pour venir se continuer avec le bord supérieur du ligament large correspondant. Clado, qui a signalé ce repli sous le nom de *ligament appendiculo-ovarien*, le considère comme établissant des communications lymphatiques entre l'appendice et l'ovaire. Pour lui, il serait constant et se rencontrerait même parfois chez l'homme à l'état de vestige. Lafforgue, moins heureux, ne l'a observé que 17 fois sur les 90 sujets féminins qu'il a examinés, soit une proportion de 20 p. 100. Ce repli péritonéal est le même que celui qui a été décrit par les auteurs sous les noms divers de lombo-ovariens, d'infundibulo-pelvien, d'ilio-ovarien, de ligament supérieur de l'ovaire (voy. *Ovaire*). Morphologiquement, il représente (Durand) le reste du méso qui enveloppait l'ovaire au moment de sa descente.

c. *Fossettes iléo-cæcales.* — La séreuse péritonéale, en passant de l'intestin grêle sur le cæcum, forme deux replis spéciaux, lesquels déterminent l'apparition de deux fossettes : la fossette cæcale supérieure et la fossette cæcale inférieure.

α. La *fossette cæcale supérieure* (*fossette iléo-cæcale supérieure* de Waldeyer, de Treves, de Tuffier) occupe la partie antéro-supérieure de l'angle iléo-cæcal (fig. 178,8). Son ouverture regarde en dedans. Son sommet, dirigé en dehors, répond à la partie antérieure de la ligne circulaire suivant laquelle se fait l'abouchement de l'iléon dans le cæcum. Elle est circonscrite : 1° en arrière, par le mésentère d'abord et, au-dessous de lui, par le segment terminal de l'iléon ; 2° en avant, par un repli péritonéal de forme triangulaire, qui, partant du feuillet droit du mésentère, se porte en bas et en dehors pour venir se terminer sur le côté interne du cæcum. Le bord libre de ce repli, concave en dedans, répond à l'artère iléo-cæcale antérieure et c'est justement cette artère qui, en soulevant le péritoine, détermine la formation du repli et de la fossette sous-jacente. La fossette cæcale supérieure, très marquée chez le

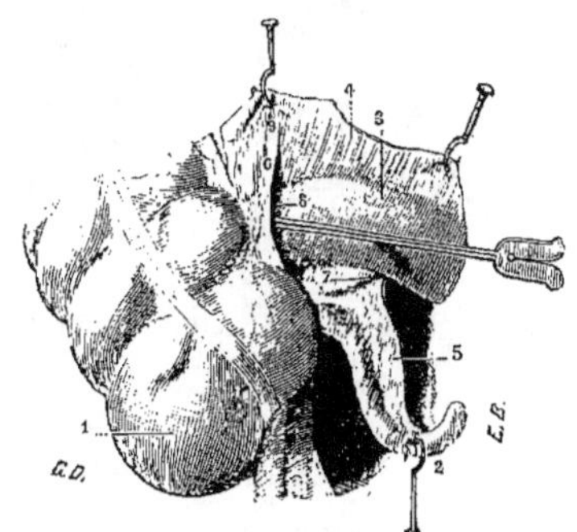

Fig. 178.

Fossette cæcale supérieure.

1, cæcum. — 2. appendice cæcal, érigné en bas. — 3, iléon. — 4, mésentère. — 5, méso-appendice. — 6, repli mésentérico-cæcal. — 7, repli iléo-appendiculaire. — 8. fossette cæcale supérieure. — 9, artère iléo-cæcale antérieure.

fœtus et chez le nouveau-né, s'atténue progressivement au fur et à mesure que le sujet avance en âge.

β La *fossette cæcale inférieure* (*fossette iléo-cæcale inférieure* de Waldeyer, de Treves, de Tuffier, *fossette iléo-appendiculaire* de Jonnesco) est située au-dessous de la précédente, à la partie inférieure de l'angle iléo-cæcal. Pour en prendre une notion exacte, il est nécessaire de porter l'iléon en haut et d'ériger en bas l'appendice vermiculaire (fig. 179,7). Elle est déterminée par la présence d'un repli péritonéal, le *repli iléo-appendiculaire*, qui prend naissance, en haut, sur le bord libre de l'iléon et qui vient se fixer, en bas, sur le côté interne du cæcum et sur le bord supérieur de son appendice vermiculaire. Son bord libre, rectiligne ou semi-lunaire, délimite en avant l'entrée de la fossette.

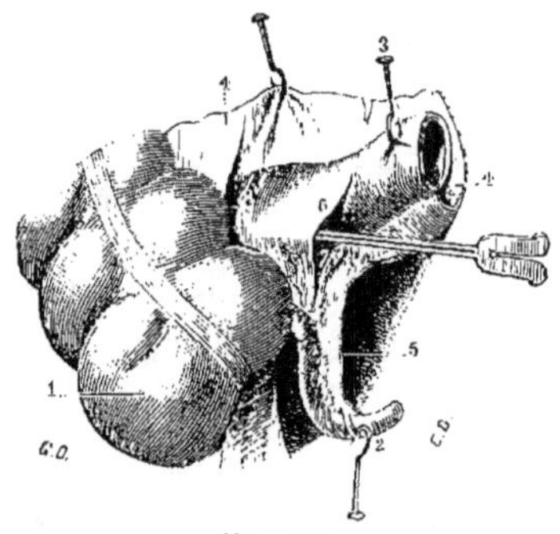

Fig. 179.

Fossette cæcale inférieure.

1, cæcum. — 2, appendice cæcal, érigné en bas. — 3, iléon, érigné en haut. — 4, mésentère. — 5, méso-appendice. — 6, repli iléo-appendiculaire. — 7, fossette cæcale inférieure ou iléo-appendiculaire. — 8, fossette cæcale supérieure.

Envisagée à un point de vue purement morphologique, la fossette cæcale inférieure a la forme d'une pyramide triangulaire, avec une base, un sommet et trois parois. — Sa *base*, qui n'est autre que l'entrée de la fossette, regarde en bas et à gauche ; elle permet, suivant les cas, l'introduction d'un ou de deux doigts. — Son *sommet*, dirigé en dehors, répond à la partie inférieure de l'angle iléo-cæcal. — De ses trois *parois* (fig. 180), l'une, supérieure, est formée par la face inférieure de l'iléon ; la deuxième, postérieure, répond au méso-appendice ; la troisième, antérieure, est constituée par le repli iléo-appendiculaire.

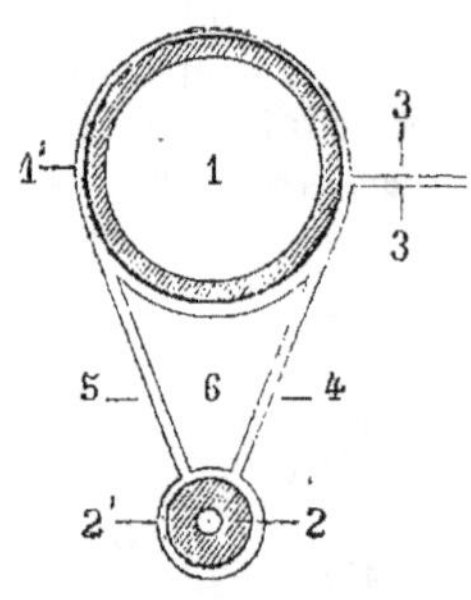

Fig. 180.

Coupe sagittale de la fossette cæcale inférieure, pour montrer son mode de constitution (*schéma*).

1, iléon, avec 1', son revêtement péritonéal. — 2, appendice, avec 2', son péritoine. — 3, 3, mésentère. — 4, méso-appendice. — 5, repli iléo-appendiculaire. — 6, fossette iléo-appendiculaire ou cæcale inférieure.

Le repli iléo-appendiculaire renferme quelques vaisseaux signalés par Bochdaleck, par Waldeyer, par Tuffier, etc. ; c'est donc à tort que Treves lui donne le nom d'invasculaire. Ces vaisseaux, toutefois, sont toujours de petit calibre et, bien certainement, n'ont aucune influence sur la formation même du repli péritonéal. Luschka, depuis longtemps déjà, avait signalé, dans l'épaisseur du repli iléo-appendiculaire, la présence d'un certain nombre de fibres musculaires lisses. Toldt, ayant retrouvé ces éléments musculaires chez le fœtus et ayant constaté en outre leur connexion avec la tunique musculeuse de l'intestin, n'hésite pas à considérer le repli en question comme une portion du péritoine iléal, doublée de fibres musculaires, qui, au cours du développement, a été entraîné en bas par l'accroissement du segment basal de l'appendice.

d. *Fossettes rétro-cæcales.* — Indépendamment des deux fossettes cæcales que nous venons de décrire, fossettes qui sont constantes, on a signalé à la partie postérieure et supérieure du cæcum, au niveau du point où le péritoine se réfléchit de la fosse iliaque sur ce dernier organe, une ou deux fossettes en forme de cul-de-sac, dont l'ouverture regarde en bas : ce sont les *fossettes rétro-cæcales*, très visibles quand le cæcum est renversé en haut. Ces fossettes rétro-cœcales ne sont pas constantes et, quand elles existent, elles varient beaucoup dans leur nombre et dans leur profondeur. Leur mode de formation est encore mal élucidé : WALDEYER les rattache à la migration du cæcum ; TOLDT, dont l'opinion sur ce point est généralement adoptée, les explique par un défaut de coalescence, à leur niveau, de la paroi postérieure de l'intestin avec la paroi abdominale correspondante.

B. TUNIQUE MUSCULEUSE. — La tunique musculeuse nous présente ici, comme sur les autres segments du gros intestin deux couches de fibres musculaires : une couche superficielle, représentée par les trois bandes de fibres longitudinales ci-dessus décrites (p. 189) ; une couche profonde, formée par des fibres circulaires. La même disposition se retrouve sur l'appendice vermiculaire, avec cette variante, que les fibres longitudinales, au lieu de se condenser en trois bandes distinctes, forment une couche continue tout autour de l'appendice.

C. TUNIQUE CELLULEUSE OU SOUS-MUQUEUSE. — (Voy. p. 182.)

D. TUNIQUE MUQUEUSE. — La muqueuse du cæcum nous offre tous les caractères de la muqueuse du gros intestin en général. Nous renvoyons le lecteur à la page 183, où cette muqueuse est décrite.

La muqueuse de l'appendice (fig. 181), à son tour, nous offre tous les éléments de la muqueuse cæcale, à laquelle elle fait suite : un épithélium cylindrique, un stroma réticulé, de très nombreux follicules clos, une muscularis mucosæ et des glandes en tube. Nous ajouterons que la sous-muqueuse y est très épaisse, qu'elle est formée par du tissu conjonctif très serré et à peu près dépourvu de fibres élastiques. Au niveau de la pointe de l'appendice, on voit cette sous-muqueuse prendre un développement considérable ; par contre, les deux plans de fibres musculaires y sont à peine visibles et les glandes ont complètement disparu (CLADO).

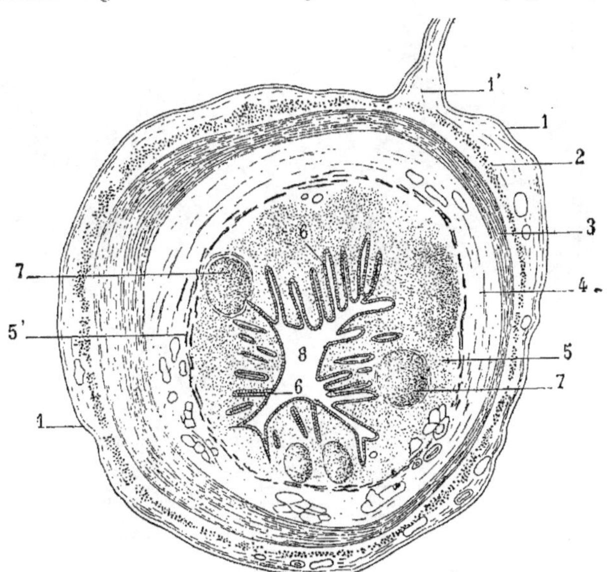

Fig. 181.

Coupe transversale de l'appendice cœcal de l'homme.

1, revêtement péritonéal, avec 1', l'insertion du méso-appendice. — 2, couche des fibres longitudinales. — 3, couche des fibres circulaires. — 4, couche sous-muqueuse. — 5, chorion muqueux, avec 5', muscularis mucosæ. — 6, 6, glandes de Lieberkühn. — 7, 7, follicules clos. — 8, lumière de l'appendice.

Le grand développement de son appareil lymphoïde, tel est le principal caractère de la muqueuse de l'appendice. Cet appareil est essentiellement constitué par des follicules clos, si nombreux et si volumineux, qu'ils sont pour ainsi dire au contact les uns des autres et qu'ils occupent, à eux seuls, toute la muqueuse : on a pu dire, non sans raison, que leur ensemble représentait une

seule et unique plaque de Peyer, allant d'un bout à l'autre de l'appendice. La base des follicules
est très rapprochée de la surface extérieure de l'appendice, tandis que la tête, plus ou moins
arrondie, fait saillie dans la lumière du conduit. « La surface des travées interfolliculaires est
revêtue d'un épithélium cylindrique mélangé de cellules caliciformes. Dans leur épaisseur et au sein
d'un tissu conjonctif ordinaire, chaque travée renferme un certain nombre de cryptes de Lieberkühn,
des vaisseaux sanguins et de grands capillaires lymphatiques, passant d'une travée à l'autre et
se terminant tous par des ampoules ou des arcs. parfois presque au contact de l'épithélium de
revêtement » (RENAUT). C'est sur les sujets de douze à vingt-cinq ans que l'appareil lymphoïde de
l'appendice atteint son plus grand développement. Passé vingt-cinq ou trente ans, les follicules
diminuent à la fois de hauteur et de largeur : comme conséquence. ils font dans la lumière du
canal une saillie moins considérable et, d'autre part, ils sont moins serrés les uns contre les
autres.

9° Vaisseaux et nerfs. — Le mode de distribution des vaisseaux et des nerfs
dans les différentes couches de la paroi du cæcum ne diffère pas de celui que nous
avons décrit plus haut sur le gros intestin en général (voy. p. 184). Nous nous
contenterons ici d'indiquer leur provenance.

A. ARTÈRES. — Les artères destinées au cæcum et à son appendice proviennent
de la terminaison de la mésentérique supérieure, laquelle est remplacée quelquefois

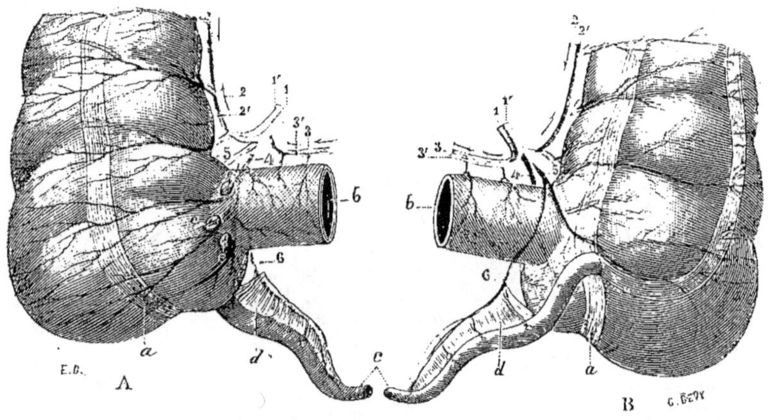

Fig. 182.

Circulation du cæcum et de son appendice : A, vue antérieure; B, vue postérieure.

a, cæcum. — *b*, iléon. — *c*. appendice vermiculaire. — *d*. méso-appendice. — *e*. petits ganglions, situés dans le repli
iléo-cæcal antérieur. — 1. artère mésentérique supérieure. — 2, rameau colique. allant s'anastomoser avec le rameau
descendant de la colique droite inférieure. — 3. rameau iléal, allant s'anastomoser avec le dernier rameau de l'intestin
grêle. — 4, artère et veine iléo-cæcales antérieures. — 5. artère et veine iléo-cæcales postérieures. — 6. artère et
veines appendiculaires. — 1', 2', 3', veines homonymes satellites des artères précitées.

(dans les cas où elle se termine très haut) par la branche descendante de la colique
droite inférieure, l'*iléo-colique* de quelques auteurs. La branche terminale de la
mésentérique supérieure est située, comme on le sait, dans l'angle à sinus supéro-
interne que forment, en s'unissant l'un à l'autre, l'iléon et le cæcum. Un peu au-
dessus de l'abouchement iléo-cæcal, elle se divise en quatre branches (fig. 182),
savoir : l'artère iléo-cæcale antérieure, l'artère iléo-cæcale postérieure, l'artère iléale
et l'artère appendiculaire

a. *Artère iléo-cæcale antérieure*. — L'artère iléo-cæcale antérieure (4) se porte
obliquement en avant, en dehors et en bas. Elle croise tout d'abord la face antérieure de l'iléon, auquel elle abandonne quelques fins rameaux. Puis, elle descend
sur la face antérieure du cæcum, qu'elle recouvre de ses ramifications divergentes. En passant au-devant de l'iléon, l'artère iléo-cæcale antérieure n'est pas

exactement située dans le sillon circulaire qui marque l'abouchement iléo-cæcal, mais un peu en dedans de ce sillon. C'est à ce niveau, ne l'oublions pas, que le vaisseau soulève le péritoine et détermine ainsi la formation de ce repli, longuement décrit ci-dessus (p. 195), en arrière duquel se trouve la fossette cæcale antérieure.

b. *Artère iléo-cæcale postérieure*. — L'artère iléo-cæcale postérieure (5) se dirige obliquement en bas et en dehors, comme l'antérieure. Elle diffère de cette dernière en ce qu'elle s'applique directement contre la face postérieure du cæcum, sans former aucun repli péritonéal. Après avoir fourni quelques fins rameaux à l'iléon, elle se ramifie sur la face postérieure du cæcum.

c. *Artère iléale*. — L'artère iléale (3), se portant en dedans, longe le bord mésentérique de l'iléon et s'anastomose bientôt à plein canal avec la dernière des artères de l'intestin grêle, en formant une arcade à concavité dirigée en haut. De la convexité de cette arcade naissent de nombreux rameaux, qui se jettent sur les deux faces antérieure et postérieure de la portion précæcale de l'iléon.

d. *Artère appendiculaire*. — L'artère appendiculaire (6) descend en arrière de l'angle iléo-cæcal, croise la face postérieure de l'iléon et s'engage alors dans le méso-appendice, dont elle suit le bord libre et qu'elle accompagne jusqu'à sa terminaison. Chemin faisant, elle jette sur l'appendice un certain nombre de fins rameaux, qui, se comportant absolument comme les artères intestinales, se ramifient sur ses deux faces et se terminent dans ses parois. Ces rameaux appendiculaires sont ordinairement au nombre de trois ou quatre, mais il n'en existe parfois que deux, comme aussi on peut en rencontrer jusqu'à sept ou huit : leur nombre me paraît varier avec la longueur même de l'appendice. L'artère appendiculaire est le plus souvent une artère indépendante, je veux dire qu'elle ne s'anastomose, au cours de son trajet, avec aucune artère du voisinage. Nous devons signaler, cependant, l'existence assez fréquente d'un rameau anastomotique qui, partant de la convexité de cette artère, remonte dans l'épaisseur du repli iléo-appendiculaire et vient se terminer, soit sur le cæcum, soit sur l'iléon, établissant ainsi des relations entre les territoires vasculaires de ces deux organes et celui de l'appendice.

B. VEINES. — Les veines du cæcum (fig. 182) se dirigent toutes vers l'angle iléo-cæcal supérieur et se jettent, à ce niveau, dans la veine mésentérique supérieure. L'artère appendiculaire est constamment accompagnée d'une veine, qui porte le même nom : cette veine appendiculaire reçoit comme affluents, outre les rameaux qui émanent de l'appendice lui-même, deux autres rameaux, qui proviennent, l'un de la face antérieure du cæcum, l'autre de la face antérieure de l'iléon.

C. LYMPHATIQUES. — Les lymphatiques du cæcum (pour leur origine, voy. p. 185) se distinguent en lymphatiques antérieurs, lymphatiques postérieurs, lymphatiques de l'appendice. — Les *lymphatiques antérieurs*, suivant l'artère iléo-cæcale antérieure, viennent se jeter dans un groupe de deux ou trois ganglions situés dans le repli iléo-cæcal antérieur. Sur le sujet qui a servi à la préparation représentée dans la figure 182, ces ganglions iléo-cæcaux antérieurs étaient au nombre de cinq et très volumineux. — Les *lymphatiques postérieurs* aboutissent à un groupe de trois ou quatre ganglions, qui occupent le côté postéro-interne du cæcum. Suivant la remarque de TUFFIER, ils sont recouverts par le péritoine, qui les applique à ce niveau sur les parois mêmes de l'intestin et les sépare complètement de la fosse iliaque. — Les *lymphatiques de l'appendice* se portent vers l'angle iléo-cæcal, où ils se jettent dans le ganglion appendiculaire, décrit plus haut (p. 195). CLADO, qui les a injectés tout récemment, soit avec le mercure, soit avec des matières colorantes, les a vus communiquer, sur deux sujets, avec les lymphatiques utéro-ovariens.

D. NERFS. — Les filets nerveux destinés au cæcum proviennent du plexus solaire par le plexus mésentérique supérieur. Ils se distribuent à la séreuse, à la musculeuse et à la muqueuse (voy. p. 186).

<h2>§ III. — CÔLON</h2>

Le côlon (fig. 127 et 183), portion moyenne du gros intestin, s'étend du cæcum au rectum. Il est ainsi appelé du mot grec κωλύω, j'arrête, parce que c'est principalement dans l'intérieur du côlon que séjournent les matières fécales avant leur expulsion au dehors.

1° Trajet et divisions. — Nous connaissons déjà son trajet. Parti du cæcum, auquel il fait suite, il se porte d'abord en haut, vers la face inférieure du foie. Puis, il se coude à angle droit pour se porter transversalement de gauche à droite, atteint la partie inférieure de la rate et se coude de nouveau pour descendre dans la fosse iliaque gauche, qu'il traverse obliquement. Au sortir de la fosse iliaque gauche, il s'engage dans le bassin, le parcourt de gauche à droite et, finalement, s'incline en bas et en dedans pour se continuer, au niveau de la troisième vertèbre sacrée, avec l'extrémité supérieure du rectum. Ces divers changements de direction ont fait diviser le côlon en quatre portions, qui sont, en allant de son origine, vers sa terminaison : le *côlon ascendant*, le *côlon transverse*, le *côlon descendant* et le *côlon ilio-pelvien*.

2° Conformation et rapports. — Les différentes portions du côlon méritent chacune une description particulière, moins à cause de leur configuration extérieure ou intérieure, qui est à peu près la même pour toutes, qu'au point de vue de leur situation et de leurs rapports, qui varient pour chacune d'elles.

A. CÔLON ASCENDANT. — Le côlon ascendant (fig. 183,B), encore appelé *côlon lombaire droit,* fait suite au cæcum et

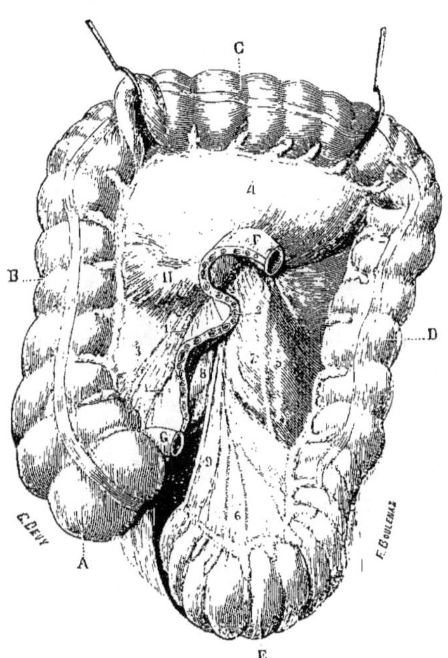

Fig. 183.

Côlon, vue antérieure, après l'ablation de l'intestin grêle.

A, cæcum. — B, côlon ascendant. — C, côlon transverse. — D, côlon descendant. — E, côlon ilio-pelvien. — F, jéjunum. — G, portion terminale de l'iléon. — H, saillie du duodénum.

1, bord postérieur du mésentère. — 2, coupe du mésentère. — 3, mésocôlon ascendant. — 4, mésocôlon transverse. — 5, mésocôlon descendant. — 6, mésocôlon ilio-pelvien. — 7, uretère. — 8, artère iliaque primitive. — 9, artère sigmoïde.

s'étend de là jusqu'à la face inférieure du foie, où il se coude à angle droit pour former le côlon transverse.

a. *Situation et moyens de fixité*. — Le côlon ascendant est profondément situé dans la fosse lombaire. Il est maintenu en position par le péritoine, qui, tantôt passant au-devant de lui, tantôt lui formant en arrière un méso excessivement court (*mésocôlon ascendant*), le fixe plus ou moins à la paroi postérieure de l'abdomen. Le coude que forme le côlon ascendant pour devenir côlon transverse est parfois relié à la face inférieure du foie par un repli péritonéal, le *ligament hépato-colique*. Ce ligament, quand il existe, supporte le poids du côlon ascendant et maintient, dans sa situation comme dans sa forme, le coude droit sur lequel il s'insère.

b. *Rapports*. — *En arrière*, le côlon ascendant répond tout d'abord au muscle carré des lombes, puis à la face antérieure du rein droit. Il est relié à ces deux organes par le mésocôlon ascendant (voy. p. 208), lorsque celui-ci existe. Mais, lorsque ce repli fait défaut, il repose directement sur eux et leur est uni par une couche de tissu cellulaire extrêmement lâche. Ce rapport immédiat du rein droit et du côlon ascendant nous explique la possibilité, pour un abcès du rein, de s'ouvrir dans la cavité du côlon sans traverser le péritoine. — *En dedans*, le côlon ascendant est en rapport avec le paquet des anses grêles, et sur un plan plus profond, avec le muscle psoas. — *En avant* et *en dehors*, il répond encore, dans la plupart des cas, aux circonvolutions intestinales. Toutefois, quand il est distendu, soit par des matières liquides ou solides, soit par des gaz, il vient se mettre directement en rapport avec la paroi antéro-latérale de l'abdomen.

c. *Configuration extérieure*. — Extérieurement, le côlon ascendant nous présente les trois bandes musculaires que nous avons déjà vues sur le cæcum. Ces bandes ont exactement la même situation que sur la première portion du gros intestin : l'une est antérieure ; les deux autres sont postéro-interne et postéro-externe. Ici encore, elles dépriment la paroi intestinale en forme de gouttières longitudinales et, d'autre part, interceptent entre elles une triple série de bosselures, séparées les unes des autres par des sillons transversaux.

d. *Configuration intérieure*. — Vu en dedans, le côlon ascendant nous présente comme le cæcum (fig. 166) : 1° trois saillies rubanées, lisses et unies, répondant aux trois gouttières longitudinales de la surface extérieure ; 2° entre ces saillies, une triple série de cavités ampullaires, séparées les unes des autres par des replis falciformes. Il nous présente encore un certain nombre de plis muqueux, irrégulièrement disposés, qui s'exagèrent quand l'intestin est à l'état de vacuité, qui s'atténuent au contraire et s'effacent même complètement quand il est distendu par des matières fécales ou par des gaz.

B. Côlon transverse. — Le côlon transverse (fig. 183, C) s'étend de l'extrémité supérieure du côlon ascendant à l'extrémité supérieure du côlon descendant.

a. *Direction et trajet*. — Comme l'indique son nom, il se porte transversalement de droite à gauche, de la face inférieure du foie vers la partie inférieure de la rate. — Sa direction, toutefois n'est pas exactement horizontale : le côlon transverse se porte un peu obliquement de bas en haut ; en d'autres termes, il remonte un peu plus haut dans l'hypochondre gauche que dans l'hypochondre droit. — De plus, il n'est pas rectiligne, mais décrit une courbe à concavité postérieure, d'où le nom d'*arc du côlon* que lui donnent certains anatomistes. — Dans certains cas, qui sont loin d'être rares, on voit le côlon transverse, avant d'atteindre la ligne médiane, s'infléchir en bas, se rapprocher plus ou moins du pubis et remonter ensuite vers l'origine du côlon descendant : il décrit alors, dans son ensemble, une longue courbure dont la concavité regarde en haut. Il convient d'ajouter qu'une pareille disposition ne s'observe pas chez le fœtus : elle s'acquiert donc au cours de la vie post-utérine et résulte vraisemblablement de la distension que subit la portion transversale du côlon sous l'influence des matières fécales, séjournant dans son intérieur trop longtemps et en trop grande quantité.

b. *Moyens de fixité.* — Le côlon transverse est toujours relié à la paroi postérieure de l'abdomen par un repli du péritoine, appelé *mésocôlon transverse* (voy. p. 209). Ce repli, qui forme une cloison horizontale entre l'estomac et la masse flottante de l'intestin grêle, est généralement assez étendu, ce qui explique

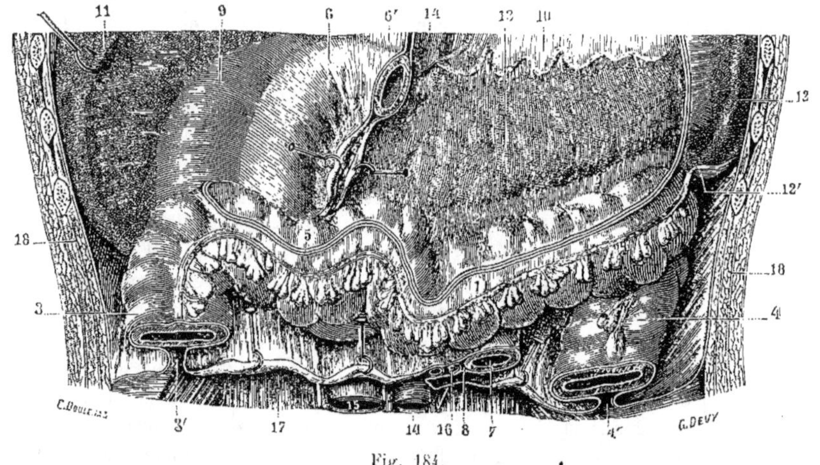

Fig. 184.

Le côlon transverse, vu en place par sa face antérieure.

1. côlon transverse, avec sa bande musculaire antéro-inférieure. — 2. mésocôlon transverse. — 3. côlon ascendant, avec 3', son mésocôlon. — 4. côlon descendant, avec 4', son mésocôlon. — 5. 5, insertion colique du grand épiploon. 6. duodénum, avec 6', épiploon gastro-hépatique. — 7. jéjuno iléon. — 8, mésentère. — 9. rein droit. — 10. rein gauche. — 11. foie, érigné en haut. — 12. rate, avec 12', ligament phréno-colique. — 13, pancréas. — 14. aorte. — 15. veine cave inférieure. — 16. vaisseaux mésentériques supérieurs. — 17. psoas. — 18. paroi abdominale.

la grande mobilité dont jouit le côlon transverse. Le côlon transverse est encore maintenu en position par deux petits replis séreux de forme triangulaire, qui se détachent de chacune de ses extrémités pour se fixer d'autre part sur la partie correspondante de la paroi abdominale. Nous y reviendrons plus loin, à propos du péritoine colique.

c. *Rapports.* — L'arc du côlon occupe la limite des deux régions épigastrique et ombilicale. Ses rapports sont les suivants. — *En haut*, il répond successivement : 1° par son extrémité droite ou coude droit, à la face inférieure du foie et à la vésicule biliaire ; 2° par son extrémité gauche ou coude gauche, à la partie inférieure de la rate (voy. *Rate*) ; 3° par sa portion moyenne, à la grande courbure de l'estomac. — *En bas*, il repose sur les circonvolutions de l'intestin grêle, qui le repoussent en haut quand elles sont distendues par des matières solides ou par des gaz. — *En avant*, il répond à la paroi antérieure de l'abdomen, dont il est séparé par le grand épiploon. Ce grand épiploon, qui, comme on le sait, provient de la grande courbure de l'estomac, vient se terminer, par son extrémité opposée, sur la face antérieure du côlon transverse (voy. *Péritoine*). — *En arrière*, il donne naissance au mésocôlon transverse, qui le rattache à la paroi abdominale postérieure.

Il répond successivement, en allant de droite à gauche, à la face antérieure du rein droit, à la portion descendante du duodénum, à la tête du pancréas, aux vaisseaux mésentériques supérieurs, à la portion ascendante du duodénum et à la face antérieure du rein gauche.

d. *Configuration extérieure et intérieure.* — La configuration, soit extérieure soit intérieure, du côlon transverse est la même que celle du côlon ascendant. Nous n'y reviendrons pas ici.

C. Côlon descendant. — Le côlon descendant (fig. 183, D), encore appelé *côlon lombaire gauche,* s'étend de l'extrémité gauche du côlon transverse au commen-

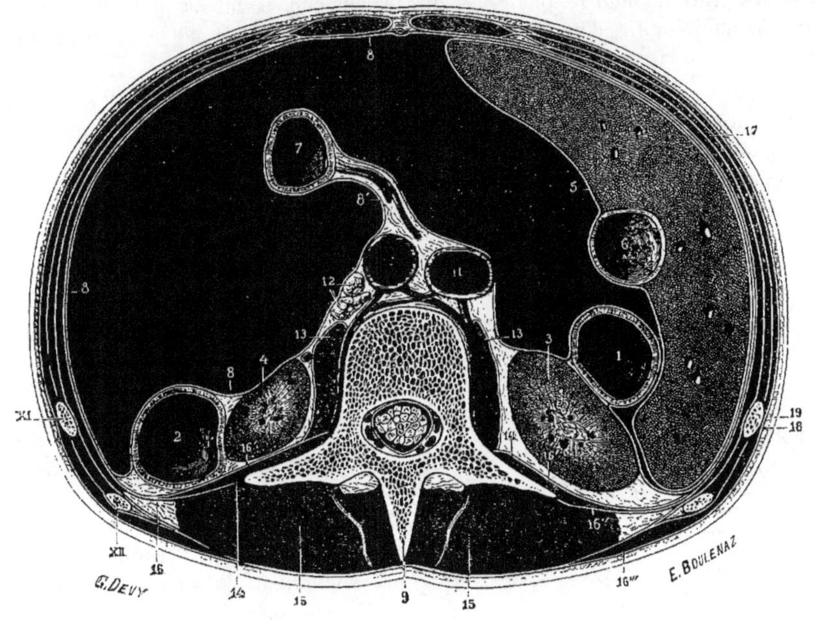

Fig. 183.

Coupe horizontale du tronc, pratiquée au niveau de la troisième vertèbre lombaire
(*demi-schématique*).

1, côlon ascendant. — 2, côlon descendant. — 3, rein droit. — 4, rein gauche. — 5, foie. — 6, vésicule biliaire. — 7, intestin grêle. — 8, péritoine pariétal. — 8', mésentère. — 9, troisième vertèbre lombaire. — 9', queue de cheval. — 10, aorte. — 11, veine cave inférieure. — 12, ganglions lymphatiques — 13, psoas. — 14, carré des lombes. — 15, masse sacro-lombaire. — 16, aponévrose postérieure de l'abdomen, avec 16', 16'', 16''', ses trois feuillets, antérieur, moyen et postérieur. — 17, muscles larges de l'abdomen. — 18, tissu cellulaire sous-cutané. — 19, peau.

cement du côlon ilio-pelvien. Sa limite inférieure, toute conventionnelle du reste, est un plan horizontal passant par la crête iliaque.

Au point de vue de sa situation, de sa configuration et de ses rapports, le côlon descendant présente la plus grande analogie avec le côlon ascendant : comme lui, il est profondément situé dans la fosse lombaire ; comme lui, il est vertical et presque rectiligne ; comme lui encore, il est fixé à la paroi abdominale postérieure par le péritoine qui, le plus souvent, ne fait que passer au-devant de lui, mais qui cependant, dans des cas plus rares, lui forme un méso toujours très court, le *méso-côlon descendant* (voy. plus loin. p. 210).

Le côlon descendant diffère toutefois de l'ascendant par les caractères suivants :

1° il est un peu plus long et cela parce que le coude gauche du côlon est situé plus haut que son coude droit ; 2° son calibre est un peu moins considérable que celui du côlon ascendant ; 3° sa portion supérieure remonte sur la face antérieure du rein gauche beaucoup plus haut que ne le fait le côlon ascendant sur la face antérieure du rein droit ; 4° cette même portion supérieure du côlon descendant est plus profondément située dans l'abdomen ; de plus, elle se rapproche davantage des côtes et, tandis que le côlon ascendant repose sur la face antérieure du rein droit, elle répond plutôt au bord externe du rein gauche (fig. 185) ; 5° enfin, comme le rein gauche descend moins bas que le droit, le côlon présente avec le muscle carré des lombes des rapports de contiguïté qui sont plus étendus à gauche qu'à droite ; c'est l'une des raisons pour lesquelles les chirurgiens choisissent de préférence le côté gauche pour établir, dans les cas d'imperforation du rectum, un anus artificiel par le procédé de Littre et d'Amussat.

D. Côlon ilio-pelvien. — Le côlon ilio-pelvien (*côlon iliaque* ou *S iliaque du côlon* de nos auteurs français, *anse sigmoïde* de quelques anatomistes anglais et allemands, *anse en Ω* ou, plus simplement, *anse oméga* de Treves) fait suite au côlon descendant et s'étend de là jusqu'au rectum, qui le continue (fig. 183, E).

a. *Situation et direction*. — A son origine, le côlon ilio-pelvien est situé dans la fosse iliaque interne du côté gauche ; mais il passe bientôt dans le bassin, qu'il occupe dans la plus grande partie de son étendue, d'où le nom de *côlon ilio-pelvien*

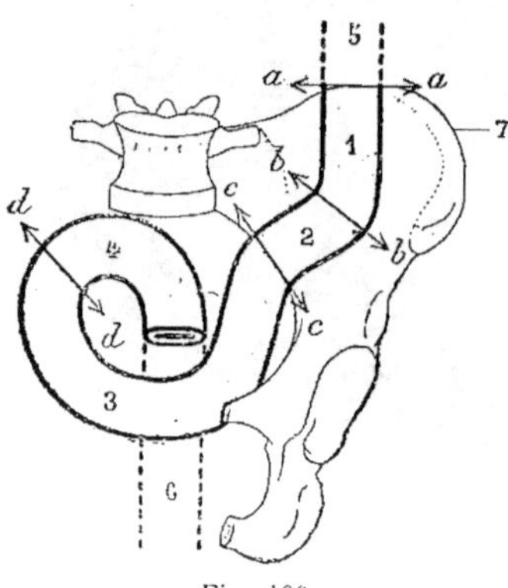

Fig. 186.

Schéma représentant les différentes portions du côlon ilio-pelvien.

1, 2, 3, 4, première, deuxième, troisième et quatrième portions du côlon ilio-pelvien. — *aa, bb, cc, dd*. limites séparatives de ces différentes portions. — 5, côlon descendant. — 6, rectum (en pointillé). — 7, crête iliaque gauche.

sous lequel nous le désignerons. Nous l'appellerons encore *côlon sigmoïde*, dénomination qui ne préjuge en rien de sa situation et qui, en rappelant ses diverses inflexions, a le grand avantage de convenir à tous les cas.

Le côlon ilio-pelvien est rattaché à la paroi postérieure de l'abdomen et du bassin par un repli du péritoine, le *mésocôlon ilio-pelvien*. Ce repli, sur lequel nous aurons naturellement à revenir à propos du péritoine du côlon (p. 210), est toujours très large et, de ce fait, permet à la portion de l'intestin qu'il entoure des excursions très étendues. Le côlon ilio-pelvien devient ainsi la plus mobile des quatre portions du côlon.

Cette extrême mobilité, qui rappelle jusqu'à un certain point celle de l'intestin grêle, nous explique la plupart des variétés que présente le côlon ilio-pelvien dans sa situation, sa direction et ses rapports. Ces variétés sont fort nombreuses et, sans nous attarder ici à exposer les divergences des auteurs sur ce point, nous décrirons la disposition qui nous paraît la plus fréquente. Si nous suivons le côlon sigmoïde de son origine à sa terminaison, nous le voyons tout d'abord se porter verticalement de haut en bas, en suivant à peu de chose près la même direction que le côlon lombaire gauche. Il descend ainsi, le long du bord externe du psoas, jusqu'à 3 ou 4 centimètres au-dessus de l'arcade crurale, quelquefois plus bas, jusqu'au voisinage de cette arcade[1]. S'infléchissant alors en

____

[1] J'ai mesuré sur 15 sujets (10 hommes et 5 femmes) la distance en verticale qui sépare l'arcade

dedans, il croise transversalement le psoas, atteint son bord interne et passe dans l'excavation pelvienne, qu'il traverse de gauche à droite. Arrivé au bord droit de cette cavité, à la fosse iliaque droite par conséquent, il s'infléchit une dernière fois sur lui-même et, se portant alors obliquement en bas, en arrière et en dedans,

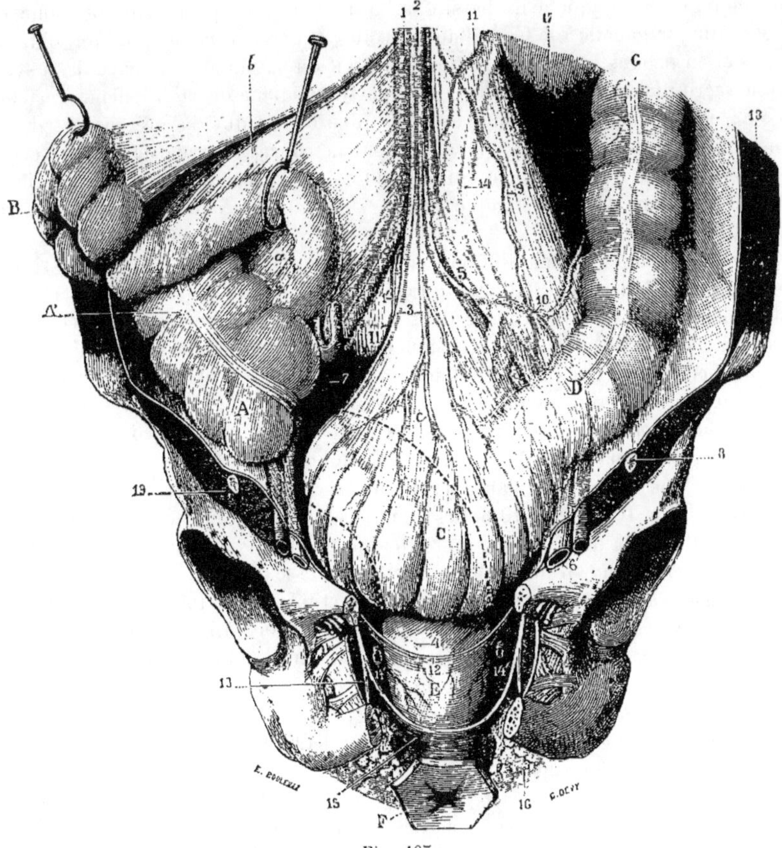

Fig. 187.

Le côlon ilio-pelvien et le rectum.

(Les branches horizontales du pubis et les branches ischio-pubiennes du bassin ont été réséquées dans leur portion interne de manière à laisser voir le rectum ; le mésentère et la portion terminale de l'intestin grêle ont été fortement réclinées à droite.)

A, cæcum. — A', côlon ascendant, avec *a*, mésocôlon ascendant. — B, intestin grêle, avec *b*, feuillet gauche du mésentère. — C, anse pelvienne du côlon, avec *c*, son méso. — D, côlon iliaque (S iliaque des auteurs). — E, rectum. — F, anus. — G, côlon descendant. — H, promontoire.

1, aorte, vue par transparence sous le péritoine. — 1', artère sacrée moyenne. — 2, artère mésentérique inférieure. — 3, artères sigmoïdes. — 4, branches terminales de l'hémorrhoïdale supérieure. — 5, artère iliaque primitive. — 6, vaisseaux iliaques externes. — 7, artère iliaque interne ou hypogastrique. — 8, nerf crural. — 9, artère spermatique. — 10, 11, deux artères coliques gauches. — 12, coupe du péritoine, au niveau du cul-de-sac vésico-rectal. — 13, muscle obturateur interne. — 14, uretère, sectionné à sa partie inférieure 14'. — 15, releveur de l'anus. — 16, tissu cellulo-adipeux de la fosse ischio-rectale. — 18, paroi abdominale. — 19, muscle psoas.

il vient se continuer avec le rectum au niveau de la troisième vertèbre sacrée.

Ainsi délimité, le côlon ilio-pelvien peut être divisé en quatre portions, savoir

crurale du point le plus déclive du côlon iliaque, lequel répond, dans la grande majorité des cas, à la partie interne du psoas. Les chiffres que j'ai obtenus dans ces mensurations m'ont démontré que cette distance est très variable : elle est représentée dans ma statistique par une moyenne de 43 millim., avec un minimum individuel de 11 millim. et un maximum de 52 millim.

(fig. 186) : 1° une *première portion*, verticalement descendante. qui s'étend de la crète iliaque au quart inférieur de la fosse iliaque interne ; 2° une *deuxième portion*, tantôt transversale, tantôt légèrement ascendante ou descendante, qui croise le psoas ; 3° une *troisième portion*, en forme d'anse, à concavité dirigée en haut, qui s'étend du bord gauche du bassin au bord droit ou, ce qui revient au même, de la fosse iliaque gauche à la fosse iliaque droite ; 4° une *quatrième portion*, oblique en bas et en dedans, qui, partant du bord droit du bassin au voisinage de la symphyse sacro-iliaque droite, aboutit à la partie médiane de la troisième vertèbre sacrée ; cette dernière portion, beaucoup plus courte que la précédente, décrit dans son ensemble une légère courbe dont la concavité regarde en bas et en dehors. Des quatre portions constitutives du côlon ilio-pelvien, les deux premières sont situées dans la fosse iliaque (*côlon iliaque*) ; les deux autres sont intra-pelviennes (*côlon pelvien*).

Cette description est bien différente de celle que l'on rencontre dans les traités classiques, où l'on voit l'S iliaque du côlon décrire deux courbures dans la fosse iliaque interne et, sans descendre dans le bassin, se continuer avec le rectum au niveau de la symphyse sacro-iliaque gauche. Une pareille disposition, où l'S iliaque se trouve en totalité dans la fosse iliaque gauche et où le rectum commence sur le côté gauche de la ligne médiane, existe sans doute et je l'ai observée moi-même comme tous les anatomistes ; mais elle est relativement rare et, comme telle, ne saurait convenir à la majorité des cas. Il y a longtemps que HUSCHKE avait signalé le passage dans le bassin de l'anse terminale du côlon sigmoïde, ayant rencontré cette disposition 10 fois sur 10 fœtus examinés. SAPPEY lui-même, qui pourtant fait arrêter l'S iliaque à la symphyse sacro-iliaque gauche, ayant examiné 14 fœtus, l'a vu, sur 11 d'entre eux, franchir les limites de la fosse iliaque gauche et descendre dans le bassin avant de se continuer avec le rectum. A leur tour, LUSCHKA, TREVES, SCHIEFFERDECKER et plus récemment JONNESCO et PÉRIGNON, à la suite de nombreuses recherches sur le sujet qui nous occupe, tant chez l'adulte que chez le fœtus, s'accordent à considérer comme normale la disposition que nous avons décrite plus haut, dans laquelle *la plus grande partie du côlon sigmoïde occupe l'excavation pelvienne*. Cette disposition, du reste, est très fréquente : elle se rencontre 9 fois environ sur 10 sujets.

b. *Configuration extérieure et intérieure.* — La configuration extérieure et intérieure du côlon ilio-pelvien est à peu près la même que celle des autres portions du côlon. Nous rappellerons seulement qu'au voisinage du rectum, les bandes musculaires qui, sur les trois premières portions du côlon, sont au nombre de trois, se réduisent le plus souvent à deux, l'une antérieure, l'autre postérieure. En même temps les bosselures et les sillons transversaux qui les séparent s'atténuent graduellement. Le gros intestin, au fur et à mesure qu'il s'éloigne de son origine, revêt peu à peu la configuration, assez régulièrement cylindrique, qui caractérise le rectum.

c. *Rapports.* — Le côlon sigmoïde, avons-nous dit plus haut, nous présente une portion iliaque et une portion pelvienne. — La *portion iliaque* (*côlon iliaque*) répond, en avant, à la paroi antérieure de l'abdomen : à l'état de vacuité, elle en est séparée par un paquet plus ou moins volumineux d'anses grêles ; à l'état de distension, elle lui est plus ou moins contiguë, d'où la possibilité de sentir par la palpation à travers la paroi abdominale les boules de matières fécales accumulées dans cette partie du gros intestin. En arrière, le côlon iliaque repose successivement : 1° sur le muscle iliaque, dont il est séparé par le fascia iliaca ; 2° sur le muscle psoas, dont il est séparé encore par le même feuillet aponévrotique ; 3° sur les vaisseaux iliaques externes, qui longent le bord interne du psoas. — La *portion pelvienne* (*côlon pelvien*) repose, par sa face inférieure, sur les organes que renferme le bassin ou bien entre ces organes : chez l'homme, sur la vessie ou entre la vessie et le rectum (disposition très commune, voir la figure 188 représentant

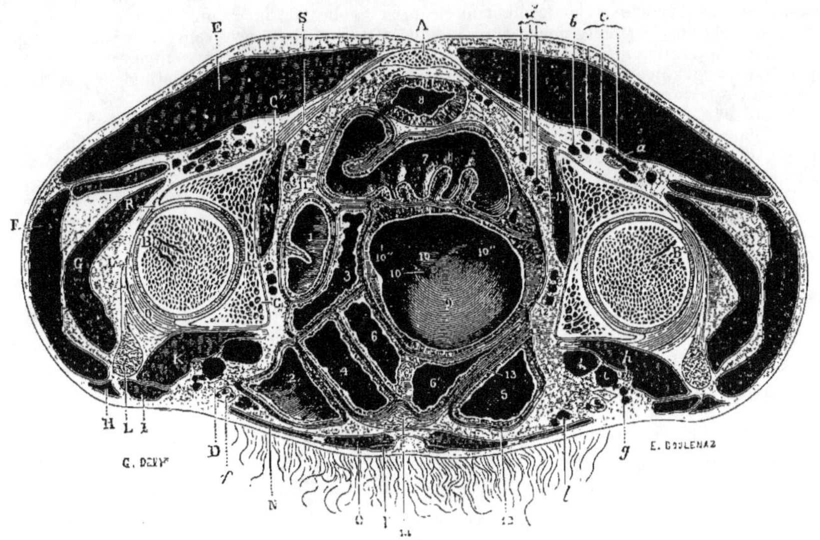

Fig. 188.

Coupe horizontale du bassin. passant à 8 centimètres au-dessous du promontoire
(sujet congelé, segment inférieur de la coupe vu d'en haut).

A, sacrum. — B, tête fémorale, avec B'. son cartilage d'encroûtement. — C. os iliaque, avec : C'. acetabulum ; C'', épine sciatique. — D. coupe de l'arcade crurale. — E. muscle grand fessier. — F, muscle moyen fessier. — G, muscle petit fessier. — H. tenseur du fascia lata. — I. couturier. — K, muscle psoas-iliaque. — L, tendon direct du droit antérieur de la cuisse, avec L', son tendon réfléchi. — M. obturateur interne. — N, muscles latéraux de la paroi abdominale. — O. droit antérieur de l'abdomen. — P, pyramidal. — Q, capsule articulaire. — R, bourrelet cotyloïdien. — S. ligament sacro-sciatique.

1, 2, anses intestinales vides. — 3, 4. 5, 6, 6'. anses intestinales remplies de matières fécales et refoulant la vessie.— 6'', coupe d'un repli formant éperon entre les deux segments 6 et 6', de la même anse. — 7, côlon ilio-pelvien. — 8, rectum (les flèches indiquent le cours des matières; la réunion des deux segments du gros intestin se fait sur un plan supérieur à celui de la coupe). — 9, vessie. — 10, trigone de Lieutaud. avec 10' : orifice de l'urèthre; 10''. orifices des uretères. dont on voit la coupe en 11, en dedans du muscle obturateur interne. — 12, péritoine pariétal. — 13, brides formant cloison. s'élevant de la paroi abdominale antérieure et séparant les deux anses intestinales adjacentes. — 14. cavité prévésicale.

a, nerf sciatique. — b. artère honteuse interne. — c. vaisseaux fessiers inférieurs. — d, vaisseaux iliaques internes. — e. vaisseaux obturateurs. — f. cordon inguinal. — g. vaisseaux circonflexes iliaques. — h, nerf crural. — i, artère iliaque externe. — k, veine iliaque externe. — l. vaisseaux épigastriques.

une coupe horizontale de sujet congelé); chez la femme, au-dessus de la vessie et de l'utérus, ou bien dans l'un des deux culs-de-sac vésico-utérin et recto-vaginal. Il est à peine besoin d'ajouter que les organes pelviens précités, en passant de l'état de vacuité à l'état de distension, refoulent en haut l'anse pelvienne du côlon sigmoïde, qui, dans ce cas, peut remonter plus ou moins haut dans la cavité abdominale. Par tous les autres points de sa circonférence, le côlon pelvien est en rapport avec les anses flottantes du grêle ou bien encore avec l'une des parois antérieure ou postérieure de la cavité abdomino-pelvienne. Dans certains cas, le côlon pelvien se prolonge jusque dans la fosse iliaque droite et présente alors des rapports plus ou moins intimes avec le cæcum.

Il n'est rien de si variable que la situation de l'anse pelvienne du côlon sigmoïde. A partir de la région abdominale supérieure, écrivait ENGEL en 1857 (*Wiener mediz. Wochenschrift*, p. 641), il n'est pas d'endroits où on ne puisse la trouver. Et, de fait, on l'a rencontrée, dans des cas qui sont loin d'être rares, au niveau de la cavité abdominale, dans la fosse iliaque droite, dans l'hypochondre droit, dans l'hypochondre gauche, etc. BOURCART (Th. de Paris, 1863), qui a examiné à ce sujet 150 nouveau-nés, est arrivé à admettre trois positions de l'anse pelvienne du côlon : une *position descendante*, dans laquelle elle se loge dans le bassin en décrivant une courbe à concavité supérieure ; une *position transversale*, dans laquelle elle se dirige transversalement de la fosse iliaque gauche à la fosse iliaque droite ; une *position ascendante*, dans laquelle elle remonte dans l'abdomen, en formant une courbe à concavité inférieure. La fréquence relative de ces différentes positions nous serait indiquée par les chiffres suivants : sur les 150 sujets examinés, la position descendante existait 6 fois seulement ; la position tranversale, 33 fois ; la position ascendante, 111 fois. Ce dernier chiffre est évidemment trop élevé et, par contre, le premier est certainement beaucoup trop faible.

A son tour, SCHIEFFERDECKER décrit trois types : dans le *premier type*, qu'il considère à juste titre comme étant le plus fréquent, l'anse pelvienne descend dans le bassin comme nous l'avons décrit plus haut ; dans le *second type*, beaucoup plus rare, elle est relevée dans l'abdomen et s'applique contre la paroi postérieure de cette cavité ; dans le *troisième type*, elle occupe encore l'abdomen, mais elle est séparée de la paroi postérieure par des anses grêles et répond alors à la paroi antérieure. De ces trois types, le premier est celui que nous avons décrit plus haut comme étant le type ordinaire, le type classique : on le rencontre habituellement, tant chez l'adulte que chez le fœtus, dans une proportion de 85 à 90 p. 100.

3° Constitution anatomique. — Le côlon nous présente la même structure fondamentale que le cæcum, auquel il fait suite. Sa paroi est formée par quatre tuniques, qui sont, en allant de dehors en dedans : une séreuse, une musculeuse, une celluleuse ou sous-muqueuse et une muqueuse.

A. TUNIQUE SÉREUSE. — Le péritoine revêt encore ici, dans la plus grande partie de leur étendue, les différents segments du côlon. Son mode d'étalement, toutefois, varie pour chacun d'eux et il convient d'examiner successivement, à ce sujet, le côlon ascendant, le côlon transverse, le côlon descendant et le côlon ilio-pelvien.

a. *Péritoine du côlon ascendant.* — La portion du péritoine qui revêt la paroi latérale de l'abdomen, en atteignant le côlon ascendant, se relève sur cet organe et revêt successivement sa face externe, sa face antérieure et sa face interne ; puis, il s'infléchit en dedans pour s'étaler de nouveau sur la paroi abdominale. La face postérieure du côlon, respectée comme on le voit par le péritoine, repose directement sur les organes sous-jacents. C'est là ce qu'on pourrait appeler la disposition ordinaire : on la rencontrerait, d'après les recherches de TREVES, 64 fois sur 100. Dans les autres cas (36 p. 100), le péritoine recouvre le côlon sur tout son pourtour, excepté en arrière, où il s'adosse à lui-même pour former un court repli, le *mésocôlon ascendant*, qui va se fixer d'autre part à la région lombaire.

On trouve écrit dans certains livres que les rapports du péritoine avec le côlon ascendant sont différents suivant que celui-ci est vide ou distendu. A l'état de vacuité, le côlon, revenu sur lui-même et réduit à son calibre minimum, serait presque toujours rattaché à la paroi abdominale postérieure par un repli de la séreuse. Mais, en passant de cet état de vacuité à l'état de distension, il écarterait graduellement les deux lames de ces replis, le ferait ainsi disparaître et entrerait alors immédiatement en contact avec les organes sous-jacents. Enfin, à l'état de surdistension, toute la moitié postérieure du cylindre intestinal serait dépourvue de membrane séreuse : cette dernière se contenterait de passer au-devant de lui et appliquerait sa partie postérieure contre la région lombaire.

Je ne puis accepter une pareille manière de voir, qui est en opposition formelle avec les données de l'expérimentation. Sur un sujet dont le côlon ascendant était entièrement vide et possédait un mésocôlon d'une longueur moyenne de 15 à 20 millimètres, j'ai placé deux ligatures : l'une à sa partie supérieure, un peu au-dessous du coude par lequel le côlon ascendant se continue avec le côlon transverse; l'autre à sa partie inférieure, immédiatement au-dessus du cæcum. Puis, dans cette portion du gros intestin ainsi isolée, j'ai introduit de l'air à l'aide d'un insufflateur. Au fur et à mesure que l'air pénétrait, j'ai vu le côlon augmenter graduellement de volume, ses parois se tendre et s'amincir; mais, malgré cette distension que j'ai poussée jusqu'à la rupture, le mésocôlon n'en a pas moins persisté avec ses dimensions initiales et, conséquemment, la portion de l'intestin sur laquelle il était implanté ne s'est nullement mise en contact avec la paroi abdominale. J'ai répété cette expérience plusieurs fois, non seulement sur le côlon ascendant, mais sur les autres segments du gros intestin et j'ai toujours obtenu les mêmes résultats. Je me crois donc autorisé à conclure que le mésocôlon ascendant (et on peut en dire autant de tous les méso) est entièrement fixe, c'est-à-dire que son existence et ses dimensions ne sont nullement subordonnées à l'état de réplétion ou de vacuité de la portion du tube digestif à laquelle il appartient.

b. *Péritoine du côlon transverse.* — Nous verrons plus tard, en étudiant le péritoine dans son ensemble, que le grand épiploon ou épiploon gastro-colique, qui se détache du bord inférieur de l'estomac, se porte ensuite sur le bord antérieur du côlon transverse. Là, il se divise en deux feuillets, qui recouvrent l'un la face supérieure, l'autre la face inférieure du côlon transverse. Ces deux feuillets, arrivés au niveau du bord postérieur de l'organe, s'accolent de nouveau et forment ainsi un large repli qui, sous le nom de *mésocôlon transverse*, rattache l'arc du côlon à la paroi postérieure de l'abdomen.

L'insertion postérieure du mésocôlon transverse se fait suivant une ligne qui s'étend du rein droit au rein gauche, en passant au niveau du bord inférieur du corps du pancréas. Assez régulièrement horizontale dans sa moitié droite, elle est obliquement ascendante dans sa moitié gauche, d'où il résulte que l'extrémité splénique du méso est plus élevée que son extrémité hépatique.

A chacune de ses extrémités, au moment où il va se continuer d'une part avec le mésocôlon ascendant et d'autre part avec le mésocôlon descendant, le mésocôlon transverse donne naissance à deux petits replis triangulaires, comme lui disposés horizontalement, qui se portent vers la paroi latérale de l'abdomen et s'y attachent, en se continuant à ce niveau avec le péritoine pariétal. De ces deux replis, celui qui est situé à droite, *ligament phrénocolique droit*, est en rapport avec le foie, d'où le nom de *sustentaculum hepatis* que lui donnent certains anatomistes. Sur celui du côté gauche, *ligament phrénocolique gauche*, repose l'extrémité inférieure de la rate : c'est le *sustentaculum lienis* de quelques auteurs.

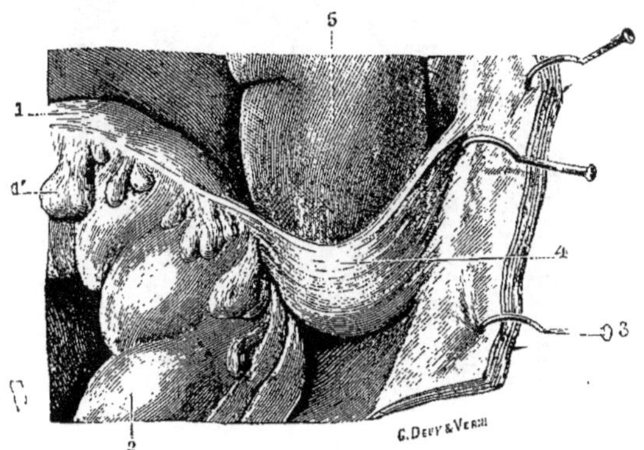

Fig. 189.

Ligament phréno-colique gauche ou sustentaculum lienis.

1. côlon transverse, avec 1'. ses appendices épiploïques. — 2. côlon descendant. — 3. paroi abdominale érignée en dehors. — 4. ligament phrénocolique gauche. — 5. rate, reposant par son extrémité inférieure sur le ligament précité.

La hauteur du mésocôlon transverse, c'est-à-dire la distance qui sépare son bord antérieur ou bord libre de son bord postérieur ou bord adhérent, varie suivant les points où on l'examine. Très faible et même à peu près nulle à ses deux extrémités, elle augmente graduellement en allant vers la ligne médiane, où elle présente ses plus grandes dimensions. Il résulte d'une pareille disposition que, de toutes les parties du côlon transverse, la partie moyenne est de beaucoup la plus mobile : c'est elle que l'on voit assez fréquemment s'infléchir en bas et descendre jusqu'à l'ombilic ou même beaucoup plus bas, jusqu'au voisinage de la symphyse pubienne.

c. *Péritoine du côlon descendant.* — Sur le côlon descendant, le péritoine se comporte de la même façon que sur le côlon ascendant : il se contente de passer au-devant de lui en respectant sa partie postérieure, qui s'applique alors directement contre la paroi abdominale ; ou bien, il lui forme un court méso, le *méso-côlon descendant.* Ici, comme pour le côlon ascendant, la première de ces dispositions est la plus commune. Le mésocôlon descendant est même un peu plus rare que le mésocôlon ascendant : Treves, en effet, sur 100 sujets examinés, n'a rencontré le premier que sur 26, tandis que le second existait sur 36.

d. *Péritoine du côlon ilio-pelvien.* — La première portion du côlon ilio-pelvien, celle qui s'étend de la crête iliaque au bord externe du psoas, ne diffère pas, en ce qui concerne ses rapports avec le péritoine, du côlon descendant auquel il fait suite et l'on comprend parfaitement que certains anatomistes aient agrandi le côlon descendant, en lui incorporant cette portion du côlon iliaque. Sur toutes les autres portions du côlon ilio-pelvien, le péritoine se comporte absolument de la même façon que sur l'intestin grêle : il revêt successivement sa face supérieure, son bord antérieur, sa face inférieure, et, s'adossant à lui-même au niveau du bord postérieur, il forme un long et large repli, le *mésocôlon ilio-pelvien* ou *sigmoïde*, qui vient se fixer, d'autre part, à la paroi postérieure de la cavité abdomino-pelvienne.

Le mésocôlon ilio-pelvien, très court au niveau de son origine dans la fosse iliaque gauche, s'allonge ensuite graduellement, de façon à atteindre son maximum de développement à la partie moyenne de l'anse pelvienne. Puis, il se raccourcit peu à peu en se rapprochant du rectum, devient de nouveau très court au voisinage de cet organe et se termine au niveau de la troisième vertèbre sacrée. — Son insertion viscérale répond au bord postérieur du côlon ilio-pelvien, dont elle partage naturellement la mobilité et les rapports. — Son insertion pariétale, très irrégulière, mais

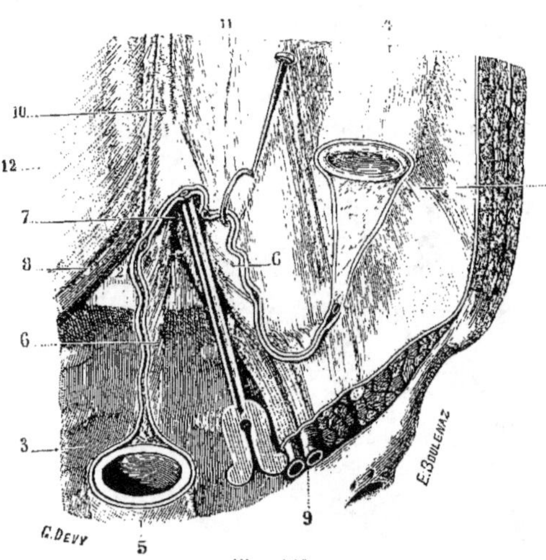

Fig. 190.

Insertion pariétale du mésocôlon ilio-pelvien.

1, crête iliaque. — 2, cinquième lombaire. — 3, troisième vertèbre sacrée. — 4, côlon descendant, sectionné à son extrémité inférieure. 5, rectum, sectionné à son extrémité supérieure. — 6, mésocôlon iliopelvien. — 7, fossette intersigmoïde. — 8, vaisseaux iliaques primitifs. — 9, vaisseaux iliaques externes. — 10, artères sigmoïdes. — 11, uretère gauche. — 12, feuillet inférieur ou gauche du mésentère.

entièrement fixe, est représentée par une ligne plusieurs fois coudée qui s'étend de la fosse iliaque gauche à la concavité du sacrum (fig. 190, 6). Cette ligne, partie du

bord externe du psoas, croise tout d'abord de gauche à droite la face antérieure de
ce muscle. Puis, se redressant et suivant son bord interne, elle se porte obliquement de bas en haut et de dehors en dedans; elle remonte ainsi jusqu'à la hauteur
de la quatrième ou même de la cinquième vertèbre lombaire. S'infléchissant alors
en bas et en dedans, elle croise successivement l'artère iliaque primitive gauche
et le flanc gauche de la cinquième lombaire, atteint le plan médian au niveau
de l'angle sacro-vertébral et descend alors, en suivant ce plan médian, jusqu'à
la troisième vertèbre sacrée, où finit le repli péritonéal.

Fossette intersigmoïde. — Lorsqu'on renverse en haut le côlon ilio-pelvien et
son mésentère (fig. 191), on constate au niveau de l'artère iliaque primitive

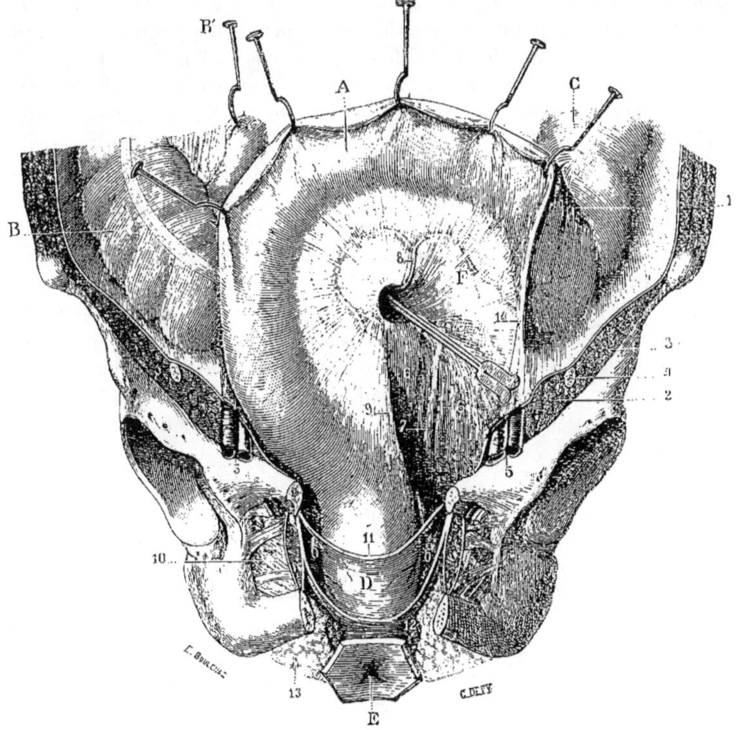

Fig. 191.

La fossette intersigmoïde.

(Les branches ischio-pubienne et horizontale du pubis ont été réséquées vers leur partie moyenne ; la vessie a été
enlevée; le côlon ilio-pelvien a été érigué et étalé en haut de manière à montrer le feuillet postérieur de son méso;
une sonde cannelée est enfoncée dans la fossette intersigmoïde.)

A, côlon ilio-pelvien. — B. cæcum, avec B'. portion terminale de l'intestin grêle. — C, côlon descendant. — D, première portion du rectum (deuxième portion des auteurs). — E, orifice anal. — F, mésocôlon ilio-pelvien, vu par son
feuillet postérieur.
1, paroi abdominale. — 2. muscle psoas. — 3. muscle iliaque. — 4, nerf crural. — 5, vaisseaux iliaques externes. —
6, vaisseaux hypogastriques gauches. — 7, uretère gauche, sectionné en bas sur le côté du rectum. — 8. artères sigmoïdes. — 9. portion terminale de la mésentérique inférieure. — 10. membrane obturatrice et muscle obturateur
interne. coupés verticalement dans leur portion interne. — 11. coupe du péritoine au niveau du cul-de-sac vésico-rectal.
— 12, muscles releveur et sphincter externe de l'anus. — 13, tissu cellulo-graisseux de la fosse ischio-rectale. —
14, repli du péritoine fixant le côlon pelvien au détroit supérieur du bassin.

gauche, un peu au-dessus de sa bifurcation, l'existence d'un orifice circulaire dont
le diamètre varie ordinairement de 10 à 15 millimètres. Cet orifice nous conduit

dans une cavité en forme de cul-de-sac ou d'entonnoir : c'est la *fossette intersigmoïde*, signalée depuis longtemps par Henxnig et par Roser, décrite à nouveau
dans ces derniers temps par Treitz, Waldeyer, Treves, Toldt, Jonnesco, Rogie, etc.
Son ouverture regarde en bas et un peu à gauche. Elle est ordinairement située
au niveau même de l'insertion pariétale du mésocôlon ; plus rarement, on la voit
s'écarter de ce bord pour se rapprocher plus ou moins de l'intestin. Elle est délimitée en haut, par le feuillet postérieur du mésocôlon ilio-pelvien, en bas par un
repli semi-lunaire à concavité dirigée en haut, qui est une dépendance du péritoine
pariétal.

L'espèce d'entonnoir, qui fait suite à cet orifice et qui constitue notre fossette
intersigmoïde, se dirige obliquement de bas en haut et de gauche à droite, en
suivant par conséquent la même direction que l'artère iliaque primitive gauche.
Il est situé, non pas entre les deux feuillets du mésocôlon ilio-pelvien, comme
l'écrivent à tort certains auteurs, mais entre ce méso et la paroi abdominale. Sa
profondeur varie beaucoup suivant les sujets : elle est habituellement de 5 à
6 centimètres ; mais elle peut dépasser de beaucoup ce chiffre, et l'on a signalé des
cas où le sommet de la fossette remontait jusqu'à la troisième portion du duodénum.

L'orifice d'entrée de la fossette intersigmoïde est pour ainsi dire entouré par une
couronne d'artères. Au-dessous de lui, se trouve l'artère iliaque primitive ou ses
deux branches de bifurcation ; au-dessus, l'artère hémorrhoïdale supérieure, qui
descend vers le rectum et les trois artères, dites sigmoïdes, qui se distribuent au
côlon ilio-pelvien. C'est à la présence de ces derniers vaisseaux que serait due,
d'après Waldeyer et Treves, la formation de la fossette intersigmoïde. Pour Toldt
et Rogie et Pérignon se rangent à sa manière de voir), cette fossette résulterait
d'un défaut de coalescence, à son niveau, du mésentère primitif avec le péritoine
pariétal.

B. Tunique musculeuse. — La tunique musculeuse du côlon est constituée, comme
celle du cæcum, par deux couches de fibres : une couche superficielle, formée par
des fibres longitudinales ; une couche profonde, renfermant des fibres circulaires.

a. *Fibres longitudinales.* — Les fibres longitudinales, comme nous l'avons déjà
vu à propos de l'intestin en général, se condensent en trois rubans longitudinaux,
qui constituent les *bandes musculaires* du côlon. Voici quelle est leur situation. —
Sur le côlon ascendant, elles ont la même disposition que sur le cæcum : l'une est
antérieure ; la deuxième est postéro-interne ; la troisième est postéro-externe. —
Sur le côlon transverse, la bande antérieure devient supérieure, tandis que les
deux autres deviennent inférieures : la postéro-interne devient antéro-inférieure ;
la postéro-externe, postéro-inférieure. — *Sur le côlon descendant,* elles reprennent
toutes les trois la situation qu'elles avaient sur le côlon ascendant. — *Sur le côlon
ilio-pelvien,* elles occupent encore la même disposition, avec cette variante qu'elles
s'élargissent et, de ce fait, se rapprochent graduellement les unes des autres. Les
deux bandes postérieures finissent même par se confondre, de telle sorte que, sur
la portion prérectale du côlon, on n'observe plus que deux bandes musculaires,
l'une antérieure, l'autre postérieure. Nous les retrouverons plus loin à propos du
rectum.

b. *Fibres circulaires.* — Les fibres circulaires forment, au-dessous des fibres
longitudinales, une couche continue qui, en haut, fait suite à la couche similaire
du cæcum et qui, en bas, se continue avec celle du rectum.

C. Tunique celluleuse ou sous-muqueuse. — (Voy. p. 182.)

D. Tunique muqueuse. — La structure de la muqueuse du côlon est celle que nous avons décrite à propos du gros intestin en général (voy. *Gros intestin en général*, p. 183). Nous n'avons rien à ajouter.

4° Vaisseaux et nerfs. — Le mode de distribution des vaisseaux et des nerfs du côlon est exactement le même que celui que nous avons décrit à propos du gros intestin en général. Nous nous contenterons ici, comme nous l'avons fait pour le cæcum, d'indiquer leur origine.

A. Artères. — Les artères du côlon, *artères coliques*, proviennent des deux mésentériques supérieure et inférieure, branches de l'aorte : la mésentérique supérieure, par ses trois branches coliques droites, se distribue au côlon ascendant et à la moitié droite du côlon transverse (voy. Angéiologie) ; la mésentérique inférieure, par ses trois coliques gauches, irrigue la moitié gauche du côlon transverse, le côlon descendant et le côlon ilio-pelvien (voy. Angéiologie). Cette dernière portion du gros intestin reçoit habituellement trois branches, que l'on désigne, d'après leur situation, en *artère sigmoïde gauche*, *artère sigmoïde moyenne* et *artère sigmoïde droite*. Indépendamment des artères que lui apportent les deux mésentériques, le côlon transverse reçoit, à sa partie moyenne et par son bord antérieur, un certain nombre de rameaux, à la fois très longs et très grêles, qui se détachent des artères gastro-épiploïques au niveau de la grande courbure de l'estomac, et qui lui arrivent en suivant l'épaisseur du grand épiploon.

B. Veines. — Les veines du côlon, *veines coliques* (voy. Angéiologie), suivent à peu près le même trajet que les artères coliques. Elles aboutissent : 1° pour le côlon ascendant et la moitié droite du côlon transverse, à la veine mésentérique supérieure ou grande mésaraïque ; 2° pour la moitié gauche du côlon transverse, pour le côlon descendant et pour le côlon ilio-pelvien, à la veine mésentérique inférieure ou petite mésaraïque.

C. Lymphatiques. — Les lymphatiques du côlon, extrêmement nombreux, se dirigent en arrière comme les veines et viennent se jeter dans les ganglions lymphatiques qui s'échelonnent le long du bord adhérent de l'intestin.

D. Nerfs. — Les nerfs du côlon proviennent des sources suivantes : 1° pour le côlon ascendant et la moitié droite du côlon transverse, du plexus solaire, par les différents plexus qui entourent les trois artères coliques droites ; 2° pour la moitié gauche du côlon transverse, pour le côlon descendant et pour le côlon ilio-pelvien, du plexus lombo-aortique, par les plexus qui entourent les trois coliques gauches.

§ IV. — Rectum

Le rectum (allem. *Mastdarm*, angl. *Rectum*) constitue la portion terminale du gros intestin. Il est ainsi nommé (du mot latin *rectus*, droit) à cause de sa direction qui, sans être complètement rectiligne, est beaucoup moins flexueuse que celle du côlon.

1° Limites. — La limite inférieure du rectum est assez nette : elle répond à la ligne circulaire, *ligne ano-rectale* (*ligne ano-cutanée* d'Herrmann), qui passe par le bord supérieur des valvules semi-lunaires et qui, à ce niveau, sépare le revêtement muqueux du rectum du revêtement cutané de l'anus (voy. *Anus*.) Mais il n'en est pas de même de sa limite supérieure : le rectum, en effet, se continue directement avec le côlon ilio-pelvien, sans qu'aucun caractère morphologique ou structural ne vienne indiquer à l'œil la limite respective de ces deux portions du gros intestin.

Cette dernière limite est toute conventionnelle et, ne pouvant être marquée sur l'intestin lui-même, doit être rapportée à la paroi osseuse du bassin. Or, si nous consultons à ce sujet les traités classiques, nous y lisons que l'S iliaque du côlon, après avoir décrit dans la fosse iliaque gauche ses deux courbures caractéristiques, s'ouvre dans le rectum au niveau de la symphyse sacro-iliaque gauche, laquelle devient ainsi la ligne de démarcation du côlon et du rectum. Mais nous avons vu plus haut que cette disposition, considérée à tort comme normale, est au contraire tout à fait exceptionnelle et que, le plus souvent, le segment terminal du côlon ilio-pelvien descend dans le bassin, le traverse de gauche à droite et vient se continuer avec le rectum, non pas sur le flanc gauche du sacrum, mais sur son flanc droit. Le rectum commence donc à droite de la ligne médiane et non à gauche.

Mais ce n'est pas tout : la portion initiale du rectum, ce que les auteurs classiques ont convenu d'appeler la première portion de cet organe, possède un mésentère (*mésorectum*) qui lui laisse une grande mobilité et qui n'est que la continuation du mésocôlon ilio-pelvien. Aucun signe de démarcation ne sépare ces deux replis péritonéaux, pas plus que les segments intestinaux auxquels ils sont annexés. Dès lors, on ne comprend pas pourquoi les anatomistes, plaçant des limites là où la nature n'en a mis aucune, ont séparé dans leurs descriptions la portion terminale du côlon de la portion initiale du rectum. N'est-il pas plus rationnel de les réunir l'une à l'autre, d'incorporer celle-ci à celle-là et de reporter la limite respective du côlon et du rectum sur un point placé plus bas, à la fois très précis et très fixe, le point où finit le mésentère? C'est ce qu'a fait Treves et j'adopte entièrement sa manière de voir à ce sujet : le mésentère s'arrêtant à la hauteur de la troisième vertèbre sacrée, c'est sur la partie médiane de cette vertèbre que se terminera pour nous le côlon et que commencera le rectum vrai.

Comme conséquence d'une pareille délimitation, ce que nous prenions autrefois pour la première portion du rectum, devient maintenant la portion terminale du côlon ilio-pelvien. Du même coup, le mot de mésorectum disparaît de la description classique : le mésorectum, en effet, n'est autre que la portion la plus inférieure du mésocôlon ilio-pelvien.

2° Dimensions, calibre. — Ainsi entendu, ainsi dépossédé au profit du côlon de sa portion supérieure, le rectum mesure 12 à 14 centimètres de longueur chez l'homme, 11 ou 12 centimètres chez la femme.

Son calibre varie naturellement suivant qu'on considère l'organe à l'état de vacuité ou à l'état de réplétion. — A l'état de vacuité, sa cavité étant pour ainsi dire virtuelle, son diamètre transversal mesure en moyenne 30 millimètres, son diamètre antéro-postérieur 15 à 20 millimètres seulement. Le rectum est, par conséquent, aplati d'avant en arrière. — A l'état de réplétion, le rectum acquiert un volume qui est presque égal à celui du cæcum. Du reste, sa dilatation est bien loin d'être uniforme : en le suivant de bas en haut, on trouve tout d'abord une portion relativement très étroite qui s'étend de l'anus jusqu'au sommet de la prostate; puis, au-dessus de cette portion étroite, une dilatation en forme d'ampoule, *l'ampoule rectale*, susceptible d'acquérir des dimensions considérables ; enfin, au-dessus l'ampoule, une portion plus étroite, assez régulièrement calibrée, qui se continue graduellement avec le côlon.

Il convient d'ajouter que les parois du rectum sont très extensibles et se laissent écarter avec la plus grande facilité : on connaît la manœuvre qui consiste à introduire la main tout entière dans cette portion de l'intestin pour explorer les organes

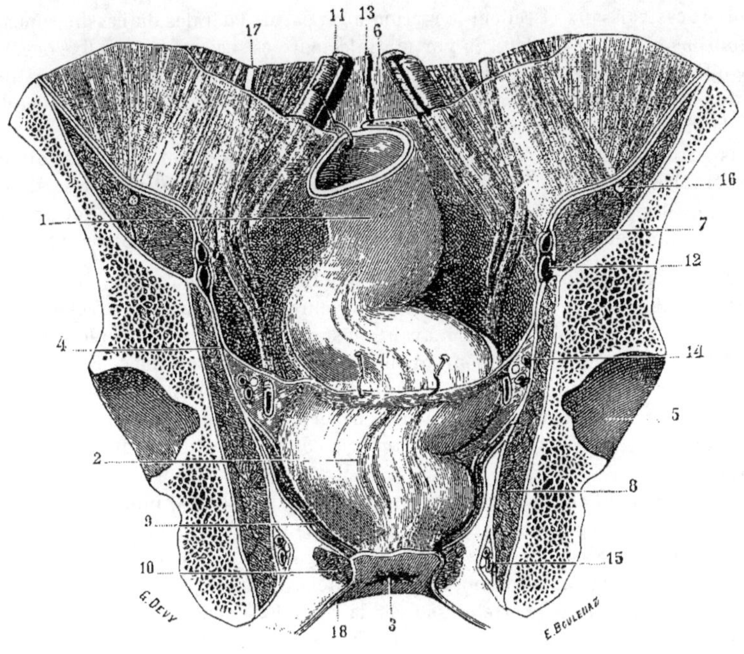

Fig. 192.

Le rectum, vu en place par sa face antérieure.

1, côlon ilio-pelvien. — 2. rectum, fortement distendu. — 3, anus. — 4, péritoine, avec 4', cul-de-sac de Douglas. — 5, os coxal coupe frontale passant par les ischions. — 6. colonne lombaire. — 7. psoas-iliaque. — 8, obturateur interne. — 9. releveur de l'anus. — 10, sphincter externe de l'anus. — 11. vaisseaux iliaques primitifs. — 12. vaisseaux iliaques externes. — 13. artère sacrée moyenne. — 14. vaisseaux et nerf obturateurs. — 15. vaisseaux et nerf honteux internes. — 16. nerf crural. — 17. uretère. — 18. périnée.

contenus dans le bassin. Simon a constaté que le rectum pouvait, sans se rompre, atteindre jusqu'à 24 centimètres de circonférence, soit près de 8 centimètres de diamètre.

3° Situation, division, moyens de fixité. — A son origine et dans la plus grande partie de son étendue, le rectum est situé à la partie postérieure du petit bassin, immédiatement en avant de la colonne sacro-coccygienne. A sa partie inférieure, il s'échappe de cette cavité pour traverser le périnée et s'ouvrir à la surface cutanée. De là, la division toute naturelle du rectum en deux portions (fig. 193, 1 et 3): 1° une portion supérieure, relativement considérable, que l'on désigne indistinctement sous les noms de *portion sacro-coccygienne*, *portion intra-pelvienne*, *portion pelvienne*; 2° une portion inférieure, beaucoup plus courte, la *portion extra-pelvienne* ou *portion périnéale*. La première de ces portions se subdivise à son tour, suivant qu'elle est revêtue ou non par le péritoine, en deux segments, un segment péritonéal et un segment infra-péritonéal.

Dans sa première portion, le rectum est maintenu en position : 1° par le péritoine, qui, en s'appliquant sur la partie la plus élevée de sa face antérieure (fig. 192), l'assujettit fortement contre la paroi postérieure du bassin ; 2° par les vaisseaux hémorrhoïdaux supérieurs et leur gaine conjonctive, qui le retiennent en haut ; 3° par les vaisseaux hémorrhoïdaux moyens et surtout par deux lames conjonctives qui entourent ces vaissaux et relient le rectum aux parois latérales du bassin ; nous y reviendrons plus loin (p. 220). Sa portion inférieure est beaucoup plus fixe encore, elle contracte en effet, avec les différentes formations qui entrent dans la constitution du périnée, notamment avec l'aponévrose périnéale supérieure et avec le releveur de l'anus (voy. ce muscle), des connexions intimes.

Ainsi fixé, le rectum n'est susceptible d'aucun déplacement. Il peut se dilater considérablement sur place ; il peut, par l'évacuation de son contenu, passer de ses dimensions les plus fortes à ses dimensions les plus faibles. Mais, qu'il soit surdistendu ou complètement vide, il occupe une situation pour ainsi dire invariable.

4° Direction. — Suivi de haut en bas (fig. 193 et 194), le rectum, directement appliqué tout d'abord contre la paroi postérieure du bassin, suit exactement la concavité de cette paroi. Un peu en avant du sommet du coccyx, il s'infléchit brusquement en bas et en arrière pour aboutir à l'anus. Il décrit donc, dans le plan antéro-postérieur, deux courbures orientées en sens différents, comme le ferait un *S* italique : une courbure supérieure, beaucoup plus importante, à concavité dirigée en avant ; une courbure inférieure, beaucoup plus petite, à concavité dirigée en arrière.

Indépendamment de ces deux inflexions antéro-postérieures, inflexions qui sont constantes, fixes, complètement indépendantes de l'état de réplétion ou de vacuité de l'intestin, on décrit encore au rectum deux autres courbures, se produisant dans le sens latéral : la première à concavité dirigée à gauche, située entre la troisième et la quatrième vertèbre sacrée ; la seconde, à concavité dirigée à droite, répondant à l'articulation du sacrum avec le coccyx. Ces courbures latérales sont peu prononcées, si tant est qu'elles existent. Du reste, les auteurs qui les décrivent avec force détails n'omettent jamais d'ajouter qu'elles ne sont réellement visibles que lorsque le rectum est complètement vide et qu'elles s'effacent entièrement quand il est distendu par les matières fécales.

5° Conformation extérieure. — Comme toutes les autres portions du gros intestin, le rectum est un conduit cylindroïde. Mais c'est un conduit beaucoup plus régulier, ne présentant, ni ces gouttières longitudinales, ni ces nombreuses bosselures qui caractérisent le cæcum et le côlon.

Toutefois sa surface extérieure n'est pas entièrement lisse et unie. On y voit le plus souvent (fig. 192) un, deux ou trois sillons transversaux, qui occupent de préférence les parties latérales et qui, selon les cas, entourent la moitié ou même les deux tiers de la circonférence de l'organe. Ces *sillons*, qui sont le résultat d'un plissement local de la paroi rectale, se traduisent à l'intérieur, comme nous le verrons plus loin, par des replis semi-lunaires qui constituent les *valvules du rectum*.

D'un autre côté, le calibre du rectum n'est pas exactement cylindrique : plus ou moins comprimé par les viscères pelviens qui sont placés en avant de lui (la vessie, l'utérus, l'anse pelvienne du côlon et parfois même les anses grêles), il est ordinairement un peu aplati d'avant en arrière, de telle sorte que son diamètre transverse l'emporte sur son diamètre antéro-postérieur.

6° Rapports. — Le rectum présente des rapports importants. Nous les examinerons séparément pour sa portion pelvienne et pour sa portion périnéale :

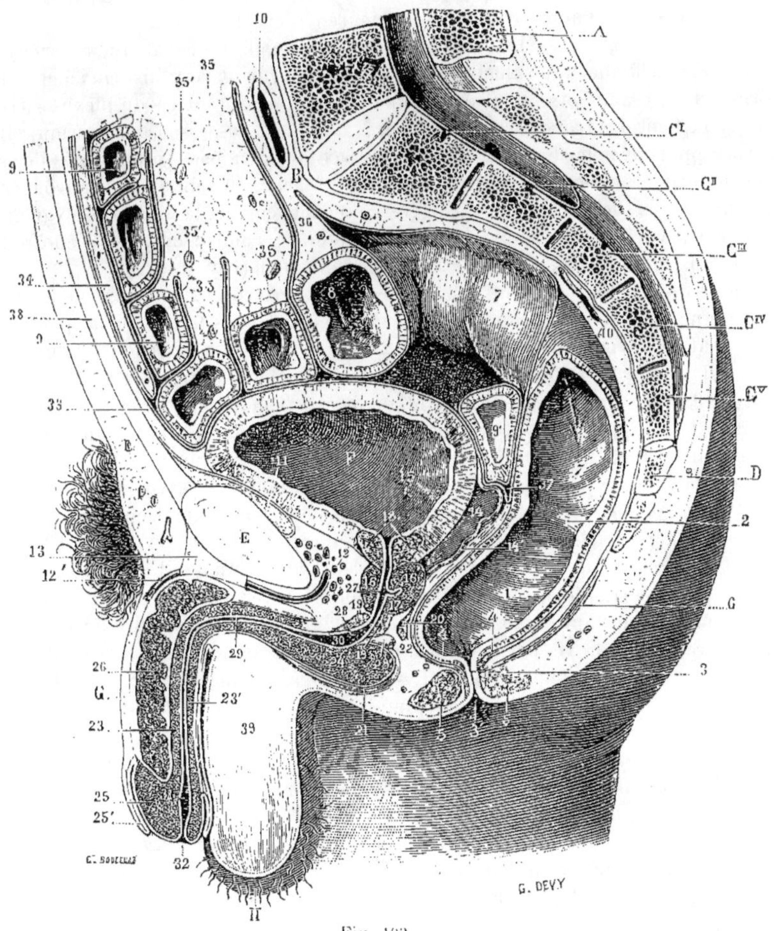

Fig. 193.

Coupe vertico-médiane de la partie inférieure du tronc, chez l'homme (segment droit de la coupe).

A. cinquième vertèbre lombaire. — B. promontoire. — C^I, C^{II}, C^{III}, C^{IV}, C^V, les cinq pièces du sacrum. — D, coccyx. — E. symphyse pubienne. — F, vessie. — G, verge. — H, scrotum.

1, ampoule rectale. — 2, valvule ou repli de Houston. — 3, portion anale du rectum, avec 3'. anus. — 4. sphincter interne. — 5, sphincter externe. — 6. faisceaux ischio-coccygiens du releveur anal. — 7. portion terminale du côlon ilio-pelvien (première portion du rectum des auteurs). — 8, coupe de l'anse pelvienne du côlon. — 9, 9, intestin grêle. — 9', segment d'intestin grêle occupant la partie la plus déclive du cul-de-sac vésico-rectal; d'autres segments placés au-dessus et dont le mésentère se trouve dans la moitié gauche de la coupe ont été enlevés pour montrer le trajet de l'anse ilio-pelvienne. — 10, veine iliaque primitive gauche. — 11. espace prévésical. — 12, plexus veineux de Santorini. avec 12'. veine dorsale de la verge. — 13. ligament suspenseur de la verge. — 14, vésicule séminale droite. avec 14'. portion terminale du canal déférent. — 15, orifice inférieur de l'uretère. — 16, prostate. — 17, utricule prostatique. — 18, sphincter vésical. — 19. sphincter uréthral. — 20, muscle transverse profond du périnée. — 21, muscle bulbo-caverneux. — 22. raphé prérectal. — 23. 24', corps spongieux de l'urèthre. — 24, bulbe uréthral. — 25. gland, avec 25'. prépuce. — 26, corps caverneux droit, abrasé par la coupe. — 27, portion prostatique de l'urèthre. — 28. sa portion membraneuse, avec 28'. glande de Méry ou de Cooper. — 29, sa portion spongieuse. — 30, cul-de-sac du bulbe. — 31, fosse naviculaire. — 32, méat urinaire. — 33, ouraque. — 34, grand épiploon. — 35, mésentère, avec 35'. ganglions mésentériques. — 36. mésocôlon ilio-pelvien. — 37, cul-de-sac recto-vésical. — 38. paroi abdominale antérieure. — 39, cloison médiane des bourses. — 40, artère sacrée moyenne.

A. Portion pelvienne. — La portion pelvienne (*deuxième portion* de certains auteurs) s'étend de la troisième vertèbre sacrée au plancher de l'excavation pelvienne. Elle est, par conséquent, contenue tout entière dans le bassin, d'où son nom. Sa longueur est, en moyenne de 10 à 11 centimètres. Nous lui considérerons quatre parois : une antérieure, une postérieure et deux latérales.

a. *Paroi postérieure*. — La paroi postérieure répond, tout d'abord, au sacrum sur la ligne médiane et, de chaque côté de la ligne médiane, aux faisceaux d'origine des muscles pyramidaux, au grand sympathique et aux branches du plexus sacré, qui débouchent des trous sacrés antérieurs. Plus bas, au-dessous du sacrum, elle est en rapport avec le coccyx et les muscles ischio-coccygiens. La paroi rectale est unie aux organes précités par un tissu cellulaire lâche, au sein duquel se trouvent les deux artères sacrées latérales, l'artère sacrée moyenne et la glande coccygienne de Luschka (voy. Angéiologie). laquelle est appliquée, comme on le sait, contre la dernière pièce du coccyx. Nous y reviendrons plus loin (voy. p. 220).

b. *Faces latérales*. — Sur les côtés, le rectum sacro-coccygien est recouvert par le péritoine dans son quart ou son tiers supérieur. et nous ferons remarquer à ce sujet, sauf à y revenir plus tard (voy. p. 225), que la séreuse descend d'autant plus bas sur la face latérale du rectum qu'on se rapproche davantage de sa face antérieure. Plus bas, au-dessous du point où il est abandonné par le péritoine, le rectum est en rapport immédiat avec une couche cellulo-graisseuse, dans laquelle cheminent les filets nerveux du plexus hypogastrisque. Sur un plan plus éloigné, il répond à l'aponévrose périnéale supérieure et au muscle releveur de l'anus.

c. *Face antérieure*. — En avant, les rapports de la portion pelvienne du rectum sont bien différents chez l'homme et chez la femme :

α) *Chez l'homme* (fig. 193), la face antérieure du rectum est recouverte tout d'abord par le péritoine, qui, à un moment donné, se réfléchit d'arrière en avant et de bas en haut pour tapisser la face postérieure de la vessie. La séreuse forme ainsi. entre le rectum et la vessie, une sorte de cul-de-sac, le *cul-de-sac recto-vésical*, dans lequel s'engagent le plus souvent, soit l'anse pelvienne du côlon, soit les circonvolutions les plus inférieures du jéjuno-iléon (fig. 193.9). — Au-dessous du cul-de-sac précité, le rectum, répond au bas-fond de la vessie sur la ligne médiane et, de chaque côté de cette ligne, aux canaux déférents et aux vésicules séminales. Ces rapports, toutefois, ne sont pas immédiats : entre le rectum et les organes précités se dispose une lame cellulo-musculeuse, que nous étudierons plus tard (voy. *Muscles et aponévroses du périnée*) sous le nom d'*aponévrose prostato-péritonéale*. Rappelons seulement ici qu'elle naît, en bas, au niveau de l'aponévrose périnéale moyenne et qu'elle s'étend de là, en passant au-devant du rectum, jusqu'au cul-de-sac recto-vésical. — Plus bas, le rectum prend contact avec la face postérieure de la prostate, qu'il déborde parfois sur les côtés. Ici encore, entre le rectum et la prostate, s'interpose l'aponévrose prostato-péritonéale. — Les chirurgiens, on le conçoit, attachent une grande importance à la situation du cul-de-sac recto-vésical, en raison des opérations que l'on est appelé à pratiquer, soit sur le rectum, soit sur la vessie. Cette situation varie suivant que la vessie est vide ou distendue par l'urine. Quand la vessie est à l'état de vacuité, le fond du cul-de-sac, c'est-à-dire le point de réflexion du péritoine, se trouve situé à 10 ou 12 millimètres au-dessus de la base de la prostate et à 5 ou 6 centimètres au-dessus de l'anus. Au fur et à mesure que le réservoir urinaire se remplit et se distend, le cul de sac remonte peu à peu le long du rectum. Quand la distension vésicale est complète, il s'est élevé à 15 ou 20 millimètres au-dessus de son niveau initial : il se trouve situé, maintenant, à 7 ou 8 centimètres au-dessus de l'anus. — La surface de contact recto-vésicale augmente donc dans le sens vertical avec l'état de réplétion de la vessie. Mais, quelle que soit son étendue, cette surface a toujours la forme

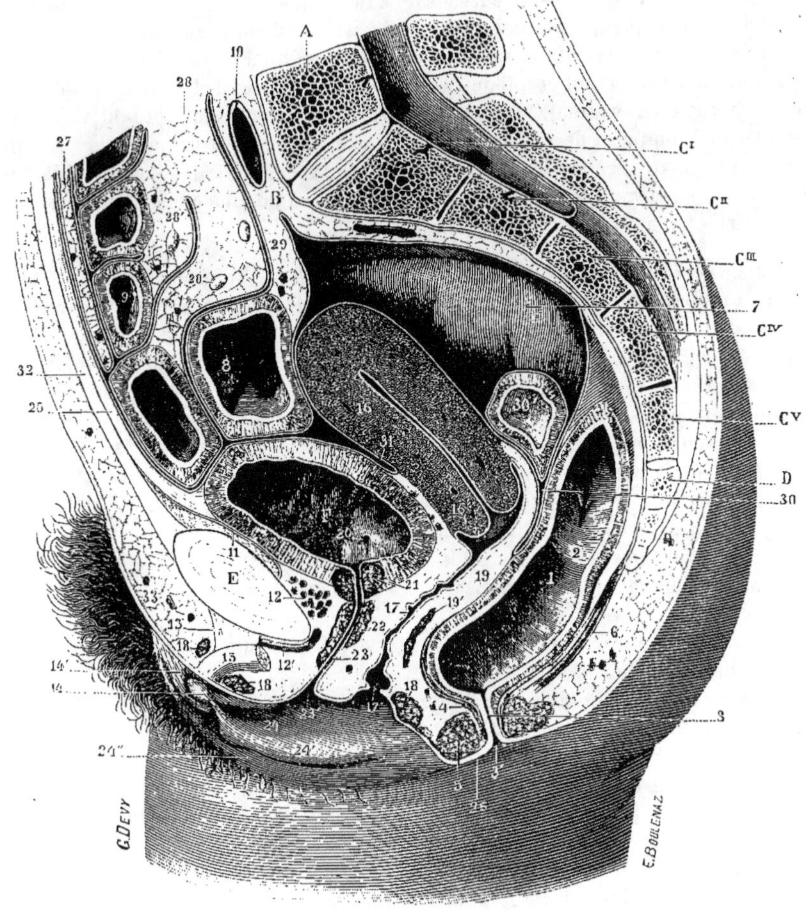

Fig. 194.

Coupe vertico-médiane de la partie inférieure du tronc chez la femme, pour montrer
les rapports du rectum (segment droit de la coupe).

A, cinquième vertèbre lombaire. — B, promontoire. — C^I, C^II, C^III, C^IV, C^V, les cinq vertèbres sacrées. — D, coccyx.
— E, symphyse pubienne. — F, vessie.

1, ampoule rectale. — 2, valvule de Houston. — 3, portion anale du rectum, avec 3', anus. — 4, sphincter interne. —
5, sphincter externe. — 6, faisceaux ischio-coccygiens du releveur de l'anus. — 7, portion terminale du côlon pelvien
(première portion du rectum des auteurs). — 8, coupe de l'anse pelvienne du côlon. — 9, intestin grêle. — 10, veine
iliaque primitive gauche. — 11, espace prévésical. — 12, plexus veineux de Santorini, avec 12', veine dorsale du clitoris.
— 13, ligament suspenseur du clitoris. — 14, clitoris, avec 14', son capuchon. — 15, sa racine gauche. — 16, corps de
l'utérus, avec 16', son col. — 17, vagin, avec 17', son orifice. — 18, constricteur de la vulve. — 19, cloison recto-vaginale, avec 19', faisceaux rétro-vaginaux du releveur anal. — 20, orifice inférieur de l'uretère. — 21, sphincter vésical. —
22, sphincter uréthral. — 23, urèthre, avec 23', méat urinaire. — 24, vulve, avec 24', petite lèvre; 24", grande lèvre. —
25, périnée. — 26, ouraque. — 27, grand épiploon. — 28, mésentère, avec 28', ganglions mésentériques. — 29, mésocôlon
ilio-pelvien. — 30, cul-de-sac recto-vaginal, avec 30', une anse intestinale descendue dans ce cul-de-sac. — 31, cul-de-
sac utéro-vésical. — 32, paroi abdominale antérieure. — 33, mont de Vénus.

d'un triangle, dont la base est dirigée en haut et dont le sommet répond à la base
de la prostate.

β) *Chez la femme* (fig. 194), la face antérieure du rectum est encore tapissée
par le péritoine qui se réfléchit, non plus sur la vessie comme chez l'homme,

mais sur le vagin et l'utérus en formant le *cul-de-sac recto-vaginal* ou *cul-de-sac de Douglas* (fig. 194,30). — Ce cul-de-sac, dans lequel s'amassent encore dans la plupart des cas quelques circonvolutions intestinales, est beaucoup plus fixe que le cul-de-sac recto-vésical : il est situé à 15 ou 20 millimètres au-dessous de l'extrémité supérieure du vagin et à 6 ou 7 centimètres au-dessus de l'anus. — Au-dessous du cul-de-sac recto-vaginal, le rectum s'adosse à la paroi postérieure du vagin qui remplace ici, au point de vue des rapports, le bas-fond de la vessie et la prostate. Un tissu cellulaire, généralement assez lâche, unit ensemble les deux parois, qui forment ainsi, entre la cavité du rectum et celle du vagin, une cloison membraneuse très résistante, la *cloison recto-vaginale*.

B. Portion périnéale. — La portion périnéale du rectum (*troisième portion* de certains auteurs), comprise dans l'épaisseur du périnée, extra-pelvienne par conséquent, s'étend du plancher pelvien à l'anus : sa longueur est de 3 centimètres chez l'homme, de 2 centimètres seulement chez la femme. A sa partie la plus inférieure, elle est enveloppée sur tout son pourtour par le sphincter externe, qui l'enserre comme dans une sorte d'anneau élastique. Nous lui considérerons, comme à la portion pelvienne, une face postérieure, une face antérieure et deux faces latérales :

a. *Face antérieure*. — Par sa face antérieure, le rectum périnéal est en rapport avec les faisceaux les plus reculés du releveur de l'anus et avec la partie postérieure du sphincter externe (voy. ces muscles).

b. *Faces latérales*. — Sur les côtés, il répond encore au releveur et au sphincter externe, et, en dehors de ces muscles, au tissu cellulo-adipeux de la fosse ischio-rectale.

c. *Face antérieure*. — En avant, les rapports du rectum périnéal sont différents chez l'homme et chez la femme :

α) *Chez l'homme* (fig. 193), il répond successivement au sommet de la prostate, à la portion membraneuse de l'urèthre et au bulbe uréthral. L'urèthre à ce niveau étant oblique en bas et en avant, le rectum étant oblique en bas et en arrière, ces deux organes sont séparés l'un de l'autre par un espace triangulaire, le *triangle recto-uréthral*, dont le sommet répond à la prostate et dont la base est constituée par la peau du périnée. Dans ce triangle se trouvent, baignant dans un tissu cellulo-adipeux plus ou moins abondant : 1° les fibres du sphincter externe de l'anus ; 2° celles des muscles releveur, bulbo-caverneux et transverse du périnée ; 3° les glandes bulbo-uréthrales, accolées à la partie postérieure et supérieure du bulbe ; 4° quelques artérioles, provenant des hémorrhoïdales.

β) *Chez la femme* (fig. 194), la portion anale du rectum est en rapport avec la partie antérieure du vagin : rectum et vagin sont séparés ici encore par une région triangulaire, le *triangle recto-vaginal*, dont la base, dirigée en bas, répond à la peau du périnée. Cette région triangulaire résulte, comme nous le montre la figure 194, de l'écartement des deux parois qui, jusque-là, constituent par leur adossement la cloison recto-vaginale. Il est comblé par du tissu cellulo-adipeux, au sein duquel se rencontrent sous les angles les plus divers les fibres du sphincter, celles du constricteur du vagin et du transverse, plus un certain nombre de fibres longitudinales du rectum diversement entrecroisées.

Gaine cellulo-vasculaire du rectum, espace rétro-rectal. — Le rectum pelvien est entouré, dans toute sa portion infra-péritonéale, par une *gaine celluleuse* ou, plus exactement, *cellulo-vasculaire*, au sein de laquelle se ramifient les vaisseaux avant de pénétrer dans l'épaisseur de ses parois. Au-dessous du cul-de-sac recto-vésical ou cul-de-sac de Douglas, cette gaine cellulo-fibreuse fait tout le tour du rectum ; c'est un cylindre complet engainant l'organe. Au-dessus du

cul-de-sac, elle revêt seulement les portions du rectum qui ne sont pas recouvertes par le péritoine, c'est-à-dire la face postérieure et une partie de ses deux faces latérales : ce n'est donc
plus ici un véritable cylindre, mais une simple gouttière à concavité antérieure, dont les bords
se dirigent obliquement de haut en bas et d'arrière en avant ; autrement dit, cette gouttière
est d'autant plus large qu'on la regarde plus bas, d'autant plus étroite qu'on la regarde plus
haut. Au total, la gaine cellulo-fibreuse du rectum, considérée dans son ensemble, revêt la
forme d'un cylindre, dont la partie supérieure serait taillée en sifflet suivant un plan oblique
de haut en bas et d'arrière en avant. La partie du cylindre qui manque répond exactement au
feuillet péritonéal qui revêt, en haut, la face antérieure du rectum et une partie de ses faces
latérales (voy. fig. 198). Ainsi complétée par ce feuillet péritonéal, la gaine du rectum est, comme
on le voit, en partie celluleuse ou fibreuse, en partie séreuse : de là le nom de *gaine fibro-séreuse*
sous laquelle l'a décrite JONNESCO.

Ainsi entendue, la gaine cellulo-vasculaire du rectum est dans la plupart des cas, nettement
différenciée. Elle est épaisse, résistante, élastique, suivant exactement les variations volumétriques

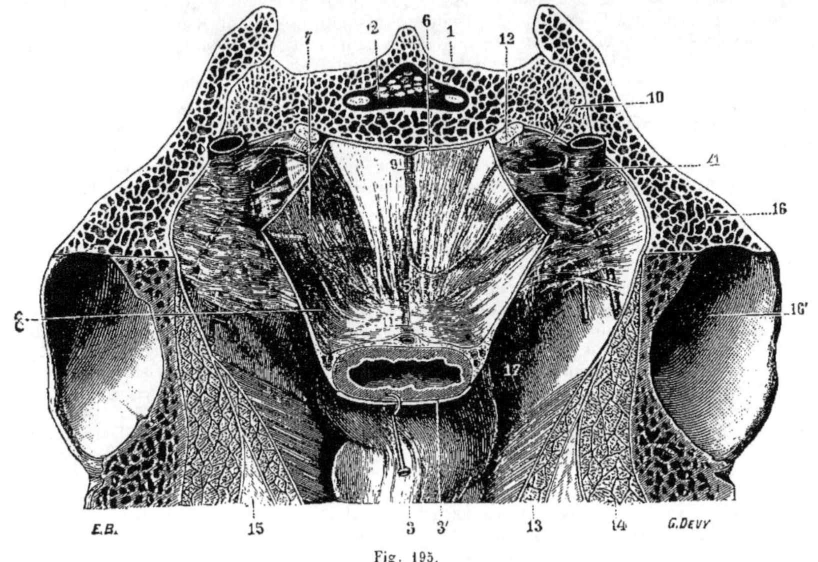

Fig. 195.

L'espace rétro-rectal, vu d'en haut.

Deux coupes ont été pratiquées sur le bassin. l'une horizontale, l'autre vertico-transversale ; puis, le rectum, saisi par une érigne un peu
au-dessus du cul-de-sac péritonéal, a été fortement renversé en avant.

1, sacrum. — 2, canal sacré et queue de cheval. — 3, rectum, avec 3'. son péritoine. — 4, vaisseaux iliaques internes, avec leur gaine
celluleuse. — 5, espace rétro-rectal. — 6, feuillet présacré. — 7, feuillet allant de l'iliaque interne au côté interne des trous sacrés. —
8, feuillet allant de l'iliaque interne au bord correspondant du rectum. — 9, artère sacrée moyenne. — 10, artère sacrée latérale. —
11, artère hémorrhoïdale supérieure — 12, nerf sacré, sortant du trou sacré. — 13, releveur de l'anus. — 14, obturateur interne. —
15, fosse ischio-rectale. — 16, os coxal, avec 16', cavité cotyloïde.— 17, espace pelvi-rectal supérieur.

de son contenu : se laissant facilement distendre quand le rectum passe de l'état de vacuité à
l'état de réplétion, revenant sur elle-même quand l'organe revient à ses dimensions initiales. Toutefois, la gaine rectale n'a pas, sur tous les points, un développement uniforme : elle présente son
maximum d'épaisseur à sa partie inférieure et, de là, va en s'atténuant au fur et à mesure
qu'elle se rapproche du côlon. Histologiquement, elle se compose de faisceaux du tissu conjonctif
plus ou moins tassés les uns contre les autres, auxquels vient se joindre, dans la moitié inférieure du rectum, une quantité toujours considérable de fibres musculaires lisses. Elle est, chez
l'adulte, plus ou moins infiltrée de graisse.

La gaine cellulo-vasculaire du rectum se confond, à sa partie antérieure, avec une aponévrose
spéciale que nous décrirons plus loin à propos des aponévroses du périnée, l'*aponévrose prostato-
péritonéale* (voy. liv. X). Sur les côtés, elle émet deux prolongements, disposés en sens frontal,
qui s'étendent jusqu'aux vaisseaux hypogastriques. Ces prolongements latéraux, qui renferment
dans leur épaisseur les vaisseaux hémorrhoïdaux moyens, ont certainement pour effet, en rattachant le rectum aux parois du bassin, de le maintenir sur la ligne médiane : ils deviennent
ainsi des espèces de ligaments, les *ligaments latéraux du rectum pelvien* de JONNESCO (*lames
latéro-rectales* d'OMBREDANNE).

PIERRE DELBET a décrit en 1891, sur les parties latérales du rectum, une lame aponévrotique qu'il désigne sous le nom d'*aponévrose sacro-recto-génitale*. Cette aponévrose naîtrait sur le sacrum au niveau des deuxième et troisième trous sacrés, quelquefois plus bas. De là, elle se porterait en avant et en bas et viendrait se fixer. en partie sur la paroi latérale du rectum, en partie (chez la femme) sur la face postérieure de l'utérus et du vagin, à droite et à gauche de la ligne médiane. L'aponévrose sacro-recto-génitale de DELBET est vraisemblablement la même que celle décrite, en 1846, par JARJAVAY sous le nom d'*aponévrose postérieure du ligament large*, la même aussi que celle décrite dans tous les traités classiques sous le nom de *ligament utéro-sacré*. Cette formation fibreuse existe, du reste, chez l'homme (voy. *Vessie*) comme chez la femme et, chez l'un comme chez l'autre, chemine dans l'épaisseur des replis de Douglas. L'aponévrose sacro-recto-génitale n'est pas toujours nettement différenciée et ainsi s'explique sans doute cette déclaration de JONNESCO, qu' « il l'a vainement cherchée ». Nul doute que les faisceaux sacro-recto-génitaux, quand ils existent et qu'ils sont bien développés, renforcent sur les côtés la gaine du rectum.

Le rectum pelvien adhère faiblement à sa gaine cellulo-vasculaire et lorsqu'on a incisé celle-ci longitudinalement sur sa face postérieure à travers une large fenêtre pratiquée dans le sacrum, on arrive facilement à le décoller et à l'enlever sans détruire son enveloppe. C'est surtout à la partie postérieure que ces adhérences sont le plus faibles. Il y a là, entre la paroi rectale et le sacro-coccyx, une couche de tissu cellulaire lâche qui se laisse injecter avec la plus grande facilité, constituant alors une véritable cavité, la *cavité rétro-rectale*. OMBREDANNE (Th. de Paris, 1900), auquel nous devons une bonne description de cette cavité, la compare, non sans raison, à la cavité prévésicale (voy. *Vessie*), Il existe en effet, entre les deux cavités, la plus grande analogie.

Si, après avoir sectionné le rectum en travers au niveau de son tiers supérieur, nous l'érignons en avant pour prendre une notion exacte de la manière dont sont constituées les quatre parois de notre cavité rétro-rectale, nous constatons ce qui suit (fig. 195). — La *paroi antérieure*, tout d'abord, est formée par la face postérieure du rectum, avec ses vaisseaux hémorrhoïdaux supérieurs cheminant dans une couche de tissu cellulaire. — La *paroi postérieure* est constituée par la partie de la face antérieure du sacrum qui se trouve comprise entre les deux rangées de trous sacrés. Ici encore, la paroi osseuse est recouverte, dans toute son étendue, par une lame celluleuse (*lame présacrée*), qui est très adhérente au niveau des trous sacrés et dans l'épaisseur de laquelle se trouvent l'artère sacrée moyenne et ses collatérales. — Les *parois latérales* sont représentées, à droite et à gauche, par un angle dièdre, ouvert en dedans, au sommet duquel se voit l'artère hypogastrique. Cette paroi latérale est donc formée par deux feuillets cellulo-fibreux, qui, tous les deux, naissent sur la gaine conjonctive de l'artère hypogastrique et qui se portent ensuite, en divergeant : l'un, en avant, sur la partie latérale du rectum, c'est le feuillet antérieur ; l'autre en arrière, sur la face antérieure du sacrum, c'est le feuillet postérieur. De ces deux feuillets qui rappellent assez bien les deux feuilles d'un paravent à demi ouvert (OMBREDANNE), le postérieur vient se terminer sur le bord interne des trous sacrés, où il prend contact avec la lame présacrée dont il a été question plus haut ; dans son épaisseur cheminent l'artère sacrée latérale, l'artère ilio-lombaire et les branches du plexus sacré. Quant au feuillet antérieur, il n'est autre que la lame latéro-rectale ou ligament latéral du rectum, ci-dessus décrit, qui sert de substratum aux vaisseaux hémorrhoïdaux moyens. Comme le fait remarquer OMBREDANNE, lorsque le rectum est fortement tiré en avant, les deux feuillets du paravent se placent tous les deux dans la même direction et ne forment plus alors qu'une seule lame uniformément orientée en sens sagittal ; laisse-t-on au contraire, le rectum reprendre sa place dans la concavité sacrée, le paravent se plie et ses deux feuillets s'adossent l'un à l'autre par leurs faces correspondantes.

En bas, la loge rétro-rectale descend jusqu'au plancher pelvien. Elle se termine en pointe au niveau de l'union du rectum avec les deux petits muscles recto-coccygiens (voy. *Releveur de l'anus*). En haut, du côté de l'abdomen, la cavité rétro-rectale est moins nettement fermée : le tissu cellulaire qui la cloisonne se continue, sur la ligne médiane, avec la couche celluleuse prévertébrale, sur les côtés avec le tissu cellulaire de la fosse iliaque.

7° Conformation intérieure. — Vu intérieurement et à l'état de vacuité (fig. 196), le rectum nous présente tout d'abord des plis longitudinaux adossés les uns aux autres. De là, l'aspect irrégulièrement étoilé que revêt cette portion du gros intestin quand on l'examine sur des coupes transversales. Ces plis longitudinaux sont formés uniquement par la muqueuse et, de ce fait, s'effacent entièrement par la distension de la cavité rectale.

a. *Valvules rectales*. — A côté de ces plis à direction longitudinale, se voient un certain nombre de plis transversaux, plus ou moins saillants en dedans, que l'on désigne sous le nom générique de *valvules de Houston*, du nom du médecin anglais qui, le premier (1830), nous en a donné une bonne description. Disons tout de suite que les valvules rectales de Houston ne sont que des pseudo-valvules et qu'elles ne peuvent,

en aucun cas, remplir le rôle, dévolu aux valvules vraies, de régler le cours des
matières fécales.

Du reste, les valvules rectales (nous conserverons ce nom consacré par l'usage)
sont des formations essentiellement variables. Au point de vue de leurs dimensions,
tout d'abord, elles entourent, suivant les cas, la moitié, les deux tiers, les trois
quarts du rectum ; on en rencontre parfois qui font tout le tour de l'organe (valvules annulaires), mais le cas est fort rare. Elles
siègent de préférence sur les parois latérales, la
droite ou la gauche ; mais on les rencontre aussi
sur les parois antérieure ou postérieure. Leur nombre n'est pas moins variable et, à côté des auteurs
qui ne mentionnent qu'une seule valvule, on en
trouve d'autres, Houston par exemple, qui en décrivent jusqu'à quatre. La disposition qui me paraît
la plus commune est la suivante (fig. 196). Il existe
trois valvules, que nous distinguerons, d'après leur
situation, en inférieure, moyenne ou supérieure : la
valvule moyenne (5), qui est à peu constante, est située
sur la paroi droite du rectum, à 6 ou 7 centimètres
au-dessus de l'anus ; on la désigne assez souvent
sous le nom de *valvule de Kohlrausch* ; la valvule
inférieure (4) occupe la paroi latérale gauche, à 2 ou
3 centimètres au-dessus de l'anus ; la valvule supérieure (6) est encore placée sur la paroi latérale gauche,
à 2 ou 3 centimètres au-dessus de la valvule
moyenne, à 8 ou 10 centimètres par conséquent au-
dessus de l'anus. On rencontre assez souvent une
quatrième valvule, tantôt à peine visible, tantôt au
contraire très développée, au niveau du point (en 7
de la figure 196) où le côlon pelvien se continue
avec le rectum, de préférence sur le côté droit.

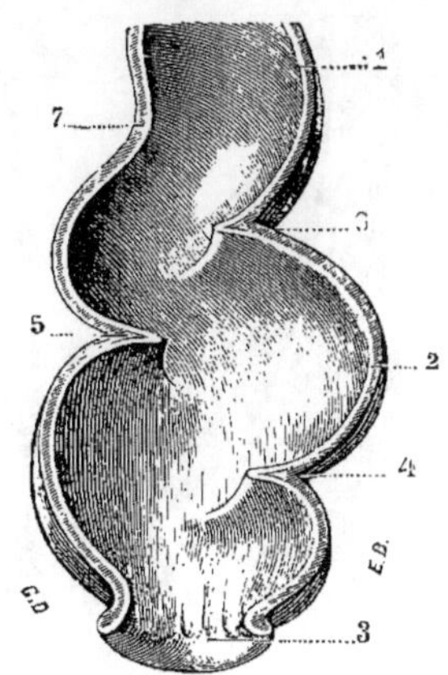

Fig. 196.

Les valvules du rectum, vues
sur une coupe frontale de
l'organe (segment postérieur
de la coupe).

1, portion prérectale du côlon. — 2,
rectum. — 3, anus, avec ses valvules
semi-lunaires. — 4, valvule inférieure. —
5, valvule moyenne ou valvule de Kohlrausch. — 6, valvule supérieure. — 7,
inflexion marquant la limite du côlon
et du rectum.

Quoi qu'il en soit des dimensions, du nombre et du siège des valvules rectales,
chacune d'elles a une forme semi-lunaire et nous offre à considérer deux faces,
deux bords et deux extrémités. — Des deux faces, la supérieure est plane ou plus ou
moins excavée en cupule ; l'inférieure, par contre, est plane ou plus ou moins
convexe. — Les deux extrémités se continuent insensiblement avec la paroi rectale.
— Les deux bords se distinguent en interne et externe : le bord interne ou bord
libre, régulièrement concave, mince et tranchant, regarde la cavité de l'organe ; le
bord externe ou bord adhérent, convexe, beaucoup plus épais que le précédent, se
confond avec la paroi du rectum. Ce bord adhérent répond ordinairement à un sillon
transversal creusé sur la surface extérieure de l'organe : mais ce n'est pas là une
disposition absolument constante et l'on observe parfois des valvules parfaitement
développées sur des rectums dont la surface extérieure est entièrement lisse.

Envisagées au point de vue de leur constitution anatomique, les valvules du rectum sont formées par l'adossement de la muqueuse et de la sous-muqueuse, avec,
à leur partie moyenne, une couche musculaire représentant les fibres circulaires de
l'organe. Les fibres longitudinales, comme nous le verrons plus loin (p. 225), passent
pour la plupart directement de la partie supérieure à la partie inférieure du bord
adhérent de la valvule.

b. *Valvules semi-lunaires.* — A la partie tout inférieure du rectum, à 5 ou 6 millimètres au-dessus de l'orifice anal, se voit une série de petits replis curvilignes, à concavité dirigée en haut. Ces replis (fig. 197,4) en forme de nid de pigeon, qui rappellent jusqu'à un certain point les valvules sigmoïdes de l'aorte et de la pulmonaire, sont désignés, depuis Morgagni, sous le nom de valvules semi-lunaires du rectum. Leur largeur mesure ordinairement de 8 à 10 millimètres ; leur hauteur dépasse rarement 2 ou 3 millimètres. Quant à leur nombre il varie le plus souvent de 5 à 8 ; mais on peut en rencontrer 12 et même 15. Chacune d'elles nous présente : 1° une face interne, convexe, qui est tournée du côté de la cavité intestinale ; 2° une face externe, concave, qui regarde la paroi rectale et qui forme avec elle une sorte de cavité en cul-de-sac, la *poche* de la valvule ; 3° un bord libre, concave en haut, qui constitue la limite interne de la poche ; 4° un bord adhérent, convexe en bas, qui se confond avec la paroi du rectum ; 5° deux extrémités, qui, comme le bord adhérent, se fusionnent avec la paroi. Les valvules semi-lunaires, quand elles sont bien accusées et qu'elles se succèdent

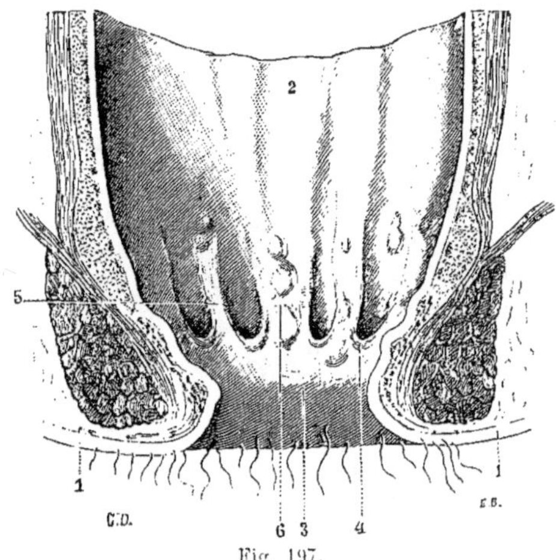

Fig. 197.

La portion anale du rectum avec les valvules semi-lunaires.

1. peau du périnée. — 2. surface interne du rectum. — 3. marge de l'anus. — 4. valvules semi-lunaires du rectum. — 5. colonnes du rectum ou colonnes de Morgagni. — 6, petits paquets hémorrhoïdaux recouverts par la muqueuse.

sans interruption sur tout le pourtour du rectum, forment au-dessus de l'anus une région toute spéciale, revêtant la forme d'une bande irrégulièrement festonnée. C'est au niveau de leur bord libre (*ligne ano-rectale*), rappelons-le en passant, que se termine le rectum et que commence l'anus.

c. *Colonnes de Morgagni.* — Au niveau des points où les extrémités latérales des valvules semi-lunaires se continuent avec les extrémités correspondantes des valvules voisines, la muqueuse se soulève en de petites saillies longitudinales, qui se prolongent plus ou moins haut et auxquelles Morgagni a donné le nom, un peu prétentieux peut-être, de *colonnes du rectum :* ces colonnes (fig. 197,5), en effet, sont ordinairement peu saillantes et, d'autre part, ne mesurent, dans la plupart des cas, que 10 à 12 millimètres de hauteur. Ce sont les *colonnes de Morgagni* des auteurs modernes. Chacune d'elles, quel que soit son développement, revêt la forme d'une petite pyramide, dont la base, dirigée en bas, se continue, à droite et à gauche, avec les extrémités des deux valvules semi-lunaires adjacentes, et dont le sommet, plus ou moins effilé, se perd en mourant sur la paroi rectale. Entre elles se voient des gouttières longitudinales, qui se terminent en bas dans les poches des valvules semi-lunaires correspondantes. Au point de vue structural, les colonnes de Morgagni sont formées par un repli muqueux, emprisonnant à son centre un faisceau plus ou moins considérable de fibres musculaires à direction longitudinale. Nous ajouterons que sur la face interne des valvules semi-lunaires, comme aussi dans les gouttières longitudinales qui les surmontent, se voient, chez l'adulte et chez le vieillard, des saillies irrégulières (fig. 197,6), formées par des dilatations veineuses sous-jacentes.

8° Constitution anatomique. — Le rectum se compose, comme les autres segments du gros intestin, de quatre tuniques superposées, qui sont, en allant de dehors en dedans, une séreuse, une musculeuse, une celluleuse ou sous-muqueuse, une muqueuse.

A. TUNIQUE SÉREUSE. — Le péritoine n'est en relation qu'avec la moitié supérieure de la première portion du rectum. Il revêt tout d'abord sa face antérieure, puis une partie de ses deux faces latérales.

La ligne de séparation entre la portion péritonéale du rectum et sa portion infra-péritonéale, autrement dit la ligne suivant laquelle se réfléchit la membrane séreuse en abandonnant le rectum pour se porter sur les formations voisines, est, de chaque côté, une ligne oblique de bas en haut et d'avant en arrière : elle représente dans son ensemble (fig. 85) une sorte de fer à cheval dont les deux extrémités, très rapprochées l'une de l'autre, remontent jusqu'à la troisième vertèbre sacrée ou, ce qui revient au même, jusqu'à la terminaison du mésocôlon iliopelvien.

Des faces latérales du rectum, le péritoine se réfléchit sur les parois du bassin. De sa face antérieure, il se jette, comme cela a été déjà dit plus haut, sur la vessie chez l'homme, sur le vagin et l'utérus chez la femme, en formant les culs-de-sac recto-vésical et recto-vaginal. Nous savons encore que ces deux culs-de-sac sont situés l'un et l'autre à 6 ou 7 centimètres au-dessus de l'anus. Sur la partie la plus déclive du cul-de-sac recto-vésical vient s'insérer, chez l'homme, l'extrémité supérieure de l'aponévrose prostato-péritonéale de DENON-VILLIERS (voy. *Muscles du périnée*).

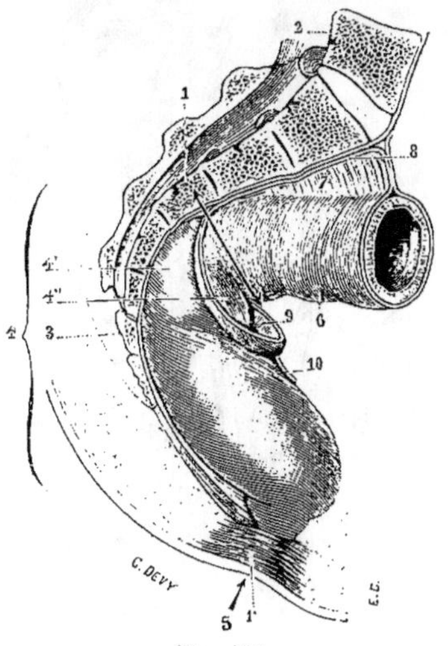

Fig. 198.

Péritoine rectal (*demi-schématique*).

1. troisième vertèbre sacrée. — 2. cinquième vertèbre lombaire. — 3, coccyx. — 4, rectum. avec: 4'. sa portion péritonéale. 4'': sa portion infra-péritonéale. 5. anus — 6. portion terminale ou prérectale du mésocôlon ilio-pelvien. — 7. portion terminale du mésocôlon ilio-pelvien — 8, péritoine pariétal. — 9, cul-de-sac recto-vésical. — 10. insertion supérieure de l'aponévrose prostato-péritonéale. — 11, sphincter externe.

B. TUNIQUE MUSCULEUSE. — La tunique musculeuse du rectum nous présente, comme celle du cæcum et du côlon, deux couches nettement distinctes : 1° une couche superficielle, comprenant des fibres longitudinales ; 2° une couche profonde, formée par des fibres circulaires.

a. *Fibres longitudinales*. — Nous avons vu que, sur la portion inférieure du côlon ilio-pelvien, les fibres longitudinales se disposaient en deux bandes rubanées, l'une répondant à la paroi antérieure de l'intestin, l'autre à sa paroi postérieure. En passant du côlon sur le rectum, ces deux bandes s'élargissent, recouvrent une partie de plus en plus grande des deux faces antérieure et postérieure et, finalement, arrivent au contact l'une de l'autre au niveau des bords droit et gauche. Les fibres longitudinales ne forment plus alors qu'une seule couche, occupant tout le pourtour du rectum. Il convient d'ajouter cependant que, sur les parties latérales du conduit, la couche des fibres longitudinales est un peu plus mince que sur les faces antérieure et postérieure. Quelle que soit la situation qu'elles occupent, les fibres longitudinales descendent parallèlement les unes aux autres jusqu'à l'anus, où elles se terminent.

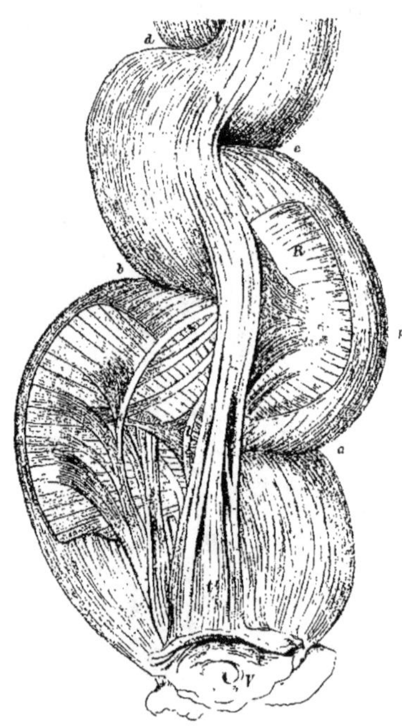

Fig. 199.

Un rectum de femme, vu par sa face antérieure (d'après Laimer).

La couche musculaire longitudinale a été enlevée par places pour permettre de voir les fibres musculaires sous-jacentes.

V, une portion de la paroi vaginale. — *R*, couche des fibres circulaires. — *a*, *b*, *c*, *d*, quatre étranglements latéraux du cylindre rectal. — *t*, *t*, fibres longitudinales formant un faisceau rubané, élargi et renforcé à sa partie inférieure. — *s*, un faisceau de fibres longitudinales, naissant en partie de la couche des fibres circulaires, en partie entre les faisceaux de cette dernière couche. — *p*, lame musculaire triangulaire, dont la partie supérieure est formée par des faisceaux qui se séparent, en haut, de la bandelette longitudinale *tt'* et qui viennent se continuer, en bas, avec la couche des fibres circulaires, dont la partie inférieure est formée par des fibres qui de la couche circulaire descendent dans la bandelette longitudinale *tt'*. — *k*, un faisceau de la couche longitudinale, renforcé sur son côté gauche par des faisceaux provenant de la couche des fibres circulaires. — *l*, autre faisceau longitudinal, recevant sur son côté gauche un faisceau triangulaire dont les fibres proviennent de la couche des fibres circulaires.

Laimer (1884), auquel nous devons une bonne description des fibres du rectum, a montré que les fibres longitudinales ne descendent pas toutes jusqu'à l'anus. C'est ainsi que, au niveau des étranglements ou sillons que présente la paroi rectale, les fibres longitudinales les plus profondes, au lieu de passer comme un pont au-dessus de ces sillons, se dirigent vers leur profondeur, arrivent ainsi à la couche des fibres circulaires et se terminent dans cette couche, soit en se perdant sur le tissu conjonctif interfasciculaire, soit en se transformant en fibres circulaires. Laimer a établi aussi que, sur les points où se terminent ces fibres longitudinales naissent d'autres fibres, qui se jettent dans la lèvre inférieure des sillons, se portent ainsi vers les fibres longitudinales superficielles et se mêlent à elles pour descendre jusqu'à l'anus. Il résulte d'une pareille disposition que, chemin faisant, un certain nombre de fibres longitudinales pénètrent dans la couche des fibres circulaires pour se continuer avec ces dernières. Comme compensation, de cette même couche circulaire, se détachent des fibres qui, changeant à la fois de place et de direction, se mêlent à la couche des fibres longitudinales et la renforcent. La figure 199, que j'emprunte à Laimer, nous montre très nettement ces changements de direction que présentent, au cours de leur trajet, les fibres musculaires de la paroi rectale.

Arrivées à la partie inférieure du rectum, nos fibres longitudinales se terminent suivant des modalités différentes et, à ce sujet, il convient de les diviser en trois groupes (fig. 200) : un groupe superficiel, un groupe moyen et un groupe profond. — Les *fibres superficielles* ou *externes* (*c*) se terminent, à droite et à gauche, sur l'aponévrose périnéale supérieure, qui, de ce fait, se trouve étroitement unie au rectum. — Les *fibres moyennes* (*b*) disparaissent dans une couche de tissu fibro-élastique (*tissu tendineux* de Laimer), qui, au niveau du plancher pelvien, sépare la paroi latérale du rectum de la portion interne du releveur de l'anus. Cette formation fibro-élastique, qui affecte. tantôt la forme d'une lame disposée en sens sagittal, tantôt la forme de petites arcades à concavité dirigée en dehors, donne insertion à la fois : 1° sur son côté interne, aux fibres longitudinales moyennes du rectum ; 2° sur son côté externe, aux fibres correspondantes du releveur. Elle sépare donc l'un de l'autre les deux muscles. Si par la pensée on fait abstraction de cette formation fibro-élastique. et si on suppose, d'autre part, que les fibres longitudinales moyennes du rectum se continuent bout à bout avec celles du releveur. on voit tout de suite que ces deux ordres de fibres, ainsi réunies, forment de longues anses à concavité dirigée en haut. remontant d'un côté sur les parois rectales, venant se terminer de l'autre sur les parois de l'excavation pelvienne. — Les *fibres profondes* ou *internes* (a) poursuivent leur trajet vers l'anus, les unes en passant entre le sphincter interne et le sphincter externe, les autres en traversant de haut en bas l'un ou l'autre de ces muscles. Finalement, toutes les fibres profondes viennent se fixer à la face profonde de la peau de l'anus. Un certain nombre d'entre elles paraissent se terminer dans l'épaisseur même des sphincters. soit interne, soit externe (voy. *Anus*, p. 236).

Au point où elles s'engagent dans le périnée, les fibres longitudinales du rectum sont renforcées : 1° sur les côtés,

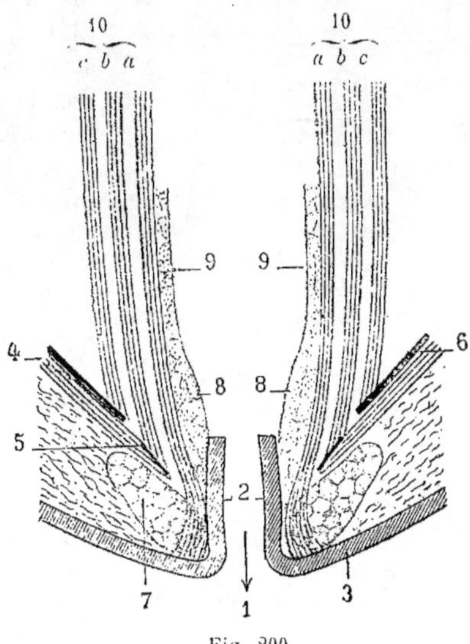

Fig. 200.

Schéma montrant, sur une coupe vertico-transversale, le mode de terminaison des fibres longitudinales du rectum.

1, anus. — 2, muqueuse rectale. — 3, peau du périnée. — 4, releveur de l'anus. — 5, lame fibro-élastique (lame tendineuse de Laimer), sur laquelle s'insère ce muscle. — 6, aponévrose périnéale supérieure. — 7, sphincter externe. — 8, sphincter interne. — 9, fibres circulaires du rectum. — 10, fibres longitudinales, avec : a, fibres internes ou profondes; b, fibres moyennes; c, fibres externes ou superficielles.

par les fibres les plus internes du releveur, qui s'infléchissent en bas pour descendre avec elles vers l'anus (voy. *Releveur*); 2° en arrière, par deux petits faisceaux, l'un droit, l'autre gauche, qui proviennent du sacrum et du coccyx : c'est le *muscle recto-coccygien* de Treitz, le *musculus retractor ani* de certains auteurs; nous le décrirons à propos du releveur (voy. ce muscle); 3° en avant (chez l'homme seulement), par un faisceau, plus ou moins considérable, qui provient de la couche longitudinale de l'urèthre, c'est le *muscle uréthral* de Roux, le *muscle prérectal* de Henle ; les fibres qui le constituent se mêlent aux fibres longitudinales du rectum et viennent se perdre en grande partie dans l'épaisseur même du sphincter interne.

b. *Fibres circulaires : sphincter interne et autres sphincters.* — Les fibres circulaires de la paroi intestinale se disposent ici de la même façon que sur le reste du gros intestin : elles forment un plan continu, qui, d'une part, embrasse toute la circonférence du rectum, d'autre part s'étend de son extrémité supérieure à son extrémité inférieure.

La couche des fibres circulaires du rectum présente cette particularité, cependant, que son développement n'est pas uniforme. C'est ainsi qu'au niveau de l'ampoule rectale elle est plus mince que partout ailleurs. Au-dessous de l'ampoule, elle s'épaissit graduellement jusqu'à l'anus en formant, tout autour de cet orifice, une sorte d'anneau musculaire, connu sous le nom de *sphincter interne* (fig. 201, 6).

Le sphincter interne, concentrique au sphincter externe, qui est situé en dehors de lui, mesure de 3 à 6 millimètres d'épaisseur. — En bas, il se termine à la marge de l'anus, un peu au-dessous de la ligne d'union de la muqueuse rectale avec la peau de l'anus : son extrémité inférieure répond donc à la peau, dans une étendue de 8 à 10 millimètres. — En haut, il se fusionne sans ligne de démarcation bien nette avec les derniers faisceaux musculaires de l'ampoule. Sa hauteur est de 4 ou 5 centimètres.

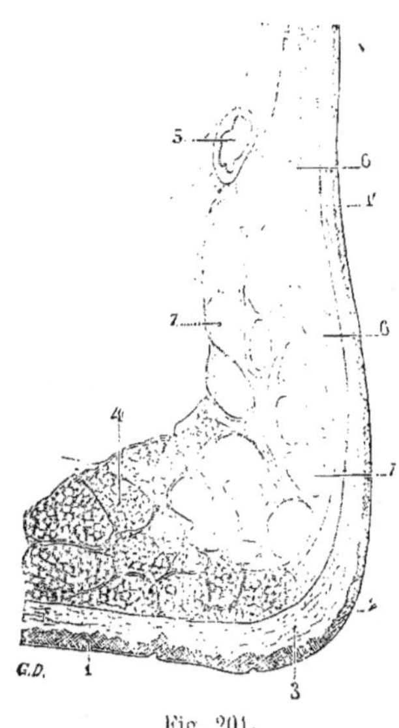

Fig. 201.

Coupe sagittale du rectum au niveau de l'anus, pour montrer la disposition des sphincters (segment droit de la coupe).

1, épiderme. — 1', épithélium. — 2, limite de séparation de la peau et de la muqueuse. — 3, derme. — 4, tissu graisseux. — 5, une artère. — 6, fibres lisses, formant le sphincter interne. — 7, fibres striées, formant le sphincter externe.

O'Beirne a décrit, sous le nom de *sphincter supérieur*, un nouvel épaississement des fibres circulaires du rectum, qui serait placé immédiatement au-dessus de l'ampoule rectale et qui aurait pour attributions de retenir les matières fécales accumulées dans le côlon ilio-pelvien. De son côté, Nélaton a appelé l'attention sur un troisième sphincter, le *sphincter de Nélaton*, qui serait situé au niveau de la base de la prostate, à 8 ou 10 centimètres au-dessus de l'anus par conséquent. Ce dernier faisceau n'est pas constant et, quand il existe, il n'occupe ordinairement qu'une portion de la circonférence du rectum. De plus, son épaisseur n'excède pas 2 ou 3 millimètres, sa hauteur 10 à 12 millimètres. Il n'a pas plus d'importance que le faisceau décrit par O'Beirne : l'un et l'autre ne méritent en rien, pas plus par leur fonction que par leur disposition anatomique, le nom de sphincter qu'on leur a donné et que leur donnent encore la plupart des anatomistes et des chirurgiens. Ce sont de simples épaississements locaux de la musculature circulaire du rectum, au niveau des valvules rectales ci-dessus décrites.

C. Tunique celluleuse ou sous-muqueuse. — (Voy. p. 182).

D. Tunique muqueuse. — La muqueuse du rectum, tout en présentant les caractères généraux de la muqueuse du gros intestin (voy. p. 183), se distingue de celle qui revêt le cæcum et le côlon par les quelques particularités suivantes : 1° par les replis semi-lunaires décrits plus haut, les *valvules semi-lunaires du rectum*, que l'on rencontre sur sa partie inférieure immédiatement au-dessus de l'anus ; 2° par les saillies longitudinales, *colonnes de Morgagni*, qui surmontent les valvules semi-lunaires et que nous avons encore décrites à propos de la configuration intérieure du rectum ; 3° par le développement plus considérable de ses glandes en tube ; 4° par son adhérence à la tunique musculeuse, qui est beaucoup moindre, surtout dans le quart inférieur de l'organe, où les deux tuniques ne sont reliées l'une à l'autre que par une couche de tissu cellulaire lâche ; 5° enfin, par le développement tout spécial de son système veineux (voy. plus bas, p. 230). A sa partie tout inférieure, la muqueuse rectale subit au voisinage de l'anus, quelques modifications structurales qui préparent la transition entre le revêtement muqueux et le revêtement cutané. Nous les décrirons à propos de l'anus (voy. *Anus*).

9° Vaisseaux et nerfs. — Le rectum possède un riche réseau sanguin. Ce réseau, qui fait suite en haut à celui du côlon, présente, en bas, de larges communications avec le réseau pelvien et le réseau périnéal. Il en est de même du réseau lymphatique.

A. Artères. — Au rectum se rendent trois artères paires et symétriques (six par conséquent) : les hémorrhoïdales supérieures, les hémorrhoïdales moyennes et les hémorrhoïdales inférieures. De ces différentes artères, les hémorrhoïdales supérieures sont de beaucoup les plus importantes : ce sont les vraies artères du rectum. Les hémorrhoïdales moyennes et inférieures ne sont que des vaisseaux accessoires, qui se rendent surtout à la portion sphinctérienne. Toutefois, comme elles s'anastomosent largement avec les précédentes, elles peuvent au besoin les suppléer.

a. *Artères hémorrhoïdales supérieures.* — Les artères hémorrhoïdales supérieures, branches de bifurcation de la mésentérique inférieure, s'étendent de l'extrémité supérieure du rectum à son extrémité inférieure. Situées tout d'abord à la partie postérieure de l'organe, elles le contournent obliquement de façon à occuper successivement sa face latérale et sa face antérieure. Chemin faisant, elles abandonnent un grand nombre de collatérales, qui se ramifient, les unes sur la face antérieure du rectum, les autres sur sa face postérieure. — Ces collatérales, tantôt rectilignes, tantôt plus ou moins flexueuses, affectent pour la plupart une direction longitudinale ou légèrement oblique ; mais il n'est pas rare d'en rencontrer, surtout dans la région médiane, qui suivent un trajet nettement transversal ou même récurrent. Elles s'anastomosent fréquemment entre elles, comme nous le montre la figure ci-contre (fig. 202) : il existe ordinairement sur la face antérieure du rectum, deux ou trois anastomoses, à direction plus ou moins transversale, qui relient l'hémorrhoïdale supérieure d'un côté à celle du côté opposé. — J'ai vu plusieurs fois la mésentérique inférieure se prolonger jusqu'au voisinage de l'anus, sous la forme d'une toute petite artériole, qui cheminait le long de la ligne médiane, sur la face postérieure du rectum. Dans ces cas, on le

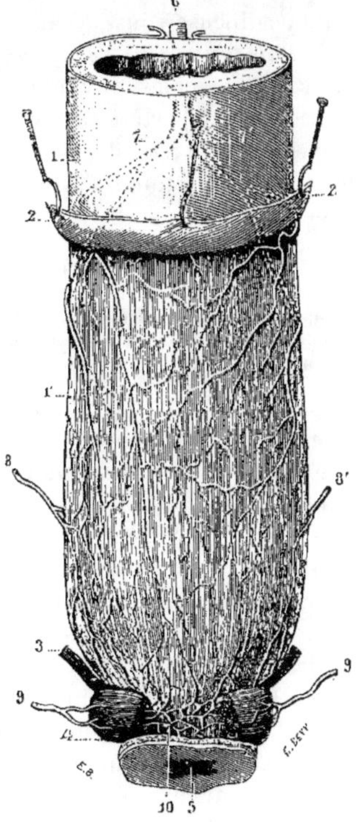

Fig. 202.

Les artères du rectum, vues sur la face antérieure de l'organe.

1 et 1', portion péritonéale et portion infra-péritonéale du rectum. — 2. péritoine, relevé au niveau du cul-de-sac vésico-rectal. — 3, releveur de l'anus. — 4. sphincter externe, réséqué à sa partie moyenne. — 5. anus. — 6. portion terminale de la mésentérique inférieure. — 7. 7'. artères hémorrhoïdales supérieures. — 8. 8', artères hémorrhoïdales moyennes. — 9. 9'. artères hémorrhoïdales inférieures. — 10, anastomoses sous-sphinctériennes de ces différentes artères.

conçoit, les deux hémorrhoïdales supérieures n'étaient, malgré leur développement, que de simples collatérales de la mésentérique inférieure.

b. *Artères hémorrhoïdales moyennes*. — Les hémorrhoïdales moyennes proviennent de l'iliaque interne. Très variables en volume, elles sont surtout destinées à la prostate et aux vésicules séminales. Elles se contentent de jeter sur la portion du rectum qui répond à ces derniers organes un certain nombre de rameaux toujours peu nombreux et fort grêles. Douze fois sur treize cas (QUÉNU), les artères hémorrhoïdales moyennes s'anastomosent avec les hémorrhoïdales supérieures en dehors même de la paroi rectale : cette anastomose est, suivant les cas, unilatérale ou bilatérale.

c. *Artères hémorrhoïdales inférieures*. — Les hémorrhoïdales inférieures, branches de la honteuse interne, se distribuent à la partie tout inférieure du rectum, aux deux sphincters interne et externe, à la peau de l'anus et à la masse cellulo-adipeuse sous-jacente.

d. *Rameaux issus de la sacrée moyenne*. — Aux trois artères hémorrhoïdales, artères principales, il convient d'ajouter quelques fins rameaux (3 à 6), fournis au rectum par l'artère sacrée moyenne. Ces rameaux se séparent de l'artère sacrée moyenne au niveau des deux derniers trous sacrés et se perdent sur la paroi postérieure du rectum, en s'anastomosant avec les branches des différentes hémorrhoïdales.

D'après les recherches de KONSTANTINOWITSCH (*St-Petersb. med. Zeitschrift*, 1872), les hémorrhoïdales supérieures se distribuent aux trois tuniques du rectum pour les portions ampullaire et sus-ampullaire. Mais, au-dessous de l'ampoule, elles n'irriguent plus que la tunique muqueuse. L'appareil musculaire, à ce niveau, reçoit ses vaisseaux des autres artères rectales : les hémorrhoïdales moyennes se rendent surtout à la partie antérieure ; les hémorrhoïdales inférieures aux parties latérales ; les sacrées moyennes, à la partie postérieure.

B. VEINES. — Les veines du rectum diffèrent de celles du côlon en ce qu'elles forment, dans l'épaisseur de la couche celluleuse, un riche plexus connu sous le nom de *plexus hémorrhoïdal*.

a. *Plexus hémorrhoïdal*. — Ce plexus occupe toute la hauteur du rectum, mais il est particulièrement développé sur sa partie inférieure. Si l'on examine cette partie inférieure du rectum après une injection heureuse de la veine mésentérique inférieure (fig. 203), on constate l'existence, un peu au-dessus de l'anus, à la hauteur des valvules semi-lunaires, d'un système de petites cavités veineuses en forme d'ampoules, qui occupent à la manière d'une couronne irrégulière tout le pourtour de l'intestin. Ces ampoules veineuses varient ordinairement, quant à leur volume, de la grosseur d'un grain de millet à celle d'un gros pois. Ce sont des hémorrhoïdes à leur début : elles manquent chez le nouveau-né, contrairement à ce que disent certains auteurs ; mais on les rencontre constamment chez l'adulte et chez le vieillard.

b. *Veines hémorrhoïdales supérieures*. — Les ampoules veineuses du rectum donnent naissance en haut à des ramuscules ascendants, à direction plus ou moins flexueuse, qui se réunissent les uns aux autres pour former des troncs de plus en plus volumineux. Ces troncs sont situés tout d'abord au-dessous de la muqueuse. Arrivés à 8 ou 10 centimètres au-dessus de l'anus, ils perforent la tunique musculeuse et, cheminant désormais sur les parties latérales et postérieure du rectum, ils se portent vers l'extrémité supérieure de cet organe. Chemin faisant, ils se grossissent d'un certain nombre de petits affluents qui, comme eux, ont traversé la tunique musculeuse et, finalement, ils se jettent dans la veine mésentérique inférieure dont ils constituent l'origine. Les veines que nous venons de décrire répondent exactement, comme on le voit, aux artères hémorrhoïdales supérieures : on les désigne, en conséquence, sous le nom de *veines hémorrhoïdales supérieures*. Ce sont les veines du rectum proprement dites.

c. *Veines hémorrhoïdales inférieures.* — A ce système, système principal, s'ajoute un deuxième système, moins important, le *système péri-sphinctérien*, lequel, comme l'indique son nom, entoure sur tout son pourtour le muscle sphincter externe. Ses rameaux radiculaires proviennent à la fois de la portion anale de la muqueuse, du sphincter interne, du sphincter externe et de la couche des fibres longitudinales qui descendent entre les deux sphincters. — D'autre part, les rameaux efférents de ce plexus se portent en dehors dans le creux ischio-rectal et viennent se jeter, par un ou deux troncs, dans la veine honteuse interne : ces troncs, qui sont satellites des artères hémorrhoïdales inférieures, constituent les *veines hémorrhoïdales inférieures.* — A ces veines hémorrhoïdales inférieures aboutissent encore quelques veinules issues du réseau cutané qui entoure l'anus. Mais toutes les veines du réseau cutané ne se rendent pas aux hémorrhoïdales inférieures : comme l'a démontré tout récemment QUÉNU, ce réseau envoie encore des rameaux au réseau sous-cutané de la région coccygienne, ainsi qu'au réseau superficiel du scrotum et à la face interne de la cuisse.

d. *Veines hémorrhoïdales moyennes.* — Entre les veines hémorrhoïdales supérieures et les veines hémorrhoïdales inférieures, se trouvent les veines hémorrhoïdales moyennes. Ces veines tirent leur principale origine, non du rectum, mais des organes voisins : de la vessie, des

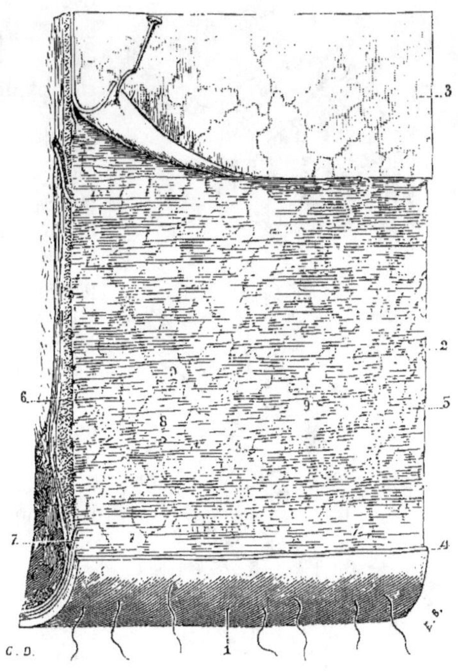

Fig. 203.

Les veines de la portion anale du rectum (injection à la masse de Teichmann, poussée par la mésentérique inférieure).

1, peau du périnée. — 2, portion du rectum dépouillée de sa muqueuse. — 3, portion du rectum recouverte par la muqueuse. — 4, orifice anal. — 5, plexus veineux hémorrhoïdal. — 6, couche musculaire du rectum. — 7, 7, 7, trois anastomoses sous-sphinctériennes. — 8, 8, deux anastomoses trans-sphinctériennes. — 9, 9, deux anastomoses sus-sphinctériennes.

vésicules séminales et de la prostate chez l'homme, de l'utérus et du vagin chez la femme. Le rectum lui-même ne leur fournit que quelques rameaux, lesquels proviennent de la partie inférieure de l'ampoule, immédiatement au-dessus du releveur (fig. 204, 7). Du reste, ces branches d'origine rectale peuvent faire défaut. La veine hémorrhoïdale moyenne aboutit, comme on le sait, à la veine hypogastrique.

e. *Résumé.* — Au total, le rectum se débarrasse de son sang veineux (abstraction faite de l'hémorrhoïdale moyenne qui n'a dans l'espèce qu'une bien faible importance), par de nombreux vaisseaux disposés en deux systèmes : 1° un *système ascendant,* formé par les veines hémorrhoïdales supérieures ; 2° un *système transversal,* constitué par les veines hémorrhoïdales inférieures. — Les hémorrhoïdales inférieures, tirant leur origine de la région des sphincters, aboutissent à la veine honteuse interne et, de là, à l'hypogastrique et à la veine cave inférieure. — Les hémorrhoïdales supérieures, recueillant le sang de toutes les autres portions du rectum, se rendent à la veine mésentérique inférieure qui, comme on le sait, est l'un des principaux afférents de la veine porte.

f. *Anastomoses entre le système supérieur ou ascendant et le système inférieur transversal.* — Nous devons ajouter que les deux territoires des veines hémorrhoïdales supérieures et des veines hémorrhoïdales inférieures ne sont pas isolés. Ils communiquent l'un avec l'autre, au niveau de la portion anale du rectum, par des anastomoses transversales, qui, partant du réseau sous-muqueux, gagnent le réseau péri-sphinctérien. Ces anastomoses, fort nombreuses, sont de trois ordres (fig. 204) : les unes, *anastomoses sus-sphinctériennes*, passent au-dessus du bord supérieur du sphincter externe ; les autres, *anastomoses trans-sphinctériennes*, passent à travers les sphincters interne et externe : les dernières, *anastomoses sous-sphinctériennes*, contournent de dedans en dehors le bord inférieur du sphincter externe et, sans traverser aucun faisceau musculaire, se jettent dans les hémorrhoïdales inférieures ou dans leurs affluents. Quénu fait observer avec raison que tous ces rameaux anastomotiques ne s'injectent bien que par la veine mésentérique inférieure ; on arrive rarement, en effet, à remplir le réseau sous-muqueux en poussant une injection par la dorsale de la verge ou par tout autre affluent des veines honteuses internes. Ce double fait nous autorise à conclure que les anastomoses en question sont très probablement munies d'appareils valvulaires, et, que ces appareils sont disposés de telle façon que, tout en livrant un libre passage au sang des hémorrhoïdales supérieures vers les hémorrhoïdales inférieures, elles s'opposent plus ou moins à la circulation en sens inverse.

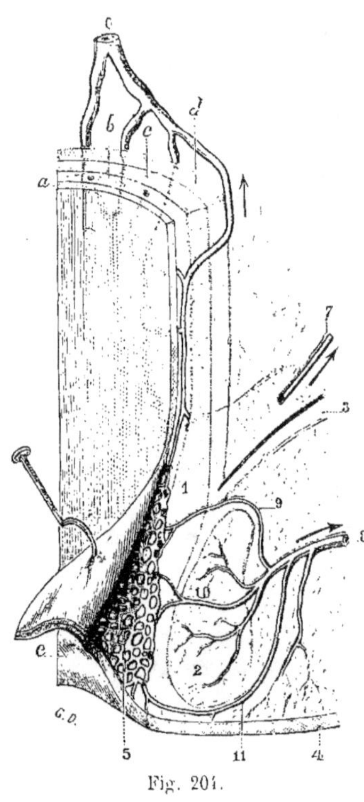

Fig. 204.

Figure schématique représentant, sur une coupe longitudinale, la circulation veineuse de la portion anale du rectum.

a, muqueuse. — *b*, sous-muqueuse. — *c*, fibres musculaires circulaires. — *d*, fibres musculaires longitudinales. — *e*, orifice anal.

1, sphincter interne. — 2, sphincter externe. — 3, muscle releveur de l'anus. — 4, peau du périnée. — 5, plexus hémorrhoïdal. — 6, veine hémorrhoïdale supérieure. — 7, veine hémorrhoïdale moyenne. — 8, veine hémorrhoïdale inférieure. — 9, anastomoses sus-sphinctériennes. — 10, anastomoses trans-sphinctériennes. — 11, anastomoses sous-sphinctériennes.

C. **Lymphatiques.** — Les lymphatiques du rectum (pour leur origine, voy. p. 185) se dirigent d'avant en arrière pour aboutir à un groupe de petits ganglions, qui occupent la concavité du sacrum et qui se continuent, en haut, avec les ganglions lombaires. Ces ganglions s'accolent pour la plupart aux principales branches des artères et veines hémorrhoïdales supérieures.

Outre ces lymphatiques, *lymphatiques supérieurs*, qui vont aux ganglions échelonnés le long de la veine mésentérique inférieure, Quénu décrit des *lymphatiques moyens*, qui répondent à la veine hémorrhoïdale moyenne et qui viennent se jeter dans les ganglions hypogastriques, tantôt au niveau de la terminaison de la veine hypogastrique, tantôt plus bas, au niveau de l'épine sciatique. GEROTA (1895) a, lui aussi, rencontré ces lymphatiques moyens, mais 2 fois sur 20 sujets seulement.

Il existe, enfin, des *lymphatiques inférieurs*, répondant aux veines hémorrhoïdales inférieures : nous les décrirons plus loin à propos de l'anus (voy. *Anus*).

D. NERFS. — Les nerfs du rectum proviennent de trois sources : du plexus lombo-sacré, du plexus hypogastrique, du plexus sacré. — Les filets qui émanent du plexus lombo-aortique arrivent au rectum en suivant la mésentérique inférieure d'abord, puis les hémorrhoïdales supérieures. — Les filets qui proviennent du plexus hypogastrique abordent les parties latérales de l'organe, en suivant le trajet des artères hémorrhoïdales moyennes et hémorrhoïdales inférieures. — Les filets fournis par le plexus sacré naissent directement des deuxième, troisième et quatrième nerfs sacrés. Ils se dirigent en bas et en avant, vers la paroi postérieure du rectum, qu'ils pénètrent, en même temps que les derniers rameaux des hémorrhoïdales supérieures. — Ces filets nerveux, quelle que soit leur origine, se terminent dans les différentes couches du rectum suivant une modalité qui rappelle exactement celle déjà décrite à propos de l'innervation de l'intestin grêle.

A consulter, parmi les travaux récents (1880-1892) sur le gros intestin : TARENETZKY, *Beiträge zur Anat. des Darmkanals*, Mém. de l'Acad. imp. de Saint-Pétersbourg, 1881 ; — LAIMER, *Beiträge zur Anat. des Mastdarms*. Wien. med. Jahrb., 1883 ; — DU MÊME, *Einiges zur Anat. des Mastdarms*, ibid., 1884 ; — FARABEUF, *Arrêt d'évolution de l'intestin*, Progr. médical, 1885 ; — MATHEWS, *The anatomy of the rectum and its relation to reflexes*, New-York med. Record, 1887 ; — TUFFIER, *Etude sur le cæcum et ses hernies*, Arch. gén. de méd., 1887 ; — OTIS, *Anatom. Untersuch. an menschl. Rectum und eine Methode der Mastdarminspection*, Leipzig, 1887 ; — BROCA, *L'anat. du cæcum et les abcès de la fosse iliaque*, Gaz. hebdom. des Sc. médicales, 1888 ; — HARTMANN, *Les fossettes iléo-cæcales et la hernie de Rieux*, Bull. soc. anat., 1888 ; — TOLDT, *Die Darmgekröse und Netze in gesetzmässigen und in gesetzwidrigen Zustand*, Wien., 1889 ; — VON SAMSON, *Zur Kenntniss der Flexura sigmoidea coli*, Th. Dorpat. 1890 ; — FROMONT, *Contrib. à l'anat. topogr. de la portion sous-diaphragmatique du tube digestif*, Th. de Lille, 1890 ; — ROGIE, *Etude sur la fossette intersigmoïde*, Lille, 1891 ; — LEGUEU, *La situation du cæcum chez les enfants*, Bull. Soc. anat., 1891 ; — BRÖSIKE, *Ueber intra-abdominale Hernien und Bauchfelltaschen*, Berlin, 1891 ; — LOCKWOOD and ROLLESTON, *On the fossæ round the cæcum and the position of the vermiforme appendix*, Journ. of Anat. and Physiol., 1891 ; — GEROLD, *Untersuch. über den Processus vermiformis des Menschen*, Th. Munich., 1891 ; — QUÉNU. *Etude sur les veines du rectum et de l'anus*, Bull. Soc. anat., 1892 ; — DU MÊME, *Des artères du rectum et de l'anus chez l'homme et chez la femme*, Bull. Soc. anat. 1893 ; — SYMINGTON, *The relations of the peritoneum to the descending colon in the human subject*, Journ. of Anat. and Physiol., 1892 ; — LEGUEU, *La situation du cæcum chez l'enfant* Bull. Soc. anat., 1894 ; — JONNESCO, *Le côlon pelvien pendant la vie intra-utérine*, Th. Paris, 1892 ; — CLADO, *Appendice cæcal*, Mém. Soc. biologie, 1892 ; — PÉRIGNON, *Etude sur le développ. du péritoine dans ses rapports avec l'évolution du tube digestif et de ses annexes*, Th. Paris, 1892 ; — HILDEBRANT, *Die Lageverhältnisse des Cæcum*, etc., Deutsch. Zeitschr. f. Chirurgie, 1892 ; — KRAUS (O.), *Zur Anat. der iléo-cæcal Klappe*, Arch. f. klin. Chirurgie, 1892 ; — GALLEY, *Les valvules du rectum*, Th. Toulouse, 1892 ; — LAFFORGUE, *Rech. anat. sur l'appendice vermiculaire du cæcum*, Journ. internat. d'Anat. et de Physiol., 1893 ; — HEWSON, *Anat. of the vermiforme Appendix*, Amer. Journ. of méd. Scienc., 1893 ; — STRUTHERS (J.). *On the varieties of the Appendix vermiformis, cæcum and iléo-colie valve in man*, Edinb. med. Journ., 1893 ; — ROGIE, *Sur l'Anat. norm. et pathol. de l'appendice iléo-cæcal*, Journ. des Sc. med. de Lille, 1893 ; — JONNESCO et JUVARA, *Anat. du cæcum et de l'appendice iléo-cæcal*, Bull. Soc. anat., 1894 ; — DES MÊMES, *Anat. des lig. de l'appendice vermiculaire et de la fossette iléo-appendiculaire*, Progr. méd., 1894 ; — STOCQUART, *Les anomalies de l'appendice cæcal chez l'homme*, Bull. Soc. d'Anthrop. de Bruxelles, 1894 ; — MOODY, *A study of the muscular tunic of the large and small intestine of man in the vicinity of the cæcum*, Proc. of the Assoc. of americ. anatomists, 1894 ; — TOLDT, *Die Formbildung des menschl. Blinddarms u. die valvula coli*, Sitz. d. K. Akad. d. Wiss. in Wien, 1894 ; — ZUCKERKANDL, *Die Formbildung des Blinddarms*, Verh. d. anat. Ges., 1894 ; — BERRY, *The anatomy of the cæcum*, Anat. Anz., Bd. X, 1895 ; — DU MÊME, *The anatomy of the vermiforme Appendix*, Anat. Anz., Bd. X, 1895 ; — MAUCLAIRE et MOUCHET, *Consid. sur la forme et les moyens de fixité du côlon transverse*, Bull. Soc. anat., 1896 ; — STÖHR, *Ueb. die Rückbildung von Darmdrüsen im Proc. vermiformis des Menschen*, Verh. d. anat. Ges., 1897 ; — MÜLLER, *Zur norm. u. pathol. Anat. des menschl. Wurmfortsatzes*, Jen. Zeitschr. Naturwiss, 1897 ; —

ZAGE-MAUTEUFFEL, *Die Achsendrehungen des Cæcums*, Verh. a. deutsch. Ges. f. Chirurgie. 1898. — CHARPY, *De la capacité du cæcum*, Bibliogr. anat.. 1898 ; — COHEN. *Rech. sur la situation du côlon transverse*, Th. Paris, 1898. — OMBREDANNE. *Les lames vasculaires dans l'abdomen. le bassin et le périnée*, Th. Paris, 1900.

(Voy. aussi la bibliographie de l'anus, p. 240.)

ARTICLE VII

ANUS

Théoriquement, l'anus est un simple orifice, terminant à sa partie inférieure le tube digestif, tout comme l'orifice buccal le termine à sa partie supérieure. En anatomie appliquée, on rattache à cet orifice des parties qui, sans lui appartenir en propre, l'avoisinent immédiatement : en haut, la partie tout inférieure du rectum, qui le précède ; en bas, la zone cutanée, qui le suit et l'entoure. Ainsi entendu, l'anus devient un véritable canal de 15 à 20 millimètres de hauteur ou, comme on l'a dit, une sorte de filière à travers laquelle sont comme exprimées, au moment de la défécation, les matières amassées dans l'ampoule rectale.

1° Situation et rapports. — L'orifice terminal du canal alimentaire, comme son orifice initial, occupe la ligne médiane. Il s'ouvre dans le périnée postérieur (fig. 205,1), un peu en avant du coccyx, au fond de cette gouttière longitudinale qui sépare les deux fesses.

Sa situation est un peu différente chez l'homme et chez la femme. Chez l'homme, il est placé immédiatement en arrière de la ligne bi-ischiatique, à 20 ou 25 millimètres de la pointe du coccyx. Chez la femme, il répond à la ligne bi-ischiatique elle-même et se trouve séparé du coccyx par un intervalle de 25 à 30 millimètres. L'anus est donc plus antérieur chez la femme que chez l'homme ; d'autre part, il est, dans la plupart des cas, un peu plus superficiel. Dans l'un et l'autre sexe, il se dirige obliquement (fig. 193 et 194) de haut en bas et d'avant en arrière.

Au point de vue de ses rapports, l'anus répond : 1° sur les côtés, au muscle sphincter externe, aux fosses ischio-rectales et aux releveurs de l'anus ; 2° en arrière, au raphé ano-coccygien et aux faisceaux musculaires qui s'y insèrent; 3° en avant. à l'urèthre chez l'homme, au vagin chez la femme.

2° Limites. — Les limites de la région de l'anus manquent de netteté, ce qui explique les divergences des auteurs sur ce point. En haut, nous donnerons pour limite à l'anus une ligne circulaire, irrégulièrement sinueuse, passant par le bord libre des valvules semi-lunaires (voy. *Rectum*). Nous désignerons cette ligne sous le nom de *ligne ano-rectale*, dénomination qui rappelle nettement qu'elle constitue la limite séparative entre le rectum et l'anus (ne pas confondre avec la ligne ano-rectale d'HERRMANN, qui est située à 8 ou 9 millimètres plus haut). Notre ligne ano-rectale répond très probablement à la cloison anale qui, chez le fœtus,

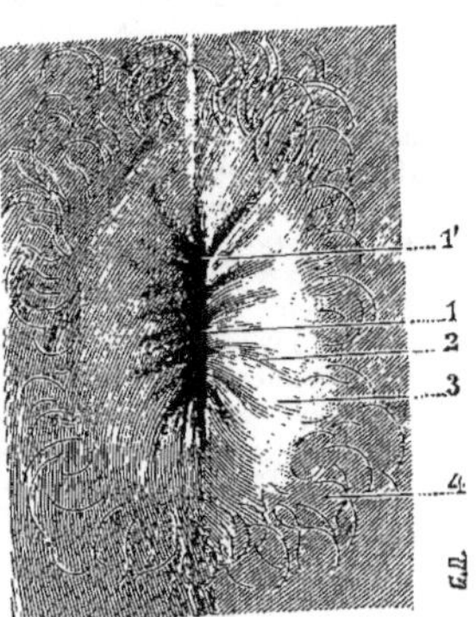

Fig. 205.

Anus vu de face, les deux fesses étant écartées.

1, orifice anal, avec 2, ses plis rayonnés.— 3, zone cutanée lisse de la marge de l'anus — 4, peau et poils du périnée.

sépare le rectum de la peau. l'entoderme de l'ectoderme (voy. EMBRYOLOGIE). En bas, du côté du périnée, l'anus est délimité par une deuxième ligne, également circulaire, répondant au point où le revêtement cutané de l'anus se continue avec la peau de la région périnéale. Cette ligne, que nous appellerons *ligne ano-périnéale* (ligne séparant l'anus du périnée), est très difficile à déterminer, la fusion de la peau modifiée de l'anus avec la peau du périnée se faisant par transition insensible. On admet généralement qu'elle est située à 12 ou 15 millimètres au-dessous de l'orifice anal, à 15 ou 20 millimètres au-dessous de la ligne ano-rectale. Au total, l'anus se trouve compris entre deux plans parallèles, le premier passant par la ligne ano-rectale et le séparant du rectum, le second passant par la ligne ano-périnéale et le séparant du périnée ; sa hauteur, comme nous l'avons déjà dit plus haut, varie de 15 à 20 millimètres.

3° Conformation extérieure et intérieure. — Vu extérieurement, l'orifice anal a une forme circulaire, quand il est dilaté, soit par le passage du cylindre fécal, soit par l'introduction d'un corps étranger (le speculum ani par exemple). A l'état de repos, c'est-à-dire en dehors de l'acte de la défécation, il est complètement fermé et réduit, par conséquent, à une petite fente antéro-postérieure (fig. 205,1), ou même à un simple point. De son pourtour partent en rayonnant un certain nombre de plis, les *plis radiés de l'anus :* ces plis, qui s'exagèrent par la contraction du sphincter, s'effacent complètement par la dilatation de l'orifice. La peau qui entoure l'orifice anal, a reçu le nom de *marge de*

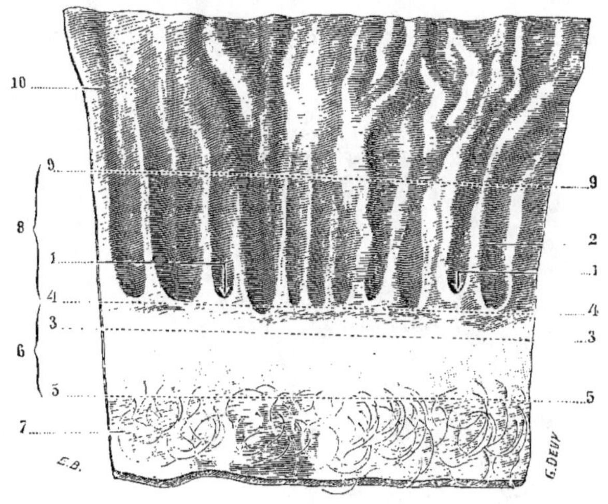

Fig. 206.

L'anus, incisé longitudinalement à sa partie antérieure et étalé transversalement.

1. valvules semi-lunaires. — 2. colonnes de Morgagni. — 3. ligne répondant à l'orifice anal. — 4. ligne ano-rectale. — 5. ligne ano-périnéale. — 6. région de l'anus. — 7. périnée. — 8. zone intermédiaire à la muqueuse rectale et au revêtement cutané de l'anus. 9. ligne séparative entre la zone intermédiaire et la muqueuse rectale. — 10. muqueuse rectale.

l'anus. Elle diffère de la peau des autres régions, en ce qu'elle est plus mince, plus colorée, constamment humide, dépourvue de poils. Les poils ne font leur apparition qu'au voisinage de la ligne ano-périnéale. Ils sont ordinairement plus développés chez l'homme que chez la femme.

Si, maintenant, nous incisons longitudinalement le rectum suivant sa ligne médiane antérieure et si nous l'étalons sur une plaque de liège (fig. 206), nous constatons, tout d'abord, que la ligne circulaire répondant à l'orifice anal, n'est pas nettement marquée : c'est qu'en effet la zone cutanée, mince et lisse, que nous avons rencontrée tout à l'heure au-dessous de l'orifice anal se continue sans ligne de démarcation jusqu'aux valvules semi-lunaires. Par contre, nous apercevons très nettement les valvules semi-lunaires, avec leur cavité supérieure en nid de pigeon et les colonnettes (*colonnes de Morgagni*) qui les surmontent. Mais nous sommes déjà en plein rectum.

Au-dessus des valvules semi-lunaires et dans l'intervalle des colonnes de Morgagni, le rectum nous présente un revêtement qui diffère beaucoup, par son aspect extérieur comme par sa structure, du revêtement cutané de la région anale. Il a, en effet, tous les caractères d'une muqueuse. Il est à remarquer, toutefois, que ce n'est pas encore la muqueuse rectale, mais une zone de transition entre la peau, qui est au-dessous, et la muqueuse véritable, qui commence à 8 ou 9 millimètres au-dessus des valvules semi-lunaires. Nous désignerons cette zone de transition sous le nom de *zone intermédiaire* ou de *zone muqueuse sus-anale*. C'est la *muqueuse anale* de HERRMANN, dénomination qui me paraît défectueuse par ce fait que la zone en question est placée, non pas dans l'anus, mais au-dessus de l'anus et, par conséquent, fait manifestement partie du rectum.

Voyons maintenant quelle est la constitution anatomique de l'anus.

4° Constitution anatomique. — Le conduit anal, envisagé au point de vue de sa constitution anatomique, se compose essentiellement d'un appareil musculaire, tapissé en dedans par un revêtement continu, revêtement qui est une peau modifiée.

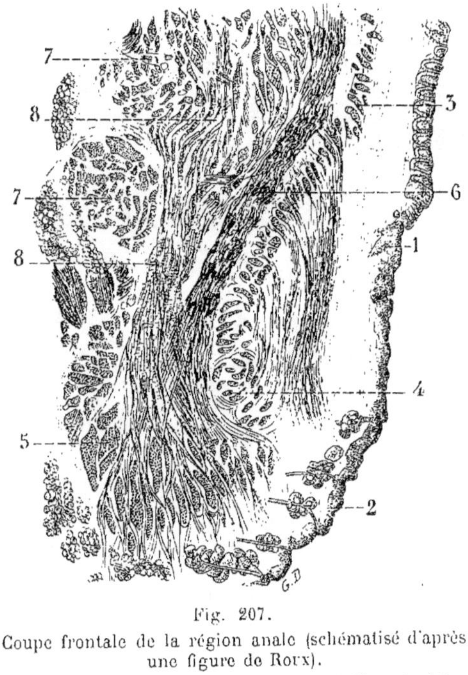

A. APPAREIL MUSCULAIRE. — A la constitution de l'appareil musculaire de l'anus concourent trois ordres de fibres, savoir : 1° des fibres lisses, affectant une disposition circulaire et situées immédiatement en dehors de la muqueuse ; elles ne sont autres que le *sphincter interne de l'anus* ; 2° des fibres striées, également circulaires, situées en dehors des précédentes et formant par leur ensemble un deuxième sphincter, le *sphincter externe de l'anus* ; 3° des fibres lisses à direction longitudinale, qui descendent, les unes entre les deux sphincters, les autres dans l'épaisseur même de l'un ou l'autre de ces muscles, et qui viennent se terminer à la face profonde de la peau de l'anus. Ces trois ordres de fibres se voient très nettement (fig. 207) sur une coupe longitudinale du rectum périnéal.

Fig. 207.

Coupe frontale de la région anale (schématisé d'après une figure de Roux).

1, muqueuse rectale. — 2, peau de l'anus. — 3, fibres circulaires du rectum. — 4, sphincter interne. — 5, sphincter externe. — 6, fibres longitudinales du rectum. — 7, couche externe du releveur de l'anus. — 8, couche interne de ce même muscle, formée par des fibres qui, à ce niveau, descendent vers la peau de l'anus en se mêlant aux fibres longitudinales du rectum.

Le sphincter interne, partie intégrante de la tunique musculeuse du rectum a été déjà décrit, dans le paragraphe précédent, à propos du gros intestin (voy.

p. 228) et il en est de même des fibres longitudinales, qui, elles aussi, sont une dépendance de la tunique musculeuse du rectum. Nous n'y reviendrons pas ici. Nous

rappellerons seulement que ces dernières fibres sont renforcées, sur le rectum périnéal, par de nombreux faisceaux de fibres, en partie lisses, en partie striées, qui proviennent du sacro-coccyx (*muscle rétracteur de l'anus*), de l'urèthre (*muscle recto-uréthral*) et du releveur de l'anus. Quant au sphincter externe et au releveur, ils appartiennent aux muscles du périnée et seront décrits plus loin, à propos de l'appareil uro-génital (voy. liv. X, *Muscles du périnée*).

Physiologiquement, le sphincter interne et le sphincter externe, par leur tonicité et au besoin par leur contraction, ferment l'orifice anal et s'opposent ainsi à la sortie continuelle et involontaire des matières contenues dans le rectum. En ce qui concerne le releveur, il est généralement admis aujourd'hui, après les recherches anatomiques de HOLL, de ROUX, de LESSHAFT, etc., et les recherches expérimentales de BUDGE et de MORESTIN : 1° que la partie externe de ce muscle, ne s'insérant nullement dans la région anale, ne peut avoir aucune action sur l'anus ; 2° que, seules, les portions antérieure (*levator ani proprius*) et postérieure (*retractor ani*) agissent sur l'orifice anal, qu'elles élèvent au moment de leurs contractions (voy. *Muscles du périnée*).

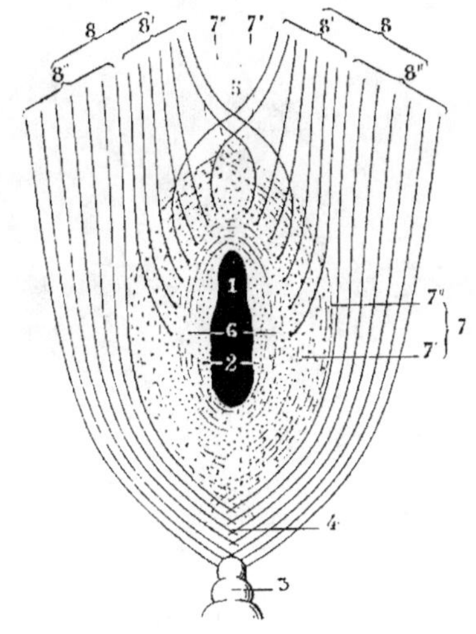

Fig. 208.

Schéma représentant l'appareil musculaire de l'anus.

1. anus. — 2. revêtement cutané. — 3. coccyx. — 4. raphé ano-coccygien. — 5, raphé ano-bulbaire. — 6. sphincter interne. — 7, sphincter externe. avec : 7'. ses fibres circulaires ; 7''. ses fibres entrecroisées (pour la plupart à insertion cutanée.. — 8. releveur de l'anus. avec : 8'. son faisceau interne (*levator ani proprius* : 8''. son faisceau externe.

Les points rouges placés entre les sphincters ou sur les sphincters représentent les insertions cutanées des fibres logitudinales du rectum.

B. REVÊTEMENT CUTANÉ. — Envisagé au point de vue histologique, le revêtement cutané de l'anus est une peau modifiée, différant de la peau ordinaire en ce qu'elle est plus mince, moins riche en papilles et entièrement dépourvue de poils et de glandes.

a. *Chorion.* — Le chorion au niveau de la ligne ano-rectale prend peu à peu les caractères du derme vrai. A sa surface extérieure se voient de petites élevures, qui sont des papilles rudimentaires. Ces papilles sont d'abord très rares et semées inégalement, de façon à ménager entre elles des espaces considérables où le chorion est entièrement lisse. Elles augmentent en nombre et en dimensions au fur et à mesure qu'on s'éloigne de l'orifice anal. D'après HERRMANN, à 12 ou 13 millimètres au-dessous du bord libre des valvules semi-lunaires, les papilles ressemblent assez bien, par leur longueur et leur disposition, à celles qu'on observe sur le reste de la peau. A 2 ou 3 millimètres plus bas, on voit apparaître les premières glandes sous forme de follicules sébacés, s'ouvrant dans des follicules pileux encore tout petits. Bientôt, enfin, se montrent des glandes sudoripares volumineuses, les *glandes circumanales* de GAY, lesquelles ne diffèrent pas morphologiquement des glandes sudoripares ordinaires.

b. *Epithélium*. — L'épithélium de son côté, se transforme graduellement, sur ce bord libre et sur le côté interne des valvules semi-lunaires, en épiderme vrai. A 12 millimètres au-dessous de la ligne ano-rectale, la couche basilaire du corps muqueux est nettement constituée et se charge d'une quantité notable de pigment (HERRMANN).

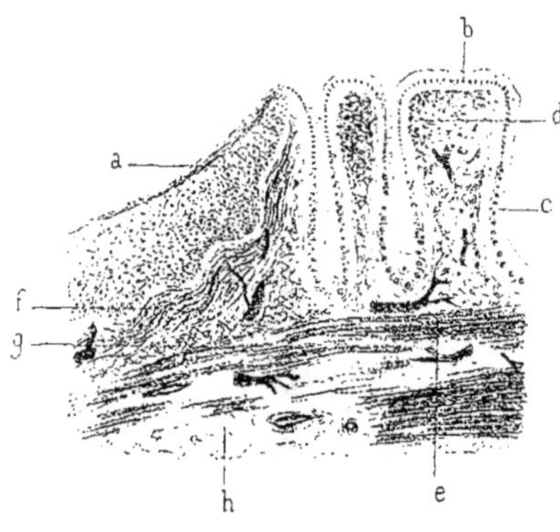

Fig. 209.

Coupe longitudinale de la zone ano-rectale (d'après HERRMANN).

a, épithélium polyédrique stratifié de la muqueuse ano-rectale. — *b*, épithélium cylindrique de la muqueuse du rectum. — *c*, épithélium caliciforme des glandes du rectum. *d*, muqueuse rectale. — *e*, muscularis mucosæ, se prolongeant pour former les colonnes de Morgagni. — *f*, chorion de la muqueuse ano-rectale, avec : *g*, son réseau élastique. — *h*, tissu cellulaire sous-muqueux.

C. ZONE DE TRANSITION ENTRE LE REVÊTEMENT CUTANÉ DE L'ANUS ET LA MUQUEUSE DIGESTIVE, MUQUEUSE SUS-ANALE. — La zone de transition entre le revêtement cutané de l'anus et la muqueuse du rectum s'étend de la ligne ano-rectale (ligne passant par le bord libre des valvules semi-lunaires) jusqu'à une deuxième ligne fortement sinueuse, assez mal accusée du reste, au niveau de laquelle apparaissent brusquement les orifices glandulaires de la muqueuse rectale : c'est la *muqueuse anale* d'HERRMANN, dénomination inexacte, à laquelle nous avons substitué celle,

plus juste à notre avis, de *muqueuse sus-anale* ou de *muqueuse de transition*. Cette muqueuse sus-anale, à laquelle se rattachent les godets des valvules semi-lunaires et les colonnes de Morgagni, mesure de 5 à 10 millimètres de hauteur. Histologiquement, elle nous offre à considérer un chorion, un épithélium et des glandes :

a. *Chorion*. — Le chorion est formé par une large nappe de faisceaux conjonctifs disposés parallèlement à la surface, doublée sur sa face profonde par un réseau de fibres élastiques de moyenne grosseur (HERRMANN). Il renferme un certain nombre de follicules clos, de petites dimensions $(0^{mm}.6$ à $0^{mm}.8)$, irrégulièrement disséminés au-dessous de l'épithélium.

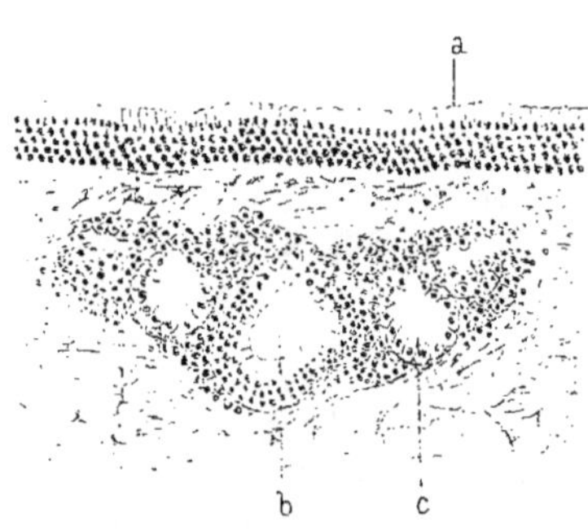

Fig. 209 *bis*.

Petite glande en grappe de la muqueuse ano-rectale (d'après HERRMANN).

a, épithélium cylindrique stratifié de la muqueuse. *b*, conduit excréteur de la glande, ayant le même épithélium. — *c*, acini glandulaire présentant un épithélium spécial.

b. *Epithélium*. — L'épithélium se présente sous deux formes : polyédrique stratifié sur les colonnes de Morgagni ; prismatique stratifié dans l'intervalle des colonnes. Il se compose de trois à huit assises de cellules, dont les plus superficielles s'aplatissent parfois comme dans les épithéliums pavimenteux stratifiés. Il se rapproche ainsi de l'épiderme ; mais il en diffère, entre autres caractères, en

ce qu'il ne renferme, ni cellules crénelées, ni cellules cornées.

c. *Glandes*. — Les glandes sont peu nombreuses et, pour la plupart, mal caractérisées. Ce sont, d'abord des glandes en tube simples, analogues à celles que l'on rencontre sur la muqueuse rectale (glandes rectales erratiques) : elles existent jusqu'à 3 millimètres au-dessus de la limite supérieure de notre zone de transition. Ce sont, ensuite, des dépressions tubuleuses, s'enfonçant obliquement dans le tissu sous-muqueux à une profondeur variable et aboutissant à une excavation anfractueuse, que tapisse un épithélium polyédrique ou cubique à un ou deux rangs : HERRMANN, auquel nous devons la description de ces dépressions tubuleuses, a cru devoir les considérer comme la forme la plus simple des sinus ou cryptes muqueux. Dans quelques-unes de ces excavations, cependant, il a vu s'ouvrir de petits culs-de-sac glandulaires, qui, pour lui, seraient les rudiments des *glandes anales* de certains animaux.

5° Vaisseaux et nerfs. — La circulation et l'innervation de l'anus se confondent en grande partie avec celles du rectum et celles du périnée.

A. ARTÈRES. — Les artères de l'anus (fig. 210) proviennent, pour la plupart de l'hémorrhoïdale inférieure, branche de la honteuse interne ; elles sont extrêmement nombreuses, mais de tout petit calibre. Comme nous l'avons déjà vu à propos du rectum, elles s'anastomosent constamment, d'une part avec la terminaison de la sacrée moyenne, d'autre part avec les deux autres hémorrhoïdales.

B. VEINES. — Les veines de l'anus ont été décrites plus haut, à propos du rectum (voy. *Rectum*).

C. LYMPHATIQUES. — Les lymphatiques de l'anus ont été particulièrement bien étudiés en 1893 par QUÉNU, en 1895 par GEROTA. Tout le revêtement cutané de la région anale possède un riche réseau lymphatique, superficiellement placé dans le derme. Ce réseau communique, en haut, avec celui du rectum, en bas avec celui du périnée. Il donne naissance, à droite et à gauche, à un grand nombre de troncules, qui, en se réunissant les uns aux autres, se condensent, de chaque côté, en trois ou quatre troncs. Ces troncs, se portant d'arrière en avant et de dedans en dehors, dans le tissu cellulaire sous-cutané, remontent sur le côté interne de la cuisse et, finalement, viennent se jeter dans les ganglions superficiels du pli de l'aine. QUÉNU, sur seize préparations, les a vu aboutir : dans sept cas, au groupe supéro-

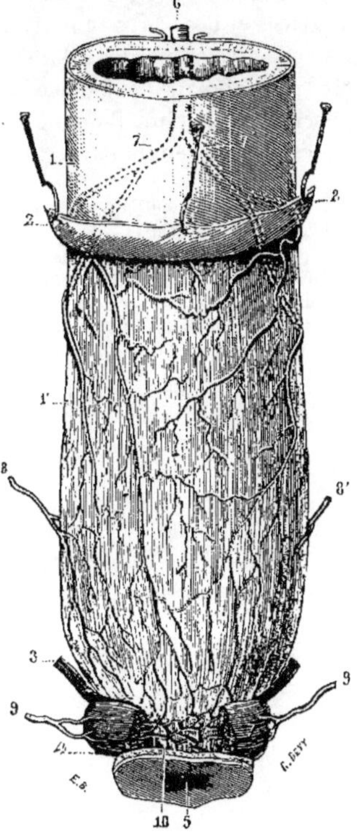

Fig. 210.

Les artères du rectum et de l'anus, vue antérieure.

1 et 1', portion péritonéale et portion intra-péritonéale du rectum. — 2, péritoine, relevé au niveau du cul-de-sac vésico-rectal. — 3. releveur de l'anus. — 4. sphincter externe, réséqué à sa partie moyenne. — 5. anus. — 6, portion terminale de la mésentérique inférieure. — 7, 7', artères hémorrhoïdales supérieures. — 8, 8', artères hémorrhoïdales moyennes. — 9, 9', artères hémorrhoïdales inférieures. — 10, anastomoses sous-sphinctériennes de ces différentes artères.

interne ; dans cinq cas, au groupe inféro-interne ; dans quatre cas, aux deux groupes à la fois. Les recherches de GEROTA confirment ces conclusions. Exceptionnellement, les lymphatiques de l'anus se jettent dans les ganglions inguinaux externes. c'est-à-dire dans les ganglions placés en dehors de l'abouchement de la veine saphène interne dans la veine fémorale.

D. Nerfs. — Les nerfs de l'anus sont très nombreux, mais très grêles. Ils proviennent de deux sources : du plexus sacré et du plexus hypogastrique. — Le plexus sacré fournit à l'anus le nerf hémorrhoïdal ou anal. Ce nerf qui naît, tantôt du plexus sacré, tantôt du nerf honteux interne, se porte vers l'anus et s'y termine par deux ordres de filets : des filets sensitifs, qui se distribuent au revêtement cutané ; des filets moteurs, qui se perdent dans le sphincter externe. — Les filets nerveux du rectum qui proviennent du plexus hypogastrique renferment également des fibres motrices et des fibres sensitives : les premières sont destinées au sphincter interne ; les secondes se perdent dans la partie supérieure du revêtement cutané. Pillet (1892) a signalé l'existence, au-dessous du revêtement cutané de l'anus, de corpuscules de Pacini. Ils sont situés dans le tissu cellulaire sous-dermique. tantôt isolés, tantôt réunis par groupes de deux ou trois.

Voyez, au sujet de l'anus : Duret, *Recherches sur la pathogénie des hémorrhoïdes*, Arch. gén. de méd., 1879 ; — Herrmann, *Sur la structure et le développement de la muqueuse anale*, Th. Paris, 1880 ; — Symington, *The rectum and anus*, Journ. of Anat. and Physiol., 1888 ; — Pillet, *Note sur la présence de corpuscules de Pacini dans la muqueuse anale de l'homme*, Bull. Soc. anat., 1892 ; — Quénu, *Étude sur les veines du rectum et de l'anus*, Bull. Soc. anat., Paris, 1892 ; — Du même, *Vaisseaux lymphatiques de l'anus*, Bull. Soc. anat., 1893 ; — Gerota, *Die Lymphgefässe des Rectum u. des Anus*, Arch. f. Anat. u. Physiol., 1895.

(Voy. aussi la Bibliographie du rectum, p. 234.)

CHAPITRE II

ANNEXES DU TUBE DIGESTIF

Sous ce titre d'annexes, nous désignons un certain nombre de glandes, qui se développent sur le trajet du tube digestif et qui déversent dans sa cavité des liquides spéciaux, destinés à l'élaboration des substances alimentaires. Ce sont : 1° les *glandes salivaires*, qui se disposent tout autour de la cavité buccale et qui sécrètent la salive ; 2° le *foie* et le *pancréas*, qui occupent la partie supérieure de l'abdomen et qui produisent la bile et le suc pancréatique. A ces organes franchement glandulaires, nous ajouterons la *rate*, qui, bien que ne sécrétant pas de liquide digestif, présente avec le conduit gastro-intestinal, chez l'embryon comme chez l'adulte, des connexions intimes.

ARTICLE I

GLANDES SALIVAIRES

Les organes glandulaires annexés à la cavité buccale, analogues en cela aux glandes de l'œil et aux glandes cutanées, ne se montrent phylogénétiquement que lorsque l'animal passe de la vie aquatique à la vie terrestre. Primitivement, elles ont pour simple fonction d'humecter la muqueuse buccale et de la protéger ainsi contre le desséchement. Mais, plus tard, au fur et à mesure que l'animal s'élève en organisation, elles se différencient, elles aussi, en vue de s'adapter à une fonction nouvelle, qui est celle de sécréter un ferment digestif, la salive.

Ces glandes sont de deux ordres. — Les unes, toutes petites, se disséminent dans l'épaisseur de la muqueuse ou au-dessous d'elle : sous les noms divers de *glandes labiales*, *glandes molaires*, *glandes palatines*, etc., elles ont été déjà décrites à propos de la bouche et de la langue (voy. plus haut). — Les autres, beaucoup plus volumineuses et plus hautement différenciées, se disposent autour de la cavité buccale à la manière d'un fer à cheval, qui s'étend d'une articulation temporo-maxillaire à l'autre, en suivant assez régulièrement la courbure du maxillaire inférieur : ce sont les *glandes salivaires proprement dites*. Elles sont toujours situées en dehors de la muqueuse et sont mises en relation avec la cavité buccale à l'aide de canaux excréteurs souvent très longs. Au nombre de six, trois de chaque côté (fig. 213), elles se distinguent, d'après leur situation, en *parotides*, *sous-maxillaires et sublinguales*. Nous consacrons à chacune d'elles un paragraphe distinct.

§ 1. — GLANDE PAROTIDE

La glande parotide, ainsi appelée en raison de ses rapports de voisinage avec le conduit auditif externe (de παρά, auprès et οὖς, ὠτός, oreille), est la plus volumineuse des glandes salivaires. Elle est située en arrière de la branche du maxillaire inférieur, dans une excavation profonde que l'on désigne, en anatomie topographique, sous le nom de *loge parotidienne*. Nous décrirons, tout d'abord, cette loge ; nous étudierons ensuite la glande parotide et son canal excréteur.

A. — LOGE ET APONÉVROSE PAROTIDIENNES

La loge anfractueuse qui renferme la parotide (fig. 215) est circonscrite dans la plus grande partie de son étendue par une couche de tissu cellulaire, généralement très mince, mais acquérant sur certains points tous les caractères des lames aponévrotiques : cette couche celluleuse, disposée tout autour de la glande, est désignée, dans son ensemble, sous le nom d'*aponévrose parotidienne*.

1° Aponévrose parotidienne. — L'aponévrose parotidienne, comme nous l'avons déjà vu en myologie (voy. *Aponévroses du cou*), est une dépendance de l'aponévrose cervicale superficielle. Si nous prenons cette aponévrose à sa partie postérieure, au moment où elle abandonne le bord antérieur du sterno-cléido-mastoïdien et si nous la suivons de là vers la face, nous la voyons (fig. 211) se dédoubler et former ainsi deux feuillets, l'un superficiel, l'autre profond. — Le *feuillet superficiel* (7), continuant la direction de l'aponévrose qui revêt la face externe du sterno-cléido-mastoïdien, se porte directement vers la face en suivant la face profonde de la peau. Arrivé à la face, il s'attache successivement : 1° par sa partie inférieure, sur l'angle du maxillaire inférieur ; 2° par sa partie moyenne, sur le bord postérieur de cet os ou sur l'aponévrose massétérine ; 3° par sa partie supérieure, sur le bord inférieur de l'arcade zygomatique. — Le *feuillet profond* (8), se séparant du précédent au niveau du bord antérieur du sterno-cléido-mastoïdien, se porte tout d'abord vers le pharynx. Il revêt successivement dans cette première partie de son trajet ; 1° le ventre postérieur du digastrique ; 2° l'apophyse styloïde et le ligament stylo-hyoïdien, auxquels elle adhère intimement ; 3° les trois muscles qui naissent de l'apophyse styloïde (stylo-pharyngien, stylo-glosse et stylo-hyoïdien) et qui, sous le nom de bouquet de Riolan, descendent de cette apophyse vers le pharynx, la langue et l'os hyoïde. Puis, s'infléchissant en avant et remontant vers les couches superficielles, notre feuillet profond recouvre une partie de la face postérieure du muscle ptérygoïdien interne et arrive bientôt après sur le bord postérieur de la branche du maxillaire. Là, il rejoint le feuillet superficiel, soit directement, soit par l'intermédiaire de l'aponévrose massétérine, et de nouveau, il se réunit à lui.

Il existe donc en réalité deux aponévroses parotidiennes : l'une superficielle et régulièrement plane (7), qui s'étend, au-dessous de la peau, du bord antérieur du sterno-cléido-mastoïdien à la région massétérine ; l'autre profonde (8), recourbée en forme de gouttière, ressemblant assez bien à un demi-cylindre, dont la concavité regarde l'aponévrose superficielle et dont la convexité confine au pharynx.

Nous venons de dire que les deux aponévroses parotidiennes se rejoignent et se confondent sur deux points : en arrière, au niveau du sterno-cléido-mastoïdien ; en avant au niveau de la branche du maxillaire. Voyons maintenant, pour compléter leur description, comment elles se comportent au niveau de leur bord supérieur et de leur bord inférieur. — *En bas* (fig. 212), l'aponévrose profonde rejoint de la même façon l'aponévrose superficielle, au niveau de l'étroit espace qui sépare le sterno-cléido-mastoïdien de l'angle de la mâchoire. De cette union (7) résulte une aponévrose unique, qui descend dans la région sus-hyoïdienne et qui se dédou-

blera de nouveau, un peu plus bas, pour envelopper la glande sous-maxillaire. —
En haut (fig. 212). l'aponévrose parotidienne superficielle se fixe à l'arcade zygomatique et à la portion fibro-cartilagineuse du conduit auditif externe. Quant à
l'aponévrose parotidienne profonde. après avoir tapissé, comme nous l'avons vu.
le côté antéro-externe des muscles styliens, elle s'applique à la base de l'apophyse

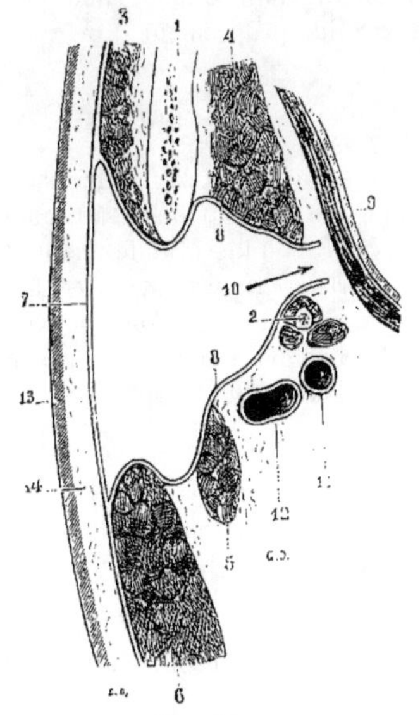

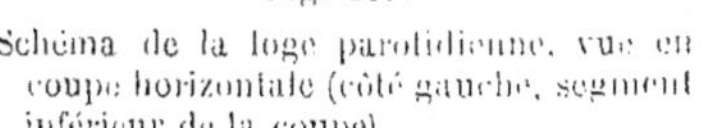

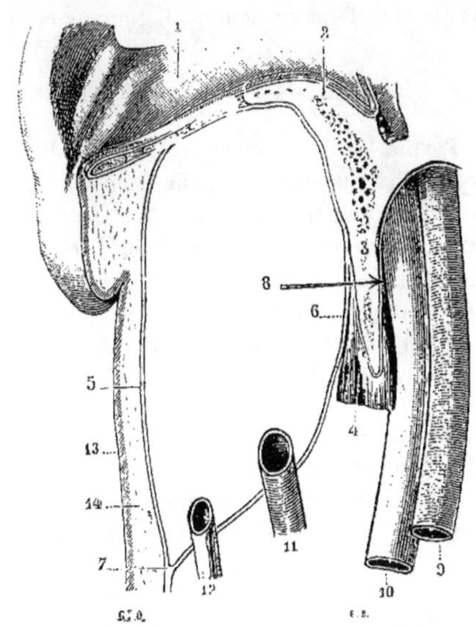

Fig. 211.

Schéma de la loge parotidienne. vue en
coupe horizontale (côté gauche, segment
inférieur de la coupe).

1, branche du maxillaire inférieur. — 2. apophyse styloïde et muscles styliens. — 3. masséter. —
4. ptérygoïdien interne. — 5 digastrique. 6. sterno-
cléido mastoïdien. — 7. aponévrose parotidienne
superficielle. — 8. aponévrose parotidienne profonde.
— 9, pharynx. — 10. orifice pharyngien de la loge
parotidienne. — 11, carotide interne. 12. jugulaire
interne. — 13, peau. — 14, tissu cellulaire sous-
cutané.

Fig. 212.

Schéma de la loge parotidienne, vue en coupe vertico-transversale (côté droit, segment postérieur
de la coupe).

1. conduit auditif externe. — 2. paroi inférieure du crâne. —
3. apophyse styloïde. — 4, muscles styliens. — 5, aponévrose
parotidienne superficielle. 6. aponévrose parotidienne profonde.
7. leur fusion à la partie inférieure de la loge. — 8. flèche
indiquant la situation de l'orifice pharyngien de la loge, lequel
est placé sur un plan antérieur à la coupe. — 9. carotide
interne. 10. jugulaire interne. — 11. carotide externe. —
12. jugulaire externe. — 13, peau. — 14. tissu cellulaire sous-
cutané.

styloïde et s'arrête là : au lieu de se recourber en dehors pour aller à la rencontre
de l'aponévrose superficielle, elle prend insertion sur la face inférieure du temporal, en se confondant là avec le périoste de la base du crâne. Comme on le
voit, elle est séparée de l'aponévrose superficielle, à ce niveau, par tout l'intervalle
qui se trouve compris entre la base de l'apophyse styloïde et l'arcade zygomatique.

   2° Loge parotidienne. — L'espace compris entre les deux feuillets aponévrotiques
que nous venons de décrire constitue la loge parotidienne et nous voyons déjà, par
le simple exposé qui précède, que cette cavité n'est pas une loge exclusivement
aponévrotique, mais bien une loge ostéo-aponévrotique : loge ostéo-aponévrotique,
qui est formée en haut par une partie de la base du crâne et qui est circonscrite
partout ailleurs par des lames aponévrotiques ou tout au moins celluleuses.

   Nous devons ajouter que la loge parotidienne n'est pas entièrement close. Elle est
percée, à sa partie la plus profonde, d'un premier orifice (fig. 211,10), qui est en

regard de la paroi latérale du pharynx et qui livre passage à un prolongement de la parotide. Elle nous présente en outre, à sa partie antéro-inférieure, un deuxième orifice pour le passage de la carotide externe (fig. 212,11), qui de la région sus-hyoïdienne passe dans la région parotidienne. A sa partie inférieure, enfin, se voit un troisième orifice (fig. 212,12) pour la jugulaire externe.

L'aponévrose et la loge parotidiennes nous étant maintenant connues, nous pouvons aborder fructueusement l'étude de la glande parotide proprement dite.

B. — Glande parotide proprement dite, son canal excréteur

1° Forme. — La glande parotide remplit la loge parotidienne et se moule exactement sur les parois de cette loge, comme le ferait une cire molle qu'on aurait coulée dans son intérieur. Elle reproduit, par conséquent, avec la plus grande fidélité la forme de cette dernière : c'est assez dire qu'elle est fort irrégulière et, de ce fait. difficilement comparable à une forme géométrique déterminée. Nous pouvons cependant, pour la commodité de la description, la considérer comme un prisme triangulaire à grand axe vertical, dont l'une des faces regarderait en dehors, les deux autres étant antérieure et postérieure.

2° Coloration. — La glande parotide revêt une coloration gris jaunâtre, qui se confond presque avec celle du tissu adipeux environnant. La masse glandulaire se distingue de la graisse, cependant, en ce qu'elle présente une teinte plus grise, qu'elle est plus consistante et plus régulièrement lobulée.

3° Volume et poids. — Le volume de la parotide varie beaucoup suivant les sujets. Comme le fait remarquer Sappey, en comparant entre elles celles qui appartiennent aux types extrêmes. on constate que les plus petites seraient aux plus volumineuses comme le chiffre 1 est au chiffre 5. — Des trois diamètres de la glande, le diamètre vertical, le plus considérable des trois, s'étend depuis la base de l'apophyse styloïde jusqu'à 10 ou 15 millimètres au-dessous de l'angle de la mâchoire. — En largeur, la parotide occupe l'intervalle compris entre la branche du maxillaire et le sterno-cléido-mastoïdien. — En profondeur, enfin, elle s'étend depuis l'aponévrose superficielle jusque sur les côtés du pharynx. — Son poids moyen est de 25 à 30 grammes.

4° Rapports. — La parotide a des rapports à la fois très nombreux et très complexes ; mais l'étude de ces rapports nous sera grandement facilitée par la description, précédemment faite, de la loge parotidienne. Nous examinerons séparément : 1° ceux qu'elle présente avec les organes qui sont situés tout autour de la loge aponévrotique (*rapports extérieurs* ou *périphériques*) ; 2° ceux qu'elle présente avec les organes qui sont contenus dans la même loge qu'elle (*rapports intérieurs*).

A. Rapports extérieurs de la parotide. — La parotide, avons-nous dit plus haut, revêt la forme d'un prisme triangulaire. Nous pouvons donc lui considérer trois faces, trois bords et deux extrémités :

a. *Faces.* — Les trois faces se distinguent, comme nous l'avons dit tout à l'heure, en externe, antérieure et postérieure. — La *face externe*, plane ou légèrement convexe, répond à la peau, dont elle est séparée par l'aponévrose superficielle et par une couche plus ou moins épaisse de tissu cellulaire, le tissu cellulaire sous-cutané. Dans le tiers inférieur de cette couche se voient les pâles faisceaux du

muscle risorius. — La *face postérieure*, extrêmement irrégulière, est successivement en rapport (fig. 211) : 1° superficiellement, avec l'apophyse mastoïde et le
muscle sterno-cléido-mastoïdien ; 2° plus profondément, avec le ventre postérieur
du digastrique, l'apophyse styloïde et les trois muscles qui s'en détachent. On voit
parfois un prolongement de la parotide (*prolongement postérieur*) s'insinuer entre
le sterno-cléido-mastoïdien et le digastrique. — La *face antérieure* (fig. 211) se creuse

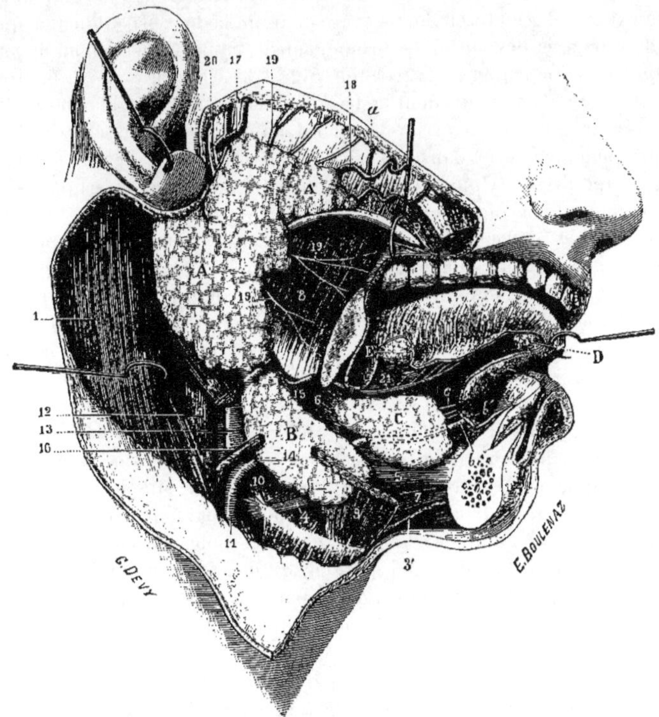

Fig. 213.

Vue d'ensemble des glandes salivaires (côté droit).

(Le maxillaire inférieur a été réséqué du côté droit, depuis la symphyse jusqu'à la branche montante.)

A, parotide, avec A', son prolongement antérieur. — B, glande sous-maxillaire. — C, glande sublinguale. — D, glande
de Nühn ou de Blandin. — E, glande de Weber.
a, canal de Sténou. — *b*, canal de Wharton, avec *b'*, son orifice sur le plancher de la bouche. — *c*, canaux excréteurs
de la sublinguale.

1, sterno-cléido-mastoïdien. — 2, ventre postérieur du digastrique. — 3, 3', mylo-hyoïdiens droit et gauche. — 4, hyo-
glosse. — 5, génio-glosse. — 6, pharyngo-glosse. — 7, génio-hyoïdien. — 8, masséter. — 9, buccinateur. — 10, constricteur moyen du pharynx. — 11, artère carotide primitive. — 12, veine jugulaire interne. — 13, artère carotide externe.
— 14, artère linguale. — 15, artère faciale. — 16, veine faciale. — 17, artère temporale superficielle. — 18, artère
transversale de la face. — 19, nerf facial. — 20, nerf auriculo-temporal. — 21, nerf lingual, un peu déplacé en haut par
suite du changement de position de la langue.

en une gouttière verticale qui embrasse par sa concavité le bord postérieur ou
parotidien du maxillaire : une nappe de tissu conjonctif lâche, sorte de synoviale
rudimentaire, favorise les mouvements de glissement de ce bord sur la masse glandulaire. Cette face antérieure de la parotide est encore en rapport : en dehors du
maxillaire, avec le masséter ; en dedans du maxillaire, avec le ptérygoïdien
interne. Ici encore, on peut voir la masse glandulaire envoyer un mince prolongement dans l'étroit espace qui sépare ce dernier muscle de la branche du maxillaire ; mais ce prolongement, qu'on pourrait appeler *prolongement ptérygoïdien*

de la parotide, est beaucoup plus rare que le précédent et, quand il existe, il est toujours très court.

b. *Bords*. — Les trois bords sont postérieur, antérieur et interne. — Le *bord postérieur* est en rapport, en haut, avec l'apophyse mastoïde et, plus bas, avec le sterno-cléido-mastoïdien. — Le *bord antérieur*, mince et inégal, ordinairement oblique en bas et en arrière, répond au masséter. Il se prolonge plus ou moins loin sur la face externe de ce muscle, mais sans sortir de la loge parotidienne qu'il se contente de repousser devant lui. Ce prolongement, connu sous le nom de *prolongement antérieur* ou *génien* de la parotide (fig. 213, A'), se présente ordinairement sous la forme d'un cône aplati, dont la base fait corps avec la glande et dont le sommet est situé un peu en arrière du bord antérieur du masséter. — Le *bord interne*, profondément situé dans l'excavation parotidienne, regarde le pharynx. Il répond à l'apophyse styloïde et, au delà de cette apophyse, au paquet vasculo-nerveux que nous avons signalé plus haut (voy. p. 69) sur les côtés du pharynx, savoir : la carotide interne, la jugulaire interne et les quatre nerfs pneumogastrique, glosso-pharyngien, spinal et grand hypoglosse. Ces différents organes sont toujours très rapprochés de la parotide. La carotide interne, notamment, n'en est séparée que par la faible épaisseur de l'aponévrose, que, souvent même, elle déprime en gouttière ; mais, dans aucun cas, elle ne pénètre dans la loge elle-même. Du bord interne de la parotide se détache ordinairement un prolongement, *prolongement interne* ou *pharyngien*, qui sort de la loge parotidienne par un orifice décrit plus haut et se porte ensuite en dedans, du côté du pharynx. Ce prolongement, dont l'importance est grande en chirurgie, est à peu près constant (7 ou 8 fois sur 10), mais son développement est très variable : tantôt c'est une simple saillie, en forme de mamelon, qui est rattachée à la masse glandulaire par une large base ; tantôt, au contraire, c'est un volumineux lobule, à peu près isolé, qui n'est relié à la parotide que par un étroit pédicule. Quoi qu'il en soit de sa forme, qu'il soit sessile ou pédiculé, le prolongement pharyngien de la parotide passe toujours en avant du paquet vasculaire et, d'autre part, s'étend jusqu'à la paroi latérale du pharynx.

c. *Extrémités*. — Les deux extrémités de la parotide se distinguent en supérieure et inférieure. — L'*extrémité supérieure*, fort irrégulière comme les parties contre lesquelles elle s'applique, répond à cette portion de la loge parotidienne qui est formée par une paroi osseuse (fig. 212). Elle recouvre l'articulation temporo-maxillaire sur une grande partie de son pourtour et, d'autre part, elle embrasse la portion inférieure des portions cartilagineuse et osseuse du conduit auditif externe. Un tissu cellulaire, ordinairement assez lâche, unit la glande à ce conduit. — L'*extrémité inférieure* regarde la région sus-hyoïdienne. Elle répond à l'extrémité postérieure de la glande sous-maxillaire, dont elle est séparée par une cloison fibreuse, que l'on pourrait appeler la *cloison sous-maxillo-parotidienne* et qui n'est, comme nous l'avons dit plus haut, qu'une portion de l'aponévrose cervicale superficielle, presque toujours renforcée à ce niveau par un certain nombre de tractus fibreux ascendants, qui vont du bord antérieur du sterno-cléido-mastoïdien à l'angle de la mâchoire. Ces tractus fibreux, qui sont parfois très développés et dont quelques auteurs ont voulu faire une formation spéciale, sont tout simplement les restes de l'insertion du sterno-cléido-mastoïdien sur le maxillaire (voy. *Sterno-cléido-mastoïdien*), insertion qui a disparu chez l'homme, mais que l'on observe encore normalement chez quelques mammifères.

B. RAPPORTS INTÉRIEURS DE LA PAROTIDE. — Outre la parotide, la loge parotidienne renferme encore des artères, des veines, des lymphatiques et des nerfs, qui présentent avec la masse glandulaire des rapports intimes.

a. *Avec les artères*. — La principale des artères qui traversent la région parotidienne est la *carotide externe*. Cette artère pénètre dans la loge par sa partie antéro-interne, à l'union de son quart inférieur avec ses trois quarts supérieurs (fig. 212,11). Elle chemine, d'abord, quelque temps entre l'aponévrose et la glande ; puis, arrivée à la partie moyenne de cette dernière, elle s'engage dans son épaisseur et gagne ainsi, en plein tissu glandulaire, le col du condyle, en suivant un trajet oblique de bas en haut, de dedans en dehors et un peu d'avant en arrière. — C'est là la disposition ordinaire, celle même qu'on rencontre presque toujours. Plus rarement, l'artère carotide se contente de se creuser un sillon dans la partie antéro-interne de la glande parotide ; plus rarement encore, elle effectue la totalité de son trajet en dehors de la loge parotidienne, entre celle-ci et le pharynx. — Au cours de son trajet intra-parotidien, la carotide externe fournit l'*auriculaire postérieure* (fig. 215,15) : cette artère est donc contenue, à son origine, dans l'épaisseur même de la parotide. Il en est de même de la *temporale superficielle* et de la *maxillaire interne*, les deux branches terminales de la carotide, qui, comme on le sait, prennent naissance au niveau du col du condyle, pour se porter de là, la première dans la région temporale, la seconde dans la fosse ptérygo-maxillaire.

b. *Avec les veines*. — Un peu en dehors de la carotide externe, et sur un plan plus antérieur, chemine une grosse veine, la *veine jugulaire externe*. Elle naît au niveau ou un peu au-dessous du col du condyle, où elle résulte de la réunion de la temporale superficielle et de la maxillaire interne. Elle se dirige ensuite en bas, en cheminant dans l'épaisseur de la parotide, jusqu'au niveau de l'angle de la mâchoire.

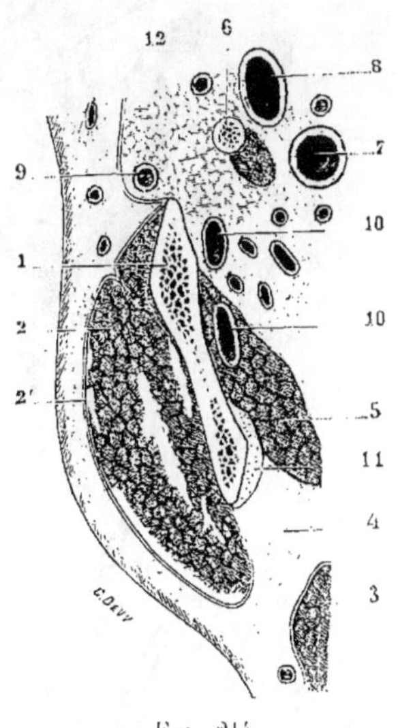

Fig. 214.

Coupe transversale de la face, passant un peu au-dessous de l'échancrure sigmoïde (côté droit, segment inférieur de la coupe).

1, maxillaire inférieur. — 2, masséter, avec 2', son aponévrose. — 3, buccinateur. — 4, boule graisseuse de Bichat. — 5, ptérygoïdien externe. — 6, apophyse styloïde, avec les muscles styliens. — 7, carotide interne. — 8, jugulaire interne. — 9, carotide externe. — 10, 10', artère maxillaire interne, coupée sur deux points et très obliquement. — 11, tendon du temporal. — 12, glande parotide.

Là, elle se dégage de la glande d'abord, de la loge aponévrotique ensuite (fig. 215,12) et, devenue superficielle, se jette sur la face externe du sterno-cléïdo-mastoïdien. Dans son trajet intra-parotidien, la jugulaire externe reçoit quelques affluents, notamment la *transversale de la face* et l'*auriculaire postérieure*. On voit assez fréquemment, presque toujours, la veine jugulaire externe, un peu avant de se dégager de la glande, envoyer une anastomose, parfois très volumineuse, soit à la veine faciale, soit à la jugulaire interne (fig. 215). Cette anastomose, tantôt horizontale, tantôt obliquement descendante, traverse naturellement elle aussi la glande parotide.

c. *Avec les lymphatiques*. — La loge parotidienne est encore traversée par des vaisseaux lymphatiques, pour la plupart très volumineux, qui proviennent du crâne ou de la face. Ces lymphatiques aboutissent à de nombreux ganglions dits *intra-parotidiens*, que nous diviserons, d'après la situation qu'ils occupent, en superficiels et profonds. — Les *ganglions superficiels* répondent à la face externe de la parotide; ils sont tous situés au-dessous de l'aponévrose et sont généralement recouverts, en partie ou en totalité, par le tissu glandulaire. On les distingue en trois groupes : 1° un *groupe supérieur*, comprenant deux ou trois petits ganglions, qui occupent le tiers supérieur de la glande; ils sont le rendez-vous des lymphatiques temporaux : 2° un *groupe antérieur*, formé par de tous petits ganglions, qui sont situés un peu au-dessous et en avant des précédents; ils reçoivent les lymphatiques du sourcil, de la partie externe des paupières et des téguments de la pommette ; 3° un *groupe postérieur*, comprenant deux ou trois ganglions, qui se disposent le long du bord antérieur du sterno-cléido-mastoïdien ; à ce groupe aboutissent des lymphatiques venus de la moitié postérieure du pavillon de l'oreille. — Les *ganglions profonds*, remarquables par leur petitesse, sont accolés à la carotide externe. A ces ganglions profonds aboutissent des lymphatiques venus du conduit auditif externe, du voile du palais et de la partie postérieure des fosses nasales.

d. *Avec les nerfs.* — Deux nerfs importants se fraient un passage à travers la parotide : ce sont le facial et l'auriculo-temporal. — Le *facial*, nerf moteur, s'échappe du crâne par le trou stylo-mastoïdien (fig. 215,18). A peine sorti de ce trou, il s'engage dans l'épaisseur de la parotide, en se dirigeant obliquement d'arrière en avant, de dedans en dehors et un peu de haut en bas. Dans ce trajet, le nerf facial, tout d'abord profondément situé, se rapproche peu à peu de la surface externe de la glande ; mais, quel que soit le point où on le considère, on le trouve toujours placé en dehors de la carotide et de la jugulaire externes. En atteignant le bord postérieur de la branche du maxillaire, quelquefois plus tôt, il se bifurque en deux branches terminales, la

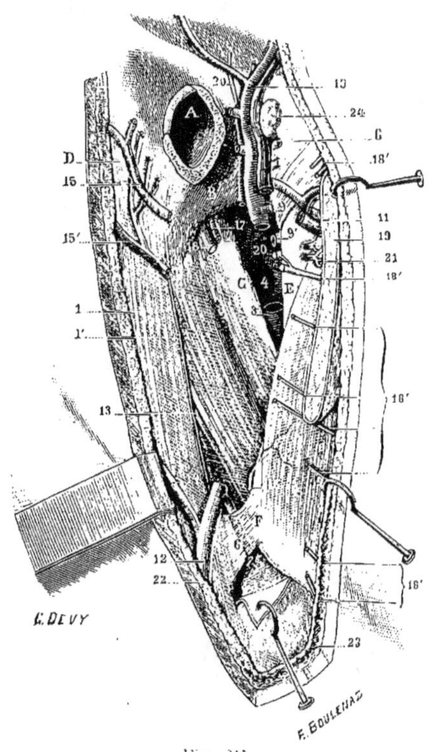

Fig. 215.

Le creux parotidien après l'ablation de son contenu.

(La mâchoire inférieure est incomplètement luxée en avant de manière à mieux découvrir l'arrière fond de la cavité.)

A. conduit auditif externe. — B, apophyse vaginale et partie postérieure de la cavité glénoïde. — C, apophyse styloïde. — D, apophyse mastoïde. — E, bord postérieur du maxillaire inférieur. — F, angle de la mâchoire. — G, articulation temporo-maxillaire.

1, muscle sterno-cléido-mastoïdien, recouvert par l'aponévrose superficielle. — 1', son bord antérieur, au niveau duquel le feuillet externe de cette aponévrose a été réséqué. — 2, muscle digastrique et 3, muscles styliens, recouverts par le feuillet profond. — 4, orifice pharyngien de la loge parotidienne. — 5, masséter. — 6, cloison sous-maxillo-parotidienne, au-dessous de laquelle se voit une anastomose entre les deux jugulaires. — 7, glande sous-maxillaire. — 8, carotide externe. — 9, 9', vaisseaux maxillaires internes. — 10, vaisseaux temporaux superficiels. — 11, vaisseaux transversaux de la face. — 12, veine jugulaire externe. — 13, artère occipitale. — 14, veine occipitale. — 15, 15', vaisseaux auriculaires postérieurs. — 16, une petite artère massétérine. — 17, artère stylo-mastoïdienne. — 18, nerf facial, avec 18', ses branches. — 19, prolongement antérieur de la parotide. — 20, nerf auriculo-temporal. — 21, plexus veineux massétérin. — 22, peau et tissu cellulaire sous-cutané. — 23, peaucier. — 24, ganglion préauriculaire.

tide et de la jugulaire externes. En atteignant le bord postérieur de la branche du maxillaire, quelquefois plus tôt, il se bifurque en deux branches terminales, la branche temporo-faciale et la branche cervico-faciale : cette bifurcation s'effectue dans l'épaisseur même de la parotide et, par conséquent, les deux branches précitées sont situées à leur origine en plein tissu glandulaire. — *L'auriculo-temporal*, branche du maxillaire inférieur, traverse de dedans en dehors et de bas en haut la partie toute supérieure de la parotide (fig. 215,20). Il se dégage du tissu glandulaire un peu au-dessous de l'arcade zygomatique, pour contourner cette arcade et gagner la région temporale où, pour le moment, nous n'avons pas à la suivre (voy. *Nerf facial*).

5° Canal excréteur. — La salive, sécrétée par la parotide, est transportée dans la bouche par un long canal excréteur, le *canal de Sténon* (fig. 213, a).

a. *Origine*. — Le canal de Sténon naît sur la face antérieure de la glande, au niveau du bord parotidien de la mâchoire, à l'union de son tiers inférieur avec ses deux tiers supérieurs. Il est formé, comme nous le verrons plus loin, par la réunion d'une multitude de canaux, qui vont en décroissant jusqu'à l'acinus et qui portent successivement les noms de canaux de Boll, de canaux intralobulaires, de canaux lobulaires. Le mode de ramescence intra-parotidien du canal de Sténon est très variable : tantôt il se divise en deux conduits à peu près égaux et se séparant l'un de l'autre sous un angle aigu ; tantôt, sans se bifurquer, il se dirige obliquement en bas et en arrière vers la partie postéro-inférieure de la glande, recevant au cours de son trajet, par son bord supérieur et son bord inférieur, ses conduits collatéraux, dont le nombre varierait de 6 à 14 (MONGOUR, Th. Bordeaux, 1898).

b. *Trajet*. — Quoi qu'il en soit de son mode d'origine dans l'épaisseur même de la parotide, le canal de Sténon, au sortir de la glande, se porte obliquement en haut et en avant, jusqu'à 15 ou 20 millimètres au-dessous de l'arcade zygomatique. S'infléchissant alors en avant, il chemine horizontalement sur la face externe du masséter, en compagnie de l'artère transversale de la face, qui est située un peu au-dessus de lui, et des divisions du

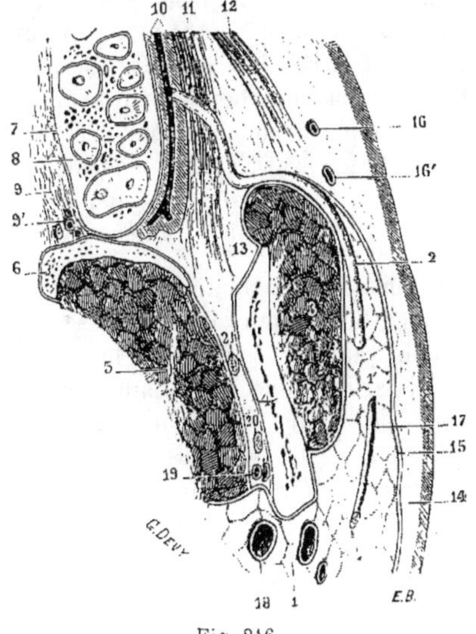

Fig. 216.

Le canal de Sténon, vu sur une coupe horizontale de la face (côté droit, segment inférieur de la coupe vu d'en haut).

1, glande parotide, avec 1', son prolongement antérieur. — 2, canal de Sténon. — 3, masséter. — 4, maxillaire inférieur. — 5, ptérygoïdien interne. — 6, apophyse ptérygoïde. — 7, maxillaire supérieur, coupé au niveau des racines des dents. — 8, racines de la deuxième grosse molaire supérieure. — 9, voûte palatine, avec 9', vaisseaux et nerf palatins postérieurs. — 10, muqueuse buccale. — 11, buccinateur. — 12, zygomatique. — 13, boule graisseuse de Bichat. — 14, tissu cellulaire sous-cutané. — 15, aponévrose superficielle. — 16, 16', artère et veine faciales. — 17, nerf facial. — 18, artère carotide externe. — 19, artère et veine dentaires inférieures. — 20, nerf dentaire inférieur. — 21, nerf lingual.

nerf facial, qui sont situées, les unes au-dessus, les autres au-dessous. Arrivé au bord antérieur du masséter, il contourne ce bord, contourne en même temps la boule graisseuse de Bichat, qui est sous-jacente au muscle, et atteint le buccinateur. Après avoir cheminé quelque temps sur la face externe du buccinateur, tout à côté des glandes molaires (voy. p. 15), il le perfore obliquement et arrive alors sur la muqueuse buccale ; il glisse au-dessous de cette muqueuse dans une étendue de 5 ou 6 millimètres, la perfore à son tour et, finalement, s'ouvre dans le vestibule de la bouche par un étroit orifice en forme de fente, qui se trouve situé un peu en avant du collet de la deuxième grosse molaire supérieure (fig. 216,2). Cet orifice s'ouvre parfois au sommet d'une petite saillie en forme de papille. La longueur totale du canal de Sténon est, en moyenne, de 35 à 40 millimètres; son diamètre est de 3 millimètres.

c. *Rapports*. — Dans sa portion initiale, le canal de Sténon est recouvert par le prolongement antérieur de la parotide. Mais, à partir du point où il se dégage de ce prolongement jusqu'à la boutonnière qu'il s'ouvre à travers les faisceaux du muscle buccinateur, il chemine constamment dans le tissu cellulaire sous-cutané. On est toujours sûr de la mettre à découvert en pratiquant une incision suivant la ligne droite qui unit le tragus à la commissure labiale.

d. *Lobule accessoire de la parotide*. — Il se développe parfois sur le trajet du canal de Sténon, le plus souvent au niveau du bord antérieur du masséter, un lobule glandulaire isolé et plus ou moins volumineux, que l'on a désigné à tort sous le nom de *parotide accessoire*. Ce n'est pas, en effet, une glande surajoutée, une glande indépendante : le canal excréteur qui lui fait suite, au lieu de s'ouvrir iso-lément dans la bouche comme celui de la parotide, se jette constamment dans le canal de Sténon. De ce fait, la formation glandulaire en question acquiert la signifi-cation d'un simple lobe erratique de la parotide : ce n'est pas une *parotide acces-soire*, mais un simple *lobe accessoire* de la parotide.

6° Constitution anatomique. — La glande parotide est le type des glandes en grappe. Elle a pour éléments essentiels de toutes petites masses de forme pyra-midale, que l'on désigne sous le nom d'*acini* : c'est dans l'acinus qu'est sécrétée la salive parotidienne. Un nombre plus ou moins considérable d'acini se groupent entre eux pour former un segment glandulaire plus important, appelé *lobule primitif*. A leur tour, un certain nombre de lobules primitifs se réunissent entre eux pour donner naissance à un *lobule composé* ou *lobule secondaire*. Enfin, l'en-semble de tous les lobules composés constitue la glande. Ces divers segments glan-dulaires sont reliés entre eux par un tissu conjonctif interstitiel, plus ou moins riche en vésicules adipeuses, dans l'épaisseur desquels cheminent les vaisseaux et les nerfs parotidiens. Nous étudierons tout d'abord les acini glandulaires; nous décrirons ensuite leur appareil excréteur.

A. Acini glandulaires. — Les acini, que l'on désigne encore sous le nom de culs-de-sac sécréteurs ou d'alvéoles, sont piriformes, à base arrondie et plus ou moins convexe. Leur coupe présente ordinairement un contour polygonal, par suite de pressions réciproques. Chacun d'eux, envisagé au point de vue histologique, se compose d'une paroi propre et d'un épithélium :

a. *Paroi propre*. — La paroi pro-pre est formée par une membrane très mince, hyaline, entièrement dé-pourvue d'éléments figurés. Elle est l'homologue de celle, plus épaisse,

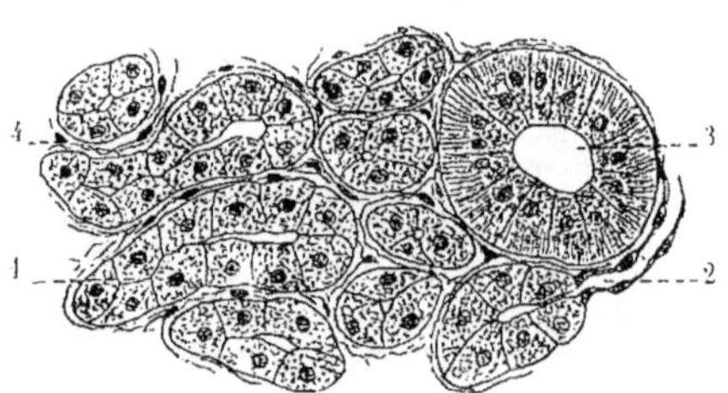

Fig. 217.

Coupe transversale de la parotide de l'homme (d'après Böhm et Davidoff).

1, cellules séreuses d'un acinus glandulaire. — 2, canal de Boll.— 3, canal intra-lobulaire, — 4, tissus conjonctif.

des glandes labiales, qui, elle-même, est l'homologue évident de la membrane

vitrée des glandes sudoripares, laquelle enfin n'est autre chose qu'un prolongement immédiat de la vitrée du derme (RENAUT).

b. *Epithélium*. — L'épithélium sécréteur est représenté par une seule rangée de
cellules prismatiques ou cubiques. Elles s'implantent sur la paroi propre par un
pied plus ou moins infléchi. Leur hauteur atteint presque la moitié du diamètre
de l'acinus, de telle sorte que la cavité même du cul-de-sac glandulaire se trouve
extrêmement étroite. Morphologiquement, ces cellules appartiennent à la classe
des cellules dites *séreuses*[1] et la glande parotide devient ainsi une glande séreuse
type. Elles possèdent chacune un noyau, tantôt arrondi, tantôt à contour anguleux ou même festonné, occupant habituellement le tiers inférieur du corps cellulaire. Leur protoplasma (fig. 217) nous présente dans toute sa hauteur une multitude de petites vacuoles, de forme et de grandeur diverses, dans lesquelles
s'accumule un liquide clair, ayant l'apparence de l'eau, mais renfermant à l'état
de dissolution des sels minéraux et des substances albuminoïdes. Les travées
protoplasmiques qui délimitent les vacuoles, nous présentent à leur tour des granulations de nature albumineuse, qui, au même titre que le contenu des vacuoles,
sont le produit de sécrétion du protoplasma cellulaire.

Ces granulations, très variables par leur nombre et par leur volume, varient encore beaucoup
suivant les conditions physiologiques où se trouve la glande. — Sur une glande à l'état de repos
(fig. 218,A), elles sont uniformément
répandues sur toute la hauteur des
cellules ; ces cellules, du reste, sont
très allongées, au point d'atteindre
la lumière du canal et de réduire
celle-ci à une simple cavité virtuelle.
— Si l'on examine maintenant une
glande qui a fonctionné quelque
temps mais qui n'est pas encore
épuisée (fig. 218,B), on constate
que la zone basale de la cellule ne
présente plus de granulations, tandis
que celles-ci ont persisté dans la
zone qui répond à la lumière du
canal ; on constate aussi la présence
de quelques granulations dans la
cavité même de l'acinus. — Enfin, si
nous examinons une glande fati-
guée et pour ainsi dire épuisée par
un fonctionnement de longue durée

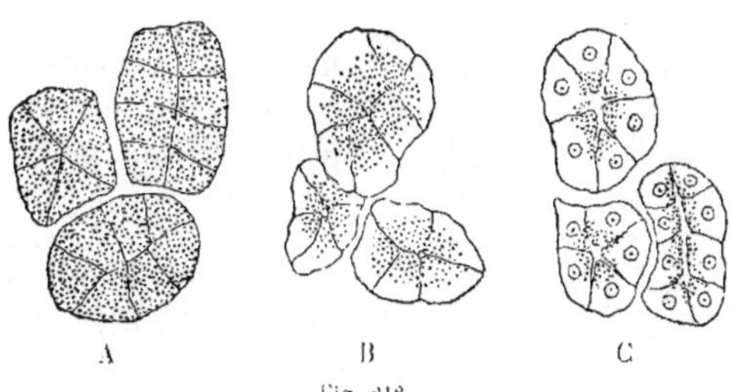

Fig. 218.

Acini d'une glande séreuse dans trois conditions physiologiques
différentes (d'après LANGLEY).

A, à l'état de repos (les granulations sont uniformément répandues dans toute
la hauteur du protoplasma cellulaire). — B, après une courte période d'activité
(les granulations ont disparu de la zone basale). — C, après une sécrétion prolongée (les granulations n'existent plus qu'au niveau de la tête de la cellule, au
voisinage de la lumière de l'acinus).

(fig. 218,C) nous voyons que la zone claire de tout à l'heure s'est encore agrandie et qu'on ne trouve
plus de granulations maintenant que sur deux points : 1° sur l'extrémité interne de la
cellule, tout contre la lumière du canal ; 2° sur la moitié interne des bords latéraux. — Tous ces
faits, qui ont été mis en lumière par LANGLEY, nous permettent de conclure, que, au moment où
la glande passe de l'état de repos à l'état d'activité, elle chasse dans la cavité de l'acinus et dans
les canalicules radiés (voy. plus bas) celles de ces granulations qui sont le plus rapprochées de

---

[1] Nous rappellerons ici, en passant (voy. pour plus de détails les traités d'histologie), que les
glandes buccales se divisent en trois groupes : glandes séreuses, glandes muqueuses, glandes
mixtes. — Les *glandes séreuses* ne renferment dans leurs acini que des cellules dites séreuses.
Elles sécrètent un liquide clair, albumineux, dépourvu de mucus, pouvant agir, soit mécaniquement, soit chimiquement par ses sels et surtout par les ferments qu'il contient à l'état de dissolution. Le type des glandes séreuses est représenté par la parotide et par la plupart des glandes
de la muqueuse buccale.— Les *glandes muqueuses* sont constituées exclusivement par des cellules
mucipares. Elles sécrètent, comme leur nom l'indique, un liquide muqueux. A ce groupe appartiennent la glande rétro-linguale du cobaye, les glandes salivaires des oiseaux et, chez l'homme,
un certain nombre de glandules des deux régions génienne et palatine. — Les *glandes mixtes* possèdent à la fois, diversement mélangées entre elles dans les acini, des cellules séreuses et des cellules muqueuses. Le liquide qu'elles sécrètent participe des propriétés physiques et fonctionnelles
de celui sécrété par les deux autres groupes glandulaires. A ce groupe des glandes mixtes
appartiennent, chez l'homme, la sous-maxillaire et la sublinguale.

cette cavité. Elles sont remplacées, au fur et à mesure qu'elles s'échappent, par les granulations externes, lesquelles se rapprochent peu à peu de la tête de la cellule pour, à leur tour, passer dans la lumière glandulaire.

c. *Cavité de l'acinus.* — La lumière de l'acinus, très étroite, comme nous l'avons dit plus haut, est allongée dans le sens de l'acinus lui-même. Vue sur des coupes longitudinales (fig. 219), elle est limitée, à droite et à gauche, par une ligne régulièrement festonnée, dont les parties saillantes répondent à l'extrémité de la cellule, les angles rentrants au point de contact de deux cellules voisines. Au niveau de ces points de contact, la cavité de l'acinus se prolonge, entre ces deux cellules, sous forme de diverticulums, affectant naturellement, par rapport au centre de l'acinus, une direction radiaire : ce sont les *canalicules radiés intercellulaires.* Ces canalicules intercellulaires, déjà signalés depuis longtemps par PFLÜGER et par EWALD, niés plus tard par quelques histologistes, sont nettement mis en évidence par la méthode de Golgi (fig. 219). Ils s'étendent, en profondeur, jusqu'au voisinage de la paroi propre de l'acinus, mais sans l'atteindre : ils se terminent d'ordinaire, sous la forme d'un cul-de-sac plus ou moins renflé, à la hauteur du noyau. Nous ajouterons, en ce qui concerne la lumière de l'acinus, qu'on y rencontre parfois des *cellules centro-acineuses,* analogues à celles que nous décrirons plus tard dans le pancréas (voy. *Pancréas*). Ces cellules, déjà mentionnées par plusieurs auteurs, ont été retrouvées tout récemment (1899) par LAGUESSE et JOUVENEL sur la parotide d'un supplicié.

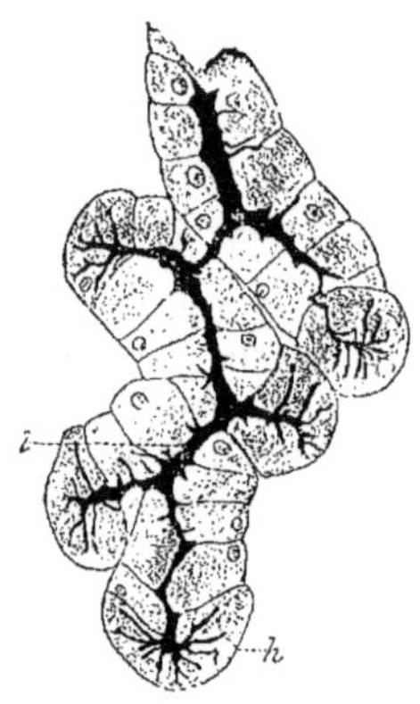

Fig. 219.

Acini d'une glande séreuse, vue en coupe longitudinale (glande sublinguale de l'homme, préparation par la méthode de Golgi, d'après E. MÜLLER).

l. lumière du canal, teintée en noir, montrant un certain nombre de diverticules canaliculés, qui se prolongent dans l'intervalle et même dans l'épaisseur des cellules muqueuses. — *h.* canalicules similaires pénétrant dans les croissants de Gianuzzi.

d. *Cellules de Boll.* — Sur la face intérieure de la paroi propre, entre celle-ci et la base des cellules glandulaires, se voient des cellules aplaties, à prolongements protoplasmiques ramifiés et anastomosés : ce sont les *cellules en panier* de BOLL ou, tout simplement, les *cellules de Boll.* Ces cellules, avec leurs prolongements anastomosés, forment dans leur ensemble un vaste réseau (fig. 220), qui enlace les cellules glandulaires comme dans une sorte de panier ou de corbeille percée à jour. Il est rationnel de penser, avec UNNA, que le réseau en question est de nature contractile et, par conséquent, que les cellules de Boll ont la même signification que ces cellules myo-épithéliales que l'on rencontre dans bon nombre d'autres glandes, notamment dans la glande mammaire : ici, comme ailleurs, elles ont pour fonction de comprimer les cellules glandulaires et de déterminer ainsi par action mécanique le passage, des vacuoles protoplasmiques dans la lumière de l'acinus, des produits sécrétés par elles. Nous rappellerons, à ce sujet, que LACROIX (1894), en étudiant la structure de la glande

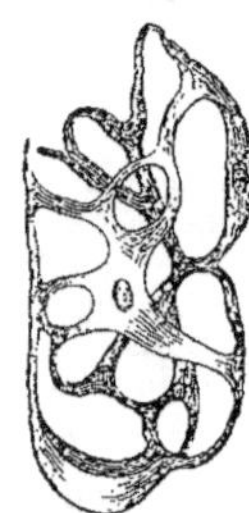

Fig. 220.

Cellules en panier de BOLL, isolées par macération, glande sous-maxillaire du chien (d'après FREY).

mammaire, y a constaté, sur certains prolongements des cellules de Boll, l'existence d'une striation régulière, rappelant exactement ce qu'on observe sur les cylindres primitifs des muscles lisses et sur les cellules myo-épithéliales des glandes sudoripares. La propriété contractile des paniers de Boll ne paraît donc pas douteuse.

B. APPAREIL EXCRÉTEUR. — Les acini, en nombre variable, qui entrent dans la constitution d'un lobule primitif s'ouvrent tous dans un même canal qui porte le nom de *canal de Boll*. Un certain nombre de canaux de Boll (tous ceux qui proviennent des lobules primitifs entrant dans la constitution d'un lobule composé) se jettent de même dans un canal commun, appelé *canal intra-lobulaire*. A leur tour, tous les canaux intra-lobulaires que renferme un lobule aboutissent à un canal collecteur commun, que nous désignerons sous le nom de *canal lobulaire* (*canal inter-lobulaire* de certains auteurs). Enfin, tous les canaux lobulaires de la parotide viennent se brancher successivement sur un dernier canal qui les résume tous, le *canal excréteur proprement dit* ou *canal de Sténon*. Voyons maintenant quelle est la structure de ces différents canaux.

a. *Canaux de Boll.* — Les canaux de Boll, encore appelés *canaux intercalaires* (*Schaltstücke* des anatomistes allemands), ont une structure très simple. Ils se composent (fig. 221) : 1° d'une paroi propre, extrêmement mince, faisant suite à celle de l'acinus ; 2° d'une couche épithéliale formant, à la face interne de la paroi propre, un revêtement continu. Cette couche épithéliale est formée par des cellules prismatiques basses à protoplasma homogène et réfringent.

b. *Canaux intra-lobulaires.* — Les canaux intra-lobulaires nous présentent, comme les canaux de Boll, une paroi et un épithélium. — La *paroi* est représentée ici par une mince lamelle conjonctive, se terminant, du côté de la lumière du canal par une vitrée. — Quant à l'*épithélium*, il est formé par des cellules prismatiques hautes, possédant chacune, à sa partie moyenne ou dans son tiers interne, un noyau arrondi. Ce qui caractérise essentiellement ces cellules, c'est que leur protoplasma, dans la partie comprise entre le noyau et la base de la cellule, nous présente un système de stries disposées en sens longitudinal, je veux dire allant de la base vers le noyau (fig. 217,3) : elles répondent (PFLÜGER) à une série de bâtonnets réfringents, d'une extrême ténuité, régulièrement parallèles entre eux. D'après RANVIER, ce seraient des formations contractiles, destinées, au même

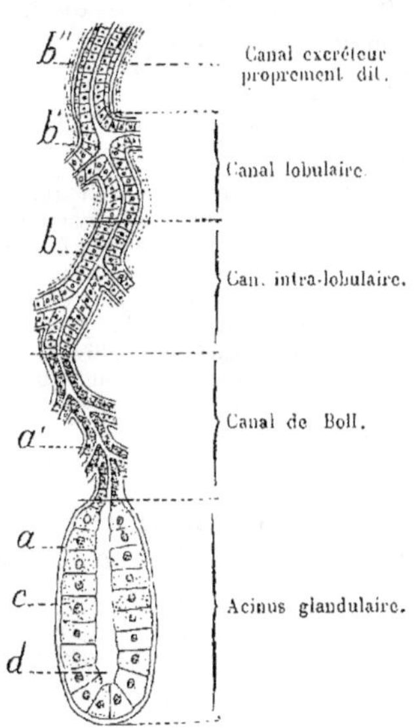

Fig. 221.

Schéma d'une glande salivaire.

a, a', vitrée. — *b, b', b'',* couche conjonctive, doublant la vitrée. — *c,* épithélium sécréteur. — *d,* cavité de l'acinus.

titre que les cellules en panier de BOLL, à favoriser l'excrétion. Ce rôle, ajoute RANVIER, est d'autant plus utile que, sur les conduits des glandes salivaires, depuis les plus fins jusqu'au canal de Sténon, il n'existe pas une seule fibre musculaire.

c. *Canaux lobulaires.* — Nous retrouvons ici les deux couches précédentes, mais profondément modifiées. — La *tunique propre*, tout d'abord, est plus épaisse : le tissu conjonctif qui la forme est plus condensé et par cela même plus résistant ; il renferme des vaisseaux et des nerfs. — L'*épithélium* nous présente encore, comme dans les canaux intra-lobulaires, une assise continue de cellules prismatiques à bâtonnets. Mais cette couche n'est pas seule : au-dessous d'elle, se voit une deuxième assise de cellules, reposant directement sur la vitrée ; ces cellules profondes, d'après Renaut, devraient être considérées comme des cellules en panier, qui se seraient prolongées sur les canaux excréteurs.

d. *Canal de Sténon*. — Le canal de Sténon, rendez-vous commun de tous les canaux lobulaires, est le canal excréteur proprement dit de la parotide. Nous l'avons déjà étudié plus haut dans son trajet et ses rapports. Il nous reste à indiquer quelle est sa structure. Comme ses affluents, le canal de Sténon se compose d'une paroi propre, revêtue intérieurement d'une couche épithéliale. — La *paroi propre*, relativement épaisse, est formée par du tissu conjonctif très serré, comme dans le derme. Elle renferme de riches réseaux de fibres élastiques, des vaisseaux et des nerfs. Elle se termine, du côté de l'épithélium, par une vitrée. — L'*épithélium* se compose de deux couches cellulaires, l'une profonde, l'autre superficielle : la couche profonde (*couche génératrice* de Renaut) comprend des cellules cubiques ou plus ou moins globuleuses, avec quelques cellules de Boll ; la couche superficielle est formée par des cellules cylindriques, se terminant, du côté de la lumière du canal, par un mince plateau dépourvu de cils. De loin en loin, se voient, entre les cellules à plateau, un certain nombre de cellules caliciformes. Enfin, au point d'abouchement du canal excréteur dans la bouche, cet épithélium prend peu à peu les caractères de l'épithélium pavimenteux stratifié de la muqueuse buccale.

Chez certains animaux, notamment chez les solipèdes (âne, cheval), le canal excréteur proprement dit vient s'ouvrir sur la muqueuse au niveau d'un petit mamelon en forme de *barbillon* (Renaut). Le barbillon est creusé d'un petit canal central, dans l'intérieur duquel s'établit la continuité de l'épithélium cylindrique du canal excréteur avec l'épithélium pavimenteux stratifié de la cavité buccale. Renaut fait remarquer qu'au niveau de ce pore terminal, « la paroi se relève en plis et en éminences papillaires longues... .de telle sorte que, tant sur les coupes longitudinales que sur les transversales, la cavité du pore prend l'aspect d'une éponge, dont les espaces libres, lacuneux, répondent aux intervalles des nombreuses papilles saillantes à l'intérieur et se projetant dans tous les sens sous des incidences variables ». On conçoit qu'avec un pareil dispositif, la colonne salivaire vienne se briser contre les travées papillaires du pore terminal et, de ce fait, s'écoule en nappe au lieu de s'échapper en jet.

7° Vaisseaux et nerfs. — La parotide, comme tous les organes à fonctions très actives, est très riche en vaisseaux et nerfs :

a. *Artères*. — Les artères proviennent de plusieurs sources : de l'auriculaire postérieure, de l'auriculaire antérieure, de la transversale de la face et du tronc même de la carotide externe. Ces artères, après s'être divisées et subdivisées dans le tissu conjonctif interstitiel, arrivent au voisinage de la membrane propre des acini, tout autour de laquelle elles constituent un riche réseau capillaire. Les mailles de ce réseau ne traversent jamais la membrane propre et, par conséquent, n'arrivent jamais au contact des cellules glandulaires.

b. *Veines*. — Les veines issues des réseaux capillaires de la parotide, cheminent comme les artères dans les cloisons conjonctives interlobulaires. Elles se réunissent les unes aux autres pour former des vaisseaux de plus en plus volumineux et, finalement, viennent s'ouvrir dans la jugulaire externe ou dans ses affluents.

c. *Lymphatiques*. — Les lymphatiques de la parotide sont représentés par de gros capillaires, irrégulièrement calibrés, plus ou moins anastomosés entre eux, cheminant dans le tissu conjonctif interstitiel. Ils sont réduits à une simple couche endothéliale et entièrement dépourvus de valvules. On les voit sur plusieurs points, notamment au niveau du pédicule des lobules composés, envelopper plus ou moins les vaisseaux sanguins et même les canaux excréteurs. Finalement, les lymphatiques de la parotide aboutissent aux ganglions parotidiens décrits plus haut.

d. *Nerfs*. — Les nerfs de la parotide proviennent de trois sources : 1° de l'auriculo-temporal, branche du maxillaire inférieur ; 2° de la branche auriculaire du plexus cervical ; 3° des rameaux sympathiques qui entourent les artères parotidiennes. Ils se ramifient, comme les vaisseaux eux-mêmes, dans les interstices conjonctifs de la glande et se résolvent ainsi en de très fins rameaux, les uns à myéline, les autres sans myéline, qui forment autour de chaque lobule primitif un riche réseau, le *réseau périlobulaire*. PALADINO, depuis longtemps déjà, a signalé l'existence, dans ce réseau, de petits ganglions uni ou pluricellulaires.

Du réseau périlobulaire partent une multitude de rameaux, qui pénètrent dans l'épaisseur même des lobules. De ces rameaux, les uns, véritables vaso-moteurs, se portent sur les vaisseaux et s'y terminent suivant le type habituel. D'autres se jettent sur les canaux excréteurs : leur mode de terminaison n'est pas encore nettement élucidé. D'autres enfin, véritables nerfs sécréteurs, pénètrent dans les intervalles des acini et forment tout autour d'eux un deuxième plexus, le *plexus périacineux* ou *périalvéolaire*.

Ce plexus, a son tour, donne naissance à des fibrilles extrêmement ténues et plus ou moins variqueuses, lesquelles perforent la membrane propre, arrivent sous l'épithélium et viennent se terminer, non pas dans les cellules glandulaires, comme le prétendait PFLÜGER, mais, comme le démontrent les recherches plus récentes de FUSARI et PANASCI, de RAMON Y CAJAL, de RETZIUS, de KOROLKOW, dans l'intervalle de ces cellules glandulaires.

§ II. — GLANDE SOUS-MAXILLAIRE

La glande sous-maxillaire occupe la région sus-hyoïdienne. Elle est située contre la face interne du maxillaire inférieur, immédiatement au-dessus de la portion moyenne du digastrique, remplissant pour ainsi dire l'espace angulaire que circonscrivent entre eux le ventre antérieur et le ventre postérieur de ce dernier muscle. Comme la parotide, la glande sous-maxillaire est renfermée dans une loge ostéo-fibreuse, *la loge sous-maxillaire*, que nous allons tout d'abord décrire.

A. — LOGE SOUS-MAXILLAIRE

Nous connaissons déjà la loge sous-maxillaire pour avoir étudié son mode de formation à propos des aponévroses du cou (voy. t. I). Nous avons vu, à ce sujet, que l'aponévrose cervicale superficielle, en passant de l'os hyoïde dans la région sus-hyoïdienne, se divise en deux feuillets (fig. 222) : un feuillet superficiel (4''), toujours très net, qui se rend

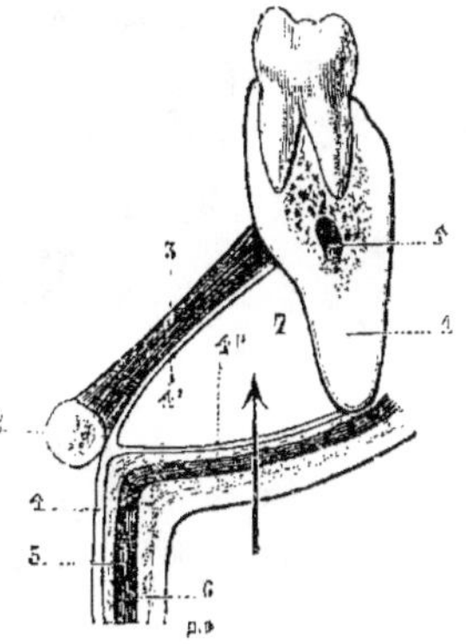

Fig. 222.

La loge sous-maxillaire, vue en coupe vertico-transversale (*schématique*).

1, maxillaire inférieur. — 1', canal dentaire. — 2, os hyoïde. — 3, mylo-hyoïdien. — 4, aponévrose cervicale superficielle, se dédoublant au niveau de l'os hyoïde et formant : 4', un feuillet supérieur ou profond, qui tapisse le mylo hyoïdien ; 4'', un feuillet inférieur ou superficiel, qui ferme en bas la loge sous-maxillaire. — 5, peaucier du cou. — 6, peau et tissu cellulaire sous-cutané. — 7, loge sous-maxillaire.

(La flèche indique les différents plans qu'il faut traverser pour pénétrer de la région sus-hyoïdienne dans la loge sous-maxillaire.)

directement au bord inférieur du maxillaire ; un feuillet profond (4'), plus mince, souvent même assez mal différencié, qui, s'écartant du précédent à angle aigu, tapisse la face inférieure des muscles hyoglosse et mylo-hyoïdien et vient se fixer ensuite sur la ligne oblique interne du maxillaire inférieur.

Eh bien, l'espace qui résulte de l'écartement de ces deux feuillets, complété d'autre part, en dehors, par la face interne du maxillaire inférieur, constitue la loge sous-maxillaire. La figure ci-dessus (fig. 222), toute schématique, nous montre que cette loge est prismatique triangulaire, avec une face externe formée par le maxillaire, une face interne répondant à une nappe musculaire, une face inférieure en rapport avec les téguments. Nous devons ajouter que la loge sous-maxillaire se trouve fermée, en avant et en arrière, par la rencontre et la fusion réciproque des deux feuillets aponévrotiques précités.

Cet espace est comblé (fig. 224,2) par la glande sous-maxillaire.

B. — Glande sous-maxillaire proprement dite, son canal excréteur

1° Couleur. — Vue extérieurement ou sur des coupes, la glande sous-maxillaire, au repos, revêt une couleur gris jaunâtre. Cette coloration devient d'un gris rosé,

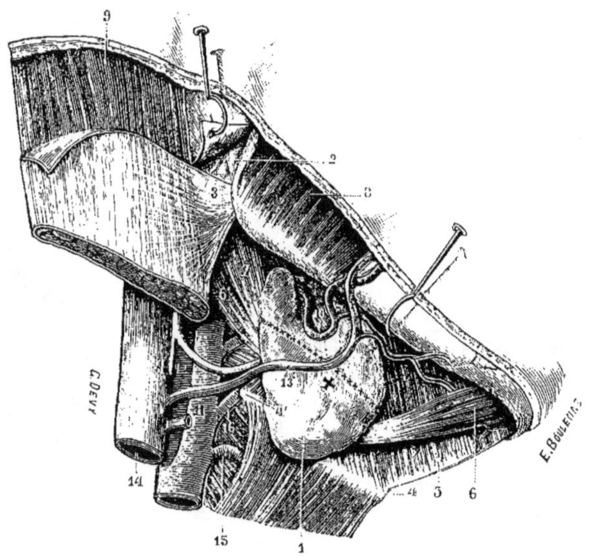

Fig. 223.

La glande sous-maxillaire du côté droit, après dissection, la tête étant dans l'extension et dans la rotation du côté opposé.

1, glande sous-maxillaire. — 2. glande parotide. — 3. bandelette sous-maxillo-parotidienne. — 4, corps de l'os hyoïde, avec 4'. sa grande corne. — 5, mylo-hyoïdien. — 6, ventre antérieur du digastrique, avec 6'. son ventre postérieur. — 7, stylo hyoïdien. — 8, masséter. — 9, sterno-cléido-mastoïdien. — 10. artère faciale. — 11, carotide externe. — 12, carotide interne. — 13. veine faciale. — 14, veine jugulaire interne. — 15, artère thyroïdienne supérieure. — 16, artère linguale.

(La croix qui est figurée en noir sur la face externe de la glande indique le point de sa face interne où naît le canal de Wharton; la ligne de croix (×××××) indique la séparation de la face externe et de la face inférieure.)

quand la glande fonctionne, et passe au rouge plus ou moins foncé dans le cas de stase veineuse.

2° Poids et volume. — Considérée au point de vue de son volume, la glande sous-maxillaire est de la grosseur d'une amande; elle pèse, en moyenne, 7 ou 8 grammes.

Elle est, comme on le voit, bien moins volumineuse que la parotide, son poids ne représentant environ que le quart du poids de cette dernière. Par contre, elle est environ trois fois plus volumineuse que la sublinguale.

3° **Forme et rapports**. — La glande sous-maxillaire, comme la parotide, reproduit exactement la forme de la loge ostéo-fibreuse qu'elle occupe et dans laquelle elle est pour ainsi dire moulée (fig. 224,2). Elle est irrégulièrement prismatique triangulaire, à grand axe dirigé d'arrière en avant et de dehors en dedans, parallèlement au maxillaire lui-même. Nous pouvons donc lui considérer : 1° trois faces, que l'on distingue en externe, interne, inférieure ; 2° deux extrémités, qui sont l'une antérieure, l'autre postérieure.

a. *Face externe*. — La face externe de la glande, légèrement convexe, est en rapport, par sa partie postérieure, avec le muscle ptérygoïdien interne. Par sa partie antérieure, elle répond à la face interne du corps du maxillaire, qui, à son niveau, s'excave en fossette pour la recevoir (*fossette sous-maxillaire*, voy. Ostéologie). C'est sur la partie inférieure de cette face, le long du bord inférieur du maxillaire, que cheminent d'arrière en avant l'artère et la veine sous-mentales. Sur le même point se disposent en une série linéaire six ou sept ganglions lymphatiques : ces ganglions, dits *sous-maxillaires*, sont constamment situés au-dessous de l'aponévrose et, par conséquent, se trouvent immédiatement en contact avec le tissu glandulaire.

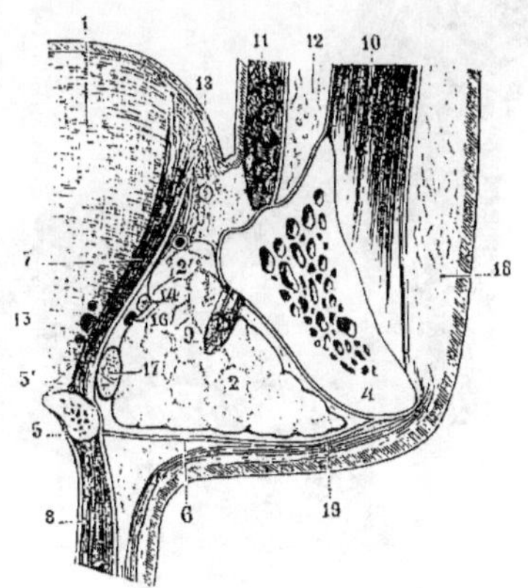

Fig. 224.

Coupe vertico-transversale de la glande sous-maxillaire (sujet congelé, segment antérieur de la coupe).

1, coupe de la langue. — 2, coupe de la glande sous-maxillaire, avec 2', son prolongement antérieur. — 3, canal de Wharton. — 4, maxillaire inférieur. — 5, os hyoïde, avec 5', sa petite corne. — 6, aponévrose cervicale superficielle. — 7, muscle hyo-glosse. — 8, muscles sous-hyoïdiens. — 9, mylo-hyoïdien. — 10, masséter. — 11, buccinateur. — 12, boule graisseuse de Bichat. — 13, nerf lingual. — 14, nerf grand hypoglosse. — 15, artère linguale, avec deux petites veines satellites. — 16, veine linguale. — 17, tendon du digastrique. — 18, peau et tissu cellulaire sous-cutané. — 19, muscle peaucier du cou.

b. *Face interne*. — La face interne, assez régulièrement plane, est en rapport (fig. 225) : 1° par sa partie inférieure, avec le tendon intermédiaire du digastrique et le tendon terminal du stylo-hyoïdien, qu'elle déborde ordinairement de 6 à 8 millimètres, quelquefois plus ; 2° par sa partie antérieure, avec le muscle mylo-hyoïdien ; 3° par sa partie postérieure, avec le stylo-hyoïdien et le ventre postérieur du digastrique ; 4° par sa partie moyenne, avec le muscle hyo-glosse, dont elle est séparée par le nerf grand hypoglosse et par la veine linguale ; quant à l'artère linguale, elle est plus profonde ; elle chemine, comme on le sait (voy. Angéiologie), sur la face profonde de l'hyo-glosse et, de ce fait, se trouve séparée de la glande par toute l'épaisseur de ce dernier muscle (fig. 226,7).

De cette face interne de la glande sous-maxillaire se détachent deux prolongements, l'un antérieur, l'autre postérieur. — Le *prolongement postérieur* est ordinairement peu marqué : il se confond le plus souvent avec l'extrémité postérieure de la glande elle-même. Je l'ai vu cependant, sur plusieurs sujets, s'étendre jusqu'au bord postérieur du muscle ptérygoïdien interne, jusqu'à l'aponévrose parotidienne par conséquent. — Le *prolongement antérieur*, beaucoup mieux isolé et aussi beaucoup plus long, a la forme d'une languette conoïde, aplatie transversalement. Se portant obliquement d'arrière en avant et un peu de bas en haut, il s'insinue, comme le grand hypoglosse, entre les deux muscles hyo-glosse et mylo-hyoïdien (fig. 227,10) et s'étend, dans la plupart des cas, jusqu'à la partie postérieure de la glande sublinguale. Il est accompagné par le canal de Wharton qui longe son côté supérieur et interne.

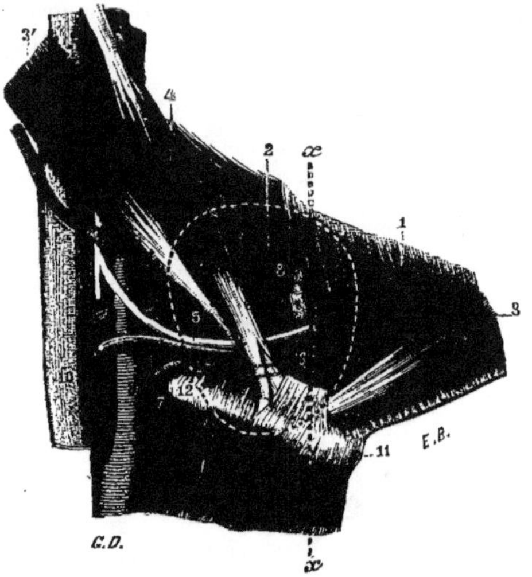

Il est des cas où la portion postérieure du prolongement antérieur de la sous-maxillaire ne s'est pas développée. Le prolongement glandulaire, réduit alors à sa portion antérieure, forme une sorte de lobe isolé et indépendant, que certains auteurs, par analogie avec ce que nous avons déjà observé pour la parotide, désignent sous le nom de *sous-maxillaire accessoire*. Mais ici, comme pour la parotide, il convient de remarquer que le lobe en question, au lieu d'envoyer ses canaux excréteurs sur la muqueuse buccale, déverse son produit de sécrétion dans le canal de Wharton et, par conséquent, n'est pas une sous-maxillaire accessoire, mais un simple *lobe accessoire* de la sous-maxillaire.

Fig. 225.

Rapports profonds de la glande sous-maxillaire.

1, mylo-hyoïdien. — 2, hyo-glosse. — 3, 3, ventre antérieur et postérieur du digastrique. — 4, stylo-hyoïdien. — 5, nerf grand hypoglosse. — 6, veine linguale. — 7, artère linguale. — 8, canal de Wharton et prolongement antérieur de la glande sous-maxillaire. — 9, carotide externe. — 10, jugulaire interne. — 11, corps de l'os hyoïde. — 12, sa grande corne.

(Le contour de la glande est indiqué par un trait pointillé ; la ligne verticale *x x* indique le plan suivant lequel est pratiquée la coupe de la figure suivante.)

c. *Face inférieure*. — La face inférieure de la sous-maxillaire, la plus étendue des trois, répond à la peau. Elle en est séparée par divers plans, qui sont en allant de dedans en dehors : 1° l'aponévrose cervicale superficielle, qui constitue la paroi inférieure de la loge sous-maxillaire ; 2° le muscle peaucier, dont les fibres sont obliques en haut et en avant ; 3° une nappe cellulo-graisseuse, peu développée chez les sujets amaigris, mais pouvant acquérir chez les sujets doués d'embonpoint une épaisseur considérable.

La face inférieure est encore en rapport avec la veine faciale, qui la croise obliquement dans son tiers postérieur, et avec quelques fines ramifications nerveuses qui proviennent, soit du facial, soit du plexus cervical superficiel.

C'est par cette face qu'on aborde l'artère linguale quand on veut en pratiquer la ligature. La figure 226 nous indique nettement quels sont les différents plans que devra traverser l'opérateur pour arriver sur le vaisseau. Il divisera tout d'abord, à égale distance de l'os hyoïde et du bord inférieur du maxillaire, la peau, le tissu cellulaire sous-cutané, le peaucier et l'aponévrose superficielle. Puis, soulevant la glande sous-maxillaire, il aura sous les yeux une petite région triangulaire (fig. 225), qui est limitée en bas par le tendon du digastrique et, en haut, par le nerf grand hypoglosse. Il incisera le muscle hyo-glosse dans le milieu de ce triangle et trouvera l'artère au fond de l'incision.

d. *Extrémité antérieure.* — L'extrémité antérieure de la glande sous-maxillaire, tantôt mince et effilée, tantôt arrondie et mousse, regarde le ventre antérieur du digastrique, mais elle ne le recouvre que très rarement (fig. 225). Elle repose sur le mylo-hyoïdien.

e. *Extrémité postérieure.* — L'extrémité postérieure s'applique contre le ventre postérieur du digastrique et contre le stylo-hyoïdien. Elle est très rapprochée de la parotide : comme nous l'avons vu précédemment, les deux formations glandulaires sont séparées l'une de l'autre par une cloison fibreuse, la *cloison sous-maxillo-parotidienne* (fig. 223,3), qui est une dépendance de l'aponévrose cervicale superficielle et qui s'étend du sterno-cléido-mastoïdien à l'angle de la mâchoire. L'extrémité postérieure de la sous-maxillaire est encore en rapport immédiat avec l'artère faciale, qui la croise obliquement de bas en haut et de dedans en dehors, en se creusant en plein tissu glandulaire, soit une simple empreinte, soit une gouttière profonde ou même un canal complet. A ce sujet, nous rappellerons, en passant, qu'au niveau de l'extrémité postérieure de la sous-maxillaire, les deux vaisseaux homonymes, artère et veine faciale, qui se sont croisés sur le bord du maxillaire, se trouvent séparés maintenant par un certain intervalle : la veine, tout d'abord, est placée en avant de l'artère ; puis, tandis que l'artère est profondément située sur le côté interne de la glande, la veine, relativement superficielle, descend sur son côté externe.

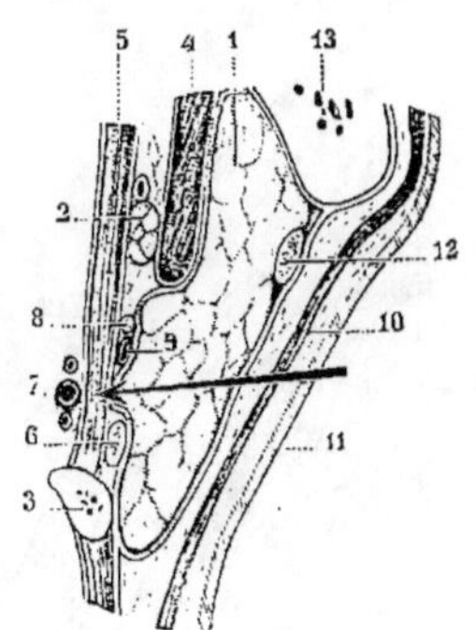

Fig. 226.

Coupe vertico-transversale de la région sous-maxillaire, la tête étant fortement étendue (*demi-schématique*).

1, glande sous-maxillaire dans sa loge aponévrotique. — 2, canal de Wharton et prolongement antérieur de la glande. — 3, os hyoïde. — 4, mylo-hyoïdien. — 5, hyo-glosse. — 6, tendon moyen du digastrique. — 7, artère linguale. avec deux petites veines satellites. — 8, nerf grand hypoglosse. — 9, veine linguale. — 10, peaucier. — 11, peau. — 12, ganglion lymphatique. — 13, os maxillaire inférieur.

4° **Canal excréteur**. — A la glande sous-maxillaire fait suite un canal excréteur, chargé de porter sur le plancher de la bouche la salive sécrétée par elle : c'est le *canal de Wharton.*

Ce canal, remarquable à la fois par son volume, par la minceur et la résistance de ses parois, mesure 4 ou 5 centimètres de longueur, sur 2 ou 3 millimètres de diamètre.

Il naît de la face interne de la glande, à sa partie moyenne. De là, il se porte obliquement d'arrière en avant, de bas en haut et de dehors en dedans. — Il chemine, tout d'abord, sur la face externe de l'hyo-glosse, entre ce muscle et le mylo-hyoïdien. — Puis, en quittant l'hyo-glosse, il vient se placer entre la glande sublinguale, qui est en dehors, et les muscles génio-glosse et lingual inférieur, qui sont en dedans. Sur la face interne de la glande sublinguale, il entre en rapport intime avec le nerf lingual et l'artère sublinguale, qui le croisent obliquement l'un et l'autre en passant constamment sur son côté externe. — Plus loin, il s'adosse, sur la ligne médiane, à son homologue du côté opposé et glisse alors immédiatement au-dessous de la muqueuse buccale dans une étendue de 3 ou 4 millimètres. — Finalement, il vient s'ouvrir sur les côtés du frein de la langue, au sommet d'un petit tubercule, par un tout petit pertuis à peine visible à l'œil nu, auquel, depuis BORDEU, on donne le nom d'*ostium umbilicale* (fig. 14,3). Cet orifice n'est séparé de celui du côté opposé que par l'épaisseur du frein.

5° Constitution anatomique. — La glande sous-maxillaire est constituée sur le même type fondamental que la glande parotide. Comme cette dernière, c'est une glande en grappe, successivement décomposable en lobules secondaires ou composés, lobules primitifs et acini, plongés ici encore dans un stroma conjonctif plus ou moins riche en vésicules adipeuses. Nous envisagerons tout d'abord les acini, puis, l'appareil excréteur de la glande.

A. Acini. — L'acinus ou alvéole se compose ici, comme pour la parotide, d'une paroi propre et d'un épithélium. — *La paroi propre* présente exactement les mêmes caractères que pour les acini parotidiens. — Quant à *l'épithélium sécréteur,* il est tout à fait différent. En effet, tandis que les acini parotidiens ne nous ont présenté qu'une seule espèce de cellules, des cellules séreuses, nous rencontrons dans les acini de la sous-maxillaire deux ordres de cellules, les unes séreuses, les autres muqueuses. La sous-maxillaire est donc, morphologiquement, une glande mixte. Quant au mode de répartition des deux ordres de cellules sus-indiquées, il est très variable et on peut à ce sujet distinguer des acini séreux, des acini muqueux et des acini mixtes :

a. *Acini séreux.* — Les cavités sécrétantes séreuses ne renferment, comme leur nom l'indique, que des cellules séreuses, présentant individuellement la plus grande analogie avec les cellules homonymes des acini parotidiens. Elles diffèrent cependant de ces dernières (LAGUESSE et JOUVENEL) par les caractères suivants : 1° une partie du corps cellulaire, celle qui avoisine la base, n'est pas alvéolisée et nous présente, par contre, un système de filaments, dits *filaments basaux;* 2° les alvéoles sont généralement plus petits ; 3° le noyau est plus gros, arrondi, non dentelé; 4° les grains sont plus nombreux, un peu moins sensibles aux réactifs, un peu plus faciles à conserver.

b. *Acini muqueux.* — Les acini muqueux, un peu plus rares que les précédents, mais plus grands, ne possèdent que des cellules mucipares. Ce sont des cellules cylindriques, assez analogues aux cellules caliciformes, mais différant de ces dernières en ce qu'elles sont entièrement fermées. Le pied de la cellule, plus ou moins effilé, s'infléchit

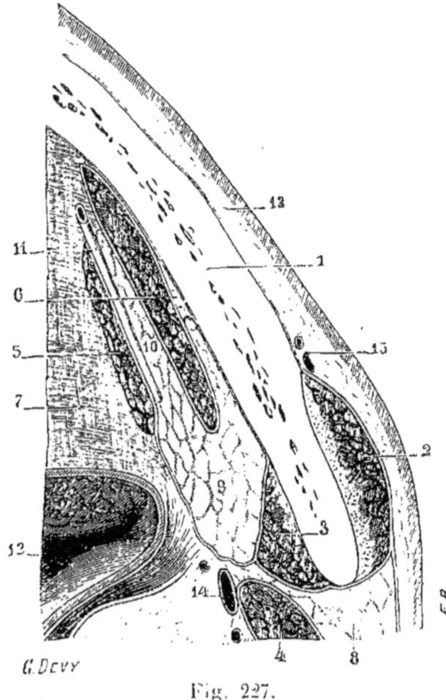

Fig. 227.

Coupe horizontale de la face passant par le canal de Wharton et le prolongement antérieur de la sous-maxillaire (sujet congelé, segment inférieur de la coupe).

1, maxillaire inférieur. — 2, masséter. — 3, ptérygoïdien interne. — 4, digastrique. — 5, hyo-glosse. — 6, mylo-hyoïdien. — 7, coupe de la langue. — 8, parotide. — 9, glande sous-maxillaire. — 10, son prolongement antérieur. — 11. canal de Wharton. — 12, pharynx. — 13. peau et tissu cellulaire sous-cutané. — 14, artère carotide externe. — 15, artère et veine faciales.

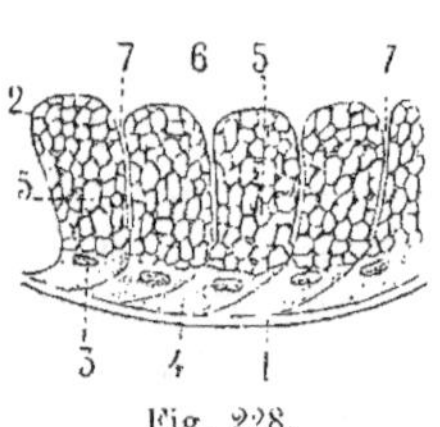

Fig. 228.

Mode d'implantation des cellules muqueuses sur la paroi propre de l'acinus.

1. paroi propre de l'acinus. — 2. 2, cellules muqueuses, avec : 3, leur noyau; 4, leur portion basale, chargée de granulations et recourbée latéralement — 5.5. boules de mucigène. — 6, cavité de l'acinus, avec : 7.7, ses prolongements caniculés dans les intervalles des cellules.

latéralement (fig. 228) de façon à s'implanter sur la paroi propre par l'une de ses faces plutôt que par son extrémité. Il renferme une mince couche de protoplasma condensé, à la surface duquel se voit un noyau aplati de haut en bas et parfois même creusé en cupule. La portion de la cellule comprise entre le noyau et la lumière glandulaire est occupée par un réticulum protoplasmique, dans les mailles duquel s'amassent des boules de mucigène : c'est une sorte d'éponge remplie de mucigène. Les cellules mucipares sont séparées les unes des autres par de petits canaux, *canalicules radiés* (7), qui, ici comme dans les acini parotidiens, ne sont que des diverticules de la cavité centrale de l'acinus : le produit de sécrétion des cellules muqueuses s'échappe donc à la fois et par leur extrémité interne et par leurs faces latérales.

c. *Acini mixtes.* — Les cavités sécrétantes mixtes de la sous-maxillaire possèdent en même temps des cellules muqueuses et des cellules séreuses, ces dernières étant les homologues des cellules parotidiennes. Les cellules séreuses sont placées parfois sur la même rangée que les cellules mucipares, s'étendant comme elles de la paroi propre à la lumière de l'acinus. D'autres fois, elles se trouvent situées au-dessous d'elles, affectant le plus souvent alors la forme d'une calotte ou d'un croissant embrassant par sa concavité les cellules muqueuses sus-jacentes : ce sont les *lunules* de HEI-DENHAIN, les *croissants* de GIANUZZI. Les croissants de GIANUZZI (fig. 230.5), dont le nombre et les dimensions sont toujours extrêmement variables, présentent ces caractères communs : 1° qu'ils sont situés entre les cellules muqueuses et la paroi propre de la glande ; 2° qu'ils ont un aspect granuleux et une coloration foncée ; 3° qu'ils renferment un

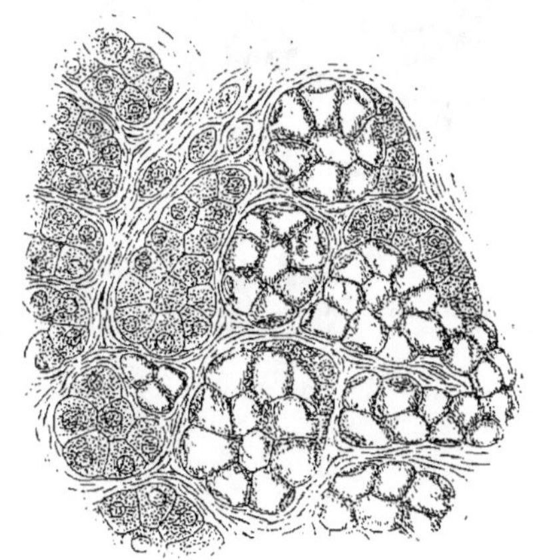

Fig. 229.

Coupe d'une partie de la glande sous-maxillaire de l'homme (d'après HEIDENHAIN).

Sur le côté droit de la figure se voient à la fois des acini muqueux et des acini mixtes ; le côté gauche ne nous présente que des acini séreux.

certain nombre de noyaux (3 ou 4 ordinairement), répondant chacun à une cellule. Ces cellules, qu'on a prises tour à tour comme des cellules de remplacement (HEIDENHAIN), comme des cellules muqueuses déchargées et au repos (STÖHR), sont considérées aujourd'hui par la grande majorité des histologistes comme étant de véritables cellules séreuses. Du reste, si l'on suit, sur des coupes sériées, un groupe de croissants de Gianuzzi, il n'est pas rare de les voir (SOLGER, LAGUESSE et JOUVENEL) s'allonger, prendre graduellement de l'importance et, finalement, constituer par leur ensemble un véritable cul-de-sac séreux, en tout semblable aux acini purement séreux. L'identification des croissants de Gianuzzi avec les cellules des acini séreux n'est donc pas douteuse. Les cellules constitutives de ces croissants, ici comme dans les glandes purement séreuses, sécrètent un liquide clair, albumineux, sans mucus, renfermant en même temps les principes chimiques et les ferments de la salive.

Les cavités sécrétantes mixtes diffèrent d'aspect suivant qu'on les considère à l'état de repos ou après une période de sécrétion. — *A l'état de repos* (fig. 230,A), les cellules mucipares sont très volumineuses, très allongées au point d'arriver au contact de celles du côté opposé et de rendre ainsi la lumière de l'acinus purement virtuelle. Tandis que sa partie basale nous présente un protoplasma granuleux et un noyau aplati, le reste du corps cellulaire est clair et rempli de mucigène, que l'éosine hématoxylique colore en bleu pâle. Au-dessous de ces cellules mucipares s'étalent les cellules séreuses des croissants de Gianuzzi avec leur teinte sombre, leur aspect granuleux, leur noyau arrondi, leur coloration rouge. — *Sur la glande épuisée* par un fonctionnement plus ou moins long (fig. 230,B), les cellules mucipares persistent, formant, comme précédemment, une rangée régulière tout autour de l'acinus. Seulement, elles sont moins volumineuses, moins hautes, comme affaissées, ce qui agrandit d'autant la cavité de l'acinus, laquelle maintenant est très accusée. D'autre part, le noyau est central, et le protoplasma granuleux, qui, tout à l'heure, avait été refoulé par le mucigène vers l'extrémité basale, occupe, maintenant que le mucigène a été expulsé, toute l'étendue du corps cellulaire. Quant aux cellules des croissants de Gianuzzi, elles

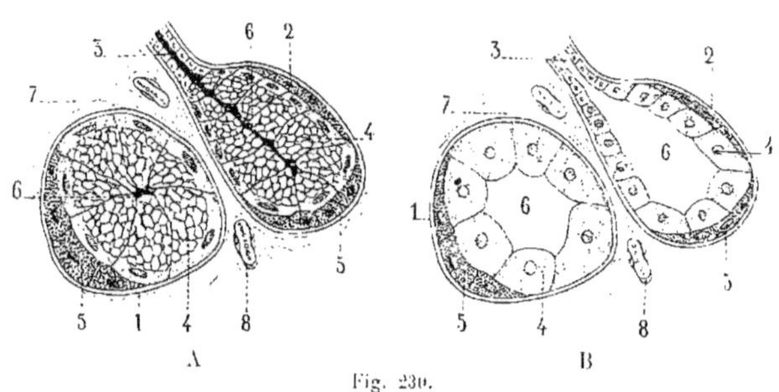

Fig. 230.

Acini mixtes de la sous-maxillaire ; A, l'état de repos ; B, après épuisement de la glande par un long fonctionnement (*schématique*.)

1, un acinus coupé en travers. — 2, un acinus coupé en long. — 3, canal de Boll. — 4, cellules muqueuses. — 5, croissance de Gianuzzi. — 6, 6, cavité de l'acinus. — 7, tissu conjonctif. — 8, vaisseaux.

sont toujours disposées au-dessous des précédentes ; elles ont conservé leur forme générale et, surtout, elles n'ont pas augmenté de nombre. Ainsi tombe l'hypothèse, émise autrefois par HEIDENHAIN, que les cellules muqueuses disparaissent au cours de leur fonctionnement et sont remplacées alors par les cellules des croissants, lesquelles, n'ayant d'autre fonction que d'être des éléments de remplacement, se multiplieraient au fur et à mesure que les cellules muqueuses tombent et disparaissent. L'examen comparatif de l'acinus glandulaire avant et après les sécrétions nous apprend que rien n'est moins exact. Comme nous l'avons vu plus haut, les cellules superficielles ou cellules claires et les cellules profondes ou cellules sombres sont des éléments morphologiquement très différents, non susceptibles de se transformer et de se remplacer mutuellement : les premières sont des cellules muqueuses et resteront des cellules muqueuses ; les secondes sont des cellules séreuses et ne changeront pas plus de nature que les précédentes.

B. APPAREIL EXCRÉTEUR, CANAL DE WHARTON. — L'appareil excréteur de la salive sous-maxillaire, est représenté, comme pour la parotide, par des canaux de Boll, des conduits intralobulaires, des conduits lobulaires et, enfin, par un canal excréteur proprement dit, le canal de Wharton. Ces différents canaux présentent exactement la même disposition, la même structure que ceux de la parotide. Nous ne saurions y revenir ici sans tomber dans des redites. Le canal de Wharton seul présente une particularité intéressante, c'est qu'il possède, à la partie moyenne de sa paroi propre, entre deux plans conjonctivo-élastiques par conséquent,

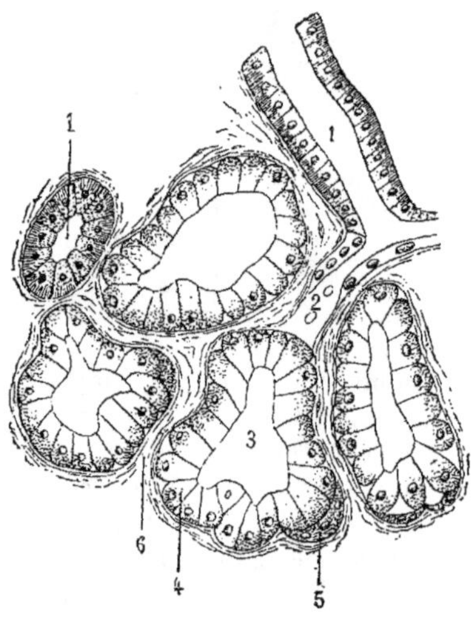

Fig. 231.

Coupe de la glande sous-maxillaire du chien.

1, canal intra-lobulaire. — 2, canal intercalaire. — 3, acinus glandulaire. — 4, cellules muqueuses. — 5, croissants de Gianuzzi. — 6, cloison conjonctive séparant les acini.

une couche de fibres musculaires lisses diversement entrecroisées en plexus.

Contrairement à la parotide, dont la structure est assez fixe dans la série des mammifères, la sous-maxillaire est très variable au point de vue histologique suivant les espèces où on l'examine. Chez les rongeurs, notamment chez le lapin et le cobaye, elle est entièrement composée d'éléments séreux ; chez le rat, également, c'est une glande séreuse pure. Chez le chien, au contraire (fig. 231), la sous-maxillaire ne renferme que des acini muqueux : l'élément séreux n'y est représenté que par de rares et minces croissants de Gianuzzi. Chez l'âne et le cheval, la sous-maxillaire est, comme chez l'homme, une glande mixte.

6° Vaisseaux et nerfs. — La glande sous-maxillaire, comme la parotide, est un organe très riche en vaisseaux et en nerfs :

a. *Artères.* — Les artères proviennent de deux sources : 1° de la *faciale*, qui, en croisant sa partie postéro-interne, lui fournit deux ou trois grosses branches, naturellement très courtes ; 2° de la *sous-mentale*, qui, en passant sur sa face externe, lui abandonne toujours un certain nombre de rameaux. Ces vaisseaux pénètrent dans l'épaisseur de la glande, s'y divisent et s'y subdivisent en des rameaux de plus en plus ténus et, finalement, se résolvent en de riches réseaux capillaires, dont les mailles entourent les acini, sans jamais traverser la membrane propre. KOWALEWSKY (1885) distingue dans la sous-maxillaire, et en général dans toutes les glandes salivaires, les artères des acini et celles des canaux excréteurs. Les premières sont plus longues et beaucoup plus résistantes. Cette différence de résistance en faveur des artères des acini est due à ce que, sur ces dernières, la tunique musculaire est plus développée et s'étend beaucoup plus loin que sur les artères destinées aux canaux excréteurs.

b. *Veines.* — Les veines issues de ces réseaux se jettent, en partie dans la veine sous-mentale, en partie dans le tronc même de la veine faciale.

c. *Lymphatiques.* — Les lymphatiques de la sous-maxillaire présentent exactement la même disposition que dans la parotide (voy. *Parotide*, p. 254). Ils se jettent, au sortir de la glande, dans les ganglions de la région sus-hyoïdienne.

d. *Nerfs.* — Les nerfs destinés à la glande sous-maxillaire sont fort nombreux. Ils proviennent pour la plupart du lingual mixte (lingual et corde du tympan réunis), soit directement, soit par l'intermédiaire du ganglion sous-maxillaire, qui s'interpose, comme on le sait, entre le nerf précité et la glande. La sous-maxillaire reçoit, en outre, un certain nombre de rameaux nerveux du plexus qui entoure l'artère faciale et qui émane, comme tous les plexus vasculaires, du système sympathique. Ces différents rameaux nerveux se comportent ici exactement comme dans la parotide. Ils se terminent, en partie sur les vaisseaux (*nerfs vasculaires*), en partie sur les acini et les canaux excréteurs (*nerfs sécréteurs* ou *glandulaires proprement dits*). Nous rappellerons, à propos de ces derniers, que leurs fibrilles terminales traversent la membrane propre de l'acinus pour venir se terminer au-dessous et dans l'intervalle des cellules épithéliales

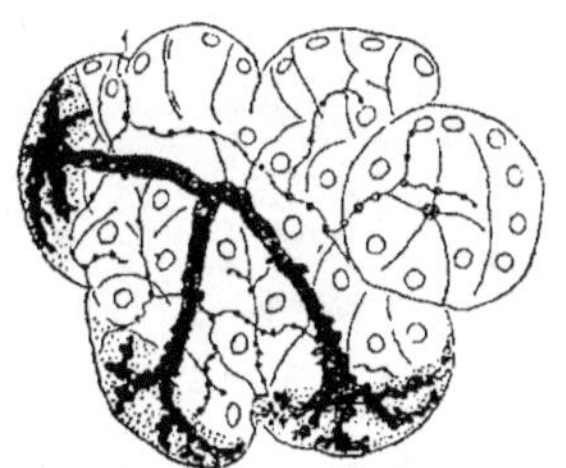

Fig. 232.

Terminaisons nerveuses sur un acinus de la sous-maxillaire du chien (méthode de Golgi, d'après RETZIUS).

Les fibrilles nerveuses sont figurées par un trait fin parsemé de petites nodosités. Les gros traits noirs représentent la lumière de l'acinus et l'on voit très nettement qu'il envoie des prolongements jusque dans les croissants de Gianuzzi.

(FUSARI et PANASCI, RAMON Y CAJAL, RETZIUS, KOROLKOW). L'ancienne opinion de PFLÜGER, qui faisait terminer les nerfs glandulaires dans l'épaisseur de la cellule, qui les faisait même se continuer, au niveau des canaux excréteurs, avec les bâtonnets des cellules épithéliales, cette [opinion, dis-je, est aujourd'hui complètement abandonnée.

§ III. — Glande sublinguale

La glande sublinguale, la plus antérieure des glandes salivaires, est située sur le plancher de la bouche, immédiatement en dedans du corps du maxillaire, de chaque côté de la symphyse mentonnière et du frein de la langue.

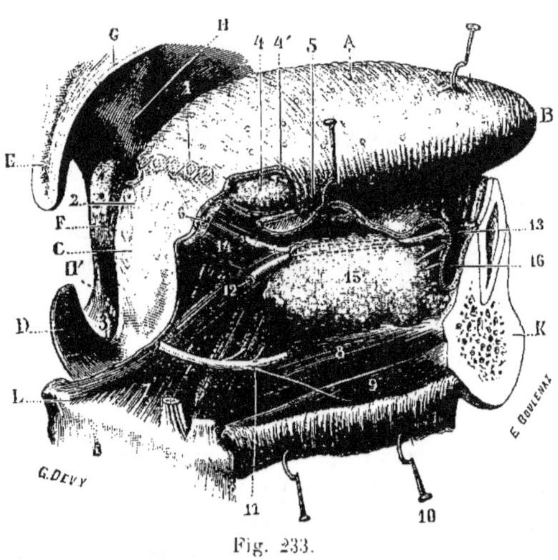

Fig. 233.

La glande sublinguale droite, vue en place, après résection de la moitié droite du maxillaire.

A, face dorsale de la langue, érignée en haut et en avant. — B, sa pointe. — C, sa base. — D, épiglotte. — E, luette. — F, amygdale gauche. — G, voile du palais. — H, son pilier antérieur. — H', son pilier postérieur. — K, maxillaire inférieur. — L, grande corne de l'os hyoïde.

1, branche droite du V lingual. — 2, follicules de la base de la langue. — 3, repli glosso-épiglottique médian. — 4, glande de Weber, avec 4', muqueuse de la langue, réséquée sur le bord droit pour découvrir cette glande. — 5, bord droit de la langue avec ses replis foliés. — 6, coupe du stylo-glosse. — 7, hyo-glosse. — 8, génio-glosse. — 9, génio-hyoïdien. — 10, mylo-hyoïdien, coupé et érigné en bas. — 11, nerf grand hypoglosse. — 12, canal de Wharton, avec 13, son orifice sur le plancher de la bouche. — 14, nerf lingual. — 15, glande sublinguale, avec 16, l'un de ses canaux excréteurs.

1° Poids et volume. — Elle pèse 3 grammes en moyenne. C'est donc la plus petite des trois glandes salivaires. Son volume ne présente que le tiers de celui de la glande sous-maxillaire, la dixième partie seulement de celui de la parotide.

2° Forme et dimensions. — La glande sublinguale a la forme d'une olive, un peu aplatie dans le sens transversal et disposée de telle façon que son grand axe se dirige parallèlement au corps du maxillaire, c'est-à-dire d'arrière en avant et de dehors en dedans. Sa longueur, qui répond à son grand axe, mesure de 25 à 30 millimètres. Sa largeur, représentée par son diamètre vertical, est de 10 à 12 millimètres. Son épaisseur, enfin, est de 6 à 8 millimètres.

3° Rapports. — La glande sublinguale n'est pas contenue, comme la parotide et la sous-maxillaire, dans une loge ostéo-aponévrotique plus ou moins fermée. Elle baigne tout simplement dans une atmosphère de tissu conjonctif lâche, qui, d'une part se continue avec le tissu conjonctif du voisinage, d'autre part s'insinue sous forme de cloisons entre les différents lobules de la glande. La sublinguale, avons-nous dit plus haut, a la forme d'une olive un peu aplatie dans le sens transversal. Nous pouvons, en conséquence, lui considérer deux faces, deux bords et deux extrémités.

A. Faces. — Les deux faces se distinguent en interne et externe. — La *face externe*, convexe, est en rapport avec la face postérieure du corps du maxillaire, qui, se moulant exactement sur elle, présente à son niveau une légère excavation, déjà étudiée en ostéologie (voy. t. I) sous le nom de *fossette sublinguale.* — La *face interne* répond aux deux muscles lingual inférieur et génio-glosse. Elle est séparée de ces deux muscles par le canal de Wharton, par le nerf lingual et par la veine ranine, qui la croise plus ou moins obliquement.

B. Bords. — Des deux bords de la sublinguale, l'un est inférieur, l'autre supérieur. — Le *bord inférieur*, relativement mince, repose dans l'espace angulaire que forment, en s'écartant l'un de l'autre, les deux muscles mylo-hyoïdien et génio-glosse. — Le *bord supérieur*, plus épais, répond dans toute son étendue à la muqueuse du plancher de la bouche. C'est lui qui, en soulevant la muqueuse, détermine de chaque côté du frein ces deux saillies oblongues, qui ont naturellement la même orientation que la glande et que nous avons déjà décrites (p. 19) sous le nom de *caroncules sublinguales*.

C. Extrémités. — Les deux extrémités se distinguent en postérieure et antérieure. — L'*extrémité postérieure* répond au prolongement antérieur de la glande sous-maxillaire et souvent même paraît se continuer avec lui. — L'*extrémité antérieure* est en rapport avec les apophyses géni et avec les quatre tendons ou muscles qui s'en détachent. Au-dessus de ces tendons, les deux glandes sublinguales, la gauche et la droite, arrivent au contact l'une de l'autre derrière la symphyse mentonnière.

4° Canaux excréteurs. — La salive sécrétée par la glande sublinguale est apportée sur le plancher de la bouche par des conduits toujours multiples; mais les auteurs sont loin d'être d'accord sur leur nombre et leur disposition anatomique. Les recherches anciennes de Rivinus, de Bartholin et de Walther, les travaux plus récents de Sappey, de Tillaux, de Guyon, de Suzanne, tout en faisant la lumière sur certains points controversés, n'ont pu encore réussir à faire disparaître toutes les divergences. Ces divergences, disons-le tout de suite, ont leur origine non pas dans un vice quelconque de la méthode dont s'est servi l'observateur, mais plutôt dans les nombreuses variations individuelles que présente la disposition anatomique observée : c'est assez dire qu'elles dureront autant que les variations elles-mêmes, qu'elles ne disparaîtront jamais.

Comme dans toutes les dispositions anatomiques qui varient à l'infini, la description ne doit être ici qu'une moyenne, convenant à la majorité des cas, non à tous. En utilisant à la fois les recherches des anatomistes précités et mes propres dissections, je crois devoir indiquer, comme se rencontrant le plus souvent, la disposition suivante :

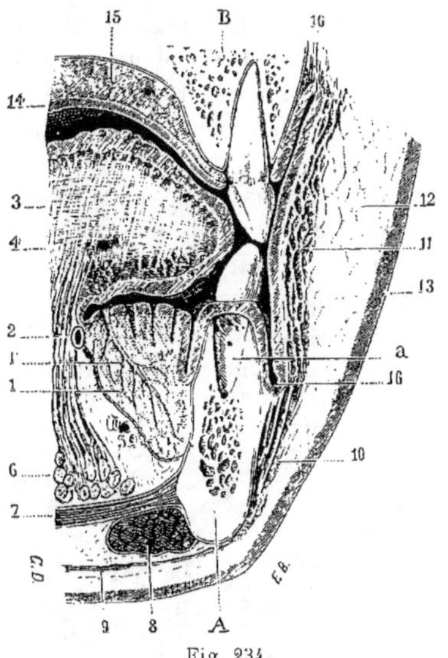

Fig. 234.

Coupe vertico-médiane de la face, pratiquée en arrière de la canine supérieure (sujet congelé).

(Les conduits excréteurs de la glande sublinguale sont figurés d'une manière demi-schématique.)

A. maxillaire inférieur, scié au niveau de l'alvéole de la première prémolaire (*a*). — B, maxillaire supérieur.

1, glande sublinguale, avec 1', le canal de Bartholin et 1'', ses conduits excréteurs accessoires. — 2, canal de Wharton. — 3, langue. — 4, artère et veines ranines. — 5, artère linguale. — 6, génio-glosse. — 7, mylo-hyoïdien. — 8, digastrique. — 9, peaucier. — 10, carré du menton. — 11, buccinateur. — 12, tissu cellulo-graisseux de la joue. — 13, peau. — 14, muqueuse buccale. — 15, couche glandulaire de la voûte palatine. — 16, sillon gingivo-labial.

La masse glandulaire sublinguale se compose en réalité, non pas d'une seule glande, mais de glandes multiples. De ces glandes, l'une, relativement plus volumineuse, constitue ce que nous appellerons la glande principale ; les autres, beaucoup plus petites, forment les glandes accessoires. — La *glande sublinguale principale* donne naissance à un canal unique, *canal principal*, que l'on doit appeler indistinctement *canal de Rivinus* ou *canal de Bartholin*, ce canal ayant été signalé pour la première fois par Rivinus, en 1679, et ayant été bien décrit par Bartholin cinq ans plus tard, en 1684. Le canal de Rivinus, né de la partie postérieure de la glande se porte obliquement en avant et en dedans, s'accole au côté externe du canal de Wharton et finalement va s'ouvrir sur le plancher buccal, tout à côté de ce dernier, un peu en dehors de l'ostium umbilicale (fig. 234,1′). — Les *glandes sublinguales accessoires* sont de simples grains glandulaires, qui se disposent irrégulièrement autour de la glande principale. Chacune d'elles possède un canal excréteur particulier, qui vient s'ouvrir isolément sur le plancher buccal au niveau de la caroncule sublinguale ou un peu en dedans de cette saillie. Ces canaux excréteurs des glandes sublinguales accessoires (fig. 234, 1″), nous les appellerons *canaux de Walter*, du nom de l'anatomiste qui le premier, en 1724, les a observés chez l'homme. Les canaux de Walter présentent les plus grandes variétés dans leur disposition : tantôt leurs orifices se disposent en une série linéaire qui suit la même direction que le bord supérieur de la glande ; tantôt ils se disséminent, sans ordre aucun, sur la caroncule ou dans son voisinage. Leur nombre n'est pas moins variable : tandis que Walter n'en admettait que quatre et Sappey quatre ou cinq, Tillaux, estime qu'ils sont, en moyenne, au nombre de 15 ou 20 et peuvent même atteindre le chiffre de 25 ou 30.

Nous ajouterons qu'il n'est pas extrêmement rare de voir un ou plusieurs canaux accessoires, parfois même le canal principal, s'ouvrir dans le canal de Wharton un peu avant sa terminaison. Cette union de la glande sublinguale avec le canal excréteur de la glande sous-maxillaire permet de supposer que, suivant la judicieuse remarque de Gegenbaur, ces deux glandes ne sont que des différenciations d'une glande primitivement unique.

5° **Constitution anatomique.** — La glande sublingale présente, à peu de chose près, la même structure fondamentale que la sous-maxillaire : c'est une glande mixte, possédant à la fois, irrégulièrement mêlés les uns aux autres, des acini séreux, de coloration foncée, et des acini muqueux, de teinte claire. Mais, contrairement à ce qu'on observe dans la sous-maxillaire, où l'élément séreux l'emporte sur l'élément muqueux, c'est ici l'élément muqueux qui prédomine manifestement. L'appareil excréteur se dispose comme dans la parotide (voy. *Parotide*). Il a également la même structure.

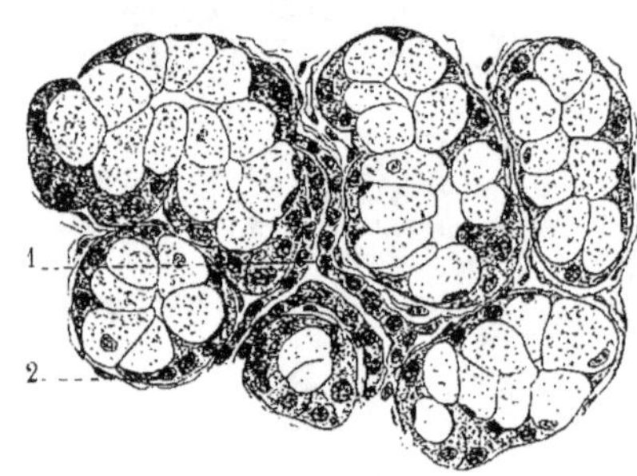

Fig. 235.

Coupe transversale d'une glande salivaire mixte (sublinguale de l'homme, d'après Böhm et Davidoff).

1, canal de Boll, bifurqué en bas. — 2, croissant de Gianuzzi.

6° **Vaisseaux et nerfs.** — Les *artères* destinées à la glande sublinguale sont fournies, en partie par la linguale, branche de la carotide externe, en partie par la sous-mentale, branche de la faciale. Leur mode de distribution est exactement le même que pour les artères parotidiennes et sous-maxillaires. — Les *veines* se jettent dans la veine ranine et, de là, dans la jugulaire externe. — Quant aux *nerfs*, ils proviennent à la fois, comme pour la sous-maxillaire, du lingual mixte (lingual et corde du tympan réunis) et du grand sympathique. Ils se terminent exactement comme dans les deux autres glandes salivaires.

§ IV. — SALIVE

Chacune des trois glandes ci-dessus décrites déverse dans la cavité buccale une salive spéciale. Il existe donc trois espèces de salives : une *salive parotidienne*, une *salive sous-maxillaire* et une *salive sublinguale*. L'ensemble de ces trois salives, mélangé au mucus buccal et aux produits de sécrétion des glandes de la muqueuse buccale, constitue la *salive totale* ou *salive mixte*.

1° Salive parotidienne. — La salive parotidienne est un liquide clair, incolore, d'une densité variant entre 1,004 et 1,008. Neutre pendant l'abstinence, il devient alcalin au moment des repas et acide deux heures après. Il ne présente, ni mucus, ni cellules. Sa composition chimique, chez l'homme, est indiquée par le tableau suivant, dont j'emprunte les éléments aux analyses de HOPPE-SEYLER et de MITSCHERLICH :

	HOPPE-SEYLER	MITSCHERLICH
Eau	993,26	989
Ptyaline, matières organiques	3,44	9
Extrait alcoolique		
Epithélium, matières non dissoutes	»	
Sulfocyanate de potassium	0,30	0.30
Chlorures alcalins		
Carbonate calcique	3,40	5
Sels à acide gras		
Total	1000,10	1003,30

La salive parotidienne, sur 1000 volumes, a donné 70 mètres cubes de gaz, contenant : 10 d'oxygène, 25 d'azote et 35 d'acide carbonique, non compris celui qui restait combiné (A. GAUTIER).

2° Salive sous-maxillaire. — La glande sous-maxillaire sécrète deux salives spéciales, répondant chacune à l'excitation de l'un des deux nerfs, sympathique ou corde du tympan, qui se distribuent à cette glande.

a. La salive qui s'écoule par le canal de Wharton quand on excite la corde du tympan est claire, un peu filante, de réaction alcaline.

b. Celle que produit l'excitation du sympathique est, au contraire, blanchâtre, très épaisse, gluante, fortement alcaline. Elle renferme de la ptyaline, tandis que la précédente n'en présente aucune trace.

c. La salive sous-maxillaire totale, formée par la réunion des deux salives précédentes, doit présenter vraisemblablement une composition variable suivant la prédominance de l'une ou l'autre des deux influences nerveuses d'où dépend la sécrétion. Dans les conditions ordinaires, elle est toujours plus ou moins visqueuse, trouble, légèrement albumineuse, riche en mucus. On y rencontre, chez l'homme, de la ptyaline et des traces de sulfocyanates. En fait de substances minérales, l'analyse chimique y décèle des phosphates et des carbonates de magnésie et de chaux en partie combinés aux matières organiques, ainsi que des chlorures de potassium et de sodium.

3° Salive sublinguale. — La salive sublinguale n'est pas encore parfaitement connue. Elle se présente sous la forme d'un liquide filant, très riche en mucine, très alcalin. C'est elle qui, de toutes les salives, renferme la plus forte proportion de principes fixes : elle peut en contenir, en effet, de 25 à 100 p. 1000. C'est elle aussi qui fournit à la salive mixte la majeure partie de sa ptyaline.

4° Salive totale ou salive mixte. — La salive totale ou salive mixte résulte, comme nous l'avons dit plus haut, du mélange des trois salives parotidienne, sous-maxillaire et sublinguale avec les produits de sécrétion de toutes ces petites glandes qui se disséminent dans l'épaisseur et au-dessous de la muqueuse buccale. C'est un liquide incolore, inodore, insipide, opalin, spumeux, un peu filant, très légèrement alcalin. Sa densité peut aller de 1,002 à 1,009. Il tient en suspension des cellules épithéliales et des corpuscules muqueux, renfermant eux-mêmes de fines granulations douées d'un rapide mouvement (A. GAUTIER).

L'homme adulte produit ordinairement de 800 à 1.200 grammes de salive mixte par vingt-quatre heures. Son principe le plus important est la ptyaline ou diastase salivaire. Découverte par MIALHE en 1845, la ptyaline est un ferment soluble, jouissant de la propriété de transformer l'amidon en sucre. C'est à elle que la salive est redevable de son action saccharifiante. A l'état d'isolement, la ptyaline est une substance blanche, amorphe, soluble dans l'eau. Elle peut transformer en dextrine d'abord et puis en sucre plus de 2000 fois son poids d'amidon.

Voici quelle serait, d'après les analyses de HAMERBACHER, la composition de la salive mixte :

Eau	994,20
Ptyaline	1,30
Mucine	2,20
Epithéliums	
Sulfocyanates	0,04
Chlorures alcalins	
Phosphate sodique	2,20
Sels de chaux et de magnésie	
Total	999,94

Voyez, au sujet des glandes salivaires et de leurs canaux excréteurs, parmi les travaux récents : EBNER, *Ueber die Anfänge der Speichelgänge in den Alveolen der Speicheldrüsen*, Arch. f. mikr. Anat., 1872 ; — ASP, *On Nervernäs ändningsätt i spottkörlarna*. Nord. medic. Arkiv, Bd. V, 1873 ; — LAVDOWSKY, *Zur feineren Anat. und Physiol. der Speicheldrüsen*. etc., Arch. f. mikr. Anat., 1876 ; — PALADINO, *Delle terminazione dei nervi nelle cellule glandolari*, etc., Napoli, 1876 ; — KLEIN, *On the lymphatic system and the minute structure of the salivary glands and pancreas*, The quat. Journal of microsc. Sc., 1882 ; — REICHEL, *Beitrag zur Morphol. der Mundhöhlendrüsen der Wirbelthiere*, Morphol. Jahrb., 1882 ; — KULTSCHITZKI. *Histologie der Speicheldrüsen*. Odessa, 1883 ; — KOWALEWSKY, *Ueber das Blutgefässystem der Speicheldrüsen*, Arch. f. Anat. u. Physiol., 1885 ; — NAVALICHIN et KYTMANOFF, *Terminaison des nerfs dans les glandes salivaires*, Arch. slaves de Biol., 1886 ; — LANGLEY, *On the structure of mucous salivary glands*. Proc. of the roy. Soc. of London, 1886 ; — RANVIER, *Etude anat. des glandes connues sous les noms de sous-maxillaire et sublinguale chez les mammifères*, Arch. de Physiol., 1886 ; — PERRANDO, *Ricerche sopra alcuni rapporti anatomisci della parotida*, Genova, 1889 : — NITOT. *Rech. anat. sur la glande sous-maxillaire et son canal excréteur*, Arch. de Physiol.. 1889 ; — RICARD, *De quelques rapports anatomiques de la glande sous-maxillaire*, Bull. Soc. anat., 1889 ; — PILLET, *Rech. sur la glande sous-maxillaire des vieillards*. Bull. Soc. Anat., 1890 : — ZUMSTEIN, *Ueber die Unterkieferdrüsen einiger Säuger*, Marburg, 1891 ; — SUFFIANTINI, *Sulla topogr. della ghiandola sottomascellare*, Gaz. méd., Lomb., 1891 ; — RETZIUS, *Ueber die Anfänge der Drüsengänge u. die Nervenendigungen in den Speicheldrüsen des Hundes*, Biol. Unters., 1892 ; — KOROLKOW, *Die Nervenendigungen in den Speicheldrüsen*, Anat. Anz., 1892 ; — LASERSTEIN, Arch. f. ges. Physiol., 1893 ; — MÜLLER, *Zur Anat. der Speicheldrüsen*, Nord. med. Arkiv.. 1893 ; — LOEWENTHAL, *Zur Kenntniss der Glandula submaxillaris einiger Säugethiere*, Anat. Anz., 1893 ; — SEIDENMANN, *Beitr. zur Mikrophysiologie der Schleimdrüsen*, Intern. Monatsschr. f. Anat., 1893 ; — WILDT, *Ein Beitr. zur mikr. Anat. der Speicheldrüsen*, In. Diss., Bonn., 1894 ; — OSTROGORSKY, *Zur Lehre über die Innervation der Speicheldrüsen*, Wratsch. 1894 ; — SOLGER, *Zur Kenntniss der secernirenden Zellen der Glandula submaxillaris des Menschen*, Anat. Anz., 1894 ; — DU MÊME, *Même sujet*, dans le Festschrift f. GEGENBAUR, 1896 ; — STÖHR, *Ueber Randzellen u. Sekretcapillaren*, Arch. f. mikr. Anat., 1896 ; — GARNIER et BOUIN, *Sur la présence de granulations graisseuses dans les cellules glandulaires séreuses*, C. R. Soc. de Biol., 1897 : — KRAUSE, *Beitr. zur Histol. der Speicheldrüsen*. Arch. f. mikr. Anat., 1897 ; — RAWITZ, *Ueber Lymphknotenbildung in Speicheldrüsen*, Anat. Anz., 1898 ; — NEISSE, *Ueb. den Einschluss von Parotisläppchen in Lymphknoten*, Anat. Hefte. 1898 ; — MONGOUR, *Consid. Anatomiques sur le canal parotidien*, Th. de Bordeaux, 1898 ; — LAGUESSE et JOUVENEL, *Descript. histol. des glandes salivaires sur un supplicié*, Bibliogr. Anat., 1899.

ARTICLE II

FOIE

Le foie (allem. *Leber*, angl. *Liver*), le plus volumineux des viscères, est un organe glanduleux, auquel est dévolue la double fonction de sécréter la bile et de produire du sucre de glycose. Le sucre, au fur et à mesure de sa production, passe directement dans les radicules des veines hépatiques qui le transportent dans le cœur, lequel le répand ensuite dans tout l'organisme. Quant à la bile, elle se déverse dans le duodénum en suivant un système de canaux spéciaux, que nous décrirons à part sous le nom d'appareil excréteur de la bile.

§ 1. — CONSIDÉRATIONS GÉNÉRALES

1° Situation. — Le foie est situé dans la partie supérieure de la cavité abdominale, au-dessous du diaphragme qui le recouvre à la manière d'une vaste coupole, au-dessus de l'estomac et de la masse intestinale qui lui forment comme une sorte de coussinet élastique. A lui tout seul, il remplit la presque totalité de l'hypochondre droit, une grande partie de l'épigastre et la partie la plus élevée de l'hypochondre gauche (pour la valeur anatomique de ces différents termes, voy. p. 104).

2° Moyens de fixité. — Cet organe est maintenu en position : 1° par la veine cave inférieure, qui est essentiellement fixe et à laquelle il est intimement uni, dans une étendue de 3 ou 4 centimètres, par les veines sus-hépatiques ; 2° par la veine ombilicale et le cordon fibreux qui la remplace chez l'adulte, cordon fibreux qui, en se rendant de l'ombilic à la veine cave inférieure, passe au-dessous du foie et forme, pour ainsi dire, une espèce de corde tendue, le *ligament rond du foie*, sur laquelle repose ce dernier organe ; 3° par un certain nombre de replis du péritoine, qui, partant de sa surface extérieure, vont s'attacher d'autre part sur divers points de la paroi abdominale. Ces replis, que nous désignerons sous le nom collectif de *ligaments du foie*, seront décrits plus tard à propos du péritoine hépatique (p. 279). Il convient de leur adjoindre, dans leur rôle d'appareils fixateurs du foie, un autre repli du péritoine, l'épiploon gastro-hépatique, qui relie la face inférieure du foie, d'une part à la portion tout inférieure de l'œsophage, d'autre part à la petite courbure de l'estomac et à la première portion du duodénum.

Malgré la multiplicité des dispositions anatomiques qui semblent avoir pour rôle de maintenir le foie dans la situation qu'il occupe, cet organe n'est pas absolument fixe. C'est ainsi qu'il s'abaisse à chaque inspiration pour reprendre, à l'expiration suivante, sa position première. De même, à l'état pathologique, nous voyons les épanchements pleurétiques droits le repousser en bas et, vice versa, les tumeurs et les épanchements abdominaux le refouler en haut du côté du thorax. Mais ce ne

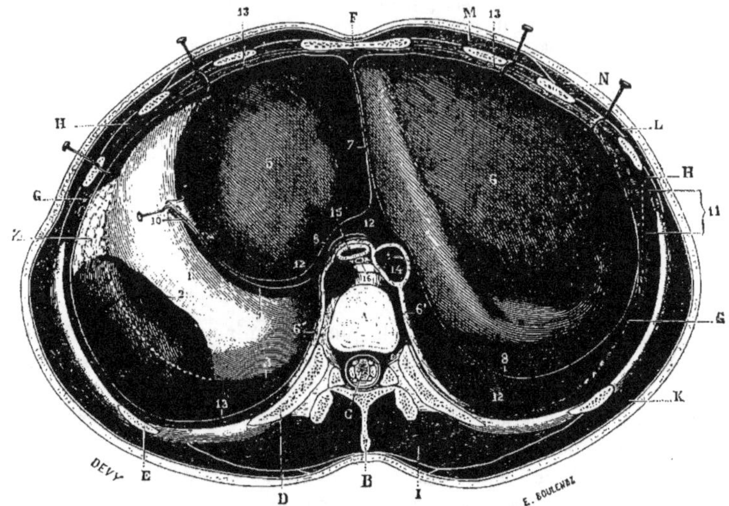

Fig. 236.

Le foie, vu par sa face supérieure et en place, sur une coupe horizontale du tronc pratiquée au niveau de la douzième vertèbre dorsale.

A, fibro-cartilage de la douzième dorsale. — B, apophyse épineuse — C, canal vertébral, avec la moelle. — D, coupe de la partie supérieure de la douzième côte. — E, coupe de la onzième côte. — F, coupe du sternum. — G, coupe du diaphragme légèrement érigné en avant. — G', centre phrénique de ce muscle. — H, coupe des intercostaux..— I, masse sacro-lombaire. — K, muscle grand dorsal. — M, muscle grand pectoral. — L, N, muscles grand dentelé et grand oblique.

1, grosse tubérosité de l'estomac. — 2, rate. — 3, capsule surrénale gauche. — 4, paquet graisseux dépendant de l'épiploon gastro-colique. — 5, lobe gauche du foie. — 6, son lobe droit. — 7, coupe des deux feuillets du ligament suspenseur. — 8, feuillet supérieur du ligament coronaire. — 9, feuillet inférieur du même ligament. — 10, ligament triangulaire gauche. — 11, limites du ligament triangulaire droit, situé sur un plan inférieur à la coupe. — 12, partie du bord postérieur du foie directement en rapport avec le diaphragme. — 13, péritoine pariétal. — 14, veine cave inférieure (on voit, dans la profondeur, l'embouchure des deux veines sus-hépatiques). — 15, œsophage. — 16, canal thoracique. — 17, aorte.

sont là, il faut en convenir, que de simples mouvements sur place ; ce ne sont pas des déplacements proprement dits.

3° Volume et poids. — Le foie est de beaucoup le plus volumineux et le plus pesant de tous les viscères. Mais il est aussi l'un de ceux qui présentent dans leur développement les variations individuelles les plus étendues.

Tous les anatomistes insistent avec raison sur les dimensions considérables que présente cet organe dans les premiers stades de son évolution ontogénique. Chez l'embryon de trois mois (fig. 237), il descend bien au-dessous de l'ombilic et, chez l'embryon de cinq ou six semaines, il occupe à lui tout seul la plus grande partie de la cavité abdominale. Les recherches déjà anciennes de Huschke et de Meckel nous apprennent à cet égard que le poids du foie est à celui du corps (*poids relatif*) :

Chez un embryon de 1 mois, comme le chiffre 1 est au chiffre	1
— — 3 —	—	1	— 3
— — 5 —	—	1	— 10
Chez un fœtus de 8 —	—	1	— 18
— — 9 —	—	1	— 20
Chez l'adulte	—	1	— 33

Le volume du foie, comparé à celui du corps, se réduit donc de plus en plus au fur et à mesure que le sujet grandit. Est-ce à dire, qu'au lieu de s'accroître, cet organe subit une atrophie graduelle et continue? Bien certainement non : le foie, semblable en cela aux autres viscères, s'accroît constamment depuis la période embryonnaire jusqu'à l'époque où il a atteint son complet développement ; mais, comme le corps se développe lui aussi et cela dans des proportions beaucoup plus considérables, il en résulte que, bien que son poids absolu s'élève graduellement, son poids relatif, je veux dire son poids comparé à celui du corps tout entier, diminue peu à peu.

Arrivé au terme de son complet développement, le foie pèse de 1.450 à 1.500 grammes. Son diamètre transversal (longueur) mesure de 24 à 28 centimètres ; son diamètre antéro-postérieur (largeur), de 18 à 20 ; son diamètre vertical (hauteur ou épaisseur), de 6 à 8 centimètres. Ce ne sont là, bien entendu, que des moyennes, qui se trouveront en défaut pour bien des sujets. L'observation nous démontre, en effet, qu'en dehors de toute influence pathologique, le foie le plus petit n'est que la moitié du foie le plus volumineux. CRUVEILHIER a même écrit qu'il n'en était que le tiers ; mais cette dernière appréciation me paraît peu fondée. J'ai remarqué que chez la femme, qui a l'habitude du corset, le diamètre transversal du foie diminue, tandis que son diamètre antéro-postérieur augmente. Chez elle, la largeur se rapproche beaucoup de la longueur ou même la dépasse. Du reste, chez la femme, le foie est un peu moins développé que chez l'homme : la différence oscille, d'ordinaire, entre 60 et et 80 grammes.

On a considéré longtemps le tempérament bilieux et hypochondriaque comme lié, chez les sujets qui le présentent, à un foie volumineux. L'observation anatomique n'est nullement favorable à une semblable théorie, aujourd'hui surannée.

Parmi les conditions physiologiques qui influent directement sur le développement du foie, nous devons signaler en première ligne l'état de sa circulation. Le foie, en effet, étant un organe très vasculaire, son tissu étant sillonné dans tous les sens par des canaux artériels et veineux d'un dia-

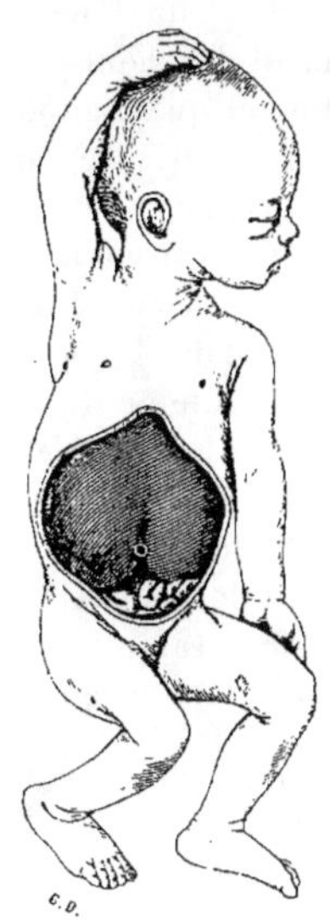

Fig. 237.

Le foie chez un embryon de trois mois et demi.

mètre considérable, on conçoit sans peine que son volume sera modifié suivant que ces canaux seront eux-mêmes plus ou moins distendus par le sang. Chacun sait que lorsqu'on pousse une injection dans la veine porte, sous une certaine pression et d'une façon continue, on voit le foie se gonfler graduellement au fur et à mesure que pénètre l'injection et acquérir ainsi un volume bien supérieur à celui qu'il présentait au début de l'expérience. Mais le fait suivant démontre d'une façon plus nette encore cette influence de la circulation sur les dimensions du foie : si, sur un animal vivant dont on a ouvert la cavité abdominale, on comprime la veine porte avec le doigt, on voit immédiatement le foie diminuer peu à peu de volume et comme se flétrir ; puis, si on cesse brusquement, la compression, la circulation un instant interrompue se rétablit, le sang remplit de nouveau les ramifications intra-hépatiques de la veine porte et, du même coup, l'organe revient à ses dimensions primitives. SAPPEY estime à 450 grammes la quantité de sang que renferment, chez l'homme, les vaisseaux du foie. Le *poids physiologique* du foie (on entend par ce mot le poids que présente l'organe sur le vivant) est donc représenté par le *poids cadavérique* augmenté de 400 à 450 grammes.

Cette influence qu'a sur le volume du foie l'état de réplétion variable de ses vaisseaux nous explique nettement ce double fait. à savoir : 1° que le foie est plus volumineux et comme turgescent dans toutes les affections cardiaques et pulmonaires, qui favorisent la stase veineuse dans le territoire de la veine cave inférieure ; 2° qu'il est, au contraire, relativement petit et comme affaissé dans les conditions inverses, lorsque, par exemple, la veine porte se trouve comprimée au niveau du hile du foie, ou bien encore lorsque le sujet a succombé à une hémorrhagie abondante, qui laisse les viscères plus ou moins exsangues. Elle nous explique encore, par un mécanisme identique, comment il se fait que, sur le vivant, le diamètre vertical du foie diminue dans les grandes inspirations, qui favorisent le dégorgement des veines sus-hépatiques, tandis qu'il augmente quand on arrête la respiration et qu'on apporte ainsi une gêne à la circulation veineuse hépato-cardiaque.

L'expérience, d'une part, l'observation anatomo-clinique, de l'autre, nous apprennent que le volume du foie augmente au moment de la digestion et diminue au contraire à la suite d'une abstinence plus ou moins prolongée : c'est ainsi que Frerichs, sur des lapins soumis au jeûne, a vu le poids relatif de l'organe descendre de $\frac{1}{27}$ à $\frac{1}{45}$.

Le volume du foie augmente encore pendant la grossesse, probablement à cause de la plus grande quantité de sang qui circule, à ce moment, dans ses réseaux vasculaires.

Le foie, analogue en cela à la plupart des viscères, s'atrophie chez les vieillards : chez les sujets de 70 à 80 ans, il n'est pas rare de rencontrer des foies de 1 000 grammes, de 800 grammes et même moins. Cette réduction sénile paraît être plus marquée chez la femme que chez l'homme.

4° Densité. — La densité ou poids spécifique du foie est, d'après Krause, de 1,0625 à 1,0853. Sappey estime que ces chiffres sont trop élevés : pour lui, cette densité serait de 1,0467.

5° Couleur. — Le foie a une coloration d'un rouge-brun. Toutefois, cette coloration n'est pas entièrement uniforme. Vu de près, le viscère revêt comme un aspect granité et chaque grain, qui représente ce que nous appellerons plus tard un lobule, présente une double nuance, l'une occupant sa partie centrale, l'autre répondant à sa partie périphérique. Tantôt c'est la partie centrale qui est la plus foncée ; tantôt, au contraire, c'est la partie périphérique. Cette inégalité de coloration des différentes parties du lobule hépatique s'explique par une réplétion inégale de ses vaisseaux centraux et de ses vaisseaux périphériques, la partie la plus foncée étant naturellement celle où le sang s'est accumulé en plus grande quantité.

6° Consistance. — Le foie a une consistance beaucoup plus grande que celle des autres glandes, la parotide et la glande mammaire par exemple : il ne se déprime pas sous le doigt, à moins qu'il ne soit atteint de dégénérescence graisseuse. Malgré sa grande consistance, le foie est friable et se laisse déchirer ou écraser avec la plus grande facilité : on sait combien sont fréquentes les déchirures de cet organe à la suite d'une chute d'un lieu élevé ou d'un choc violent porté dans la région de l'hypochondre droit. Nous ajouterons que le foie, comme un organe malléable, se moule exactement dans l'espace qui lui est réservé et subit l'influence de toutes les pressions exercées à sa surface, quand ces pressions sont lentes et continues. On connaît les déformations, parfois si profondes, que lui imprime le corset et nous verrons tout à l'heure, en étudiant la configuration de cet organe, sa face inférieure refléter fidèlement, sous forme d'empreintes, la forme des organes sur lesquels elle repose.

§ II. — Conformation extérieure et rapports

Comme nous le verrons plus tard (voy. Embryologie), le foie a pour origine une double évagination de la paroi de l'intestin moyen. Chez de très jeunes embryons, il se compose encore de deux lobes, l'un droit, l'autre gauche, et, comme ces deux lobes sont à peu près égaux en volume, le foie est, à cette période de son évolution, un organe pair, médian, symétrique (fig. 237). Plus tard, au cours de l'ontogénèse, le lobe gauche se développant beaucoup moins que le droit, celui-ci prend une prééminence qui va en s'accentuant de plus en plus. En même temps, la limite respective des deux lobes abandonne la ligne médiane, pour se porter légèrement de gauche à droite. Ce double fait embryologique, inégalité de développement des deux lobes et déplacement à droite de leur limite respective, nous explique pourquoi la plus grande partie de la masse hépatique occupe la moitié droite de l'abdomen et, comme conséquence, pourquoi le foie de l'adulte, contrairement à ce qu'on observe chez l'embryon, est un organe impair, latéral, non symétrique. Ainsi transformé, le foie de l'adulte revêt une forme fort irrégulière. Nous pouvons cependant, le considérer comme un ovoïde, à grand axe transversal et à grosse extrémité dirigée à droite, dont on aurait retranché par une section oblique (fig. 238) sa portion inférieure gauche. Il nous présente à étudier, par conséquent : 1° deux faces, l'une antéro-supérieure ; l'autre postéro-inférieure ; 2° deux bords, l'un antérieur, l'autre postérieur ; 3° deux extrémités, l'une droite, l'autre gauche.

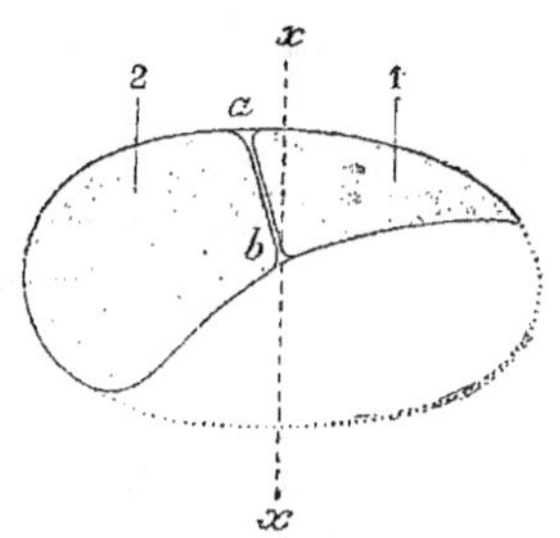

Fig. 238.

Forme du foie : ovoïde dont on aurait retranché la partie inférieure et gauche.

x x, ligne médiane. — 1, lobe droit. — 2, lobe gauche. — *a b*, limite respective des deux lobes.

1° Face antéro-supérieure ou convexe (fig. 238). — La face antéro-supérieure (*face supérieure* de quelques auteurs), convexe et lisse, est limitée en arrière et sur les côtés par le ligament coronaire et les deux ligaments triangulaires droit et gauche, qui, de cette face, se portent sur le diaphragme. Le ligament suspenseur, en s'attachant sur elle d'avant en arrière, la divise en deux parties inégales : une partie droite, beaucoup plus étendue et beaucoup plus convexe ; une partie gauche plus petite, moins bombée, presque plane, parfois même déprimée par le cœur dans les cas d'hypertrophie de cet organe. De ces deux parties, la première répond au lobe droit, la seconde représente le lobe gauche. La ligne d'insertion hépatique du ligament suspenseur devient ainsi la limite respective des deux lobes du foie.

Envisagée maintenant au point de vue de ses rapports, la face supérieure du foie répond dans la plus grande partie de son étendue à la coupole diaphragmatique, qui se moule exactement sur elle. Ce n'est qu'au niveau de l'épigastre que le foie, perdant tout contact avec le diaphragme, vient se mettre en rapport immédiat avec la paroi antérieure de l'abdomen (fig. 239). Ces rapports du foie avec la partie abdominale antérieure sont restreints, chez l'adulte, à la région épigastrique : ils sont limités en bas par une ligne obliquement ascendante qui, partant du cartilage de la 9e ou de la 10e côte droite, remonte au cartilage de la 7e ou de la 8e côte gauche.

Par l'intermédiaire du diaphragme, la face convexe du foie est en rapport : 1° en haut, avec la base du poumon droit, la face postérieure et la pointe du cœur, la base du poumon gauche ; rappelons, en passant, que le diaphragme est séparé des poumons par un double feuillet pleural et du cœur par le péricarde ; 2° en avant, avec les dernières côtes du côté droit et avec les sixième, septième et huitième côtes du côté gauche. On admet généralement qu'à l'état normal, le sujet étant couché et en expiration, le foie remonte en haut et à droite jusqu'à la cinquième côte, tandis qu'en bas, il atteint le rebord des fausses côtes, mais sans le dépasser. Au moment de l'inspiration, ces rapports se modifient par cette double raison que la contraction du diaphragme, d'une part élève les côtes, d'autre part

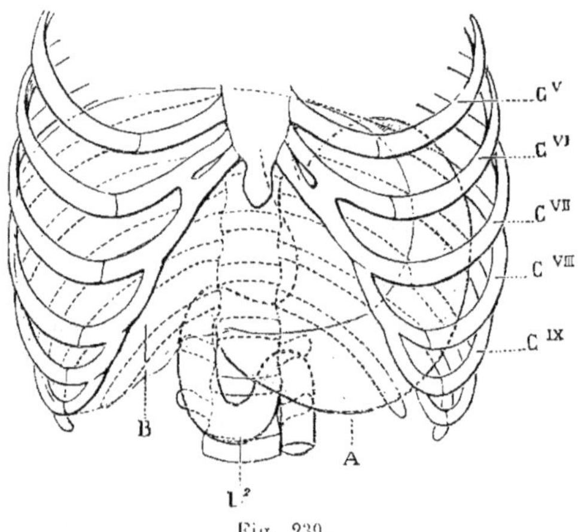

Fig. 239.

Rapports du foie et de l'estomac avec le rebord costal.

A. estomac (*en rouge*). — B. foie (*en bleu*) — C^V. C^VI, C^VII, C^VIII, C^IX, cinquième, sixième, septième, huitième et neuvième côtes. — L², deuxième vertèbre lombaire.

abaisse le foie. Celui-ci descend alors au-dessous des fausses côtes d'une quantité qui, variant naturellement avec l'amplitude même de l'inspiration, est légère dans les inspirations faibles, plus considérable dans les inspirations fortes ou forcées.

2° Face postéro-inférieure ou concave (fig. 240). — La face postéro-inférieure du foie (*face inférieure* de quelques auteurs) regarde obliquement en bas, en arrière et à gauche. Elle diffère de la précédente en ce qu'elle est concave et surtout beaucoup plus accidentée. Nous y rencontrons, tout d'abord, deux sillons toujours très marqués, qui vont du bord antérieur du foie à son bord postérieur et qui, par conséquent, parcourent cette face dans toute son étendue : l'un d'eux, celui qui est à gauche, a reçu le nom (nous verrons tout à l'heure pourquoi) de *sillon de la veine ombilicale et du canal veineux ;* l'autre est le *sillon de la vésicule biliaire et de la veine cave.* Ces deux sillons divisent la face inférieure du foie en trois zones : une zone moyenne, une zone latérale droite et une zone latérale gauche.

A. ZONE MOYENNE. — La zone moyenne, la plus importante des trois, est exactement comprise entre les deux sillons antéro-postérieurs que nous venons de signaler et que nous allons tout d'abord décrire :

a. *Sillon de la veine ombilicale et du canal veineux.* — Le sillon de la veine ombilicale et du canal veineux, encore appelé *sillon longitudinal du foie* (fig. 240, 5), répond assez exactement à la ligne d'insertion hépatique du ligament suspenseur, et, comme elle, sert de limite respective aux deux lobes du foie. — Sa *moitié antérieure* loge la veine ombilicale chez le fœtus et, chez l'adulte, le cordon fibreux qui remplace cette veine. Habituellement, on voit une languette de tissu hépatique passer à la manière d'un pont d'un de ses bords à l'autre et transformer ainsi, à son niveau, la gouttière en un canal complet. Cette languette (6) varie beaucoup dans ses dimensions suivant les sujets : elle peut être très étendue ou même double; dans d'autres cas, elle est très petite ou même remplacée par une simple membrane fibreuse. — Sa *moitié postérieure*, un peu plus profonde que l'antérieure, livre passage, chez le fœtus, au canal veineux ou canal d'Arantius, qui s'étend de la branche gauche de la veine porte à la veine cave inférieure. Ce canal, sur lequel nous aurons à revenir plus loin, s'oblitère après la naissance comme la veine ombi-

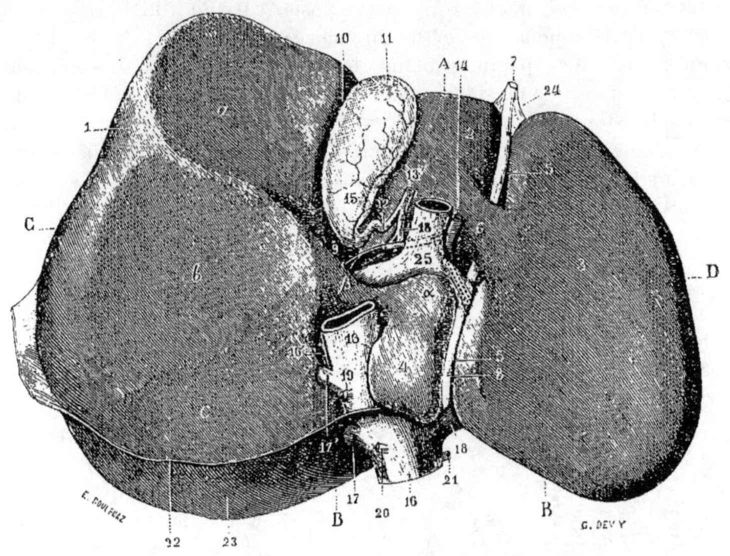

Fig. 240.

Le foie, vu par sa face inférieure ou face concave.

A, bord antéro-inférieur. — B, bord postéro-supérieur. — C, extrémité droite. — D, extrémité gauche. 1, lobe droit, avec *a*, son empreinte colique, *b*, son empreinte rénale, *c*, son empreinte capsulaire. — 2, lobe carré ou éminence porte antérieure. — 3, lobe gauche et empreinte gastrique. — 4, lobe de Spigel ou éminence porte postérieure, avec α, sa saillie antérieure et β, son prolongement antérieur ou lobule caudé. — 5, sillon longitudinal. — 6, pont de substance hépatique, passant par-dessus ce sillon et reliant ensemble le lobe gauche et le lobe carré. — 7, ligament rond (veine ombilicale oblitérée), occupant la partie antérieure du sillon longitudinal. — 8, cordon fibreux (vestige du canal veineux d'Arantius), logé dans la partie postérieure de ce sillon. — 9, sillon transverse ou hile du foie. — 10, fossette de la vésicule biliaire. — 11, vésicule biliaire ou cholécyste. — 12, canal cystique. — 13, canal hépatique. — 13', canal cholédoque. — 14, artère hépatique. — 15, artère cystique. — 16, veine cave inférieure, avec 16', sa gouttière. — 17, 17', veines hépatiques droites. — 18, veine hépatique gauche. — 19, veine capsulaire droite. — 20, veine diaphragmatique droite. — 21, veine diaphragmatique gauche. — 22, feuillet inférieur du ligament coronaire. — 23, bord postérieur du foie, non recouvert par le péritoine. — 24, ligament suspenseur. — 25, tronc de la veine porte.

licale : chez l'adulte, on ne trouve plus à son lieu et place qu'un simple cordon fibreux (fig. 240, 8).

b. *Sillon de la vésicule biliaire et de la veine cave.* — Le sillon de la vésicule biliaire et de la veine cave est situé à 6 ou 7 centimètres à droite du précédent. Il lui est d'abord parallèle ; puis, il s'en rapproche légèrement au voisinage du bord postérieur du foie. Comme lui, il se divise en deux parties : 1° une partie antérieure, gouttière large mais peu profonde (*fossette cystique*), de forme ovoïde, dans laquelle se trouve couchée la vésicule biliaire (11) ; 2° une partie postérieure, beaucoup plus profondément excavée, dans laquelle se loge la veine cave inférieure (16).

c. *Sillon transverse.* — Les deux sillons que nous venons de décrire sont reliés l'un à l'autre par un troisième sillon, celui-ci dirigé transversalement de gauche à droite : c'est le *sillon transverse* ou *hile du foie* (9). Les trois sillons réunis rappellent assez bien, comme on le voit, les trois divisions d'un **H** majuscule. — Le sillon transverse est un peu plus rapproché du bord postérieur du foie que de son bord antérieur. Il représente une excavation large et profonde, mesurant 6 à 8 centimètres de longueur sur 20 à 25 millimètres de largeur. C'est dans cette excavation que passent presque tous les organes qui vont au foie ou qui en partent : la veine porte, l'artère hépatique, des vaisseaux lymphatiques, les canaux biliaires et un certain nombre de filets nerveux. Ces différents organes se disposent dans l'ordre suivant (fig. 272, p. 302) : à la partie postérieure du hile, la veine porte; en avant d'elle, l'artère hépatique et ses branches; en avant de l'artère hépatique et sur un plan beaucoup plus profond, les canaux biliaires. Nous rencontrons encore au niveau du hile plusieurs ganglions lymphatiques, qui s'accolent de préférence aux divisions de la veine porte. — A gauche, le sillon transverse arrive au sillon de la veine ombilicale et s'y termine. — A droite, il aboutit de même au sillon de la vésicule biliaire et de la veine cave, mais il ne s'y arrête pas : il envoie dans le lobe droit un petit prolongement, ordinairement très marqué, qui se dirige obliquement en avant et en dehors (fig. 240) en formant, à son niveau, la limite respective de deux dépressions ou facettes que nous appellerons tout à l'heure la facette colique et la facette rénale.

d. *Lobe carré du foie*. — En avant du sillon transverse, notre zone moyenne du foie est formée par une surface quadrilatère que l'on désigne sous le nom de *lobe carré du foie* (*éminence porte antérieure* de quelques anatomistes). Cette portion du foie (fig. 240, 2) est tantôt aplatie, tantôt plus ou moins bombée, surtout à sa partie postérieure.

c. *Lobule de Spigel*. — En arrière de ce même sillon transverse, nous rencontrons un deuxième lobule, de forme et de dimensions fort variables (fig. 240, 4) : c'est le *lobule de Spigel* (*éminence porte postérieure* de quelques anatomistes). De forme quadrilatère, plus allongé dans le sens antéro-postérieur que dans le sens transversal, le lobe de Spigel est nettement limité : en arrière, par le bord postérieur du foie ; en avant, par le sillon transverse ; à droite, par le sillon où chemine la veine cave ; à gauche, par le sillon qui loge le canal veineux. — De son extrémité postérieure s'échappe un prolongement plus ou moins volumineux (*prolongement postérieur du lobe de Spigel*), qui, en s'étalant sur la paroi postérieure de la veine cave (fig. 242), agrandit la gouttière de ce tronc veineux et parfois même la transforme en un canal complet. Ce prolongement, quand il ne recouvre qu'une partie de la face postérieure de la veine cave, est ordinairement réuni au lobe droit par une lamelle fibreuse ou simplement conjonctive, dans laquelle se voient parfois des vasa aberrantia (voy. plus

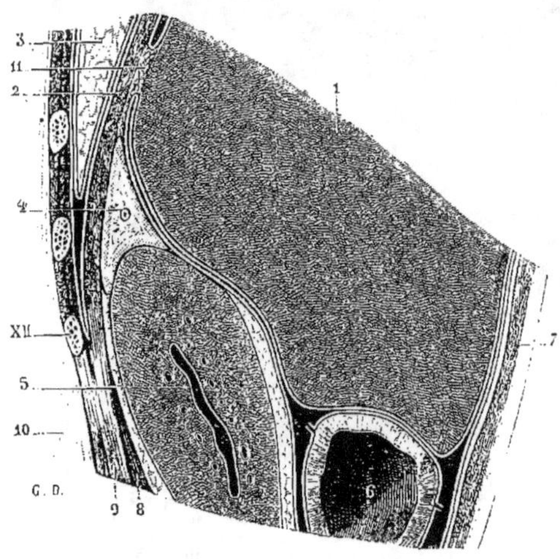

Fig. 241.

Coupe vertico-latérale passant par le rein droit, pour montrer les trois empreintes de la face inférieure du foie (*demi-schématique*).

1, foie. — 2, diaphragme. — 3, poumon droit. — 4, capsule surrénale. — 5, rein droit. — 6, côlon transverse. 7, paroi abdominale antérieure. — 8, muscle psoas. — 9, muscle carré des lombes. — 10, muscles spinaux. 11, ligament coronaire. — XII, douzième côte.

loin, p. 300). — Son extrémité antérieure se soulève ordinairement en une saillie arrondie et mousse (α de la figure 240), qui forme la lèvre postérieure du sillon transverse et qui s'avance plus ou moins sur la branche gauche de la veine porte. Cette saillie donne naissance, sur son côté droit, à un prolongement transversal (β de la même figure), qui va rejoindre la zone droite : c'est le *colliculus caudatus* de HALLER, encore appelé *lobule caudé* ou *prolongement antérieur du lobe de Spigel*. Il se dirige obliquement en avant et en dehors, passe en s'amincissant entre la veine cave inférieure et la branche droite de la veine porte et, finalement, vient se perdre sur la face inférieure du lobe droit, en formant la lèvre postérieure de la petite scissure, mentionnée ci-dessus, qui prolonge l'extrémité droite du sillon transverse.

f. *Rapports de la zone moyenne.* — Les rapports de la zone moyenne du foie sont les suivants. — Le sillon transverse tout d'abord, plus ou moins comblé par les organes énumérés plus haut, donne attache au bord supérieur de l'épiploon gastro-hépatique, qui descend de là sur la petite courbure de l'estomac et, de ce fait, sépare à la manière d'un rideau le lobe carré du lobe de Spigel (fig. 248,3). — Le lobe carré, situé en avant de cet épiploon, en pleine cavité péritonéale par conséquent, repose sur la première portion du duodénum. — Le lobe de Spigel fait saillie dans l'arrière-cavité des épiploons. Il est en rapport : 1° en avant, avec l'épiploon ci-dessous mentionné ; 2° en arrière, avec les piliers du diaphragme et plus particulièrement avec le pilier droit ; 3° à gauche, avec la portion tout inférieure de l'œsophage (voy. *Œsophage*) et avec les pneumogastriques, qui cheminent de haut en bas le long de ce conduit ; 4° en bas, avec le tronc cœliaque, avec le plexus solaire, avec le bord supérieur du pancréas et aussi avec la petite courbure de l'estomac, surtout lorsque ce dernier organe est à l'état de réplétion.

B. ZONE LATÉRALE DROITE. — La zone latérale droite comprend toute cette portion de la face inférieure du foie qui est située à droite du sillon de la vésicule biliaire et de la veine cave. Elle est remarquable par la présence de trois facettes ou empreintes que forment les organes sous-jacents en s'appliquant sur elle. On les distingue en antérieure, moyenne et postérieure. — La *facette antérieure* (fig. 240,*a*), tantôt plane, tantôt plus ou moins excavée, est située immédiatement en dehors de la vésicule biliaire. Elle a une forme irrégulièrement quadrilatère et répond au coude que fait le côlon ascendant en se continuant avec le côlon transverse. On la désigne, pour cette raison, sous le nom d'*empreinte colique*. — La *facette moyenne* (*b*), encore appelée *empreinte rénale*, s'applique contre la face antérieure du rein droit. Elle est concave et revêt la forme d'un triangle, dont la base regarde en dehors et dont le sommet se confond avec le prolongement antérieur du lobe de Spigel. — La *facette postérieure* (*c*), située en arrière de la précédente, longe le bord postérieur du foie. Tantôt plane, tantôt légèrement convexe, elle répond à la face antérieure de la capsule surrénale droite : elle a reçu, pour cette raison, le nom d'*empreinte surrénale*.

C. ZONE LATÉRALE GAUCHE. — La zone latérale gauche comprend toute la portion de la face inférieure qui se trouve située à gauche du sillon où se logent la veine ombilicale et le canal veineux : elle répond exactement au lobe gauche par conséquent. Sa forme est celle d'un triangle, dont la base forme la lèvre droite du sillon précité. Légèrement concave, elle s'étale sur la face antérieure de l'estomac quand cet organe est à l'état de réplétion, sur sa grosse tubérosité lorsqu'il est à l'état de vacuité : on désigne quelquefois cette concavité, en raison de ses rapports avec l'estomac, sous le nom d'*empreinte gastrique*.

3° Bord antérieur. — Le bord antérieur du foie, mince et tranchant, est obliquement dirigé de bas en haut et de droite à gauche. Il longe tout d'abord le rebord des fausses côtes du côté droit. Plus loin, au niveau de l'échancrure sous-sternale, il est immédiatement en rapport avec la paroi antérieure de l'abdomen (fig. 239,B). Plus loin encore, il disparaît sous les septième et sixième côtes du côté gauche.

Ce bord nous présente deux échancrures plus ou moins profondes, lesquelles répondent à l'extrémité antérieure des deux sillons antéro-postérieurs, que nous avons déjà étudiés sur la face inférieure du foie. L'une de ces échancrures, voisine de la ligne médiane (fig. 240, 24), livre passage à la veine ombilicale et à la partie correspondante du ligament suspenseur du foie. L'autre, située à droite (fig. 240,11), est comblée par l'extrémité arrondie de la vésicule biliaire, qui habituellement déborde de 10 à 15 millimètres le bord antérieur du foie.

4° Bord postérieur. — Le bord postérieur du foie (*face supérieure* de quelques auteurs), très épais dans toute sa portion qui répond au lobe droit, s'amincit graduellement en se rapprochant de l'extrémité gauche.

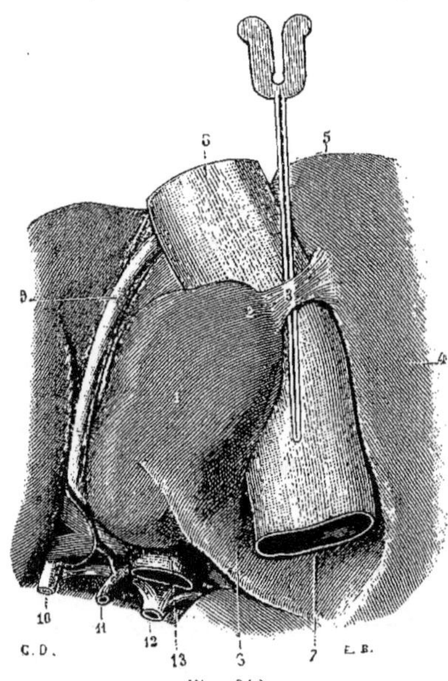

Fig. 242.

La veine cave inférieure dans sa gouttière hépatique.

1, lobule de Spigel. — 2, son prolongement postérieur, — 3, pont fibreux reliant ce prolongement au lobe droit 4. — 5, bord postérieur du foie. — 6, lobe de Spigel. — 7, gouttière hépatique de la veine cave. — 8, veine cave inférieure. — 9, cordon fibreux, représentant le canal veineux d'Arantius après l'oblitération de ce vaisseau. — 10, ligament rond du foie, vestige de la veine ombilicale du fœtus. — 11, artère hépatique. — 12, canal hépatique. — 13, veine porte.

Il est en rapport, dans la plus grande partie de son étendue, avec le muscle diaphragme, auquel il est relié par les deux feuillets, feuillet supérieur et feuillet inférieur, du *ligament coronaire*. Il est à remarquer que, les deux feuillets précités étant justement séparés l'un de l'autre par l'épaisseur même du bord postérieur du foie, ce bord présente avec le diaphragme des rapports immédiats, c'est-à-dire n'en est séparé par aucun feuillet péritonéal : une couche de tissu cellulaire, toujours très mince, unit l'un à l'autre, à ce niveau, le muscle et le viscère (fig. 243,4).

Le bord postérieur du foie n'est pas rectiligne. Un peu à gauche de sa partie moyenne, il nous présente une large échancrure, qui répond à la saillie des corps vertébraux. Il est en rapport, au niveau de cette échancrure, avec des organes importants qui passent du thorax dans l'abdomen et vice versa, de l'abdomen remontent dans le thorax : ce sont l'œsophage, les deux pneumogastriques, l'aorte et la veine cave inférieure. Ce dernier vaisseau, comme nous

l'avons déjà vu, se creuse en plein tissu hépatique une gouttière profonde, qu'un prolongement du lobe de Spigel, appliqué à la face postérieure du tronc veineux, convertit parfois en un canal plus ou moins complet (fig. 242). Au fond de cette gouttière se voient les orifices, toujours fort nombreux, par lesquels les veines sus-hépatiques débouchent dans la veine cave (voy. plus loin, *Vaisseaux du foie*).

5° **Extrémité droite**. — L'extrémité droite du foie, remarquable par son volume, remplit l'hypochondre droit. Elle se continue, sans ligne de démarcation aucune, avec la face antéro-supérieure. Comme cette dernière, elle est fortement convexe, régulièrement lisse et unie. Sa hauteur moyenne est de 12 à 14 centimètres. Elle est en rapport avec le diaphragme, qui la sépare des côtes et auquel elle est unie par un petit repli du péritoine, le *ligament triangulaire droit*; nous le retrouverons plus loin, à propos du péritoine hépatique (p. 282).

6° **Extrémité gauche**. — L'extrémité gauche, mince et aplatie de haut en bas, revêt la forme d'une languette horizontale qui s'insinue entre la grosse tubérosité de l'estomac et le diaphragme. Comme l'extrémité droite, elle est reliée à ce muscle par un repli du péritoine, le *ligament triangulaire gauche* (p. 283). — Chez le fœtus et chez le nouveau-né, l'extrémité gauche du foie se prolonge jusqu'au-dessus de la rate et se trouve immédiatement en rapport avec elle. — Chez l'adulte, et pour les raisons déjà indiquées plus haut, les deux viscères, sauf dans les cas exceptionnels où le foie présente une longueur insolite, n'arrivent plus au contact l'un de l'autre. Entre eux se trouve un intervalle, souvent très considérable, dans lequel vient se loger la grosse tubérosité de l'estomac (fig. 236,1).

§ III. — Constitution anatomique

Envisagé au point de vue de sa constitution anatomique, le foie nous présente à étudier : 1° des membranes qui l'enveloppent, les *enveloppes du foie ;* 2° un tissu propre, le *tissu hépatique ;* 3° un système de conduits dans lesquels chemine la bile, les *conduits biliaires.*

A. — Enveloppes du foie

Le foie possède deux enveloppes superposées : une enveloppe superficielle, formée par le péritoine ; une enveloppe profonde, de nature fibreuse, qui lui appartient en propre.

1° **Péritoine hépatique**. — La surface extérieure du foie est revêtue, dans la plus grande partie de son étendue, par la séreuse péritonéale (voy. *Péritoine*). Le péritoine périhépatique ou hépatique forme un certain nombre de replis qui rattachent le foie, soit à la paroi abdominale, soit aux viscères voisins et contribuent ainsi à le maintenir en position. Ces replis, dont la description est intimement liée à celle du péritoine hépatique, sont au nombre de sept, savoir : le ligament suspenseur, le ligament coronaire, le ligament triangulaire droit, le ligament triangulaire gauche, l'épiploon gastro-hépatique, les deux ligaments hépato-rénal et hépato-colique.

A. Ligament suspenseur. — Le ligament suspenseur représente une cloison verticale et antéro-postérieure, reliant la face convexe du foie à la face inférieure du diaphragme et à la paroi antérieure de l'abdomen, qui lui fait suite (fig. 243,2).

a. *Conformation extérieure*. — Envisagé au point de vue de sa forme, il rappelle assez exactement la faux du cerveau : de là le nom de *ligament falciforme* ou de *grande faux du péritoine* que lui donnent quelques auteurs. Comme la faux du cerveau, le ligament suspenseur nous offre à considérer deux faces, deux bords, une base et un sommet. — Les deux *faces* se distinguent en face gauche et face

droite. Lorsque le foie est érigné en bas, c'est-à-dire écarté du diaphragme, la face gauche est tournée à gauche, comme son nom l'indique, et la face droite à son tour regarde manifestement à droite. Mais dans les conditions physiologiques, je veux dire lorsque la voussure diaphragmatique s'applique exactement sur la convexité du foie, la première de ces faces devient inférieure, s'incline à gauche et repose sur le foie, tandis que la seconde, devenue supérieure, s'applique contre le diaphragme (fig. 244, A et B).
— Des deux *bords*, l'un est supérieur, l'autre inférieur. Le bord supérieur est fortement convexe ; suivi d'arrière en

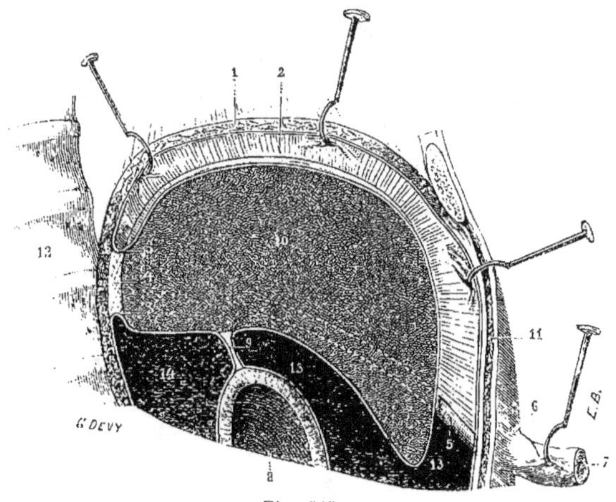

Fig. 243.

Le ligament suspenseur du foie, vu par sa face droite (*demi-schématique*).

1, diaphragme, érigné en haut. — 2, ligament suspenseur, vu par sa face droite. — 3 et 3′, feuillet supérieur et feuillet inférieur du ligament coronaire. — 4, bord postérieur du foie, directement en rapport avec le diaphragme. — 5, veine ombilicale. — 6, ombilic. — 7, cordon. — 8, estomac. — 9, épiploon gastro-hépatique. — 10, foie, coupé à 5 millimètres à droite du ligament suspenseur. — 11, paroi abdominale antérieure. — 12, rachis. — 13, 13, cavité abdominale. — 14, arrière-cavité des épiploons.

avant, il s'insère d'abord sur la face inférieure du diaphragme, puis sur la paroi antérieure de l'abdomen jusqu'à l'ombilic. Le bord inférieur, concave, s'insère sur la face convexe du foie suivant une ligne à peu près droite qui, partant de l'extrémité antérieure du sillon de la veine ombilicale, se dirige obliquement en arrière et en dehors pour venir se terminer vers le milieu de la veine cave inférieure (fig. 236,7). — La *base* du ligament suspenseur (bord libre de quelques auteurs) s'étend obliquement d'avant en arrière et de bas en haut, depuis l'ombilic jusqu'au sillon de la veine ombilicale. Arrondi et mousse, il flotte librement dans la cavité abdominale : il loge dans son épaisseur la veine ombilicale chez le fœtus (fig. 243,5), le cordon fibreux qui la remplace chez l'adulte. Ce cordon fibreux, qui s'étend de l'ombilic au foie, constitue ce qu'on appelle improprement le *ligament rond du foie* ou *ligament hépato-ombilical*. — Le *sommet*, tronqué, se dirige en arrière. Il répond, ainsi que nous l'avons vu, au côté antérieur de la veine cave inférieure.

b. *Structure*. — Envisagé maintenant au point de vue de sa constitution anatomique, le ligament suspenseur du foie, mince et transparent, se compose de deux feuillets péritonéaux, adossés l'un à l'autre. Ces deux feuillets, qui se distinguent en droit et gauche, se comportent comme suit. — Au niveau du bord supérieur, ils se réfléchissent, l'un à droite l'autre à

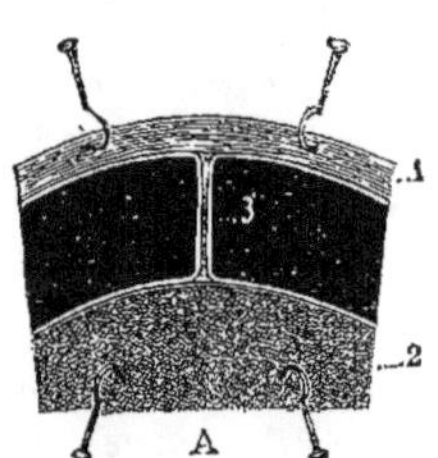

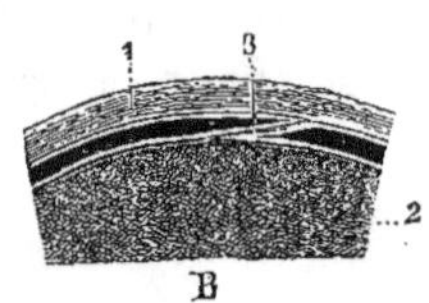

Fig. 244.

Coupe verticale et transversale du ligament suspenseur au-dessus du foie :

A, le foie étant écarté du diaphragme. — B, le foie étant au contact du diaphragme.

1, diaphragme. — 2, foie. — 3, ligament suspenseur.

gauche, pour tapisser la face inférieure du diaphragme. — Au niveau du bord
inférieur, ils se réfléchissent de même, pour revêtir, l'un la face supérieure du lobe
gauche du foie, l'autre la face supérieure du lobe droit. —
Au niveau du sommet, le feuillet gauche et le feuillet
droit se continuent, chacun de son côté, avec le feuillet
supérieur du ligament coronaire. — Au niveau de la base,
enfin, les deux feuillets s'unissent l'un à l'autre, en formant une gouttière à concavité supérieure. C'est dans
cette gouttière que se loge la veine ombilicale. — Les
deux feuillets constitutifs du ligament suspenseur sont
adossés l'un à l'autre dans la plus grande partie de leur
étendue. En arrière, cependant, ils s'écartent graduellement l'un de l'autre, de manière à intercepter entre eux
un espace triangulaire, dont la base répond à la veine cave
et mesure de 15 à 20 millimètres de largeur (fig. 243, 12).
Entre les deux feuillets s'interpose une couche de tissu
cellulaire, au sein de laquelle cheminent des lymphatiques, quelques veinules et quelques artérioles qui se rendent au foie.

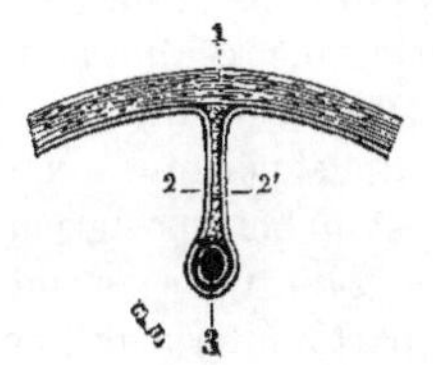

Fig. 245.

Coupe transversale du li-
gament suspenseur au-
dessus de la veine om-
bilicale.

1. diaphragme. — 2 et 2'. feuillet droit et feuillet gauche du
ligament suspenseur. — 3. son
bord inférieur longeant la veine
ombilicale.

B. Ligament coronaire. — Le ligament coronaire (fig. 246, 4 et 5), dirigé
transversalement, s'étend du bord postérieur du foie à la partie correspondante du
diaphragme. Il comprend, lui aussi, deux feuillets, l'un supérieur, l'autre inférieur.

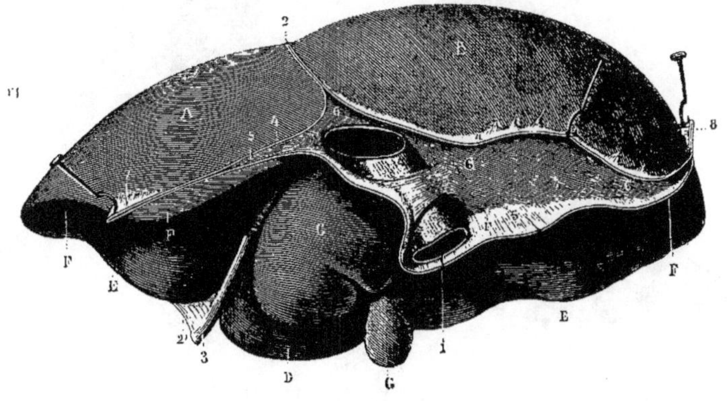

Fig. 246.

Le foie, vu par son bord postérieur.

A, lobe gauche. — B. lobe droit. — C, lobe de Spigel. — D, lobe carré. — E. bord antérieur du foie. — F, son
bord postérieur. — G, vésicule biliaire.

1, veine cave inférieure. — 2. 2', ligament suspenseur. — 3. veine ombilicale. — 4, 4, feuillet supérieur du ligament
coronaire. — 5. 5, feuillet inférieur du même ligament. — 6, 6, partie du bord postérieur comprise entre ces deux
feuillets et non recouverte par le péritoine. — 7, ligament triangulaire gauche. — 8, ligament triangulaire droit.

— Le *feuillet supérieur* n'est autre que celui qui tapisse la voussure diaphragmatique. Au niveau du bord postérieur du foie, il descend sur cet organe et, s'infléchissant alors d'arrière en avant, il s'étale sur sa face convexe, à droite et à gauche
du ligament suspenseur. — Le *feuillet inférieur* est la continuation du feuillet qui
tapisse de bas en haut la paroi postérieure de l'abdomen : en arrivant au bord
postérieur du foie, il se réfléchit en avant pour se jeter sur ce dernier viscère et
tapisser sa face inférieure (voy. la coupe représentée dans la figure 241).

Les deux feuillets précités du ligament coronaire sont toujours très courts : en conséquence, ils ont pour effet de fixer solidement le bord postérieur du foie au diaphragme. Toute tentative pour éloigner l'un de l'autre le muscle et le viscère reste sans résultat tant que le ligament coronaire conserve son intégrité.

D'autre part, adossés l'un à l'autre aux deux extrémités du ligament, les deux feuillets péritonéaux s'écartent plus ou moins à sa partie moyenne, permettant ainsi au bord postérieur du foie d'arriver immédiatement au contact du diaphragme (fig. 246). Cet écartement présente son maximum sur le lobe droit, au niveau de la partie interne de la capsule surrénale : il mesure en moyenne, sur ce point, de 45 à 55 millimètres ; mais j'ai observé, sur plusieurs sujets, 6 centimètres, 7 centimètres et même plus. A gauche de la veine cave, l'écartement des deux feuillets est beaucoup moindre : il mesure de 20 à 25 millimètres seulement ; puis, il diminue graduellement au fur et à mesure qu'on s'éloigne de la ligne médiane et les deux feuillets ne tardent pas à s'adosser de nouveau pour prendre sur le foie une insertion linéaire. Il est à remarquer que cette insertion viscérale de la partie gauche du ligament coronaire ne se fait pas exactement sur le bord postérieur du foie, comme l'écrivent à tort la plupart des auteurs, mais bien à 10 ou 15 millimètres en avant de ce bord, sur la face supérieure de l'organe par conséquent.

C. Ligaments triangulaires. — Les ligaments triangulaires du foie (fig. 246 et 247),

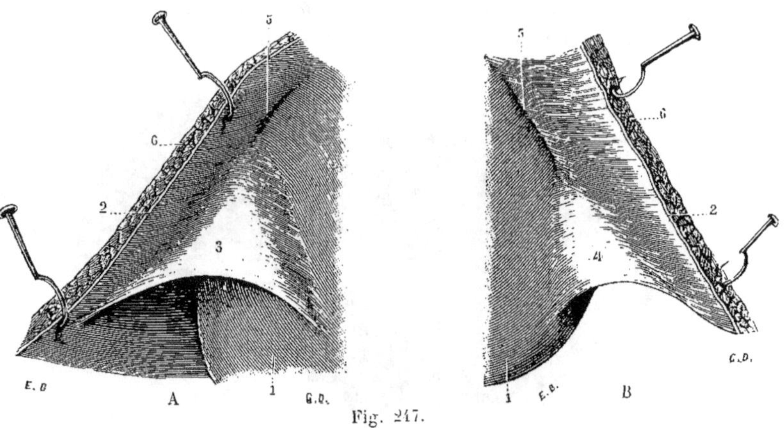

Fig. 247.

Les ligaments triangulaires du foie : A, ligament triangulaire droit ; B, ligament triangulaire gauche.

1, extrémité droite du foie, vue par sa face supérieure et recouverte par le péritoine. — 1', son extrémité gauche. — 2, 2', péritoine pariétal, tapissant la face interne du diaphragme. — 3, ligament triangulaire droit. — 4, ligament triangulaire gauche. — 5, 5', point où le péritoine passe de la face supérieure du foie sur la face inférieure du diaphragme, en formant le feuillet supérieur du ligament coronaire. — 6, coupe du diaphragme.

au nombre de deux, l'un droit, l'autre gauche, occupent chacun l'extrémité correspondante du ligament coronaire.

Pour prendre une notion exacte de leur forme et de leur disposition, il convient, le foie étant en place, d'erigner en dehors les portions du diaphragme qui répondent à l'extrémité droite et à l'extrémité gauche du foie. On constate alors (fig. 247, A et B) qu'ils revêtent chacun la forme d'une petite lame, mince mais très résistante, de forme triangulaire comme leur nom l'indique. Le ligament triangulaire droit est horizontal ; celui de gauche est légèrement oblique en haut et en dehors. — Des trois bords qu'ils présentent, l'un, le *bord interne*, s'insère sur la face supérieure du foie ; le second, le *bord externe*, se fixe au diaphragme ; le troisième, le *bord antérieur*, qui représente la base du triangle, est mince, libre, flottant dans la cavité abdominale. — Quant au *sommet*, il se confond, sans ligne de démarcation aucune, avec l'extrémité correspondante du ligament coronaire, et c'est à juste titre que l'on considère les deux ligaments triangulaire droit et triangulaire gauche comme une dépendance.de ce dernier ligament.

Le ligament triangulaire gauche est ordinairement un peu plus développé que le droit : il mesure de 20 à 30 millimètres de largeur. Du reste, tous les deux sont identiques au point de vue de leur structure. Ils se composent essentiellement de deux feuillets péritonéaux, l'un supérieur, l'autre inférieur, unis l'un à l'autre par une mince couche de tissu cellulaire, dans laquelle se voient ordinairement quelques vaisseaux sanguins et lymphatiques.

D. Épiploon gastro-hépatique — L'épiploon gastro-hépatique ou *petit épiploon* (fig. 119) se détache, comme on le sait, de la petite courbure de l'estomac et de la première portion du duodénum. De là, il remonte vers la face inférieure du foie, où il se fixe : 1° sur le sillon transverse ; 2° sur la partie du sillon de la veine ombilicale et du canal veineux qui est située en arrière du sillon transverse. Comme tous les replis épiploïques, le petit épiploon comprend deux feuillets adossés, l'un antérieur, l'autre postérieur. Entre les deux cheminent les organes qui se rendent au hile du foie ou qui en partent : la veine porte, l'artère hépatique, le canal cholédoque, le canal cystique, le canal hépatique, etc.

En atteignant le sillon transverse, les deux feuillets constitutifs du petit épiploon s'écartent l'un de l'autre pour s'étaler sur la face inférieure du foie, qu'ils tapissent dans la plus grande partie de son étendue. Au niveau des sillons longitudinaux que présente cette face, la séreuse, au lieu de

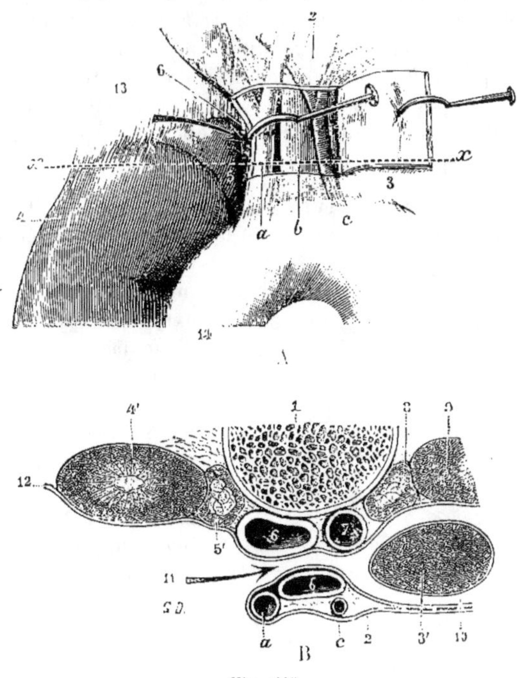

Fig. 248.

L'épiploon gastro-hépatique : A, vue antérieure ; B, vu sur une coupe horizontale.

(La ligne *x x*, dans la figure A, indique le plan suivant lequel a été faite la coupe représentée dans la figure B.)

1. corps vertébral. — 2, épiploon gastro-hépatique, avec : *a*, canal cholédoque ; *b*, veine porte ; *c*, artère hépatique. — 3, lobule de Spigel, recouvert en avant par l'épiploon gastro-hépatique. — 3', le même coupé en travers et entouré par le péritoine. — 4, rein droit. — 4', sa coupe. — 5, capsule surrénale droite. — 5', sa coupe. — 6, veine cave inférieure. — 7, aorte. — 8, capsule surrénale gauche. — 9, rein gauche. — 10, arrière-cavité des épiploons. — 11, hiatus de Winslow. — 12, feuillet pariétal du péritoine, tapissant la paroi abdominale postérieure. — 13, ligament hépato-rénal. — 14, première portion du duodénum.

descendre dans le fond de ces sillons, passe à la manière d'un pont sur les organes qui s'y logent : sur la veine ombilicale, sur la veine cave, sur la vésicule biliaire.

Le feuillet péritonéal qui tapisse la face inférieure du foie se comporte différemment au niveau du bord antérieur et du bord postérieur : arrivé au bord antérieur, il le contourne de bas en haut et se continue alors avec le feuillet qui revêt la face supérieure ; au niveau du bord postérieur, au contraire, il se réfléchit en bas et descend sur la paroi postérieure de l'abdomen, en constituant, au moment où il change de direction, le feuillet inférieur, déjà décrit, du ligament coronaire (voy. fig. 243).

Enfin, à l'une et à l'autre des deux extrémités du foie, le péritoine de la face inférieure se continue et se confond avec le feuillet inférieur des ligaments triangulaires droit et gauche.

E. LIGAMENTS HÉPATO-RÉNAL ET HÉPATO-COLIQUE. — Aux replis péritonéaux ci-dessus décrits, il convient d'ajouter deux autres ligaments moins importants : l'un, le *ligament hépato-rénal* (fig. 248,13). qui se porte de la face inférieure du foie, soit sur la face antérieure du rein droit, soit sur la capsule surrénale ; l'autre, le *ligament hépato-colique*, qui, comme son nom l'indique, descend de l'empreinte colique du foie sur le coude droit du côlon transverse. Ces deux derniers ligaments ne sont pas constants, et, quand ils existent, ils présentent dans leur forme, dans leur situation, dans leur développement. des variations individuelles souvent fort étendues (voy. *Péritoine*).

2° Enveloppe fibreuse, capsule de Glisson.

— L'enveloppe fibreuse ou tunique propre du foie entoure cet organe dans toute son étendue. C'est une membrane fort mince, demi-transparente, jouissant malgré sa minceur d'une certaine résistance. Sa surface extérieure répond au péritoine, qui lui adhère d'une façon intime. Sa face intérieure repose immédiatement sur le tissu hépatique, au sein duquel il envoie de fines cloisons conjonctives.

Au niveau du hile, la tunique fibreuse se réfléchit sur elle-même et remonte dans l'intérieur du foie, en formant des gaines cylindriques communes aux différents canaux, veine porte, artère hépatique et canaux biliaires. qui pénètrent avec elle dans le viscère. Cette portion réfléchie ou intra-hépatique de la tunique fibreuse constitue ce qu'on appelle la *capsule de Glisson.*

La capsule de Glisson représente, comme on le voit, un système de prolongements tubuleux, et comme ces prolongements tubuleux se ramifient en même temps que les canaux qu'ils engainent, chacun d'eux, quelles que soient ses dimensions, renferme dans son intérieur, intimement accolés les uns aux autres (fig. 249), une division de la veine porte, un rameau de l'artère hépatique et un conduit biliaire.

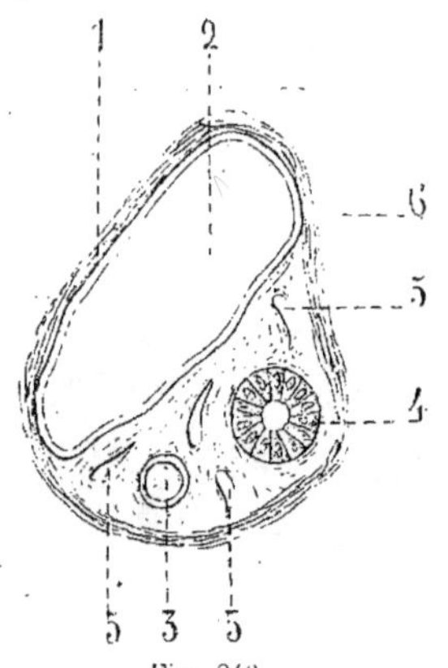

Fig. 249.

Un prolongement tubuleux de l'enveloppe fibreuse du foie (capsule de Glisson) coupé en travers.

1. gaine fibreuse (capsule de Glisson). — 2. branche de la veine porte. — 3. une division de l'artère hépatique. — 4. un conduit biliaire. — 5, 5, 5, lymphatiques. — 6. tissu hépatique.

Par leur surface extérieure, ces prolongements tubuleux de la capsule de Glisson sont intimement unis aux lobules hépatiques. Leur surface intérieure, au contraire, n'est reliée aux canaux qu'ils renferment que par une couche de tissu cellulaire extrêmement lâche. Il en résulte que les divisions de la veine porte, mal soutenues par les gaines précitées, s'affaissent comme les veines périphériques quand elles ne sont plus distendues par le sang.

Histologiquement, l'enveloppe fibreuse du foie présente tous les caractères des membranes fibreuses : elle possède comme éléments constituants des fibres du tissu conjonctif, auxquelles viennent se joindre quelques fibres élastiques. Les prolongements tubuleux de la capsule de Glisson présentent la même structure. Le tissu fibreux qui les constitue devient de plus en plus ténu ou fur et à mesure que les prolongements deviennent plus étroits et, dans les espaces interlobulaires, il se trouve réduit, chez l'homme et chez la plupart des mammifères, à quelques éléments du tissu conjonctif. Dans quelques espèces animales, notamment chez le cochon, le chameau, le cheval, le bœuf, son tissu est plus compacte.

B. — TISSU PROPRE DU FOIE

Si l'on pratique dans le foie une coupe quelconque, verticale, horizontale ou oblique, cette coupe nous présente partout et toujours (fig. 250) une infinité de corpuscules arrondis, de dimensions à peu près identiques, qui donnent à l'organe un aspect granuleux. Ces grains, déjà constatés depuis longtemps par MALPIGHI, mais bien interprétés seulement, en 1833, par KIERNAN, constituent ce qu'on appelle les *lobules hépatiques*. Tous les lobules hépatiques, quelle que soit la région où on les considère, sont morphologiquement équivalents. Le foie est donc un composé de lobules et, pour avoir sur sa structure une notion complète, il suffit d'étudier un seul de ces lobules. Chacun d'eux, en effet, représente, toutes proportions gardées, un foie complet : c'est un foie minuscule, un foie en miniature.

1° Lobule hépatique. — Le lobule hépatique a la forme d'un ovoïde, dont la surface extérieure, par suite de pressions réciproques, est constituée par une série de facettes planes. C'est donc une sorte de polyèdre légèrement allongé : sa coupe transversale est représentée par un polygone de cinq ou six côtés. Il mesure, en moyenne, $1^{mm},5$ à 2 millimètres de longueur sur 1 millimètre de largeur.

Chacun d'eux nous présente deux extrémités ou pôles. De ces deux extrémités, l'une, un peu plus volumineuse que l'autre, forme la base du lobule ; elle est entièrement libre. L'autre, appelée sommet, laisse échapper un vaisseau veineux qui parcourt le lobule dans toute sa longueur et qui, de ce fait, a reçu le nom de *veine intralobulaire* (KIERNAN) ou de *veine centrale du lobule* (KRUKENBERG). Comme nous le verrons plus loin, cette veine intralobulaire prend, au sortir du lobule, le nom de *veine sus-lobulaire* et, après un très court trajet, s'abouche dans la veine hépatique la plus voisine. Par la veine sus-lobulaire, le lobule est appendu à la veine hépatique comme un fruit à son pédicule : la veine en question devient ainsi le *pédicule* du lobule hépatique.

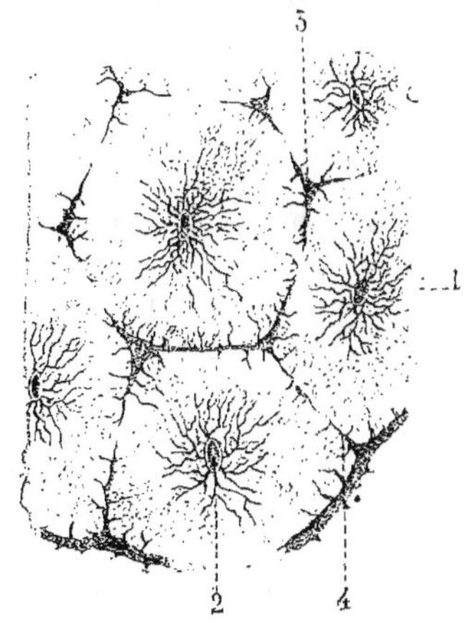

Fig. 250.

Coupe du foie pour montrer sa constitution lobulaire.

1. lobule hépatique. — 2. veine intralobulaire, coupée en travers. — 3. espaces de Kiernan. — 4. fissures de Kiernan et vaisseaux interlobulaires.

Les lobules hépatiques sont extrêmement nombreux. Sappey en a compté de 60 à 70 sur une surface de un centimètre carré, ce qui porterait le nombre total des lobules, dans le foie d'un sujet adulte, à un chiffre approximatif de douze cent mille.

Envisagés au point de vue de leur mode d'agencement ou, si l'on veut, dans leurs rapports réciproques, les lobules hépatiques, quoique fortement tassés les uns contre les autres, sont séparés de leurs voisins par une couche de tissu conjonctif lâche, le *tissu conjonctif interlobulaire*. Ce tissu conjonctif, toutefois, varie beaucoup suivant les espèces. Chez le porc, qui est pour le foie un excellent sujet d'étude, il enveloppe le lobule hépatique sur tout son pourtour : il l'isole ainsi des lobules voisins et l'individualise nettement au point de vue anatomique. Chez l'homme, le tissu conjonctif interlobulaire est relativement peu développé et ne revêt le lobule que sur certains points : en dehors de ces points, le lobule entre directement en contact avec les lobules correspondants ou même se fusionne avec eux. La figure 250 nous montre d'une façon très nette quelles sont les relations des lobules entre eux : chacune de leurs facettes planes répond à une facette similaire du lobule voisin ; chacune de leurs arêtes répond de même aux arêtes correspondantes des deux lobules voisins. Or, comme ces arêtes sont émoussées et arrondies, il en résulte que le point de confluence de trois lobules (fig. 251) est marqué par un espace prismatique triangulaire, qui, en coupe transversale, revêt naturellement la forme d'un triangle : cet espace et ses similaires sont connus sous le nom d'*espaces de Kiernan*. On les appelle encore *espaces portes*, parce que chacun d'eux renferme, entre autres formations, une division de la veine porte.

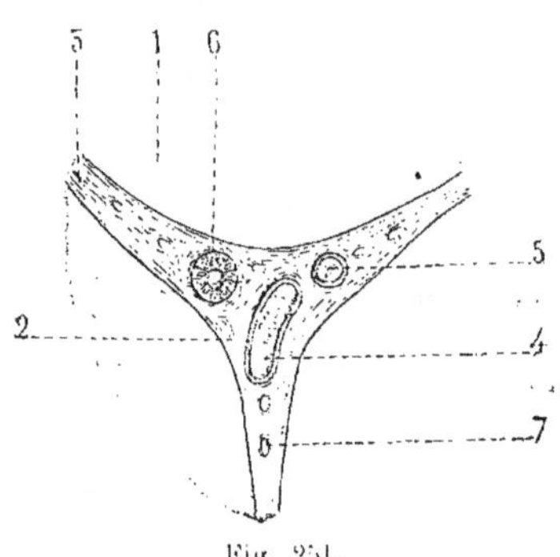

Fig. 251.

Un espace de Kiernan, vu sur une coupe transversale (*demi-schématique*).

1, lobules hépatiques. — 2, espace de Kiernan. — 3, fissure de Kiernan. — 4, branche de la veine porte. — 5, branche de l'artère hépatique. — 6, canal biliaire intralobulaire. — 7, lymphatique.

Les espaces de Kiernan, nous venons de le voir, ont en coupe une forme triangulaire. Leurs bords répondent aux arêtes émoussées des lobules hépatiques. Leurs angles se prolongent, entre les faces correspondantes de ces mêmes lobules, sous forme d'étroites fentes, les *fissures de Kiernan* (fig. 251,3). Ces fissures interlobulaires sont naturellement interrompues sur les points où les deux lobules qu'elles séparent arrivent au contact et se fusionnent. Les espaces et les fissures de Kiernan sont comblés par le tissu conjonctif interlobulaire, signalé plus haut, au sein duquel cheminent les vaisseaux et les nerfs destinés au lobule. C'est encore dans ces espaces que se trouvent les conduits biliaires.

Histologiquement, le lobule hépatique comprend les quatre parties suivantes : 1° des *vaisseaux* ; 2° des éléments cellulaires, constituant les *cellules hépatiques* ; 3° des conduits extrêmement fins où chemine la bile, les *canalicules biliaires* ; 4° du tissu conjonctif, le *tissu conjonctif intralobulaire*. Nous allons décrire successivement chacun de ces éléments, dans l'ordre même où nous venons de les énumérer.

2° **Vaisseaux du lobule.** — Les vaisseaux du lobule hépatique se distinguent en vaisseaux afférents et vaisseaux efférents. Les premiers sont unis aux seconds par un système de fins canaux, dont l'ensemble constitue le réseau capillaire intra-lobulaire.

A. VAISSEAUX AFFÉRENTS. — Les vaisseaux afférents sont la veine porte et l'artère hépatique. Ces deux vaisseaux apportent au lobule, le premier le sang veineux recueilli dans le tube intestinal et ses annexes, le second du sang artériel ordinaire.

a. *Divisions de la veine porte.* — Les dernières ramifications de la veine porte, dites *veines interlobulaires*, viennent se placer, comme leur nom l'indique, dans les espaces de Kiernan. Chacun de ces espaces contient ordinairement une seule veine. Ces veines interlobulaires, au cours de leur trajet, s'engagent dans les fissures de Kiernan et s'y anastomosent avec celles venues des veines interlobulaires voisines, de façon à former tout autour de chaque lobule un réseau plus ou moins serré, le réseau inter ou périlobulaire. A la formation de ce réseau concourent, comme on le voit, plusieurs veines interlobulaires, quatre ou cinq ordinairement. Du réseau périlobulaire, partent des rameaux extrêmement courts qui pénètrent dans le lobule et s'y résolvent presque immédiatement en de nombreux capillaires.

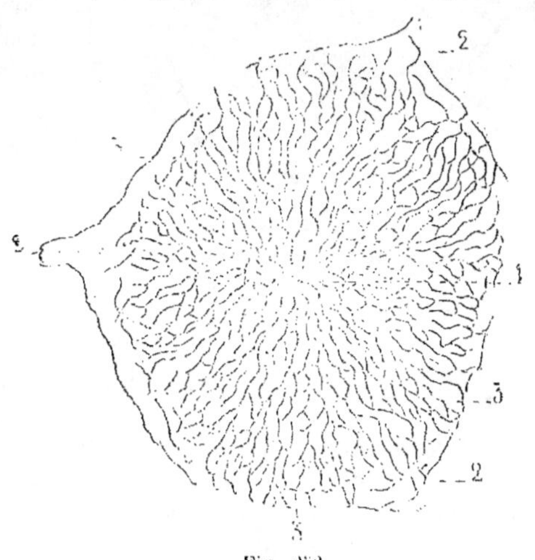

Fig. 252.

Réseau veineux du lobule, vu sur une coupe longitudinale.

1, veine centrale ou intralobulaire. — 2, 2, 2, veines interlobulaires.— 3, 3, 3, capillaires radiés.

b. *Divisions de l'artère hépatique.* — Les divisions de l'artère hépatique se comportent à peu de chose près comme celles de la veine porte. Issues des artères interlobulaires (voy. plus loin, p. 305) et provenant pour un même lobule de plusieurs artères différentes, elles se jettent tout d'abord sur la surface extérieure du lobule. On les voit suivre avec une sorte de prédilection les conduits biliaires interlobulaires, auxquels elles fournissent un élégant réseau. Quelques-unes, à l'état de rameaux extrêmement ténus, pénètrent dans la partie périphérique du lobule et s'y résolvent immédiatement en capillaires. Tous ces capillaires artériels, qu'ils pénètrent dans le lobule isolément ou qu'ils y arrivent comme satellites des conduits biliaires, ont la même destinée : ils se jettent dans le réseau capillaire veineux de provenance porte.

Au sujet des rapports des deux circulations de la veine porte et de la veine hépatique dans le foie, voyez l'intéressant mémoire de RATIONE et MONDIO. *Sur la circulation du sang dans le foie*, in Archives italiennes de Biologie, t. IX et t. XII, 1888 et 1889.

B. VAISSEAUX EFFÉRENTS. — Les capillaires veineux que nous venons de décrire se dirigent tous vers le centre du lobule et s'y terminent dans un canal collecteur commun, qui est la veine intralobulaire. Cette veine prend naissance au voisinage de la base du lobule par la confluence sur un même point (fig. 253,4) d'un certain nombre de capillaires disposés en rayon et formant dans leur ensemble une sorte d'étoile (*étoiles de Hering*). De là, elle se porte vers l'extrémité opposée du lobule en suivant régulièrement une direction axiale. Elle reçoit, chemin faisant et 'sur tout son pourtour, les capillaires des différents étages du lobule, augmente ainsi de volume au fur et à mesure qu'elle progresse et, finalement, s'échappe du lobule au niveau de son sommet pour devenir une *veine sus-lobulaire*.

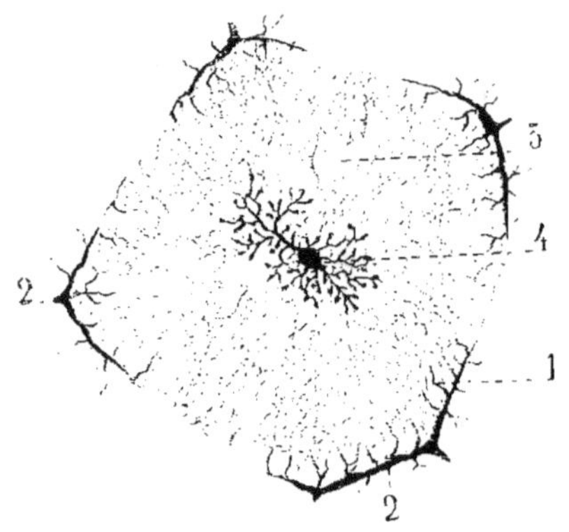

Fig. 253.

Étoile de Héring (d'après RENAUT).

1. un lobule hépatique de la surface du foie, vu par sa base répondant à la capsule de Glisson (les vaisseaux ont été injectés). — 2, 2. branches de la veine porte distribuant à droite et à gauche les vaisseaux afférents des lobules hépatiques. — 3. réseau capillaire du lobule. — 4. étoile de Héring, répondant à la terminaison de la veine intralobulaire par de petits bourgeons renflés en ampoule.

C. RÉSEAU CAPILLAIRE INTRALOBULAIRE. — Au total, la circulation sanguine intralobulaire est représentée par un système de capillaires veineux, qui, partant de la périphérie du lobule (nous avons vu comment ils y prennent naissance), traversent le lobule à la manière de rayons (*capillaires radiés*) et viennent se jeter dans la veine intralobulaire. Au cours de leur trajet, ces capillaires radiés s'anastomosent avec les capillaires voisins, d'une part avec ceux qui cheminent dans un même plan horizontal, d'autre part avec ceux des deux plans sus- et sous-jacents. Il en résulte la formation d'un vaste réseau, qui occupe toute l'épaisseur du lobule

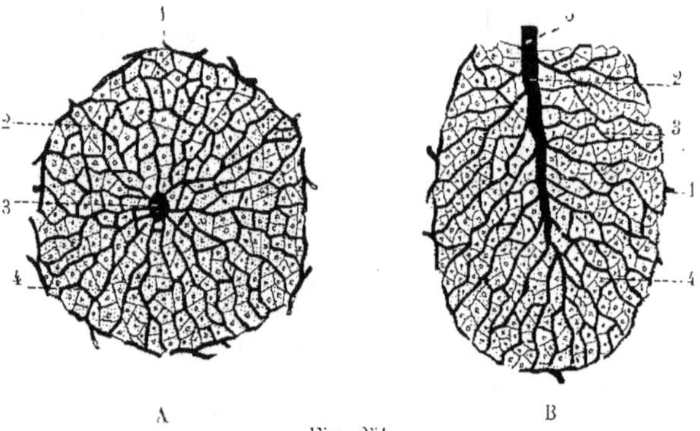

A   B

Fig. 254.

Le lobule hépatique, après injection des vaisseaux : A, vu en coupe transversale (perpendiculairement à son axe) ; B, vu en coupe longitudinale (parallèlement à son axe).

1, lobule hépatique.— 2, veine intralobulaire.— 3, capillaires veineux, avec leurs anastomoses réciproques.— 4, cordon de cellules hépatiques formant les travées de Remak. — 5, veine sus-lobulaires.

et dont la disposition se voit également bien sur les coupes transversales et sur les coupes longitudinales.

Sur les coupes transversales (fig. 253 et 254,A), nous voyons successivement : 1° à la périphérie du lobule, dans les espaces de Kiernan, les coupes des veines interlobulaires, émettant à droite et à gauche des collatérales transversales, qui s'engagent sur les facettes du lobule et s'y anastomosent plus ou moins avec leurs similaires de façon à enserrer le lobule dans une sorte de cadre ; 2° au centre du lobule, la coupe d'un gros vaisseau, qui n'est autre que la veine intra-lobulaire ; 3° entre le cadre vasculaire périphérique et le collecteur central, l'ensemble des capillaires allant de l'un à l'autre. Ces capillaires, comme nous le montre nettement la coupe, sont disposés en rayons et, d'autre part, sont réunis de distance en distance par des anastomoses transversales ou plus ou moins obliques. C'est en somme un véritable réseau : à la périphérie, les mailles de ce réseau sont arrondies ou polygonales ; dans tout le reste de l'étendue de la coupe, elles sont allongées dans le sens du vaisseau. Il y a déjà longtemps que les histologistes ont comparé cet ensemble vasculaire à une roue, comparaison qui, du reste, est parfaitement juste ; le moyeu de la roue est représenté par la veine centrale ; la circonférence, par le cercle périlobulaire ; les rayons, enfin, par les capillaires radiés.

Les coupes longitudinales (fig. 254,B) ne sont pas moins instructives. Elles nous montrent tout d'abord la veine intra-lobulaire occupant dans toute son étendue la ligne axiale du lobule. Elles nous montrent ensuite les capillaires radiés se jetant un à un dans cette veine intra-lobulaire, qu'ils abordent sous des angles d'incidence variables, les uns très obliquement, les autres à angles droits. Elles nous montrent, enfin, que ces capillaires sont, comme tout à l'heure, unis les uns aux autres par des anastomoses transversales ou obliques.

Envisagés au point de vue de leur structure, les capillaires du lobule hépatique ne nous présentent pas, comme les capillaires ordinaires, de cellules endothéliales nettement différenciées. Leur paroi est constituée par une simple lame protoplasmique, mince, partout continue et parsemée de noyaux. Ces noyaux sont aplatis, allongés dans le sens du vaisseau, fortement saillants en dedans. Ce sont des vaisseaux restés à l'état embryonnaire, tout comme on l'observe dans les villosités intestinales et dans les glomérules du rein. Il est rationnel d'admettre que cette disposition est en relation avec l'activité fonctionnelle de l'organe et facilite singulièrement les échanges osmotiques entre le sang des capillaires et les cellules ambiantes. Nous verrons plus loin (p. 297) que les noyaux précités, chacun avec le protoplasma granuleux qui l'entoure, ne seraient autres, d'après Kupffer, que ces éléments cellulaires que l'on a décrit sous le nom de cellules étoilées du foie.

3° **Cellules hépatiques.** — Les cellules hépatiques, parties essentielles du lobule, occupent les mailles du réseau capillaire ci-dessus décrit et les remplissent complètement. Affectant exactement la même disposition générale que les intervalles dans lesquels elles se moulent, elles nous apparaissent sur les coupes (fig. 255) sous la forme de longues travées disposées en sens radiaire, je veux dire allant à la manière d'un rayon de la périphérie au centre : ce sont les *travées* ou *cordons de Remak*. Chacune de ces travées est formée par deux ou trois

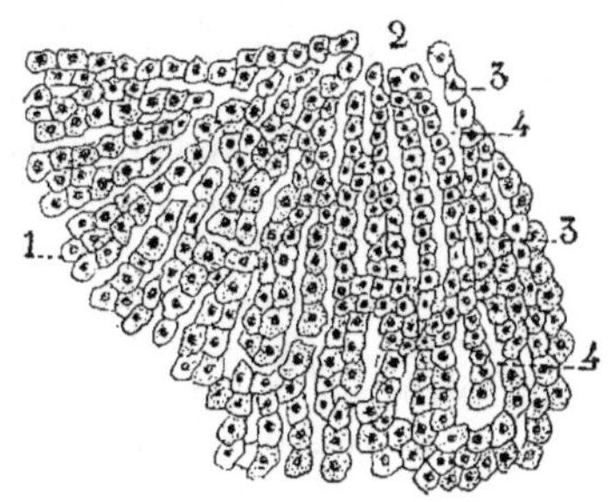

Fig. 255.

Mode d'agencement des cellules hépatiques, vu sur une coupe transversale du lobule, dont les vaisseaux ne sont pas représentés.

1, périphérie du lobule. — 2, espace circulaire occupé par la veine intra-lobulaire. — 3, 3, travées de Remak, disposées en sens radiaire.— 4, 4, espaces également radiaires, occupés par les capillaires.

rangées de cellules (souvent un plus grand nombre), ajoutées bout à bout et courant entre deux capillaires radiés. Cette disposition se voit très nettement et sur les coupes transversales (fig. 254,A) et sur les coupes longitudinales (fig. 254,B).

Les travées de Remak ne sont pas indépendantes. Au cours de leur trajet, elles s'envoient réciproquement de nombreuses anastomoses, de telle sorte que, dans leur ensemble, elles forment, elles aussi, un vaste réseau dont les mailles s'enchevêtrent avec celles du réseau sanguin (fig. 258,1). Les deux réseaux sont, du reste, partout en contact et, de ce fait, on peut dire que l'un des deux est le moule de l'autre. J'ajouterai que, dans les travées de Remak, les cellules hépatiques ne sont pas seulement juxtaposées : elles sont unies entre elles, par leurs faces correspondantes, à l'aide d'un ciment spécial que décèle le nitrate d'argent. Ce ciment est mou, semi-fluide et se dissout assez rapidement après la mort, ce qui rend relativement faciles la dissociation des travées de Remak et l'isolement des cellules hépatiques.

Vues à l'état d'isolement (fig. 256), les cellules hépatiques ont la forme de petites masses polyédriques, ayant en moyenne de six à huit faces. Elles mesurent environ 22 à 25 µ de longueur sur 18 à 20 µ de largeur. Le long de leurs bords (fig. 260) se voient des gouttières plus ou moins profondes, qui ne sont que les empreintes des capillaires sanguins avec lesquels la cellule hépatique est en rapport. Ces gouttières ne représentent jamais qu'une portion de cylindre, ce qui veut dire qu'elles ne répondent chacune qu'à une portion de la surface extérieure du capillaire correspondant. Elles sont naturellement complétées, quand les cellules sont en place dans les travées de Remak, par les gouttières correspondantes des cellules voisines : il faut ainsi, suivant les cas, trois, quatre, cinq ou même six cellules pour former le canal où se trouve emprisonné le vaisseau. Il est à remarquer que, sur les points où la cellule répond au capillaire, il y a, entre les deux formations, contact immédiat : « les capillaires radiés du lobule, dit RENAUT, font tous corps avec la surface des travées hépatiques. Celles-ci, à leur contact avec les capillaires, sont doublées d'un simple liséré protoplasmique répondant à la paroi du capillaire correspondant. Aucune dissociation ne peut séparer cette lame granuleuse des cellules hépatiques auxquelles elle adhère. Isolées, les cellules glandulaires emportent chacune un lambeau de la paroi protoplasmique du vaisseau sanguin. »

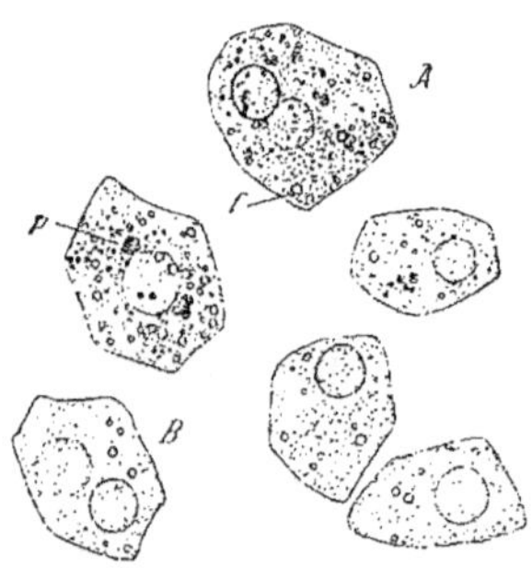

Fig. 256.

Cellules hépatiques à l'état d'isolement (d'après von EBNER).

A et B, deux cellules, chacune avec deux noyaux : les autres sont à noyau unique. — f, globules graisseux. — p, granulations pigmentaires.

Au point de vue structural, la cellule hépatique se compose, comme les cellules glandulaires, d'une masse protoplasmique et d'un noyau. Elle n'a pas, malgré les assertions contraires de quelques histologistes, de membrane cuticulaire vraie. Le noyau, arrondi et volumineux, mesure 6 µ de diamètre. Il est situé, tantôt au centre du corps cellulaire, tantôt sur un point plus ou moins excentrique. Il est souvent double. De son pourtour partent des travées protoplasmiques délicates, lesquelles se portent de là vers la périphérie et s'y terminent dans une lame de protoplasma restée homogène, qui limite extérieurement chaque cellule hépatique (*couche protoplasmique marginale* de RENAUT). Ces travées rayonnantes s'anastomosent les unes avec les autres au cours de leur trajet, de façon à circonscrire entre

elles un système de vacuoles (fig. 257,B), de forme et de grandeur diverses. C'est
dans ces vacuoles que s'accumule la matière glycogène. Elle s'y trouve, non pas à
l'état de granulations, comme le pensait Cl. Bernard, mais sous forme d'un liquide
de consistance sirupeuse. On sait qu'elle a pour caractère histo-chimique de se
colorer en brun acajou quand on fait agir sur elle le sérum iodé. La quantité de
glycogène que renferment les cellules hépatiques varie beaucoup suivant les
espèces animales et, dans chaque espèce, suivant le moment où on l'examine. Elle
atteint son maximum après chaque digestion (voy. plus bas) et va ensuite en diminuant au fur et à mesure qu'on s'éloigne de l'heure du dernier repas. Ranvier a
démontré que chez le rat, après un jeûne de quarante-huit heures, il n'y avait
plus de glycogène dans les cellules hépatiques. Les cellules n'en présentaient pas
moins leurs vacuoles intra-protoplasmiques, mais ces vacuoles étaient alors remplies par un simple liquide aqueux tenant en suspension quelques substances
minérales. Ce fait est intéressant : il nous apprend que les vacuoles précitées ne
sont pas le résultat de l'élaboration du glycogène, mais qu'elles sont *préformées*
et que le glycogène ne fait qu'y prendre place au fur et à mesure de sa production.

Outre le glycogène, la cellule hépatique renferme encore de la graisse et des
granulations pigmentaires. La graisse se dépose, non pas dans les vacuoles, comme
le glycogène, mais bien dans l'épaisseur des travées protoplasmiques qui circonscrivent ces vacuoles. Elle s'y montre sous forme de grains plus ou moins volumineux et plus ou moins confluents. Il est des cas où elle est tellement abondante
(*foies gras*) que la cellule a tous les caractères extérieurs des cellules adipeuses.
Quant aux granulations pigmentaires, elles sont ordinairement peu nombreuses.
Elles ont une couleur brune ou jaunâtre et présentent les réactions caractéristiques
des pigments biliaires.

La cellule hépatique qui, comme on le sait, joue un rôle important dans la
destruction de certains poisons et même dans la formation de l'urée (A. Gautier),
acquiert de ce fait la valeur d'une glande zymogène et doit, bien certainement
élaborer quelques ferments en rapport avec les fonctions sus-indiquées. Mais, nous
n'avons encore, sur les caractères de ce ferment et sur son mode de sécrétion,
aucune donnée bien précise.

Analogue en cela à toutes les cellules de nature glandulaire, la cellule hépatique présente,
suivant les moments où on l'examine, des modifications notables qui ont été bien mises en lumière
par les travaux de Langley, de Heidenhain, de Cohn, etc.

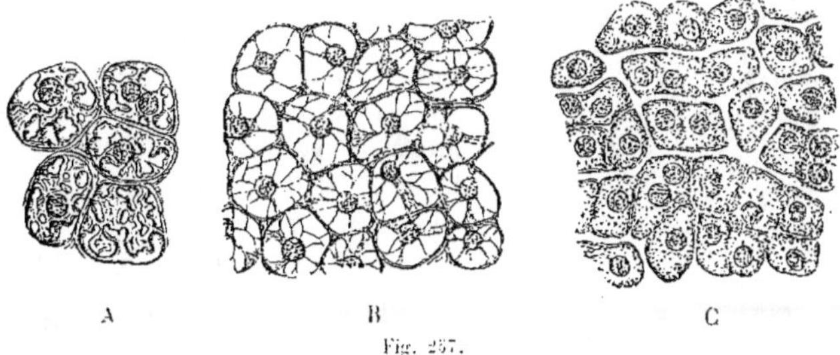

A   B   C

Fig. 257.

Cellules hépatiques du chien à différents stades de la digestion (d'après Heidenhain).

A. cellules remplies de substance glycogène ; — B. cellules après la disparition du glycogène présentant très nettement le réticulum protoplasmique et les alvéoles que circonscrivent les travées de ce réticulum ; — C, cellules ayant, comme les précédentes, perdu leur
glycogène et présentant un aspect granuleux.

Chez l'animal, à l'état de jeûne, la cellule hépatique nous apparaît avec un noyau central très
net et un corps cellulaire plus ou moins granuleux. Ces granulations, tout en étant disséminées

irrégulièrement, se disposent de préférence tout autour du noyau, de telle façon que le corps cellulaire se trouve parfois nettement divisé en deux zones concentriques : une zone périnucléaire, riche en granulations et plus sombre ; une zone périphérique, pauvre en granulations et plus claire. Les travées du réticulum protoplasmique sont nettement visibles, surtout dans la zone claire.

Déjà vers la quatrième ou cinquième heure qui suit le repas, les vaisseaux intra-lobulaires sont dilatés et gorgés de sang. Les cellules hépatiques, de leur côté, ont augmenté de volume. Les granulations se sont multipliées et s'étendent maintenant jusqu'à la périphérie du corps cellulaire. Quant au réticulum protoplasmique, il est peu visible, plus ou moins masqué qu'il est par ces granulations.

Dans les heures qui suivent, les granulations de glycogène (on est bien moins fixé sur l'évolution des granulations graisseuses et biliaires) augmentent encore en nombre et en volume. Puis, elles se réunissent les unes aux autres, de façon à former des masses irrégulières, à contours arrondis, d'aspect floconneux (fig. 257, A : ce sont des blocs de glycogène. La cellule, vers la dixième ou la douzième heure qui suit le repas, en est remplie. Rappelons, en passant, que le glycogène occupe les vacuoles que délimitent les travées protoplasmiques, jamais l'épaisseur même des travées.

Le glycogène, une fois accumulé dans la cellule hépatique, n'y reste pas comme un élément définitif du protoplasma cellulaire. Sous l'influence d'un ferment, qui provient très probablement du sang, il se transforme peu à peu en glycose, lequel, au fur et à mesure de sa production, passe dans les capillaires sanguins du lobule. Cette transformation est permanente et la cellule hépatique se débarrasse ainsi peu à peu de toute la substance glycogène qu'elle avait fixée au cours de la digestion. Quand elle est terminée, le corps cellulaire n'est plus représenté, comme nous le montre nettement la figure 257,B, que par une série de vacuoles, remplies d'un liquide aqueux et circonscrites par des travées protoplasmiques à directions plus ou moins radiaires.

Les cellules hépatiques refont alors peu à peu leurs granulations et, de nouveau, prennent l'aspect granuleux que nous leur avons décrit plus haut comme caractérisant l'élément à l'état de repos.

4° Canalicules biliaires. — Outre les cellules hépatiques et le réseau sanguin, le lobule hépatique nous présente encore un réseau de canaux extrêmement fins,

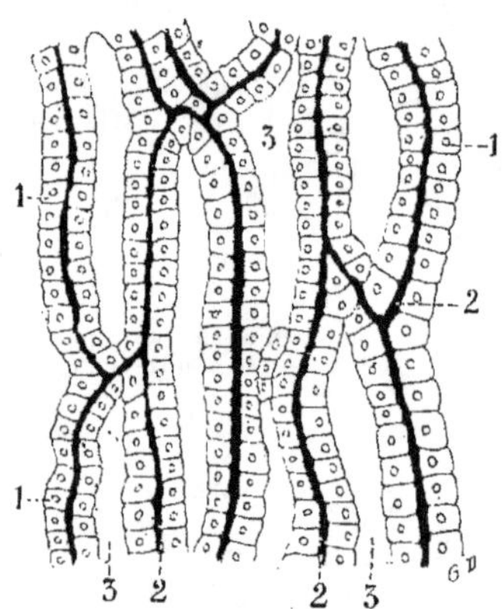

Fig. 258.

Schéma montrant, sur une coupe transversale du lobule, les rapports respectifs des canalicules biliaires et des capillaires radiés.

1, 1, travées de Remak. — 2, 2, 2, canalicules biliaires, constamment situés entre deux rangées de cellules hépatiques, dans l'axe même des travées de Remak. — 3, 3, capillaires radiés, situés entre les travées de Remak et constamment séparés des canalicules biliaires.

dans lesquels naît et chemine la bile : ce sont les *canalicules biliaires*. Certains histologistes les désignent sous le nom de *capillaires biliaires*, mais cette dernière dénomination doit être abandonnée, les canaux en question différant essentiellement des capillaires sanguins par leur structure comme par leur signification morphologique.

a. *Disposition générale et rapports.* — Les canalicules biliaires naissent entre les cellules hépatiques par des extrémités libres plus ou moins renflées et terminées en cæcum. De là, ils se portent en sens radiaire vers la périphérie du lobule, où ils se terminent dans les conduits biliaires interlobulaires. Dans ce trajet, ils sont situés dans l'épaisseur des travées de Remak (fig. 258,2), constamment recouverts, sur tout leur pourtour, par les cellules hépatiques. Comme les capillaires sanguins, ils présentent avec ces cellules des rapports intimes : mais, tandis que les vaisseaux sanguins répondent aux bords ou arêtes du corps cellulaire, les canalicules biliaires cheminent sur les faces en y formant parfois (fig. 259) deux mailles réciproquement perpendiculaires. Du reste, sur tous les points où il est en contact avec les canalicules biliaires, le protoplasma cellulaire se déprime comme au niveau des capillaires sanguins, et forme ainsi une gouttière destinée à les recevoir. Il résulte d'une pareille disposition les trois faits suivants, qui résument nettement les rapports réciproques des trois formations intra-lobulaires : 1° Les canalicules biliaires sont délimités par les faces correspondantes de deux cellules hépatiques, chacune de ces faces se creusant en une gouttière représentant un demi-cylindre ; 2° les capillaires sanguins sont délimités par les arêtes correspondantes de quatre cellules hépatiques, chacune de ces arêtes se creusant en une gouttière qui représente un quart de cylindre ; 3° les canalicules biliaires ne sont jamais en contact avec les vaisseaux sanguins ; il y a toujours entre eux (fig. 260) une épaisseur ou une demi-épaisseur de cellule hépatique.

b. *Anastomoses.* — Au cours de leur trajet, les canalicules biliaires s'envoient mutuellement des anastomoses, de façon à former dans leur ensemble un vaste réseau. Ces anastomoses, comme pour le réseau sanguin, se font, d'une part, entre canalicules situés sur un même plan, d'autre part, entre canalicules de plans différents. Nous ajouterons que, sur le point où un lobule se fusionne avec un lobule voisin, le réseau biliaire du premier se continue de même avec le réseau biliaire du second. Ces anastomoses entre canalicules voisins sont cependant moins fréquentes qu'on pourrait le croire au premier abord. Les canalicules, en effet, comme le fait remarquer STÖHR, s'entrecroisent souvent dans des plans différents, ce qui peut donner l'illusion d'une anastomose vraie alors qu'il ne s'agit, en réalité, que d'un simple entrecroisement.

c. *Diverticules latéraux.* — Les canalicules biliaires, quoique suivant dans leur ensemble un trajet radiaire, sont bien loin d'être rectilignes. Comme nous le démontre nettement la figure 261, ils sont au contraire fortement flexueux, plus ou moins disposés en zigzag. D'autre part, ils émettent de distance en distance des prolongements latéraux, sorte de diverticulums qui, après un trajet variable, se terminent, comme les canalicules eux-mêmes, par une extrémité fermée en cul-de-sac. Ces diverticules sont de deux ordres : les uns, relativement longs, ont un calibre assez régulièrement cylindrique ; les autres, très courts, se terminent par un petit renflement arrondi ou ovalaire, rappelant assez bien une baie avec son pédicule. Quelles que soient leur forme et leurs dimensions,

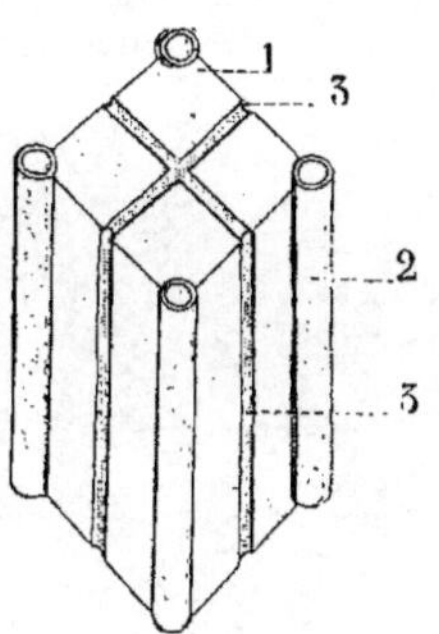

Fig. 259.

Une cellule hépatique, vue à l'état d'isolement, pour montrer ses rapports avec les capillaires sanguins et les canalicules biliaires *(schématique).*

1. cellule hépatique. — 2. capillaires sanguins. — 3.3. gouttières demi-cylindriques répondant aux canalicules biliaires.

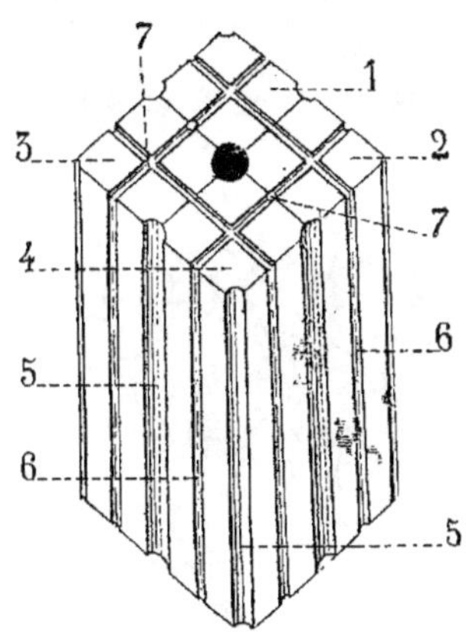

Fig. 260.

Shéma montrant quatre cellules hépatiques vues en place, dans leurs rapports avec les capillaires sanguins et les canalicules biliaires (d'après M. DUVAL).

1.2.3.4, quatre cellules hépatiques. — 5. gouttières, occupant les arêtes des cellules et destinées à loger les capillaires sanguins. — 6. gouttières demi-cylindriques répondant aux canalicules biliaires. — 7, canalicules biliaires.

les diverticules du réseau biliaire se trouvent toujours situés, comme les canalicules eux-mêmes, entre deux cellules hépatiques. Ils ont exactement la même signification que les canalicules dont ils dérivent.

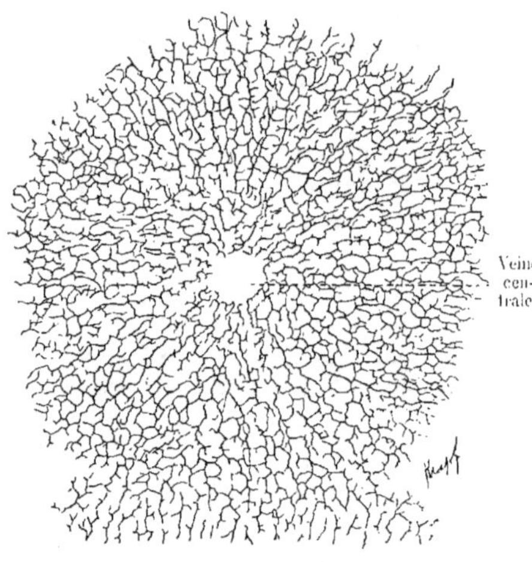

Fig. 261.

Réseau des canalicules biliaires du foie de l'homme (préparation par la méthode de Golgi, d'après L. Böhm et Davidoff).

On voit, à la partie inférieure de la figure, le réseau des canalicules s'anastomoser avec celui du lobule voisin.

d. *Structure.* — La structure des canalicules biliaires est une question qui a été longtemps controversée. Eberth et Heidenhain ont émis l'opinion que ces canalicules possédaient une membrane propre, ce qui les individualisait nettement en tant que canaux. Legros allait même plus loin : il admettait, tout autour des canalicules, un revêtement endothélial continu, rappelant celui des capillaires sanguins. Mais cet endothélium de Legros, pas plus de reste que la membrane propre d'Eberth et de Heidenhain, n'a été retrouvé par les histologistes. Il est universellement admis aujourd'hui, depuis les recherches de Hering, confirmées par celles de Ranvier, que les canalicules en question ne possèdent aucun vestige de membrane propre et n'ont d'autres parois que les gouttières protoplasmiques des cellules qui les délimitent. Ils acquièrent ainsi, on le voit, la valeur de *simples espaces intercellulaires*.

e. *Signification morphologique.* — Ce dernier fait est important, en ce sens qu'il jette un jour tout nouveau sur la signification des canalicules biliaires et des cellules hépatiques qui, en les délimitant, constituent leurs parois : les cellules hépatiques sont des cellules épithéliales à signification glandulaire ; et, quant aux canalicules, ils ne sont pas autre chose que des lumières glandulaires, analogues à celles que l'on rencontre dans une glande en tube, la glande de Lieberkühn par exemple. Les travées cellulaires de Remak, chacune avec son canalicule central,

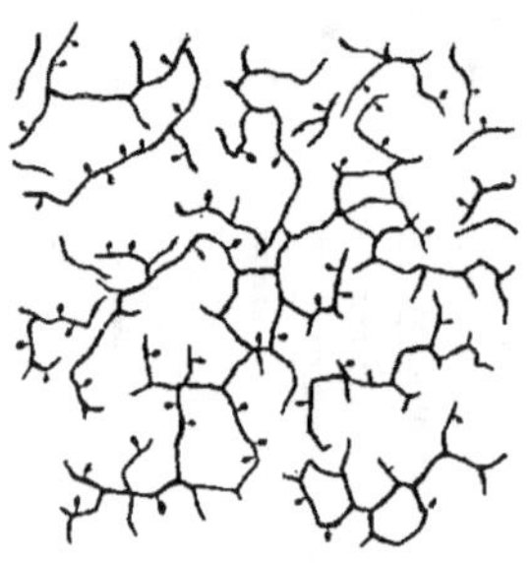

Fig. 262.

Canalicules biliaires du foie humain (préparation par la méthode de Golgi, d'après Oppel).

acquièrent, en conséquence, la signification d'une glande en tube ordinaire, dont elles ne diffèrent au point de vue anatomique que par ce simple fait, que deux cellules suffisent ici pour circonscrire la cavité glandulaire (fig. 263), tandis que, dans les glandes tubuleuses ordinaires, on en trouve toujours un plus grand nombre (trois, six, dix ou même davantage). Ce n'est là, on en conviendra, qu'un caractère d'importance secondaire : chez quelques animaux inférieurs, en effet, tels que les fourmis et les abeilles (Renaut), on voit certains acini des glandes salivaires se réduire parfois à une seule cellule, qui, pour la circonstance, s'est creusée d'une cupule centrale d'où s'échappe le canal excréteur; d'autre part, dans le foie des mammifères, il n'est pas extrêmement rare de rencontrer des travées for- mées par trois rangées de cellu- les, avec, à leur partie centrale, un canalicule biliaire circonscrit alors par trois cellules au lieu de deux. Le foie est donc une *glande en tube ramifiée*.

Cette conception, du reste, est parfaitement confirmée par la disposition anatomique que nous présente le foie chez les animaux inférieurs. Chez l'ammocète, chez les batraciens, chez les reptiles, les cellules hépatiques s'ordon- nent en des cordons assez régu- lièrement cylindriques, formés, chacun par deux, trois, quatre,

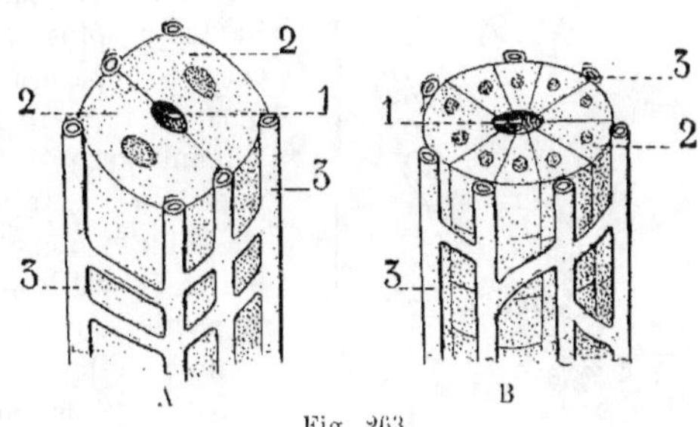

Fig. 263.

Parallèle de la glande hépatique (A) avec une glande en tube ordinaire (B).

1, lumière glandulaire (c'est le canalicule biliaire dans la figure A). 2, cellules glandulaires (ce sont les cellules hépatiques dans la figure A). — 3.3, capillaires péri-acineux (ce sont les capillaires radiés dans la figure A).

cinq ou même six rangées de cellules. Or, tandis que la surface extérieure de ces cordons est en rapport avec les capillaires hépatiques, leur axe est représenté par une lumière étroite qui n'est autre que le canalicule biliaire. Il en résulte que, sur des coupes transversales de ces cordons (fig. 264), nous retrouvons exactement le dispositif qui caractérise les glandes en tube, je veux dire une lumière centrale circonscrite par une couronne de cellules épithéliales, dont le nombre varie ordinairement de quatre à six.

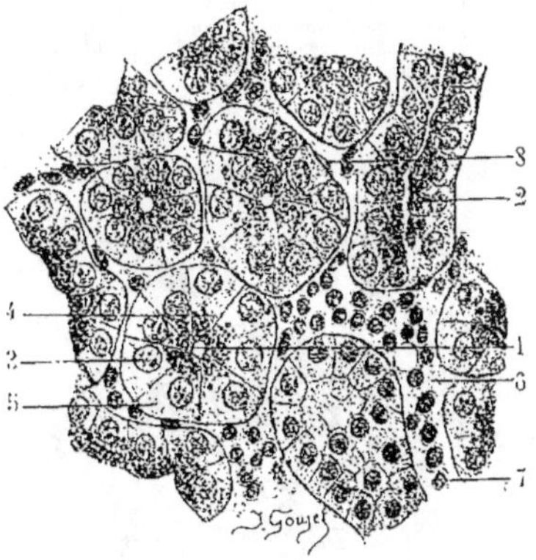

f. *Passage de Hering.* — Il me reste à indiquer comment s'établit le pas- sage entre le canalicule biliaire et les conduits biliaires interlobulaires qui leur font suite, autrement dit entre le tube sécréteur et le tube excréteur. Ce passage a été parfaitement décrit par HERING et, plus récemment, par RAN- VIER. Les conduits biliaires interlobu- laires se composent, comme nous le verrons plus loin, d'une mince tuni- que conjonctive tapissée intérieure-

Fig. 264.

Travées hépatiques tubuleuses du foie de l'am- mocète coupées les unes en long, les autres en travers (d'après RENAUT).

1, lumière glandulaire d'une travée coupée en travers. — 2, lumière glandulaire d'une travée coupée en long. — 3, noyaux des cellules glandulaires. — 4, zone supra- nucléaire, granuleuse. — 5, zone infra-nucléaire. — 6, capil- laires sanguins. — 7, globules sanguins. — 8, noyaux endo- théliaux des capillaires intertrabéculaires.

ment par un épithélium cylindrique. Arrivés au contact du lobule et au moment de pénétrer dans son épaisseur, ils subissent les modifications histologiques sui- vantes (fig. 265) : leur tunique conjonctive s'atténue peu à peu et finit par dispa- raître ; leurs cellules épithéliales deviennent plus basses, presque pavimenteuses. en même temps qu'elles s'allongent dans le sens de l'axe du conduit ; les noyaux, à leur tour, s'aplatissent et d'arrondis qu'ils étaient, prennent une forme ellip- tique à grand axe longitudinal. Puis, brusquement, quand le conduit a pénétré dans le lobule ou presque immédiatement après, les cellules épithéliales précitées sont remplacées par des cellules à la fois plus hautes et plus larges, qui ne sont autres que les cellules hépatiques d'un cordon de Remak. D'autre part, la lumière du conduit biliaire, qui est relativement large, est continuée au même niveau par une fissure extrêmement étroite, qui s'engage entre les cellules hépatiques et qui est le canalicule biliaire. Tel est le passage de Hering : il est situé dans la partie toute superficielle du lobule hépatique et, comme on le voit par la description qui précède, il reproduit exactement ce qui se passe, pour les glandes salivaires, au niveau du point où l'épithélium du canal de Boll, premier segment du canal excréteur, fait place à l'épithélium glandulaire de l'acinus.

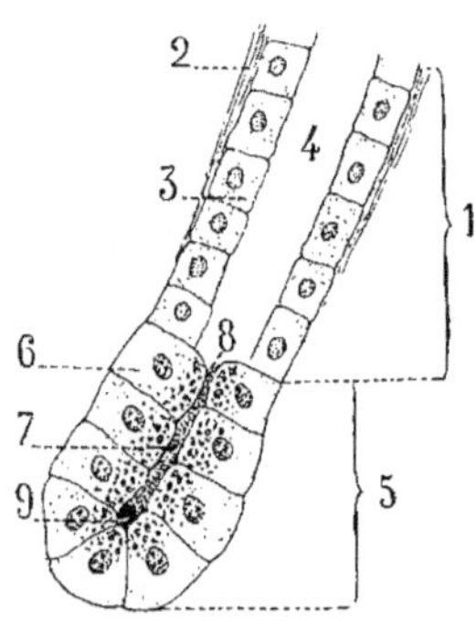

Fig. 265.

Schéma, montrant le mode de continuité du conduit biliaire avec le canalicule biliaire (passage de Hering).

1, conduit biliaire, avec : 2, sa paroi conjonctive ; 3, son épithélium ; 4, sa lumière.— 5, une travée hépatique, avec : 6, cellules hépatiques ; 7, canalicule biliaire.— 8, passage de Hering.— 9, point où le canalicule hépatique se coude pour passer dans un autre plan : il est sur ce point, coupé en travers.

5° **Tissu conjonctif du lobule hépatique.** — Le tissu conjonctif interlobulaire envoie dans le lobule lui-même un certain nombre de faisceaux très grêles ; mais ces faisceaux s'arrêtent toujours dans la zone marginale du lobule. On trouve, d'autre part, sur le pourtour de la veine interlobulaire, un deuxième groupe de faisceaux conjonctifs, qui affectent pour la plupart une direction longitudinale et dont l'ensemble forme au vaisseau précité une sorte d'adventice. Le tissu conjonctif marginal et le tissu conjonctif périveineux sont unis l'un à l'autre par un stroma fibrillaire, d'aspect tout spécial, sur la nature duquel les histologistes ne sont pas nettement fixés. Il est constitué (fig. 266) par des filaments extrêmement fins, irrégulièrement flexueux, s'entrecroisant et s'anastomosant dans tous les sens : ce sont les *Gitterfasern* (*fibres en treillis*) de OPPEL. Cette formation fibrillaire, dans son ensemble, représente comme une fine dentelle jetée entre les capillaires sanguins.

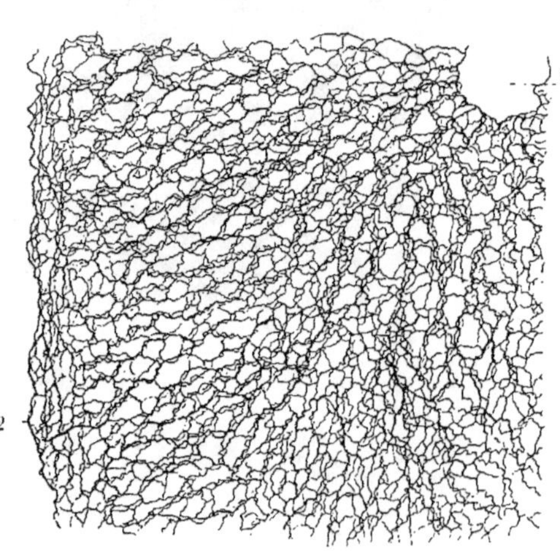

Fig. 266.

Réticulum conjonctif (*Gitterfasern*) du lobule hépatique (préparation par la méthode de Golgi, d'après Böhm et DAVIDOFF).

1, veine centrale du lobule. — 2, réticulum conjonctif.

WAGNER et ENGEL-REIMERS, depuis longtemps déjà, ont décrit dans le réticulum précité, en plein lobule hépatique par conséquent, des cellules conjonctives à prolongements multiples et plus ou moins ramifiés, les *cellules étoilées du foie* (*Sternzellen*). Ces cellules, rejetées plus tard par Henle et par Hering, ont été décrites à nouveau, à une époque plus récente, par Disse (1890) et par Frenkel (1892) etc. Elles sont, suivant les cas, irrégulièrement polygonales, allongées en fuseau, triangulaires, étoilées. Mais, quelle que soit leur forme, elles sont constamment appliquées contre les capillaires sanguins. Elles sont finement granuleuses et, sous l'action du chlorure d'or, se colorent en rouge ou rouge violacé. Les cellules étoilées du foie ont exercé longtemps la sagacité des histologistes et nous ne sommes pas encore parfaitement fixés sur leur nature et leur signification : tour à tour on les a considérées comme des éléments du tissu conjonctif, comme des cellules nerveuses, comme des cellules plasmatiques disposées autour des vaisseaux, comme des cellules endothéliales. Dans un mémoire tout récent (mai 1899), Kupffer se range à cette dernière opinion et, lui aussi, considère les cellules étoilées comme appartenant à la paroi endothéliale des capillaires sanguins du lobule. Mais ce

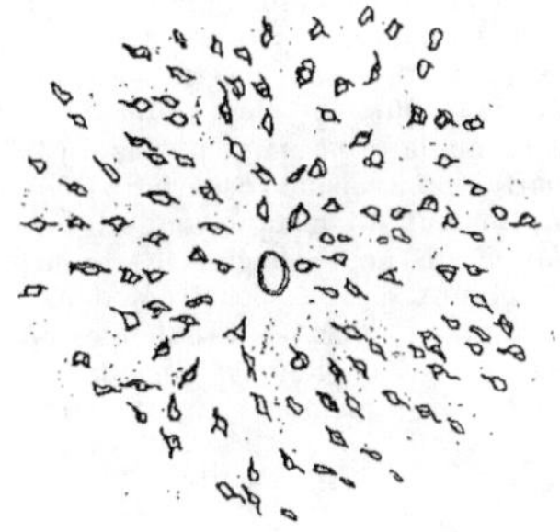

Fig. 267.

Cellules étoilées du lobule hépatique de l'homme, chlorure d'or (d'après Kupffer).

Les cellules étoilées sont en noir ; les travées jaunes représentent les cellules hépatiques ; au centre de la figure se voit la coupe de la veine intra lobulaire.

qu'il y a de particulièrement intéressant dans les résultats obtenus par Kupffer, c'est que ces cellules à signification endothéliale jouiraient de la propriété d'incorporer les corps étrangers et, tout particulièrement, les globules rouges du sang ou leurs débris : ce seraient de véritables *phagocytes*, qui ne seraient pas sans analogie avec certaines espèces de cellules lymphatiques.

Au total, le tissu conjonctif intra-lobulaire est représenté : 1° par le tissu conjonctif marginal, qui est une dépendance du tissu conjonctif interlobulaire ; 2° par le tissu conjonctif central, qui entoure la veine intra-lobulaire à la manière d'un adventice ; 3° par un fin

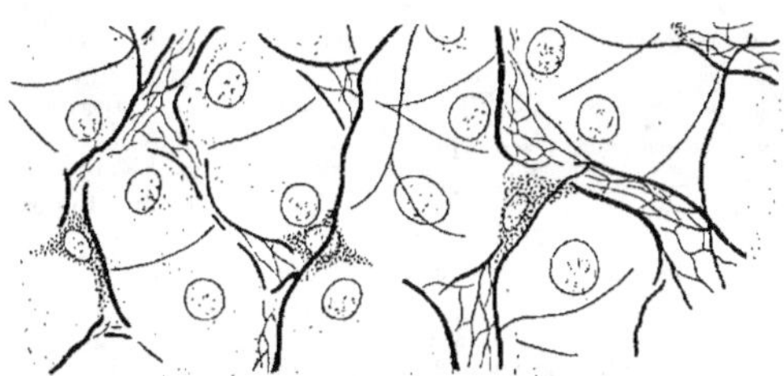

Fig. 268.

Cellules étoilées de l'homme, vues en place à un fort grossissement (d'après Kupffer).

Les cellules hépatiques sont colorées en jaune ; elles sont séparées les unes des autres par les capillaires radiés ; sur la paroi de ces capillaires se voient trois cellules étoilées. Cette préparation nous montre encore, çà et là sur les cellules hépatiques, et, d'autre part, sur toute l'étendue de la paroi des capillaires, des fibrilles de dimensions diverses représentant le réticulum conjonctif du lobule.

réticulum (*Gitterfasern*), avec ou sans cellules (la question, comme nous l'avons vu plus haut, est controversée), qui va de la couche conjonctive centrale à la couche conjonctive marginale et qui n'est vraisemblablement qu'un tissu conjonctif modifié.

Le lobule hépatique, tel que nous venons de le décrire, a pour centre une veine, la veine centrale ou intra-lobulaire : il se développe autour de cette veine et a exactement pour limites les limites mêmes de son territoire capillaire. Si le lobule hépatique est parfaitement isolé et individualisé chez les animaux, où le tissu conjonctif interlobulaire est très développé, il n'en est pas de même chez l'homme, où le tissu conjonctif, relativement peu développé, n'entoure le lobule que sur une partie de son étendue. Comme conséquence, les lobules entrent en contact immédiat avec leurs voisins et se fusionnent plus ou moins avec eux. De ce fait, leur individualité n'existe pas d'une façon absolue tout au moins.

Au lobule classique, Sabourin (1888) a cherché à en substituer un autre, basé, non plus sur le mode de distribution vasculaire, mais sur le mode d'agencement des canaux producteurs et vecteurs de la bile, c'est le *lobule biliaire*. Voici en quoi il consiste. Chaque espace de Kiernan possède un conduit biliaire. lequel reçoit ses affluents de quatre lobules voisins. De ces quatre lobules. trois seulement sont visibles sur une coupe horizontale (fig. 269). Le quatrième est placé au-dessus des trois autres. immédiatement au-dessus de l'espace de Kiernan ; il ne peut être vu que sur des coupes verticales. D'un autre côté, ces affluents du conduit biliaire interlobulaire ne naissent pas du lobule tout entier. mais d'une partie seulement du lobule, de la partie qui avoisine l'espace de Kiernan en question, soit un sixième du lobule environ (fig. 269). Autrement dit, chaque conduit biliaire interlobulaire se divise en quatre rameaux, dits *lobulaires*, un pour chacun des quatre lobules voisins. Ces rameaux lobulaires. après s'être plus ou moins divisés, pénètrent dans leurs lobules respectifs et s'y continuent avec les canalicules biliaires où. si l'on veut, avec les travées de Remak. Chacun d'eux se distribue à une partie du lobule seulement (au sixième environ), laquelle devient son territoire d'origine. Ce territoire, comme nous démontre nettement la figure 270, a sur les coupes la forme d'un triangle, dont le sommet confine à la veine intra-lobulaire et dont la base répond à l'espace de Kiernan. Eh bien. les quatre territoires ressortissant à un même canal biliaire intra-lobulaire constituent le *lobule biliaire* de SABOURIN.

Le lobule biliaire a. dans son ensemble, la forme d'une pyramide à base triangulaire : il a pour centre un espace de Kiernan et pour côtés des lignes fictives reliant entre elles les deux veines intra-lobulaires les plus voisines. Il se décompose morphologiquement en quatre segments, segments qui appartiennent à quatre lobules différents et qui acquièrent chacun la signification d'un acinus glandulaire. l'*acinus biliaire*. Il convient d'ajouter que chaque conduit biliaire, en abordant son lobule, emmène avec lui (fig. 270) un rameau de l'artère hépatique et une branche de la veine porte, lesquelles se ramifient comme lui et présentent en somme le même mode de distribution.

Certains faits empruntés à l'anatomie pathologique. à l'embryologie et à l'anatomie comparée. dont on trouvera l'exposé dans le livre de SABOURIN. paraissent favorables à la conception du lobule biliaire. Ce lobule biliaire est donc autre chose qu'une vue de l'esprit. Il faut reconnaître, cependant. que les canalicules biliaires d'un acinus communiquent largement avec ceux des acini voisins. non seulement dans un même lobule, mais dans les lobules différents (fig. 261). Les limites du lobule biliaire sont donc tout aussi conventionnelles. sinon plus. que celles du lobule hépatique.

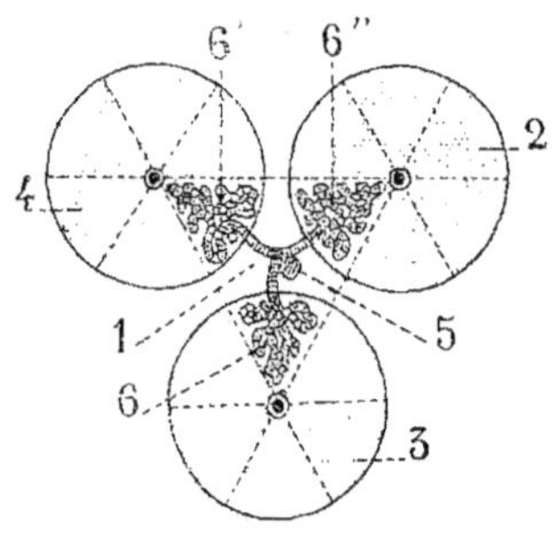

Fig. 269.

Schéma d'un lobule biliaire d'après la conception de SABOURIN.

1. espace de Kiernan. avec 2.3.4. les trois lobules qui le circonscrivent. — 5. conduit biliaire interlobulaire se divisant en trois branches, pour se porter dans le secteur correspondant des trois lobules précités. — 6. 6'6''. trois acini biliaires. constituant dans leur ensemble le lobule biliaire.

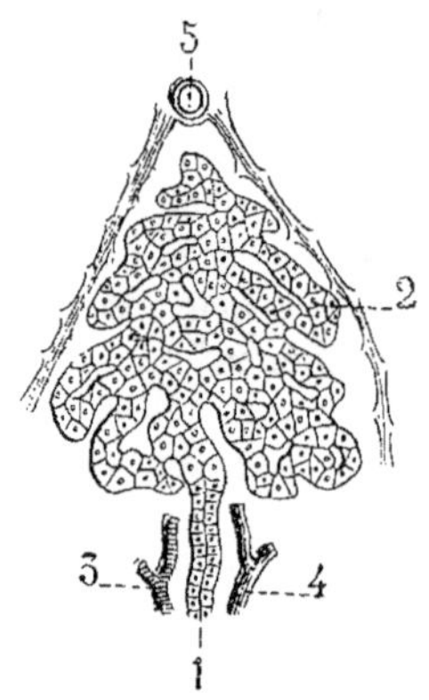

Fig. 270.

Schéma de l'acinus biliaire. d'après SABOURIN.

1. conduit biliaire interlobulaire. — 2. travées de Remak, représentant l'acinus du lobule hépatique. — 3. division de l'artère hépatique — 4. division de la veine porte. — 5. veine intra-lobulaire.

C. — CONDUITS BILIAIRES INTRA-HÉPATIQUES

Nous désignerons sous ce nom collectif de conduits biliaires intra-hépatiques tous les canaux vecteurs de la bile qui cheminent dans l'épaisseur du foie, depuis leur origine sur le lobule hépatique jusqu'au hile.

1° Origine. — Les conduits biliaires, comme nous l'avons vu plus haut, font suite aux canalicules biliaires, comme, dans une glande quelconque, les canaux excréteurs font suite aux acini. Au sortir du lobule, ils cheminent quelque temps à la surface de celui-ci, puis se jettent dans l'espace de Kiernan. Là, ils se réunissent avec les conduits biliaires issus des lobules voisins pour former des conduits plus volumineux, les *conduits biliaires interlobulaires*. Nous ferons remarquer, en passant, que chaque lobule est tributaire de cinq ou six conduits interlobulaires différents ou, ce qui revient au même, que chaque conduit interlobulaire reçoit ses radicules des cinq ou six lobules voisins. Du reste, entre les lobules dont ils émanent, les conduits interlobulaires et leurs radicules s'anastomosent fréquemment entre eux, de façon à former un riche réseau, le *réseau interlobulaire*. C'est de ce réseau interlobulaire que partent les *canaux biliaires proprement dits*.

2° Trajet. — Les canaux interlobulaires, une fois formés, se dirigent tous vers le hile du foie. Chemin faisant, ils se réunissent les uns aux autres, à la manière des veines, pour donner naissance à des conduits de plus en plus volumineux. C'est ainsi que les ramuscules donnent naissance à des rameaux, les rameaux à des branches, les branches à des troncs. Au niveau du hile, il n'existe plus que trois canaux principaux, quelquefois deux seulement, lesquels se fusionnent ensemble pour constituer un canal collecteur unique, le *canal hépatique* (fig. 272,10).

3° Rapports. — Les canaux biliaires, en se portant ainsi des espaces interlobulaires, vers le hile, cheminent constamment dans un prolongement tubuleux de la capsule de Glisson, en compagnie d'un rameau de l'artère hépatique et d'une division de la veine porte (fig. 249). Celle-ci est toujours reconnaissable à ses dimensions qui l'emportent constamment, et de beaucoup, sur celles des deux autres canaux.

4° Anastomoses. — Au cours de leur trajet dans l'épaisseur de la masse hépatique, les canaux biliaires sont reliés les uns aux autres par des anastomoses, qui, relativement rares chez l'homme, sont infiniment multipliées chez certains animaux, notamment chez le chien, le chat, le cheval, le bœuf (SAPPEY). On rencontre ici les mêmes types que sur les vaisseaux sanguins : ce sont, tantôt des anastomoses par inosculation, tantôt des anastomoses par convergence, tantôt des anastomoses transversales, obliques, elliptiques, etc. Ces anastomoses sont parfois tellement nombreuses que les canaux biliaires intra-hépatiques, dans leur ensemble constituent de véritables réseaux.

5° Structure. — Les conduits biliaires intra-hépatiques se composent essentiellement d'une mince paroi conjonctive, revêtue intérieurement par une seule rangée de cellules épithéliales :

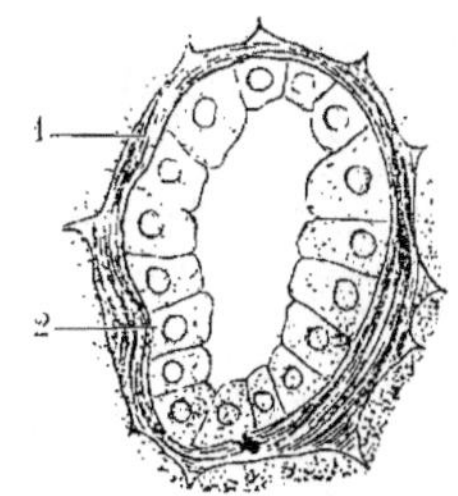

Fig. 271

Un conduit biliaire intra-hépatique vu en coupe transversale (d'après SCHENK).

1, paroi propre. — 2, épithélium cylindrique.

a. *Paroi propre*. — La paroi propre (fig. 271,1) se compose de faisceaux du tissu conjonctif, réunis les uns aux autres par un réseau de fibres élastiques grêles, dirigées pour la plupart dans le sens du conduit. Elle se termine du côté de l'épithélium, par une sorte de limitante qui, vraisemblablement, tient lieu de vitrée. Aux éléments conjonctifs viennent s'ajouter, sur les conduits les plus volumineux, un certain nombre de fibres musculaires lisses.

b. *Epithélium*. — Quant à l'épithélium (fig. 272,2) il est représenté par des cellules pyramidales, dont la base répond à la paroi propre, le sommet à la lumière du conduit. Un certain nombre d'entre elles, cependant, sont orientées en sens inverse, c'est-à-dire ont leur extrémité étroite en rapport avec la paroi propre, leur extrémité large tournée du côté de la lumière. Cette lumière du conduit biliaire est régulière et limitée par un mince plateau non strié, tel que celui des cellules profondes des glandes de Lieberkühn de l'intestin grêle du chien (RENAUT). Les cellules épithéliales ont un protoplasma légèrement granuleux, un noyau arrondi situé à la partie moyenne ou dans le tiers inférieur du corps cellulaire.

c. *Cryptes muqueux*. — La surface interne des conduits biliaires nous présente de nombreux orifices, qui conduisent dans des diverticulums plus ou moins développés, mais toujours fermés à leur extrémité libre. Ces diverticulums varient beaucoup dans leurs dimensions : les uns, extrêmement courts, sont de simples fossettes qui ne dépassent pas la paroi propre du conduit ; d'autres, plus longs, se prolongent au delà de cette paroi propre, laquelle, dans ce cas, est comme hérissée par les saillies que forment les diverticulums. Ils varient aussi dans leur forme : les uns, sont régulièrement cylindriques ; d'autres, à la suite d'un orifice étroit, s'élargissent plus ou moins et se terminent en cæcum ; d'autres, enfin, sont bifides ou même trifides. La signification de ces diverticulums des conduits biliaires n'est pas encore nettement élucidée. Certains anatomistes les considèrent comme étant de véritables glandes : mais une pareille opinion a contre elle ce fait que l'épithélium qui les revêt est entièrement semblable à celui qui tapisse le conduit biliaire lui-même. Ce sont donc, non pas des glandes vraies, mais plutôt de simples cryptes, auxquels on ne saurait attribuer aucune fonction spéciale. Peut-être pourrait-on les envisager comme des rameaux biliaires abortifs, je veux dire comme des rameaux, qui, s'étant séparés du canal hépatique primitif, avaient commencé à se développer, puis, brusquement avaient cessé de croître. Mais ce n'est là que pure hypothèse.

6° Vasa aberrantia. — On rencontre parfois, sur certains points de la surface extérieure du foie, un système de canalicules, de couleur jaunâtre, diversement ramifiés et plus ou moins anastomosés entre eux. On les désigne, depuis WEBER, sous le nom de *vasa aberrantia*.

Ces canalicules singuliers s'observent le plus souvent sur le bord interne de l'un ou l'autre des deux ligaments triangulaires, avec une prédominance très marquée pour le ligament triangulaire gauche. Mais on les rencontre encore dans d'autres régions, notamment le long du bord antérieur du foie, au niveau de l'attache hépatique du ligament suspenseur, au voisinage de la vésicule biliaire, sur la languette fibreuse qui, du lobe de Spigel,

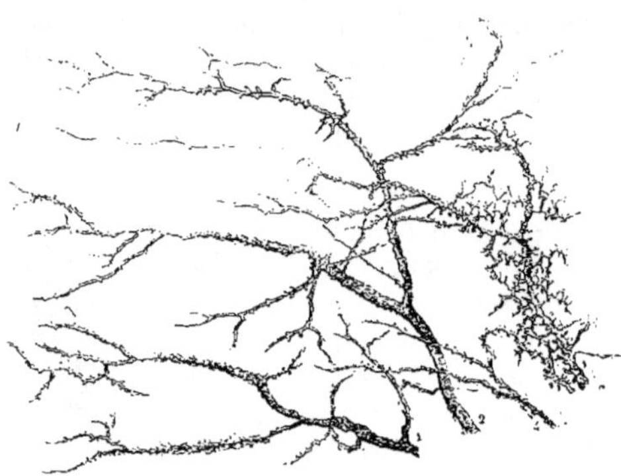

Fig. 271 *bis*.

Vasa aberrantia du foie (d'après SAPPEY).

1, 2, deux vasa aberrantia, de calibre fort irrégulier, dont les glandes sont pour la plupart hypertrophiées. — 3, un autre conduit dont les parois sont surmontées de glandes plus apparentes et de ramifications biliaires anastomosées entre elles. — 4, un petit conduit analogue aux deux premiers.

se porte en arrière de la veine cave inférieure, sur cette autre languette fibreuse qui est jetée comme un pont au-dessus du sillon de la veine ombilicale, etc. Ils font défaut chez le fœtus et je ne sache pas qu'on les ait encore signalés chez l'enfant. D'autre part, ils sont plus fréquents chez le vieillard que chez l'adulte.

Les vasa aberrantia, que l'on remplit toujours en poussant une injection fine dans le canal hépatique, doivent être considérés comme de véritables canaux biliaires, qui ont été mis à nu et sont devenus superficiels par suite de l'atrophie des lobules hépatiques dans l'épaisseur desquels ils étaient primitivement plongés. Au milieu de ces processus régressifs, qui frappent ainsi, on ne sait trop pourquoi, les cellules hépatiques et amènent leur disparition graduelle, les conduits biliaires, non seulement ne dégénèrent pas, mais paraissent s'hypertrophier. Devenus vasa aberrantia, ils possèdent encore leur tunique conjonctive, leur couche épithéliale et leurs diverticules latéraux. Ils n'en sont pas moins, comme tous les organes vestigiaires, entièrement dépourvus de fonctions actives. KÖLLIKER a émis l'opinion que les vasa aberrantia pourraient bien sécréter du mucus. Mais cette sécrétion est fort réduite, si tant est qu'elle existe : car, comme l'a démontré RANVIER, on ne trouve dans le revêtement épithélial aucune cellule caliciforme.

§ IV. — VAISSEAUX ET NERFS

Le foie est un organe très vasculaire. D'une part, il reçoit (*vaisseaux afférents*) deux gros vaisseaux, l'artère hépatique et la veine porte, auxquels il faut ajouter, chez le fœtus, la veine ombilicale ; d'autre part, il émet (*vaisseaux efférents*) des veines et des vaisseaux lymphatiques.

1º Veine porte. — La veine porte amène au foie le sang veineux recueilli par elle dans la portion sous-diaphragmatique du tube digestif, dans le pancréas et dans la rate. Nous savons déjà, pour l'avoir vu en angéiologie, qu'elle est formée par la réunion des deux mésaraïques et de la splénique et que, pour gagner le hile du foie, elle chemine dans le bord droit de l'épiploon gastro-hépatique, en compagnie de l'artère hépatique et du canal cholédoque, qui sont placés en avant d'elle (fig. 248, *b*) et qui longent, la première son côté antéro-interne, le second son côté externe. Nous savons aussi qu'en atteignant le hile, elle se partage en deux branches, fortement divergentes, qui se dirigent, l'une à droite, l'autre à gauche (fig. 272, 8' et 8") et qui, à elles deux, constituent le *sinus de la veine porte* de certains auteurs (voy. t. II, p. 318).

A. LES DEUX BRANCHES TERMINALES DE LA VEINE PORTE. — Les deux branches de bifurcation de la veine porte (fig. 272) diffèrent beaucoup par leur longueur et par leur calibre.

a. *Branche droite.* — La branche droite (8"), relativement courte, se porte vers l'extrémité droite du sillon transverse et là se divise en trois ou quatre branches secondaires, qui pénètrent dans le lobe droit, ainsi que dans la partie droite du lobe carré et du lobe de Spigel. Au cours de son trajet, la branche droite de la veine porte reçoit dans la plupart des cas la veine cystique. Mais cette veine peut se jeter aussi dans le tronc même de la veine porte : il en était ainsi sur le sujet qui a servi à la préparation représentée dans la figure 272.

b. *Branche gauche.* — La branche gauche (8') est environ deux fois plus longue que la droite, mais elle est beaucoup moins volumineuse. Elle se porte de droite à gauche entre le lobe carré et le lobe de Spigel et, arrivée à l'extrémité gauche du sillon transverse, elle se partage, comme la précédente, en deux ou trois branches secondaires, qui se distribuent au lobe gauche ainsi qu'à la partie gauche du lobe de Spigel et du lobe carré. La branche gauche de la veine porte reçoit quelquefois la veine pylorique. A l'extrémité gauche du sillon transverse, elle donne attache en avant au cordon fibreux de la veine ombilicale (16) et, en arrière, à un deuxième cordon fibreux (15) qui représente le canal veineux du fœtus.

c. *Rapports de ces deux branches*. — Considérées au point de vue de leurs rap-

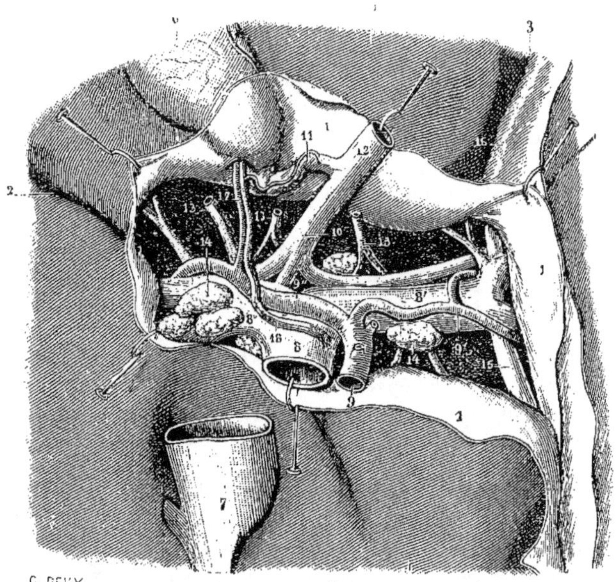

Fig. 272.

Le hile du foie (2/3 de grandeur naturelle).

1, 1. les deux feuillets de l'épiploon gastro-hépatique. — 2, prolongement du sillon transverse du foie. — 3, sillon longitudinal. — 4, lobe de Spigel. — 5, lobe carré. — 6, vésicule biliaire. — 7, veine cave inférieure. — 8, veine porte, avec : 8', sa branche gauche ; 8'', sa branche droite. — 9, artère hépatique, avec : 9', sa branche gauche ; 9'', sa branche droite. — 10, canal hépatique, avec ses trois branches radiculaires. — 11, canal cystique. — 12, canal cholédoque. — 13, veines portes accessoires. — 14, ganglions lymphatiques. — 15, canal veineux. — 16, ligament rond (veine ombilicale oblitérée). — 17, artère cystique. — 18, veine cystique.

ports, les deux branches de bifurcation de la veine porte sont profondément situées dans le sillon transverse. Elles sont peu visibles sans dissection et il est nécessaire, pour prendre une notion exacte de leur trajet et de leurs rapports, d'écarter tout d'abord les deux lèvres du sillon où elles sont plongées et d'enlever ensuite avec précaution l'espèce d'atmosphère celluleuse qui les entoure. On constate alors que leur face postérieure est appliquée contre le lobe de Spigel, que leur face antérieure répond au lobe carré, dont elle est séparée par les premières divisions de l'artère hépatique et par les canaux biliaires. Tout autour d'elles, mais de préférence sur leur face inférieure, se disposent de nombreux ganglions lymphatiques (14).

d. *Leur mode de ramification*. — Arrivées dans l'épaisseur du foie, les divisions précitées de la veine porte s'y ramifient exactement comme le feraient des artères. Toutefois, leur mode de ramification est essentiellement irrégulier. Le type dichotomique existe, mais il est relativement rare, et l'on voit chacun des gros vaisseaux donner naissance, à la fois et sur tout son pourtour, à des veines d'un calibre moyen et à de toutes petites veinules. On se rend nettement compte d'une pareille disposition en pratiquant dans le foie des injections par corrosion ou, plus simplement, en ouvrant longitudinalement à l'aide des ciseaux l'une des branches principales de la veine porte. On voit alors (fig. 273) que la paroi vasculaire présente des orifices très volumineux et, à côté d'eux, des orifices tout petits à peine visibles à l'œil nu. Les premiers représentent l'origine de grosses collatérales ; les seconds sont le point de départ de simples veinules à trajet fort court. Nous

ajouterons que les premières ramifications des branches de la veine porte se disposent parallèlement à la face inférieure du foie, dont elles sont toujours plus rapprochées que de la face supérieure.

c. *Les divisions portes dans l'épaisseur du foie.* — Toutes les divisions de la veine porte, quel que soit leur calibre, cheminent dans les gaines tubuleuses que leur fournit la capsule de Glisson, chacune en compagnie d'une division de l'artère hépatique, d'un conduit biliaire et d'un certain nombre de vaisseaux lymphatiques (fig. 249). Une couche de tissu cellulaire rattache leurs parois à la gaine fibreuse. Toutefois cette adhérence est toujours très faible, ce qui fait que, sur des coupes du foie, les branches de la veine porte s'affaissent quand elles sont vides. D'autre part, les divisions intra-hépatiques de la veine porte, analogues en cela à

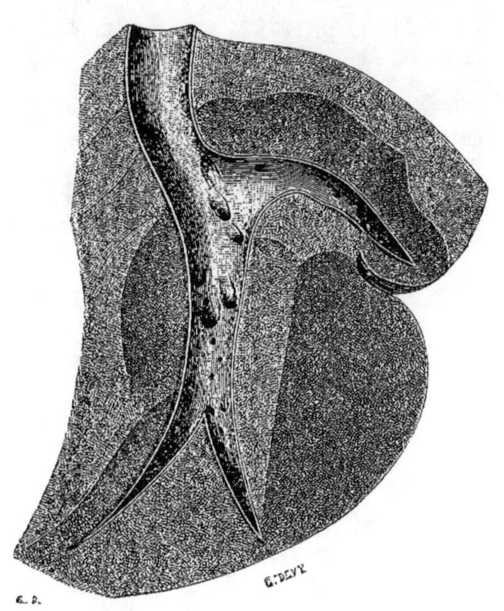

Fig. 273.

Mode de ramification des branches de la veine porte : une grosse veine du lobe droit incisée dans le sens de sa longueur.

On constate l'existence du type dichotomique ; mais on voit aussi les grosses branches donner naissance, en même temps, à des veines d'un moyen calibre et à de toutes petites veines.

leurs branches abdominales, sont entièrement dépourvues de valvules. De plus, elles ne s'anastomosent jamais entre elles.

B. AFFLUENTS. — Au cours de leur trajet dans le foie, les branches de la veine porte reçoivent un certain nombre d'affluents. Ces affluents, toujours très grêles, se distinguent en deux groupes : les veines capsulaires et les veines vasculaires. — Les *veines capsulaires* répondent aux artères de même nom. Elles proviennent de l'enveloppe fibreuse du foie et de la portion réfléchie de cette enveloppe ou capsule de Glisson. — Les *veines vasculaires* émanent des réseaux capillaires qui sont alimentés par les branches, dites vasculaires, de l'artère hépatique. Le plus grand nombre d'entre elles proviennent des conduits biliaires : les autres naissent sur les parois des branches de la veine porte et des divisions de l'artère hépatique. L'accord n'est pourtant pas parfait, entre les anatomistes, au sujet du mode de terminaison des veines vasculaires. SAPPEY, notamment, estime que ces veines, au lieu de se jeter dans les branches de la veine porte, se rendent directement aux lobules hépatiques, devenant ainsi autant de petites veines portes accessoires.

C. MODE DE TERMINAISON. — Parvenues dans les espaces interlobulaires, les dernières divisions de la veine porte, qui prennent ici le nom de *veines interlobulaires*, se résolvent chacune en cinq ou six veinules, lesquelles pénètrent peu après leur origine dans les lobules les plus voisins. Chaque veine interlobulaire se distribue ainsi à cinq ou six lobules et, vice versa, chaque lobule hépatique reçoit ses rameaux portes de cinq ou six veines interlobulaires différentes. Nous avons déjà vu plus haut (p. 287) la manière dont se comportent les rameaux portes dans l'épaisseur même du lobule. Nous n'y reviendrons pas ici.

D. Veines portes accessoires. — Le sang veineux que charrie la veine porte n'est pas le seul que reçoive le foie. A cet organe aboutissent encore d'autres veines, beaucoup moins importantes sans doute, mais qui se ramifient dans son épaisseur comme la veine porte elle-même et acquièrent ainsi la signification attribuée à cette dernière : ce sont des *veines portes accessoires*. Ces veines ont été déjà étudiées

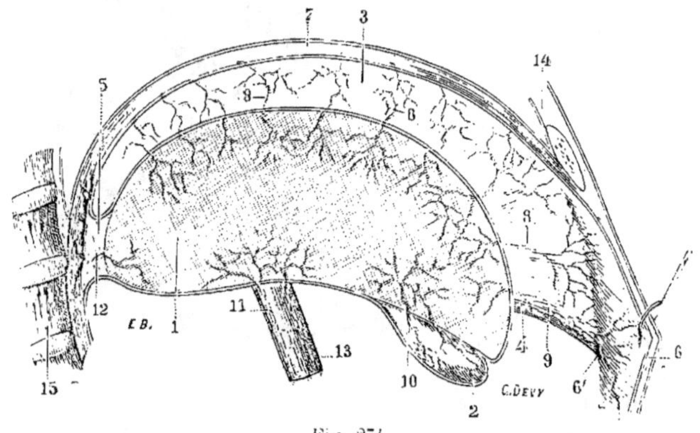

Fig. 274.

Schéma montrant, sur une coupe sagittale du foie, les veines portes accessoires.

1, foie. — 2, vésicule biliaire. — 3, ligament suspenseur du foie. — 4, ligament rond. — 5, ligament coronaire. — 6, paroi abdominale, avec 6', ombilic. — 7, diaphragme. — 8, 8, 8, veines portes accessoires du ligament suspenseur (*quatrième groupe*). — 9, veines portes accessoires du cinquième groupe (*groupe parombilical*). — 10, veines portes accessoires du deuxième groupe (*groupe cystique*). — 11, veines portes accessoires du troisième groupe. — 12, une veine porte accessoire du ligament coronaire. — 13, veine porte. — 14, paroi thoracique. — 15, colonne vertébrale.

en angéiologie (voy. t. II) ; nous n'y reviendrons pas ici. Nous rappellerons seulement qu'elles proviennent des points les plus divers et qu'on peut, à ce point de vue, les diviser en quatre groupes : 1° un *groupe gastro-hépatique*, situé dans l'épiploon gastro-hépatique et comprenant plusieurs veines ou veinules qui, de la petite courbure de l'estomac ou de l'épiploon lui-même, se rendent au sillon transverse ; la figure 272 nous présente trois veines (13, 13, 13) appartenant à ce groupe[1] ; 2° un *groupe cystique*, formé par douze ou quinze veinules qui proviennent de la face supérieure de la vésicule biliaire ; 3° un *groupe diaphragmatique*, qui, de la face inférieure du diaphragme, descend vers la face convexe du foie en suivant le ligament suspenseur ; 4° un *groupe parombilical*, comprenant une série de veinules qui proviennent de la paroi antérieure de l'abdomen et qui se

---

[1] Sans rejeter entièrement l'opinion émise par Gaffey que ces veines du groupe gastro-hépatique se ramifient dans l'épaisseur du foie à la manière de la veine porte, j'affirme, pour avoir observé cette disposition plusieurs fois, qu'un certain nombre d'entre elles tout au moins ne se ramifient pas et se jettent, après un parcours plus ou moins long, dans l'une des divisions de la veine porte. Ce ne sont plus alors des *veines portes accessoires* vraies, mais de simples *affluents du système porte*, qui, au lieu de se rendre au tronc même de la veine porte, pénètrent dans le foie et se jettent dans l'une des divisions intra-hépatiques de ce tronc.

portent vers le sillon longitudinal du foie, en longeant le cordon fibreux de la veine ombilicale. A ces quatre groupes, il conviendrait, d'après SAPPEY, d'en ajouter un cinquième, constitué par ces innombrables veinules que nous avons décrites plus haut sous le nom de *veines vasculaires* et qui prennent leur origine sur les parois mêmes de la veine porte, de l'artère hépatique et des canaux biliaires.

2° Artère hépatique. — L'artère hépatique, branche du tronc cœliaque, se dirige d'abord de gauche à droite et un peu d'arrière en avant. Après avoir fourni deux collatérales importantes, la pylorique et la gastro-épiploïque droite, elle se redresse en haut pour longer, comme la veine porte, le bord droit de l'épiploon gastro-hépatique et gagner le hile du foie. Dans la première portion de son trajet, l'artère hépatique est placée sur un plan un peu postérieur à celui qu'occupe la veine porte. Puis, elle contourne d'arrière en avant le bord gauche de la veine porte, pour venir se placer au-devant de ce dernier vaisseau (fig. 248, c), situation qu'elle conservera désormais jusqu'à son entrée dans le hile.

A. MODE DE RAMIFICATION. — Arrivée au hile, l'artère hépatique (fig. 272,9) se partage en deux branches fort inégales : une branche droite (9″), relativement volumineuse, et une branche gauche (9′), beaucoup plus petite. Ces deux branches suivent le même trajet que les branches correspondantes de la veine porte, en avant desquelles elles sont situées. Comme ces dernières, elles se portent transversalement vers les extrémités du sillon transverse et disparaissent alors dans l'épaisseur du foie. Là, elles s'engagent dans les gaines tubuleuses de la capsule de Glisson, se divisant et se subdivisant exactement comme les branches de la veine porte, qu'elles accompagnent fidèlement et qui leur servent pour ainsi dire de soutien. Chaque gaine glissonienne, comme nous l'avons déjà dit plusieurs fois, renferme à la fois une veine, une artère et un conduit biliaire. Toutefois, dans les gaines de petit calibre, on rencontre assez fréquemment, pour une seule veine, deux artères égales ou inégales, réunies l'une à l'autre par des anastomoses transversales ou obliques.

B. MODE DE DISTRIBUTION. — Chemin faisant, les divisions de l'artère hépatique fournissent quatre ordres de rameaux : des rameaux pour les conduits biliaires, des rameaux vasculaires, des rameaux capsulaires et des rameaux interlobulaires.

a. *Rameaux des conduits biliaires.* — Les rameaux des conduits biliaires, excessivement nombreux, mais très grêles, se jettent sur les canaux vecteurs de la bile, auxquels ils se distribuent.

b. *Rameaux vasculaires.* — Les rameaux vasculaires, véritables *vasa vasorum*, se ramifient sur les parois des vaisseaux qui cheminent dans l'épaisseur du foie : branches de la veine porte, veines sus-hépatiques et artères hépatiques elles-mêmes.

c. *Rameaux capsulaires.* — Les rameaux capsulaires se dirigent vers la capsule fibreuse du foie et, en l'atteignant, se divisent, en quatre ou cinq ramuscules chacun, qui, divergeant à la manière des branches d'une étoile, viennent s'anastomoser avec les ramuscules similaires du voisinage. Ils forment ainsi un vaste réseau, le *réseau superficiel* ou *sous-capsulaire*, dont les larges mailles sont directement appliquées contre la face profonde de la membrane fibreuse qui entoure le foie. Les rameaux efférents de ce plexus se terminent, en partie dans cette dernière membrane, en partie dans les lobules sous-jacents.

d. *Rameaux interlobulaires.* — Les rameaux interlobulaires, enfin, accompagnent les veines de même nom. Comme ces dernières, elles se divisent, dans les espaces interlobulaires, en quatre ou cinq rameaux, qui pénètrent dans les lobules voisins et s'y terminent dans la zone toute superficielle du lobule, de la façon que nous avons indiquée plus haut (voy. p. 287).

C. Artères hépatiques accessoires. — Indépendamment de l'artère hépatique que nous venons de décrire, le foie reçoit encore un certain nombre d'autres artères, beaucoup moins importantes, que nous désignerons dans leur ensemble sous le nom *d'artères hépatiques accessoires*. Ces artères, qui ne sont le plus souvent que de simples artérioles, proviennent de trois sources : de la coronaire stomachique ou de la pylorique, de la mammaire interne, des diaphragmatiques inférieures. — Les premières cheminent entre les deux feuillets de l'épiploon gastro-hépatique et pénètrent dans le foie au niveau du hile. — Celles qui proviennent de la mammaire interne, remarquables par leur ténuité, se rendent à la face convexe du foie en suivant le ligament suspenseur. — Enfin, celles qui émanent des diaphragmatiques inférieures, également très grêles, sont situées en partie entre les deux feuillets du ligament suspenseur, en partie entre les deux feuillets du ligament coronaire. Elles abordent le foie, les unes par sa convexité, les autres par son bord postérieur. — Leur mode de terminaison dans le foie est exactement le même que pour les rameaux de l'hépatique.

3° Veine ombilicale. — La veine ombilicale est un organe transitoire, appartenant à la vie fœtale. Elle a pour fonctions, tant qu'elle reste perméable, d'apporter au foie et à la veine cave inférieure le sang artériel qu'elle recueille dans les réseaux placentaires.

A. Trajet et branches collatérales. — Après avoir traversé l'anneau ombilical, elle suit le bord inférieur du ligament suspenseur, puis s'engage dans le sillon longitudinal du foie, qu'elle parcourt d'avant en arrière (fig. 275,2). Un peu avant d'atteindre le sillon transverse, elle s'élargit plus ou moins (2') et fournit à ce niveau de nombreuses collatérales qui se distribuent, les unes au lobe gauche, les autres au lobe carré. Ces collatérales, une fois arrivées dans le tissu hépatique, s'y ramifient de la même façon que les branches de la veine porte.

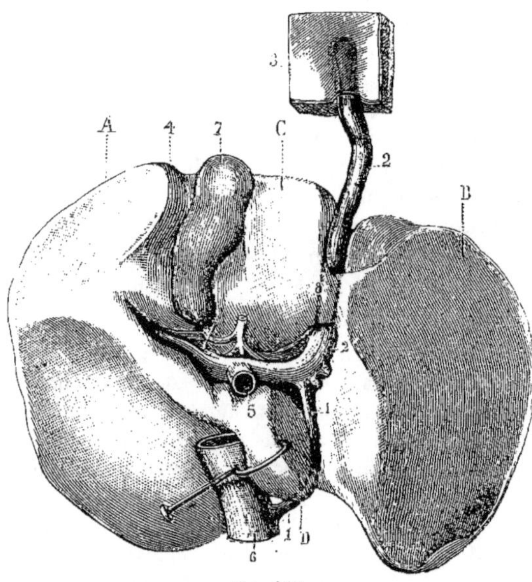

Fig. 275.

Foie d'un nouveau-né, vu par sa face inférieure, pour montrer la veine ombilicale et le canal veineux.

A, lobe droit. — B, lobe gauche. — C, lobe carré. — D, lobe de Spigel, érigné à droite pour découvrir le canal veineux.

1, canal veineux. — 2, veine ombilicale, avec 2', son renflement. — 3, segment de la paroi antérieure de l'abdomen, vu par sa face postérieure. — 4 bord antérieur du foie. — 5, veine porte. — 6, veine cave inférieure. — 7, vésicule biliaire. — 8, pont de substance hépatique, reliant le lobe carré au lobe gauche et transformant, à son niveau, le sillon longitudinal en un canal complet.

B. Mode de terminaison. — En atteignant le sillon transverse, la veine ombilicale se partage en deux branches terminales, qui sont : 1° le canal de communication avec la veine porte ; 2° le canal veineux.

a. *Canal de communication avec la veine porte*. — Le canal de communication avec la veine porte descend dans le sillon transverse et va à la rencontre de la veine porte, avec laquelle il se continue. Considéré dans son ensemble, il n'est pas exactement transversal, mais décrit une légère courbe dont la cavité, dirigée en avant, embrasse la partie correspondante du lobe carré. — Chemin faisant, le canal de communication avec la veine porte fournit un certain nombre de branches collatérales. De ces collatérales, les unes, postérieures, se rendent au lobe de Spigel ; les autres, ascendantes, se distribuent à cette portion du foie qui sépare le lobe de Spigel du lobe carré. — Il est à remarquer que l'importance du canal de communication porto-ombilical varie suivant les âges. D'après Sappey, il est peu développé dans les premiers mois de la vie intra-utérine. Il commence à s'élargir au quatrième ou au cinquième mois et, au septième, il est déjà plus considérable que le canal veineux. Au huitième et au neuvième mois, son calibre est supérieur à celui de la veine ombilicale elle-même. Enfin, au moment de la naissance, il égale environ, comme nous le montre la figure 275, celui de la branche droite de la veine porte.

b. *Canal veineux*. — Le canal veineux, encore appelé *canal d'Arantius* (fig. 275, 1), est beaucoup moins important que le canal de communication porto-ombilical : son calibre, en effet n'est que le tiers ou le quart de ce dernier. Continuant la direction du tronc dont il émane, le canal veineux parcourt d'avant en arrière la portion postérieure du sillon longitudinal du foie, chemine entre le lobe gauche et le lobe de Spigel et vient s'ouvrir dans la veine cave inférieure, au niveau du point où elle se dégage du bord postérieur du foie. Plus rarement, il se jette dans la veine sus-hépatique gauche tout près de sa terminaison.

C. La veine ombilicale après la naissance. — Après la naissance, le tronc de la veine ombilicale, n'ayant plus désormais aucune fonction à remplir, s'oblitère peu à peu d'avant en arrière et, finalement, se transforme en un cordon fibreux qui, chez le nouveau-né et l'adulte, prend le nom de *ligament rond du foie*. — Le canal veineux, subissant une régression analogue, devient lui aussi un simple cordon fibreux qui, comme le vaisseau qu'il remplace, s'étend du sillon transverse à la veine cave. — Quant au canal de communication porto-ombilical, continuant à recevoir du sang du système porte, il persiste sous un nom nouveau : il devient la *branche gauche de la veine porte*.

4° Veines hépatiques ou sus-hépatiques. — Comme nous l'avons dit plus haut (voy. *Structure du lobule*, p. 287), le sang veineux et le sang artériel apportés au lobule par les divisions ultimes de la veine porte et de l'artère hépatique, se rendent l'un et l'autre, à l'état de sang veineux, à un canal collecteur commun, la *veine intra-lobulaire*, laquelle occupe le centre du lobule et s'en échappe par son côté supérieur et postérieur.

A. Mode d'origine. — Au sortir des lobules, les veines intra-lobulaires prennent le nom de *veines sus-lobulaires*. Ces veines sus-lobulaires, après un trajet toujours très court, s'abouchent dans des canaux collecteurs qui cheminent entre les lobules et qui constituent les *veines hépatiques* ou *sus-hépatiques*. Il n'est pas rare de voir un certain nombre de veines intra-lobulaires s'ouvrir dans la veine hépatique

aussitôt après sa sortie du lobule, auquel cas la veine sus-lobulaire n'existe pas.
Les veines hépatiques se réunissent les unes aux autres pour former des vaisseaux
de plus en plus volumineux : ici, comme sur les autres points de l'arbre veineux,
les ramuscules donnent naissance aux rameaux, les rameaux donnent naissance
aux branches, celles-ci aux troncs. Il est à re-
marquer, toutefois qu'une multitude de veines
de petit calibre se jettent directement dans les
grosses branches ou même dans les troncs,
sans se réunir préalablement en rameaux successivement croissants. Aussi, si on incise dans
le sens de sa longueur une branche hépatique
quelconque (fig. 276), on constate que sa paroi,
tout en présentant çà et là quelques orifices
assez considérables, est comme criblée de tout
petits orifices qui sont les points d'abouchement d'autant de veinules afférentes.

Outre les veines sus-lobulaires, qui sont considérées
à juste titre comme les radicules des veines hépatiques, celles-ci recevraient encore, d'après Sabourin, un
certain nombre de rameaux qui proviendraient directement des branches glissoniennes de la veine porte
sans passer par le lobule. Ces rameaux constituent
dans l'épaisseur du foie, ce que l'on appelle les *communications porto-sus-hépatiques directes*. Si l'existence
de ces communications directes était confirmée, il y
aurait dans le foie deux courants sanguins : un courant
par le réseau capillaire des lobules ; un courant direct
allant de la veine porte à la veine sus-hépatique. Le
premier, ajoute Sabourin, serait la circulation de la
glande à l'état d'activité, celui que suit le sang après
le repas, alors que l'absorption par les radicules portes
est colossale ; la seconde serait la circulation de la
glande à l'état de repos et servirait surtout en dehors
de la période digestive.

B. Trajet et terminaison. — Ainsi constituées,
les veines sus-hépatiques se dirigent toutes
vers la gouttière, plus ou moins profonde, que
présente le bord postérieur du foie pour loger
la veine cave inférieure. Elles s'échappent du
foie au niveau de cette gouttière et, immédiatement après, s'ouvrent dans la veine cave. On
peut, d'après leur situation, les diviser en deux
groupes ; un groupe supérieur et un groupe
inférieur.

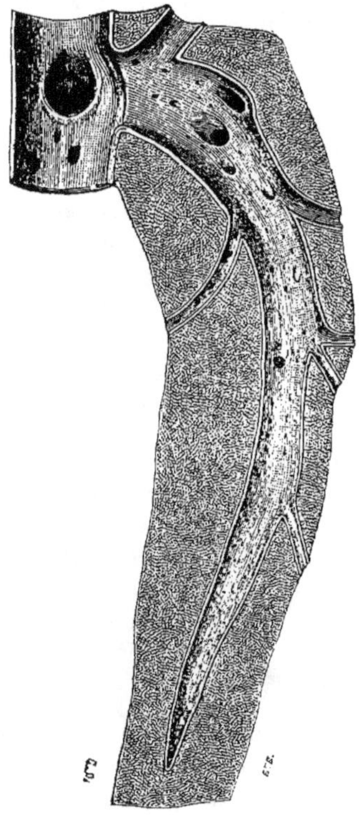

Fig. 276.

Mode de ramification des veines sus-
hépatiques : une de ces veines incisée
dans le sens de la longueur, depuis
son abouchement dans la veine cave
jusqu'auprès de son origine.

On voit cette grosse branche recevoir à la fois
et sur presque tous les points de son étendue :
1° des veines d'un certain calibre ; 2° des veines
d'un calibre moyen ; 3° de toutes petites veines,
dont les embouchures forment les *foramina* et
les *foraminula*.

a. *Groupe supérieur*. — Le groupe supérieur comprend deux veines volumineuses, placées côte à côte, que l'on distingue en veine hépatique droite et veine hépatique gauche. — La *veine hépatique droite* (fig. 277,3) est formée ordinairement
par deux gros canaux, qui se réunissent à 1 ou 2 centimètres en amont de son
embouchure et qui proviennent tous les deux du lobe droit du foie. — La *veine
hépatique gauche* (fig. 277,2) est formée, elle aussi, par deux ou trois canaux volumineux qui, comme pour la veine précédente, se réunissent ensemble tout près de
la veine cave : de ces trois canaux, l'un, celui qui est le plus à droite, provient
du lobe droit ; les deux autres tirent leur origine du lobe gauche.

b. Groupe inférieur. — Le groupe inférieur comprend des veines beaucoup plus petites (5,5,5), dont le nombre varie habituellement de 10 à 15 : j'en ai compté jusqu'à vingt-deux sur un sujet dont le foie présentait des dimensions normales. Parmi ces veines hépatiques inférieures, on en rencontre ordinairement une ou deux, plus volumineuses que leurs voisines (4 et 4' de la figure 277), qui s'ouvrent sur le côté gauche de la veine cave et qui proviennent du lobe de Spigel. Les autres, irrégulièrement disséminées à droite des précédentes, émanent du lobe droit.

C. Parallèle anatomique entre les veines sus-hépatiques et les divisions intra-hépatiques de la veine porte. — Comme les branches intra-hépatiques de la veine porte, les veines sus-hépatiques ne s'anastomosent jamais entre elles au cours de leur trajet. Comme elles encore, elles sont complètement dépourvues de valvules et, de ce fait, se laissent remplir avec la plus grande facilité par une injection poussée des troncs vers les rameaux d'origine. Mais elles diffèrent des divisions de la veine porte par leur direction, par leurs rapports et par leur structure.

a. Les veines sus-hépatiques (je parle bien entendu des branches d'un certain calibre) suivent pour la plupart

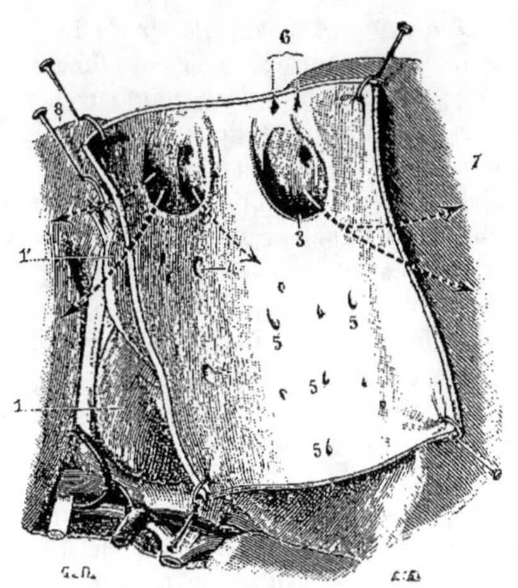

Fig. 277.

La veine cave inférieure dans sa gouttière hépatique, incisée en arrière et étalée pour montrer les orifices des veines hépatiques.

1. lobule de Spigel. — 1'. son prolongement postérieur érigné à gauche. — 2, orifice de la veine hépatique gauche. — 3. orifice de la veine hépatique droite. — 4. 4'. orifices des veines du lobule de Spigel. — 5. 5'. orifices des veines hépatiques inférieures. — 6. 6. orifices de deux veines diaphragmatiques inférieures. — 7. lobe droit du foie. — 8, son bord postérieur.

une direction antéro-postérieure, tandis que les branches de la veine porte, les branches principales tout au moins, affectent plutôt une direction transversale.

b. Au point de vue des rapports, les veines sus-hépatiques ne sont pas contenues, comme les branches de la veine porte, dans les gaines arboriformes que présente la capsule de Glisson. Elles cheminent au contraire en plein tissu hépatique, sont directement en rapport avec les lobules et leur adhèrent de la façon la plus intime, grâce d'abord aux nombreuses veinules, qui du lobule se portent dans la veine hépatique, grâce aussi à un tissu cellulaire très fin et très serré, qui unit l'un à l'autre ces deux éléments. Il résulte d'une pareille disposition que, sur les coupes du foie, les veines hépatiques restent béantes comme les artères, contrairement aux branches de la veine porte qui, moins bien soutenues, s'affaissent.

c. Enfin les veines sus-hépatiques se distinguent des branches de la veine porte par le développement tout particulier de leurs fibres musculaires, qui leur forment sur tout leur pourtour et dans toute leur étendue une véritable tunique. Cette tunique, qui joue certainement un rôle important dans la circulation des veines sus-hépatiques, comprend une couche interne de fibres circulaires, et une couche externe de fibres longitudinales. Elle est assez mince chez l'homme, mais elle est très épaisse chez quelques animaux : c'est ainsi qu'elle atteint jusqu'à 4 millimètres d'épaisseur chez le bœuf et le cheval.

5° Lymphatiques. — Les lymphatiques du foie, tout en ayant la même origine, se divisent en superficiels et profonds :

a. *Lymphatiques superficiels.* — Les lymphatiques superficiels, très nombreux, cheminent à la surface extérieure du foie, comme leur nom l'indique. Ils forment sous la tunique péritonéale, tant sur la face supérieure que sur la face inférieure de l'organe, un réseau dont les mailles sont extrêmement serrées. Les troncules et les troncs qui émanent de ce réseau suivent, pour se rendre à leurs ganglions respectifs, les directions les plus diverses. — Les uns s'élèvent entre les deux feuillets du ligament suspenseur, traversent le diaphragme et, se mêlant alors aux lymphatiques mammaires internes, viennent se terminer comme ces derniers dans le canal thoracique au voisinage de son embouchure. — D'autres se dirigent vers le bord postérieur du foie ou vers l'une ou l'autre de ses deux extrémités. Ils se séparent du viscère au niveau du bord pariétal des ligaments coronaire ou triangulaires. Puis, en partie ils descendent dans les ganglions sus-pancréatiques, en partie ils traversent le centre phrénique, pour aboutir aux ganglions sus-diaphragmatiques. — Un troisième groupe, constitué principalement par les lymphatiques qui occupent la face inférieure du foie, se dirige vers le sillon transverse et s'y termine dans les ganglions du hile. — Quelques-uns enfin, d'après Sappey, se portent vers le cardia, où ils se confondent avec les lymphatiques qui accompagnent les vaisseaux coronaires de l'estomac.

b. *Lymphatiques profonds.* — Les lymphatiques profonds, à leur tour, se subdivisent en deux groupes. — Les uns, *descendants*, s'accolent aux divisions de la veine porte. Comme elles, ils cheminent dans les gaines tubuleuses de la capsule de Glisson (on en compte ordinairement un ou deux pour chaque gaine) et s'échappent du foie au niveau du hile. Ils se terminent dans les ganglions de la région. — Les autres, *ascendants*, suivent le trajet des veines sus-hépatiques. Arrivés au niveau du bord postérieur du foie, là où les veines sus-hépatiques se jettent dans la veine cave inférieure, ces lymphatiques, condensés alors en cinq ou six troncs assez volumineux, s'accolent à ce dernier vaisseau. Avec lui, ils traversent le centre phrénique et, parvenus dans le thorax, se jettent dans les ganglions sus-diaphragmatiques. — Nous rappellerons ici, à propos des lymphatiques profonds, que, depuis longtemps déjà (1869), Chrzonczszewski et Kisselew ont décrit chez le porc des follicules lymphatiques, occupant les espaces de Kiernan. Ces formations n'ont pas été signalées chez d'autres animaux.

L'origine des vaisseaux lymphatiques du foie n'est pas encore nettement élucidée. Certains histologistes les font naître dans les espaces ou les fissures de Kiernan, en dehors du lobule par conséquent, par des extrémités fermées en cul-de-sac. D'autres, au contraire, placent leur origine dans l'épaisseur même du lobule hépatique.

Mac Gillavry, en poussant une injection dans les lymphatiques de la veine porte ou bien dans le tissu conjonctif du foie, a vu la matière injectée se répandre entre les capillaires du lobule et les cellules hépatiques, dans des espaces qu'il considère comme des espaces *lymphatiques périvasculaires*. Les dispositions constatées par Mac Gillavry sur le chien ont été retrouvées par Frey et Irminger sur le lapin et d'autres mammifères. Plus récemment, Kisselew a décrit aux espaces précités une paroi endothéliale (chien, porc). Cependant Hering émet des doutes au sujet de la nature de ces espaces périvasculaires : il pense que la matière à injection a pu s'extravaser entre les capillaires sanguins et les cellules hépatiques et il fait remarquer que chez le lapin, où les cellules restent adhérentes aux capillaires, il n'existe pas d'espaces semblables. A leur tour, Asp (en 1873) et Budge (en 1875) décrivent de nouveau les espaces signalés par Mac Gillavry et, comme ce dernier, ils les considèrent comme constituant les véritables origines des lymphatiques du foie.

Les travaux plus récents de Disse (1890) semblent démontrer péremptoirement l'existence de

véritables gaines lymphatiques périvasculaires autour des capillaires du lobule, entre ces vaisseaux et les cellules hépatiques. Après avoir fait des dissociations de foies dont les lymphatiques
avaient été injectés avec des masses au nitrate d'argent ou au bleu de Prusse, ou dont les lymphatiques avaient été laissés vides, tenant compte également des résultats fournis par des coupes
de foie bien fixé, Disse conclut que les espaces périvasculaires qui s'injectent directement par
les vaisseaux lymphatiques possèdent une paroi indépendante. Cette paroi est formée d'un sub
stratum amorphe avec un réseau de fines fibrilles sur lequel sont appliquées des cellules étoilées
et aplaties. Elle entoure le capillaire sanguin à la manière d'un manchon et s'applique par sa face
externe contre les cellules hépatiques. Des réseaux fibrillaires, partis de cette paroi, rejoignent
les gaines voisines à travers les travées cellulaires du foie. Les gaines périvasculaires précitées
servent donc de base au stroma du lobule hépatique.

6° Nerfs. — Les nerfs du foie proviennent de deux sources : du pneumogastrique gauche et du plexus solaire (voy. NÉVROLOGIE). On a signalé encore l'existence de quelques filets qui, du nerf phrénique droit, se rendraient au bord
postérieur du foie en passant entre les deux feuillets du ligament coronaire ; mais
l'existence de ces derniers filets n'est pas encore nettement établie. — Les rameaux
que le pneumogastrique gauche envoie au foie se détachent du tronc nerveux à
son entrée dans l'abdomen. Après avoir longé quelque temps la petite courbure
de l'estomac, ils s'engagent entre les deux feuillets de l'épiploon gastro-hépatique,
arrivent au hile du foie et pénètrent dans cet organe en suivant les divisions de la
veine porte. — Les rameaux qui émanent du plexus solaire se rendent au foie en
suivant pour la plupart l'artère hépatique, autour de laquelle ils forment un
plexus, le *plexus hépatique*, analogue comme disposition aux divers plexus qui
entourent toutes les artères viscérales. Le plexus solaire jette encore sur la veine
porte un certain nombre de rameaux (*plexus nerveux de la veine porte*), qui péné-
trent avec elle dans le foie.

Les filets nerveux précités se composent en grande partie de fibres de Remak,
auxquelles vient se mêler un certain nombre de fibres à
myéline.

Ils se distribuent vraisemblablement aux canaux biliaires, aux parois des différents vaisseaux qui cheminent
dans le foie et probablement aussi aux éléments propres
du lobule hépatique. Mais leur mode de terminaison n'est
pas encore nettement élucidé. MACALLUM, qui a étudié,
en 1887, les terminaisons nerveuses intra-hépatiques chez
le necturus et chez l'homme, a pu suivre des fibres dépourvues de myéline jusque dans le lobule, où elles forment, entre les cellules hépatiques, un plexus qu'il désigne
sous le nom de *plexus intercellulaire*. De ce plexus par-
tiraient ensuite des fibrilles terminales, qui pénétreraient
dans les cellules du foie et s'y termineraient, au voisinage
du noyau, par un petit renflement. Plus récemment
(1893), KOROLKOFF, utilisant le bleu de méthylène, a vu
lui aussi les fibres nerveuses s'engager dans le lobule
hépatique et s'y résoudre (fig. 278), tout autour des
travées de Remak, en un réseau de fibrilles, fines et
variqueuses, dont les arborisations terminales s'épui-
saient à la surface et dans l'intervalle des cellules,
jamais dans les cellules elles-mêmes. La même année,
BERKLEY, par l'emploi de la méthode de Golgi, a retrouvé
les nerfs intra-lobulaires et leurs terminaisons interépithéliales ; d'autre part, il a

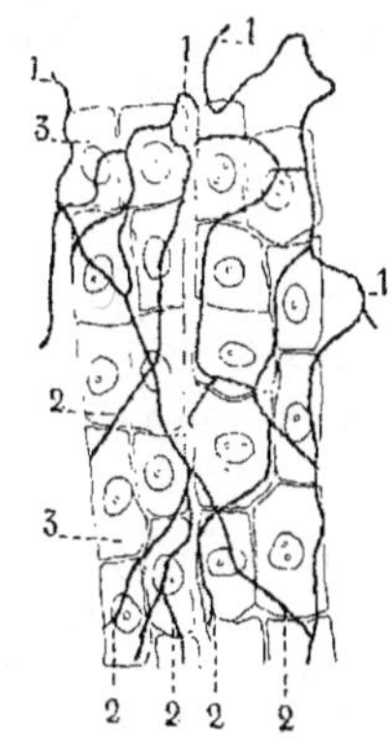

Fig. 278.

Plexus nerveux du lobule
hépatique du pigeon
(d'après KOROLKOW).

1, 1, fibrilles nerveuses passant
entre les travées cellulaires du
lobule. — 2, 2, fibrilles se ramifiant sur les cellules hépatiques.
— 3, travées cellulaires du lobule.

pu suivre des fibrilles nerveuses sur les fibres musculaires des canaux biliaires et jusque dans l'intervalle des cellules épithéliales de ces conduits.

§ V. — APPAREIL EXCRÉTEUR DE LA BILE

La bile, pour se rendre du foie à l'intestin, chemine tout d'abord dans des canaux intra-hépatiques, les *conduits biliaires*, lesquels se portent vers le hile en se réunissant les uns aux autres et en formant ainsi des canaux de plus en plus volumineux. Au niveau du hile, les conduits biliaires, réduits à deux ou trois canaux seulement, se jettent dans un conduit excréteur unique, qui vient s'ouvrir d'autre part dans la deuxième portion du duodénum (fig. 289). Un peu au-dessous de son origine, ce canal excréteur donne naissance sur sa face latérale droite à un conduit récurrent, le *canal cystique*, qui bientôt se renfle en un volumineux réservoir, la *vésicule biliaire*, destinée à recevoir et à emmagasiner la bile dans l'intervalle de la digestion. Le canal cystique, en se branchant sur le conduit excréteur commun, divise ce dernier en deux portions : une portion supérieure, située au-dessus du canal cystique et appelée *canal hépatique* ; une portion inférieure, située au-dessous, à laquelle on donne le nom de *canal cholédoque*.

L'appareil excréteur de la bile comprend donc chez l'homme : 1° les *conduits biliaires intra-hépatiques* ; 2° le *canal hépatique* ; 3° la *vésicule biliaire* ; 4° le *canal cystique* ; 5° le *canal cholédoque*.

A. — CONDUITS BILIAIRES INTRA-HÉPATIQUES

Les conduits biliaires, situés dans l'épaisseur du foie, ont été déjà décrits à propos de la constitution anatomique de cet organe (voy. p. 298). Nous ne saurions y revenir ici sans tomber dans des redites.

B. — CANAL HÉPATIQUE

1° Origine et trajet. — Le canal hépatique naît dans la partie droite du sillon transverse, où il résulte, comme nous l'avons déjà vu (p. 299), de la réunion des deux ou trois conduits biliaires terminaux. De là, il se porte obliquement de haut en bas et un peu de droite à gauche, jusqu'au canal cholédoque qui le continue.

2° Dimensions. — Le diamètre du canal hépatique mesure de 4 à 5 millimètres. Sa longueur est, en moyenne, de 3 centimètres ; mais elle varie beaucoup suivant les sujets. Ces variations dépendent de l'une ou l'autre des deux conditions suivantes : la réunion plus ou moins précoce des conduits radiculaires du canal hépatique ; l'origine plus ou moins élevée du canal cystique. On conçoit sans peine : 1° que le canal en question sera d'autant plus long que ses conduits radiculaires se réuniront plus haut ou, ce qui revient au même, que le canal cystique naîtra plus bas ; 2° qu'il sera, au contraire, d'autant plus court que la réunion de ses racines sera plus tardive ou que l'origine du canal cystique sera plus élevée. Comme chiffres extrêmes j'ai observé 42 millimètres et 3 millimètres. Ce dernier chiffre, se rapportant à un cas de brièveté extrême du canal hépatique, peut même descendre plus bas : il est réduit à zéro quand les conduits biliaires ne se réunissent qu'au niveau de l'origine du canal cystique, auquel cas le canal hépatique n'existe véritablement pas.

3° Rapports. — Dans toute l'étendue de son trajet, le canal hépatique est situé dans l'épaisseur de l'épiploon gastro-hépatique. Tout d'abord, à son origine, il croise perpendiculairement, sur leur côté antérieur, la branche droite de l'artère hépatique et la branche droite de la veine porte. Puis, au sortir du hile, il vient se placer sur le côté antéro-externe du tronc de la veine porte, situation qu'il conserve

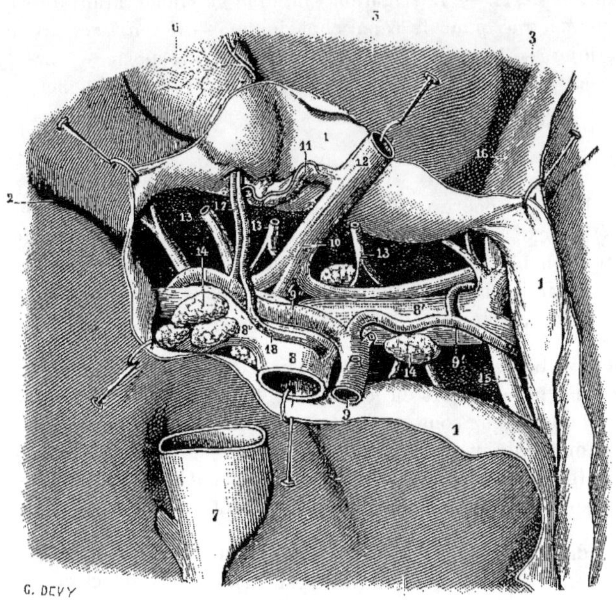

Fig. 279.

Les voies biliaires extra-hépatiques vues au niveau du hile, le foie reposant sur sa face convexe.

1, 1, les deux feuillets de l'épiploon gastro-hépatique. — 2, prolongement du sillon transverse du foie. — 3, sillon longitudinal. — 4, lobe de Spigel. — 5, lobe carré. — 6, vésicule biliaire. — 7, veine cave inférieure. — 8, veine porte, avec : 8', sa branche gauche ; 8'', sa branche droite. — 9, artère hépatique, avec : 9', sa branche gauche ; 9'', sa branche droite. — 10, canal hépatique, avec ses trois branches radiculaires. — 11, canal cystique. — 12, canal cholédoque. — 13, veines portes accessoires. — 14, ganglions lymphatiques. — 15, canal veineux. — 16, ligament rond (veine ombilicale oblitérée). — 17, artère cystique. — 18, veine cystique.

jusqu'à sa terminaison (fig. 240, 13). Chemin faisant, il contracte des rapports plus ou moins intimes avec les ganglions et troncs lymphatiques du hile, et aussi avec les branches nerveuses qui se rendent au foie.

4° Structure. — Envisagé au point de vue structural, le canal hépatique se compose de deux tuniques, l'une externe, l'autre interne. — La *tunique externe*, de nature conjonctive, est formée par des faisceaux de tissu conjonctif, diversement entrecroisés et unis les uns aux autres par de nombreuses fibres élastiques. A ces éléments conjonctifs s'ajoutent, chez l'homme et chez les animaux, un certain nombre de fibres musculaires lisses, à direction longitudinale et plus ou moins plexiformes. Nous les retrouverons sur le cholédoque. — La *tunique interne*, malgré sa minceur, est une véritable muqueuse, avec un derme et un épithélium. Cet épithélium est représenté par une simple rangée de cellules cubiques, dont le protoplasma, comme dans les conduits biliaires intra-hépatiques, est finement granuleux. Elles se terminent, du côté de la lumière du conduit, par un mince plateau.

La muqueuse du canal hépatique nous montre une multitude de diverticules latéraux (cryptes muqueux), qui rappellent exactement ceux que nous avons déjà décrits sur les conduits biliaires intra-hépatiques (voy. p. 300). Ils ont exactement la même signification.

5° Vaisseaux et nerfs. — L'irrigation sanguine et l'innervation du canal hépatique est la même que pour le canal cholédoque. — Les *artères* proviennent de l'artère hépatique. — Les *veines* se rendent à la veine porte. — Les *lymphatiques* aboutissent aux ganglions du hile. — Les *nerfs*, enfin, émanent du plexus hépatique.

C. — Vésicule biliaire

La vésicule biliaire, encore appelée *vésicule du fiel* ou *cholécyste*, est un réservoir membraneux, annexé au canal excréteur de la bile. On la rencontre dans les cinq classes de l'embranchement des vertébrés : elle est à peu près constante dans les espèces qui se nourrissent de matières animales ; mais elle manque souvent dans celles qui vivent de végétaux.

1° Situation. — La vésicule biliaire (fig. 240, 11) est située à la face inférieure du foie, immédiatement en dehors du lobe carré, dans une dépression, large mais peu profonde, que l'on désigne sous le nom très significatif de *fossette cystique*. A son niveau, le péritoine qui revêt la face inférieure du foie se soulève et, en s'appliquant contre la face libre de la vésicule, il la fixe solidement à la fossette sous-jacente : toute tentative pour l'en écarter devient inutile, tant que le péritoine est intact.

2° Forme et direction. — La forme de la vésicule biliaire est le plus souvent celle d'une poire, dont la grosse extrémité est dirigée en avant et en bas, du côté du bord antérieur du foie par conséquent. Plus rarement, elle revêt une forme cylindrique, ovoïde ou demi-sphérique. Son grand axe se dirige obliquement de bas en haut, d'avant en arrière et un peu de gauche à droite, de telle sorte que son extrémité inférieure est un peu plus rapprochée du plan médian que son extrémité opposée.

3° Dimensions. — La longueur de la vésicule biliaire est de 9 à 11 centimètres ; sa largeur, de 35 à 40 millimètres. Son volume varie naturellement, comme le volume de tout réservoir membraneux, avec celui de son contenu. A l'état de distension moyenne, la vésicule biliaire renferme de 50 à 60 centimètres cubes de bile. Mais ses parois sont très extensibles et l'on peut introduire dans sa cavité, sans produire de rupture, 150, 200, 250 centimètres cubes d'eau et même plus. La rupture, qui survient finalement à la suite de ces injections forcées, se produit toujours (c'est du moins ce qui résulte de mes propres expériences) sur le même point, véritable *point faible* de la vésicule : c'est sur la partie de sa face droite qui avoisine le col, un peu au-dessus du bassinet par conséquent.

4° Division et rapports. — On distingue à la vésicule biliaire trois portions (fig. 280 et 281) : 1° une portion inférieure ou fond ; 2° une portion moyenne ou corps ; 3° une portion supérieure ou col, cette dernière se continuant avec le canal cystique.

A. Portion inférieure ou fond. — Le fond, dirigé en avant et en bas, répond au bord antérieur du foie, qui présente à son niveau une échancrure plus ou moins prononcée, *l'échancrure cystique*. Dans la plupart des cas (4 fois sur 5), du moins chez l'adulte, la vésicule biliaire déborde le bord antérieur du foie de 10 à 15 millimètres. Arrondi et mousse, le fond de la vésicule flotte librement au-dessus de la masse intestinale et vient se mettre en rapport immédiat avec la paroi antérieure de l'abdomen. Le plus souvent (37 fois sur 40, d'après CALOT), le point de contact entre la paroi abdominale et la vésicule est situé au niveau de l'extrémité antérieure du dixième cartilage costal droit. Pratiquement, c'est à l'intersection de la côte avec le bord externe du muscle grand droit que l'on doit chercher la vésicule. Il convient d'ajouter que ce point de repère doit être reporté un peu en dedans dans les cas d'hypertrophie du foie, un peu en dehors dans les cas d'atrophie de cet organe.

B. PORTION MOYENNE OU CORPS. — Le corps de la vésicule biliaire nous offre à considérer deux faces, l'une supérieure, l'autre inférieure :

a. *Face supérieure.* — La face supérieure est en rapport avec la fossette cys-

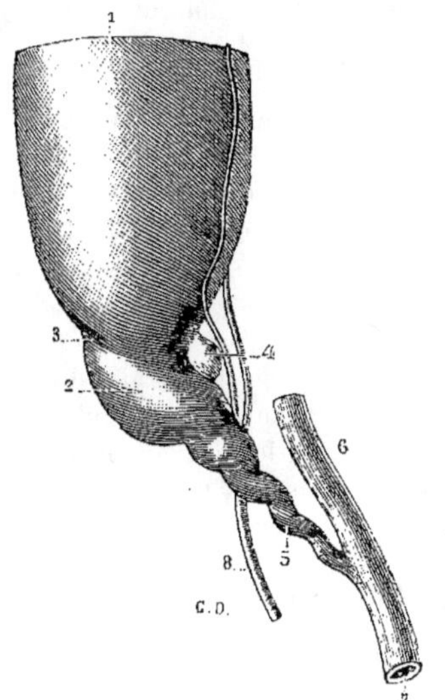

Fig. 280.

Les voies biliaires extra-hépatiques.

1, portion de la vésicule biliaire, vue par sa face libre. — 2, bassinet. — 3, sillon séparant le bassinet de la vésicule. — 4, petit ganglion lymphatique, situé dans la concavité du bassinet. — 5, canal cystique. — 6, canal hépatique. — 7, cholédoque. — 8, artère cystique.

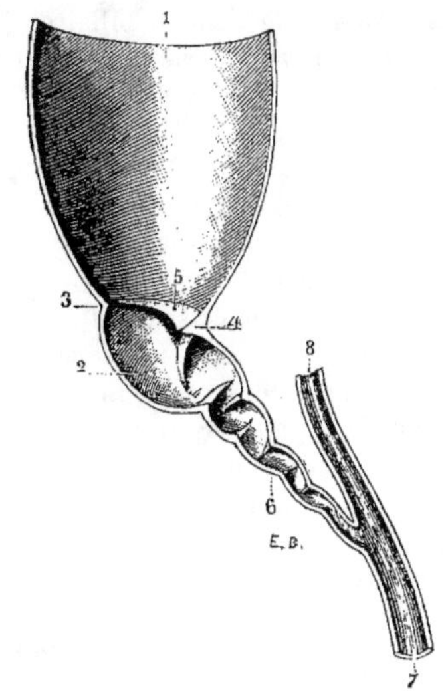

Fig. 281.

Les mêmes, après ablation de leur moitié antérieure.

1, cavité de la vésicule biliaire. — 2, cavité du bassinet. — 3, sillon séparant le bassinet de la vésicule. — 4, promontoire. — 5, valvule supérieure du bassinet. — 6, canal cystique. — 7, canal cholédoque. — 8, canal hépatique.

tique, à laquelle elle est unie par une couche de tissu conjonctif lâche et par des vaisseaux qui vont du foie à la vésicule ou, vice versa, remontent de la vésicule vers le foie.

b. *Face inférieure.* — La face inférieure, libre, fortement convexe, partout lisse et unie, est recouverte par le péritoine dans toute son étendue. Elle répond le plus souvent à la partie supérieure de la deuxième portion du duodénum ou au côlon transverse. Mais ce rapport est loin d'être constant. Il varie naturellement lorsque la vésicule se déplace en dedans ou en dehors : dans le premier cas, la vésicule vient se mettre en contact avec la première portion du duodénum ou même avec la portion pylorique de l'estomac ; dans le second, elle répond au côlon ascendant ou à la face antérieure du rein droit. Du reste, les rapports précités entre la vésicule biliaire et l'intestin sont changeants sur le même sujet, l'intestin et la vésicule n'étant complètement immobiles ni l'un ni l'autre. Dans certains cas, cependant, il se développe des adhérences entre la vésicule du fiel et les différents organes sur lesquels elle repose, adhérences qui ont pour résultat de fixer leurs rapports réciproques. Nous ajouterons, en ce qui concerne les rapports de la vésicule biliaire, qu'elle est reliée parfois (1 fois sur 6) à la portion droite du côlon transverse par un repli péritonéal qui, de ce fait, est appelé *ligament cystico-colique*. Quand il existe, ce ligament prend naissance, en haut, sur la face inférieure de la vésicule biliaire depuis la région du col jusqu'au voisinage du fond. De là, il se porte en bas, pour venir se fixer à la fois sur la face antérieure du duodénum et sur le coude droit du côlon (voy. *Péritoine*).

C. Portion inférieure ou col. — Le col est, comme son nom l'indique, la partie la plus étroite de la vésicule biliaire.

a. *Conformation extérieure.* — Ce qui le caractérise au premier abord (fig. 280), c'est sa forme essentiellement flexueuse, tranchant nettement sur la direction rectiligne du reste de la vésicule. Il se recourbe d'abord de bas en haut et de droite à gauche, puis directement d'avant en arrière. Il décrit ainsi deux courbes à la manière d'un *S* italique. Ces deux inflexions successives, qui se font à peu près à angle droit, sont maintenues par le péritoine qui s'applique sur elles et les rattache au foie.

Le col de la vésicule se continue, à son extrémité inférieure avec le canal cystique. Mais cette continuité se fait sans ligne de démarcation précise et il est bien difficile, dans la plupart des cas, d'indiquer exactement où se termine la vésicule et où commence le canal cystique. Lorsque, après avoir relevé le foie, on considère la vésicule biliaire au niveau de la région du col, on constate sur son côté droit l'existence d'un renflement, souvent considérable, que Broca a désigné depuis longtemps déjà sous le nom de *bassinet de la vésicule*. A ce renflement situé sur le côté droit répond, sur le côté gauche, une sorte d'échancrure ou d'angle rentrant dans lequel se trouve ordinairement un ganglion lymphatique, que nous appellerons le *ganglion cystique* (fig. 280,4) : le ganglion est remplacé parfois (Faure) par un paquet de gros lymphatiques qui entourent le col et, en suivant le canal cystique, vont se jeter dans les ganglions de l'épiploon gastro-hépatique.

Extérieurement, le bassinet de la vésicule biliaire est délimité par deux sillons : l'un supérieur, qui le sépare de la vésicule proprement dite ; l'autre inférieur, qui le sépare du canal cystique. De ces deux sillons, le premier est ordinairement très visible ; à son niveau, la vésicule est comme étranglée. Le second, il faut le reconnaître, est beaucoup moins marqué et, dans bien des cas, fait même complètement défaut.

b. *Conformation intérieure.* — Si maintenant nous ouvrons le bassinet et le canal cystique (fig. 281), nous constatons : 1° que la saillie extérieure, que nous avons désignée tout à l'heure sous le nom de bassinet, se traduit par une dépression large et arrondie, en forme d'ampoule ; 2° que l'angle rentrant, qui fait face à

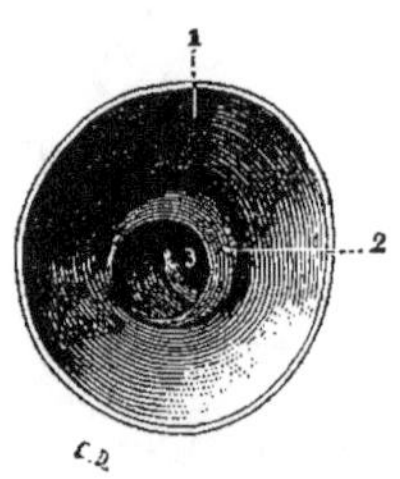

Fig. 282.

La valvule supérieure du bassinet, vue par la vésicule biliaire.

1, cavité de la vésicule biliaire. — 2, valvule supérieure du bassinet. — 3, deuxième valvule du bassinet.

la saillie précitée, forme une membrane saillante en forme d'éperon, que l'on appelle *promontoire* (fig. 281,4). — La limite supérieure du bassinet est représentée par une valvule transversale ou oblique, assez constante, le plus souvent semi-lunaire, rétrécissant de la moitié, des deux tiers ou même des trois quarts l'orifice qui met en communication le bassinet avec la vésicule (fig. 382, 2). — Du côté du canal cystique, le bassinet est limité quelquefois par une deuxième valvule qui, partant du promontoire, se porte en bas en formant avec la précédente un angle voisin de l'angle droit. Mais cette disposition est loin d'être constante et, au lieu et place de cette valvule unique qui faciliterait tant la description du bassinet, on en trouve souvent deux ou trois, quelquefois plus, qui sont très irrégulières et qui, une fois détachées du promontoire, divergent dans tous les sens. Il est à peu près impossible, dans ces conditions, d'établir la limite inférieure du bassinet ; cette limite est purement arbitraire.

c. *Rapports*. — Envisagé au point de vue de ses rapports, le col de la vésicule biliaire répond, en haut, à la branche droite de la veine porte (voy. fig. 124, p. 139); en bas, il repose sur la première portion du duodénum, tout près de la courbure qui la sépare de la seconde portion.

5° Constitution anatomique. — La vésicule biliaire se compose de trois tuniques, qui se superposent dans l'ordre suivant en allant de dehors en dedans : une tunique séreuse, une tunique fibreuse et une tunique muqueuse.

A. TUNIQUE SÉREUSE. — La tunique séreuse est une dépendance du péritoine hépatique ; elle recouvre toute la portion de la vésicule qui n'est pas en contact

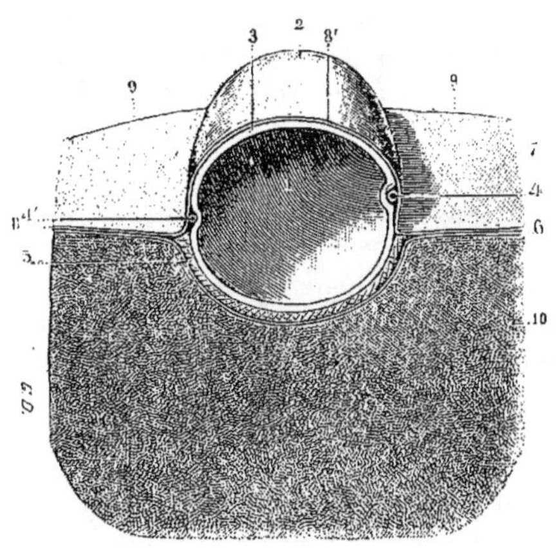

Fig. 283.

Coupe transversale
de la vésicule biliaire après une injection au suif
(*demi-schématique*).

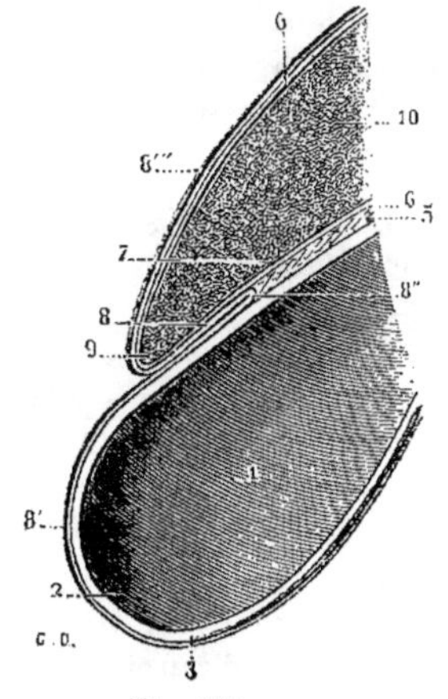

Fig. 284.

Coupe verticale et antéro-postérieure de
la vésicule biliaire, après une injection
au suif (*demi-schématique*).

1, cavité de la vésicule. — 2, son fond. — 3, coupe de sa paroi. — 4 et 4', branche gauche et branche droite de l'artère cystique. — 5, tissu cellulaire rétro-cystique. — 6, capsule fibreuse du foie. — 7, face inférieure du foie. — 8, péritoine hépatique. — 8', péritoine cystique. — 8'', angle hépato-cystique (point de réflexion du péritoine). — 9, bord antérieur du foie. — 10, tissu hépatique.

avec la fossette cystique. Si nous suivons de droite à gauche le feuillet péritonéal qui revêt la face inférieure du lobe droit du foie (fig. 283), nous le voyons, arrivé au bord droit de la fossette cystique, s'appliquer à la face inférieure de la vésicule biliaire et l'abandonner au niveau du bord gauche de la fossette pour tapisser le lobe carré. Si nous le suivons maintenant d'arrière en avant (fig. 285), nous voyons le péritoine tapisser régulièrement toute la face inférieure de la vésicule, depuis le col jusqu'à son extrémité inférieure. Là, il contourne cette extrémité et revêt la face supérieure de la vésicule dans une étendue de 30 à 35 millimètres. Puis, se réfléchissant en avant, il s'étale sur la face inférieure du foie et s'étend ainsi jusqu'au bord antérieur, où il se continue directement avec le feuillet péritonéal de la face supérieure.

Le fond de la vésicule est donc entouré par le péritoine sur tout son pourtour, et sa face supérieure, contrairement à la face supérieure du corps de la vésicule, n'est pas en rapport immédiat avec le foie. Elle en est séparée par un double feuillet séreux ou, si l'on veut, par un espace angulaire dont le sommet répond exactement au point où se réfléchit le péritoine pour passer de la vésicule sur la face inférieure du foie. Cet angle (fig. 284, 8''), que l'on pourrait appeler *angle hépato-cystique*, est à peu près constant ; un intervalle de 10 à 15 millimètres en moyenne sépare son sommet du bord antérieur du foie.

B. Tunique fibreuse. — La tunique fibreuse est constituée par des faisceaux du tissu conjonctif, fortement tassés les uns contre les autres de façon à former une sorte de membrane fibreuse. Sur sa face interne, tout contre la muqueuse, se trouve une couche de fibres musculaires lisses, affectant une disposition plexiforme : on observe en effet, un peu sur tous les points et irrégulièrement entremêlés, des faisceaux transversaux, des faisceaux longitudinaux et des faisceaux obliques. La tunique moyenne de la vésicule biliaire est donc à la fois fibreuse et musculaire (*tunique fibro-musculaire* de certains auteurs). Il convient d'ajouter que la couche musculaire n'est pas continue et qu'on trouve entre les faisceaux contractiles des espaces parfois assez étendus, où ne se voient que des fibres conjonctives.

C. Tunique muqueuse. — La tunique muqueuse revêt dans toute son étendue la surface interne de la vésicule biliaire. Elle se continue, au niveau du col, avec celle du canal cystique.

a. *Disposition générale, aspect extérieur.* — La muqueuse de la vésicule a une teinte jaunâtre ou verdâtre très prononcée. A l'état de vacuité de la vésicule, elle forme des plis irréguliers qui s'effacent à l'état de distension. A côté de ces plis, *plis temporaires*, existent des *plis permanents*, d'un tiers à un quart de millimètre de hauteur, qui affectent les directions les plus diverses (fig. 285). En s'anastomosant les uns avec les autres, ils circonscrivent des cavités ou aréoles qui, suivant les cas, sont triangulaires, quadrangulaires, polygonales. En examinant ces aréoles sous l'eau et à l'aide d'une forte loupe, on constate que dans leur intérieur se trouvent des plis plus petits qui, en s'anastomosant de la même façon que les précédents, forment des aréoles secondaires. Du reste, la vésicule proprement dite ne présente aucune trace de valvule : le premier repli muqueux qui mérite véritablement ce nom se trouve à l'entrée du bassinet.

b. *Structure.* — Envisagée au point de vue structural, la muqueuse de la vésicule biliaire, nous offre à considérer, comme toutes les muqueuses, une couche profonde ou chorion et une couche superficielle ou épithéliale. — Le *chorion* est ici, comme ailleurs, une formation conjonctive au sein de laquelle cheminent des vaisseaux et des nerfs, que nous décrirons plus loin. Elle nous présente, à sa surface libre, une série de crêtes, de forme et de dimensions variables, qui répondent aux plis permanents signalés ci-dessus et que certains histologistes, non sans raison, ont comparé à des villosités lamelliformes. Elles sont constituées, comme les villosités, par un stroma conjonctif très délicat, dans les mailles duquel se disposent en plus ou moins grand nombre des éléments lymphoïdes. Le chorion muqueux se termine, du côté de l'épithélium, par une sorte de limitante connective analogue à celle que l'on rencontre à la surface des villosités intestinales. — L'*épithélium* est formé par une seule rangée de cellules cylindriques à plateau strié. Leur protoplasma renferme des gouttelettes graisseuses, tout comme les cellules des villosités intestinales au moment de la digestion. Mais il ne s'agit probablement pas là, comme dans la villosité, d'un phénomène d'absorption. Si l'on songe que les parois de la vésicule biliaire, comme l'ont établi les recherches récentes de DOYON et DUFOURT (*Soc. de Biol.*, 1896), éliminent certaines matières grasses sous forme de cholestérine, on sera naturellement tenté de conclure que

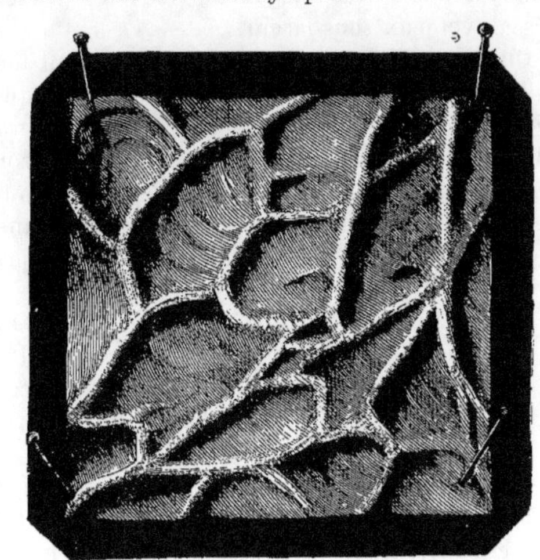

Fig. 285.

La muqueuse de la vésicule biliaire, vue par sa surface intérieure, avec ses replis et ses aréoles.

les granulations intra-épithéliales en question ne sont autre chose que ces matières graisseuses destinées à être rejetées dans la cavité même de la vésicule. — Nous retrouvons dans la vésicule biliaire les *diverticulums pseudo-glandulaires* que nous avons déjà rencontrés sur le canal hépatique et que nous rencontrerons de nouveau sur le cholédoque. Ils sont ici, cependant, beaucoup moins nombreux et aussi moins développés. Ils ont, du reste, la même signification morphologique.

6° **Vaisseaux et nerfs**. — Les vaisseaux et nerfs de la vésicule biliaire sont à peu près indépendants de ceux du foie et, de ce fait, méritent qu'on les décrive séparément.

a. *Artères*. — Les artères de la vésicule biliaire proviennent de la cystique (fig. 279,17). Cette artère naît de la branche droite de l'hépatique, tantôt à droite du canal cystique, tantôt à gauche. De là, elle se porte vers le col de la vésicule et ne tarde pas à se diviser en deux rameaux, l'un interne ou inférieur, l'autre externe ou supérieur : le premier se dirige vers le côté gauche de la vésicule ; le second se porte sur son côté droit d'abord, puis sur sa face supérieure. Ils descendent ainsi jusqu'au fond de la vésicule, où ils se terminent. Constamment, les deux rameaux de l'artère cystique sont reliés l'un à l'autre par une anastomose en forme d'arcade, dont la concavité est dirigée en haut et qui occupe la partie moyenne de la vésicule, du côté de sa face supérieure ou adhérente.

Les deux rameaux terminaux de la cystique, ainsi que l'arcade qui les réunit, donnent naissance à de nombreuses collatérales qui, après s'être subdivisées à leur tour, viennent former au-dessous de la muqueuse un riche réseau à mailles polygonales.

Au niveau des crêtes, nous voyons ce réseau muqueux envoyer dans leur épaisseur des ramuscules ascendants, qui rappellent par leur disposition les vaisseaux des villosités intestinales. Ces rameaux vasculaires se terminent au sommet des crêtes par des anses très élégantes, dont les branches descendantes aboutissent au réseau veineux sous-jacent.

Outre les branches précitées qui lui sont fournies par la cystique, la vésicule biliaire reçoit encore par sa face supérieure quelques fins rameaux qui viennent directement du foie, plus exactement des branches intra-parenchymateuses de l'hépatique (*branches hépato-cystiques*). Par contre, des deux branches de division de l'artère cystique, mais principalement de sa branche supérieure, s'échappent un certain nombre de rameaux qui pénètrent dans la portion avoisinante du foie et s'y anastomosent avec les ramifications de l'artère hépatique (*branches cystico-hépatiques*). Ces branches cystico-hépatiques ont été signalées tout récemment (1900) par Cavalié et Paris chez l'homme, par Billard et Cavalié chez le chien, le lapin et le cobaye. Grâce à ces deux groupes d'anastomoses, la circulation du foie et celle de la vésicule biliaire sont jusqu'à un certain point solidaires et il est possible (Cavalié et Paris), par l'injection de l'artère cystique, ou inversement par celle de l'artère hépatique après ligature de l'artère cystique, de remplir à la fois les deux systèmes artériels du foie et de la vésicule.

b. *Veines.* — Les veines de la vésicule biliaire se partagent en deux groupes : veines superficielles et veines profondes. — Les *veines superficielles*, plus ou moins satellites des artères, tirent leur origine de la moitié inférieure de la vésicule. Elles se réunissent d'ordinaire en deux troncules, qui se dirigent vers le sillon transverse du foie et là se jettent dans la branche droite de la veine porte (fig. 279,18), soit isolément, soit après s'être préalablement fusionnées en un tronc commun. Elles cheminent ordinairement sur le côté droit de l'artère cystique. — Les *veines profondes* proviennent de cette portion de la vésicule qui est couchée dans la fossette cystique. Au nombre de 12 ou 15 (Sappey), elles pénètrent dans la substance hépatique et s'y ramifient à la manière des artères, devenant ainsi de véritables veines portes accessoires.

c. *Lymphatiques.* — La face inférieure de la vésicule biliaire nous présente un riche réseau lymphatique. Ce réseau reçoit certainement des vaisseaux lymphatiques issus de la muqueuse de la vésicule. Mais la plupart des canaux qui le constituent proviennent de la face supérieure du foie et lui arrivent après avoir contourné le bord antérieur de cet organe et cheminé quelque temps sur sa face inférieure. Du réseau lymphatique précité partent deux groupes de vaisseaux. — Les uns, *lymphatiques externes*, suivent le côté droit de la vésicule et se rendent aux ganglions qui occupent l'extrémité droite du sillon transverse. — Les autres, *lymphatiques internes*, longent le côté gauche de la vésicule et aboutissent, en partie au ganglion cystique (p. 316), en partie aux ganglions du sillon transverse.

d. *Nerfs.* — Les nerfs de la vésicule du fiel émanent du plexus solaire. La plupart d'entre eux suivent le trajet de l'artère cystique ou du canal de même nom ; les autres ont un trajet indépendant. Arrivés à la vésicule, ils se divisent et se subdivisent de façon à former des rameaux et des ramuscules de plus en plus ténus. — Leur mode de terminaison ultime n'est pas encore complètement élucidé. On sait cependant (Gerlach, Variot, Ranvier) qu'ils constituent des plexus annexés à l'appareil musculaire des voies biliaires et présentant une certaine analogie avec le plexus d'Auerbach que nous avons rencontré sur l'intestin. Ils diffèrent de ce dernier, cependant, en ce qu'ils sont beaucoup plus irréguliers. — Les plexus nerveux de la vésicule biliaire sont formés, comme l'ont établi les recherches de Ranvier, par des fibres de Remak. Ils présentent, aux points d'intersection des filets nerveux, de petits ganglions microscopiques, comprenant chacun de 2 à 15 cellules nerveuses, lesquelles sont enclavées entre les tubes nerveux ou placées en dehors d'eux (Variot). Les fibrilles terminales qui émanent de ces plexus se rendent, en partie aux muscles lisses, en partie aux parois des vaisseaux. Quelques-unes enfin, de nature sensitive, se rendent au chorion muqueux, où ils forment deux réseaux, l'un profond situé en plein chorion au-dessous du réseau capillaire sanguin, l'autre superficiel, situé immédiatement au-dessous de l'épithélium. Il est rationnel de penser, par analogie avec ce qui se passe sur les conduits biliaires intra-hépatiques, que ce dernier réseau émet de très fines fibrilles qui viennent se terminer dans l'intervalle des cellules épithéliales. — Pour la physiologie des nerfs des voies biliaires, voy. Doyon, *Étude analytique des organes moteurs des voies biliaires chez les vertébrés*, Th. Doct. es Sc., Paris, 1893.

D. — CANAL CYSTIQUE

Le canal cystique (fig. 280 et 281) s'étend de la vésicule biliaire à l'extrémité inférieure du canal hépatique. Il se réunit à ce dernier pour former un canal commun, le canal cholédoque.

1° Trajet et direction. — Le canal cystique fait suite au bassinet de la vésicule biliaire. Il s'ouvre, tantôt sur le fond même du bassinet, tantôt sur son côté gauche, un peu au-dessus du fond. De là, il se porte obliquement en bas, à gauche et en arrière et vient s'ouvrir dans le canal cholédoque, dont il constitue l'une des origines : il se termine d'ordinaire sur le côté gauche du cholédoque ; plus rarement, il contourne ce dernier canal pour s'ouvrir sur son côté postérieur.

2° Dimensions. — La longueur du canal cystique est en moyenne de 33 à 45 millimètres. Son diamètre mesure de 3 à 4 millimètres, mais il n'est pas régulièrement calibré et on rencontre presque constamment, au niveau de son abouchement dans le cholédoque, une dilatation plus ou moins accentuée, dilatation qui est, selon les cas, fusiforme, allongée ou même ampullaire (Faure). Sa partie la plus étroite (2 millimètres à 2 millimètres et demi) serait située à sa partie moyenne, d'après Hyrtl, à son origine ou en un point voisin de son origine d'après Faure et Raynal.

3° Rapports. — Envisagé au point de vue de ses rapports, le canal cystique, comme le canal hépatique, chemine dans l'épaisseur du petit épiploon, en avant et à droite de la veine porte. L'artère cystique, qui l'accompagne, longe tantôt son côté gauche, tantôt son côté droit. Le canal cystique est habituellement séparé du canal hépatique, du moins dans sa portion initiale, par un angle aigu à sinus supérieur. Dans sa portion terminale, en effet, il lui devient parallèle et s'accole à lui jusqu'à son abouchement dans le cholédoque, cela dans une étendue de 10, de 15, de 20 et même de 25 millimètres.

4° Forme. — La forme du canal cystique est très irrégulière et très variable. Rarement cylindrique et rectiligne, il est le plus souvent flexueux, alternativement bombé et rétréci ; mais je ne l'ai jamais vu se tordre sur lui-même, pas plus que Hartmann, Terrier et Dally. Cette disposition spiroïde, que lui attribuent gratuitement certains auteurs, est une simple apparence, que nous explique très nettement son mode de conformation intérieure.

5° Conformation intérieure, valvules. — Si l'on ouvre en effet le canal cystique, surtout lorsqu'il a été insufflé et desséché, on constate que sa paroi interne, au lieu d'être régulière et unie, présente au contraire de nombreuses saillies ou valvules, qui répondent aux *parties étroites* et interceptent naturellement entre elles des parties plus larges, les *parties renflées*. Ces valvules, qu'on désigne communément sous le nom de *valvules de Heister*, du nom de l'anatomiste qui le premier les a décrites en 1732, sont malheureusement très variables suivant les sujets : à côté

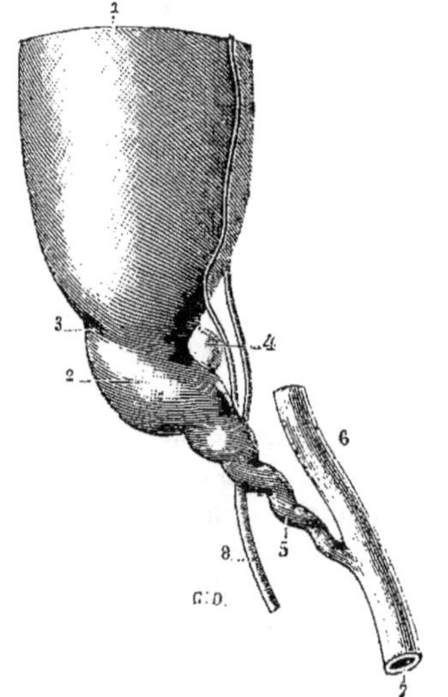

Fig. 286.

Les voies biliaires extra-hépatiques.

1. portion de la vésicule biliaire, vue par sa face libre. — 2. bassinet. — 3. sillon séparant le bassinet de la vésicule. — 4. petit ganglion lymphatique, situé dans la concavité du bassinet. — 5. canal cystique. — 6, canal hépatique. — 7. cholédoque. — 8. artère cystique.

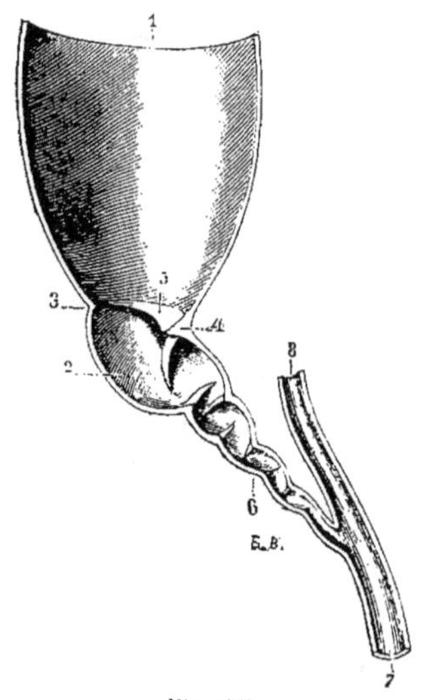

Fig. 287.

Les mêmes, après ablation de leur moitié antérieure.

1. cavité de la vésicule biliaire. — 2. cavité du bassinet. — 3. sillon séparant le bassinet de la vésicule. — 4. promontoire. — 5. valvule supérieure du bassinet. — 6. canal cystique. — 7. canal cholédoque. — 8. canal hépatique.

de canaux qui ne présentent aucune valvule bien caractérisée, il y en a d'autres qui en sont comme hérissées depuis l'une à l'autre de leurs deux extrémités et, entre ces deux dispositions extrêmes, se trouvent tous les intermédiaires. Il est assez difficile, on le conçoit, de dégager d'une telle variabilité les éléments d'une description univoque et ainsi s'expliquent les divergences des auteurs en ce qui concerne le nombre, la forme et les dispositions de ces valvules.

Les valvules du canal cystique présentent ordinairement une forme semi-lunaire, avec un bord adhérent, un bord libre et deux extrémités. Quelques-unes d'entre elles sont horizontales ; mais la plupart sont obliques, c'est-à-dire s'inclinent plus ou moins sur l'axe du conduit, d'une façon telle que l'une de ses extrémités est toujours placée à un niveau différent de celui qu'occupe l'autre. Elles s'insèrent le plus souvent sur le tiers, sur la moitié ou sur les deux tiers du pourtour du canal. Parfois aussi, elles décrivent un tour complet ou même plus ; mais, quelle que soit leur longueur, elles conservent toujours leur individualité, je veux dire qu'elles ne se continuent nullement les unes avec les autres par leurs extrémités correspondantes de manière à former par leur ensemble cette *valvule unique*, rêvée par certains auteurs, qui parcourrait en spirale toute l'étendue du canal cystique, quelque chose d'analogue (la comparaison est déjà fort ancienne) à la rampe d'une vis d'Archimède.

On connaît les difficultés que l'on rencontre à pratiquer par la vésicule biliaire le cathétérisme du canal cystique. Ces difficultés proviennent parfois de la situation presque toujours latérale de l'orifice supérieur du canal cystique ; mais elles s'expliquent aussi et surtout par la disposition même des valvules. Chacune d'elles, sans doute, n'occupe qu'une partie de la lumière du canal cystique ; de ce fait, elle ne fait que le rétrécir et, par conséquent, permet toujours à un stylet ou à une sonde d'un petit diamètre de passer entre son bord libre et la paroi du canal. Mais, au-dessous d'une première valvule, s'en trouve une seconde, une troisième, une quatrième qui ne sont pas orientées dans le même sens, autrement dit, qui s'avancent dans le canal juste sur le point où la valvule précédente laissait le canal libre. Il en résulte que le stylet, après avoir franchi une première valvule, heurtera fatalement la valvule suivante ou l'une des valvules suivantes et ne pourra avancer qu'en brisant l'obstacle, c'est-à-dire en déchirant le repli muqueux qui l'arrête. Telle est, à mon avis (et c'est aussi celui de HARTMANN, de TERRIER et DALLY), la cause des difficultés que présente le cathétérisme du canal cystique. Ce qui arrête le stylet, c'est moins le nombre ou l'étendue des valvules que leur disposition irréguliérement alternante : chacune d'elles, considérée isolément, laissera toujours passer l'instrument ; totalisées ensemble, c'est-à-dire reportées sur un même niveau, tout en conservant leur orientation propre, elles équivalent à une *valvule unique qui serait complète*, je veux dire qui fait barrière sur tous les points et qui, de ce fait, est infranchissable. Est-il besoin d'ajouter que ce qui arrête le stylet, toujours plus ou moins rigide, ne saurait arrêter un liquide, lequel tourne l'obstacle et progresse toujours, pourvu qu'il existe un orifice pour lui livrer passage. On sait, en effet, que la bile chemine avec la plus grande facilité dans le canal cystique et qu'il en est de même des injections.

L'observation démontre que, dans la plupart des cas, les valvules de Heister sont surtout nombreuses dans la moitié supérieure du canal cystique. Dans la moitié inférieure du canal, elles sont beaucoup plus rares ; souvent même, elles y font complètement défaut. Il en résulte que, lorsque la sonde a franchi la première moitié du canal, elle a beaucoup de chance de ne plus rencontrer aucun obstacle et de descendre alors assez facilement jusqu'au canal cholédoque et, de là, jusqu'à l'ampoule de Vater.

Certains auteurs, à la suite de PTECH (C. R. Acad. des Sc., 1854) ont décrit, au point d'abouchement du canal cystique dans le cholédoque, une valvule que l'on pourrait appeler *terminale*. Cette valvule ne me paraît pas exister, à moins qu'on prenne comme telle l'espèce d'éperon vertical et plus ou moins prolongé qui, sur ce point, sépare le canal cystique du canal hépatique. Mais cet éperon, on en conviendra, n'a nullement la signification d'une formation valvulaire.

6° Structure. — Le canal cystique a une structure analogue à celle de la vésicule biliaire (voy. p. 317). Les fibres musculaires y forment des faisceaux longitudinaux plus ou moins développés suivant les sujets ; il n'y existe pas de fibres circulaires. TOBIEN, en 1853, avait bien signalé, à son origine, l'existence d'un anneau de fibres musculaires lisses, constituant pour la vésicule biliaire une sorte de sphincter. Mais cette formation musculaire n'a été retrouvée depuis par aucun autre anatomiste.

7° Vaisseaux et nerfs. — Les *artères* destinées au canal cystique, au nombre de deux ou trois, proviennent de l'artère de même nom. Elles s'anastomosent constamment, à la partie inférieure du canal, avec les artères du canal cholédoque. — Les *veines* sont toujours très grêles : celles qui sont le plus rapprochées de la vésicule biliaire se confondent avec le réseau veineux de la vésicule ; les autres se jettent directement dans le tronc même de la veine porte. — Les *lymphatiques* se rendent aux ganglions du hile. — Les *nerfs*, comme ceux de la vésicule, émanent du plexus hépatique.

E. — CANAL CHOLÉDOQUE

Le canal cholédoque (allem. *Ductus choledochus,* angl. *Common bile-duct*) résulte de la réunion des deux canaux cystique et hépatique. Il tire son nom des deux mots grecs χολή, bile et δόχος, qui contient, qui reçoit : il reçoit, en effet, la bile des deux canaux cystique et hépatique et la transporte dans la deuxième portion du duodénum.

1° Trajet et division. — Continuant tout d'abord la direction du canal hépatique, le cholédoque (fig. 288, 13) se porte obliquement de haut en bas et de dehors en dedans, vers la première portion du duodénum. Arrivé au duodénum, il passe sur sa face postérieure et y rencontre bientôt le bord supérieur de la tête du pancréas. S'infléchissant alors en dehors et un peu en avant, il s'engage au-dessous du pancréas, gagne la partie postéro-interne de la troisième portion du duodénum, traverse sa paroi et s'ouvre dans la cavité intestinale. Le cholédoque chemine donc successivement au-dessus du duodénum, en arrière du duodénum, sous le pancréas, dans l'épaisseur de la paroi de la deuxième portion du duodé-

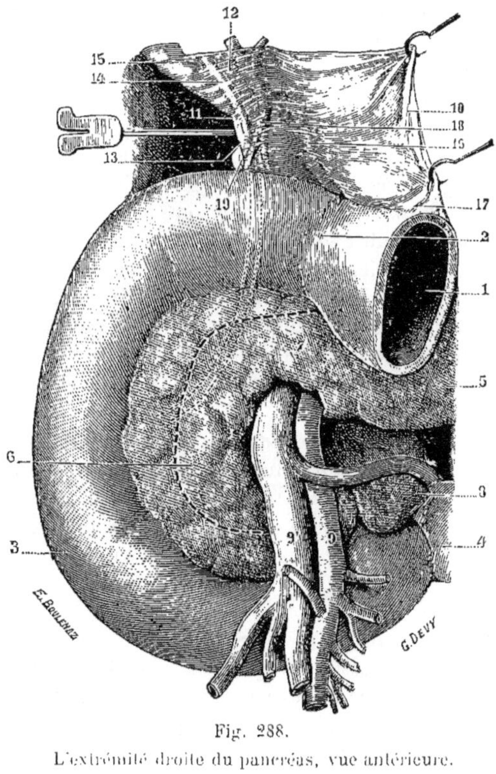

Fig. 288.

L'extrémité droite du pancréas, vue antérieure.

1, estomac (portion pylorique). — 2, pylore. — 3, duodénum avec ses quatre portions. — 4, jéjuno iléon. — 5, pancréas, avec : 6, sa tête ; 7, son col ou isthme ; 8, processus uncinatus. — 9, 9', artère et veine mésentériques supérieures. — 10, épiploon gastro-hépatique. — 11, hiatus de Winslow, dans lequel est introduite une sonde cannelée. — 12, veine porte. — 13, canal cholédoque (son trajet caché est représenté par une double ligne pointillée). — 14, canal hépatique. — 15, col de la vésicule biliaire et canal cystique. — 16, artère hépatique. — 17, pylorique. — 18, gastro-épiploïque droite. — 19, ganglions lymphatiques.

num. De là sa division en quatre segments : 1° le *segment sus-duodénal* ; 2° le

segment rétro-duodénal ; 3° *le segment pancréatique ;* 4° *le segment intra-pariétal.*
Remarquons tout de suite que ces quatre segments ne sont pas placés sur une
même ligne droite, autrement dit que le cholédoque n'est pas exactement rectiligne : jusqu'au pancréas, il est oblique en bas et en dedans ; à partir du pancréas, comme l'a fait remarquer QUÉNU, il est légèrement oblique en bas et en
dehors. Le canal, dans son ensemble, décrit donc une légère courbe à concavité
externe.

2° **Forme et dimensions**. — Le cholédoque, comme le canal hépatique auquel il
fait suite, est un conduit à coupe circulaire, un conduit cylindroïde par conséquent.

Sa longueur varie ordinairement de 6 à 8 centimètres, dont 10 à 30 millimètres
pour la portion sus-duodénale, 20 à 25 millimètres pour la portion rétro-duodénale,
20 à 25 millimètres également pour la portion pancréatique, 10 à 12 millimètres
pour la portion intra-pariétale. Son diamètre, un peu plus grand que celui du canal
hépatique, est de 4 à 5 millimètres, soit 13 à 16 millimètres de circonférence. QUÉNU,
qui a mesuré de centimètre en centimètre la circonférence du cholédoque sur
une vingtaine de sujets, a trouvé, pour l'extrémité supérieure, un chiffre moyen de
13 millimètres ; puis, il a vu ce chiffre s'abaisser successivement, au fur et à mesure
qu'on se rapproche de l'extrémité inférieure, à 11, 10, 9, 7 et jusqu'à 6 millimètres.
Le cholédoque n'est donc pas régulièrement cylindrique et, contrairement au canal
cystique qui présente son maximum de largeur à son extrémité inférieure, il diminue au fur et à mesure qu'il descend : il est infundibuliforme.

Nous ajouterons que, comme toutes les voies biliaires, il se laisse facilement
dilater, comme le démontrent surabondamment les injections solidifiables que l'on
pousse dans son intérieur pour en prendre le moulage. On le voit parfois, dans les
cas de lithiase amenant la rétention de la bile au-dessus d'un calcul, atteindre
un calibre très considérable, presque aussi considérable que celui du duodénum.

3° **Rapports**. — Les rapports du cholédoque ont acquis dans ces derniers temps une
importance considérable, en raison des opérations que l'on pratique sur ce canal
dans certains cas de lithiase biliaire. Il convient de préciser tout d'abord la situation de ses deux extrémités : l'extrémité inférieure, assez fixe, est située à 25 millimètres environ de la ligne médiane, en regard du disque intervertébral qui sépare
la troisième lombaire de la quatrième d'après QUÉNU, en regard du bord supérieur
de la troisième lombaire d'après WIART ; son extrémité supérieure, beaucoup plus
mobile en raison précisément de la longueur variable du canal (*origine haute* ou
origine basse), répond à la moitié supérieure de la première lombaire d'après
QUÉNU, au bord inférieur de la première lombaire d'après WIART. Cette extrémité
supérieure se trouve à 30 millimètres environ de la ligne médiane et, d'autre part,
un intervalle de 45 à 75 millimètres la sépare de l'appendice xiphoïde. Ceci posé,
voyons quels sont les rapports particuliers de chacune des portions du cholédoque.

a. *Portion sus-duodénale*. — La portion sus-duodénale du cholédoque mesure,
en moyenne, 10 à 14 millimètres de longueur. On la voit, dans certains cas,
s'élever jusqu'à 30 millimètres, comme aussi on peut la voir descendre à 0,
ce qui veut dire qu'elle n'existe pas, les deux canaux hépatique et cystique ne
se réunissant alors qu'en arrière du duodénum : nous rappellerons en passant
que, dans certains cas, les deux canaux cystique et hépatique, avant de se
fusionner, sont intimement accolés l'un à l'autre, au point d'en imposer pour un
canal unique, le cholédoque, alors que celui-ci, en réalité ne prend naissance
que plus bas. Quand il existe réellement, le cholédoque sus-duodénal se trouve

situé (fig. 288, 13) dans le bord libre de l'épiploon gastro-hépatique, immédiatement en avant de l'hiatus de Winslow. Il prend part ainsi à la constitution du pédicule hépatique, avec la veine porte, l'artère hépatique, les lymphatiques et les nerfs du foie. — Le cholédoque repose, dans la plus grande partie de son étendue, sur le côté antéro-externe de la veine porte. Tout en bas, immédiatement au-dessus du duodénum, il n'est pas rare de voir les deux canaux suivre des directions légèrement divergentes, perdre contact et être séparés alors par un étroit intervalle à base inférieure. — L'artère hépatique longe la face antérieure de la veine porte : elle est située, par conséquent, un peu en dedans du cholédoque. Ce dernier canal est quelquefois croisé, sur sa face antérieure, par l'artère gastro-épiploïque droite. Quant à l'artère pylorique, elle est située plus en dedans et, de ce fait, n'a aucun rapport direct avec le cholédoque. — Trois ou quatre ganglions lymphatiques, reliés les uns aux autres par des canaux lymphatiques, accompagnent le cholédoque dans sa portion sus-duodénale. De ces ganglions, toujours très variables dans leurs dimensions, il en est deux qui sont à peu près constants : le premier se trouve situé au niveau de l'extré-

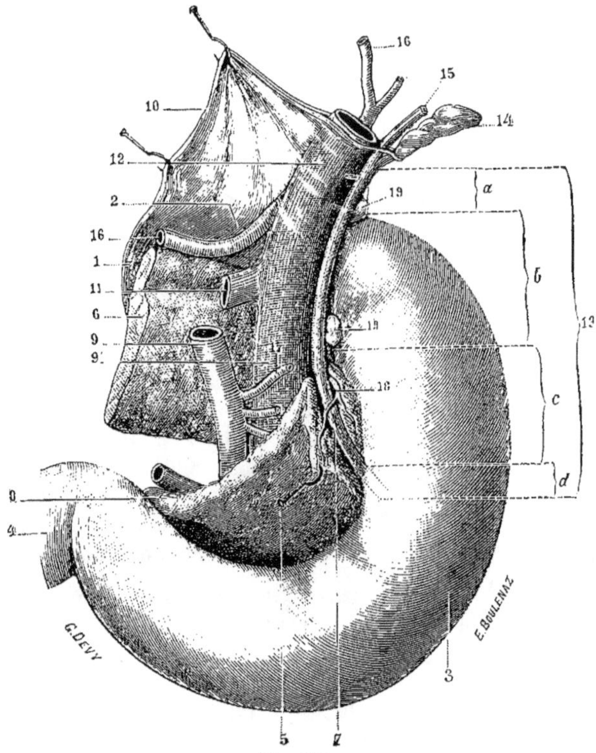

Fig. 289.

Le canal cholédoque en place, vue postérieure.

On a érigné en dedans une languette pancréatique pour mettre à découvert la portion sous-duodénale du cholédoque.

1. estomac (portion pylorique). — 2, pylore. — 3, duodénum, avec ses quatre portions. — 4, jéjuno-iléon. — 5, tête du pancréas, avec : 6, son corps ; 7, gouttière dans laquelle passe le cholédoque ; 8, processus uncinatus ; 9, 9' artère et veine mésentériques supérieures. — 10, épiploon gastro-hépatique. — 11, veine splénique. — 12, veine porte. — 13, canal cholédoque, avec : a, son segment sus-duodénal ; b, son segment rétro-duodénal ; c, son segment pancréatique ; d, son segment intra-pariétal. — 14, col de la vésicule biliaire et canal cystique. — 15, canal hépatique. — 16, 16, artère hépatique. — 17, artère pancréatico-duodénale inférieure. — 18, branche artérielle provenant de la gastro-épiploïque droite. — 19, 19, ganglions lymphatiques.

mité supérieure du conduit ; le second (fig. 288, 19) se dispose dans l'angle que forme le bord externe du cholédoque avec le bord supérieur du duodénum.

b. *Portion rétro-duodénale.* — La portion rétro-duodénale répond, comme son nom l'indique, à la face postérieure de la première portion du duodénum. — *En avant,* le canal est appliqué, tout d'abord, contre la paroi duodénale. Puis, après un trajet de longueur variable, il rencontre le bord supérieur de la tête du pancréas et s'applique alors contre la glande, qui, suivant les cas, lui forme une gouttière

ou un canal complet. Cette dernière disposition est, de baucoup, la plus rare.
Mais alors même que le bloc pancréatique ne présente qu'une simple gouttière, il
n'est pas rare de voir la lèvre interne de cette gouttière (fig. 289), se prolongeant en
dehors jusqu'au duodénum, s'étaler sur toute la face postérieure du cholédoque, de
telle sorte que ce dernier conduit, appliqué en avant contre le tissu glandulaire,
recouvert en arrière par ce même tissu glandulaire, paraît, en réalité, suivre un
trajet intra-pancréatique. La veine porte est toujours située sur le côté interne du
cholédoque : ici encore une petite languette de tissu pancréatique sépare les deux
canaux. — *En arrière*, le cholédoque rétro-duodénal répond successivement :
1° à un ou deux ganglions lymphatiques ; 2° à une lame aponévrotique (*lame de
Treitz*), mince, mais assez résistante, vestige du méso-duodénum primitif (voy.
Pancréas) ; 3° à la veine cave inférieure, dans toute son étendue.

c. *Portion pancréatique.* — Nous désignons sous ce nom la portion du cholédoque qui s'étend du bord inférieur de la première portion du duodénum au point
où le canal pénètre dans la paroi de la deuxième portion du duodénum : c'est le
cholédoque sous-duodénal de quelques auteurs. Elle mesure, comme nous l'avons
vu plus haut, de 20 à 25 millimètres. Le cholédoque sous-duodénal traverse une
petite région quadrilatère, sur laquelle Quénu a appelé l'attention et qui est délimitée
(fig. 288) : en haut, par le bord inférieur de la première portion du duodénum ;
en bas, par le bord supérieur de la troi-
sième portion ; en dehors, par le bord interne de la deuxième portion ; en dedans,
par la veine mésentérique supérieure. Eh
bien, le trajet de notre cholédoque dans le
quadrilatère de Quénu me paraît assez bien
indiqué par une ligne oblique qui, partant
du tiers interne du bord supérieur, aboutirait au milieu du bord externe. Dans ce
court trajet, le conduit vecteur de la bile
suit encore, en plein pancréas, une sorte de
chemin couvert. Il répond : 1° en arrière, à
une languette plus ou moins épaisse de
tissu pancréatique et, par son intermédiaire, à la veine cave inférieure ; 3° en
avant, à la tête du pancréas, qui le recouvre,
recouverte elle-même par des branches artérielles issues de la gastro-épiploïque
droite et par le péritoine pariétal. Suivant la
remarque de Quénu, l'épaisseur du tissu
pancréatique qui recouvre en avant le cholédoque est d'autant moindre qu'on se rapproche de sa terminaison : 14 à 15 millimètres, au niveau du bord inférieur de la
première portion du duodénum ; 10 millimètres, à la partie moyenne du quadrilatère ; 5 ou 6 millimètres seulement tout

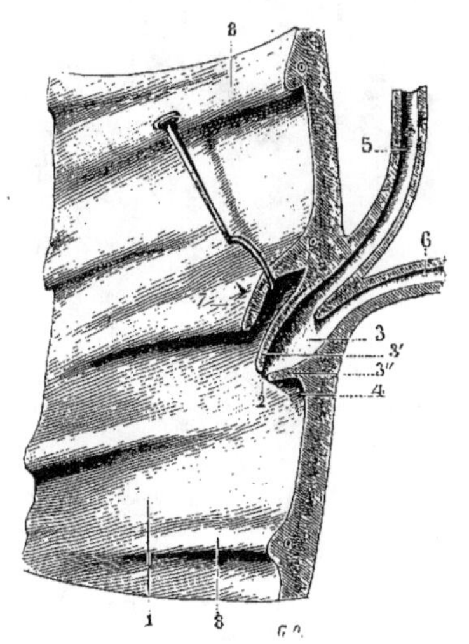

Fig. 290.

Coupe de la paroi duodénale, passant par
l'ampoule de Vater (*demi-schématique*).

1, segment du cylindre duodénal, vu par sa face
interne. — 2, orifice de l'ampoule de Vater. — 3, la
cavité de l'ampoule, avec : 3', sa paroi supérieure ;
3", sa paroi inférieure. — 4, frein de l'ampoule
de Vater (*frenum caruncula*). — 5, canal cholédoque. — 6, canal de Wirsung. — 7, une valvule
connivente, érigée légèrement en haut. — 8, 8,
autres valvules conniventes.

contre la portion verticale du duodénum. Ce ne sont là, bien entendu, que des
chiffres moyens qui, naturellement, se trouveront en défaut sur bien des sujets.

d. *Portion intra-pariétale, ampoule de Vater.* — La portion intra-pariétale ou interstitielle du cholédoque comprend toute la portion du canal qui se trouve comprise dans l'épaisseur de la paroi duodénale. Le cholédoque perfore la deuxième portion du duodénum au niveau du point où la face postérieure du conduit intestinal se continue avec son bord interne. Il traverse obliquement la tunique musculeuse d'abord, puis la tunique celluleuse, et débouche alors dans un petit réservoir qui est creusé en pleine muqueuse et qui lui est commun avec le canal pancréatique : c'est l'*ampoule de Vater.*

L'ampoule de Vater, que l'on ne peut bien voir que sur une coupe de la paroi duodénale faite suivant l'axe du cholédoque (fig. 290, 3), est une petite cavité de forme conoïde, dont la base, dirigée en haut et à gauche, reçoit les deux canaux cholédoque et pancréatique. De ces deux canaux, le premier est constamment situé au-dessus du second. Un petit repli transversal en forme d'éperon, les sépare l'un de l'autre.

Le grand diamètre de l'ampoule de Vater, oblique de haut en bas et de gauche à droite, mesure de 6 à 7 millimètres ; sa largeur est de 4 à 5 millimètres. — Sa base répond à l'orifice des deux canaux qu'elle reçoit. Oddi, en 1887, a signalé à ce niveau, tout autour des deux canaux cholédoque et pancréatique une couche de fibres musculaires lisses, qui constitue là, pour chacun des canaux précités, un véritable sphincter. Nous y reviendrons plus loin. — Son sommet, considérablement ré-tréci, aboutit à un petit orifice, arrondi ou elliptique, qui s'ouvre dans le duodénum. — Sa surface intérieure présente constamment un certain nombre de petits replis valvulaires, dont le bord libre regarde l'orifice de sortie. Ils semblent avoir pour destination d'arrêter les corps étrangers qui, de la cavité duodénale, chercheraient à s'introduire dans les voies biliaires ou pancréatiques.

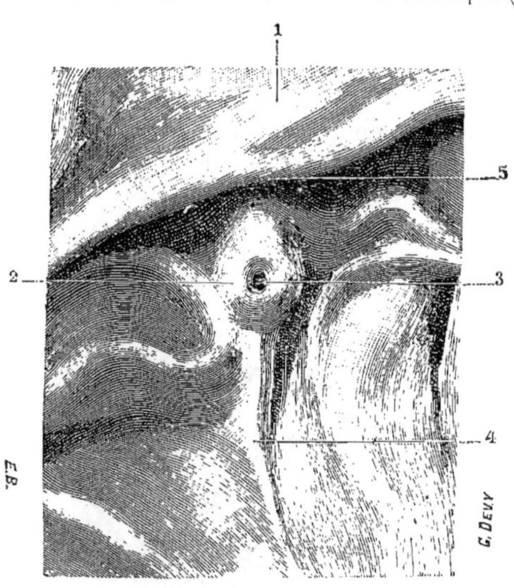

Fig. 291.

La caruncula major vue de face.

1. muqueuse du duodénum. — 2. caruncula major. — 3. orifice de l'ampoule de Vater. — 4. frein de la caruncula. — 5. valvule sus-caronculaire.

Vue extérieurement, du côté de la face libre de la muqueuse (fig. 291), la cavité ampullaire que nous venons de décrire, se traduit par une petite saillie en forme de tubercule, présentant naturellement la même direction que sa cavité centrale, c'est-à-dire s'inclinant en bas et à droite : c'est la *grande caroncule* (*caruncula major* de Santorini). Rappelons, en passant, qu'il existe au-dessus de la grande caroncule, une saillie similaire, mais plus petite, répondant à l'abouchement du canal excréteur accessoire du pancréas, la *petite caroncule* (fig. 300,2') ou *caruncula minor* de Santorini.

La caruncula major se trouve située (fig. 300,3) sur la face interne de la deuxième portion du duodénum, en un point qui est un peu plus rapproché de sa paroi postérieure que de sa paroi antérieure. Elle occupe d'ordinaire le tiers moyen de cette face ; mais on la voit parfois remonter jusqu'au tiers supérieur ou descendre

jusque dans le tiers inférieur. Un intervalle variant de 8 à 12 centimètres la sépare
du pylore. — Sur sa face supérieure s'étale presque toujours une petite valvule
connivente (fig. 291,5), qu'il est nécessaire de relever pour bien voir la caroncule.
Cette valvule sus-caronculaire s'avance jusqu'au voisinage du sommet de la caroncule, souvent même jusqu'au sommet, mais sans jamais recouvrir l'orifice qui le
termine. — La face inférieure de la caroncule donne naissance dans la plupart des
cas (1 fois sur 2 d'après LETULLE et NATTAN-LARRIER) à un petit repli vertical
(fig. 291,4) qui, d'autre part, vient se confondre avec la muqueuse située au-
dessous : ce petit repli, qui contribue à fixer la caroncule dans la position qu'elle
occupe, a reçu de SANTORINI le nom de *frein de la caroncule*. Il présente ordinairement de 6 à 8 millimètres de hauteur, sur 4 à 6 millimètres de saillie.

Le mode de conformation de l'ampoule de Vater et aussi les dispositions réciproques affectées
par le cholédoque et par le canal pancréatique sont très variables. LETULLE et NATTAN-LARRIER
(1899), qui ont étudié avec soin ce point spécial
de l'anatomie duodénale, ont été amenés à distinguer quatre types. — Le *type I* (2 fois sur 21 cas)
consiste en l'absence complète de toute saillie au
niveau de l'abouchement intestinal (fig. 292). L'o-
rifice d'abouchement, situé à plat sur la muqueuse,
est, suivant les cas, circulaire, ovalaire, en forme
de fente verticale. En ouvrant cet orifice, on constate tout d'abord que, en arrière de lui, il n'existe
pas d'ampoule, et on constate aussi que le cholédoque seul aboutit à l'orifice en question. Le
canal de Wirsung s'est jeté dans le cholédoque
à une certaine distance de la muqueuse duodénale. — Le *type II* (6 fois sur 21 cas) est représenté par la disposition classique, celle que nous
avons décrite plus haut : une caroncule, une
ampoule de Vater s'ouvrant par un orifice arrondi au sommet de la caroncule et, dans le fond
de cette ampoule, l'abouchement des deux canaux cholédoque et pancréatique. — Le *type III*
(8 fois sur 21 cas), se caractérise par une caroncule peu développée, par la présence, au-dessous
d'elle, d'une légère fossette ou gouttière et par
l'absence d'ampoule de Vater (fig. 293). Les deux
canaux cholédoque et pancréatique, accolés comme
les deux canons d'un fusil double, débouchent l'un

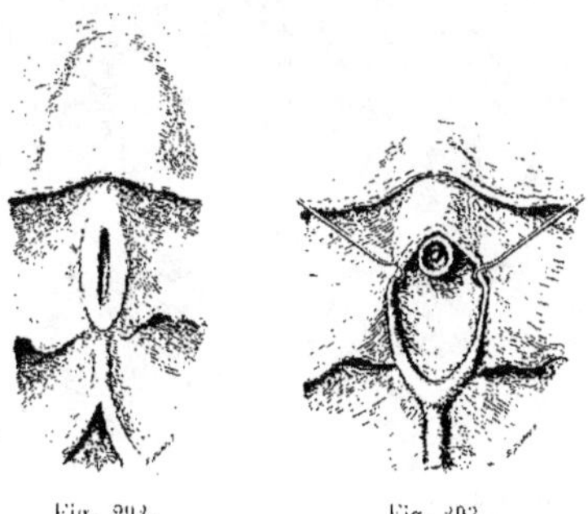

Fig. 292.   Fig. 293.

Fig. 292. — Ampoule de Vater normale *type 1* : le
cholédoque forme seul l'orifice; absence d'ampoule
proprement dite (d'après LETULLE et NATTAN-LAR-
RIER).

Fig. 293. — Ampoule de Vater *type 3* : les deux canaux accolés à angle aigu débouchent ensemble au
niveau de l'intestin, au-dessus d'une dépression cupu-
liforme n'ayant rien d'une cavité ampullaire (d'après
LETULLE et NATTAN LARRIER).

et l'autre au sommet de la caroncule. Ils sont séparés l'un de l'autre par une petite cloison transversale, qui se continue dans l'épaisseur de la paroi intestinale sur une longueur de 1 à 4 millimètres. — Le *type IV* (4 fois sur 21 cas) est constitué : 1° par une caroncule très développée,
pouvant aller jusqu'à 18 millimètres de longueur, sur une largeur de 6 millimètres; 2° par l'absence, au-dessous d'elle, de la fossette signalée dans le type III; 3° par l'absence d'ampoule de
Vater, les deux canaux venant, comme tout à l'heure, s'ouvrir au sommet de la caroncule par
deux orifices distincts et juxtaposés. Ces deux orifices sont parfois disposés concentriquement
l'un par rapport à l'autre et, dans ce cas, c'est toujours le canal de Wirsung, affirment LETULLE et
NATTAN-LARRIER, qui forme autour du cholédoque une gouttière à concavité supérieure.

4° Structure — Le canal cholédoque se compose, comme les autres canaux
biliaires, de deux tuniques, l'une externe, l'autre interne :

a. *Tunique externe*. — La tunique externe (*fibro-musculaire* de certains
auteurs) est une tunique conjonctivo-fibreuse, de tous points analogue à celle
des canaux hépatique et cystique. Elle nous présente, à sa partie interne, une
couche de fibres musculaires lisses, affectant une disposition plexiforme : l'examen
des coupes nous montre, en effet, des fibres longitudinales, des fibres transversales et des fibres obliques, entremêlées de la façon la plus irrégulière. Cette
couche musculaire, bien développée au voisinage de l'ampoule de Vater, va
ensuite en s'atténuant au fur et à mesure qu'on remonte vers le foie. Il existe

même quelques points du canal où l'élément musculaire fait complètement défaut.

b. *Tunique interne.*— La tunique interne est une muqueuse, présentant, comme toutes les muqueuses, un chorion, qui est ici très mince, et un épithélium. L'épithélium est formé par une seule rangée de cellules cylindriques, se terminant du côté de la lumière du canal par un plateau strié. Ce plateau s'amincit peu à peu au fur et à mesure qu'on s'éloigne de l'ampoule de Vater. D'autre part, ses stries, d'abord très visibles, deviennent plus délicates, moins distinctes et finissent même par disparaître. Aux cellules épithéliales cylindriques viennent se joindre, à la partie tout inférieure du canal, un certain nombre de cellules caliciformes. La muqueuse du cholédoque, comme celle des canaux sus-jacents, nous présente un certain nombre de diverticulums en doigt de gant, longs ou courts, simples ou bifurqués. Ce ne sont ici comme sur les autres segments des voies biliaires, que de simples cryptes, dont l'épithélium est en tout semblable à celui du canal lui-même. Il existe, cependant, dans l'ampoule de Vater et dans son voisinage immédiat,

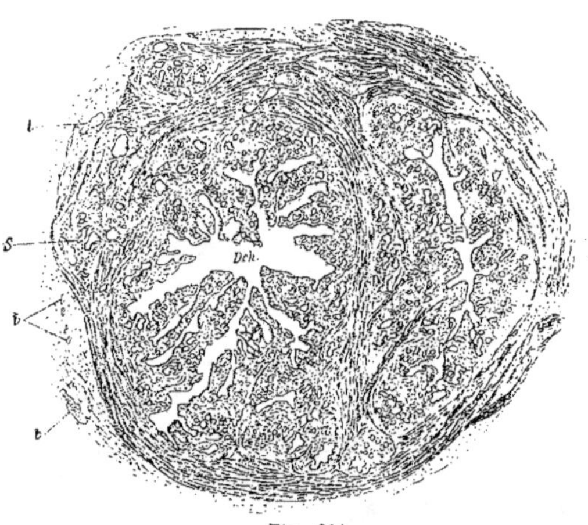

Fig. 294.

Coupe transversale passant par le canal de Wirsung et le cholédoque à leur entrée dans la tunique musculeuse du duodénum (d'après HELLEY).

Dch, canal cholédoque. — *DW*, canal de Wirsung. — *b. b. b*, vaisseaux sanguins. — *M*, tunique musculeuse, disposée en cercle autour des canaux. On voit, sur cette coupe, que la muqueuse des deux canaux présente une série de crêtes longitudinales, entre lesquelles se trouvent des dépressions sinueuses. On y constate encore la présence de très nombreuses glandes muqueuses, qui se trouvent situées, les unes dans la paroi de la muqueuse, les autres dans l'épaisseur des crêtes précitées.

chez l'homme, comme chez le chien et le lapin (PILLET, RENAUT, LETULLE et NATTAN-LARRIER), de véritables glandes tubuleuses ramifiées, rappelant les glandes de Brunner, dont les cellules sont, par places, chargées de granulations et assimilables à des cellules à ferment. Il convient d'ajouter que des fibres musculaires lisses, issues de la tunique externe, s'insinuent entre les glandes précitées et leur forment comme une sorte de gangue contractile. « L'intrication de ces îlots contractiles, disent LETULLE et NATTAN-LARRIER, est extrême; elle se poursuit jusqu'à la surface profonde du chorion de la muqueuse. Peu d'organes, à l'exception peut-être de la prostate, possèdent une aussi riche combinaison de tissu musculaire et de glandes en grappe enchevêtrés à une aussi grande distance de la surface du canal excréteur fondamental. » Nul doute que ces éléments contractiles jetés tout autour des formations glandulaires ne favorisent l'expulsion au dehors de leurs produits de sécrétion.

c. *Sphincter du cholédoque.* — Le cholédoque, en atteignant le duodénum, se fraie un passage à travers la tunique musculeuse de l'intestin, qui, à son niveau, présente une solution de continuité, très nette suivant les uns, assez mal délimitée suivant les autres. D'après LETULLE et NATTAN-LARRIER, le canal biliaire dissocie plus ou moins les deux couches musculaires qu'il traverse et va même jusqu'à s'approprier un certain nombre de ses éléments. Quoi qu'il en soit de ces rapports intimes entre le muscle duodénal et le cholédoque, celui-ci conserve ses différentes tuniques jusqu'à l'ampoule de Vater. Au moment de s'ouvrir dans l'ampoule, les fibres musculaires transversales s'épaississent d'une façon considérable et forment là une sorte d'anneau à coupe arrondie ou ovalaire : c'est le *sphincter du cholédoque*. Cet anneau contractile avait déjà été soupçonné par GLISSON (1681), qui avait constaté que l'extrémité inférieure du cholédoque se fermait après le passage d'une sonde. Mais ce n'est qu'en 1887 qu'il a été démontré anatomiquement par ODDI (chez le chien, le mouton et le bœuf), d'où le nom de *sphincter d'Oddi* qu'on lui donne quelquefois. Depuis qu'a paru le travail d'ODDI, le sphincter du cholédoque a été bien étudié au point de vue fonctionnel par DOYON (1893), au point de vue anatomique par ZNANIECKI (1894), par LETULLE et NATTAN-LARRIER (1898), par HELLEY (1899) et par HENDRICKSON (1900), auquel j'emprunte la figure ci-contre. Comme nous le montre nettement cette

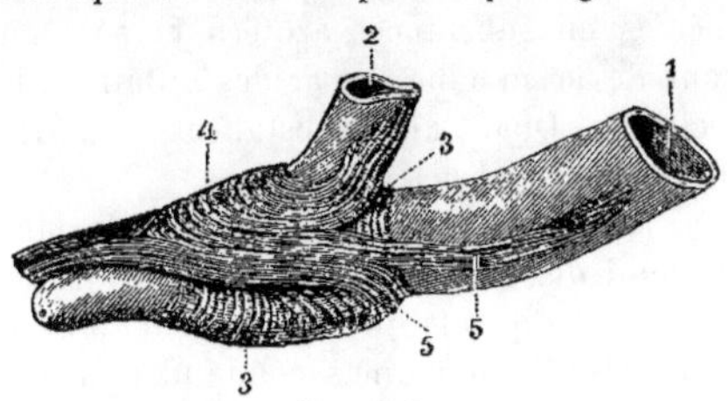

Fig. 295.

Les sphincters du cholédoque et du canal de Wirsung chez l'homme (d'après HENDRICKSON).

1, cholédoque. — 2, canal de Wirsung. — 3, 3, sphincter du cholédoque. — 4, sphincter du canal de Wirsung. — 5, 5, fibres longitudinales.

figure, le cholédoque est entouré dans toute sa portion prévatérienne par un véritable manchon de fibres circulaires, qui appartiennent en propre à ce canal et qui le séparent du conduit de Wirsung sur le point où les deux canaux sont en contact. Cette figure nous apprend encore que, aux fibres circulaires précitées, viennent se joindre des fibres longitudinales (fait déjà constaté par HELLEY), qui, en s'étendant jusqu'au sommet de la grande caroncule, ont vraisemblablement pour effet, quand elles se contractent, d'amener la rétraction de cette dernière. Elle nous montre, enfin, que le canal de Wirsung possède lui aussi, dans sa portion terminale, un sphincter propre parfaitement distinct du précédent. Nous y reviendrons à propos de l'appareil excréteur du pancréas.

5° **Vaisseaux et nerfs.** — Les *artères*, destinées au canal cholédoque, proviennent de l'hépatique ou de l'une de ses branches. — Ses *veines* se jettent dans la veine porte. — Ses *lymphatiques* sont encore peu connus. Ils se rendent vraisemblablement : 1° ceux de la partie toute supérieure, aux ganglions du hile ; 2° ceux de la partie moyenne et de la partie inférieure, aux ganglions qui s'échelonnent le long du conduit et, de là, aux ganglions qui sont placés en arrière de la tête du pancréas. — Ses *nerfs*, comme ceux de la vésicule biliaire et du canal cystique, émanent du plexus hépatique. Ils se distribuent, en partie à la muqueuse, en partie aux vaisseaux et aux éléments contractiles de la paroi propre. A la base de l'ampoule de Vater, ODDI et ROSCIANO (1896) ont décrit tout récemment des groupes de cellules sympathiques, qui seraient destinées au sphincter du cholédoque et tiendraient sous leur dépendance la tonicité de cet anneau musculaire.

§ VI. — BILE

La bile est un liquide filant, limpide, d'une couleur jaune verdâtre plus ou moins foncée, d'une odeur sensible et assez désagréable, d'une saveur nauséeuse.

Sa densité varie entre 1010 et 1030. Sa réaction est alcaline chez les herbivores, légèrement acide chez les carnassiers. L'homme adulte en produit en moyenne de 600 à 700 centimètres cubes par vingt-quatre heures. L'évaporation ménagée de la bile laisse un résidu fixe de 10 à 18 p. 100 environ. Ce résidu comprend deux ordres de substances : des substances organiques et des substances minérales.

1° Substances organiques. — Les substances organiques se subdivisent elles-mêmes en substances azotées et substances ternaires. Les substances azotées sont de la mucine, les acides biliaires, des matières colorantes, de l'urée et de la lécithine. Quant aux substances ternaires, elles comprennent de la cholestérine, de la graisse et des savons.

a. *Mucine.* — La mucine, insoluble dans l'eau, paraît être dans la bile à un état de demi-dissolution, grâce à l'alcalinité des savons qui l'accompagnent. L'alcool et l'acide acétique la précipitent ; il suffit de la redissoudre dans de l'eau de baryte et de la précipiter une seconde fois par l'acide acétique, enfin de la laver à l'alcool pour l'obtenir pure.

La mucine n'est pas sécrétée par la cellule hépatique ; elle provient de l'épithélium des conduits et de la vésicule.

Si l'on excepte une diastase extraite en très petite quantité de la bile par WITTICH et JACOBSEN et qui est d'ailleurs à peu près inconnue, la mucine est le seul principe albuminoïde qui existe dans la bile. Encore, par sa faible teneur en azote, est-elle assez éloignée des matières protéiques ordinaires.

b. *Acides biliaires.* — Les deux acides taurocholique et glycocholique, découverts et étudiés par GMELIN, STRECKER, DEMARÇAY, LEHMANN, BENSCH, SCHLIEPER et d'autres auteurs, sont les produits les plus caractéristiques de la bile. Ils sont formés par la condensation, avec perte d'eau, d'une molécule d'un acide ternaire en $C^{24}H^{39}O^5$, l'acide cholalique, avec une molécule de taurine $C^2H^7AzSO^3$ pour l'acide taurocholique, ou une molécule de glycocolle $C^2H^5AzO^2$ pour l'acide glycocholique.

L'*acide taurocholique* ($C^{26}H^{45}AzSO^7$) est en fines aiguilles blanches, soluble dans l'eau et dans l'alcool, dédoublable sous l'influence des bases en ses deux générateurs, l'acide cholalique et la taurine. Il existe dans la bile à l'état de taurocholates alcalins et représente un tiers environ des acides biliaires.

L'*acide glycocholique* ($C^{26}H^{43}AzO^6$) est en cristaux peu solubles, que les bases décomposent à chaud en glycocolle et acide cholalique. Comme l'acide taurocholique, il est combiné dans la bile aux alcalis, à l'état de glycocholates, représentant les deux tiers des sels d'acides biliaires. L'acide glycocholique est plus stable que son congénère ; il se dédouble moins facilement et résiste mieux à la putréfaction.

On sépare ces deux acides de la bile en évaporant celle-ci à siccité au bain-marie ; on reprend par l'alcool, on filtre et on évapore. Le résidu est dissout dans l'alcool absolu et précipité par l'éther. Des cristaux se déposent ; on les dissout dans l'eau et on les précipite par l'acétate neutre de plomb, qui fournit du glycocholate de plomb insoluble. Les eaux mères, traitées par le sous-acétate plombique, abandonnent le taurocholate de plomb. Les deux sels, soumis séparément à l'action de l'hydrogène sulfuré, fournissent les acides libres.

Les deux acides biliaires, traités par un mélange d'acide sulfurique et d'eau sucrée à 70°, se colorent en rouge pourpre. Cette réaction commune ne leur est pas spéciale (PETTENKOFER).

L'origine des acides taurocholique et glycocholique est assez obscure. L'un des éléments générateurs, la taurine ou acide amido-éthyl-sulfureux, est un produit de dédoublement des matières albuminoïdes ; sa constitution, sa teneur en soufre ne laissent aucun doute à cet égard. Il en est de même du glycocolle ou acide amino-acétique. Quant à l'acide cholalique, rien n'autorise à lui attribuer la même origine ; on le rapprocherait plus volontiers de la cholestérine ou des acides gras, de sorte que les deux acides taurocholique et glycocholique paraissent être des produits des métamorphoses encore inconnues que les graisses et les matières azotées subissent dans le foie.

c. *Matières colorantes de la bile*. — La *bilirubine* ($C^9H^9Az0^2$ ou $C^{16}H^{18}Az^20^3$) peut s'extraire de la bile légèrement acidulée par simple agitation avec le chloroforme. Par évaporation de ce dissolvant, elle se dépose en prismes orthorhombiques tabulaires, orangés, insolubles dans l'eau, l'alcool et l'éther, solubles dans le chloroforme, la benzine, le sulfure de carbone et l'alcool amylique. Les alcalis dissolvent également la bilirubine en se combinant avec elle et on trouve quelquefois des calculs formés par la combinaison calcique de la bilirubine. Sous l'influence de l'hydrogène naissant, la bilirubine peut se transformer en hydrobilirubine, probablement identique avec l'urobiline ou matière colorante urinaire.

L'action oxydante de l'air au contact de l'eau transforme la bilirubine en *biliverdine* ($C^{16}H^{20}Az^20^5$) ; c'est une matière colorante de la bile normale, particulièrement abondante dans la bile exposée à l'air. La biliverdine est une poudre verte, qui peut cristalliser de ses solutions acétiques en tables rhomboïdales ; elle n'est très soluble que dans l'alcool et les alcalis. Comme la bilirubine, elle donne avec l'acide azotique nitreux une série de colorations : verte, bleu, violette, rouge, jaune (Gmelin).

La *bilifuscine* ($^{16}H^{20}Az^20^4$) et la *biliprasine* ($C^{16}H^{22}Az^20^6$) sont des matières brunes trouvées en petite quantité dans certains calculs : elles dérivent des pigments précédents.

L'origine commune des couleurs de la bile paraît être l'hémoglobine ou plutôt l'un de ses produits de dédoublement, l'hématine. L'identité des réactions de la bilirubine et de l'hématoïdine des extravasations sanguines en est la preuve.

d. *Urée et lécithine*. — L'urée et la lécithine n'existent dans la bile, dans les conditions physiologiques, qu'à l'état de traces.

e. *Cholestérine, graisse et savons*. — La cholestérine ($C^{26}H^{44}0 + H^20$) est un alcool monovalent en belles écailles nacrées, insoluble dans l'eau, très soluble dans l'éther. Sa présence en petite quantité dans la bile humaine a été signalée depuis longtemps par Conredi et par Chevreul. C'est un produit constant des réactions intra-organiques, auquel on ne peut fixer d'origine précise.

A côté de la cholestérine, la bile renferme des corps gras neutres : la palmitine, la stéarine, l'oléine, et les savons de soude correspondants, les palmitate, stéarate et oléate de sodium.

2° **Substances minérales**. — Quant aux sels minéraux contenus dans la bile, ils sont constitués par des chlorures de sodium et de potassium, du phosphate et du carbonate de soude, du phosphate de chaux, un peu de fer, des traces de cuivre et de manganèse.

Enfin on trouve en solution dans la bile un peu d'azote et d'acide carbonique.

3° **Analyses quantitatives**. — Nous donnons ci-dessous quelques analyses des matériaux de la bile humaine. Celles qui figurent dans le premier tableau sont dues à Frerichs et à Gorup-Besanez :

	I $\male$ 18 ans	II $\male$ 22 ans	III $\male$ 49 ans	IV $\female$ 29 ans	
Eau	86,00	85,92	82,87	89,81	p. 100
Mucine	2,66	2,98	2,21	1,45	—
Sels biliaires	7,22	9,14	10,79	5,65	·
Cholestérine	0,16	0,26			
Graisse	0,32	0,92	4,73	3,09	—
Sels minéraux	0,65	0,77	1,08	0,63	—

L'analyse suivante de Jacobsen se rapporte à l'ensemble des matériaux solides laissés par l'évaporation de la bile :

Glycocholate de soude	4,48	p. 100
Palmitate et stéarate de soude	0,64	—
Graisse et un peu d'oléate de soude	0,04	—
Cholestérine	0,25	—
Lécithine	0,02	—
Chlorure de sodium	2,45	—
Chlorure de potassium	0,12	—
Phosphate de soude	0,60	—
Phosphate de chaux	0,17	—
Carbonate de soude	0,41	—

Cette bile ne renfermait pas d'acide taurocholique et, par conséquent, pas de soufre organique.

Les résultats données par Socoloff, Trifanowski et Hope-Seyler confirment presque tous les chiffres précédents, sauf pour les taurocholates dont l'absence est exceptionnelle dans la bile analysée par Jacobsen.

Consultez au sujet du foie et des voies biliaires, parmi les travaux récents (1881-1892) : Variot, *Sur la distribution des nerfs dans les voies biliaires extra-hépatiques*, Bull. Soc. anat., 1881 ; — Langley, *Preliminary Account of the cells of the liver*, etc. Proc. of the roy. Soc., 1882 ; — Zahn, *Note sur les plis respiratoires du diaphragme et les sillons diaphragmatiques du foie*, Rev. méd. de la Suisse romande, 1882 : — Rothe. *Ueber die Sternzellen der Liver*. Dissert., München, 1882 ; — Pfeiffer, *Ueber Secretvacuolen der Leberzellen im Zusammenhänge mit den Gallencapillären*, Arch. f. mikr. Anat., 1883 : — Afanassiew, *Ueber anat., Veränderungen der Leber während verschiedener Thätigkeit-Zustände*, Pflüger's Arch., 1883 : — Sabourin, *Les lobules biliaires terminaux et marginaux*, etc., Prog. méd., 1883 : — Asch, *Ueber die Ablagerung von Fett u. Pigment in den Sternzellen der Leber*, Dissert. Bonn., 1884 : — Michia, *Beitr. zur Histol. der Leber*, Virchow's Arch., Bd. XCVII ; — Du même, *Beitr. zur Kenntniss der Gallencapillären*, Ibid.. Bd. XCIX. 1885 ; — Ranvier, in *Journ. de Microgr.* de 1885 ; — Landau, *Die Wänderleber und der Hängebauch der Frauen*, Berlin, 1885 ; — Baum. *Die Hist. der Leberzellen u. ihre Veränderungen während der Thätigkeit*, Ellenberger's Mittheilungen, 1885 ; — Macallum. *The termination of Nerves in the Liver*, Qual. Journ. of micr. Sc., 1887 ; — Oddi. *Di una disposizione a sfintere alla sbocco del coledoco*, Perugia, 1887 ; — Lahousse, *Contrib. à l'étude des modifications morph. de la cellule hépatique pendant la sécrétion*, Arch. de Biol., t. VII, 1887 : — Du même, *Rech. expérim. sur l'influence exercée sur la structure du foie par la ligature du canal cholédoque*, Ibid. ; — Rex, *Beitr. zur Morphologie des Säugerlebers*, Morph., Jahrbuch, 1888 ; — Brissaud et Sabourin, *Sur la constitution lobulaire du foie et les voies de la circulation sanguine intra-hépatique*, Soc. biol., 1888 ; — Symington, *On certains physiological variations in the shape and positions of the liver*, Edinb. med. Journ., 1888 ; — Sabourin, *Rech. sur l'Anat. norm. et path. de la glande biliaire de l'homme*, Paris, 1888 ; — Ratone et Mondino, *Sulla circolazione del sangue nel fegato*, Arch. ital. de Biol.. 1889 ; — Pillet, *Contrib. à l'étude des espaces portes du foie chez quelques vertébrés*, Journ. de l'Anat., 1889 ; — Kupffer, *Ueber den Nachweis. der Gallencapillären u. specifischen Fasern in den Leberläppchen durch Farbung*, Sitz. d. Gesellsch. f. Morph. u. Phys. in München, 1889 : — Shore and Jones, *On the structure of the vertebrate liver*, Journ. of Phys., 1889 ; Czenxy, *Ueber Rückbildung Vorgänge an der Leber*, Arch. f. mikr. Anat., 1890 ; — Disse, *Ueber die Lymphbahnen der Säugethierleber*, Arch. f. mikr. Anat., 1890 : — Oppel, *Ueber Gitterfasern der menschl. Leber und Milz*, Anat., Anzeiger, 1891 ; — Hartmann, *Quelques points sur l'Anat. et la Chir. des voies biliaires.* Bull. Soc. Anat., 1891 ; — Delepine, *Contributions to the study of the vertebrate liver*, Proc. of the roy. Soc., 1891 ; — Stocquart, *Note sur le poids et les dimensions du foie chez l'enfant*, Journ. intern. d'Anat. et de Phys., 1891 ; — Faure, *L'appareil suspenseur du foie*, Th. Paris,

1892 ; — Du même, *Quelques points sur l'Anat. du canal cystique*, Bull. Soc. anat., 1892 ; — Terrier, et Dally, *Du cathétérisme des voies biliaires*. Rev. de Chirurgie. 1892 ; — Retzius (G.), *Ueber die Gallencapillären und den Drüsenbau der Leber*, Biol. Untersuch., Stockolm, 1892 ; — Frenkel, *Du tissu conjonctif dans le lobule hépatique de certains mammifères*, Bull. Soc. biol., 1892 ; — Retterer, *Sur les rapports de l'artère hépatique*, C. R. Soc. de Biol., 1892 ; — Cohn. *Histol. et Physiol. über die Grössengallenwege u. die Leber*, Dissert., Breslau, 1892. — Krause (H.). *Beitr. zur Hist. der Wirbeltierleber*, Arch.. f. mikr. Anat.. 1893 ; — Kölliker, Sitz. d. Würzb. phys.-med. Gesellsch.. 1893 ; — Korolkoff. *Ueber die Nervenendigungen in der Leber*, Anat. Anz., 1893 ; — Berkley, *Studies in the hist. of the Liver*, Anat. Anz., 1893 ; — Doyon. *Étude analytique des organes moteurs des voies biliaires*, Th. doct. ès sciences, Paris, 1893 ; — Geberg. *Ueb. die Gallengänge in der Säugetierleber*, Intern. Monatsschr. fat. An.. 1893 ; — Pillet. Soc. de Biol.. 1894 ; — Znaniecki. *Beitr. zur Kenntniss der Wanderungen des ductus repliens, hepaticus u. choledocus*, etc. In. Diss. Greifswald, 1894-1895 ; — Raynal. *Rech. sur la vésicule biliaire*, Th. Toulouse, 1894 ; — Oddi et Rosciano, *Sur l'existence des ganglions nerveux spéciaux à proximité du sphincter du cholédoque*. Arch. ital. de Biol., 1895 ; — Zimmermann, *Ueb. die feinere Architektur der Säugetierleber*. Verh. d. anat. Ges.. 1895 ; — Cavazzani et Manca, *Contrib. à l'étude de l'innervation du foie*, Arch. ital. de Biol.. 1895 ; — Quenu. *Note sur l'anat. du cholédoque à un point de vue chirurgical*, Rev. de Chir., 1895 ; — Glénard et Siraud, *Études sur les modif. de l'aspect physique et des rapports du foie cadavérique par les injections aqueuses dans les veines de cet organe*, Lyon, med., 1895 ; — Schlatter, *Zur Histologie der Leber*, Anat. Anz., 1897 ; — Lefas. Bull. Soc. anat., 1899 ; — Kupffer. *Ueber die sog. Sternzellen der Säugethierleber*, Arch. f. mikr. Anat. 1899 ; — Mayer, *Bemerk. über die sog. Sternzellen der Leber u. die Struktur der capillären Blutgefässe*, Anat. Anz., 1899 ; — Heidenhain, *Ueber die Struktur des Darmepithelzellen*, Arch. f. mikr. Anat., 1899 ; — Wiart. *Rech. sur l'anat. topog. et les voies d'accès du cholédoque*, Th. Paris, 1899 ; — Mouchotte et Küss, *Lobulation et lobes aberrants du foie*, Bull. Soc. anat.. 1900 ; — Saboureux, *Les communications porto-sus-hépatiques directes dans le foie humain*, Revue de Médecine, 1900 ; — Cavalié et Paris, *Les branches hépatiques de l'artère cystique chez l'homme*, C. R. Soc. de Biol., 1900 ; — Billard et Cavalié, *Les branches hépatiques de l'artère cystique chez le chien*, C. R. Soc. de Biol., 1900.

ARTICLE III

PANCRÉAS

Le pancréas (allem. et angl. *Pancreas*) est une glande volumineuse annexée au duodénum, dans la cavité duquel il déverse le produit de sa sécrétion, le liquide pancréatique. Par ses caractères extérieurs, comme par sa structure, il présente la plus grande analogie avec les glandes salivaires, d'où le nom de glande salivaire abdominale (*Bauchspeicheldrüse*) sous lequel l'avait désignée Siebold et que lui donnent encore aujourd'hui certains anatomistes allemands. Le pancréas fait défaut chez les invertébrés. Il manque encore dans quelques groupes de poissons ; mais il existe, à des degrés de développement variables, chez tous les autres vertébrés.

§ I. — Considérations générales

1° Situation. — Le pancréas est situé dans l'abdomen supérieur, en avant de la colonne lombaire, en arrière de l'estomac, entre la rate, qui répond à son extrémité gauche, et l'anse duodénale, qui englobe dans sa concavité toute son extrémité droite. Il répond ordinairement à la première et à la deuxième lombaire. Il n'est pas rare de le voir remonter jusqu'à la douzième dorsale (*position haute*), comme aussi on peut, dans certains cas, le voir s'abaisser jusqu'au niveau de la troisième lombaire (*position basse*). Cette position basse est plus fréquente chez la femme que chez l'homme, à cause de l'influence du corset. Quoique placé des deux côtés de la ligne médiane, le pancréas n'est pas divisé par cette ligne en deux parties égales : on peut admettre en général que, sur une coupe sagittale d'un sujet adulte, le tiers de la glande se trouve dans le segment droit de la coupe, les deux autres tiers dans le segment gauche.

2° Moyens de fixité. — Toutes les portions du pancréas ne sont pas également fixes. — Son *extrémité droite* est intimement unie à la deuxième portion du duodénum par des brides conjonctives, par des vaisseaux et surtout par les canaux excréteurs de la glande, qui, comme nous le verrons plus loin, traversent de part

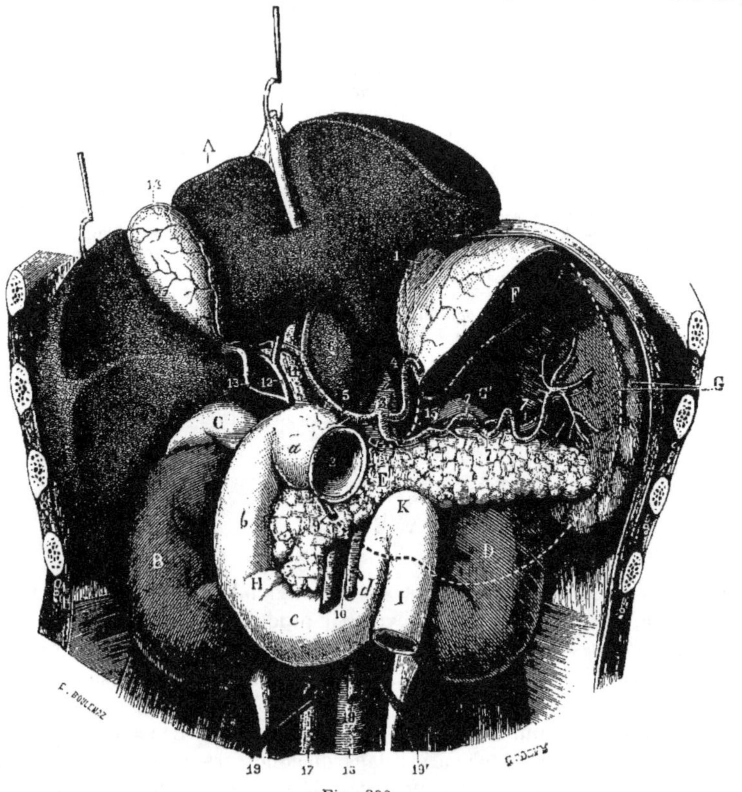

Fig. 296.

Le pancréas, vu en place après l'ablation de la plus grande partie de l'estomac.

A, face inférieure du foie. — B, rein droit. — C, C', capsules surrénales. — D, rein gauche. — E, pancréas. — F, partie supérieure de l'estomac. — G, rate. — H, duodénum, avec : *a*, sa première portion ; *b*, sa portion descendante ; *c*, sa portion horizontale ; *d*, sa portion ascendante. — I, jéjunum. — K, angle duodéno-jéjunal.
1, cardia. — 2, pylore. — 3, tronc cœliaque. — 4, artère coronaire stomachique. — 5, artère hépatique, dont la concavité embrasse le lobe de Spigel 6. — 7, 7', vaisseaux spléniques. — 8, artère gastro-épiploïque gauche. — 9, artère gastro-épiploïque droite, coupée au niveau de son entrée dans la base du grand épiploon. — 10, vaisseaux mésentériques supérieurs. — 11, veine porte. — 12, canal hépatique. — 13, canal cystique. — 14, vésicule biliaire. — 15, pilier gauche du diaphragme. — 16, aorte. — 17, veine cave inférieure. — 18, artère mésentérique inférieure. — 19, 19', vaisseaux spermatiques.

en part la paroi duodénale. Or, comme cette deuxième portion du duodénum est solidement appliquée par le péritoine contre la paroi postérieure de l'abdomen, la partie du pancréas qui lui correspond est, comme elle, à peu près immobile. — Il n'en est pas de même de son *extrémité gauche* : celle-ci, reliée par les vaisseaux spléniques à un organe qui est essentiellement mobile, la rate, se meut tout naturellement avec cette dernière et la suit dans ses déplacements. — Quant à la *partie moyenne* du pancréas, elle est bien recouverte en avant par le péritoine qui, en

s'étalant sur elle, l'applique contre la paroi abdominale postérieure ; mais ce n'est
là qu'un bien faible moyen de fixité, et la partie moyenne du pancréas est presque
tout aussi mobile que son extrémité gauche.

3° **Direction.** — Le pancréas, avons-nous dit plus haut, est couché transversalement au-devant de la colonne vertébrale. Il convient d'ajouter que sa direction n'est
ni exactement rectiligne, ni exactement transversale : tandis que sa moitié droite
est horizontale, son extrémité gauche est légèrement oblique de dedans en dehors
et de bas en haut, de telle façon que les deux portions, en se réunissant l'une à
l'autre, forment un angle fortement obtus à sinus dirigé en haut et à droite. De
plus, tandis que la portion moyenne de la glande est refoulée en avant par la
colonne vertébrale et par les gros vaisseaux qui croisent sa face postérieure, ses
deux extrémités, la gauche surtout, s'enfoncent plus ou moins dans les hypochondres. Il en résulte que, dans le plan horizontal (cela se voit très nettement sur les
coupes transversales de sujets congelés), le pancréas décrit dans son ensemble une
courbe plus ou moins accusée, dont la concavité regarde en arrière.

4° **Volume.** — Envisagé au point de vue de ses dimensions, le pancréas présente
comme la plupart des viscères, des variations individuelles souvent fort étendues.
Sa longueur, mesurée de son extrémité gauche à son extrémité droite, varie de
16 à 20 centimètres ; sa hauteur est en moyenne de 4 à 5 centimètres ; son épaisseur de 2 à 3 centimètres. L'observation démontre que le pancréas est ordinairement plus développé chez l'homme que chez la femme.

D'après les recherches de Assmann, la glande pancréatique s'accroît très vite, beaucoup plus vite que le foie, pendant l'enfance et la première jeunesse. Son volume
augmente graduellement jusqu'à l'âge de quarante ans, pour diminuer ensuite à
partir de cinquante ans et subir alors, plus ou moins rapidement, l'atrophie sénile.

5° **Poids.** — Son poids moyen est de 70 grammes chez l'homme, de 66 grammes chez
la femme. Mais ces chiffres se trouveront en défaut sur bien des sujets. On peut en
effet, en dehors de toute influence pathologique, rencontrer des pancréas, beaucoup
plus petits, dont le poids n'excède pas 30 à 35 grammes ; d'autre part on peut en
observer de plus volumineux, qui pèsent jusqu'à 100 à 150 grammes. Si nous nous
en rapportons aux assertions de Soemmering et de Meckel, on rencontrerait même,
et cela dans des cas qui seraient loin d'être rares, des pancréas de 180 grammes.

Le poids spécifique du pancréas varie de 1,040 à 1,050 (Assmann). Il est, à peu
de chose près, le même que celui des glandes salivaires.

6° **Couleur et consistance.** — A l'état de repos, la glande pancréatique a une
coloration d'un blanc grisâtre. Elle se congestionne, comme les glandes salivaires,
pendant le travail digestif et revêt alors une teinte plus ou moins rosée. Envisagé
au point de vue de sa consistance, le pancréas est relativement ferme, quoique
très friable. Comme les glandes salivaires, il se moule exactement sur tous les
organes voisins : les vaisseaux, notamment, laissent à sa surface extérieure des
empreintes très nettes de leur passage.

§ II. — Conformation extérieure et rapports

Le pancréas a une forme très irrégulière : on l'a comparé tour à tour à un crochet,
à un marteau, à une langue de chien, à une équerre de maçon. Laissant de côté ces
différentes comparaisons, toutes aussi grossières que peu exactes, nous dirons que

le pancréas est un organe allongé dans le sens transversal, aplati d'avant en arrière, beaucoup plus volumineux à son extrémité droite qu'à son extrémité gauche. On lui distingue ordinairement trois parties : une partie moyenne ou *corps* ; une extrémité droite ou *tête* ; une extrémité gauche ou *queue*. Aucune ligne de démarcation intérieure ou extérieure ne sépare l'une de l'autre ces deux dernières portions. Mais il n'en est pas de même des deux premières ; entre le corps et la tête, se trouve une partie rétrécie, que l'on désigne indistinctement sur le nom du *col* ou d'*isthme*. Nous décrirons séparément chacune de ces portions du pancréas, en allant de droite à gauche.

1° Extrémité droite ou tête. — L'extrémité droite ou tête (*portion verticale* de quelques auteurs) se trouve enclavée dans l'espèce de fer à cheval que forment dans leur ensemble les trois premières portions et souvent même les quatre portions du duodénum (fig. 288 et 296). On dirait que, pour la former, le pancréas se recourbe, comme le duodénum lui-même, de haut en bas et de dedans en dehors. Son extrémité inféro-interne se projette vers la ligne médiane en une saillie aplatie, souvent enroulée en volute, plus ou moins accusée suivant les sujets : c'est le *crochet* ou *processus uncinatus* du pancréas, que l'on désigne encore quelquefois sous le nom de *petit pancréas, de pancréas de Winslow*. Nous ajouterons que ce crochet du pancréas se sépare parfois du reste de la glande, constituant

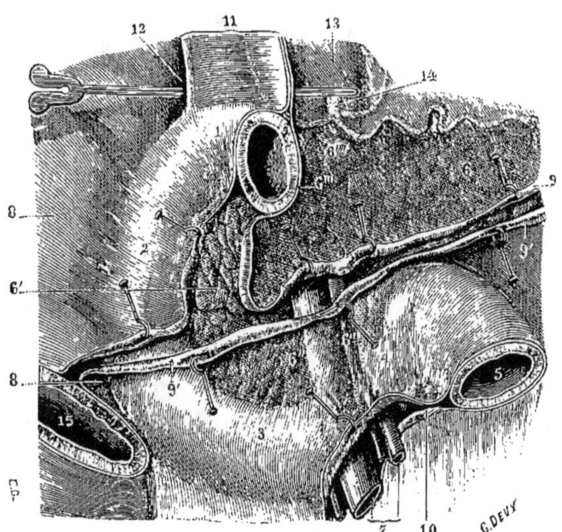

Fig. 297.

La tête du pancréas, vue antérieure, dans ses rapports avec le péritoine et notamment avec le mésocôlon transverse.

1, 2, 3, 4, première, deuxième, troisième et quatrième portion du duodénum. 5, jéjuno-iléon. — 6, pancréas, avec : 6'. sa tête : 6", processus uncinatus : 6''', encoche duodénale : 6'''', tuber omentale. — 7, vaisseaux mésentériques. 8, rein droit. — 9, 9'. feuillet supérieur et feuillet inférieur du mésocôlon transverse. — 10, mésentère. — 11, épiploon gastro-épatique. — 12, hiatus de Winslow, avec une sonde cannelée allant dans la grande cavité des épiploons. — 13, aorte. — 14, tronc cardiaque et ses branches. — 15, côlon descendant.

alors une variété de *pancréas accessoire*. On peut considérer à la tête du pancréas un contour et deux faces, l'une antérieure, l'autre postérieure :

a. *Contour*. — Le contour de la tête du pancréas, irrégulièrement arrondi ou ovalaire, répond, dans la plus grande partie de son étendue, à l'anse duodénale. Il diffère d'aspect suivant qu'on l'examine dans sa moitié supérieure ou dans sa moitié inférieure. — *Dans sa moitié supérieure*, il est remarquablement épais. La masse glandulaire ne se contente pas de prendre contact avec le duodénum : suivant la remarque très juste de VERNEUIL, elle l'embrasse, la première et la deuxième portion surtout, comme la parotide embrasse le bord postérieur du masséter, c'est-à-dire qu'elle se prolonge en avant et en arrière de façon à recouvrir le quart ou même le tiers interne du cylindre que représente l'intestin. Notons en passant que la glande s'étend un peu plus loin sur la face postérieure que sur l'antérieure. Ce rapport entre le duodénum et la tête du pancréas est intime. On voit même, dans bien des cas, un certain nombre de grains glandulaires s'engager dans l'épaisseur de la paroi intestinale : il y a alors, non pas seulement contact des deux organes, mais pénétration de l'un par l'autre. — *Dans sa moitié inférieure*, le contour de la tête du pancréas est relativement mince, irrégulier, comme festonné. Il n'y a pas la moindre trace de gouttière. La masse glandulaire répond seulement à la face antérieure du duodénum, à laquelle elle est unie par de simples tractus conjonctifs, qu'il est toujours facile de rompre.

b. *Face postérieure*. — La face postérieure de la tête est en regard des deux tiers supérieurs de la deuxième vertèbre lombaire et de la moitié supérieure de la troisième. Elle est recouverte immédiatement par une mince lame aponévrotique, qui, comme nous l'avons déjà dit à propos du cholédoque, est un vestige du méso-duodénum primitif : c'est la *lame de Treitz* de certains auteurs. Par l'intermédiaire de cette aponévrose, la tête du pancréas est en rapport avec l'aorte, le pilier droit du diaphragme, la veine cave inférieure et la veine rénale droite. Une couche cellulo-adipeuse, souvent très développée, sépare la glande des vaisseaux. La face postérieure du pancréas est encore en rapport avec le cholédoque (fig. 298,13), qui se creuse sur elle une gouttière plus ou moins profonde, plus rarement un canal complet (voy. *Cholédoque*).

c. *Face antérieure*. — La face antérieure de la tête du pancréas, légèrement convexe dans sa partie externe, nous présente sur sa partie inféro-interne, précisément au niveau du processus uncinatus, une gouttière longitudinale, ordinairement large et profonde, dans laquelle cheminent l'artère et la veine mésentériques supérieures. Elle donne insertion de gauche à droite à la partie correspondante du mésocôlon transverse, qui la divise ainsi en deux parties, l'une située au-dessus, l'autre située au-dessous (fig. 297) : la partie qui est au-dessus de l'insertion mésocolique est tapissée de bas en haut par le feuillet supérieur du mésocôlon, qui se porte vers la première portion du duodénum ; la partie située au-dessous est revêtue de même, mais de haut en bas, par le feuillet inférieur du mésocôlon transverse, qui va un peu plus loin former le feuillet droit du mésentère. La face antérieure de la tête du pancréas est donc recouverte, dans la plus grande partie de son étendue, par le péritoine pariétal. Par l'intermédiaire de ce revêtement péritonéal, le pancréas répond à la portion pylorique de l'estomac, au côlon transverse et aux anses grêles. Sur la face antérieure de la tête du pancréas cheminent des artères importantes, savoir : 1° la mésentérique supérieure, déjà signalée plus haut ; 2° la colique droite supérieure, qui, de la mésentérique supérieure, se rend au côlon transverse ; 3° la gastro-épiploïque droite et la pancréatico-duodénale, branches de l'hépatique.

2° **Isthme**. — L'isthme ou col est cette partie étroite du pancréas qui réunit la tête au corps. Fortement aplati d'avant en arrière, il nous offre à considérer deux faces (l'une antérieure, l'autre postérieure) et deux bords (l'un supérieur, l'autre inférieur).

a. *Face postérieure*. — La face postérieure nous présente une gouttière profonde, à direction verticale ou légèrement oblique, dans laquelle cheminent de bas en haut la veine mésentérique supérieure et la veine porte, qui la continue. C'est dans cette gouttière, et habituellement en son milieu, que la veine splénique s'unit à la veine mésentérique supérieure, union d'où résulte la veine porte.

b. *Face antérieure*. — La face antérieure, convexe, représente la partie la plus saillante du pancréas. Elle est recouverte par le péritoine (feuillet postérieur de l'arrière-cavité des épiploons), qui la sépare de la portion pylorique de l'estomac.

c. *Bord supérieur*. — Le bord supérieur répond à la veine porte et à l'artère hépatique, qui à son niveau devient ascendante, d'horizontale qu'elle était (fig. 298). Ce bord, dans sa partie externe, est marqué par une dépression en forme d'échancrure, qui embrasse le duodénum et que l'on désigne, pour cette raison, sous le nom d'*échancrure supérieure* ou *duodénale* (encoche duodénale de WIART). Elle livre passage à l'artère gastro-épiploïque droite, branche de l'hépatique. Dans sa partie interne et immédiatement en dedans de l'échancrure précitée, notre bord supérieur s'élève parfois en une saillie plus ou moins marquée, qui déborde la petite courbure de l'estomac : c'est le *tuber omentale* (tubérosité épiploïque de His), ainsi appelé parce qu'il est recouvert en avant par le petit épiploon, qui est l'*omentum minus* des anatomistes allemands.

d. *Bord inférieur*. — Le bord inférieur du col, dirigé horizontalement, recouvre les vaisseaux mésentériques supérieurs, qui, à son niveau, se dégagent de la face postérieure du pancréas pour passer dans le mésentère. Ces vaisseaux forment parfois sur le bord inférieur du pancréas une sorte d'échancrure ou d'encoche plus ou moins profonde : c'est l'*échancrure inférieure* ou *échancrure mésentérique* du pancréas.

3° Corps. — Le corps du pancréas est situé un peu plus haut que la tête. Il répond ordinairement à la première et à la deuxième lombaires. Mais il n'est pas rare de le voir remonter jusqu'à la douzième dorsale. Nous lui considérerons, comme aux deux précédentes portions, une face postérieure, une face antérieure, un bord supérieur et un bord inférieur :

a. *Face postérieure*. — La face postérieure est successivement en rapport, en allant de droite à gauche : 1° avec l'aorte et la mésentérique supérieure, qui se sépare de la face antérieure de l'aorte en formant avec elle un angle aigu à sinus inférieur ; 2° avec la veine rénale gauche, qui passe de gauche à droite dans l'angle précité ; 3° avec la veine mésentérique inférieure, qui rejoint la supérieure en arrière de l'isthme ; 4° avec la partie antérieure et inférieure de la capsule surrénale gauche et avec la face antérieure du rein gauche. Par l'intermédiaire de ces différents organes, le pancréas est encore en rapport avec le diaphragme et, par l'intermédiaire du diaphragme, avec la colonne lombaire et les dernières côtes. Nous signalerons enfin l'existence, sur la face postérieure du pancréas, d'un grand nombre de ganglions lymphatiques.

b. *Face antérieure*. — La face antérieure, concave dans le sens transversal, plane ou légèrement concave dans le sens vertical, est recouverte par le péritoine pariétal, lequel se continue, en haut avec le péritoine diaphragmatique, en bas avec le feuillet supérieur du mésocôlon transverse. Cette face est croisée obliquement, un peu à gauche de la ligne médiane, par la portion ascendante du duodénum (fig. 296, *d*), qui remonte plus ou moins haut pour former l'angle duodéno-jéjunal : sur tous les autres points, elle répond à la face postérieure de l'estomac, dont elle n'est séparée que par l'arrière-cavité des épiploons. Dans le décubitus dorsal, l'estomac repose sur la face antérieure du pancréas comme sur un lit (*tanquam pulvinar*, dit SŒMMERING) et y trace parfois une véritable empreinte : c'est l'*empreinte gastrique* du pancréas.

c. *Bord supérieur.* — Le bord supérieur du corps du pancréas se dirige obliquement de dedans en dehors et un peu de bas en haut. Nous l'avons déjà vu, à son extrémité droite, au niveau du point où il se continue avec le col, se soulever en haut en une saillie triangulaire (fig. 297,6''') qui est le *tuber omentale* (*tubercule épiploïque*) de His. Il répond tout d'abord, au niveau même du tuber omentale, au tronc cœliaque et au plexus solaire. Plus en dehors, à gauche de la ligne médiane, il est successivement en rapport, comme la face postérieure, avec le pilier gauche du diaphragme, avec la capsule surrénale et avec le rein gauche. Il est longé, dans la

plus grande partie de son étendue, par les vaisseaux spléniques et présente, à cet effet, (fig. 298) une gouttière plus ou moins accusée destinée à les recevoir. La veine, rectiligne et plus profondément située, se loge ordinairement dans cette gouttière, laquelle se transforme parfois, dans une étendue plus ou moins grande, en un canal complet. L'artère, fortement flexueuse et un peu plus élevée que la veine, présente naturellement avec la glande des rapports moins intimes : alternativement, elle s'en rapproche et s'en éloigne, en décrivant ainsi de nombreuses courbures (fig. 313,4). Le long du bord supérieur et des vaisseaux spléniques, se disposent, comme sur la face postérieure, de nombreux ganglions lymphatiques.

d. *Bord inférieur.*

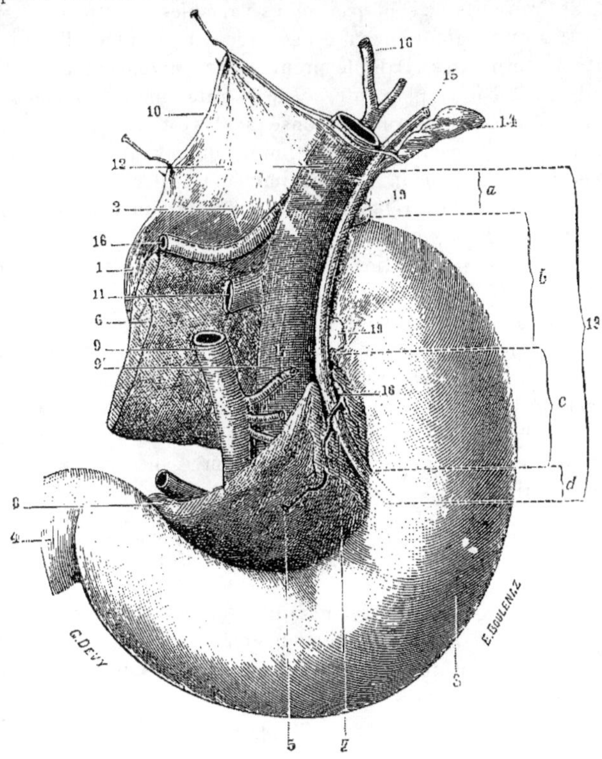

Fig. 298.

La tête et l'isthme du pancréas, vus par leur face postérieure.

On a érigé en dedans une languette pancréatique pour mettre à découvert la portion sous-duodénale du cholédoque.

1. estomac (portion pylorique). - 2. pylore. — 3. duodénum, avec ses quatre portions. — 4. jéjuno-iléon. — 5. tête du pancréas, avec : 6. son corps ; 7, gouttière dans laquelle passe le cholédoque. - 8. processus uncinatus. — 9, 9', artère et veines mésentériques supérieures. — 10. épiploon gastro-hépatique. — 11. veine splénique. — 12. veine porte. — 13. canal cholédoque avec : *a*, son segment susduodénal ; *b*, son segment rétro-duodénal ; *c*. son segment pancréatique ; *d*. son segment intra-pariétal. — 14. col de la vésicule biliaire et canal cystique. — 15, canal hépatique. — 16, 16. artère hépatique. — 17. artère pancréatico-duodénale inférieure.— 18. branche artérielle provenant de la gastro-épiploïque droite. — 19, 19. ganglions lymphatiques.

— Le bord inférieur, ordinairement aminci chez les vieillards, est relativement épais chez l'adulte et chez l'enfant. Son épaisseur est parfois assez considérable pour justifier le nom de *face inférieure* que lui donnent certains auteurs (His et Romiti entre autres). Il répond assez exactement au bord postérieur du mésocôlon transverse : à son niveau, les deux feuillets du mésocôlon se séparent, le supérieur se réfléchissant en haut pour revêtir la face antérieure du pancréas, l'inférieur se portant en bas pour tapisser la paroi abdominale postérieure.

4° Extrémité gauche ou queue. — L'extrémité gauche, plus connue sous le nom de *queue du pancréas*, est tantôt aplatie, mince et comme effilée ; tantôt, au contraire, elle est arrondie et mousse ou même légèrement renflée en massue. Dans ce dernier cas, on en conviendra, le mot de queue que l'on emploie pour la désigner, est tout ce qu'il y a de plus inexact.

Ses rapports ne sont pas moins variables : tantôt elle est en contact immédiat avec la rate ; tantôt elle en est séparée par un intervalle qui varie ordinairement de 1 à 4 centimètres. Dans le premier cas, la zone de contact pancréatico-splénique est située sur le plan interne de la rate, immédiatement en arrière du hile, au niveau du bord interne par conséquent (voy. *Rate*). Une couche de tissu conjonctif, plus ou moins riche en graisse, unit l'un à l'autre les deux organes. Dans le second cas, il n'existe aucun rapport immédiat entre la rate et le pancréas. Les deux organes sont alors reliés l'un à l'autre par un repli du péritoine, connu sous le nom d'*épiploon pancréatico-splénique*.

L'épiploon pancréatico-splénique, on le voit, est loin d'être constant. Il est même assez rare. Quand il existe et qu'il est nettement différencié (fig. 321,10), il mesure de 1 à 5 centimètres de longueur. Il se compose, comme tous les épiploons, de deux feuillets : un feuillet antérieur, qui provient de la face postérieure de l'estomac et qui revêt l'arrière-cavité des épiploons ; un feuillet postérieur, qui se réfléchit d'une part sur la face postéro-interne de la rate, d'autre part sur la paroi abdominale postérieure. C'est entre ces deux feuillets que cheminent les vaisseaux et nerfs spléniques. On y trouve encore un certain nombre de ganglions lymphatiques.

§ III. — Appareil excréteur

Tous les conduits excréteurs du pancréas aboutissent, après un trajet plus ou moins long dans l'épaisseur de la glande, à deux canaux collecteurs, qui déversent le suc pancréatique dans l'intestin et que nous distinguerons en *conduit principal* et *conduit accessoire*.

1° Conduit principal. — Le conduit principal (fig. 300,1), plus connu sous le nom de *canal de Wirsung*, du nom de l'anatomiste bavarois qui l'a découvert (Padoue, 1643), s'étend d'une extrémité à l'autre du pancréas, qu'il parcourt ainsi dans toute sa longueur. Dans ce trajet, il occupe assez exactement l'axe de la glande, c'est-à-dire qu'il se trouve situé à peu près à égale distance de son bord supérieur et de son bord inférieur, à égale distance aussi de sa face postérieure et de sa face antérieure. S'il s'écarte parfois de cette ligne axiale, c'est, dans la plupart des cas, pour se rapprocher ou de son bord inférieur ou de sa face postérieure.

Dès son origine, le canal de Wirsung se dirige horizontalement de gauche à droite et conserve cette direction dans toute l'étendue du corps du pancréas. Arrivé au niveau de la tête, il se recourbe d'abord en bas, puis en arrière et ne tarde pas à prendre contact avec le canal cholédoque. Il s'accole à lui et tous les deux, après avoir perforé les tuniques musculeuse et celluleuse du duodénum, viennent s'ouvrir dans l'ampoule de Vater, que nous avons déjà décrite à propos du foie (voy. p. 328) et qui s'ouvre à son tour par un tout petit orifice de forme elliptique au sommet d'un tubercule, la *caruncula major* de Santorini, lequel occupe, comme on le sait, la paroi interne de la portion descendante du duodénum. Rappelons ici qu'en débouchant dans l'ampoule de Vater, le canal cholédoque est au-dessus, le canal de Wirsung au-dessous, et que les orifices de ces deux canaux sont séparés l'un de l'autre par une sorte d'éperon concave, mince et presque tranchant (fig. 299). Rappelons encore que le canal de Wirsung, dans sa portion terminale, est entouré par un anneau de fibres musculaires lisses, qui lui sert de sphincter. (Pour les varia-tions des rapports réciproques que présen-tent à leur abouchement les deux canaux biliaire et pancréatique, voy. *Cholédoque*, p. 329).

Le canal de Wirsung se grossit, chemin faisant, d'un grand nombre de canaux col-latéraux, qui suivent pour la plupart une direction perpendiculaire à la sienne. Il les reçoit, du reste, sur tous les points de son pourtour, mais de préférence le long de ses deux bords supérieur et inférieur.

2° Conduit accessoire. — Le conduit acces-soire (fig. 300,2), bien décrit en 1775 par Santorini, puis oublié, a été étudié à nou-veau en 1849 par Cl. Bernard et en 1851 par Verneuil. Depuis lors, son existence n'est plus contestée par personne et sa des-cription se trouve, avec plus ou moins de détails, dans tous les traités d'anatomie.

Ce conduit prend naissance dans la cavité même du conduit principal, au niveau du point où celui-ci change de direction, au niveau du col de la glande par conséquent. De là, il se porte de gauche à droite, tra-verse de part en part la tête du pancréas et vient déboucher dans le duodénum, à 2 ou

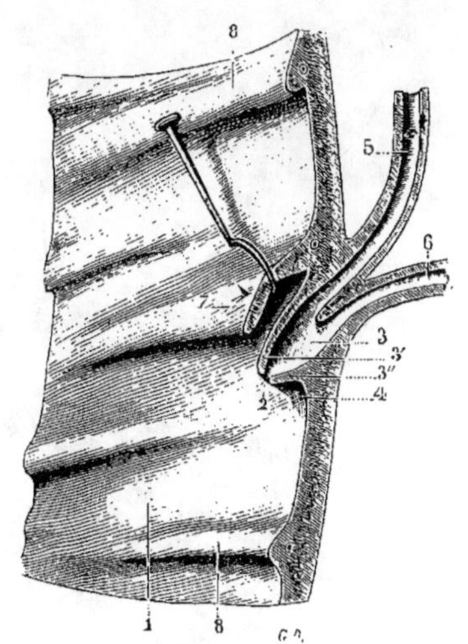

Fig. 299.

Coupe de la paroi duodénale, passant par l'ampoule de Vater (*demi-schématique*).

1, segment du cylindre duodénal, vu par sa face interne. — 2, orifice de l'ampoule de Vater. — 3, la cavité de l'ampoule, avec 3', sa paroi supérieure. — 3", sa paroi inférieure. — 4, frein de l'ampoule de Vater (*frenum caruncula*). — 5, canal cholédo-que. - 6, canal de Wirsung. — 7, une valvule con-nivente, érigée légèrement en haut. — 8, 8', autres valvules conniventes.

3 centimètres au-dessus et un peu en avant de l'ampoule de Vater. Son orifice duodénal (fig. 300,2') se voit sur le point culminant d'un petit tubercule de forme conique, la *caruncula minor* de Santorini, qui rappelle de tous points ces petites saillies de la muqueuse sublinguale au sommet desquelles viennent s'ouvrir les conduits salivaires.

Au cours de son trajet, le conduit pancréatique accessoire reçoit, comme le con-duit principal, de nombreux canaux de second ordre, qui proviennent de la tête du pancréas. Malgré ces affluents, il n'augmente pas de volume ; au contraire, il s'atténue graduellement en allant de gauche à droite, ce qui nous autorise à penser que, dans les conditions physiologiques ordinaires, la circulation s'y fait de droite à gauche. Il convient d'ajouter que cette circulation n'est réglée par aucune valvule et qu'elle peut tout aussi bien s'effectuer en sens inverse : en effet, lorsqu'on pousse une injection dans le conduit principal par l'ampoule de Vater, on voit le liquide injecté s'échapper en jet continu par la petite caroncule. Le conduit pancréatique accessoire, complètement avalvulaire et ouvert à la fois dans le duodénum et dans le canal principal, devient ainsi une voie dérivative importante, qui peut au besoin remplacer la voie ordinaire, dans les cas par exemple où un obstacle quelconque s'oppose au libre écoulement du liquide pancréatique dans l'ampoule de Vater.

3° **Parallèle anatomique des deux conduits**. — Comparés entre eux, les deux conduits excréteurs du pancréas sont fort inégaux en volume. — Le canal de Wirsung, comme nous l'avons vu, grossit peu à peu au fur et à mesure qu'on se rapproche du duodénum : au moment de disparaître dans l'ampoule de Vater, il présente les dimensions d'une petite plume d'oie. — Le conduit accessoire diminue, au contraire, de son extrémité gauche à son extrémité duodénale. Son calibre représente à peine le tiers de celui du canal principal. — En ce qui concerne ce dernier canal, l'observation démontre que sa portion droite ou duodénale est relativement plus développée chez l'enfant que chez l'adulte. Elle diminue par conséquent au fur et à mesure que le sujet avance en âge, et l'on peut voir dans cette atténuation progressive un nouvel argument en faveur de

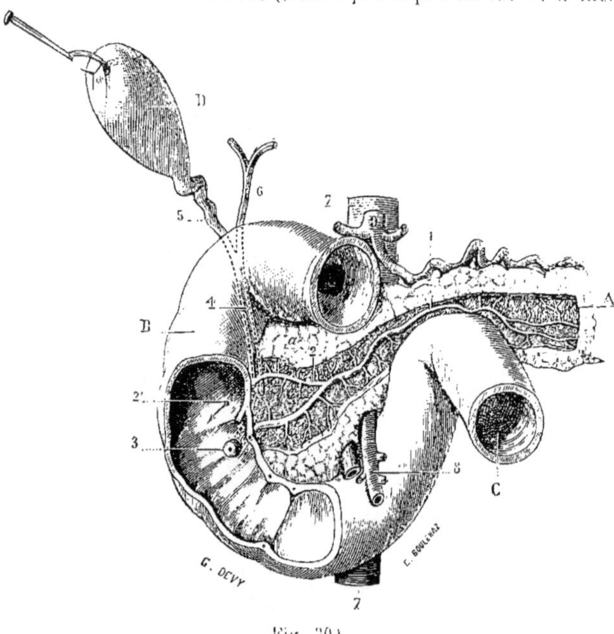

Fig. 301.

Canaux excréteurs du pancréas.

A, pancréas avec *a*, sa tête. — B, duodénum, dont la paroi antérieure a été réséquée au niveau de l'union de sa portion ascendante avec sa portion horizontale. — C, jéjunum. — D, vésicule biliaire.

1, canal principal ou canal de Wirsung. — 2, conduit pancréatique accessoire, avec 2', son orifice sur la paroi postéro-interne du duodénum (petite caroncule). — 3, grande caroncule, renfermant l'ampoule de Vater. — 4, canal cholédoque. — 5, canal cystique. — 6, canal hépatique. — 7, aorte. — 8, vaisseaux mésentériques supérieurs. — 9, tronc cœliaque avec ses trois branches.

l'hypothèse émise plus haut que, dans les conditions ordinaires, le conduit accessoire charrie le liquide pancréatique dans le canal de Wirsung et, de ce fait, n'est pour ainsi dire qu'un gros affluent de ce dernier.

Exceptionnellement, le conduit accessoire peut acquérir les dimensions du canal de Wirsung. On l'a vu même (Cl. Bernard, Moyse) devenir conduit principal, le canal de Wirsung descendant alors au rang du canal accessoire. — Dans un autre ordre de faits, le canal de Wirsung peut ne présenter aucune relation avec l'ampoule de Vater et s'ouvrir alors dans le duodénum par un orifice spécial, plus ou moins éloigné de l'orifice du canal cholédoque. — Enfin, par suite de la disparition du conduit accessoire, le pancréas peut n'avoir qu'un seul conduit excréteur. — Toutes ces dispositions, anormales chez l'homme, se rencontrent normalement dans la série des mammifères.

§ IV. — Constitution anatomique

La structure du pancréas rappelle assez bien, dans ses traits essentiels, celle des glandes salivaires : c'est, comme on le sait, la *glande salivaire abdominale* (*Bauchspeicheldrüse*) des anatomistes allemands. Il est à remarquer, cependant,

que le pancréas, tout en se rapprochant beaucoup des glandes salivaires par son
aspect extérieur, par sa consistance et par la disposition générale de son tissu,
n'est nullement une glande salivaire. Il en diffère sur bien des points, notamment
par la structure de ses canaux excréteurs, par la nature de ses cellules sécrétoires
et, surtout, par les propriétés physiologiques de son produit de sécrétion. Le
pancréas appartient, morphologiquement, à la classe des glandes en grappe et, de
ce fait, est successivement décomposable en lobules secondaires. lobules primitifs
et acini. Un tissu conjonctif, dit interstitiel, unit les uns aux autres les différents
segments du pancréas, ainsi que les canaux excréteurs qui en proviennent. Nous
étudierons, tout d'abord, les *acini;* nous décrirons, ensuite, la *structure des
canaux excréteurs* et le *tissu conjonctif interstitiel.* Nous signalerons enfin l'existence, au sein des lobules pancréatiques, de formations spéciales au pancréas et
connues sous le nom d'*îlots de Langherans.*

1° Acini. — Les acini sont les éléments fondamentaux du pancréas comme les
lobules hépatiques sont les éléments fondamentaux du foie. Ils sont tous morphologiquement équivalents et
il suffit d'en connaître un
seul pour avoir, sur la structure de l'organe tout entier,
une notion complète : chacun d'eux est un pancréas
minuscule. Envisagés au
point de vue de leur configuration extérieure, les acini
pancréatiques se présentent
sous deux aspects : les uns
sont vésiculeux, arrondis,
en forme de grains ; les autres, et ce sont de beaucoup
les plus nombreux, sont
allongés et plus ou moins
ramifiés. Voilà pourquoi certains histologistes, considérant le pancréas comme un
intermédiaire entre les glandes acineuses et les glandes
en tubes, en font une glande
acino-tubuleuse. Une pa-
reille distinction est sans
importance, et tous les acini,

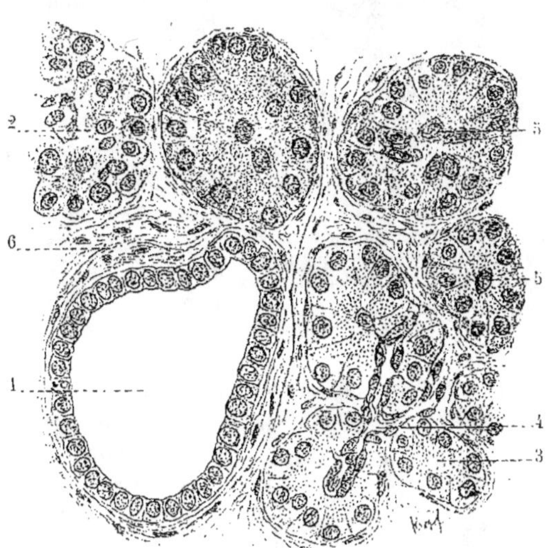

Fig. 301.

Coupe transversale du pancréas de l'homme (d'après Böhm
et Davidoff).

1, un gros canal excréteur coupé en travers. — 2, zone externe des cellules sécrétoires. — 3, zone interne de ces mêmes cellules. — 4, portion
initiale d'un canal de Boll. — 5, 5, cellules centro-acineuses. — 6, tissu
conjonctif interstitiel.

quelle que soit leur forme, se composent des trois parties suivantes : 1° une paroi
propre ; 2° un épithélium ; 3° une cavité centrale.

A. Paroi propre. — La paroi propre de l'acinus est représentée par une membrane continue et fort mince, complètement anhyste. Extérieurement, elle répond
au tissu conjonctif interacineux. Intérieurement, elle est revêtue de distance en
distance, par des cellules plates, à prolongements multiples et anastomosés, qui
sont vraisemblablement les homologues des *cellules en panier* que Boll a décrites
sur la paroi propre des glandes lacrymales et salivaires (voy. *Glandes salivaires,*

p. 252). Nous ferons remarquer, cependant, qu'elles ne sont pas exactement semblables à ces dernières, comme l'avait reconnu Boll lui-même : elles sont, notamment, moins nettement différenciées et moins isolables. Un certain nombre d'entre elles s'avancent, à la manière d'un coin, dans l'intervalle des deux cellules sécrétoires voisines, formant ainsi les *cellules cunéiformes (Keilzellen)* des histologistes allemands.

B. Épithélium. — L'épithélium de l'acinus comprend deux ordres de cellules : 1° des cellules préposées à la sécrétion du liquide pancréatique, *cellules sécrétoires;* 2° des cellules particulières, occupant le centre de l'acinus et appelées pour cette raison *cellules centro-acineuses.*

a. *Cellules sécrétoires.* — Les cellules sécrétoires forment, à la face interne de l'acinus, une rangée unique, mais continue. Elles revêtent la forme de pyramides, dont la base repose sur la paroi propre et dont le sommet, plus ou moins tronqué, répond à la lumière de l'acinus. Chacune d'elles (fig. 302,1) nous présente, à sa partie moyenne, un noyau arrondi ou ovalaire, lequel divise la cellule en deux zones, l'une interne ou supra-nucléaire, l'autre externe ou infranucléaire. La zone externe est claire, d'apparence vitreuse, parcourue dans le sens de sa hauteur par des stries extrêmement délicates (fig. 303, A), souvent même peu apparentes. La zone interne, au contraire, est occupée, dans la cellule au repos, par une série de grains, qui sont d'autant plus accusés qu'on se rapproche davantage de la cavité de l'acinus. Ces grains, plus ou moins confluents, ont été considérés autrefois par Langherans comme étant de nature graisseuse : et, de fait, ils prennent une coloration foncée sous l'action de l'acide osmique. Ils diffèrent, cependant, de la graisse par une série de propriétés physico-chimiques, notamment par ce fait qu'ils sont solubles dans l'alcool et dans l'acide acétique étendu. On admet généralement aujourd'hui, après les recherches de Heidenhain, que les granulations en question sont constituées par du *zymogène* (de ζύμη, *ferment* et γεννάω, *j'engendre*), substance d'où dérive le ferment pancréatique.

A l'état d'activité, je veux dire au moment de la digestion intestinale, des modifications importantes, bien mises en lumière par Heidenhain (1875) d'abord, puis par Kühne et Léa (1876). surviennent dans la cellule pancréatique. Les grains de zymogène (fig. 303, B) s'échappent peu à peu dans la lumière glandulaire. Comme conséquences d'une pareille migration, la zone claire de la cellule augmente de hauteur au fur et à mesure que la zone granuleuse diminue et, d'autre part, le noyau, débarrassé maintenant des granulations qui le masquaient plus ou moins, devient beaucoup plus apparent. Quand la sécrétion est terminée, les grains ont en grande partie ou

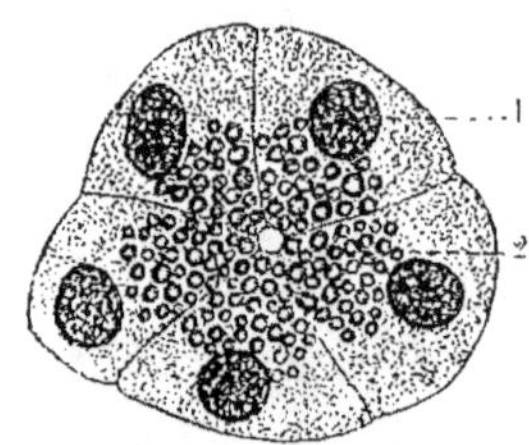

Fig. 302.

Coupe transversale d'un acinus pancréatique de la grenouille (d'après Böhm et Davidoff).

1, noyau et zone infra-nucléaire ou zone claire. — 2, zone supra nucléaire ou zone granuleuse.

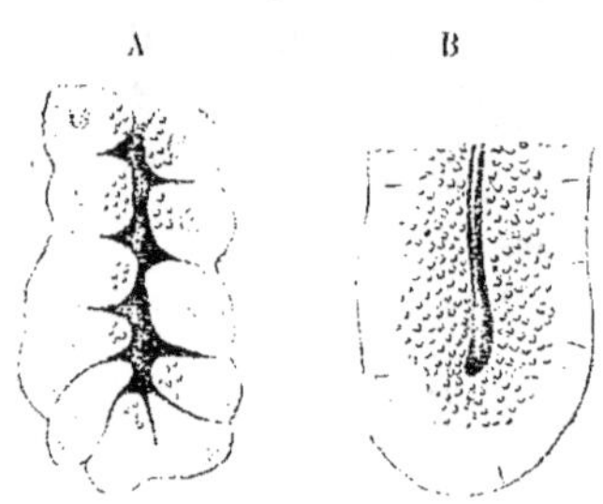

Fig. 303.

Cul-de-sac pancréatique : A, vu à l'état de repos, cul-de-sac dentelé ; B, vu à l'état d'activité, cul-de-sac lisse (d'après Kühne et Léa).

Pour l'explication de la figure, voir le texte ci-contre.

même entièrement disparu, et la cellule glandulaire, revenue sur elle-même, a considérablement diminué de volume.

Survient alors une troisième période que l'on pourrait appeler la *période de rénovation*. La cellule se gonfle et augmente de hauteur, en même temps que de nouveaux grains de zymogène apparaissent dans le protoplasma. Ces grains, d'abord rares, augmentent peu à peu en nombre, se tassent dans la zone supra-nucléaire et, après quelques heures, la cellule a repris tous les caractères que nous lui avons assignés plus haut : elle est de nouveau mise en charge, toute prête pour une nouvelle période d'activité.

Nussbaum a décrit, en 1881, sous le nom de *noyau accessoire* (*paranucleus, Nebenkern*), dans les cellules pancréatiques de quelques vertébrés inférieurs (salamandre, grenouille, triton), de petits corpuscules de forme et de grandeurs diverses, qui se trouvent habituellement situés au-dessous du noyau normal. — Ces corpuscules (fig. 304) sont brillants, réfringents ; ils ont, d'autre part, une grande affinité pour les colorants nucléaires. Ils ont assez souvent une forme semi-lunaire, embrassant alors dans leur concavité le noyau sus-jacent. D'autres fois, ils sont arrondis ou ovalaires. On en a vu qui se disposaient sous forme d'anneau, de spirale, de peloton. On peut en rencontrer un ou plusieurs dans la même cellule. — La signification morphologique du noyau accessoire est encore fort obscure. D'après Ogata (1883), il

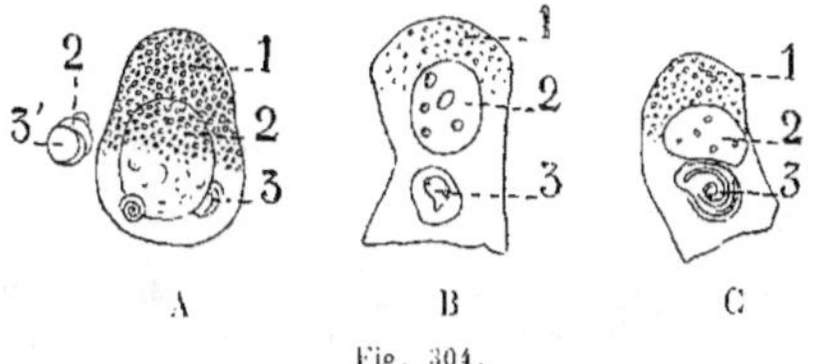

Fig. 304.

Divers types de noyaux accessoires dans les cellules pancréatiques de la salamandra maculosa (d'après Nussbaum).

A, cellules avec double noyau accessoire ; à gauche du corps cellulaire se voit un noyau isolé. — B, autre cellule avec un noyau accessoire solide placé au milieu d'une vacuole. — C, autre cellule avec un noyau accessoire contourné en spirale.

1, corps cellulaire. — 2, noyau. — 3, noyau accessoire (Nebenkern). 3', noyau accessoire isolé.

représenterait le nucléole émigré du noyau après que la cellule a rejeté au dehors son matériel de sécrétion et il aurait pour rôle de régénérer ce matériel en se fragmentant directement en grains de zymogène. Haagen, dans un travail récent (1897), se range à cette opinion : il a pu voir pendant la période de sécrétion (sous l'influence de la pilocarpine), les nucléoles quitter le noyau, se loger dans le protoplasma en y prenant la forme de croissant et se décomposer ensuite en granulations de zymogène. Laguesse, tout en admettant que le noyau accessoire peut prendre part à la sécrétion cellulaire, est d'avis qu'il n'y participe que d'une façon indirecte, en apportant peut-être au protoplasma certains corps dérivés de la nucléine et destinés à entrer dans la composition des ferments. — A côté de cette opinion, qui attribue au noyau accessoire une origine intra-nucléaire et un rôle actif dans l'élaboration des grains de zymogène, nous signalerons les conclusions toutes différentes émises dernièrement par Steinhaus et par Macallum, à savoir que les corpuscules en question ne sont autre chose que des parasites, se rattachant vraisemblablement au groupe des sporozoaires et, par conséquent, ne prenant aucune part à l'acte de la sécrétion intra-cellulaire. La question, comme on le voit, n'est rien moins qu'élucidée, et nous devons, à ce sujet, attendre de nouvelles recherches.

b. *Cellules centro-acineuses*. — Langherans a décrit, en 1869, sous le nom de cellules centro-acineuses, des cellules qui se trouvent situées dans la cavité centrale de l'acinus (d'où leur nom), sur les cellules sécrétoires par conséquent. Ce sont (fig. 305,2) des cellules plates, fusiformes ou losangiques, à protoplasma presque homogène, ayant peu d'affinité pour les colorants. De leur périphérie partent ordinairement un certain nombre de prolongements, lamelleux ou filiformes, simples ou bifurqués. Il n'est pas rare de voir certains de ces prolongements descendre dans l'intervalle de deux cellules sécrétoires et se rapprocher ainsi plus ou moins de la paroi propre de la glande.

Les cellules centro-acineuses paraissent constantes dans la série des vertébrés. On les trouve un peu partout dans la lumière de l'acinus ; mais elles sont particulièrement abondantes sur le point où l'acinus s'ouvre dans son canal excréteur (canal intercalaire). A ce niveau, on voit les cellules centro-acineuses se continuer directement, sans ligne de démarcation aucune, avec les cellules épithéliales du canal intercalaire, qui présentent à peu de chose près les mêmes caractères.

La signification des cellules centro-acineuses est encore fort controversée. En se basant sur le fait indiqué, tout à l'heure, de la continuité des cellules centro-acineuses avec les cellules épithéliales du canal intercalaire, LANGHERANS et, après lui, SAVIOTTI et LATSCHENBERGER, ont considéré ces éléments comme n'étant que des cellules de revêtement du canal intercalaire qui, on ne sait trop pourquoi et comment, auraient été refoulées dans l'acinus. LAGUESSE, dans ses recherches sur l'histogénie du pancréas, a constaté, chez la truite et chez le mouton (1896), que les tubes sécréteurs de cette glande sont originellement constitués par une double assise de cellules épithéliales, qui, d'abord identiques, se différencient ensuite, les unes (les profondes) en cellules sécrétoires, les autres (les superficielles) en cellules centro-acineuses. En s'appuyant sur ce fait, LAGUESSE considère les centro-acineuses comme des éléments épithéliaux de soutien : ce seraient toutefois, « des éléments de soutien actifs, jouant un rôle dans les remaniements de la glande ». RENAUT, de son côté, s'est élevé contre l'opinion de LANGHERANS et,

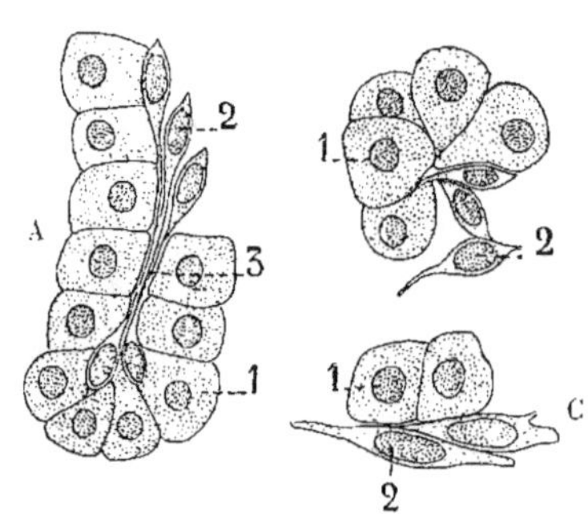

Fig. 305.

Les cellules centro-acineuses chez le lapin (d'après SAVIOTTI) : A et B deux culs-de-sac glandulaires à peu près complets. coupés l'un en long l'autre en travers ; C. deux cellules pancréatiques, au-dessus desquelles se voient deux cellules centro-acineuses.

1, cellules pancréatiques. — 2, cellules centro-acineuses. 3, lumière glandulaire.

pour lui, les cellules centro-acineuses ne seraient que des cellules conjonctives ramifiées, qui, du reste, seraient par leurs prolongements en continuité avec le tissu conjonctif péri-acineux.

RENAUT (C. R. Acad. des Sc., 1879 et Traité d'Histol. pratique, 1899) considère le pancréas, non pas comme une glande en grappe, mais comme une glande conglobée, comparable, dans ses dispositions générales, à un ganglion lymphatique : c'est, pour employer son expression, un organe lympho-glandulaire. Pour lui, les acini des descriptions classiques ne seraient que de pseudo-acini. Ce sont de simples amas de cellules sans cavité centrale, de véritables centres cellulaires homologues des cordons folliculaires du ganglion : les cellules lymphatiques sont représentées ici par les cellules que nous avons appelées sécrétoires ; le système trabéculaire est figuré par les cellules centro-acineuses et leurs prolongements anastomosés avec le tissu conjonctif interstitiel. Quant aux canaux excréteurs du pancréas, ils viendraient se terminer, non pas dans la cavité de l'acinus (cette cavité n'existant pas pour RENAUT. mais dans le tissu conjonctif du lobule.

C. CAVITÉ DE L'ACINUS. — La cavité ou lumière de l'acinus est fort étroite, souvent même peu visible. Elle a naturellement la même direction que l'acinus lui-même. De ses deux extrémités, l'une se termine en cæcum ; l'autre se continue directement avec l'origine du canal intercalaire. Latéralement, la lumière de l'acinus est limitée par des cellules glandulaires, sur lesquelles s'étalent en une nappe discontinue les cellules centro-acineuses ci-dessus décrites.

LANGHERANS a signalé, dès 1869, des prolongements radiés que la lumière de l'acinus envoie entre les cellules glandulaires. La même année, SAVIOTTI d'un côté, GIANUZZI de l'autre, ont retrouvé et décrit à nouveau ces canalicules radiés intercellulaires : ils ont même émis l'opinion qu'ils s'étendaient jusqu'à la paroi propre de l'acinus et que, là, à la base des cellules glandulaires, ils s'anastomosaient entre eux de façon à former un réseau qui est connu aujourd'hui sous le nom de *réseau de Saviotti.*

Il est généralement admis aujourd'hui que le réseau de Saviotti n'est qu'un artifice de préparation. Mais il n'en est pas de même des canalicules de Langherans : ceux-ci ont une existence réelle et ils ont été bien mis en évidence, à l'aide de la méthode de Golgi, par RAMON Y CAJAL et CLAUDIO SALA (1891). Ces deux histologistes ont constamment vu (fig. 306) la lumière centrale de l'acinus hérissée de ramifications divergentes, qui pénétraient entre les cellules de l'acinus : l'acinus devient ainsi, pour emprunter leur langage, une « sorte de lac collecteur de plusieurs sources ».

Ces diverticulums canaliculés de la lumière de l'acinus s'arrêtent d'ordinaire à mi-hauteur de la cellule, autrement dit à la ligne d'union de la zone claire et de la zone granuleuse. Ils se terminent là par un renflement arrondi ou ovalaire. Chacun d'eux présente à son tour, comme nous le montre nettement la figure 306, un certain nombre de diverticules latéraux, qui paraissent pénétrer dans l'épaisseur même du corps cellulaire. L'existence des canalicules intercellulaires a une importance au point de vue du mécanisme de la sécrétion : grâce à eux, les cellules pancréatiques peuvent se débarrasser de leurs produits de sécrétion, non seulement au niveau de leur tête, mais encore au niveau de la moitié interne de leurs faces latérales.

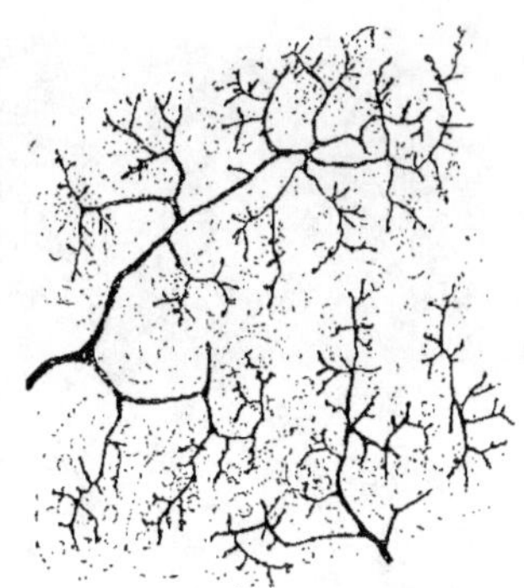

Fig. 306.

Origines des conduits pancréatiques (pancréas de la grenouille, méthode de Golgi, d'après CAJAL et SALA).

On voit très nettement que la lumière glandulaire de l'acinus envoie des prolongements latéraux (canalicules radiés), qui s'engagent entre les cellules sécrétoires.

2° **Canaux excréteurs**. — Au sortir des acini pancréatiques, les canalicules excréteurs ou canaux intercalaires (*Schaltstücke* des anatomistes allemands) se comportent exactement comme dans les glandes salivaires. Ils se jettent dans des conduits de plus en plus volumineux, qui constituent successivement les canaux intra-lobulaires et les canaux interlobulaires, lesquels, à leur tour, aboutissent finalement au canal de Wirsung ou à son accessoire.

a. *Canaux intercalaires*. — Les canaux intercalaires ou canaux de Boll (voy. fig. 221) ont une structure très simple. Ils se composent d'une paroi conjonctive extrêmement mince, que revêt intérieurement une seule rangée de cellules aplaties, allongées dans le sens du canal, avec un protoplasma plus ou moins homogène et un gros noyau faisant saillie dans la cavité du canal quand celui-ci est vide. Rappelons, en passant, que ces cellules se continuent, au niveau du col de l'acinus, avec les cellules centro-acineuses.

b. *Canaux de moyen calibre*. — Dans les canaux de moyen calibre, la paroi conjonctive devient plus épaisse, plus résistante, en même temps que l'épithélium augmente de hauteur. Il n'en est pas moins encore un épithélium bas, plutôt cubique que cylindrique.

c. *Canaux de gros calibre*. — Enfin, dans les canaux de gros calibre, dans le canal de Wirsung et dans son accessoire, la paroi conjonctive s'épaissit encore. Elle est riche en fibres élastiques et possède de nombreux vaisseaux. Certains auteurs (ROBIN, POUCHET et TOURNEUX, LATSCHENBERGER, ELLENBERGER) y ont signalé la présence de fibres lisses : mais on admet généralement aujourd'hui que ces éléments contractiles ne se rencontrent que dans le canal de Wirsung des animaux de grande taille. Quant à l'épithélium, il est formé par une seule assise de cellules cylindriques, mesurant en moyenne 15 à 18 µ de hauteur sur 4 à 5 µ de largeur. Le canal de Wirsung nous présente un certain nombre de petites glandes en grappe, de 130 à 150 µ de diamètre. KÖLLIKER, qui les a découvertes, les considère comme ayant la même structure et la même signification que les acini pancréatiques. LEYDIG et ELLENBERGER, qui les ont retrouvées depuis, sont du même avis. GIBES, qui les a étudiées chez le cobaye, les décrit au contraire comme des glandes muqueuses : il y aurait rencontré, en effet, des cellules caliciformes. Arrivé à la paroi duodénale, le canal de Wirsung, comme le cholédoque, perfore la tunique musculeuse de l'intestin, en s'appropriant peut-être un certain nombre de ses éléments. Il traverse ensuite la tunique celluleuse, pour aboutir à l'ampoule de Va-

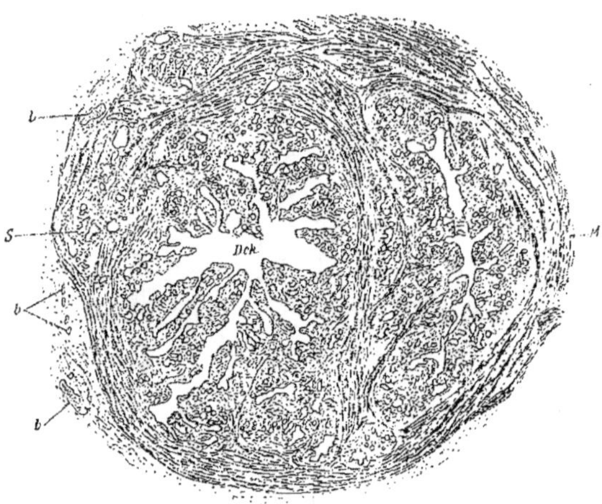

Fig. 307.

Coupe transversale passant par le canal de Wirsung et le cholédoque à leur entrée dans la tunique musculeuse du duodénum (d'après HELLEY).

Dch, canal cholédoque. — *DW*, canal de Wirsung. — *b. b, b.* vaisseaux sanguins. — *M*, tunique musculeuse, disposée en cercle autour des canaux. On voit, sur cette coupe, que la muqueuse des deux canaux présente une série de crêtes longitudinales, entre lesquelles se trouvent des dépressions sinueuses. On y constate encore la présence de très nombreuses glandes muqueuses, qui se trouvent situées, les unes dans la paroi de la muqueuse, les autres dans l'épaisseur des crêtes précitées.

ter. Comme le cholédoque encore, il nous présente, dans sa portion terminale, un manchon de fibres musculaires lisses, qui lui forment un véritable sphincter, le *sphincter du canal de Wirsung*. Ce sphincter (fig. 308,4), successivement décrit par ODDI, par HELLEY, par HENDRICKSON, est juxtaposé au sphincter du cholédoque et possède, comme ce dernier, un certain nombre de fibres longitudinales qui s'étendent jusqu'au sommet de la grande caroncule. Il a vraisemblablement pour rôle, d'une part de rendre l'excrétion pancréatique intermittente, d'autre part d'empêcher le contenu de l'ampoule de

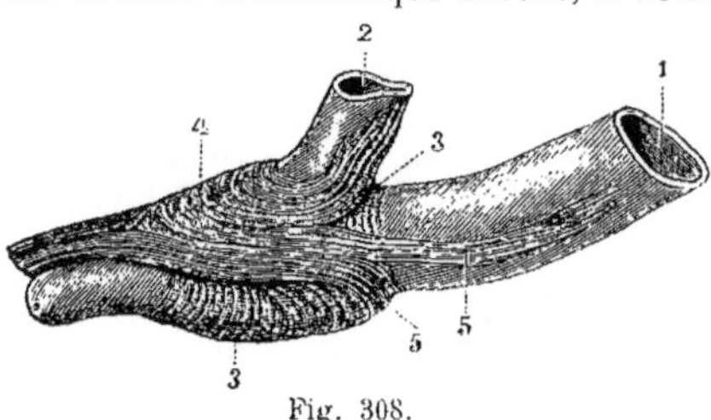

Fig. 308.

Les sphincters du cholédoque et du canal de Wirsung chez l'homme (d'après HENDRICKSON).

1, cholédoque. — 2, canal de Wirsung. — 3, 3, sphincter du cholédoque. — 4, sphincter du canal de Wirsung. — 5, 5, fibres longitudinales.

Vater et de l'intestin de remonter dans le pancréas.

3° Tissu conjonctif du pancréas. — Le pancréas ne possède pas, comme le foie et la rate, d'enveloppe fibreuse. Il est entouré tout simplement par une couche de tissu conjonctif, qui lui forme une enveloppe celluleuse mince et mal limitée. En dehors, elle se confond avec le tissu conjonctif du voisinage. En dedans, elle envoie dans

l'épaisseur de la glande, des cloisons relativement épaisses, qui s'insinuent succes-
sivement entre les lobules secondaires, entre les lobules primitifs, entre les acini.
C'est le long de ces cloisons que cheminent les vaisseaux et les nerfs du pancréas.
Le tissu conjonctif interstitiel du pancréas est plus ou moins chargé de graisse.
D'après les recherches d'AssMANN, la graisse, chez l'adulte, représente en poids
environ 9,8 p. 100 des matériaux solides.

4° **Ilots de Langherans**. — Le tissu interstitiel du pancréas nous présente, assez
régulièrement répartis dans la masse glandulaire, de petits corpuscules arrondis ou

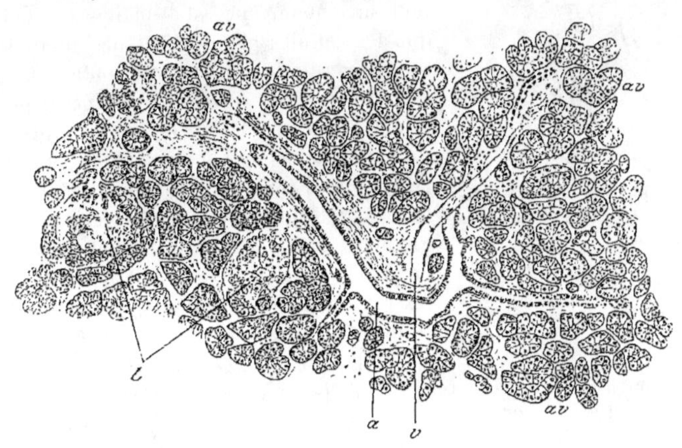

Fig. 309.

Coupe du pancréas d'un suicidé de vingt ans (d'après VON EBNER).

L, deux îlots de Langherans. — a. canal excréteur, avec trois affluents situés dans le tissu conjonctif interlobulaire.
av. acini avec leurs cellules sécrétoires. — v, veine.

ovalaires, que l'on désigne aujourd'hui sous le nom d'*îlots de Langherans*, du nom
de l'histologiste qui les a découverts en 1869. Ce sont les *points folliculaires* de
RENAUT, les *pseudo-follicules* de PODWYSSOTSKY,
les *amas intertubulaires* de KÜHNE et LEA.

Les îlots de Langherans nous apparaissent
sur les coupes sous forme de champs arrondis ou légèrement allongés, tranchant en clair
sur le tissu pancréatique (fig. 309, L). Leur
nombre est considérable : on en trouve ordinairement plusieurs dans chaque lobule ; on
peut en compter plus de 150 sur certaines
coupes d'un centimètre carré (LAGUESSE). Leur
grosseur varie beaucoup suivant les espèces :
très petits chez le chien, ils sont volumineux
au contraire chez les singes et chez l'homme.
Ils sont le plus souvent simples ; mais on en
rencontre de composés, je veux dire, qui sont
divisés par des cloisons conjonctives en un
certain nombre de segments plus ou moins
distincts. Les îlots de Langherans n'ont pas
de canaux excréteurs qui leur appartiennent en propre. Les canaux excréteurs

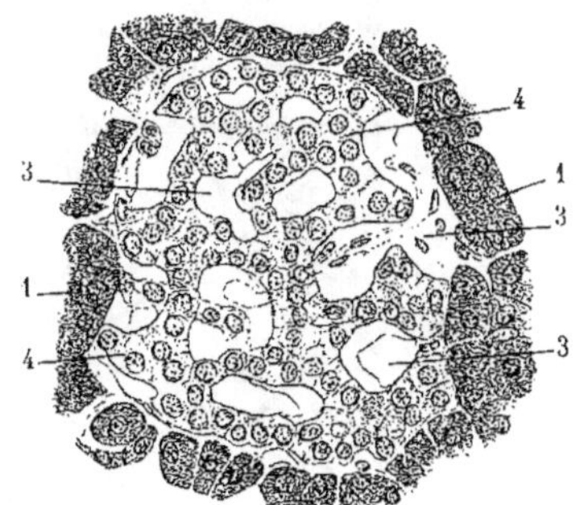

Fig. 310.

Coupe d'un îlot de Langherans du Macacus
rhesus (d'après VON EBNER).

1, cellules glandulaires des acini situés tout autour
de l'îlot de Langherans. — 3, 3, 3, capillaires sanguins. — 4, 4, cordons cellulaires de l'îlot de Langherans.

pancréatiques les abordent, les pénètrent même, mais presque aussitôt leur lumière s'efface et ils disparaissent.

Histologiquement, les îlots de Langherans sont formés (fig. 310) par des cordons cellulaires pleins (*îlots pleins* de quelques auteurs) de calibre fort irrégulier, contournés sur eux-mêmes et anastomosés les uns avec les autres. Chacun de ces cordons, pris à part, est constitué, par des cellules claires, de forme polyédrique, à protoplasma homogène, plus petites ordinairement que les cellules glandulaires des acini. Les contours des cellules sont souvent indistincts, auquel cas l'amas paraît formé par une masse protoplasmique indivise et parsemée de noyaux (LEWASCHEW). Les îlots de Langherans ont une vascularisation très riche et toute spéciale : RENAUT d'abord, puis KÜHNE et LEA y ont décrit des sortes de glomérules (fig. 311, 3), formés par des anses larges et très serrées, qui sont alimentés, soit par les ramifications terminales des artères pancréatiques, soit par le réseau capillaire voisin.

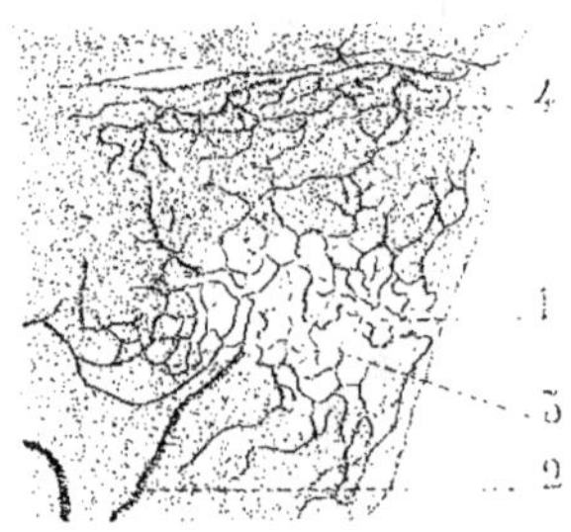

Fig. 311.

Un îlot de Langherans chez l'homme après injection des vaisseaux (d'après LAGUESSE).

1, îlot de Langherans. — 2, artérioles afférentes.— 3, anses vasculaires glomérulées, dilatées, tortueuses, de l'îlot, en continuité avec le réseau capillaire ordinaire 4.

La signification des îlots de Langherans n'est pas encore bien connue et nous les voyons considérés tour à tour : par KÜHNE et LEA, comme de véritables follicules clos : par PODWYSSOTSKI, comme des formations qui n'ont rien de commun avec les formations lymphoïdes (pseudo-follicules) ; par RENAUT, comme des amas épithéliaux, à signification lymphatiques, en continuité avec les cordons cellulaires du pancréas (voy. plus haut. p. 348), qui semblent en rayonner et se pelotonner autour d'eux. En 1886, LEWASCHEW émet l'opinion que les îlots de Langherans sont des acini modifiés, susceptibles de reformer plus tard de nouveaux acini sécréteurs. DOGIEL, de son côté, les considère comme des amas d'éléments glandulaires fonctionnellement morts et voués vraisemblablement (puisqu'ils n'ont pas de canal excréteur) à une régression complète. Mais cette opinion, émise par DOGIEL, est peu conciliable avec ce double fait que les îlots de Langherans (cordons pleins) apparaissent chez l'embryon avant les acini sécréteurs (cordons tubuleux) ainsi que l'ont démontré les recherches de LAGUESSE, d'autre part qu'ils présentent chez l'adulte un développement considérable de leur appareil vasculaire, indice certain qu'une fonction active est dévolue à ces formations.

Dans un travail récent (1899), LAGUESSE n'hésite pas à considérer les îlots de Langherans comme des glandes à sécrétion interne, autrement dit comme des glandes dont le produit de sécrétion est déversé dans les capillaires ambiants. Et cette conception n'est pas une simple vue hypothétique. Chez la vipère les cellules constitutives des îlots pleins possèdent des granulations d'une nature spéciale, différant par leurs caractères histo-chimiques, et vraisemblablement aussi par leurs propriétés, des grains de zymogène que renferment les cellules sécrétoires des acini. D'un autre côté, toujours chez la vipère, on voit des acini sécréteurs perdre peu à peu leur lumière centrale, perdre du même coup leurs relations avec l'appareil excréteur et se transformer ainsi en de véritables îlots pleins. La figure 312 nous fournit un exemple très net de cette transformation. Nous y voyons, en 4, une masse de cellules qui s'isolent peu à peu de l'acinus pour former un îlot de Langherans. Or, si sur ces acini en voie de transformation on examine attentivement les cellules épithéliales, on constate qu'elles changent pour ainsi dire de polarité : le noyau, qui primitivement était à la base de la cellule, gagne le sommet de celle-ci ; le zymogène, qui occupait de préférence le sommet de la cellule, disparaît et il est remplacé par des granulations nouvelles, granulations très fines, granulations caractéristiques de la cellule d'îlot, lesquelles se disposent dans la partie basale

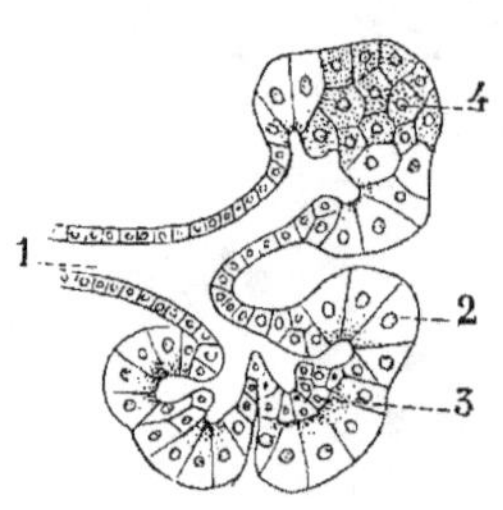

Fig. 312.

Deux acini du pancréas, vus en coupe (d'après LAGUESSE).

1, canal excréteur.— 2, cellules sécrétoires. — 3, cellules centro-acineuses. — 4, amas de cellules se séparant de la lumière de l'acinus pour se transformer en îlot plein (cellules endocrines).

de la cellule, tout contre les capillaires. C'est autour des capillaires maintenant et non plus autour d'un canal central que s'ordonnent les cellules épithéliales, et c'est aussi dans ces capillaires qu'elles déverseront désormais leur produit de sécrétion. L'îlot plein, ainsi entendu, n'est, suivant l'expression de LAGUESSE, qu'un *acinus interverti* : l'organe à sécrétion externe est devenu maintenant un organe à sécrétion interne (*îlots endocrines*).

LAGUESSE, en terminant son travail, fait remarquer l'analogie qui existe, au double point de vue anatomique et fonctionnel, entre le pancréas et le foie. En effet, les cellules constitutives des deux organes sont bipolaires, c'est-à-dire laissent échapper leurs produits de sécrétion par leurs deux extrémités. Pour le foie, par exemple, la cellule hépatique jette sa sécrétion externe dans les canalicules biliaires, sa sécrétion interne dans les capillaires radiés. En ce qui concerne le pancréas, la cellule pancréatique se débarrasse de sa sécrétion externe (suc pancréatique) dans des canaux excréteurs de la glande, de sa sécrétion interne dans les capillaires voisins. La seule différence importante qui existe entre les deux glandes, c'est que la sécrétion externe et la sécrétion interne sont simultanées dans le foie, tandis qu'elles sont alternantes dans le pancréas : la cellule pancréatique étant un organe à sécrétion externe quand elle fait partie de l'acinus, un organe à sécrétion interne quand elle fait partie d'un îlot plein. Elle est bien bipolaire comme la cellule hépatique, mais elle présente cette particularité qu'elle ne fonctionne jamais que par l'un ou l'autre de ses deux pôles.

§ V. — VAISSEAUX ET NERFS

1° Artères. — Le pancréas reçoit ses artères de trois sources différentes (fig. 313) : de la splénique, de l'hépatique et de la mésentérique supérieure. — La *splénique* (4), branche du tronc cœliaque, longe de droite à gauche le bord supérieur du

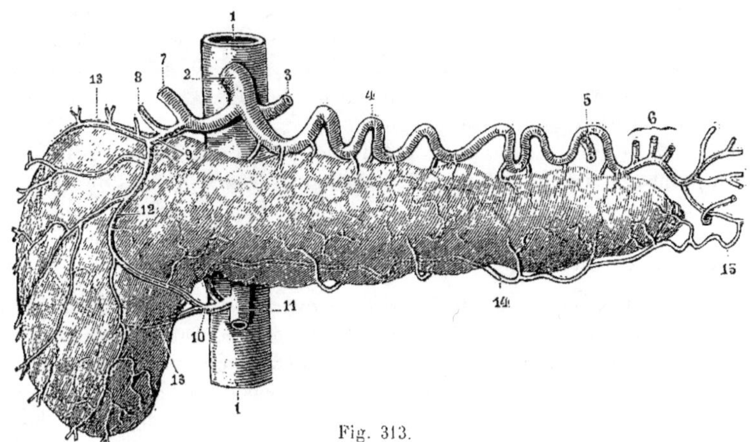

Fig. 313.

Les artères du pancréas, vues sur la face antérieure de l'organe.

1, aorte. — 2, tronc cœliaque. — 3, artère coronaire stomachique. — 4, artère splénique. — 5, artère gastro-épiploïque gauche. — 6, vaisseaux courts. — 7, artère hépatique. — 8, artère gastro-épiploïque droite. — 9, artère pancréatico-duodénale supérieure. — 10, artère pancréatico-duodénale inférieure. — 11, artère mésentérique inférieure. — 12, arcade pancréatico-duodénale antérieure. — 13, arcade pancréatico-duodénale postérieure. — 14, artère pancréatique inférieure. — 15, petite artère se portant de l'une des divisions de la splénique vers la queue du pancréas et s'y anastomosant avec la terminaison de la précédente.

pancréas et se termine dans la rate. — L'*hépatique* (7), autre branche du tronc cœliaque, abandonne au voisinage du pylore, par l'intermédiaire, de la gastro-épiploïque droite, une artère *pancréatico-duodénale supérieure* (9), qui descend en avant de la tête du pancréas, un peu en dedans de la ligne courbe suivant laquelle la glande s'unit au duodénum. — La *mésentérique supérieure* (11), branche de l'aorte, fournit deux branches au pancréas. Toutes les deux se séparent de la mésentérique (tantôt isolément, tantôt par un tronc commun) au niveau du point où le tronc artériel se dégage de la face postérieure du pancréas.

Mais, suivant dès leur origine une direction diamétralement opposée, l'une se porte à droite, l'autre à gauche. La première, que l'on pourrait appeler *pancréatique inférieure* (14), longe le bord inférieur du pancréas jusqu'au niveau de la queue, où elle s'anastomose avec un rameau de la splénique. La seconde, sous le nom d'artère *pancréatico-duodénale inférieure* (10), se porte obliquement de gauche à droite et de bas en haut, contourne en avant la tête du pancréas et vient s'anastomoser à plein canal avec la pancréatico-duodénale supérieure, ci-dessus décrite. Les deux artères pancréatico-duodénales forment ainsi, dans leur ensemble, une sorte d'anse dont la cavité dirigée en dedans embrasse la tête du pancréas. Il est même très fréquent de voir les deux artères précitées se bifurquer à peu de distance de leur origine et constituer ainsi deux *anses pancréatico-duodénales*, l'une antérieure, l'autre postérieure (fig. 313, 12 et 13).

Il résulte des diverses anastomoses que nous venons de décrire que le pancréas se trouve entouré par un cercle artériel complet, le *cercle péri-pancréatique*. De ce cercle péri-pancréatique partent ensuite de nombreuses collatérales, lesquelles, suivant un trajet plus ou moins radiaire, se portent sur la glande, les unes sur sa face antérieure, les autres sur sa face postérieure.

Ces rameaux, fréquemment anastomosés entre eux, se ramifient dans l'épaisseur de la glande et, finalement, se résolvent en un riche réseau capillaire dont les mailles embrassent comme dans un filet les culs-de-sac sécréteurs. D'après HEIDENHAIN, les culs-de-sac ne seraient pas complètement entourés par les capillaires, de telle sorte que, si la plupart des cellules glandulaires ne sont séparées des vaisseaux que par l'épaisseur de la membrane du cul-de-sac, il en est un certain nombre d'autres qui en sont assez éloignées.

De leur côté KÜHNE et LEA, qui ont pu observer la circulation pancréatique sur le vivant, font remarquer que parfois des centaines et des milliers de cellules ne sont pas en rapport immédiat avec le sang. Il est vraisemblable que, dans ce cas, elles ne reçoivent les matériaux nécessaires à leur fonctionnement que par l'intermédiaire de la lymphe.

2° Veines. — Les veines, issues de ces réseaux capillaires, se dirigent vers la surface extérieure du pancréas. Quelques-unes suivent un trajet indépendant. Les autres, et c'est le plus grand nombre, s'accolent aux artères et nous ferons remarquer qu'ici, comme dans tout le territoire de la veine porte, il n'existe qu'une seule veine pour chaque artère. Les veines pancréatiques se jettent, en partie dans la splénique ou dans l'une des deux mésaraïques, en partie dans le tronc même de la veine porte. Au niveau de la tête du pancréas, on rencontre ordinairement, comme pour les artères, deux arcades veineuses pancréatico-duodénales unissant l'un à l'autre le tronc de la veine porte et la veine grande mésaraïque.

3° Lymphatiques. — Les lymphatiques du pancréas sont fort nombreux, mais difficiles à injecter. Leur origine dans l'épaisseur de la glande n'est pas encore bien connue. KLEIN, en 1882, avait décrit tout autour des acini des espaces lymphatiques, qui étaient limités, en dedans par la paroi même de l'acinus, en dehors par les vaisseaux et le tissu conjonctif. Mais nous savons aujourd'hui (voy. t. II), que les lymphatiques naissent au sein des tissus par des réseaux fermés et ne sont nullement en communication directe avec les espaces interstitiels. Les espaces périacineux de KLEIN ne font donc pas partie du système lymphatique. SAPPEY, d'une part, G. et E. HOGGAN, de l'autre, ont observé un réseau lymphatique à la surface extérieure du lobule, mais ils n'ont pu le suivre dans le lobule lui-même.

Du réseau péri-lobulaire, les lymphatiques se portent dans les cloisons conjonctives interlobulaires, en suivant exactement le même trajet que les vaisseaux sanguins. Ils arrivent ainsi à la surface extérieure de la glande, pour gagner de là leurs ganglions respectifs.

Nous pouvons, à ce sujet et d'après la direction qu'ils prennent, diviser les lymphatiques du pancréas en quatre groupes, savoir : 1° des *lymphatiques supérieurs* ou *ascendants*, qui se rendent aux ganglions échelonnés le long des vaisseaux spléniques ; 2° des *lymphatiques inférieurs* ou *descendants*, qui se jettent dans un groupe de ganglions situés immédiatement au-dessous du pancréas, tout autour des vaisseaux mésentériques supérieurs ; 3° des *lymphatiques droits*, qui se dirigent vers la deuxième portion du duodénum et se terminent dans un groupe de trois ou quatre ganglions placés au-devant de ce dernier organe ; 4° des *lymphatiques gauches*, qui, cheminant en sens inverse des précédents, se portent vers la rate et se jettent dans les ganglions, déjà signalés plus haut (p. 342), de l'épiploon pancréatico-splénique.

4° Nerfs. — Les nerfs destinés au pancréas émanent du plexus solaire. Quelques-uns se rendent à la glande isolément ; mais la plupart d'entre eux suivent le trajet des vaisseaux, en formant autour d'eux des plexus. De ces derniers filets, les uns suivent le trajet de l'artère splénique et abordent le pancréas par son bord supérieur ; les autres accompagnent l'artère mésentérique supérieure et pénètrent le pancréas par son bord inférieur ; d'autres, enfin, provenant du plexus hépatique, se distribuent à la tête de la glande en suivant le trajet de l'artère pancréatico-duodénale supérieure.

Quelle que soit leur provenance, les filets nerveux pancréatiques, excessivement ténus, cheminent dans les espaces interlobulaires et y forment un riche plexus, le *plexus interlobulaire*. Ce plexus possède de très nombreux ganglions (Langerhans, Sokolow, Heidenhain), de 100 à 300 μ de diamètre, renfermant chacun de 2 à 50 cellules nerveuses. Il nous présente encore, outre ces ganglions nullement différenciés, de simples cellules ganglionnaires irrégulièrement disséminées le long des filets nerveux du plexus. Du plexus interlobulaire s'échappent une multitude de rameaux et de ramuscules, lesquels pénètrent dans l'épaisseur des lobules et, finalement, se résolvent en des filets extrêmement ténus, qui se disposent autour des acini en un riche plexus, le *plexus périacineux*.

Envisagés au point de vue de leur terminaison, les filets nerveux du pancréas se divisent, ici comme dans les autres glandes, en deux groupes : des nerfs vasculaires et des nerfs glandulaires. — Les *nerfs vasculaires*

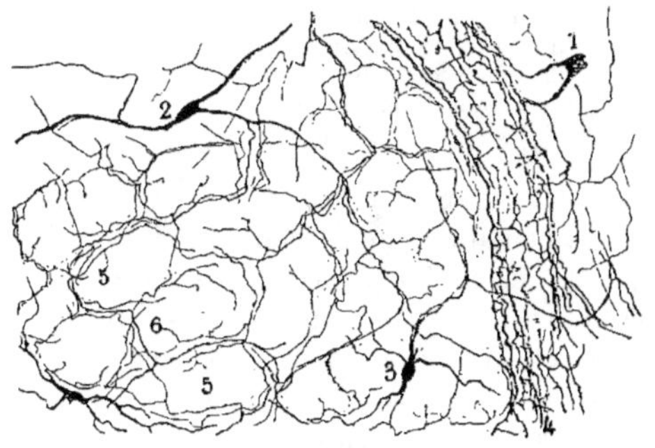

Fig. 314.

Plexus nerveux et cellules sympathiques interstitielles du pancréas du moineau (d'après Ramon y Cajal).

1, cellule nerveuse dont les prolongements se rendent à une artère. — 2, une cellule fusiforme, dont l'un des prolongements se perd dans le plexus nerveux périvasculaire. — 3, autre cellule multipolaire. — 4, artère, avec son plexus nerveux. — 5,5, acini glandulaires. — 6, une fibrille terminale interépithéliale.

se terminent sur les vaisseaux, suivant le mode habituel. — Les *nerfs glandu-*

laires ne sont pas encore parfaitement connus. D'après Pflüger, les tubes nerveux, arrivés à l'acinus, se dépouilleraient de leur myéline, traverseraient alors la membrane propre et se termineraient dans l'épaisseur même des cellules glandulaires. Mais les observations de Pflüger n'ont pas été confirmées par d'autres histologistes et paraissent devoir être abandonnées. Tout récemment (1891), Ramon y Cajal et Claudio Sala, dont les conclusions sur ce point ont été en grande partie confirmées par Erick Müller, a vu les fibrilles efférentes du plexus périacineux perforer la paroi propre de l'acinus pour venir se terminer, non pas dans les cellules glandulaires, comme l'admettait Pflüger, mais entre ces cellules (fig. 314) : cette terminaison se fait par une extrémité libre, plus ou moins renflée en bouton. Sur les mailles du plexus périacineux se trouvent disséminées de nombreuses cellules nerveuses, fusiformes, triangulaires ou étoilées, auxquelles Cajal et Sala ont donné le nom de *cellules ganglionnaires viscérales*. Chacune d'elles peut être considérée comme un petit neurone excito-sécréteur, se mettant en relation d'une part avec le plexus interlobulaire, qui lui apporte l'influx nerveux, jetant d'autre part ses arborisations terminales tout autour des cellules glandulaires, auxquelles elle transmet ce même influx nerveux plus ou moins modifié par elle.

§ VI. — Suc pancréatique

Le suc pancréatique est un liquide incolore, épais, filant, de saveur salée, de réaction franchement alcaline. Sa densité varie de 1008 à 1010. Sa composition chimique se trouve résumée dans le tableau suivant, que j'emprunte à Kröger pour le suc pancréatique du chien et à Herter pour celui de l'homme :

	CHIEN	HOMME
Eau	980,44	975,90
Matières albuminoïdes	} 12,73	
Peptones et ferments	}	} 18,00
Matières organiques solubles dans l'alcool	3,30	
Soude unie aux albuminoïdes	0,01	
Chaux et magnésie	2,53	
Chlorure de sodium	0,93	} 6,20
Chlorure de potassium	0,07	
Phosphate de chaux	0,01	
Phosphate de magnésie	0,02	
Total	1000,04	1000,10

Les matières organiques du suc pancréatique comprennent de l'albumine ordinaire et une albumine spéciale, appelée *pancréatine* ; puis, une faible quantité de peptones, de caséine et de mucine. On rencontre, en outre, dans le suc pancréatique, un certain nombre de ferments, savoir : la trypsine, la diastase pancréatique, le ferment saponificateur, la chymosine.

a. La *trypsine*, substance blanche très soluble dans l'eau, mais insoluble dans l'alcool, jouit de la propriété de peptoniser les substances albuminoïdes. Ce ferment semble provenir de la transformation lente d'une substance soluble dans l'eau et dans la glycérine, que Heidenhain a signalée dans la glande à l'état frais sous le nom de *zymogène*.

b. La *diastase pancréatique*, analogue à la diastase salivaire, saccharifie l'amidon et la dextrine.

c. Le *ferment saponificateur* exerce son action sur les graisses neutres. Il les émulsionne tout d'abord, puis les dédouble partiellement en glycérine et en acide gras. Cette saponification des graisses par le suc pancréatique a été attribuée à tort à l'action des bactéries : elle n'est nullement entravée, en effet, par la présence de certaines substances, les sels mercuriels par exemple, qui s'opposent au développement des bactéries (Gautier, Wassilief).

d. La *chymosine*, comme la présure gastrique, jouit de la propriété de coaguler le lait. On la rencontre dans le suc pancréatique du porc, du mouton, du bœuf. Elle manque dans celui du chien.

e. Enfin, le pancréas sécrète, d'après Lépine, un ferment spécial, qui, déversé continuellement dans le torrent circulatoire, y détruit le glycose normal. Toutefois ce ferment, auquel Lépine a donné le nom de *ferment glycolytique,* n'a pas encore été isolé.

A consulter au sujet du pancréas : Bécourt, *Recherches sur le pancréas,* Th. Strasbourg, 1830. — Verneuil, *Quelques points sur l'anatomie du pancréas,* Mém. Soc. de Biol., 1851 ; — Cl. Bernard, *Mémoire sur le pancréas,* etc., Paris, 1856 : — Langerhans, *Beiträge zur mikr. Anatomie der Bauchspeicheldrüse,* Berlin, 1869 ; — Gianuzzi, *Structure intime du pancréas,* C. R. Acad. des Sc., 1869 ; — Saviotti, *Untersuch. über den feineren Bau des Pankreas,* Arch. f. mikr. Anat., t. V ; — Kühne et Lea, *Verhandl. des naturhist. Verein zu Heidelberg,* 1876 ; — Heidenhain, *Beiträge zur Kenntniss des Pankreas,* Arch. f. ges. Physiologie, 1875 ; — Renaut, *Sur les organes lymphoglandulaires et le pancréas,* C. R. Acad. des Sc., 1879 ; — Hoggan (G. et E.), *On the lymphatics of pancreas,* Journ. of Anat. and Physiol., 1881 ; — Podwyssotzky, *Beiträge zur Kenntniss des feineren Baues des Bauchspeicheldrüse,* Arch. f. mikr. Anat., 1882 ; — Ogata, *Die Veränderung der Pankreaszellen bei der Secretion,* Arch. f. Anat. u. Phys., 1883 ; — Assmann, *Zur Kenntniss des Pankreas,* Virchow's Arch., 1888 : — Ramon y Cajal et Sala, *Terminacion de los nervios y tubas glandulares del pancréas de los vertebrados,* Barcelona, 1891 ; — Eberth et Müller, *Untersuch. über des Pankreas,* Zeitschr. f. wiss. Zoologie, 1892 ; — Müller (E.), *Zur Kenntniss der Austreitung und Endigungsweise der Magen- Darm- und Pancreasnerven,* Arch. f. mikr. Anat., 1892 : — Trolard, *Note sur la direction de la rate et du pancréas chez le fœtus et chez l'enfant,* Soc. de Biol., 1892 ; — Petrini, *Note sur la présence de corpuscules de l'acini et de ganglions nerveux dans le pancréas du chat,* Bull. Soc. Biol., 1892 ; — Dogiel, *Zur Frage über die Ausführungsgänge des Pankreas des Menschen,* Arch. f. Anat. u. Physiol., 1893 ; Schirmer, *Beitr-Zur Geschichte u. Anotomie des Pancréas,* In-Diss. Basel, 1893. — Laguesse, *Sur la formation des îlots de Langherans,* Soc. Biol., 1893 : — Du même, *Note sur l'histogénie du Pancréas,* ibid., 1893 ; — Du même, *La cellule pancréatique,* ibid., 1893 ; — Du même, *Sur quelques détails de structure du pancréas humain,* ibid., 1894 ; — Du même, *Structure et développ. du pancréas, d'après les travaux récents* Journ. de l'Anat., 1894 ; — Du même, *Rech. sur l'histogénie du pancréas,* Journ. de l'Anat., 1896 ; — Schieffer, *Du pancréas dans la série animale,* Th. Montpellier, 1894 ; — Mouret, *Tissu lymphoïde du pancréas et cellules centro-acineuses,* Soc. Biol., 1894 : — Du même, *Des modif. subies par la cellule pancréatique pendant la sécrétion,* Soc. de Biol., 1894 ; — Janosik, *Le pancréas et la rate,* Bibliogr. Anat., 1895 ; — Symington, *On the topogr. Anatomy of the pancreas,* etc., Trans. of the R. Acad. of med. of Ir., 1895 ; — Kronlein, *Klin. u. top. — anat. Beitr. zur Chirurgie des Pankreas,* Verh. d. deutsch. Ges. f. Chir., 1895 ; — Tschaussow, *Bemerk. über die Lagerung der Bauchspeicheldrüse,* Anat. Anz., Bd. XI, 1895 ; — Franz, *Ueb. Config. d. Arterien in der Umgebung des Pankreas,* Anat. Anz., 1896 ; — Birmingham. *The topogr. Anat. of the spleen, pancréas, duodenum, kidneys,* etc., Journ. of Anat. and Physiol., vol. XXXI. 1897 ; — Haagen, *Beitr. zur Kenntniss der Entstehung u. Bedeutung der paranukleären Gebilde in dem Pankreaszellen,* In. Diss., Zurich, 1897 ; — Helly, *Beitr. zur Anat. des Pankreas u. seine Ausführungsgänge,* Arch. f. mikr. Anat., 1898 ; — Charpy. *Anom. des canaux du pancréas,* Journ. de l'Anat., 1898 ; — Diamare, *Studii sulle isole di Langherans del pancreas,* Intern. Monatschr. 1899 ; — Laguesse, *Les îlots endocrines dans le pancréas de la vipère,* C. R. de l'Assoc. des anatomistes, Paris, 1899.

ARTICLE IV

RATE

La rate (allem. *Milz*, angl. *Spleen*) est une glande vasculaire sanguine, dont les fonctions, encore très mal connues, paraissent se rattacher à l'hématopoïèse. Elle fait défaut chez les invertébrés. Mais elle existe chez presque tous les vertébrés : peu développée encore chez les poissons, les batraciens, les reptiles et les oiseaux, elle atteint chez les mammifères et notamment chez l'homme des dimensions relativement considérables. Comme toutes les glandes vasculaires sanguines, elle est dépourvue de canal excréteur et les produits qu'elle élabore passent directement dans les vaisseaux sanguins ou lymphatiques : c'est une *glande à sécrétion interne*.

§ I. — CONSIDÉRATIONS GÉNÉRALES

1° Situation. — La rate occupe, comme le foie, l'abdomen supérieur. Elle est profondément située dans l'hypochondre gauche, occupant là une sorte de loge, dite *loge splénique*. Cette loge se trouve circonscrite : 1° en haut, par la voussure diaphragmatique ; 2° en bas, par le coude gauche du côlon ; 3° en dehors, par la face interne du diaphragme ; 4° en avant, par la face postérieure de l'estomac ; 5° en arrière, par la face antérieure du rein et de la capsule surrénale.

2° Direction. — La rate, dans sa loge, n'est ni verticale, ni horizontale, mais oblique. Elle est orientée d'une façon telle que son grand axe ou axe longitudinal

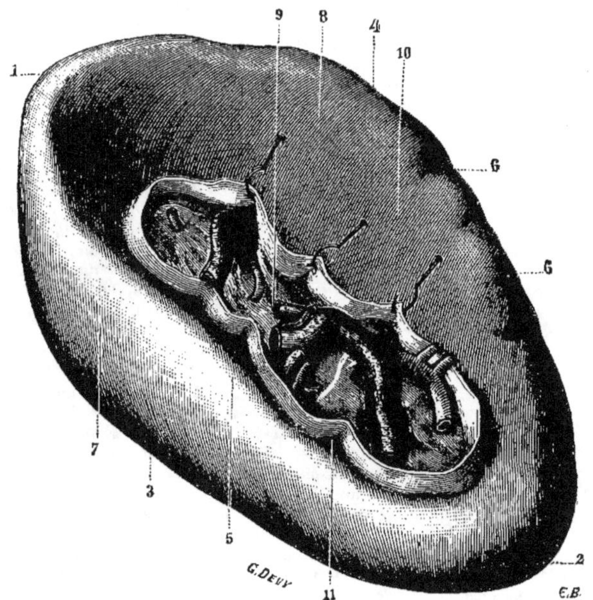

Fig. 315.

La rate, vue interne.

1, extrémité supérieure. — 2, extrémité inférieure. — 3, bord postérieur. — 4, bord antérieur. — 5, bord interne. — 6, 6, incisures. — 7, face postéro-interne. — 8, face antéro-interne, avec : 9, le hile ; 10, sa portion préhilaire ; 11, sa portion rétro-hilaire.

s'incline de haut en bas et d'arrière en avant. C'est, à peu de chose près, la direction des dernières côtes (voy. fig. 319). L'axe longitudinal de la rate forme avec la ligne scapulaire un angle aigu ouvert en bas et en avant, qui mesure, en moyenne, 60° chez l'homme et 55° chez la femme (Picou).

3° Moyens de fixité. — La rate est maintenue en position par un certain nombre de replis du péritoine, qui, partant de divers points de sa surface, vont s'attacher d'autre part, soit sur la paroi abdominale, soit sur les organes voisins. Ces replis, que l'on désigne sous le nom de ligaments ou sous celui d'épiploons, seront décrits plus loin à propos des enveloppes de la rate. En les signalant ici, nous ferons remarquer qu'ils sont ordinairement très lâches et que s'ils s'opposent à ce que le viscère abandonne sa région pour aller dans une autre, ils lui permettent toujours de se mouvoir librement sur place.

Et de fait, la rate est presque continuellement en mouvement, comme l'établissent les nombreuses recherches de GERHARDT, de RICHET, de LEICHTENSTERN, de PICOU, etc. : au moment de l'inspiration, elle s'abaisse et se porte en avant pour regagner, au moment de l'expiration, sa position primitive ; la grosse tubérosité de l'estomac, en se distendant, la refoule en dehors, en même temps qu'elle lui imprime un certain mouvement de rotation, en vertu duquel l'axe de la rate se rapproche plus ou moins de la verticale ; le côlon transverse, à son tour, quand il passe de l'état de vacuité à l'état de réplétion, soulève l'extrémité intérieure de la rate et la rapproche de la position horizontale. Les changements d'attitude du corps influencent, de leur côté, les rapports de la rate, et les cliniciens savent parfaitement, que lorsqu'on passe du décubitus dorsal au décubitus latéral droit, la rate se déplace en bas et en avant comme dans une forte inspiration.

Exceptionnellement, et par suite d'un relâchement anormal de ses ligaments, la rate quitte l'hypochondre gauche : on peut la rencontrer, suivant les cas, à l'hypogastre, dans la région iliaque, au pli de l'aine et jusque dans le bassin.

4° **Nombre, rates surnuméraires.** — La rate est ordinairement unique chez l'homme. Dans certains cas, cependant, on trouve dans son voisinage de petites masses, arrondies ou ovalaires, de coloration rouge foncé ou même noirâtre, qui présentent la même structure qu'elle et, par conséquent, constituent de véritables *rates surnuméraires* ou *accessoires*.

Le volume de ces rates surnuméraires varie le plus souvent de la grosseur d'un œuf à celui d'un pois. Leur nombre n'est pas moins variable : les cas de double rate sont relativement assez fréquents ; SAPPEY a observé trois rates sur deux sujets ; il en existait quatre dans un cas de DUVERNEY, cinq dans un cas de PATIX, sept dans un cas de BAILLIE, sept également dans un cas de CRUVEILHIER ; OTTO en aurait rencontré jusqu'à vingt-trois sur le même sujet. J'ai observé moi-même jusqu'ici trois faits de rates surnuméraires. Dans les deux premiers faits, il existait, immédiatement en arrière de la rate normale, une rate surnuméraire de la grosseur d'une noix. Dans le troisième fait (fœtus d'un mois), il y avait quatre rates surnuméraires, disposées le long de la grande courbure de l'estomac, un peu au-dessous des vaisseaux courts : la plus volumineuse d'entre elles mesurait 14 millimètres de diamètre ; les trois autres étaient de la grosseur d'un pois ordinaire.

Les rates surnuméraires se développent de préférence, soit dans l'épiploon gastro-splénique, soit dans l'épiploon pancréatico-splénique. Mais on les rencontre aussi dans la masse graisseuse qui entoure le rein et jusque dans le grand épiploon. Quels que soient le nombre, le siège et les dimensions des rates surnuméraires, chacune d'elles possède toujours un pédicule vasculaire qui lui appartient en propre.

5° **Dimensions et poids.** — La longueur de la rate mesure, en moyenne, 13 centimètres ; sa largeur est de 8 centimètres ; son épaisseur de 3 centimètres à 3 centimètres et demi ; son poids de 180 à 200 grammes. Mais ce ne sont là que des chiffres moyens : la rate, comme le foie, plus encore que le foie, présente suivant les sujets des variations volumétriques et pondérales souvent fort étendues. Il n'est pas rare de rencontrer des rates de 120, 100 et 80 grammes ; quelques auteurs parlent de rates qui ne pesaient que 20 et même 10 grammes. Par contre, on voit le poids de la rate s'élever parfois à 3 ou 4 kilogrammes. On en cite même de plus volumineuses : en fouillant dans la littérature anatomique ancienne, on trouve la mention d'une rate de 12 livres (HELVIG), d'une rate de 15 livres (SCULTET), d'une rate de 18 livres (DUVERNEY), d'une rate de 20 livres (COLUMBO). Enfin, dans un cas jusqu'ici unique, BOSERS aurait observé une rate qui pesait jusqu'à 33 livres.

Le poids de la rate ne varie pas seulement suivant les sujets, il varie aussi suivant les âges et suivant les sexes. — Les recherches déjà anciennes de GRAY nous apprennent que, vers le sixième mois de la vie intra-utérine, le développement de la rate devient très rapide. Au moment de la naissance, son poids représenterait environ la 1/350e partie du poids total du corps et cette proportion se maintiendrait sans grande variation jusqu'à l'âge adulte. Puis, à partir de cinquante ans, le poids de la rate diminue graduellement de façon à ne plus représenter, dans l'extrême vieillesse, que la 1/700e partie du poids du corps. — En ce qui concerne le sexe, l'observation démontre que la rate est d'ordinaire un peu plus petite chez la femme que chez l'homme. Mais une pareille formule, si elle est vraie quand il s'agit du poids absolu, est erronée s'il s'agit du poids relatif ; si l'on rapporte le poids de la rate à la taille du sujet, on constate que cet organe est également développé dans l'un et l'autre types.

Les recherches de GIESKER, de DITTMAR, de SCHÖNFLELD tendent à démontrer que la rate augmente de volume pendant la période de la digestion. C'est cinq ou six heures après le repas que cette augmentation de volume atteindrait son maximum. PICOU, qui, à l'aide du phonendoscope, a confirmé les recherches précitées, estime que l'accroissement volumétrique en question ne dépasse guère, pour la largeur de la matité splénique, le chiffre de un centimètre à un centimètre et demi.

Le poids spécifique de la rate est de 1,060 d'après SOEMMERING, de 1,037 d'après SCHUBLER et KAPP. SAPPEY donne le chiffre intermédiaire de 1,054.

6° Couleur. — La rate présente une coloration fondamentale rouge, variant du gris rougeâtre à la teinte lie de vin. Examinée sur le vivant, elle est ordinairement d'un rouge foncé. Après la mort, elle revêt une teinte plus sombre avec un reflet bleuâtre ou violacé. Si la mort date de plusieurs jours, la couleur de la rate, par suite de l'altération cadavérique, n'est plus uniforme et, à côté des points qui ont conservé leur coloration rouge, il en est d'autres qui présentent une teinte livide ou franchement noirâtre.

La coloration rouge, qui caractérise la rate est due à la grande quantité de sang qui circule dans sa masse. Si, en effet, on vient à l'hydrotomiser, c'est-à-dire si on la soumet à un lavage intérieur, qui entraîne peu à peu tous les éléments du sang, on voit la coloration rouge de l'organe s'atténuer peu à peu pour faire place à une coloration grise, qui s'éclaircit graduellement et aboutit en définitive, lorsque le lavage est complet, à une teinte absolument blanchâtre.

7° Consistance. — Un des traits les plus caractéristiques de la rate est son extrême friabilité : c'est certainement le plus mou et le moins résistant de tous les organes glandulaires. Chacun sait qu'elle se laisse facilement écraser entre les doigts. Facilement aussi elle se rupture sous l'action des chocs violents, que ces chocs soient appliqués directement sur la région qu'elle occupe ou qu'ils lui soient transmis à distance, comme cela arrive dans les chutes d'un lieu élevé. D'autre part, la rate se décompose, après la mort, avec la plus grande rapidité : même en hiver, deux ou trois jours suffisent, comme le fait remarquer HUSCHKE, pour l'altérer au point qu'il n'est plus possible de reconnaître les divers éléments qui la constituent.

§ II. — CONFORMATION EXTÉRIEURE ET RAPPORTS

La forme de la rate est éminemment variable et nous la voyons comparée, tour à tour, par HALLER, à un ellipsoïde coupé suivant son grand axe; par ASSOLANT, à un prisme triangulaire ; par CUNNINGHAM, à un tétraèdre à base inférieure, etc. Si nous examinons la rate à l'état d'isolement, elle se présente à nous (fig. 315) avec un contour ovalaire, une face externe regardant le diaphragme et une face interne tournée du côté de la cavité abdominale : cette face interne nous présente une saillie longitudinale, qui la divise nettement en deux portions, l'une antérieure, l'autre postérieure. Si, maintenant, nous examinons la rate en place, sur une coupe transversale pratiquée sur un sujet congelé (fig. 316,1), nous constatons qu'elle a la forme d'un triangle, à base externe et à sommet dirigé en dedans. La rate est donc une sorte d'ovoïde à coupe transversale triangulaire. Nous lui décrirons, en conséquence, trois faces, deux bords et deux extrémités.

1° **Faces.** — Des trois faces de la rate, l'une est externe, les deux autres internes. Nous distinguerons ces deux dernières en postéro-interne et antéro-interne.

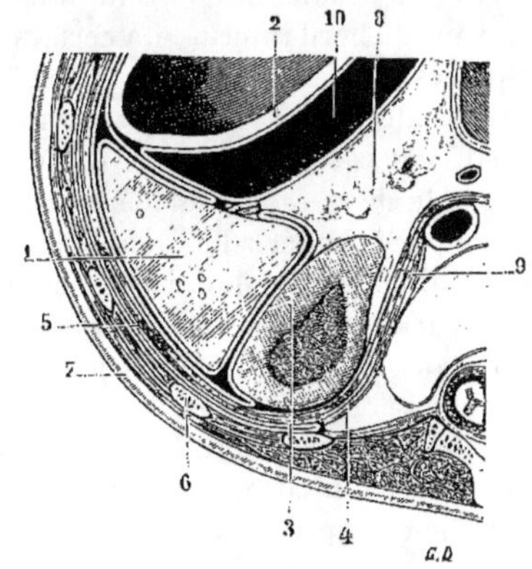

Fig. 316.

Coupe horizontale de la rate passant par l'union du rein et de la capsule surrénale (nouveau-né, sujet congelé).

1. rate, nettement triangulaire, avec trois faces et trois bords. — 2. estomac. — 3, capsule surrénale, au centre de laquelle apparaît le pôle supérieur du rein rasé par la coupe.— 4. diaphragme.— 5, plèvres et cavité pleurale. — 6, paroi costale. — 7. peau. — 8, pancréas. — 9. diaphragme.

a. *Face externe.* — La face externe, convexe et lisse, répond au diaphragme, d'où le nom de *face phrénique*, sous lequel la désignent encore certains auteurs. Au delà du diaphragme, elle est en rapport avec la cavité pleurale, la partie inférieure du poumon gauche, la paroi thoracique et les parties molles qui la recouvrent.

Suivant certains auteurs, cette face externe serait en rapport avec l'extrémité gauche du foie, qui non seulement arriverait à son contact, mais se prolongerait sur elle et la recouvrirait dans une étendue plus ou moins considérable. Je crois devoir considérer cette disposition comme exceptionnelle. Je ne l'ai observée, en effet, que dans des cas fort rares; encore était-ce sur des sujets où le foie était plus volumineux que d'habitude et l'estomac entièrement vide. L'estomac à l'état de réplétion ou de demi-réplétion, s'interpose toujours (fig. 236, p. 270) entre le lobe gauche du foie et l'extrémité supérieure de la rate.

La face externe de la rate ne donne insertion à aucun ligament, du moins dans les conditions normales. Toute adhérence entre la face externe de la rate et le diaphragme est pathologique.

b. *Face postéro-interne.* — La face postéro-interne ou *face rénale*, la plus petite des trois, est comprise entre le bord interne et le bord postérieur. Concave à la fois dans le sens vertical et dans le sens transversal, elle repose dans toute son étendue sur la face antérieure du rein gauche et de la capsule surrénale qui la surmonte. Ce rapport entre la rate et le rein est à peu près immédiat : il n'existe, en effet, entre les deux viscères (fig. 316) qu'un double feuillet péritonéal. J'ajouterai même qu'il est constant : je veux dire qu'aucun organe, à l'état normal, ne vient s'interposer, à ce niveau, entre la rate et le rein. Le rein et la capsule surrénale séparent la rate de la colonne vertébrale.

c. *Face antéro-interne.* — La face antéro-interne ou *face gastrique* est, dans la grande majorité des cas, beaucoup plus étendue que la face précédente. Elle regarde en dedans et en avant. Elle nous présente à la partie postérieure, un peu en avant du bord interne, un certain nombre de fossettes, six ou huit en moyenne, disposées les unes au-dessus des autres suivant une ligne plus ou moins verticale. Ces fossettes, qui livrent passage aux vaisseaux et aux nerfs spléniques (fig. 317), constituent par leur ensemble ce qu'on appelle le *hile de la rate*.

Le hile de la rate, tout en se rapprochant beaucoup du bord interne, en est séparé par un intervalle, dont la largeur varie de quelques millimètres à un centimètre. Il en résulte que notre face antéro-interne se trouve divisée par le hile en deux parties : une partie antérieure ou préhilaire, qui est de beaucoup la plus importante ; une partie postérieure ou rétro-hilaire, tout étroite, qui longe le bord interne.

La face supéro-interne de la rate présente des rapports importants. — Dans sa portion rétro-hilaire, tout d'abord, elle répond à l'arrière-cavité des épiploons, dont elle est séparée par l'épiploon pancréatico-splénique, quand celui-ci existe. — Dans sa portion préhilaire, elle est en rapport : 1° en haut, et dans la plus grande partie de son étendue, avec la grosse tubérosité de l'estomac ; 2° tout en bas, dans une étendue qui représente le cinquième ou le quart inférieur de cette face, avec l'extrémité gauche du côlon transverse et la portion initiale du côlon descendant. — Le hile lui-même répond aux gros vaisseaux qui vont à la rate ou qui en reviennent. Il répond aussi, au voisinage de son extrémité inférieure, à la queue du pancréas (voy. p. 342), qui lui est unie parfois (voy. *Pancréas*) par un repli du péritoine, l'épiploon pancréatico-splénique.

2° Bords. — Les trois bords de la rate se distinguent, d'après leur situation, en antérieur, postérieur et externe :

a. *Bord antérieur.* — Le bord antérieur, plus ou moins convexe, ordinairement mince et presque tranchant, se porte obliquement de haut en bas et d'arrière en avant. Assez souvent, on le voit suivre tout d'abord une direction transversale, et cela dans une étendue de 3 ou 4 centimètres, puis s'infléchir en bas pour gagner en ligne droite l'extrémité inférieure de l'organe : le bord antérieur nous présente, dans ce cas, deux portions nettement distinctes, l'une transversale, l'autre verticale. Envisagé au point de vue de ses rapports, ce bord antérieur répond : 1° en dehors, au muscle diaphragme ; 2° en dedans, à la grosse tubérosité de l'estomac. Sur le bord antérieur de la rate se voient assez souvent (fig. 315,6) des incisures plus ou moins profondes, tantôt transversales, tantôt obliques, vestiges probables d'une division primitive de l'organe en segments multiples et indépendants.

b. *Bord postérieur.* — Le bord postérieur se dirige, comme le précédent, obliquement de haut en bas et d'arrière en avant. Il diffère de l'antérieur en ce qu'il est plus épais et beaucoup moins convexe; il est rectiligne plutôt que convexe. On y observe, comme sur le bord antérieur, des incisures, mais elles y sont en général beaucoup plus rares. Au point de vue de ses rapports, le bord postérieur se loge dans l'espèce d'angle dièdre (fig. 316) que forme le bord externe du rein avec la paroi abdominale.

c. *Bord interne.* — Le bord interne (*margo intermedius* de Luschka), qui sépare la face rénale de la face gastrique, se dirige obliquement, lui aussi, en bas et en avant. Il est le plus souvent fort irrégulier, arrondi et mousse plutôt que tranchant. Il s'étend, en haut, jusqu'à l'extrémité supérieure de la rate ou à son voisinage. En bas, il descend de même jusqu'au voisinage de l'extrémité inférieure. Dans certains cas (fig. 317), il se divise en bas en deux branches divergentes; l'une antérieure, qui se porte vers l'extrémité inférieure de l'organe; une branche postérieure, qui vient se terminer sur le bord postérieur. Le bord interne, avec ses deux branches de bifurcation, rappelle assez bien alors un Y

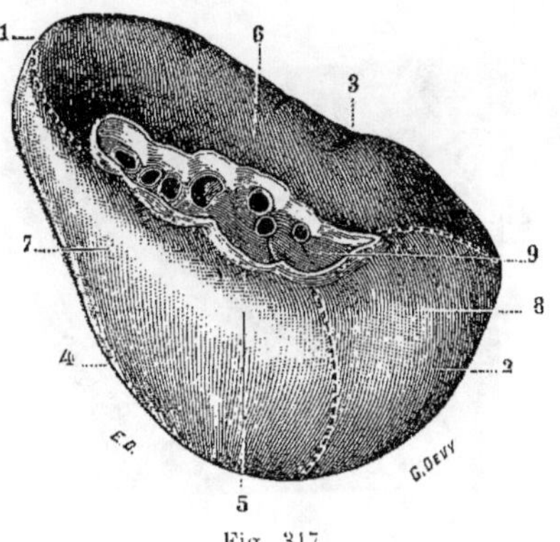

Fig. 317.

Rapports intimes de la rate.

La rate représentée dans cette figure avait une forme nettement tétraédrique avec une face basale (2).

1. extrémité supérieure. — 2. face basale. — 3. bord antérieur, avec ses incisures. — 4. bord postérieur. — 5. bord interne. — 6. zone gastrique *(en violet)*. — 7. zone rénale et capsulo rénale *(en bleu)*. 8. zone colique *(en rose)*. — 9. zone pancréatique *(en rouge)*.

renversé (Λ). La portion de la rate qui se trouve incluse entre les deux branches de l'Y, représente, pour ainsi dire, une quatrième face, la *face basale* de Cunningham. Cette face basale, disons-le tout de suite, est loin d'être constante : Constantinesco ne l'a rencontrée que huit ou dix fois sur les cent rates qu'il a étudiées; moi-même, sur quarante rates que j'ai examinées, je n'ai vu la face basale bien nettement représentée que sur six. Le bord interne de la rate répond à l'angle dièdre que forment en s'adossant l'une à l'autre la face antérieure du rein et la grosse tubérosité de l'estomac (fig. 316). Quant à la surface basale, elle est en rapport, quand elle existe, avec le coude gauche du côlon.

3° Extrémités. — Des deux extrémités de la rate, l'une regarde en haut et en arrière, c'est la supérieure; l'autre se dirige en bas et en avant, c'est l'inférieure.

a. *Extrémité supérieure.* — L'extrémité supérieure, que l'on pourrait tout aussi bien appeler postérieure, est ordinairement (mais pas toujours) la plus volumineuse des deux : de là le nom de *tête de la rate* que lui donnent certains anatomistes. Elle est située à la hauteur de la dixième dorsale, à 1 ou 2 centimètres en dehors de la colonne vertébrale, parfois contre la colonne elle-même. Au point de vue de sa forme, elle est tantôt épaisse et arrondie, tantôt mince et plus ou moins effilée. C'est à son niveau que viennent se terminer les trois bords de l'organe. L'extrémité supérieure de la rate répond : 1° en avant, à la face postérieure de l'estomac; 2° en arrière, au diaphragme et, par l'intermédiaire de ce muscle, à la cavité pleurale et à la base du poumon gauche. Dans certains cas, comme nous l'avons vu plus haut, elle est séparée du muscle diaphragme par l'extrémité gauche du foie, qui s'avance sur elle sous la forme d'une languette aplatie de haut en bas : nous avons déjà dit plusieurs fois (voy. *Foie)* que cette disposition, qui est la règle chez le fœtus et que l'on rencontre encore assez fréquemment chez l'enfant, est tout à fait exceptionnelle chez l'adulte. Assez souvent, on trouve sur cette extrémité l'empreinte de la tête de la onzième côte, et Constantinesco, qui signale le fait, se demande si la colonne vertébrale ne joue pas un rôle très important dans les déchirures si fréquentes de la rate.

b. *Extrémité inférieure*. — L'extrémité inférieure ou *queue de la rate*, plus petite que la précédente, parfois même plus ou moins effilée en pointe, répond au coude que fait le côlon transverse en se continuant avec le côlon descendant. Elle repose là (fig. 318) sur la face supérieure, creusée en cupule, d'un petit repli péritonéal, de forme triangulaire, qui s'étend horizontalement de l'extrémité gauche du côlon transverse et de son mésocôlon à la paroi latérale de l'abdomen (*ligament phréno-colique*).

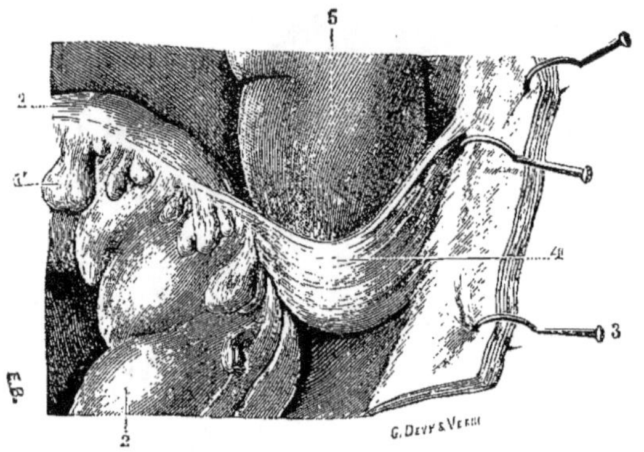

Fig. 318.

Ligament phréno-colique gauche ou sustentaculum lienis.

1, côlon transverse, avec 1', ses appendices épiploïques. — 3, paroi abdominale érignée en dehors. — 4, ligament phréno-colique gauche. — 5, rate, reposant sur le ligament phréno-colique.

Projection de la rate sur la paroi costale. — La face externe de la rate répond aux 9e, 10e, 11e côtes et aux espaces intercostaux correspondants. Sa circonférence, projetée sur la paroi thoracique, revêt naturellement la forme d'un ovale irrégulier, dont le grand axe se dirige obliquement en bas et en dehors, en suivant à peu près la direction des dernières côtes. Nous désignerons cet ovale sous le nom de *zone splénique*. Sa situation et ses limites ont aujourd'hui, en raison des opérations que l'on pratique sur la rate, une importance considérable. Voici comment il convient de le tracer (fig. 319) :

1° Marquez sur le thorax un premier point, point *a*, situé sur la face externe de la 10e côte, au niveau du point où cette côte s'articule avec le sommet de l'apophyse transverse de la 10e vertèbre dorsale, à 30 millimètres environ de la ligne médiane. Ce point *a* répond à l'extrémité supérieure de la rate ;

2° Marquez un deuxième point, point *b*, situé à 13 centimètres du précédent, dans le 10e espace intercostal, à peu près a égale distance de la côte qui est au-dessus et de la côte qui est au-dessous. Ce point *b* répond à l'extrémité inférieure de l'organe ;

3° Menez une verticale partant du sommet du creux de l'aisselle (ligne axillaire moyenne), et marquez le point, point *c*, où cette

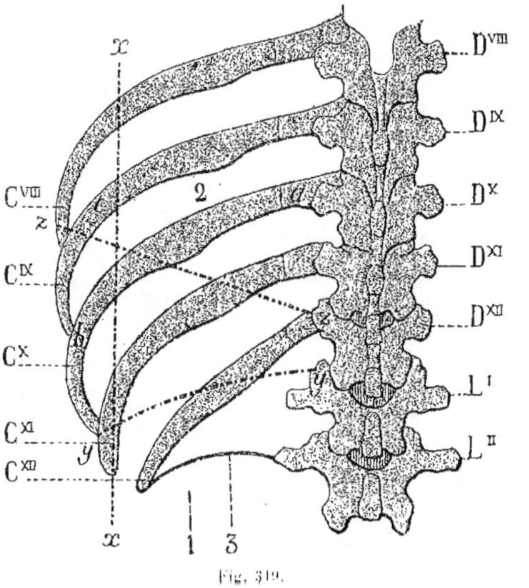

Fig. 319.

Projection de la rate sur la paroi costale.

CVIII, CIX, CX, CXI, CXII, huitième, neuvième, dixième, onzième et douzième côtes. — DIX, DX, DXI, DXII, neuvième, dixième, onzième et douzième vertèbres dorsales. — LI, LII, les deux premières vertèbres lombaires. — 1, rein. — 2, rate. — 3, ligament cintré du diaphragme. — *xx*, ligne axillaire moyenne. — *yy*, ligne pointillée répondant au bord inférieur de la plèvre. — *zz*, ligne pointillée répondant au bord inférieur du poumon.

ligne croise le bord inférieur de la 9e côte. Ce point *c* répond au bord antérieur de la rate, à peu près à l'union de ses deux tiers supérieurs avec son tiers inférieur;

4° Ceci posé, réunissez le point *a* au point *c* par une première courbe, qui s'élève tout d'abord dans le neuvième espace intercostal, puis longe la face interne de la neuvième côte, en remontant par son point le plus élevé jusqu'au bord supérieur de cette neuvième côte (ne pas oublier que la rate remonte très fréquemment dans le huitième espace intercostal jusqu'à la huitième côte) ; réunissez, ensuite, le point *c* au point *b*, par une deuxième courbe, qui, continuant la direction de la précédente, croise très obliquement le neuvième espace intercostal d'abord, puis la face interne de la dixième côte; réunissez, enfin, le point *b* au point *a* par une troisième courbe, qui descend tout d'abord dans le dixième espace intercostal, longe ensuite la face interne de la onzième côte, sur un point très rapproché de son bord supérieur, et remonte enfin dans le dixième espace intercostal pour gagner la face interne de la dixième côte, où se trouve le point *a*, notre point de départ. Vous avez ainsi sous les yeux la zone splénique.

Comme on le voit, c'est un ovale à grand axe sensiblement parallèle à la direction des côtes. Son extrémité interne est située à 30 ou 35 millimètres de la ligne médiane; son extrémité externe déborde la ligne axillaire de 15 à 30 millimètres. Son bord antéro-supérieur, convexe, remonte jusqu'au 8e espace intercostal, quelquefois, jusqu'au bord inférieur de la 8e côte. Son bord postéro-inférieur suit assez régulièrement le bord supérieur de la 11e côte.

Si, maintenant, nous examinons quels sont les rapports de la zone splénique avec les deux lignes *yy* et *zz* qui représentent, la première le bord inférieur de la plèvre, la seconde le bord inférieur des poumons, nous constatons : 1° que la rate est tout entière recouverte par la plèvre; 2° que sa partie supérieure seulement, environ les deux cinquièmes, est recouverte par le poumon gauche.

Le procédé que nous conseillons pour tracer sur le thorax la zone splénique est, comme on le voit, extrêmement simple : il est comme la moyenne des résultats que m'ont donnés de nombreuses recherches sur des sujets adultes de l'un et de l'autre sexe. Il a malheureusement tous les inconvénients des formules géométriques appliquées à des dispositions qui, non seulement n'ont rien de constant, mais sont au contraire extrêmement variables : s'il est précis dans la plupart des cas, il en est d'autres, beaucoup d'autres, où il se trouvera en défaut.

§ III. — Constitution anatomique

La rate a une structure essentiellement complexe et sa signification anatomo-physiologique, malgré les nombreuses recherches qui ont été entreprises à ce sujet dans ces derniers temps, n'est pas encore nettement élucidée. Nous lui considérerons, comme au foie : 1° deux enveloppes ; 2° un tissu propre.

A. — Enveloppes de la rate

Les deux enveloppes de la rate se distinguent en externe et interne. La première, séreuse, est une dépendance du péritoine, c'est le *péritoine splénique*. La seconde appartient en propre à la rate.

1° Enveloppe séreuse, péritoine splénique. — L'enveloppe séreuse, dépendance du péritoine, entoure la rate dans la plus grande partie de son étendue. D'autre part, elle forme trois ou quatre replis qui relient le viscère aux organes voisins. Ce sont : l'épiploon gastro-splénique, l'épiploon pancréatico-splénique, le ligament phréno-splénique et le ligament spléno-colique.

a. *Epiploon gastro-splénique*. — L'épiploon gastro-splénique (fig. 320,3) est une cloison verticale et transversale, allant de la grosse tubérosité de l'estomac au hile de la rate. Il se compose de deux feuillets: un feuillet antérieur, qui provient de la face antérieure de l'estomac et se rend à la lèvre antérieure du hile ; un feuillet postérieur, qui, de la face postérieure de l'estomac, se porte vers la lèvre postérieure de ce même hile. Entre les deux feuillets cheminent l'artère gastro-épiploïque gauche et les vaisseaux courts.

En atteignant le hile, les deux feuillets constitutifs de l'épiploon gastro-splénique, jusque-là adossés l'un à l'autre, s'écartent pour suivre un trajet fort différent (voy. fig. 324). — Le *feuillet antérieur*, s'infléchissant en avant, tapisse tout d'abord la face antéro-interne de la rate. Puis, contournant son bord antérieur, il revêt sa face externe dans toute son étendue, parvient ainsi à son bord postérieur, le contourne à son tour et arrive à la face postéro-interne, qu'il recouvre d'arrière en avant jusqu'au niveau du hile. Là, abandonnant la rate, il se réfléchit en arrière, se jette sur la paroi abdominale au niveau du rein et, finalement, se recourbe de dedans en dehors et d'arrière en avant pour tapisser le diaphragme. — Le *feuillet postérieur de l'épiploon gastro-splénique*, parti de la lèvre postérieure du hile, se dirige obliquement en arrière et en dedans. Il s'applique tout d'abord contre le feuillet précédent, qu'il accompagne jusqu'à la paroi abdominale. Là, il s'en sépare et, se portant définitivement en dedans, il revêt successivement la face antérieure du pancréas, l'aorte et la veine cave inférieure, en formant, à ce niveau, la paroi postérieure de l'arrière-cavité des épiploons (fig. 321, 13).

b. *Epiploon pancréatico-splénique et ligament phréno-splénique*. — Comme on le voit par notre description et mieux encore par le schéma ci-dessous (fig. 321), le hile de la rate ou la partie de la face antéro-interne qui avoisine ce hile est relié à la paroi abdominale postérieure par un repli péritonéal, dont les deux

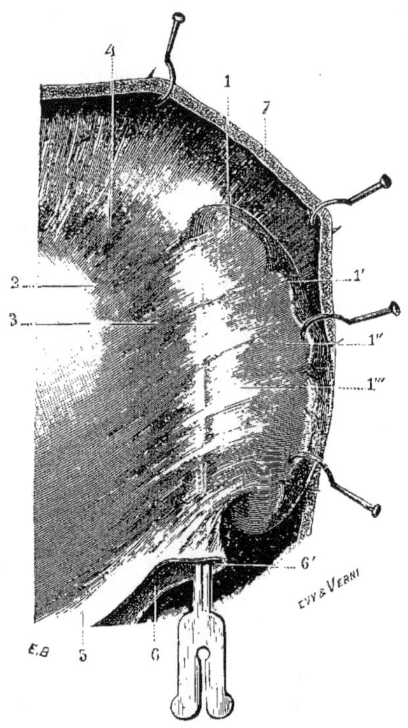

Fig. 320.

Épiploon gastro-splénique, vue antérieure (nouveau-né).

1. rate, avec : 1'. son bord antérieur ; 1". sa face antéro-interne ; 1"'. son hile. — 2. grosse tubérosité de l'estomac. — 3. épiploon gastro-splénique. — 4. ligament phréno-gastrique, faisant suite, en haut, à l'épiploon gastro-splénique. — 5. épiploon gastro-colique, faisant suite, en bas, à l'épiploon gastro-splénique. — 6. arrière-cavité des épiploons, avec : 6' son bord gauche. — 7. diaphragme, érigné en haut et en dehors.

feuillets ne sont que les prolongements des deux feuillets de notre épiploon gastro-splénique, lesquels s'adossent de nouveau après que le feuillet antérieur a enveloppé la rate : on pourrait l'appeler le *ligament postérieur de la rate*. C'est entre les deux feuillets de ce ligament que cheminent les vaisseaux spléniques. La partie supérieure de ce repli, qui s'étend de la tête du viscère au diaphragme, n'est autre que le *ligament phréno-splénique* ou *ligament suspenseur de la rate*. Sa partie inférieure, qui est justement représentée dans la figure 321 (10) et qui relie la queue du pancréas à la face interne de la rate, est l'*épiploon pancréatico-splénique*. L'épiploon pancréatico-splénique n'est pas constant. WÄUT, sur les nombreux sujets qu'il a examinés, déclare même ne l'avoir jamais rencontré. Quand il existe, sa longueur (c'est-à-dire son étendue dans le sens transversal) mesure de 1 à 5 centimètres.

c. *Ligament spléno-colique*. — On rencontre parfois un petit repli épiploïque qui, partant de l'extrémité inférieure de la rate, vient se fixer, d'autre part, sur le còlon transverse au niveau du point où il se coude pour former le còlon descendant : c'est le *ligament spléno-colique*. Il est assez rare. Il peut, au lieu de se porter sur le còlon lui-même, venir s'insérer sur le mésocòlon transverse ou même sur le ligament phréno-colique.

2° Enveloppe fibreuse. — La tunique fibreuse appartient en propre à la rate, qu'elle entoure complètement. Elle est mince, demi-transparente, adhérant intimement (fig. 322,2) d'une part à la séreuse péritonéale qui la recouvre, d'autre part à la pulpe splénique sur laquelle elle s'étale.

Au niveau du hile et analogue en cela à la tunique fibreuse du foie, elle se réfléchit sur les vaisseaux et pénètre avec ces derniers dans l'intérieur de l'organe, en leur formant des gaines cylindriques qui se divisent

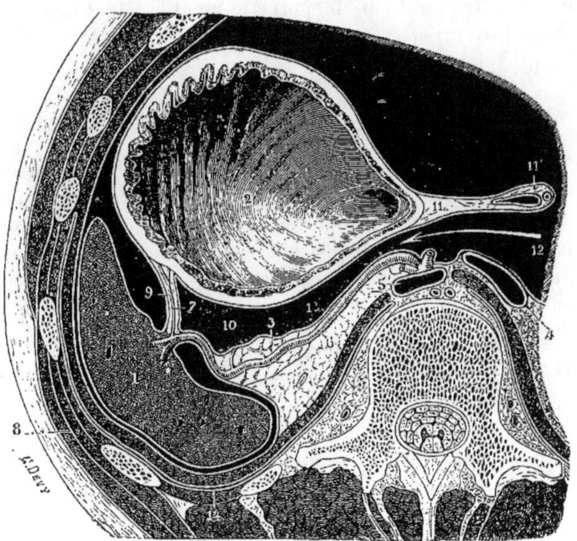

Fig. 321.

Coupe horizontale du tronc passant par le hile de la rate, pour montrer les relations de cet organe avec le péritoine.

1, rate. — 2, estomac. — 3, queue du pancréas. — 4, veine cave inférieure. — 5, aorte. — 6, artère splénique. — 7, vaisseaux courts. — 8, paroi thoraco-abdominale. — 9, épiploon gastro-splénique. — 10, épiploon pancréatico-splénique. — 11, épiploon gastro-hépatique, avec 11', le pédicule du foie. — 12, hiatus de Winslow. — 13, arrière-cavité des épiploons. — 14, plèvre gauche.

et se subdivisent comme eux. L'ensemble de ces gaines constitue ce qu'on appelle la *capsule de Malpighi*, laquelle, par son origine et par sa disposition, rappelle exactement la *capsule de Glisson*, que nous avons déjà décrite à propos du foie. Chacune d'elles, les plus petites comme les plus larges, renferme à son centre, au milieu d'un tissu conjonctif lâche, une artère, une veine et un ou deux canaux lymphatiques.

De la face interne de la capsule fibreuse de la rate se détachent une multitude de prolongements trabéculaires (fig. 322,3), qui se portent ensuite dans l'intérieur de l'organe. A leur tour, les gaines vasculaires précitées (*gaines malpighiennes*) donnent naissance, par leur face externe, à des prolongements analogues. Ces prolongements se divisent et se subdivisent au fur et à mesure qu'ils s'éloignent de leur origine : sous les formes diverses de cloisons, de lames, de lamelles, de petits cordons filiformes, ils s'entrecroisent et s'anastomosent dans tous les sens, délimitant ainsi dans toute l'épaisseur du viscère un système de cavités ou aréoles, que l'on a désignées longtemps sous le nom de *cellules de la rate*. C'est dans ces aréoles formées par le réseau conjonctif trabéculaire, aréoles toujours irrégulières et de dimensions fort inégales (leur diamètre varie de 1 à 5 millimètres), mais communiquant toutes entre elles, que se loge le tissu propre de la rate.

Histologiquement, la capsule fibreuse de la rate, la capsule de Malpighi et leurs prolongements sont essentiellement formés par des fibres conjonctives et des fibres élastiques, auxquelles viennent se joindre, chez certains animaux, un grand nombre de fibres musculaires lisses. Ces fibres musculaires sont surtout abondantes chez le chien, le porc, le mouton, etc. Chez l'homme, elles sont relativement fort rares et on ne les rencontre guère que sur les trabécules conjonctives les plus déliées.

B. — TISSU PROPRE DE LA RATE

Les espaces aréolaires ci-dessus décrits sont comblés (fig. 322) par une substance de couleur lie de vin, de consistance molle, que l'on a comparée à une pulpe et qu'on désigne, pour cette raison, sous le nom de *pulpe splénique*. Cette pulpe est comme parsemée de petits corpuscules blanchâtres, que l'on appelle indifféremment *corpuscules spléniques* ou *corpuscules de Malpighi*. La pulpe splénique et les corpuscules de Malpighi constituent, dans leur ensemble, le tissu propre de la rate.

1° Corpuscules de Malpighi. — Les corpuscules de la rate ont été découverts, en 1866, par MALPIGHI, d'où le nom de corpuscules de Malpighi que leur donnent aujourd'hui tous les anatomistes.

a. *Forme, dimensions, nombre.* — Ils nous apparaissent, sur les coupes de la rate, sous la forme de petites masses vésiculeuses, assez régulièrement (fig. 322,4) arrondies, tranchant nettement par leur coloration blanchâtre ou blanc grisâtre sur la teinte rouge foncé de la pulpe : c'est la *pulpe blanche* de certains auteurs, par opposition à la pulpe splénique proprement dite qui, pour eux, devient la *pulpe rouge*. Leur diamètre varie ordinairement de 0 ^mm, 3 à 0 ^mm, 4 : il en existe de plus gros, comme aussi on peut en rencontrer de beaucoup plus petits. Ils sont séparés les uns des autres par des intervalles qui varient de 2 à 5 millimètres. Ils sont extrêmement nombreux : d'après SAPPEY, il en existerait un pour chaque espace cubique de 3 millimètres, ce qui porterait à 10.000 environ le chiffre total des corpuscules que renferme une rate de moyennes dimensions.

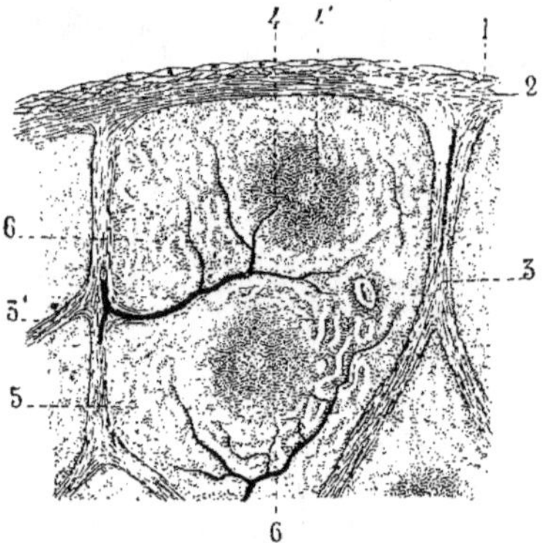

b. *Rapports avec les vaisseaux.* — Les corpuscules de Malpighi présentent ce caractère commun qu'ils sont annexés aux artères de petit calibre, à ces artères que nous décrivons plus loin sous le nom d'*artères pénicillées* : tantôt, ils leur sont accolés ; tantôt, ils leur sont comme suspendus par une sorte de pédicule ; d'autres fois, ils viennent prendre place dans l'angle de bifurcation du vaisseau. Très souvent, on voit le rameau artériel traverser le corpuscule, soit à sa partie centrale, soit au voisinage de l'une ou l'autre de ses deux extrémités : cette dernière disposition serait même la règle chez l'homme, d'après BILLROTH. Chaque artère de 50 à 100 μ de diamètre possède de 5 à 10 corpuscules, qui lui appartiennent en propre. Lorsqu'on isole de la pulpe splénique une branche artérielle avec ses ramifications et ses corpus-

Fig. 322.

Coupe de la rate *(demi-schématique)*.

1. péritoine splénique, avec la couche celluleuse sous-péritonéale. — 2. enveloppe fibreuse. — 3. 3. travées et trabécules. — 4. corpuscules de Malpighi. avec : 4', leur centre germinatif. — 5. pulpe splénique, avec ses cordons anastomosés (cordons de Billroth). — 6, 6. vaisseaux.

cules, la pièce ressemble assez bien (fig. 323), pour employer une comparaison de
KÖLLIKER, à une grappe élégante.

c. *Structure*. — Histologiquement, les corpuscules de Malpighi se composent
d'un réticulum conjonctif dans les mailles duquel se tassent des éléments lymphatiques. — Le réticulum est extrêmement
fin. A la périphérie du corpuscule, il se
condense plus ou moins (fig. 324), de façon
à former à celui-ci une sorte d'enveloppe,
laquelle se continue extérieurement avec le
réticulum de la pulpe. — Quant aux éléments lymphatiques, ce sont des leucocytes,
appartenant pour la plupart à la variété
connue sous le nom de *lymphocytes* : cellules lymphatiques avec un noyau volumineux et un protoplasma peu développé,
souvent même peu visible. On sait que Ch.
ROBIN les avait considérées comme n'étant
que de simples noyaux. Les lymphocytes
sont entièrement dépourvus de mouvements
amiboïdes. Au milieu d'eux se trouvent disséminés, en nombre variable, des leucocytes de taille supérieure, à noyau lobé,
contourné, ou en bissac, analogues aux leucocytes mononucléaires du sang circulant
(BONNE).

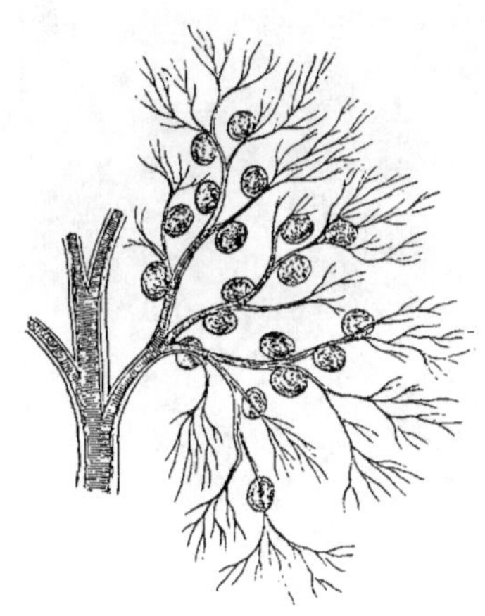

Fig. 323.

Portion d'une petite artère de la rate du
chien, avec les corpuscules de Malpighi
qui reposent sur ses rameaux (d'après
KÖLLIKER).

d. *Signification morphologique*. — Somme toute, les corpuscules de Malpighi,
avec leur fin réticulum conjonctif bourré de leucocytes, ont la même structure
fondamentale que les follicules clos : ce sont des formations lymphoïdes, analogues
aux follicules des ganglions lymphatiques. Möbius y a même signalé l'existence, à
la partie centrale de chacun d'eux, d'une zone plus claire, véritable *centre germinatif* en tout semblable à celui qui a été découvert par FLEMMING dans le ganglion
lymphatique ordinaire. Les corpuscules de Malpighi deviennent ainsi, au même
titre que les ganglions lymphatiques et les follicules clos, des centres de rénovation des cellules lymphatiques.

2° **Pulpe splénique**. — La pulpe splénique ou pulpe rouge remplit tout l'intervalle que laissent entre elles les travées conjonctives ci-dessus décrites, les vaisseaux de gros calibre et les corpuscules de Malpighi. Sur une coupe de la rate,
après durcissement convenable, elle se présente sous la forme de cordons, de
configuration et de dimensions diverses, irrégulièrement contournés, anastomosés
les uns avec les autres de façon à faire un grand tout : ce sont les *cordons
de Billroth* (fig. 322,5). Ces cordons, envisagés au point de vue de leur structure, comprennent, outre les vaisseaux sanguins et lymphatiques que nous décrirons plus loin : 1° un *réticulum*; 2° des *éléments cellulaires*.

A. RÉTICULUM. — Le réticulum de la pulpe, découvert par TIGRI en 1847, présente
exactement les mêmes caractères que celui des corpuscules de Malpighi. Comme
ce dernier, il est formé par des trabécules extrêmement délicates, irrégulièrement
flexueuses et entrecroisées dans tous les sens. Elles dérivent, en partie de la paroi
des vaisseaux, en partie des travées conjonctives qui cloisonnent en tous sens le

parenchyme splénique. Aux points nodaux du réticulum se disposent des noyaux, et il est à remarquer que ces noyaux sont d'autant plus abondants que le sujet est plus jeune : ils tendent à disparaître, en effet, avec les progrès de l'âge.

La nature du réticulum de la pulpe splénique est encore controversée et nous nous trouvons, à cet égard, en présence de deux opinions principales. — Les uns, avec FREY, KÖLLIKER, HIS (LAGUESSE s'est rangé dernièrement à cette opinion), sont d'avis que le réticulum en question est exclusivement formé par des cellules conjonctives à prolongements ramifiés et anastomosés (*tissu cytogène*). Ces prolongements anastomosés constitueraient les travées de notre réticulum, et, quant aux noyaux des cellules conjonctives, elles représenteraient les éléments nucléaires situés aux points nodaux. — Les autres, avec RANVIER, RENAUT, BIZZOZERO, PHISALIX, considèrent les travées du réticulum splénique comme formées par des faisceaux du tissu conjonctif, faisceaux très fins et revêtus çà et là sur leur face libre par des cellules endothéliales.

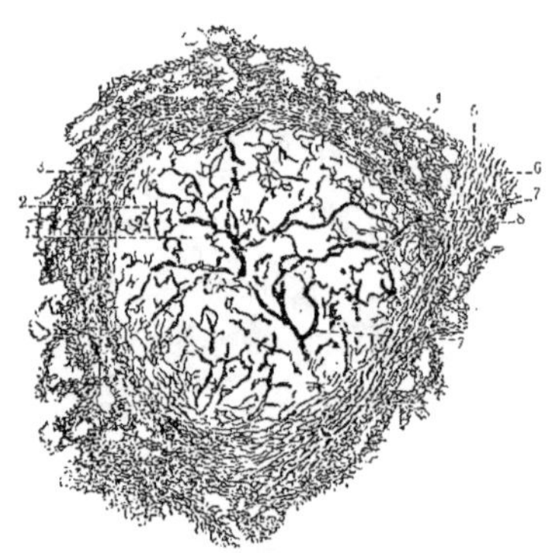

Fig. 324.

Le réticulum de la pulpe splénique, vu au niveau et sur le pourtour d'un corpuscule de Malpighi (méthode de Golgi, d'après OPPEL).

1, corpuscule de Malpighi. — 2. une partie de son réticulum. — 3, condensation de ce réticulum tout autour du corpuscule. — 4, zone située en dehors de la zone 3. ou le réticulum est moins épais. — 5. 6, tissu conjonctif d'une artère. — 7. capillaires du corpuscule de Malpighi. — 8. réticulum de la pulpe, adjacent à l'artère.

De ces deux opinions, la dernière est celle qui tend à prévaloir aujourd'hui parmi les histologistes. Tout récemment, OPPEL (1891), appliquant la méthode de Golgi à l'étude de la structure de la rate, a mis en évidence, dans ce dernier organe, un système de fibrilles extrêmement fines, flexueuses et anastomosées (*Gitterfasern* d'OPPEL), qui vraisemblablement répondent au réticulum conjonctif de la pulpe et des corpuscules de Malpighi. La figure 324, que j'emprunte à OPPEL lui-même, nous donne une idée très nette de cette formation. Comme on le voit, les fibrilles, assez mal imprégnées à la partie centrale des corpuscules et relativement espacées, se condensent à sa périphérie, pour se continuer ensuite, avec leurs mêmes caractères, dans les espaces occupés par la pulpe.

B. ÉLÉMENTS CELLULAIRES. — Les éléments cellulaires que renferment les mailles du réticulum pulpaire sont fort nombreux et de significations diverses. Nous les ramènerons, abstraction faite des cellules endothéliales, déjà signalées, qui revêtent les trabécules conjonctives, aux deux groupes suivants : groupe lymphoïde et groupe hématique.

a. *Groupe lymphoïde.* — Le groupe lymphoïde est représenté par les formes les plus diverses des cellules lymphatiques ou leucocytes. C'est ainsi que nous y rencontrons : 1° des *lymphocytes*, cellules à noyau volumineux et à protoplasma peu abondant ; 2° des *leucocytes mononucléaires*, cellules lymphatiques de grande taille, arrondies ou rendues polygonales par pressions réciproques ; ce sont les éléments de beaucoup les plus nombreux ; 3° des *leucocytes polynucléaires*, en plus petit nombre que les précédents, renfermant plusieurs noyaux, ou bien un seul noyau en voie de division ou de bourgeonnement ; 4° des *phagocytes*, cellules lymphatiques renfermant dans leur protoplasma, pour les y avoir incorporés, des débris d'hématies ou du pigment, sur lequel nous reviendrons tout à l'heure ; 5° des *leucocytes colorés en rouge* par de l'hémoglobine et pouvant en imposer pour des cellules rouges ou hémoglobiques (*érythrocytes* de certains auteurs) que l'on rencontre normalement dans la moelle des os (voy. t. I, p. 27) et qui sont destinées à produire des hématies.

b. *Groupe hématique.* — La pulpe splénique renferme constamment une quantité considérable d'hématies ou globules rouges, provenant soit des corpuscules de Malpighi, soit des vaisseaux sanguins de la pulpe. Ces hématies se présentent à nous sous les formes les plus diverses : hématies de tous points normales, hématies de dimensions normales mais décolorées, hématies déformées, hématies à l'état de simples fragments, soit libres, soit englobés dans le protoplasma de quelque phagocyte, etc. On admet généralement aujourd'hui que la rate a, entre autres fonctions, une fonction dite *hématolytique*, ayant pour objet de détruire les globules rouges du sang, non pas tous les globules circulants, mais ceux qui sont vieillis et qui, de ce fait, sont inaptes à remplir plus longtemps le rôle important qui leur est dévolu dans la vie de l'organisme. Ces globules rouges une fois tombés dans la pulpe splénique, sont des organes fonctionnellement morts et destinés à disparaître. Ils commencent à se décolorer, autrement dit à perdre leur hémoglobine. Ils se fragmentent ensuite et finissent par disparaître, absorbés le plus souvent par les phagocytes, qui, comme nous l'avons dit, abondent dans la pulpe. Quant à l'hémoglobine, elle se transforme en pigment, pigment qui présente constamment les réactions du fer (comme l'hémoglobine dont il dérive) et qui, lui aussi, se cantonne le plus souvent dans le protoplasma des phagocytes. Les hématies se

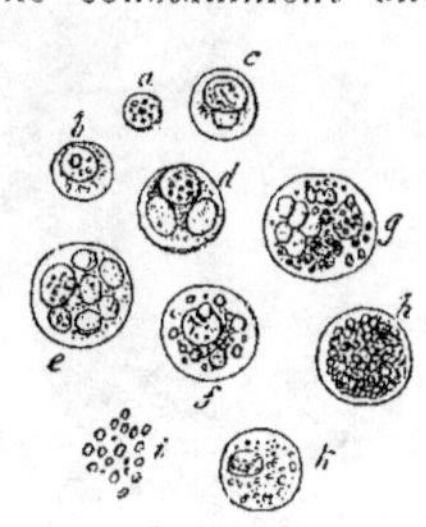

Fig. 325.

Cellules diverses de la pulpe splénique (d'après FREY).

Les cellules *a-d* appartiennent à l'homme ; les cellules *e* et *f*, au bœuf ; les cellules *g-k*, au cheval.

a, novau libre. — *b*, cellule lymphatique ordinaire.— *c*, cellule à noyau, renfermant un globule sanguin. — *d*, cellule du même genre, contenant deux globules sanguins. — *e*, autre cellule renfermant de nombreux globules sanguins. — *f*, cellule contenant des granulations graisseuses. — *g*, cellule contenant plusieurs globules sanguins et des granulations graisseuses. — *h*, cellule remplie de granulations graisseuses. — *i*, granulations libres. — *k*, cellule avec de petites molécules incolores.

détruisent donc peu à peu au sein de la pulpe splénique ; et voilà pourquoi nous trouvons dans la pulpe tous les stades de cette destruction graduelle, depuis l'hématie complète, qui ne fait qu'émigrer des vaisseaux, jusqu'au pigment d'origine hémoglobique, qui est comme le dernier reliquat du processus régressif.

§ IV. — VAISSEAUX ET NERFS

1° Artères. — Les artères destinées à la rate proviennent de la splénique. Cette artère, branche du tronc cœliaque, remarquable à la fois par son volume et par ses flexuosités, chemine de droite à gauche le long du bord supérieur du pancréas (fig. 313, 4). Chemin faisant, elle abandonne : 1° plusieurs rameaux pancréatiques, qui descendent sur le pancréas ; 2° la gastro-épiploïque gauche, qui gagne la grande courbure de l'estomac. Puis, elle se divise en six à huit branches, irrégulières et flexueuses (fig. 326), qui, après avoir fourni les vaisseaux courts (voy. *Estomac*), pénètrent dans la rate au niveau du hile.

a. *Trajet et mode de distribution.* — Chacune d'elles, dans l'intérieur de la rate, chemine en compagnie d'une veine et d'un lymphatique dans l'une des gaines conjonctives de la capsule de Malpighi, jetant çà et là sur tout son parcours des divisions secondaires, lesquelles, à leur tour, se divisent et se subdivisent en des rameaux de plus en plus ténus. Un caractère à peu près constant du mode de ramescence des artères spléniques, c'est que les rameaux collatéraux se détachent du tronc générateur sous un angle droit ou voisin de l'angle droit. Lorsque les divisions de l'artère splénique ne présentent plus qu'un tiers ou un quart de millimètre, elles se séparent des veines, qui jusque-là ont été leurs fidèles satellites, et elles se résolvent alors chacune en un pinceau de fines artérioles (*penicilli* de quelques auteurs) qui se perdent dans la pulpe splénique. De ces artérioles terminales, les unes se portent sur les corpuscules de Malpighi, les autres se distribuent de la rate à la pulpe elle-même. HOYER a décrit tout récemment (1893) autour des artérioles une gaine lymphatique.

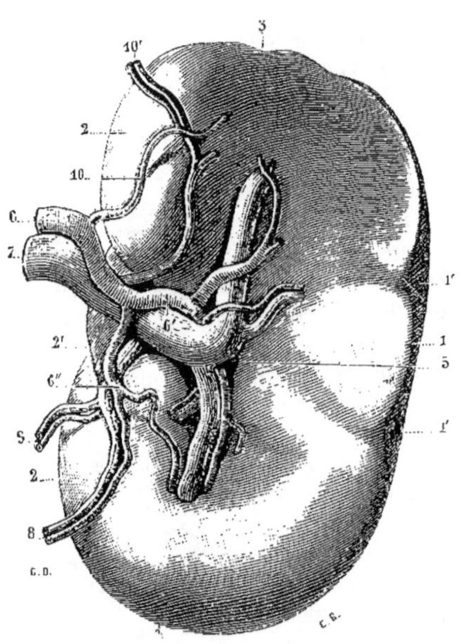

Fig. 326.

Le hile de la rate avec ses vaisseaux.

1. bord antérieur. — 1'. incisures de ce bord. — 2. 2, bord postérieur. — 2'. incisures de ce bord. — 3. extrémité supérieure. — 4. extrémité inférieure. — 5. hile. — 6. artère splénique, avec : 6', sa branche de bifurcation supérieure; 6''. sa branche de bifurcation inférieure. — 7, veine splénique. — 8, vaisseaux gastro-épiploïques gauches. 9, vaisseaux courts. — 10. branche de l'artère splénique, se détachant de celle-ci avant sa bifurcation et se perdant dans l'extrémité supérieure de l'organe après avoir donné naissance à un vaisseau court 10'.

b. *Artères des corpuscules de Malpighi.* — Chaque corpuscule de Malpighi nous présente ordinairement une artère centrale. De cette artère partent de nombreux capillaires, de 30 à 50 μ de diamètre, lesquels se portent à la périphérie, en suivant un trajet plus ou moins radiaire et en s'anastomosant entre eux de façon à former un réseau, le *réseau du corpuscule*. Arrivés à la périphérie du corpuscule de Malpighi, les capillaires radiés, ou bien se recourbent sur eux-mêmes pour s'épuiser dans l'épaisseur du corpuscule ou bien, poursuivant leur trajet, ils sortent du corpuscule pour passer dans la pulpe et s'y terminer. Ce dispositif vasculaire présente, comme on le voit, une grande analogie avec celui des follicules clos, où les capillaires suivent également un trajet radiaire. Il est à remarquer, cependant, que dans le follicule clos ils rayonnent de la périphérie au centre, tandis que, dans le corpuscule de Malpighi, ils vont au contraire du centre à la périphérie.

c. *Artères de la pulpe.* — Les penicilli artériels se résolvent dans la pulpe splénique en un réseau capillaire, tout spécial, qui sert d'intermédiaire entre les artères et les veines. Nous le décrirons tout à l'heure.

d. *Caractères propres aux artères spléniques.* — Les branches de la splénique présentent dès leur origine les caractères propres aux artères dites *terminales*, c'est-à-dire qu'elles ne s'anastomosent pas entre elles au cours de leur trajet et se ramifient chacune dans un département déterminé. Si l'on pousse, en effet, une injection au suif dans l'une de ces branches, on ne la voit jamais pénétrer dans les branches voisines. On peut ainsi injecter successivement toutes les divisions de la splénique avec des masses d'une coloration différente et constater alors, par la dissection ou par la méthode des coupes, que la rate se compose d'un certain nombre de territoires entièrement distincts, dont chacun a, suivant son étendue, la valeur d'un lobe ou d'un lobule. Cette indépendance des artères spléniques s'observe non seulement pour les troncs, mais encore pour les branches et pour les rameaux. Il convient d'ajouter, cependant, qu'il n'existe dans toute l'étendue de la rate qu'un seul réseau capillaire et que les artères précitées, si elles restent indépendantes au cours de leur trajet, communiquent toujours entre elles par l'intermédiaire de ce réseau.

2° Veines. — Les veines de la rate proviennent à la fois du fin réseau capillaire des corpuscules de Malpighi et du réseau pseudo-lacunaire de la pulpe-splénique. Elles se jettent, peu après leur origine, dans les gaines tubuleuses de la capsule de Malpighi, qu'elles parcourent ensuite jusqu'au hile. Chemin faisant, elles se réunissent les unes aux autres pour former des vaisseaux de plus en plus volumineux. De plus, elles s'anastomosent fréquemment entre elles, non seulement au niveau des ramuscules, mais aussi au niveau des rameaux et des branches, de telle sorte que, dans chaque département de la rate, toutes les veines de ce département forment dans son ensemble un vaste réseau.

Arrivés au niveau du hile, les branches veineuses ne sont plus qu'au nombre de huit à dix, comme les branches artérielles. Elles sortent du viscère par les mêmes orifices qui livrent passage aux artères (fig. 326,8), et il est à remarquer qu'elles sont ordinairement placées sur un plan postérieur à celui qu'occupent ces dernières.

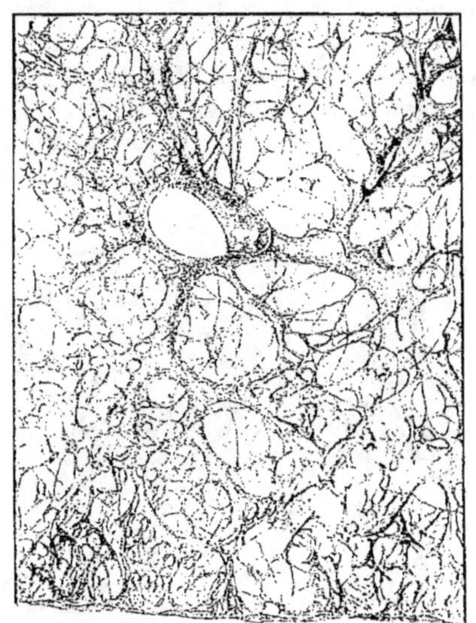

Fig. 327. — Coupe transversale de la rate du chien (d'après MALL).

Les veines ont été injectées au bleu de Prusse.

Du hile, les veines de la rate se portent en dedans et, après un court trajet, se réunissent en un tronc commun qui n'est autre que la *veine splénique*, l'un des affluents de la veine porte (voy. ANGÉIOLOGIE).

3° Réseau intermédiaire aux artères et aux veines de la pulpe. — Le mode d'union des artères et des veines au sein de la pulpe splénique a été longtemps controversé et les histologistes ne sont pas encore entièrement d'accord à ce sujet.

FREY et deux de ses élèves, OLGA STOFF et SOPHIE HASSE, ont émis l'opinion que les capillaires artériels s'ouvraient à plein canal dans les mailles du réticulum splénique et, d'autre part, que les veinules naissaient directement de ces mêmes mailles. Le sang cheminerait donc, entre la terminaison des artères et l'origine des veines, dans les aréoles mêmes du réticulum, autrement dit dans un système de simples lacunes. De ce fait, il entrerait directement en contact avec les éléments cellulaires, ci-dessus décrits, qui constituent la pulpe splénique : il circulerait au milieu de ces éléments, suivant la comparaison de Frey, comme l'eau d'un fleuve presque à sec coule entre les cailloux qui forment son lit.

Robin et Legros se sont élevés contre une pareille opinion, qui faisait du système sanguin un système non fermé. Ces deux histologistes, utilisant successivement les injections au carmin et les injections au nitrate d'argent, ont bien retrouvé le réseau intermédiaire aux artères et aux veines, tel que Frey l'avait décrit ; mais, contrairement à ce dernier, ils ont reconnu l'existence, tout autour des prétendues lacunes, d'un revêtement endothélial non interrompu, se continuant, d'une part avec l'endothélium des artères, d'autre part avec celui des veines. Voici la description que nous donnent Robin et Legros sur le mode de formation des réseaux capillaires de la rate : « les penicelli artériels sont tapissés par l'épithélium ordinaire des artères. En suivant ces fines artérioles du côté de leur terminaison, on les voit augmenter légèrement de diamètre, puis s'évaser ; en ce point, on reconnaît encore la disposition habituelle de l'épithélium. Mais au delà, les parois artérielles se dissocient en réalité ; elles forment ainsi des trabécules composées de fibres-cellules, de minces fibres lamineuses et élastiques, sur lesquelles l'épithélium vasculaire s'applique, s'étale, se moule, de sorte qu'il ne présente

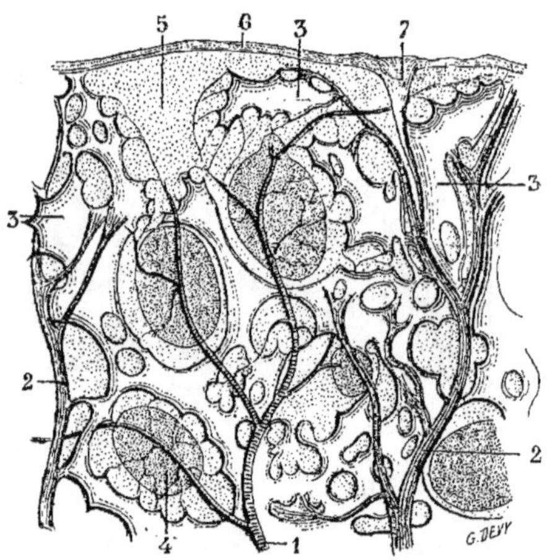

Fig. 328.

Coupe transversale d'une rate de chat injectée (schématisée, d'après Stöhr).

1, artères. — 2, 2, veines. — 3, 3, capillaires veineux, teintés en rose : ils forment des sortes de lacs intermédiaires aux dernières divisions artérielles et aux radicules veineuses. — 4, follicule splénique. — 5, pulpe splénique. — 6, enveloppe fibreuse de la rate. — 7, travée splénique.

plus ses caractères ordinaires. » Cadiat a admis, lui aussi, l'existence d'une couche endothéliale tout autour de la colonne sanguine à travers la pulpe splénique. Deays, de son côté, compare, non sans raison, les aréoles du réticulum splénique aux espaces lymphatiques qui, dans un ganglion, entourent les follicules : d'un côté, comme de l'autre, les travées et trabécules sont revêtues par un endothélium continu.

Le réseau pseudo-lacunaire qui, dans la pulpe splénique, unit les artères et les veines a donc la signification d'un réseau capillaire. Ces capillaires présentent ce caractère spécial, bien mis en évidence par les injections, qu'ils sont de grandes dimensions, qu'ils ont une forme essentiellement irrégulière (fig. 328,3) et que leur endothélium se confond avec celui qui revêt les trabécules

conjonctives qui leur servent de soutien. Outre leur endothélium, elles possèdent une paroi propre, d'une minceur extrême, laquelle serait constituée, d'après von Ebner (1899) par des fibres élastiques disposées circulairement et reliées les unes aux autres par une très fine membrane.

Nous ajouterons que, d'après les recherches de quelques histologistes, notamment de Kultchisky, les parois de ces capillaires, comme aussi les parois des dernières ramifications artérielles et des premières voies veineuses nous présentent de très nombreux orifices, à travers lesquels s'échappent les éléments du sang pour tomber dans la pulpe. Mais Kultchisky ne manque pas de faire remarquer que, malgré ces orifices, la paroi endothéliale ne s'en étend pas moins d'un capillaire artériel à une radicule veineuse. Ces ouvertures interendothéliales ont été signalées à nouveau par Mall en 1898 : leur largeur est telle que, dans les injections vasculaires expérimentales, elles se laissent traverser avec la plus grande facilité par les grains de cinabre ; elles laissent passer plus difficilement les grains d'outre-mer et sont infranchissables pour les grains de jaune de chrome.

4° Lymphatiques. — Les lymphatiques de la rate, signalés pour la première fois par Vesling, figurés plus tard par Ruysch et par Mascagni, se divisent en superficiels et profonds :

a. *Lymphatiques superficiels*. — Les lymphatiques superficiels cheminent à la surface de l'organe, immédiatement au-dessous de son enveloppe séreuse. Ils forment, chez les ruminants et chez le cheval, un riche réseau muni de valvules. Chez l'homme, ils sont beaucoup plus rares, mais ils ne font pas entièrement défaut, comme l'ont prétendu à tort certains auteurs : ils ont été injectés, en effet, par Robin et Legros. Les lymphatiques superficiels tirent leur origine d'un système de canaux qui cheminent sous les travées conjonctives du parenchyme splénique et dans l'épaisseur même de sa capsule fibreuse.

b. *Lymphatiques profonds*. — Les lymphatiques profonds sortent de la rate au niveau du hile, en même temps que les veines ; on compte ordinairement de 6 à 8 troncules. Si nous les suivons du hile vers la profondeur, nous les voyons cheminer, parallèlement aux artères, dans les gaines conjonctives de la capsule de Malpighi, se diviser et se subdiviser comme elles et, finalement, les entourer à la manière d'un manchon (Tomsa, Kyber, Robin et Legros). Ces gaines lymphatiques périvasculaires, en tout semblables à celles qu'on rencontre dans beaucoup d'autres organes, ne constituent pas cependant les vrais canaux d'origine des lymphatiques spléniques. Suivant Tomsa, elles entreraient en relation avec un réseau spécial situé au sein même de la pulpe splénique. Plus récemment, Kyber a décrit lui aussi dans le tissu propre de la rate, comme faisant suite aux gaines lymphatiques périvasculaires, un système de fentes ou de lacunes, limitées par des faisceaux conjonctifs sur lesquels s'appliquent par places des cellules endothéliales.

c. *Mode de terminaison*. — Les deux réseaux lymphatiques superficiel et profond sont reliés l'un à l'autre par des anastomoses plus ou moins volumineuses, qui traversent naturellement la capsule fibreuse. Finalement, les lymphatiques de la rate se jettent dans un petit groupe de ganglions, qui sont situés au voisinage de la queue du pancréas dans l'épaisseur même de l'épiploon pancréatico-splénique.

5° Nerfs. — Les nerfs de la rate émanent du plexus solaire. Ils sont apportés à la rate par l'artère splénique et pénètrent dans le hile en même temps que les branches de cette artère. Ils se composent en grande partie de fibres de Remak. A côté d'elles, existent toujours, mais en plus petit nombre, des fibres à myéline, les unes larges, les autres minces.

Arrivés dans l'épaisseur de la rate, les rameaux nerveux se divisent et se subdivisent, les uns en suivant le trajet des vaisseaux, les autres en cheminant isolément. Au cours de leur trajet, ils s'entrecroisent diversement entre eux, de façon à former au sein de la pulpe splénique un « plexus à filaments singulièrement entrelacés, mais ne présentant que rarement de véritables anastomoses » (Fusari).

Du plexus nerveux intra-splénique s'échappent ensuite des fibres terminales, que nous distinguerons, avec Kölliker, en motrices et sensitives. — Les *fibres motrices* se terminent, suivant le mode habituel, sur les fibres musculaires des parois artérielles, ainsi que sur les éléments contractiles qui, chez certains animaux, s'ajoutent aux éléments conjonctifs des travées fibreuses. — Les *fibres sensitives* pénètrent, soit dans les corpuscules de Malpighi, soit dans la pulpe, et s'y terminent librement ou par de petits renflements en massue.

Müller, depuis longtemps déjà, avait signalé sur le trajet des nerfs spléniques l'existence de cellules nerveuses. Ces cellules ont été décrites à nouveau, en 1892, par Fusari, qui a employé dans ses recherches la méthode de Golgi et la méthode d'Ehrlich : elles seraient polygonales, de petites dimensions (20 μ environ), pourvues de quatre ou cinq prolongements, tous en relation avec les fibres nerveuses. Il convient d'ajouter que, dans leurs travaux récents, ni Retzius (1892), ni Kölliker (1893) n'ont pu confirmer, en ce qui concerne les cellules nerveuses intra-spléniques, les descriptions de Müller et de Fusari.

A consulter au sujet de la rate : Gray (H.). *On the structure and use of spleen*, London. 1854 : — Billroth, *Beiträge zur vergl. Anatomie der Milz*, Zeitschr. f. wiss. Zoologie, 1861-62 ; — Stieda. *Zur Histol. der Milz*, Virchow's Arch., 1862 : — Du même. *Ueber das Capillargefässsystem der Milz*. Dorpat. 1862 ; — Tomsa. *Die Lymphwege der Milz*, Sitz. d. Wiener Akad. d. Wissensch., Bd. XLVIII : — Müller (W.). *Ueber den feineren Bau der Milz*. Leipzig. 1865 : — Frey. *Traité d'Histol.*, trad. franç., 1877 : — Storf (O.) et Hasse (S.), *Einige Notizen über Circulations-Verhältnisse der Milz*. Centralbl., 1872 : — Kyber. *Untersuch. über den lymphatischen Apparat in der Milz*. Arch. f. mikr. Anat., 1872 ; — Robin et Legros. Art. *Rate*, du Dict. Encycl., 1874 : — Klein. *Observ. on the structure of spleen*, Quat. Journ. of micr. Sc., 1875 : — Möbius. *Zellvermehrung in der Milz bei Erwachsenen*, Arch. f. mikr. Anat., 1885 ; — Phisalix. *Rech. sur l'Anat. et la Physiol. de la rate*, Th. doc. ès sc., Paris, 1885 : — Denys, *Note préliminaire sur la structure de la rate* etc., Bull. de l'Acad. de méd. de Belgique. 1888 : — Laguesse. *Note sur le réticulum de la rate*. Bull. Soc. Biol., 1889 : — Bannwarth, *Untersuch. über die Milz*, Arch. f. mikr. Anat., 1891 : — Trolard, *Note sur la direction de la rate et du pancréas chez le fœtus et chez l'enfant*. C. R. Soc. de Biol., 1892 ; — Fusari, *Terminaisons nerveuses dans le parenchyme de la rate*. Monit. zool. ital., 1892 : — Foa et Carbone, *Beitr. zur Histol. u. Physio-Path. der Milz der Säugethiere*. Ziegler's Beitr., 1889 ; — Laguesse, *Le tissu splénique et son développement*. Anat. Anz., 1891 : — Oppel, *Ueber Gitterfasern d. menschl. Leber und Milz*, Anat. Anz., 1891 : — Retzius. *Zur Kenntniss der Nerven der Milz u. der Niere*, Biol. Unters., 1892 ; — Pillet. *Rech. sur l'état de la rate chez le vieillard*, Soc. de Biol., 1892 ; — Emiljanoff. *Sur le rôle de la rate au point de vue de la composition morphologique du sang*, Arch. des Sc. biol. de Saint-Pétersbourg, 1893 : — Golz, *Unters. über die Blutgefässe der Milz*, Jouriew, 1893 : — Hoyer, *Ueb. den Bau der Milz*. Morphol. Arbeit., 1893 ; — Kultschitzky, *Zur Frage über den Bau der Milz*, Arch. f. mikr. Anat., 1895 ; — Picou, *De la situation normale de la rate par rapport à la paroi thoracique chez l'adulte*, Th. Paris, 1896 ; — Constantinesco, *Anatomie de la rate*, Th. de Paris, 1899 ; — Von Schumacher, *Das elastiche Gewebe der Milz*, Arch. f. mikr. Anat., 1899.

LIVRE IX

APPAREIL DE LA RESPIRATION

ET DE LA PHONATION

Nous avons déjà vu, dans la partie de cet ouvrage consacrée à l'angéiologie, que le sang artériel, en baignant les éléments histologiques, leur abandonnait les principes nécessaires à leur nutrition et à leur fonctionnement et recevait d'eux, en échange, les matériaux dits de *desassimilation*. Ainsi modifié, le sang prend le nom de sang veineux : il est noir, pauvre en oxygène, surchargé de matériaux de déchet; mais ce qui le caractérise avant tout, fonctionnellement, c'est qu'il est devenu tout à fait impropre à entretenir la vie.

La respiration a précisément pour but de lui restituer ses qualités premières, et cette fonction consiste en un simple échange de gaz entre le sang veineux et l'air atmosphérique : l'air abandonne au sang une partie de son oxygène, tandis qu'à son tour le sang rejette dans l'air de l'acide carbonique, de la vapeur d'eau et un peu d'azote. A la suite de cet échange réciproque, qui constitue le phénomène de l'*hématose*, le sang veineux a retrouvé toutes ses qualités chimiques et biologiques : il est redevenu sang artériel.

La fonction respiratoire, chez tous les animaux à respiration aérienne, a pour organes essentiels les *poumons*, viscères pairs, volumineux, situés dans les parties latérales du thorax, de chaque côté du cœur et des grands vaisseaux qui en partent. C'est dans leur épaisseur que le sang veineux et l'air atmosphérique viennent se mettre en présence et que s'effectuent, par voie d'osmose à travers une mince membrane, les échanges gazeux dont il est question plus haut. Chacun des deux poumons est entouré par une membrane séreuse appelée *plèvre*.

Pour arriver aux poumons, le sang veineux et l'air atmosphérique suivent un trajet bien différent. Le sang veineux y est apporté par les artères pulmonaires, qui proviennent du ventricule droit et que nous avons déjà décrites. Quant à l'air, il suit un long conduit, le *conduit aérifère* : il comprend, à son origine, les fosses nasales et accessoirement la bouche ; plus loin, il est formé successivement par le pharynx, le larynx, la trachée et les bronches. De ces différents segments du conduit aérifère, les premiers nous sont déjà connus : nous avons étudié, en effet, les fosses nasales à propos des organes des sens, la bouche et le pharynx à propos de l'appareil digestif; nous n'aurons donc à nous occuper, dans le présent livre, que des segments situés au delà.

En ce qui concerne la phonation, elle ne possède aucun organe qui lui appartienne en propre. La nature s'est contentée de différencier, en vue de cette fonction spéciale, une portion du conduit aérifère, celle qui est située entre le pharynx et la trachée et qui constitue le *larynx*.

Nous étudierons successivement, dans quatre articles distincts :

1° Le *larynx ;*
2° Le *conduit trachéo-bronchique ;*
3° Les *poumons ;*
4° Les *plèvres.*

Nous décrirons enfin, dans deux derniers articles, deux glandes à sécrétion interne, le *corps thyroïde* et le *thymus,* qui se développent en avant du conduit aérifère et présentent avec lui des relations anatomiques intimes. Ces deux formations sont constantes, volumineuses, d'une exploration facile. Comment se fait-il qu'elles soient encore si mal connues? Leur structure, malgré les nombreux travaux publiés dans ces derniers temps, est encore mal élucidée et nous ne savons rien ou à peu près rien sur leurs fonctions. Le corps thyroïde et le thymus prennent place, sous ce rapport, à côté des capsules surrénales et de la rate, dont la signification est tout aussi énigmatique.

ARTICLE I

LARYNX

Le larynx (angl. *Larynx*, allem. *Kehlkopf*), portion différenciée du conduit aérifère, ne sert pas seulement au passage de l'air de la respiration. Il est encore l'organe essentiel de la phonation et, à ce titre, il prend place parmi les organes les plus importants de la vie de relation. Il doit ce rôle élevé d'organe phonateur à l'apparition, dans son intérieur et à sa partie moyenne, de deux lames élastiques et plus ou moins tendues, les *cordes vocales,* lesquelles sont susceptibles de vibrer sous l'action de la colonne d'air expiré et transmettent ensuite à cette même colonne d'air les vibrations qui constituent la voix. Le larynx, on le voit, est de tous points comparable à un instrument à anche. Il fait défaut chez tous les invertébrés et, parmi les vertébrés, chez les poissons. Il existe chez quelques reptiles, chez les oiseaux, chez les mammifères, et acquiert chez l'homme son plus haut degré de développement. Il est à remarquer toutefois que le larynx, même chez l'homme, ne produit que le son, le *son laryngien :* la *voix* résulte des modifications, si nombreuses et si variées, que subit le son laryngien en traversant les différentes portions du conduit aérifère qui surmontent le larynx. Quant à la *parole,* qui est la voix articulée et qui est particulière à l'homme, elle a son origine dans une action nerveuse spéciale, d'ordre psychique, dont le centre, comme nous l'avons vu en névrologie, se trouve situé à la partie postérieure de la troisième circonvolution frontale.

Après quelques *considérations générales* jetées sur le larynx, nous étudierons successivement sa *conformation extérieure,* sa *conformation intérieure,* sa *constitution anatomique,* ses *vaisseaux* et ses *nerfs.*

§ I. — CONSIDÉRATIONS GÉNÉRALES

1° **Situation.** — Le larynx, organe impair, médian, symétrique, occupe la partie moyenne et antérieure du cou. Il est situé : 1° immédiatement en avant du pha-

rynx, avec lequel il communique par une large ouverture, qui répond à sa base;
2° au-dessus de la trachée-artère, qu'il surmonte à la manière d'un chapiteau;
3° au-dessous de l'os hyoïde et de la langue, auxquels il se trouve intimement lié
et dont il suit tous les mouvements.

Projeté sur la colonne vertébrale, le larynx, chez l'homme adulte, répond ordi-

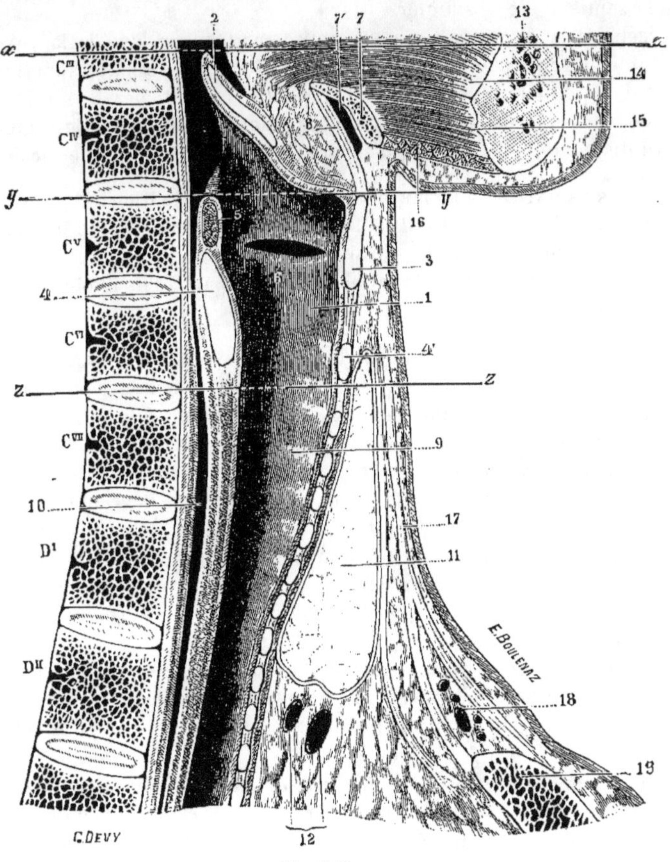

Fig. 329.

Le larynx d'une femme de trente ans, vu sur une coupe sagittale (sujet congelé, segment gauche
de la coupe).

Cᴵᴵᴵ, Cᴵⱽ, Cⱽ, Cⱽᴵ, Cⱽᴵᴵ, troisième, quatrième, cinquième, sixième et septième cervicales. — Dᴵ, Dᴵᴵ, première et
deuxième dorsales. — *xx*, axe passant par la partie la plus élevée de l'épiglotte. — *yy*, axe passant par le bord supérieur du cartilage thyroïde. — *zz*, axe passant par le bord inférieur du cartilage cricoïde.

1, larynx, avec : 2, épiglotte ; 3, cartilage thyroïde ; 4, 4', cartilage cricoïde ; 5, muscle ary-aryténoïdien ; 6, entrée
du ventricule. — 7, os hyoïde. — 7', bourse séreuse de Boyer. — 8, membrane thyro-hyoïdienne. — 9, trachée. —
10, œsophage. — 11, corps thyroïde, hypertrophié et comprimant la trachée. — 12, deux veines thyroïdiennes. —
13, maxillaire inférieur. — 14, génio-glosse. — 15, génio-hyoïdien. — 16, mylo-hyoïdien. — 17, aponévrose cervicale,
se dédoublant au-dessus du sternum. — 18, espace sus-sternal. — 19, sternum.

nairement aux quatre dernières vertèbres cervicales : une ligne horizontale et
médiane menée par l'échancrure du cartilage thyroïde rencontre, en arrière, la
partie supérieure du corps de la cinquième cervicale; une deuxième ligne horizontale, passant par le bord inférieur du cricoïde, rencontre la partie moyenne ou
même la partie inférieure du corps de la septième cervicale.

L'observation démontre que le larynx est un peu plus élevé chez la femme que chez l'homme. D'après Taguchi, le plan horizontal tangent au bord inférieur du cricoïde répond, chez elle, à la partie supérieure du corps de la septième cervicale. Quant au plan tangent au bord inférieur du cricoïde, il rencontre la partie supérieure du corps de la septième cervicale ou bien le disque intervertébral qui sépare la septième de la sixième.

Les recherches de Symington nous apprennent encore que le larynx est beaucoup plus élevé chez l'enfant que chez l'adulte. Son extrémité supérieure représentée par le point le plus élevé de l'épiglotte, répond chez le nouveau-né, à la partie moyenne du corps de l'axis. Chez l'enfant de six ans, elle remonte encore jusqu'au disque intervertébral qui sépare l'axis de la troisième cervicale.

2° **Moyens de fixité.** — Le larynx est maintenu en position : 1° par sa continuité avec la trachée, à laquelle il fait suite ; 2° par sa continuité avec le pharynx, dont il constitue, à son niveau, la paroi antérieure; 3° par un certain nombre de muscles, et de ligaments, qui le rattachent d'une part à l'os hyoïde, d'autre part à la base du thorax.

3° **Mobilité.** — Malgré la multiplicité des conditions anatomiques qui tendent à le fixer dans la région qu'il occupe, le larynx jouit de mouvements qui sont à la fois très variés et très étendus. Ces déplacements s'opèrent, suivant les cas, dans le sens vertical, dans le sens antéro-postérieur, dans le sens latéral :

a. *Mouvements verticaux.* — Les mouvements verticaux se produisent, tout d'abord, dans la déglutition : chacun sait que le larynx s'élève au moment où le bol alimentaire passe de la bouche dans le pharynx, pour revenir à sa position initiale ou position de repos, lorsque ce bol alimentaire est parvenu dans l'œsophage. Ces mouvements s'observent encore dans le chant, le larynx s'élevant dans les sons aigus, s'abaissant au contraire pour la production des sons graves. Le déplacement dans le sens vertical ne dépasse pas 2 ou 3 centimètres.

b. *Mouvements antéro-postérieurs.* — Les mouvements dans le sens antéro-postérieur s'associent habituellement aux mouvements précédents : c'est ainsi que le larynx se porte un peu en avant quand il s'élève, et revient en arrière quand il s'abaisse.

c. *Mouvements latéraux.* — Quant aux mouvements latéraux, ils diffèrent des précédents en ce qu'ils sont purement mécaniques, c'est-à-dire complètement indépendants de l'action musculaire. Pour donner deux exemples, la main saisissant le larynx peut le porter alternativement à droite et à gauche; de même, une tumeur se développant sur l'une de ses faces latérales, le repousse devant elle et lui fait abandonner la ligne médiane. Comme on le voit, ces déplacements latéraux du larynx ne sont pas physiologiques, mais accidentels.

4° **Dimensions.** — Les dimensions du larynx varient beaucoup suivant les individus, suivant les sexes et suivant les âges :

a. *Variations suivant les individus.* — Les caractères physiques de la voix varient suivant les sujets et ces variations sont telles qu'on a pu dire, non sans raison, qu'il y a autant de voix que d'individus. L'organe producteur de la voix est naturellement, lui aussi, fort variable. En faisant abstraction des variations de détail pour ne considérer que les variations portant sur l'ensemble, on peut admettre des larynx de grand, de petit et de moyen volume.

Ces variations volumétriques du larynx sont indépendantes de la taille. Mais elles paraissent intimement liées à ce qu'on pourrait appeler le diapason de la voix : les petits larynx sont l'apanage des sujets dont la voix s'étend surtout dans le registre d'en haut; par contre, les larynx très développés sont en rapport avec les voix graves.

Les mensurations de SAPPEY nous apprennent d'autre part que, des trois diamètres du larynx, l'antéro-postérieur est celui qui varie le moins; vient ensuite le diamètre vertical et, en dernier lieu, le diamètre transversal. Tandis que le premier de ces diamètres varie de 1 à 5 millimètres, les variations du second s'étendent de 1 à 6 millimètres, les variations du diamètre transversal de 1 à 11 millimètres.

b. *Variations suivant les sexes.* — Les variations sexuelles du larynx, ordinairement très accusées à l'âge adulte, peuvent se résumer dans cette formule générale : le larynx de l'homme est beaucoup plus développé que celui de la femme. SAPPEY, qui a mesuré comparativement un certain nombre de larynx appartenant à l'un et à l'autre sexe, est arrivé à des résultats qui sont très démonstratifs à cet égard et que je consigne dans le tableau suivant :

LARYNX DE L'HOMME				LARYNX DE LA FEMME			
	DIAMÈTRES		GRANDE CIRCONFÉRENCE		DIAMÈTRES		GRANDE CIRCONFÉRENCE
AGE	Vertical	Transversal.	Antéro-postérieur.	AGE	Vertical	Transversal.	Antéro-postérieur.	
	mm.	mm.	mm.	mm.		mm.	mm.	mm.	mm.
27 ans.	45	42	38	142	24 ans.	36	42	25	115
30 ans.	48	48	35	143	25 ans.	35	40	24	107
38 ans.	42	51	33	140	30 ans.	37	42	27	117
42 ans.	42	40	35	130	34 ans.	40	39	26	108
45 ans.	45	40	36	136	38 ans.	35	44	24	109
50 ans.	43	44	39	134	40 ans.	40	46	27	128
56 ans.	43	40	40	133	50 ans.	34	41	28	106
60 ans.	45	43	34	131	70 ans.	35	37	26	108
Moyennes . . .	44	43	36	136	Moyennes . . .	36	41	26	112

Si nous comparons entre eux les différents chiffres contenus dans ce tableau, nous constatons, tout d'abord, que la circonférence du larynx est de 136 millimètres chez l'homme, tandis que, chez la femme, elle n'est que de 112 millimètres : soit une différence, en faveur du larynx de l'homme, de 24 millimètres. Nous voyons ensuite que les dimensions moyennes des trois diamètres du larynx de l'homme l'emportent toujours sur les dimensions correspondantes du larynx de la femme. Cette différence de longueur en faveur de l'homme est de 8 millimètres pour le diamètre vertical, de 2 millimètres seulement pour le diamètre transversal, de 10 millimètres pour le diamètre antéro-postérieur. C'est donc sur le diamètre antéro-postérieur que porte surtout la différence; et, si l'on veut bien se rappeler que les cordes vocales sont précisément disposées d'avant en arrière, on pourra en conclure *a priori* que ces dernières formations doivent naturellement être plus longues chez l'homme que chez la femme. C'est, du reste, ce que nous apprendront un peu plus loin les diverses mensurations des cordes vocales.

c. *Variations suivant les âges.* — Les variations du larynx inhérentes à l'âge sont tout aussi remarquables que les variations sexuelles. Chez le nouveau-né, l'organe phonateur est relativement petit : son diamètre antéro-postérieur mesure à peine 12 millimètres ; ses deux autres diamètres, le transversal et l'antéro-postérieur, chacun de 15 à 18 millimètres. De plus, ses dimensions sont à peu près les mêmes dans les deux sexes.

Dans les dix ou douze premières années qui suivent la naissance, le larynx ne subit pour ainsi dire aucun changement notable. Les différentes parties qui le constituent s'accroissent sans doute ; mais cet accroissement est peu marqué et, en tout cas, il n'est proportionné, ni à celui de la taille, ni à celui des autres organes. À l'époque de la puberté, en même temps que l'appareil génital avec lequel il est intimement lié sous ce rapport, le larynx sort brusquement de l'état de torpeur où il est resté jusque-là et présente un accroissement rapide, tellement rapide que, dans l'espace de quinze à vingt mois, il a pour ainsi dire achevé son évolution : l'épiglotte devient plus large ; le cartilage thyroïde s'élargit lui aussi en même temps qu'il augmente de hauteur ; les deux apophyses qui s'échappent de la base des aryténoïdes s'accroissent à leur tour d'une façon remarquable ; les cordes vocales deviennent à la fois plus longues, plus larges, plus épaisses. Ces modifications morphologiques entraînent naturellement un certain nombre de phénomènes d'ordre fonctionnel, dont l'ensemble constitue ce qu'on appelle la *mue de la voix* : la voix est rauque, inégale, discordante, surtout dans le chant. Il semble que le larynx, en se transformant, en devenant un instrument nouveau, obéit mal encore à la volonté ou n'arrive que difficilement à harmoniser le jeu de ses diverses parties constituantes.

L'espèce de révolution qui s'accomplit dans l'appareil phonateur à l'époque de la puberté s'observe également bien dans l'un et l'autre sexe. Mais elle est incomparablement plus profonde chez le jeune garçon que chez la jeune fille. Chez cette dernière, les dimensions du larynx, les dimensions antéro-postérieures notamment, s'accroissent beaucoup moins, et cette inégalité de développement crée les différences sexuelles, indiquées ci-dessus, qui caractérisent le larynx de l'adulte. Il est à peine besoin de rappeler que, tandis que la voix du jeune garçon se transforme entièrement pour devenir à la fois plus forte et plus grave, celle de la jeune fille se modifie beaucoup moins : tout en s'étendant un peu dans le registre d'en bas, elle conserve toujours, même dans l'âge adulte, ces caractères de voix aiguë, de voix grêle, qui sont l'apanage de l'enfance.

Après la puberté, le larynx continue à s'accroître, mais lentement, jusqu'à l'âge où se termine d'ordinaire l'accroissement général du corps : jusqu'à l'âge de vingt à vingt-cinq ans chez l'homme, jusqu'à l'âge de vingt à vingt-deux ans chez la femme. Plus tard, de vingt-cinq à trente ans, les pièces cartilagineuses commencent à s'ossifier, et ce travail d'ossification, sur lequel nous aurons à revenir à propos de la structure des cartilages (voy. p. 399), se poursuit régulièrement jusqu'à l'âge mûr et l'extrême vieillesse.

§ 11. — Conformation extérieure et rapports

Considéré dans son ensemble, le larynx a la forme d'une pyramide triangulaire dont la base, dirigée en haut, répond à la partie postéro-inférieure de la langue et dont le sommet, fortement tronqué et arrondi, se continue avec la trachée. Ainsi entendu, il nous présente à étudier, comme toute pyramide triangulaire, trois faces, trois bords, une base et un sommet.

1' Faces. — Des trois faces du larynx, l'une regarde directement en arrière, c'est la face postérieure; les deux autres sont antéro-latérales.

A. FACE POSTÉRIEURE. — La face postérieure du larynx, comme nous l'avons déjà vu à propos de l'appareil digestif, constitue en même temps la portion inférieure de la paroi antérieure du pharynx. Nous l'examinerons successivement (fig. 330) dans sa portion médiane et sur les côtés :

a. *Dans sa portion médiane*. — Sa portion médiane, tout d'abord, se présente à nous sous la forme d'une saillie verticale, volumineuse, disposée en forme de baril.

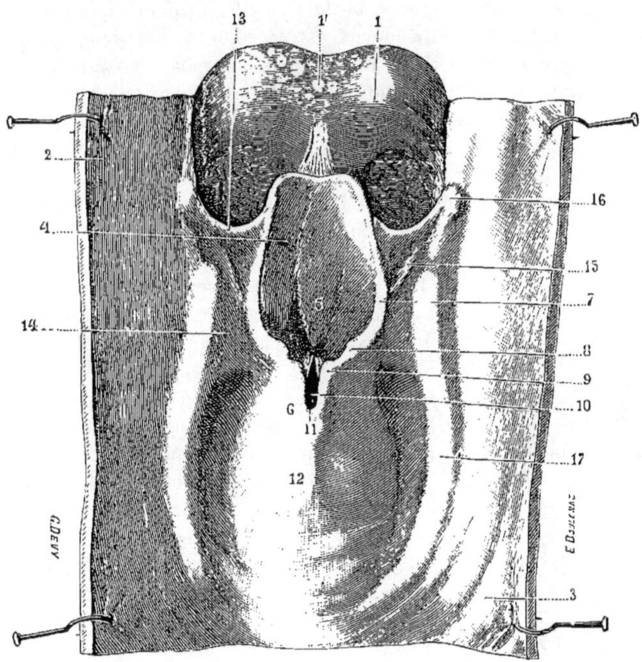

Fig. 330.

Le larynx, vue postérieure.

(La paroi postérieure du pharynx et de l'œsophage a été incisée sur la ligne médiane et les deux moitiés ont été érignées en dehors.)

1. base de la langue, avec 1' sommet du V lingual. — 2. pharynx. — 3. œsophage. — 4, épiglotte. — 5. orifice supérieur du larynx, dans le fond duquel on aperçoit les cordes vocales. — 6. cartilages aryténoïdes. — 7. replis aryténo-épiglottiques. — 8. tubercule de Wrisberg ou cunéiforme. - 9. tubercule de Santorini ou corniculé. — 10. échancrure interaryténoïdienne. — 11. repli interaryténoïdien. — 12. cartilage cricoïde. — 13. replis pharyngo-épiglottiques. — 14. gouttière pharyngo-laryngée. — 15. pli du laryngé supérieur. — 16. grande corne de l'hyoïde. — 17, bord postérieur du thyroïde.

Cette saillie est formée : 1° en bas, par la partie postérieure du cartilage cricoïde, doublée des deux muscles crico-aryténoïdiens postérieurs ; 2° en haut, par les deux cartilages aryténoïdes, réunis l'un à l'autre par les faisceaux constitutifs du muscle ary-aryténoïdien. Sa partie moyenne (portion renflée du baril) répond précisément à la ligne d'union du cartilage cricoïde avec les aryténoïdes. — A la partie toute supérieure de la saillie précitée, se voit une échancrure médiane, l'*échancrure interaryténoïdienne* ou *glotte intercartilagineuse* : c'est la *rimula* des anatomistes allemands. Elle est limitée, sur les côtés par les deux aryténoïdes et, en bas, par un repli muqueux, qui s'étend transversalement de l'un à l'autre de ces derniers cartilages et qu'on appelle, pour cette raison, le *repli interaryténoïdien*. L'échancrure interaryténoïdienne représente la partie toute postérieure de l'orifice supérieur du larynx : nous la retrouverons plus loin à propos de cet orifice. Il est à peine besoin d'ajouter que l'échancrure interaryténoïdienne, très variable dans ses dimensions, est d'autant plus large que les deux aryténoïdes sont plus écartés l'un de l'autre. — La portion médiane de la face postérieure du larynx est recouverte dans toute son étendue par la muqueuse du pharynx (voy. *Pharynx*). Elle lui est unie par une couche de tissu cellulaire lâche, qui s'infiltre facilement.

b. *Sur les côtés.* — De chaque côté de la saillie médiane que nous venons de décrire, la paroi postérieure du larynx est représentée par deux gouttières longitudinales, qui se dirigent de la bouche vers l'œsophage et qui livrent passage, dans la déglutition, aux aliments liquides ou semi-liquides : ce sont les *gouttières pharyngo-laryngées*. On les désigne encore sous les noms de *sinus piriformes* ou de *sillons latéraux du pharynx*. Elles commencent, en haut, du côté de la langue, à un repli muqueux transversal qui s'étend du bord de l'épiglotte au pharynx, le *repli pharyngo-épiglottique*. De là, elles se portent en bas, diminuent peu à peu de profondeur et, finalement, se confondent avec la paroi latérale du pharynx.

Les gouttières pharyngo-laryngées sont délimitées, en dedans : 1° par les bords latéraux de l'épiglotte ; 2° par la face externe de deux replis muqueux, l'un droit, l'autre gauche, qui s'étendent des bords de l'épiglotte aux aryténoïdes ; 3° par la face antéro-externe des aryténoïdes; 4° par la partie sous-jacente du cricoïde. En dehors, elles sont formées par l'aile du cartilage thyroïde, par la grande corne de l'os hyoïde et, entre les deux, par la membrane thyro-hyoïdienne.

Les gouttières pharyngo-laryngées sont revêtues dans toute leur étendue par la muqueuse pharyngée, laquelle se continue en haut avec la muqueuse buccale, en bas avec la muqueuse œsophagienne, en dedans et par-dessus le bord libre des replis aryténo-épiglottiques, avec la muqueuse laryngée. Cette muqueuse est soulevée, en regard des replis aryténo-épiglottiques, par le nerf laryngé supérieur, qui chemine immédiatement au-dessous d'elle. Il en résulte la formation d'un petit repli (fig. 330, 15) obliquement dirigé en bas et en dedans, lequel délimite, au-dessus et au-dessous de lui, deux fossettes plus ou moins accusées.

B. FACES ANTÉRO-LATÉRALES. — Les faces antéro-latérales (fig. 331), ou plus simplement faces latérales, sont au nombre de deux, l'une droite, l'autre gauche. Elles regardent, comme leur nom l'indique, en avant et en dehors. A leur constitution concourent deux cartilages : en bas, le cricoïde, légèrement bombé ; en haut, l'aile du thyroïde, assez régulièrement plane. Ces faces latérales sont recouvertes : 1° par le corps thyroïde (voy. cet organe); 2° par les muscles sterno-thyroïdien et thyro-hyoïdien, qui s'insèrent l'un et l'autre sur l'aile du thyroïde

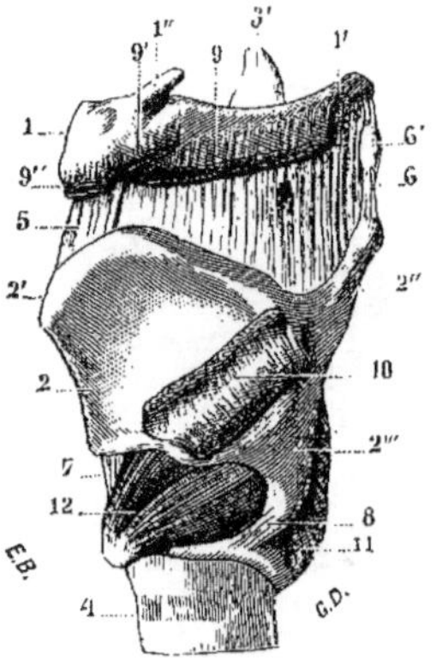

Fig. 331.

Le larynx, vu par sa face antéro-latérale gauche.

1. os hyoïde, avec : 1'. sa grande corne ; 1''. sa petite corne. — 2. cartilage thyroïde, avec : 2'. son échancrure médiane ; 2''. sa grande corne ; 2''', sa petite corne. — 3. cartilage thyroïde. — 3'. épiglotte. — 4. trachée-artère. — 5. membrane thyro-hyoïdienne. — 6. ligament thyro-hyoïdien latéral, avec : 6', nodule cartilagineux. — 7, membrane crico-thyroïdienne. — 8, articulation crico-thyroïdienne. — 9, muscles thyro-hyoïdien. — 9', crico-hyoïdien. — 9'', sterno-hyoïdien. — 10, interstice ligamenteux, donnant insertion en bas au sterno-thyroïdien, en haut au thyro-hyoïdien. — 11, cartilage cricoïde et muscle crico-aryténoïdien postérieur. — 12, muscle crico-thyroïdien.

suivant une ligne obliquement dirigée de haut en bas et d'arrière en avant;
3° par le sterno-hyoïdien, qui recouvre les muscles précédents et qui est recouvert
à son tour par l'aponévrose cervicale superficielle et la peau.

2' **Bords**. — Les trois bords du larynx se distinguent, d'après leur orientation,
en bord antérieur et bords postérieurs, ces derniers, au nombre de deux, se dis-
tinguant à leur tour en bord postérieur droit et bord postérieur gauche.

a. *Bord antérieur*. — Le bord antérieur, situé sur la ligne médiane, est formé
en bas par le cartilage cricoïde et, en haut, par l'angle saillant du cartilage
thyroïde. À sa partie tout inférieure, il est recouvert par l'isthme du corps thyroïde. Au-dessus de l'isthme, il est pour ainsi dire superficiel, n'étant séparé de
la peau que par la ligne blanche sous-
hyoïdienne, je veux dire par l'étroite lame
fibreuse qui unit les muscles sous-hyoïdiens d'un côté à ceux du côté opposé.

b. *Bords postérieurs*. — Les bords
postérieurs (fig. 332) regardent la colonne
vertébrale. Ils répondent aux bords postérieurs du cartilage thyroïde, que prolongent en haut et en bas les grandes cornes
et les petites cornes de ce cartilage. Le
long du bord postérieur cheminent de
bas en haut la carotide primitive et, en
dehors d'elle, le pneumogastrique et la
veine jugulaire interne (fig. 357).

3° **Sommet**. — Le sommet du larynx est
formé par un orifice arrondi, qui se confond avec la trachée-artère. Il est situé
exactement sur le même plan horizontal
que l'extrémité inférieure du pharynx et
répond, par conséquent, comme cette dernière, au corps de la septième vertèbre
cervicale ou au disque intervertébral qui
sépare la sixième de la septième (voy. plus
haut). Chez le nouveau-né, le larynx
descend beaucoup moins bas : il se termine en regard de la cinquième cervicale
ou même de la quatrième.

4' **Base**. — La base de la pyramide laryngée est située au-dessous et en arrière
de la base de la langue. Elle nous présente successivement, en allant d'avant
en arrière (fig. 332) :

1° Le bord supérieur du cartilage thyroïde, que surmonte la membrane thyro-
hyoïdienne ;

2° Une masse cellulo-graisseuse, le *paquet graisseux préglottique*, comprise
entre la membrane thyro-hyoïdienne et l'épiglotte ;

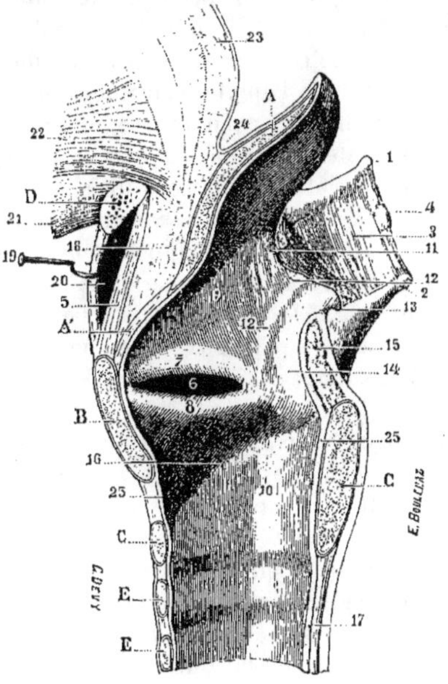

Fig. 332.

Coupe sagittale du larynx : le segment droit
de la coupe, vu par sa face interne.

A. épiglotte et ligament thyro-épiglottique. — B. cartilage thyroïde. — C. cartilage cricoïde. — D. corps de
l'os hyoïde. — E. anneaux cartilagineux de la trachée.
1. grande corne de l'hyoïde. — 2. corne supérieure du
thyroïde. — 3. membrane thyro-hyoïdienne, avec 3', un
faisceau qui va s'attacher sur les parties latérales de
l'épiglotte. — 4. ligament thyro-hyoïdien latéral, avec
son noyau cartilagineux. — 5. ligament thyro-hyoïdien
moyen. — 6. ventricule du larynx. — 7. corde vocale
supérieure. — 8. corde vocale inférieure. — 9. portion
sus-glottique du larynx. — 10. sa portion sous-glottique.
— 11. repli aryténo-épiglottique. — 12. relief formé par
la glande préaryténoïdienne. — 13. saillie formée par le
cartilage corniculé. — 14. face interne du cartilage
aryténoïde droit. — 15. muscle ary-aryténoïdien. —
16. sillon répondant au bord supérieur de l'anneau cricoïdien. — 17. portion membraneuse de la trachée. —
18. paquet adipeux préglottique. — 19. muscle thyro-
hyoïdien. — 20. bourse séreuse de Boyer. — 21. muscle
génio-glosse. — 23. base de la langue. — 24. repli
glosso-épiglottique médian. — 25. muqueuse laryngée.

3° L'épiglotte, avec les différents replis muqueux qui, de sa face antérieure, se rendent à la base de la langue ;

4° Les replis pharyngo-épiglottiques et aryténo-épiglottiques, qui unissent les bords latéraux de l'épiglotte, d'une part aux parois latérales du pharynx, d'autre part aux cartilages aryténoïdes ;

5° L'ouverture supérieure du larynx.

Cette ouverture (fig. 330, 5) qui fait communiquer le larynx avec le pharynx (*orifice pharyngien* du larynx de quelques auteurs) est fortement inclinée de haut en bas et d'avant en arrière. Elle a la forme d'un ovale, dont le grand axe serait antéro-postérieur et dont la grosse extrémité serait dirigée en avant; en arrière, elle se prolonge en une sorte de fente verticale et médiane, que nous avons déjà vue à propos de la face postérieure du larynx, l'*échancrure inter-aryténoïdienne*, ou *rimula*. L'ouverture supérieure du larynx est délimitée : 1° en avant, par le bord libre de l'épiglotte, dirigé transversalement, légèrement courbe à concavité dirigée en haut; 2° en arrière, au niveau de l'échancrure interaryténoïdienne, par la face interne des aryténoïdes et par le repli muqueux qui les unit l'un à l'autre : 3° sur les côtés, par le bord libre des replis aryténo-épiglottiques. Sur ce bord et à sa partie postérieure, se voient deux saillies : l'une antérieure, c'est le tubercule de *Wrisberg*, encore appelé *tubercule de Morgagni* ou *tubercule cunéiforme* (fig. 333, 11); l'autre postérieure, c'est le *tubercule de Santorini* ou *tubercule corniculé* (fig. 333, 10). Ces deux tubercules résultent du soulèvement de la muqueuse à leur niveau par deux petites masses cartilagineuses, le cartilage de Wrisberg et le cartilage de Santorini, que nous décrirons plus loin.

Les dimensions de l'orifice supérieur du larynx varient comme celles du larynx lui-même, suivant l'âge, suivant le sexe et suivant les sujets. Elles varient aussi, sur le même sujet, suivant les conditions physiologiques du moment, je veux dire suivant la situation qu'occupent l'épiglotte et les aryténoïdes, deux formations essentiellement mobiles, pendant la déglutition, pendant la respiration et au moment de la phonation. C'est ainsi que l'orifice se rétrécit au deuxième temps de la déglutition, qu'il se rétrécit encore pendant l'émission des sons aigus, qu'il s'agrandit au contraire dans les fortes inspirations, etc. A l'état de distension moyenne, il mesure de 30 à 35 millimètres de longueur, sur 15 à 18 millimètres de largeur.

§ III. — Conformation intérieure

Vu intérieurement, le larynx, large à sa partie supérieure et à sa partie inférieure, nous présente à sa partie moyenne une portion rétrécie, une sorte de détroit, appelé *glotte*. Nous pouvons donc, au point de vue topographique, lui considérer trois zones : une zone supérieure ou sus-glottique ; une zone moyenne ou glottique ; une zone inférieure ou sous-glottique. De ces différentes zones, la moyenne ou zone glottique est de beaucoup la plus importante ; c'est elle qui va d'abord nous occuper.

A. — Zone glottique

La zone glottique est la portion essentielle du larynx, celle à laquelle il doit son rôle d'organe phonateur. Elle nous présente tout d'abord, sur la ligne médiane, une fente allongée d'avant en arrière : c'est la *glotte*. Cette fente est délimitée latéralement par des bandelettes membraneuses, appelées *cordes vocales*. Au nombre de quatre, deux de chaque côté, les cordes vocales se distinguent en supérieures et inférieures. Enfin, à droite et à gauche, entre la corde vocale supérieure et l'inférieure, se trouve un diverticulum de la cavité laryngienne, que l'on désigne sous le nom de *ventricule du larynx*. Reprenons maintenant chacun de ces éléments de la zone glottique.

1° Cordes vocales. — Les cordes vocales, avons-nous dit, se distinguent en supérieures et inférieures :

a. *Cordes vocales supérieures.* — Les cordes vocales supérieures (fig. 332, 7 et fig. 333, 15) s'attachent, en avant, à la partie la plus élevée de l'angle rentrant du

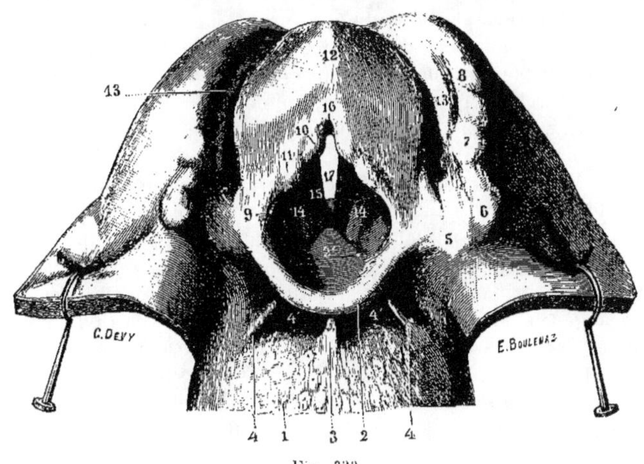

Fig. 333.

La glotte et le vestibule du larynx, vus d'en haut.

(Le pharynx a été ouvert en arrière sur la ligne médiane, et les deux lambeaux fortement inclinés latéralement.)

1. base de la langue. — 2. épiglotte, avec 2', son bourrelet. — 3. repli glosso-épiglottique médian. — 4. replis glosso-épiglottiques latéraux, avec 4' et 4'. fossettes glosso-épiglottiques ou vallecula. — 5. replis pharyngo-épiglottiques. — 6. saillie de la grande corne de l'os hyoïde. — 7. saillie de la corne supérieure du cartilage thyroïde. — 8. saillie du bord postérieur du même cartilage. — 9. repli aryténo-épiglottique. — 10. saillie du cartilage corniculé. — 11. saillie du cartilage de Wrisberg. — 12, face postérieure du cricoïde. — 13. gouttières pharyngo-laryngées. — 14. cordes vocales supérieures. — 15. cordes vocales inférieures. — 16, échancrure interaryténoïdienne (rimula). — 17. orifice glottique.

cartilage thyroïde. De là, elles se portent horizontalement en arrière et un peu en dehors et viennent se fixer sur la face antérieure du cartilage aryténoïde, celle du côté droit sur l'aryténoïde droit, celle du côté gauche sur l'aryténoïde gauche. Leur longueur est, en moyenne, de 20 millimètres chez l'homme, de 15 millimètres chez la femme.

Elles revêtent la forme de deux lames aplaties, présentant chacune deux faces et deux bords. — La *face supérieure*, fortement inclinée en bas et en dedans, répond à la portion sus-glottique du larynx. — La *face inférieure*, inclinée dans le même sens, forme la paroi interne du ventricule laryngien. — Le *bord externe*, adhérent, se continue sans ligne de démarcation bien nette avec le repli aryténo-épiglottique correspondant. — Le *bord interne*, libre dans toute son étendue, regarde la fente glottique. En raison de son obliquité, indiquée ci-dessus, il est séparé de celui du côté opposé, par un espace triangulaire à base postérieure.

Considérées au point de vue de leur structure, les cordes vocales supérieures sont formées chacune par un repli de la muqueuse laryngienne, comprenant dans son épaisseur une lame fibro-élastique, que nous décrirons plus tard sous le nom de ligament thyro-aryténoïdien supérieur.

b. *Cordes vocales inférieures.* — Les cordes vocales inférieures (fig. 332, 8) s'attachent : 1° par leur extrémité antérieure, dans l'angle rentrant du cartilage thyroïde, à 3 millimètres au-dessous de l'insertion des précédentes ; 2° par leur extrémité postérieure, sur l'apophyse interne des cartilages aryténoïdes. Elles ont, du reste, la même direction que les cordes vocales supérieures, c'est-à-dire qu'elles se portent horizontalement d'avant en arrière et de dedans en dehors.

Les cordes vocales inférieures nous présentent, comme les supérieures, deux faces et deux bords. — La *face inférieure* regarde en bas et en dedans. Elle fait partie de la portion sous-glottique du larynx. — La *face supérieure*, à peu près horizontale, forme le plancher du ventricule laryngien. — Le *bord externe* ou adhérent, remarquable par son épaisseur, répond à l'aile du thyroïde ou, plus exactement, au muscle thyro-aryténoïdien, qui double à ce niveau la face interne du cartilage. — Le *bord interne* ou libre, fort mince, forme avec son homologue du côté opposé un petit triangle isocèle à base postérieure (fig. 334).

La longueur des cordes vocales inférieures est, en moyenne, de 20 à 25 millimètres chez l'homme, de 16 à 20 millimètres chez la femme. Au point de vue de leur structure, elles se composent essentiellement, comme les supérieures, d'une lame élastique, le ligament thyro-aryténoïdien inférieur, revêtu sur ses deux faces par un repli de la muqueuse laryngienne. Chacune d'elles comprend, en outre, dans son épaisseur, un volumineux faisceau du muscle thyro-aryténoïdien (fig. 335, 13′) et c'est précisément à la présence de ce faisceau musculaire qu'elle doit la grande épaisseur qui la caractérise.

c. *Parallèle anatomique des cordes vocales supérieures et inférieures.* — Comparées entre elles, les cordes vocales supérieures et les cordes vocales inférieures diffèrent tout d'abord, comme nous venons de le voir, par leur forme et par leur structure : les premières étant minces, rubanées, sans éléments musculaires ; les secondes étant au contraire très épaisses, prismatiques triangulaires et possédant dans toute leur longueur un faisceau musculaire volumineux.

Elles diffèrent encore par leur étendue transversale, les cordes vocales inférieures se rapprochant un peu plus de la ligne médiane que les supérieures. Il résulte de cette dernière disposition : 1° que le triangle qui sépare les deux cordes vocales inférieures est un peu moins large que le triangle qui sépare les deux cordes vocales supérieures et qu'il est réellement inscrit dans ce dernier ; 2° que, lorsqu'on regarde le larynx par en haut (fig. 333), on aperçoit à la fois les quatre cordes vocales, tandis que lorsqu'on le regarde par en bas, on ne voit que les deux cordes vocales inférieures, lesquelles masquent complètement les supérieures en les débordant en dedans.

Les cordes vocales diffèrent enfin, au point de vue fonctionnel, en ce que les inférieures sont les organes essentiels de l'appareil phonateur et sont les seules qui méritent réellement le nom de cordes vocales. Les supérieures sont des éléments tout à fait accessoires, d'une importance presque nulle : on peut en effet, comme l'ont établi depuis longtemps les recherches de Longet, les inciser sur des larynx laissés en place ou attirés au-devant du cou, sans que la phonation ait sérieusement à souffrir de cette mutilation.

2° **Glotte.** — La glotte (fig. 334, A) peut être définie : l'espace, allongé d'avant en

arrière, qui est limité, sur les côtés, par le bord libre des cordes vocales inférieures et par la face interne des cartilages aryténoïdes. Cet espace comprend deux
portions bien distinctes, une portion antérieure qui répond aux cordes vocales et
une portion postérieure qui est située entre les aryténoïdes. La première de ces
deux portions est la glotte proprement dite ou glotte interligamenteuse ; la seconde
constitue la glotte intercartilagineuse ou espace interaryténoïdien :

a. *Glotte interligamenteuse*. — La glotte interligamenteuse (*glotte vocale* des
physiologistes) revêt la forme d'un triangle isocèle dont le sommet est situé dans
l'angle du thyroïde et dont la base, tout idéale, répond à une ligne transversale
menée par les apophyses internes des aryténoïdes. — Sa *longueur*, représentée
par la perpendiculaire abaissée du sommet sur le milieu de la base, est à peu près
égale (quoique toujours un peu moindre) à la longueur même des cordes vocales
inférieures : soit 20 à 25 millimètres pour l'homme, 16 à 20 millimètres pour la
femme. — Sa *largeur* varie naturellement avec la position qu'occupent les cordes
vocales inférieures, replis essentiellement mobiles, qui, suivant les besoins de la
phonation, tantôt se rapprochent de
la ligne médiane, tantôt s'en éloignent. Dans le premier cas, la glotte
peut atteindre, à sa base, de 10 à
15 millimètres de largeur. Dans le
second, elle se réduit d'autant plus
que le déplacement en dedans des
cordes vocales est plus prononcé ;
elle disparaît même complètement
(occlusion de la glotte) lorsque les
deux cordes vocales arrivent au
contact l'une de l'autre. On admet
généralement qu'à l'état de repos,
je veux dire en dehors de toute contraction de ses muscles constricteurs
ou dilatateurs (fig. 334, A), la fente
glottique mesure à sa base 7 ou
8 millimètres chez l'homme, 5 ou
6 millimètres chez la femme.

b. *Glotte intercartilagineuse*. —
La glotte intercartilagineuse (*glotte
respiratoire* des physiologistes), qui

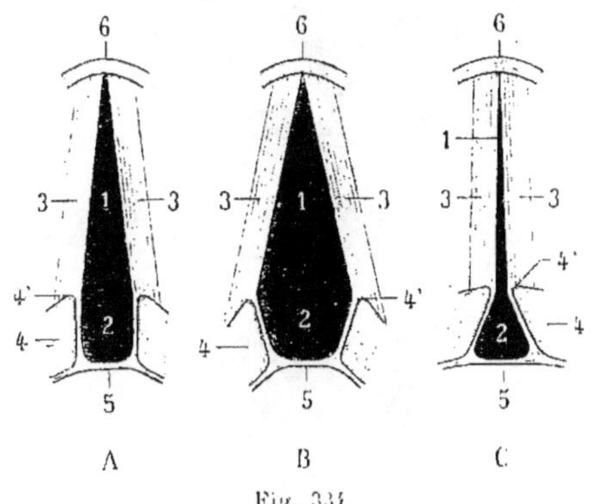

Fig. 334.

Figure schématique, représentant les différentes
formes que présentent les deux glottes interligamenteuse et intercartilagineuse, suivant que les
cordes vocales : 1° sont à l'état de repos (A) ; 2° sont
écartées l'une de l'autre (B) ; 3° sont rapprochées
de la ligne médiane (C).

1, glotte interligamenteuse. — 2, glotte intercartilagineuse.—
3, cordes vocales inférieures. — 4, cartilages aryténoïdes, avec
4'. leur apophyse antérieure ou vocale. — 5, membrane interaryténoïdienne. — 6, cartilage thyroïde.

fait suite à la précédente, est circonscrite, sur les côtés, par la face interne des
cartilages aryténoïdes, en arrière par le muscle ary-aryténoïdien. Sa longueur
mesure en moyenne 6 ou 7 millimètres chez l'homme, 1 ou 2 millimètres en
moins chez la femme. Quant à sa forme, elle n'a rien de fixe, les aryténoïdes qui
la limitent latéralement étant eux-mêmes très mobiles. Elle varie donc suivant la
position qu'occupent ces derniers cartilages, ou, ce qui revient au même, suivant
l'état de la glotte interligamenteuse (fig. 334). A l'état de repos de celle-ci, la glotte
intercartilagineuse offre la figure d'un petit rectangle assez régulier. La glotte
interligamenteuse vient-elle à se dilater ou à se rétrécir, le côté antérieur du
rectangle précité s'allonge dans le premier cas, se raccourcit dans le second.
Enfin, dans l'état d'occlusion de la glotte interligamenteuse, la glotte intercartilagineuse revêt l'aspect d'un triangle, dont le sommet, dirigé en avant, répond

exactement à l'extrémité postérieure des cordes vocales inférieures, accolées l'une à l'autre sur la ligne médiane.

3° Ventricules du larynx. — Au nombre de deux, l'un droit, l'autre gauche, les ventricules du larynx ou *ventricules de Morgagni* sont des diverticulums de la cavité laryngienne, qui occupent, de chaque côté de la ligne médiane, tout l'espace compris entre la corde vocale supérieure et la corde vocale inférieure. Ils sont allongés dans le sens antéro-postérieur et ont, à peu de chose près, la même lon-

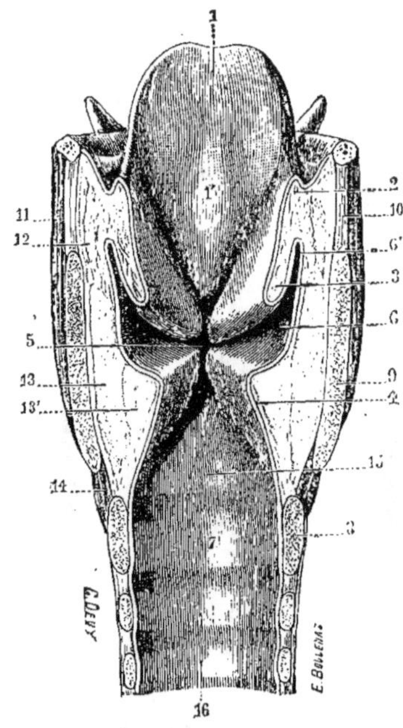

Fig. 335.

Coupe frontale du larynx : le segment antérieur de la coupe, vu par sa face postérieure.

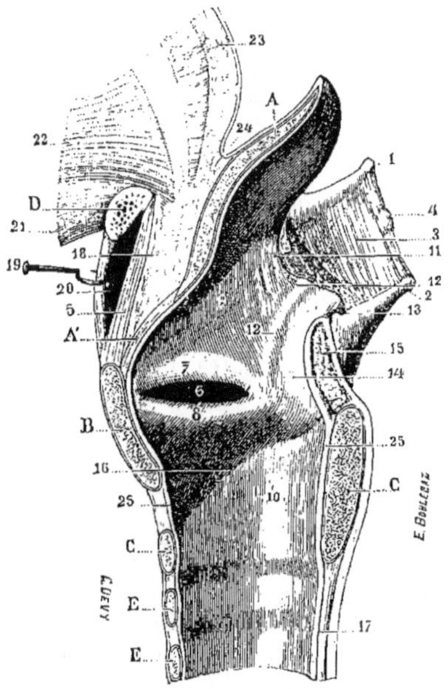

Fig. 336.

Coupe sagittale du larynx : le segment droit
de la coupe, vu par sa face interne.

Fig. 335. — 1. face postérieure de l'épiglotte, avec 1′, son bourrelet. — 2. repli aryténo-épiglottique. — 3. corde vocale supérieure. — 4. corde vocale inférieure. — 5. fossette centrale de Merkel. — 6. ventricule du larynx, avec 6′, son prolongement ascendant. — 7, arc antérieur du cricoïde. — 8. coupe du même cartilage. — 9. cartilage thyroïde. — 10. membrane thyro-hyoïdienne. — 11. muscle thyro-hyoïdien. — 12. muscle aryténo-épiglottique. — 13. muscle thyro-aryténoïdien, avec 13′, son faisceau interne contenu dans l'épaisseur de la corde vocale inférieure. — 14. muscle crico-thyroïdien. — 15, portion sous-glottique du larynx. — 16. cavité de la trachée.

Fig. 336. — A. épiglotte et ligament thyro-épiglottique. — B. cartilage thyroïde. — C. cartilage cricoïde. — D. corps de l'os hyoïde. — E. anneaux cartilagineux de la trachée. — 1. grande corne de l'hyoïde. — 2. corne supérieure du thyroïde. — 3. membrane thyro-hyoïdienne, avec 3′, un faisceau qui va s'attacher sur les parties latérales de l'épiglotte. 4. ligament thyro-hyoïdien latéral, avec son noyau cartilagineux. — 5, ligament thyro-hyoïdien moyen. — 6. ventricule du larynx. — 7. corde vocale supérieure. — 8. corde vocale inférieure. — 9. portion sus-glottique du larynx. — 10, sa portion sous-glottique. 11. repli aryténo-épiglottique. — 12. relief formé par la glande préaryténoïdienne. — 13. saillie formée par le cartilage corniculé. — 14. face interne du cartilage aryténoïde droit. — 15, muscle ary-aryténoïdien. 16. sillon répondant au bord supérieur de l'anneau cricoïdien — 17. portion membraneuse de la trachée. — 18, paquet adipeux préglottique. — 19, muscle thyro-hyoïdien. — 20. bourse séreuse de Boyer. — 21. muscle génio hyoïdien. — 22. muscle génio-glosse. — 23, base de la langue. — 24, repli glosso-épiglottique médian. — 25. muqueuse laryngée.

gueur que les cordes vocales elles-mêmes, soit, en moyenne, 20 millimètres chez l'homme, 15 millimètres chez la femme.

Vus en coupe vertico-transversale (fig. 335,6), les ventricules de Morgagni revêtent la forme d'un prisme triangulaire et nous présentent, par conséquent, trois parois : une paroi interne, oblique en bas et en dedans, qui est formée par la corde vocale supérieure ; une paroi inférieure, à peu près plane, qui n'est autre que la face supérieure de la corde vocale inférieure; une paroi externe, dirigée verticalement, qui répond à l'aile du thyroïde, doublée à ce niveau par les faisceaux supérieurs du muscle thyro-aryténoïdien.

A sa partie antérieure, le ventricule de Morgagni donne naissance à un prolongement ascendant (*portion verticale* ou *appendice* de quelques auteurs), dont le sommet remonte, suivant les cas, tantôt jusqu'au bord supérieur du cartilage thyroïde, tantôt jusqu'à la partie moyenne de la membrane thyro-hyoïdienne, ou plus haut encore jusqu'à l'os hyoïde. Je l'ai vu plusieurs fois s'étendre jusqu'au-dessous de la muqueuse de la base de la langue. Ce prolongement est l'homologue, rudimentaire chez l'homme, de diverticulums beaucoup plus considérables, qui existent normalement chez quelques mammifères et qui, sous le nom de *sacs laryngiens* ou *poches laryngiennes*, s'étendent plus ou moins loin dans la région du cou ou même sur le thorax. C'est ainsi que nous voyons, chez l'orang, des diverticulums laryngiens, remplis d'air, recouvrir non seulement la face antérieure du cou et le devant de la poitrine, mais descendre jusque dans les aisselles.

Les ventricules de Morgagni communiquent avec la cavité laryngienne, de chaque côté de la glotte, par un orifice allongé d'avant en arrière (fig. 335,6), qui est délimité, en haut, par le bord libre des cordes vocales supérieures et, en bas, par le bord libre des cordes vocales inférieures. Il est à remarquer que cet orifice est toujours un peu plus court que les cordes vocales elles-mêmes, celles-ci se fusionnant l'une avec l'autre un peu en avant de leur insertion postérieure sur les aryténoïdes. Au point de vue de sa forme, l'entrée des ventricules du larynx est elliptique ou en boutonnière : sa partie moyenne, qui est naturellement la plus large, mesure 3 ou 4 millimètres de hauteur. C'est à son niveau que se réfléchit la muqueuse laryngienne pour aller tapisser l'intérieur des ventricules.

B. — Zone sus-glottique

La zone sus-glottique, plus connue sous le nom de *vestibule du larynx*, est située, comme son nom l'indique, au-dessus de la glotte. C'est une cavité ovale, plus large en avant qu'en arrière, nous présentant quatre parois (fig. 330 et 336) : une paroi antérieure, une paroi postérieure et deux parois latérales.

1° Paroi antérieure. — La paroi antérieure ou épiglottique est formée par l'épiglotte. Très large en haut, elle se rétrécit graduellement au fur et à mesure qu'on descend et se termine, en bas, par une sorte de languette très mince, qui vient s'interposer entre les insertions thyroïdiennes des cordes vocales supérieures. Au-dessous de cette languette terminale, se voit une petite dépression médiane, la *fossette centrale* de Merkel (fig. 335,5), laquelle est située immédiatement au-dessus de l'insertion des cordes vocales inférieures. La paroi épiglottique du vestibule est concave transversalement. Dans le sens vertical, elle est convexe en haut, concave à sa partie moyenne et, de nouveau, convexe en bas. Cette convexité inférieure est parfois augmentée par un petit paquet de tissu adipeux qui se dépose entre le cartilage et la muqueuse : lorsqu'elle est très accusée, elle constitue, en dedans des replis aryténo-épiglottiques et au-dessus des cordes vocales supérieures, une espèce de saillie triangulaire, que l'on désigne sous le nom de *bourrelet épiglottique*.

2° Paroi postérieure. — La paroi postérieure est constituée : 1° sur la ligne médiane, par les faisceaux les plus élevés du muscle ary-aryténoïdien, au-dessus desquels se voit l'échancrure interaryténoïdienne; 2° sur les côtés de la ligne médiane, par la partie toute supérieure des cartilages aryténoïdes, surmontés des cartilages corniculés.

3° **Parois latérales**. — Les parois latérales sont formées, en haut, par les replis aryténo-épiglottiques, que continue, en bas, la face interne des cordes vocales supérieures. Considérées dans leur ensemble, ces parois latérales se dirigent obliquement de haut en bas et de dehors en dedans : en se rapprochant ainsi graduellement l'une de l'autre, elles donnent au vestibule du larynx une disposition franchement infundibuliforme.

C. — ZONE SOUS-GLOTTIQUE

La zone sous-glottique du larynx comprend toute la portion de la cavité laryngienne qui se trouve située au-dessous de la glotte. Elle est constituée : 1° en arrière, par le chaton du cricoïde; 2° en avant, par la partie antérieure de ce même cartilage cricoïde et, au-dessus de lui, par la partie inférieure du thyroïde (fig. 335, 15); 3° sur les côtés, par les parties latérales du cricoïde en bas et, en haut, par la face interne des cordes vocales inférieures.

La portion sous-glottique du larynx se divise elle-même en deux parties, l'une supérieure, l'autre inférieure. La partie inférieure, celle qui surmonte la trachée, est assez régulièrement cylindrique. Sa partie supérieure, par suite de l'inclinaison en dedans de ses parois latérales, revêt l'aspect d'un entonnoir renversé, ou bien encore celui d'une sorte de voûte qui serait traversée à son sommet par une fente antéro-postérieure, la fente glottique.

§ IV. — CONSTITUTION ANATOMIQUE

Considéré au point de vue de sa constitution anatomique, le larynx nous présente à étudier : 1° une série de pièces cartilagineuses, les *cartilages du larynx*, dont l'ensemble constitue la charpente ou squelette de l'organe ; 2° les *articulations* et les *ligaments*, qui unissent entre eux ces différents cartilages; 3° les *muscles* qui les meuvent ; 4° un revêtement muqueux, la *muqueuse laryngienne* ; 5° des formations glandulaires, *glandes du larynx*, annexées à cette muqueuse.

A. — CARTILAGE DU LARYNX

Les pièces cartilagineuses ou fibro-cartilagineuses qui entrent dans la constitution du larynx sont au nombre de neuf, savoir : 1° trois pièces *impaires et médianes*, qui sont, en allant de bas en haut, le cartilage cricoïde, le cartilage thyroïde, l'épiglotte ; 2° six pièces *paires et latérales*, trois de chaque côté, qui sont les cartilages aryténoïdes, les cartilages corniculés ou cartilages de Santorini et les cartilages de Wrisberg.

1° **Cartilage cricoïde**. — Le cartilage cricoïde (fig. 337, A, B, C) occupe la partie inférieure du larynx : sur lui, comme nous le verrons, reposent tous les autres. Vu dans son ensemble, il a la forme d'un anneau, d'où le nom de *cricoïde* (de κρίκος, anneau et εἶδος, forme) qui lui a été donné. Toutefois, sa hauteur n'est pas uniforme, comme sur un anneau ordinaire : elle mesure, en effet, de 20 à 30 millimètres à sa partie postérieure, de 5 à 7 millimètres seulement à sa partie antérieure. Le cartilage cricoïde est donc beaucoup plus haut en arrière qu'en avant.

Aussi le compare-t-on, non sans raison, à une bague, qui serait disposée horizontalement et dont le chaton serait tourné en arrière. En raison de sa forme annulaire, le cartilage cricoïde nous présente : 1° deux surfaces, l'une intérieure, l'autre extérieure ; 2° deux bords, l'un supérieur, l'autre inférieur, ayant tous les deux la forme d'une circonférence.

a. *Surface intérieure*. — La surface intérieure, concave, répond à la portion sous-glottique du larynx. Lisse et unie, elle est tapissée par la muqueuse dans toute son étendue.

b. *Surface extérieure*. — La surface extérieure, convexe à sa partie antérieure, à peu près plane à sa partie postérieure, est beaucoup plus accidentée. Elle nous présente successivement : 1° *en avant*, une petite saillie médiane, de chaque côté

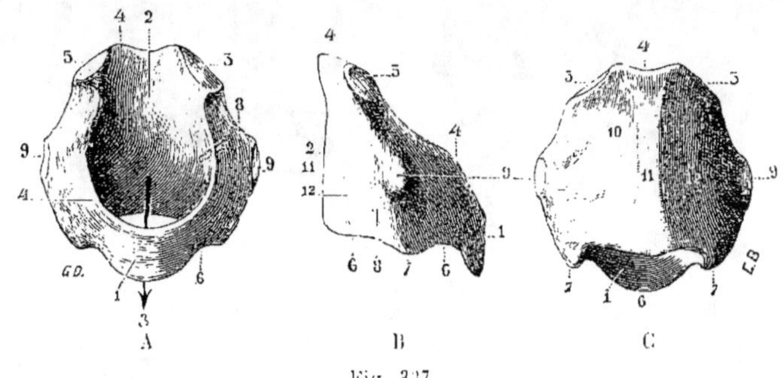

Fig. 337.

Le cartilage cricoïde : A, vu par sa face antérieure ; B, vu par sa face latérale droite ; C, vu par sa face postérieure.

1, moitié antérieure, étroite, de l'anneau cricoïdien.— 2, sa moitié postérieure, élargie en forme de chaton. — 3, cavité de l'anneau.— 4, bord supérieur, obliquement dirigé en bas et en avant. — 5, facettes articulaires, pour la base des cartilages aryténoïdes. — 6, bord inférieur, avec 7. 7, deux saillies pour l'insertion du muscle constricteur inférieur du pharynx. — 8. 8, faces externes, avec 9. 9, les facettes articulaires pour les cornes inférieures du cartilage thyroïde. — 10, face postérieure, avec 11, sa crête médiane et 12, ses fossettes latérales.

de laquelle se détachent les deux muscles crico-thyroïdiens : 2° *en arrière*, une crête mousse à direction verticale, sur laquelle s'insèrent quelques-unes des fibres longitudinales de l'œsophage et, de chaque côté de cette crête, deux dépressions plus ou moins profondes, dans lesquelles prennent naissance les deux muscles crico-aryténoïdiens postérieurs ; 3° *latéralement*, à l'union de sa partie convexe et de sa partie plane, une petite facette, supportée parfois par une sorte d'apophyse, facette par laquelle le cricoïde s'articule avec les petites cornes du cartilage thyroïde.

c. *Bord inférieur*. — Le bord inférieur, assez régulièrement arrondi, mince et tranchant, répond au premier anneau de la trachée, auquel il est relié par une membrane fibreuse. De ce bord, se détachent ordinairement trois petites saillies, l'une antérieure et médiane, les deux autres latérales, qui se dirigent vers le premier anneau de la trachée et souvent s'unissent à lui.

d. *Bord supérieur*. — Le bord supérieur diffère du précédent en ce qu'il est beaucoup plus épais et moins nettement circulaire : son diamètre antéro-postérieur, en effet, l'emporte sur le diamètre transversal d'un tiers ou d'un quart. Il en diffère encore en ce qu'il n'est pas horizontal comme lui, mais fortement incliné de haut en bas et d'arrière en avant. — Sa partie antérieure donne insertion à la membrane crico-thyroïdienne ; ses parties latérales, aux deux muscles crico-aryténoïdiens latéraux. — Sa partie postérieure nous présente, de chaque côté de la ligne médiane, une facette elliptique, regardant en dehors et en haut (fig. 337, A, 5) :

elle est destinée à l'articulation du cartilage cricoïde avec le cartilage aryténoïde.
Entre les deux facettes, le cartilage cricoïde, légèrement échancré, répond aux
faisceaux inférieurs du muscle ary-aryténoïdien.

2° Cartilage thyroïde. — Le cartilage thyroïde (fig. 338, A et B), ainsi appelé
(des mots grecs θυρεός, bouclier et εἶδος, forme) parce qu'il se dispose à la manière
d'un bouclier protecteur au-devant des parties essentielles de la phonation, occupe
la partie antérieure et supérieure du larynx. Il est formé par deux lames quadrilatères, placées verticalement et s'unissant l'une à l'autre sur la ligne médiane, de
façon à intercepter entre elles un angle dièdre dont l'ouverture regarde la colonne

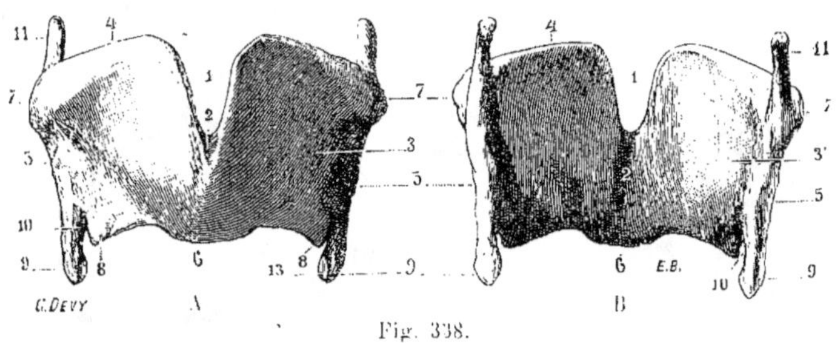

Fig. 338.

Le cartilage thyroïde : A, vu par sa face antérieure : B, vu par sa face postérieure.

1. échancrure médiane, séparant en haut les deux moitiés du cartilage. — 2. angle saillant et 2'. angle rentrant, formés
par la réunion de ces deux moitiés. — 3. les parties latérales ou ailes du thyroïde, vues par leur face externe. — 3'. les
mêmes, vues par leur face interne. — 4. bord supérieur. — 5. 5. bords postérieurs. — 6. bord inférieur. — 7. tubercules
supérieurs. — 8. tubercules inférieurs. — 9. corne inférieure. — 10. échancrure séparant cette corne du tubercule inférieur. — 11. cornes supérieures. — 13. facettes articulaires pour le cartilage cricoïde.

vertébrale. Ainsi entendu, le cartilage thyroïde ressemble assez bien à un livre à
demi ouvert, dont le dos serait vertical et tourné en avant. On lui considère une
face antérieure, une face postérieure, et quatre bords, que l'on distingue en bord
supérieur, bord inférieur et bords postérieurs :

a. *Face antérieure.* — La face antérieure ou superficielle (fig. 338, A) nous présente tout d'abord, sur la ligne médiane, une saillie anguleuse, *l'angle saillant du
thyroïde*, formée par l'union de ses deux moitiés latérales. Cette saillie longitudinale, plus marquée à sa partie supérieure qu'à sa partie inférieure, constitue la
pomme d'Adam des anciens anatomistes. Chacun sait qu'elle est beaucoup plus
prononcée chez l'homme que chez la femme. — De chaque côté de la ligne médiane,
se voit une surface plane, quadrilatère, plus étendue en largeur qu'en hauteur.
Une ligne, obliquement dirigée de haut en bas et d'arrière en avant et présentant
à chacune de ses extrémités un petit tubercule, divise cette surface en deux parties
inégales : une partie postérieure, relativement petite, recouverte par les muscles
sterno-thyroïdien et constricteur inférieur du pharynx ; une partie antérieure,
beaucoup plus grande, répondant au thyro-hyoïdien (fig. 339, c et b). Quant à la
ligne oblique elle-même (aa), ainsi qu'aux deux tubercules qui la terminent, elle
donne insertion en haut à ce dernier muscle, en bas au muscle sterno-thyroïdien.

b. *Face postérieure.* — La face postérieure ou profonde (fig. 338, B), d'une
configuration exactement inverse de la face précédente, nous présente les éléments
suivants : 1° sur la ligne médiane, un angle rentrant, *l'angle rentrant du
thyroïde*, lequel donne successivement attache, en haut à l'épiglotte et aux
cordes vocales supérieures, plus bas aux cordes vocales inférieures, plus bas
encore aux faisceaux des deux muscles thyro-aryténoïdiens ; 2° de chaque côté

de la ligne médiane, une surface quadrilatère, plane ou légèrement concave, répondant en partie aux ventricules du larynx, en partie à la muqueuse pharyngienne et aux muscles thyro-aryténoïdiens et crico-aryténoïdiens latéraux.

c. *Bord inférieur.* — Le bord inférieur, légèrement sinueux, répond à la circonférence supérieure du cricoïde, auquel il est uni par la membrane cricothyroïdienne. Il donne insertion, dans la plus grande partie de son étendue, aux muscles crico-thyroïdiens.

d. *Bord supérieur.* — Le bord supérieur, plus long et surtout plus fortement sinueux que l'inférieur, nous présente trois échancrures : une échancrure médiane, l'*échancrure thyroïdienne*, surmontant la pomme d'Adam et plus profonde chez l'homme que chez la femme ; deux échancrures latérales, l'une droite, l'autre gauche, répondant à la partie la plus externe de ce bord. Le bord supérieur du thyroïde, on le voit, serait assez bien représenté par deux *S* majuscules qui seraient couchées et adossées l'une à l'autre par leur partie descendante. Sur ce bord s'attache la membrane thyro-hyoïdienne.

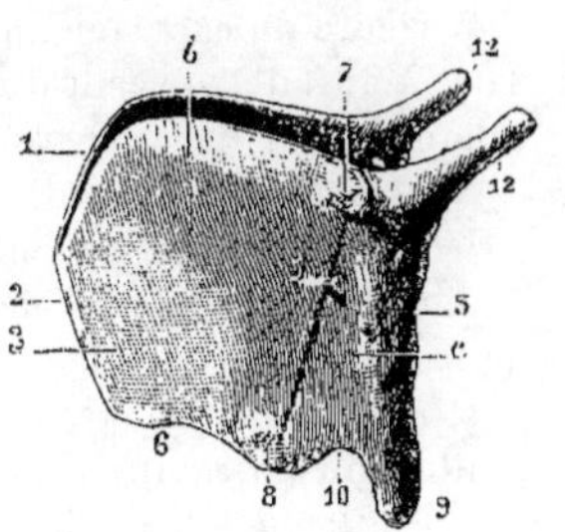

Fig. 339.

Le cartilage thyroïde, vu par sa face latérale gauche.

1, 2, 3, 5, 6, 7, 8, 9, 10 et 12, comme dans la figure 338.

aa, ligne virtuelle *en rouge* unissant le tubercule supérieur au tubercule inférieur et divisant la face latérale du thyroïde en deux parties : une partie antérieure (*b*, et une partie postérieure (*c*.

e. *Bords postérieurs.* — Les bords postérieurs (fig. 453,5), dirigés verticalement, arrondis et mousses, donnent attache, à droite et à gauche, à l'aponévrose du pharynx et aux trois muscles constricteur moyen, pharyngo-staphylin et stylopharyngien. Ces bords se prolongent en haut et en bas sous la forme de deux apophyses verticales, de forme conoïde, que l'on désigne sous le nom de *cornes du thyroïde.* On les distingue en cornes supérieures et en cornes inférieures. Les cornes supérieures, beaucoup plus longues que les inférieures, mesurent de 15 à 20 millimètres de longueur : elles sont reliées à l'os hyoïde par un cordon fibreux, le ligament thyro-hyoïdien latéral (fig. 346,1). Les cornes inférieures, plus courtes, ont une longueur de 5 à 8 millimètres ; elles se terminent à leur extrémité libre par une facette articulaire, laquelle s'unit à la facette similaire que nous avons rencontrée plus haut sur les parties latérales du cartilage cricoïde.

Le cartilage thyroïde n'est pas une pièce unique. Il se compose en réalité, comme l'ont établi depuis longtemps les recherches de RAMBAUD et RENAULT (*Origine et développement des os*, Paris, 1864), de deux pièces latérales réunies l'une à l'autre par une troisième pièce, celle-ci impaire et médiane, que nous désignerons sous le nom de *cartilage interthyroïdien* (*cartilage vocal* de RAMBAUD et RENAULT). Ce dernier cartilage, très visible chez l'enfant quand on regarde le thyroïde par transparence, est moins apparent chez l'adulte et disparaît complètement chez le vieillard par suite de sa fusion avec les pièces latérales. Comme le montre la figure ci-contre (fig. 340,4), le cartilage interthyroïdien s'étend du bord supérieur du thyroïde à son bord inférieur. Plus large à sa partie moyenne qu'à ses deux extrémités, il revêt la forme d'un losange à grand axe vertical, dont les deux angles latéraux seraient très obtus, les angles supérieur et inférieur au contraire très aigus. RAMBAUD et RENAULT le comparent, non sans raison, à une aiguille de boussole.

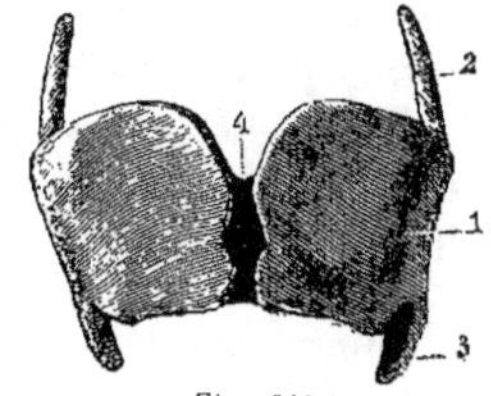

Fig. 340.

Cartilage médian du thyroïde (d'après RAMBAUD et RENAULT).

1, pièce latérale. — 2, grande corne. — 3, petite corne. — 4, pièce médiane ou cartilage interthyroïdien.

Le cartilage interthyroïdien diffère des lames du thyroïde par sa couleur, qui est moins opaque, et par la nature même de sa propre substance, qui est plus flexible et plus élastique. Il est uni aux portions latérales du cartilage thyroïde par un tissu cartilagineux plus ou moins fibrillaire, qui, dans le jeune âge, permet de très légers mouvements.

C'est sur la face postérieure du cartilage interthyroïdien et à sa partie moyenne que s'implante un petit noyau fibro-cartilagineux, le *nodule glottique antérieur* (p. 403), auquel viennent s'attacher les cordes vocales inférieures.

3° Cartilages aryténoïdes. — Au nombre de deux, l'un droit, l'autre gauche, les cartilages aryténoïdes (fig. 341 et 342) sont situés sur la partie postérieure et supérieure du cartilage cricoïde. Chacun d'eux a la forme d'une pyramide triangulaire à grand axe vertical et nous présente à étudier, par conséquent, une base, un sommet, trois faces et trois bords :

a. *Base.* — La base, dirigée en bas, s'articule avec le bord supérieur du cartilage cricoïde : elle nous présente, à cet effet, une facette elliptique dont le grand axe est oblique en arrière et en dehors. En avant et en arrière de cette facette articulaire, la base de l'aryténoïde se prolonge sous la forme de deux apophyses, que l'on distingue en antérieure et postérieure. — *L'apophyse antérieure* ou *interne* fait saillie dans la cavité même du larynx. Elle se termine ordinairement en pointe et donne attache à la corde vocale inférieure. — *L'apophyse postérieure* ou *externe*

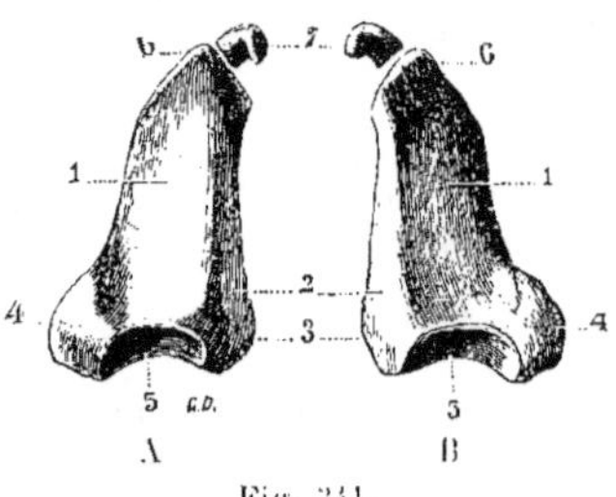

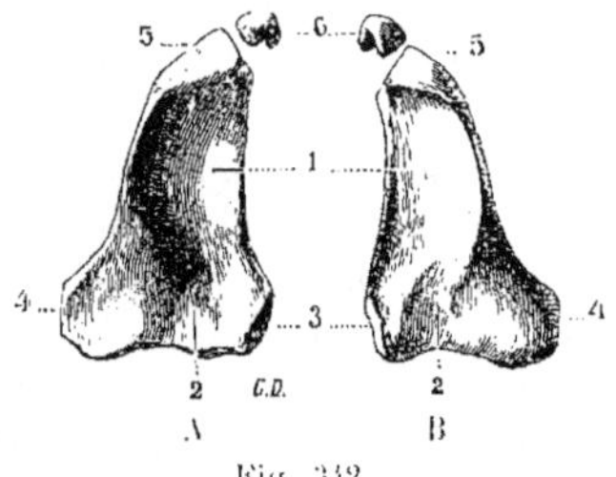

Fig. 341.

Fig. 342.

Les cartilages aryténoïdes et corniculés, vus par leur face postérieure (grossis deux fois) : A, cartilage du côté gauche ; B, cartilage du côté droit.

Les cartilages aryténoïdes et corniculés, vus par leur face antéro-externe (grossis deux fois) : A, cartilage du côté gauche ; B, cartilage du côté droit.

1. face postérieure. — 2. face interne, vue de profil. — 3. apophyse antéro-interne ou vocale. — 4, apophyse postéro-externe ou musculaire. — 5, 5, base du cartilage, avec la facette qui s'articule avec le cartilage cricoïde. — 6. son sommet. — 7, cartilages corniculés.

1. face antéro-externe. — 2. fossette pour l'insertion du muscle thyro-aryténoïdien. — 3. apophyse antéro-interne ou vocale. — 4, apophyse postéro-externe ou musculaire. — 5. sommet de l'aryténoïde. — 6. cartilages corniculés ou cartilages de Santorini.

est située en dehors de la cavité laryngienne. Plus courte, mais plus volumineuse que la précédente, elle donne insertion aux deux muscles crico-aryténoïdien postérieur et crico-aryténoïdien latéral. — En raison même de leurs connexions, les deux apophyses précitées sont désignées très souvent, tant en anatomie qu'en physiologie, la première sous le nom d'*apophyse vocale*, la seconde sous celui d'*apophyse musculaire*.

b. *Sommet.* — Le sommet de l'aryténoïde, dirigé en haut, s'incline légèrement en dedans vers celui du côté opposé. Il est surmonté par le cartilage corniculé, qui lui adhère intimement et le continue.

c. *Faces.* — Les trois faces de l'aryténoïde se distinguent en interne, postérieure et antéro-externe. — La *face interne*, plane, lisse et unie, est recouverte par la muqueuse. Elle limite, avec celle du côté opposé, l'espace que nous avons désigné plus haut sous le nom de glotte intercartilagineuse. — La *face postérieure*, excavée en fossette, répond au muscle ary-aryténoïdien, qui prend sur elle la plus grande partie de ses insertions. — La *face antéro-externe* nous présente deux fossettes : une fossette supérieure, plus large, dans laquelle s'attache la corde vocale supérieure ; une fossette inférieure, beaucoup plus petite, dans laquelle vient s'insérer le muscle thyro-aryténoïdien. Une crête mousse, souvent peu accusée, sépare l'une de l'autre ces deux fossettes.

d. *Bords.* — Les trois bords de l'aryténoïde séparent les faces ci-dessus décrites. Ils se distinguent, d'après leur situation, en bord antérieur, bord postérieur, bord externe. De ces trois bords, le dernier seul, le bord externe, mérite une mention spéciale. Il est contourné en *S* italique et s'étend depuis l'apophyse externe jusqu'au sommet du cartilage. Sur lui viennent s'insérer les faisceaux externes du muscle thyro-aryténoïdien.

4° Cartilages corniculés. — Les cartilages corniculés, encore appelés *cartilages de Santorini*, sont deux petits noyaux cartilagineux (fig. 341,7 et 341,6), situés immédiatement au-dessus des aryténoïdes. Leur longueur varie de 4 à 6 millimètres. Leur forme est celle d'un petit cône, dont la base repose sur le sommet tronqué de l'aryténoïde correspondant et dont le sommet, recourbé en dedans et en arrière, arrive presque au contact de celui du côté opposé.

5° Cartilages de Wrisberg. — Les cartilages de Wrisberg ne sont pas constants et, quand ils existent, ils présentent, dans leurs dimensions, des variations individuelles très étendues. Au nombre de deux, l'un droit, l'autre gauche, ils sont situés dans les replis aryténo-épiglottiques.

Chacun d'eux revêt la forme d'un petit cylindre, le plus souvent aplati dans le sens transversal à la manière d'un coin. Il mesure en moyenne de 8 à 10 millimètres de hauteur sur 1 millimètre et demi à 2 millimètres de largeur.

On lui distingue deux extrémités, l'une supérieure, l'autre inférieure. — Son *extrémité supérieure* (fig. 333,11), renflée et arrondie, fait saillie sur le bord libre du repli aryténo-épiglottique, un peu en avant du cartilage corniculé correspondant. — Son *extrémité inférieure*, plus mince et comme effilée, se perd dans l'épaisseur même du repli muqueux au niveau du bord adhérent de la corde vocale supérieure.

6° Epiglotte. — L'épiglotte (de ἐπί, sur et γλωττίς, glotte) est un fibro-cartilage impair et médian, situé au-devant de l'orifice supérieur du larynx, sur lequel il s'abaisse à la manière d'un opercule, lorsque le larynx vient, au moment de la déglutition, s'appliquer contre la base de la langue. Ce fibro-cartilage, une fois isolé des parties voisines (fig. 343), revêt la forme d'une lame mince et de forme ovalaire à grand axe vertical. Nous lui considérerons deux extrémités, deux faces et deux bords :

a. *Extrémités.* — Les deux extrémités de l'épiglotte se distinguent en supérieure et inférieure. — L'*extrémité supérieure* ou *base* est libre, arrondie en demi-cercle, un peu déjetée en avant du côté de la base de la langue. Elle présente, sur la ligne médiane, une légère échancrure. Sur les côtés, elle se continue avec les bords latéraux de l'épiglotte par deux angles fortement arrondis. — L'*extrémité inférieure* ou *sommet*, plus ou moins grêle, est cachée dans l'épaisseur des parties molles du voisinage. Elle vient se fixer, au moyen d'une languette fibreuse, dans l'angle rentrant du thyroïde, immédiatement au-dessus de l'insertion des cordes vocales (fig. 346,3).

b. *Faces.* — Des deux faces de l'épiglotte (fig. 336 et 352), l'une est antérieure, l'autre postérieure :

α) La *face antérieure*, concave de haut en bas, convexe transversalement, regarde la base de la langue. — Sa moitié supérieure est libre et recouverte par la muqueuse. Cette muqueuse, en passant de la face antérieure de l'épiglotte sur la langue, forme trois replis que nous avons déjà signalés, à propos de la langue (voy. t. III), sous le nom de repli *glosso-épiglottique médian* et *replis glosso-épiglottiques latéraux* (fig. 354). Entre ces replis se trouvent deux fossettes, l'une droite, l'autre gauche : ce sont les *fossettes glosso-épiglottiques* ou *valleculæ* (fig. 354,6). — Au-dessous de sa portion libre, la face antérieure de l'épiglotte répond à l'os hyoïde et à la membrane thyro-hyoïdienne, dont elle est séparée par un volumineux paquet de tissu cellulo-adipeux (fig. 336,18) que l'on a appelé à tort *glande de Morgagni*. Ce tissu, en effet, est entièrement dépourvu d'éléments glandulaires et l'expression de glande, dont on s'est servi longtemps pour le désigner, doit être abandonnée comme consacrant une erreur. Nous lui substituerons le nom de *paquet adipeux préglottique*.

ß) La *face postérieure* de l'épiglotte, tournée du côté du pharynx, présente la même configuration que la face antérieure, mais en sens inverse, c'est-à-dire qu'elle est convexe de haut en bas et concave dans le sens transversal. Libre dans toute son étendue, elle est recouverte par la muqueuse laryngienne. Sa portion médiane

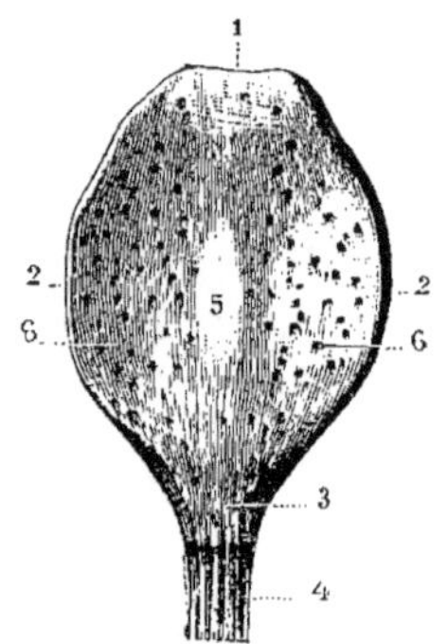

Fig. 343.

L'épiglotte, vue par sa face postérieure.

1, base de l'épiglotte. — 2, 2, ses bords latéraux. — 3, son sommet. — 4, ligament thyro-épiglottique. 5, partie médiane, dépourvue de trous. — 6, parties latérales, criblées de pertuis glandulaires.

(fig. 343,5) est lisse et unie. Ses parties latérales (6), au contraire, sont comme criblées de petits pertuis, visibles à l'œil nu, qui ne sont autre chose que les orifices des nombreuses glandes situées dans l'épaisseur du fibro-cartilage.

c. *Bords.* — Les deux bords de l'épiglotte se distinguent en bord gauche et bord droit. Ils sont convexes en dehors et donnent naissance, comme nous l'avons déjà vu plus haut (p. 386), aux prolongements pharyngo-épiglottiques et aryténo-épiglottiques, lesquels viennent se terminer d'autre part, les premiers sur les parois latérales du pharynx, les seconds sur le bord externe des cartilages aryténoïdes.

Structure des cartilages du larynx, leur ossification. — Les cartilages du larynx n'ont pas tous la même structure. — Le cricoïde et la portion inférieure des aryténoïdes, y compris ses deux apophyses antérieure et postérieure, sont essentiellement formés par du cartilage hyalin : ils sont, en outre, enveloppés par une lame périchondrale. Leur structure, comme on le voit, rappelle assez bien celle des cartilages costaux. — Le thyroïde est également constitué par du cartilage hyalin dans ses parties latérales, tandis que sa partie médiane, celle que nous avons décrite plus haut sous le nom de cartilage interthyroïdien, appartient à la variété des cartilages élastiques réticulés. — L'épiglotte (fig. 344), le cartilage de Wrisberg et la portion montante des aryténoïdes sont formés, eux aussi, par du cartilage élastique et il en serait de même, d'après RHEINER, de l'apophyse antérieure de l'aryténoïde. — Quant au cartilage de Santorini, il appartient au groupe des fibro-cartilages, c'est-à-dire qu'il est constitué par du tissu cartilagineux à substance fondamentale conjonctive.

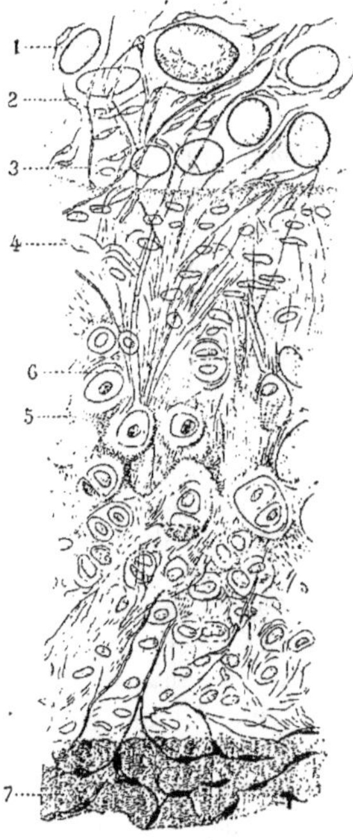

Fig. 344.

Coupe transversale de l'épiglotte du chien (d'après RANVIER).

1, cellules adipeuses — 2, tissu conjonctif lâche. — 3, fibres élastiques. — 4, couche superficielle du cartilage, avec petites cellules. — 5, portion centrale, avec de grandes cellules, et une substance fondamentale contenant des fibres et des grains élastiques. — 7, faisceaux de tissu conjonctif, coupés en travers.

Vers l'âge de vingt-cinq à trente ans, souvent plus tôt, les vrais cartilages du larynx sont envahis par l'ossification. Les premiers points osseux apparaissent d'ordinaire sur le cartilage thyroïde au niveau de son bord postérieur : c'est aux dépens de ce centre, *centre latéral*, que s'ossifient les petites et les grandes cornes. Bientôt après l'apparition de ce premier centre, s'en développe un second sur la pièce médiane : c'est le *centre médian*. Le centre latéral et le centre médian, prenant continuellement de l'extension, se rapprochent peu à peu l'un de l'autre et finissent par se rencontrer. A l'âge de soixante à soixante-cinq ans, chez l'homme, toutes les parties du cartilage sont ossifiées : au cartilage thyroïde a succédé l'os thyroïde. — Le cartilage cricoïde commence à s'ossifier peu de temps après le thyroïde. Cette ossification se fait par deux centres : l'un postérieur, qui apparaît de vingt-cinq à trente ans sur le bord supérieur du chaton cricoïdien ; l'autre antérieur, qui se montre quelques années plus tard à la partie moyenne de la face antérieure de ce cartilage. Comme pour le thyroïde, ces deux centres marchent à la rencontre l'un de l'autre et arrivent à se fusionner. L'ossification du cricoïde est ordinairement complète vers l'âge de soixante-cinq ans. — L'aryténoïde est envahi par l'ossification à peu près à la même époque que le cricoïde. Le tissu osseux se montre tout d'abord au niveau de l'apophyse externe et, de là, s'étend progressivement dans toute la hauteur du cartilage. — Quant au cartilage de Santorini, il s'ossifie plus tardivement. Un point osseux apparaît à son centre et envahit peu à peu tout le cartilage. A soixante-cinq ou soixante-dix ans, les cartilages de Santorini sont ordinairement transformés chacun en une petite pièce osseuse, qui tantôt se soude à l'aryténoïde correspondant, tantôt conserve toute son indépendance et toute sa mobilité.

Cette transformation progressive des cartilages du larynx en une substance de consistance dure et pierreuse n'est pas un simple dépôt de sels calcaires, comme le prétendent à tort certains auteurs, mais une ossification véritable. CHIEWITZ, qui a étudié cette ossification avec le plus grand soin, nous apprend que le tissu osseux se développe tout d'abord dans les couches profondes du cartilage ; le périchondre ne prend qu'une faible part à l'ossification et encore n'entre-t-il en action que lorsque le processus d'origine centrale a atteint les couches superficielles. Le tissu osseux, ainsi produit, a un aspect spongieux ; mais on rencontre çà et là cependant un véritable tissu compacte.

Nous ajouterons que l'envahissement des cartilages du larynx par le tissu osseux commence toujours un peu plus tard chez la femme que chez l'homme. Il marche aussi plus lentement et, tandis que, chez l'homme, l'ossification est ordinairement complète à soixante-dix ans, quelquefois plus tôt, ce n'est que de soixante-quinze à quatre-vingts ans qu'on observe cette disposition chez la femme. Encore, à cet âge avancé, rencontre-t-on le plus souvent des traces de cartilage sur certains points déterminés, notamment à la partie antérieure et supérieure du thyroïde et sur l'arc antérieur du cricoïde.

B. — ARTICULATIONS ET LIGAMENTS DU LARYNX

Les articulations du larynx se divisent en extrinsèques et intrinsèques. — Les premières comprennent l'union du cartilage thyroïde avec l'os hyoïde et l'union du cartilage cricoïde avec la trachée. — Les secondes nous offrent tout d'abord l'articulation du cricoïde avec le thyroïde, l'articulation des aryténoïdes avec le cricoïde et l'articulation des cartilages corniculés avec les aryténoïdes : ce sont là les articulations vraies. Elles comprennent, en outre, un certain nombre de ligaments, qui unissent entre elles des pièces cartilagineuses dépourvues de surfaces articulaires et même séparées par un certain intervalle ; tels sont : le ligament qui unit l'épiglotte au thyroïde, les ligaments qui unissent le thyroïde aux aryténoïdes, les ligaments qui relient les aryténoïdes à l'épiglotte.

1° Union du thyroïde avec l'os hyoïde. — Le cartilage thyroïde et l'os hyoïde sont unis l'un à l'autre : 1° à leur partie moyenne, par un ligament en forme de membrane, le ligament thyro-hyoïdien moyen ; 2° sur les côtés, par deux ligaments en forme de cordon, les ligaments thyro-hyoïdiens latéraux (fig. 345 et 346).

a. *Ligament thyro-hyoïdien moyen*. — Le ligament thyro-hyoïdien moyen, plus connu sous le nom de *membrane thyro-hyoïdienne*, a la forme d'une membrane quadrilatère, mesurant 2 ou 3 centimètres de hauteur sur 4 ou 5 centimètres de largeur. Elle se détache, en bas, du bord supérieur du cartilage thyroïde. De là, elle se porte en haut, passe derrière l'os hyoïde et vient s'insérer sur le bord postérieur de cet os, ainsi que sur le bord postérieur de ses grandes cornes. — *En avant*, la membrane thyro-hyoïdienne est en rapport : 1° sur la ligne médiane, avec une bourse séreuse, la *bourse séreuse de Boyer* (fig. 336,20), qui remonte jusque sur la face postérieure de l'os hyoïde, et, plus superficiellement, avec l'aponévrose et la peau; 2° sur les côtés, avec les trois muscles thyro-hyoïdiens, sterno-hyoïdiens et omo-hyoïdiens. — *En arrière*, elle répond, sur la ligne médiane, au paquet graisseux préglottique, qui la sépare de l'épiglotte, et, sur les côtés, à la muqueuse qui revêt les gouttières pharyngo-laryngées. — *En dehors*, enfin, les

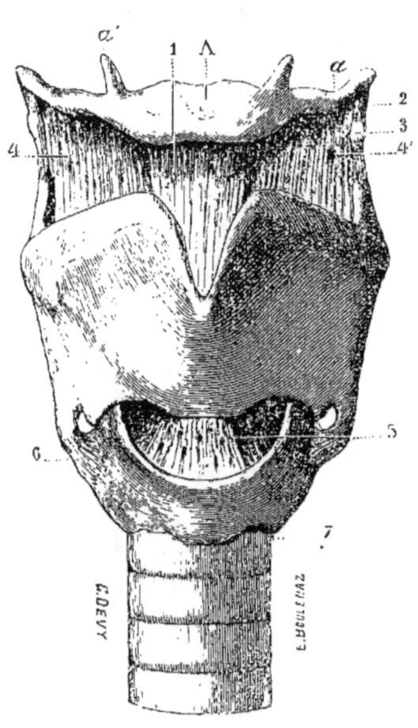

Fig. 345.

Les articulations et les ligaments du larynx, vus par leur face antérieure.

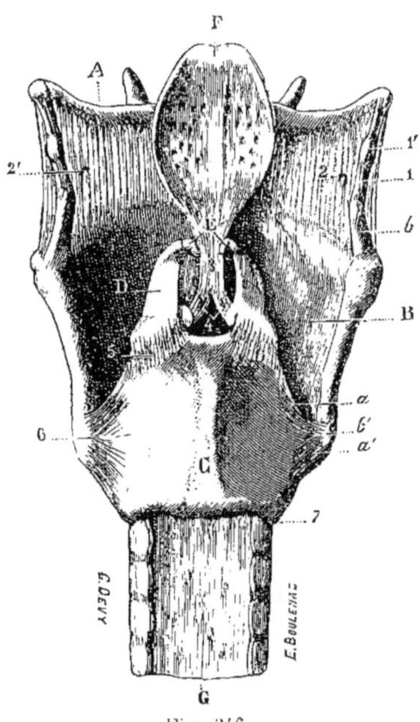

Fig. 346.

Les articulations et les ligaments du larynx, vus par leur face postérieure.

Fig. 345. — A, os hyoïde, avec : *a*, ses grandes cornes : *a'*, ses petites cornes. -- A, cartilage thyroïde. — C, cartilage cricoïde. — D, trachée artère. — 1, ligament thyro-hyoïdien moyen. — 2, ligaments thyro-hyoïdiens latéraux, avec 3, noyau cartilagineux contenu dans leur épaisseur. — 4, 4', orifices livrant passage aux vaisseaux laryngés supérieurs. — 5, ligament crico-thyroïdien moyen. -- 6, articulations crico-thyroïdiennes latérales. — 7, union du cricoïde avec la trachée.

Fig. 346. — A, os hyoïde. — B, cartilage thyroïde, avec : *b*, ses cornes supérieures : *b'*, ses cornes inférieures. -- C, cartilage cricoïde. - D, cartilages aryténoïdes. — E, cartilages corniculés ou de Santorini. — F, épiglotte — G, trachée-artère. - 1, ligaments thyro-hyoïdiens latéraux, avec 1', leur noyau cartilagineux. - 2, membrane thyro-hyoïdienne, avec 2', deux orifices pour l'artère laryngée supérieure. — 3, ligament thyro-épiglottique. — 4, ligaments thyro-aryténoïdiens inférieurs. — 5, ligaments crico-aryténoïdiens. — 6, ligaments crico-thyroïdiens latéraux, avec *a*, leurs faisceaux ascendants, et *a'*, leurs faisceaux descendants. — 7, union du cricoïde avec la trachée.

bords latéraux de la membrane thyro-hyoïdienne arrivent au contact des ligaments thyro-hyoïdiens latéraux et se confondent avec eux.

b. *Ligaments thyro-hyoïdiens latéraux*. — Les ligaments thyro-hyoïdiens latéraux (fig. 346,1) sont de petits cordons fibreux, longs de 25 à 30 millimètres, qui s'étendent verticalement des grandes cornes du cartilage thyroïde au sommet des grandes cornes de l'os hyoïde. Ils sont intimement unis, en dedans, avec la membrane thyro-hyoïdienne et on peut les considérer comme formant les bords latéraux de cette membrane. On rencontre assez fréquemment, dans l'épaisseur des ligaments thyro-hyoïdiens latéraux et à leur partie moyenne, un noyau cartilagineux de forme arrondie ou oblongue (*cartilage hordéiforme, cartilago triticea*), qui s'ossifie avec les progrès de l'âge et en même temps que le cartilage thyroïde (fig. 345,3 et 346,1').

2° Union du cricoïde avec la trachée. — Le cartilage cricoïde est uni au premier anneau de la trachée par une membrane fibro-élastique, qui, par sa nature et par sa disposition, rappelle exactement celle qui, plus bas, relie entre eux les différents anneaux de la trachée.

Elle s'étend du bord inférieur de l'anneau cricoïdien au bord supérieur du premier anneau trachéal et se trouve renforcée à sa partie antérieure par un petit cordon, impair et médian, qui descend comme elle du cricoïde sur la trachée.

Nous rappellerons ici pour mémoire que, dans certains cas, le cricoïde s'unit à la trachée d'une façon beaucoup plus intime, l'une ou l'autre de ses apophyses latérales, quelquefois même toutes les deux, se continuant directement avec le premier anneau de la trachée.

3° Union du cricoïde avec le thyroïde. — Le cricoïde et le thyroïde sont unis l'un à l'autre : 1° sur les côtés, par une véritable articulation ; 2° à leur partie moyenne, par un ligament en forme de membrane, le ligament crico-thyroïdien moyen :

a. *Articulation crico-thyroïdienne proprement dite.* — Cette articulation (fig. 345,6) appartient au groupe des arthrodies. — Comme surface articulaire, nous trouvons deux facettes planes et arrondies, qui occupent : 1° sur le cartilage thyroïde, l'extrémité inférieure de ses petites cornes ; 2° sur le cartilage cricoïde, les parties latérales de sa surface extérieure. — Un ligament capsulaire, à fibres verticales et parallèles, maintient en présence les deux surfaces précitées. Cette capsule fibreuse est renforcée, à sa partie antérieure et à sa partie postérieure, par deux faisceaux fibreux plus ou moins bien isolés, les *ligaments crico-thyroïdiens antérieur* et *postérieur*, qui descendent de la petite corne du thyroïde sur les parties correspondantes du cricoïde. — Une synoviale, parfaitement développée, favorise le jeu des surfaces articulaires. — L'articulation crico-thyroïdienne nous présente, tout d'abord, des mouvements de glissement, qui s'effectuent, suivant les cas, dans le sens antéro-postérieur ou dans le sens vertical. Elle possède, en outre, un mouvement dit de *bascule d'arrière en avant et d'avant en arrière*, qu'exécute le cartilage thyroïde autour d'un axe transversal passant par les deux surfaces articulaires. En basculant en avant, le

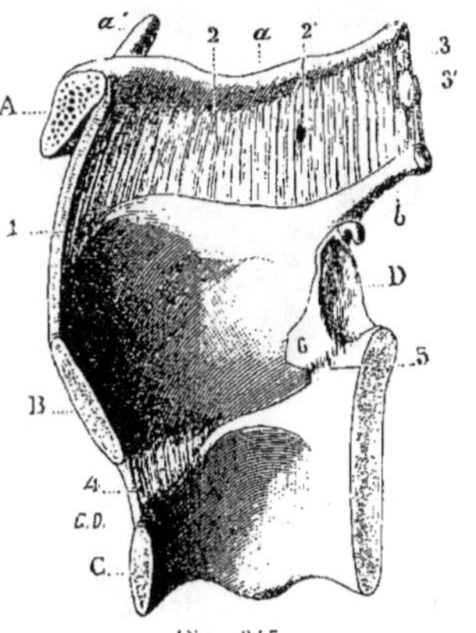

Fig. 347.

Les articulations et les ligaments du larynx, vus par leur face interne.

(Le larynx et l'os hyoïde ont été divisés sur la ligne médiane en deux moitiés : la figure représente la moitié droite : l'épiglotte a été enlevée.)

A. os hyoïde, avec : a, sa grande corne ; a', sa petite corne. — B, cartilage thyroïde, avec b, sa corne supérieure. — C, cartilage cricoïde. — D, cartilage aryténoïde, surmonté du cartilage corniculé.

1, ligament thyro-hyoïdien moyen. — 2, membrane thyro-hyoïdienne, avec 2', l'orifice pour les vaisseaux laryngés supérieurs. — 3, ligament thyro-hyoïdien latéral droit, avec 3', son noyau cartilagineux. — 4, membrane crico-thyroïdienne. — 5, articulation crico-aryténoïdienne. — 6, apophyse vocale du cartilage aryténoïde.

thyroïde s'abaisse à sa partie antérieure et cet abaissement paraît limité par la tension du ligament crico-thyroïden postérieur. En basculant en arrière, au contraire, il s'élève et s'écarte du cricoïde : ce mouvement d'élévation est limité par la tension de la membrane crico-thyroïdienne.

b. *Ligament crico-thyroïdien moyen.* — Le ligament crico-thyroïdien moyen, encore appelé en raison de ses dimensions *membrane crico-thyroïdienne* (fig. 346,5), revêt la forme d'un triangle, dont la base s'insère sur le bord supérieur du cartilage cricoïde et dont le sommet, fortement tronqué, vient se fixer à la partie moyenne du bord inférieur du cartilage thyroïde. Cette membrane, de coloration jaunâtre, est remarquable à la fois par son épaisseur, son élasticité, sa résistance. Sa face antérieure est en rapport avec les muscles crico-thyroïdiens, qui reposent sur elle. Sa face postérieure est recouverte par la muqueuse laryngée. Elle présente, sur la ligne médiane, un certain nombre de trous, destinés à livrer passage à des vaisseaux et à des nerfs (voy. plus loin).

4° Union du cricoïde avec les aryténoïdes : articulation crico-aryténoïdienne. — L'articulation par laquelle le cartilage cricoïde s'unit à l'aryténoïde est une arthrodie. — Les surfaces articulaires sont : 1° du côté du cricoïde, une facette elliptique, longue de 7 millimètres, large de 4 millimètres, située sur le bord supérieur du cartilage, un peu en dehors de la ligne médiane ; cette facette, dont le grand axe se dirige obliquement de haut en bas et de dedans en dehors, est convexe dans le sens antéro-postérieur : 2° du côté de l'aryténoïde et sur la base de ce cartilage, une facette également oblongue, mais dont le grand axe est justement perpendiculaire à celui de la précédente et qui est concave d'avant en arrière. — Les deux facettes articulaires précitées sont maintenues en présence par un ligament capsulaire, qui s'insère sur leur pourtour et qui est bien visible sur la figure 346. — Ce ligament est tapissé intérieurement par une synoviale, qui est très lâche et qui, de ce fait, permet à l'aryténoïde des mouvements faciles et étendus.

Des différents mouvements qu'exécute le cartilage aryténoïde sur le cricoïde, le principal est un mouvement de rotation autour d'un axe vertical passant par les surfaces articulaires. En vertu de ces mouvements, l'apophyse postérieure ou musculaire se porte, soit en dedans, soit en dehors, tandis que l'apophyse antérieure ou vocale se déplace dans un sens diamétralement opposé : en dedans, quand l'apophyse musculaire se porte en dehors, en dehors quand l'apophyse musculaire se porte en dedans. C'est par ces déplacements des apophyses antérieures des aryténoïdes que s'effectuent, comme nous le verrons plus tard, les variations qui surviennent dans les dimensions transversales de l'orifice glottique.

Nous devons ajouter que cette rotation de l'aryténoïde ne se fait pas dans un plan exactement horizontal. L'observation nous démontre, en effet, que, lorsque l'apophyse vocale se porte en dehors, l'aryténoïde s'incline en arrière. De même le déplacement en dedans de cette même apophyse s'accompagne d'une inclinaison en avant de l'aryténoïde. En d'autres termes, l'apophyse vocale s'élève légèrement en même temps qu'elle se porte en dehors, s'abaisse au contraire quand elle se déplace en dedans (voy. au sujet de l'articulation crico-aryténoïdienne, WILL, Thèse de Kœnigsberg, 1895).

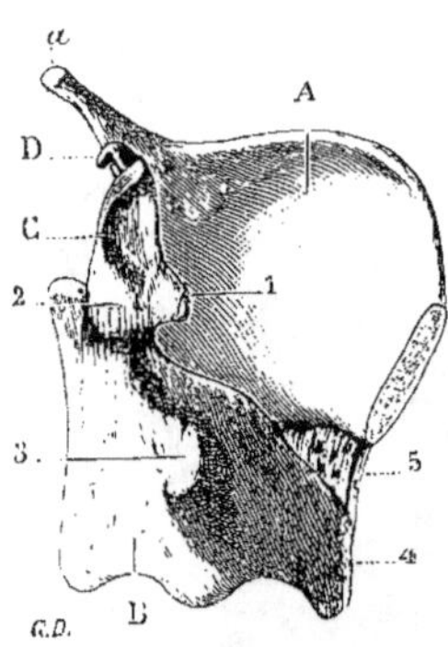

Fig. 348.

L'articulation crico-aryténoïdienne, vue par son côté externe, après l'ablation de l'aile droite du thyroïde.

A. cartilage thyroïde dont la moitié droite a été réséquée, avec : *a.* sa corne postérieure gauche.
B. cartilage cricoïde.
C. cartilage aryténoïde, avec : 1. son apophyse vocale et 2. son apophyse musculaire ; 3. surface articulaire pour la corne inférieure droite du cartilage thyroïde ; 4. partie antérieure de l'anneau cricoïdien. — 5. coupe de la membrane crico-thyroïdienne — D, cartilage corniculé.

5° Union des aryténoïdes avec les cartilages corniculés : articulation ary-corni-culée. — L'aryténoïde est uni au cartilage corniculé par une articulation qui est rangée par Huscuke dans le groupe des arthrodies, par Henle dans celui des amphiarthroses. — A la constitution de cette articulation concourent deux facettes : l'une supérieure, convexe, occupant le sommet de l'aryténoïde ; l'autre inférieure, concave, occupant la base du cartilage corniculé. — Une capsule fibreuse très délicate, tapissée parfois par une synoviale, réunit les deux cartilages. Ces liens fibreux, assez lâches chez l'enfant, deviennent plus forts et plus serrés au fur et à mesure que le sujet avance en âge. Chez le vieillard, les deux pièces cartilagineuses sont presque toujours confondues.

6° Union de l'épiglotte avec le thyroïde. — L'épiglotte est unie au larynx par une languette fibreuse, impaire et médiane, qui fait suite à son sommet et qui vient se fixer, d'autre part, dans l'angle rentrant du cartilage thyroïde (fig. 346,3). Nous donnerons à cette languette fibreuse le nom de *ligament thyro-épiglottique*.

7° Union des aryténoïdes avec le thyroïde : ligaments thyro-aryténoïdiens. — Le cartilage thyroïde et les aryténoïdes, étant séparés par un certain intervalle, ne sauraient s'articuler entre eux. Ils sont simplement unis par des ligaments. Ces ligaments thyro-aryténoïdiens sont au nombre de quatre, deux de chaque côté. Ils se distinguent en supérieurs et inférieurs :

a. *Ligaments thyro-aryténoïdiens supérieurs.* — Les ligaments thyro-aryténoïdiens supérieurs (*Taschenbänder* des anatomistes allemands) occupent l'épaisseur des cordes vocales supérieures, dont ils constituent la charpente fibreuse. Aplatis, rubanés, fort minces, ils s'insèrent par leur extrémité antérieure à la partie supérieure de l'angle rentrant du thyroïde. De là, ils se dirigent en arrière et viennent se fixer par leur extrémité postérieure à la partie moyenne de la face antéro-externe des aryténoïdes, celui de gauche sur l'aryténoïde gauche, celui de droite sur l'aryténoïde droit. Leur largeur mesure 4 à 5 millimètres.

Chacun de ces deux ligaments nous présente deux faces et deux bords. — Des deux faces, l'une, dirigée en dedans, est recouverte par la muqueuse laryngée. L'autre, dirigée en dehors, répond au ventricule du larynx. — Les deux bords se distinguent en supérieur et inférieur : le bord inférieur, libre dans toute son étendue, forme la lèvre supérieur de l'orifice elliptique qui conduit dans les ventricules du larynx ; le bord supérieur, adhérent, se continue sans ligne de démarcation bien nette avec le ligament aryténo-épiglottique correspondant.

Histologiquement, les ligaments thyro-aryténoïdiens supérieurs se composent de fibres de tissu conjonctif, auxquelles viennent se mêler de nombreuses fibres élastiques affectant de préférence une direction antéro-postérieure.

b. *Ligaments thyro-aryténoïdiens inférieurs.* — Les ligaments thyro-aryténoïdiens inférieurs (*Stimmbänder* des anatomistes allemands) occupent de même l'épaisseur des cordes vocales inférieures. Plus larges et plus épais que les précédents, ils s'insèrent en avant dans l'angle rentrant du cartilage thyroïde : cette insertion se fait par l'intermédiaire d'un petit noyau fibro-cartilagineux, long de 2 ou 3 millimètres, épais de 1 millimètre, auquel on donne le nom de *nodule glottique antérieur*. De l'angle rentrant du thyroïde, ces ligaments se portent horizontalement en arrière et viennent se fixer sur l'apophyse vocale de l'aryténoïde et un peu sur le corps de ce dernier cartilage. Ici encore nous trouvons, coiffant le sommet de l'apophyse vocale, entre l'apophyse et la corde vocale, un petit noyau fibro-cartilagineux, appelé *nodule glottique postérieur*.

On distingue aux ligaments thyro-aryténoïdiens inférieurs, comme aux supérieurs, deux faces et deux bords. — La face inférieure ou interne est recouverte par la muqueuse de la portion sous-glottique du larynx. — La face supérieure ou externe répond tout d'abord au muscle thyro-aryténoïden et, au-dessous de lui, au muscle crico-aryténoïdien postérieur. — Le bord supérieur ou bord libre forme la lèvre inférieure de l'orifice d'entrée du ventricule. — Le bord supérieur ou bord adhérent descend jusqu'au bord supérieur du cartilage cricoïde et s'y insère.

8° Union des aryténoïdes avec l'épiglotte : ligaments aryténo-épiglottiques. — Les aryténoïdes sont reliés à l'épiglotte par deux ligaments, l'un droit, l'autre gauche, auxquels on donne le nom de *ligaments aryténo-épiglottiques*. Ce sont des lames fibreuses, larges et minces, situées dans l'épaisseur des replis aryténo-épiglottiques et présentant exactement la même disposition que ces derniers. Ils prennent naissance, en avant, sur les bords latéraux de l'épiglotte, auxquels ils font suite. De là, ils se dirigent en arrière et viennent se terminer sur la face antéro-externe des cartilages aryténoïdes. En haut, ils se fusionnent, comme nous l'avons déjà dit, avec la partie externe des cordes vocales supérieures.

C. — MUSCLES DU LARYNX

Les muscles du larynx se divisent, comme les ligaments, en extrinsèques et intrinsèques. — Les muscles extrinsèques, insérés par une de leurs extrémités seulement sur le larynx et, par l'autre, sur les parties voisines, impriment à l'organe des mouvements d'ensemble. Ce sont : le *sterno-thyroïdien*, le *thyro-hyoïdien*, le *constricteur inférieur du pharynx*, le *stylo-pharyngien*. Tous ces muscles ont été déjà décrits, soit en myologie, soit à propos du pharynx (voy. t. I, MYOLOGIE, et t. IV, p. 73). — Les muscles intrinsèques, fixés au larynx par leurs deux extrémités, impriment à ce dernier des mouvements partiels, c'est-à-dire qu'ils meuvent les unes sur les autres les différentes pièces cartilagineuses qui entrent dans sa constitution. Ces muscles sont au nombre de onze, dont un impair et cinq pairs. Le muscle impair, placé sur la ligne médiane, en arrière des aryténoïdes, est le muscle *ary-aryténoïdien*. Les muscles pairs sont : le *crico-thyroïdien*, le *crico-aryténoïdien postérieur*, le *crico-aryténoïdien latéral*, le *thyro-aryténoïdien* et l'*aryténo-épiglottique*.

1° Muscle crico-thyroïdien. — Le muscle crico-thyroïdien (fig. 349,4) est un muscle pair, de forme triangulaire, situé à la partie antérieure et inférieure du larynx.

a. Insertions. — Il s'insère en bas, par son sommet, sur la face antérieure du cartilage cricoïde, immédiatement en dehors de la ligne médiane. De là, ses fibres se portent en haut et en dehors, en rayonnant à la manière d'un éventail, et viennent se fixer sur le cartilage thyroïde : les unes, sur son bord inférieur ; d'autres, sur sa face antérieure ; le plus grand nombre, sur sa face postérieure. Les fibres les plus externes s'étendent jusqu'aux petites cornes du thyroïde et s'y insèrent, en se confondant en partie, à ce niveau, avec les fibres du constricteur inférieur du pharynx.

Assez fréquemment (fig. 349), le muscle crico-thyroïdien se trouve divisé en deux faisceaux plus ou moins distincts : un faisceau interne, presque vertical, connu sous le nom de *crico-thyroïdien; droit* un faisceau externe, fortement oblique, le *crico-thyroïdien oblique.*

b. *Rapports.* — Le muscle crico-thyroïdien est recouvert par le muscle sterno-thyroïdien et par le corps thyroïde. Il recouvre, à son tour, les origines des deux muscles crico-aryténoïdien latéral et thyro-aryténoïdien. Sur la ligne médiane, les deux crico-thyroïdiens sont séparés l'un de l'autre par un espace triangulaire à base supérieure, dont le fond est formé par la membrane crico-thyroïdienne.

c. *Action.* — Les muscles crico-thyroïdiens, prenant leur point fixe sur le cricoïde, font exécuter au thyroïde un mouvement de bascule, qui s'effectue autour

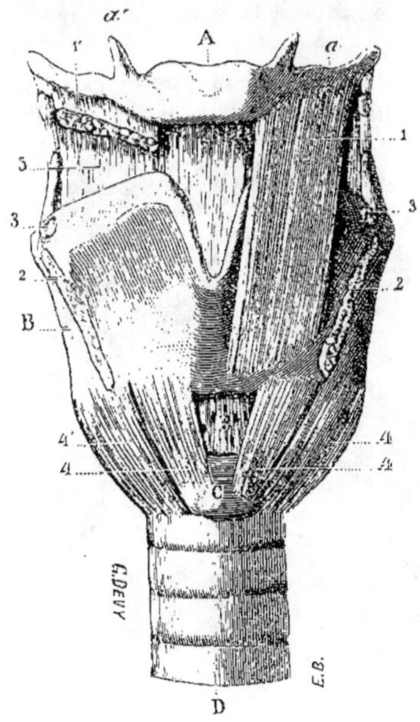

Fig. 349.

Les muscles du larynx, vue antérieure.

A, os hyoïde, avec : *a*, ses grandes cornes ; *a'*, ses petites cornes. — B, cartilage thyroïde. — C, cartilage cricoïde. — D, trachée-artère.

1, muscle thyro-hyoïdien gauche. — 1', muscle thyro-hyoïdien droit. — 2, insertion supérieure du muscle sterno-thyroïdien. — 3, insertion thyroïdienne du muscle pharyngo-staphylin — 4 et 4', faisceau interne et faisceau externe du muscle crico-thyroïdien. — 5, membrane thyro-hyoïdienne. — 6, membrane crico-thyroïdienne.

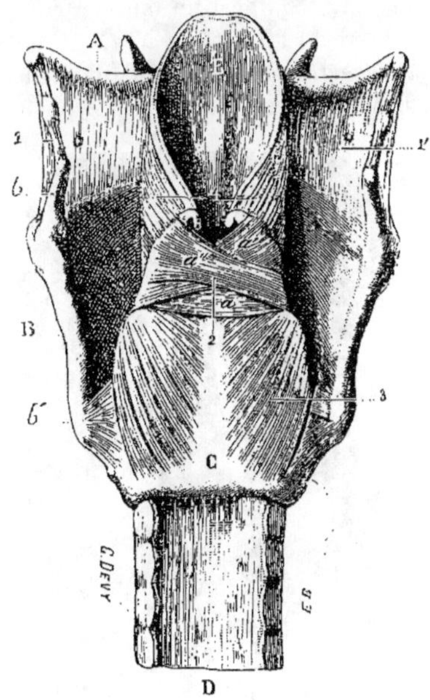

Fig. 350.

Les muscles du larynx, vue postérieure.

A, os hyoïde. — B, cartilage thyroïde, avec : *b*, ses cornes supérieures ; *b'*, ses cornes inférieures.— C, cartilage cricoïde. — D, trachée artère. — E, épiglotte. F, cartilages corniculés

1, ligaments thyro-hyoïdiens latéraux, avec leur noyau cartilagineux. — 1', membrane thyro-hyoïdienne. — 2, muscle ary-aryténoïdien, avec : *a*, son faisceau transverse ; *a'* et *a''*, ses deux faisceaux obliques. — 3, muscle crico-aryténoïdien postérieur. — 4, muscle aryténo-épiglottique.

d'un axe horizontal passant par les deux articulations crico-thyroïdiennes. En vertu de ce mouvement de bascule, la partie antérieure du thyroïde, celle qui est placée en avant de l'axe horizontal précité, se rapproche du cricoïde, tandis que sa partie postérieure s'en écarte. Or, dans ce mouvement, le bord antérieur du thyroïde se déplace à la fois en bas et en avant : il en résulte un agrandissement de l'intervalle qui sépare l'angle rentrant du cartilage thyroïde de la base des aryténoïdes et, par conséquent, un allongement de la glotte et des deux cordes vocales inférieures qui la délimitent. Le muscle crico-thyroïdien est donc un muscle *tenseur des cordes vocales.*

Contrairement à cette opinion, qui est celle de tous les classiques, MOURA admet que le muscle crico-thyroïdien prend son point fixe, non pas sur le cricoïde, mais sur le thyroïde, lequel se trouve fixé, pendant l'émission des sons et l'acte de la déglutition, par « les muscles de la région thyroïdienne et par ceux du pharynx ». Dans ces conditions, le muscle crico-thyroïdien, entrant en contraction, « attire vers le bord inférieur du thyroïde l'anneau cricoïdien et, avec lui, la trachée. Un mouvement d'équerre ou de sonnette est ainsi produit : le cricoïde subit de bas en haut un déplacement qui, d'une part le rapproche de la moitié antérieure du thyroïde et, d'autre part, porte en arrière sa moitié postérieure sur laquelle sont articulés et fixés les deux aryténoïdes. Ce double mouvement a pour effet l'allongement des lèvres vocales d'une quantité proportionnelle à leur degré d'élasticité ». Quant à l'abaissement du thyroïde sur le cricoïde, il serait déterminé par le muscle sterno-thyroïdien qui, lui, prend son point fixe sur le sternum.

2° Muscle crico-aryténoïdien postérieur. — Le muscle crico-aryténoïdien postérieur (fig. 350,3) est un muscle pair, triangulaire, situé à la partie postérieure et inférieure du larynx.

a. *Insertions.* — Il prend naissance, en bas, dans cette dépression latérale que nous avons signalée sur la face postérieure du chaton cricoïdien. De là, ses fibres

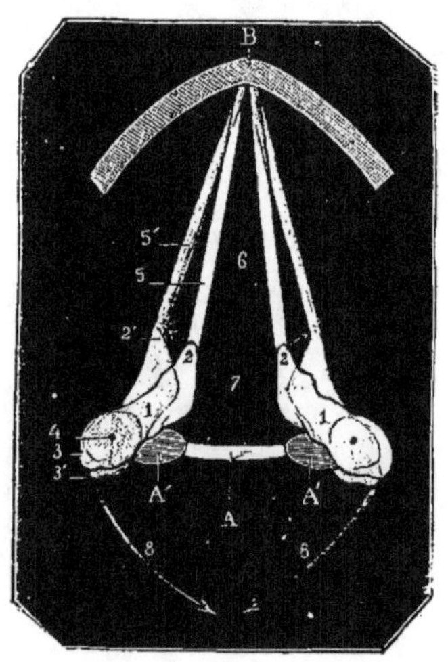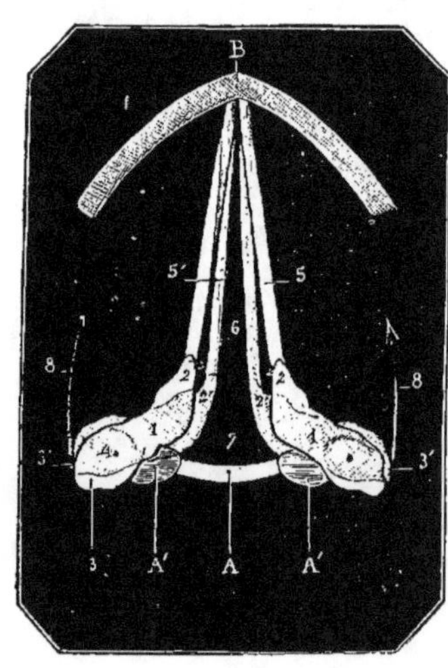

Fig. 351.

Schéma destiné à montrer le mode d'action des muscles crico-aryténoïdiens : A, action du crico-aryténoïdien postérieur ; B, action du crico-aryténoïdien latéral.

(La teinte rose indique la position nouvelle qu'acquièrent les aryténoïdes et les cordes vocales par le fait de la contraction des muscles crico-aryténoïdiens ; les flèches rouges indiquent le sens dans lequel se meuvent les deux apophyses antérieure et postérieure.)

A, A'. cartilage cricoïde. — B, cartilage thyroïde.— 1, cartilage aryténoïde.— 2. apophyse vocale. avec : 2'. sa position après la contraction du muscle.— 4. centre des mouvements de l'aryténoïde.— 5, cordes vocales inférieures. avec : 5' leur position nouvelle après la contraction du muscle. — 6, glotte interligamenteuse. — 7, glotte intercartilagineuse. — 8, flèche indiquant le sens dans lequel se déplace l'apophyse externe ou musculaire.

se portent en haut et en dehors, en suivant une direction qui est horizontale pour les fibres supérieures, oblique pour les fibres moyennes, presque verticale pour les fibres inférieures. Finalement, elles se jettent sur un petit tendon, lequel s'insère sur l'apophyse externe de l'aryténoïde, en arrière de l'insertion du crico-aryténoïdien latéral.

b. *Rapports.* — Par sa face antérieure, le muscle crico-aryténoïdien postérieur est immédiatement appliqué contre le chaton de la bague cricoïdienne. — Sa face postérieure est recouverte par la muqueuse pharyngienne, à laquelle elle est unie par une couche de tissu conjonctif lâche.

c. *Action.* — Lorsqu'ils se contractent, les muscles crico-aryténoïdiens postérieurs, prenant leur point fixe sur le cricoïde, agissent sur les apophyses externes des aryténoïdes, qu'ils portent en bas et en dedans. Comme les apophyses internes

se déplacent en même temps, mais en sens inverse (voy. p. 402), celles-ci se portent en dehors et un peu en haut. Il en résulte que les cordes vocales, qui s'insèrent
sur elles, s'écartent du plan médian et élargissent d'autant la fente glottique, qui
les sépare (voy. fig. 351,A). Les muscles crico-aryténoïdiens postérieurs sont donc
essentiellement *dilatateurs de la glotte.*

3° **Muscle crico-aryténoïdien latéral.** — Le muscle crico-aryténoïdien latéral est
un muscle pair, irrégulièrement quadrilatère, situé sur les parties latérales du
larynx, immédiatement en dedans des ailes du cartilage thyroïde. Pour le mettre à
découvert, il faut inciser verticalement le thyroïde un peu en dehors de la ligne
médiane et renverser en bas la portion de ce cartilage qui a été libérée par cette
incision et qui recouvre le muscle (fig. 352,3).

a. *Insertions.* — Il prend naissance, par son extrémité antérieure, sur la partie
latérale du bord supérieur du cricoïde, immédiatement en avant de l'articulation
crico-thyroïdienne. De là, il se porte obliquement d'avant en arrière et un peu de
bas en haut, et vient se terminer sur l'apophyse externe de l'aryténoïde correspondant, immédiatement en avant de l'insertion du muscle précédent.

b. *Rapports.* — Considéré au point de vue de ses rapports, le muscle crico-
aryténoïdien latéral répond, par sa face interne, au ligament thyro-aryténoïdien
inférieur. — Par sa face externe, il est en rapport avec la face postérieure du
cartilage thyroïde, doublé à ce niveau par les attaches supérieures du muscle
crico-thyroïdien. — Son bord inférieur, oblique de bas en haut et d'avant en
arrière, est situé un peu au-dessus de l'articulation crico-thyroïdienne. — Son
bord supérieur répond au muscle thyro-aryténoïdien, avec lequel il est plus ou
moins confondu.

c. *Action.* — Les muscles crico-aryténoïdiens latéraux, en se contractant, portent en avant et en dehors les apophyses externes des aryténoïdes, sur lesquelles ils
s'insèrent. Simultanément et en vertu de la formule énoncée plus haut (p. 402), les
apophyses internes de ces mêmes aryténoïdes se portent en dedans, du côté de la
ligne médiane. Il en résulte que les cordes vocales inférieures, qui s'insèrent sur
ces dernières apophyses, se rapprochent l'une de l'autre et rétrécissent la fente
glottique d'une quantité qui est toujours proportionnelle à leur déplacement (voy.
fig. 351, B). Les muscles crico-aryténoïdiens latéraux sont donc antagonistes des
muscles crico-aryténoïdiens postérieurs : ils sont *constricteurs de la glotte.*

4° **Muscle thyro-aryténoïdien.** — Le muscle thyro-aryténoïdien (fig. 352,5) est
un muscle pair, de forme quadrilatère, très mince en haut, très épais en bas, situé
au-dessus du précédent dans l'épaisseur de la corde vocale inférieure et de la paroi
externe du ventricule du larynx.

a. *Insertions.* — Ce muscle s'insère, en avant, dans les deux tiers inférieurs de
l'angle rentrant du cartilage thyroïde, ainsi que sur la partie moyenne de la membrane crico-thyroïdienne, qui est sous-jacente à cet angle. De cette longue ligne
d'insertion antérieure, les fibres constitutives du muscle thyro-aryténoïdien se
dirigent obliquement d'avant en arrière, de dedans en dehors et un peu de bas
en haut et se partagent en deux faisceaux, l'un profond ou interne, l'autre
superficiel ou externe :

α) Le *faisceau interne* (*muscle thyro-aryténoïdien interne* de HENLE) occupe
l'épaisseur de la corde vocale inférieure (fig. 352, 13'), d'où le nom de *faisceau propre de la corde vocale* que lui donnent certains anatomistes. Prismatique triangulaire, il revêt naturellement, sur des coupes vertico-transversales, la forme d'un

triangle, dont les trois faces se distinguent en supérieure, externe et inféro-interne. Il est toujours très développé et c'est à sa présence que la corde vocale inférieure est en grande partie redevable de son volume. Il se fixe, à son extrémité postérieure, sur le sommet et les deux bords de l'apophyse vocale, ainsi que sur une petite fossette qui se trouve située sur la base de l'aryténoïde, entre cette dernière apophyse et l'apophyse musculaire.

β) Le *faisceau externe* (*muscle thyro-aryténoïdien externe* de HENLE) est situé

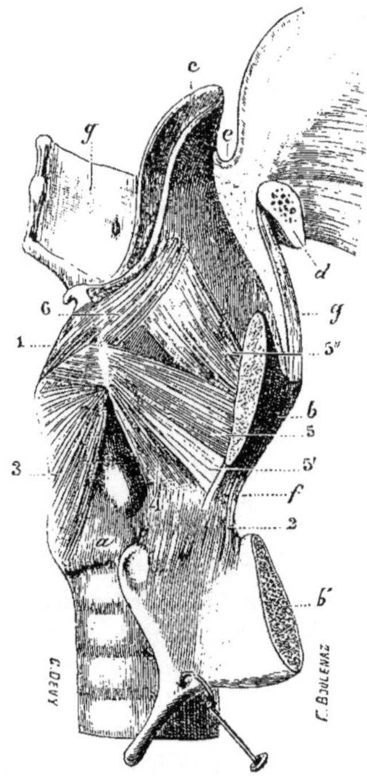

Fig. 352.

Les muscles du larynx, vus sur la face
latérale droite de l'organe.

a, cartilage cricoïde. — *b*, cartilage thyroïde, dont l'aile droite *b'*, incisée un peu en dehors de la ligne médiane, a été érignée en bas. — *c*, épiglotte. — *d*, os hyoïde. — *e*, repli glosso-épiglottique médian. — *f*, membrane crico-thyroïdienne. — *g*, membrane thyro-hyoïdienne.

1, muscle ary-aryténoïdien. — 2, muscle crico-thyroïdien. — 3, muscle crico-aryténoïdien postérieur. — 4, muscle crico-aryténoïdien latéral. — 5, muscle thyro-aryténoïdien, avec : 5', son faisceau ary-syndesmien ; 5'', son faisceau thyro-membraneux. 6, muscle aryténo-épiglottique.

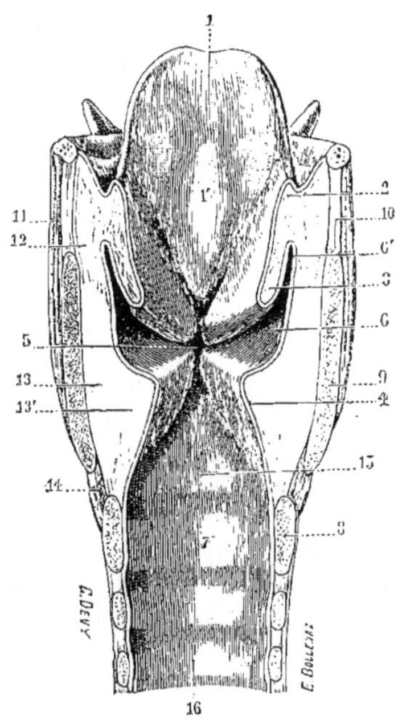

Fig. 353.

Les muscles thyro-aryténoïdien et aryténo-
épiglottique, vus sur une coupe frontale.

1, face postérieure de l'épiglotte, avec 1' son bourrelet. — 2, repli aryténo-épiglottique. — 3, corde vocale supérieure. — 4, corde vocale inférieure. — 5, fossette centrale de Merkel. — 6, ventricule du larynx, avec 6', son arrière-cavité. — 7, arc antérieur du cricoïde. — 8, coupe du même cartilage. — 9, cartilage thyroïde. — 10, membrane thyro-hyoïdienne. — 11, muscle thyro-hyoïdien. — 12, muscle aryténo-épiglottique. — 13, muscle thyro-aryténoïdien faisceau externe, avec 13', son faisceau interne contenu dans l'épaisseur de la corde vocale inférieure. — 14, muscle crico-thyroïdien. — 15, portion sous-glottique du larynx. — 16, cavité de la trachée-artère.

comme l'indique son nom, en dehors du précédent (fig. 352,13). Aplati transversalement, il glisse entre l'aile du thyroïde et la paroi externe du ventricule laryngien, et vient se terminer sur le bord externe de l'aryténoïde, depuis la base de ce cartilage jusqu'à son sommet. — On rencontre même, dans la plupart des cas, un faisceau plus élevé encore, qui, au lieu de gagner l'aryténoïde, s'infléchit en haut, s'étale en une lame mince sur le repli aryténo-épiglottique et se perd sur ce repli ou bien remonte jusque sur les côtés de l'épiglotte. Cette mince lame musculaire est décrite par certains auteurs comme un faisceau distinct, sous le nom de *muscle thyro-épiglottique* ou *thyro-membraneux* (fig. 352,5"). Une pareille distinction ne saurait être maintenue, le muscle en question n'étant qu'un simple faisceau, le faisceau supérieur, du muscle thyro-aryténoïdien. — Les fibres musculaires qui proviennent du ligament crico-thyroïdien moyen se différencient parfois en un petit faisceau distinct, qui, se portant obliquement en arrière et en haut, vient s'attacher à la partie inférieure du bord externe du cartilage aryténoïde. Ce faisceau, que l'on a désigné en raison de ses insertions sous le nom de *muscle ary-syndesmien* (fig. 352,5'), chemine dans toute son étendue au-dessus du crico-aryténoïdien latéral, avec lequel il se confond plus ou moins. Il sert ainsi de trait d'union entre ce dernier muscle et les autres faisceaux du thyro-aryténoïdien.

b. *Rapports.* — En dehors, le muscle thyro-aryténoïdien est recouvert par l'aile du cartilage thyroïde, dont il n'est séparé que par une couche de tissu cellulaire lâche plus ou moins riche en graisse. — En dedans, il répond successivement, en allant de bas en haut : 1° au ligament thyro-aryténoïdien inférieur, qui le sépare de la muqueuse laryngée ; 2° à la paroi inférieure et à la paroi externe du ventricule du larynx ; 3° par ses faisceaux les plus élevés, au ligament aryténo-épiglottique. — En bas, son bord inférieur se juxtapose au bord supérieur du crico-aryténoïdien latéral et, à ce niveau, l'union des deux muscles est parfois tellement intime que toute séparation est artificielle.

c. *Action.* — Les muscles thyro-aryténoïdiens ont, à peu de chose près, la même action que les crico-aryténoïdiens latéraux, qui sont situés au-dessous d'eux et qui présentent la même direction. Agissant, comme ces derniers muscles, sur la partie externe des aryténoïdes, ils portent les apophyses externes en avant et en dehors, tandis que les apophyses internes, se déplaçant en dedans, tendent les cordes vocales et rétrécissent la fente glottique. Ce sont encore des *constricteurs de la glotte.* Mais ce n'est pas tout : comme la contraction d'un muscle s'accompagne toujours de son gonflement, le faisceau interne du thyro-aryténoïdien se gonfle au moment où il se contracte. Du même coup, la corde vocale inférieure, dans laquelle il se trouve pour ainsi dire inclus, subit dans son volume et dans son état de tension des modifications profondes, qui influent puissamment sur les qualités physiques du son : « les muscles thyro-aryténoïdiens, dit Béclard, sont par leur faisceau interne tenseurs des cordes vocales, mais des tenseurs d'une espèce toute particulière ; ils exercent principalement leur action tensive par une sorte de gonflement de la portion vocale du muscle, ce qui distingue essentiellement l'*anche vivante* de toutes les anches possibles, même des anches membraneuses élastiques, qui ne se *t*endent qu'en s'amincissant ».

5° **Muscle aryténo-épiglottique.** — On donne ce nom à un faisceau musculaire, pâle et mince, souvent peu visible (fig. 352,6), qui s'étale sur la partie supérieure des replis aryténo-épiglottiques.

a. *Insertions.* — Comme son nom l'indique, ce petit muscle s'insère sur l'aryténoïde, au niveau de son sommet. De là, il se porte en avant et en haut, en s'appliquant immédiatement contre le ligament aryténo-épiglottique, et vient se terminer, en partie sur ce ligament, en partie sur les côtés de l'épiglotte.

Le plus souvent, le muscle aryténo-épiglottique se trouve renforcé par les fibres superficielles des aryténoïdiens obliques (voy. plus bas), qui croisent la partie supérieure de l'aryténoïde sans y prendre insertion et, continuant leur trajet, se dirigent vers l'épiglotte.

b. *Action.* — Le muscle aryténo-épiglottique me semble avoir pour usage de rétrécir l'orifice supérieur du larynx. Quand il est fortement développé, il peut encore, prenant son point fixe sur l'aryténoïde, porter l'épiglotte en bas et en arrière, d'où le nom de *muscle abaisseur de l'épiglotte* (*reflector epiglottidis*) que lui donnent certains auteurs, THEILE entre autres.

6° Muscle ary-aryténoïdien. — Le muscle ary-aryténoïdien (fig. 350,2) est un muscle impair, médian, symétrique, situé à la partie postérieure des deux cartilages aryténoïdes.

a. *Insertions.* — Ce muscle se compose de deux portions, une portion superficielle à direction oblique et une portion profonde, à direction transversale :

La *portion oblique* (*a'* et *a''*), que l'on désigne le plus souvent sous le nom de muscle *aryténoïdien oblique*, est constituée par deux faisceaux, l'un droit, l'autre gauche. — Le faisceau droit s'insère sur la partie postérieure de l'apophyse externe du cartilage aryténoïde droit. De là, il se porte obliquement en dedans et en haut, croise la ligne médiane et gagne le sommet du cartilage aryténoïde gauche. Inversement, le faisceau gauche s'étend de la base de l'aryténoïde gauche au sommet de l'aryténoïde droit. Les deux aryténoïdiens obliques, on le voit, s'entrecroisent réciproquement en sautoir sur la ligne médiane. — Arrivés au sommet des aryténoïdes, ces deux faisceaux musculaires se comportent comme suit : leurs fibres profondes se terminent sur le sommet du cartilage ou, plus exactement, sur la partie la plus élevée de son bord externe ; quant à ses fibres superficielles, elles ne font que prendre contact avec le cartilage et, poursuivant leur trajet, elles se mêlent aux faisceaux du muscle aryténo-épiglottique ci-dessus décrit, qu'elles renforcent et dont elles partagent le mode de terminaison.

La *portion transversale* (*a*), encore appelée *muscle aryténoïdien transverse*, est plus volumineuse que la précédente tout en ayant une disposition plus simple. Elle est constituée, comme son nom l'indique, par un système de fibres transversales, qui se portent horizontalement du bord externe de l'un des aryténoïdes au bord externe de l'aryténoïde du côté opposé. Ces fibres transversales sont parallèles les unes aux autres et, de plus, elles sont d'autant plus longues qu'elles sont plus inférieures.

b. *Rapports.* — En avant, le muscle ary-aryténoïdien est en rapport avec la face postérieure des deux aryténoïdes et, dans l'intervalle des deux cartilages, avec la muqueuse laryngée. — En arrière, il répond à la muqueuse du pharynx, qui ne lui adhère que par un tissu cellulaire lâche.

c. *Action.* — Par les fibres superficielles de sa portion oblique, qui se mêlent aux faisceaux de l'aryténo-épiglottique, l'ary-aryténoïdien partage l'action de ce dernier muscle et concourt à rétrécir l'orifice supérieur du larynx. Par toutes ses autres fibres, il agit sur les deux cartilages aryténoïdes, qu'il rapproche l'un de l'autre en rétrécissant naturellement la fente glottique : c'est donc un muscle *constricteur de la glotte*.

D. — MUQUEUSE DU LARYNX

Le larynx est tapissé, dans toute l'étendue de sa surface intérieure, par une membrane muqueuse, la *muqueuse laryngée*, qui se continue en bas avec la muqueuse de la trachée-artère, en haut avec la muqueuse de la langue et la muqueuse du pharynx. Elle est très mince, lisse et unie, d'une coloration grisâtre ou légèrement rosée.

1° Disposition générale. — Si nous la suivons de bas en haut, nous la voyons tout d'abord recouvrir la portion sous-glottique du larynx, contourner le bord libre des cordes vocales inférieures et pénétrer dans le ventricule de Morgagni, dont elle tapisse successivement les trois parois. Puis, sortant du ventricule, elle contourne de bas en haut le bord libre des cordes vocales supérieures et s'étale alors sur les différentes régions de la portion sus-glottique. Arrivée au niveau de l'orifice supérieur du larynx, elle se comporte de la façon suivante : 1° en arrière, elle se continue, dans le fond de l'échancrure interaryténoïdienne, avec la portion de la muqueuse pharyngienne qui revêt la face postérieure du larynx ; 2° sur les côtés, elle se fusionne encore, par-dessus les replis aryténo-épiglottiques, avec la portion de cette même muqueuse pharyngienne qui recouvre les gouttières pharyngo-laryngées ; 3° en avant, après avoir tapissé la face postérieure de l'épiglotte, elle contourne ce fibro-cartilage, revêt sa face antérieure et se continue alors avec

la muqueuse de la base de la langue, en formant à ce niveau (fig. 354) les différents replis glosso-épiglottiques et pharyngo-épiglottiques ci-dessus décrits.

2° Couche sous-muqueuse. — Dans ce long trajet, la muqueuse du larynx adhère intimement à la face postérieure de l'épiglotte, à la portion libre des cordes vocales supérieures et inférieures et à la face interne des ligaments aryténo-épiglottiques. — Sur la face externe de ces derniers ligaments, au contraire, elle est doublée d'une couche de tissu cellulaire lâche, le *tissu cellulaire sous-muqueux*, qui peut devenir le siège d'une infiltration séreuse. Cette infiltration, qu'on désigne improprement sous le nom d'œdème de la glotte, refoule en dedans les replis aryténo-épiglottiques et, en rétrécissant de la sorte l'ouverture supérieure du

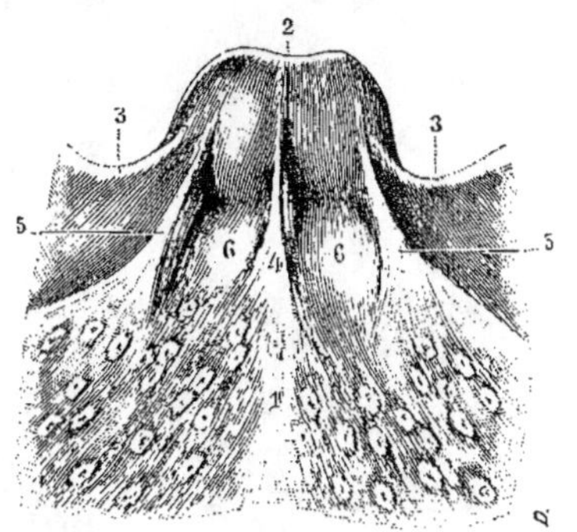

Fig. 354.

L'épiglotte, vue par sa face antérieure, avec ses replis glosso-épiglottiques et pharyngo-épiglottiques.

1. base de la langue. — 2, base de l'épiglotte. — 3, 3, replis pharyngo-épiglottiques. — 4, repli glosso-épiglottique médian. — 5, replis glosso-épiglottiques latéraux. — 6, 6, fossettes glosso-épiglottiques ou valléculæ.

larynx, elle expose les sujets qui en sont atteints à des accidents de dyspnée ou même aux dangers de la suffocation. — La muqueuse laryngée est faiblement adhérente encore sur la partie supérieure des aryténoïdes, sur les parois des ventricules de Morgagni et sur la face antérieure de l'épiglotte, principalement sur les points où elle se réfléchit en avant pour se continuer avec la muqueuse linguale.

3° Structure. — Histologiquement, la muqueuse laryngée se compose : 1° d'une couche épithéliale ; 2° d'un derme ou chorion, auquel sont annexés un certain nombre de formations glandulaires.

A. ÉPITHÉLIUM. — L'épithélium de la muqueuse laryngienne se dispose suivant deux types parfaitement distincts : l'épithélium pavimenteux stratifié et l'épithélium cylindrique cilié.

a. *Épithélium pavimenteux.* — L'épithélium pavimenteux rappelle exactement l'épithélium bucco-pharyngien, avec lequel il se continue, du reste, au niveau de l'orifice supérieur du larynx. Il se compose, comme ce dernier, de trois couches de cellules : 1° une couche profonde ou génératrice, formée par une seule rangée de cellules cubiques ou cylindriques, implantées perpendiculairement sur le derme ; 2° une couche moyenne ou corps muqueux, comprenant elle-même quatre ou cinq assises de cellules arrondies ou polygonales, avec, à leur périphérie, de minces filaments unitifs en forme d'épines ; 3° une couche superficielle ou épidermique, formée par cinq ou six assises de cellules plates, chacune avec son noyau.

b. *Épithélium cylindrique.* — L'épithélium cylindrique nous présente tout d'abord, à la surface libre de la muqueuse, une rangée de cellules cylindriques, délimitées, à leur extrémité interne, par un plateau cuticulaire muni de cils vibratiles. Ces cils, longs de 35 à 45 μ, se meuvent de bas en haut, du côté de l'orifice supérieur du larynx, par conséquent. Sur le même rang que les cellules ciliées et dans leur intervalle, se disposent çà et là quelques cellules caliciformes. Au-dessous des cellules ciliées s'entassent d'autres cellules, cylindroïdes ou polyédriques par pressions réciproques, *cellules profondes*, séparant la couche des cellules superficielles du derme sous-jacent. Enfin, au-dessous de ces cellules profondes s'étale une membrane limitante, amorphe et fort mince, mesurant 1 à 2 μ d'épaisseur.

c. *Mode de répartition des deux épithéliums.* — En ce qui concerne le mode de répartition de ces deux variétés épithéliales sur la muqueuse laryngienne, on peut dire que chez l'adulte, l'épithélium pavimenteux stratifié se rencontre sur les points suivants : 1° sur la face antérieure de l'épiglotte, dans toute son étendue ; 2° sur la face postérieure de cette même épiglotte, dans ses deux tiers supérieurs (dans sa moitié supérieure seulement d'après certains auteurs, dans toute son étendue d'après d'autres) ; 3° sur la partie supérieure des replis aryténo-épiglottiques, suivant une bande de 5 ou 6 millimètres

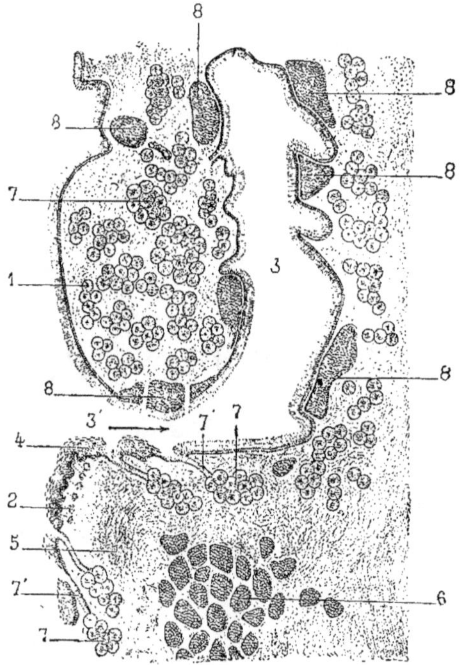

Fig. 355.

Coupe vertico-transversale des deux cordes vocales de l'homme (d'après COYNE).

1, corde vocale supérieure. — 2, corde vocale inférieure. — 3, ventricule du larynx, avec 3', son orifice d'entrée. — 4, région papillaire de la corde vocale inférieure. — 5, ligament thyro-aryténoïdien inférieur. — 6, muscle thyro-aryténoïdien (partie profonde). — 7, glandes en grappe, avec 7', leur canal excréteur. — 8, 8, follicules clos, contenus dans la couche superficielle du chorion muqueux.

de largeur ; 4° enfin, sur le bord libre des cordes vocales inférieures, dans une étendue transversale de 2 ou 3 millimètres, tant sur la face inférieure que sur la face supérieure. Partout ailleurs, l'épithélium est représenté par le type cylindrique cilié.

d. *Autres éléments de l'épithélium.* — L'épithélium laryngien, outre les éléments cellulaires sus-indiqués, nous présente encore un certain nombre de leucocytes immigrés, lesquels proviennent vraisemblablement des follicules sous-jacents et qui se dirigent vers la surface libre de la muqueuse. On y rencontre enfin de petits corps ovoïdes (fig. 362 et 363), qui rappellent exactement, par leur forme comme par leur structure, les bourgeons gustatifs de la muqueuse linguale. Nous y reviendrons plus loin, à propos des terminaisons nerveuses du larynx.

B. Chorion. — Le chorion est essentiellement constitué par des éléments du tissu conjonctif, auxquels viennent se mêler, surtout dans les parties profondes, un grand nombre de fibres élastiques. Ses couches superficielles, celles qui sont immédiatement sous-jacentes à l'épithélium et à la membrane limitante, sont formées par un tissu réticulé, analogue au tissu lymphoïde. On y rencontre, en effet, un grand nombre d'éléments arrondis, qui rappellent exactement par leur forme et leur volume les corpuscules lymphatiques. Ils sont fortement colorés par le carmin et reliés les uns aux autres par un réticulum très grêle, très fin, circonscrivant des espaces de forme le plus souvent polygonale. Ce réticulum s'appuie manifestement sur les parois externes des vaisseaux capillaires, qui cheminent dans cette couche (Coyne).

La face externe ou superficielle du chorion muqueux est généralement régulière, lisse et unie. Sur le bord libre des cordes vocales inférieures, cependant, elle nous présente un certain nombre d'élevures coniques, véritables papilles analogues aux papilles du derme cutané. Ces papilles laryngées, bien étudiées par Coyne, mesurent 70 à 80 µ de hauteur, sur 30 à 50 µ de largeur. On en compte de 18 à 25 sur une même coupe transversale passant par la partie moyenne de la corde vocale. C'est, du reste, sur cette partie moyenne qu'elles acquièrent leur plus grand développement : on les voit diminuer, en effet, en nombre et en volume, au fur et à mesure qu'on s'éloigne de cette région pour se porter soit en avant, soit en arrière.

On rencontre encore des papilles sur les deux points suivants : 1° en arrière, dans l'espace interaryténoïdien, sur le point où s'établit le passage du larynx au pharynx ; 2° en avant, sur la face postérieure de l'épiglotte. Remarquons, en passant, que ces éminences papillaires n'existent que dans les régions de la muqueuse que revêt un épithélium pavimenteux. Les régions à épithélium cylindrique cilié en sont entièrement dépourvues.

4° Glandes. — Les glandes annexées à la muqueuse du larynx sont de deux sortes : des glandes muqueuses et des glandes folliculeuses ou follicules clos.

A. Glandes muqueuses. — Les glandes muqueuses sont des glandes en grappe, dont les acini sont situés immédiatement au-dessous de la muqueuse ou dans l'épaisseur même du chorion muqueux. Les unes sont isolées, les autres réunies en groupes plus ou moins considérables. Parmi ces groupes glandulaires, les plus importants sont formés par les glandes épiglottiques, les glandes préaryténoïdiennes et les glandes des cordes vocales inférieures :

a. *Glandes épiglottiques.* — Les glandes épiglottiques occupent la face postérieure de l'épiglotte. Leur volume varie de la grosseur d'un grain de millet à celle d'un grain de chènevis. Logées dans les dépressions mêmes que présente à ce niveau le fibro-cartilage épiglottique, elles viennent s'ouvrir à la surface libre de la muqueuse par une multitude de petits pertuis arrondis, de différentes grosseurs, mais généralement très visibles à l'œil nu (fig. 343,6).

b. *Glandes préaryténoïdiennes.* — Les glandes préaryténoïdiennes (fig. 336,12) sont situées, comme leur nom l'indique, au-devant des cartilages aryténoïdes, dans l'épaisseur des replis aryténo-épiglottiques. Le groupe formé par ces glandes est fort étendu. Si nous le suivons à partir du bord supérieur des replis aryténo-épiglottiques, nous le voyons tout d'abord descendre verticalement le long de la face antérieure de l'aryténoïde, depuis le sommet de ce cartilage jusqu'au voisinage de sa base ; puis, changeant brusquement de direction, se porter horizontalement d'arrière en avant, en suivant le bord adhérent des cordes vocales supérieures. Le groupe glandulaire préaryténoïdien se compose donc de deux portions : l'une verticale, relativement longue ; l'autre horizontale, beaucoup plus courte. Comme ces deux portions se réunissent l'une à l'autre à angle droit, elles représentent assez bien dans leur ensemble les deux branches d'un **L** majuscule, dont l'ouverture serait dirigée en haut et en avant : dans l'angle formé par les deux branches de l'**L** se trouve inclus le cartilage de Wrisberg. Les glandes préaryténoïdiennes s'ouvrent isolément sur la muqueuse laryngée : celles de la portion verticale, dans le vestibule, un peu en avant des cartilages aryténoïdes ; celles de la portion horizontale, à la partie postérieure de l'entrée du ventricule.

c. Glandes des cordes vocales inférieures. — Les glandes des cordes vocales inférieures se subdivisent, à leur tour, en deux groupes secondaires, qui sont situés, l'un sur la face supérieure des cordes vocales, l'autre sur leur face inférieure. Chacun de ces groupes se compose de deux ou trois rangées de glandes en grappe, qui occupent toute la longueur des cordes vocales, mais qui sont surtout développées sur leur partie moyenne. Ces glandes sont nettement représentées dans la figure 355 (7). Le lecteur constatera, à l'examen de cette figure : 1° que leur canal excréteur est très long ; 2° qu'il vient s'ouvrir, pour l'un ou l'autre groupe, à la limite de la région des papilles ; 3° qu'il est oblique de bas en haut et de dehors en dedans, de façon à diriger le produit de la sécrétion vers le bord libre des cordes vocales.

d. Structure des glandes laryngiennes. — Envisagées au point de vue de leur structure, les glandes annexées à la muqueuse du larynx se composent essentiellement d'un certain nombre d'acini sécréteurs, auxquels fait suite un canal excréteur. — Les *acini* sont allongés, tubuleux, plus ou moins renflés à leur extrémité libre. Ils sont tapissés, sur leur face interne, par de grosses cellules mucipares, présentant çà et là, sur leurs côtés ou à leur base, des croissants de Gianuzzi (voy. *Glandes salivaires*). — Le *canal excréteur* mesure de 100 à 300 μ de diamètre. Il est irrégulier, sinueux, souvent dilaté par places en fuseau ou en ampoule. Il se compose d'une couche extérieure ou conjonctive, revêtue intérieurement par des cellules cubiques, lesquelles, dans les zones à épithélium cilié, se transforment peu à peu, au voisinage de la surface libre, en un véritable épithélium cylindrique.

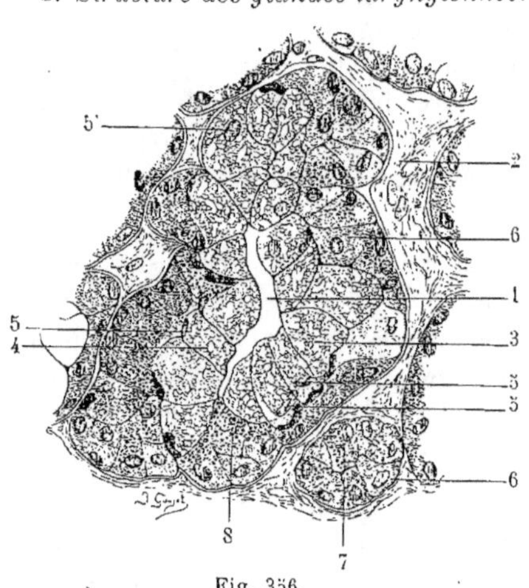

Fig. 356.

Glandes muqueuses de l'épiglotte du mouton
(d'après Renaut).

1, lumière glandulaire. — 2, cloisons conjonctives séparant les grains glandulaires. — 3, cellules mucipares, avec : 4, boules de mucigène. — 5, 5, 5, noyaux des cellules muqueuses excavés en capsule et répondant au repos de la glande. — 5', autre noyau, ayant une forme ovalaire. — 6, 6, croissants de Gianuzzi, représentant des cellules séreuses. — 7, autres cellules renfermant des grains de zymogène. — 8, cellules mixtes, à la fois séreuses et zymogènes.

B. Follicules clos. — Nous avons vu plus haut que le chorion muqueux renfermait dans les mailles de son réticulum de nombreux corpuscules lymphatiques. Outre cette infiltration lymphoïde diffuse,

on rencontre encore dans le chorion de la muqueuse laryngienne de véritables follicules lymphatiques. Ces follicules (*glandes folliculaires* de certains auteurs),
décrits chez le porc et le mouton par VERSON (in STRICKER's *Handbuch*) et chez
l'homme par COYNE (*Arch. de Physiologie*, 1874), occupent toujours la partie la plus
superficielle du chorion muqueux. Ils se présentent (fig. 355,8), sur les coupes,
sous la forme de petites masses arrondies ou ovalaires, dont le diamètre mesure de
3 à 8 dixièmes de millimètre. Leur distribution est fort irrégulière, mais tous les
auteurs s'accordent à admettre qu'ils se développent de préférence à la face postérieure de l'épiglotte et sur la muqueuse qui revêt les parois du ventricule. Dans le
ventricule lui-même, ils sont surtout nombreux à sa partie antérieure, au niveau
du diverticulum ascendant ou appendice : ils forment là une sorte de groupe à part,
que FRÆNKEL a désigné sous le nom très significatif, du reste, d'*amygdale laryngienne*. La structure des follicules laryngiens est exactement celle des follicules clos.

§ V. — VAISSEAUX ET NERFS

1° Artères. — Les artères destinées au larynx, *artères laryngées*, sont au
nombre de six, trois de chaque côté : on les distingue en supérieure, moyenne
et postérieure.

a. *Artère laryngée supérieure*. — L'artère laryngée supérieure, branche de la
thyroïdienne supérieure (voy. ANGÉIOLOGIE), traverse d'avant en arrière la membrane thyro-hyoïdienne et descend alors vers le muscle crico-aryténoïdien latéral,
dans lequel elle se termine. Chemin faisant, elle abandonne de nombreux rameaux
collatéraux : les uns, ascendants, se distribuent à la moitié supérieure de l'épiglotte
et aux différents replis muqueux qui se détachent de la face antérieure de ce fibro-
cartilage ; les autres, descendants, se perdent dans le repli aryténo-épiglottique,
dans la corde vocale supérieure, dans le ventricule, dans les muscles thyro-
aryténoïdien et aryténo-épiglottique.

b. *Artère laryngée inférieure*. — L'artère laryngée inférieure ou moyenne,
autre branche de la thyroïdienne supérieure, généralement plus petite que la
précédente, se porte obliquement en bas et en dedans, vers le muscle crico-thyroïdien. Après avoir fourni quelques rameaux à ce muscle, elle traverse d'avant en
arrière la membrane crico-thyroïdienne et se ramifie dans la muqueuse de la portion sous-glottique du larynx, y compris la corde vocale inférieure.

c. *Artère laryngée postérieure*. — L'artère laryngée postérieure provient de la
thyroïdienne inférieure (voy. ANGÉIOLOGIE). Oblique de bas en haut et de dehors en
dedans, elle chemine au-dessous de la muqueuse qui revêt la face postérieure du
larynx. Elle se distribue, en partie à cette muqueuse, en partie aux deux muscles
crico-aryténoïdien postérieur et ary-aryténoïdien.

d. *Mode de terminaison des artères laryngées*. — Le mode de terminaison des artères laryngées ne présente aucune particularité intéressante. Ces artères, arrivées
dans la muqueuse, se résolvent en un réseau capillaire qui occupe la couche superficielle du chorion muqueux. Sur les cordes vocales inférieures, là où se trouvent
des papilles, chacune de ces papilles reçoit du réseau précité une anse vasculaire.

2° Veines. — Les veines du larynx suivent le même trajet que les artères. Nous
trouvons encore ici, de chaque côté de la ligne médiane, trois veines laryngées :
une veine laryngée supérieure, une veine laryngée moyenne et une veine laryngée
postérieure. — La *veine laryngée supérieure* répond à l'artère de même nom. Elle

tire son origine de la portion sus-glottique du larynx, en particulier des cordes vocales supérieures, des replis aryténo-épiglottiques et des muscles latéraux. Elle traverse d'arrière en avant la membrane thyro-hyoïdienne et vient se jeter, soit dans la veine thyroïdienne supérieure, soit dans la jugulaire interne. La veine laryngée supérieure s'anastomose à la fois, par ses branches d'origine, avec les veines de la base de la langue, avec les veines du pharynx et avec les deux autres veines laryngées. — La *veine laryngée moyenne*, encore appelée *veine crico-thyroïdienne*, provient de la portion sous-glottique du larynx et de la corde vocale inférieure. Après avoir traversé la membrane crico-thyroïdienne, en compagnie de l'artère homonyme, elle se porte en haut et en dehors et vient s'ouvrir, comme la précédente, dans la veine thyroïdienne supérieure. — La *veine laryngée postérieure* répond encore à l'artère de même nom. Elle prend naissance à la face postérieure du larynx, où elle s'anastomose, sur le muscle crico-aryténoïdien postérieur, avec l'une des branches ascendantes de la veine laryngée supérieure. De la face postérieure du larynx, elle se porte en bas et en dehors, pour venir se jeter dans l'une des veines thyroïdiennes inférieures.

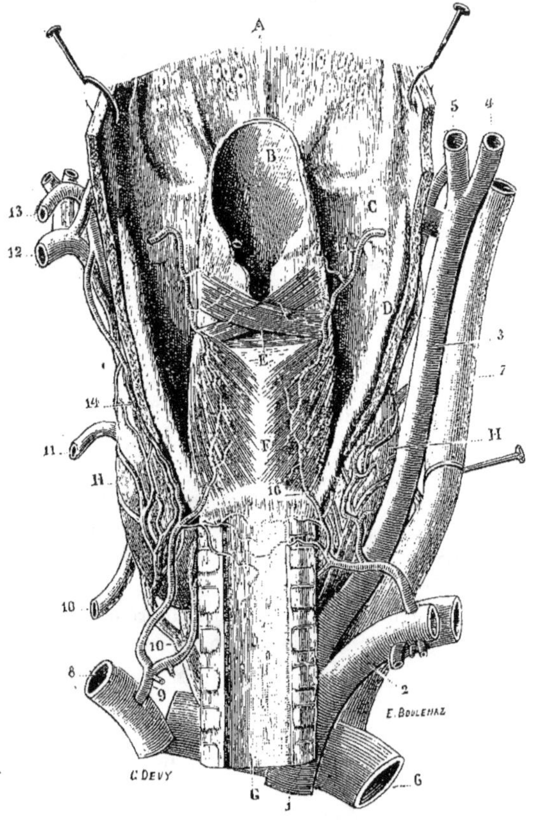

Fig. 357.

Les artères du larynx et du corps thyroïde (vue postérieure).

A, base de la langue. — B, épiglotte. — C, gouttières pharyngo-laryngées. — D, bord postérieur du cartilage thyroïde. — E, muscle ary-aryténoïdien. — F, chaton du cricoïde — G, trachée-artère. — H, corps thyroïde.

1, tronc artériel brachio-céphalique. — 2, artère sous-clavière droite. — 3, artère carotide primitive. — 4, artère carotide interne. — 5, artère carotide externe. — 6, tronc veineux brachio-céphalique droit. — 7, veine jugulaire interne droite. — 8, artère sous-clavière gauche. — 9, artère thyroïdienne inférieure gauche. — 10, veines thyroïdiennes inférieures. — 11, veines thyroïdiennes moyennes. — 12, tronc veineux thyro-linguo-facial. — 13, artère thyroïdienne supérieure. — 14, anastomose entre les deux thyroïdiennes à la surface du corps thyroïde. — 15, artère laryngée supérieure. — 16, artère laryngée inférieure.

3° **Lymphatiques**. — La muqueuse du larynx possède un réseau lymphatique d'une extrême richesse. Ce réseau, qui occupe la couche la plus superficielle du chorion, est également développé dans les portions sus-glottique, ventriculaire et sous-glottique du larynx. Toutefois, les lymphatiques sont plus rares sur le bord libre des deux cordes vocales, principalement sur le bord libre de l'inférieure. — Les troncs qui naissent de ce réseau se distinguent, d'après leur origine et leur trajet, en supérieurs et inférieurs. — Les *lymphatiques supérieurs*, au nombre de trois ou quatre de chaque côté, se dirigent en avant, en suivant le même trajet que l'artère laryngée supérieure. Après avoir perforé la membrane thyro-hyoïdienne, ils obliquent en dehors et viennent se terminer dans les ganglions situés au-dessous du sterno-cléido-mastoïdien, au voisinage de la bifurcation de la carotide primitive. — Les *lymphatiques inférieurs*, signalés en 1887, par POIRIER, émanent de la portion sous-glottique du réseau. Suivant le trajet de l'artère laryngée inférieure, ils traversent d'arrière en avant la membrane crico-thyroïdienne et se rendent, tantôt à un ou deux ganglions qui sont situés en avant du larynx dans l'espace en forme de V que circonscrivent les deux muscles crico-thyroïdiens (*ganglions prélaryngés*), tantôt (lorsque ces ganglions prélaryngés font défaut) dans les ganglions qui sont situés sur les côtés du cartilage cricoïde, dans l'espèce d'angle dièdre que forment en s'accolant l'un à l'autre le larynx et la carotide primitive.

4° **Nerfs**. — L'innervation du larynx est fort complexe, complexe d'abord parce que le larynx reçoit à la fois des filets moteurs, des filets sensitifs, des filets vasculaires, voire même des filets sensoriels, complexe ensuite parce que les données de la dissection, par suite d'anastomoses encore mal connues, ne s'accordent pas toujours avec les données de la clinique et de l'anatomie pathologique.

A. DONNÉES DE LA DISSECTION. — Les nerfs du larynx

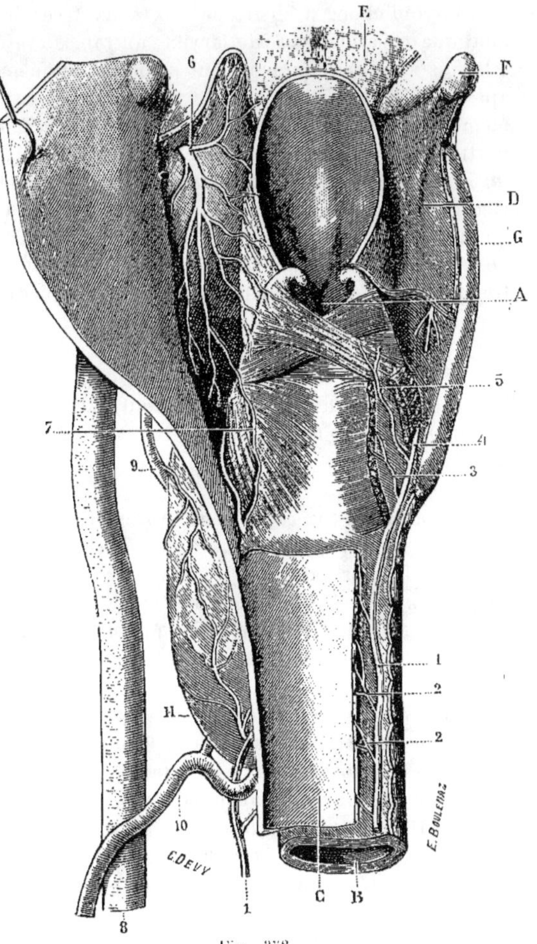

Fig. 358.

Les nerfs du larynx, vue postérieure.

(Le pharynx et l'œsophage ont été incisés sur la ligne médiane; la moitié droite a été enlevée; la moitié gauche a été conservée et érignée.)

A, larynx. — B, trachée. — C, œsophage, dont la muqueuse a été incisée à la partie supérieure. — D, pharynx. — F, os hyoïde. — G, cartilage thyroïde. — H, corps thyroïde.

1, nerf récurrent, avec : 2, 2, ses rameaux œsophagiens; 3, nerf du crico-aryténoïdien postérieur; 4, nerf du crico-aryténoïdien latéral; 5, nerf de l'ary-aryténoïdien. — 6, nerf laryngé supérieur, à nu du côté gauche, encore recouvert par la muqueuse du côté droit. — 7, anastomose de Galien. — 8, carotide. 9, thyroïdienne supérieure. — 10, thyroïdienne inférieure, entourant dans une sorte de boucle la partie postérieure du récurrent.

proviennent du pneumogastrique, soit par le laryngé supérieur, soit par le laryngé inférieur. — Le *laryngé supérieur*, comme nous l'avons déjà vu en névrologie, se détache de la partie inférieure et interne du ganglion plexiforme et, de là, il se porte vers le larynx, en décrivant une longue courbe à concavité dirigée en haut et en avant. Il se partage, un peu en arrière de l'os hyoïde, en deux rameaux : un rameau supérieur, exclusivement sensitif, qui, après avoir traversé la membrane thyro-hyoïdienne, se distribue aux deux faces de l'épiglotte et à la portion sus-glottique de la muqueuse du larynx ; un rameau inférieur ou *nerf laryngé externe*, à la fois sensitif et moteur, qui se porte obliquement en bas et en avant, et qui, après avoir innervé le muscle crico-thyroïdien, traverse d'avant en arrière la membrane crico-thyroïdienne, pour venir se ramifier dans la muqueuse de la portion sous-glottique du larynx, ainsi que dans la muqueuse du ventricule. — Le *laryngé inférieur* ou *récurrent* se détache du pneumogastrique à la partie supérieure du thorax. De là, il remonte vers le larynx, en suivant le sillon angulaire que forment en s'adossant l'un à l'autre l'œsophage et la trachée. Arrivé à la face postérieure du larynx, il se divise en un certain nombre de rameaux, qui, après un trajet variable, se terminent dans les muscles crico-aryténoïdien postérieur, crico-aryténoïdien latéral, ary-aryténoïdiens, thyro-aryténoïdien et aryténo-épiglottique (voy. t. III, Système nerveux périphérique).

À ces rameaux moteurs, il convient d'ajouter un rameau sensitif, qui se porte verticalement en haut, et qui se réunit, sur la face postérieure du muscle crico-aryténoïdien postérieur, avec un rameau descendant du laryngé supérieur. Cette longue anastomose jetée entre les deux nerfs laryngés constitue, on le sait, l'*anastomose de Galien*.

Au total, le larynx reçoit deux ordres de rameaux : des rameaux moteurs et des rameaux sensitifs. — Les *rameaux moteurs*, destinés aux muscles intrinsèques, sont tous fournis par le nerf laryngé récurrent, à l'exception du rameau du crico-thyroïdien, lequel provient du laryngé supérieur. — Les *rameaux sensitifs*, destinés au périchondre et surtout à la muqueuse, émanent tous, tant pour la portion sous-glottique que pour la portion sus-glottique, du nerf laryngé supérieur.

B. Données de la clinique et de l'anatomie pathologique. — Cette dernière formule, que l'on pourrait appeler la formule classique, est simple, facile à retenir ; mais elle n'est pas entièrement exacte. Elle est en opposition, en effet, avec certains faits cliniques et anatomo-pathologiques, qui ont été mis en lumière, en 1883 et 1884, par Weinzweig, par Mandelstamm et par Exner.

a. *Faits relatifs à l'innervation motrice*. — Le muscle crico-thyroïdien, tout d'abord, n'est pas innervé exclusivement par la branche externe du laryngé supérieur. Si l'on sectionne en effet, chez le lapin, le nerf laryngé externe, comme l'a fait Steiner, on constate que l'animal pousse encore des cris et que, lorsqu'il crie, son muscle crico-thyroïdien se contracte. Ce muscle doit donc recevoir un nerf autre que le nerf sectionné. En fait, le professeur Exner (de Vienne) a constaté que la branche pharyngienne du pneumogastrique abandonne de chaque côté un rameau nerveux, qui descend vers le larynx et vient se perdre en partie dans le muscle crico-thyroïdien. Ce nerf, auquel il a donné le nom de *laryngé moyen*, se voit très nettement chez le lapin. Il existe également chez l'homme ; seulement au lieu de partir, comme chez le lapin, de la branche pharyngienne, il se détache du plexus pharyngien. Onodi (1888), tout en admettant le nerf décrit par Exner, a émis l'opinion qu'il provenait du laryngé supérieur et pénétrait dans le rameau pharyngien du pneumogastrique, qu'il abandonnait ensuite pour se rendre au crico-thyroïdien. Mais pius récemment (1891) Livon, à la suite d'expériences entre-

prises sur le chien, a cru devoir rejeter comme non fondées les conclusions d'Oxoui
et considérer le nerf laryngé moyen comme entièrement indépendant du nerf
laryngé supérieur.

Le crico-thyroïdien n'est pas le seul muscle du larynx qui possède une innervation double. D'après Exner,
tous les autres muscles laryngés, l'ary-aryténoïdien, le
thyro-aryténoïdien, le crico-
aryténoïdien postérieur et le
crico-aryténoïdien latéral, tout
en étant innervés en majeure
partie par le laryngé inférieur, reçoivent encore quelques filets nerveux du laryngé
supérieur.

b. *Faits relatifs à l'innervation sensitive.* — En ce qui
concerne l'innervation sensitive, le laryngé supérieur est
bien certainement le nerf sensitif de la muqueuse laryngée;
mais les ramifications du laryngé inférieur possèdent aussi
un certain nombre de fibres
sensitives. Les faits physiologiques et pathologiques s'accordent, en effet, pour nous
démontrer que les deux nerfs
laryngés concourent à la fois,
quoique dans une proportion
fort inégale, à l'innervation
sensitive de l'organe de la
phonation. Et, à ce sujet, nous
ferons remarquer, avec Mandelstamm, que les nerfs laryngés ne se distribuent pas exactement, chacun à la moitié du
larynx qui lui correspond,
mais, sur certains points, fran-

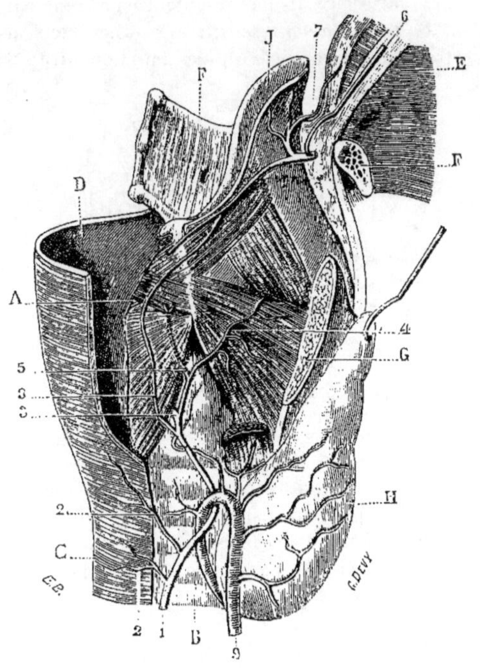

Fig. 359.

Les nerfs du larynx, vue latérale.

(Le cartilage thyroïde a été réséqué un peu en dehors de la ligne
médiane; le pharynx a été, lui aussi, incisé un peu en arrière du cartilage thyroïde.)

A. larynx. — B. trachée. — C. œsophage. — D. pharynx. — E. langue. — F. os hyoïde. — G. cartilage thyroïde. — H. corps thyroïde,
fortement récliné en avant. — J. épiglotte.

1. nerf récurrent droit, avec : 2. ses rameaux œsophagiens; 3. nerf du
crico-aryténoïdien postérieur; 4. nerf du crico-aryténoïdien latéral;
5. nerf de l'ary-aryténoïdien; 6. nerf laryngé supérieur, soutenu par une
érigne (la membrane thyro-hyoïdienne ayant été enlevée dans la préparation). — 7. rameaux ascendants, se rendant à l'épiglotte et à la base de
la langue. — 8. anastomose de Galien. — 9. artère thyroïdienne inférieure, entourant dans une sorte de boucle la partie postérieure du récurrent.

chissent la ligne médiane pour aller innerver une partie de la moitié opposée.
C'est ainsi que l'on voit sur la face postérieure du larynx deux ou trois anses
nerveuses à direction transversale, qui passent d'un côté à l'autre et qui sont formées vraisemblablement par deux ordres de fibres : par des fibres qui, des nerfs
du côté droit, se portent à gauche et par des fibres qui, vice versa, des nerfs gauches se portent au côté droit.

C. Mode de terminaison des nerfs laryngés. — Le larynx nous offre à considérer
quatre ordres de terminaisons nerveuses : des terminaisons motrices, des terminaisons vasculaires, des terminaisons sensitives et des terminaisons sensorielles

a. *Terminaisons motrices.* — Les fibres motrices se terminent dans les muscles suivant le mode habituel (voy. MYOLOGIE).

b. *Terminaisons vasculaires.* — Il en est de même des filets nerveux destinés aux vaisseaux. Ils ne présentent ici aucune particularité digne d'être notée.

c. *Terminaisons sensitives.* — Les filets nerveux sensitifs présentent sur leur trajet de nombreuses cellules ganglionnaires. STIRLING, en 1883, les a vus, sur l'épiglotte, former un très riche plexus de fibres à myéline, immédiatement au-dessous de l'épithélium. De son côté, LUSCHKA a signalé l'existence, à l'extrémité de certaines fibrilles cylindraxiles, de corpuscules terminaux, piriformes ou ovalaires (*corpuscules de Luschka*). SIMANOWSKY (1883), qui a retrouvé ces corpuscules terminaux sur les cordes vocales inférieures de l'homme, a décrit en outre, toujours chez l'homme, des filets nerveux

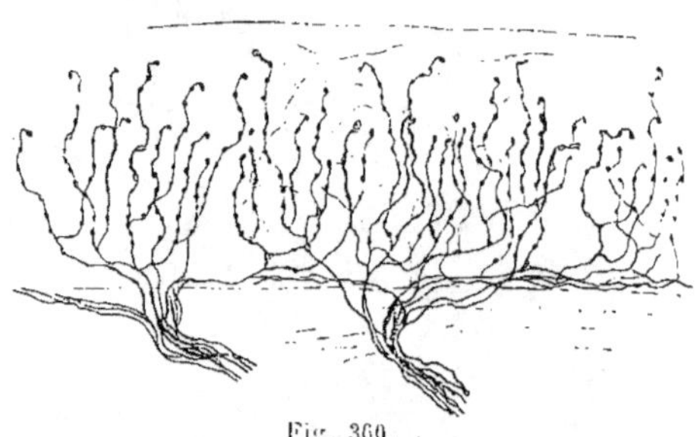

Fig. 360.

Terminaisons nerveuses dans la muqueuse du larynx (région des cordes vocales inférieures à épithélium pavimenteux stratifié, méthode de Golgi, d'après RETZIUS).

dont les dernières ramifications vont se perdre dans l'épithélium laryngé, rappelant ainsi par leur disposition les terminaisons sensitives de l'épithélium cornéen.

Les recherches récentes entreprises à l'aide des méthodes de Golgi et d'Ehrlich par FUSARI (1893), par RETZIUS (1894), par PLOSCHKO (1897), ont confirmé, tout en les précisant, l'existence de ces terminaisons interépithéliales. On rencontre tout d'abord, immédiatement au-dessous de l'épithélium, un riche plexus, le *plexus sous-épithélial*, « dans lequel, non seulement les petits faisceaux nerveux, mais encore chacune des fibres, en s'anastomosant, s'enlacent en réseau et se mettent en rapport avec de nombreuses cellules

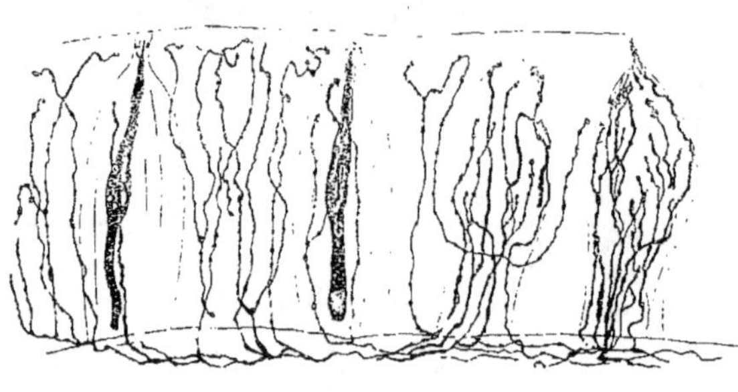

Fig. 361.

Terminaison nerveuse dans la partie inférieure de l'épiglotte (chat de six semaines, méthode de Golgi, d'après RETZIUS).

Ou voit sur cette préparation quatre bourgeons gustatifs avec les fibres nerveuses qui se terminent dans leurs intervalles ou dans leur intérieur. Dans chacun des deux bourgeons de gauche se voit une cellule sensorielle colorée en noir par l'imprégnation argentique.

nerveuses globuleuses et ovoïdes » (FUSARI). Ce plexus se voit dans toute l'étendue de la muqueuse laryngienne ; mais il est particulièrement développé au niveau de la corde vocale inférieure, où les fibres nerveuses sont à la fois plus nombreuses et plus serrées. Du plexus sous-épithélial s'échappent une multitude de fibres ascendantes, lesquelles s'élèvent entre les cellules épithéliales, s'y ramifient et finalement se résolvent en des touffes de minces fibrilles, que l'on peut suivre jusqu'à la surface libre de la muqueuse.

Outre ces terminaisons interépithéliales, Ploschko et Arnstein décrivent encore des arborisations terminales au-dessous de l'épithélium et des pelotons terminaux dans l'épaisseur même du chorion muqueux.

d. *Terminaisons sensorielles*. — Verson a décrit et figuré en 1870, dans le *Manuel de Stricker*, de petits corps ovoïdes, à grosse extrémité inférieure, situés dans l'épaisseur de l'épithélium du larynx. Il méconnut du reste leur véritable signi-fication. Ces formations ont été retrouvées depuis par de nombreux histologistes, par-mi lesquels nous citerons Davis (1877), Simanowsky (1883), Heymann (1889), Ploschko (1897). On les rencontre presque exclusive-ment dans les régions à épithélium pavi-menteux, c'est-à-dire, sur l'épiglotte, sur la partie supérieure des replis aryténo-épiglot-tiques, sur la face interne et sur le sommet des cartilages aryténoïdes. Ils y sont très nombreux : Davis, sur la face postérieure de l'épiglotte de l'homme, en a compté de

Fig. 362.

Coupe verticale de l'épithélium cilié de l'épiglotte de l'homme, avec, au centre de la coupe, un corpuscule du goût (d'après Davis).

20 à 25 par millimètre carré. On observe aussi ces corpuscules dans les zones à épithélium cilié, mais ils y sont beaucoup plus rares et s'y disposent suivant une modalité toute spéciale, qui a été bien décrite par Davis : au-dessus d'eux (fig. 362) l'épithélium cylindrique cilié est remplacé par un épithélium plat et, d'autre part, cet épithélium plat ne s'élève pas jusqu'au niveau de l'épithélium cilié, formant ainsi une sorte de dépression en forme de cupule, au fond de laquelle apparait le sommet du corpuscule.

Tout récemment, Rabl (1896) a montré que les corpuscules décrits par Verson et Davis à la face postérieure de l'épiglotte sont parfois supportés par une sorte de papille (fig. 363), qui se creuse en cupule pour les recevoir. Dans ce cas, le corpus-cule soulevé par la papille sous-jacente, proémine plus ou moins à la surface de la muqueuse et se trouve entouré par l'épithélium de revêtement sur toute sa surface extérieure, excepté sur deux points : au milieu de la base, qui repose sur la papille en question ; au niveau de son som-met, qui s'ouvre librement à la sur-face de la couche épithéliale.

Histologiquement, les corpuscules de Verson ont exactement la même structure que les bourgeons du goût que nous avons décrits dans la muqueuse linguale (voy. Organes des Sens) et ils ont vraisemblable-ment la même signification : ce sont des bourgeons gustatifs égarés sur la muqueuse laryngienne. Retzius, qui a pu réussir à imprégner par

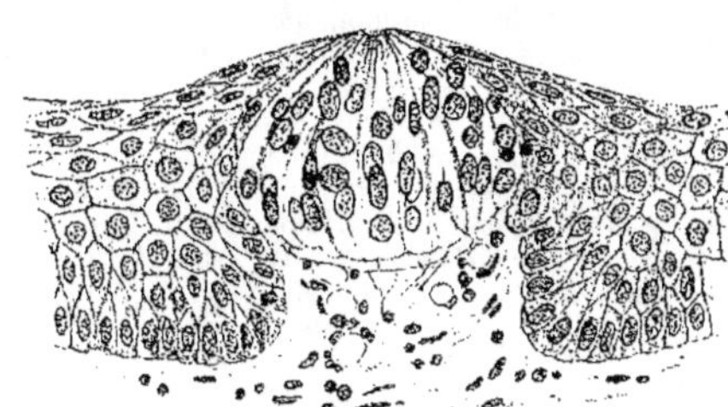

Fig. 363.

Un bourgeon gustatif de la face postérieure de l'épiglotte (d'après Rabl).

l'argent les filets nerveux destinés à ces formations erratiques, les a vus s'y com-porter exactement de la même façon que dans les bourgeons gustatifs de la base de la langue. Ce sont donc bien des terminaisons sensorielles et ainsi se trouve justifié le titre sous lequel nous les décrivons. Il nous paraît rationnel d'admettre que les bourgeons gustatifs du larynx sont innervés, comme ceux de la langue par les branches terminales du glosso-pharyngien.

A consulter au sujet du larynx : Tourtual, *Neue Untersuchungen über den Bau des menschl. Schlundes und Kehlkopfs*, Leipzig, 1846 ; — Merkel, *Anatomie des menschl. Stimm- und Sprachorgans*, Leipzig, 1863 ; — Luschka, *Der Kehlkopf des Menschen*, Tübingen, 1871 ; — Coyne, *Rech. sur l'anat. normale de la muqueuse du larynx*, Th. Paris, 1874 ; — Furbringer, *Beitrag z. Kenntniss der Kehlkopfsmuskulatur*, Iena, 1875 ; — Weinberg, *Gestalt d. Kehlkopfs in versch. Lebensaltern*, Arch. f. klin. Chir., 1877 ; — Jacobsen, *Zur Lehre vom Bau u. der Function des menschl. Thyreo-arytenoideus beim Menschen*, Arch. f. mikrosk. Anat., 1877 ; — Moura, *Dimensions des diverses parties des lèvres vocales*, Bull. de l'Acad. de Méd., 1879 ; — Chiewitz, *Untersuch. über die Verknocherung des menschl. Kehlkopfsknorpels*, Arch. f. Anat. u. Physiol., 1882 ; — Weinzweig, *Zur Anatomie der Kehlkopfsnerven*, Sitzungsb. d. kais. Akad. der Wiss., Wien, 1882 ; — Mandelstamm, *Studien über Innervation und Atrophie der Kehlkopfsmuskeln*, ibid., 1882 ; — Shattock, *Note on the anatomy of the thyro-arytenoïd muscle in the human larynx*, Journ. of Anat. and Physiol., 1882 ; — Du même, *A Kerato-thyro-hyoid muscle as a variation in human anatomy*, ibid., vol. XVII ; — Korner, *Beiträge z. vergleich. Anat. u. Physiol. des Kehlkopfs d. Säugethiere u. des Menschen*, Frankfurt, 1884 ; — Stirling, *A simple method of demonstrating the nerves of the epiglottis*, Journ. of Anat. and Physiol., 1883 ; — Fessler, *Ueber Bau u. Innervation des Larynxepithels*, München, 1883 ; — Simanowsky, *Beiträge zur Anat. des Kehlkopfs*, Arch. f. mikr. Anat., 1883 ; — Du même, *Ueber die Regeneration des Epithels der wahren Stimmbänder*, ibid., 1883 ; — Exner, *Die Innervation des Kehlkopfs*, Wiener Sitzungsberichte, 1884 ; — Symington, *On the relations of the larynx and trachea to the vertebral column in the fœtus and child*, Journ. of Anat. and Physiol., 1885, vol. XIX ; — Moura, *Sur le rôle du muscle crico-thyroïdien antérieur*, Revue de Laryngologie, 1885 ; — Du même, *Classification des muscles laryngés*, ibid., 1887 ; — Dubois, *Zur Morphologie des Larynx*, Anatom. Anzeiger, 1885 ; — Masse, *La région sous-glottique du larynx*, Rev. de Laryngologie, 1887 ; — Kaix, *Zur Morphologie des Wrisberg'schen Knorpels*, Separ.-Abdr., 1887 ; — Gougenheim, *Glottes supplémentaires*, Revue de Laryngologie, 1887 ; — Zuckerkandl, *Ueber Asymetrie des Kehlkopfsgerustes*, Monatsschr. f. Ohrenheilk., 1887 ; — Oxodi, Centralbl. f. die medic. Wissensch., 1888 ; — Kanthack, *Studien über den Histologie der Larynxschleimhaut*, Virchow's Arch., 1889 ; — Du même, *Zur Hist. der Stimmbänder*, ibid., 1889 ; — Sutton, *The vocal cord and the hyoepiglottideus muscle*, Journ. of Anat. and Physiol., 1889 ; — Heymann, *Beitrag zur Kenntniss des Epithels u. der Drüsen des menschl. Kehlkopfs im gestunden u. im kranken Zustand*, Virchow's Arch., 1889 ; — Taguchi, *Beiträge zur topograph. Anatomie des Kehlkopfs*, Arch. f. Anat. and Physiol., 1889 ; — Collier, *Note on the anatomy of the epiglottis*, Lancet, 1889 ; — Meyer (V.), *Die Wirkung der Stimmritzenmuskeln*, Arch. f. Anat. u. Physiol., 1889 ; — Schultze, *Ueber anomalien des Schildknorpels*, Dissert., 1890 ; — Livon, *Innervation du muscle crico-thyroïdien*, Arch. de Physiol., 1891 ; — Kanthack, *The morphologie of the larynx*, Journ. of Anat. and Physiol., 1892 ; — Gegenbaur, *Die Epiglottis*, in Festschrift. f. A. Kölliker, 1892 ; — Cavazzani e Stefani, *Le terminazioni nervose dei muscoli laryngei del cavallo*, Arch. per le Sc. mediche, 1892 ; — Kanthack, *The myology of the larynx*, Journ. of Anat. and Physiol., vol. XXVI, 1892 ; — Du même, *The functions and Anatomy of the Epiglottis*, Proc. of the laryngol. Soc., 1894 ; — Wilder, *Studies in the phylogenesis of the larynx*, Anat. Anz., 1892 ; — Fränkel, *Studien zur fein. Anatomie des Kehlkopfs, etc.*, Arch. f. Laryngol. u. Rhinol., 1893 — Göppert, *Ueber die Herkunft des Wrisberg'schen Knorpels, etc.*, Morphol. Jahrb., 1894 ; — Fusari, *Terminaisons nerveuses dans divers epithéliums*, Arch. ital. de Biol., 1894 ; — Staurengh, *Distribuzione e terminazione delle fibre nervose nella mucosa dell'epiglottide*, Bull. della Soc. med. chir. di Pavia, 1895 ; — Benda, *Ueber die Schleimhautleisten des wahren Stimmbandes des Menschen*, Arch. f. Anat. u. Physiol., 1895 ; — Reinke, *Untersuch. über das menschl. Stimmband*, Fortschr. d. Med., 1895 ; — Will, *Ueb. die articulatio crico-arytenoidea*, Inaug. Diss. Königsberg, 1895 ; — Albrecht, *Beitr. z. vergl. Anat. d. Säugethier-Kehlkopfes*, Sitz. a. K. Akad. d. Wiss. in Wien, 1896 ; — Friedrich, *Die elastichen Fasern in Kehlkopfe*, Arch. f. Laryngol. u. Rhinol., 1896 ; — Rabl, *Notiz zur Morphologie der Geschmacknospen der Epiglottis*, Anat. Anz., 1896 ; — Steinlechner u. Tittel, *Der musculus ventricularis des Menschen*, Sitz. d. K. Acad. d. Wiss. in Wien, Bd. 106, 1897 ; — Ploschko, *Die Nervenendig. u. Ganglien der Respirationsorgane*, Anat. Anz., 1897 ; — Guerrini, *Sugli element elastici delle vie respiratorie superiori*, Intern. Monatsschr. f. Anat., 1898 ; — Eichler, *Zur Frage: Sind Drüsen im wahren Stimmbande enthalten?* Arch. f. Laryngol., 1898 ; — Frens-Wolfring, *Ueb. den feineren Bau der Drüsen des Kehlkopfes u. der Luftröhre*, Arch. f. mikr. Anat., 1898.

ARTICLE II

CONDUIT TRACHÉO-BRONCHIQUE

Le conduit trachéo-bronchique, qui fait suite au larynx, s'étend depuis le cartilage cricoïde jusqu'au hile du poumon. Il est constitué, à son origine et dans la .

plus grande partie de son trajet, par un canal unique, impair et médian, la *trachée-artère*. Ce canal occupe d'abord le cou. Puis, il pénètre dans le thorax, où il se divise en deux branches latérales, les *bronches*, qui se portent obliquement, celle de gauche au hile du poumon gauche, celle de droite au hile du poumon droit.

§ I. — TRACHÉE-ARTÈRE

La trachée-artère (de τραχύς, âpre et αρτηρία, artère, parce que les saillies que forment ses cerceaux cartilagineux la rendent irrégulière et rude au toucher; angl. et allem. *Trachea*), ou tout simplement trachée, est cette portion du conduit aérifère qui se trouve comprise entre l'extrémité inférieure du larynx et l'origine des bronches. Son extrémité supérieure, chez l'adulte, répond ordinairement à la sixième ou à la septième vertèbre cervicale (voy. *Larynx*); son extrémité inférieure, à la troisième ou quatrième vertèbre dorsale. Chez le fœtus, la trachée commence un peu plus haut, en regard de la cinquième ou même de la quatrième cervicale ; d'autre part, elle se bifurque ordinairement au niveau du disque intervertébral qui sépare la deuxième dorsale de la troisième.

A. — CONSIDÉRATIONS GÉNÉRALES

1° Situation. — La trachée-artère, conduit impair et symétrique, est située tout d'abord à la partie antérieure et inférieure du cou. En quittant cette région, elle descend en arrière du sternum pour occuper la partie supérieure du thorax. Dans tout son trajet, elle occupe le plan médian et se trouve placée, comme le larynx du reste, en avant du canal alimentaire.

2° Direction. — Considérée au point de vue de sa direction, la trachée-artère se porte obliquement de haut en bas et d'avant en arrière. Elle s'écarte ainsi progressivement de la surface cutanée : l'intervalle qui la sépare de la peau est de 18 millimètres à son extrémité supérieure, de 45 millimètres au niveau de la fourchette sternale, de 7 centimètres au niveau de son extrémité inférieure. Depuis son origine jusqu'à sa bifurcation, la trachée suit un trajet assez régulièrement rectiligne. Parfois, cependant, elle est légèrement flexueuse, surtout chez les sujets âgés, mais les courbures qu'elle présente dans ce cas sont généralement peu accusées et s'effacent quand on porte la tête dans l'extension.

3° Mobilité. — La trachée-artère, essentiellement extensible et élastique, suit le larynx dans tous ses déplacements : elle s'élève quand celui-ci se porte en haut, pour revenir à sa position initiale quand il se porte en bas. De plus, sous une influence quelconque, action des doigts, action des productions pathologiques, elle se laisse déplacer plus ou moins, soit à gauche, soit à droite.

4° Forme. — Sa forme est celle d'un tube cylindrique, dont la partie postérieure, le quart ou le cinquième environ, serait remplacée par une surface plane (fig. 364 et 365). Dans sa partie moyenne, le cylindre trachéal, abstraction faite de sa portion plane, est à peu près régulier, quoique très rarement d'une symétrie parfaite. Mais, dans ses régions extrêmes, il est légèrement aplati : aplati transversalement à sa partie supérieure, aplati dans le sens antéro-postérieur à sa partie inférieure.

En outre, la surface extérieure de la trachée nous présente un certain nombre de dépressions plus ou moins marquées, dont deux sont à peu près constantes. — L'une, située à gauche, immédiatement au-dessus de sa bifurcation, est déterminée par la crosse de l'aorte : nous l'appellerons, pour cette raison, l'*empreinte aortique* (fig. 364,5). — L'autre, située également à gauche, mais à sa partie supérieure, paraît être le résultat d'une compression exercée sur la trachée par le lobe gauche du corps thyroïde : c'est l'*empreinte thyroïdienne* (fig. 364,4). Cette dernière dépression s'étend du deuxième au cinquième anneau de la trachée : à son niveau, les anneaux cartilagineux sont aplatis sur leur moitié gauche, parfois déprimés en

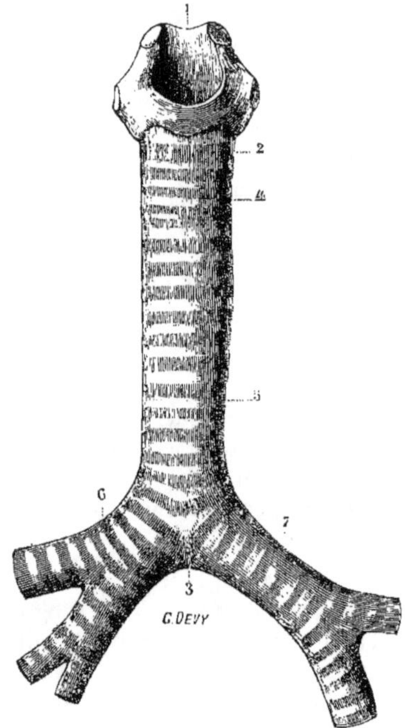

Fig. 364.

La trachée et les bronches, vue antérieure.

1, cartilage cricoïde. — 2, premier anneau de la trachée. — 3, dernier anneau de la trachée, en forme d'éperon. — 4, empreinte thyroïdienne. — 5, empreinte aortique. — 6, bronche droite. — 7, bronche gauche.

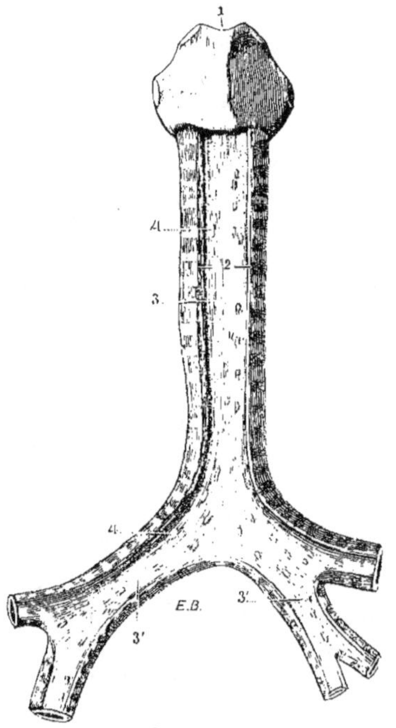

Fig. 365.

La trachée et les bronches, vue postérieure.

1, cartilage cricoïde. — 2, extrémité des cerceaux cartilagineux. — 3, membrane fibro-musculeuse de la trachée. — 3', la même, au niveau des bronches. — 4, 4, saillies glandulaires.

gouttière, et le plus souvent leur moitié droite n'en est que plus arrondie et plus convexe (LEJARS).

J'ai fréquemment observé sur la face antérieure de la trachée, une dépression, plus ou moins accusée suivant les sujets, qui répond au tronc artériel brachio-céphalique.

Nous devons ajouter, en ce qui concerne la configuration générale de la trachée, que son diamètre augmente graduellement en allant de haut en bas. Ce conduit n'est donc pas un véritable cylindre, mais en réalité une espèce de tronc de cône très allongé, dont la base répondrait à son extrémité inférieure.

5° Dimensions. — La longueur de la trachée, le sujet étant debout et regardant l'horizon, mesure 12 centimètres chez l'homme, 11 centimètres chez la femme. Mais le cylindre trachéal n'a pas une longueur absolument fixe : il s'allonge quand le larynx s'élève ou quand la colonne cervicale se renverse en arrière ; il se raccourcit dans les conditions contraires, c'est-à-dire quand le larynx s'abaisse ou quand la colonne cervicale s'infléchit en avant. La différence qui existe entre les dimensions extrêmes de la trachée, longueur maxima et longueur minima, est de 3 ou 4 centimètres, soit le tiers ou le quart de sa longueur ordinaire. L'allongement de la trachée s'effectue grâce à l'élasticité de la membrane qui sépare les cerceaux cartilagineux. Quant au raccourcissement, il se produit sous l'influence de cette même élasticité et n'est limité que par la rencontre réciproque des anneaux.

Les dimensions horizontales de la trachée varient, comme celles du larynx, suivant le sexe et suivant les âges : l'observation démontre qu'elles sont généralement plus considérables chez l'homme que chez la femme, plus considérables aussi chez l'adulte que chez l'enfant. Chez l'homme adulte, le diamètre transverse mesure de 18 à 22 millimètres, soit une moyenne de 20 millimètres ; le diamètre antéro-postérieur, plus court, est de 14 à 18 millimètres, en moyenne 10 millimètres. Ces dimensions s'appliquent à la trachée morte, je veux dire à la trachée examinée sur le cadavre. Mais elles sont notablement différentes sur la trachée vivante (Nicaise et Lejars) et cela, par suite du rapprochement des deux extrémités des cerceaux cartilagineux.

A l'état ordinaire, les fibres musculaires de la trachée (voy. p. 430) sont en contraction : comme conséquence, les extrémités des cerceaux cartilagineux arrivent au contact et le segment postérieur ou segment mou de la trachée se plisse en une sorte de bourrelet longitudinal qui fait saillie dans la cavité du conduit aérifère. Telle est la disposition qu'on observe constamment chez un chien vivant, tant que la respiration reste calme. Mais si l'animal vient à crier, si la respiration devient forte et tumultueuse, la contraction cesse, les extrémités des cerceaux cartilagineux s'écartent, et, du même coup, s'efface le bourrelet dont il a été question plus haut. Ce dernier état de la trachée, si différent de l'état précédent, est précisément celui que l'on observe après la mort et l'on voit, par ce simple exposé, que les dimensions horizontales (diamètre transverse et diamètre antéro-postérieur) sont plus considérables sur le cadavre que celles qu'on observe sur le vivant, les seules qui soient réellement utiles dans la pratique. Lejars, qui a étudié comparativement les dimensions du conduit trachéal dans l'un et l'autre état, est arrivé aux résultats suivants :

	TRACHÉE MORTE	TRACHÉE VIVANTE	DIFFÉRENCE
Largeur du 1er anneau	16mm,7	12mm,	4mm,7
— 5e anneau	16, 8	11, 7	5, 1
— 6e anneau	17, 5	11, 5	6,
— 9e anneau	18,	11, 8	6, 8

Comme on le voit par ce tableau, qui résume les observations prises sur 11 sujets, la différence qui existe entre le diamètre de la trachée morte et celui de la trachée vivante est considérable : il est de 4mm,7 au niveau du premier anneau et de 6mm,8 au niveau du neuvième. Nous devons ajouter que cette différence s'atténue peu à peu en passant de l'adulte au vieillard. Chez ce dernier, en effet, la calcification plus ou moins complète des anneaux cartilagineux d'une part et, d'autre part, l'atrophie consécutive des fibres musculaires apportent nécessairement une grande gêne au jeu de la trachée, je veux dire à ces alternatives de resserrement et de dilatation, de systole et de diastole, que nous présente la trachée de l'enfant et de l'adulte.

B. — RAPPORTS

La trachée-artère est entourée dans toute son étendue par une couche de tissu cellulaire lâche et très abondant, qui favorise ses mouvements et qui, jusqu'à un certain point, joue à son égard le rôle d'une membrane séreuse. Par l'intermédiaire de cette atmosphère cellulo-graisseuse, la trachée présente des rapports importants qui diffèrent pour sa portion cervicale et pour sa portion thoracique.

1° **Portion cervicale.** — Dans sa portion cervicale, la trachée est relativement superficielle :

a. *En avant*, elle est en rapport : 1° avec l'isthme du corps thyroïde, qui recouvre ses deux ou trois premiers anneaux (voy. *Corps thyroïde*) ; 2° plus bas, avec les veines thyroïdiennes inférieures, toujours multiples, généralement très volumineuses et plus ou moins anastomosées, qui descendent vers la fourchette sternale pour se jeter dans le tronc veineux brachio-céphalique gauche ; 3° avec l'artère thyroïdienne de Neubauer, quand elle existe ; 4° avec les muscles sterno-thyroïdiens et sterno-hyoïdiens ; ces muscles, sur la ligne médiane (voy. t. I), sont séparés de leurs homologues du côté opposé par un espace étroit, presque linéaire, comblé par la ligne blanche sous-hyoïdenne, espèce de raphé fibreux à la constitution duquel concourent à la fois les fibres de l'aponévrose cervicale superficielle et celles de l'aponévrose cervicale moyenne. Sur ces lames musculaires s'étalent, enfin, l'aponévrose cervicale superficielle, le tissu cellulaire sous-cutané et la peau. Tout à fait en bas, la portion cervicale de la trachée est encore en rapport par sa face antérieure avec le tronc veineux brachio-céphalique gauche, dans les cas où ce vaisseau déborde le sternum et s'élève plus ou moins haut dans la région sous-hyoïdienne.

b. *En arrière*, la trachée répond dans toute son étendue au conduit œsophagien, qui la déborde un peu à gauche (fig. 71) et auquel elle est unie par un tissu cellulaire lâche mêlé de fibres élastiques (voy. *Œsophage*).

c. *Sur les côtés*, la trachée est embrassée à sa partie supérieure par les lobes du corps thyroïde (fig. 71), qui, en augmentant de volume comme dans le goître, peuvent comprimer latéralement le conduit aérifère et déterminer ainsi des phénomènes de suffocation. — Plus bas, elle est en rapport avec le paquet vasculo-nerveux du cou, c'est-à-dire avec la carotide primitive, la jugulaire interne et le pneumo-gastrique, auxquels il convient d'ajouter les deux artères thyroïdienne inférieure et vertébrale. Nous devons faire remarquer, à ce sujet, que les vaisseaux précités ne présentent des rapports intimes avec la trachée qu'au voisinage de la fourchette sternale. Au-dessus du sternum, en effet, par suite de leur direction qui est oblique de bas en haut et de dedans en dehors, ils sont séparés du conduit aérifère par un certain intervalle, qui s'accroît graduellement au fur et à mesure qu'on s'élève : cet intervalle est comblé par une masse de tissu cellulaire, dans laquelle s'échelonnent de nombreux ganglions lymphatiques. — La trachée-artère est encore en rapport latéralement avec les deux nerfs récurrents, qui cheminent, celui de droite sur la face postérieure de la trachée, celui de gauche dans l'angle rentrant que forme la trachée avec l'œsophage.

2° **Portion thoracique.** — La portion thoracique de la trachée est beaucoup plus profonde que sa portion cervicale. Elle occupe, dans toute son étendue, le médiastin antérieur.

a. *En avant*, elle est successivement en rapport : 1° à sa partie supérieure, avec le tronc veineux brachio-céphalique gauche, qui repose immédiatement sur elle, et, sur un plan plus superficiel, avec le thymus (chez le nouveau-né), le muscle sterno-thyroïdien et la première pièce du sternum ; 2° à sa partie inférieure, avec le tronc artériel brachio-céphalique, qui la croise obliquement en se portant en haut et à droite, avec l'artère carotide primitive gauche, qui se porte obliquement en haut et à gauche, enfin avec la crosse aortique qui, en gagnant la colonne vertébrale, s'applique directement contre sa face antéro-latérale gauche et y déter-

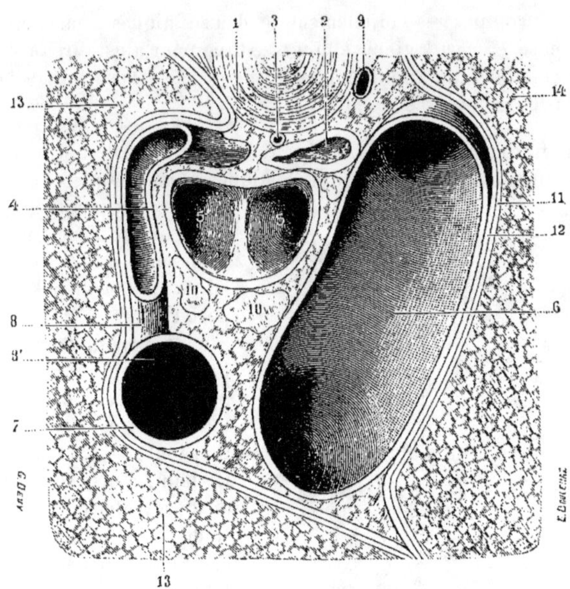

Fig. 366.

Coupe transversale du thorax passant par le disque intervertébral qui sépare
la quatrième dorsale de la cinquième.

1, disque intervertébral entre D^IV et D . — 2. œsophage. — 3. canal thoracique.   4. trachée, coupée immédiatement au-dessus de la bifurcation. — 5. 5'. bronche gauche et bronche droite. — 6. crosse aortique. — 7. veine cave
supérieure. — 8. grande azygos, avec 8'. son abouchement dans la veine cave. — 9. petite azygos. — 10. ganglions lymphatiques.   11. plèvre viscérale. — 12. plèvre médiastine. — 13. poumon droit. — 14. poumon gauche.

mine, comme nous l'avons dit plus haut (fig. 364,5), une empreinte plus ou moins marquée.

b. *En arrière*, la trachée-artère répond encore à l'œsophage, qui la sépare de la colonne vertébrale.

c. *Sur les côtés*, elle est en rapport : 1° à gauche, avec la plèvre médiastine gauche qui la sépare du poumon gauche, avec le nerf récurrent gauche et avec la crosse de l'aorte qui la croise d'avant en arrière ; 2° à droite, avec la plèvre mé-diastine droite qui la sépare du poumon droit, avec la veine cave supérieure qui la longe de haut en bas, et avec la grande azygos (fig. 375,5) qui la croise d'arrière en avant pour aller s'ouvrir dans la veine cave.

d. *Au niveau de sa bifurcation*, la trachée répond au péricarde et aux oreillettes du cœur. Elle a en avant d'elle, et sur un plan un peu inférieur, la bifurcation du tronc de l'artère pulmonaire et, plus spécialement, la branche droite de cette artère (fig. 374). Elle est enlacée, tant sur sa face antérieure que sur sa face postérieure, par les nombreuses ramifications du pneumogastrique et du grand sympathique, dont l'ensemble constitue un riche et important plexus, le *plexus pulmonaire*. Au delà du plexus, tant sur la face postérieure du conduit que sur sa face antérieure, se voient de nombreux ganglions lymphatiques (fig. 366,10), que l'on pourrait appeler les *ganglions de la bifurcation bronchique*.

C. — CONSTITUTION ANATOMIQUE

La trachée se compose essentiellement de deux tuniques : une tunique externe, à la fois fibreuse et cartilagineuse, qui constitue pour ainsi dire la charpente ou squelette du conduit ; une tunique interne, muqueuse, à la surface de laquelle viennent s'ouvrir de nombreuses glandes.

1° Tunique fibro-cartilagineuse. — La tunique externe de la trachée est constituée ; 1° par une membrane fibreuse et élastique ; 2° par des pièces cartilagineuses, les cerceaux cartilagineux de la trachée, qui se développent dans son épaisseur ; 3° par des fibres musculaires, qui se disposent sur sa face postérieure.

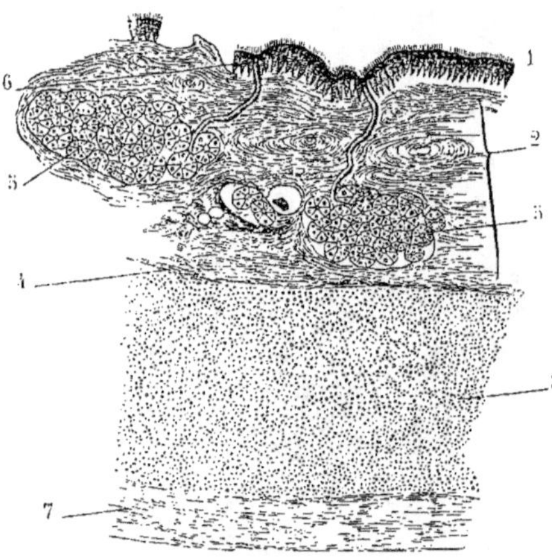

Fig. 367.

Coupe transversale de la trachée (d'après Schenk).

1. épithélium cylindrique cilié. — 2. chorion muqueux. — 3. anneau trachéal formé par du cartilage hyalin. — 4. périchondre. — 5. 5. glandes muqueuses. — 6. canal excréteur. — 7. tissu conjonctif péritrachéal.

a. *Membrane fibreuse.* — La membrane fibreuse revêt la forme d'un cylindre creux ou, si l'on veut, d'un long tube qui occupe sans interruption toute la hauteur de la trachée. En haut, elle se continue, au niveau du bord inférieur du cartilage cricoïde, avec le périchondre qui recouvre le cartilage. En bas, elle se bifurque pour se continuer de même avec la membrane similaire qui forme la tunique externe des bronches. Histologiquement, cette membrane se compose de fibres de tissu conjonctif, auxquelles viennent se mêler un grand nombre de fibres élastiques. Elle est traversée çà et là par les nerfs et par les vaisseaux sanguins et lymphatiques qui se rendent à la muqueuse trachéale.

b. *Cerceaux cartilagineux.* — Les cerceaux cartilagineux de la trachée sont situés dans l'épaisseur de la membrane précédente, qui se dédouble pour les recevoir et qui naturellement augmente d'épaisseur à leur niveau. On en compte chez l'homme de 15 à 20, disposés horizontalement les uns au-dessus des autres. Chacun d'eux mesure, en moyenne, de 2 à 4 millimètres de hauteur. Les intervalles qui les séparent et que l'on désigne quelquefois sous le nom de *cerceaux membraneux*, ont une hauteur qui est toujours un peu moindre : cette hauteur représente, suivant les cas, les deux tiers ou seulement la moitié de celle des cerceaux cartilagineux.

Au point de vue de leur configuration, les cerceaux cartilagineux ont la forme d'un anneau incomplet, d'un anneau dont on aurait enlevé le quart ou le cinquième postérieur. En conséquence, ils n'entourent jamais la trachée d'une façon complète : ils occupent seulement sa face antérieure et ses faces latérales. Quant à sa face postérieure, celle que nous avons vue être régulièrement plane, elle est formée exclusivement par la membrane fibreuse.

Chacun des cerceaux cartilagineux de la trachée, considéré isolément, nous présente (fig. 369,1) : 1° une surface extérieure, qui est convexe dans le sens transversal, plane dans le sens vertical ; 2° une surface intérieure, qui est concave transversalement et convexe de bas en haut ; 3° deux bords, l'un supérieur, l'autre inférieur, plus ou moins horizontaux, qui s'unissent avec les cerceaux membraneux correspondants ; 4° enfin deux extrémités, l'une droite, l'autre gauche, qui sont brusquement coupées et un peu renversées en dehors.

Il existe, en général, peu de régularité dans la disposition des cerceaux cartilagineux de la trachée. Tout d'abord, ils n'ont pas tous la même hauteur et chacun d'eux, pris à part, est bien loin de présenter une hauteur uniforme sur tous les points de son étendue. Puis, ils ne sont pas toujours rigoureusement parallèles les uns aux autres. On les voit, au contraire, s'incliner en haut et en bas, arriver au contact des cerceaux voisins et s'unir à eux, soit par l'une ou l'autre de leurs extrémités, soit par un point quelconque de leurs bords supérieur ou inférieur. On rencontre parfois des cerceaux beaucoup plus hauts que les autres, qui résultent vraisemblablement de la fusion complète de deux cerceaux primitivement distincts. Dans d'autres cas, certains cerceaux se bifurquent à l'une ou à l'autre de leurs extrémités, quelquefois aux deux. Il est probable que les dissidences des auteurs touchant le nombre des cerceaux de la trachée proviennent en grande partie de ces faits de soudure ou de bifurcation de certains d'entre eux, qui dimi-

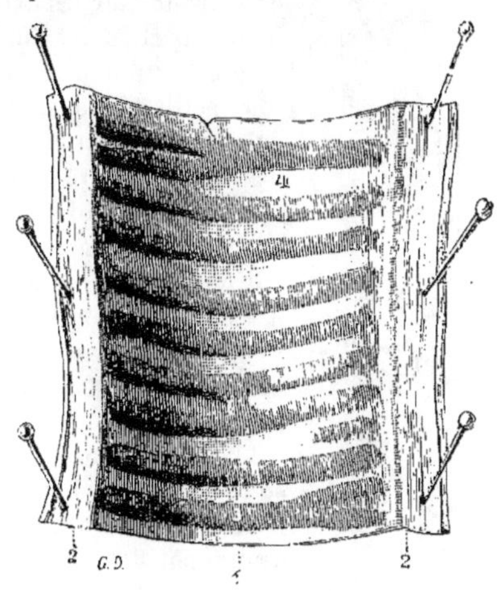

Fig. 368.

La trachée-artère, incisée longitudinalement à sa partie postérieure et étalée.

1. sa portion fibro-cartilagineuse. — 2, sa portion membraneuse. — 3. cerceaux cartilagineux. — 4, cerceaux membraneux.

nuent leur nombre dans le premier cas et l'augmentent dans le second.

Deux cerceaux cartilagineux, le premier et le dernier, affectent une disposition qui leur est propre. — Le *premier* se distingue des autres par sa hauteur, qui est plus considérable. Il n'est pas rare de le voir se continuer avec le cartilage cricoïde à l'aide de deux petites apophyses qui occupent ses parties latérales. — Le *dernier*, celui qui précède immédiatement la bifurcation de la trachée, s'infléchit en bas à sa partie moyenne, de façon à former une sorte d'éperon dont le sommet se dirige en bas et en arrière (fig. 364,3). Par suite de cette inflexion, il se décompose réellement en deux demi-cerceaux à direction oblique, auxquels font suite, en aval, les cerceaux cartilagineux des bronches.

Envisagés au point de vue de leur structure, les cerceaux cartilagineux de la trachée sont formés par un tissu hyalin, qui ne présente ici rien de particulier. On les trouve assez souvent, chez les vieillards, plus ou moins envahis par l'ossification. A la fois très élastiques et très résistants, ils ont pour attribution, de même que les cartilages du nez et ceux du larynx, de résister à la pression atmosphérique au moment où elle tend à affaisser le conduit aérifère, de maintenir ce conduit toujours béant et d'assurer ainsi une libre circulation à la colonne d'air qui, à chaque inspiration, se précipite vers les vésicules pulmonaires.

c. *Fibres musculaires*. — Ces fibres, bien décrites en 1883 par STIRLING, se rencontrent à la partie postérieure de la trachée, sur toute la portion de la paroi qui est dépourvue de cartilages. Elles forment là un plan continu, le *muscle trachéal*, dont l'épaisseur varie, suivant les sujets, de 1 à 2 millimètres. Leur direction est transversale ; on rencontre, cependant, sur les portions latérales du muscle trachéal, quelques fibres disposées dans le sens longitudinal (KÖLLIKER, VERSON).

Les fibres constitutives du muscle trachéal s'insèrent, à gauche et à droite, sur les extrémités des cerceaux cartilagineux correspondants et, dans l'intervalle des cerceaux cartilagineux, sur la membrane fibreuse qui les unit. Cette insertion se fait à l'aide de tout petits tendons élastiques. Du reste, en avant de ce plan musculaire, entre lui et la muqueuse, s'étalent de nombreux faisceaux de fibres élastiques, la plupart dirigées parallèlement à l'axe du conduit. Elles forment, à la partie postérieure de la trachée, de véritables bandelettes longitudinales d'une coloration blanc jaunâtre, plus ou moins saillantes, reliées les unes aux autres par des faisceaux anastomotiques à direction transversale ou oblique. Leur développement assez faible à la partie supérieure de la trachée, augmente graduellement au fur et à mesure qu'on se rapproche des bronches.

Les fibres musculaires de la trachée sont des fibres lisses. En se contractant, elles rapprochent l'une de l'autre les deux extrémités des cerceaux cartilagineux sur lesquels elles s'insèrent et diminuent d'autant le diamètre transverse de la trachée. Elles résistent ainsi à l'effort de la colonne d'air expiré, qui dans certaines circonstances, la toux et l'effort par exemple, tendraient à dilater outre mesure le conduit aérifère.

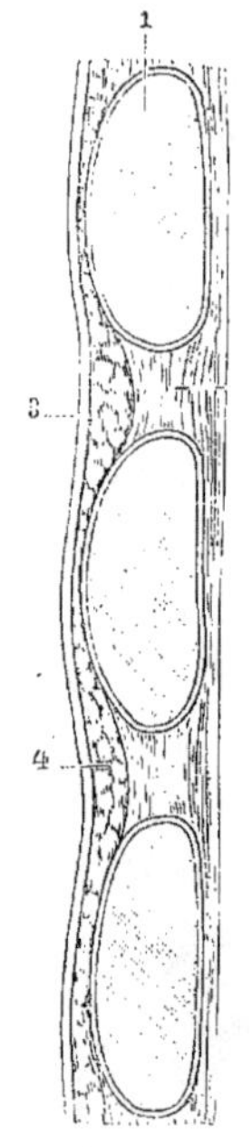

Fig. 369.
Coupe longitudinale de la trachée.

1. cerceaux cartilagineux. — 2. membrane fibreuse (cerceaux membraneux). — 3. muqueuse. — 4. couche sous-muqueuse.

2° Tunique muqueuse. — La muqueuse de la trachée revêt régulièrement toute la surface intérieure de ce conduit, sans présenter aucun pli, soit dans le sens longitudinal, soit dans le sens transversal. Elle est mince, demi-transparente, très adhérente aux parties qu'elle recouvre. Comme la muqueuse laryngée, à laquelle elle fait suite, la muqueuse trachéale se compose : 1° d'une couche épithéliale ; 2° d'un derme ou chorion.

a. *Épithélium*. — L'épithélium de la trachée (fig. 367,1) est une épithélium cylindrique cilié, présentant la plus grande analogie avec celui qui tapisse la région non olfactive des fosses nasales et la plus grande partie de la cavité laryngienne. C'est un épithélium stratifié, c'est-à-dire composé de plusieurs rangées de cellules superposées. — Les *cellules profondes* ou *cellules basales* sont des éléments arrondis ou plutôt polyédriques à gros noyau. — Les *cellules superficielles* sont pour la plupart des cellules cylindriques, à noyau ovalaire, portant à leur extrémité libre un plateau cuticulaire garni de cils vibratiles. Dans l'intervalle des cellules cylindriques ciliées, on rencontre çà et là d'autres cellules, triangulaires à base externe, qui s'engagent entre les deux cellules voisines à la manière d'un coin (*cellules cunéiformes* de DRASCH) : elles présentent au voisinage de leur base un noyau volumineux, arrondi

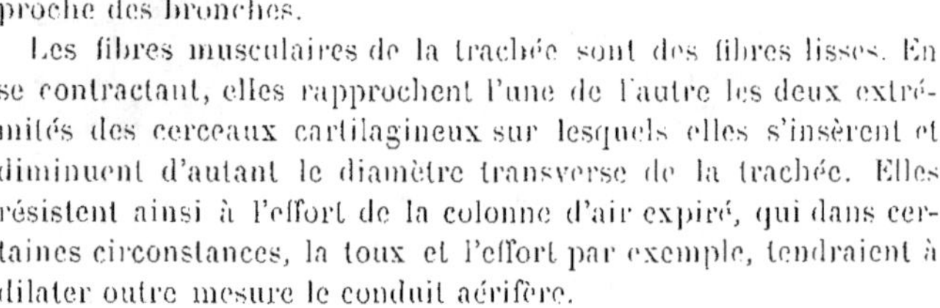

ou ovalaire; leur extrémité externe, souvent bifurquée ou même trifurquée, descend jusqu'à la membrane basale; leur extrémité interne, plus ou moins effilée, s'avance jusqu'à la surface libre de la muqueuse. Ces cellules cunéiformes sont des cellules muqueuses à différents stades d'activité : quelques-unes d'entre elles, arrivées à la période ultime de leur sécrétion, sont franchement caliciformes. — L'épithélium trachéal, comme l'épithélium laryngien auquel il fait suite, possède dans les interstices cellulaires, un nombre plus ou moins considérable de leucocytes migrateurs. — Il nous présente encore, çà et là, des îlots d'épithéliums pavimenteux stratifiés (DRASCH, SCHÜTZLER chez les animaux, BARABAN chez l'homme), dont la signification n'est pas encore bien connue. Pour les uns, ces zones d'épithélium pavimenteux seraient normales et s'expliqueraient peut-être par des actions mécaniques. Pour d'autres, au contraire, elles seraient pathologiques et surviendraient à la suite d'une

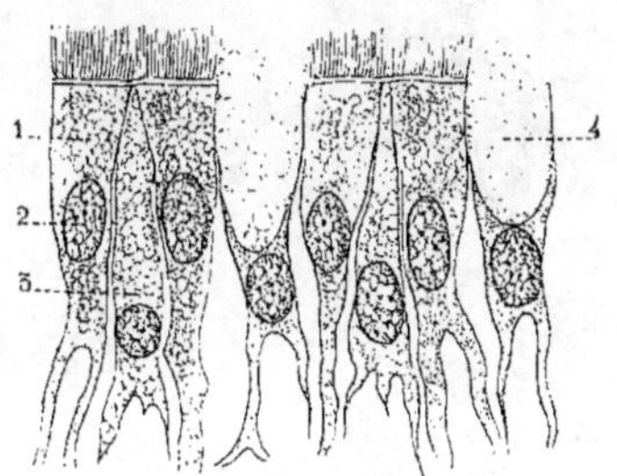

Fig. 370.

Cellules superficielles de l'épithélium trachéal (schématique).

1. cellules cylindriques à cils vibratiles, avec 2. leur noyau. — 3. cellules cunéiformes (cellules muqueuses). — 4. cellules caliciformes, se débarrassant de leur mucus.

inflammation locale : ce qui est certain (DRASCH, SCHUCHARDT, GRIFFINI) c'est que si l'on détruit expérimentalement l'épithélium trachéal, cet épithélium, sur les points où il a été détruit, se régénère à l'état d'épithélium pavimenteux stratifié.

b. *Chorion.* — Le chorion ou derme muqueux (fig. 367, 2) est constitué par du tissu conjonctif, renfermant un grand nombre de fibres élastiques. Dans la portion de la muqueuse qui confine aux fibres musculaires, les fibres élastiques, s'accolant les unes aux autres, forment les bandelettes longitudinales dont il a été question plus haut. Ainsi, le tissu élastique est assez abondant pour constituer dans la tunique muqueuse de la trachée des formations spéciales; chez les grands animaux même, l'éléphant par exemple (SAPPEY), il forme à ce niveau de véritables lames de plusieurs millimètres d'épaisseur. Le chorion trachéal se termine, du côté interne, par un mince liséré homogène et finement serré, véritable *basale* sur laquelle repose l'épithélium. Nous ajouterons qu'il est le siège d'une infiltration abondante de globules blancs. La membrane basale précitée nous présente çà et là des solutions de continuité (fig. 371), sortes d'ori-

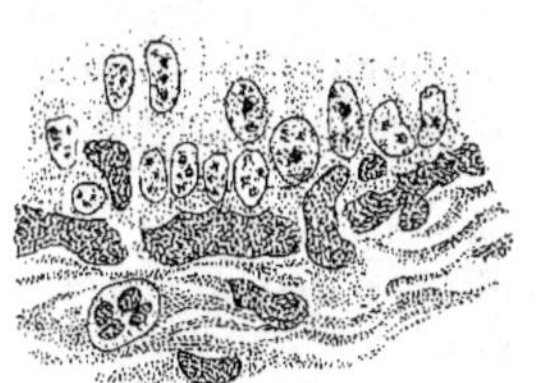

Fig. 371.

Coupe verticale de la muqueuse trachéale, montrant la membrane basale et les trous dont elle est percée (d'après NICOLAS).

A droite de la figure, on voit un leucocyte engagé dans un de ces trous. A gauche, un autre leucocyte en regard d'un second trou. De la couche épithéliale, les éléments épithéliaux profonds seuls ont été figurés.

fices à travers lesquels émigrent les leucocytes pour gagner l'épithélium d'abord, puis la cavité même du conduit trachéal.

3° **Glandes**. — Les glandes de la trachée sont toutes des glandes en grappe, composées d'un canal excréteur plus ou moins long, auquel est appendu un nombre variable d'acini.

De dimensions très différentes (1/2 mill. à 3 mill. de diamètre), ces glandes sont situées principalement dans les intervalles des anneaux cartilagineux et dans la portion postérieure de la trachée. Celles qui occupent cette dernière région sont, en général, les plus volumineuses. Leur corps, formé par la réunion des acini, prend place soit immédiatement au-dessous de la muqueuse, entre celle-ci et les fibres musculaires, soit même extérieurement à ces dernières, entre elles et la tunique fibreuse.

Histologiquement, les acini des glandes trachéales se composent essentiellement (fig. 372) d'une membrane propre, sur la face interne de laquelle se disposent deux ordres de cellules : des cellules claires, présentant tous les caractères des cellules muqueuses ; des cellules sombres, situées le plus souvent en dehors des précédentes, plus petites qu'elles, ayant la même signification que dans certaines glandes salivaires les croissants de Gianuzzi. Quant au canal excréteur, il est tapissé par un épithélium prismatique bas, auquel se substitue, au voisinage de son orifice, l'épithélium prismatique cilié qui caractérise la muqueuse de la trachée.

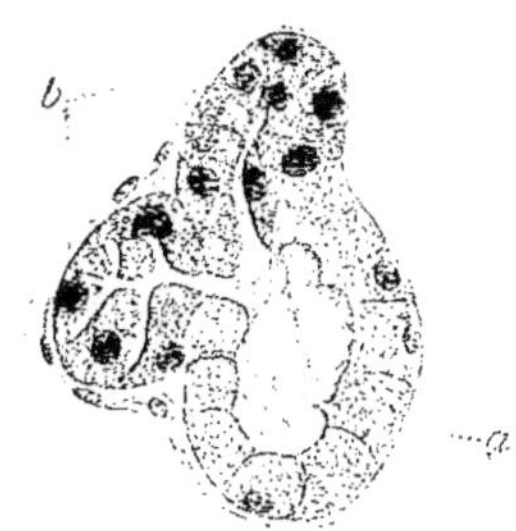

Fig. 372.

Glandes de la trachée d'un cheval (d'après Fuchs-Wolfring).

a. acinus entièrement muqueux : la lumière de l'acinus est remplie de mucus. — *b.* deux acinus séreux, s'ouvrant dans l'acinus muqueux ; on voit, entre les cellules, de fins canalicules, simples diverticulums intercellulaires de la lumière de l'acinus.

B. — VAISSEAUX ET NERFS

1° Artères. — Les artères destinées à la trachée proviennent de plusieurs sources : des thyroïdiennes supérieures et inférieures, des thymiques et de la bronchique droite. Les rameaux et ramuscules que ces différentes artères fournissent à la trachée se distribuent principalement à la muqueuse, aux glandes et à la couche musculaire. Ils forment au-dessous de la muqueuse un premier réseau, où la plupart d'entre eux sont dirigés transversalement. Les artères qui émanent de ce réseau pénètrent dans la muqueuse et y affectent de préférence une direction longitudinale. Finalement, elles se résolvent en un riche réseau capillaire, dont les mailles polygonales sont situées immédiatement au-dessous de la membrane basale.

2° Veines. — Les veines de la trachée se disposent en général de la façon suivante. De petites veines, issues du réseau muqueux et des glandes, cheminent d'avant en arrière dans les intervalles des cerceaux cartilagineux. Arrivées sur la paroi postérieure de la trachée, elles y rencontrent un ou deux petits troncs longitudinaux, dans lesquels elles se jettent, comme les veines intercostales dans les azygos. Ces petits troncs collecteurs sont situés tout d'abord au-dessous de la muqueuse. Ils perforent ensuite d'avant en arrière la membrane fibreuse et viennent s'aboucher dans les veines voisines, principalement dans les œsophagiennes et les thyroïdiennes supérieures.

3° Lymphatiques. — Les vaisseaux lymphatiques de la muqueuse trachéale sont fort nombreux ; mais leur origine est encore peu connue. D'après Teichmann, ils forment deux réseaux : 1° un réseau superficiel, situé dans l'épaisseur même de la muqueuse, c'est le *réseau muqueux ;* 2° un réseau profond, situé au-dessous de la muqueuse, c'est le réseau *sous-muqueux.* Les deux réseaux communiquent largement du reste, grâce à des anastomoses verticales ou obliques. Comme les veines, les lymphatiques de la trachée, cheminent d'avant en arrière entre les cerceaux cartilagineux, perforent ensuite la membrane fibreuse et, finalement, viennent se jeter dans les ganglions qui s'échelonnent sur les parties latérales de la trachée et de l'œsophage.

4° Nerfs. — Les nerfs destinés à la trachée tirent leur origine de deux sources : du pneumogastrique et du grand sympathique. Ceux qui sont fournis par le pneumogastrique proviennent, en partie du plexus pulmonaire, en partie des récurrents. Les autres émanent des ganglions cervicaux et des deux ou trois premiers ganglions thoraciques, soit directement, soit par l'intermédiaire des plexus pulmonaires. Ils se distribuent à la muqueuse, à la couche musculaire et aux glandes : ils sont donc, à la fois, sensitifs, moteurs et sécréteurs.

Leur mode de terminaison a été étudié par BENEDICENTI en 1892 et par PLOSCHKO en 1897. BENEDICENTI décrit dans l'épaisseur de la muqueuse trachéale trois plexus superposés : un plexus profond et un plexus moyen, dont les mailles présentent des rapports intimes avec les vaisseaux et avec les glandes; un plexus superficiel, dont les fibrilles terminales se perdent dans l'intervalle des éléments épithéliaux. PLOSCHKO a confirmé l'existence de ces terminaisons interépithéliales. Il a décrit en outre, sur le trajet des fibres ner-

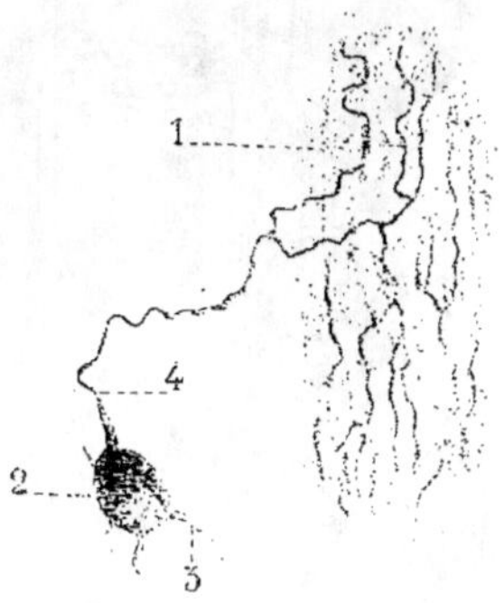

Fig. 373.

Terminaisons nerveuses dans la trachée (d'après PLOSCHKO).

1, fibres musculaires de la trachée. — 2, cellule nerveuse sympathique. — 3, ses prolongements protoplasmiques. — 4, son prolongement cylindrique, allant se ramifier et se perdre sur les faisceaux musculaires.

veuses destinées à la trachée, des cellules ganglionnaires, isolées ou groupées en des ganglions minuscules (fig. 373,2), qui ont la signification de cellules sympathiques. Elles reçoivent, à titres d'afférents, des fibres sensitives qui se résolvent autour d'elles en un plexus péricellulaire et, d'autre part, émettent des cylindraxes qui, comme nous le montre nettement la figure ci-dessus, viennent s'arboriser sur les faisceaux du muscle trachéal.

A consulter au sujet de la trachée, parmi les travaux récents : TARCHETTI. *Sulla struttura delle ghiandole mucipare della trachea*, Rivista di Soresina, 1874 ; — FRANKENHÄUSER, *Tracheo-bronchialschleimhaut*, Th. Dorpat, 1879 ; — MACKENSIE. *Ueber den Befund einer Excessbildung an der Trachea*, Heschl's Med. Jahrb., 1881 ; — WALLER et BJORKMAN, *Studien über den Bau der Trachialschleimhaut mit besond. Berücksichtigung des Epithels*. Biol. Unters. v. RETZIUS. 1882 ; — D'AJUTOLO, *D'una trachea umana con tre bronchi*. Mem. della Acad. di Bologna, 1885 ; — STIRLING, *The trachealis muscle of man and animals*, Journ. of. Anat. and Physiol.. 1883 ; — M. SÉE, *Du calibre de la trachée et des bronches*, Bull. de l'Acad. de Méd.. 1878 ; — NICAISE. *Physiol. de la trachée et des bronches*. Revue médicale, 1889 ; — BARABAN. *L'épithélium de la trachée et des bronches chez un supplicié*, Rev. méd. de l'Est, 1890 ; — LEJARS, *La forme et le calibre physiologique de la trachée*, Revue de Chirurgie, 1891 ; — BENEDICENTI. *Ricerche sulle terminazioni nervose nella mucosa della trachea*. Atti d. soc. tosc. di Sc. nat., Pisa, 1892 ; — SCHNITZLER, *Beitr. zur Kenntniss der Trachealschleimhaut*, etc., Inaug. Dissert.. München, 1893 ; — LIVINI, *Intorno alla struttura della trachea*, Monit. zool. ital., 1896 ; — GUIEYSSE, *Sur quelques points d'anatomie de l'app. respiratoire*, Journ. de l'Anat. et de la Physiol, 1898 ; — FUCHS-WOLFRING, voy. p. 422.

§ II. — BRONCHES

On donne le nom de bronches (de βρόγχος, gorge ou gosier ; angl. et allem. *Bronchi*) aux deux conduits qui résultent de la bifurcation de la trachée. Leur origine est marquée par une cloison sagittale, qui s'avance de bas en haut dans la lumière de la trachée à la manière d'un éperon, *l'éperon trachéal*. Nous la décrirons plus loin.

1° Direction. — Immédiatement après leur origine, les deux bronches s'écartent l'une de l'autre sous un angle de 75 à 85 degrés, pour se diriger obliquement en bas et en dehors et gagner, celle de gauche le hile du poumon gauche, celle de droite le hile du poumon droit (fig. 364 et 365). Nous verrons tout à l'heure que cette obliquité n'est pas la même pour les deux bronches.

2° Conformation extérieure. — La conformation extérieure des bronches rappelle exactement celle de la trachée. Chacune d'elles représente un cylindre creux, dont on aurait enlevé le quart ou le cinquième postérieur. Elle est, par conséquent, convexe et arrondie sur sa face antérieure et ses faces latérales, assez régulièrement plane sur sa face postérieure.

3° Parallèle anatomique des deux bronches. — Quoique conformées sur un même type, les deux bronches diffèrent l'une de l'autre par leur direction, par leur longueur et par leur calibre :

a. *Par leur direction.* — Les deux bronches, avons-nous dit plus haut, pour se porter de la bifurcation de la trachée au hile du poumon, suivent l'une et l'autre une direction qui est oblique de haut en bas et de dedans en dehors. Mais, tandis

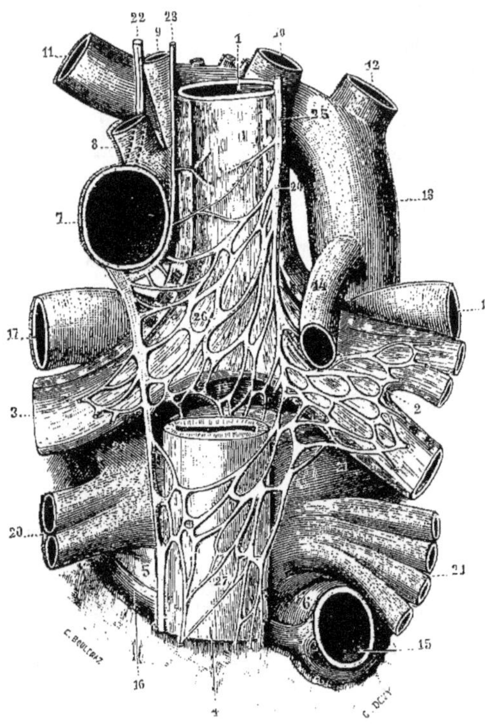

Fig. 374.

La bifurcation de la trachée, vue par sa face postérieure.

1. trachée-artère. — 2, bronche droite. — 3. bronche gauche. — 4, œsophage. — 5, oreillette gauche du cœur. — 6. oreillette droite. — 7. aorte, coupée au point où elle commence à devenir descendante. — 8, artère sous-clavière gauche. — 9. artère carotide gauche. — 10. tronc artériel brachio-céphalique. — 11. tronc veineux brachio-céphalique gauche. — 12, tronc veineux brachio-céphalique droit. — 13, veine cave supérieure. — 14, grande veine azygos. — 15. veine cave inférieure. — 16. veine coronaire. — 17. artère pulmonaire gauche. — 18. artère pulmonaire droite. — 19, bifurcation du tronc de l'artère pulmonaire. — 20, veines pulmonaires gauches. — 21, veines pulmonaires droites. — 22. pneumogastrique gauche. — 23, nerf récurrent gauche. — 24, renflement ganglionnaire. — 25, pneumogastrique droit. — 26. plexus pulmonaire postérieur. — 27, anastomoses des deux pneumogastriques autour de l'œsophage (*plexus œsophagien*).

que la bronche droite est fortement oblique, la bronche gauche l'est beaucoup moins : la première tend à se rapprocher de la verticale, la seconde de l'horizontale. Pour représenter cette inclinaison par des chiffres, nous dirons que la bronche droite fait avec le plan médian un angle de 25 à 30 degrés, tandis que la bronche gauche délimite avec le même plan médian un angle moyen de 45 degrés.

b. *Par leur longueur.* — La bronche gauche est toujours beaucoup plus longue

que la bronche droite. La longueur de la bronche gauche est, en moyenne, de 45
à 50 millimètres; celle de la bronche droite, de 20 à 25 millimètres seulement. Les
deux bronches sont entre elles, sous ce rapport, comme le chiffre 2 est au chiffre 1.

c. *Par leur calibre.* — Inversement, la bronche droite est beaucoup plus volumineuse que la bronche gauche. Tandis que le diamètre de la première mesure 15
ou 16 millimètres, celui de la seconde est, en moyenne, de 10 ou 11 millimètres
seulement. La bronche droite est donc à la bronche gauche, sous le rapport du
volume, comme le chiffre 8 est au chiffre 5 (comme le chiffre 100 est au chiffre 77, 9
d'après Braune et Stahel). Cette différence de calibre, en faveur de la bronche
droite, s'explique naturellement par ce fait anatomique que le poumon droit l'emporte constamment par son volume sur le poumon gauche : il existe, en effet, une
relation étroite entre le conduit aérien et l'organe auquel il aboutit. Marc Sée, de
ses recherches comparatives sur les bronches de l'homme et celles de la femme,
est arrivé à conclure que, chez cette dernière, le diamètre des bronches est toujours plus faible que chez l'homme : de 2 millimètres environ pour la bronche
droite; de 1 millimètre et demi pour la bronche gauche. Si maintenant nous
comparons les chiffres précités, indiquant le diamètre des bronches, à ceux qui
représentent les diamètres horizontaux de la trachée, nous voyons que les cali-
bres réunis des deux bronches sont un peu supérieurs au calibre de ce dernier
conduit.

d. *Par leurs rapports.* — La bronche gauche et la bronche droite diffèrent
encore par un certain nombre de leurs rapports, comme nous allons le voir.

4° Rapports. — Les deux bronches présentent des rapports qui leur sont communs et des rapports qui sont particuliers à cha-
cune d'elles :

a. *Rapports communs aux deux bronches.* —
Les bronches, en se portant de la trachée aux
poumons, font partie du pédicule pulmonaire et
présentent des rapports plus ou moins intimes
avec les différents organes qui entrent dans la
constitution de ce pédicule : artères et veine pulmonaires, artère et veines bronchiques, lymphatiques et nerfs. — *L'artère pulmonaire,* obliquement dirigée en haut et en dehors, croise la
bronche correspondante en passant au-devant
d'elle. Elle lui était inférieure à son origine; elle
lui devient supérieure au niveau du hile. — Les
veines pulmonaires, au nombre de deux pour
chaque poumon, passent également au-devant de
la bronche, sur un plan un peu postérieur à celui
qu'occupe l'artère homonyme. — *L'artère* et la
veine bronchiques cheminent sur la face postérieure de la bronche correspondante. — Les *vaisseaux lymphatiques* qui proviennent des poumons et les *ganglions lymphatiques* qui s'éche-

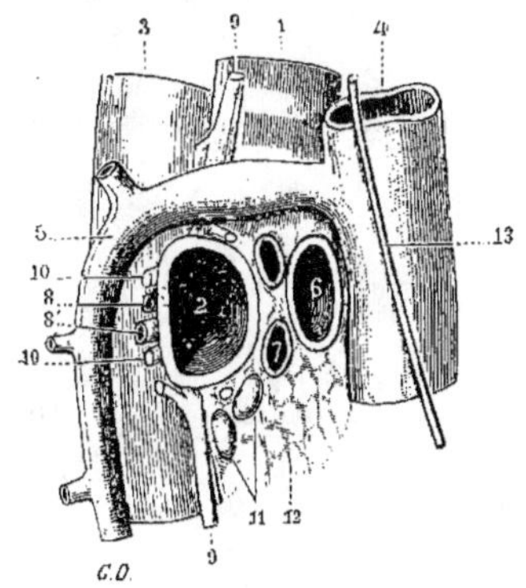

Fig. 375.

Rapports de la bronche droite,
vue latérale.

1, trachée-artère. — 2, bronche droite, coupée à deux centimètres en dehors de la trachée. — 3, œsophage. — 4, veine cave supérieure. — 5, grande veine azygos. — 6, artère pulmonaire. — 7, veines pulmonaires.
— 8, 8'. artère et veine bronchiques. —
9, pneumogastrique droit. — 10, deux rameaux du plexus bronchique — 11, ganglions lymphatiques. — 12, tissu cellulo-
graisseux. — 13, nerf phrénique.

lonnent sur leur trajet sont irrégulièrement disséminés sur tout le pourtour des
bronches. — Les *nerfs* destinés au poumon longent de préférence leur face postérieure. — Tous ces organes, contenus dans le pédicule du poumon, sont unis les

uns aux autres par un tissu cellulaire abondant, et le pédicule dans son ensemble est entouré par un feuillet séreux, la *plèvre du pédicule*, sur lequel nous aurons à revenir à propos des plèvres.

b. *Rapports particuliers à chaque bronche.* — La bronche droite est en rapport avec deux vaisseaux veineux qui n'ont pas de représentant à gauche. Ce sont : 1° la veine cave supérieure, qui croise de haut en bas sa face antérieure; 2° la portion terminale de la grande veine azygos ou crosse de l'azygos, qui contourne successivement sa face postérieure et sa face supérieure (fig. 374,14). — La bronche gauche, à son tour, est contournée d'avant en arrière par la crosse aortique, dont la concavité répond tout d'abord à sa face antérieure, puis à sa face supérieure et enfin à sa face postérieure. Cette même bronche gauche est encore en rapport : en arrière, avec l'œsophage, qui la croise de haut en bas; en avant, avec le canal artériel et le plexus cardiaque.

Eperon trachéal. — L'éperon trachéal, comme nous l'avons vu plus haut, est cette cloison antéro-postérieure (fig. 376,4), qui s'avance de bas en haut dans la lumière de la trachée et qui sépare, à leur origine, la bronche droite de la bronche gauche. Vu d'en haut, à travers une coupe horizontale de la trachée passant un peu au-dessus de sa bifurcation, il nous apparaît sous la forme d'un bourrelet ou plutôt d'une crête, qui s'étend en sens sagittal, de la paroi antérieure de la trachée à sa paroi postérieure. Vu latéralement, il revêt la forme d'un croissant, à concavité supérieure. Mince à sa partie moyenne, l'éperon trachéal s'épaissit graduellement au fur et à mesure qu'il se rapproche des parois de la trachée. A son extrémité antérieure, ses deux bords droit et gauche s'écartent l'un de l'autre et, en même temps, se relèvent le long de la paroi antérieure de la trachée, de façon à délimiter une petite région triangulaire, c'est le *triangle antérieur de l'éperon*. A son extrémité postérieure, il forme de même un triangle, le *triangle postérieur*; ce triangle postérieur, toutefois, est généralement plus petit que l'antérieur.

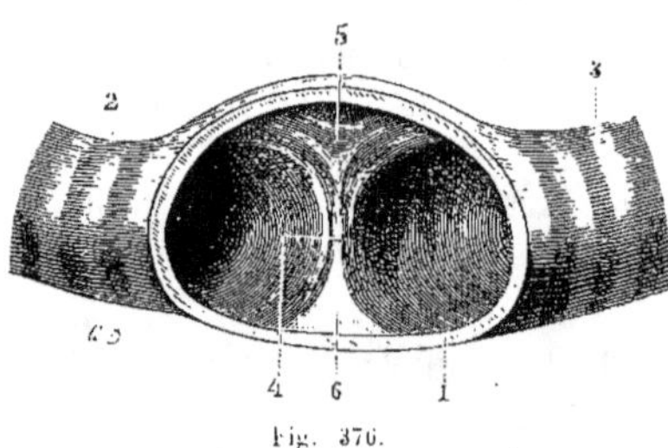

Fig. 376.

L'éperon trachéal vu d'en haut à travers une coupe horizontale de la trachée passant immédiatement au-dessus de la bifurcation.

1, trachée (face postérieure). — 2, bronche gauche. — 3, bronche droite. — 4, éperon trachéal, avec : 5, son triangle antérieur; 6, son triangle postérieur.

Quoique disposé en sens sagittal, l'éperon trachéal n'est pas toujours exactement médian. Heller et Schrötter (1897), qui ont eu l'occasion de l'étudier sur 125 sujets, ont trouvé qu'il était médian dans 42 p. 100 des cas, reporté un peu à gauche dans 57 p. 100.

En ce qui concerne sa constitution anatomique, l'éperon trachéal est tantôt cartilagineux, tantôt membraneux. Sur certains sujets, il est mixte, c'est-à-dire possède un squelette en partie fibreux en partie cartilagineux. Dans la statistique de Heller et Schrötter, l'éperon était cartilagineux dans 56 p. 100 des cas, membraneux dans 33 p. 100, mixte dans 11 p. 100. Nous ajouterons que, dans les cas d'éperon cartilagineux, le cartilage peut dépendre soit du dernier cartilage trachéal, soit des premiers anneaux bronchiques, tantôt le droit, tantôt le gauche, ou même les deux à la fois.

5° Constitution anatomique. — Les bronches présentent exactement la même structure que la trachée, à laquelle elles font suite. Elles se composent, comme cette dernière :

a. D'une *tunique externe*, fibreuse et élastique, dans l'épaisseur de laquelle se développent des cerceaux incomplets de cartilage hyalin et à laquelle se trouve annexée, à sa partie postérieure seulement, une couche de fibres musculaires lisses à direction transversale ;

b. D'une *tunique interne*, la muqueuse bronchique, à la surface de laquelle viennent s'ouvrir une multitude de petites glandes en grappe. Du reste, la muqueuse et les glandes des bronches présentent les mêmes caractères histologiques que celles de la trachée et nous ne saurions y revenir ici sans tomber dans des redites.

6° Vaisseaux et nerfs. — Les *artères* destinées aux bronches proviennent des artères bronchiques, branches de l'aorte thoracique. — Les *veines* accompagnent les artères et, comme elles, sont au nombre de deux, l'une pour la bronche gauche, l'autre pour la bronche droite.

La veine bronchique droite se jette habituellement dans la grande azygos, tout près de sa terminaison ; mais on la voit encore, dans certains cas, s'ouvrir dans le tronc commun des veines intercostales supérieures droites ou directement dans la veine cave supérieure. Quant à la veine bronchique gauche, elle se rend, suivant les cas, à la petite azygos ou dans le tronc veineux brachio-céphalique gauche, quelquefois, mais plus rarement, à la veine mammaire interne. Les deux veines bronchiques sont dépourvues de valvules. — Les *lymphatiques* des bronches se jettent dans les nombreux ganglions qui entourent ces conduits. — Les *nerfs* émanent pour la plupart du plexus pulmonaire postérieur ; quelques-uns proviennent directement des récurrents. Sur leur trajet, se trouvent de nombreux ganglions : ces ganglions, d'après les recherches de KANDARAZKI, s'observent depuis la trachée jusque sur les divisions bronchiques de troisième ordre (voy. *Poumons*) ; on les rencontre, non seulement sur les filets nerveux qui cheminent à la surface extérieure des bronches, mais encore sur ceux qui sont situés dans l'épaisseur même de la muqueuse. Le mode de terminaison des filets nerveux est ici exactement le même que pour la trachée.

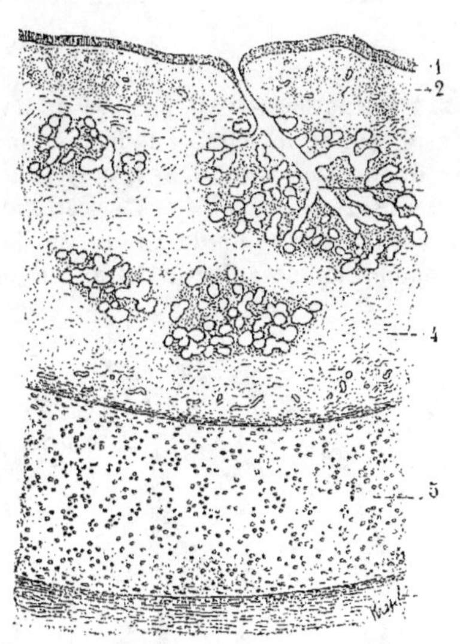

Fig. 377.

Coupe transversale d'une bronche de l'homme
(d'après BÖHM et DAVIDOFF).

1. épithélium cylindrique cilié, avec, au-dessous de lui, la membrane basale. — 2. fibres élastiques coupées en travers. — 3, glandes. — 4. couche propre (stratum proprium). — 5. anneau cartilagineux. — 6. tissu conjonctif péritrachéal.

Voyez au sujet des bronches : AEBY, *Der Bronchialbaum der Säugethiere und des Menschen*, Leipzig. 1888 ; — KANDARAZKI. *Ueber die Nerven der Respirationswege*, Arch. f. Anat. u. Physiol., 1881 ; — SCHRÖTTER. *Beitrag zur Aetiologie der Lungengangen nebst Bemerkungen zur Anat. der grossen Bronchien*, Wien. klin. Wochenschr., 1890 ; — NARATH, *Vergleich. Anatomie des Bronchialbaumes*, Verhandl. der anat. Gesellsch. auf der sechsten Versamml. in Wien., 1892 ; — BIANCHI e COCCHI. *Sui rapporti dell' albero bronchiale colla parete posteriore del torace*, Arch. ital. de Biol.. 1891 ; — HELLER et SCHRÖTTER, *Die carina tracheæ, ein Beitr. zur Kenntniss der Bifurcation d. Luftröhre*. Denk. d. math. naturw. Cl. d. k. Akad. Wien, 1897.

ARTICLE III

POUMONS

Les poumons (πνεύμων, de πνέω je respire ; angl. *Lungs*, allem. *Lung*) sont les organes essentiels de l'appareil respiratoire. C'est en effet dans leur épaisseur que s'accomplit, sous l'action de l'air atmosphérique que leur apportent incessamment

les bronches, l'important phénomène de l'hématose, c'est-à-dire la transformation
du sang veineux en sang artériel.

§ I. — CONSIDÉRATIONS GÉNÉRALES

1° Situation. — Au nombre de deux. l'un droit, l'autre gauche. les poumons
sont comme appendus aux deux branches de bifurcation du conduit aérifère. Ils
sont situés en entier dans la cavité thoracique, dont les parois se moulent exactement sur eux. Séparés des viscères abdominaux par la cloison diaphragmatique,
ils sont séparés l'un de l'autre, sur la ligne médiane, par une série d'organes qui.
comme eux, occupent le thorax ou bien ne font que le traverser pour se rendre
dans les régions voisines. Ces organes, que nous aurons à énumérer plus tard en décrivant les rapports des pou-
mons, constituent par leur ensemble une sorte de cloison
interpulmonaire, à laquelle on
donne le nom de *médiastin*.

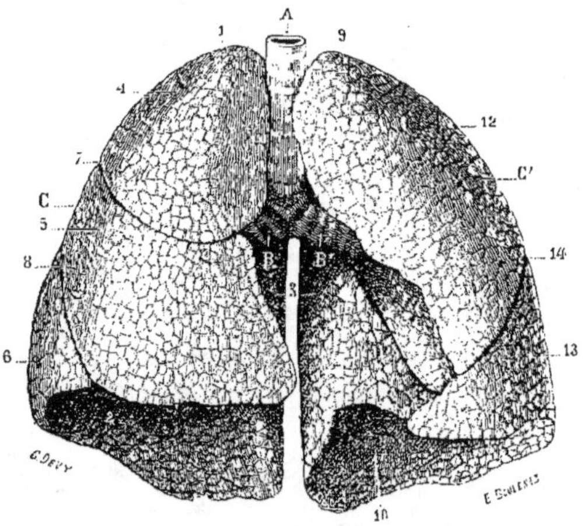

2° Volume. — Le poumon
étant essentiellement constitué
par un système de petites cavités où s'engage l'air atmosphérique, son volume varie naturellement avec le degré de
réplétion de ces cavités ou. ce
qui revient au même, avec la
quantité d'air qu'il contient :
c'est ainsi que, dans le rythme
respiratoire, la masse pulmonaire s'amplifie notablement
pendant l'inspiration et se réduit au contraire au moment
de l'expiration.

À un état de développement

Fig. 378.

Les deux poumons en place. vue antérieure.

A. trachée-artère.— B. bronche droite. — B'. bronche gauche.
C. poumon droit. avec : 1, son sommet : 2, sa base : 3, sa face interne : 4, son lobe supérieur : 5. son lobe moyen : 6. son lobe inférieur : 7. sa scissure interlobaire supérieure : 8, sa scissure interlobaire
inférieure
C'. poumon gauche, avec : 9. son sommet: 10. sa base : 11, sa face interne. excavée en bas pour loger la pointe du cœur : 12. son lobe supérieur : 13. son lobe inférieur : 14. sa scissure interlobaire. aboutissant
en bas à une forte échancrure du bord antérieur. l'échancrure cardiaque.

moyen, je veux dire à un état intermédiaire à l'inspiration et à l'expiration, le
poumon nous présente les dimensions suivantes : son diamètre vertical, mesuré
en arrière, où il atteint sa plus grande longueur, est de 25 centimètres en moyenne:
son diamètre antéro-postérieur, mesuré au niveau de la base de l'organe. est de
16 centimètres ; son diamètre transverse maximum, mesuré également au voisinage de la base, est de 10 centimètres pour le poumon droit et de 7 centimètres
seulement pour le poumon gauche. Ce dernier diamètre, comme le précédent du
reste, diminue graduellement en allant de bas en haut. En les mesurant[1] l'un et

---

[1] Sur le sujet où ces mensurations ont été faites. le bord antérieur du poumon droit dépassait
de beaucoup la ligne médio-sternale. disposition qui a pour effet d'agrandir un peu son diamètre
antéro-postérieur lequel a été mesuré du bord postérieur au bord antérieur. Nous ferons remarquer encore que la coupe n° 5 passe par l'échancrure cardiaque du poumon gauche. ce qui nous
explique la réduction, relativement considérable, qu'a subie à ce niveau le bord antérieur de
l'organe.

l'autre sur un certain nombre de coupes horizontales du thorax pratiquées sur un sujet congelé, j'ai obtenu les chiffres suivants :

NIVEAU DE LA COUPE	DIAMÈTRE ANTÉRO-POSTÉRIEUR		DIAMÈTRE TRANSVERSAL	
	P. droit.	P. gauche.	P. droit.	P. gauche.
1° Corps de la 3e dorsale.	$0^m,85$	$0^m,82$	$0^m,50$	$0^m,50$
2° Articulation de la 4e dorsale avec la 5e . . .	1, 50	1, 32	0. 55	0, 47
3° Corps de la 6e dorsale	1, 73	1, 55	0, 75	0, 43
4° Articulation de la 7e dorsale avec la 8° . . .	1. 84	1, 59	0. 94	0. 72
5° Articulation de la 9e dorsale avec la 10e. . .	1. 63	1. 25	0, 93	0. 71

Les poumons remplis d'air et en expiration, état dans lequel ils se trouvent sur le cadavre après ouverture de la cavité thoracique, présentent un volume de 1 617 centimètres cubes chez l'homme, et 1 290 centimètres cubes chez la femme, soit une différence de 327 centimètres cubes en faveur du premier.

Le volume des poumons n'est pas exactement le même à droite et à gauche. Le poumon droit, par suite de la saillie considérable que forme le lobe droit du foie, descend un peu moins bas que le poumon gauche. Par contre, le poumon gauche, fortement déprimé par le cœur, qui, comme on le sait, s'incline de droite à gauche, a un diamètre transverse de beaucoup inférieur à celui du poumon droit. Toute compensation faite, le volume du poumon droit l'emporte toujours sur celui du poumon gauche d'un cinquième ou d'un sixième environ (d'après Aeby, 873 centimètres cubes pour le poumon droit, 744 pour le poumon gauche). Ce chiffre, toutefois, n'est qu'une moyenne : sur dix sujets que j'ai examinés à cet égard, j'ai observé comme maximum un tiers, et comme minimum un quatorzième.

Abstraction faite des influences d'ordre pathologique, dont nous n'avons pas à nous occuper ici, le volume des poumons varie suivant les âges, suivant les sexes et suivant les individus. — En ce qui concerne les *variations suivant les âges*, chacun sait que, chez le nouveau-né qui n'a pas encore respiré, le poumon est réduit à des dimensions qui diffèrent beaucoup de celles qu'il présentera plus tard. Il n'occupe alors qu'une toute petite portion de la cage thoracique : en avant, il ne recouvre pas le cœur et, d'autre part, il est fortement refoulé de bas en haut par la voussure diaphragmatique, qui remonte parfois jusqu'à la troisième côte. Lorsque la respiration s'établit et que l'air pénètre dans le thorax, le bloc pulmonaire, jusque-là compacte, immobile et pour ainsi dire inerte, s'adapte rapidement à la fonction qui lui est brusquement dévolue : il s'amplifie dans tous les sens et, en quelques jours, il a acquis les dimensions relatives qui le caractérisent chez l'adulte. — Les *variations sexuelles* des poumons sont à peu près les mêmes que celles du thorax : le volume de ces organes est plus considérable chez l'homme que chez la femme. Nous devons ajouter que, chez cette dernière, l'usage continu du corset, surtout d'un corset très serré, en rétrécissant le thorax et en refoulant vers cette cavité le foie et l'estomac, réduit d'autant les dimensions de la masse pulmonaire. — Quant aux *variations individuelles*, elles sont considérables pour le poumon comme pour les autres viscères, mais les lois qui régissent ces variations ne nous sont pas connues. Nous savons, toutefois, que le développement de la masse pulmonaire n'est en relation ni avec la taille, ni avec l'embonpoint des sujets, mais bien plutôt avec la capacité du thorax. Une poitrine étroite, avec des poumons peu développés, se rencontre assez fréquemment chez des sujets de grande taille, mais de constitution faible. Par contre, on voit très souvent des sujets de petite taille, mais fortement constitués, présenter une poitrine large, fortement bombée en avant et abritant dans sa cavité des poumons d'un volume considérable.

3° Poids. — Il importe de considérer le poids des poumons : 1° en lui-même, c'est le *poids absolu* ; 2° comparativement à un même volume d'eau, c'est le *poids spécifique*.

a. *Poids absolu.* — Les deux poumons, chez un fœtus à terme, qui n'a pas encore respiré, pèsent en moyenne 65 grammes ; chez ce même fœtus à terme, après l'établissement régulier de la fonction respiratoire, 90 grammes. Si l'on estime à 3 500 grammes le poids total du fœtus, on constate par une règle arithmétique des plus simples que le rapport du poids des poumons au poids du corps est, en chiffres ronds, de 1/53 dans le premier cas, de 1/37 dans le second. Ces deux rapports sont, comme on le voit, notablement différents. PLOUCQUET, se basant sur ce dernier fait, avait émis l'opinion qu'il suffisait, un fœtus étant donné, de comparer le poids du corps tout entier à celui des poumons pour savoir s'il avait ou non respiré : c'est le *procédé de Ploucquet* ou *procédé de docimasie pulmonaire par la balance*.

Chez l'adulte, le poids absolu des deux poumons varie de 900 grammes à 1 300 grammes, soit une moyenne de 1 100 grammes, dont, en chiffres ronds, 600 pour le poumon droit et 500, pour le poumon gauche.

b. *Poids spécifique.* — Les poumons, grâce à l'air que renferment leurs alvéoles, sont d'une légèreté remarquable. Lorsqu'on les jette dans l'eau, ils surnagent toujours, qu'ils appartiennent à un vieillard, à un adulte ou même à un fœtus, à condition toutefois que ce fœtus ait respiré. S'ils appartiennent, en effet, à un fœtus qui n'a pas encore respiré, ils tombent au fond de l'eau comme le ferait une rate ou un morceau de foie. On conçoit aisément toute l'importance qu'acquiert ce fait en médecine légale. Il est utilisé, de préférence au procédé de Ploucquet ou concurremment avec lui, pour savoir si un enfant mort-né a respiré ou n'a pas respiré : c'est le *procédé de docimasie pulmonaire hydrostatique*.

D'après les recherches de SAPPEY, le poids spécifique des poumons, chez l'enfant qui n'a pas encore respiré, est de 1,042 à 1,092, soit une moyenne de 1,068. Chez le fœtus qui a respiré et chez l'adulte, il descend à 0,625 ou même à 0,356, soit un chiffre moyen de 0,490.

4° Capacité. — La capacité des poumons est mesurée par le volume d'air que renferment les alvéoles après une inspiration ordinaire. Cette quantité d'air comprend : 1° l'air en circulation, c'est-à-dire l'air qui pénètre dans les poumons à chaque inspiration et qui en sort à chaque expiration (*air de la respiration* des physiologistes) ; 2° la masse d'air qui, après une expiration ordinaire, peut être encore chassée des poumons par une expiration forcée (*air de réserve* des physiologistes); 3° l'air qui reste emprisonné dans les alvéoles après une expiration forcée (*air résidual* des physiologistes).

Si nous nous en rapportons aux données de la physiologie expérimentale, la colonne d'air en circulation, dans la respiration ordinaire, est égale à 500 centimètres cubes, tandis que l'air de réserve réuni à l'air résidual est six fois plus considérable, soit 3 000 centimètres cubes. Au total, la quantité d'air qui se trouve emmagasinée dans les deux poumons après une inspiration ordinaire, autrement dit la capacité pulmonaire, est de 3 500 centimètres cubes ou 3 litres et demi

D'après MARC SÉE, la surface des vésicules pulmonaires réunies, représentant ce qu'on pourrait appeler la *surface respiratoire*, mesurerait près de 81 mètres carrés, soit environ cinquante-quatre fois la surface du corps.

5° Couleur. — La couleur des poumons est notablement différente suivant qu'on l'examine chez le fœtus, chez l'enfant, chez l'adulte et chez le vieillard :

a. *Chez le fœtus à terme*, qui n'a pas encore respiré, les poumons nous présentent une coloration rouge foncé, qui n'est pas sans analogie avec celle du foie.

b. *Chez le nouveau-né*, en même temps que s'établit la fonction respiratoire, la teinte rouge-brun est remplacée peu à peu par une teinte plus claire, qui est d'abord rouge vif, puis nettement rosée. Cette teinte rosée se maintient, sans changement notable, pendant les premières années de la vie.

c. *Chez l'adulte*, en dehors de tout état pathologique, les poumons sont d'un blanc grisâtre. La teinte rouge plus ou moins foncée qu'on rencontre encore à cet âge au niveau du bord postérieur de l'organe, est due à une stase sanguine, qui se produit dans cette région comme conséquence du décubitus dorsal dans lequel on a l'habitude de placer les sujets après la mort.

d. *Vers l'âge de trente à trente-cinq ans*, on voit apparaître à la surface extérieure des poumons une multitude de petits points bruns ou noirâtres. Ces points se multiplient et s'unissent les uns aux autres pour former des lignes. Les lignes à leur tour, en s'allongeant et en se réunissant avec les lignes voisines, délimitent des figures polygonales dont le contour répond exactement à celui des lobules pulmonaires (fig. 379). Ces dépôts de matière noirâtre augmentent avec les progrès de l'âge et, chez le vieillard, les poumons présentent une coloration d'un gris ardoisé ou même d'un bleu noirâtre. — Du reste, cette matière noire, dont la présence caractérise les poumons de l'adulte et du vieillard (*charbon pulmonaire*), n'existe pas seulement à la périphérie de l'organe. On la rencontre encore dans son intérieur, dans les cloisons conjonctives interlobulaires, autour des vaisseaux

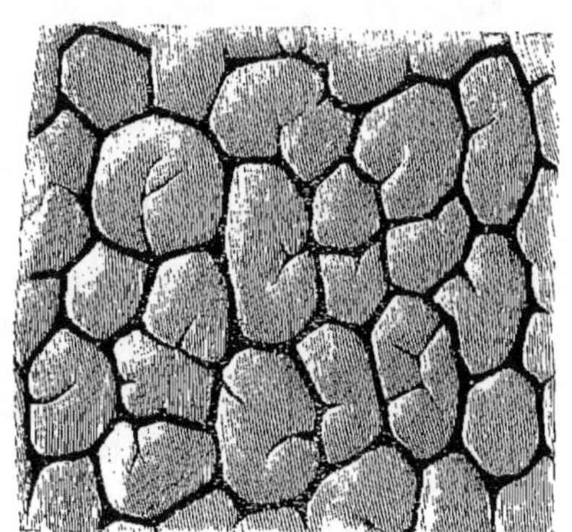

Fig. 379.

Une portion de la face externe du poumon pour montrer les contours des lobules périphériques.

lymphatiques dans les ganglions du hile, dans les parois des lobules et jusque dans les cellules épithéliales des alvéoles. — Examinée au microscope, elle nous apparaît sous la forme d'un amas de petites particules irrégulièrement arrondies et de dimensions très inégales. Ce sont des poussières et plus particulièrement des particules de charbon qui, entraînées par l'air inspiré, pénètrent dans les lobules pulmonaires et y sont absorbées par les lymphatiques, lesquels lymphatiques vont les déposer ensuite sur tous les points de la trame pulmonaire, mais plus particulièrement sur le pourtour des lobules périphériques et dans les ganglions dont ils sont tributaires. C'est grâce à ces dépôts que les ganglions broncho-pulmonaires présentent à la coupe, chez les sujets âgés, une coloration noire caractéristique.

6° Propriétés physiques. — Le poumon a une consistance molle, rappelant assez bien celle d'une éponge. Il cède à la moindre pression. Mais, quand la pression a cessé, il ne reprend qu'incomplètement ses dimensions premières : car l'air qui a été chassé des lobules comprimés, soit dans les lobules voisins, soit à l'extérieur, n'y revient qu'en partie ou pas du tout.

Lorsqu'on presse fortement entre les doigts une portion de la masse pulmonaire, on perçoit un bruit tout particulier, indéfinissable, appelé *crépitation*. On l'a comparé au bruit que produit la décrépitation du sel ou le froissement du papier. Le bruit de crépitation paraît être le résultat de la rupture d'un certain nombre de vésicules pulmonaires sous l'influence de la pression qui la détermine. Si l'on vient, en effet, à examiner attentivement la partie du poumon qui a ainsi crépité, on observe sous le feuillet viscéral de la plèvre de nombreuses bulles d'air, qui n'ont pu y arriver que grâce à une rupture des vésicules dans lesquelles elles étaient primitivement emprisonnées.

Malgré sa faible consistance, le tissu pulmonaire jouit d'une grande cohésion : il se laisse difficilement déchirer quand il est sain et résiste merveilleusement aux pressions élevées de l'air qui remplit ses alvéoles, que ces pressions élevées soient expérimentales (insufflation) ou physiologiques (toux, effort).

Enfin, le tissu pulmonaire est très élastique. Pour mettre en évidence cette dernière propriété, il suffit d'enlever un poumon et d'injecter alors une certaine quantité d'air dans le conduit aérifère à l'aide d'un tube muni d'un robinet. L'insufflation une fois faite, on ferme le robinet, et le poumon conserve le volume exagéré qui résulte de la réplétion forcée de ses alvéoles. Mais, si l'on vient à ouvrir le robinet, on voit l'organe, en vertu de l'élasticité qui lui est propre, revenir peu à peu sur lui-même en chassant l'air qu'il possède en excès. C'est encore grâce à son élasticité que le poumon s'affaisse toutes les fois que l'on vient à ouvrir la plèvre, soit sur le vivant, soit sur le cadavre. Il est facile de s'expliquer ce fait : dans les conditions ordinaires, les parois thoraciques étant intactes, la pression atmosphérique s'exerce exclusivement sur la surface interne des vésicules ; or, cette pression, faisant équilibre à l'élasticité pulmonaire, empêche cette dernière d'agir. Mais lorsque la plèvre est ouverte sur un point quelconque et que l'air atmosphérique arrive librement par cette ouverture sur la surface extérieure du poumon, les conditions sont toutes différentes. La pression atmosphérique, dans ce cas, s'exerce à la fois à l'intérieur et à la périphérie : or, comme la pression extérieure est exactement égale à la pression intérieure, la première annihile la seconde et l'élasticité pulmonaire, redevenue libre maintenant, entre immédiatement en jeu : de là, l'affaissement du poumon, l'agrandissement graduel de la cavité pleurale et l'entrée de l'air dans cette cavité.

§ II. — CONFIGURATION EXTÉRIEURE ET RAPPORTS

Les poumons ont la forme non pas d'un cône, comme l'écrivent la plupart des auteurs, mais d'un demi-cône, convexe en dehors, dont la base reposerait sur le diaphragme et dont le sommet serait dirigé en haut du côté du cou. Chacun d'eux nous présente à étudier : une face externe, une face interne, un bord antérieur et un bord postérieur, un sommet et une base. Nous décrirons successivement ces différentes régions, en considérant chacune d'elles au double point de vue de sa forme et de ses rapports :

1° **Face externe.** — La face externe, convexe, lisse et unie, répond dans toute son étendue à la face interne des côtes et, entre les côtes, aux espaces intercostaux. Il n'est pas rare de rencontrer à sa partie supérieure, des gouttières transversales, plus ou moins accusées suivant les sujets et résultant d'une compression exercée à leur niveau par les premières côtes (*empreintes costales*).

La face externe des poumons nous présente une scissure profonde qui se dirige obliquement de haut en bas et d'arrière en avant et qui, pour cette raison, est appelée *scissure oblique*. Commençant en haut à 6 ou 7 centimètres au-dessous du sommet du poumon, elle se termine en bas à la partie antérieure et inférieure de l'organe, immédiatement au-dessus de sa base (fig. 380,5 et 381,4). Plus rarement, elle empiète un peu sur cette dernière.

Cette scissure oblique est simple sur le poumon gauche. Sur le poumon droit, au contraire, elle est bifurquée ; ou plutôt elle abandonne, un peu au-dessous de son origine, un prolongement qui se dirige vers le bord antérieur du poumon, en

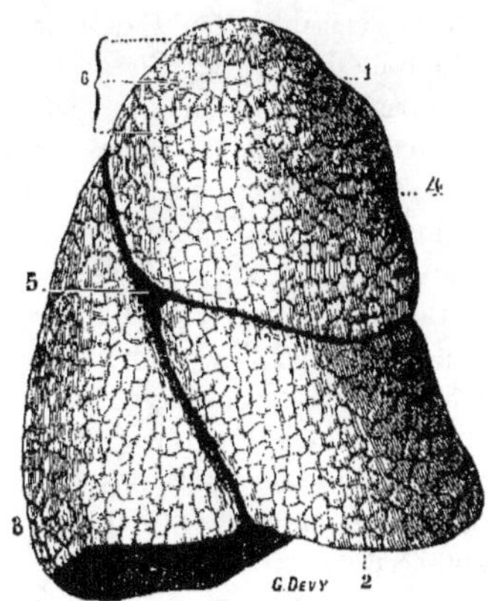

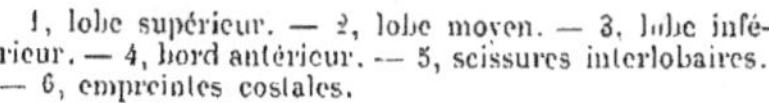

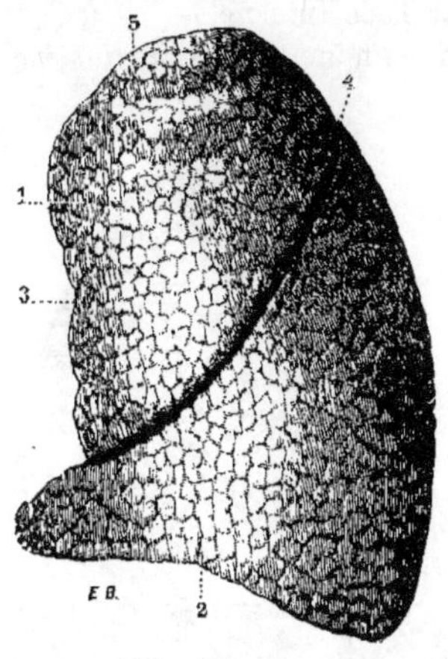

<table>
<tr><td>

Fig. 380.

Face externe du poumon droit.

1, lobe supérieur. — 2, lobe moyen. — 3, lobe inférieur. — 4, bord antérieur. — 5, scissures interlobaires. — 6, empreintes costales.

</td><td>

Fig. 381.

Face externe du poumon gauche.

1, lobe supérieur. — 2, lobe inférieur. — 3, bord antérieur. — 4, scissure interlobaire. — 5, empreintes costales.

</td></tr>
</table>

suivant une direction horizontale ou voisine de l'horizontale. Pour distinguer cette nouvelle scissure de la scissure oblique dont elle émane, on lui donne, en raison de sa direction, le nom de *scissure horizontale*.

Les scissures précitées s'étendent en profondeur jusqu'au voisinage du hile. Elles divisent ainsi chaque poumon en segments plus petits appelés *lobes* ; elles-mêmes, pour cette raison, prennent le nom de *scissures interlobaires*. — Le poumon gauche, n'ayant qu'une scissure, possède deux lobes seulement, l'un supérieur, l'autre inférieur. Ces deux lobes sont à peu près égaux en volume. — Le poumon droit, ayant deux scissures, se décompose naturellement en trois lobes, que l'on distingue en lobe supérieur, lobe moyen et lobe inférieur. Le lobe inférieur est ordinairement le plus volumineux des trois ; viennent ensuite, par ordre de volume décroissant, le lobe supérieur et le lobe moyen. Nous verrons plus loin comment doivent être homologués les lobes du poumon droit et ceux du poumon gauche.

La lobulation des deux poumons est sujette à de nombreuses variétés. Dans des cas qui ne sont pas extrêmement rares, on observe trois lobes sur le poumon gauche ; par contre, on rencontre parfois des poumons droits qui ne présentent que deux lobes. On a signalé des poumons à quatre et cinq lobes. J'ai eu l'occasion, en 1882, d'étudier un poumon droit qui possédait six lobes parfaitement distincts. Il convient de signaler enfin, comme une anomalie des plus intéressantes, l'apparition, au niveau de la base du poumon droit, d'un petit lobe surnuméraire, connu sous le nom de *lobe azygos*. Ce lobe azygos, accidentel et rudimentaire chez l'homme, existe normalement et à un état de développement parfait chez tous les mammifères quadrupèdes. Il acquiert ainsi, en anatomie humaine, toute la valeur des anomalies dites *réversives*. J'ajouterai que ces vestiges du lobe azygos, relativement rares chez l'adulte, sont extrêmement fréquents chez le fœtus. Je les ai rencontrés, à un état de différenciation variable, 15 fois sur 60 sujets de l'un et l'autre sexe que j'ai examinés à cet effet, soit une proportion de 25 p. 100 environ.

2° Face interne. — La face interne, concave, est en rapport avec le médiastin, d'où le nom de *face médiastine* que lui donnent encore certains auteurs. Cette face nous présente tout d'abord le *hile du poumon*, c'est-à-dire le point de la surface extérieure où passent tous les organes qui pénètrent dans le poumon ou qui en sortent.

a. *Hile.* — Le hile (fig. 382,5) est relativement étroit, si on le compare au développement considérable de la masse pulmonaire : il mesure, en moyenne, 5 centimètres de hauteur sur 3 centimètres de largeur. Il est situé, non pas au centre de la face interne, mais à la réunion de son quart postérieur avec ses trois quarts antérieurs, à peu près à égale distance du sommet et de la base. Il livre passage aux ramifications du conduit aérifère, à l'artère pulmonaire et aux veines de même nom, à l'artère et aux veines bronchiques, à des vaisseaux lymphatiques et à des nerfs. Ces différents organes, immédiatement en dehors du hile, se trouvent réunis en un volumineux paquet que l'on désigne sous le nom de *pédicule du poumon*. Nous aurons naturellement à les décrire à propos de la structure des poumons

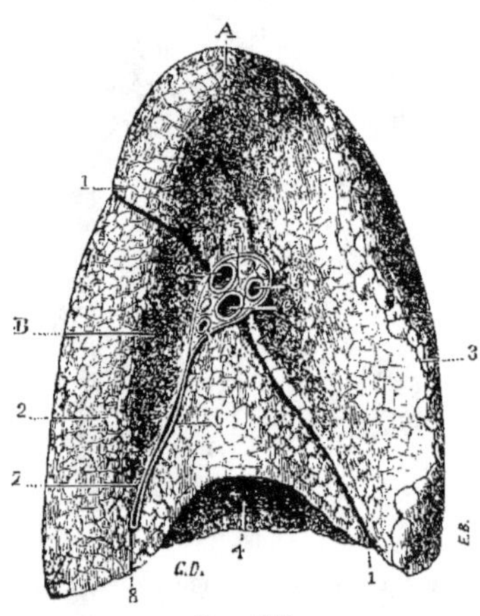

Fig. 382.

Le poumon gauche, vu par sa face interne.

A, lobe supérieur. — B. lobe inférieur.
1, scissure interlobaire. — 2. bord postérieur du poumon. — 3, son bord antérieur. — 4, sa base. — 5. hile, avec : *a*, artère pulmonaire; *b. b.* veines pulmonaires; *c.* bronche gauche. — 6, feuillet antérieur du ligament triangulaire. — 7, son feuillet postérieur. — 8, son extrémité inférieure.

(voy. p. 465) et nous indiquerons alors les rapports réciproques qu'ils présentent, soit dans le pédicule, soit dans le hile.

b. *Portion rétro-hilaire.* — La portion de la face interne qui est située en arrière du hile, *portion rétro-hilaire*, répond à la colonne vertébrale et, en avant de la colonne vertébrale, à ce qu'on appelle le *médiastin postérieur* (voy. les Traités d'anatomie topographique), c'est-à-dire : 1° pour le poumon gauche, à l'aorte descendante et à la partie supérieure du canal thoracique ; 2° pour le poumon droit, à l'œsophage, à la partie inférieure du canal thoracique et à la grande veine azygos.

c. *Portion préhilaire.* — La portion de la face interne qui est située en avant du hile, *portion préhilaire*, s'applique contre le médiastin antérieur, lequel est formé par la trachée et les bronches, par le cœur revêtu de son péricarde, ainsi que par tous les vaisseaux qui émergent de sa base (aorte, artère pulmonaire, veines pulmonaires, veines caves). Au niveau du cœur, la paroi pulmonaire se déprime pour recevoir cet organe. Or, comme le cœur ne se développe pas symétriquement suivant le plan médian, mais s'incline fortement de droite à gauche, il s'ensuit que la dépression cardiaque est notablement plus prononcée sur le poumon gauche que sur le poumon droit : c'est à cette dépression du poumon gauche, on le sait, qu'on donne le nom de *lit du cœur*. Nous devons ajouter que deux nerfs importants, le pneumogastrique et le phrénique, sont encore en rapport avec la face interne des poumons dans toute l'étendue de leur portion thoracique (voy. ces nerfs).

3° Bord postérieur. — Le bord postérieur du poumon, très épais, régulièrement arrondi, remplit la gouttière costo-vertébrale correspondante. Il s'étend de la première côte à la onzième et répond successivement, en allant de dedans en dehors : 1° à la face latérale des corps vertébraux ; 2° aux articulations costo-vertébrales ; 3° à l'extrémité postérieure des côtes et des espaces intercostaux; 4° au cordon du grand sympathique, qui, comme nous l'avons déjà dit en névrologie (voy. t. III), repose sur la tête des côtes.

4° Bord antérieur. — Le bord antérieur diffère du précédent en ce qu'il est fort mince, presque tranchant, plus ou moins sinueux. Il en diffère aussi par sa longueur, qui est beaucoup moindre : il s'arrête, en effet, au niveau de la cinquième ou de la sixième côte. Celui du côté droit est presque vertical ; celui du côté gauche se porte obliquement de haut en bas et de dedans en dehors. Ce dernier présente à sa partie inférieure une échancrure plus ou moins profonde, qui répond à la pointe du cœur : c'est l'*échancrure cardiaque du poumon gauche* (fig. 378 et 382).

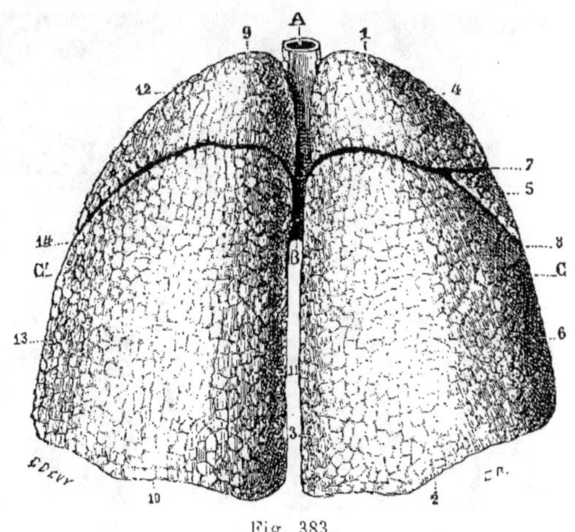

Fig. 383.

Les deux poumons en place, vue postérieure.

A, trachée-artère. — B, sa bifurcation. C, poumon droit, avec : 1, son sommet ; 2, son bord inférieur; 3, son bord postérieur : 4, son lobe supérieur ; 5, son lobe moyen ; 6, son lobe inférieur ; 7, sa scissure interlobaire horizontale ; 8, sa scissure interlobaire oblique. C', poumon gauche, avec : 9, son sommet ; 10, son bord inférieur; 11, son bord postérieur ; 12, son lobe supérieur ; 13, son lobe inférieur ; 14, sa scissure interlobaire.

Envisagé au point de vue de ses rapports, le bord antérieur du poumon s'avance plus ou moins sur le péricarde. Il répond tour à tour, en allant de haut en bas, à la face postérieure du sternum, au bord de cet os, à l'extrémité interne des cartilages costaux et aux vaisseaux mammaires internes, qui longent la face postérieure de ces cartilages. Assez souvent, à la partie supérieure du thorax, le bord antérieur du poumon droit dépasse la ligne médiane et vient se mettre en contact avec le poumon du côté opposé, soit en arrière du sternum, soit en avant des cartilages costaux du côté gauche. Sur un sujet congelé et débité en coupes horizontales, j'ai vu le poumon droit s'avancer ainsi jusqu'à 25 millimètres en dehors du bord gauche du sternum.

5° Sommet. — Le sommet du cône pulmonaire est arrondi. Il répond à l'orifice supérieur du thorax, qu'il déborde en haut de 20 à 25 millimètres, quelquefois plus. Il est en rapport : 1° en dehors, avec la première côte, qui imprime ordinairement sur lui un sillon plus ou moins prononcé (fig. 380,6) ; 2° en dedans, avec l'artère sous-clavière, qui l'embrasse dans sa concavité, avec l'origine de l'artère intercostale supérieure et de l'artère mammaire interne, avec la branche antérieure de la première paire dorsale et avec le ganglion cervical inférieur du grand sympathique. L'observation démontre que les sommets des deux poumons ne sont pas situés sur un même plan horizontal : d'après les recherches de BRAUNE et STAHEL (1886), le sommet du poumon droit dépasse celui du poumon gauche d'un demi-centimètre à un centimètre en moyenne.

6° **Base**. — La base du poumon, concave et fort large, répond aux parties latérales du dôme diaphragmatique, sur lequel elle se moule exactement. Par consé-

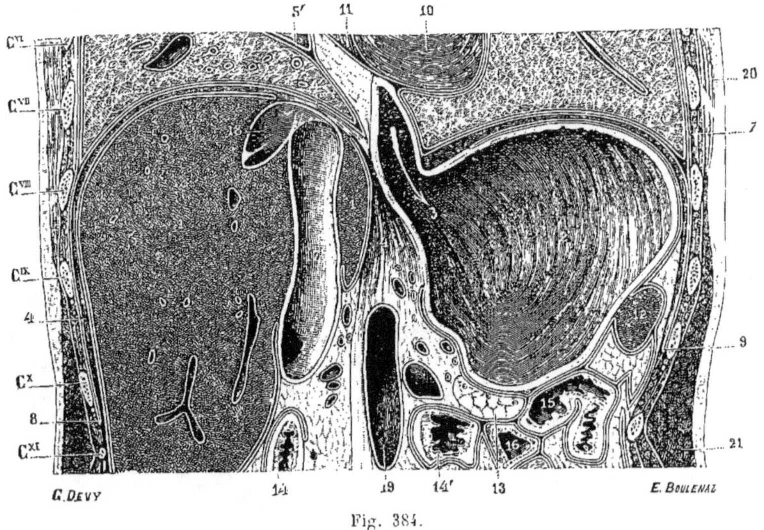

Fig. 384.

Coupe frontale du tronc passant par le cardia, pour montrer les rapports des poumons avec les viscères abdominaux (sujet congelé, segment postérieur de la coupe).

1. foie. — 2. grosse tubérosité de l'estomac. — 3. œsophage. — 4. diaphragme, avec : 4'. son centre phrénique : 4''. ses piliers. — 5. poumon droit, avec 5'. sa scissure interlobaire — 6. poumon gauche. — 7, feuillet pariétal de la plèvre, avec 7', son feuillet viscéral. — 8. sinus costo-diaphragmatique du côté droit. — 9. sinus costo-diaphragmatique du côté gauche. — 10. cœur (paroi postérieure des ventricules). — 11. cavité du péricarde. — 12. rate. — 13. pancréas. — 14. portion descendante du duodénum, avec 14'. sa portion ascendante. — 15. côlon descendant. — 16. anses grêles. — 17, veine cave inférieure. — 18. veines sus-hépatiques. — 19, aorte abdominale. — 20. muscle grand dentelé. — 21, muscle grand dorsal.

C^VI, C^VII, C^VIII, C^IX, C^X, C^XI, sixième, septième, huitième, neuvième, dixième et onzième côtes ; la douzième côte, non intéressée par la coupe, est placée dans l'épaisseur du segment.

quent, le plan suivant lequel elle se développe est oblique de haut en bas, d'avant en arrière et de dedans en dehors. En d'autres termes, elle regarde en bas, en avant et en dedans.

Par l'intermédiaire du diaphragme, les poumons sont en rapport avec les viscères abdominaux : la base du poumon droit répond au lobe droit du foie ; la base du poumon gauche répond au lobe gauche et, en dehors de ce lobe, à la grosse tubérosité de l'estomac et à la rate (fig. 384). Nous avons déjà dit plus haut, et nous le rappellerons ici en passant, que la base du poumon droit, en raison même de ses rapports avec le lobe droit du foie, se trouve située sur un plan un peu plus élevé que celui qu'occupe la base du poumon gauche.

La base du poumon, en s'unissant avec la face externe, forme une espèce de languette demi-circulaire, laquelle s'insinue dans la gouttière anguleuse qui est constituée, en dedans, par le diaphragme et, en dehors, par la paroi thoracique (*sinus costo-diaphragmatique*). Il est à peine besoin de faire remarquer que cette languette circonférentielle du poumon descend plus ou moins bas dans le sinus, suivant que les alvéoles pulmonaires sont plus ou moins distendues par l'air de la respiration. Nous reviendrons du reste, sur cette question à propos des plèvres (voy. plus loin, p. 477).

§ III. — CONSTITUTION ANATOMIQUE

Envisagés au point de vue de leur constitution anatomique, les poumons se composent essentiellement, abstraction faite des vaisseaux et des nerfs, auxquels nous consacrerons un paragraphe à part : 1° d'une multitude de segments, naturellement plus petits, appelés *lobules pulmonaires* ; 2° de nombreux canaux ramifiés, qui, sous le nom de *bronches intra-pulmonaires*, continuent le conduit aérifère jusqu'aux lobules ; 3° d'un tissu conjonctif, le *tissu conjonctif du poumon*, qui unit ensemble les lobules et les différents canaux précités.

A. — LOBULES PULMONAIRES

Les poumons, comme le foie, sont décomposables en une série de segments qui, malgré leur diversité de forme et de volume, sont tous équivalents au double point de vue morphologique et fonctionnel. Chacun d'eux revêt la forme d'un petit sac membraneux dont la cavité se remplit d'air à chaque inspiration et dont les parois toujours fort minces, servent de substratum aux vaisseaux de l'hématose.

1° Disposition générale. — En se réunissant pour former le poumon, les lobules pulmonaires se tassent les uns contre les autres, sans ordre apparent. Un tissu conjonctif, assez abondant chez l'enfant, mais très rare chez l'adulte, les unit entre eux d'une façon intime. Chez l'enfant, on peut arriver, en insufflant de l'air dans ces cloisons conjonctives et en produisant ainsi un emphysème artificiel, à isoler les masses lobulaires et à prendre alors une notion suffisamment précise de leur volume, de leur nombre, de leur forme et de leurs rapports :

a. *Volume et nombre.* — Leur volume est, en moyenne, de 1 centimètre cube : mais il en existe de beaucoup plus petits ; comme aussi, on en rencontre qui sont deux ou trois fois plus volumineux. En

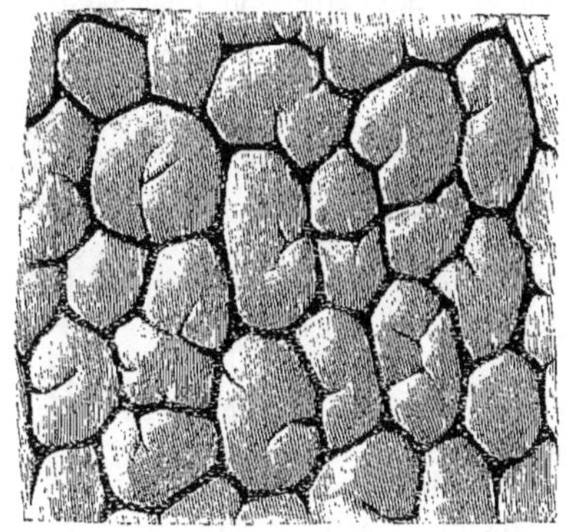

Fig. 385.

Une portion de la face externe des poumons, pour montrer son mode de lobulation.

comparant ce chiffre à celui qui représente le volume des deux poumons, on voit que le nombre des lobules est très considérable : mais il ne saurait être évalué même d'une façon approximative.

b. *Forme.* — La forme des lobules pulmonaires est fort variable et nous pouvons à cet égard les diviser en deux groupes, les lobules périphériques et les lobules centraux. — Les *lobules périphériques*, c'est-à-dire ceux qui occupent la couche toute superficielle du poumon, y compris les deux faces des scissures interlobaires, ont une forme plus ou moins pyramidale. Leur base, plane ou légèrement bombée, répond à la surface intérieure de l'organe, et ce sont précisément les bases des lobules périphériques qui y forment ces champs polygonaux, de trois, quatre, cinq ou six côtés, que nous avons déjà signalés plus haut (p. 441) à propos de la coloration extérieure du poumon. Quant au sommet du lobule, il se dirige du côté du hile et se continue avec l'une des divisions terminales des bronches, la *bronche sus-lobulaire*, qui lui sert ainsi de pédicule : le lobule périphérique est suspendu à la bronche sus-lobulaire comme une poire à sa tige. — Les *lobules centraux*, fortement tassés les uns contre les autres, prennent, de ce fait, les formes les plus diverses. Tout ce qu'on peut dire, c'est qu'ils sont plus ou moins allongés, elliptiques ou ovoïdes, taillés à facettes par suite de pressions réciproques. Comme les précédents, ils sont suspendus, par celle de leurs deux extrémités qui regarde le hile, à une division bronchique.

c. *Rapports.* — Les rapports des lobules pulmonaires sont les suivants : 1° ceux qui occupent la périphérie répondent à la plèvre par leur base et, par tous les autres points de leur surface, aux lobules ambiants ; 2° les lobules centraux sont en contact, soit avec les lobules voisins, soit avec les divisions vasculaires ou bronchiques qui cheminent dans les espaces interlobulaires. Quelque intimes que soient leurs relations réciproques, les lobules pulmonaires ne communiquent jamais entre eux, mais restent entièrement indépendants, tant au point de vue physiologique qu'au point de vue anatomique. Chacun d'eux, pris à part, représente donc un organe complet, un vrai poumon minuscule, de telle sorte que résoudre le problème de la structure du lobule, c'est établir du même coup la formule histologique du poumon.

2° Constitution anatomique. — Nous avons vu plus haut que, chez l'enfant, les lobules pulmonaires sont assez faciles à isoler les uns des autres. Chez l'adulte, ils adhèrent, au contraire, très fortement entre eux et leur dissection devient très difficile ou même impossible. Des lobules voisins peuvent aussi se souder entre eux, grâce à la disparition progressive du tissu conjonctif interlobulaire, et ne plus former qu'une masse indivise. Chez certains animaux, le bœuf par exemple, chaque lobule est séparé de ceux qui l'entourent par une véritable cavité séreuse, incomplètement cloisonnée par des brides de tissu conjonctif et revêtue d'un endothélium que l'on peut imprégner d'argent (Renaut et Pierret). Dans ce cas, on le conçoit, les lobules sont encore plus faciles à isoler que chez l'homme.

a. *Bronche intra-lobulaire et son mode de ramification.* — Si l'on fait une coupe passant par l'axe du lobule (fig. 386), on constate que la bronche sus-lobulaire se prolonge dans l'intérieur de ce dernier, en changeant de nom : elle devient la *bronche intra-lobulaire.* Cette branche intra-lobulaire (fig. 386,5) suit assez régulièrement l'axe du lobule, rectiligne ou très légèrement flexueuse. Elle abandonne, chemin faisant, un certain nombre de collatérales et, arrivée à la partie moyenne du lobule, se termine en se bifurquant. Ses ramifications se distinguent donc en deux groupes : des branches collatérales et des branches terminales. — Les *branches collatérales* se séparent ordinairement à angle aigu, plus rarement à angle droit, très exceptionnellement à angle obtus (branches récurrentes). Leur nombre varie naturellement suivant le volume et surtout suivant la longueur du tronc générateur : on en compte habituellement trois ou quatre. Chacune d'elles se divise bientôt en deux branches plus ou moins égales, lesquelles se ramifient à leur tour, souvent plusieurs fois de suite, en un certain nombre de rameaux divergents,

les uns ascendants, les autres descendants (LAGUESSE et D'HARDIVILLER). Les ramifications ultimes se terminent chacune par un *acinus* et, de ce fait, sont appelées
bronches ou *bronchioles acineuses*. — Les *branches terminales* subissent, elles
aussi, un certain nombre de bifurcations successives, formant dans leur ensemble

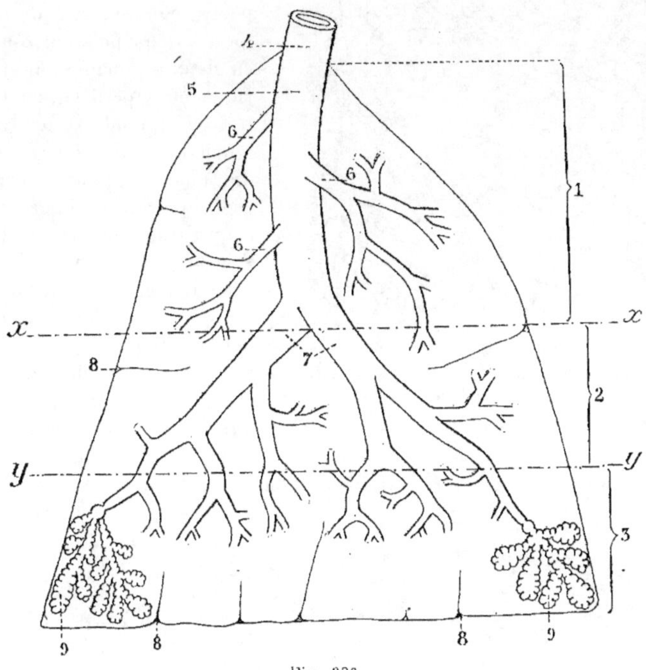

Fig. 386.

Schéma du lobule pulmonaire de l'homme (imité de LAGUESSE et d'HARDIVILLER,
avec quelques légères modifications).

x, *x*. plan horizontal. passant au niveau de la bifurcation de la bronche intra-lobulaire. — *y*. *y*, autre plan horizontal passant à égale distance du plan précédent et de la base du lobule. — 1, étage supérieur. — 2, étage moyen. — 3, étage inférieur. — 4, bronche sus-lobulaire. — 5, bronche intra-lobulaire. — 6. 6. 6. ses collatérales. — 7, ses branches terminales, dont les ramifications forment dans leur ensemble le panache terminal. — 8. 8, cloisons conjonctives délimitant les lobulins. — 9, 9, deux acini.

une sorte de *panache terminal* (LAGUESSE et D'HARDIVILLER), assez régulièrement
dichotomisé. Ici encore, les dernières divisions aboutissent à des acini et prennent
le nom de *bronchioles acineuses*.

b. *Nombre des bronchioles acineuses*. — Le nombre de bronchioles acineuses
ou, ce qui revient au même, le nombre d'acini que renferme le lobule pulmonaire
est considérable, mais les chiffres donnés par les auteurs sont fort variables : CHAR-
COT donne un total de 4 à 20 ou 30 pour l'ensemble des bronches acineuses, tant
collatérales que terminales ; MATHIAS DUVAL donne le chiffre de 10 à 14 ; GRANCHER,
celui de 21. LAGUESSE et d'HARDIVILLER arrivent à un chiffre beaucoup plus élevé :
pour eux, le nombre des bronchioles acineuses est normalement au-dessus de 36 ;
il peut aller jusqu'à 50 et même 100.

c. *Topographie du lobule*. — Il résulte de la description qui précède, schématisée dans la figure 386, que le lobule pulmonaire peut être divisé par un plan perpendiculaire à son axe (*xx*) en deux portions : l'une, en rapport avec le sommet,

répondant au tronc de l'artère intralobulaire; l'autre, en rapport avec la base,

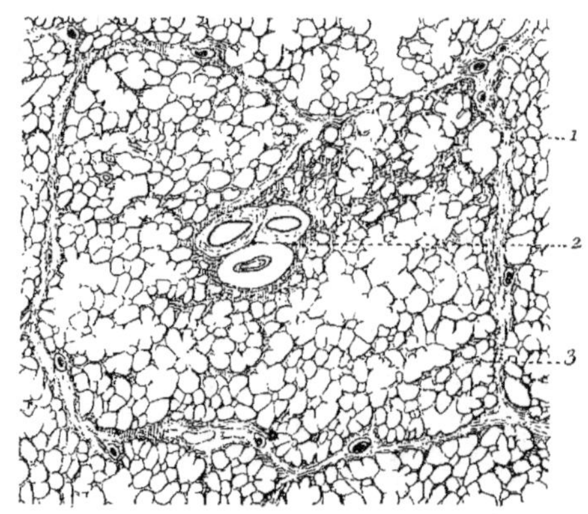

Fig. 387.

Lobule cortical des poumons : section transversale faite au voisinage du pédicule (d'après GRANCHER).

1. espace périlobulaire. — 2. espace intra-lobulaire. — 3. espace alvéolaire.

répondant non plus à l'artère intra-lobulaire, mais à son panache terminal. Cette dernière portion peut, à son tour, être divisée par un deuxième plan horizontal (*yy*) en deux segments, l'un périphérique ou superficiel, l'autre central ou profond. Au total chaque lobule nous présente trois étages que nous distinguerons en supérieur, moyen et inférieur. Les coupes transversales du lobule varient naturellement suivant le niveau auquel elles sont faites et la figure précitée (386) nous indique nettement quel sera l'aspect de ces coupes dans chacun des trois étages. — Les *coupes pratiquées dans l'étage supérieur* nous montreront toutes (fig. 387), à leur centre ou sur un point voisin du centre, le tronc même de la bronche intra-lobulaire.

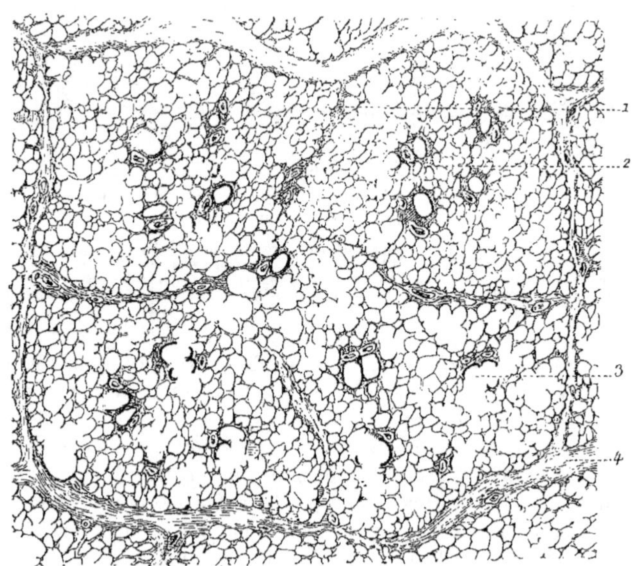

Fig. 388.

Section transversale du même lobule, faite au voisinage de la base (d'après GRANCHER).

1. tractus conjonctifs, émanant du tissu conjonctif interlobulaire, tendant à diviser le lobule en quatre lobulins. — 2. espaces intra-lobulaires, au nombre de quatre pour chaque lobulin, et seize pour le lobule. — 3. mêmes espaces, dont la bronche a été un peu déchirée par la coupe. — 4, espaces périlobulaires.

plongée dans une sorte de gangue conjonctive, au sein de laquelle chemine la branche correspondante de l'artère pulmonaire. Tout autour se voient les coupes transversales ou plus ou moins obliques, d'un certain nombre de collatérales, chacune avec sa gaine conjonctive et une division de l'artère pulmonaire. — Les *coupes pratiquées dans l'étage moyen* nous montrent en coupe deux, bientôt quatre et très souvent vers le bas huit bronches principales, provenant des trois premières divisions successives de la bronche intralobulaire et s'écartant assez régulièrement l'une de l'autre. Il est rare que l'on ne trouve pas, en outre, plusieurs petits rameaux se ramifiant sur place, ou même récurrents, et l'extrémité de quelques-unes des collatérales nées dans l'étage précédent. Les espaces conjonctifs intra-lobulaires, qui entourent les ramifications bronchiques, vont se divisant avec toutes ces bronches, mais leur importance va graduellement diminuant jusqu'au pédicule de l'acinus (LAGUESSE et D'HARDIVILLER). — Les *coupes pratiquées dans l'étage inférieur*, enfin, nous présentent (fig. 388) des divisions bronchiques de différent calibre, au nombre de huit à trente, sectionnées en tous sens, les unes transversalement, les autres obliquement, quelques-unes parallèlement à leur axe. Tout à fait en bas de l'étage, à 1 ou 2 millimètres de la base du lobule, les divisions bronchiques n'existent plus. A leur lieu et place se voient les canaux alvéolaires et les infundibula.

d. *Acini*. — Les acini sont de petites masses irrégulièrement ovoïdes ou pyramidales, de 1 ou 2 millimètres de largeur, suspendues à la bronchiole acineuse, comme le lobule pulmonaire à la bronche sus-lobulaire.

Voici comme il est formé. Immédiatement en avant d'un rétrécissement (fig. 389) qui indique le point où la bronchiole acineuse s'ouvre dans l'acinus, se voit une sorte de renflement qui est le *vestibule*. De ce vestibule partent, en divergeant, trois, quatre ou cinq conduits, dits *conduits alvéolaires*, lesquels se terminent dans des cavités plus vastes et fermées en cul-de-sac, les *infundibula*. Suivant les cas, chaque conduit alvéolaire s'ouvre dans un infundibulum unique ou bien présente des infundibula multiples. Dans ce dernier cas, les infundibula se distinguent en *latéraux* et *terminaux*: latéraux, quand ils naissent sur les parois du conduit alvéolaire ; terminaux, quand ils se détachent de son extrémité terminale. Le vestibule, les conduits alvéolaires et les infundibula constituent les différentes parties de l'acinus.

e. *Alvéoles*. — La bronchiole acineuse et le renflement vestibulaire qui lui fait suite sont ordinairement lisses ; mais il n'en est pas de même des conduits alvéolaires et des infundibula. Ces derniers,

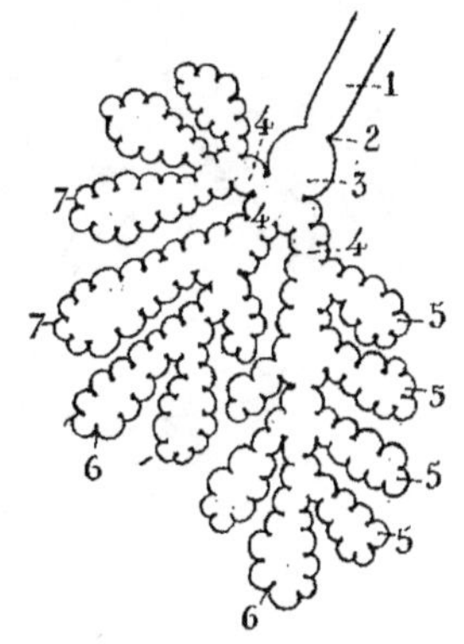

Fig. 389.

Schéma de l'acinus pulmonaire.

1. bronchiole acineuse. — 2. rétrécissement terminal. — 3. vestibule. — 4. 4. 4. trois conduits alvéolaires. — 5. 5. 5. 5. quatre infundibula latéraux. — 6. 6. infundibula terminaux. — 7. 7. alvéoles.

vus extérieurement, sont hérissés de bosselures, irrégulières de forme et de dimensions, qui se traduisent, sur la surface interne de la cavité, par des dépressions également fort irrégulières. Autrement dit, la paroi des conduits alvéolaires et des infundibula est formée par une série de logettes disposées en nid d'abeilles, d'où le nom d'*alvéoles* sous lequel les désignent aujourd'hui la plupart des histologistes. Rappelons ici la comparaison bien connue de CHARCOT, disant que les alvéoles pulmonaires s'ouvrent dans le conduit alvéolaire ou dans l'infundibulum comme s'ouvrent les cellules dans le corridor central d'une prison.

Les dimensions des alvéoles augmentent avec l'âge, ainsi que le démontrent les chiffres suivants, que j'emprunte à Rossignol :

AGE	DIMENSIONS DE L'ALVÉOLE
Enfant ayant respiré quelques heures	0.05 millim.
— de 1 à 1 an 1 2	0.10 —
— de 3 à 4 ans	0.12 —
— de 5 à 6 ans	0.14 —
— de 10 à 15 ans	0.17 —
Adulte de 18 à 20 ans	0.20 —
— de 25 à 40 ans	0.23 —
— de 50 à 60 ans	0.30 —
Vieillard de 70 à 80 ans	0.34 —

Le nombre des alvéoles pulmonaires est très considérable. D'après les recherches d'Aeby, 1 millimètre cube de poumon renfermerait environ 250 alvéoles, lesquels représentent dans leur ensemble une surface de 31 millimètres carrés. Si l'on admet que le volume des poumons chez l'homme est de 1617 centimètres cubes, on arrive à cette conclusion que les deux poumons comprennent, en chiffres ronds, 404 millions d'alvéoles, représentant une surface totale, qui est de 50 mètres carrés au moment de l'expiration forcée, qui s'élève à 79 mètres carrés à l'état de distension moyenne et qui atteint jusqu'à 129 mètres carrés pendant l'inspiration forcée. Chez la femme, dont les poumons n'ont qu'un volume de 1290, ces chiffres sont naturellement moins élevés : les poumons de la femme ne renfermeraient que 322 millions d'alvéoles, représentant une surface totale de 40 mètres carrés pendant l'expiration forcée, de 63 mètres carrés à l'état de distension moyenne, de 103 mètres carrés à l'état de distension forcée. Rien qu'à la vue de ces chiffres, on juge de l'intensité avec laquelle s'accomplissent les échanges osmotiques entre le milieu extérieur et le milieu sanguin, qui se trouvent situés, l'un à la face externe, l'autre à la face interne, de la paroi alvéolaire.

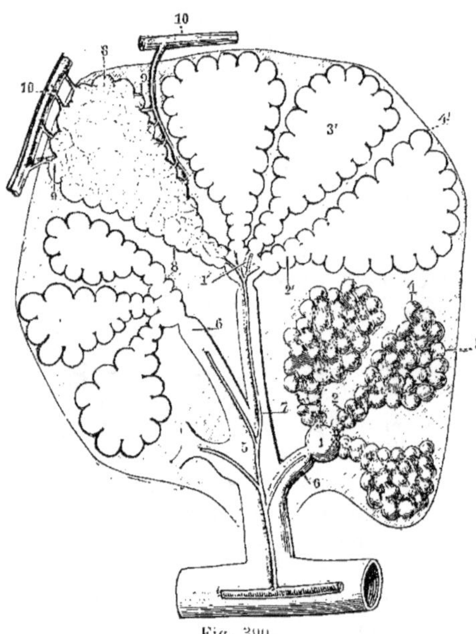

Fig. 390.

Lobule pulmonaire (schéma).

1, vestibule ; 2. canaux alvéolaires ; 3, infundibula ; 4. alvéole d'un acinus pulmonaire, vu de face en entier. — 1'. vestibule ; 2'. canaux alvéolaires ; 3'. infundibula ; 4'. alvéole d'un acinus vu en coupe. — 5, bronche intra-lobulaire. — 6. bronche terminale. — 7. rameau de l'artère pulmonaire. — 8. réseau capillaire des alvéoles. — 9. racines de la veine pulmonaire. — 10. veine pulmonaire.

3e Structure des différentes parties du lobule. — Voyons maintenant quelle est la structure des différentes parties constituantes du lobule pulmonaire.

A. Bronche intra-lobulaire. — La bronche intra-lobulaire et ses différentes ramifications, tout en présentant la constitution fondamentale de l'arbre bronchique, ont une structure relativement simple. Nous l'étudierons plus loin (voy. p. 463), à propos des bronches intra-pulmonaires.

B. ALVÉOLES DES CONDUITS ALVÉOLAIRES ET DES INFUNDIBULA. — Les alvéoles pulmonaires, quelle que soit leur situation, qu'ils appartiennent aux conduits alvéolaires ou aux infundibula, sont tous morphologiquement équivalents. Chacun d'eux, pris à part, peut être considéré comme un petit lobule ou même comme un petit poumon. Histologiquement, l'alvéole pulmonaire se compose : 1° d'une paroi ; 2° d'un épithélium.

a. *Paroi.* — La paroi alvéolaire est une membrane très mince, pleine, transparente, ne renfermant ni fibres, ni cellules conjonctives. Cette membrane est une vitrée (RENAUT). La membrane propre de l'alvéole, est doublée extérieurement par un système de fibres élastiques dont la disposition a été bien décrite par GRANCHER. Elles forment tout d'abord, autour de l'orifice de chaque alvéole, une sorte d'anneau, qui délimite l'alvéole du côté de l'infundibulum (fig. 391,1) : ce sont les *fibres d'orifice* de GRANCHER. De cet anneau partent de très nombreuses fibres, qui, se portant en dehors, se répandent d'abord dans les cloisons interalvéolaires (*fibres communes* de GRANCHER), puis sur le fond de l'alvéole lui-même (*fibres du sac* de GRANCHER). Ces dernières fibres cheminent dans tous les sens et, d'autre part, s'entrecroisent sous les angles les plus divers.

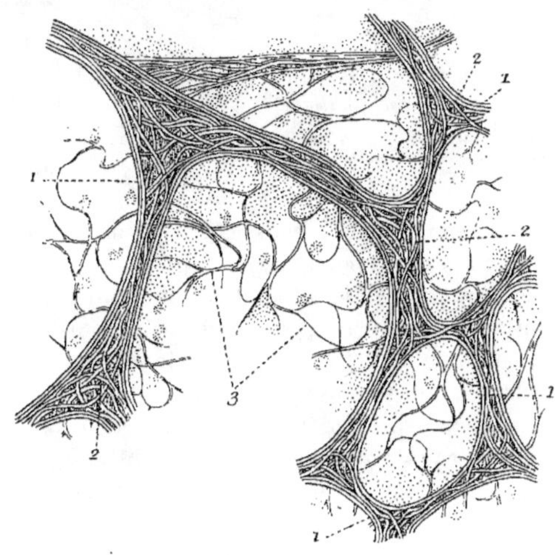

Fig. 391.

Dessin schématique montrant la disposition des fibres élastiques dans l'acinus pulmonaire (d'après GRANCHER).

Au centre, on voit une section de l'ouverture d'un infundibulum, et latéralement, à droite, des ouvertures d'alvéoles.

1. fibres d'orifice, limitant le contour de l'entrée de l'alvéole. — 2, fibres communes, destinées à relier entre eux les orifices des alvéoles. — 3, fibres du sac, renforçant la paroi alvéolaire.

Elles forment ainsi, tout autour de l'alvéole, une traînée en forme de panier à salade ou de corbeille (GRANCHER). Il est à peine besoin de faire remarquer que ce réticulum élastique diffère d'aspect suivant qu'on le considère sur un alvéole distendu (inspiration) ou revenu sur lui-même (expiration) : dans le premier cas, les fibres élastiques se trouvant à l'état d'activité, les travées du réticulum sont plus minces et les mailles plus larges ; dans le second cas, les fibres se trouvant à l'état de repos, ces mêmes travées sont plus épaisses, plus ou moins onduleuses, plus rapprochées et souvent au contact les unes des autres. La paroi alvéolaire nous présente, sur sa face externe, un riche réseau capillaire, que nous étudierons dans un instant. Sur sa face interne se dispose l'épithélium dit *respiratoire*.

b. *Épithélium.* — L'épithélium alvéolaire, encore appelé *épithélium respiratoire* en raison de l'importante fonction qui lui est dévolue, forme à la surface interne des alvéoles pulmonaires un revêtement continu. Quelques anatomistes (TODD, RAINEY) ont autrefois douté de son existence, mais elle est aujourd'hui hors de contestation. Il est formé par une seule rangée de cellules larges, aplaties, à contour irrégulièrement polygonal, disposition que décèlent nettement les imprégnations d'argent (fig. 394). Chacune d'elles possède un noyau, et il est à remarquer que ce noyau est constamment placé dans la partie de la cellule qui répond à une maille du réseau capillaire. D'autre part, il est presque toujours en regard du noyau de la cellule voisine. Cette disposition est surtout bien visible sur des coupes verticales de la paroi alvéolaire. Si nous jetons les yeux sur l'une de ces coupes (fig. 392), nous voyons toujours les capillaires sanguins coupés en travers et, entre eux, les espaces intercapillaires ou mailles du réseau. Si maintenant nous examinons les cellules épithéliales, nous constatons qu'elles descendent dans les espaces intercapillaires précités et, de ce fait, que chacune d'elles nous présente deux portions : 1° une portion épaisse, granuleuse, répondant aux mailles du réseau capillaire, c'est cette portion qui renferme le noyau ; 2° une portion extrêmement mince, transparente, répondant, non plus aux espaces intercapillaires, mais aux capillaires eux-mêmes. Cette dernière portion se réduit à une simple lame protoplasmique d'une épaisseur insignifiante. Ce sont là, on en conviendra, les caractères morphologiques d'un endothélium ; mais on verra plus tard (voy. Embryologie) que les cellules de revêtement interne de l'alvéole sont bien réellement des cellules épithéliales, qui font suite à l'épithélium bronchique et qui ont subi ici une transformation endothéliale ou plutôt endothéliforme en rapport avec leur fonction spéciale.

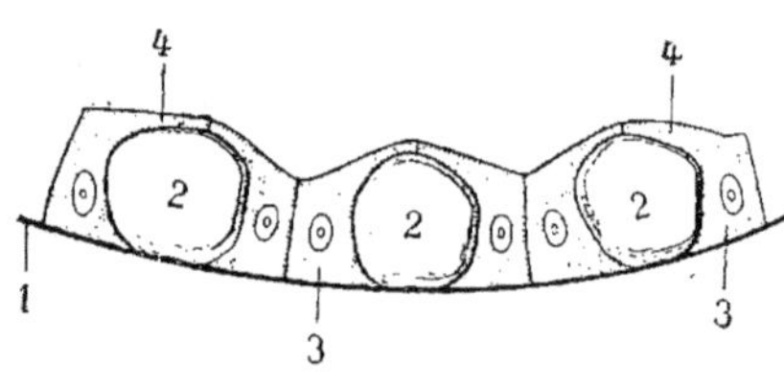

Fig. 392.

Coupe de la paroi d'un alvéole pulmonaire
(*schématique*).

1. membrane vitrée. — 2, vaisseaux capillaires. — 3, cellules épithéliales. — 4, portion lamellaire de ces dernières, recouvrant les vaisseaux.

On admet généralement que les alvéoles pulmonaires sont indépendants les uns des autres et ne sont en communication que par l'intermédiaire du conduit alvéolaire et de l'infundibulum qui sont leur aboutissant commun. Contrairement à cette opinion, certains auteurs ont signalé l'existence, sur les cloisons interalvéolaires, de véritables orifices, de forme et de dimensions diverses, qui mettraient en communication directe les deux alvéoles voisins. Le fait en lui-même paraît indéniable. Mais il reste à savoir si les orifices en question sont réellement normaux ou bien, au contraire, sont la conséquence d'un processus pathologique.

4° Tissu conjonctif du lobule. — Le tissu conjonctif du lobule se divise (Charcot) en deux systèmes, l'un central, l'autre périphérique. — Le *système central* ou *intra-lobulaire* est représenté par ce tissu conjonctif, déjà signalé plus haut, qui entoure la bronche intra-lobulaire et ses divisions. Ces gaines conjonctives péribronchiques diminuent d'importance au fur et à mesure que les ramifications bronchiques diminuent de calibre. Elles se poursuivent ainsi jusqu'au pédicule de l'acinus, mais elles s'arrêtent là : sur l'acinus lui-même, le tissu conjonctif n'est plus représenté que par l'adventice des vaisseaux. — Le *système périphérique* ou *périlobulaire* forme tout d'abord au lobule une enveloppe complète. De cette enveloppe conjonctive partent un petit nombre (4 à 12) de cloisons pénétrantes, qui se dirigent vers l'espace conjonctif central et ses ramifications ; graduellement amincies, elles disparaissent presque toujours avant de l'atteindre et ne lui sont reliées que par quelques brides (Laguesse et d'Hardivillen). Ces cloisons divisent le lobule en un certain nombre de segments, naturellement plus petits que les lobules, mais toujours plus grands que les acini : ce sont les *lobulins* de Gras-

cher (fig. 388). Les prolongements intra-lobulaires du système conjonctif périphérique ne se prolongent jamais jusque sur l'acinus : il n'existe donc pas de cloisons
interacineuses. Le tissu conjonctif périacineux est tout simplement représenté,
comme nous l'avons déjà dit plus haut, par l'adventice des vaisseaux, adventice
qui se continue, d'une part, avec le système conjonctif central par les artérioles,
d'autre part avec le système conjonctif périphérique par les veinules.

5° **Vaisseaux et nerfs du lobule.** — Les lobules pulmonaires renferment deux
ordres de vaisseaux, des vaisseaux sanguins (artères et veines) et des vaisseaux lymphatiques. — Les *artères* du lobule,
tant celles destinées aux canaux bronchiques, que celles qui se rendent
aux acini, sont toutes fournies par
l'artère pulmonaire (LEFORT, ZUCKER-
KANDL). Chaque lobule reçoit, de
même que la bronche intra-lobulaire,
une branche de l'artère pulmonaire,
que nous désignerons sous le nom
d'*artère lobulaire*. Cette artère lobulaire (fig. 393) pénètre dans le lobule
au niveau de son sommet, intimement accolée à la bronche intralobulaire correspondante. Elle la suit
régulièrement dans ses différentes
ramifications, fournissant comme
elle des collatérales et des terminales : des collatérales, qui se ramifient exactement comme les collatérales bronchiques ; des terminales,
qui se divisent et se subdivisent
exactement comme les bronches du
panache terminal. L'arbre artériel
du lobule, on peut le dire, est décal-
qué sur l'arbre bronchique. Arrivées à l'acinus, les artérioles pul-

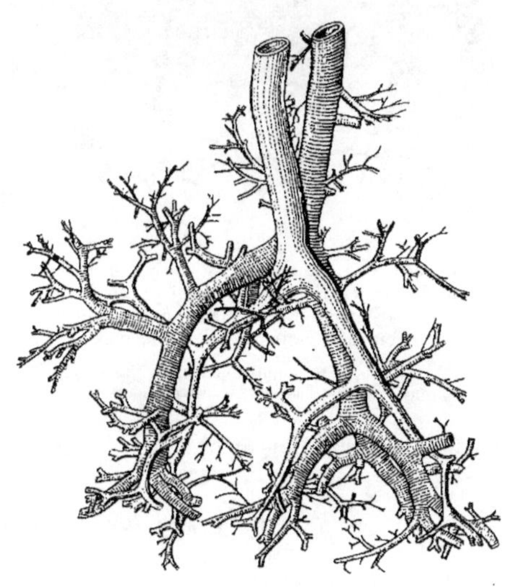

Fig. 393.

Mode de ramescence de la bronche et de l'artère
intra-lobulaire dans un lobule pulmonaire de
l'homme adulte (d'après LAGUESSE et d'HARDIVIL-
LER)

Moules obtenus par injection au collodion : la bronche est en
jaune, l'artère en bleu). Les divisions bronchiques sont beaucoup
trop grêles. Chacune de ces divisions devrait avoir au moins la
largeur de la division artérielle correspondante.

monaires se jettent sur ce dernier et s'y résolvent presque immédiatement (fig. 393)
en un riche réseau capillaire, qui couvre de ses mailles la surface convexe des
alvéoles. On admet généralement aujourd'hui que les artérioles acineuses présentent
le caractère terminal, je veux dire qu'elles ne s'anastomosent, ni entre elles, ni avec
celles des acini voisins. Le réseau capillaire de l'alvéole est constitué (fig. 394) par
des canaux très fins, d'un diamètre qui varie entre $0^{mm},0056$ et $0^{mm},0113$ (FREY) et
qui permet juste le passage des globules sanguins. Ces capillaires s'unissent les uns
aux autres, en formant un lacis très régulier, à mailles rondes ou ovales, dont le
diamètre est tel que les vides laissés entre les vaisseaux soient à peu près équivalents à la surface occupée par les vaisseaux eux-mêmes. C'est assez dire que le
réseau capillaire de l'alvéole est extrêmement serré et qu'une quantité de sang,
très grande relativement à son étendue, l'occupe à un moment donné. — Les *veines*
du lobule proviennent à la fois du réseau capillaire précité (réseau alvéolaire) et du
réseau des dernières divisions bronchiques (réseau bronchique). Suivant un trajet

absolument inverse à celui des artères (fig. 390). elles se portent vers la périphérie du lobule (*veines périlobulaires*), et s'y réunissent les unes aux autres pour former des vaisseaux de plus en plus volumineux. lesquels aboutissent aux veines pulmonaires (voy. plus loin). — Les *lymphatiques* du lobule pulmonaire sont encore mal connus. Ils prennent naissance sur les bronches intra-lobulaires, où MILLER (1896) a pu les suivre jusque sur les plus fines divisions. Certains auteurs (WYWODSOFF et SOKORSKY) ont encore décrit des vaisseaux lymphatiques sur la paroi des conduits alvéolaires et jusque sur les alvéoles. Mais ces lymphatiques périalvéolaires n'ont été retrouvés, ni par TEICHMANN, ni par MILLER. Quoi qu'il en soit, les lymphatiques du lobule gagnent les espaces interlobulaires, où nous les retrouverons (voy. p. 469). — Des *filets nerveux* ont pu être observés par RETZIUS (méthode de Golgi) sur la paroi des alvéoles (fig. 406). Mais on ne sait pas encore comment ils s'y terminent (voy. p. 470).

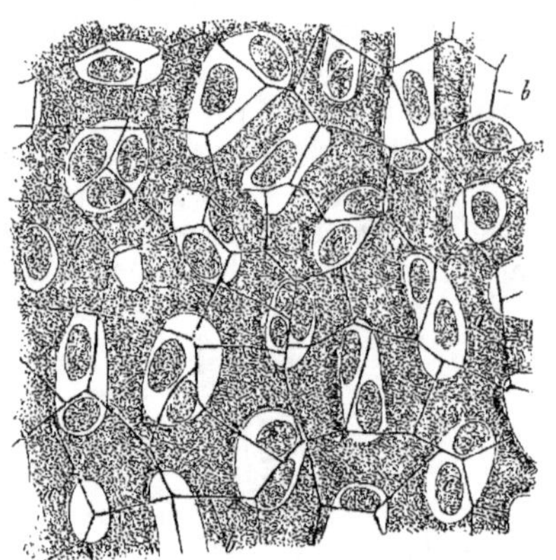

Fig. 394.

Réseau capillaire d'une cellule aérienne de la grenouille. avec l'épithélium qui le recouvre, rendu apparent par l'imprégnation d'argent et la coloration au carmin (d'après KÖLLIKER).

a, réseau capillaire. — *b*, cellules épithéliales. — *c*, leurs noyaux répondant aux mailles des capillaires.

B. — BRONCHES INTRA-PULMONAIRES

Nous comprendrons sous ce nom de bronches intra-pulmonaires toutes les ramifications du conduit aérifère, quel que soit leur calibre, qui s'étendent des extrémités externes des deux bronches au sommet des lobules. Nous décrirons successivement : 1° le tronc principal ; 2° son mode de ramescence ; 3° la disposition de ses collatérales primaires ; 4° leur forme ; 5° leur structure ; 6° leurs vaisseaux et leurs nerfs.

1° Tronc principal ou bronche-souche. — Les bronches intra-pulmonaires ont été particulièrement bien étudiées en 1880 par AEBY, dont la description est restée classique. Chaque bronche extra-pulmonaire ou bronche-souche (*Stammbronchus* d'AEBY) pénètre dans le poumon, au niveau du hile et le parcourt dans la plus grande partie de son étendue, en se dirigeant obliquement de haut en bas, de dedans en dehors et d'avant en arrière. Il diminue de calibre au fur et à mesure qu'il descend, mais il conserve toujours son individualité, du moins jusqu'au voisinage de sa terminaison. La bronche-souche d'AEBY est encore appelée *tronc central* ou *axial*. Cette dernière expression toutefois est peu exacte, le tronc en question ne suivant pas exactement l'axe du poumon, mais se trouvant placé en arrière de lui. Quoi qu'il en soit, il existe deux troncs principaux, l'un pour le poumon droit. l'autre pour le poumon gauche, et nous rappellerons ici que, comme les bronches extra-pulmonaires auxquelles ils font suite, les deux troncs principaux diffèrent l'un de l'autre par leur volume et leur direction : le tronc droit est plus volumineux que le gauche et, d'autre part, il s'écarte un peu moins de la ligne médiane.

2° Son mode de ramescence. — On a admis longtemps que le tronc bronchique principal se ramifiait par dichotomie, c'est-à-dire présentait une série de *bifurcations successives* d'où résulte l'arbre bronchique. Contrairement à cette opinion, AEBY a démontré que les bronches primaires naissent sur les côtés du tronc principal *à la manière des collatérales*. Nous voyons, en effet, ce tronc principal (fig. 396) après avoir fourni une branche, conserver son indépendance et continuer sa route pour, un peu plus loin, abandonner une deuxième branche, puis une troisième et

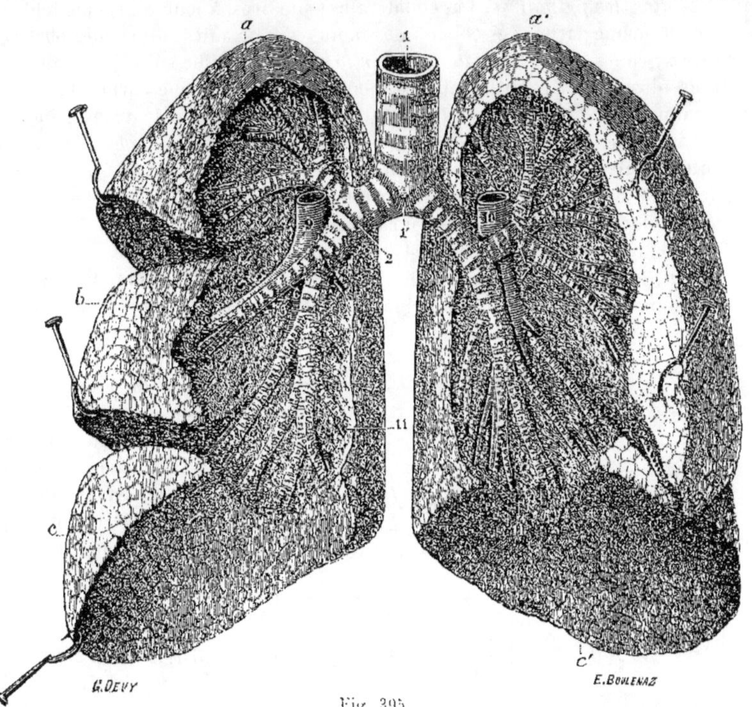

Fig. 395.

Mode de ramification de la trachée et des bronches.

a, b, c. lobes supérieur, moyen et inférieur du poumon droit. — *a', c'.* lobes supérieur et inférieur du poumon gauche. 1. trachée-artère, avec 1', sa bifurcation. — 2. bronche droite. — 3, bronche gauche. — 4, 5, 6, les trois branches de division de la bronche droite (*bronches lobaires droites*), la première épartérielle, les deux autres hypartérielles. — 7, 8, les deux branches de division de la bronche gauche (*bronches lobaires gauches*), toutes les deux hypartérielles. — 9, artère pulmonaire droite. — 10, artère pulmonaire gauche. — 11, 11, divisions de ces deux artères.

ainsi de suite jusqu'à sa terminaison. Au voisinage de sa terminaison, le mode collatéral est moins net : les branches qui, à ce niveau, se séparent du tronc principal ont à peu près le même volume que celui-ci, quelquefois exactement le même volume, de telle sorte qu'il est bien difficile, sinon impossible, de distinguer le tronc principal de ses collatérales. Ici, on peut réellement admettre que le mode de ramescence est dichotomique, la dichotomie étant égale ou inégale, je veux dire les deux branches d'une même bifurcation ayant le même volume ou un volume très peu différent.

L'embryologie (KÜTTNER, CADIAT, d'HARDIVILLER) justifie pleinement une pareille interprétation. Chaque poumon renferme tout d'abord un petit canal épithélial, partout continu et sans ramification aucune, qui représente le tronc principal de l'adulte. Puis apparaissent des bourgeons latéraux, qui, en s'allongeant, deviendront les collatérales dont il a été question plus haut, collatérales qui, à leur tour, émettront de nouveaux bourgeons, rudiments de collatérales secondaires. Le mode de croissance est donc *monopodique* (KÜTTNER), expression qui veut dire que chaque bronche, avec son bouquet de ramifications secondaires, s'implante sur le tronc principal par un seul pied (μόνος, *seul* et πούς, ποδός, *pied*).

Les bronches, toutes volumineuses, qui se détachent de la bronche-souche, sont dites *collatérales primaires*. Les collatérales primaires, à leur tour, émettent, toujours de la même façon, des collatérales moins importantes, dites *collatérales secondaires*; celles-ci, des *collatérales tertiaires*, et ainsi de suite jusqu'aux ramifications ultimes qui aboutissent aux lobules. Ainsi se forme l'arbre bronchique intra-pulmonaire. L'angle d'inclinaison des collatérales sur le tronc générateur est très variable, mais on peut admettre en principe que cet angle est d'autant plus petit qu'il s'agit de collatérales plus volumineuses : il s'agrandit au fur et à mesure que les collatérales diminuent d'importance, se rapproche peu à peu de l'angle droit, devient un angle droit (auquel cas la bronche est implantée en **T**), ou même le dépasse (auquel cas la bronche est dite *récurrente*).

Au total, le mode de ramescence de l'arbre bronchique est essentiellement collatéral ou monopodique. Ce mode domine manifestement dans les portions proximale et moyenne de chaque bronche, quelle que soit d'ailleurs l'importance de celle-ci. Au voisinage de son extrémité distale, il est beaucoup moins net : il cède peu à peu la place au mode dichotomique, la dichotomie étant égale ou inégale.

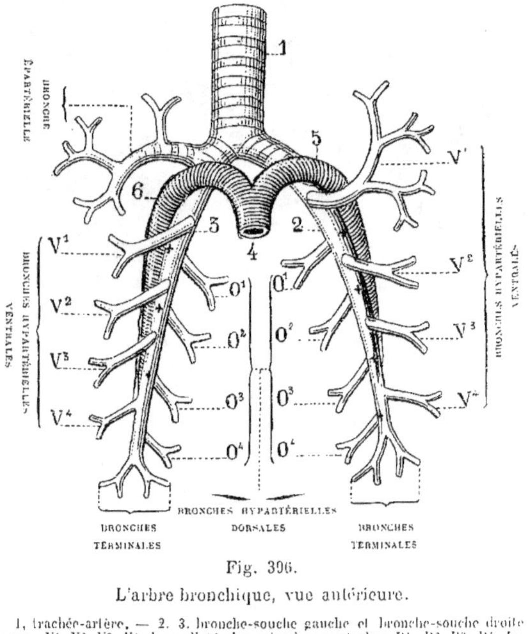

3° Division et mode de distribution des collatérales primaires. — Chaque bronche-souche, peu après son entrée dans le poumon, est croisée en avant (fig. 396) par la branche correspondante de l'artère pulmonaire, qui, la contournant en pas de vis, vient occuper successivement son côté externe et son côté postérieur. L'artère divise ainsi le conduit aérien en deux portions : l'une située au-dessus d'elle,

Fig. 396.

L'arbre bronchique, vue antérieure.

1, trachée-artère. — 2. 3. bronche-souche gauche et bronche-souche droite avec : V¹, V², V³, V⁴, les collatérales primaires ventrales; D¹, D², D³, D⁴, les collatérales primaires dorsales. — 4, tronc de l'artère pulmonaire. — 5. artère pulmonaire gauche. — 6. artère pulmonaire droite.

Les croix (+) placées en avant des deux bronches-souches droite et gauche indiquent le point d'origine, sur la face postérieure de ces bronches-souches, des quatre collatérales dorsales.

c'est la *portion épartérielle* d'AEBY (de ἐπί, au-dessus); l'autre située au-dessous, c'est la *portion hypartérielle* (de ὑπό, au-dessous). Par extension, les collatérales bronchiques prendront le même nom que la portion de la bronche-souche dont

elles émanent : elles seront *éparlérielles*, si elles naissent de la partie supérieure ;
elles seront *hypartérielles*, si elles naissent de la portion inférieure. Ceci posé,
nous pouvons étudier la disposition des deux arbres bronchiques droit et gauche
et, comme ces deux arbres sont asymétriques, nous les examinerons séparément :

A. ARBRE BRONCHIQUE DROIT. — Le tronc-souche du côté droit émet, au cours de
son trajet, une bronche épartérielle et de nombreuses bronches hypartérielles :

a. *Bronche éparlérielle.* — La bronche épartérielle (fig. 397,1) naît, comme son
nom l'indique, de la portion de la bronche-souche qui est située au-dessus de l'artère pulmonaire. Elle est destinée au
lobe supérieur droit : c'est la *bronche lobaire supérieure droite* de
l'ancienne nomenclature. Immédiatement après son origine, elle se
porte transversalement en dehors,
en décrivant une légère courbe à concavité supérieure, et, après un trajet
de 10 à 15 millimètres, se partage en
deux branches divergentes : l'une,
antérieure, qui se dirige en dehors
et en avant ; l'autre, postérieure, qui
se porte en dehors et en arrière. De
la branche de bifurcation antérieure
se détache un rameau ascendant,
généralement bien différencié, qui
se dirige vers le sommet du poumon et auquel, pour cette raison,
HASSE a donné le nom de *bronche
apicale* (de *apex*, pointe).

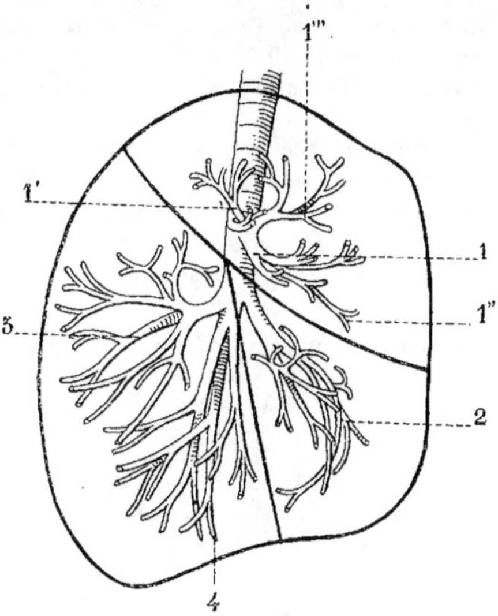

b. *Bronches hypartérielles.* — Les
collatérales primaires hypartérielles
(fig. 396) sont au nombre de huit
disposées en deux séries, l'une antérieure ou ventrale, l'autre postérieure ou dorsale : les *hypartérielles
ventrales*, au nombre de quatre,
naissent successivement les unes

Fig. 397.

L'arbre bronchique droit, vu par la face externe du
poumon droit (d'après HASSE)

La face externe du poumon nous montre nettement les deux
scissures et, délimités par elles, les trois lobes supérieur, moyen
et inférieur.

1. bronche épartérielle, avec : 1' sa branche de bifurcation
postérieure ; 1". sa branche de bifurcation antérieure ; 1"'. sa
branche apicale droite. — 2. première bronche hypartérielle ventrale. se rendant au lobe moyen. — 3. première bronche hypartérielle dorsale. — 4. terminaison du tronc principal.

au-dessus des autres sur la face antérieure du tronc bronchique ; les *hypartérielles
dorsales*, également au nombre de quatre, naissent de la même façon, mais sur la
face postérieure.

On les désigne, dans l'une et l'autre séries, sous les noms de première, deuxième,
troisième et quatrième, en allant de haut en bas. Il existe donc quatre paires
d'hypartérielles, chaque paire comprenant une collatérale ventrale et une collatérale dorsale. Il est à remarquer que, dans chaque paire, les deux branches ne naissent pas au même niveau : la ventrale est située un peu au-dessus de la dorsale
correspondante. Il est à remarquer aussi, que les deux lignes d'implantation, antérieure et postérieure, des collatérales hypartérielles ne sont pas exactement axiales,
je veux dire parallèles à l'axe longitudinal de la bronche-souche. Le point d'implantation des collatérales ventrales tend à devenir externe au fur et à mesure

qu'on se rapproche de l'extrémité terminale du tronc bronchique ; de même, le point d'implantation des collatérales dorsales tend à devenir interne au fur et à mesure qu'on descend. On dirait que la bronche-souche, au cours de son trajet descendant, a subi un léger mouvement de torsion sur son axe, en vertu duquel sa face antérieure serait devenue antéro-externe, sa face postérieure postéro-interne. Comme nous le montre nettement la figure 396, la série ventrale et la série dorsale sont séparées l'une de l'autre, en dehors, par l'artère pulmonaire, qui occupe tout d'abord la face externe de la bronche-souche, puis passe sur sa face postérieure.

Le mode de distribution des bronches hypartérielles est des plus simples et peut se résumer comme suit : la première hypartérielle ventrale pénètre dans le lobe moyen et s'y ramifie, c'est la *bronche lobaire moyenne* de l'ancienne nomenclature ; les trois autres bronches ventrales et les quatre bronches dorsales disparaissent dans le lobe inférieur.

c. Bronches accessoires. — Outre les collatérales primaires que nous venons de décrire, collatérales qui sont constantes et typiques, la bronche-souche du poumon droit émet encore, dans sa moitié inférieure et sur son côté antéro-interne, un certain nombre d'autres collatérales, très variables en nombre et en dimensions, que nous désignerons avec AEBY sous le nom de *bronches accessoires*. De ces bronches accessoires, il en est une qui mérite une mention spéciale : c'est la *bronche cardiaque*, ainsi appelée parce qu'elle se rend, chez les mammifères quadrupèdes, à

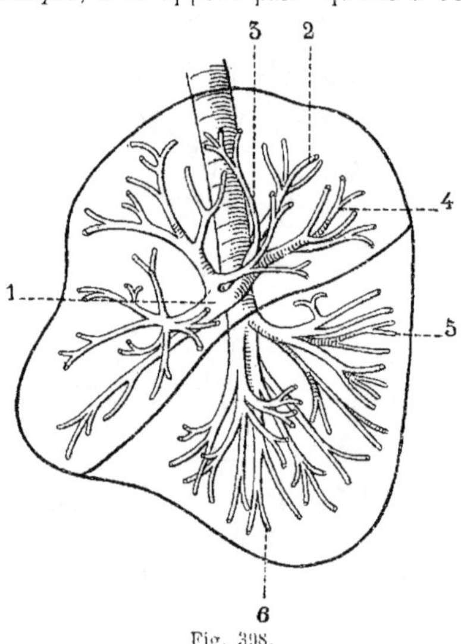

Fig. 398.

L'arbre bronchique gauche, vu par la face externe du poumon gauche (d'après HASSE).

La face externe du poumon nous montre nettement la scissure interlobaire et, délimités par elle, les deux lobes supérieur et inférieur.

1. première branche hypartérielle ventrale, avec : 2, branche apicale gauche ; 3, branche apicale antérieure ; 4 branche apicale postérieure. — 5, première branche dorsale hypartérielle. — 6, terminaison du tronc principal.

un lobe spécial qui est situé à la base du poumon droit et que l'on désigne indistinctement sous le nom de *lobe cardiaque* ou de *lobe azygos* (voy. plus haut, p. 444). La bronche cardiaque naît sur le côté interne de la bronche-souche un peu au-dessous de la première bronche hypartérielle ventrale. De là, elle se porte en bas et disparaît dans le lobe inférieur, le lobe cardiaque n'existant plus chez l'homme qu'à l'état d'anomalie.

B. ARBRE BRONCHIQUE GAUCHE. — La bronche-souche du poumon gauche, disons-le tout de suite, n'émet aucune bronche épartérielle : c'est là un caractère morphologique de premier ordre, qui distingue essentiellement l'arbre bronchique du côté gauche de celui du côté droit.

Au-dessous de l'artère pulmonaire, la bronche-souche fournit (fig. 396) huit branches, les *bronches hypartérielles gauches*, qui présentent la plus grande analogie avec les bronches hypartérielles du côté droit. Ici encore nous trouvons deux séries, une antérieure ou ventrale, l'autre postérieure ou dorsale, et chacune de ces séries nous présente quatre bronches, que l'on désigne comme précédemment par les adjectifs numériques de première, deuxième, troisième, quatrième, en allant de haut en bas.

Voici maintenant quel est le mode de distribution de ces collatérales primaires. — La *première bronche hypartérielle ventrale* se dirige obliquement en avant et en dehors et, après un trajet très court (15 à 20 millimètres), se partage en deux branches, l'une antéro-inférieure, l'autre postéro-supérieure : la première, comme son nom l'indique, se porte en bas et en avant et vient se ramifier dans la partie antérieure et inférieure du lobe supérieur ; la seconde se dirige en haut et en arrière et envoie ses ramifications divergentes dans la partie postérieure et supérieure de ce même lobe, c'est la *bronche apiculaire gauche* de HASSE. La première hypartérielle ventrale est donc destinée exclusivement au lobe supérieur du poumon droit (*bronche lobaire supérieure gauche* de l'ancienne nomenclature). — Les *trois dernières bronches hypartérielles ventrales* et les *quatre bronches hypartérielles dorsales* se distribuent au lobe inférieur, disposition qui rappelle exactement ce qui se passe pour le lobe inférieur du poumon droit.

Envisagé dans la série des mammifères, l'arbre bronchique présente la même disposition fondamentale que chez l'homme : il est essentiellement constitué, à droite et à gauche, par un tronc principal ou bronche-souche, d'où émergent sous des angles divers des collatérales primaires, les unes épartérielles, les autres hypartérielles. Les bronches hypartérielles sont constantes et disposées symétriquement dans chacun des deux poumons. Quant aux bronches épartérielles, elles présentent des variations spécifiques, qui ont amené AEBY à admettre, dans la disposition de l'arbre bronchique, les trois types suivants : dans le premier type, il existe deux bronches épartérielles, l'une droite (pour le poumon droit), l'autre gauche (pour le poumon gauche) ; dans le second type, il n'y a qu'une épartérielle, celle de droite ; dans le troisième type, enfin, l'épartérielle fait défaut à la fois à droite et à gauche. On observe le premier type chez l'éléphant, le phoque, le cheval. Le troisième type est relativement rare : AEBY ne l'a constaté, en effet, que chez l'*hystrix cristata*, de l'ordre des rongeurs. Le deuxième type, qui, comme nous l'avons vu est le type humain, est de beaucoup le plus fréquent : on le rencontre dans presque tous les ordres de mammifères.

Les recherches d'AEBY l'ont conduit à homologuer les lobes pulmonaires de la façon suivante : 1° le lobe supérieur droit, qui répond à la bronche épartérielle droite, est une formation spéciale au poumon droit ; il n'a pas son représentant à gauche de même que la bronche épartérielle : 2° le lobe moyen du côté droit a pour homologue le lobe supérieur gauche ; tous les deux, nous l'avons vu plus haut, reçoivent la première bronche hypartérielle ventrale ; 3° le lobe inférieur droit répond au lobe inférieur gauche qui, comme lui, reçoit les trois dernières bronches hypartérielles ventrales et toutes les hypartérielles dorsales. L'asymétrie de l'appareil pulmonaire semble donc se réduire à ce simple fait : *développement à droite d'un lobe supérieur, lequel n'existe pas à gauche*.

Ces conclusions d'AEBY ont été combattues, en 1892 et en 1896, par NABATH, qui rejette d'emblée la division des collatérales primaires en épartérielles et hypartérielles. Pour lui, les épartérielles ne sont que des rameaux de la première hypartérielle ventrale qui, primitivement implantés sur cette hypartérielle ventrale, ont peu à peu émigré vers le plan dorsal et, finalement ont pris sur la bronche-souche ce qu'on pourrait appeler une implantation secondaire. Chez l'homme notamment, l'épartérielle droite (fig. 399,5,5'),

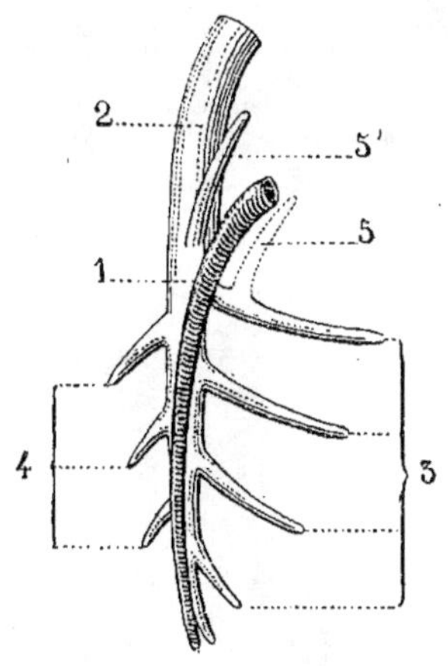

Fig. 399.

Schéma de l'arbre bronchique droit, vu par sa face externe (d'après NABATH).

1, artère pulmonaire droite — 2, bronche-souche du poumon droit. — 3, collatérales ventrales. — 4, collatérales dorsales. — 5, bronche apiculaire droite (en pointillé) collatérale de la première ventrale, laquelle, émigrant vers le plan dorsal, vient s'implanter 5' sur la partie latérale de la bronche-souche, au-dessus et en arrière de l'artère constituant alors l'épartérielle d'Aeby.

la seule qui existe du reste, aurait pour homologue, à gauche, ce rameau ascendant de la première hypartérielle ventrale que nous avons décrit plus haut sous le nom de *bronche apicale gauche*; la seule différence qui existe, c'est que, tandis que, du côté droit, la bronche apicale s'est séparée de la bronche d'origine pour s'implanter secondairement sur un autre tronc, cette même bronche, du côté droit, n'a pas émigré et a conservé ses relations primitives avec sa bronche d'origine. Les conclusions qui découlent naturellement de ces faits, c'est que le *lobe supérieur du poumon gauche représenterait à la fois les deux lobes supérieur et moyen du poumon droit.* La théorie de Narath, tout hypothétique, ne repose sur aucun fait précis. On comprend mal cette migration d'une bronche se transportant du plan ventral au plan dorsal et passant par-dessus une artère pour aller s'implanter sur un tronc autre que celui où elle a pris naissance.

D'Hardiviller, en 1896, a constaté chez le lapin un fait d'une haute importance morphologique, qui, s'il était confirmé pour d'autres espèces et généralisé, ruinerait complètement la théorie de Narath. « Chez le lapin, dit d'Hardiviller, dont le type bronchique est à l'état adulte le même que celui de l'homme, j'ai vu apparaître (fig. 400), à une certaine période du développement et assez longtemps après que la bronche épartérielle droite s'est formée, un bourgeon épartériel à gauche (5'). Celui-ci, comme son congénère, dérive de la bronche-souche, mais, au lieu de persister, il s'atrophie et disparaît bientôt. En tout cas, il est tout à fait indépendant de la première branche hypartérielle. Il y a donc primitivement chez le lapin deux bronches épartérielles symétriques, non contemporaines, et l'asymétrie est acquise secondairement par disparition de l'épartérielle gauche. » A l'appui de ces conclusions, d'Hardiviller signale un certain nombre d'anomalies du poumon, notamment ce fait d'un fœtus de six mois, dont les deux poumons ne présentaient chacun que deux lobes et chez lequel, concurremment avec l'absence du lobe supérieur droit, on constatait l'absence de la bronche épartérielle droite. Waldeyer et d'Ajutolo ont rapporté des faits analogues.

Nous voilà donc ramenés aux idées d'Aeby

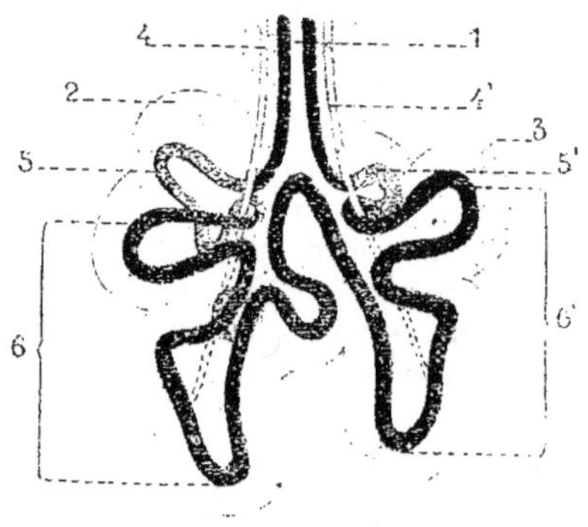

Fig. 400.

Les bronches intra-pulmonaires chez un embryon de lapin de 13 jours (d'après d'Hardiviller).

1, trachée. — 2, poumon droit. — 3, poumon gauche. — 4, artère pulmonaire droite. — 4', artère pulmonaire gauche. — 5, bronche épartérielle droite. — 5', bronche épartérielle gauche. — 6, bronches hypartérielles droites. — 6', bronches hypartérielles gauches.

sur l'homologation des lobes pulmonaires : les deux poumons sont primitivement symétriques : chacun d'eux, à l'état embryonnaire, possède une bronche épartérielle, rudiment d'un lobe supérieur, et *l'asymétrie constatée chez l'adulte provient de ce que ce rudiment arrive, à droite, à un complet développement, tandis que, à gauche, il s'atrophie peu à peu et finit par disparaître.*

4° Forme des bronches intra-pulmonaires.

— Envisagées maintenant au point de vue de leur forme, les divisions bronchiques intra-pulmonaires sont régulièrement cylindriques. Elles diffèrent sous ce rapport des bronches extra-pulmonaires, qui, comme nous l'avons vu, sont arrondies à leur partie antérieure, planes à leur partie postérieure. — Elles en diffèrent encore par la disposition de leurs éléments cartilagineux. Tandis que, sur les bronches extra-pulmonaires, ces cartilages se disposent sous forme d'anneaux incomplets, représentant chacun les trois quarts d'un cercle, ils forment, sur les divisions bronchiques intra-pulmonaires des pièces plus petites, très variées et très irrégulières. — Au voisi-

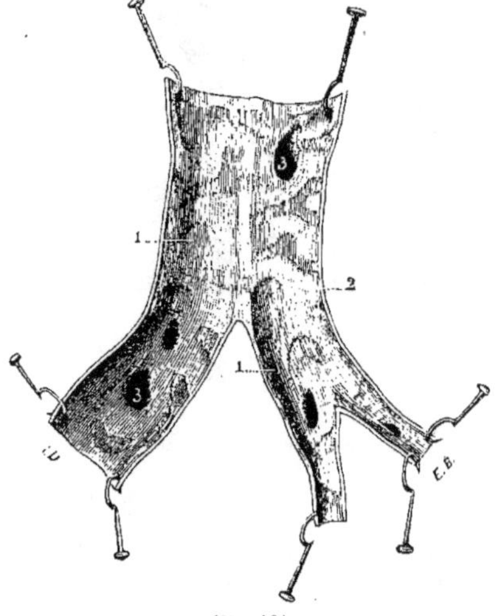

Fig. 401.

Un rameau bronchique, ouvert dans le sens de la longueur et étalé.

1, 1, plaques cartilagineuses. — 2, portions membraneuses. 3, 3, abouchement de canaux bronchiques collatéraux.

nage du hile, sur les divisions bronchiques de premier ordre, on rencontre encore des segments d'anneaux; mais ces segments sont plus petits que sur les bronches. De plus, ils se disposent sur tous les points du tuyau bronchique, et c'est justement à cette dissémination uniforme des éléments cartilagineux sur tout leur pourtour que les bronches intra-pulmonaires sont redevables de leur forme cylindrique. — Plus bas, sur les bronches plus petites, les segments d'anneaux sont remplacés par des lamelles isolées, qui sont habituellement plus allongées dans un sens que dans l'autre et dont le grand diamètre, suivant les cas, suit une direction transversale, oblique ou même longitudinale (fig. 401,1). — Au fur et à mesure qu'on se rapproche des lobules et que les divisions bronchiques diminuent de calibre, les lamelles cartilagineuses deviennent à la fois plus petites et plus espacées. Dans les bronches de un millimètre de diamètre, elles sont réduites pour la plupart à de simples nodules arrondis ou à contours plus ou moins anguleux. Les cartilages ne se prolongent jamais jusque sur la bronche intra-lobulaire : ils ne pénètrent donc pas dans le lobule.

5° Structure. — Comme la trachée et les bronches proprement dites, les divisions bronchiques intra-pulmonaires se composent de deux tuniques : 1° une tunique externe fibreuse; 2° une tunique interne muqueuse, doublée dans la plus grande partie de son étendue par une couche de fibres musculaires lisses.

A. Tunique fibreuse. — Elle est constituée par du tissu conjonctif renfermant de nombreux réseaux élastiques. Les nerfs et les vaisseaux qui se rendent à la muqueuse bronchique cheminent quelque temps dans son épaisseur, avant d'atteindre cette dernière. Comme les plaques cartilagineuses qu'elle renferme, la tunique fibreuse diminue beaucoup d'importance vers les dernières ramifications bronchiques. Elle cesse d'exister au point d'entrée de la bronche dans le lobule, ou même se réduit à une mince lame conjonctive qui enveloppe la muqueuse de la bronche intra-lobulaire et fournit quelques moyens d'union entre cette dernière et les lobulins ou les vaisseaux qui l'entourent.

B. Couche musculaire. — En dedans de la tunique fibreuse et des cartilages qu'elle renferme, se trouve une couche de fibres musculaires lisses,

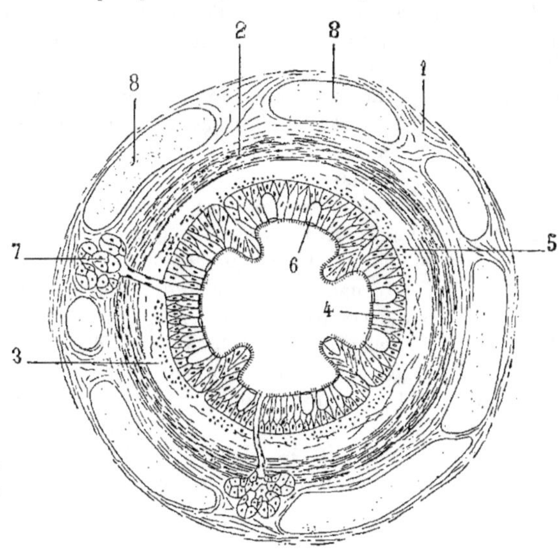

Fig. 402.

Coupe transversale d'une division bronchique.

1, membrane fibreuse. — 2, muscles de Reisseissen.— 3, derme de la muqueuse bronchique. — 4, épithélium bronchique. — 5, amas de globules blancs, infiltrés dans le derme muqueux. — 6, cellules caliciformes à mucus. — 7, glandes bronchiques. — 8, 8, cartilages.

qui appartient à la muqueuse bronchique, mais que, vu son importance, nous décrirons à part. La couche musculaire, encore appelée *couche des muscles de*

Reisseissen, est constituée par des fibres lisses groupées en petits faisceaux fusiformes, dont les deux extrémités se continuent par d'élégants réseaux élastiques, qui se perdent dans le derme de la muqueuse et leur servent ainsi de tendons d'insertion. Ces faisceaux s'agencent les uns à côté des autres, de manière à former sur les grosses divisions bronchiques une couche continue. Leur direction est en majeure partie transversale, de sorte que les muscles des bronches sont avant tout des muscles à *fibres circulaires;* cependant Kölliker a signalé des faisceaux disposés obliquement, en écharpe ou même longitudinalement. Les muscles de Reisseissen se poursuivent jusque dans le lobule pulmonaire, sur la bronche intra-lobulaire à laquelle ils fournissent un revêtement discontinu. Ils ne s'étendent pas toutefois jusque sur les terminaisons ultimes du conduit aérifère : ils manquent toujours, en effet, au niveau des bronchioles terminales.

C. Tunique muqueuse. — La tunique muqueuse nous présente à considérer : 1° un épithélium ; 2° un derme ou chorion ; 3° des glandes.

a. *Épithélium.* — L'épithélium est un épithélium cylindrique à cils vibratiles. Stratifié au niveau des premières divisions bronchiques, il diminue bientôt de hauteur par la disparition de ses strates les plus externes et se réduit alors à une couche de *cellules ciliées*, mélangées à des cellules caliciformes à mucus, laquelle repose sur un seul rang de petites cellules rondes adjacentes à la membrane basale. Au niveau des bronchioles terminales, on ne trouve plus qu'un seul rang de cellules, cellules ciliées, d'abord cylindriques, puis diminuant peu à peu de hauteur et finissant par devenir cubiques. Ces cellules perdent alors leurs cils, s'aplatissent de plus en plus (épithélium de transition) et, finalement, se continuent avec l'épithélium alvéolaire déjà décrit.

b. *Chorion.* — Le derme ou chorion muqueux est constitué par du tissu conjonctif, très riche en réseaux élastiques et infiltré de globules blancs. On y rencontre même parfois un certain nombre de follicules lymphatiques (Frankenhäuser, Stöhr). Il est limité, en dedans, par une membrane basale ou vitrée et présente, du côté de la lumière des divisions bronchiques, de petits relèvements en lames, qui forment l'axe des plis longitudinaux que l'on trouve à la face interne des canaux bronchiques. Ces plis longitudinaux manquent au niveau des bronchioles terminales.

c. *Glandes.* — La muqueuse bronchique est criblée, sur la plus grande partie de son étendue, par une multitude de petits orifices glandulaires. Ces orifices conduisent dans des glandes en grappe dont les lobules, d'assez petite taille, prennent place, entre les cartilages et les muscles de Reisseissen, dans la couche de tissu conjonctif lâche qui rattache la tunique fibreuse à la tunique muqueuse. On ne trouve plus de glandes au niveau des bronches intra-lobulaires et, à plus forte raison, dans les bronchioles terminales. Les glandes des bronches intra-pulmonaires sont des glandes muqueuses et en ont tous les caractères histologiques.

6° Vaisseaux et nerfs. — Les vaisseaux des bronches intra-pulmonaires sont de deux ordres, sanguins et lymphatiques :

a. *Vaisseaux sanguins.* — Les vaisseaux sanguins sont fournis par l'artère bronchique, dont les ramifications forment, dans les parois des bronches, deux réseaux capillaires distincts : l'un externe, plus lâche, situé dans la couche des muscles de Reisseissen ; l'autre interne, plus serré et plus délicat, occupant le derme de la muqueuse. Dans les bronches de très petit calibre, les veinules nées de ce réseau capillaire ne se rendent pas dans les veines bronchiques, mais se jettent dans les radicules des veines pulmonaires. Les veines que l'on trouve sur le trajet des gros troncs bronchiques débouchent, au contraire, toujours dans les veines bronchiques.

b. *Vaisseaux lymphatiques*. — Les vaisseaux lymphatiques naissent dans le derme de la muqueuse, où ils forment des réseaux très déliés. Puis, ils traversent perpendiculairement la couche musculaire et la membrane fibreuse, à la surface de laquelle ils se disposent en troncs longitudinaux, qui se rendent dans les ganglions bronchiques, soit directement, soit après s'être unis aux lymphatiques issus du lobule pulmonaire.

c. *Nerfs*. — Les nerfs suivent les divisions bronchiques. Ils se terminent à la fois sur les éléments musculaires (*nerfs moteurs*) et dans la couche épithéliale (*nerfs sensitifs*). Nous y reviendrons plus loin.

C. — Tissu conjonctif du poumon

Le tissu conjonctif du poumon unit les unes aux autres les différentes parties qui entrent dans la constitution de cet organe. Il sert de chemin aux conduits aérifères, aux vaisseaux et aux nerfs, auxquels il fournit des sortes de gaines communes.

Ce tissu est d'autant plus abondant que l'on se rapproche davantage du hile du poumon. A ce niveau, il se continue avec le tissu cellulaire du médiastin. Au voisinage des lobules, il se subdivise en une série de cloisons minces qui s'insinuent entre ces derniers. Enfin, à la surface extérieure du poumon, il forme une lame continue, qui sépare les lobules périphériques de la plèvre viscérale, c'est le *tissu conjonctif sous-pleural*.

Nous avons déjà vu (p. 441) que, chez l'adulte et chez le vieillard, des granulations pigmentaires noires, formées par des poussières charbonneuses venues du dehors (*charbon pulmonaire*), se répandaient dans toute la trame conjonctive du poumon et jusque dans les parois des alvéoles. Nous n'y reviendrons pas ici.

§ IV. — Vaisseaux et nerfs du poumon

Le poumon, comme tous les autres viscères, nous offre à considérer deux groupes de vaisseaux : des vaisseaux sanguins et des vaisseaux lymphatiques. Les vaisseaux sanguins, à leur tour, sont de deux ordres : les uns, *vaisseaux de l'hématose ou vaisseaux fonctionnels*, amènent aux lobules du sang veineux et ramènent ce sang, une fois artérialisé, vers le hile d'abord, puis dans l'oreillette gauche ; les autres, *vaisseaux nourriciers*, sont simplement destinés à la nutrition de l'organe.

A. — Vaisseaux de l'hématose

Les vaisseaux du poumon, en rapport avec la fonction de l'hématose, sont : 1° les *artères pulmonaires*, qui transportent aux lobules le sang veineux puisé par elles dans le ventricule droit ; 2° les *veines pulmonaires*, qui recueillent sur les parois lobulaires le sang nouvellement artérialisé et le ramènent au cœur.

1° Artères pulmonaires. — Au nombre de deux, l'une droite, l'autre gauche, les artères pulmonaires se portent chacune vers le hile du poumon correspondant. Là, elles pénètrent dans l'épaisseur de l'organe et croisent en avant le tronc bronchique principal, pour venir se placer, d'abord sur son côté externe, puis sur son côté postérieur.

L'artère pulmonaire se ramifie exactement comme le tronc bronchique qu'elle accompagne. Elle fournit successivement des collatérales primaires et des terminales, lesquelles, à leur tour, se divisent et se subdivisent comme les bronches correspondantes. Chaque bronche, quel que soit son calibre, porte ainsi sur sa paroi, dans l'atmosphère conjonctive qui l'entoure, une division de l'artère pulmonaire. Arrivées aux lobules, les divisions de la pulmonaire les pénètrent au niveau de leur sommet et, sous le nom d'*artères lobulaires*, se ramifient dans leur épaisseur. Nous avons déjà indiqué plus haut comment se comporte l'artère lobulaire dans l'épaisseur du lobule, nous ne saurions y revenir sans tomber dans des redites.

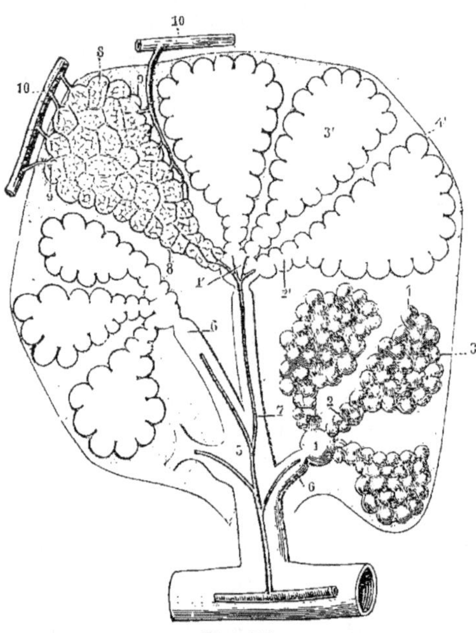

Fig. 403.

Schéma montrant la disposition, dans un lobule, des artères et des veines pulmonaires.

1, vestibule; 2, canaux alvéolaires; 3, infundibula; 4, alvéole d'un acinus pulmonaire, vu de face en entier. — 1', vestibule; 2', canaux alvéolaires; 3', infundibula; 4, alvéole d'un acinus vu en coupe. — 5, bronche intra-lobulaire. — 6, bronche terminale. — 7, rameau de l'artère pulmonaire. — 8, réseau capillaire des alvéoles. — 9, racine de la veine pulmonaire. — 10, veine pulmonaire.

On admet généralement que les artères pulmonaires sont exclusivement destinées aux lobules et, en conséquence, n'abandonnent au cours de leur trajet aucun rameau collatéral, soit aux bronches, soit aux autres parties constituantes du poumon. Il est à remarquer, cependant, que la muqueuse des plus petites bronches, tout au voisinage du lobule, reçoit la plus grande partie de son sang (ARNOLD, ADRIANI) des divisions de l'artère pulmonaire.

2° **Veines pulmonaires.** — Les veines pulmonaires, comme nous l'avons vu précédemment à propos de la structure du lobule et des bronches, proviennent de deux sources principales et possèdent par conséquent deux ordres de radicules. — Les unes, *veines pulmonaires proprement dites*, ont leur origine dans le réseau capillaire du lobule. Elles charrient du sang artériel. Comme nous l'avons déjà vu à propos du lobule (p. 455), elles se portent vers la périphérie du lobule et passent alors dans les espaces interlobulaires, où elles se réunissent les unes aux autres pour former des vaisseaux de plus en plus volumineux. Ce sont les *veines interlobulaires*. — Les autres, *veines broncho-pulmonaires* de LEFORT, proviennent des réseaux capillaires des dernières divisions bronchiques. Elles aussi recueillent probablement du sang artériel, les phénomènes osmotiques qui constituent l'hématose se poursuivant vraisemblablement jusque dans les petites bronches qui précèdent l'acinus. Ces veinules, comme les précédentes, aboutissent aux veines interlobulaires.

Aux deux ordres de veines précitées, veines pulmonaires proprement dites et veines broncho-pulmonaires, il convient d'ajouter, comme affluents des gros troncs veineux pulmonaires, un certain nombre de veinules qui tirent leur origine du réseau sous-pleural : ce sont les *veines pleuro-pulmonaires* de LEFORT. Leur mode de terminaison est variable : ou bien, elles se mêlent aux veines efférentes des lobules du voisinage ; ou bien, conservant toujours leur situation superficielle, elles gagnent le hile du poumon et, là, s'ouvrent dans les veines pulmonaires.

Les veines interlobulaires se dirigent toutes vers le hile, en se réunissant les unes aux autres pour former des canaux de plus en plus volumineux. Ici, comme ailleurs, les ramuscules forment des rameaux, les rameaux forment des branches et, à leur tour, les branches donnent naissance à des troncs. Quel que soit leur calibre, les veines pulmonaires s'accolent pour la plupart aux divisions bronchiques, comme le font les artères, et il est à remarquer que chacune d'elles se place de préférence sur le côté opposé à celui qu'occupe l'artère correspondante. Quelques-unes cheminent isolément, sans présenter aucun rapport régulier, soit avec les bronches, soit avec les divisions de l'artère pulmonaire.

Au niveau du hile, les veines pulmonaires viennent se placer (fig. 404 et 405) sur un plan postérieur à celui qu'occupent les bronches. Elles forment ordinairement quatre troncs, deux pour le poumon droit et deux également pour le poumon gauche. Nous savons déjà, pour l'avoir étudié en Angéiologie (voy. t. II), que ces quatre troncs se portent vers la base du cœur et s'ouvrent isolément dans l'oreillette gauche.

B. — VAISSEAUX NOURRICIERS DU POUMON

Les vaisseaux nourriciers du poumon, ceux qui apportent aux différentes parties de l'organe les matériaux nécessaires à leur nutrition, sont les artères et les veines bronchiques.

1° Artères bronchiques. — Les artères bronchiques, branches de l'aorte thoracique, sont au nombre de deux, l'une pour le poumon droit, l'autre pour le poumon gauche. Elles pénètrent dans le poumon au niveau du hile, où elles occupent le côté postérieur des bronches (fig. 404 et 405). Elles diffèrent ainsi des artères pulmonaires, qui sont placées sur le côté antérieur, mais elles en diffèrent surtout par leur calibre, qui est beaucoup plus petit.

Dans l'épaisseur du poumon, les artères bronchiques s'accolent aux bronches, qu'elles accompagnent dans toute leur étendue. Elles vont ainsi jusqu'aux lobules, mais sans y pénétrer. Tout l'arbre bronchique intra-lobulaire, comme nous l'avons vu, reçoit son sang de l'artère pulmonaire.

Chemin faisant, les artères bronchiques abandonnent des rameaux : 1° aux divisions bronchiques ; 2° aux artères et veines pulmonaires ; 3° aux ganglions pulmonaires ; 4° au tissu cellulaire et aux plèvres. — Les *rameaux bronchiques* sont à la fois très nombreux et très volumineux : les artères bronchiques sont, en effet, spécialement destinées aux bronches. Leur mode de distribution dans la paroi bronchique a été étudié plus haut, à propos de la structure des bronches (voy. p. 464). Nous n'y reviendrons pas ici. — Les *rameaux destinés aux divisions de l'artère et des veines pulmonaires*, véritables vasa vasorum, sont au contraire excessivement grêles. Ils forment sur les vaisseaux précités un réseau capillaire à mailles très serrées, que l'on peut suivre, d'après KÖLLIKER, jusque sur des branches de 0^{mm},6 et au-dessous. — Les *rameaux destinés aux ganglions lymphatiques* naissent naturellement au voisinage du hile et se perdent dans les ganglions

de la région. Ils sont ordinairement très volumineux. Leur volume, du reste, est
toujours proportionnel à celui des ganglions eux-mêmes. — Les *rameaux pleuraux* se séparent des artères bronchiques, soit au niveau du hile, soit dans
l'épaisseur des poumons. Ceux qui naissent au niveau du hile, sans pénétrer dans

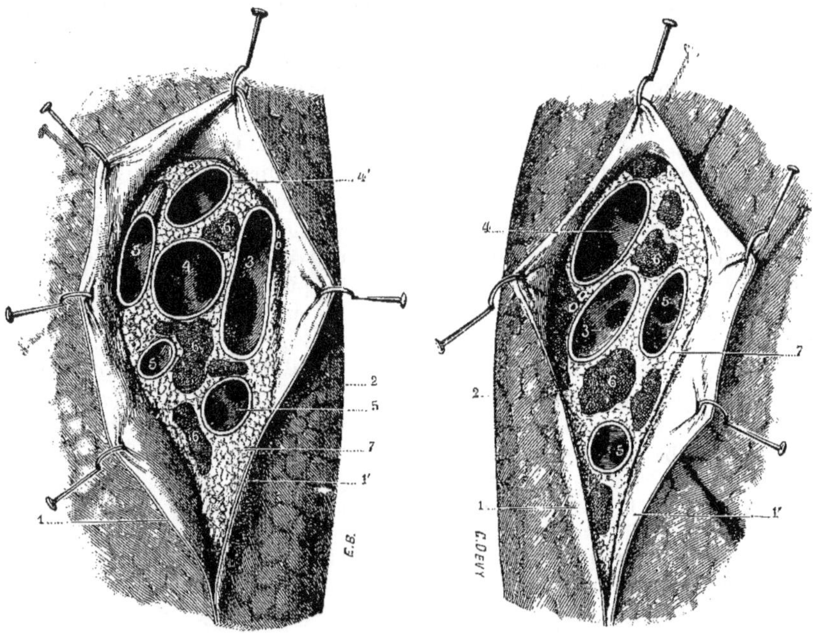

Fig. 404.

Le hile du poumon droit, vu de face.

(La plèvre du pédicule pulmonaire a été érigée dans
tous les sens, de manière à découvrir l'intérieur du hile.)

1, 1', origines du ligament du poumon droit. — 2, bord
postérieur du poumon. — 3, bronche droite, portant sur
sa face postérieure l'artère et la veine bronchiques. —
4, 4', artère pulmonaire droite. — 5, 5, veines pulmonaires. — 6, 6, ganglions lymphatiques. — 7, 7, tissu cellulaire du hile.

Fig. 405.

Le hile du poumon gauche, vu de face.

(La plèvre du pédicule pulmonaire a été érigée dans
tous les sens, de manière à découvrir l'intérieur du hile.)

1, 1', origines du ligament du poumon gauche. — 2,
bord postérieur du poumon. — 3, bronche gauche, portant sur sa face postérieure l'artère et la veine bronchiques. — 4, artère pulmonaire gauche. — 5, 5, veines
pulmonaires gauches. — 6, 6, ganglions lymphatiques.
— 7, 7, tissu cellulaire du hile.

le poumon, se ramifient sous la plèvre qui tapisse la face interne de l'organe. Les
autres cheminent quelque temps dans les espaces inter-lobulaires, puis émergent
sur différents points de la surface extérieure du poumon. Tous ces rameaux,
remarquables à la fois par leur ténuité et leur longueur, forment un réseau à
larges mailles dans le tissu cellulaire sous-pleural.

RUYSCH, depuis bien longtemps déjà, a signalé l'existence d'anastomoses directes jetées dans
l'épaisseur même des poumons, entre l'artère bronchique et l'artère pulmonaire. Ces anastomoses
admises plus tard par REISSEISSEN, par VIRCHOW, par HOVEN, etc., ont été rejetées par de nombreux
auteurs, notamment par LEFORT et HYRTL. Elles ont été décrites à nouveau, en 1883, par ZUCKER-
KANDL, qui les divise en superficielles et profondes. — Les *anastomoses superficielles* sont représentées par des artères qui, naissant de l'artère bronchique au niveau du hile, se jettent tout
d'abord au-dessous de la plèvre, puis, après un trajet variable, plongent dans l'épaisseur des
poumons pour s'unir à une des divisions de l'artère pulmonaire. Ces anastomoses se voient de
préférence sur la face interne des poumons. On en rencontre habituellement une dans le repli
pleural qui unit le lobe inférieur au lobe moyen (pour le poumon droit, ou au lobe supérieur
(pour le poumon gauche). — Les *anastomoses profondes* sont situées, comme leur nom l'indique,
dans l'épaisseur même des poumons. Elles sont constituées par des rameaux de dimensions fort
variables (il y en a qui atteignent jusqu'à un demi-millimètre de diamètre), qui vont de l'artère

bronchique à l'artère pulmonaire ou qui, vice versa, se rendent d'une division de la pulmonaire à une division de l'artère bronchique. Ces anastomoses profondes se font sur la paroi même du conduit bronchique, dans l'atmosphère celluleuse qui entoure ce conduit.

2° Veines bronchiques. — Les veines bronchiques (fig. 404 et 405) répondent aux artères bronchiques, qu'elles accompagnent régulièrement dans leur trajet.

Elles proviennent en grande partie des parois bronchiques et nous ferons remarquer, à ce sujet, que le réseau capillaire où elles prennent leur origine est un peu moins étendu que le champ de distribution des artères correspondantes. Nous avons vu en effet que, tandis que les divisions de l'artère bronchique se prolongent jusque sur les plus petites bronches, les veinules issues de ces petites bronches (*veines broncho-pulmonaires* de Lefort) se jettent, non pas dans les veines bronchiques, mais dans les veines pulmonaires. Les veines bronchiques ne reçoivent donc que le sang des bronches de gros et de moyen calibre. Encore convient-il de faire remarquer, que d'après Zuckerkandl, les veines bronchiques, issues des grosses bronches s'anastomosent au cours de leur trajet avec les veines pulmonaires. Ces dernières, on le voit, charrient vers l'oreillette gauche une grande partie du sang veineux de l'arbre bronchique.

En cheminant vers le hile, les veines bronchiques se grossissent de nombreux affluents, provenant : 1° des parois des artères et des veines pulmonaires ; 2° du tissu conjonctif interlobulaire et sous-pleural ; 3° des ganglions lymphatiques du poumon.

Au sortir du hile, les veines bronchiques sont représentées, pour chaque poumon, tantôt par un tronc unique, tantôt par deux ou même trois troncs. Elles viennent se placer, comme l'artère homonyme, sur la face postérieure de la bronche correspondante et, après s'être plus ou moins anastomosées avec les veines du médiastin postérieur, elles s'ouvrent : 1° celles de droite, dans la grande azygos, quelquefois mais plus rarement, dans le tronc commun des veines intercostales supérieures droites ou même dans la veine cave supérieure ; 2° celles de gauche, dans la petite azygos ou dans le tronc veineux brachio-céphalique gauche, exceptionnellement dans la veine mammaire interne. Nous avons déjà dit, à propos des bronches, que ces veines bronchiques sont dépourvues de valvules.

C. — LYMPHATIQUES

Les lymphatiques du poumon se divisent en superficiels et profonds. — Les *lymphatiques superficiels* ou *sous-pleuraux* occupent, comme leur nom l'indique, la surface extérieure du poumon. Ils forment là, dans le tissu sous-pleural, un réseau qui est particulièrement développé sur les limites des lobules. Ils proviennent en grande partie, peut-être en totalité, de la plèvre elle-même (voy. *Plèvres*). De ce réseau péripulmonaire partent deux ordres de rameaux : les uns pénètrent dans le poumon et servent ainsi de traits d'union entre le réseau superficiel dont ils émanent et le réseau profond avec lequel ils se continuent ; les autres gagnent le hile, en suivant des trajets divers, mais en cheminant constamment à la surface extérieure de l'organe. — Les *lymphatiques profonds* proviennent, comme nous l'avons vu plus haut (p. 457 et 465), en partie des lobules pulmonaires, en partie des divisions bronchiques. Comme les précédents, ils convergent vers la région du hile, en suivant le même trajet que les vaisseaux sanguins, c'est-à-dire l'atmosphère conjonctive qui entoure les diverses divisions de l'arbre bronchique. Il existe, pour chaque division de l'artère pulmonaire, un ou deux vaisseaux lymphatiques. Quand il y en a deux, ils sont situés sur les faces opposées du vaisseau artériel. unis l'un à l'autre par des anastomoses plus ou moins nombreuses.

Arrivés au hile, les lymphatiques superficiels et les lymphatiques profonds se jettent dans un groupe de ganglions, qui se disposent tout autour des premières divisions bronchiques et que nous appellerons pour cette raison *ganglions broncho-pulmonaires*.

Ces ganglions sont très nombreux. Les plus profonds sont situés à 3 ou 4 centimètres en dedans du hile, en plein poumon par conséquent. Leur volume est fort variable : à côté de ganglions minuscules, à peine visibles à l'œil nu, on en rencontre de la grosseur d'une noisette ou d'une amande. Leur coloration est, suivant les cas, grisâtre, piquetée de noir ou même complètement noire par suite de la pénétration, dans la masse du ganglion, de particules pigmentaires ou charbonneuses qui leur sont vraisemblablement apportées par les vaisseaux lymphatiques. Cet envahissement des ganglions lymphatiques du hile par le charbon pulmonaire ne commence guère que de dix à vingt ans. Il augmente ensuite avec les progrès de l'âge.

D. — NERFS DU POUMON

Les nerfs du poumon émanent des plexus pulmonaires antérieur et postérieur, à la constitution desquels concourent à la fois des branches du grand sympathique et des branches du pneumogastrique. Ceux qui naissent du plexus pulmonaire antérieur se jettent sur la face antérieure de l'artère pulmonaire. Ceux qui proviennent du plexus pulmonaire postérieur, à la fois plus nombreux et plus volumineux, cheminent sur la face postérieure des bronches. Les uns et les autres pénètrent dans l'épaisseur du poumon et s'y ramifient comme les divisions de l'artère pulmonaire et les divisions bronchiques, auxquelles ils s'accolent et qui leur servent pour ainsi dire de support.

REMAK, KÖLLIKER et, plus récemment, STIRLING (*Appareil nerveux du poumon*, in British med. Journal, 1876), EGOROW (*Centralbl. f. d. med. Wissensch.*, 1879) et KANDARASKY (*Arch. f. Anat.*, 1881) ont signalé sur le trajet des nerfs pulmonaires l'existence de petits ganglions microscopiques. Les plus simples sont réduits à une seule cellule nerveuse.

Le mode de terminaison des nerfs pulmonaires n'est pas encore nettement élucidé. Mais dans ces derniers temps, l'emploi de la méthode d'Ehrlich au bleu de méthylène (CUCCATI, SMIRNOW, MONDIO) ou de celle de Golgi au chromate d'argent (RETZIUS, BERKLEY), ont mis en évidence un certain nombre de faits intéressants. Tout d'abord, il convient de

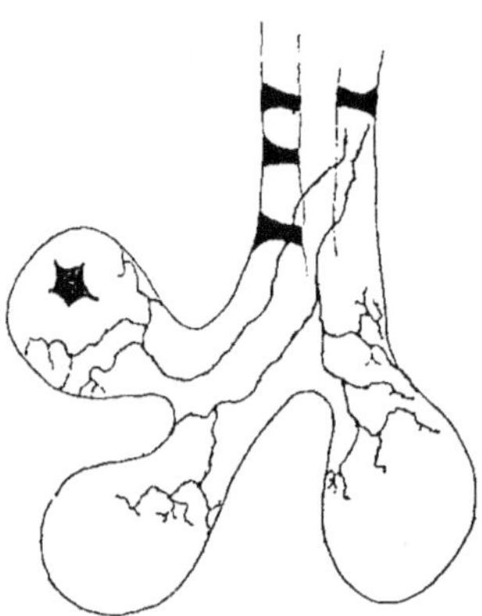

Fig. 406.

Terminaisons nerveuses sur les alvéoles pulmonaires, embryon de 15 centim. de long, méthode de Golgi (d'après RETZIUS).

distinguer deux ordres de nerfs, les uns destinés aux vaisseaux, les autres destinés aux conduits aérifères. — Les *nerfs vasculaires* sont extrêmement abondants, surtout au niveau des divisions bronchiques. Ils se terminent dans les parois des vaisseaux suivant le mode habituel. — Les *nerfs destinés aux conduits aérifères* forment, dans la couche fibreuse des bronches, un riche plexus, d'où émanent : des fibres motrices, qui vont se terminer dans la couche musculaire; des fibres sensitives, qui viennent, au-dessous de l'épithélium, former un deuxième plexus, le *plexus sous-épithélial*. De ce plexus sous-épithélial, partent des fibrilles ascendantes, lesquelles se terminent, dans l'épaisseur même de l'épithélium, par des arborisations libres (BERKLEY). RETZIUS, chez un embryon humain de 15 centimètres, a pu suivre les fibres nerveuses jusque sur la paroi des alvéoles (fig. 406). Mais nous ne sommes nullement fixés sur leur signification, je veux dire sur la manière dont elles se terminent

A consulter, au sujet du poumon, parmi les travaux récents : RINDFLEISCH. *Muskul. d. kl. Bronchien*, Med. Centralbl., 1872 ; -- AUFRECHT. *Epithel. d. Lungenalveolen*. Med. Centralbl., 1875 — KÜTTNER. *Lungenepithelium*. Wirchow's Arch., 1878 ; — DU MÊME. *Beitrag z. Kenntniss der Kreislaufsverhältnisse der Säugethierlunge*. ibid., 1878 ; — CADIAT, *Rapports entre le développ. du poumon et sa structure*. Arch. de Physiol., 1877 ; — EGOROFF, *Ueber die Nerven der Lungen*, Centr. f. med. Wissensch., 1879 ; — STIRLING. *Nervous apparatus of the lung*, Brit. med. Journal. 1876, and Journ. of Anat. and Physiol., 1881 ; — AEBY. *Die Gestalt des Bronchialbaumes u. die Homologie der Lungenlappen beim Menschen*, Centralbl. f. d. med. Wissensch., 1878 ; — KANDARAZKI. *On the nerves of the respirat. tubes*. Arch. f. Anat., 1881 ; — KÖLLIKER. *Bau des menschl. Lunge*, Würzb. Verhandl., 1881 ; — TESTUT et MARCONDÈS, *Un poumon à six lobes*. Gaz. hebd. des Sc. méd. de Bordeaux. 1881 ; — PIERRET et RENAUT. *Mém. sur les sacs lymphatiques périlobulaires*, etc. Arch. de Physiol., 1881 ; — ZUCKERKANDL. *Ueber die Verbindung zwischen arteriellen Gefässen der menschl. Lungen*, Sitz. d. Wien. Akad., 1881 ; — FEITELBERG. *Der Stand der normalen unteren Lungenränder*, etc., Dissert., Dorpat, 1884 ; — SÉE (M.). *Sur la mesure de la surface respiratoire du poumon*, Bull. Acad. de Méd., 1886 ; — SPERINO, *Polmone destro bilobato. con lingula sopranum. in corrispond. dell'apice*, Giorn. della R. Accad. di med., 1887 ; — BRAUNE u. STAHEL, *Ueber das Verhaltniss der Lungen als zu ventilirender Lufraume zu den Bronchien als Zuleitenden Röhren*, Arch. f. Anat. und Physiol., 1886 ; — ROCHARD. *Topographie des scissures interlobaires du poumon*, Gaz. des Hôpitaux. 1892 ; — MONDIO. *Contributo allo studio delle terminazioni nervose nei polmoni dei batraci anuri*, Giorn. di Assoc. napol di med. e natural., 1892 ; — MILLER, *The lobule of the lung and its bloodvessels*. Anat. Anzeiger, 1892 ; — ROBINSON, *Observ. on the earlier stages in the développement of the lungs of rats and mice*, Journ. of Anat. and Physiol., vol. XXIII, 1889 ; — HASSE, *Ueber den Bau d. menschl. Lungen*, Arch. f. Anat. u. Physiol., 1892 ; — DU MÊME. *Bemerk. über die Athmung u. den Bau der Lungen u. über die Form des Brustkorbes bei den Menschen u. bei Säugethieren*, Arch. f. Anat. et Physiol., 1893 ; — NARATH, *Vergleich. Anatomie des Bronchialbaumes*. Verh. d. anat. Gesellsch., 1892 ; — CUCCATI, *Sopra il distribuimento e la terminazione delle fibre nervee nei polmoni della rana temporaria*. Internat. Monatsschr. für Anat. u. Physiol., 1888 ; — DU MÊME. *Intorno al modo i nervi si distribuiscono e terminano nei polmoni*, etc., *del triton cristatus*. ibid., 1889 ; — MONDIO. *Contrib allo studio delle terminazioni nervose nei polmoni die batraci*, Giorn. d. assoc. Napol. di Medic. e Naturalisti, 1892 ; — BERKLEY, *The intrinsic pulmonary nerves in Mammalia*, John Hopkins Hospital Reports, 1894 ; — TEICHMANN, *Die Lymphgefässe bei entzündlichen Processen seröser Haute fermer der Lungen und der Leber*, Anz. d. Akad. d. Wiss., in Krakau, 1896 ; — MILLER, *The lymphatic of the lung*, Anat. Anz. 1896 ; — D'HARDIVILLER, *Développ. et homologation des bronches principales chez les mammifères*, Th. Lille, 1897 ; — DU MÊME, *Les branches éparlérielles chez les mammifères et spécialement chez l'homme*, C. R. Acad. des Sc., 1897 ; — LAGUESSE et D'HARDIVILLER, *Sur la topographie du lobule pulmonaire chez l'homme*. Bibliogr. anat., 1898.

ARTICLE IV

PLÈVRES

Les plèvres (angl. et allem. *Pleuræ*) sont des membranes séreuses, des sacs sans ouverture par conséquent, destinées à faciliter le glissement des poumons sur les parois de la loge qui les renferme. Il existe deux plèvres, l'une pour le poumon gauche, l'autre pour le poumon droit. Les deux séreuses gauche et droite quoique se trouvant en contact en arrière du sternum, sont complètement indépendantes l'une de l'autre. Elles ont, du reste, la même valeur au point de vue morphologique et, sauf quelques différences de détail, que nous indiquerons au cours de notre description, elles présentent à droite et à gauche une disposition absolument identique.

§ I. — Disposition générale

Chacune des deux plèvres comprend deux feuillets: un *feuillet viscéral*, qui recouvre le poumon ; un *feuillet pariétal*, qui tapisse la cavité où il est contenu. Entre ces deux feuillets se trouve une cavité, la *cavité de la plèvre*. Comme la cavité de toutes les séreuses, la cavité pleurale est simplement virtuelle à l'état normal : elle n'existe réellement que lorsqu'elle est le siège d'un épanchement liquide ou gazeux.

1° **Feuillet viscéral.** — La plèvre viscérale ou pulmonaire présente une disposition qui est des plus simples. Elle entoure le poumon dans toute son étendue,

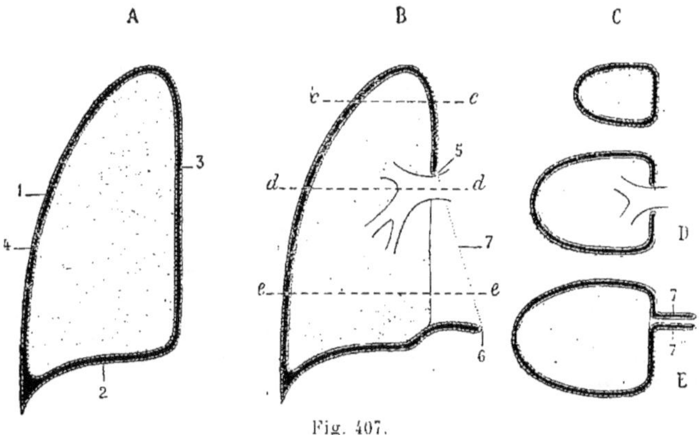

Fig. 407.

Rapports de la plèvre avec le poumon (*schématique*) : A, coupe frontale passant en avant du hile ; B, coupe frontale passant par le hile et le ligament triangulaire ; C, D, E, trois coupes horizontales, passant la première au-dessus du hile, la seconde au niveau du hile, la troisième au-dessous du hile (par *cc*, *dd* et *ee* de la figure B).

1, plèvre costale. — 2, plèvre diaphragmatique. — 3, plèvre médiastine. — 4, plèvre viscérale. 5, plèvre du pédicule. — 6 et 7, ligament triangulaire du poumon.

excepté au niveau du hile où elle se réfléchit en dedans pour venir se continuer avec la plèvre pariétale. Elle revêt donc successivement et sans discontinuité les deux faces de l'organe, ses deux bords, sa base et son sommet. C'est à elle que la surface extérieure du poumon est redevable de son aspect lisse et poli.

Au niveau des scissures interlobaires, la plèvre viscérale descend sur l'une des lèvres de ces scissures et, arrivée au fond, remonte sur la lèvre opposée. Chaque lobe pulmonaire est donc séparé de son voisin par un double feuillet séreux, et tous les deux glissent réciproquement l'un sur l'autre comme le fait le poumon tout entier sur la paroi thoracique. Autrement dit, la cavité séreuse envoie des prolongements dans les scissures interlobaires, et ces prolongements s'étendent jusqu'au fond des scissures.

Le feuillet viscéral, très mince et parfaitement transparent, adhère au poumon d'une façon intime, d'une façon si intime qu'il est impossible de l'en séparer par la dissection. Cette adhérence est assurée par une mince couche de tissu cellulaire, le *tissu sous-pleural*, lequel se continue dans les espaces interlobulaires, avec le tissu cellulaire du poumon.

2° Feuillet pariétal. — La plèvre pariétale revêt régulièrement, dans toute son étendue, la vaste cavité où se trouve logé le poumon. En bas, elle s'étale sur la partie latérale de la coupole diaphragmatique. En haut, elle forme au-dessus du poumon une sorte de cul-de-sac, qui se moule exactement sur le sommet de l'organe. En dedans, elle revêt la face correspondante du médiastin. Enfin, en dehors, depuis la colonne vertébrale jusqu'au sternum, elle tapisse la face interne des côtes et des espaces intercostaux. Envisagée dans son ensemble, la plèvre pariétale est partout continue à elle-même et forme par conséquent un grand tout. Elle présente cependant, suivant la région où on l'examine, quelques caractères particuliers et, pour la commodité de la description, nous la diviserons en *plèvre diaphragmatique*, *plèvre cervicale*, *plèvre médiastine* et *plèvre costale* :

A. Plèvre diaphragmatique. — La plèvre diaphragmatique revêt toute la portion du diaphragme qui, dans les inspirations forcées, répond à la base du poumon. Elle est fort mince et adhère intimement au muscle sous-jacent.

B. Plèvre cervicale. — La plèvre cervicale comprend la partie la plus élevée de la plèvre pariétale, celle qui est en rapport avec la région du cou. Elle est représentée par une sorte de calotte, dont la concavité, dirigée en bas, coiffe le sommet du poumon : c'est le *cul-de-sac supérieur de la plèvre* ou encore la *calotte pleurale* ou *dôme pleural*. Le dôme pleural répond à l'orifice supérieur du thorax : il remonte habituellement à 2 ou 3 centimètres au-dessus de la partie antérieure de la première côte. Il présente naturellement les mêmes rapports que les parties du poumon qu'elle recouvre (voy. p. 445) et nous rappellerons ici, en passant, qu'elle revêt immédiatement, à ce niveau, la face inférieure de l'artère sous-clavière, d'où le danger d'ouvrir la cavité pleurale quand on pratique la ligature de ce vaisseau.

Le dôme pleural sert de surface d'implantation à un certain nombre de faisceaux fibreux ou musculaires qui ont pour effet de le fixer dans la position qu'il occupe.

Ce système fibro-musculaire, particulièrement bien étudié par Zuckerkandl (1877) et par Sébileau (1891) constitue l'*appareil suspenseur de la plèvre* de ce dernier. Il comprend deux faisceaux principaux, l'un superficiel, l'autre profond. — Le *faisceau superficiel* (fig. 408,4), tantôt fibreux, tantôt musculaire, mais le plus souvent musculaire d'après Sébileau, se détache du tubercule antérieur de la septième cervicale, quelquefois de la sixième et de la septième. De là, il descend vers le dôme pleural et s'y insère en envoyant un certain nombre de fibras à la première côte. Ces dernières fibres s'insèrent sur le bord interne de la face supérieure de la côte, un peu en dehors de l'attache du scalène antérieur. Suivant sa nature et suivant ses insertions inférieures, le faisceau superficiel devient le *ligament pleuro-transversaire*, le *muscle pleuro-transversaire*, le *muscle costo-pleuro-transversaire*. Il est toujours situé immédiatement en arrière de l'artère sous-clavière, entre ce vaisseau et la dernière paire cervicale. — Le *faisceau profond* (408,5) est toujours fibreux. Il prend naissance, en haut, sur la première côte, à 2 ou 3 centimètres de son extrémité vertébrale. Puis, il se porte obliquement en bas et en dehors et ne tarde pas à se diviser en deux faisceaux secondaires, l'un interne, l'autre

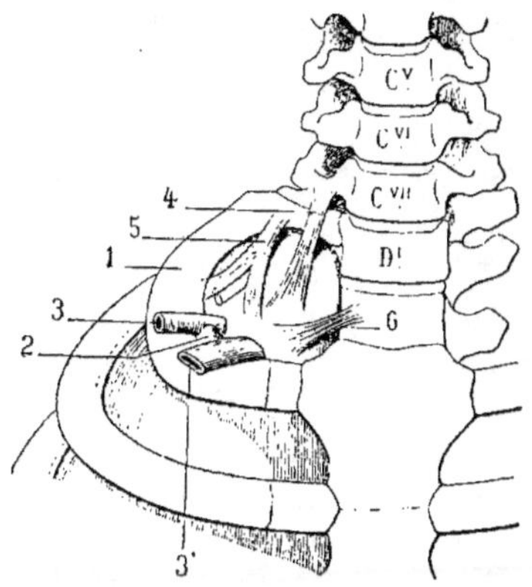

Fig. 408.

Appareil ligamenteux sus-pleural (d'après les dissections de Sébileau).

1, première côte. — 2, tubercule de Lisfranc. — 3, 3, artère et veine sous-clavières. — 4, ligament pleuro-transversaire. — 5, ligament costo-pleural. — 6, ligament vertébro-pleural. — C^V, C^{VI}, C^{VII}, cinquième, sixième et septième vertèbres cervicales. — D^I, première vertèbre dorsale.

externe (*ligaments costo-pleural interne* et *costo-pleural externe* de Sébileau). Tous les deux s'élargissent à la manière d'un éventail et se fixent à la partie externe de la calotte pleurale. Entre les deux faisceaux, comme nous le montre la figure 409, passe le premier nerf dorsal.

Aux deux faisceaux précités, faisceaux principaux, s'en ajoute un troisième le *ligament vertébro-pleural* (fig. 408,6), lequel se détache des corps vertébraux des dernières cervicales ou de la première dorsale et vient se fixer, d'autre part, sur le côté interne et supérieur du cul-de-sac pleural.

Le ligament vertébro-pleural, difficilement isolable, toujours très variable dans ses dimensions et dans sa résistance, n'est vraisemblablement qu'une portion condensée de la couche celluleuse qui unit le cul-de-sac supérieur de la plèvre à la colonne cervico-dorsale et aux deux conduits, la trachée et l'œsophage, qui descendent en avant de cette colonne. Quant aux deux autres ligaments, ils ont une signification tout autre. Le faisceau superficiel, tout d'abord, est très probablement le même muscle, plus ou moins réduit par le processus atrophique, que celui que j'ai décrit moi-même (*Bull. Soc. d'Anthropologie de Paris*, 1853; sous le nom de *scalène intermédiaire* et qui, anormal chez l'homme, est constant dans un grand nombre d'espèces simiennes ; il s'étend de la première côte à l'apophyse transverse de la sixième ou de la septième cervicale (voy. t. 1, p. 729) et il fait partie du système des scalènes. Le faisceau profond ou costo-pleural me paraît avoir une signification analogue : c'est encore un reliquat, un reliquat fibreux, de faisceaux musculaires appartenant au système scalénique et qui, se trouvant chez l'homme entièrement dépourvus de fonction, ont disparu en tant qu'organes contractiles.

C. PLÈVRE MÉDIASTINE. — La plèvre médiastine, comme son nom l'indique, répond aux différents organes qui constituent le médiastin. Elle forme la paroi interne de la vaste cavité qui renferme le poumon. Il y a naturellement deux plèvres médiastines, la droite et la gauche.

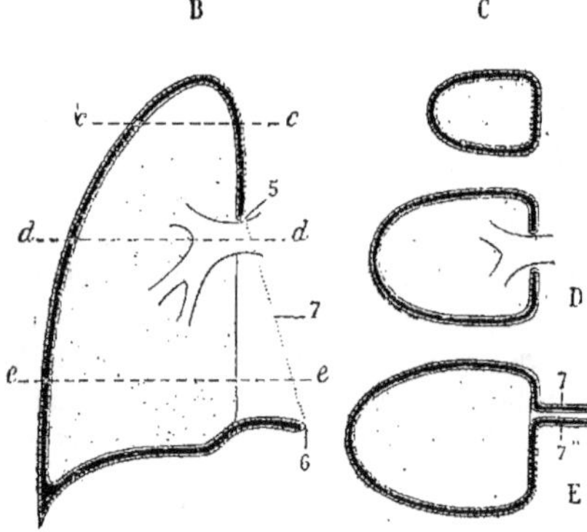

Fig. 409.

Disposition générale de la plèvre médiastine : B, coupe frontale du poumon droit, passant par le hile et le ligament triangulaire ; C, D, E, trois coupes horizontales, passant la première au-dessus du hile, la seconde au niveau du hile, la troisième au-dessous du hile (par *cc*, *dd* et *ee* de la figure B).

5, plèvre du pédicule. — 6 et 7, ligament triangulaire du poumon.

Envisagée au point de vue de sa disposition générale, la plèvre médiastine se comporte différemment : 1° au-dessus du pédicule pulmonaire ; 2° au niveau de ce pédicule ; 3° au-dessous de lui. — *Au-dessus du pédicule* (fig. 409, c), le feuillet séreux s'étend directement et sans interruption de la colonne vertébrale au sternum. — *Au niveau du pédicule* (fig. 409, D), les différents canaux qui constituent ce pédicule arrêtent le feuillet séreux et l'obligent à se réfléchir sur eux. Si, sur une coupe transversale, nous suivons la plèvre médiastine d'arrière en avant, nous la voyons, arrivée au pédicule, se réfléchir de dedans en dehors, tapisser la face postérieure du pédicule et, à l'extrémité externe de ce dernier, se continuer avec le feuillet viscéral qui tapisse la face interne du poumon. Si, maintenant, nous suivons cette plèvre médiastine d'avant en arrière, nous la voyons, de même, se réfléchir sur la face antérieure du pédicule pulmonaire et, arrivée à l'extrémité externe de ce pédicule, se continuer avec le feuillet viscéral. Il résulte d'une pareille disposition que, au niveau du pédicule pulmonaire, la plèvre médiastine est, en réalité, divisée en deux parties : l'une postérieure ou *retro-pédiculaire*, qui s'étend de la colonne vertébrale à la partie postérieure du pédicule ; une partie antérieure ou *prépédiculaire*, qui va du sternum à la face antérieure du pédicule. — *Au-dessous du pédicule* (fig. 409, E), la disposition est à peu près la même. La plèvre médiastine se divise encore ici en deux portions, l'une postérieure, l'autre antérieure. Ces deux portions, arrivées

au contact l'une de l'autre, s'infléchissent de dehors en dedans et, intimement
accolées, gagnent la face interne du poumon, où elles se séparent pour se continuer avec le feuillet viscéral : c'est à ces deux feuillets accolés, allant du médiastin
à la portion sous-pédiculaire du poumon qu'on donne le nom de *ligament du
poumon*. Nous y reviendrons plus loin.

Les organes que renferme le médiastin n'étant pas disposés exactement suivant
la loi de symétrie, la plèvre médiastine, qui les revêt, présente des rapports un peu

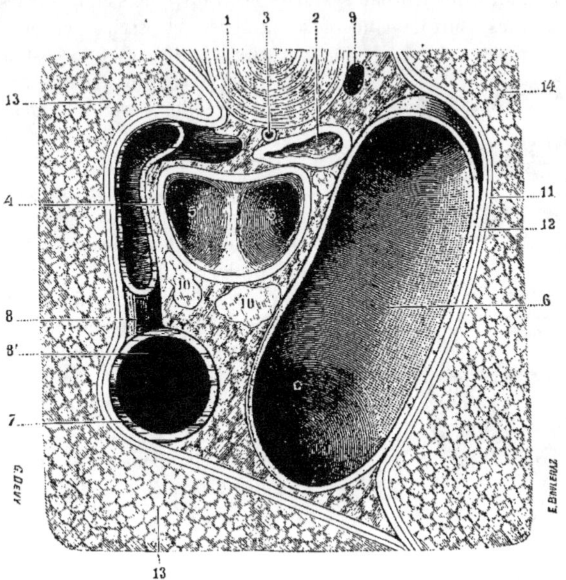

Fig. 410.

Les plèvres vues sur une coupe horizontale du thorax passant immédiatement au-dessus de
la bifurcation de la trachée (sujet congelé, segment inférieur de la coupe).

1, disque intervertébral entre D^IV et D^V — 2, œsophage. — 3, canal thoracique. — 4, trachée, coupée immédiatement au-dessus de la bifurcation. — 5, 5' bronche gauche et bronche droite. — 6, crosse aortique. — 7, veine cave
supérieure. — 8, grande azygos, avec 8', son abouchement dans la veine cave. — 9, petite azygos. — 10, ganglions
lymphatiques. — 11, plèvre viscérale. — 12, plèvre médiastine. — 13, poumon droit. — 14, poumon gauche.

différents à droite et à gauche. — La *plèvre médiastine droite* revêt successivement, en allant d'arrière en avant, la partie inférieure de l'œsophage, le tronc artériel brachio-céphalique, la trachée, la veine cave supérieure, la grande azygos et
sa crosse, le péricarde, enfin, dont elle est séparée par le nerf phrénique et par les
vaisseaux diaphragmatiques supérieurs. — La *plèvre médiastine gauche*, à son
tour, tapisse successivement le flanc gauche de l'œsophage (voy. *Œsophage*) et
l'aorte descendante, puis la face gauche de la crosse aortique et l'artère sous-
clavière gauche qui en émane, enfin la face gauche du péricarde, dont elle est
séparée, ici comme du côté droit, par le nerf phrénique et par les vaisseaux diaphragmatiques supérieurs.

La plèvre médiastine est assez épaisse. Elle n'est unie aux organes sous-jacents
que par un tissu cellulaire lâche, plus ou moins riche en graisse. Sur le péricarde,
cependant, ce tissu cellulaire devient beaucoup plus serré et la séreuse, à ce
niveau, est fortement adhérente.

Nous verrons dans un instant comment la plèvre médiane se continue, à sa partie postérieure, avec la portion correspondante de la plèvre costale.

D. PLÈVRE COSTALE. — La plèvre costale est remarquable par son épaisseur. Elle est doublée sur sa face profonde par un mince feuillet aponévrotique, qui augmente sa résistance et permet de l'isoler par la dissection. Si nous la suivons d'avant en arrière, nous la voyons recouvrir tout d'abord la face postérieure du sternum et le muscle triangulaire qui y prend ses origines. Puis, elle s'étale sur les vaisseaux mammaires internes, sur les côtes cartilagineuses et osseuses et, entre les côtes, sur les muscles intercostaux internes. Tout à fait en arrière, au niveau de l'extrémité vertébrale des côtes, elle recouvre les muscles intercostaux externes, les vaisseaux et nerfs intercostaux, le cordon du grand sympathique et les ligaments antérieurs qui unissent les côtes à la colonne vertébrale.

a. *En dedans des articulations costo-vertébrales*, la plèvre costale se réfléchit d'arrière en avant sur la face latérale des corps vertébraux et vient se continuer sans ligne de démarcation aucune avec la plèvre médiastine. Toutefois, la disposition n'est pas exactement la même à droite et à gauche. — *A droite*, la plèvre, dans sa portion inférieure, au lieu de passer directement du flanc droit de la colonne vertébrale sur la face latérale droite de l'œsophage, s'insinue assez souvent (mais pas toujours) entre ce dernier organe et les corps vertébraux, en formant ainsi une sorte de cul-de-sac plus ou moins profond, que je désignerai

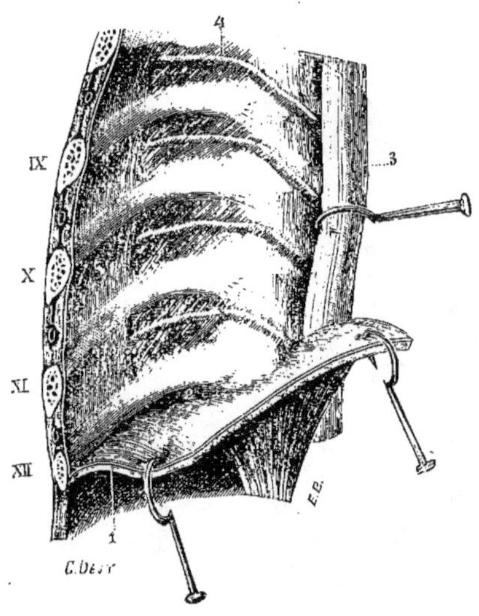

Fig. 411.

La partie postérieure du sinus costo-diaphragmatique droit, vue d'en haut.

IX, X, XI et XII, neuvième, dixième, onzième et douzième côtes. — 1, diaphragme, récliné en avant et en bas. — 2, sinus costo-diaphragmatique, descendant un peu au-dessous de la douzième côte. — 3, œsophage, en arrière duquel s'insinue la plèvre pour former le cul-de-sac rétro-œsophagien. — 4, artères intercostales, recouvertes par la plèvre.

sous le nom de *cul-de-sac rétro-œsophagien* de la plèvre (fig. 411,3). Ce cul-de-sac, parfaitement représenté par BRAUNE dans son atlas (pl. XIII), a été signalé en France par FARABEUF et par QUÉNU. Comme BRAUNE, j'ai constaté plusieurs fois son existence sur des coupes de sujets congelés. Dans un cas notamment (fig. 95, p. 111), je l'ai vu s'étendre jusqu'à 1 centimètre à gauche de la ligne médiane. — *A gauche*, il n'existe rien de semblable : la plèvre gauche, en quittant la face latérale de la colonne vertébrale, se porte directement en avant pour tapisser le flanc gauche de l'aorte sans former le moindre cul-de-sac. C'est ce qui a déterminé QUÉNU à choisir et à recommander le côté gauche pour aborder, après résection des côtes, le médiastin postérieur.

A la partie inférieure du thorax, cependant, lorsque l'aorte a atteint la ligne médiane et que l'œsophage est venu se placer immédiatement en avant d'elle, la plèvre médiastine s'insinue (fig. 412), à gauche comme à droite, entre les deux organes. Il existe réellement, à ce niveau, deux culs-de-sac rétro-œsophagiens ou

aortico-œsophagiens, l'un à droite, l'autre à gauche. Ces deux culs-de-sac, qui
se regardent par leur convexité, s'avancent plus ou moins loin en arrière du conduit œsophagien. Entre eux s'étend une lame fibreuse transversale, plus ou moins
épaisse et plus ou moins résistante, à laquelle Monosow a donné le nom, bien
impropre à mon avis, de *ligament interpleural*. Ce pseudo-ligament, en effet, n'est

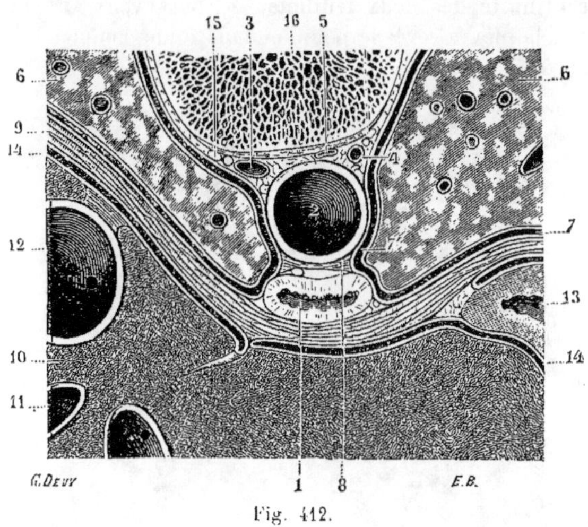

Fig. 412.

La plèvre costo-médiastine, vue sur une coupe horizontale du thorax passant par la partie
inférieure de la 10ᵉ vertèbre dorsale (sujet congelé, segment inférieur de la coupe).

1, œsophage, avec les pneumogastriques. — 2. aorte. — 3, grande azygos. — 4, petite azygos. — 5, canal thoracique.—
6, poumons. — 7, plèvres, avec 7'. cul-de-sac pré-œsophagien. — 8. lame conjonctive allant d'une plèvre à l'autre
(*ligament interpleural* de Monosow). — 9, diaphragme. — 10, foie. — 11, veines sus-hépatiques. — 12, veine cave
inférieure. 13, estomac. - 14. péritoine. - 15, nerf grand splanchnique. — 16, colonne vertébrale.

autre que le tissu conjonctif péri-œsophagien, qui s'est plus ou moins épaissi à ce
niveau.

b. *A sa partie supérieure*, la plèvre costale se continue de même, sans ligne de
démarcation bien nette, avec la plèvre cervicale ou dôme pleural.

c. *A sa partie inférieure*, elle descend jusqu'aux insertions costales du diaphragme et, de là, passe sur la face supérieure de ce muscle. En se réfléchissant
ainsi de la face interne des côtes sur la voussure diaphragmatique, elle forme une
gouttière angulaire, demi-circulaire, obliquement dirigée en bas et en arrière
(fig. 411,2) : c'est le *sinus costo-diaphragmatique (cul-de-sac inférieur* de quelques
auteurs) ; il s'étend obliquement de la base de l'appendice xiphoïde jusqu'à la douzième côte. Il est à remarquer que la ligne suivant laquelle se réfléchit la plèvre
costale pour passer sur le diaphragme n'est pas une ligne régulière, mais une
ligne plus ou moins festonnée, les dents des festons répondant aux arcs costaux et
de préférence au bord supérieur de ces arcs, les festons eux-mêmes étant en rapport avec les espaces intercostaux.

d. *A sa partie antérieure*, le feuillet qui revêt les cartilages costaux et la
face postérieure du sternum, en se réfléchissant brusquement en arrière et en
dehors pour passer sur le médiastin, forme une nouvelle gouttière angulaire,
oblique en bas et en dehors (fig. 441), que nous désignerons sous le nom de
sinus costo-médiastinal. Dans la respiration modérée, le poumon ne remplit jamais
entièrement les deux sinus costo-diaphragmatique et costo-médiastinal. La partie

la plus profonde de ces sinus est inoccupée et, à son niveau, les deux feuillets séreux qui constituent le sinus sont immédiatement adossés l'un à l'autre. Nous aurons l'occasion de revenir sur ce sujet dans le paragraphe suivant (voy. p. 482).

3° Mode de continuité des deux feuillets. — Nous avons vu plus haut que le feuillet viscéral de la plèvre revêt le poumon dans toute son étendue, excepté au

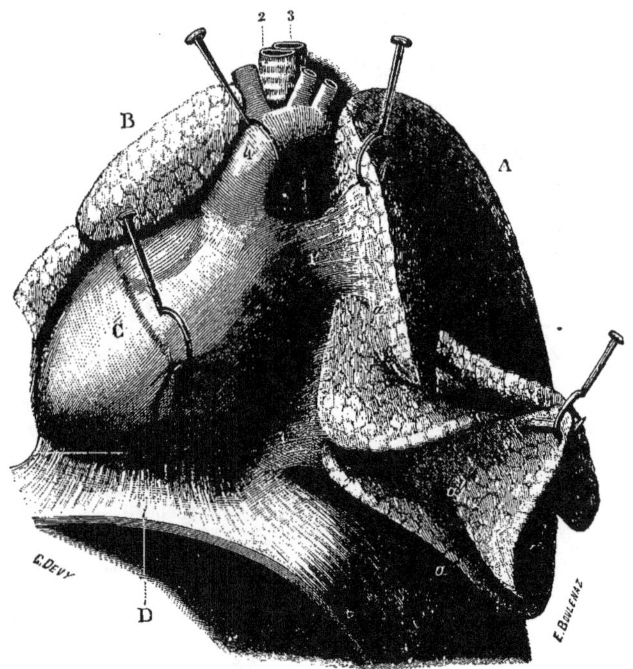

Fig. 413.

Le ligament triangulaire du poumon gauche, vu par sa face antérieure.

(Le poumon gauche est érigué en dehors ; le cœur, contenu dans son péricarde, est fortement récliné à droite)

A, poumon gauche, avec : *a*. sa face interne ; *a'*. sa base : *a''*. languette circulaire reçue dans le sinus costo-diaphragmatique. — B. lobe supérieur du poumon droit C, cœur. revêtu de son péricarde. — D. diaphragme.
1, ligament du poumon gauche. — 1', partie supérieure de ce ligament, enveloppant le pédicule pulmonaire. — 2, trachée-artère. — 3, œsophage. — 4, crosse aortique.

niveau du hile. A ce niveau, le feuillet viscéral, se réfléchissant en dedans, se jette sur les organes qui constituent le pédicule, les enveloppe dans une gaine commune et, arrivé au feuillet pariétal qui est formé ici par la plèvre médiastine, il se continue avec lui. La séreuse se trouve ainsi ramenée à l'unité.

a. *Gaine séreuse du pédicule.* — Si nous nous arrêtions là dans notre description, le lecteur penserait certainement que la gaine du pédicule, qui établit la continuité entre les deux feuillets de la séreuse, revêt la forme d'un manchon cylindrique dont l'extrémité interne, circulaire. se confondrait avec le feuillet viscéral tout autour du hile et dont l'extrémité externe, également circulaire, se continuerait avec la plèvre médiastine. Une pareille notion n'est que partiellement exacte et a besoin d'un correctif. — Tout d'abord, la gaine séreuse du pédicule n'est pas

un manchon : sa longueur, en effet, exactement égale à la distance qui sépare le
feuillet viscéral du feuillet pariétal, est nulle dans les conditions ordinaires, alors
que la cavité pleurale est simplement virtuelle et que les deux feuillets précités
sont immédiatement adossés l'un à l'autre. Ce n'est que dans les cas d'épanchement
pleural que les deux feuillets en question s'écartent l'un de l'autre et que la gaine
du pédicule acquiert une certaine longueur, une longueur qui est toujours proportionnelle au degré d'écartement des deux feuillets. — D'autre part, si nous examinons sur la face interne du poumon (fig. 382, p. 444) la ligne
suivant laquelle se réfléchit la plèvre viscérale pour se porter
vers le médiastin, nous voyons que cette ligne, au lieu d'être
exactement circulaire comme le laisserait croire le mot de
manchon employé ci-dessus, forme en réalité une sorte de
raquette, dont la portion renflée répond au pourtour du hile
et dont le prolongement ou manche se dirige en bas et descend jusqu'à la base du poumon. Du côté du médiastin, nous
rencontrons une disposition tout à fait semblable.

b. *Ligament triangulaire du poumon.* — La face interne
du poumon est donc reliée au médiastin, indépendamment
de la gaine du pédicule, par un long repli, qui est situé au-
dessous de ce pédicule et qui répond au manche de la
raquette dont il est question plus haut. Ce repli, qui continue en bas la gaine du pédicule, a pour effet de fixer le
poumon au médiastin : on lui donne, pour cette raison, le
nom de *ligament du poumon.* Il suffit pour le mettre en évidence et pour prendre en même temps une notion exacte de
sa disposition, d'ouvrir le thorax à sa partie antérieure et
de renverser le poumon en dehors et en arrière.

On constate alors (fig. 413,1) que le ligament du poumon
revêt la forme d'une lame triangulaire disposée en sens
frontal, et nous présente ainsi un sommet, une base, deux
bords et deux faces. — Le *sommet,* dirigé en haut, répond
à la partie inférieure du pédicule. — La *base,* encore appelée *bord inférieur,* repose sur la voussure diaphragmatique.
Tantôt elle adhère au diaphragme dans toute son étendue.
Tantôt, comme c'était le cas pour le sujet qui est représenté
dans la figure 413, elle ne lui adhère que par sa partie
interne, sa partie externe étant entièrement libre. — Les *deux*

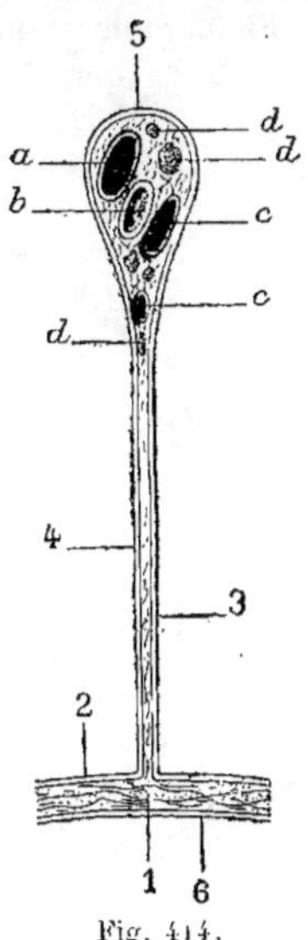

Fig. 414.

Le ligament triangu-
laire de la figure pré-
cédente, vu sur une
coupe verticale et
antéro-postérieure.

1, diaphragme. — 2, plèvre
diaphragmatique. — 3, feuillet antérieur du ligament
triangulaire. — 4, son feuillet
postérieur. — 5, pédicule
pulmonaire, avec *a* : artère
pulmonaire; *o*, bronche; *c,c,*
veines pulmonaires; *d,d,d,*
ganglions. — 6, péritoine.

bords se distinguent en interne et externe. Le premier répond au médiastin, le
second à la face interne du poumon. Ces deux bords ne sont pas exactement verticaux, mais s'inclinent légèrement de haut en bas et d'avant en arrière. Sur le
poumon, notamment, on voit le bord externe du ligament se porter de la partie
inférieure du hile vers le point où le bord postérieur du poumon se réunit à la
région de la base (fig. 382). — Des *deux faces* du ligament triangulaire du poumon, l'une regarde en avant, l'autre en arrière.

Du reste, comme tous les replis des séreuses, le ligament du poumon se compose
essentiellement de deux feuillets, l'un antérieur, l'autre postérieur. Ces deux feuillets, au niveau du sommet du ligament, s'écartent l'un de l'autre pour envelopper
le pédicule pulmonaire. Sur tous les autres points de la circonférence du ligament,
ils s'écartent de même pour se porter, l'un en avant, l'autre en arrière, et se conti-

nuer : 1° au niveau de la base, avec la plèvre diaphragmatique ; 2° au niveau du bord interne, avec la plèvre médiastine ; 3° au niveau du bord externe, enfin, avec cette portion de la plèvre viscérale qui tapisse la face interne du poumon.

§ II. — TOPOGRAPHIE THORACO-PULMONAIRE

En pathologie médicale, pour préciser un diagnostic, en chirurgie, en vue des opérations que l'on peut être appelé à pratiquer sur le thorax, il importe d'être bien fixé sur les rapports que présentent les parois thoraciques : 1° avec les deux sinus costo-diaphragmatique et costo-médiastinal ; 2° avec les parties correspondantes des poumons ; 3° avec les scissures interlobaires.

1° Rapports de la paroi thoracique avec les deux sinus de la plèvre. — Le fond des deux sinus costo-médiastinal et costo-diaphragmatique, autrement dit la ligne suivant laquelle se réfléchit la plèvre costale pour passer sur le médiastin et sur le diaphragme, commence, en haut, en arrière de la facette articulaire qui se voit de chaque côté de la fourchette sternale et sur laquelle repose la clavicule. A partir de ce point, la ligne en question suit un trajet qui est un peu différent à droite et à gauche (fig. 415). — A droite, elle se porte tout d'abord obliquement en bas et en dedans, atteint bientôt la ligne médiane et la dépasse, dans la plupart des cas, pour se rapprocher plus ou moins du bord gauche du sternum.

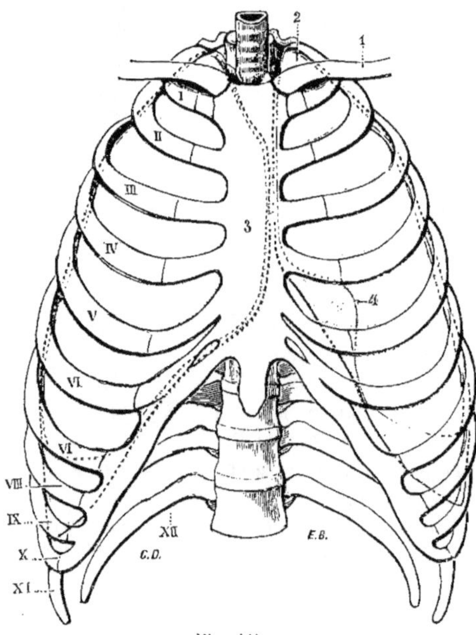

Fig. 415.

Rapports de la plèvre et des poumons avec la paroi antéro-latérale du thorax.

(La teinte bleue désigne la plèvre, la teinte rouge les poumons.)

I, II...... et XII, première, deuxième..... et douzièmes côtes.
1, clavicule. — 2, sommet du poumon. — 3, sternum. — 4, incisure cardiaque du poumon gauche.

Puis, elle descend verticalement en bas, jusqu'à 1 ou 2 centimètres au-dessus de la base de l'appendice xiphoïde. Là, s'infléchissant en dehors, elle croise l'articulation du septième cartilage costal avec le sternum, et gagne, par un trajet oblique, l'extrémité antérieure de la portion osseuse de la huitième côte. Elle se dirige alors, en suivant un trajet presque horizontal, vers la onzième côte : c'est au niveau de cette onzième côte que le sinus costo-diaphragmatique présente son point le plus déclive : ce point est situé à 10 ou 11 centimètres de la ligne médiane. A partir de ce point, la ligne costo-diaphragmatique devient légèrement ascendante : elle rencontre la douzième côte à 8 ou 9 centimètres de la ligne médiane, croise obliquement sa face interne et, abandonnant son bord inférieur, elle vient se terminer sur le rachis au niveau du bord supérieur de la première vertèbre lombaire. La plèvre costale déborde donc en arrière et en bas la douzième côte de 1 centimètre à 1 centimètre et demi. Paxscu l'a vue descendre jusqu'à l'apophyse transverse de la première lombaire et même jusqu'au bord inférieur de cette vertèbre ; mais ces faits sont exceptionnels. — *A gauche*, la ligne costo-médiastinale, partie de l'articulation sterno-claviculaire, descend le long du bord gauche du sternum (parfois en dehors de ce bord) jusqu'au niveau du quatrième cartilage costal. Là, elle se sépare du sternum et, s'infléchissant en dehors, elle croise obliquement les cinquième, sixième et septième cartilages costaux, ainsi que les espaces intercostaux correspondants, pour aboutir, comme du côté opposé, à l'extrémité antérieure de la portion osseuse de la huitième côte. Elle se rapproche ensuite des côtes suivantes, en descendant un peu plus bas que du côté droit, et finalement atteint la colonne vertébrale un peu au-dessous de l'extrémité postérieure de la douzième côte.

Comme on le voit par cette description et mieux encore par la figure 415, les deux plèvres, la gauche et la droite, séparées à leur partie supérieure par presque toute la largeur du sternum, se rapprochent réciproquement l'une de l'autre, arrivent au contact à la hauteur du bord supérieur du deuxième cartilage costal et conservent ce contact jusqu'au niveau du bord supérieur du quatrième cartilage. Là, elles se séparent de nouveau, la plèvre droite continuant quelque temps encore son trajet descendant, la plèvre gauche se dirigeant obliquement en bas et en dehors. Il résulte de cet écartement réciproque des deux plèvres qu'il existe, sur la paroi thoracique antérieure, une portion de cette paroi, répondant à la partie inférieure, qui n'est pas revêtue par la séreuse, qui est extra-pleurale par conséquent. Cette région a la forme d'un triangle, dont le sommet est situé un peu en dedans de l'extrémité sternale du quatrième cartilage costal gauche et dont la base répond à une horizontale menée par la base de l'appendice xiphoïde. Elle comprend, avec l'extrémité sternale des cinquième, sixième et septième cartilages costaux du côté gauche, la partie du sternum avec laquelle ils s'articulent.

La région précitée, recouverte en avant par les insertions du grand pectoral et du grand droit de l'abdomen, est en rapport en arrière avec le péricarde et le cœur (voy. *Péricarde*) : une aiguille, enfoncée sur n'importe quel point de sa surface, pénètre jusqu'au cœur sans intéresser les plèvres.

2° Rapports de la paroi thoracique avec les bords antérieur et inférieur du poumon. — Le sac pleural occupant par rapport au thorax une situation absolument fixe, les poumons au contraire présentant, du fait de la respiration, des mouvements alternatifs d'ampliation et de réduction, les rapports du contenant avec le contenu varient naturellement avec le volume de ce dernier, c'est-à-dire suivant qu'on le considère en expiration ou en inspiration.

a. *Poumons en expiration.* — Au moment de l'expiration (fig. 416, A), condition qui est assez bien réalisée par l'état cadavérique, le bord antérieur du poumon droit se rapproche beaucoup du fond du sinus costo-médiastinal, sans toutefois l'atteindre. Il en est encore séparé par un intervalle de 10 à 15 millimètres en moyenne. Ce bord est du reste vertical comme le sinus lui-même. Le poumon abandonne le sternum au niveau de l'extrémité sternale du sixième espace intercostal, et se porte alors en dehors et en bas comme le sinus costo-diaphragmatique, mais en suivant un trajet beaucoup moins oblique que le sinus (fig. 415). Il longe tout d'abord le sixième cartilage costal, croise ensuite l'extrémité antérieure de la portion osseuse de la sixième côte, se dirige de là vers la dixième, qu'il croise au niveau de la ligne scapulaire, et finalement aboutit au col de la onzième. Le bord inférieur du poumon droit, on le voit, est situé sur un plan bien plus élevé que celui qu'occupe le sinus costo-diaphragmatique (fig. 416, A) : au niveau de la ligne axillaire, c'est-à-dire au niveau de la verticale passant par le sommet du creux de l'aisselle, ce bord est séparé du sinus par un intervalle de 7 à 9 centimètres.

Quant au poumon gauche, son bord antérieur se comporte tout d'abord comme celui du poumon droit, je veux dire qu'il s'arrête à 10 ou 12 millimètres en dehors du sinus costo-médiastinal. Ce rapport se maintient jusqu'à l'articulation sternale du quatrième cartilage costal. Là, le bord antérieur du poumon se porte en dehors, puis en bas et en dedans, formant ainsi cette large échancrure, que nous avons appelée l'*échancrure cardiaque*. Cette échancrure est très variable suivant les sujets et, naturellement, elle s'écarte d'autant plus du sinus qu'elle est plus profonde. Sa corne inférieure repose ordinairement sur le sixième cartilage costal, à égale distance de son extrémité antérieure et de son extrémité postérieure. A partir de ce point, le poumon gauche suit un trajet entièrement analogue à celui du poumon droit, avec cette différence cependant qu'il descend un peu plus bas. Au niveau de la ligne axillaire, son bord inférieur croise la septième côte.

b. *Poumons en inspiration*. — Au moment de l'inspiration (fig. 416, B) et par suite de l'augmentation de volume que présentent alors les poumons, les rapports précités se modifient de la façon suivante. — Si l'inspiration est modérée, comme c'est le cas dans la respiration ordinaire, le bord antérieur du poumon

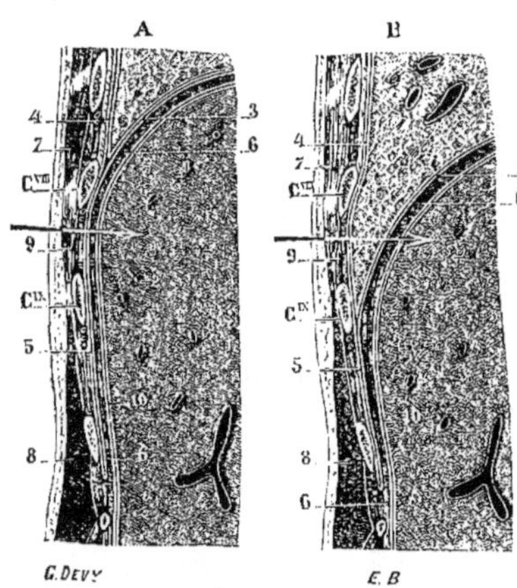

Fig. 416.

Le sinus costo-diaphragmatique droit, vu sur une coupe vertico-transversale du tronc : A. pendant l'expiration ; B. pendant l'inspiration.

1. poumon droit. — 2. lobe droit du foie. — 3. plèvre diaphragmatique. — 4. plèvre costale. — 5. sinus costo-diaphragmatique. — 6. diaphragme. — 7. muscle grand dentelé. — 8. muscle grand dorsal. — 9. huitième espace intercostal. — 10. péritoine.

CVIII et CIX, huitième et neuvième côtes.

(On voit par ces deux figures : 1° que pendant l'expiration, la flèche qui pénètre horizontalement dans le huitième espace intercostal n'intéresse pas le poumon ; 2° que pendant l'inspiration, au contraire, le poumon, qui s'est abaissé dans le sinus costo-diaphragmatique, est transpercé en même temps que le diaphragme et le foie.)

se porte en dedans vers le fond du sinus costo-médiastinal, mais sans atteindre ce fond : les deux poumons, quoique se rapprochant beaucoup l'un de l'autre, n'arrivent pas au contact. — A son tour, le bord inférieur du poumon descend dans le sinus costo-diaphragmatique ; mais, comme le bord précédent, il n'arrive pas à le combler entièrement (fig. 416, B). Son abaissement, mesuré au niveau de la ligne axillaire, n'est que de 3 ou 4 centimètres, tandis que la distance qui, pendant l'expiration, sépare le poumon du fond du sinus est, comme nous l'avons vu, de 7 à 9 centimètres. — Par conséquent, même quand les poumons sont en inspiration physiologique, les deux sinus costo-médiastinal et costo-diaphragmatique ne sont pas entièrement occupés par ces organes : ils possèdent encore, au voisinage de leur fond, une portion libre, une *portion inhabitée*, qui mesure, pour le sinus costo-diaphragmatique, de 3 à 5 centimètres de hauteur. Ce n'est que dans les inspirations forcées que les poumons, augmentant encore de volume, descendent jusqu'au fond des sinus et que le sac pleural est, tout entier, en contact avec la surface extérieure de son contenu.

3° **Rapports de la paroi thoracique avec les scissures interlobaires.** — Les rapports des scissures interlobaires avec les arcs costaux, déjà indiqués en 1857 par Luschka, ont été, en 1892, l'objet d'un travail spécial de la part de Rochard, qui a soigneusement étudié ces rapports sur douze sujets adultes. Les conclusions auxquelles est arrivé Rochard diffèrent un peu de celles qui ont été formulées par Luschka. Du reste, la situation des scissures interlobaires varie beaucoup suivant les sujets, et le trajet que nous allons leur assigner n'est qu'un *trajet moyen*, je veux dire un trajet qui conviendra au plus grand nombre des cas, mais qui certainement se trouvera en défaut sur bien des sujets. On ne saurait, en effet,

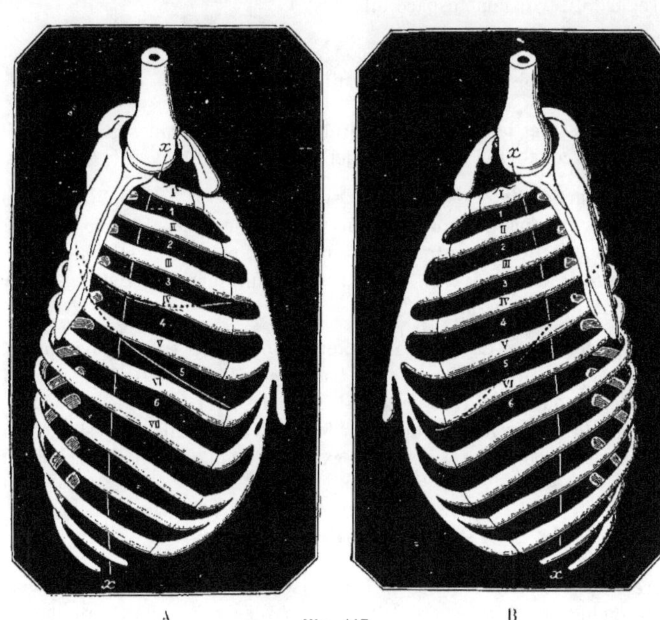

Fig. 417.

Rapports des scissures interlobaires avec la paroi thoracique (*schématique*) :
A, côté droit ; B, côté gauche.

(Les traits rouges indiquent le trajet des scissures interlobaires)

I, II, III, IV, V, VI, VII, première, deuxième, troisième, quatrième, cinquième, sixième et septième côtes.
1, 2, 3, 4, 5 et 6, premier, deuxième, troisième, quatrième, cinquième et sixième espaces intercostaux. — *x.x*, ligne axillaire.

décrire avec une précision mathématique une disposition anatomique qui, elle-même, n'a rien de précis, rien de fixe.

a. *Scissure oblique droite.* — La scissure oblique droite (fig. 417, A) commence en haut et en arrière, dans la région de l'extrémité vertébrale de la troisième côte (Luschka), le plus souvent au niveau de la cinquième côte (Rochard). De là, elle se porte obliquement en bas et en avant et vient se terminer dans le cinquième espace intercostal ou à la face interne de la sixième côte, à 5 ou 10 centimètres de la ligne médiane (Rochard). Au niveau de la ligne axillaire, elle est en rapport avec la cinquième côte.

b. *Scissure oblique gauche.* — La scissure oblique gauche (fig. 417, B) commence un peu plus haut et, d'autre part, se termine un peu plus bas que la scissure oblique du côté droit. Son extrémité supérieure est ordinairement située au niveau de l'extrémité vertébrale de la quatrième côte ou du troisième espace intercostal. Son extrémité inférieure répond à la face interne de la sixième côte, au niveau du point où cette côte se continue avec son cartilage. Comme la précédente, elle occupe, sur la ligne axillaire, la face interne de la cinquième côte.

c. *Scissure horizontale du poumon droit.* — La scissure horizontale du poumon droit (fig. 417, A) se sépare de la scissure oblique au niveau du quatrième espace intercostal, dans la partie de cet espace qui est recouverte par le scapulum. De là, elle se porte en avant, croise très obliquement la face interne de la quatrième côte et vient se terminer, sur la plupart des sujets, à la partie postérieure du sternum, en regard du troisième espace intercostal.

§ III. — Structure des plèvres

La plèvre présente la structure ordinaire des membranes séreuses. Elle se compose de deux couches, l'une superficielle, l'autre profonde :

1° **Couche superficielle.** — La couche superficielle ou endothéliale est formée par des cellules aplaties, irrégulièrement polygonales, mesurant de 40 à 50 μ de diamètre. Cette couche présente çà et là de petits orifices ou stomates qui, selon Dybkowsky, qui les a découverts, feraient communiquer la cavité de la séreuse avec les lymphatiques sous-jacents.

2° **Couche profonde.** — La couche profonde qui sert de substratum aux cellules endothéliales, est représentée par une trame conjonctive très riche en fibres élastiques. Cette couche est très nette et très épaisse sur le feuillet pariétal, principalement sur la plèvre intercostale. Sur le feuillet viscéral, elle est très mince, très adhérente au poumon et presque exclusivement constituée par des fibres élastiques.

§ IV. — Vaisseaux et nerfs

1° **Artères.** — Les artères de la plèvre viscérale sont fournies par les bronchiques, branches de l'aorte. — Celles de la plèvre pariétale proviennent de sources très diverses : 1° *pour la plèvre diaphragmatique,* des artères diaphragmatiques supérieures et inférieures ; 2° *pour la plèvre médiastine,* des artères médiastines postérieures, des bronchiques, de la mammaire interne et des diaphragmatiques supérieures; 3° *pour la plèvre intercostale,* des artères intercostales postérieures, branches de l'aorte, et des intercostales antérieures, branches de la mammaire interne. Ces artères pénètrent dans la couche conjonctive de la séreuse et forment au-dessous de l'endothélium un réseau à larges mailles.

2° **Veines.** — Les veines suivent le trajet des artères. Elles aboutissent, pour la plupart, aux azygos et de là, à la veine cave supérieure.

3° **Lymphatiques.** — Les lymphatiques de la plèvre ont été injectés par Dybkowsky, en 1867. Ils sont surtout très nombreux au niveau des espaces intercostaux et du muscle triangulaire du sternum, beaucoup plus rares au niveau des côtes et sur les plèvres diaphragmatique et médiastine. Leurs réseaux d'origine sont très voisins de l'endothélium, qu'ils semblent même soulever parfois. Quelques canalicules se terminent en cul-de-sac; d'autres feraient suite aux stomates signalés ci-dessus. Ce premier réseau, dit *intra-séreux,* communique avec un deuxième réseau, le réseau *sous-séreux,* par des branches verticales ou obliques et va déver-

ser la lymphe qu'il contient, soit dans les troncs lymphatiques qui accompagnent
les vaisseaux mammaires internes, soit dans ceux qui sont situés de chaque côté
de la colonne vertébrale.

LUDWIG et SCHWEIGGER-SEIDEL ont décrit, eux aussi, de larges sinus lymphatiques sur la plèvre qui recouvre le diaphragme. Comme le réseau superficiel de
DYBKOWSKY, ces sinus seraient très superficiellement placés.

Mais la description la plus complète des vaisseaux lymphatiques de la plèvre
nous a été donnée par BIZZOZERO et SALVIOLI. La description de ces deux anatomistes diffère peu de celle de DYBKOWSKY. Comme ce dernier, les deux histologistes
italiens décrivent des lymphatiques intra-séreux, formant sous la membrane limitante un réseau lacunaire qui rappelle celui du péritoine, et un réseau sous-séreux
qui est en communication directe avec le premier. Sur la plèvre pulmonaire, ils
ont décrit également un *réseau superficiel* à mailles très serrées, formé de vaisseaux très fins, peu bosselés, et un *réseau profond* constitué par des vaisseaux très
larges et remarquables par leurs bosselures très irrégulières. Ce dernier réseau
est situé entre la plèvre et le parenchyme pulmonaire, communiquant à la fois
avec le réseau de la séreuse et le réseau du poumon.

Dans un mémoire récent (1895), HELLER a signalé l'existence, dans le tissu cellulaire sous-
pleural, non seulement de nodules lymphatiques microscopiques, mais de véritables ganglions
visibles à l'œil nu. Ils sont tous variables dans leur nombre, leur volume, leur situation. On les
rencontrerait de préférence sous la plèvre interlobaire, aux points nodaux des septa interlobulaires. Quant à leur volume, il varie ordinairement de celui d'un grain de millet à celui d'une
lentille. Comme les ganglions bronchiques, ils se colorent avec l'âge en même temps qu'ils augmentent de consistance.

4° Nerfs. — Les nerfs de la plèvre sont encore mal connus. Pour la plèvre pariétale, ils proviennent des nerfs voisins (intercostaux, pneumogastrique, sympathique, phrénique). Pour la plèvre viscérale, ils émanent du plexus pulmonaire et
arrivent à la plèvre en suivant le même trajet que les artères bronchiques. KÖLLIKER
a rencontré chez l'homme, dans la plèvre pulmonaire, des rameaux nerveux qui
mesuraient jusqu'à 73 μ de largeur ; ils étaient composés de tubes fins et de tubes
de moyen calibre et présentaient de loin en loin sur leur trajet de grosses cellules
ganglionnaires.

A consulter au sujet des plèvres : LUSCHKA, *Die Brustorgane des Menschen in ihrer Lage*,
Tübingen, 1857, et *Anatomie des Menschen*, Tübingen, 1864 ; — DYBKOWSKI, *Ueber Aufbauzung
und Absonderung der Pleurawand*, Leipzig, 1867 : — ZUCKERKANDL, *Beitr. zur descriptive und topo-
graphischen Anatomie d. unteren Halsdreieckes*, Zeitschr. f. Anat. u. Entwick, 1877 ; — BIZZOZERO
e SALVIOLI, *Studi sulla struttura e sui linfatici delle serose umane*, 1878 ; — PANSCH, *Ueber die
unteren und oberen Pleuragrenzen*, Arch. f. Anat. u. Physiol., 1881 ; — SICK, *Untersuch. über
den Verlauf der Pleurablätter am Sternum*, etc., Arch. f. Anat. u. Physiol., 1885 ; — BROOKS,
On the relation on the pleura to the sternum and costal cartilages, Transact. of Jour. Soc. of
Ireland, 1889 ; — SÉBILEAU, *L'appareil suspenseur de la plèvre*, Paris, 1891 ; — TANJA, *Ueber die
Grenzen der Pleurahöhlen bei den Primaten u. bei einigen anderen Säugethieren*, Morphol. Jahrb.,
1891 ; — ROCHARD, *Topographie des scissures interlobaires du poumon*, Gaz. des Hôpitaux, 1892 ;
— RUGE, *Die Grenzlinien der Pleurasäcke u. die Lagerung des Herzens bei Primaten*, Morphol.
Jahrb., 1892. — HELLER, *Ueb. subpleurale Lymphdrüsen*, Deutsch. Arch. klin. Med., t. LV, 1895.

ARTICLE V

CORPS THYROIDE

Le corps thyroïde (allem. *Schilddrüse*, angl. *Thyroïde body*) organe impair,
médian, symétrique, est un corps volumineux, couché sur la partie antérieure du
conduit laryngo-trachéal, auquel il adhère d'une façon intime et qu'il accompagne

dans tous ses mouvements. On l'appelle encore *glande thyroïde* ou, tout simplement, *thyroïde*. Sa signification anatomo-physiologique, comme nous l'avons déjà fait remarquer au début de ce livre, n'est pas encore nettement élucidée. On s'accorde généralement à le considérer comme une glande à sécrétion interne et les faits expérimentaux, de même que les faits pathologiques, nous apprennent que cette sécrétion, pour être encore mal connue, n'en est pas moins très importante : l'ablation du corps thyroïde, chez les animaux, jette dans l'organisme une perturbation profonde, qui se termine presque toujours par la mort. Et ces accidents sont bien la conséquence de la suppression du corps thyroïde : ils ne surviennent pas, en effet, si on a le soin, comme l'a fait Schiff, de greffer préalablement un lobe du corps thyroïde dans la cavité abdominale, et, d'autre part, ils sont grandement atténués, chez l'animal qui les présente, par des injections sous-cutanées de liquide thyroïdien.

<h3 style="text-align:center">§ 1. — Considérations générales</h3>

1° Situation. — Le corps thyroïde occupe la face antérieure du cou, où il répond à peu près à l'union de son tiers inférieur avec ses deux tiers supérieurs. Il se trouve situé en avant et sur les côtés des deux conduits digestif et respiratoire, entre les deux carotides primitives, en arrière des muscles sous-hyoïdiens et des deux aponévroses cervicales superficielle et moyenne. Il fait partie, au même titre que les organes précités, de la région sous-hyoïdienne. Quelques anatomistes, en raison même de l'importance qu'il a acquise dans ces derniers temps, en font l'organe principal d'une sous-région, la *région thyroïdienne*, région qui a pour limites les limites mêmes de l'organe glandulaire.

2° Moyens de fixité. — Le corps thyroïde est entouré sur tout son pourtour par une enveloppe fibro-conjonctive, qui, d'autre part, présente des connexions intimes : 1° en avant, avec l'aponévrose cervicale moyenne ; 2° latéralement, avec la gaine des gros vaisseaux du cou ; 3° en arrière, avec l'aponévrose prévertébrale, au niveau du point où elle se fixe aux apophyses transverses.

Cette enveloppe, que nous désignerons sous le nom de *capsule de la thyroïde*, est très variable dans son épaisseur et sa résistance. Chez le fœtus, ce n'est le plus souvent qu'une simple toile celluleuse, peu ou point distincte du tissu cellulaire ambiant. Elle s'épaissit dans la suite au fur et à mesure que le sujet avance en âge ; mais, même chez l'adulte et chez le vieillard, elle est bien loin de présenter toujours les mêmes caractères. Chez les uns, et c'est le plus grand nombre, elle est mince, transparente, se laisse facilement déchirer. Chez d'autres, au contraire, elle est relativement épaisse, se rapprochant beaucoup des formations fibreuses, très résistante, facile à isoler, surtout à la partie postérieure de la glande. Dans ce dernier cas, on peut, après l'avoir ouverte à sa partie antérieure, énucléer le corps thyroïde en se servant du doigt ou du manche du scalpel. Les cloisons conjonctives que la capsule envoie à la glande cèdent facilement : elles sont, en effet, très minces et les doigts n'ont point la sensation de l'obstacle qu'elles leur opposent, ni des déchirures qu'ils y pratiquent (Sébileau).

La capsule de la thyroïde est une dépendance des aponévroses du cou. Sébileau, auquel nous devons une étude approfondie des feuillets fibro-conjonctifs compris entre l'aponévrose cervicale moyenne et l'aponévrose prévertébrale, la décrit de la façon suivante. La lame fibro-conjonctive qui passe en avant de la jugulaire et de

la carotide, continue son trajet en dedans, rencontre bientôt les lobes latéraux du
corps thyroïde et, là, se divise en deux feuillets : un feuillet antérieur ou superficiel, qui revêt successivement la face latérale et la face antérieure de la thyroïde,
contre laquelle elle applique le groupe des veines thyroïdiennes inférieures ; un
feuillet postérieur ou profond, qui recouvre la partie postérieure des lobes thyroïdiens, puis s'insinue entre eux et les parois œsophago-trachéales, auxquelles elle

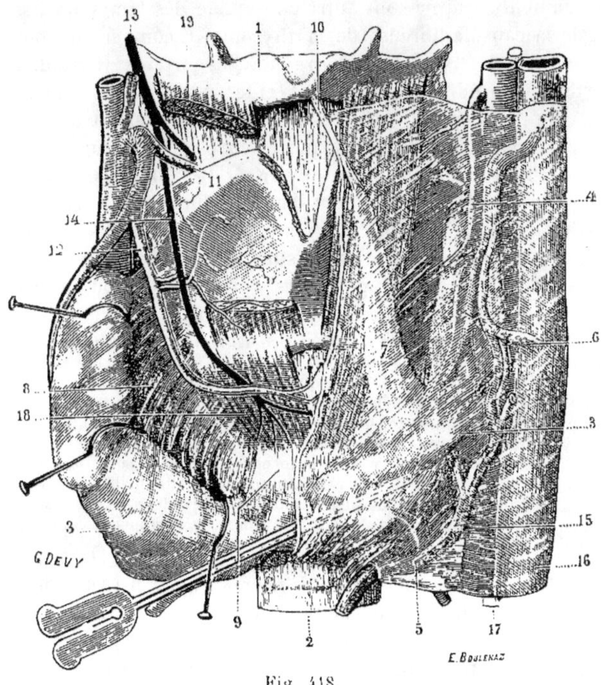

Fig. 418.

Le corps thyroïde, vue antérieure.

Le lobe gauche est entouré de sa capsule conjonctive et il en est de même de ses pédicules vasculaires : une sonde cannelée soulève cette capsule. L'isthme et le lobe droit sont, au contraire, débarrassés de leur capsule ; ils sont, d'autre
part, fortement érignés en bas et en dehors, pour laisser voir les ligaments qui les unissent au conduit laryngo-trachéal.

1, os hyoïde. — 2, trachée. — 3, glande thyroïde, avec : 4, son pédicule vasculaire supérieur ; 5, son pédicule vasculaire inférieur ; 6, son pédicule vasculaire moyen. — 7, pyramide de Lalouette. — 8, ligament latéral — 9, ligament
moyen. — 10, ligament supérieur ou suspenseur de la pyramide. — 11, artère laryngée supérieure. — 12, artère
laryngée inférieure. — 13, nerf laryngé supérieur. — 14, nerf laryngé externe. — 15, carotide primitive. — 16, jugulaire interne. — 17, pneumogastrique. — 18, muscles crico-thyroïdiens. — 19, muscles thyro-hyoïdiens.

adhère. Sur la ligne médiane, chacun de ces deux feuillets, superficiel et profond,
se continue naturellement avec celui du côté opposé et ainsi se trouve complétée
la coque fibreuse de la thyroïde.

L'enveloppe fibro-conjonctive que nous venons de décrire constitue, pour le
corps thyroïde, un premier moyen de fixité. On lui décrit, en outre, trois ligaments
(GRUBER), que l'on distingue en moyens et latéraux. — Le *ligament moyen* ou *ligament médian* (fig. 418, 9) est situé sur la ligne médiane, comme son nom l'indique. Très court et très serré, il prend naissance, en bas, sur la face profonde de
l'isthme, ainsi que sur la partie avoisinante des lobes latéraux. De là, il se porte en
haut et vient s'attacher sur les points suivants : 1° sur la face antérieure du cartilage cricoïde, entre les deux muscles crico-thyroïdiens ; 2° sur l'aponévrose qui

recouvre ces muscles; 3° sur le bord inférieur du cartilage thyroïde. C'est le *ligament suspenseur* de la glande thyroïde de Wölfler. — Les *ligaments latéraux* (fig. 418,8), l'un droit, l'autre gauche, se détachent de la face profonde des lobes latéraux. Ils viennent se fixer, d'autre part, sur les deux ou trois premiers anneaux de la trachée et sur les parties latérales du cartilage cricoïde. On les voit remonter parfois jusqu'aux cornes inférieures du cartilage thyroïde.

A ces trois ligaments, qui ne sont autre chose que des lames de tissu conjonctif dépendant de la capsule fibreuse de la thyroïde, il convient d'ajouter, comme contribuant encore à la fixité de cet organe, les artères thyroïdiennes supérieures, les artères thyroïdiennes inférieures et les veines thyroïdiennes moyennes, qui se séparent de l'organe (fig. 418), les premières (4) à sa partie postérieure et supérieure, les secondes (5) à sa partie postérieure et inférieure, les veines thyroïdiennes (6) au niveau de sa partie moyenne. Ces gros vaisseaux, véritables pédicules vasculaires de la thyroïde, sont d'autant plus aptes à remplir le rôle que nous leur attribuons ici, qu'ils sont entourés par des expansions fibreuses, souvent très résistantes, qui se détachent de la capsule fibreuse de la thyroïde, pour venir se fusionner, d'autre part, avec la gaine des vaisseaux du cou et, par l'intermédiaire de celle-ci, avec l'aponévrose prévertébrale (G. Marchant, Sébileau).

Quelques anatomistes décrivent encore, comme *ligament supérieur* du corps thyroïde, un petit cordon fibreux de 2 à 3 millimètres de largeur (fig. 418, 10), qui se détache, en bas, du sommet de la pyramide de Lalouette (voy. plus loin) et qui, de là, vient se fixer à l'os hyoïde, soit sur la ligne médiane, soit un peu à gauche de la ligne médiane : on le désigne encore, en raison de ses relations avec la pyramide de Lalouette, le *ligament suspenseur* de la pyramide. Mais c'est là un pseudo-ligament. Le cordon fibreux en question représente le reliquat d'un canal, le *canal thyréoglosse* (voy. p. 495), qui, primitivement (voy. Embryologie), relie la base de la langue à l'ébauche thyroïdienne médiane. Cette interprétation est d'autant plus rationnelle qu'il est des cas où le prétendu ligament de la pyramide, au lieu de s'arrêter à l'os hyoïde, remonte jusque dans l'épaisseur de la langue, en se rapprochant ainsi plus ou moins du foramen cæcum, qui est le point de départ du canal thyréo-glosse.

3° Couleur. — Le corps thyroïde, à l'état normal, nous présente une coloration gris rosé, tirant un peu sur le jaune. Cette coloration varie suivant l'état de la circulation : une congestion active donne à la glande une teinte rouge ; une stase sanguine, survenant à la suite d'un obstacle quelconque apporté à la circulation de retour, lui communique une couleur plus ou moins violacée.

4° Consistance. — Le corps thyroïde est un organe mou, se laissant facilement déprimer ou déchirer. Sa consistance varie, du reste, suivant le développement des cloisons conjonctives qui séparent ses lobes et ses lobules ; mais elle varie aussi suivant la quantité et la tension de la substance liquide qui se trouve contenue dans les follicules glandulaires. D'ordinaire, elle est un peu plus grande que celle du thymus, mais moins grande que celle de la rate et celle du foie. Lorsqu'on sectionne la glande thyroïde et qu'on promène le doigt sur la surface de coupe, on éprouve comme une sensation de viscosité particulière, qu'on ne retrouve pas sur les autres glandes et qui provient de la nature toute spéciale de son produit de sécrétion.

5° Volume. — Le corps thyroïde mesure, dans les conditions ordinaires, de 6 à 7 centimètres de largeur sur 3 centimètres de hauteur; son épaisseur est de 4 à 6 millimètres pour la partie médiane, de 15 à 20 millimètres pour les parties latérales. Ce ne sont là, bien entendu, que des chiffres moyens, qui, pour bien des sujets, seront ou trop forts ou trop faibles. Le corps thyroïde est, en effet, l'un des organes qui varient le plus dans leurs dimensions, et c'est là une nouvelle analogie qu'il présente avec la rate.

a. *Variations sexuelles.* — Le corps thyroïde varie d'abord suivant les sexes : l'observation nous apprend qu'il est plus volumineux chez la femme que chez l'homme. La différence à cet égard est minime ; mais elle paraît plus grande qu'elle ne l'est en réalité, en raison du peu de développement que présente chez la femme la saillie antérieure du cartilage thyroïde, vulgairement connu sous le nom de pomme d'Adam. Il convient d'ajouter que, chez la femme, le volume du corps thyroïde augmente au moment de la menstruation et pendant la grossesse.

b. *Variations individuelles.* — Le volume du corps thyroïde varie encore suivant les individus. — Chez les uns, il est réduit à des proportions minuscules : les faits de cette nature sont relativement rares. — Chez d'autres, au contraire, il acquiert des proportions considérables, descend jusqu'au sternum ou même sur le thorax, soulevant la peau sous la forme d'une tumeur plus ou moins volumineuse. Chacun sait que cette hypertrophie de la thyroïde, appelée *goître,* se rencontre avec une fréquence toute particulière chez les crétins et est endémique dans un certain nombre de vallées profondes des Pyrénées et des Alpes.

c. *Variations suivant les âges.* — Le corps thyroïde varie-t-il de même suivant les âges ? Les auteurs, à ce sujet, sont loin d'être d'accord. Les uns estiment que la thyroïde est relativement moins volumineuse chez l'enfant que chez l'adulte. Les autres, au contraire, pensent que cet organe est, toutes proportions gardées, plus développé chez le fœtus et chez l'enfant que chez l'adulte. HUSCHKE, notamment, a écrit depuis longtemps que la thyroïde se rapetisse après la naissance : il a constaté, en effet, qu'elle représentait la 1/400 partie du corps chez le nouveauné, la 1/1166 partie chez l'enfant de trois semaines, la 1/1800 partie seulement chez le sujet adulte. La question, on le voit, n'est pas encore nettement résolue et appelle de nouvelles recherches.

6° Poids. — Le poids de la thyroïde est, naturellement, tout aussi variable que son volume. A un degré de développement moyen, elle pèse 2 ou 3 grammes chez le nouveau-né, 25 à 30 grammes chez l'adulte. Son poids spécifique est de 1,0361 à 1,0655, d'après KRAUSE.

§ II. — CONFORMATION EXTÉRIEURE ET RAPPORTS

Envisagé dans son ensemble, le corps thyroïde peut être considéré comme une sorte de demi-anneau, dont la concavité, dirigée en arrière, enlace étroitement les deux conduits alimentaire et respiratoire : cette disposition se voit très nettement sur des coupes transversales du cou (fig. 420,1). Si, maintenant, nous examinons la thyroïde par sa face antérieure, après l'avoir débarrassée des différentes formations qui la recouvrent, nous constatons (fig. 419) que sa partie moyenne nous présente deux échancrures : une échancrure inférieure, toute petite ; une échancrure supérieure beaucoup plus grande, intéressant à peu près les deux tiers supérieurs de l'organe. La thyroïde nous apparaît ainsi sous la forme d'un croissant, dont la concavité est dirigée en haut, du côté de l'os hyoïde. On peut encore la comparer à un **H** majuscule dont les deux jambages seraient inclinés en bas et en dedans et dont la barre transversale serait située, non à leur partie moyenne, mais à l'union de leur tiers inférieur avec leurs deux tiers supérieurs (V). Quoi qu'il en soit de toutes ces comparaisons, on peut considérer au corps thyroïde trois parties : 1° une partie moyenne, relativement étroite (par suite des deux échancrures signalées plus haut), c'est l'*isthme;* 2° deux parties latérales, beaucoup plus volumineuses, ce sont les *lobes latéraux de la thyroïde*, ou tout simplement les *lobes de la thyroïde*, que l'on distingue naturellement en lobe droit et lobe gauche.

1° Isthme du corps thyroïde. — L'isthme du corps thyroïde s'étend d'un lobe à l'autre: c'est la barre transversale de l'**H** majuscule. Disons tout de suite qu'il présente des variations individuelles considérables: on le voit parfois, plus développé que d'habitude, atteindre les mêmes dimensions verticales que les lobes latéraux ; par contre, il peut se réduire de volume et même faire complètement défaut (1 fois sur 20 d'après GRUBER, 1 fois sur 10 d'après MARSHALL, d'après BÉRARD et d'après CHEMIN). Dans ce dernier cas, il existe en réalité deux corps thyroïdes, l'un droit, l'autre gauche, disposition que l'on rencontre normalement chez un grand nombre de vertébrés, notamment chez les oiseaux et, parmi les mammifères, chez les monotrèmes et beaucoup de marsupiaux. A l'état de développement ordinaire, l'isthme de la thyroïde mesure de 8 à 12 millimètres de hauteur, sur 5 ou 6 millimètres d'épaisseur. Il nous offre à considérer : 1° deux extrémités ; 2° deux faces, l'une antérieure, l'autre postérieure; 3° deux bords, un bord inférieur et un bord supérieur, auquel nous rattacherons un prolongement ascendant connu sous le nom de *pyramide de Lalouette*.

a. *Extrémités*. — Les deux extrémités, l'une droite, l'autre gauche, se continuent chacune avec le lobe latéral correspondant. Aucune ligne de démarcation ne sépare l'isthme des lobes latéraux.

b. *Face antérieure*. — La face antérieure, plane ou légèrement convexe, répond aux muscles sous-hyoïdiens, contenus dans leur gaine et recouverts successivement par l'aponévrose cervicale superficielle, le tissu cellulaire sous-cutané et la peau. Sur la ligne médiane, où les muscles font défaut, l'isthme n'est séparé de la peau que par le tissu cellulaire sous-cutané, par les deux aponévroses cervicales superficielle et profonde réunies l'une à l'autre et par quelques veines thyroïdiennes.

c. *Face postérieure*. — La face postérieure, concave, embrasse le cartilage cricoïde et les deux premiers anneaux de la trachée, sur lesquels elle se moule. Entre elle et le conduit trachéal, se voit un plexus veineux plus ou moins important, d'où naissent en partie les veines thyroïdiennes inférieures. On y rencontre aussi un certain nombre de fines

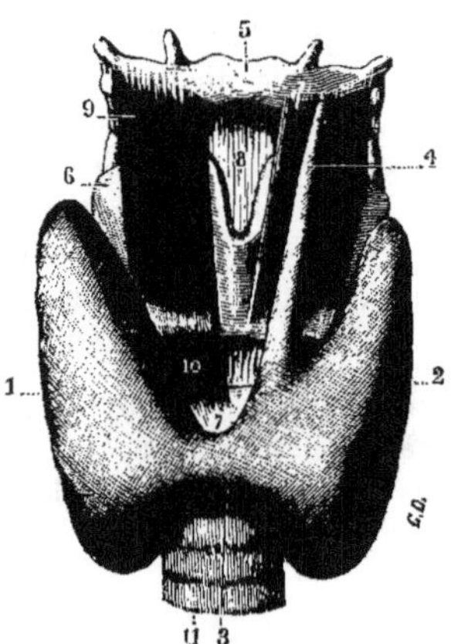

Fig. 419.

Le corps thyroïde. vu en place par sa face antérieure.

1 et 2, lobe droit et lobe gauche du corps thyroïde. — 3. son isthme. — 4, pyramide de Lalouette. — 6. os hyoïde. — 5, cartilage thyroïde. — 7, cartilage cricoïde. — 8, membrane thyro-hyoïdienne. — 9, muscle thyro-hyoïdien. — 10, muscle crico-thyroïdien. — 11, trachée.

anastomoses jetées entre les vaisseaux laryngés inférieurs d'un côté et ceux du côté opposé.

d. *Bord inférieur*. — Le bord inférieur de l'isthme est généralement court, à concavité dirigée en bas. Il répond ordinairement au deuxième anneau de la trachée. On peut admettre en principe que, la tête étant dans la rectitude normale, un intervalle de 25 à 30 millimètres chez l'adulte, de 15 à 20 millimètres chez l'enfant, sépare ce bord inférieur de la fourchette sternale. Il est des cas où l'isthme, beaucoup plus developpé que d'habitude, descend sur la trachée bien au-dessous des lobes latéraux, constituant alors ce qu'on désigne sous le nom de *lobe médian*.

c. *Bord supérieur, pyramide de Lalouette.* — Le bord supérieur, concave en haut, répond à la partie moyenne du premier anneau de la trachée. MAUCLAIRE (*Soc. anat.*, 1895), qui a examiné à cet égard 80 sujets, a constaté que le rapport précité existait dans les deux tiers des cas. Il est plus rare de voir le bord supérieur de l'isthme reposer sur le deuxième anneau, plus rare encore de le voir descendre jusqu'au troisième. Chez l'enfant, le corps thyroïde paraît être un peu plus élevé que chez l'adulte et il serait assez fréquent, toujours d'après MAUCLAIRE, de le voir affleurer le bord inférieur du cartilage cricoïde.

Du bord supérieur de l'isthme se détache un prolongement long et grêle, qui se porte ensuite en haut en s'appliquant contre le larynx (fig. 419,4). Ce prolongement, mentionné depuis longtemps par EUSTACHE, par BIDLOO et par MORGAGNI, a été étudié à nouveau en 1743 par LALOUETTE, qui lui donna le nom de *pyramide* : de là le nom de *pyramide de Lalouette,* sous lequel le désignent aujourd'hui la plupart des anatomistes.

La pyramide de Lalouette se présente habituellement sous la forme d'un cône très allongé et aplati d'avant en arrière. — Sa base, dirigée en bas, fait corps avec la thyroïde. — Son sommet, dirigé en haut, remonte, suivant les cas, jusqu'au bord supérieur du cartilage thyroïde, jusqu'à la partie moyenne de la membrane thyro-hyoïdienne ou plus haut encore jusqu'à l'os hyoïde lui-même. Il adhère intimement aux parties sous-jacentes, soit directement, soit à l'aide d'un petit cordon fibreux (fig. 418,10), que nous avons déjà signalé à propos des ligaments thyroïdiens et qui, comme nous l'avons vu, est un reste du tractus thyréo-glosse de HIS.

Le prolongement pyramidal de LALOUETTE est éminemment variable, comme le sont du reste toutes les formations qui n'ont pas de fonctions nettement définies. — Il varie tout d'abord par son origine : nous venons de voir tout à l'heure qu'il se détache du bord supérieur de l'isthme ; mais il naît aussi, dans bien des cas, soit sur le point où l'isthme se confond avec les lobes latéraux, soit sur les lobes latéraux eux-mêmes. — Il varie encore par sa situation et sa direction. Sur quelques sujets, il occupe la ligne médiane ; mais ces cas sont rares (9 fois sur 109 cas, ZOJA). Habituellement, il longe l'un des côtés du plan médian, soit à droite, soit à gauche, mais le plus souvent à gauche. Quant à sa direction, elle est verticale ou oblique, suivant qu'il se détache de l'isthme ou des lobes latéraux. — Sa forme n'est pas moins variable : il peut être régulièrement triangulaire, cylindrique, rubané. D'autres fois, le prolongement, renflé à sa partie moyenne et étroit à ses deux extrémités, revêt plus ou moins la forme d'une ellipse ou d'un ovale. Je l'ai vu, dans un cas, renflé à son extrémité supérieure et constitué à son extrémité inférieure par un simple pédicule, de 2 millimètres de largeur, qui s'implantait sur le lobe gauche. — La pyramide de Lalouette est simple dans la plupart des cas. On peut, cependant, la voir bifurquée à sa partie inférieure, je veux dire se diviser en bas, à la manière d'un Y renversé (Λ), en deux branches divergentes, qui viennent se fusionner chacune avec le lobe latéral correspondant. On peut même la voir double, l'une cheminant à gauche de la ligne médiane, l'autre se trouvant à droite de cette même ligne. J'ai observé, tout récemment, sur un sujet chez lequel l'isthme faisait défaut, cette duplicité de la pyramide : toutes les deux naissaient de la partie interne du lobe latéral correspondant ; puis, se portant en haut et en dedans, ils marchaient à la rencontre l'un de l'autre et se fusionnaient, comme le font les deux branches d'un V renversé (Λ) au niveau du bord supérieur du cartilage thyroïde (pyramide en V). Par contre, la pyramide de Lalouette peut manquer et cette disposition est même loin d'être rare : ZOJA l'a constatée 36 fois sur

147 sujets ; CHEMIN, 9 fois sur 40 sujets. L'absence de la pyramide s'observe donc dans 1/4 des cas environ.

Dans certains cas, la pyramide de Lalouette se trouve séparée du corps thyroïde au niveau de sa base, constituant alors une formation complètement indépendante, une véritable *thyroïde accessoire* (voy. plus loin). Dans d'autres, elle est comme moniliforme, je veux dire qu'elle est interrompue dans sa continuité une ou plusieurs fois, formant ainsi un certain nombre de grains glanduleux indépendants, qui s'échelonnent de bas en haut et qui constituent, eux aussi, autant de petites *thyroïdes accessoires*.

Quant à sa constitution anatomique, la pyramide de Lalouette, quelles que soient sa forme et ses dimensions, est toujours un corps plein, sans canal central, formé dans toute son étendue par une substance homogène et absolument identique à celle du corps thyroïde lui-même. Suivant un grand nombre d'anatomistes, la pyramide thyroïdienne serait parfois musculaire. Je ne puis, pour ma part, accepter une pareille assertion. Sans doute, on rencontre assez souvent dans la région qu'occupe la pyramide un faisceau musculaire plus ou moins volumineux, qui de l'os hyoïde descend sur le corps thyroïde. Mais ce petit muscle, qui nous est bien connu depuis SŒMMERING sous le nom de *levator glandulæ thyroideæ*, n'a rien de commun avec la pyramide de Lalouette. C'est comme nous l'avons déjà établi en myologie (voy. t. I), un simple faisceau aberrant des muscles rubanés qui s'insèrent à l'os hyoïde, faisceau aberrant qui, au lieu de descendre jusqu'au sternum, s'arrête sur le corps thyroïde et y prend une insertion anormale. Le muscle élévateur de la thyroïde et la pyramide de Lalouette doivent si peu être confondus, doivent si peu être pris l'un pour l'autre que les deux formations coexistent parfois sur le même sujet. On a même vu le faisceau musculaire en question s'insérer à la surface même du prolongement thyroïdien.

La signification morphologique de la pyramide de Lalouette est aujourd'hui bien connue : ce prolongement ascendant de la thyroïde représente la partie sous-inférieure du canal thyréo-glosse, qui, chez l'embryon, réunit la base de la langue à l'ébauche thyroïdienne médiane (voy. EMBRYOLOGIE). Nous rappellerons à ce sujet que la pyramide peut, dans certains cas, soit directement, soit à l'aide d'un tractus fibreux, remonter plus ou moins haut dans la région sous-hyoïdienne et jusque dans l'épaisseur de la langue, disposition qui s'explique nettement par la persistance plus ou moins complète du canal précité. Nous y reviendrons plus loin (p. 499), à propos des thyroïdes accessoires.

2° Lobes du corps thyroïde. — Les lobes du corps thyroïde, larges et épais à leur extrémité inférieure, s'atténuent graduellement pour se terminer en haut et en arrière par une sorte de pointe. D'autre part, leur coupe transversale (fig. 420,1) revêt la forme d'un triangle à bord postérieur. Chacun d'eux, par conséquent, ressemble assez bien à une pyramide triangulaire à sommet supérieur, et, de ce fait, nous offre à considérer : 1° une base ; 2° un sommet ; 3° trois faces ; 4° trois bords.

A. BASE. — La base regarde en bas, quelquefois en bas et en dedans. Convexe, plus rarement plane, elle répond au cinquième ou au sixième anneau de la trachée. La distance qui la sépare de la fourchette sternale est, en moyenne, de 15 millimètres chez l'enfant de deux ou trois ans, de 2 centimètres chez l'adulte, la tête étant dans sa position normale. En portant la tête dans l'extension, cette distance augmente de 10 à 15 millimètres. La base du corps thyroïde est en rapport avec la branche inférieure de l'artère thyroïdienne inférieure et avec de nombreuses veines, qui, pour la plupart, sont tributaires de la veine thyroïdienne inférieure (voy. plus loin).

B. Sommet. — Le sommet, dirigé en haut et en arrière, est désigné par quelques anatomistes sous le nom de *corne supérieure du corps thyroïde*. Arrondi et mousse, il répond au bord postérieur du cartilage thyroïde, le plus souvent à son tiers inférieur, plus rarement à son tiers moyen. Il est, comme la base, en rapport avec de nombreuses veines qui proviennent, les unes de la face externe, les autres de la face interne de la glande. C'est à son niveau ou un peu en avant de lui que l'artère thyroïdienne supérieure aborde le corps thyroïde.

C. Faces. — Les trois faces du lobe thyroïdien se distinguent en externe, interne et postérieure (voy. fig. 420).

a. *Face interne.* — La face interne, concave, embrasse successivement : 1° sur un premier plan, les parties latérales de la trachée et du cartilage cricoïde, la par-

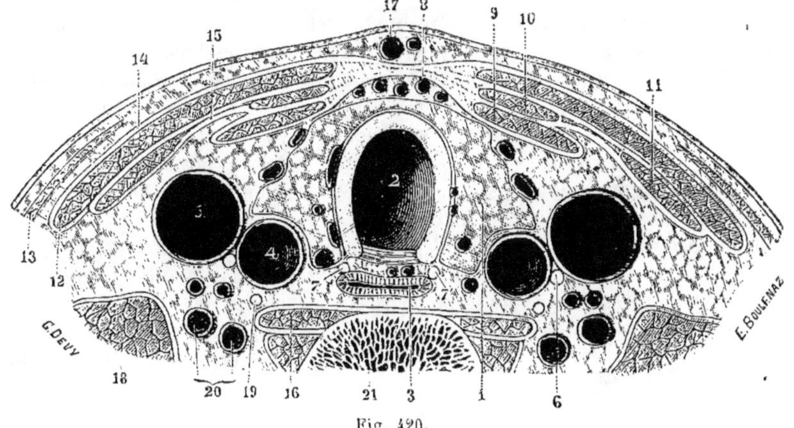

Fig. 420.

Coupe transversale du cou passant par l'isthme du corps thyroïde (sujet congelé, segment inférieur de la coupe, vu d'en haut).

1, corps thyroïde, avec sa capsule fibro-celluleuse. — 2, trachée-artère. — 3, œsophage. — 4, carotide primitive. — 5, jugulaire interne. — 6, pneumogastrique. — 7, 7, nerfs récurrents gauche et droit. — 8, veines thyroïdiennes. — 9, sterno-thyroïdien. — 10, sterno-cléido-hyoïdien. — 11, omo-hyoïdien. — 12, sterno-cléido-mastoïdien. — 13, peaucier. — 14, aponévrose cervicale superficielle. — 15, aponévrose cervicale moyenne. — 16, muscles prévertébraux, avec aponévrose prévertébrale. — 17, jugulaire antérieure. — 18, scalène antérieur. — 19, grand sympathique. — 20, artère et veine vertébrales. — 21, colonne vertébrale.

tie inférieure et latérale du cartilage thyroïde ; 2° sur un plan plus profond, les parties correspondantes du pharynx et de l'œsophage. Ces rapports, on le voit, ont une grande importance : ils nous expliquent la gêne, souvent très considérable, apportée à la respiration et à la déglutition par certains goitres qui, en se développant en dedans du côté de la ligne médiane, compriment le conduit aérifère et le conduit digestif et, de ce fait, réduisent plus ou moins leur calibre.

b. *Face externe.* — La face externe, convexe, est recouverte par une couche musculaire, que constituent, en allant des parties profondes vers les parties superficielles : 1° sur un premier plan, le sterno-thyroïdien avec sa gaine aponévrotique ; 2° sur un deuxième plan, le sterno-cléido-hyoïdien et l'omo-hyoïdien, revêtus eux aussi de leur gaine aponévrotique ; 3° sur un troisième plan, le sterno-cléido-mastoïdien. Sur cette couche musculaire s'étale l'aponévrose cervicale superficielle, et, sur cette aponévrose, le tissu cellulaire sous-cutané, le peaucier et la peau.

c. *Face postérieure.* — La face postérieure, la moins étendue des trois (bord *postérieur* de quelques auteurs), regarde en arrière et un peu en dehors. Elle est en rapport avec le paquet vasculo-nerveux du cou et, tout particulièrement avec la carotide primitive, qui la longe de bas en haut et qui, le plus souvent, se creuse sur elle un sillon plus ou moins profond. Ces rapports de la thyroïde avec la carotide primitive sont intimes : il n'existe, en effet, entre la glande et le vaisseau, que la couche de tissu conjonctif qui forme la gaine des vaisseaux du cou. Rappelons, en passant, que la jugulaire interne est placée immédiatement en dehors de la carotide et que le pneumogastrique chemine dans l'espèce d'angle dièdre que délimitent, en arrière, les deux vaisseaux.

D. Bords. — Des trois bords des lobes thyroïdiens, l'un est antérieur, le second postéro-externe, le troisième postéro-interne :

a. *Bord antérieur.* — Le bord antérieur, relativement mince, se dirige obliquement de haut en bas, d'arrière en avant et de dehors en dedans. C'est lui qui forme, avec le bord antérieur du côté opposé et le bord supérieur de l'isthme, l'échancrure supérieure du corps thyroïde. Il répond successivement, en allant de haut en bas, à l'aile du cartilage thyroïde, au muscle crico-thyroïdien, au cartilage cricoïde. Le long de ce bord cheminent (fig. 418) l'artère crico-thyroïdienne et la branche externe du nerf laryngé supérieur (laryngé externe).

b. *Bord postéro-externe.* — Le bord postéro-externe, tantôt mince et tranchant, tantôt arrondi et mousse, répond à la face antérieure de la jugulaire interne, plus rarement à son côté externe.

c. *Bord postéro-interne.* — Le bord postéro-interne, ordinairement plus épais, s'insinue entre la carotide, qui est en dehors, et le conduit laryngo-trachéal, qui est en dedans. Il se dirige ainsi vers le pharynx et l'œsophage, avec lequel il présente des rapports plus ou moins intimes. Nous ferons remarquer à ce sujet que, par suite de la déviation à gauche du conduit œsophagien, les rapports de la thyroïde avec ce conduit sont toujours plus intimes du côté gauche que du côté droit. Le bord postéro-interne de la thyroïde est encore en rapport : 1° avec l'artère thyroïdienne inférieure et sa branche postérieure (voy. plus loin) ; 2° avec le nerf récurrent, qui, comme on le sait, suit un trajet ascendant, le gauche sur la face antérieure de l'œsophage, le droit dans l'espace angulaire que forment en s'unissant l'un à l'autre l'œsophage et la trachée.

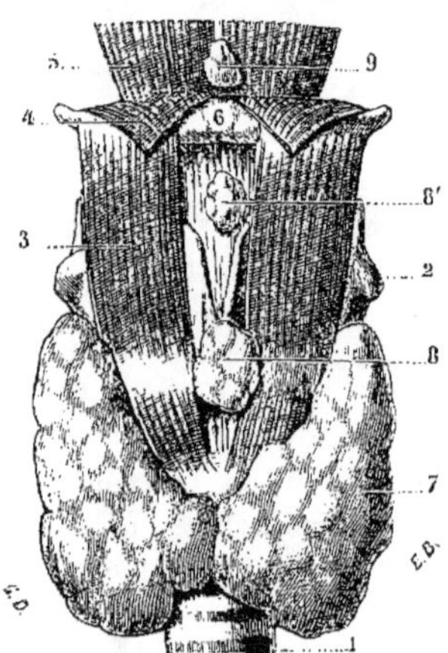

Fig. 421.

Thyroïdes accessoires

1. trachée. — 2, cartilage thyroïde. — 3, muscle thyro-hyoïdien. — 4, mylo-hyoïdien, érigné en bas. — 5, génio-hyoïdien. — 6, os hyoïde. — 7, corps thyroïde. — 8, 8', deux thyroïdes accessoires sous-hyoïdiennes. — 9, thyroïde accessoire sus-hyoïdienne.

Thyroïdes accessoires. — Nous désignerons sous le nom de *thyroïdes accessoires* de petites masses glandulaires, de forme et de dimensions variables, qui se développent au voisinage de la thyroïde et qui présentent la même structure fondamentale que cette dernière. Elles se distinguent, d'après leur situation, en préhyoïdiennes, sus-hyoïdiennes et sous-hyoïdiennes :

a. *Thyroïdes accessoires préhyoïdiennes.* — Les thyroïdes préhyoïdiennes se trouvent situées, comme leur nom l'indique, au-devant de l'os hyoïde. Des faits de cette nature ont été observés depuis longtemps par Kadyi (1879) et, plus récemment, par Streckeisen (1886). Ce dernier auteur insiste tout particulièrement sur ce point, que les thyroïdes accessoires qui se développent au niveau de l'os hyoïde, sont situées sur un plan antérieur à cet os.

b. *Thyroïdes accessoires sus-hyoïdiennes.* — Parmi les thyroïdes sus-hyoïdiennes nous signalerons, comme étant la plus connue, celle dite *glande de Zuckerkandl* (fig. 421.9), qui se trouve placée immédiatement au-dessus de l'os hyoïde, dans l'interstice celluleux qui sépare les deux muscles génio-hyoïdiens. STRECKEISEN a signalé cette glande dans les 27 p. 100 des cas. Elle se présente habituellement sous la forme d'une petite masse sphérique, de coloration jaunâtre, d'un volume rappelant celui d'un grain de chènevis. Elle est entourée par une enveloppe celluleuse et se trouve rattachée à l'os hyoïde par une sorte de pédicule

c. *Thyroïdes accessoires sous-hyoïdiennes.* — Les thyroïdes accessoires sous-hyoïdiennes se développent de préférence au-devant de la membrane thyro-hyoïdienne ou sur la face antérieure des deux cartilages thyroïde et cricoïde. Elles remplacent d'ordinaire tout ou partie de la pyramide de Lalouette. Il est des cas où, au lieu et place de la pyramide, se disposent en sens longitudinal trois ou quatre thyroïdes accessoires réunies les unes aux autres par de simples tractus conjonctifs : on dirait, suivant la remarque de STRECKEISEN, une pyramide divisée par des étranglements en trois ou quatre segments superposés. Une autre variété de thyroïdes accessoires est constituée par ce fait que l'isthme de la thyroïde est remplacé par une petite masse médiane complétement indépendante et du lobe gauche et du lobe droit. On peut, enfin, rencontrer des thyroïdes accessoires au-dessous de la thyroïde normale et nous signalerons, à ce sujet, celle décrite par WÖLFLER un peu au-dessus de la crosse de l'aorte, la *glande sus-aortique* de WÖLFLER.

d. *Tractus thyréo-glosse de His.* — Pour interpréter comme elles le méritent les formations aberrantes ci-dessus décrites, il importe de se rappeler l'origine de la thyroïde médiane. La thyroïde médiane se développe aux dépens d'un bourgeon impair et médian de l'épithélium bucco-pharyngien, qui se porte d'arrière en avant et de haut en bas jusqu'au bulbe aortique. C'est à l'extrémité inférieure de ce bourgeon épithélial que se forme la glande. Le reste du bourgeon prend alors l'aspect d'une sorte de long pédicule, creux d'abord (canal), plein ensuite (cordon), rattachant l'organe nouvellement formé à l'épithélium bucco-pharyngien.

Le pédicule épithélial de la thyroïde médiane disparaît ensuite au cours du développement. Mais sa persistance, partielle ou totale, est extrêmement fréquente et, dans ce cas, il se présente naturellement sous deux formes, rappelant chacune l'un des deux stades embryonnaires précités : sous forme de canal ou sous forme de cordon. Dans le premier cas, c'est le *canal thyréo-glosse* de His ; dans le second cas, le *cordon* ou *tractus thyréo-glosse.*

Le canal ou le tractus thyréo-glosse, quand il existe chez l'adulte, commence en haut au niveau du foramen cæcum, où depuis longtemps déjà, MORGAGNI d'abord (1741), puis BOCHDALECK (1866), ont signalé l'existence (dans 1/4 des cas environ, dans 1 10 des cas, d'après BLAND SUTTON, 7 fois sur quarante cas d'après CHEMIN), d'un étroit conduit qui descendait dans l'épaisseur de la langue et que l'on désigne ordinairement, en France, sous le nom de *canal de Bochdaleck.* Ce conduit, qui naît le plus souvent en arrière de la papille caliciforme du foramen cæcum, plus rarement en avant d'elle, « est richement pourvu de glandes muqueuses: il possède un épithélium cylindrique à cils vibratiles et envoie en avant un ou plusieurs diverticules tapissés par le même épithélium et recevant de fins canalicules analogues à des acini glandulaires; ces canalicules sont contenus dans l'épaisseur des muscles génio-glosses et leur longueur peut atteindre 4 millimètres ». Le canal de Bochdaleck n'est que la partie toute supérieure du tractus thyréo-glosse de His. De la région du foramen cæcum, le tractus thyréo-glosse descend dans le septum médian de la langue, puis dans la membrane hyo-glossienne et arrive ainsi au bord supérieur de l'os hyoïde. Poursuivant alors son trajet descendant, il passe en arrière de cet os (en avant d'après certains auteurs) et gagne le sommet de la pyramide de Lalouette, qui le rattache à l'isthme thyroïdien.

e. *Signification des thyroïdes accessoires.* — Revenant maintenant à nos thyroïdes accessoires, nous constatons que, quels que soient leur siège, leur forme et leurs dimensions, elles se développent toujours sur le trajet du tractus thyréo-glosse et, lorsque ce tractus existe, lui sont intimement unies. Constater ce fait, c'est, du même coup, dégager la signification morphologique des thyroïdes accessoires : ces thyroïdes accessoires ne sont autre chose que des formations surnuméraires ou aberrantes, qui se sont développées aux dépens de l'ébauche de la thyroïde médiane ou de son pédicule. Voilà pourquoi les thyroïdes accessoires possèdent la même structure que la thyroïde normale. Voilà pourquoi, encore, elles nous présentent les mêmes réactions

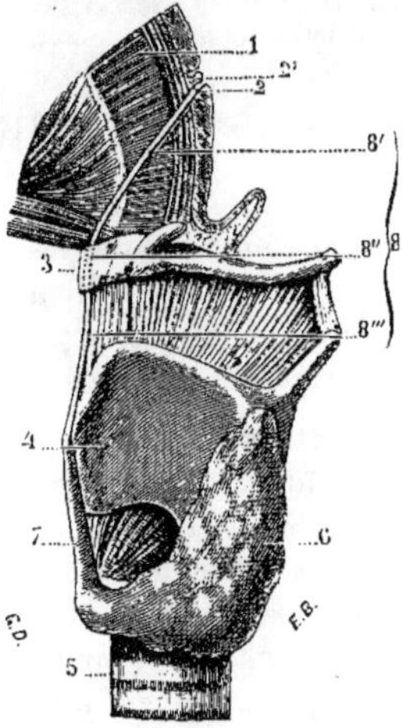

Fig. 122.

Le tractus thyréo-glosse chez l'adulte.

1, base de la langue — 2, foramen cæcum, avec 2', papille caliciforme. — 3, os hyoïde. — 4, larynx. — 5, trachée. — 6, corps thyroïde. — 7, pyramide de Lalouette. — 8, tractus thyréo-glosse, avec : 8', sa portion sus-hyoïdienne ; 8'', sa portion rétro-hyoïdienne : 8''', sa portion sous-hyoïdienne (ligament suspenseur de la pyramide), fusionnée avec la pyramide de Lalouette.

pathologiques et notamment les mêmes dégénérescences : dégénérescence kystique, dégénérescence hypertrophique (goître des thyroïdes accessoires), etc.

Il est un fait qui s'accorde mal avec l'interprétation morphologique qui précède : c'est que les thyroïdes accessoires qui apparaissent au niveau de l'os hyoïde se placent manifestement en avant de cet os (thyroïdes préhyoïdiennes) tandis que le tractus thyréo-glosse passe en arrière. Les recherches de His nous expliquent nettement ces deux faits en apparence contradictoires. Le tractus thyréo-glosse, on le sait, précède dans son apparition, l'os hyoïde et ses différents éléments. Or, sur une coupe sagittale d'un embryon humain de 16 millimètres, His a constaté que l'ébauche de l'os hyoïde passait par le centre de la chaîne épithéliale représentant le tractus thyréo-glosse, de telle sorte qu'une partie de l'épithélium était rejetée en avant de l'os hyoïde, tandis que l'autre partie se trouvait en arrière. Ainsi s'explique la possibilité, pour des thyroïdes accessoires : 1° de se montrer en avant de l'os hyoïde, c'est le cas des thyroïdes préhyoïdiennes de Kadyi et de Streckeisen ; 2° de se développer en arrière, c'est le cas de la pyramide de Lalouette, lorsque cette pyramide remonte jusqu'à la langue.

§ III. — Constitution anatomique

Envisagée au point de vue de sa constitution anatomique, la thyroïde nous présente, comme toutes les glandes à sécrétion interne, les deux éléments suivants : 1° un élément de soutien, constituant le *stroma conjonctif;* 2° un élément sécréteur, représentant le *tissu propre de l'organe.* Nous ne parlerons pas ici des vaisseaux et des nerfs, auxquels nous consacrerons un paragraphe à part.

1° **Stroma conjonctif**. — Le stroma conjonctif forme, tout d'abord, à la glande thyroïde une enveloppe mince et continue, qui n'est qu'une dépendance de la capsule fibreuse ci-dessus décrite.

De la face interne de cette enveloppe partent une multitude de prolongements qui, sous forme de cloisons et de sous-cloisons (*septa* et *septula*), pénètrent dans l'épaisseur de l'organe et le divisent en une série de petites masses, arrondies ou oblongues, souvent polyédriques par pressions réciproques, mesurant de $0^{mm},5$ à 1 millimètre de diamètre : ce sont les *lobules thyroïdiens,* et les cloisons conjonctives qui les séparent les uns des autres prennent, de ce fait, le nom de *cloisons interlobulaires.*

Les cloisons interlobulaires, à leur tour, envoient dans l'épaisseur des lobules d'autres cloisons, extrêmement délicates, qui décomposent ces lobules en un certain nombre de formations plus petites, que l'on désigne indistinctement sous le nom de *grains thyroïdiens,* de *vésicules thyroïdiennes,* de *follicules thyroïdiens.* On leur donne encore quelquefois le nom d'*acini,* dénomination basée sur l'analogie, bien réelle comme nous le verrons plus loin, qui existe entre les grains en question et les culs-de-sac sécréteurs des glandes en grappe.

Histologiquement, le stroma thyroïdien se compose essentiellement de faisceaux du tissu conjonctif, auxquels s'ajoutent des fibres élastiques et, dans les parties toutes superficielles de la glande, un certain nombre d'éléments adipeux. Ici, comme dans les autres formations glandulaires, le tissu conjonctif, soit interlobulaire, soit interacineux, sert de soutien aux vaisseaux et aux nerfs de l'organe.

2° **Tissu propre, follicules thyroïdiens**. — Nous venons de voir que la thyroïde est décomposable en une multitude de petites masses, morphologiquement équivalentes, les *follicules thyroïdiens.* Le follicule devient ainsi l'élément essentiel de la glande thyroïde. il est à celle-ci ce que le lobule hépatique est au foie, ce qu'est le lobule pulmonaire au poumon, ce qu'est l'acinus sécréteur à une glande en grappe. Nous pouvons donc regarder la thyroïde comme un composé de follicules ou bien encore considérer le follicule comme une thyroïde, petite mais complète, comme une thyroïde minuscule. Les follicules thyroïdiens mesurent de 50 à 100 μ de diamètre : ils sont, en général, un peu plus volumineux chez le vieillard que chez l'enfant. Vus en coupe, ils sont délimités par un contour arrondi ou ovalaire, d'où

cette conclusion qu'on trouve partout, que les follicules thyroïdiens ont une forme sphérique ou ovoïde. Les recherches récentes de STREIFF (reconstitution en cire des follicules d'après les aspects successifs qu'ils prennent sur des coupes sériées d'épaisseur connue) établissent, cependant, que quelques uns sont manifestement tubuleux et que beaucoup présentent des renflements ampullaires ou même de véritables diverticulums. Quelles que soient leur forme et leurs dimensions, les follicules thyroïdiens nous présentent tous la même structure. Chacun d'eux, en effet, se compose : 1° d'une membrane propre ; 2° d'un épithélium ; 3° d'un contenu.

a. *Membrane propre.* — La membrane propre, admise par certains auteurs, rejetée par d'autres, a été parfaitement mise en évidence par RIVIÈRE (Th. de Lyon, 1893) : elle est mince, transparente, complètement homogène, d'une épaisseur de 1 μ et demi environ. Elle est l'homologue de la membrane vitrée, qui, dans les acini des glandes tubuleuses ou en grappe, sert de base à l'épithélium sécréteur et le sépare des vaisseaux.

b. *Épithélium.* — L'épithélium thyroïdien forme, à la surface interne de la membrane propre, un revêtement continu. Il est constitué par une couche unique de cellules prismatiques, dont la hauteur varie suivant les espèces animales, suivant l'âge du sujet et, sur le même sujet, suivant les conditions physiologiques du moment.

LANGENDORFF les partage (fig. 424) en deux catégories : cellules principales et cellules colloïdes. — Les *cellules principales* (*Hauptzellen* de LANGENDORFF) sont de beaucoup les plus nombreuses. Ce sont des cellules à contours nettement limités, à protoplasma clair, finement strié en sens longitudinal, ne renfermant çà et là que de rares granulations. Chacune d'elle renferme un noyau, lui aussi relativement clair, de forme arrondie ou ovalaire. — Les *cellules colloïdes* (*Colloidzellen* de LANGENDORFF) sont plus rares : on en compte ordinairement 1 pour 3 ou 5 cellules principales. Elles se

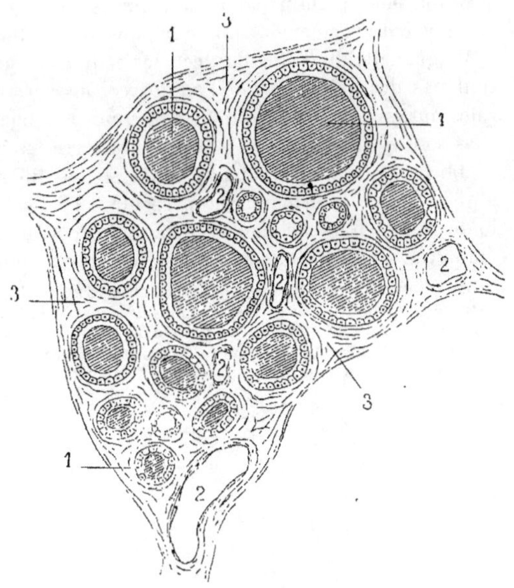

Fig. 423.

Coupe du corps thyroïde.

1, 1, 1, 1. follicules du corps thyroïde (leur contenu colloïde, légèrement rétracté, se trouve séparé par une fente étroite de la paroi épithéliale). — 2, 2, vaisseaux capillaires. — 3. stroma conjonctif.

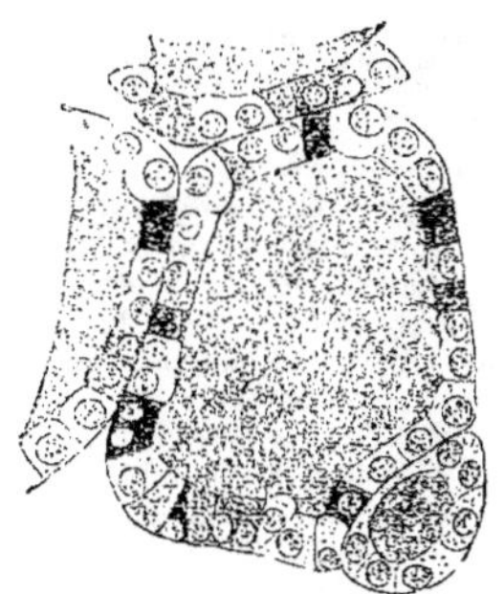

Fig. 424.

Coupe transversale de la thyroïde d'un chien de huit semaines (d'après SCHMID).

On voit sur le revêtement des follicules des *cellules principales* et des *cellules colloïdes* à divers stades de développement.

distinguent des précédentes par leur teinte foncée, par l'état granuleux de leur
protoplasma et aussi par ce fait que, en présence des réactifs colorants, elles se
comportent exactement comme la substance colloïde.

Malgré cette diversité d'aspect, les cellules principales et les cellules colloïdes ne
sont pas des éléments que l'on doive considérer comme essentiellement distincts.
Elles ont, au contraire, la même origine et la même valeur morphologique, et, si
elles sont si différentes dans leurs caractères extérieurs, c'est qu'elles se trouvent,
en tant qu'organes sécréteurs, à des stades différents de leur évolution physiologique, la cellule principale représentant l'élément à l'état de repos, la cellule colloïde représentant ce même élément à l'état d'activité. Du reste, entre ces deux
états, qui sont des états extrêmes, se trouvent tous les intermédiaires.

Les cellules thyroïdiennes, analogues en cela aux cellules épithéliales des glandes à sécrétion
externe, jouissent d'une activité propre, dont le résultat est l'apparition dans le protoplasma cellulaire et le rejet au dehors d'un certain nombre de produits nouveaux, qui sont leurs *produits
de sécrétion*. La cellule, au cours de l'acte sécrétoire, subit naturellement un certain nombre de
transformations structurales, qui ont été soigneusement étudiées, en 1894, par ANDERSSON. Cet his-

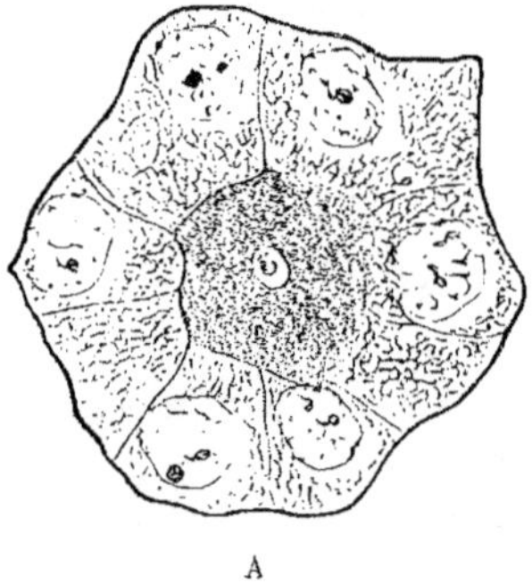
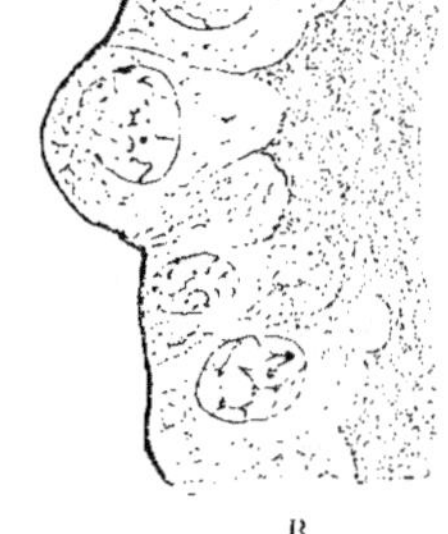

A   B

Fig. 425.

L'épithélium thyroïdien chez un lapin de quatre mois : A, follicule à l'état de repos ; B, une partie du follicule à
l'état de suractivité, provoquée par une injection de pilocarpine (d'après ANDERSSON).

On voit nettement, en comparant ces deux figures, que dans la figure B les cellules sont plus longues, qu'elles bombent par leur
extrémité interne vers la cavité du follicule et, enfin, que leur protoplasma renferme une multitude de gouttelettes représentant la
substance colloïde (chromophobe).

tologiste provoquait l'activité sécrétoire de la thyroïde chez les animaux par des injections de pilocarpine. Il enlevait alors la glande et examinait l'état de ses follicules. Puis, extirpant la thyroïde
à des animaux de même espèce et de même âge, auxquels il n'avait pas injecté de pilocarpine, il
étudiait de même l'épithélium folliculaire. Cette étude comparative d'une glande fonctionnant
normalement avec la même glande placée artificiellement en état d'hyperactivité, ont amené
ANDERSSON à distinguer, dans l'évolution physiologique de l'épithélium thyroïdien, les trois phases
successives suivantes (fig. 425). — La *première phase* répond à la *cellule à l'état de repos*. Les cellules thyroïdiennes ont des dimensions relativement petites et, d'autre part, se trouvent délimitées
du côté de la cavité folliculaire par un contour rectiligne. Le protoplasma est fortement strié dans
le sens de la longueur de l'épithélium. Le noyau est à la périphérie, tout contre la membrane
propre. — La *deuxième phase* est marquée par l'*apparition du produit de sécrétion chromophobe*.
La cellule augmente de hauteur et son extrémité interne, plane tout à l'heure, bombe maintenant dans la cavité folliculaire. Le noyau, abandonnant la région de la base, vient se placer à la
partie moyenne du corps cellulaire, situation qu'il conservera désormais. Dans le protoplasma
apparaissent de nombreuses gouttelettes d'une substance spéciale, qui se colore difficilement et
que, pour cette raison, ANDERSSON a appelée *substance chromophobe*. Ces gouttelettes, d'abord
toutes petites, grossissent ensuite, soit par apport de particules nouvelles, soit par fusion de deux
ou trois gouttelettes voisines ; elles se rapprochent peu à peu de l'extrémité interne de la cellule,
qu'elles soulèvent, et finalement s'en échappent pour tomber dans la cavité folliculaire. — La
troisième phase est marquée par l'*apparition du produit de sécrétion chromophile*. Dans le corps
cellulaire apparaissent de petites sphères d'une autre substance, qui, celle-là, contrairement à la
précédente, présente beaucoup d'affinités pour les colorants : c'est la *substance chromophile*.
Ces sphérules chromophiles, que circonscrit une aire claire, grossissent peu à peu. Peu à peu

aussi, elles se rapprochent de la cavité folliculaire et, comme les grains chromophobes, tombent dans cette cavité. La cellule thyroïdienne, une fois débarrassée de son double produit de sécrétion, revient sur elle-même, reprend sa teinte claire et son aspect strié : c'est, de nouveau, une cellule au repos, un retour par conséquent à la phase initiale.

Comme on le voit, les cellules épithéliales de la thyroïde élaborent, par un double processus, deux substances profondément différentes (fig. 426) : l'une, la substance chromophobe, prend naissance directement dans le protoplasma cellulaire sous forme de gouttelettes hyalines; l'autre, la substance chromophile est d'origine nucléaire et se forme comme les grains de zymogène dans les glandes à ferment. La première de ces deux substances constitue la *matière colloïde*. La seconde est vraisemblablement un ferment, le *ferment thyroïdien*, dont la nature, comme les propriétés, sont encore à déterminer.

Dans un travail récent (1897), GALEOTTI a confirmé les conclusions d'ANDERSSON touchant la double sécrétion des cellules thyroïdiennes. Il a établi, en outre, que certaines substances toxiques activent l'une ou l'autre de ces deux sécrétions, ou bien les deux à la fois. C'est ainsi que la leucine, l'urine humaine et la neurine déterminent une hypersécrétion des gouttelettes hyalines. Par contre, les injections de bile ou de

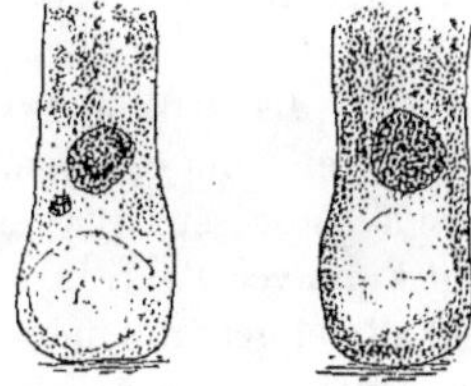

Fig. 426.

Deux cellules thyroïdiennes de la tortue
(d'après GALEOTTI).

Ces deux cellules nous présentent à la fois : 1° à leur partie moyenne, de grosses boules de substance chromophobe; 2° un peu partout, des granulations chromophiles (colorées en rouge), dont les plus grosses se trouvent situées au voisinage de l'extrémité interne.

sels biliaires augmentent la production des grains chromophiles. Enfin, la créatine, la xanthine et les produits de la putréfaction ont la propriété d'activer à la fois la production des grains chromophiles et celle des gouttelettes chromophobes.

c. *Cavité du follicule.* — La cavité du follicule thyroïdien est délimitée sur tout son pourtour par l'épithélium sécréteur. Elle est comblée par une substance spéciale, molle, transparente, de coloration jaunâtre, complètement amorphe : c'est la *substance colloïde* (*thyro-colloïne de* RENAUT). Le carmin la colore en rose; l'éosine hématoxylique, tantôt en rose, tantôt en violet, réaction variable, qui ne peut s'expliquer que par une composition également variable de la substance en question. Sous l'action de l'alcool fort, la substance colloïde se coagule en une masse homogène et réfringente; elle subit en même temps un mouvement de retrait, de telle sorte qu'il existe alors (fig. 423,1), entre le bloc colloïde et l'épithélium folliculaire, entre le contenant et le contenu, un espace libre délimité le plus souvent du côté du contenu par une ligne irrégulière, onduleuse ou même festonnée.

La composition chimique de la substance colloïde n'est pas encore bien élucidée. Cette substance renferme, en tout cas, avec une forte proportion d'eau et quelques sels, les deux produits de sécrétion des cellules : le produit de sécrétion chromophobe et le produit de sécrétion chromophile. Elle peut contenir aussi des débris de cellules épithéliales ou même des cellules complètes, détachées de la paroi. On a signalé, enfin, l'existence de globules sanguins plus ou moins altérés.

Pour la plupart des auteurs, les follicules du corps thyroïde seraient absolument clos. Contrairement à cette opinion, BOÉCHAT et, après lui, ZEISS et HITZIG ont admis qu'ils

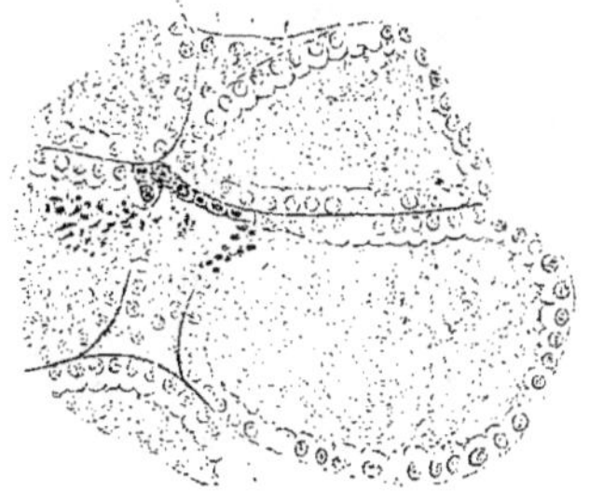

Fig. 427.

Follicules thyroïdiens d'un chien de huit semaines (d'après SCHMID).

On voit, sur cette figure, deux follicules communiquant l'un avec l'autre, par suite de la régression partielle de la cloison qui les séparait primitivement.

pouvaient communiquer et, au fait, qu'ils communiquent fréquemment les uns avec les autres. Nous rappellerons à ce sujet que certains follicules présentent des diverticulums plus ou moins étendus, qui, toujours, sont en communication avec le follicule dont ils émanent. Schmid a établi, dans des recherches récentes (1896), que les éléments épithéliaux peuvent, sur certains points, s'atrophier et disparaître par une sorte de liquéfaction. Cette atrophie, si elle se produit simultanément sur les deux surfaces épithéliales adossées, a naturellement pour conséquence la disparition, sur le même point, de la cloison qui sépare deux follicules voisins : et voilà comment deux follicules, primitivement indépendants, arrivent, grâce au processus que nous venons d'indiquer (fig. 427), à communiquer directement l'un avec l'autre.

On admet généralement aujourd'hui que les produits de sécrétion de la thyroïde, représentés par la substance colloïde, s'échappent dans le système lymphatique. Toutefois, le mécanisme en vertu duquel s'opère ce passage de la cavité du follicule dans les lymphatiques périfolliculaires n'est pas encore bien connu. Andersson suppose que, par suite de l'atrophie dont les cellules épithéliales sont le siège, des solutions de continuité surviennent dans leur intervalle, à travers lesquelles le contenu du follicule s'écoulerait dans les espaces lymphatiques : là, la substance colloïde serait diluée par la lymphe, perdrait ainsi sa consistance caractéristique et serait alors entraînée dans le torrent circulatoire. Hürthle, de son côté, admet que, sous l'influence de la tension progressive du contenu folliculaire, des méats s'ouvrent entre les cellules du revêtement épithélial, méats à travers lesquels la substance colloïde s'échappe de sa cavité pour passer de là dans les lymphatiques. Ce n'est là encore que pure hypothèse. Renaut n'a jamais rencontré, ni trous, ni lacunes, ni méats, même quand le follicule était très volumineux et surdistendu par le produit de sécrétion, et il en conclut que ce dernier passe dans les lymphatiques uniquement par dialyse.

§ IV. — Glandules parathyroïdiennes ou parathyroïdes

Les glandules parathyroïdiennes ou parathyroïdes sont des corpuscules arrondis, de dimensions et de valeur diverses, qui sont annexés au corps thyroïde : ce sont les *glandes thyroïdes* de Nicolas, les *glandules thyroïdiennes* de Gley, les *corps épithéliaux* (*Epithelkörper* de Kohn). Nous adopterons de préférence la dénomination de parathyroïdes, qui, tout en indiquant nettement la situation de ces formations, ne préjuge en rien leur nature. Signalées pour la première fois en 1880 par Sandström, elles ont été étudiées depuis, chez l'homme et chez les animaux, par de nombreux anatomistes, parmi lesquels, nous signalerons, en Allemagne, Schaper (1893), Kohn (1896), Müller (1896), Jacoby (1897), Schreiber (1898), en France, Chantemesse et Marie (1893), Nicolas (1893), Prenant et Simon (1896), Tourneux (1896) et Verdun, qui en a fait l'objet de sa thèse de doctorat en médecine (Toulouse, 1897) et de sa thèse de doctorat ès sciences (Paris, 1898).

1° Description macroscopique. — Les parathyroïdes, comme leur nom l'indique, se développent au voisinage du corps thyroïde. On les distingue, d'après leur situation, en externes et internes :

a. *Parathyroïdes externes.* — Les parathyroïdes externes (*corpuscules épithéliaux externes* de Kohn, *glandules thymiques* de Prenant) se trouvent situées, dans la grande majorité des cas, sur la face postérieure des lobes latéraux (fig. 428,5,5'), soit à sa partie moyenne, soit à sa partie inférieure, plus rarement à sa partie supérieure. Il n'existe le plus souvent qu'un seul corpuscule de chaque côté : des faits de parathyroïde double (l'une supérieure, l'autre inférieure) ont été signalés cepen-

dant par Chantemesse et Marie et par Saxdström lui-même. Les parathyroïdes externes ont une coloration brun rougeâtre, tirant
plus ou moins sur le jaune. Elles présentent ainsi
la plus grande analogie avec certains lobules adipeux et leur détermination n'est pas toujours facile : elles s'en distinguent, cependant, en ce que
leurs contours sont mieux limités et leur consistance plus ferme. Leurs dimensions, très variables, oscillent entre 1 et 12 millimètres : elles ont
habituellement la grosseur d'un grain de chènevis,
quelquefois celle d'une petite lentille. Leur forme
n'est pas moins variable : elles sont, suivant les
cas, aplaties, globuleuses, ovoïdes, etc. Müller décrit à chacune d'elles une dépression ou *hile*, par
lequel pénètrent les vaisseaux et au niveau duquel
le corpuscule prend, sur des coupes transversales,
un aspect plus ou moins réniforme. En ce qui
concerne les rapports précis de la parathyroïde
externe avec le corps thyroïde, ils sont eux-mêmes

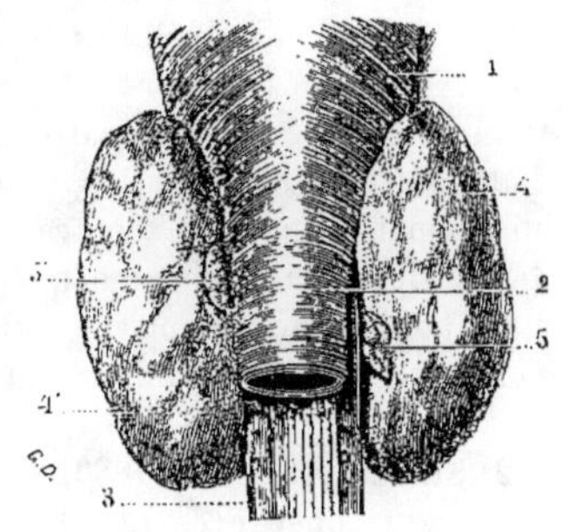

Fig. 428.

Les deux parathyroïdes externes,
vue postérieure.

1. pharynx. — 2. œsophage. — 3. trachée.
— 4, 4'. lobe droit et lobe gauche de la thyroïde, vus par leur face postérieure. — 5, parathyroïde externe gauche.— 5', parathyroïde
externe droite.

fort variables : tantôt la glandule est immédiatement appliquée contre la thyroïde,
solidement unie à cette dernière par
un tissu conjonctif interposé ; tantôt,
au contraire, elle s'en éloigne de quelques millimètres, tout en lui restant
unie par un mince pédicule ; d'autres
fois, enfin, elle est entièrement distincte de la glande thyroïde, située
alors soit dans l'épaisseur de sa capsule, soit dans le tissu cellulo-adipeux
du voisinage.

b. *Parathyroïdes internes.* — Les
parathyroïdes internes (*corpuscules
épithéliaux internes* de Kohn, *glandules thyroïdes* de Prenant), se distinguent des précédentes en ce qu'elles
sont situées, non à la surface de la
thyroïde, mais dans son épaisseur :
elles occupent, de préférence, un point
qui avoisine la face interne de la
glande (fig. 429,3). Leur présence chez
l'homme a été constatée par Schaper et
par Müller, à la fois chez l'adulte, chez
l'enfant et chez le nouveau-né. Elles
existent aussi chez la plupart des mammifères. Comme pour les parathyroïdes
externes, on n'en rencontre ordinairement qu'une de chaque côté. Kohn, qui
les a particulièrement étudiées chez le

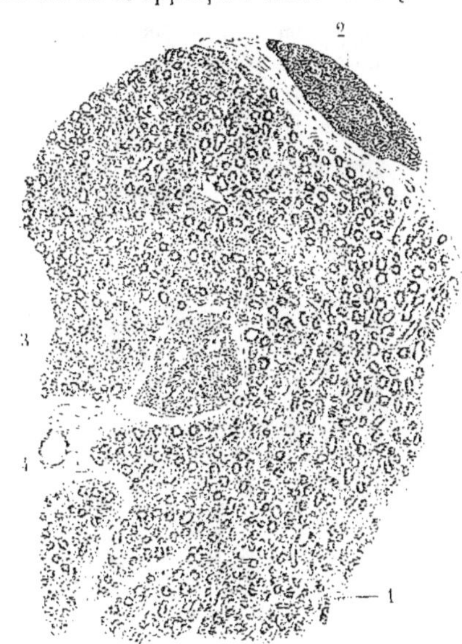

Fig. 429.

Coupe transversale du lobe gauche de la thyroïde
du chat, passant par les deux parathyroïdes
(d'après Kohn).

1. lobe gauche de la thyroïde. — 2, parathyroïde externe (glandule thymique), de forme aplatie, réunie à sa thyroïde par une couche de tissu conjonctif. — 3, parathyroïde
interne (glandule thyroïdienne), incluse dans le tissu thyroïdien. — 4, cloison conjonctive s'engageant dans l'épaisseur
de la thyroïde et renfermant à son centre un gros vaisseau.

chat, leur décrit une capsule propre, disposition qui atteste pour ainsi dire leur autonomie au sein du tissu thyroïdien qui les entoure. Sur plus de cinquante lobes thyroïdiens d'adultes et de nouveau-nés (carnassiers) qu'il a examinés à ce sujet, VERDUN a trouvé constamment la parathyroïde interne, mais dans des situations fort diverses : ordinairement incluse et rapprochée de la face interne, elle était, dans d'autres cas, logée dans une dépression superficielle de la glande ou simplement appliquée contre la thyroïde et placée entre celle-ci et la trachée, disposition également constatée par NICOLAS. La parathyroïde interne, tout en étant le plus souvent placée dans l'épaisseur de la thyroïde, peut par conséquent s'extérioriser tout comme la parathyroïde externe.

2° **Structure.** — Dès 1880, SANDSTRÖM a établi que les parathyroïdes sont essentiellement constituées par des masses cellulaires, entre lesquelles s'engagent des cloisons conjonctives, amenant avec elles de nombreux vaisseaux. Pour lui, ces formations cellulaires présentent une évolution histologique absolument semblable à celle de la thyroïde, avec cette différence que cette évolution, qui est complète pour la thyroïde, s'arrête, quand il s'agit des parathyroïdes, à un stade plus ou moins imparfait. Du reste, les parathyroïdes pourraient, dans certaines circonstances favorables, après l'ablation de la thyroïde par exemple, reprendre le cours de leur évolution et se transformer ainsi en un tissu thyroïdien parfait. Somme toute, le tissu des parathyroïdes ne serait qu'un tissu thyroïdien resté à l'état embryonnaire. Les idées de SANDSTRÖM ont été acceptées, après lui, par BOZZI, par SCHMID, par SCHAPER, etc.

Contrairement à cette théorie de la parenté histologique de la thyroïde et des parathyroïdes, d'autres anatomistes enseignent que ces deux ordres de formations n'ont d'autres rapports que des rapports topographiques : quant à leur valeur morphologique, elle est absolument différente et, par conséquent, il est tout à fait inexact de prétendre qu'une parathyroïde peut, histologiquement, devenir une thyroïde.

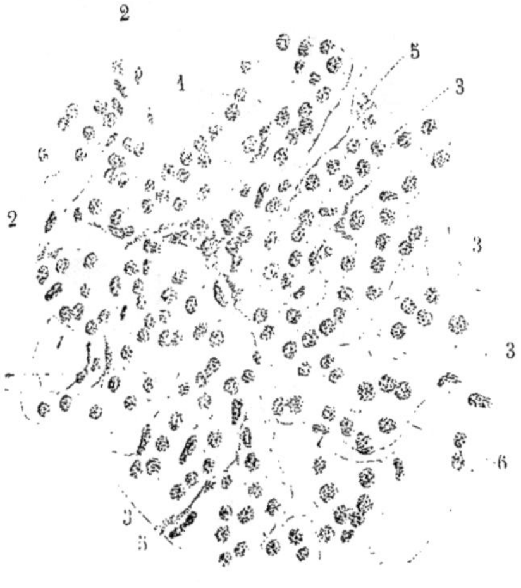

Parmi les partisans de cette autonomie des parathyroïdes, je citerai HOFMEISTER, GLEY, NICOLAS, JACOBY et KOHN. Ce dernier auteur admet, comme SANDSTRÖM, que les parathyroïdes présentent dans leur constitution anatomique les trois éléments suivants : 1° des cellules épithéliales, de forme polyédrique, à protoplasma clair et presque réfringent, possédant chacune un noyau arrondi ou ovalaire ; ces cellules, fortement tassées les unes contre les autres, forment dans leur ensemble, comme nous le montre nettement la figure 430, un système de cordons pleins irrégulièrement anastomosés les uns avec les autres ; 2° du tissu conjonctif, qui, sous forme de cloisons, s'insinue entre les cordons cellulaires ; 3° des vaisseaux,

Fig. 430.

Coupe d'une parathyroïde du mouton
(d'après SCHAPER).

1, capillaires. — 2, revêtement endothélial des capillaires. — 3, cordons épithéliaux de la parathyroïde. — 4, travées conjonctives. — 5, traînées de pigment. — 6, espaces libres délimités par les cellules épithéliales.

artères et veines, qui suivent les cordons précités et qui se résolvent, autour des cellules épithéliales précitées, en un riche réseau capillaire. Les rapports de l'élément cellulaire avec l'élément conjonctif sont très variables et KOHN distingue à ce sujet les trois types suivants : la *forme compacte*, dans laquelle, les cloisons conjonctives étant rares et minces, l'épithélium constitue pour ainsi dire une masse continue ; la *forme réticulée*, dans laquelle les cloisons conjonctives, étant plus développées, s'anastomosent entre elles, de façon à former une sorte de réticulum, dans les mailles duquel se disposent les blocs épithéliaux ; la *forme lobulée*, dans laquelle la masse épithéliale est subdivisée, par le tissu conjonctif, en des masses plus ou moins arrondies rappelant les lobules glandulaires. Ces trois formes ne sont, bien entendu, que des stades successifs d'une même évolution et toutes les parathyroïdes, quelle que soit la forme histologique qu'elle présente, a toujours la même signification.

La parathyroïde externe et la parathyroïde interne ont la même structure fondamentale. L'interne, cependant, présente une particularité intéressante, qui a été bien mise en lumière par KOHN : c'est une connexion intime de ses propres éléments avec les éléments thyroïdiens. On voit, en effet, partir de sa périphérie de minces prolongements ou pédicules, qui s'insinuent dans le tissu thyroïdien avoisinant. « A leur origine, dit VERDUN, ces pédicules présentent une structure compacte et sont nettement limités par une rangée marginale de cellules cylindriques ; puis, insensiblement, ces caractères se perdent et les cellules prennent le même aspect que les éléments qui constituent les amas inter-acineux de la thyroïde ; plus loin, enfin, le pédicule s'élargit notablement et, dans cette expansion terminale, apparaissent dès lors les acini thyroïdiens avec leur apparence habituelle. Il y a donc, en ces points, une sorte de transition graduelle entre le corpuscule et la glande. »

3° Signification morphologique. — Le développement vient encore ici, comme il l'a fait pour les thyroïdes accessoires, nous fixer sur la valeur morphologique des glandules parathyroïdiennes.

Comme nous le verrons plus loin en embryologie, la quatrième poche endodermique donne naissance par sa paroi ventrale à un diverticule épithélial, qui deviendra plus tard la thyroïde latérale, laquelle thyroïde latérale se fusionnera avec la partie postérieure correspondante de la thyroïde médiane pour constituer la thyroïde définitive, telle que nous la rencontrons chez l'enfant et chez l'adulte. Cette ébauche de la thyroïde latérale se montre chez l'homme vers le commencement du deuxième mois. En même temps qu'elle, apparaît sur la paroi dorsale de la quatrième poche (fig. 431, 9)

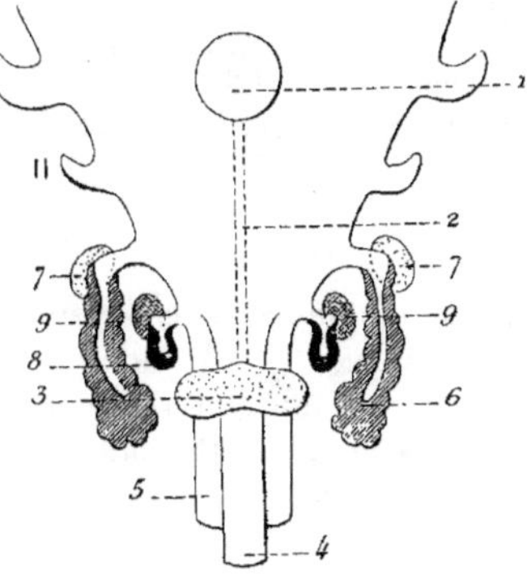

Fig. 431.

Figure schématique montrant l'origine des dérivés branchiaux, chez l'embryon humain ; la paroi du pharynx est vue par sa face antérieure (d'après TOURNEUX).

I, II, première et deuxième poches endodermiques. — 1, tubercule impair de la langue. — 2, trajet du cordon thyréo-glosse. — 3, thyroïde médiane. — 4, tube laryngo-trachéal. — 5, œsophage. — 6, thymus. — 7, glandule thymique ou parathyroïde externe. — 8, thyroïde latérale. — 9, glandule thyroïdienne ou parathyroïde interne.

un petit amas de cellules épithéliales d'apparence étoilée. C'est l'ébauche de notre glandule thyroïdienne ou parathyroïde interne. Cet amas épithélial, dont les éléments résultent d'une transformation sur place des cellules du revêtement dorsal de la quatrième poche, se sépare bientôt de cette poche et forme alors un petit corps sphérique, que les vaisseaux sanguins envahissent vers la fin du deuxième mois, en même temps que l'aspect étoilé des cellules épithéliales s'atténue et disparaît (TOURNEUX). Au sixième mois, le corpuscule épithélial est manifestement fragmenté en un certain nombre de cordons cellulaires, que séparent de minces cloisons conjonctives. Plus tard, il se fusionne, comme la thyroïde latérale elle-même, avec les lobes latéraux de la thyroïde médiane.

La troisième poche endodermique donne naissance, elle aussi, à deux formations épithéliales (fig. 432) : l'une tubuleuse (6), développée sur la paroi ventrale de la poche, c'est l'ébauche du thymus ; l'autre, globuleuse (7), développée sur la paroi postérieure, c'est l'ébauche de la parathyroïde externe ou glandule thymique. Lorsque les cordons thymiques se sont séparés de la paroi du pharynx pour se déplacer en bas et en dedans, les glandules thymiques, s'étant déplacées dans le même sens, se trouvent situées (fig. 432,5), chacune à l'extrémité supérieure du cordon thymique correspondant. Les glandules thymiques sont placées, tout d'abord, sur un point plus élevé que celui qu'occupent les glandules thyroïdiennes. Mais, bientôt, par suite de leur migration en bas, elles leur deviennent inférieures et viennent s'accoler, comme nous le montre nettement la figure 432, à la partie postéro-inférieure des lobes latéraux de la thyroïde, situation qu'elles conserveront désormais : le corps du thymus, poursuivant son déplacement, viendra s'abriter dans la cavité thoracique ; les glandules thymiques, elles, resteront à côté de la thyroïde.

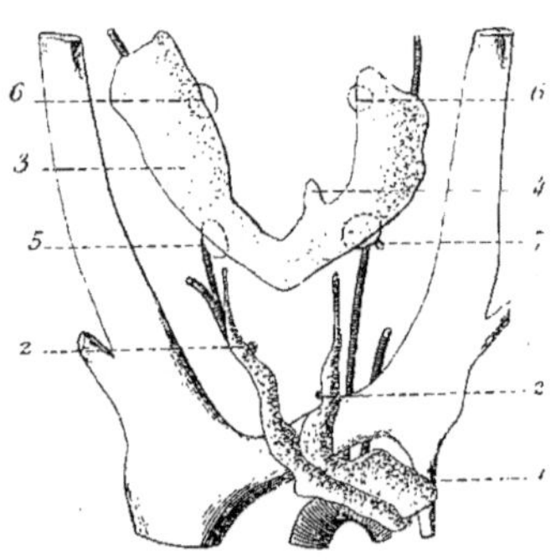

Fig. 432.

Reconstruction frontale des dérivés branchiaux avec les vaisseaux sanguins sur un fœtus humain de 29 mill. (d'après TOURNEUX et VERDUN).

1, thymus. — 2, 2, vésicules thymiques. — 3, thyroïde. — 4, pyramide de Lalouette. — 5, glandule thymique (parathyroïde externe). — 6, glandule thyroïdienne (parathyroïde interne). — 7, grain thymique externe.

Au total, les parathyroïdes sont des dérivés branchiaux. La parathyroïde interne (glandule thyroïdienne) provient de la paroi dorsale de la quatrième poche endodermique, la thyroïde latérale naissant de la paroi ventrale de cette même poche. La parathyroïde externe (glandule thymique) émane de la paroi dorsale de la troisième poche endodermique, le thymus tirant son origine de la paroi ventrale de cette même poche.

Annexes des parathyroïdes. — Aux parathyroïdes se trouvent annexés dans bien des cas, mais non toujours : 1° des corpuscules, présentant la même structure que le thymus, ce sont les *nodules thymiques*; 2° une ou plusieurs cavités de forme vésiculeuse, dites *vésicules ciliées*.

A. NODULES THYMIQUES. — Les nodules thymiques (*lobules thymiques* ou *grains thymiques* de certains auteurs) sont surtout très développés chez le chat, où ils ont été bien étudiés par KOHN et par VERDUN. Ils se rencontrent aussi chez l'homme, mais ils y sont beaucoup plus rares.

a. *Situation et rapports.* — En nombre égal à celui des parathyroïdes, les nodules thymiques se distinguent, comme ces dernières, en internes et externes. — Les *nodules thymiques internes*, annexés aux parathyroïdes internes, sont constants, mais dans des situations variables. Tantôt ils sont inclus dans l'épaisseur même de la thyroïde, sur le côté interne de la parathyroïde correspondante. Tantôt, s'extériorisant, ils viennent se placer contre la face interne de la thyroïde, entre cette face et le conduit laryngo-trachéal. — Les *nodules thymiques externes* (fig. 432,7), annexés aux parathyroïdes externes, manquent assez souvent. VERDUN ne les a rencontrés que dans les 2/3 des cas examinés. Ils sont situés à la partie postérieure des lobes latéraux, présentant des relations topographiques plus ou moins intimes avec les parathyroïdes externes : ils sont, suivant les cas, immédiatement accolés à ces dernières ou complètement indépendants.

b. *Structure*. — Les nodules thymiques, vus sur des coupes (fig. 433,2), nous présentent deux zones: une zone externe ou corticale et une zone interne ou médullaire. La première ne diffère pas de celle du thymus en général. La seconde est essentiellement formée par des cellules épithélia'es. Ces cellules, « disposées, tantôt en tractus d'épaisseur variable, tantôt en îlots irréguliers ou en amas arrondis, présentent par place des modifications dont le caractère régressif ne peut être mis en doute: le corps cellulaire, assez large, mais d'une faible épaisseur, est à peine teinté par l'éosine: le noyau, généralement volumineux, est pauvre en chromatine, et l'on rencontre dans son voisinage des grains vivement colorés, qui se rapprochent de la kératohyaline par leur aspect et leurs réactions ; enfin, en quelques points, le protoplasma cellulaire paraît creusé de vacuoles ». (VERDUN). On trouve assez souvent, à la partie centrale des grains thymiques, des formations épithéliales à disposition concentrique (fig. 433,3), qui rappellent les corpuscules de Hassal (voy. *Thymus*) et qui en ont toute la valeur.

c. *Signification morphologique*. — La provenance des grains thymiques qui apparaissent au voisinage des parathyroïdes n'est pas encore nettement élucidée. Tandis que JACOBY et SIMON les considèrent comme des fragments détachés de la portion céphalique du thymus, KOHN les fait dériver d'une ébauche spéciale. GROSHUFF (1896), dont l'opinion sur ce point a été acceptée par VERDUN, attribue même à chacun des deux groupes, une origine distincte. Les grains thymiques externes (ceux qui accompagnent les parathyroïdes externes) ne sont que des fragments de la tête du thymus, qui, au cours du développement, se sont détachés de la masse principale de l'organe pour rester en connexion avec les parathyroïdes précitées. Quant aux grains thymiques internes (ceux qui sont annexés aux parathyroïdes internes), ils proviennent d'un bourgeon spécial, issu de la paroi externe de la quatrième poche, tout à côté de l'ébauche de la parathyroïde interne.

B. VÉSICULES CILIÉES. — Au voisinage de la parathyroïde interne et de son nodule thymique ou même dans leur épaisseur, on rencontre assez souvent des cavités, de dimensions diverses, à contour arrondi ou elliptique, que l'on désigne indistinctement sous les noms de *vésicules* ou de *kystes*. Des cavités de même nature (fig. 434,3) se rencontrent aussi, mais plus rarement, dans le groupe parathyroïdien externe (parathyroïde et nodule thymique externes). On les a signalées enfin, dans l'épaisseur même des lobes thyroïdiens (fig. 435,1).

Envisagées au point de vue histologique les vésicules en question se composent d'une paroi propre et d'un épithélium. La paroi propre, d'épaisseur variable, est de nature conjonctive. Quant à l'épithélium, il est essentiellement polymorphe : cubique, cylindrique, pavimenteux, simple ou stratifié, portant dans la plupart des cas sur son extrémité interne de longs cils vibratiles. Ces vésicules ciliées renferment un liquide d'aspect muqueux, tenant en suspension des débris cellulaires ou même des cellules complètes détachées de la paroi.

La signification morphologique des vésicules ciliées, annexées aux parathyroïdes et aux nodules thymiques est encore fort discutée. En tenant compte des nombreuses recherches qui ont été faites sur ce point par KOHN, par SCHAPER, par MÜLLER, par CHIARI, par NICOLAS, par SIMON, par VERDUN, on doit admettre, ce me semble, que toutes les vésicules ne relèvent pas de la même interprétation et qu'on peut, à cet égard, les distinguer en trois groupes : vésicules par rétention, vésicules par régression, vésicules dérivant de cavités embryonnaires. — Les *vésicules par rétention*, admises par KOHN, par MÜLLER, par SCHAPER, résulteraient, pour ces divers auteurs, d'une sorte de sécrétion rudimentaire qui rappellerait, tantôt celle de la glande pituitaire, tantôt celle de la thyroïde elle-même. Cette sécrétion venant à s'exagérer, le produit sécrété s'écoulerait plus difficilement, s'accumulerait sur place, d'où formation de cavité. — Les *vésicules par régression* se rencontrent exclusivement dans les nodules thymiques. Elles se développent au niveau des corpuscules de Hassal par le processus suivant : les cellules centrales des corpuscules de Hassal sont le siège de phénomènes régressifs, qui aboutissent peu à peu à la destruction de ces cellules. Par suite de cette disparition, « il se constitue une cavité limitée par plusieurs couches de cellules plates et renfermant des détritus cellulaires ou même des portions de perles épithéliales laissant encore reconnaître la structure concentrique; ces cavités peuvent s'agrandir peu à peu, de façon à prendre un volume plus notable et ne sont plus limitées que par une ou deux couches de cellules cubiques ou aplaties » (VERDUN). — Les *vésicules dérivées de cavités embryonnaires*

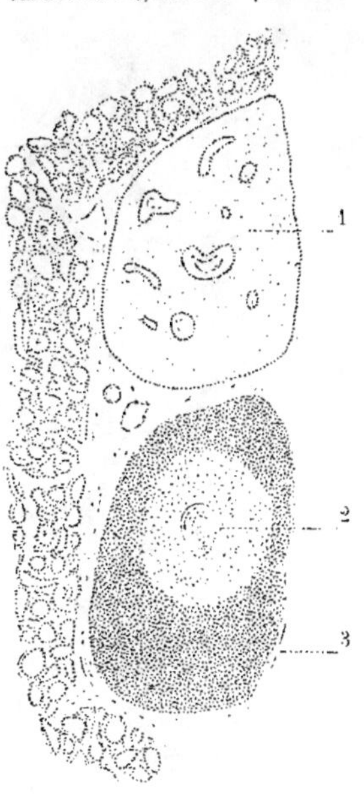

Fig. 433.

Coupe transversale de la thyroïde d'un chat de cinq semaines (d'après SCHMID).

1, parathyroïde externe. — 2, nodule thymique externe, avec 3, un corpuscule de Hassall. — Une mince couche de tissu conjonctif, avec des vaisseaux, unit ces deux formations au lobe correspondant de la thyroïde, dont on voit les follicules sur leur côté interne.

(Nicolas) trouvent leur explication dans la persistance de cavités diverses, qui existent normalement dans les systèmes thyroïdien et thymique de l'embryon (voy. Embryologie): la vésicule thymique primitive, la lumière centrale de l'ébauche thyroïdienne latérale, le conduit épithélial qui, sous le nom de *canal thyréo-pharyngien*, unit la thyroïde latérale à la cavité pharyngienne.

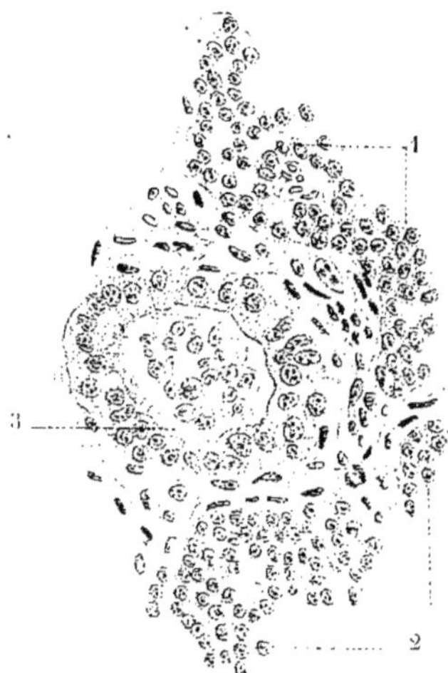

Fig. 431.

Coupe transversale d'une parathyroïde externe, montrant une vésicule ciliée (chien adulte, d'après Kohn).

1, 2, cordons cellulaires appartenant a la parathyroïde externe. — 3, vésicule ciliée, tapissée intérieurement par un épithélium cubique et renfermant dans son intérieur de nombreuses cellules épithéliales, détachées de sa paroi; les cellules épithéliales sont en partie surmontées par des cils vibratiles.

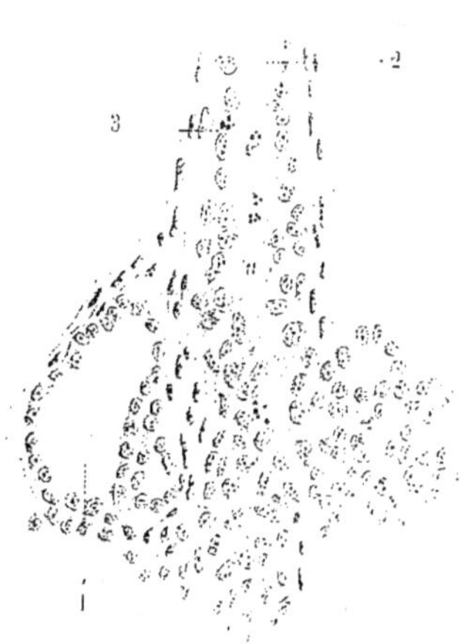

Fig. 435.

Partie d'une coupe transversale d'un lobe thyroïdien d'un lapin nouveau né (d'après Kohn).

1, une vésicule thyroïdienne. — 2, canal central de la thyroïde avec son revêtement épithélial formé par des cellules cubiques simples ou stratifiées (le dessin ne représente qu'une moitié du canal). — 3, cellule épithéliale à l'état de dégénérescence : des cellules semblables se voient dans la lumière du canal.

Toutes ces formations vésiculeuses ou kystiques, quelle que soit leur origine, sont délimitées primitivement par un épithélium non cilié. Les cils n'apparaissent que plus tard, au cours du développement : la présence des cils sur le revêtement épithélial des vésicules en question est donc un fait d'importance secondaire.

§ V. — Vaisseaux et nerfs

1° Artères. — Le corps thyroïde possède une vascularisation très riche, attestant nettement que les fonctions de cet organe, pour être encore mal connues, n'en sont pas moins très actives et par conséquent très importantes. Quatre artères volumineuses, deux de chaque côté, alimentent ses réseaux capillaires : ce sont les *thyroïdiennes supérieures*, branches de la carotide externe, et les *thyroïdiennes inférieures*, branches de la sous-clavière. A ces quatre artères, qui sont constantes, s'ajoute parfois (une fois sur dix) une cinquième artère, celle-ci impaire et médiane, la *thyroïdienne moyenne* ou *thyroïdienne de Neubauer*.

Nous avons déjà décrit, dans le tome II (voy. Angéiologie), ces différents troncs artériels et les nombreuses branches qu'ils fournissent à la thyroïde. Nous nous contenterons ici de les rappeler. — La *thyroïdienne supérieure*, après avoir fourni les deux laryngées supérieure et inférieure, aborde le corps thyroïde au niveau de son sommet. Elle se divise généralement en trois branches : 1° une *branche interne*, qui descend obliquement le long du bord antérieur de l'organe et vient s'anastomoser, au niveau de l'isthme, avec la branche similaire du côté opposé ; 2° une *branche externe*, qui se jette sur la face externe du lobe latéral correspondant et s'y ramifie ; 3° une *branche postérieure*, qui descend sur le côté postéro-interne du lobe latéral, entre celui-ci et la trachée. — La *thyroïdienne inférieure* aborde la thyroïde au niveau de sa base, sur un point plus rapproché de sa partie postérieure que de sa partie antérieure. Elle se résout, comme la précédente, en trois branches terminales, savoir : 1° une *branche inférieure*, qui longe horizontalement le bord inférieur du corps thyroïde et s'anastomose, sur la ligne médiane, avec celle du côté opposé ; 2° une *branche postérieure*, qui monte le long de son bord postérieur et s'anastomose avec la branche correspondante de la thyroïdienne supérieure ; 3° une *branche profonde*, enfin, qui se porte sur la face interne du corps thyroïde. — La *thyroïdienne de Neubauer*, quand elle existe, aborde la thyroïde au niveau du bord inférieur de l'isthme. Elle s'anastomose, à la fois, avec la branche inférieure des deux thyroïdiennes inférieures et avec la branche interne des deux thyroïdiennes supérieures.

Ces différentes artères thyroïdiennes, avec leurs nombreuses ramifications, cheminent tout d'abord, irrégulièrement flexueuses, à la surface extérieure de l'organe dans l'épaisseur de sa capsule conjonctive. Puis, pénétrant dans son épaisseur, elles suivent les cloisons, ci-dessus décrites, qui séparent les lobes et les lobules, en se divisant successivement en des rameaux de plus en plus nombreux, mais de plus en plus grêles. Finalement, elles forment autour des follicules un réseau capillaire à mailles très serrées, qui se place immédiatement en dehors de la paroi propre et entoure le follicule comme le ferait un filet.

Nous avons vu plus haut que les

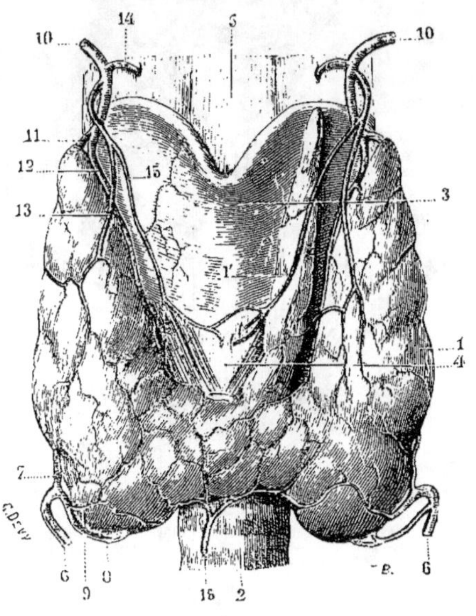

Fig. 436.

Artères du corps thyroïde (vue antérieure).

1. corps thyroïde, avec 1′, pyramide de Lalouette. — 2. trachée. — 3. cartilage thyroïde. — 4. membrane crico-thyroïdienne. — 5, membrane thyro-hyoïdienne. — 6. artère thyroïdienne inférieure, avec : 7, sa branche postérieure ; 8, sa branche profonde ; 9. sa branche inférieure. — 10. artère thyroïdienne supérieure, avec : 11, sa branche postérieure ; 12, sa branche interne ; 13. sa branche antéro-externe. — 14. artère laryngée supérieure. — 15. laryngée inférieure ou crico-thyroïdienne. — 16, artère thyroïdienne de Neubauer (artère anormale).

différentes branches des troncs thyroïdiens s'anastomosaient entre elles à la surface de l'organe, sur le côté correspondant d'abord, puis d'un côté à l'autre. Ces anastomoses, indéniables à la périphérie de la glande, existent-elles aussi dans son épaisseur ? Hyrtl et Anna Bégoune répondent par la négative : pour eux, les branches artérielles qui pénètrent dans la thyroïde auraient le *caractère terminal* et les anastomoses, intra-glandulaires n'existeraient pas. Ainsi formulée, cette opinion est trop exclusive. Les artères thyroïdiennes s'anastomosent réellement le long des cloisons conjonctives qui leur servent de soutien : mais il convient d'ajouter que les anastomoses intra-glandulaires sont relativement rares, le plus souvent très fines et, partant, d'une injection assez difficile.

La question des rapports de l'artère thyroïdienne inférieure, avec le nerf récurrent a pris dans ces dernières années une certaine importance, en raison des interventions chirurgicales plus nombreuses sur la glande thyroïde. Il est malheureusement impossible de reconnaître à cette disposition un type constant. La situation variable du récurrent d'une part, d'autre part les variations que présente la thyroïdienne inférieure dans sa direction et son mode de ramescence expliquent suffisamment la multiplicité des types décrits par les divers auteurs.

D'après Kocher (*Arch. f. klin. Chir.*, 1883) « le nerf laryngé inférieur, au moment où il atteint le niveau du corps thyroïde, est situé *derrière* les plexus veineux de l'artère thyroïdienne qui recouvrent la face postérieure de la glande ». Pour Wölfler, le récurrent chemine en *avant* du tronc de l'artère thyroïdienne inférieure. Rotter (*Arch. f. klin. Chirurg.*, 1885), sur une statistique de 15 préparations, a vu, dans un tiers des cas, l'artère antérieure au nerf; dans un autre tiers, l'artère est postérieure ; dans le reste des cas, l'artère est déjà divisée en branches et le nerf traverse leur entrecroisement. Drobnik (*Wien. med. Wochenschr.*, 1887) et Taguchi (*Arch. f. Anat. u. Phys.*, 1889) concluent à la même variabilité et à la non existence d'un type constant.

Une notion nouvelle a été fournie par Jaboulay et Villard (*Lyon médical*, 1893), qui ont insisté sur la différence de disposition à droite et à gauche, le récurrent droit, comme on le sait, étant généralement situé sur un plan plus antérieur que le récurrent gauche : *à droite*, le nerf passe le plus souvent en *avant* de l'artère ; *à gauche*, il passe en *arrière* (voy. fig. 437). Quand l'artère est déjà divisée, le nerf s'entremêle à ses rameaux, en affectant toujours, sur le côté droit, une disposition plus antérieure.

Il n'existe donc pas de type habituel dans les rapports du récurrent et de l'artère thyroïdienne. La seule notion persistante est celle de leur contact très immédiat au voisinage de la trachée. Le chirurgien en doit

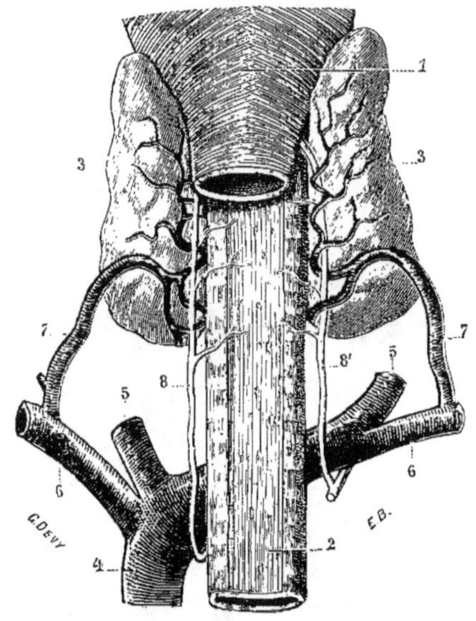

Fig 437.

Rapports des nerfs récurrents et des artères thyroïdiennes inférieures.

1, pharynx. — 2, trachée. — 3, 3, corps thyroïde. — 4, aorte. — 5, carotide primitive. — 6, sous-clavier — 7, thyroïdienne inférieure. — 8, 8', nerfs récurrents gauche et droit (le gauche passe en arrière des branches artérielles ; le droit s'engage dans une sorte de fourche formée par deux branches de la thyroïdienne, dont l'une, l'inférieure, passe en arrière du nerf, l'autre, la supérieure, passe en avant).

conclure que, pour éviter les accidents paralytiques provoqués par la ligature simultanée du nerf et de l'artère, on devra toujours lier l'artère le plus loin possible en dehors de la trachée.

2° Veines. — Nées des réseaux périfolliculaires, les veines de la thyroïde se dirigent vers la surface extérieure de l'organe, en suivant, comme les artères, mais en sens inverse, les espaces interlobulaires. Arrivées à la périphérie de la glande, elles s'anastomosent les unes avec les autres, de façon à former tout autour de l'organe, mais principalement au-devant de lui, un riche plexus, le *plexus thyroïdien* (fig. 438). Les veines qui en émanent sont toujours très irrégulières, plus irrégulières que les artères. Nous pouvons cependant, d'après la direction qu'elles prennent, les diviser en trois groupes : veines thyroïdiennes supérieures, veines thyroïdiennes inférieures, veines thyroïdiennes moyennes.

a. *Veines thyroïdiennes supérieures.* — Les veines thyroïdiennes supérieures (fig. 438,10) répondent assez bien aux artères de même nom. Elles tirent leur origine de la partie supérieure du corps thyroïde et s'en dégagent généralement au voisinage de son sommet. De là, elles se portent en haut et en dehors, avec l'artère thyroïdienne supérieure, croisent de dehors en dedans le côté antérieur de la carotide et viennent s'ouvrir dans la jugulaire interne, soit directement, soit en se jetant préalablement dans un tronc qui leur est commun avec la faciale et la linguale, le *tronc thyrolinguo-facial.* Les deux veines thyroïdiennes supérieures, la droite et la gauche, sont réunies l'une à l'autre par une anastomose transversale,

la *veine communicante supérieure*, qui passe à la manière d'une arcade au-dessus
du bord supérieur de l'isthme. KOCHER, auquel nous devons une bonne description des veines thyroïdiennes (*Langenbeck's Archiv*, 1883), a signalé l'existence d'une anastomose perforante jetée entre cette arcade et la jugulaire antérieure.

b. *Veines thyroïdiennes inférieures.* — Les veines thyroïdiennes inférieures (fig. 438, 16 et 17) répondent à la fois aux artères thyroïdiennes homonymes et à l'artère de Neubauer, quand celle-ci existe. — Ces veines, remarquables par leur nombre et par leur volume, émergent du corps thyroïde au niveau de son bord inférieur. Elles sont réunies là, les unes aux autres, par des anastomoses transversales ou obliques, qui constituent les *veines communicantes inférieures.* — Du bord inférieur de la thyroïde, les veines thyroïdiennes inférieures descendent en arrière des muscles sterno-thyroïdiens, en s'anastomosant plus ou moins entre elles et en formant parfois un important plexus, dont les mailles, toujours irrégulières, recouvrent la face antérieure de la trachée. Elles communiquent largement, du reste, avec le réseau veineux trachéal et, par l'intermédiaire de ce dernier, avec le réseau broncho-pulmonaire. — Finalement, les veines thyroïdiennes inférieures viennent se jeter : 1° celles de droite, dans la veine jugulaire droite ; 2° celles de gauche, dans la veine jugulaire gauche ou dans la portion initiale du tronc veineux brachio-céphalique gauche ; 3° celles qui répondent à la ligne médiane, dans le tronc veineux brachio-céphalique gauche. On voit parfois quelques veines thyroïdiennes inférieures gauches descendre jusqu'à la veine cave supérieure.

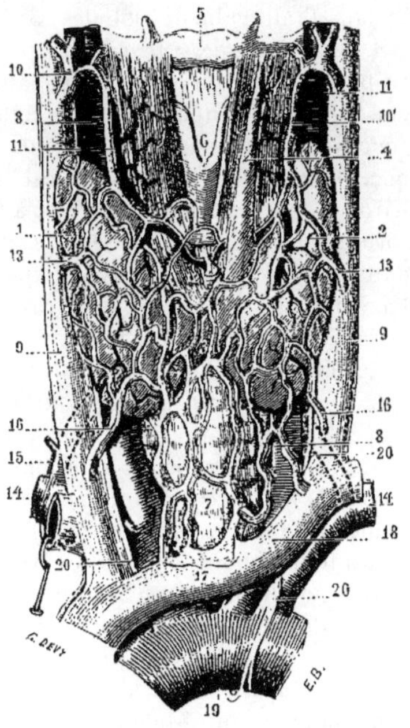

Fig. 438.

Les vaisseaux thyroïdiens, vue antérieure.

1, lobe droit du corps thyroïde. — 2, son lobe gauche. — 3, son isthme. — 4, pyramide de Lalouette. — 5, os hyoïde. — 6, cartilage thyroïde. — 7, trachée-artère. — 8, artère carotide primitive. — 9, veine jugulaire interne. — 10, tronc veineux thyro-linguo-facial. — 10' veine thyroïdienne supérieure. — 11, artère thyroïdienne supérieure. — 12, vaisseaux laryngés inférieurs. — 13, veine thyroïdienne moyenne. — 14, artère sous-clavière. — 15, artère thyroïdienne inférieure. — 16, veines thyroïdiennes inférieures latérales. — 17, veines thyroïdiennes inférieures moyennes. — 18, tronc brachio-céphalique veineux gauche. — 19, crosse de l'aorte — 20, 20, nerfs pneumogastriques.

c. *Veines thyroïdiennes moyennes.* — Les veines thyroïdiennes moyennes, situées entre les supérieures et les inférieures (fig. 438, 13), ne sont pas constantes. Quand elles existent, elles se détachent de la partie externe des lobes latéraux, se portent transversalement en dehors et viennent s'ouvrir, après un trajet toujours très court, à la face antérieure de la jugulaire interne.

d. *Absence de valvules.* — Toutes les veines thyroïdiennes, dans leur portion extra-glandulaire comme dans leur portion intra-glandulaire, sont dépourvues de valvules et, par conséquent, sont remplies facilement par une injection poussée du tronc vers les rameaux d'origine.

3° **Lymphatiques.** — La thyroïde possède un riche réseau lymphatique et cela se comprend, les lymphatiques représentant ici les voies d'excrétion de l'organe

glandulaire. Nous les examinerons successivement : 1° dans l'épaisseur du lobule ;
2° dans l'intervalle des lobules ; 3° à la surface extérieure de la thyroïde.

a. *Lymphatiques intra-lobulaires*. — Les lymphatiques forment tout d'abord,
en plein lobule, un riche réseau capillaire, dont les mailles enlacent comme dans
une sorte de filet tous les grains folliculaires. Ces capillaires, réduits à leur couche
endothéliale, sont immédiatement appliqués contre les follicules, de telle sorte
que l'épithélium thyroïdien n'est séparé des vaisseaux lymphatiques que par la
paroi propre des follicules. C'est à travers cette mince paroi, devenant ainsi une
sorte de dialyseur, que passent, comme nous l'avons déjà vu plus haut, les produits de secrétion de la thyroïde pour se déverser dans le système lymphatique.
Par suite de ce passage, les lymphatiques périfolliculaires renferment toujours
de la substance colloïde, parfaitement reconnaissable par les réactifs propres de
cette substance (BIONDI, LANGENDORFF, RENAUT).

b. *Lymphatiques interlobulaires*. — Des réseaux intra-lobulaires partent des
troncules de calibre très variable, qui cheminent désormais entre les lobules. Ils
courent dans les cloisons interlobulaires, en compagnie des vaisseaux sanguins,
auxquels ils s'accolent intimement et qu'ils entourent parfois à la manière de
manchons (*gaines lymphatiques*). Ces lymphatiques interlobulaires ne sont constitués tout d'abord, comme les lymphatiques intra-lobulaires, que par une simple
paroi endothéliale. Ce n'est que plus loin qu'ils prennent une paroi propre et,
aussi, des dispositions valvuloïdes : ce sont des « cloisonnements incomplets
réalisant des poches irrégulières, ouvertes en aval du cours de la lymphe, mais
pour la plupart insuffisantes à réaliser la clôture du vaisseau » (RENAUT). Tous les
lymphatiques intra-lobulaires se dirigent, comme les veines, à la surface extérieure de la glande.

c. *Réseau péri-thyroïdien, terminaison des lymphatiques*. — Au sortir de la thyroïde, les lymphatiques, en s'anastomosant les uns avec les autres, forment à la
superficie de l'organe un réseau à mailles assez fines, que nous appellerons *réseau
péri-thyroïdien*. Il est placé dans l'épaisseur de la capsule. Les rameaux, les troncs
et les troncules qui en partent se divisent en ascendants et descendants. — Les
lymphatiques descendants se détachent du bord inférieur de l'isthme et de la base
de chaque lobe. De là, ils se portent en bas, vers la fourchette sternale et viennent
se terminer, après un parcours variable, dans un certain nombre de ganglions
qui sont situés au-devant de la trachée et au-dessus du thymus. LEGENDRE a rencontré un ganglion, quelquefois deux, à la partie inférieure du bord postérieur de
la glande thyroïde. Suivant BOÉCHAT, qui a retrouvé assez souvent ces ganglions
sous-thyroïdiens, ceux du côté droit seraient à peu près constants. — Les *lymphatiques ascendants* se subdivisent, à leur tour, en médians et latéraux. Les premiers,
au nombre de 2 ou 3 seulement, naissent du bord supérieur de l'isthme et se
rendent à un ou deux petits glanglions qui sont placés au-devant du larynx, de
préférence en avant ou un peu au-dessus du muscle crico-thyroïdien. Les seconds,
beaucoup plus nombreux (de 6 à 8), s'échappent du sommet des lobes ou de leur
voisinage et viennent se jeter : les uns, dans un ganglion situé entre la carotide et
la veine jugulaire interne, au niveau de l'angle supérieur du cartilage thyroïde ; les
autres dans les ganglions situés sur la paroi latérale et postérieure du pharynx. Il
en existe parfois qui accompagnent dans son trajet l'artère thyroïdienne supérieure, pour se rendre (BOÉCHAT) à un ganglion placé au-dessous du muscle sterno-
cléido-mastoïdien.

4° Nerfs. — Les filets nerveux destinés à la thyroïde proviennent en majeure partie du sympathique cervical. Ils s'en détachent à des hauteurs différentes, mais principalement, chez l'homme, du ganglion cervical moyen et du deuxième nerf cardiaque (DROBNIK, BRIAU). Ces filets sympathiques se jettent, en partie sur l'artère thyroïdienne supérieure, en partie et surtout sur l'artère thyroïdienne inférieure, qu'ils enlacent de leurs anastomoses, en constituant le *plexus thyroïdien supérieur* et le *plexus thyroïdien inférieur*. Ils pénètrent dans la glande avec les diverses branches des deux artères précitées.

Les deux laryngés supérieur et récurrent, participent, eux aussi, à l'innervation de la thyroïde. Le laryngé supérieur, après avoir fourni le laryngé externe, jette sur la thyroïde deux ou trois filets importants, assez gros, faciles à suivre (BRIAU). Les rameaux thyroïdiens du récurrent, bien décrits par LINDEMANN (1891), se séparent du récurrent au moment où ce tronc nerveux est caché sous la masse thyroïdienne, au niveau des deuxième et troisième anneaux de la trachée. Ils disparaissent, après un court trajet, dans la partie postéro-interne de la glande.

On a signalé encore, comme se rendant à la thyroïde, des filets provenant du grand hypoglosse (BERRES d'abord, puis AWTOKRATOW), du premier cervical (FÜHR), du glosso-pharyngien (FÜHR), du pneumogastrique (BÉRARD). Mais ces différents filets doivent être tout à fait exceptionnels. BRIAU déclare ne les avoir jamais rencontrés dans ses dissections.

Arrivés dans l'épaisseur de la glande, les filets nerveux thyroïdiens cheminent pour la plupart, avec les vaisseaux, dans les cloisons interlobulaires ; quelques-uns, cependant, suivent un trajet indépendant. Leur mode de terminaison a été étudié, dans ces derniers temps, soit à l'aide de la méthode de Golgi, soit à l'aide de la méthode d'Ehrlich, par CRISA-FULLI, par TRAUTMANN, par SACER-DOTTI, par ANDERSSON. Les uns se terminent sur les vaisseaux, ce sont les nerfs vasculaires ; les autres vont jusqu'aux follicules, ce sont les nerfs glandulaires. — Les *nerfs vasculaires* forment autour des artères des plexus périvasculaires, d'autant plus simples que ces artères sont plus petites : de ces plexus partent de fins rameaux variqueux, qui vont se terminer dans la tunique moyenne. Sur les artérioles et sur les capillaires, ce plexus est beaucoup moins serré. Il est réduit parfois, surtout au niveau des capillaires, à quelques ramuscules variqueux, qui courent le

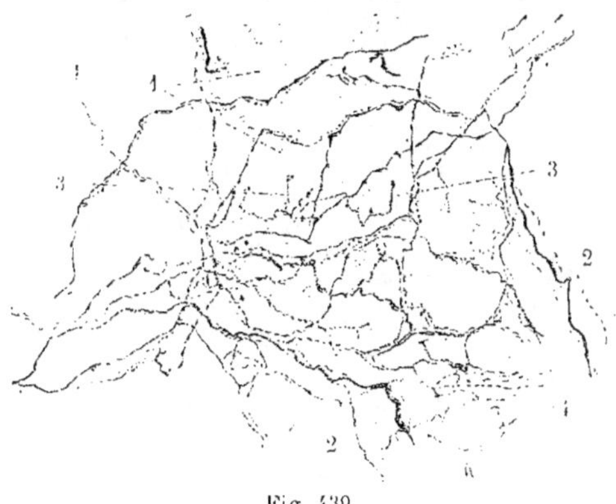

Fig. 439.

Terminaisons nerveuses dans la thyroïde du chien, méthode de Golgi (d'après ANDERSSON).

1, cellules épithéliales des follicules thyroïdiens — 2. nerfs glandulaires. — 3. fibres nerveuses se terminant sur l'épithélium. — 4. nerfs vasculaires suivant un vaisseau capillaire.

long de la paroi vasculaire, en se divisant de temps à autre et en se terminant, après un trajet variable, par des extrémités libres. Les plexus périvasculaires des veines sont constitués de la même façon, mais ils sont beaucoup moins riches (ANDERSSON). — Les *nerfs glandulaires* ou *sécréteurs*, à leur tour, forment autour des follicules thyroïdiens de riches plexus, très compliqués, constitués par de fins rameaux variqueux. De ces plexus périfolliculaires partent des fibrilles terminales, lesquelles viennent se terminer (ANDERSSON) sur la face externe ou basale des cellules glandulaires par une extrémité renflée en bouton.

POINCARÉ, qui avait déjà décrit en 1875 les plexus nerveux périvasculaires, avait signalé en même temps l'existence, sur ces plexus, de nombreux ganglions. CRISAFULLI, TRAUTMANN, SACERDOTTI, tout en rejetant les ganglions de POINCARÉ, décrivent sur le trajet des filets nerveux thyroïdiens de nombreuses cellules ganglionnaires, de dimensions variées, de forme irrégulière, émettant des prolongements (de 2 à 5), qui s'entrecroisent avec les fibrilles nerveuses (SACERDOTTI). ANDERSSON a vainement cherché ces cellules ganglionnaires et, pour lui, elles résulteraient en réalité d'artifices de préparation.

Les glandules parathyroïdiennes renferment, elles aussi, des filets nerveux. qui les pénètrent en même temps que les vaisseaux. Ils s'y terminent exactement comme dans la thyroïde.

A consulter, au sujet du corps thyroïde : LEGENDRE, *De la thyroïde*, Th. Paris, 1852 ; — KOHLRAUSCH, *Beiträge zur Kenntniss der Schilddrüse*, MULLER's Arch. für Anatomie. 1853 ; — BOÉCHAT, *Recherches sur la structure normale du corps thyroïde*. Th. Paris, 1873 ; — POINCARÉ, *Note sur l'innervation de la glande thyroïde*, Journ. de l'Anatomie, 1875 ; — ZOJA. *Ricerche anatomiche sull'appendice della glandola tiroide*, R. Accad. dei Lincei, 1878-1879 ; — KADYI, *Ueber accessorische Schilddrüsenlappchen in der Zungenbeingegend*, Arch. f. Anat. u. Physiol., 1879 ; — CRESWELL BABER. *On the lymphatics and parenchyma of the thyroid gland of the dog*. Philosoph. Transact.. 1876 ; — DU MÊME, *Researches on the minute structure of the thyroid gland*, ibid., 1882 ; — AFANASSIEW, *Weitere Untersuch. über den Bau u. die Entwickel. des Thymus*, etc. Arch. f. mikr. Anat., 1877 ; — SANDSTRÖM, *Om ny Körtel hos menniskan och ätskilliga doggdjur*, Upsala Lakaref. Förhandligar, 1880 ; — FREUND. *Die Beziehung der Schilddrüse zu weiblichen Geschlechtorganen*. Deutsch. Zeitschr. f. Chirurgie. 1883 ; — STRECKEISEN, *Beitr. zur Morphol. der Schilddrüse*, Wirchow's Arch., 1886 ; — BERRY. *Suspensory ligament of the thyroid gland*, Journ. of Anat. and Physiol., 1887 ; — WALDEYER. *Beitr. zur Anat. der Schilddrüse*, Berl. klin Wochenschr., 1887 ; — SÉBILEAU, *La capsule et les ligaments du corps thyroïde*. Bull. Soc. anat.. 1888 ; — BIONDI. *Beitr. zu der Structur u. Function der Schilddrüse*, Berl. klin. Woch., 1888 ; — LANGENDORFF, *Ueber der Function u. der Bau der Schilddrüse*, ibid., 1889. — DU MÊME, *Beitr. zur Kenntniss der Schilddrüse*, Arch. f. Anat. u. Physiol., 1889 ; — DEFAUCAMBERGE, *Contribut. à l'étude du corps thyroïde*, Th. Paris, 1889 ; — LUSTIG, *Contribut. à la connaissance de l'histogénèse de la glande thyroïde*. Arch. ital. de Biol., 1891 ; — MERTENS, *Zur Kenntniss der Schilddrüse*. Inaug. Dissert., Göttingen. 1891 ; — MONTANDON, *Contrib. all'istologia della glandola tiroide nei vertebrati*, Napoli, 1891 ; — WEIBGEN, *Zur Morphol. der Schilddrüse des Menschen*, Inaug. Dissert., München, 1891 ; — LINDEMANN, *Zur Frage über die Innervation der Schilddrüsen*, Centralbl. f. allgem. Pathol. und pathol. Anatomie, 1891 ; — HIS, *Der tractus thyreo-glossus*, Arch. f. Anat. u. Physiol., 1891 ; — MARSHALL, *The thyreo-glossol duct or canal of His*, Journ. of Anat. a. Physiol., vol. XXVI, 1891 ; — BIONDI. *Contrib. à l'étude de la glande thyroïde*, Arch. ital, de Biologie, 1892 ; — GAUDIER. *Anat. de la glande thyroïde*, Th. Lille, 1892 ; — SCHÖNEMANN. *Hypophysis und Thyroidea*, Arch. f. pathol. Anat., 1892. et Inaug. Dissert., Bern., 1893 ; — CHANTEMESSE et MARIE, *Les glandes parathyroïdiennes de l'homme*, Soc. méd. des hôpitaux, 1893 ; — SACERDOTTI. *Sui nervi della tiroide*, Atti. d. r. Accad. sulle Sc. di Torino. 1893 ; — RIVIÈRE. *Contrib. à l'étude anat. du corps thyroïde*, Th. Lyon. 1893 ; — CHRISTIANI, *Rem. sur l'anat. et la physiol. des glandes et glandules thyroïdiennes chez le rat*. Arch. de Physiol. norm. et path., 1893 ; — FODOR, *Ueber die Schilddrüse*, Pester med. chir. Presse, 1893. — NICOLAS. *Glandes et glandules thyroïdes chez les Chéiroptères*. Bull. Soc. des Sc. de Nancy. 1893 ; — ZIELINSKA (M.), *Beitr. zur Kenntniss der norm. u. strumosen Schilddrüse des Menschen*, Virchow's Arch., 1894 ; — ANDERSSON, *Zur Kenntniss der Morphologie der Schilddrüse*, Arch. f. Anat., 1894 ; — RÜDELL, *Ueber die Bezieh. der Schilddrüse zur den Recurrensnerven*, Inaug. Diss., Bonn, 1894 ; — SIMON, *Contrib. à l'étude du développ. organique de la glande thyroïde chez les Mammifères*, Rev. biol. du nord de la France, 1894 ; — PRENANT, *Contrib. à l'étude du développ. du thymus, de la glande thyroïde et de la glande carotidienne*. La Cellule, 1894 ; — MAUCLAIRE. *Note sur la situation de l'isthme du corps thyroïde par rapport à la trachée*, Bull. Soc. anat. 1895 ; — MARSHALL, *Variations in the form of thyroid gland in man*, Journ. of Anat. a. Physiol., vol. XXIX, 1895 ; — SCHAPER. *Ueber die sogen. Epithelkörper (Glandulæ parathyroideæ)*, etc., Arch. f. mikr. anat.. 1895 ; — TRAUTMANN, *Ueber die Nerven der Schilddrüse*, Inaug. Dissert.. Halle, 1895 ; — KOHN, *Studien über die Schilddrüse*, Arch. f. mikr. Anat., 1895 et 1897 ; — GUIART, *Etude sur la glande thyroïde*, Th. Paris, 1896 ; — SIMON, *Thyroïde latérale et glandule thyroïdienne chez les mammifères*, Th. Nancy, 1896 ; — SCHMID, *Der Secretions vorgang in der Schilddrüse*, Arch. f. mikr. Anat., 1896 ; — MÜLLER, *Beitr. z. Histol. d. norm. u.*

erkrank. Schilddrüse, Beitr. z. path. anat. de ZIEGLER, Bd., XIX, 1896 ; — BÉRARD, *Traitement du goitre*, Th. Lyon, 1896; — STREIFF, *Ueb. die Form der Schilddrüsen-Follikel des Menschen*, Arch. f. mikr. Anat., Bd. 48, 1897; — GALEOTTI, *Beitr. zur Kenntniss der Secretionserscheinungen in der Epithelzellen der Schilddrüse*, Arch. f. mikr. Anat., 1897; — NICOLAS, *Nouvelles rech. sur les glandules parathyroïdes*, Bibliogr. anat., 1897. — CHRISTIANI et FERRARI, *De la nature des glandules parathyroïdiennes*, Soc. Biol., 1897; — BRIAC, *Rech. anat. et physiol. sur l'innervation du corps thyroïde*, Th. Lyon, 1897 ; — OTTO, *Beitr. z. vergl. anat. der Glandula thyroidea u. Thymus der Säugethiere*. Inaug. Dissert., Freiburg, 1897; — VERDUN, *Contrib. à l'étude des glandules satellites de la thyroïde chez les mammifères et en particulier chez l'homme*, Th. Toulouse, 1897 ; — DU MÊME, *Contrib. à l'étude des dérivés branchiaux chez les vertébrés supérieurs*, Th. Doct. ès Sc., Paris, 1898 : — KURSTEINER, *Die Epithelkörperchen des Menschen*, Anat. Hefte, 1898 ; — VELAU, *Glandes parathyroïdiennes*, Journ. of Anat. and Physiol., 1898; — SCHREIBER, *Beitr. zur Kenntniss d. Entwick. u. d. Baues der Glandulæ parathyroideæ des Menschen*, Arch. f. mikr. Anat., 1898 : — FUSARI, *Contrib. allo studio d. formazioni paratiroideæ nell' embrione umano*, Giorn. d. r. Accad. di Medicina di Torino, 1899 ; — LIVINI, *Della terminazione dei nervi nella tiroide*, Lo sperimentale, 1898.

ARTICLE VI

THYMUS

Le thymus (angl. *Thymus gland*, allem. *Thymus*) est, comme le corps thyroïde, une glande vasculaire sanguine, développée au-devant du conduit aérifère. Il diffère de la thyroïde en ce qu'il constitue un organe transitoire, appartenant essentiellement à la vie embryonnaire et fœtale. Il fait son apparition vers le commencement du deuxième mois de la vie intra-utérine et s'accroît ensuite graduellement jusqu'au neuvième. Après la naissance, il progresse encore jusqu'à la deuxième ou troisième année. Puis, il s'atrophie peu à peu, de telle sorte qu'il est déjà fort réduit à l'âge de quinze ou seize ans et qu'il n'existe plus, chez l'adulte, qu'à l'état de simple vestige.

§ I. — CONSIDÉRATIONS GÉNÉRALES

1° Situation. — Le thymus (fig. 440, 5 et 6) est situé dans le médiastin antérieur, entre la partie antérieure des deux poumons, en avant du cœur et des gros vaisseaux qui en partent, en arrière du sternum qu'il déborde légèrement en haut. Il occupe à la fois la cavité thoracique et la partie inférieure du cou.

2° Couleur. — Sa couleur est rosée chez le fœtus, d'un blanc grisâtre chez le jeune enfant. Plus tard, le thymus revêt une teinte jaunâtre et cette dernière coloration s'accuse de plus en plus, au fur et à mesure que le tissu propre de l'organe est envahi par les éléments du tissu adipeux.

3° Consistance. — Le thymus est un organe mou, facilement dépressible. Sa consistance est plus faible que celle du corps thyroïde, plus faible aussi que celle de la rate et des glandes salivaires.

4° Volume. — Les dimensions du thymus varient avec l'âge, cet organe, ainsi que nous l'avons dit plus haut, augmentant de volume jusqu'à la deuxième année et se réduisant ensuite graduellement jusqu'à l'âge adulte. — Chez le nouveau-né, sa longueur, mesurée par son diamètre vertical, est en moyenne de 5 centimètres. — Sa largeur, représentée par son diamètre transverse, est de 12 à 14 millimètres. — Son épaisseur, représentée par son diamètre antéro-postérieur, mesure également de 12 à 14 millimètres. Sur un sujet congelé, que j'ai débité en une série de coupes transversales (fig. 441), ce dernier diamètre l'emportait de 2 millimètres sur le précédent.

5° **Poids**. — Le poids du thymus varie naturellement dans les mêmes proportions que son volume. Chez l'enfant naissant, le thymus pèserait de 8 à 12 grammes d'après HAUGSTEDT, 13 grammes d'après FRIEDLEBEN, 16 grammes d'après MECKEL, 3 grammes seulement d'après SAPPEY. Les chiffres donnés par HAUGSTEDT,

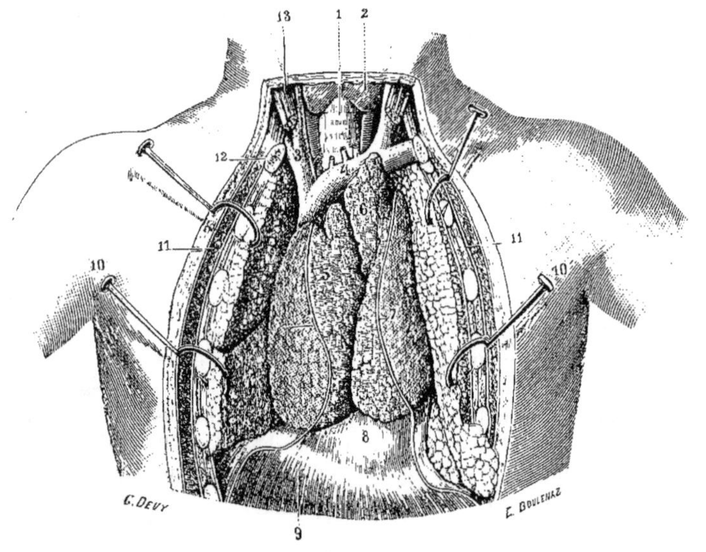

Fig. 440.

Le thymus en place, après ablation du plastron sterno-costal.

1, trachée-artère. — 2, corps thyroïde. — 3, tronc brachio-céphalique veineux droit. — 4, tronc brachio-céphalique veineux gauche. — 5, lobe droit du thymus. — 6, son lobe gauche. — 7, 7, coupe de la plèvre médiastine. — 8, péricarde. — 9, diaphragme. — 10, 10', poumons droit et gauche, érigués en dehors. — 11, coupe de la paroi thoracique. — 12, coupe de la clavicule. — 13, coupe du muscle sterno-cléido-mastoïdien.

par FRIEDLEBEN et par MECKEL sont beaucoup exagérés. Par contre, celui de SAPPEY est un peu trop faible. Si je m'en rapporte à mes propres recherches, qui portent sur une série de 20 sujets, j'estime que le poids du thymus du nouveau-né doit être évalué à 5 grammes en moyenne. Mais ce poids est très variable : j'ai rencontré, dans la série précitée, un maximum de 11 grammes chez un fœtus à terme et un minimum de 1 gramme et demi chez un enfant de quinze jours.

Le *poids spécifique* du thymus est de 1,099 chez le fœtus de sept mois. Puis il diminue graduellement : il n'est plus que de 1,071 chez le nouveau-né ; il était de 1,020 chez un enfant de quatorze jours (HAUGSTEDT).

§ II. — CONFORMATION EXTÉRIEURE

Le thymus a la forme d'un corps allongé de haut en bas, avec une extrémité supérieure et une extrémité inférieure. — L'extrémité inférieure, beaucoup plus large que la supérieure, constitue la *base* ; elle répond au péricarde et s'arrête, d'ordinaire, au niveau du sillon auriculo-ventriculaire antérieur ; on peut, cependant, la voir descendre plus bas, jusque sur le diaphragme, mais ces cas sont rares. — L'extrémité supérieure ou *sommet* se divise habituellement en deux prolongements conoïdes, les *cornes du thymus*, qui sont presque toujours d'inégale hauteur : la plus longue est tantôt la droite, tantôt la gauche, mais le plus souvent la gauche (60 p. 100 d'après mes recherches). Les cornes du thymus s'élèvent jusqu'au voisinage du corps thyroïde, sans toutefois l'atteindre. Un intervalle de 6 à 10 millimètres sépare en général les deux organes ; les cas où le thymus arrive au contact de la thyroïde m'ont paru tout à fait exceptionnels.

Le thymus se compose de deux lobes, un lobe droit et un lobe gauche, adossés l'un à l'autre par leur face interne. Le plan de séparation des deux lobes est rarement médian : dans la plupart des cas, il est placé à droite de la ligne médiane quand on examine le thymus par sa face antérieure, à gauche de cette même ligne médiane quand on regarde l'organe par sa face postérieure. Autrement dit, le plan de séparation interlobaire se dirige obliquement d'avant en arrière et de droite à gauche. Cette disposition se voit très nettement sur les coupes horizontales du thorax pratiquées sur des sujets congelés (fig. 441). Ces coupes nous montrent en même temps que chacun des deux lobes thymiques revêt la forme d'un triangle, dont le sommet est *postérieur* pour le lobe gauche et *antérieur* pour le lobe droit.

Les deux lobes thymiques sont intimement unis l'un à l'autre par leur face correspondante. Ils ne sont séparés, en effet, que par une mince couche de tissu conjonctif. Il est des cas où cette cloison séparative disparaît sur un point plus ou moins étendu : sur ce point, les deux lobes sont complètement fusionnés, ou, plus exactement, ils sont réunis l'un à l'autre par une partie commune, à direction transversale, représentant une sorte d'isthme. Suivant que cet isthme occupe la partie inférieure ou la partie moyenne des lobes, le thymus prend la forme d'un **H** (*thymus en* **H**) ou d'un **V** (*thymus en* **V**).

La surface externe du thymus, lisse et unie, nous présente dans toute son étendue de petits champs polygonaux, indice de la constitution lobulaire de l'organe. Le thymus se compose, en effet, comme nous allons le voir tout à l'heure, d'une multitude de lobules et chacun des polygones sus-indiqués représente la base d'un de ces lobules.

§ III. — RAPPORTS

Le thymus, avons-nous dit plus haut, occupe à la fois la cavité du thorax et la partie inférieure du cou. Nous pouvons donc, au point de vue de ses rapports, lui considérer deux portions : une *portion cervicale* et une *portion thoracique*. De ces deux portions, la dernière est incontestablement la plus importante : elle représente, à elle seule, les quatre cinquièmes de l'organe.

1° Portion cervicale. — Dans sa portion cervicale, le thymus, un peu aplati d'avant en arrière, nous offre à considérer deux faces, l'une antérieure, l'autre postérieure et deux bords latéraux :

a. *Face antérieure.* — La face antérieure, convexe, est en rapport, sur la ligne médiane, avec la ligne blanche sous-hyoïdienne et, de chaque côté de la ligne médiane, avec les muscles sterno-thyroïdiens et sterno-cléido-hyoïdiens, que recouvrent successivement l'aponévrose cervicale superficielle, le tissu cellulaire sous-cutané et la peau.

b. *Face postérieure.* — La face postérieure, concave, repose par sa partie moyenne sur la face antérieure de la trachée et, par ses parties latérales, sur les deux carotides primitives.

c. *Bords latéraux.* — Les bords latéraux se dirigent obliquement en haut et en dedans. Ils croisent à angle aigu les carotides primitives, qui, elles, sont légèrement obliques en haut et en dehors.

2° Portion thoracique. — Tous les auteurs considèrent la portion thoracique du thymus comme étant aplatie d'avant en arrière. C'est là, en effet, la forme que revêt l'organe quand on l'examine sur le cadavre après ablation du plastron sterno-costal. Mais, dans ces conditions, le thymus, grâce à sa faible consistance, s'est déformé : il s'est étalé transversalement par le seul fait de l'opération qui a été pratiquée pour le mettre à découvert. Pour prendre une notion exacte de sa configuration et de ses rapports, la meilleure méthode à suivre consiste à pratiquer des coupes horizontales du thorax sur des sujets préalablement congelés. On constate alors (fig. 441) que le thymus n'est nullement aplati d'avant en arrière.

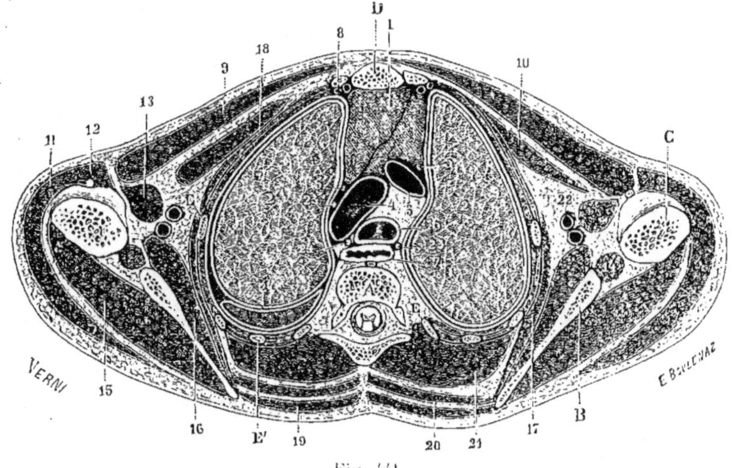

Fig. 441.

Coupe horizontale du tronc d'un nouveau-né, pratiquée au niveau de la crosse aortique, pour montrer la forme et les rapports du thymus (sujet congelé, segment inférieur de la coupe).

A, quatrième vertèbre dorsale. — B. omoplate — C. humérus. — D. sternum. — E. deuxième côte. — E'. quatrième côte. 1, thymus, avec ses deux lobes. — 2, 2'. poumons droit et gauche, entourés par les plèvres. 2''. scissure interlobaire du poumon gauche — 3. veine cave supérieure. — 4. crosse aortique. 5, 5'. nerfs phréniques droit et gauche. — 6. trachée. — 7, œsophage. — 8. vaisseaux mammaires internes. — 9. muscle grand pectoral. — 10. petit pectoral. — 11. deltoïde. — 12. tendon de la longue portion du biceps. — 13. coraco-brachial et courte portion du biceps. — 14. longue portion du biceps. — 15. sous-épineux. — 16. sous-scapulaire. — 17. grand dentelé. — 18. muscles intercostaux. 19. trapèze. — 20, rhomboïde. — 21. muscles des gouttières vertébrales. — 22. vaisseaux axillaires. — 23 et 23'. pneumogastriques droit et gauche. — 24. nerf récurrent gauche.

qu'au contraire, son diamètre antéro-postérieur est un peu supérieur à son diamètre transverse et qu'en somme il peut être comparé à une pyramide quadrangulaire, dans son ensemble, dont les quatre faces se distingueraient en antérieure, postérieure et latérales :

a. *Face antérieure.* — La face antérieure, plane, répond à la face postérieure du sternum, dont elle est séparée, en haut, par les insertions d'origine des muscles sterno-thyroïdiens. Elle répond encore plus ou moins (cela dépend du développement de l'organe) à l'articulation sterno-claviculaire, aux trois ou quatre premières articulations sterno-costales et, un peu en dehors de ces articulations, aux vaisseaux mammaires internes.

b. *Face postérieure.* — La face postérieure, légèrement excavée, est en rapport : 1° à sa partie inférieure, avec le péricarde qui la sépare de l'oreillette droite et de la portion verticale des deux artères aorte et pulmonaire ; 2° à sa partie moyenne, avec l'aorte ascendante et, sur le côté droit de l'aorte, avec la veine cave supérieure ; 3° à sa partie supérieure, avec le tronc artériel brachio-céphalique, l'origine de la carotide primitive gauche et de l'artère sous-clavière gauche, la face antérieure de la trachée et le tronc veineux brachio-céphalique gauche.

c. *Faces latérales.* — Les faces latérales, assez régulièrement planes, répondent aux poumons, dont elles sont séparées par la plèvre médiastine. Elles répondent également aux nerfs phréniques, mais ce dernier rapport est un peu différent à droite et à gauche : à droite (fig. 441,5), le nerf phrénique longe le bord postérieur du thymus ; à gauche (fig. 441,5'), il chemine un peu en arrière de ce bord et, par conséquent, n'est pas en contact immédiat avec l'organe.

Thymus accessoires. — On rencontre assez souvent, dans la région du thymus, des lobes plus ou moins volumineux, entièrement isolés du reste de l'organe. Ces *thymus erratiques* ou *accessoires* sont uniques ou multiples : on en a observé jusqu'à cinq sur le même sujet (JENDRASSIK). Ils se développent, de préférence, sur les parties latérales du thymus ou au voisinage de son extrémité supérieure. Sur ce dernier point, ils sont ordinairement situés entre les cornes du thymus et la partie inférieure du corps thyroïde, qui parfois les recouvre entièrement. J'ai rencontré tout récemment (février 1893), chez un nouveau-né, un thymus accessoire couché sur la partie antéro-externe du lobe droit; il mesurait 3 centimètres de longueur sur 8 millimètres de largeur. Sur ce sujet, le thymus se composait réellement de trois lobes au lieu de deux. Dans un autre cas, j'ai observé deux petits lobes accessoires, situés sur le péricarde immédiatement au-dessous de la base du lobe droit. Suivant la remarque d'AMMAN, la présence de lobes accessoires autour du thymus paraît coïncider régulièrement avec un développement très prononcé de cet organe.

<h3 style="text-align:center">§ IV. — CONSTITUTION ANATOMIQUE</h3>

Envisagé au point de vue de sa constitution anatomique, le thymus se compose, comme le corps thyroïde, d'un stroma conjonctif et d'un tissu propre.

1° Stroma conjonctif. — Le thymus est contenu dans une enveloppe fibreuse ou plutôt conjonctive, mince, délicate, difficile à isoler : c'est la *capsule du thymus.* — Sa *surface extérieure* se continue avec le tissu cellulaire du voisinage. Elle s'unit intimement : en bas, avec le péricarde ; en haut, avec l'aponévrose cervicale. — Sa *surface intérieure* donne naissance à une série de prolongements, qui, sous le nom de cloisons et de sous-cloisons (septa et septula), pénètrent dans l'épaisseur du thymus et le divisent en une multitude de segments plus petits, que nous décrirons tout à l'heure.

La capsule du thymus, avec ses prolongements intra-thymiques, sert de soutien aux vaisseaux et aux nerfs destinés à l'organe.

Histologiquement, elle est essentiellement constituée par des fibres du tissu conjonctif, auxquelles viennent se mêler des fibres élastiques fines et un certain nombre de cellules adipeuses. Ces éléments adipeux, très rares chez le nouveau-né, très rares encore chez le jeune enfant, se multiplient plus tard quand l'organe subit son évolution regressive (voy. plus loin).

2° Tissu propre. — Le thymus, avons-nous dit plus haut, se compose de deux lobes latéraux, l'un droit, l'autre gauche. Ces deux lobes sont morphologiquement équivalents et le thymus peut, en réalité, être considéré comme un organe pair et symétrique.

A. Déroulement des lobes : lobules et cordon central. — Si on examine chacun des lobes du thymus avant toute préparation, on constate qu'il est pelotonné sur lui-même, comme s'il avait voulu diminuer sa longueur et disposer sa masse sous le plus petit volume possible.

Si alors on le déroule, en détruisant à l'aide du ciseau et du scalpel les attaches conjonctives qui unissent entre eux les différents replis, on le voit diminuer de largeur, mais acquérir en même temps une longueur triple ou quadruple (fig. 442, A et B). Ainsi déroulés, les deux lobes du thymus nous présentent chacun un cordon central qui occupe toute leur longueur et tout autour duquel viennent se fixer les nombreux *lobules* qui le constituent. Ces lobules sont très irréguliers, comme le montre la figure ci-contre, et il en est de même de leur mode d'implantation sur le cordon central. On les a comparés dans leur ensemble, non sans raison, à ces champignons des prés que l'on enfile dans une corde pour les faire sécher.

Le thymus, on le voit, est essentiellement constitué par un nombre considérable de lobules appendus à un cordon central. Cette disposition répond au mode de développement de l'organe (voy. Embryologie). Le thymus, en effet, se compose au début d'une sorte de cordon épithélial, qui engendre tout autour de lui une série de petits bourgeons pleins, formant comme les grains d'une grappe dont le cordon serait l'axe principal. Toutefois, chez l'adulte, le cordon épithélial n'existe plus : il est remplacé par une masse de tissu conjonctif servant à la fois de chemin aux vaisseaux et de lien commun aux différents lobules. L'axe épithélial du début n'est donc qu'un organe transitoire, qui disparaît, après avoir engendré les lobules, à mesure que le thymus perd sa forme primitive de glande en grappe et que les grains de cette grappe deviennent en quelque sorte indépendants les uns des autres, indépendants aussi du cordon épithélial qui les a produits.

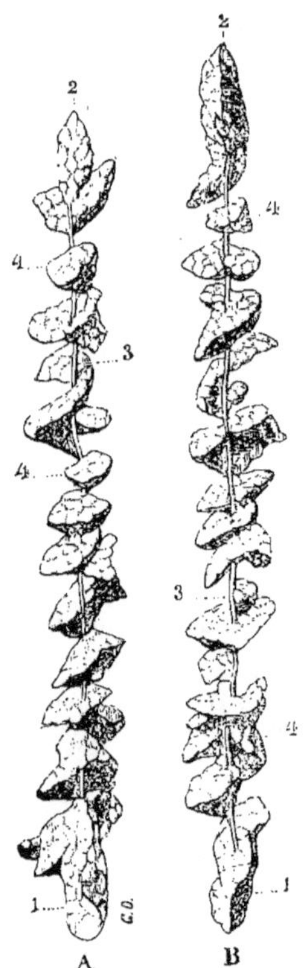

Fig. 442.

Thymus de nouveau-né, déroulé et vu par sa face antérieure.

A, lobe droit. — B, lobe gauche.

1, base du lobule. — 2, son sommet. — 3, 3, cordon central. — 4, 4, 4, 4, divers lobules du thymus isolés par la dissection.

B. Follicules. — Les lobes du thymus se décomposent eux-mêmes en un certain nombre de parties plus petites, appelées *follicules*. Les follicules mesurent de $0^{mm},3$ à $0^{mm},6$ de diamètre. Ils ont tous la même signification morphologique et ils sont au thymus ce qu'est à la thyroïde le follicule thyroïdien : chacun d'eux est un thymus minuscule. Histologiquement, les follicules thymiques se composent de deux couches : une couche externe ou périphérique, constituant la *substance corticale;* une couche interne ou centrale, appelée *substance médullaire.* Disons tout de suite que les différents follicules qui entrent dans la constitution d'un même lobule sont unis les uns aux autres au niveau de leur substance médullaire (fig. 443 . Ils sont, au contraire, libres et indépendants au niveau de leur substance corticale. Entre eux s'insinuent de minces cloisons de tissu conjonctif lâche, dépendant du stroma conjonctif de l'organe.

a. *Substance corticale*. — La substance corticale (fig. 443, 1), relativement sombre, est constituée : 1° par une trame adénoïde ; 2° par des vaisseaux ; 3° par des

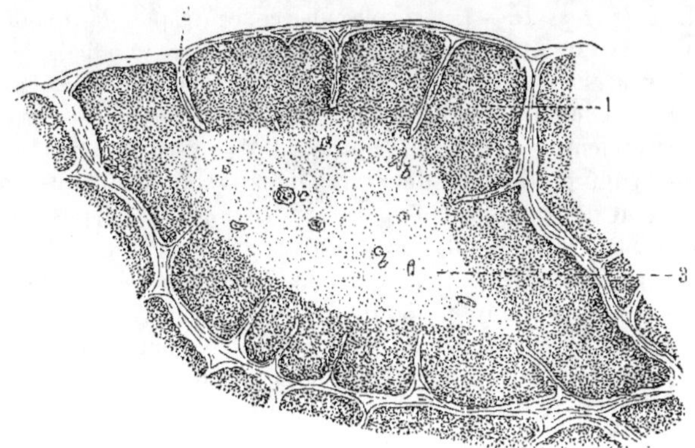

Fig. 443.

Coupe du thymus d'un enfant (d'après SCHÄFER) : un lobule thymique.

1. substance corticale (cortex) du lobule, divisée en nodules plus ou moins isolés par des travées conjonctives 2. 3. substance médullaire. - *b, b.* vaisseaux sanguins et *c, c.* corpuscules thymiques situés dans la substance médullaire.

éléments cellulaires. — La trame est représentée par un fin réticulum conjonctif, rappelant celui des ganglions lymphatiques ou des follicules clos. — Le long de ce réseau se dispose, accompagné par quelques fibres conjonctives, un lacis de capillaires sanguins fournis par une artériole folliculaire centrale, qui le plus souvent provient de l'axe conjonctif en traversant la substance médullaire. — Enfin, entre les mailles de ce système réticulé, et les remplissant exactement, se trouvent un grand nombre de cellules. Ces cellules, rondes, pourvues d'un noyau volumineux occupant la majeure partie de l'élément cellulaire, sont tout à fait analogues aux cellules que l'on trouve dans les ganglions lymphatiques : ce sont des cellules lymphoïdes.

b. *Substance médullaire*. — La substance médullaire (fig. 443, 3), qui se caractérise par sa couleur plus claire, nous présente, comme la précédente, un fin réticulum conjonctif : toutefois, ce réticulum est plus délicat et à mailles plus larges. D'autre part il est moins riche en vaisseaux et le contenu de ses mailles est un peu différent. En effet, outre les cellules lymphoïdes (fig. 444,1),

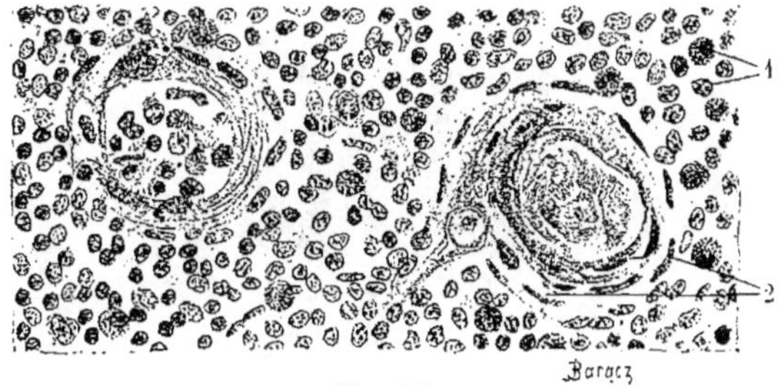

Fig. 444.

Coupe de la substance médullaire du thymus d'un chien de six mois, avec deux corpuscules de Hassall (d'après SZYMONOWICZ).

1. cellules lymphoïdes. — 2. noyaux des cellules concentriques d'un corpuscule de Hassall.

qui existent ici comme dans la substance corticale, on rencontre encore des éléments de divers ordres, qui sont : 1° des cellules granuleuses, de coloration jaunâtre ; 2° des cellules géantes, à noyaux multiples, assez analogues aux myéloplaxes ; 3° enfin, des formations spéciales appelées *corpuscules concentriques* de HASSAL ou tout simplement *corpuscules de Hassal*. Parmi tous ces éléments, les corpuscules de Hassal méritent d'attirer spécialement l'attention.

c. Corpuscules de Hassal. — Les corpuscules concentriques du thymus, signalés tout d'abord par HASSALL et par VIRCHOW, minutieusement étudiés plus tard par ECKER et par BRUCH, sont des corpuscules arrondis ou ovoïdes (fig. 444,2), situés dans la substance médullaire du thymus, de préférence autour des vaisseaux. Ils mesurent ordinairement de 17 μ à 20 μ (KÖLLIKER). Il en est de plus volumineux, qui atteignent jusqu'à 160 et 180 μ de diamètre : mais ces derniers, dits *corpuscules composés*, résultent de la réunion d'un certain nombre de corpuscules simples.

Histologiquement, les corpuscules de Hassall se composent de cellules ou d'une cellule centrale, plus ou moins atteinte par la dégénérescence graisseuse, qu'entourent d'autres cellules, celles-ci aplaties et disposées en lamelles concentriques comme les écailles d'un oignon. Leur aspect se rapproche beaucoup de celui des perles épithéliales contenues dans les cancroïdes. La signification morphologique des corpuscules concentriques est encore fort obscure. Pour certains auteurs (STIEDA, HIS), ils représentent tout ce qui reste du thymus épithélial primitif, les autres éléments que nous présente cet organe à l'état de développement complet n'étant autre chose que des éléments lymphoïdes. Pour d'autres (TOURNEUX et HERRMANN), ce sont tout simplement des agglomérations spéciales de cellules lymphoïdes. FRIEDLEBEN, de son côté, considère les corpuscules de Hassall comme des follicules thymiques en voie d'atrophie ; KÖLLIKER, comme des cellules thymiques, autour desquelles se seraient déposées des couches concentriques de substance amorphe. D'autre part, CORNIL et RANVIER, AFANASSIEW, ayant noté les connexions des corpuscules de Hassal avec les vaisseaux, les regardent comme le produit d'une différenciation de la paroi endothéliale de ces derniers : l'endothélium, d'abord simple, proliférerait, se disposerait en plusieurs couches et arriverait ainsi peu à peu à oblitérer complètement le vaisseau. Comme on le voit, ces hypothèses sont on ne peut plus contradictoires et la question appelle de nouvelles recherches.

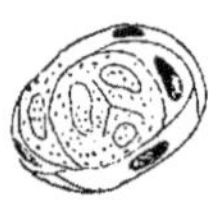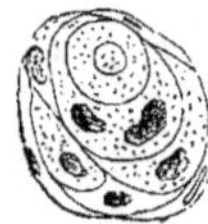

Fig. 445.

Deux corpuscules de Hassall du thymus humain, vus à l'état d'isolement (d'après KLEIN).

Vésicules ciliées du thymus. — REMAK, WATNEY, CAPOBIANCO ont signalé, dans le thymus des mammifères, l'existence de vésicules ou kystes, tapissés par un

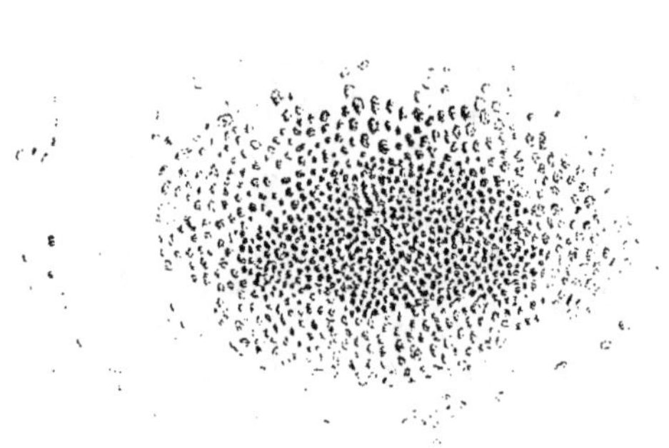

Fig. 446.

Involution du thymus : groupe de petites cellules lymphoïdes, situées dans le vestige graisseux du thymus et entourées par une zone de cellules plus grosses avec noyau pâle (d'après SULTAN).

épithélium cubique à cils vibratiles. Ces cavités rappellent exactement celles que nous avons déjà décrites, dans l'article précédent, à propos des parathyroïdes (voy. *Corps thyroïde*. p. 505). Elles ont la même valeur morphologique.

Involution du thymus. — Organe transitoire, le thymus, aussitôt qu'il n'a plus de rôle à jouer dans l'organisme, subit dans sa structure des transformations régressives, que l'on désigne ordinairement sous le nom d'*involution thymique*. Le processus régressif consiste ici dans l'envahissement progressif de l'organe par le tissu adipeux, lequel détruit peu à peu les éléments propres du thymus et prend leur place.

Le phénomène commence dans le courant de la deuxième année : le thymus diminue peu à peu de volume, en même temps qu'il prend une coloration plus ou moins jaunâtre, indice non équivoque de son envahissement par la graisse. A l'âge de la puberté, il est déjà considérablement réduit. A l'âge de vingt ans, il est plus réduit encore. A vingt-cinq ou trente ans, on ne le retrouve plus qu'à l'état de simple vestige. On a cru longtemps qu'il disparaissait d'une façon complète. Les recherches de Sappey et de Waldeyer établissent, au contraire, que les vestiges thymiques persistent jusque chez le vieillard et, cela, d'une façon constante : ils sont représentés par une masse graisseuse, de forme et de dimensions variables, couchée dans le médiastin antérieur entre la fourchette sternale et les gros vaisseaux. Waldeyer, d'abord (1890), puis Sultan (1897) ont même constaté la persistance, dans cet organe si profondément frappé par la dégénérescence graisseuse, de certaines parties du tissu thymique : ce sont des formations adénoïdes (fig. 446), soit à l'état diffus, soit disséminées en petits îlots, provenant manifestement de lobules incomplètement dégénérés.

Nous signalerons enfin que, dans des cas qui sont loin d'être rares, on a rencontré chez l'adulte et même chez le vieillard, des thymus aussi volumineux, parfois même plus volumineux que chez le nouveau-né.

§ V. — Vaisseaux et nerfs

1° Artères. — Les artères destinées au thymus (*artères thymiques*) proviennent en grande partie des artères mammaires internes, qui, comme on le sait, cheminent verticalement sur les côtés de l'organe. Quelques-unes, moins importantes que celles issues de la mammaire, lui sont encore fournies, en haut par les thyroïdiennes inférieures et, en bas, par les péricardiques ou les diaphragmatiques supérieures. Les divisions des artères thymiques, après avoir pénétré dans l'intérieur du thymus, suivent pour la plupart le cordon central. Au niveau de chaque lobule, elles émettent une branche qui pénètre dans le hile de ce dernier (*branche lobulaire*) : cette branche lobulaire, cheminant au sein des délicates travées conjonctives qui traversent la substance médullaire, se ramifie de plus en plus, pour se terminer, finalement, au sein de la substance corticale par les riches réseaux capillaires que nous avons signalés plus haut.

2° Veines. — Les veines issues de ces réseaux capillaires se dirigent vers la surface extérieure de l'organe. Elles sont fort nombreuses et suivent les trajets les plus divers. Un certain nombre d'entre elles se rendent aux veines mammaires internes, aux thyroïdiennes inférieures, aux péricardiques et aux diaphragmatiques supérieures : mais ces veines sont en général excessivement grêles. Les plus volumineuses s'échappent du thymus à la partie moyenne de sa face postérieure et viennent se jeter, après un trajet très court, dans le tronc veineux brachiocéphalique gauche.

3° Lymphatiques. — Les lymphatiques du thymus naissent à l'intérieur même des follicules, où ils forment un système de sinus, identique à celui qui a été décrit dans les ganglions lymphatiques (His). Ils sortent ensuite des follicules et se répandent, sous la forme de capillaires lymphatiques, dans le tissu conjonctif du lobule. Finalement, ils se réunissent en trois ou quatre troncs, qui se jettent dans les ganglions rétro-sternaux.

4° Nerfs. — Les nerfs du thymus proviennent du grand sympathique et peut-être aussi du pneumogastrique. La plupart d'entre eux, tous peut-être, arrivent à l'organe en suivant le trajet des vaisseaux. Dans l'épaisseur même du thymus, ils cheminent le long des cloisons conjonctives, irrégulièrement flexueux et plus ou moins plexiformes. Leur mode de terminaison n'est pas encore bien connu. Tout récemment, Bovero (1899), en utilisant tour à tour la méthode de Golgi et la méthode d'Ehrlich, a pu les suivre jusque dans la substance médullaire, où ils se terminent par des extrémités libres légèrement renflées. Il ne lui a pas été jusqu'ici possible de voir quelles sont les relations intimes de ces terminaisons nerveuses avec les éléments cellulaires du thymus. Il n'a pu réussir non plus à mettre en évidence, dans le thymus, ces éléments ganglionnaires qui ont été signalés par Fusari dans la rate et les capsules surrénales, par Pensa dans le rein, par Sacerdotti dans la glande thyroïdienne.

A consulter, au sujet du thymus : Cooper, *The anatomy of the thymus gland*. Londres. 1832 : — Haugstedt, *Thymi in homine ac per seriem animalium descript. anatom.*. Copenhague. 1833 : — Simon, *A physiol. essay on the thymus gland*, London, 1845 ; — Jendrassik. *Anat. Untersuch. über den Bau der Thymusdrüse*. Sitzungsb. d. K. Akad., Wien., 1857, — Friedleben. *Die Physiol. der Thymusdrüse*, Frankfurt, 1858 ; — His. *Ueber die Thymusdrüse*. Verhandl. der Naturf.-Gesellsch. in Basel, 1866 : — Thaon. *Du thymus aux différents âges*. Mouv. méd., 1872 : — Afanassiew. *Ueber die concentrischen Körper der Thymus*, Arch. f. mikr. Anat., 1877 : — Dahms. *Etude sur le thymus*, Th. Paris, 1877 ; — Amman, *Beitr. z. Anat. der Thymusdrüse*. Zurich, 1882 : — Watney. *The minute anatomy of the thymus*. Philos. Transact., 1882 ; — Sbedel. *Zellvermehrung in der Thymusdrüse*, Arch. f. mikr. Anat., 1884 ; — Zoja, *Sulla permanenza della glandola timo nei fanciulli e negli adolescenti*. Bull. Scient., 1885 ; — Mongeri, *Sulla glandola timo*. Parma. 1885 ; — Tourneux et Herrmann, *Sur l'évolution histol. du thymus chez l'embryon humain*, Soc. de Biol., 1887 ; — Waldeyer, *Die Rückbildung der Thymus*, Sitz. d. Akad. der Wissensch., Berlin. 1890 : — Capobianco, *Contribuzioni alla morfologia del timo*, Giorn. dell'ass. dei naturalisti e medici. Napoli. 1891 ; — Tarulli e Marchinesi. *Ricerche istolog. sul timo*, Bull. d. Soc. Lancisiana di osped. di Roma, 1895 ; — Sultan. *Beitr. zur Involution des Thymus*, Virchow's Arch., t. CIV. 1897 ; — Versari. *Le arterie timiche nell'uomo ed in altri mammiferi*. Bull. Soc. Lancisiana di Ospel di Roma, 1897 ; — Voyez aussi la bibliographie du corps thyroïde (p. 512).

LIVRE X

APPAREIL URO-GÉNITAL

L'appareil uro-génital comprend, comme son nom l'indique, l'ensemble des organes qui se rattachent aux deux importantes fonctions urinaire et génitale. — La *fonction urinaire*, on le sait, a pour but de rejeter au dehors, avec l'urine, des matières azotées et autres substances non volatiles (voy. *Urine*), qui s'amassent dans le torrent circulatoire à la suite de la désassimilation et qui, si elles n'étaient pas expulsées, jetteraient dans les différentes fonctions une perturbation profonde. L'appareil urinaire acquiert ainsi la signification d'un vaste émonctoire, chargé, au même titre que les poumons et les glandes sudoripares, de débarrasser nos tissus des matériaux de déchet provenant des combustions organiques. — Quant à la *fonction génitale*, encore appelée *fonction de reproduction*, elle a pour but la conservation de l'espèce : c'est cette fonction par laquelle les êtres vivants se multiplient en donnant naissance à d'autres êtres semblables à eux.

Quelque différentes que soient ces deux fonctions dans leur nature, les appareils organiques qui leur sont dévolus présentent dans les premiers stades de leur développement des relations intimes et, même chez l'adulte, nous voyons un même conduit, le canal uréthral de l'homme, servir à la fois au passage de l'urine et du sperme. Ainsi se trouve justifiée la classification anatomique, qui réunit en un seul système les deux appareils urinaire et génital et dans un même livre tout ce qui se rattache à leur description.

Les organes urinaires, abstraction faite du canal de l'urèthre qui est beaucoup plus court chez la femme que chez l'homme, nous présentent une disposition analogue dans les deux sexes, et nous pourrons les étudier dans un seul et même chapitre. Mais il n'en est pas de même des organes génitaux, lesquels diffèrent du tout au tout suivant qu'on les considère chez l'homme ou chez la femme.

La génération sexuée qui, comme on le sait, est le mode de reproduction de tous les êtres un peu perfectionnés, de tous les vertébrés notamment, exige le concours de deux éléments : l'ovule et le spermatozoïde. Ces deux éléments, tous les deux essentiels, sont cependant d'une valeur bien différente, et leur part respective dans la fonction de reproduction peut se traduire par cette formule bien simple que nous aurons à développer en embryologie : l'ovule, fécondé par le spermatozoïde donne naissance à un germe qui, en se développant, constituera plus tard un être morphologiquement semblable aux générateurs. — Chez un grand nombre d'invertébrés, les deux éléments précités, l'ovule et le spermatozoïde, sont portés par le même sujet qui, pour cette raison, est dit *bisexué* ou *hermaphrodite*. — Mais, chez tous les vertébrés, ils sont produits par deux sujets distincts, dont l'un, celui qui fournit le spermatozoïde, est appelé *mâle*, l'autre, celui qui porte l'ovule, prend le nom de *femelle*. Les deux sexes sont, dans ce cas, nettement tranchés et, dans les espèces animales qui présentent ce caractère, chacun des sujets est dit *sexué* ou *unisexué*.

L'appareil sexuel, comme tous les autres appareils, se complique au fur et à mesure que l'animal devient lui-même plus parfait. — Chez les vertébrés inférieurs, les corps glandulaires qui produisent les spermatozoïdes et les ovules constituent à eux seuls l'appareil tout entier. Ovules et spermatozoïdes tombent, au fur et à mesure de leur production, dans la cavité générale du corps. Puis, ils s'échappent au dehors par des orifices qui sont situés sur la paroi abdominale, les *pores abdominaux*. — Si nous nous élevons dans la série, nous voyons apparaître, à titre d'annexes des glandes génitales, des conduits spéciaux qui relient ces glandes à l'extérieur : ce sont de véritables canaux excréteurs, par lesquels s'échappent, les spermatozoïdes chez le sujet mâle, les ovules chez le sujet femelle. — Si nous nous élevons encore, nous voyons, dans les espèces qui s'accouplent lors de la fécondation, l'appareil génital acquérir un nouveau perfectionnement par le fait de l'adjonction aux formations précitées d'organes, dits *copulateurs*, ayant pour fonction l'introduction des spermatozoïdes dans les voies parcourues par l'ovule.

Placé au sommet de l'échelle zoologique, l'homme présente dans son appareil génital tous les perfectionnements sus-indiqués et nous trouverons chez lui, à la fois sur le sujet mâle et sur le sujet femelle, des glandes génitales chargées de produire les éléments essentiels de la fécondation, des canaux excréteurs dans lesquels cheminent ces éléments et, enfin, des organes copulateurs. Ces différents organes sont naturellement tout différents chez l'homme et chez la femme et, contrairement à ce qui a été fait dans les livres précédents, nous serons obligé de les décrire séparément dans l'un et l'autre sexe.

Nous étudierons donc successivement, dans trois chapitres distincts ;

1° Les *organes urinaires*, chez l'homme et chez la femme ;

2° Les *organes génitaux de l'homme ;*

3° Les *organes génitaux de la femme.*

À l'appareil génital, nous rattacherons les *mamelles*, organes glandulaires destinés à sécréter le lait. Sans doute, ces glandes se trouvent situées, du moins chez l'homme, sur un point très éloigné des organes génitaux ; d'autre part, elles n'ont avec ces derniers organes aucune communauté d'origine. Mais il n'en est pas moins vrai qu'en assurant pendant un certain temps l'alimentation du nouveau-né, les mamelles deviennent une annexe importante de cet appareil, dont la fonction, définie plus haut, a pour but la conservation de l'espèce. Nous lui consacrerons un chapitre à part.

Enfin, dans un cinquième et dernier chapitre, nous donnerons une description générale du *péritoine*, qui présente avec les organes génitaux et urinaires, chez l'adulte comme chez l'embryon, des relations si intimes.

ORGANES URINAIRES

L'appareil urinaire se compose essentiellement de deux parties (fig. 447) : 1° un organe sécréteur, le *rein*, qui préside à l'élaboration de l'urine; 2° un système de canaux excréteurs, qui recueillent ce liquide au fur et à mesure qu'il est sécrété par les reins et le rejettent ensuite dans le milieu extérieur.

Cet appareil excréteur, très long, irrégulièrement calibré, se subdivise à son tour en trois segments, qui sont : 1° un premier canal, le *conduit excréteur du rein*, qui recueille l'urine à sa sortie de la glande et la conduit dans la vessie ; 2° la *vessie*, sorte de réservoir dans lequel s'accumule l'urine jusqu'au moment où elle est expulsée au dehors ; 3° un deuxième canal, l'*urèthre*, qu'on désigne quelquefois sous le nom de *conduit excréteur de la vessie* et qui fait communiquer le réservoir urinaire avec l'extérieur.

Aux reins, nous rattacherons, à titre d'annexes, les *capsules surrénales*. Ces derniers organes, bien que ne prenant aucune part à la fonction urinaire, présentent avec les reins, tant chez l'embryon que chez l'adulte, des relations anatomiques suffisamment intimes pour justifier un pareil rapprochement.

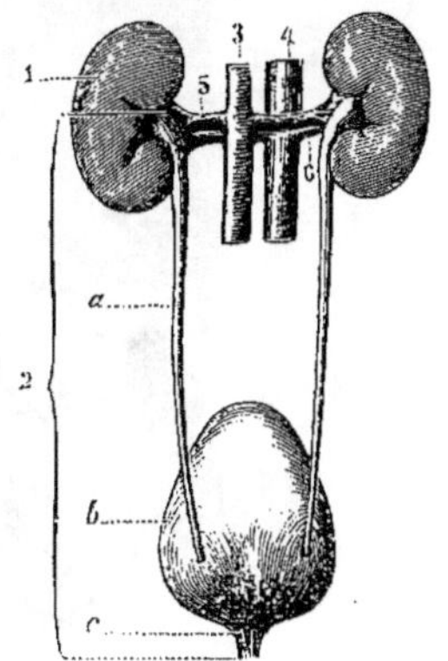

Fig. 447.

Appareil urinaire de la femme, vue postérieure.

1, rein. — 2, son appareil excréteur, avec : *a*, uretère; *b*, vessie; *c*, urèthre. — 3, aorte. — 4, veine cave inférieure. — 5 et 6, artères et veines rénales.

REINS

Au nombre de deux, l'un droit, l'autre gauche, les reins (angl. *Kidney*, allem. *Niere*) sont des organes glanduleux et très vasculaires, auxquels incombe l'importante fonction d'élaborer l'urine. Ils constituent ainsi la partie fondamentale de l'appareil urinaire. Après quelques considérations générales sur leur *situation* et leurs *moyens de fixité*, sur leur *nombre*, sur leur *direction*, sur leur *volume* et sur leur *poids*, sur leur *coloration* et leur *consistance*, nous étudierons successivement : 1° leur *conformation extérieure* et leurs *rapports ;* 2° leur *constitution anatomique ;* 3° leurs *vaisseaux* et leurs *nerfs ;* 4° leur produit de sécrétion, l'*urine.*

§ I. — Considérations générales

1° Situation. — Les reins occupent la région postérieure de l'abdomen. Ils sont couchés (fig. 448, A et A') sur les côtés du rachis, à la hauteur des deux dernières

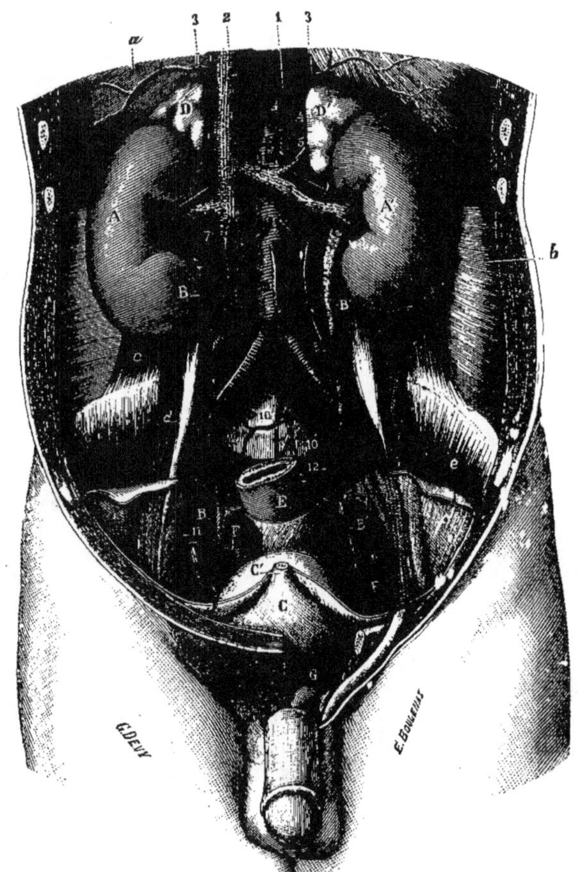

Fig. 448.

Les deux reins et leurs conduits excréteurs, vus en place.

A, A', rein droit et rein gauche. — B. B', uretères. — C. vessie urinaire à demi distendue, avec C', coupe de l'ouraque. — D, D'. capsules surrénales droite et gauche. — E, portion prérectale du côlon ilio-pelvien. — F, F', canaux défé-rents. — G, corps caverneux gauche.

1, aorte. — 2, veine cave inférieure. — 3, artères diaphragmatiques inférieures. — 4 tronc cœliaque, réséqué à son origine. — 5, artère capsulaire moyenne. — 6, artère mésentérique supérieure. — 7, 7', vaisseaux rénaux droits et gauche. — 8, vaisseaux spermatiques. — 9, artère mésentérique inférieure, — 10, vaisseaux iliaques primitifs.

vertèbres dorsales et des deux ou trois premières lombaires. Le rein droit est ordi-nairement situé un peu plus bas que le gauche (dans les deux tiers des cas d'après les recherches de Helm), probablement à cause de la présence du foie, qui le sur-plombe et qui, en pesant sur lui, tend à le refouler du côté de la fosse iliaque. Chez la femme, les reins sont en général moins élevés que chez l'homme de la hauteur d'une demi-vertèbre lombaire (HELM).

2° Direction. — Les reins sont allongés dans le sens vertical. Mais leur grand axe est loin d'être exactement parallèle au plan médian : il s'incline sur ce plan (fig. 455) de haut en bas et de dedans en dehors.

Il en résulte que les deux reins sont convergents en haut ou, en d'autres termes, se trouvent plus rapprochés à leur extrémité supérieure qu'à leur extrémité inférieure : en effet, tandis que la distance horizontale qui sépare l'une de l'autre les extrémités supérieures est de 6 ou 7 centimètres, celle qui sépare les extrémités inférieures s'élève à 10 ou 11 centimètres. Si nous voulons maintenant rapporter cette obliquité des reins au plan médian, nous pouvons dire, avec MORRIS et RÉCAMIER, que le bord interne du rein est séparé de la ligne des apophyses épineuses par un intervalle qui mesure 2 centimètres 1/2 en haut et, en bas, 3 centimètres 1/2 à 4 centimètres.

Il est à remarquer, d'autre part, que l'axe transversal du rein, je veux dire l'axe qui s'étend d'un des bords à l'autre, se dirige, non pas directement de dedans en dehors, mais obliquement de dedans en dehors et d'avant en arrière (voy. fig. 449). Cette obliquité sur le plan transversal du corps varie de 40 à 50 degrés.

3° Moyens de fixité. — Les reins sont maintenus en position, tout d'abord : 1° par leurs vaisseaux (artère et veine rénales), qui sont relativement très courts et qui les relient à l'aorte abdominale et à la veine cave inférieure ; 2° par le péritoine pariétal, qui, en recouvrant la plus grande partie de leur face antérieure, les applique fortement contre la paroi abdominale. Sans rejeter entièrement l'action fixatrice des vaisseaux et du péritoine pariétal, nous devons reconnaître qu'elle est tout à fait secondaire. On peut, en effet, comme l'a démontré LEGUEU, enlever le péritoine pariétal, on peut même sectionner les vaisseaux rénaux sans amener pour cela de déplacement du rein : séparé de son péritoine et de ses vaisseaux, le rein n'en reste pas moins en place et résiste aux pressions exercées de haut en bas pour l'abaisser.

A. FASCIA RÉNAL. — A l'action des vaisseaux et du péritoine, action très faible, vient s'ajouter comme un moyen de fixité autrement important, une enveloppe fibreuse qui entoure l'organe dans toute son étendue et que l'on désigne pour cette raison sous le nom de *fascia périrénal* ou, tout simplement, de *fascia rénal*.

Le fascia rénal est une dépendance de la couche celluleuse qui, sous le nom de *fascia propria*, double le feuillet pariétal du péritoine. Il est formé de la façon suivante (fig. 449) : en arrivant au niveau du bord externe du rein, le fascia propria se divise en deux feuillets : un feuillet antérieur, qui passe en avant du rein, c'est le *feuillet prérénal* ; un feuillet postérieur, qui

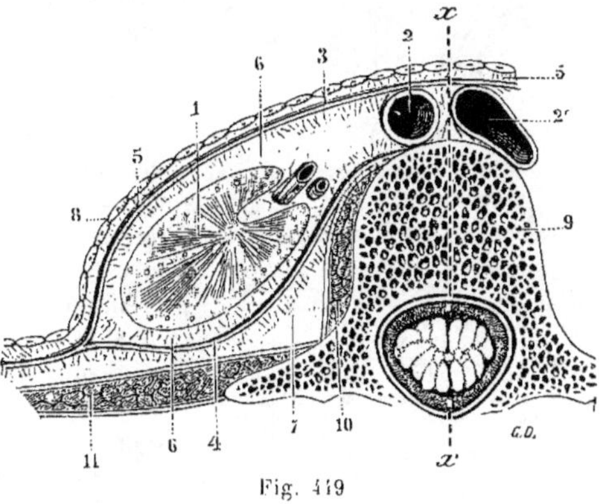

Fig. 449

Le fascia rénal, vu sur une coupe horizontale
(*demi-schématique*).

x, x. ligne médiane. — 1, rein. — 2, 2', aorte et veine cave inférieure. — 3, fascia prérénal. — 4, fascia rétro-rénal. — 6, 6, masse adipeuse périrénale (*capsule adipeuse*). — 7, masse adipeuse pararénale. — 8, péritoine pariétal, représenté schématiquement par une couche de cellules plates. — 9, vertèbre. — 10, psoas, avec son aponévrose. — 11, carré des lombes, avec son aponévrose.

passe en arrière, c'est le *feuillet rétro-rénal.* — Le *feuillet rétro-rénal* (4), encore appelé *fascia de Zuckerkandl,* du nom de l'anatomiste qui l'a bien décrit en 1882. s'insinue entre le rein et la paroi abdominale postérieure. Il s'applique tout d'abord contre le carré des lombes, puis contre le psoas et, finalement, vient se fixer sur la partie antéro-latérale de la colonne vertébrale, immédiatement en dedans des insertions de ce dernier muscle. Entre les muscles précités et le feuillet rétro-rénal se dispose une couche celluleuse plus ou moins accusée suivant les sujets, la *couche cellulo-adipeuse pararénale* (fig. 449, 7 et 450, 7). — Le *feuillet prérénal* (3), un peu plus mince que le précédent. suit exactement le même trajet que le péritoine pariétal, qu'il double et renforce. Il s'étale, tout d'abord, sur la face antérieure du rein, qu'il recouvre dans toute son étendue, depuis son bord externe jusqu'à son bord interne. Poursuivant ensuite son trajet de dehors en dedans, il passe au-devant du hile du rein et des gros vaisseaux prévertébraux et vient, sur la ligne médiane, se fusionner avec celui du côté opposé.

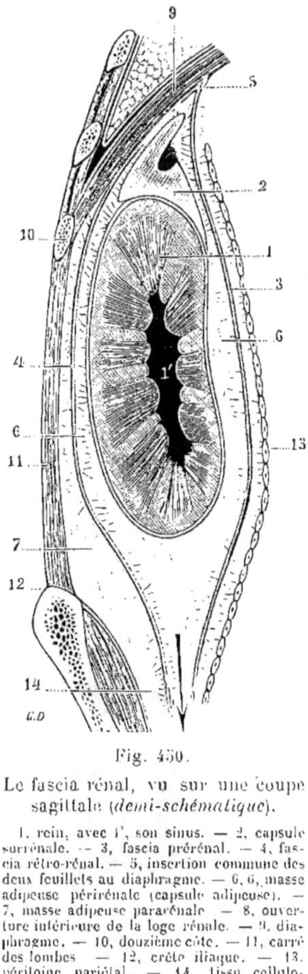

Voyons maintenant, sur une coupe sagittale de la région (fig. 450) comment se comportent nos deux feuillets pré- et rétro-rénal à leur partie supérieure et à leur partie inférieure. — *En haut,* les deux feuillets, en arrivant à l'extrémité supérieure du rein, passent l'un et l'autre sur les faces correspondantes de la capsule surrénale, recouvrent ces faces comme ils ont recouvert celles du rein et arrivent ainsi au sommet de la capsule surrénale. Là, ils se fusionnent et contractent de fortes adhérences avec la face inférieure du diaphragme. — *En bas.* au niveau de l'extrémité inférieure du rein, le feuillet rétro-rénal et le feuillet prérénal se rapprochent l'un de l'autre, mais sans se fusionner, sans entrer même en contact. Ils continuent à descendre isolément l'un en avant de l'autre et viennent se perdre dans le tissu cellulo-adipeux de la fosse iliaque interne.

Fig. 450.

Le fascia rénal, vu sur une coupe sagittale *(demi-schématique).*

1, rein, avec 1', son sinus. — 2, capsule surrénale. — 3, fascia prérénal. — 4, fascia rétro-rénal. — 5, insertion commune des deux feuillets au diaphragme. — 6, 6, masse adipeuse périrénale (capsule adipeuse). — 7, masse adipeuse pararénale — 8, ouverture inférieure de la loge rénale. — 9, diaphragme. — 10, douzième côte. — 11, carré des lombes — 12, crête iliaque. — 13. péritoine pariétal. — 14, tissu cellulo-adipeux de la fosse iliaque interne.

Il résulte de la description qui précède, nettement schématisée dans les deux coupes 449 et 450, que le fascia rénal forme au rein et à la capsule surrénale une loge commune : c'est la *loge rénale.* Il en résulte aussi que cette loge, si elle est parfaitement fermée en haut et en dehors, est manifestement ouverte à sa partie interne et à sa partie inférieure : à sa partie interne (fig. 449), c'est une ouverture large et haute, qui fait communiquer la loge rénale avec la région prévertébrale ; à sa partie inférieure (fig. 450), c'est plutôt (les deux feuillets étant très rapprochés l'un de l'autre) un étroit canal qui descend verticalement vers la fosse iliaque interne. Constatons, en passant, que le rein peut dans certains cas sortir de sa loge et que, pour cela, deux voies lui sont ouvertes : une voie interne, qui l'amènera sur la ligne médiane ; une voie inférieure, qui le conduira vers le bassin.

Le fascia rénal n'est pas libre. Nous avons déjà vu qu'il prenait, en haut, de fortes attaches sur la face inférieure du diaphragme. Nous l'avons vu encore se fixer, en dedans, sur les parties antéro-latérales de la colonne vertébrale. En dehors, il est maintenu en place, le long du bord externe du rein, par sa continuité avec le fascia propria. En avant, des travées conjonctives l'unissent au péritoine pariétal. En arrière, des travées analogues le rattachent au carré des lombes et au psoas, ou plus exactement aux feuillets aponévrotiques qui recouvrent ces muscles. La loge fibreuse périrénale est donc, comme on le voit, solidement fixée.

Le rein, à son tour, n'est pas libre dans sa loge fibreuse. De toute sa surface extérieure partent d'innombrables travées et trabécules (fig. 449 et 450), qui vont s'attacher d'autre part à la paroi interne de cette loge et qui ont pour effet, on le conçoit, de rendre le contenu à peu près immobile dans le contenant. Ces travées conjonctives se trouvent partout, mais elles sont particulièrement accentuées (LEGUEC) à l'extrémité supérieure et au niveau du hile, où elles forment autant de petits *ligaments suspenseurs*.

Au total, le rein se maintient en position parce qu'il est fixé par des tractus conjonctifs aux parois d'une loge fibreuse, laquelle, de son côté, est fixée par des tractus conjonctifs analogues aux régions avoisinantes.

Le fascia prérénal se trouve renforcé, sur certains points que nous indiquerons tout à l'heure, par une lame celluleuse, connue sous le nom de *feuillet de Toldt*. Cette lame est une dépendance du péritoine et, pour bien comprendre sa signification, il importe de se reporter à la vie embryonnaire, au stade où le côlon, n'ayant pas encore subi sa torsion, flotte librement dans l'abdomen, relié à la colonne vertébrale par un long repli péritonéal, le *mésentère primitif* (fig. 451. A). Arrivés à la colonne vertébrale, les deux feuillets qui forment ce mésentère se séparent pour tapisser, à droite et à gauche, la paroi abdominale postérieure et constituer ainsi le péritoine pariétal primitif, lequel passe au-devant des reins.

Plus tard, le côlon et son mésentère se rabattent en dehors et s'appliquent contre le rein : il en résulte (fig. 451. B) que cet organe se trouve alors recouvert par trois feuillets péritonéaux, qui sont, en allant d'arrière en avant, le feuillet pariétal primitif, le feuillet droit du mésentère primitif, le feuillet gauche de ce même mésentère.

Plus tard encore (fig. 451. C) les deux premiers de ces trois feuillets s'unissent l'un à l'autre et disparaissent en tant que feuillets séreux, ne laissant à leur lieu et place qu'une lame celluleuse, qui est précisément le feuillet de Toldt. Quant au feuillet superficiel (ancien feuillet droit du mésentère primitif), il persiste, constituant alors le *péritoine pariétal définitif*, le péritoine pariétal de l'adulte.

Le feuillet de Toldt n'est donc, comme on le voit, que le reliquat de deux feuillets péritonéaux disparus au cours du développement. Il n'existe naturellement que sur les points où s'est rabattu le mésentère primitif, c'est-à-dire sur les deux tiers inférieurs de la face antérieure du rein droit et sur la partie tout inférieure de la face antérieure du rein gauche. Il convient

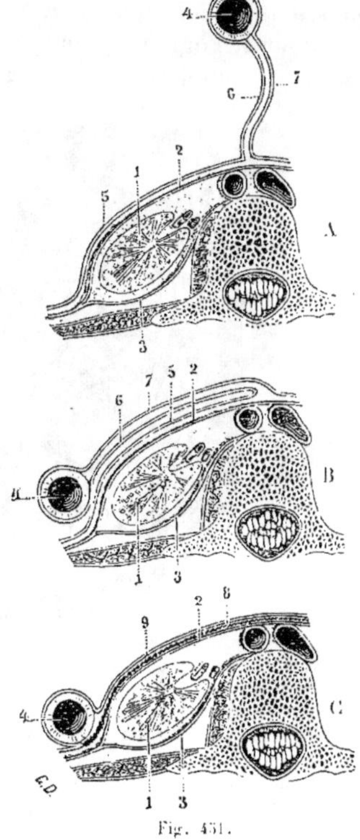

Fig. 451.

Schéma indiquant, sur une coupe transversale du rein gauche, le mode de formation du feuillet de Toldt : A. le côlon avant sa torsion, avec son mésentère primitif ; B. le côlon s'étant rabattu sur la face antérieure du rein ; C. le feuillet gauche du mésentère s'étant fusionné avec le feuillet prérénal primitif pour former le feuillet de Toldt.

1. rein gauche. — 2. fascia prérénal. — 3. fascia rétro-rénal. — 4. côlon. — 5. péritoine pariétal primitif. — 6 et 7. feuillet gauche et feuillet droit du mésentère primitif. — 8. feuillet de Toldt. — 9. péritoine pariétal définitif (chez l'adulte) : il n'est autre que le feuillet 7 (chez l'embryon).

d'ajouter qu'il est toujours, chez l'adulte, peu ou point visible. Il n'a, en tout cas, aucune importance, soit physiologique, soit chirurgicale.

B. Capsule adipeuse du rein. — L'ensemble des travées et trabécules que nous venons de décrire entre le rein et sa loge fibreuse est presque entièrement formé, chez le fœtus, par du tissu conjonctif : à peine aperçoit-on çà et là, irrégulièrement disséminés, quelques lobules adipeux d'une couleur gris jaunâtre. Il en est encore de même dans les premières années qui suivent la naissance. Mais, vers l'âge de dix ans, quelquefois plus tôt, les éléments conjonctifs sont envahis par la graisse, dont la couche augmente graduellement et atteint parfois, chez l'adulte, 2 ou 3 centimètres et même plus. Ainsi transformé, ainsi *engraissé* (qu'on me permette cette expression), le tissu conjonctif périrénal, véritable atmosphère graisseuse jetée tout autour de l'organe, prend le nom de *capsule adipeuse du rein*.

La capsule adipeuse de rein (fig. 449, 6), quoique constante, varie beaucoup avec

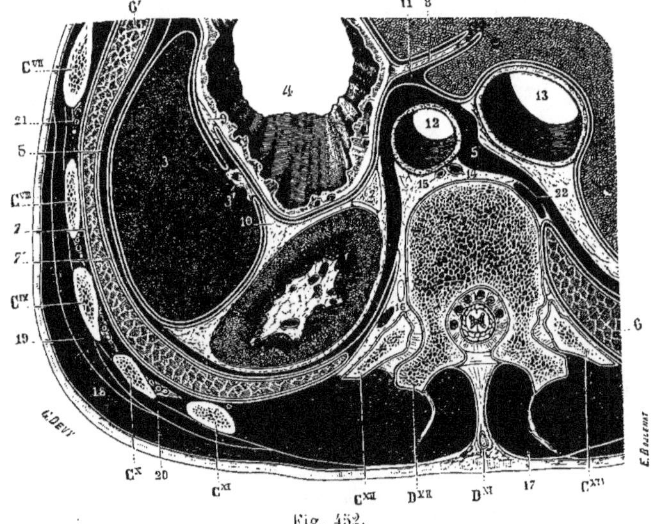

Fig. 452.

Coupe horizontale du tronc passant par la douzième vertèbre dorsale, à 18 millimètres au-dessous de son bord supérieur (sujet congelé, face supérieure du segment).

D^{XII}, douzième vertèbre dorsale. — D^{XI}, apophyse épineuse de la onzième. — C^{VII}, C^{VIII}, C^{IX}, C^{X}, C^{XI}, C^{XII}, septième, huitième, neuvième, dixième, onzième et douzième côtes.
1, rein, sectionné un peu au-dessous de son extrémité supérieure, avec 1', sa capsule adipeuse. — 2, capsule surrénale — 3, rate, avec 3', son hile. — 4, estomac. — 5, diaphragme. — 6, poumon droit et 6', poumon gauche. — 7, feuillet pariétal et 7', feuillet viscéral de la plèvre. — 8, épiploon gastro-hépalique. — 9, épiploon gastro-splénique. — 10, ligament pancréatico-splénique (la queue du pancréas est située un peu au-dessous de la coupe). — 11, arrière-cavité des épiploons — 12, aorte. — 13, veine cave inférieure. — 14, grande azygos. — 15, canal lymphatique. — 16, grand sympathique. — 17, masse sacro-lombaire. — 18, grand dorsal. — 19, grand oblique. — 20, petit dentelé postérieur et inférieur. — 21, vaisseaux et nerfs intercostaux. — 22, une artère intercostale, coupée en long.

l'embonpoint du sujet : elle est ordinairement plus développée chez la femme que chez l'homme.

De plus, la graisse périrénale ne se répand pas uniformément sur toute la surface extérieure de l'organe : la couche qu'elle forme est plus considérable sur sa face postérieure que sur sa face antérieure, plus considérable aussi autour de son extrémité inférieure qu'autour de son extrémité supérieure. Mais c'est surtout au niveau de ses bords, l'externe principalement, qu'elle présente son maximum d'épaisseur. Au hile, elle se prolonge dans le sinus et y comble tout l'espace laissé libre par les vaisseaux et par la portion correspondante du bassinet.

Tuffier, auquel nous devons une bonne description de la capsule adipeuse du rein, insiste avec raison sur l'aspect différent que présente cette capsule sur le vivant et sur le cadavre : « Sur le cadavre, dit-il, nous sommes habitués dans les autopsies à trouver une couche graisseuse compacte, facile à dissocier et à déchirer avec les doigts. Il en est tout autrement sur le vivant. La graisse forme alors une sorte de masse fluide, dans laquelle le doigt se perd, qui fuit sous la pression sans se laisser dissocier, qui se déchire dans les mors d'une pince et qui présente une mobilité désespérante. En vain perçoit-on, à travers cette mince couche dépressible, le plan résistant formé par le rein ; l'index, comme les instruments, n'arrive qu'avec difficulté jusqu'à l'organe... C'est surtout à son extrémité inférieure qu'il est difficile de le séparer : il existe là des faisceaux fibreux qui vont du rein au cæcum et qui rendent particulièrement pénible la dénudation. »

C. DÉPLACEMENTS DU REIN. — On conçoit sans peine qu'une telle accumulation de graisse tout autour des reins contribue puissamment à assurer la fixité de ces organes dans la position qu'ils occupent. Mais on conçoit aussi que, si cette graisse vient à disparaître sous une influence quelconque, le rein, remplissant mal alors sa loge celluleuse démesurément agrandie, relié aux parois de cette loge par de simples travées conjonctives, maintenant lâches et peu résistantes, jouisse d'une certaine mobilité et puisse même, abandonnant peu à peu sa position normale, venir flotter plus ou moins librement dans la cavité abdominale. Telle est, dans bien des cas, l'origine de cette affection qu'on désigne, en pathologie, sous le nom de *rein mobile* ou de *rein flottant*.

L'observation nous apprend que ces déplacements accidentels des reins sont beaucoup plus fréquents chez la femme que chez l'homme. C'est ainsi que sur 35 cas de déplacement réunis par Fritz en 1859, nous trouvons 30 femmes et 5 hommes seulement. Les statistiques plus récentes de Rosenstein (1870) et de Ebstein (1875), parlent dans le même sens : la fréquence de l'affection chez la femme est de 82 p. 100 dans le relevé de Rosenstein, de 85 p. 100 dans celui de Ebstein. Les statistiques nous démontrent, d'autre part, que le rein droit se déplace beaucoup plus souvent que le gauche : sur les 35 cas de Fritz, 19 se rapportent au rein droit et 4 seulement au rein gauche ; dans les autres cas, le déplacement était bilatéral, mais moins prononcé pour le rein gauche que pour le rein droit.

La fixité moindre du rein droit est due vraisemblablement à l'action du foie qui repose sur lui et qui, en s'abaissant à chaque inspiration, tend à le refouler en bas. Quant à la prédisposition toute particulière de la femme à présenter des reins flottants, elle s'explique par le développement plus considérable qu'acquiert chez elle la capsule adipeuse périnéale, par l'influence des grossesses répétées et peut-être aussi par l'action du corset.

ECTOPIE RÉNALE. — De ces déplacements accidentels des reins qui surviennent à un âge plus ou moins avancé, mais toujours après la naissance, il convient de rapprocher les déplacements congénitaux, constituant l'*ectopie rénale*. Le rein déplacé ou ectopique se rencontre sur les points les plus divers : 1° au-devant de la colonne lombaire, un peu au-dessous de sa position normale ; 2° sur l'angle sacro-vertébral ou sur la symphyse sacro-iliaque ; 3° sur le détroit supérieur du bassin ; 4° dans le bassin lui-même, en avant ou en arrière du rectum, etc.

Le déplacement peut être unilatéral ou bilatéral. Quand il est bilatéral, les deux reins sont ordinairement fusionnés, soit par leur extrémité inférieure (ce qui est le cas le plus fréquent), soit par leur extrémité supérieure : ils revêtent ainsi la forme d'un croissant ou d'un fer à cheval couché sur la colonne lombaire (*rein en fer à cheval*), dont la concavité regarde en haut dans le premier cas, en bas dans le second. Dans des cas beaucoup plus rares, les deux reins se fusionnent à la fois par leur extrémité supérieure et par leur extrémité inférieure, constituant ainsi ce qu'on pourrait appeler le *rein annulaire*. Dans tous ces faits de fusion plus ou moins complète des deux reins, on croit tout d'abord avoir affaire à un rein unique. Mais un examen plus attentif, en mettant sous les yeux de l'observateur un double hile et un double uretère, permet par cela même d'établir la dualité réelle de l'organe.

Il est à remarquer que dans les déplacements, soit congénitaux, soit accidentels, la capsule surrénale n'accompagne jamais le rein, mais conserve invariablement sa position habituelle.

Le déplacement congénital du rein se distingue toujours du déplacement accidentel par un ensemble de caractères dont les principaux sont les suivants. — Le rein congénitalement déplacé est fixe, tandis que le rein accidentellement déplacé est plus ou moins mobile et même flottant. — Le premier est plus ou moins altéré dans sa forme générale, tandis que le second conserve sa configuration normale. — Lorsque le rein se déplace pour venir flotter dans la cavité abdominale, son pédicule vasculaire s'allonge en raison même de l'étendue du déplacement; mais, quel que soit l'allongement de ce dernier, l'artère et la veine rénales présentent avec l'aorte et la veine cave les mêmes relations qu'avant le déplacement, je veux dire qu'elles naissent sur leur point habituel. Or, il n'en est pas de même pour le rein congénitalement déplacé : celui-ci reçoit son artère du tronc le plus voisin, de l'extrémité inférieure de l'aorte, de l'une des iliaques, de la sacrée moyenne. J'ai actuellement sous les yeux un nouveau-né dont le rein droit, situé sur la symphyse sacro-iliaque, reçoit trois artères différentes, l'une provenant de l'iliaque primitive du même côté, les deux autres fournies par l'iliaque primitive du côté opposé. De même, la veine rénale, au lieu de remonter jusqu'à la partie moyenne de la veine cave inférieure, vient s'ouvrir dans la portion initiale de ce dernier vaisseau ou même plus bas, dans l'une des veines iliaques. — Enfin, l'uretère, dans les cas de déplacement accidentel, nous présente toujours sa longueur ordinaire. Dans les cas de déplacement congénital, au contraire, il est relativement court, d'autant plus court que le rein est plus abaissé.

4° Nombre. — Les reins, avons-nous dit plus haut, sont au nombre de deux, symétriquement placés de chaque côté de la colonne vertébrale. Exceptionnellement, on rencontre un rein supplémentaire, lequel se trouve situé, soit à côté de l'un des reins normaux, soit sur la ligne médiane entre les deux reins. Par contre, la littérature anatomique renferme un certain nombre de cas bien observés, où il n'existait qu'un seul rein. Ce rein unique est tantôt à gauche, tantôt à droite (mais le plus souvent à droite), occupant sa position habituelle ou plus ou moins déplacé. L'absence de l'un des deux reins est non seulement compatible avec la vie, mais le plus souvent, elle est sans conséquence physiologique appréciable. Celui des viscères qui existe est ordinairement hypertrophié et, à lui tout seul, il suffit amplement à la fonction urinaire.

5° Dimensions et poids. — Les dimensions du rein sont très variables. Ces variations, toutefois, sont moins étendues que pour les autres viscères. Chaque rein présente, en moyenne, 12 centimètres de longueur, sur 7 centimètres de largeur et 3 centimètres d'épaisseur. Son volume est de 130 à 150 centimètres cubes; son poids absolu, de 135 à 155 grammes; son poids spécifique, de 1,035 chez le nouveau-né et de 1,050 chez l'adulte.

Le volume du rein ne varie pas seulement suivant les sujets; il varie, sur le même sujet, d'un côté à l'autre. Le rein droit est ordinairement plus large que le rein gauche; par contre, ce dernier est à la fois un peu plus long et un peu plus épais. Toute compensation faite, le rein gauche est le plus volumineux des deux : il présente de 10 à 25 centimètres cubes de plus que le rein droit.

Les dimensions du rein varient encore suivant les sexes. POIRTEVRON, qui a examiné à ce point de vue spécial les reins de 86 sujets (65 hommes et 11 femmes), est arrivé aux chiffres suivants : 140 grammes pour le rein de l'homme et 125 grammes pour le rein de la femme ; soit une différence de 15 grammes en faveur du sexe masculin.

6° Couleur. — Le rein nous présente une coloration rouge-brun, tirant un peu sur le jaune. Mais cette teinte fondamentale prend des nuances diverses suivant l'état de la circulation de l'organe : rouge foncé dans les cas de congestion ou de stase sanguine, elle pâlit et devient d'un gris rougeâtre quand le viscère est plus ou moins exsangue. Entre ces deux teintes extrêmes se trouvent toutes les teintes intermédiaires.

7° Consistance. — Le rein a une consistance ferme, beaucoup plus ferme que celle du foie ou de la rate. Il résiste beaucoup mieux que ces derniers viscères, soit aux chocs traumatiques, soit aux tractions directes. Nous avons déjà vu, à propos du foie, que la face inférieure de cet organe se déprime au niveau du rein et se moule exactement sur lui (*empreinte rénale du foie*), tandis que le rein ne présente à sa surface extérieure aucune trace d'empreinte hépatique.

§ II. — CONFORMATION EXTÉRIEURE ET RAPPORTS

Allongé de haut en bas, aplati d'avant en arrière, convexe en dehors, fortement échancré en dedans, l'organe sécréteur de l'urine a été comparé, fort justement du reste, à un haricot dont le bord concave ou *hile* serait tourné en dedans. Quoique toujours conformé sur le même type, le rein présente néanmoins quelques variétés : c'est ainsi que, suivant les rapports réciproques de sa longueur et de sa largeur,

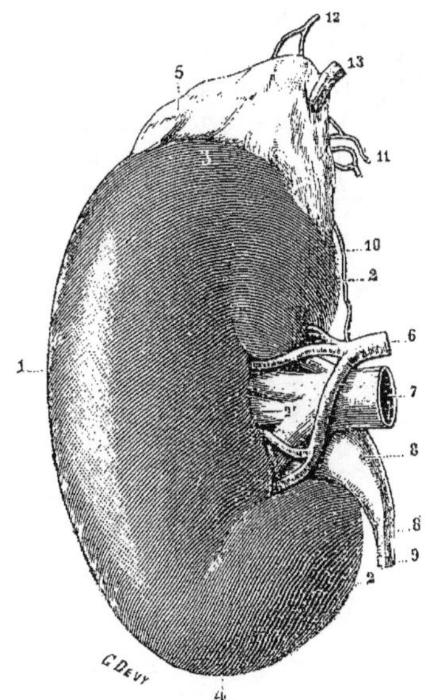

Fig. 153.

Le rein droit, vu en place par sa face antérieure.

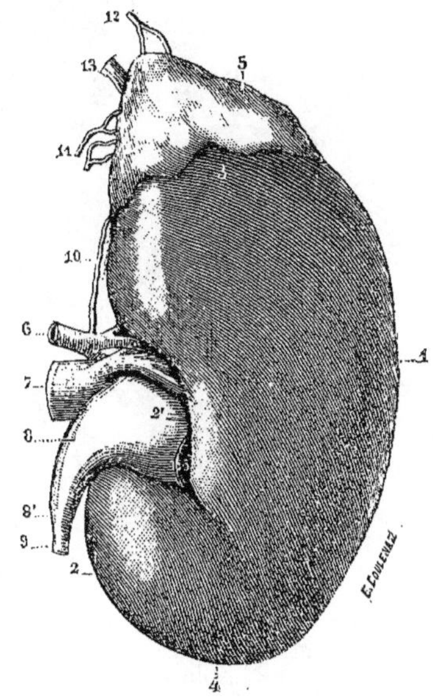

Fig. 154.

Le même, retourné et vu par sa face postérieure.

1, bord externe. — 2, bord interne, avec 2', le hile. — 3, extrémité supérieure. — 4, extrémité inférieure. — 5, capsule surrénale. — 6, artère rénale et ses divisions. — 7, veine rénale. — 8, bassinet, avec 8', son collet. — 9, uretère. — 10, artère capsulaire inférieure. — 11, artère capsulaire moyenne. — 12, artère capsulaire supérieure. — 13, grande veine capsulaire.

nous avons les *reins allongés* et les *reins larges* ou *reins courts* ; suivant que ses deux faces sont très rapprochées et à peu près planes, ou bien très écartées l'une de l'autre et fortement bombées, nous avons les *reins plats* et les *reins globuleux*. Parfois, l'extrémité supérieure étant très développée, l'extrémité inférieure se termine en une sorte de pointe et l'organe, dans son ensemble, revêt alors la forme d'une pyramide triangulaire (*rein triangulaire*). Ces variétés morphologiques, on le voit, sont peu importantes et le rein, à quelque variété qu'il appartienne, nous présente toujours les six régions suivantes : 1° deux faces, l'une antérieure, l'autre postérieure ; 2° deux bords, l'un interne, l'autre externe ; 3° deux extrémités, que l'on distingue en supérieure et inférieure.

1° Face antérieure. — La face antérieure, légèrement bombée, unie et régulière chez l'adulte, plus ou moins bosselée chez le fœtus, regarde en avant et un peu en dehors. Le péritoine, doublé par places par le feuillet de Toldt (voy. p. 529), en se portant de la colonne vertébrale sur la paroi abdominale postérieure, revêt cette face dans la plus grande partie de son étendue (voy. *Péritoine*). Quant à ses autres rapports, ils varient suivant que l'on considère le rein droit ou le rein gauche (fig. 455 et 456) :

a. *Pour le rein droit*, la face antérieure est en rapport : 1° avec la face inférieure du foie, qui repose sur elle dans ses trois quarts supérieurs et qui lui est intimement unie, dans bien des cas, par un repli péritonéal très variable dans ses dimensions, le *ligament hépato-rénal* ; 2° avec le côlon ascendant et la portion initiale du côlon transverse, qui répondent à son quart inférieur ; le côlon ascendant est immédiatement en contact avec

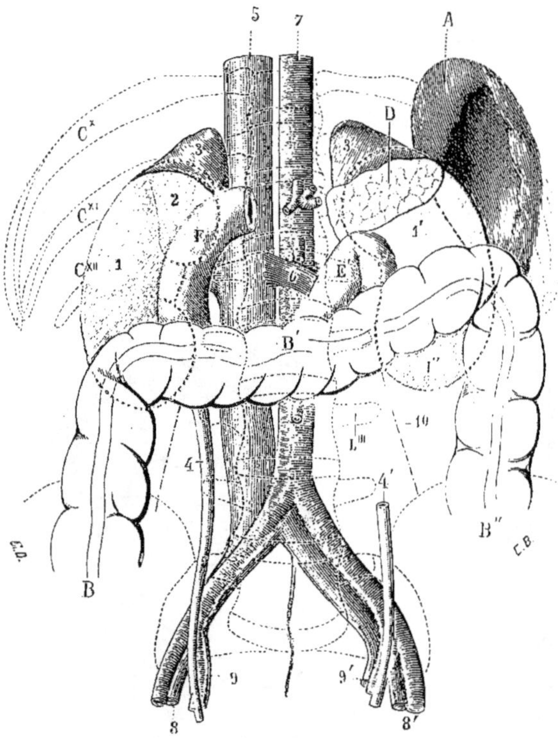

Fig. 455.

Les deux reins, vus en place pour montrer leurs rapports avec les viscères du voisinage (*demi-schématique*).

C^X, C^{XI}, C^{XII}, les trois dernières côtes. — L^{III}, troisième vertèbre lombaire.

A, rate. — B, côlon ascendant. — B', côlon transverse. — B'', côlon descendant. — D, queue du pancréas. — E, deuxième portion du duodénum. — E', quatrième portion du duodénum.

1, partie du rein droit recouverte par le péritoine (*en rose*). — 1', 1'', parties du rein gauche également recouvertes par le péritoine pariétal (*en rose*). — 2, zone où le rein droit est directement en rapport avec le foie (sans péritoine) et limitée par l'insertion du ligament hépato-rénal. — 3, 3', capsules surrénales droite et gauche. — 4, 4', uretères droit et gauche. — 5, veine cave inférieure — 6, veine rénale gauche. — 7, aorte. — 8, 8', vaisseaux iliaques externes. — 9, 9', vaisseaux iliaques internes. — 10, ligne indiquant le bord externe du grand psoas.

le rein par sa partie postérieure ; plus rarement, il lui est relié par un méso (voy. *Côlon ascendant*, p. 208) ; 3° avec la deuxième portion du duodénum, qui descend verticalement le long de sa partie interne, en croisant à angle droit, au niveau du hile, les vaisseaux rénaux ou leurs divisions ; 4° enfin avec la veine cave inférieure, qui, en gagnant son orifice diaphragmatique, s'incline un peu en dehors et croise obliquement la partie toute supérieure du rein.

b. *Pour le rein gauche,* la face antérieure répond successivement : 1° en haut, à la queue du pancréas, qui repose habituellement sur son quart supérieur ; 2° en haut et en dehors, à la rate (fig. 452,3) ; 3° en bas, à la portion terminale du côlon transverse et au côlon descendant, qui s'appliquent contre sa moitié inférieure ou ses deux tiers inférieurs, avec ou sans méso. Remarquons, en passant, que le côlon descendant présente avec le rein gauche des rapports beaucoup plus étendus que ceux du côlon ascendant avec le rein droit et que, d'autre part, le côlon descendant est à la fois un peu plus externe et un peu plus profond que le côlon ascendant. Le premier, en effet, longe pour ainsi dire le bord convexe du rein gauche, tandis que le second répond plus spécialement à la face antérieure du rein droit (fig. 185, p. 203). La face antérieure du rein gauche est enfin en rapport, dans sa partie laissée libre par les viscères

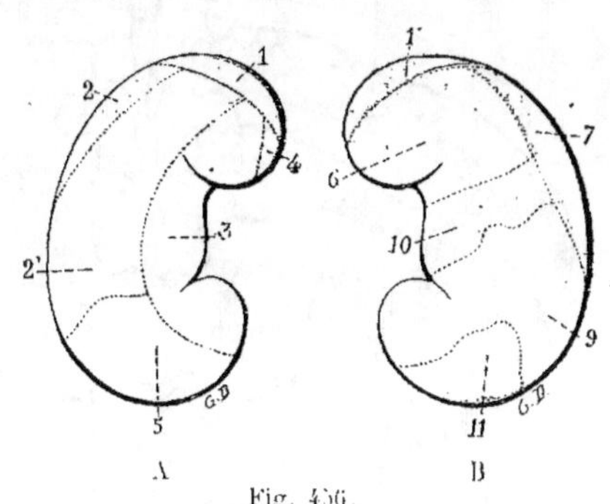

Fig. 456.

Rapports de la face antérieure des reins : A, rein droit ; B, rein gauche.

1, 1', capsules surrénales droite et gauche. — 2, foie, rapports immédiats sans interposition du péritoine. — 2', foie, rapports médiats avec interposition du péritoine. — 4, veine cave inférieure (ce rapport n'est pas constant). — 5, extrémité droite du côlon transverse. — 6, pancréas. — 7, rate. — 8, extrémité gauche du côlon transverse. — 9, côlon descendant. — 10, zone recouverte du péritoine, en rapport avec l'estomac. — 11, zone recouverte du péritoine, en rapport avec les anses grêles.

précités, avec la grosse tubérosité de l'estomac, dont elle est séparée seulement par l'arrière-cavité des épiploons.

2° Face postérieure. — La face postérieure du rein à peu près plane regarde en arrière et en dedans. Comme la précédente, elle est lisse et unie. Si nous enlevons le rein pour voir quelles sont les formations diverses qui sont placées en arrière (fig. 458), nous reconnaissons tout d'abord la douzième côte et, en dedans d'elle, l'arcade du carré des lombes ou ligament cintré du diaphragme, qui, comme on le sait, s'étend de la douzième côte au sommet de l'apophyse transverse de la deuxième vertèbre lombaire. Cette ligne transversale *costo-ligamenteuse* divise la zone occupée par le rein en deux parties à peu près égales, l'une située au-dessus, l'autre située au-dessous :

a. *Rapports au-dessous de la côte et du ligament cintré.* — En bas, au-dessous de la douzième côte et du ligament cintré du diaphragme (fig. 458), la face postérieure du rein repose sur le muscle carré des lombes, dont elle est séparée par le feuillet antérieur de l'aponévrose du transverse et par une nappe cellulo-adipeuse, plus ou moins développée, la *masse cellulo-adipeuse pararénale* (voy. plus haut). Dans cette nappe celluleuse cheminent les trois nerfs suivants : tout en haut, longeant le bord inférieur de la dernière côte, le douzième nerf intercostal; un peu plus bas, et très rapprochés l'un de l'autre, le grand abdomino-génital et le petit abdomino-génital, deux branches du plexus lombaire.

Le rein déborde toujours, en dehors, le bord externe du carré des lombes : il répond alors aux muscles larges de l'abdomen et plus particulièrement au muscle transverse.

La face postérieure du rein est entièrement dépourvue de revêtement péritonéal : la disposition contraire, c'est-à-dire celle où l'on voit le péritoine tapisser cette face et la rattacher à la paroi abdominale au moyen d'un méso, est tout à fait exceptionnelle.

b. *Rapports au-dessus de la côte et du ligament cintré.* — Au-dessus du ligament cintré et de la douzième côte (fig. 458), le rein repose sur le diaphragme qui le sépare de cette douzième côte, du dernier espace intercostal et du cul-de-sac inférieur de la plèvre ou sinus costo-diaphragmatique. Nous avons déjà décrit, à propos des plèvres (p. 480), les rapports que présente le sinus costo-diaphragmatique avec les côtes, nous n'y reviendrons pas ici. Nous nous contenterons de rappeler (fig. 457) : 1° que le sinus costo-diaphragmatique commence, du côté du rachis, au niveau du bord supérieur de la première lombaire, à 10 ou 15 millimètres par conséquent au-dessous de la tête de la douzième côte ; 2° qu'à partir de ce point, il se porte en dehors et un peu en bas, rencontre le bord inférieur de la douzième côte à 8 ou 9 centimètres de la ligne des apophyses épineuses, croise successivement sa face interne et le dernier espace intercostal, et aborde la onzième côte à 11 ou 12 centimètres de la ligne épineuse ; 3° qu'il présente là son point le plus déclive et qu'il se dirige ensuite, par un trajet d'abord horizontal puis obliquement ascendant, vers la base de l'appendice xiphoïde.

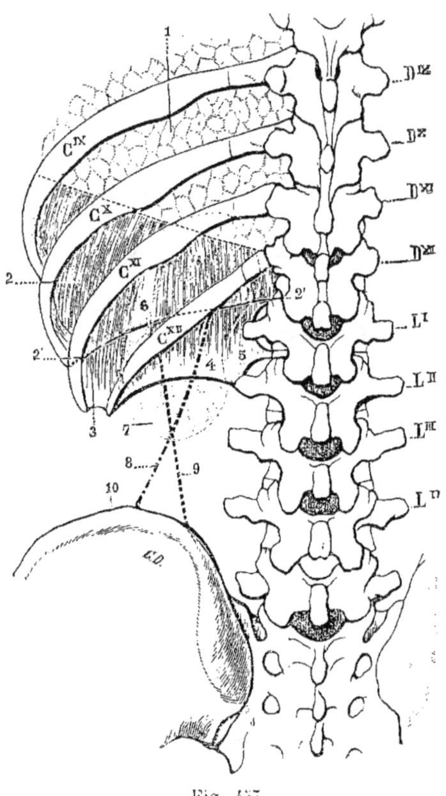

Fig. 457.

Rapports de la face postérieure du rein (sujet de trente-deux ans, côté gauche).

1, poumon, avec 1', son bord inférieur. — 2, plèvre pariétale, avec 2', sinus costo-diaphragmatique ou cul-de-sac inférieur (en *bleu*). — 3, diaphragme. — 4, ligament cintré. — 5, arcade du psoas. — 6, hiatus costo-diaphragmatique. — 7, rein (*en rouge* : sa partie cachée est indiquée par une ligne pointillée. — 8, bord externe du carré des lombes. — 9, bord externe des muscles spinaux. — 10, crête iliaque.

C^{IX} C^{X}, C^{XI}, C^{XII}, neuvième, dixième, onzième et douzième côtes. — D^{IX}, D^{X}, D^{XI}, D^{XII}, neuvième, dixième, onzième et douzième vertèbres dorsales. — L^{I}, L^{II}, L^{III}, L^{IV}, première, deuxième, troisième et quatrième vertèbres lombaires.

La douzième côte est malheureusement très variable dans ses dimensions, et les rapports de la plèvre avec la douzième côte varient naturellement avec la longueur de cette dernière. — Si la côte est *longue*, et c'est la disposition de beaucoup la plus fréquente (quatre fois sur cinq, d'après Récamier), les rapports en question sont ceux que nous venons d'indiquer : la face interne de la douzième côte est tapissée par la plèvre jusqu'à 9 centimètres de la ligne épineuse environ, à peu près dans ses deux tiers internes ; elle est extra-pleurale dans son tiers externe. — Si, au contraire, la côte est *courte* (6 ou 5 centimètres et au-dessous), elle est tout entière en rapport avec la séreuse, et le sinus costo-diaphragmatique, quel que soit le point de la côte où on le considère, se trouve toujours situé au-dessous d'elle en pleines parties molles.

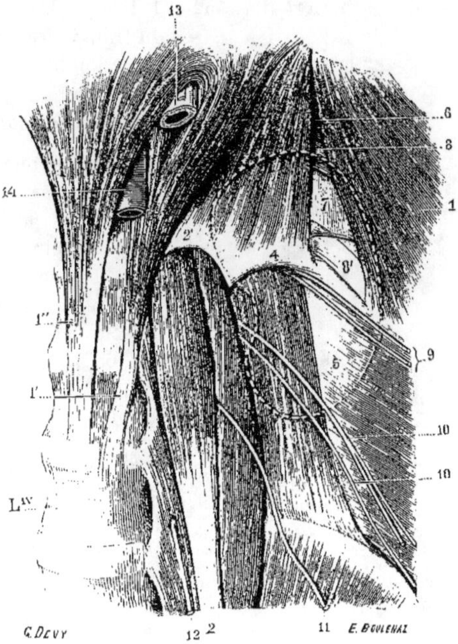

Nous devons faire remarquer encore, à propos des rapports du rein avec le cul-de-sac pleural dans la région de la douzième côte, que les fibres diaphragmatiques qui répondent immédiatement à la face postérieure de l'organe forment une lame excessivement mince, barrière peu résistante qui se laissera facilement refouler ou même traverser par les collections périnéphrétiques. Mais ce n'est pas tout : immédiatement en dehors du faisceau de fibres qui vient s'insérer sur l'arcade du psoas ou, un peu plus loin, au niveau de la partie externe de l'arcade du carré des lombes, la cloison diaphragmatique présente très souvent une interruption, un véritable hiatus de forme triangulaire, dont la base, dirigée en bas, répond à la fois à l'arcade du carré des lombes et à la douzième côte, c'est l'*hiatus diaphragmatique* (fig. 458, 6). Cet hiatus diaphragmatique se rencontre environ, avec des dimensions plus ou moins considérables, dans les deux tiers des

Fig. 458.

L'hiatus diaphragmatique, vue antérieure : la ligne pointillée rouge indique le contour du rein.

1, diaphragme, avec 1' et 1", ses deux piliers. — 2, petit psoas, avec 2', arcade fibreuse du psoas. — 3, carré des lombes. — 4, ligament cintré du diaphragme. — 5, transverse de l'abdomen. — 6, hiatus costo-diaphragmatique. — 7, plèvre diaphragmatique, visible à travers cet hiatus. — 8, et 8', onzième et douzième côtes. — 9, douzième nerf intercostal. — 10, 10', nerfs abdomino-génitaux. — 11, nerf fémoro-cutané. — 12, nerf génito-crural. — 13, œsophage. — 14, aorte.

L.IV, quatrième lombaire.

cas. Cette année même nous avons examiné, M. Thévenot et moi, 49 sujets : l'hiatus existait sur 33 d'entre eux, 12 fois des deux côtés, 21 fois d'un côté seulement. Nous avons déjà signalé l'hiatus en question à propos des insertions du diaphragme (voy. t. I, p. 846) et, si nous y revenons ici, c'est pour faire remarquer que, à son niveau, la face postérieure du rein se trouve directement en contact avec le cul-de-sac inférieur de la plèvre (fig. 458, 7). Cette disposition, on le conçoit, acquiert en pathologie rénale une importance considérable : elle nous explique nettement la possibilité, pour une lésion inflammatoire du rein, de se propager à la plèvre et, pour les collections purulentes périnéphrétiques, de s'ouvrir en pleine cavité pleurale sans avoir à perforer le diaphragme.

c. Rapports éloignés. — Les rapports que nous venons d'indiquer sont ce qu'on pourrait appeler les rapports immédiats de la face postérieure du rein. Au delà du carré des lombes pour la partie inférieure de l'organe, au delà des fausses côtes pour sa partie supérieure, se trouvent un certain nombre de formations qui, pour présenter avec le rein des rapports plus éloignés, n'en sont pas moins très importantes.

Ces formations, dont l'ensemble constitue la *région dorso-lombaire*, sont, en allant d'avant en arrière (fig. 452 et t. I, fig. 633) : 1° le feuillet moyen de l'aponévrose du transverse ; 2° les muscles spinaux ; 3° l'aponévrose lombaire ; 4° le tissu cellulaire sous-cutané ; 5° la peau (voy. pour plus de détails, les *Traités d'Anatomie topographique*).

3° Bord externe. — Le bord externe du rein, convexe et assez régulièrement arrondi, déborde un peu, à sa partie inférieure, le bord externe du carré des lombes et des muscles spinaux. On est toujours sûr de le rencontrer dans l'angle aigu, ouvert en bas et en dehors, que forment ces derniers muscles avec le bord inférieur de la douzième côte (fig. 657). A droite, il répond au foie dans la plus grande partie de son étendue. A gauche, il répond à la rate et au côlon descendant.

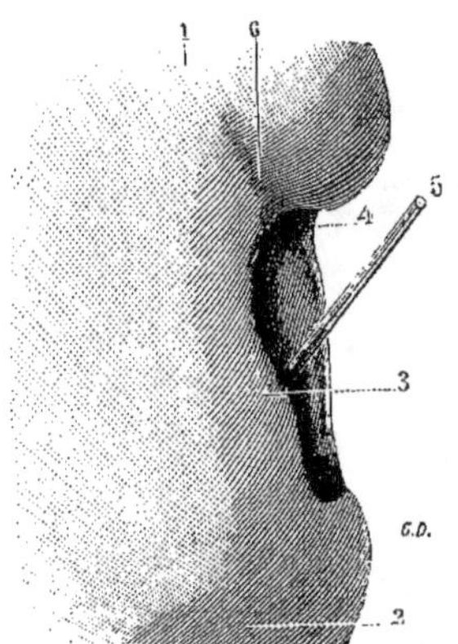

Fig. 459.

Hile du rein droit, vue postérieure.

1, extrémité supérieure. — 2, extrémité inférieure. — 3 et 4, lèvre antérieure et lèvre postérieure du hile. — 5, entrée du sinus, indiquée par l'introduction d'un stylet. — 6, sillon superficiel de la face antérieure.

4° Bord interne, hile et sinus du rein. — Le bord interne ou bord concave répond au muscle psoas. Arrondi en haut, arrondi également en bas, il présente à sa partie moyenne une échancrure, toujours très nette, que l'on désigne sous le nom de *hile du rein* : c'est, en effet, par cette échancrure (fig. 453 et 454), que passent tous les organes, vaisseaux, nerfs et canal excréteur, qui se rendent au rein ou qui en partent.

a. *Hile du rein.* — Le hile du rein a la forme d'une fente à direction verticale. Elle présente 3 ou 4 centimètres de hauteur sur 12 à 15 millimètres de largeur. Elle est ainsi limitée par deux lèvres : l'une antérieure, ordinairement convexe ; l'autre postérieure, rectiligne ou légèrement concave. De ces deux lèvres la postérieure, comme nous le montre nettement la figure 459 (3 et 4), est un peu plus rapprochée de la ligne médiane que l'antérieure ; autrement dit, le hile empiète sur la face antérieure du rein, plus que sur sa face postérieure. Des différents organes qui traversent le hile et dont l'ensemble constitue le *pédicule du rein*, la veine rénale occupe le plan le plus antérieur. Vient ensuite l'artère rénale et, en arrière de l'artère, le bassinet et l'uretère.

b. *Sinus du rein.* — Le hile du rein n'est qu'un simple orifice en forme de fente. Il nous conduit dans une excavation profonde, qui lui fait suite immédiatement et qu'on désigne sous le nom de *sinus du rein.* Cette excavation renferme, environnés par une graisse molle qui est une dépendance

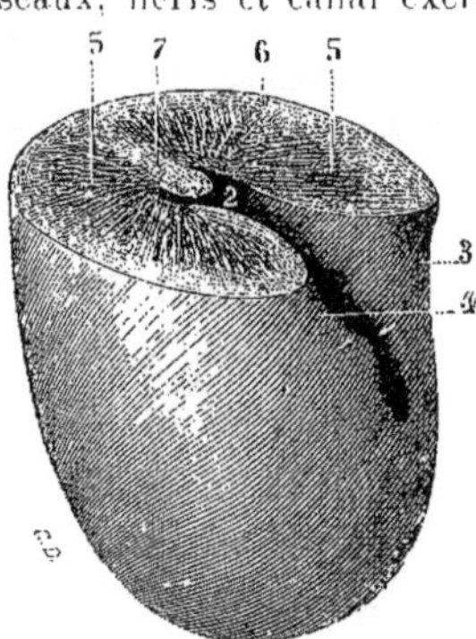

Fig. 460.

Le sinus du rein droit, vu sur une coupe horizontale.

(On a enlevé les vaisseaux, le bassinet, les calices et la graisse qui entoure ces différents organes, pour bien montrer la forme et la profondeur du sinus.)

1, extrémité inférieure du rein. — 2, sinus. — 3, sa lèvre postérieure, plus rapprochée de la ligne médiane que 4, sa lèvre antérieure. — 5, 5, substance médullaire. — 6, substance corticale. — 7, une colonne de Bertin.

de la capsule adipeuse, les nombreuses divisions des vaisseaux rénaux et les canaux d'origine de l'appareil excréteur.

Si nous enlevons tous ces organes, le sinus, ainsi vidé, nous apparaît sous la forme d'une cavité rectangulaire, aplatie d'avant en arrière et circonscrite de toutes parts, excepté au niveau du hile, par le parenchyme du rein. Pour en prendre une notion exacte, il convient de l'examiner sur deux coupes du rein, l'une horizontale, l'autre frontale. — La *première* (fig. 460,2) nous renseigne sur sa largeur et sa profondeur : sa largeur mesure de 10 à 12 millimètres ; sa profondeur est de 30 à 35 millimètres, soit la moitié environ de la largeur du rein. — La *seconde* (fig. 461) nous apprend, tout d'abord, que les deux parois supérieure et inférieure du sinus sont relativement fort étroites et, de ce fait, ressemblent à de simples bords. Elle nous apprend ensuite que ces deux bords s'écartent l'un de l'autre, en allant de dedans en dehors, autrement dit que le bord supérieur est oblique en dehors et en haut (obliquement ascendant), tandis que le bord inférieur est oblique en dehors et en bas (obliquement descendant). Il en résulte que la hauteur du sinus s'accroît au fur et à mesure qu'on s'éloigne du hile et atteint son maximum au niveau du fond de la cavité.

Les parois antérieure et postérieure du sinus, suivies du hile vers la profondeur, sont d'abord lisses et unies. Mais, bientôt, elles deviennent irrégulières et se hérissent même de nombreuses saillies (fig. 461). Ces saillies sont de deux ordres : les unes (4 et 4'), disposées en forme de cône, constituent les *papilles du rein* ; les autres (6, 6), arrondies et alternant régulièrement

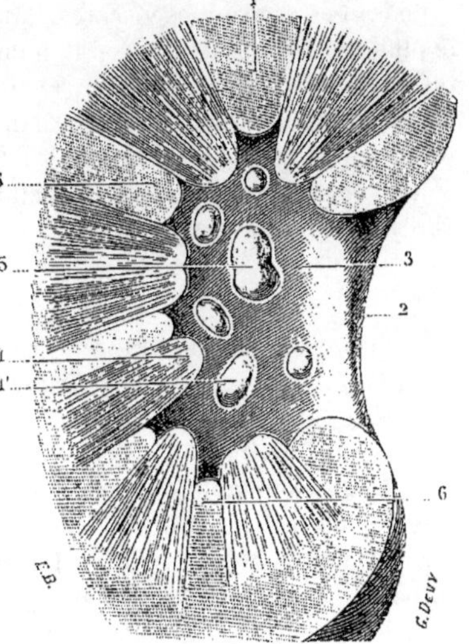

Fig. 461.

Sinus du rein droit, vu de sa face postérieure.

(La paroi antérieure du sinus a été enlevée pour montrer sa paroi postérieure et sa circonférence.)

1, extrémité supérieure du rein. — 2, lèvre postérieure du hile. — 3, paroi postérieure du sinus. — 4, 4', papilles rénales (4 avec sa collerette membraneuse constituée par la partie supérieure du calice correspondant). — 5, une papille bifoliée. — 6, 6, saillies formées par les colonnes de Berlin.

avec les précédentes, constituent les *saillies interpapillaires*. Nous reviendrons naturellement sur ces saillies à propos de la structure du rein et nous verrons alors : 1° que les premières, les papilles, représentent les sommets des pyramides de Malpighi ; 2° que les secondes, les saillies interpapillaires, sont formées par la substance corticale du rein (*colonnes de Berlin*), qui, à ce niveau, fait comme hernie dans la cavité du sinus.

5° Extrémité supérieure. — L'extrémité supérieure du rein, arrondie et mousse, répond à la face interne de la onzième côte. On la désigne fréquemment sous le nom de *pôle supérieur* du rein. Elle est coiffée par la capsule surrénale (voy. *Capsule surrénale*).

6° Extrémité inférieure. — L'extrémité inférieure, encore appelée *pôle inférieur*, est un peu moins volumineuse que la supérieure ; elle est aussi, comme nous l'avons fait remarquer plus haut, plus éloignée de la ligne médiane. Elle répond ordinairement à un plan horizontal passant par l'apophyse transverse de la troisième vertèbre lombaire. La distance qui la sépare de la crête iliaque est, en moyenne, de

5 centimètres pour le côté gauche, de 3 centimètres et demi à 4 centimètres pour le côté droit. Elle repose sur le psoas et le carré des lombes.

§ III. — CONSTITUTION ANATOMIQUE

Le rein est, parmi les viscères, l'un de ceux qui au premier abord nous paraissent le plus complexes. C'est aussi l'un de ceux qui ont été le mieux étudiés, et sa constitution anatomique, grâce aux travaux relativement récents de SCHWEIGER-SEIDEL, de KÖLLIKER, de LUDWIG et de HEIDENHAIN, est aujourd'hui assez bien connue. Il se compose comme le foie et la rate : 1° d'une enveloppe fibreuse ; 2° d'un tissu propre ; 3° d'un tissu conjonctif interstitiel, auquel vient se joindre un certain nombre de fibres musculaires lisses.

A. — CAPSULE FIBREUSE

L'enveloppe fibreuse du rein, que l'on désigne ordinairement sous le nom de *capsule fibreuse* ou de *membrane propre*, de coloration blanchâtre, mince mais résistante, épaisse de $0^{mm},1$ à $0^{mm},2$, revêt régulièrement toute la surface extérieure de l'organe. Arrivée au hile, elle s'engage dans le sinus, qu'elle tapisse également dans toute son étendue et au fond duquel elle se continue avec la tunique conjonctive des calices et du bassinet.

Extérieurement, l'enveloppe fibreuse du rein est en rapport avec la capsule adipeuse, à laquelle elle est unie par des tractus conjonctifs et par des vaisseaux.

Intérieurement, elle repose sur le tissu propre du rein et lui adhère à l'aide d'une multitude de prolongements, également conjonctifs, qui s'enfoncent dans l'épaisseur de l'organe. Ces derniers prolongements sont très déliés ; ils se déchirent à la moindre traction et, de ce fait, permettent toujours à l'anatomiste de séparer assez facilement le parenchyme rénal de son enveloppe.

Envisagé au point de vue histologique, la capsule fibreuse du rein se compose essentiellement de faisceaux du tissu conjonctif, auxquels viennent se mêler quelques fibres élastiques. Elle renferme, en outre, un certain nombre de vaisseaux et de nerfs, que nous décrirons plus loin.

B. — TISSU PROPRE

Le tissu propre constitue la partie essentielle du rein, le rein proprement dit : il se compose, d'une multitude d'éléments tubuleux, les *tubes urinifères*, se groupant systématiquement en *lobules* d'abord, puis en *lobes*. Pour procéder avec méthode à l'étude de la constitution anatomique du rein proprement dit, nous décrirons tout d'abord l'aspect qu'il présente sur des coupes macroscopiques. Nous établirons ensuite qu'il se divise successivement en lobes, lobules, tubes urinifères. Prenant un de ces tubes urinifères, que pour la commodité de la description nous supposerons isolé, nous étudierons ses différentes portions, en le suivant pas à pas depuis son origine dans la substance corticale jusqu'à sa terminaison dans le sinus. Nous indiquerons enfin, dans une description synthétique, quelles sont les relations des divers segments de ce tube urinifère avec les différentes zones de l'organe.

1° — *Aspect du rein vu en coupe.*

Si l'on incise le rein parallèlement à ses deux faces, en allant de son bord convexe vers le hile (fig. 462), on constate, en jetant les yeux sur la surface de coupe, qu'il est constitué par deux substances d'aspect bien différent : l'une centrale ou médullaire ; l'autre périphérique ou corticale. Examinons-les séparément :

1° Substance médullaire. — La substance médullaire, encore appelée *substance tubuleuse*, se dispose tout autour du sinus du rein. Elle est remarquable par sa fermeté, sa consistance et une coloration rouge plus ou moins foncé. Au premier coup d'œil, on constate qu'elle est formée par un certain nombre de petits champs triangulaires (fig. 462,2), dont la base regarde en dehors. Chacun de ces triangles est la coupe longitudinale d'une formation conique, que l'on désigne sous le nom de *pyramide de Malpighi*.

A. Nombre des pyramides de Malpighi. — Les pyramides de Malpighi sont au nombre de 5 ou 6 sur la coupe sus-indiquée. Mais il en est d'autres, plus postérieures ou plus antérieures, qui n'ont pas été intéressées par la section et qui, par conséquent, ne sont pas visibles sur cette coupe. On en compte 10 à 12, en moyenne, pour le rein tout entier.

B. Leur orientation et leur disposition générale. — Quelle que soit leur situation, qu'elles soient antérieures, moyennes ou postérieures, les pyramides de Malpighi sont toutes orientées d'une façon telle que leur grand axe ait la direction d'un rayon du rein. Chacune d'elles nous présente trois éléments : 1° une *surface extérieure*, arrondie comme l'est la surface extérieure d'un cône ;

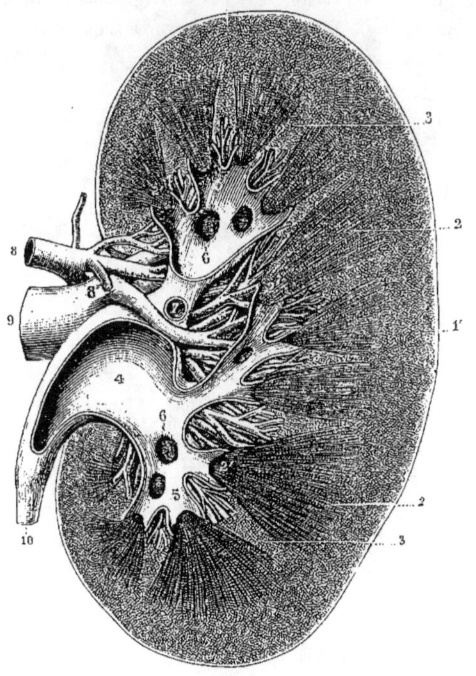

Fig. 462.

Coupe du rein droit, intéressant en partie le bassinet et les calices (segment antérieur de la coupe, vu par sa face postérieure).

1. substance corticale. — 2. pyramides de Malpighi, avec 2', papilles. — 3. colonnes de Bertin. — 4. cavité du bassinet. — 5, 5, 5. calices. — 6. papilles situées sur un plan antérieur à celui de la coupe. — 7. coupe d'un calice recevant la papille d'une pyramide, située dans le segment postérieur de la coupe. — 8, artère rénale, avec 8', sa branche postérieure. — 9, veine rénale. — 10, uretère.

une *base*, dirigée en dehors, fortement convexe et assez mal délimitée du côté de la substance corticale ; 3° un *sommet*, qui, sous le nom de *papille* (fig. 461,4), fait saillie dans la cavité du sinus.

Les pyramides de Malpighi se distinguent en *pyramides simples* et *pyramides composées :* les pyramides simples sont celles qui, comme leur nom l'indique, ne se divisent pas et constituent un cône régulier ; les pyramides composées sont celles qui se divisent en deux ou trois pyramides secondaires, lesquelles, parfaitement isolées au niveau de leur base, viennent se réunir au voisinage du sinus sur un sommet commun. Ce sommet commun, du reste, peut présenter dans son contour (fig. 461,5) des traces de divisions plus ou moins accusées.

Les pyramides composées, suivant le nombre de leurs divisions, sont dites *bifides*, *trifides*, *multifides* : elles se rencontrent de préférence dans les zones antérieure et postérieure du rein ou à ses extrémités. Les pyramides qui appartiennent à la zone moyenne de l'organe et qui rayonnent vers le bord externe, sont ordinairement des pyramides simples.

C. Leur division en deux zones. — Ludwig distingue aux pyramides de Malpighi deux régions ou *zones*. De ces deux zones, l'une, interne, forme la zone papillaire ; l'autre, externe, est dite zone limitante :

a. Zone papillaire. — La zone papillaire (fig. 463, *a*), de coloration claire, forme ces saillies coniques ou mamelonnées qui, sous le nom de *papilles* ou de *mamelons*, se projettent dans la cavité du sinus. Les papilles mesurent de 6 à 8 millimètres de longueur en moyenne. Elles sont, comme les pyramides de Malpighi, au nombre de 8 à 12 et se disposent dans le sinus en trois rangées, une rangée antérieure, une rangée postérieure et une rangée moyenne, lesquelles répondent aux pyramides antérieures, postérieures et moyennes. Il convient d'ajouter que ces rangées ne sont jamais parfaitement linéaires et, d'autre part, que dans chaque rangée les intervalles qui séparent les papilles sont fort inégaux.

Du reste, les papilles elles-mêmes sont loin de se ressembler entre elles et chacune d'elles reflète pour ainsi dire le mode de constitution de la pyramide à laquelle elle fait suite (fig. 464). Celles des pyramides simples (1) sont particulièrement saillantes et assez régulièrement coniques. Celles qui appartiennent à des pyramides composées (2 et 3) sont à la fois plus volumineuses, moins saillantes et

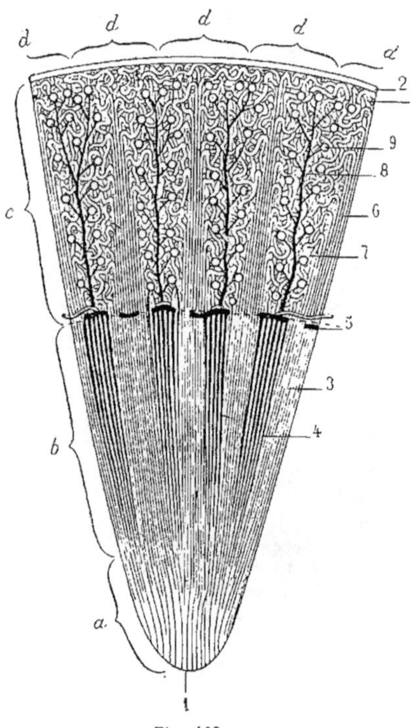

Fig. 463.

Schéma de la structure du rein (coupe allant du bord convexe au bord concave).

a, zone papillaire. — *b*, zone limitante. — *c*, zone corticale. — *d, d, d, d, d,* la base de cinq lobules.

1, papille. — 2, capsule fibreuse. — 3, stries claires de la zone limitante, formées par des tubes urinifères. — 4, stries foncées, formées par les vaisseaux droits. — 5, voûte vasculaire sus-pyramidale. — 6, pyramides de Ferrein ou rayons médullaires. — 7, labyrinthe, avec 8, vaisseaux interlobulaires et 9, corpuscules de Malpighi. — 10, couche sous-capsulaire.

moins régulières : elles sont, comme nous le montre nettement la figure 464, un peu allongées pour les pyramides bifides, trifoliées pour les pyramides trifides, etc.

Considérée isolément, chaque papille rénale nous présente une base et un sommet. La base fait corps avec la pyramide ; à son niveau se voit assez souvent une sorte d'étranglement circulaire, le *col de la papille*, sur le pourtour duquel vient s'insérer le calice correspondant. Le sommet, qui répond au point le plus saillant de la papille, est arrondi et mousse. Il nous présente une série de petits orifices, les *pores urinaires* (fig. 465), de 0^{mm},1 à 0^{mm},2 de diamètre, dont l'ensemble constitue l'*area cribrosa* de la papille (*Porenfeld* des anatomistes allemands). Le nombre de ces orifices est variable : Müller en a compté, chez l'homme, de 10 à 24 pour les papilles simples, de 30 à 80 pour les papilles composées. Ils sont, suivant les cas, arrondis, ovalaires, en forme de fente. La plupart d'entre eux se disséminent d'une façon irrégulière à la surface même de l'*area cribrosa*. D'autres sont situés, par groupes de 2 à 4, dans le fond de petites fossettes plus ou moins infundibuliformes, dont le diamètre mesure de $0^{mm},6$ à $0^{mm},8$ (Müller). Quoi qu'il en soit, qu'ils soient superficiels ou plus ou moins dissimulés dans le fond d'une fossette, tous ces orifices répondent à la terminaison des tubes urinaires et constituent une sorte de pomme d'arrosoir, par où s'écoule l'urine en passant des conduits urinifères dans les calices. Même sur le cadavre, en pressant latéralement les papilles, on voit sourdre à la surface de l'*area cribrosa* des gouttelettes d'urine.

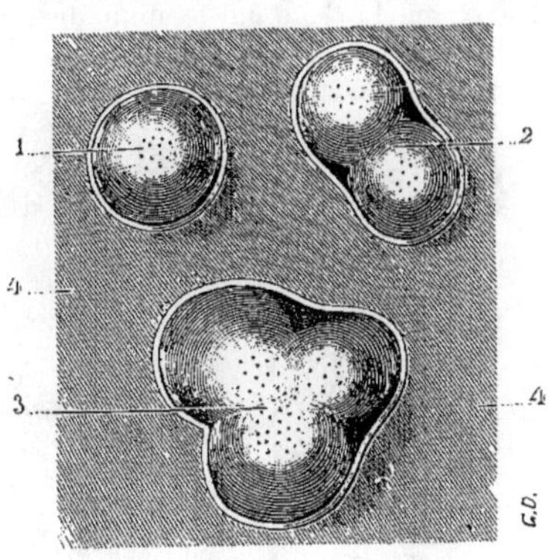

Fig. 464.

Divers types de papilles rénales.

(Les calices ont été réséqués à la base de leurs papilles.)

1. papille simple. — 2, papille bifoliée (provenant de deux pyramides). — 3, papille trifoliée (provenant de trois pyramides). — 4, 4, paroi du sinus.

b. *Zone limitante*. — La zone limitante (fig. 463, *b*) fait suite à la zone papillaire et s'étend de là jusqu'à la base de la pyramide. Elle se distingue de la zone papillaire, tout d'abord, par sa coloration qui est plus foncée. Mais elle s'en distingue encore et surtout en ce qu'elle est striée dans le sens de la longueur, présentant à l'œil une série de rayons alternativement pâles et colorés. Les *rayons clairs* ou *pâles* (3), disons-le tout de suite, sont formés par des tubes urinifères à direction rectiligne (tubes de Bellini), intimement accolés les uns aux autres. Quant aux *rayons foncés* ou *colorés* (4), ils comprennent des vaisseaux, principalement des veines : ce sont les *vaisseaux droits* de Henle. Les rayons pâles et les rayons colorés occupent

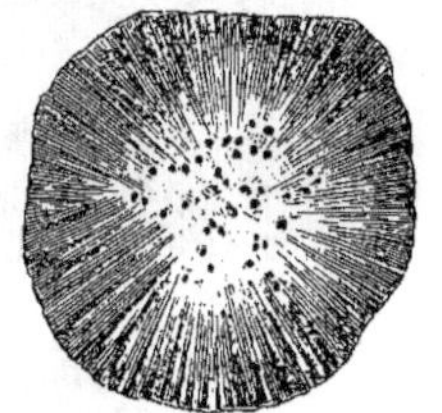

Fig. 465.

Area cribrosa d'une papille rénale, chez l'homme (d'après Müller).

toute la hauteur de la zone limitante. Arrivés à la base des pyramides, ils passent en grande partie dans la substance corticale : nous verrons tout à l'heure ce qu'ils y deviennent.

2° **Substance corticale**. — La substance corticale (fig. 462,1) a pour attributs distinctifs une consistance moins ferme que celle de la substance médullaire et une coloration plus ou moins jaunâtre, tranchant nettement sur la coloration rouge foncé des pyramides.

A. Disposition générale, colonnes de Bertin. — Elle se dispose tout autour de la substance médullaire, remplissant exactement tout l'espace qui sépare cette dernière de l'enveloppe fibreuse du rein. Mais ce n'est pas tout : elle s'insinue entre les pyramides de Malpighi et descend ainsi avec elles jusqu'au sinus, sur les parois duquel elle forme des saillies plus ou moins arrondies, alternant sur les coupes avec les saillies papillaires (fig. 462,3). Ces prolongements que la substance corticale envoie entre les pyramides ont été parfaitement décrits par BERTIN en 1744, d'où le nom de *colonnes de Bertin* sous lequel les désignent aujourd'hui la plupart des anatomistes. Les colonnes de Bertin entourent complètement la surface extérieure des pyramides, la papille exceptée. Vues en coupes longitudinales, elles sont pour la plupart renflées à leurs extrémités, étroites à leur partie moyenne : elle revêtent ainsi, dans un ensemble, l'aspect d'un sablier.

B. STRUCTURE. — La substance corticale proprement dite, celle qui s'étend de la base des pyramides à la capsule fibreuse du rein, se compose de deux ordres de formation, entièrement différentes par leur aspect extérieur et par leur constitution anatomique : ce sont les *pyramides de Ferrein* et le *labyrinthe*.

a. *Pyramides de Ferrein.* — Les rayons pâles des pyramides de Malpighi, arrivés à la base de la pyramide, se prolongent dans la substance corticale en suivant, dans cette substance, la même direction rayonnée que dans la substance médullaire. C'est à ces prolongements, constitués comme les rayons pâles par un paquet de tubes urinifères à direction rectiligne et intimement accolés, qu'on donne le nom de *pyramides de Ferrein (rayons médullaires* de LUDWIG). Leur nombre est considérable : il varie de 400 à 500 pour chaque pyramide. Chacune d'elles renferme de 50 à 100 tubes urinifères.

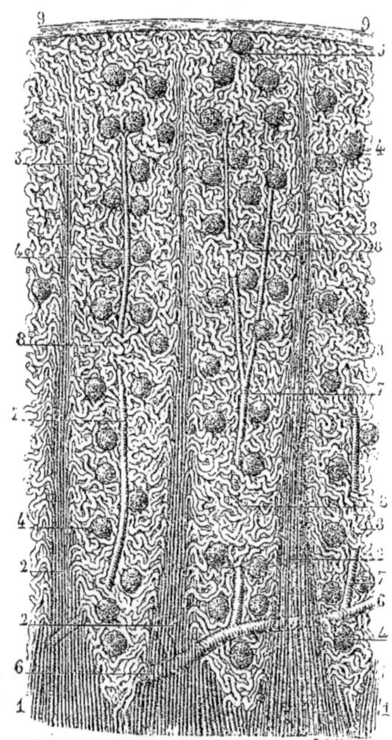

Fig. 466.

Coupe longitudinale de la substance corticale du rein (d'après SAPPEY).

1, 1, base des pyramides de Malpighi. — 2, pyramides de Ferrein. — 3, tubes contournés. — 4, corpuscules de Malpighi. — 5, l'un de ces corpuscules, sous-jacent à la capsule du rein. — 6, branche artérielle provenant de la voûte sus-pyramidale et s'élevant au-dessus de cette voûte en croisant presque perpendiculairement les pyramides de Ferrein. — 7, artères interlobulaires. — 8, 8, tubes contournés, voilant sur une partie de leur trajet les artères interlobulaires. — 9, enveloppe fibreuse du rein.

Considérées isolément (fig. 463, 6 et 466, 1), les pyramides de Ferrein se dirigent exactement en sens radiaire et, comme elles diminuent peu à peu de largeur au fur et à mesure qu'elles s'élèvent dans la substance corticale, chacune d'elles revêt dans son ensemble la forme d'un cône très allongé, dont la base répond à la pyramide de Malpighi et dont le sommet, plus ou moins aigu, se rapproche beaucoup de l'enveloppe fibreuse du rein, mais sans jamais l'atteindre.

b. *Labyrinthe.* — Les pyramides de Ferrein sont séparées les unes des autres par des espaces dont la largeur augmente naturellement au fur et à mesure que celle des pyramides diminue : vus en coupe longitudinale (fig. 463, 7 et 466), ils ont la forme d'un triangle, dont la base regarde la capsule fibreuse du rein et dont le sommet repose sur la pyramide, dans l'angle aigu que forment deux pyramides voisines en s'écartant réciproquement l'une de l'autre.

Ces espaces sont comblés par une substance, d'une coloration rose jaunâtre, à laquelle Ludwig a donné le nom de *labyrinthe*. Le labyrinthe, comme on le voit nettement sur les coupes transversales, fait tout le tour des pyramides de Ferrein ; d'autre part, comme nous le montrent les coupes longitudinales, il se pro-longe jusqu'à la capsule fibreuse du rein et remplit tout l'intervalle qui sépare cette capsule du sommet des pyramides de Ferrein. Il résulte d'une pareille dis-position que les pyramides de Ferrein sont entourées sur tout leur pourtour, leur base exceptée, par la substance qui forme le labyrinthe. Nous devons ajouter que c'est au labyrinthe que viennent aboutir les rayons colorés de la pyramide de Malpighi.

Le labyrinthe est constitué, comme nous le verrons tout à l'heure, par des vaisseaux et par des tubes urinifères à direction variable. On y distingue, à la loupe ou à l'œil nu, un semis de petites granulations rougeâtres (463,9), que l'on désigne sous le nom de *corpuscules de Malpighi*. Ces corpuscules, assez régu-lièrement sphériques, mesurent, chez l'homme, de $0^{mm},2$ à $0^{mm},3$ de diamètre. Nous verrons plus loin quelles sont leurs relations, d'une part avec les tubes urini-fères, d'autre part avec les vaisseaux du labyrinthe. Qu'il nous suffise d'indiquer ici que leur mode de dissémination n'est pas quelconque, qu'ils occupent au con-traire une situation parfaitement détermi-née et qu'ils se disposent sur les flancs des pyramides de Ferrein en séries réguliè-res, que l'on voit très nettement sur des coupes, soit longitudinales, soit transver-sales, de la substance corticale. Sur des coupes longitudinales (fig. 467,5), chaque pyramide présente à droite et à gauche une série longitudinale de 8 ou 10 corpus-cules. Sur des coupes horizontales (fig. 468), ces corpuscules se disposent tout autour des pyramides, qu'ils enlacent comme dans une sorte de couronne : on compte encore, sur ces dernières coupes, de 8 à 10 corpuscules pour chaque pyramide.

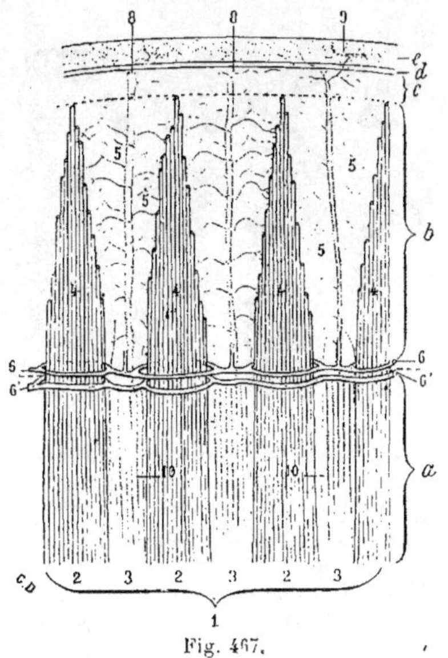

Fig. 467.

Schéma de la circulation du rein.

a, zone limitante. — *b*, zone corticale. — *c*, couche sous-capsulaire. — *d*, capsule fibreuse. — *e*, capsule adipeuse.
1, un segment d'une pyramide de Malpighi, avec 2, 2, 2, ses stries claires et 3, 3, 3, ses stries foncées. — 4, pyramides de Ferrein. — 5, labyrinthe, avec les cor-puscules de Malpighi. — 6, 6', voûte artérielle et voûte veineuse sus-pyramidales. — 7 et 7', artère et veine interlobulaires. — 8, étoiles de Verheyen. — 9, anasto-moses des veines interlobulaires avec les veines de la capsule adipeuse. — 10, vaisseaux droits (les artères proviennent des branches efférentes des glomérules ; les veines se jettent dans la voûte veineuse).

2° — *Lobulation du rein.*

Comme le poumon et le foie, le rein se décompose en une série de segments plus petits, appelés *lobes*, ayant chacun, tant au point de vue morphologique qu'au point de vue fonctionnel, la même valeur que l'organe tout entier.

1° Lobulation chez les mammifères. — Cette lobulation du rein est très mani-feste chez certains mammifères, notamment chez les cétacés, chez l'ours, chez la loutre, où les lobes sont entièrement distincts et s'attachent en forme de grappe sur les branches d'origine du canal excréteur. Chez d'autres mammifères, les lobes du rein, quoique indépendants fonctionnellement, se soudent entre eux par la plus grande partie de leur surface. Leur base seule est isolée et, comme cette base répond à la surface extérieure de l'organe, celle-ci se trouve formée par un nombre plus ou moins considérable de bosselures, qui répondent chacune à un lobe distinct. Telle est la disposition que nous rencontrons chez le phoque, le bœuf, l'éléphant.

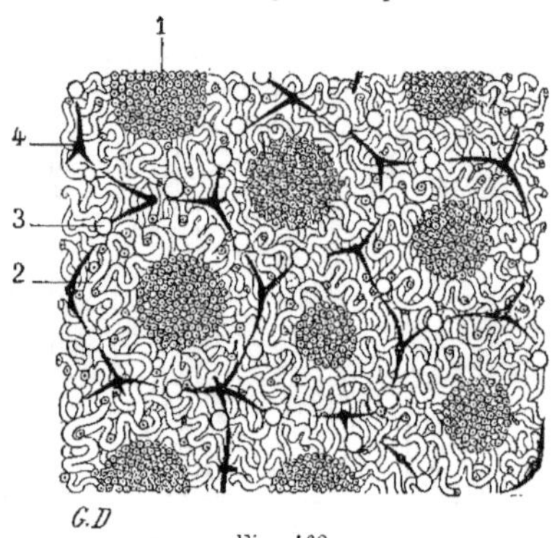

Fig. 468.

Coupe transversale du rein passant par la substance corticale (*schématique*).

1, pyramides de Ferrein ou rayons médullaires. — 2, labyrinthe, avec 3, corpuscules de Malpighi. — 4, espaces interlobulaires, avec les vaisseaux interlobulaires.

2° Lobulation chez l'homme. — L'homme lui-même nous présente un rein bosselé durant toute la période fœtale (fig. 469) et, à ce moment, la lobulation du rein est tout aussi manifeste chez lui que chez les mammifères précités. Mais, tandis que, chez ces derniers, la disposition en question persiste pendant toute la vie, elle s'atténue chez l'homme, au fur et à mesure qu'il s'éloigne de la vie fœtale : les bosselures s'affaissent ; les sillons circulaires qui les circonscrivent deviennent de plus en plus superficiels et, finalement, la surface extérieure du rein, d'irrégulière qu'elle était, revêt cet aspect lisse et uni qui la caractérise chez l'adulte. Dès l'âge de cinq ou six ans, bien souvent plus tôt, il ne reste plus ordinairement aucune trace extérieure de la lobulation primitive.

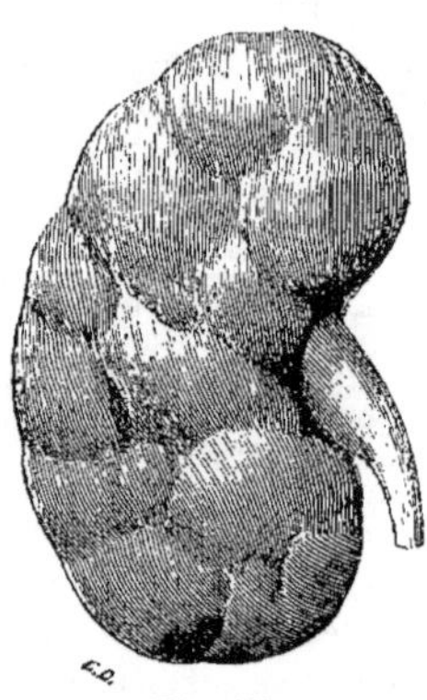

Fig. 469.

Rein fœtal, avec ses bosselures extérieures (rein droit vu par sa face antérieure).

Les lobes rénaux, cependant, ne sont fusionnés qu'en apparence et, bien que leurs limites extérieures aient disparu, ils n'en persistent pas moins avec toute leur indépendance fonctionnelle. Morphologiquement, chacun d'eux est constitué par une pyramide malpighienne et par toute la substance corticale qui est en relation avec cette pyramide. De ces deux éléments, le premier est central ; le second est périphérique et recouvre le précédent sur tout son pourtour, excepté au niveau de la papille.

Sur une coupe longitudinale du rein, la limite séparative des différents lobes est assez bien indiquée par des lignes en rayon, qui seraient menées par le sommet de la portion saillante des colonnes de Bertin et qui, de là, aboutiraient à la capsule fibreuse. Du reste, à la période embryonnaire et fœtale, au lieu et place des rayons sus indiqués, se trouvent des cloisons conjonctives qui dépendent de l'enveloppe fibreuse de l'organe et qui, à ce moment, établissent nettement les limites respectives des lobes. Ces cloisons, véritables *espaces interlobaires*, disparaissent ensuite au cours du développement.

3° **Nombre des lobes**. — Les lobes du rein devraient, ce semble, être en nombre égal à celui des pyramides, soit 8 à 12 pour chaque rein. C'est là, en effet, le chiffre qu'on rencontre chez l'adulte. Mais, chez le fœtus, si l'on compte le nombre des lobes, comme l'a fait MARESCH, par celui des bosselures que présente la surface extérieure de l'organe, on arrive à un chiffre trois fois supérieur : 28 à 50. Il en résulte que, au cours du développement, au fur et à mesure que s'effacent sur la surface extérieure du rein les sillons séparatifs des lobes, les pyramides se fusionnent par groupe de deux ou trois, augmentant de volume, mais diminuant de nombre.

4° **Division des lobes en lobules**. — Quoi qu'il en soit de leur nombre, les lobes du rein se subdivisent à leur tour en un grand nombre de *lobules*, 400 à 500 en moyenne pour chaque lobe. Chaque lobule est formé par une pyramide de Ferrein et par toute la portion de l'écorce qui dépend de cette pyramide (fig. 463 et 468).

Le lobule rénal est donc exactement constitué sur le même type que le lobe : il possède un élément *central* ou *enveloppé*, qui est une émanation de la substance médullaire, et une partie *périphérique* ou *enveloppante*, qui est formée par de la substance corticale. Ici encore la substance corticale entoure la pyramide de Ferrein sur tout son pourtour, excepté au niveau de sa base, laquelle est pour le lobule ce qu'est la papille pour le lobe.

Sur les coupes longitudinales du rein, les limites respectives des lobules sont indiquées par des lignes en rayon qui passent entre les pyramides, en plein labyrinthe par conséquent, et à égale distance des deux pyramides voisines. Ces limites ne sont pas seulement conventionnelles comme celles des lobes: Elles sont indiquées par des vaisseaux à direction radiaire (fig. 467,6 et 7'), que nous décrirons dans le paragraphe suivant sous le nom, parfaitement justifié du reste, de *vaisseaux interlobulaires*.

5° **Division des lobules en tubes urinifères**. — Nous venons de voir que chaque rein se divise en lobes et ceux-ci en lobules. Mais nous pouvons aller plus loin encore dans cette dissection systématique du rein. Les lobules, en effet, sont essentiellement formés par un certain nombre d'éléments tubuleux, *tubes urinifères*, *tubes urinipares*, *tubes urinaires*, qui tous sont constitués sur le même type et ont la même valeur. Chacun de ces tubes fonctionne isolément et, à lui tout seul, il constitue pour ainsi dire un rein en miniature. Il nous suffira donc de l'étudier dans sa disposition et dans sa structure pour avoir une idée générale et suffisamment exacte de l'organe tout entier.

3° — *Tube urinifère, considéré à l'état d'isolement.*

1° **Disposition générale du tube urinifère**. — Chaque tube urinifère, considéré isolément (fig. 470) prend naissance au niveau d'un corpuscule de Malpighi et se termine à l'un des orifices de l'area cribrosa de la papille. Sa longueur est de 6 à 8 centimètres en moyenne. Dans ce long trajet, il change plusieurs fois de direction et subit, dans son diamètre, de nombreux changements sur lesquels il importe d'être bien fixé.

a. *Col.* — Tout d'abord, au sortir du corpuscule, il nous présente une partie rétrécie que l'on désigne sous le nom de *col* (2).

b. *Tubuli contorti*. — Au col fait suite un conduit beaucoup plus large, fortement flexueux et plus ou moins enroulé sur lui-même. Ce dernier caractère lui a valu son nom : ce sont les *tubuli contorti* (3).

c. *Anse de Henle*. — Après avoir décrit ces flexuosités, le tube urinifère, abandonnant brusquement la région du glomérule où il a pris naissance, se porte en ligne droite vers le sinus du rein. Arrivé à une certaine distance de la papille, distance qui varie beaucoup pour chacun d'eux, il s'infléchit sur lui-même en décrivant une anse à court rayon et remonte, parallèlement à sa direction première, du côté de la capsule fibreuse. Cette portion du tube urinifère, on le voit, a la forme d'une anse dont les deux extrémités sont situées dans la zone corticale et dont la partie moyenne descend jusqu'au voisinage du sinus : c'est l'*anse de Henle* (4). — Des deux branches de l'anse de Henle, l'une, la *branche descendante* (4'), est très étroite, presque filiforme; l'autre, la *branche ascendante* (4"), est notablement plus volumineuse. Le tube urinifère se rétrécit donc à l'extrémité distale des tubuli contorti et s'élargit de nouveau pour constituer la branche ascendante de l'anse de Henle. Toutefois le point où se fait cette augmentation de calibre est très variable : tout en occupant le voisinage de la portion moyenne de l'anse, il est situé, comme nous le montre la figure ci-dessus, tantôt sur la branche descendante, tantôt sur la branche ascendante. — La partie moyenne de l'anse, autrement dit le point où se réfléchit le tube urinifère pour changer de direction, est constitué par la portion large dans le premier cas, par la portion grêle dans le second.

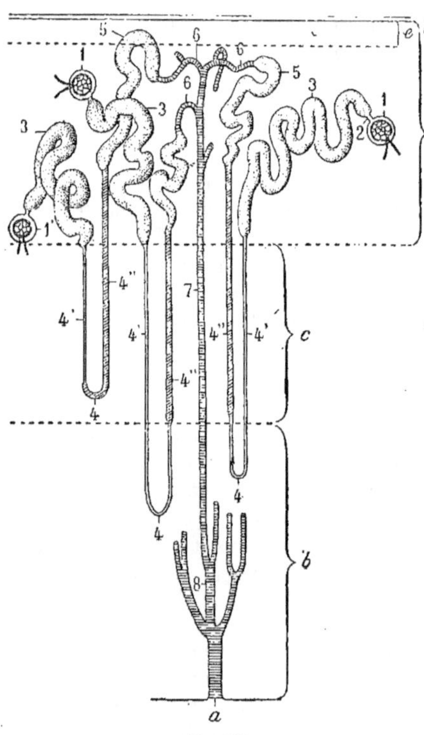

Fig. 470.

Schéma montrant la configuration et le trajet des tubes urinifères.

a, papille. — *b*, zone papillaire. — *c*, zone limitante. — *d*, zone corticale. — *e*, couche sous-capsulaire. — *f*, capsule fibreuse du rein. 1, glomérule de Malpighi. — 2, col du tube urinifère. — 3, tubuli contorti. — 4, anse de Henle, avec : 4', sa branche descendante; 4", sa branche ascendante. — 5, pièce intermédiaire. — 6, canal d'union. — 7, tubes collecteurs du premier ordre. — 8, tubes collecteurs du second ordre.

d. *Pièce intermédiaire et canal d'union*. — Parvenus dans les couches superficielles de l'écorce, les tubes urinifères décrivent de nouveau quelques flexuosités, qui rappellent assez bien celles des tubuli contorti . cette nouvelle portion flexueuse (5) prend le nom de *pièce intermédiaire* (*Schalstück* de Schweigger-Seidel). Elle est continuée par un tube plus étroit, mais encore un peu flexueux, appelé *canal d'union* (6).

c. *Canal collecteur (tubes de Bellini)*. — Le canal d'union est très court ; il s'abouche dans un dernier segment du tube urinifère, le *canal collecteur* (7), lequel descend en ligne droite dans la pyramide de Ferrein d'abord, puis dans la pyramide de Malpighi et, de là, vers le sommet de la papille, où il s'ouvre dans les calices (fig. 470, *a*). Dans les pyramides de Malpighi, les canaux collecteurs prennent le nom de *tubes de Bellini*.

Jusqu'aux canaux collecteurs, les tubes urinifères conservent leur individualité, je veux dire qu'ils ne s'anastomosent jamais entre eux, qu'ils ne présentent avec les tubes voisins d'autres rapports que des rapports de contiguïté. Il n'en est pas de même pour les canaux collecteurs. Tout d'abord, un même canal collecteur reçoit à son origine dans la zone corticale plusieurs tubes urinifères, comme on le voit sur la figure 470.

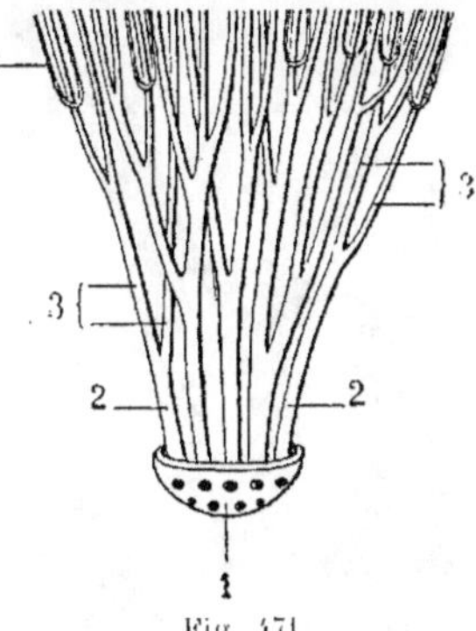

Fig. 471.

Les tubes de Bellini, vus sur une coupe parallèle à leur direction (*schématique*).

1, une papille rénale (area cribrosa). — 2, tubes de Bellini. — 3, 3, 3, leurs branches de bifurcation. — 4, anses réunissant les branches descendante et ascendante des tubes de Henle.

Puis, au fur et à mesure qu'ils descendent dans l'épaisseur des pyramides malpighiennes, les canaux collecteurs (*tubes de Bellini*) se réunissent les uns aux autres à la manière des veines, pour former des canaux de plus en plus volumineux, mais de moins en moins nombreux (fig. 471). C'est ainsi que les 4 000 ou 6 000 canaux collecteurs que l'on rencontre à la base d'une pyramide de Malpighi ne forment plus au sommet de cette pyramide que 15 à 20 conduits, ayant chacun son orifice dans l'area cribrosa. Chacun de ces derniers conduits, *canaux collecteurs principaux*, résume donc, en moyenne, 250 à 300 canaux collecteurs primitifs.

Les tubes de Bellini mesurent, au niveau de l'area cribrosa, de 0mm,1 à 0mm,3 de diamètre. Mais, par suite de leurs bifurcations successives, ce diamètre se réduit rapidement, à 0mm,1 d'abord, puis à 0mm,05, dimensions que présentent les canaux urinifères à la base de la papille et qu'ils conservent ensuite, sans modifications bien sensibles, dans toute la hauteur de la pyramide malpighienne. Dans l'écorce, les canaux collecteurs mesurent en moyenne de 40 à 45 µ de diamètre.

2° Structure microscopique du tube urinifère. — Les divers segments du tube urinifère que nous venons de décrire ne diffèrent pas seulement par leur trajet, par leurs dimensions et par leur configuration extérieure. Ils diffèrent aussi et surtout par leur structure.

A. Corpuscules de Malpighi. — Le corpuscule de Malpighi (p. 545) se compose essentiellement de deux parties, une enveloppe et un contenu : l'enveloppe porte indistinctement les noms de *capsule de Bowman* ou de *capsule de Müller* ; le contenu est formé par un paquet vasculaire, appelé *glomérule*.

a. *Capsule de Bowman*. — La capsule de Bowman est une membrane hyaline, mince et transparente, mesurant de 1 à 2 µ d'épaisseur. Elle revêt la forme d'une sphère creuse, se moulant exactement sur le paquet de vaisseaux qu'elle renferme à son intérieur. De ses deux pôles, l'un, le *pôle urinaire*, donne naissance au tube urinifère ; l'autre, le *pôle vasculaire*, livre passage aux deux vaisseaux afférent et efférent du glomérule. La face externe de la capsule de Bowman répond au labyrinthe. Sa face interne est tapissée dans toute son étendue par un épithélium àplati, fort mince, à contours polygonaux. L'existence de ces cellules épithéliales est nettement révélée par les imprégnations d'argent (fig. 472), soit qu'on plonge le rein dans une solution argentique (Chrzonszczewsky), soit qu'on injecte cette solution argentique dans l'artère rénale. Leur épaisseur mesure, chez le porc (Kölliker), de 20 à 30 µ.

b. *Glomérule*. — Le glomérule est formé, comme nous le verrons plus loin, en étudiant les artères du rein, par un paquet de capillaires flexueux et enroulés sur eux-mêmes. L'endothélium qui revêt leur surface et limite leur lumière ne s'imprègne pas par l'argent, et l'on sait que c'est là le caractère de l'endothélium des vaisseaux en voie de formation. Hortolès en a conclu avec raison que les capillaires du glomérule conservent chez l'adulte leur état embryonnaire et que leur épithélium, non différencié en cellules distinctes, acquiert la signification d'un *endothélium à noyaux multiples*, tout à fait analogue à celui qui forme la paroi d'un réseau vasoformatif. Nous rappellerons en passant, à propos des vaisseaux du glomérule, que le vaisseau efférent est plus grêle que le vaisseau afférent et nous ajouterons que, tandis que le vaisseau afférent présente jusqu'à son entrée dans la capsule une couche continue de fibres musculaires annulaires, le vaisseau efférent ne possède de fibres annulaires qu'au voisinage de la capsule, ce qui revient à dire qu'il a tous les caractères d'un capillaire non musclé. Cet anneau musculaire (fig. 473, 9'), jeté sur le vaisseau efférent juste au moment où il sort de la capsule, est une sorte de sphincter et il en remplit vraisemblablement toutes les fonctions : comme tel, il est susceptible d'augmenter ou de diminuer, par ses alternatives de contraction et de relâchement, la pression sanguine dans les canaux situés en amont, dans le glomérule par conséquent, et, par suite, de régler la filtration urinaire au niveau de ce glomérule.

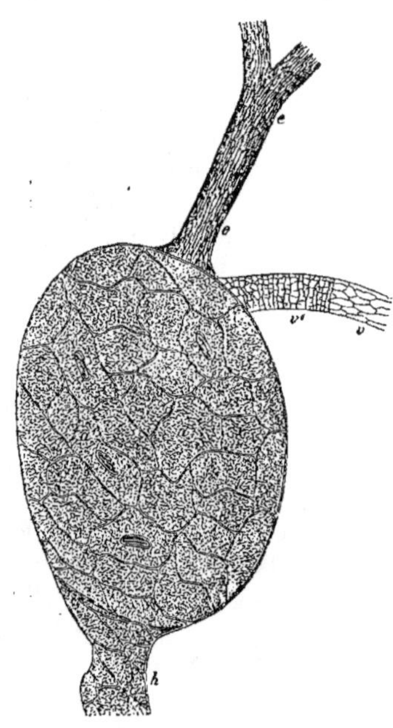

Fig. 472.

Corpuscule de Malpighi du lapin, traité par le nitrate d'argent (d'après Ludwig).

r, vaisseau afférent, avec son revêtement épithélial. — *v'*, fibres musculaires transversales de ce dernier vaisseau. — *e, e*, vaisseau efférent. — *a, a'*, capsule de Bowman, avec les contours de ses cellules endothéliales. — *h*, continuation de la capsule de Bowman avec le tube urinifère.

c. *Rapports de la capsule de Bowman avec le glomérule*. — Les rapports intimes du glomérule avec la face interne de la capsule de Bowman sont d'une étude difficile et cette question, qui est encore loin d'être résolue, a soulevé parmi les histologistes de nombreuses controverses. — Pour les uns (Henle), la capsule et son revêtement épithélial sont simplement perforés par les deux vaisseaux afférent et efférent, et le paquet glomérulaire est à nu dans la cavité de la capsule. — Pour d'autres, au nombre desquels il convient de citer Isaacs, Seng, Frey, Gegenbaur, le glomérule est revêtu sur toute sa surface par une couche d'épithélium pavimenteux qui, au niveau du point où les vaisseaux afférent et efférent pénètrent dans la capsule, se continuerait directement avec l'épithélium capsulaire. Ces deux feuillets épithéliaux, *feuillet capsulaire* et *feuillet glomérulaire*, appliqués l'un contre l'autre et se fusionnant réciproquement au niveau du pôle vasculaire, rappellent exactement dans leur ensemble une petite membrane séreuse, dont le feuillet viscéral serait représenté par le feuillet glomérulaire, le feuillet pariétal par le feuillet capsulaire (fig. 473). Cette manière de voir a pour elle l'appui des faits embryologiques, lesquels nous montrent le paquet vasculaire, qui deviendra plus tard le glomérule, refoulant devant lui l'extrémité renflée du tube urinifère au lieu de le perforer et, finalement, se trouvant entouré d'un double feuillet, comme l'est la tête dans un bonnet de coton. — En fait, Carus a parfaitement ren-

contré, sur le triton, une couche épithéliale à la surface du glomérule. Schweigger-Seidel, sur un fœtus humain de six mois, a constaté lui aussi la présence d'une double couche épithéliale dans le corpuscule de Malpighi. De son côté, Kölliker, auquel j'emprunte les deux citations précédentes, a observé un épithélium distinct sur le glomérule de l'embryon du bœuf. Heidenhain a fait la même observation et, pour lui, l'épithélium glomérulaire, non seulement recouvrirait la surface extérieure du glomérule, mais pénétrerait même jusque dans les anfractuosités qui séparent les vaisseaux.

· L'existence, à la surface du

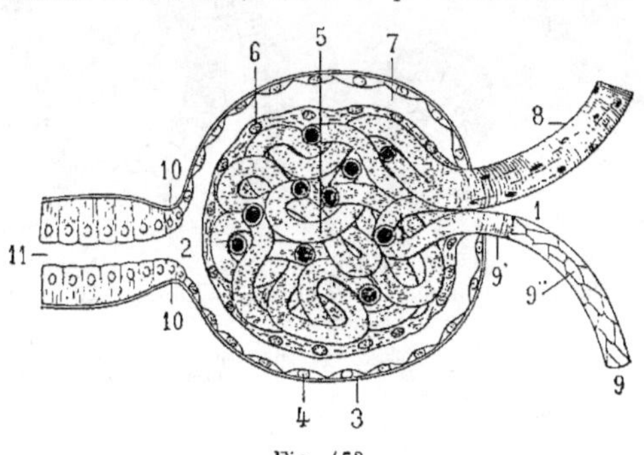

Fig. 473.

Coupe méridienne d'un corpuscule de Malpighi
(*schématique*).

1, pôle vasculaire. — 2, pôle urinaire. — 3, capsule de Bowman, avec 4, son revêtement épithélial. — 5, paquet glomérulaire, avec 6, ses noyaux périphériques. — 7, cavité de la capsule. — 8, vaisseau afférent, avec sa tunique musculeuse continue. — 9, vaisseau efférent, avec : 9', ses fibres musculaires localisées sur sa portion initiale et formant sphincter ; 9'', son endothélium. — 10, col, avec son épithélium de transition. — 11, tube urinifère, avec sa membrane propre et son épithélium en bâtonnets.

glomérule, d'une couche épithéliale, distincte de la couche qui revêt la capsule, n'est donc pas douteuse, du moins chez l'embryon ; car jusqu'ici, je ne sache pas qu'on l'ait retrouvée chez l'adulte. Peut-être que sa mise en évidence présente alors des difficultés nouvelles, dont les histologistes n'ont pu encore triompher. Peut-être aussi a-t-elle complètement disparu.

Renaut et Hortolès se rangent à cette dernière opinion. Pour eux, la partie réfléchie de la capsule de Bowman et de son revêtement épithélial disparaît par régression au cours du développement et il n'en reste aucune trace chez l'adulte. On trouve bien, autour du glomérule et dans les sinuosités qui séparent les capillaires, de nombreux noyaux, mais ces noyaux n'ont rien de commun avec le revêtement épithélial primitif, d'origine capsulaire. Ils appartiennent aux cellules plates de la gaine conjonctive qui entoure les vaisseaux, cellules qui, à ce niveau, se sont étalées jusqu'à se confondre par leurs bords. Les capillaires du glomérule, malgré la disparition de la couche épithéliale qui les revêtait à la période embryonnaire ne sont donc pas entièrement à nu dans la cavité capsulaire. Ils sont entourés par des cellules conjonctives considérablement élargies et soudées par leurs bords, autrement dit, par une lame protoplasmique semée de noyaux.

Au niveau du pôle urinaire, l'épithélium plat qui tapisse intérieurement la capsule de Bowman se prolonge sur le premier segment du tube urinifère, le col (fig. 473,10). Mais, en même temps, il augmente de hauteur et revêt peu à peu tous les caractères de l'épithélium cylindrique qui tapisse les tubuli contorti.

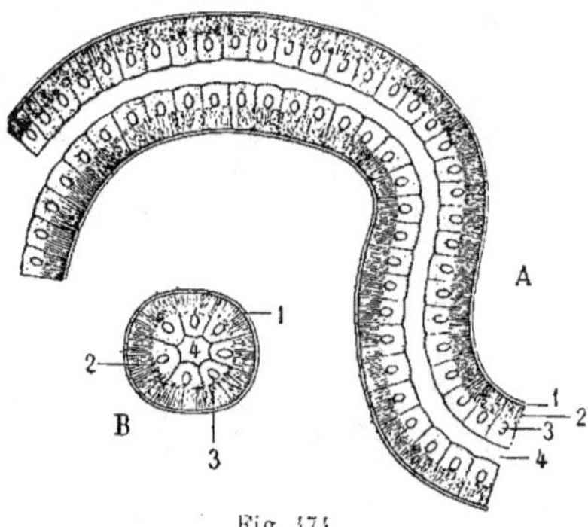

Fig. 474.

Un tube contourné : A, vu en coupe longitudinale;
B, vu en coupe transversale.

1. paroi propre hyaline. — 2, épithélium trouble ou en bâtonnets, strié dans sa portion profonde, finement granuleux dans sa portion superficielle. — 3, noyau. — 4, lumière du conduit.

B. STRUCTURE DES TUBULI CONTORTI. — Les tubuli contorti se composent d'une tunique externe, tapissée intérieurement par un épithélium caractéristique :

a. *Tunique externe.* — La tunique externe ou *membrane propre* (fig. 474,1) est la continuation de la membrane de Bowman. Comme cette dernière, elle est mince, hyaline, partout homogène.

b. *Épithélium.* — L'épithélium est formé par une seule rangée de cellules cylindriques, mesurant de 10 à 20 μ de hauteur. Ces cellules présentent des caractères spéciaux, qui ont été bien décrits en 1874 par HEIDENHAIN. Tout d'abord, elles sont très volumineuses et, en occupant la plus grande partie

de l'espace délimité par la membrane propre, elles ne laissent au centre du conduit qu'une lumière fort étroite (fig. 474,4). Leurs noyaux sont ordinairement peu visibles et elles-mêmes sont peu distinctes les unes des autres. Quant au protoplasma, il est très différent, suivant qu'on considère sa portion superficielle ou axiale et sa position profonde ou basale : sur le premier point, il est clair, transparent, finement granuleux ; sur le second, il est trouble et de couleur sombre ; de plus, il présente un système de stries ou de bâtonnets, qui se dirigent pour la plupart parallèlement à l'axe transverse du conduit et qui ont valu aux cellules épithéliales en question le nom de *cellules à bâtonnets.* Ces bâtonnets, vus sur une coupe longitudinale du tube urinifère (fig. 474, A), sont parallèles les uns aux autres. Sur une coupe transversale (fig. 474, B), ils affectent une disposition rayonnée. Enfin, sur des cellules vues de face, ils ne nous montrent que leurs extrémités et nous apparaissent alors sous la forme de tout petits cercles ou de simples points. C'est vraisemblablement au niveau des tubuli contorti que s'effectue le passage des principes spécifiques de l'urine, le glomérule ne laissant filtrer que la portion aqueuse.

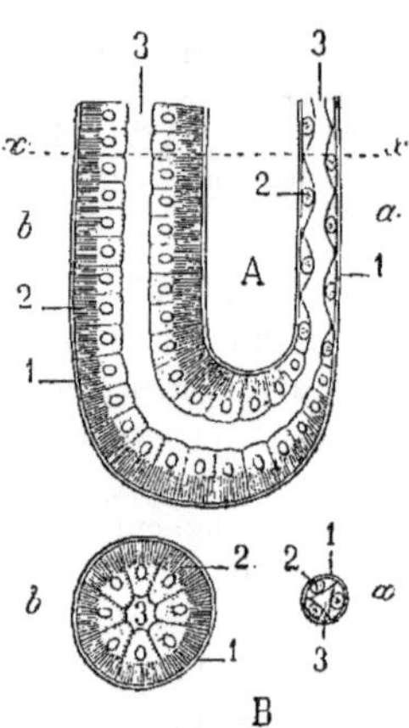

Fig. 475.

Les deux branches descendante et ascendante de l'anse de Henle :
A, vues en coupe longitudinale;
B, vues en coupe transversale.

a, branche descendante. — b, branche ascendante.
1, membrane propre. — 2, épithélium. — 3, lumière du tube.
x, x, plan suivant lequel est faite la coupe représentée dans la figure B.

C. STRUCTURE DE L'ANSE DE HENLE. — L'anse de Henle se compose, comme les tubuli contorti auxquels elle fait suite, d'une membrane propre hyaline et d'un épithélium. Cet épithélium diffère beaucoup suivant qu'on le considère dans la portion grêle ou la portion large de l'anse :

a. *Sur la portion grêle* ou *portion descendante* (fig. 475, A et B), ce sont des cellules claires, fortement aplaties, se soulevant plus ou moins au niveau de leur noyau. Elles présentent la plus grande analogie avec les cellules endothéliales des vaisseaux sanguins, et il est parfois bien difficile, sur une coupe horizontale des pyramides de Malpighi, de distinguer une branche descendante de Henle d'un vaisseau artériel ou veineux coupé en travers.

b. *Sur la portion large* ou *portion ascendante* (fig. 475, A et B), l'épithélium change du tout au tout : c'est un épithélium cylindrique, trouble, à bâtonnets. Il présente exactement les mêmes caractères morphologiques que sur les tubuli contorti et, probablement aussi, jouit des mêmes fonctions.

D. Structure de la pièce intermédiaire. — Dans la pièce intermédiaire, nous retrouvons encore une membrane propre hyaline et un revêtement épithélial. L'épithélium est constitué ici par des cellules claires, transparentes, de forme cubique, tenant le milieu entre l'épithélium plat et l'épithélium cylindrique.

E. Structure des canaux collecteurs. — Les canaux collecteurs, depuis leur origine jusqu'à leur terminaison, nous présentent, comme épithélium, des cellules claires et transparentes, à contours nettement délimités, disposées comme précédemment en une seule rangée.

Dans les canaux collecteurs de petites dimensions, dans ceux notamment qui font suite aux canaux d'union, ces cellules sont légèrement aplaties, mesurant à peine de 8 à 12 μ de hauteur. Si l'on veut bien se rappeler que le diamètre du conduit est de 40 à 55 μ, on voit que la lumière centrale est relativement très large.

Au fur et à mesure que l'on descend et que le tube urinifère, par suite des nombreux affluents qu'il reçoit, augmente de calibre, les cellules épithéliales augmentent peu à peu de hauteur et, au niveau de la papille, revêtent le type franchement cylindrique.

Les canaux collecteurs possèdent encore dans la plus grande partie de leur étendue, comme les autres segments du tube urinifère, une membrane limitante hyaline. Toutefois, cette membrane est ici beaucoup plus mince, plus délicate et ne présente jamais (Frey) qu'un simple contour. Elle disparaît même d'une façon complète sur les gros canaux collecteurs qui cheminent dans la zone papillaire : à leur niveau (fig. 476, B), les cellules épithéliales reposent directement sur le tissu conjonctif interstitiel de la papille.

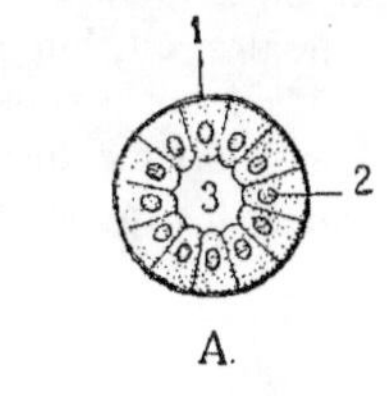

A.

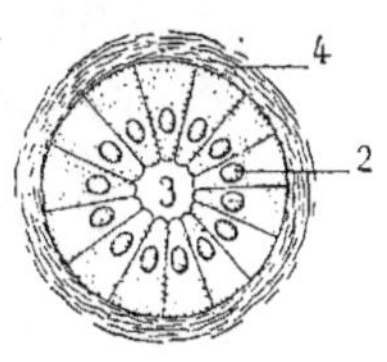

B

Fig. 476.

Canaux collecteurs, vus en coupe transversale : A, canal collecteur de l'écorce ; B, gros canal collecteur de la papille.

1, membrane propre à simple contour. — 2, épithélium. — 3, lumière du canal. — 4, tissu conjonctif de la papille formant, dans la figure B, la paroi propre du canal.

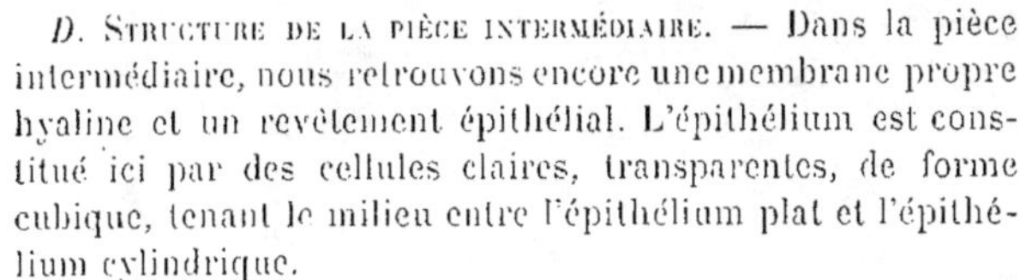

4° — *Rapports respectifs des divers segments du tube urinifère et des différentes zones du rein.*

L'examen d'une coupe longitudinale du rein (fig. 463) nous a appris que cet organe était constitué par trois zones concentriques. D'autre part, nous venons de voir, en étudiant un tube urinifère à l'état d'isolement, que ce tube se compose d'un certain nombre de segments, ayant chacun une disposition et une structure particulières (fig. 470). Nous devons maintenant, pour compléter les notions jusqu'ici acquises, reporter la figure 470 sur la figure 463, c'est-à-dire indiquer quelle est exactement la situation qu'occupent, dans chacune des trois zones du rein, les divers segments du tube urinifère. Cette étude complémentaire, qui du reste sera fort courte, nous fournira tous les éléments nécessaires pour interpréter comme elles le méritent les différentes coupes du rein, que ces coupes soient transversales ou longitudinales, qu'elles portent sur la substance médullaire (fig. 477) ou sur la substance corticale (fig. 468).

a. Les *canaux collecteurs* occupent tout d'abord la pyramide de Malpighi, où ils forment les rayons pâles et qu'ils parcourent en ligne droite depuis le sommet

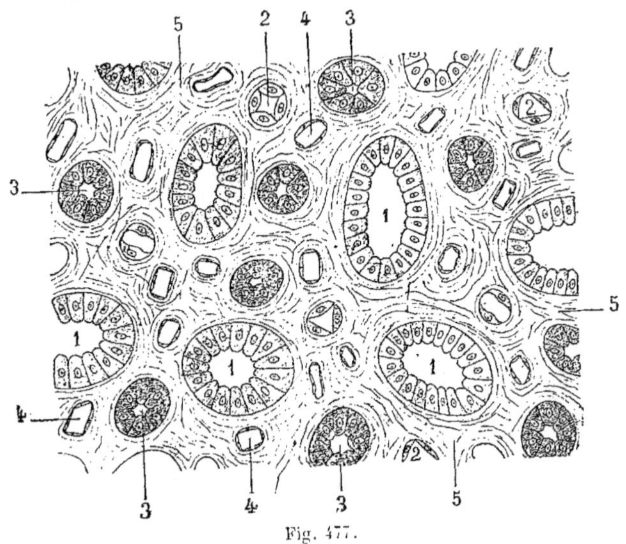

Fig. 477.

Coupe transversale du rein, passant au niveau de la zone limitante.
1, tubes de Bellini. — 2, branche descendante de l'anse de Henle. — 3, branche ascendante de l'anse de Henle.
4, vaisseaux sanguins. — 5, stroma conjonctif.

jusqu'à la base : ils constituent, dans cette première partie de leur trajet, les *tubes de Bellini*. Arrivés à la base de la pyramide, les canaux collecteurs passent dans la substance corticale, au sein de laquelle ils forment les *pyramides de Ferrein*. Ils s'étendent ainsi, en suivant toujours une direction radiaire, jusqu'au voisinage de la capsule, mais ne l'atteignent pas.

b. Les *canaux d'union* et les *pièces intermédiaires*, qui leur font suite, sont situés de préférence dans la couche toute superficielle de la substance corticale, dans cette couche que l'on pourrait appeler *sous-capsulaire*. Mais on les trouve aussi, quoiqu'en moins grand nombre, sur les côtés des pyramides de Ferrein, depuis leur sommet jusqu'au voisinage de leur base.

c. Les *tubuli contorti* se disséminent un peu partout dans la zone corticale : les plus élevés remontent jusque dans la couche sous-capsulaire; les plus inférieurs descendent jusqu'au voisinage de la zone limitante.

d. Les *corpuscules de Malpighi*, qui, comme on le sait, donnent naissance aux tubuli contorti, occupent la même situation que ces derniers. Ils se disposent en

séries régulières tout autour des pyramides de Ferrein. Nous avons déjà vu plus
haut que ces séries glomérulaires sont orientées en sens radiaire sur les coupes
longitudinales du rein (fig. 466 et 467), tandis que, sur les coupes transversales, ils
forment des espèces de couronnes, au centre desquelles se trouvent les coupes
des pyramides de Ferrein (fig. 463). Chacune de ces couronnes, comme nous l'avons
déjà dit plus haut, nous présente de 8 à 10 corpuscules, ce qui nous indique que
chaque pyramide de Ferrein possède, le long de la surface extérieure, 8 ou 10 séries
longitudinales de glomérules. Si nous songeons, d'autre part, que chacune de ces
séries, vue en coupe longitudinale, comprend également de 8 à 10 glomérules, il
nous est facile d'en conclure, par une simple multiplication, que chaque pyramide
de Ferrein, autrement dit chaque lobule rénal, possède sur sa surface extérieure
de 80 à 100 glomérules et autant de tubes urinifères.

e. Quant aux *anses de Henle*, elles appartiennent à la zone corticale par leur
portion initiale et par leur portion terminale, c'est-à-dire par le commencement de
leur branche descendante et par la terminaison de leur branche ascendante. Par le
reste de leur étendue (partie moyenne), elles occupent les colonnes de Bertin et,
dans les pyramides de Malpighi, la zone limitante et la partie supérieure de la
zone papillaire. Aussi dans les coupes, soit longitudinales, soit transversales, portant sur ces deux dernières zones (fig. 477), rencontre-t-on toujours trois ordres de
tubes, savoir : 1° des tubes de Bellini, reconnaissables à leur épithélium clair ;
2° des branches ascendantes de Henle, caractérisées par leur épithélium trouble
en bâtonnets ; 3° des branches descendantes de Henle, que l'on distinguera toujours des deux ordres de tubes précédents, grâce à leur faible diamètre et à leur
épithélium clair et aplati.

C. — STROMA CONJONCTIF ET MUSCULAIRE

Les formations histologiques que nous venons de décrire, corpuscules de Malpighi, tubes urinifères, toutes formations dont l'ensemble constitue le tissu propre
du rein, sont plongées, ainsi que les vaisseaux et les nerfs, dans une gangue conjonctive qui forme comme la *charpente* de l'organe. A cette gangue conjonctive
vient s'ajouter, mais sur quelques points seulement, un certain nombre de fibres
musculaires lisses.

1° **Éléments conjonctifs.** — Décrit pour la première fois en 1842 par GOODSIR,
rejeté ensuite par VON WITTICH, le stroma conjonctif du rein a été décrit à nouveau
et presque à la même époque par ISAACS, en 1857 et par ARNOLD BEER, en 1859.
Depuis la publication des mémoires d'ISAACS et de BEER, le tissu conjonctif du rein
est admis par tous les histologistes. Il a été, du reste, étudié dans tous ses détails
à une date plus récente par LUDWIG, par KÖLLIKER et par SCHWEIGGER-SEIDEL.
Le tissu conjonctif du rein n'est pas uniformément répandu sur tous les points
de l'organe. Sur la papille et dans la zone dite papillaire, c'est un tissu nettement
fibrillaire, et les fibrilles, pour la plupart, se disposent circulairement autour des
canaux urinifères. Ces fibrilles deviennent de plus en plus rares au fur et à mesure
qu'on s'éloigne de la papille et, dans la substance corticale, on ne trouve plus, en
fait d'éléments conjonctifs, que des cellules étoilées ou fusiformes, dont les prolongements viennent se fixer à la paroi des tubes urinifères et des vaisseaux sanguins
(SCHWEIGGER-SEIDEL). Ce tissu ressemble beaucoup, suivant la remarque de KÖLLIKER,
au réticulum de la pulpe splénique. Les fibrilles conjonctives reparaissent au voi-

sinage de la capsule fibreuse du rein, et cette capsule peut être considérée histologiquement comme une partie du stroma conjonctif du rein, qui se serait condensé à la périphérie de l'organe de façon à lui former une véritable membrane enveloppante.

Nous devons signaler enfin la présence, dans le corpuscule de Malpighi, de cellules conjonctives analogues à celles qui ont été décrites par Schweigger-Seidel entre les tubes urinifères de la substance corticale. Ces cellules, déjà signalées par Isaacs et décrites plus récemment par A. Key, unissent les uns aux autres les capillaires flexueux du glomérule. Il résulte des observations de Klebs que ce tissu conjonctif intra-glomérulaire peut être le siège d'une inflammation localisée (*glomérulo-néphrite* de Klebs) et, de ce fait, l'existence de ce tissu acquiert en pathologie une importance toute particulière : sous l'influence du processus inflammatoire, en effet, les cellules conjonctives se multiplient ; elles compriment graduellement les capillaires du glomérule, les rendent plus ou moins imperméables au courant sanguin et, du même coup, suppriment le phénomène de filtration urinaire qui se produit à leur niveau.

2° Éléments musculaires. — Henle, en 1868 (*Anat. des Menschen*, t. II), a décrit, tout autour des papilles rénales, des fibres musculaires lisses qui se continuent en bas avec la couche musculeuse des calices, du bassinet et de l'uretère. Ces fibres se disposent sur deux plans (fig. 478) : les unes, profondes, sont longitudinales ; les autres, superficielles, affectent une direction circulaire. Les premières pénètrent un peu dans le parenchyme rénal ; les secondes s'arrêtent au niveau ou un peu au-dessus de la réflexion des calices et forment là un faisceau volumineux (fig. 478,3), auquel Henle a donné le nom de *muscle annulaire de la papille*.

A son tour, Eberth, en 1872, a signalé l'existence, à la surface du rein de l'homme, d'une nouvelle couche de fibres musculaires lisses, formant un réseau à larges mailles et envoyant quelques prolongements dans la substance corticale.

Plus récemment, Jardet, tout en confirmant les données fournies par Henle et Eberth sur les fibres musculaires superficielles et sur le muscle annulaire de la papille, a décrit un nouveau groupe de fibres musculaires, qui, partant de la papille, remontent vers la base de la pyramide et y forment un réseau au niveau de la voûte artérielle (voy. plus loin). Du reste, elles ne dépassent pas les limites

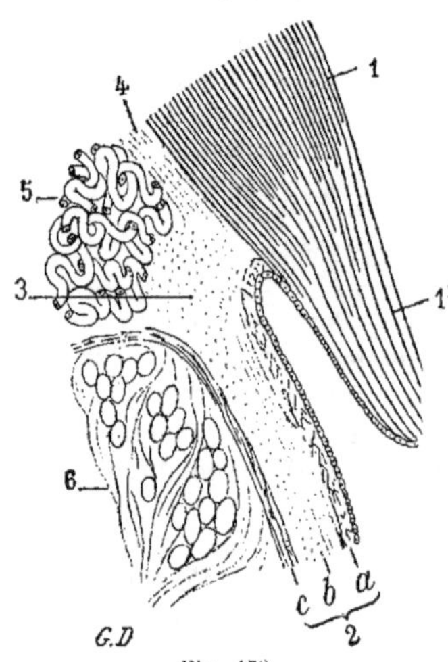

Fig. 478.

Coupe longitudinale d'un calice avec sa papille correspondante (*schématique*).

1, pyramide de Malpighi, avec 1', sa papille. — 2, paroi du calice, avec : *a*, sa muqueuse ; *b*, sa couche musculaire ; *c*, sa couche conjonctive. — 3, muscle annulaire de la papille. — 4, fibres musculaires de la pyramide. — 5, colonne de Bertin, avec ses tubes urinifères. — 6, graisse du sinus.

de la pyramide et Jardet, pas plus que Henle, n'a rencontré d'éléments musculaires dans la substance corticale. Un autre fait mis en lumière par les recherches de Jardet, c'est que les fibres musculaires intra-rénales, de même que celles du bassinet, s'hypertrophient dans les inflammations chroniques du rein et peuvent

former alors, au voisinage et même tout autour des artères, des faisceaux plus ou
moins volumineux.

§ IV. — Vaisseaux et nerfs

1° Artères. — Les reins, comme tous les organes auxquels sont dévolues des
fonctions importantes, possèdent une vascularisation extrêmement riche. Nous étudierons, tout d'abord, la circulation artérielle du rein lui-même. Nous décrirons
ensuite les artères de sa capsule adipeuse.

A. Artères du rein proprement dit. — Chaque rein, comme nous l'avons déjà vu en
angéiologie (t. II, p. 192), reçoit une artère volumineuse, l'*artère rénale* correspondante. Cette artère, un peu plus longue à droite qu'à gauche, naît sur le côté de
l'aorte abdominale. De là, elle se porte obliquement en dehors et un peu en bas,
croise successivement les piliers du diaphragme, le grand et le petit psoas et arrive
au bord interne du rein, où elle se termine.

a. *Mode de ramescence de l'artère rénale.* — Le mode de terminaison de l'artère rénale est fort variable. La seule formule qui convienne à tous les cas est

celle-ci : l'artère rénale, en atteignant le
hile, souvent même avant de l'atteindre, se
partage en un nombre de branches qui varie
de 2 à 4. La disposition qui me paraît être
la plus commune, celle qu'on observe dans
les deux tiers des cas environ, est une bifurcation du tronc artériel (fig. 479) en une
branche antérieure et une branche postérieure. La branche antérieure, à son tour,
se subdivise, presque immédiatement après
son origine, en une branche ascendante et
une branche descendante.

Il existe donc, au niveau du hile, trois
branches principales : une branche postérieure, une branche supérieure et une branche inférieure, ces deux dernières naissant
du tronc rénal, soit isolément (disposition la
plus fréquente d'après Wiart), soit par un
tronc commun très court (disposition la plus
commune d'après Schmerber). — La *branche
supérieure* se porte en haut et en avant et
disparaît dans la partie la plus élevée du
hile. — La *branche inférieure*, se dirigeant
obliquement en bas et en avant, croise la
face antérieure de la veine rénale et s'engage dans la partie inférieure du hile. La

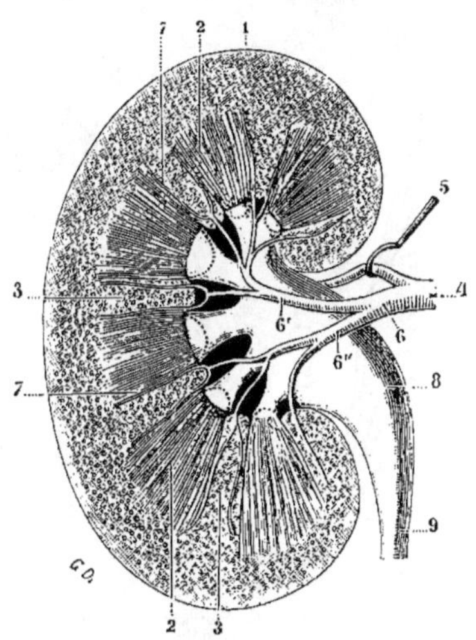

Fig. 479.

Mode de ramescence de l'artère rénale
(*demi-schématique*).

1, rein droit, sectionné parallèlement à ses faces.
— 2, 2, pyramides de Malpighi. — 3, 3, colonnes de
Bertin. — 4, artère rénale. — 5, sa branche de
bifurcation postérieure. — 6, sa branche de bifurcation antérieure, avec : 6', son rameau supérieur ;
6'', son rameau inférieur. — 7, 7, artères péripyramidales (artères lobaires). — 8, bassinet. —
9, uretère.

branche inférieure et la branche supérieure, disons-le tout de suite, se distribuent
à la moitié antérieure du rein. — La *branche postérieure* contourne d'avant en
arrière et de haut en bas la face postérieure du bassinet, longe quelque temps la
lèvre postérieure du hile et, finalement, disparaît dans la profondeur du sinus. Elle
se rend à la moitié postérieure de l'organe.

A peine entrées dans le sinus, les branches précitées de l'artère rénale se divisent et se subdivisent en branches secondaires, lesquelles, suivant un trajet plus ou moins divergent, forment par leur ensemble un large éventail, dont la forme et la hauteur sont exactement celles du sinus lui-même (fig. 479). Les dernières divisions de l'éventail artériel se dirigent vers les saillies que forment, dans le fond du sinus, les colonnes de Bertin. Là, elles pénètrent dans ces saillies par leur partie moyenne, et chacune d'elles se partage presque aussitôt en deux rameaux divergents, qui se portent par un trajet oblique sur les deux pyramides les plus voisines (fig. 480). Il convient d'ajouter cependant que, très fréquemment, la bifurcation précitée s'effectue au-dessous des saillies des colonnes de Bertin, auquel cas les rameaux qui résultent de cette bifurcation gagnent isolément les côtés des pyramides malpighiennes, en pénétrant dans le parenchyme rénal au niveau des sillons circulaires qui entourent les papilles.

b. *Artères lobaires, voûte artérielle sus-pyramidale.* — Quoi qu'il en soit, chaque pyramide malpighienne reçoit de sources différentes et au voisinage de son extrémité inférieure, quatre ou cinq artères qui cheminent ensuite à sa surface parallèlement à son axe, en se dirigeant vers sa base par conséquent.

Ces artères, que j'appellerai *artères péripyramidales,* sont destinées à l'un des lobes du rein, à celui qui répond à la pyramide qu'elles entourent : de ce fait, elles acquièrent la signification d'*artères lobaires.* Arrivées à la base de la pyramide, elles s'inclinent les unes vers les autres et, en même temps, fournissent chacune un certain nombre de ramifications transversales et plus ou moins incurvées en arc (*arteriæ arciformes*), qui, en s'anastomosant avec les ramifications similaires des artères voisines, forment un vaste réseau.

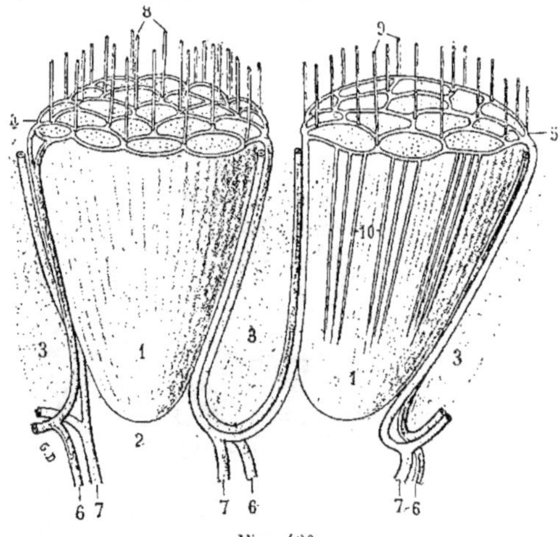

Fig. 480.

Schéma montrant le mode de constitution des voûtes vasculaires sus-pyramidales.

1, 1, deux pyramides de Malpighi. — 2, sinus du rein. — 3, 3, 3, colonnes de Bertin. — 4, voûte artérielle. — 5, voûte veineuse. — 6, 6, 6, branches de l'artère rénale. — 7, 7, 7, branches de la veine rénale. — 8, artères interlobulaires. — 9, veines interlobulaires. — 10, veines droites (*venæ rectæ*).

Ce réseau, qui coiffe à la manière d'une calotte ou d'une voûte la base de la pyramide, est désignée sous le nom de *voûte artérielle sus-pyramidale* ou tout simplement de *voûte artérielle* (fig. 480,4). Ses mailles, comme nous le montre nettement la figure précitée, ont une direction transversale par rapport à l'axe de la pyramide malpighienne et chacune d'elles entoure, à la manière d'un collier, la base d'une pyramide de Ferrein.

Ainsi constituée, la voûte artérielle sus-pyramidale nous présente une convexité qui est tournée du côté de la surface extérieure du rein, et une concavité qui regarde le sinus. — Par sa concavité, elle n'émet aucune branche, contrairement aux assertions de quelques anatomistes, qui font parvenir de la voûte un certain nombre d'artères descendantes destinées à la pyramide malpighienne. Nous verrons tout à l'heure que les artères de la pyramide ont une origine tout autre. — De sa convexité, au contraire, s'échappent, le plus souvent à angle droit, une multitude de branches, qui se portent en ligne droite vers la capsule fibreuse du rein en suivant une direction radiaire. Ces branches cheminent constamment en plein labyrinthe, entre deux pyramides de Ferrein et à égale distance de l'une et de l'autre. En d'autres termes, elles sont situées à la limite même de deux lobules (fig. 467,7) : de là, le nom d'*artères interlobulaires* sous lequel les désignent avec raison la plupart des auteurs.

c. *Artères interlobulaires, vaisseaux afférent et efférent du corpuscule de Malpighi.* — Les artères interlobulaires, encore appelées *artères radiées*, se terminent au niveau de la capsule fibreuse du rein, en fournissant un certain nombre de ramuscules qui, pour la plupart, se distribuent à cette capsule ; d'autres la traversent (*artères perforantes*), pour venir se perdre dans l'atmosphère cellulo-graisseuse qui entoure le rein. Mais ces rameaux, que l'on pourrait appeler *terminaux*, sont bien peu importants comparativement aux rameaux *collatéraux*. Chemin faisant, en effet, les artères interlobulaires abandonnent latéralement, de distance en distance, mais cependant à des intervalles assez réguliers, des rameaux transversaux qui, après un court trajet, pénètrent dans les corpuscules de Malpighi (fig.

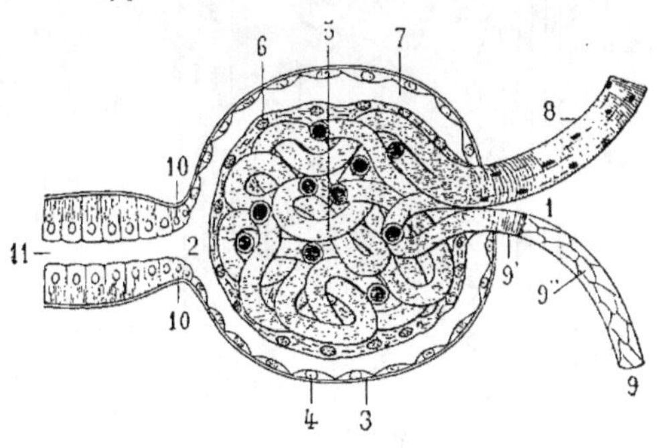

Fig. 481.

Coupe méridienne d'un corpuscule de Malpighi (*schématique*).

1, pôle vasculaire. — 2, pôle urinaire. — 3, capsule de Bowman, avec 4, son revêtement épithélial. — 5, paquet glomérulaire, avec 6, ses noyaux périphériques. — 7, cavité de la capsule. — 8, vaisseau afférent, avec sa tunique musculeuse continue. — 9, vaisseau efférent, avec : 9', ses fibres musculaires localisées sur sa portion initiale et formant sphincter; 9", son endothélium. — 10, col, avec son épithélium de transition. — 11, tube urinifère, avec sa membrane propre et son épithélium en bâtonnets.

481,8) sur un point exactement opposé à celui qui donne naissance au tube urinifère : ce sont les *artères glomérulaires* ou *vaisseaux afférents du glomérule,* ainsi appelés parce qu'ils forment le glomérule (p. 550). Les glomérules de Malpighi sont comme suspendus chacun à un rameau latéral de l'artère interlobulaire, et cette dernière, avec l'ensemble des glomérules qui lui appartiennent, ressemble assez bien à une branche chargée de fruits (fig. 463 et 467).

Après être entrée dans le corpuscule, en traversant la capsule de Bowman, chacune des artères glomérulaires se divise en cinq ou six rameaux, lesquels se résolvent à leur tour en des faisceaux de capillaires, dont l'ensemble (fig. 481,5) constitue le glomérule proprement dit. Ces capillaires, remarquables par les flexuosités qu'ils décrivent, s'enlacent étroitement sans jamais s'anastomoser entre eux. Finalement, ils se réunissent de nouveau en un vaisseau unique, qui sort du glomérule exactement sur le point qui a donné entrée au vaisseau afférent : c'est le *vaisseau efférent du glomérule* (fig. 481,9) et l'observation démontre, comme nous l'avons déjà fait remarquer plus haut, qu'il est toujours moins volumineux que l'afférent. Ce vaisseau efférent, bien que provenant de capillaires, *n'est pas une veine, mais une artère.* Le paquet de capillaires qui constituent le glomérule se trouve ainsi interposé entre deux artères et, de ce fait, acquiert la signification d'un *réseau admirable* (voy. ANGÉIOLOGIE, p. 86) ou *réseau artériel bipolaire.*

Voyons maintenant ce que devient le vaisseau efférent.

d. *Mode de distribution du vaisseau efférent.* — En quittant les glomérules de Malpighi, les vaisseaux efférents (fig. 482.8) se dirigent, les uns vers les tubuli contorti, les autres vers les pyramides de Ferrein et, se divisant de nouveau comme le font les artères ordinaires, ils se résolvent en un riche réseau capillaire dont les mailles entourent tous les tubes urinifères qui occupent la substance corticale. La substance corticale tout entière (labyrinthe et pyramides de Ferrein) est donc irriguée par les vaisseaux efférents glomérulaires : tous les auteurs sont d'accord sur ce point.

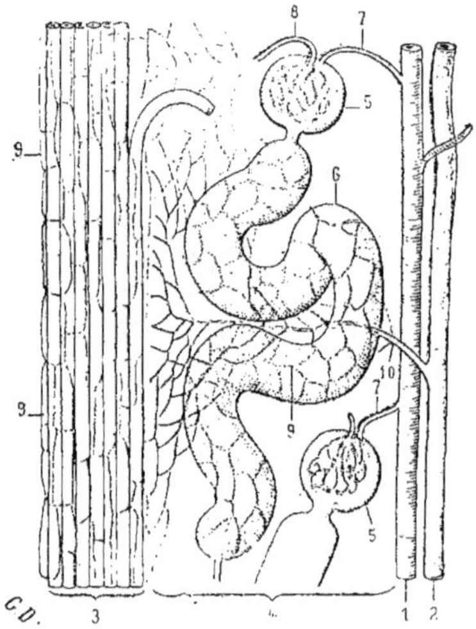

En ce qui concerne la substance médullaire, les opinions sont partagées. Tous les anatomistes admettent bien, dans l'épaisseur des pyramides de Malpighi, l'existence de vaisseaux artériels, qui cheminent parallèlement à ces canaux et qui, en raison de leur direction rectiligne, sont appelés *arteriæ rectæ;* mais les divergences commencent quand il s'agit d'indiquer leur origine. Pour les uns, les arteriæ rectæ sont fournies, au même titre que les artères similaires des pyramides de Ferrein, par les vaisseaux efférents du glomérule, principalement par ceux qui sortent des glomérules les plus rapprochés de la base des pyramides. Pour d'autres (ARNOLD), elles naîtraient en amont des glomérules de Malpighi, soit des artères interlobulaires, soit de la concavité de la voûte artérielle. Enfin, d'après une opinion mixte (BEALE, KLEIN), elles seraient fournies, comme nous le montre la figure 483, à la fois par des efférents glomérulaires et par des branches de

Fig. 482.

Figure schématique, représentant le glomérule avec son vaisseau afférent et son vaisseau efférent.

1, artère glomérulaire. — 2, veine glomérulaire. — 3, pyramide de Ferrein. — 4, labyrinthe. — 5, 5, corpuscules de Malpighi. — 6, un tube urinifère (portion flexueuse). — 7, vaisseau afférent du glomérule. — 8, vaisseau efférent. — 9, 9', réseaux capillaires de la pyramide de Ferrein et du labyrinthe. — 10, un affluent de la veine interlobulaire.

la rénale placées en amont du glomérule.

De ces trois opinions, la première est soutenue par LUDWIG et par KÖLLIKER : c'est celle qui me paraît la plus acceptable. Elle a pour elle ce fait important, qu'en poussant une injection dans l'artère rénale, on arrive parfois à remplir toutes les artères de la voûte, toutes les artères de l'écorce, y compris les rameaux les plus déliés des branches interlobulaires, sans remplir toutefois une seule des arteriæ rectæ. Ce fait ne se produirait certainement pas si les arteriæ rectæ naissaient, comme les artères interlobulaires, de la voûte artérielle. Il faut de toute nécessité qu'un obstacle, infranchissable pour le liquide injecté, se dresse entre les artères remplies par l'injection et les artères respectées par elle. Or, cet obstacle n'est vraisemblablement que le glomérule de Malpighi. Les arteriæ rectæ naissent donc en aval de l'obstacle et, dans ce cas, ne peuvent provenir que des vaisseaux efférents glomérulaires.

Quoi qu'il en soit de leur mode d'origine, les arteriæ rectæ forment tout autour des canaux collecteurs de l'urine, tant dans la zone papillaire que dans la zone limitante, un réseau capillaire à mailles quadrilatères et allongées dans le sens même de la longueur des tubes urinifères. Ce réseau s'étend jusqu'à la papille et, au niveau de l'*area cribrosa*, forme comme une sorte de collier à chacun des orifices des canaux excréteurs (fig. 483, *vp*).

e. *Anastomoses réciproques des artères rénales.* — Les artères du rein n'ont nullement le caractère terminal que leur attribuent à tort certains auteurs. Si la voûte artérielle, considérée seulement à la base de chaque pyramide, semble constituer à ce niveau un système indépendant, il faut reconnaître qu'elle est en relation par ses origines avec les voûtes artérielles du voisinage, les artères qui pénètrent dans le parenchyme rénal se divisant toujours pour se rendre au moins à deux voûtes différentes. De plus, les artères interlobulaires d'un lobe quelconque communiquent constamment au cours de leur trajet, soit en pleine substance corticale, soit dans l'épaisseur de la capsule, avec les artères interlobulaires des lobes voisins. C'est grâce à ces anastomoses qu'on arrive à injecter la plus grande partie de la substance corticale ou même l'écorce tout entière, en ne poussant l'injection que dans une seule des branches artérielles du sinus.

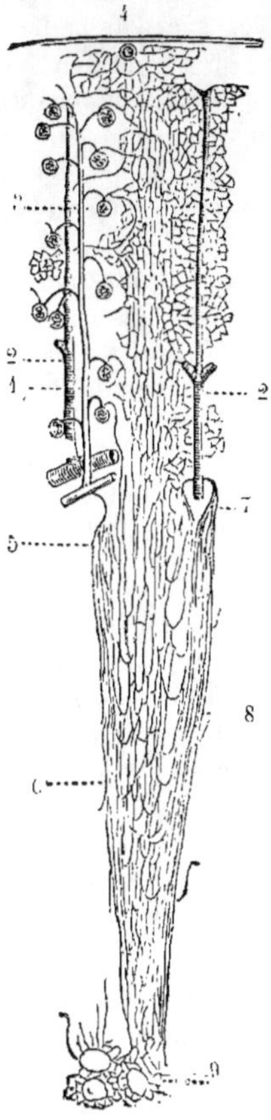

f. *Artères rénales accessoires.* — Nous devons ajouter que l'artère rénale, tout en étant l'artère principale du rein, n'est pas la seule voie que suit le sang artériel pour arriver à cet organe. Outre quelques artères anormales (venues de la rénale ou d'ailleurs), qui sont loin d'être rares et qui abordent le rein par l'une ou l'autre de ses extrémités, on observe constamment dans la capsule adipeuse un certain nombre d'artérioles, qui proviennent le plus souvent des lombaires et des capsulaires (voy. fig. 561,9 et 10) et qui sont en relation avec les réseaux du rein, soit parce qu'elles pénètrent directement dans cet organe en traversant son enveloppe fibreuse, soit parce qu'elles s'anastomosent dans l'épaisseur de la capsule adipeuse avec les rameaux des branches interlobulaires, signalés ci-dessus, qui se distribuent à cette capsule.

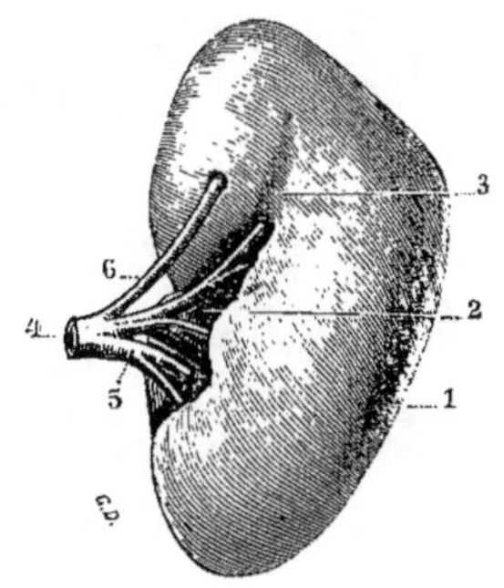

Fig. 484.

Une branche aberrante de l'artère rénale, se rendant à l'extrémité supérieure du rein.

1, bord externe du rein. — 2, bile. — 3, sillon se dirigeant du hile vers le pôle supérieur — 4, artère rénale. — 5, branche de bifurcation inférieure — 6, branche supérieure, pénétrant dans l'épaisseur du rein par un orifice spécial situé sur la face antérieure de l'organe.

Fig. 483.

Vue d'ensemble des vaisseaux du rein (d'après Ludwig).

1, artère interlobulaire. — 2, veine interlobulaire. — 3, corpuscule de Malpighi. — 4, étoile veineuse de Verheyen. — 5, artères droites. — 6, groupe d'artères droites. — 7, veine droite. — 8, groupe de veines droites. — 9, réseaux vasculaires de la papille.

Ce sont là de véritables *artères rénales accessoires*, et, si elles sont pour ainsi dire négligeables dans les conditions normales, elles sont susceptibles, dans certains cas déterminés, de se dilater peu à peu et de devenir ainsi une voie collatérale importante.

B. ARTÈRES DE LA CAPSULE ADIPEUSE. — La capsule adipeuse du rein reçoit ses artères de sources fort diverses.

Le plus grand nombre de ces artères, que nous désignerons sous le nom générique d'*artères capsulo-adipeuses*, proviennent de la rénale et, cela, de deux façons : ce sont d'abord de nombreux rameaux qui se détachent des premières divisions de la rénale au niveau du hile et qui se portent les unes sur la face antérieure du rein, les autres sur sa face postérieure ; ce sont, en second lieu, les divisions terminales des artères interlobulaires, qui, sous le nom de *perforantes* (p. 559), traversent de dedans en dehors la capsule propre du rein pour venir se terminer dans la capsule adipeuse. Ces dernières branches, très développées chez certains animaux (HYRTL) sont, chez l'homme adulte, relativement rares et de toutes petites dimensions.

Aux branches naissant de la rénale, *branches capsulo-adipeuses principales*, viennent se joindre des branches moins importantes, provenant des artères capsulaires (tout particulièrement de l'inférieure, voy. fig. 561), des artères mésentériques, de l'artère spermatique (utéro-ovarienne chez la femme), des trois premières artères lombaires et, parfois même, de l'aorte et des diaphragmatiques inférieures.

Ces divers groupes d'*artères capsulo-adipeuses accessoires* communiquent toujours entre eux, et l'on conçoit la possibilité, dans les cas d'oblitération de l'artère rénale, de l'établissement d'une circulation suppléante.

2° Veines. — Le système veineux du rein se dispose à peu de chose près comme le système artériel. Toutefois il existe entre ces deux systèmes un certain nombre de différences, et ces différences sont assez importantes pour que la circulation veineuse mérite une description particulière. A cet effet, nous décrirons séparément, comme nous l'avons fait pour les artères : 1° les *veines du rein proprement dit* ; 2° les *veines de la capsule adipeuse*.

A. VEINES DU REIN PROPREMENT DIT. — Le parenchyme rénal nous présente tout d'abord une voûte veineuse, la *voûte veineuse sus-pyramidale*, laquelle occupe exactement la même situation que la voûte artérielle (fig. 480,5). Elle diffère seulement de cette dernière en ce que ses branches sont plus volumineuses et plus anastomosées. A cette voûte aboutissent deux ordres de veines, les unes descendantes, les autres ascendantes. — Les *veines descendantes* sont les *veines interlobulaires*. Elles prennent naissance au niveau de la capsule par des veinules très fines, qui suivent tout d'abord au-dessous de la capsule une direction transversale. On les voit, sur des reins injectés ou simplement congestionnés, constituer des groupes distincts, composés chacun de cinq ou six branches, lesquelles se

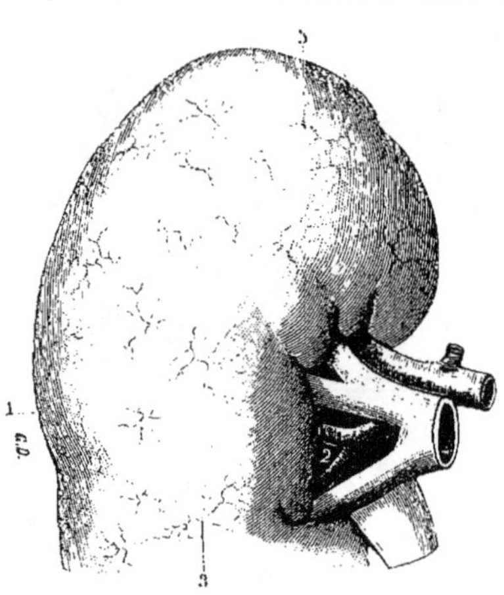

Fig. 485.

Les étoiles veineuses de Verheyen, vues sur la face antérieure du rein (rein droit).

1, bord externe du rein. — 2, hile, avec les vaisseaux rénaux. — 3, 3, étoiles veineuses.

dirigent vers un centre commun à la manière de rayons convergents (fig. 485,3) : elles forment ainsi, dans leur ensemble, des espèces d'étoiles connues sous le nom d'*étoiles de Verheyen*. C'est du sommet de ces étoiles que partent les veines interlobulaires. De là, elles se dirigent en ligne droite vers la substance médullaire, en suivant le même trajet que les artères homonymes (il n'y a qu'une veine pour chaque artère) et, arrivées à la base des pyramides malpighiennes, s'ouvrent dans la convexité de la voûte veineuse. Chemin faisant, elles se grossissent d'un grand nombre d'affluents, qui proviennent du réseau capillaire de la substance corticale et notamment des tubuli contorti et des pyramides de Ferrein. — Les *veines ascendantes* (fig. 486,10), situées dans les pyramides de Malpighi, tirent leur origine des réseaux capillaires qui entourent les tubes de Bellini : ce sont les *venæ rectæ*. Elles suivent, mais en sens inverse, la même direction que les artères homonymes. Ce sont elles, disons-le en passant, qui, de concert avec les anteriæ rectæ, constituent, sur les coupes longitudinales du rein, les stries foncées ou rayons colorés de la pyramide (p. 543). Les venæ rectæ augmentent de volume au fur et à mesure qu'elles s'éloignent de la papille et, finalement, viennent s'ouvrir à angle droit dans la concavité de la voûte veineuse.

La voûte veineuse sus-pyramidale est, comme on le voit, le rendez-vous commun de la presque totalité des veines du rein. — Sur son pourtour, prennent naissance des branches volumineuses, qui s'infléchissent en bas et en dedans et descendent vers le sinus en longeant la surface de la pyramide correspondante : ce sont

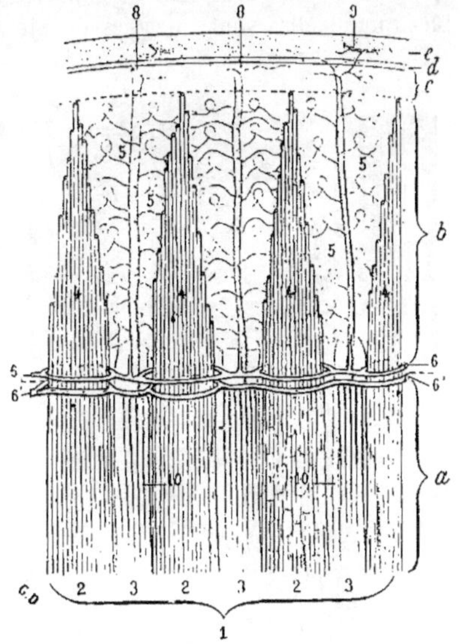

Fig. 486.

Schéma de la circulation du rein.

a, zone limitante. — *b*, zone corticale. — *c*, couche sous-capsulaire. — *d*, capsule fibreuse. — *e*, capsule adipeuse.

1. un segment d'une pyramide de Malpighi, avec 2, 2, 2. ses stries claires et 3, 3, 3. ses stries foncées. — 4. pyramides de Ferrein. — 5, labyrinthe, avec les corpuscules de Malpighi — 6, 6', voûte artérielle et voûte veineuse sus-pyramidales. — 7, et 7', artère et veine interlobulaires. — 8, étoiles de Verheyen. — 9, anastomoses des veines interlobulaires avec les veines de la capsule adipeuse. — 10, vaisseaux droits (les artères proviennent des branches efférentes des glomérules; les veines se jettent dans la voûte veineuse).

les *veines péripyramidales* ou *veines lobaires*. Elles cheminent côte à côte avec les artères de même nom. Au cours de leur trajet, elles reçoivent quelques affluents des colonnes de Bertin et, finalement, s'échappent du parenchyme rénal pour arriver dans le sinus (fig. 480,7). — Là, elles se réunissent les unes aux autres, en formant des branches de plus en plus volumineuses, les *branches veineuses du sinus*, les unes en avant, les autres en arrière des branches artérielles correspondantes. Cette dernière disposition paraît être la plus fréquente : les artères sont rares ou même complètement absentes entre le paquet veineux du sinus et le bassinet. — À leur tour, les branches veineuses du sinus se condensent en un seul tronc, la *veine rénale*, qui est toujours située en avant de l'artère homonyme et qui vient, après un trajet très court et plus ou moins transversal, s'ouvrir dans la veine cave inférieure (voy. ANGÉIOLOGIE, t. II, p. 314).

Toutes les branches veineuses du rein, quels que soient leur calibre et leur situation, sont avalvulaires et, par conséquent, se remplissent facilement par une injection poussée par le tronc ou par les grosses branches.

B. Veines de la capsule adipeuse. — La capsule adipeuse du rein est parcourue par des veines nombreuses, les *veines capsulo-adipeuses,* qui se dissimulent pour la plupart dans l'épaisseur de la masse graisseuse, mais qui deviennent très visibles quand elles sont injectées ou simplement congestionnées. Elles forment en avant et en arrière du rein un vaste réseau, dont les mailles, très larges et très irrégulières, s'allongent de préférence dans le sens transversal. En dehors, elles se condensent en une longue arcade, qui se dispose parallèlement au bord externe du rein et à laquelle nous donnerons le nom d'*arcade veineuse exorénale.* Envisagées à un point de vue général, les veines capsulo-adipeuses sont ordinairement très développées, trop développées pour que nous puissions admettre qu'elles prennent naissance exclusivement dans la capsule adipeuse du rein, qui par elle-même est physiologiquement peu importante et par cela même peu vasculaire. Elles proviennent en grande partie des réseaux voisins, ou bien elles s'y rendent : elles relient ainsi ces réseaux les uns aux autres et constituent, suivant les besoins de la circulation veineuse, un centre de dérivation dont il importe de connaître les connexions.

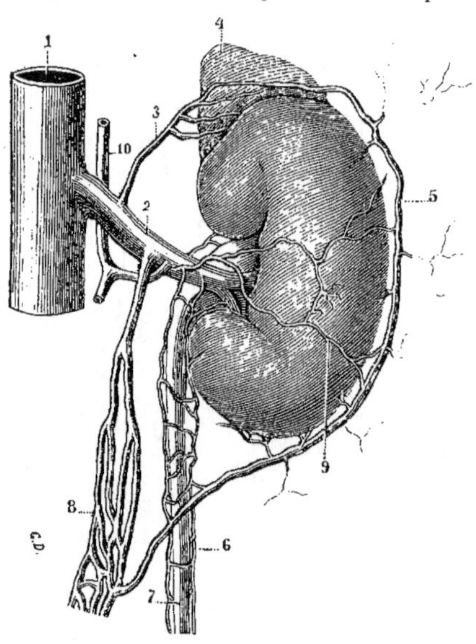

Fig. 487.

Veines de la capsule adipeuse du rein (d'après Tuffier et Lejars).

1, veine cave inférieure. — 2, veine rénale. — 3, veine surrénale. — 4, capsule surrénale. - 5, arcade veineuse exorénale. — 6, veines de l'uretère — 7, uretère. — 8, veines spermatiques. — 9, veines capsulaires antérieures. — 10, canal réno-azygo-lombaire.

a. *Connexions avec la veine rénale.* — Tout d'abord, nous voyons quelques rameaux, issus de la partie interne du réseau capsulo-adipeux, se diriger vers le hile du rein et, là, se jeter dans la veine rénale ou dans l'une de ses branches. Ces rameaux m'ont paru constants et parfois très volumineux : je les ai toujours trouvés plus développés sur la face antérieure du rein que sur sa face postérieure.

b. *Connexions avec le réseau intra-rénal.* — Le réseau capsulo-adipeux communique ensuite, à travers l'enveloppe fibreuse du rein, avec le réseau veineux intra-rénal. Ces relations sont établies par deux ordres de vaisseaux : 1° par des *vaisseaux centripètes,* qui, de la capsule adipeuse, se jettent dans les étoiles de Verheyen et de là dans les veines interlobulaires; 2° par des *vaisseaux centrifuges,* qui, prenant naissance dans les couches superficielles de la substance corticale, viennent s'ouvrir d'autre part dans les veines de la capsule adipeuse. Ces derniers vaisseaux, dont les origines et la terminaison ont été nettement précisées par Steinach, constituent de véritables *veines rénales accessoires.* Leur calibre est de 0mm,8 en moyenne et on les observe indistinctement sur tous les points de la surface extérieure du rein. Ces veines rénales accessoires communiquent largement, dans l'épaisseur même du rein, avec les réseaux d'origine de la veine rénale principale, et on conçoit sans peine que, dans les cas de compression ou d'oblitération de ce dernier vaisseau, le rein pourra encore se débarrasser de son sang veineux par une voie détournée, en le rejetant dans le réseau de sa capsule adipeuse. Ainsi s'explique l'engorgement des veines capsulo-adipeuses dans tous les cas où il existe quelque obstacle dans la circulation de la veine rénale ou de la veine cave inférieure.

. c. *Connexions avec les autres réseaux du voisinage.* — A son tour, le réseau capsulo-adipeux peut se débarrasser de son sang veineux, quelle qu'en soit la provenance, par de nombreuses voies. Ces voies de dégagement ont été étudiées avec le plus grand soin par TUFFIER et LEJARS et c'est à leur travail publié dans les *Archives de Physiologie* de 1891, que j'emprunte la plupart des détails qui suivent :

. 1° Au niveau du point où le côlon est en rapport avec le rein, se voient, entre l'un et l'autre de ces deux organes, de nombreux vaisseaux veineux, qui, en haut, communiquent avec les réseaux de la capsule adipeuse et qui, en bas, se jettent dans les veines coliques et, de là, dans la veine porte. Ces vaisseaux forment deux groupes : les uns, très fins mais d'une richesse extrême, cheminent à la face profonde du péritoine et appartiennent à cette séreuse ; les autres plus volumineux et plus profonds, sont situés dans le tissu cellulo-adipeux qui sépare le côlon de la face antérieure du rein.

2° Nous avons vu plus haut que les veines capsulo-adipeuses forment, le long du bord externe du rein, une longue arcade, l'arcade veineuse exorénale. — En haut, cette arcade se termine dans les veines surrénales. En outre, elle communique toujours, par un ou deux rameaux, avec les diaphragmatiques inférieures. — Du côté opposé, elle s'incline en bas et en dedans, entre en relation avec le réseau veineux de l'uretère et vient se terminer dans les veines spermatiques. Veines spermatiques et veines urétériques communiquent à leur tour, au niveau de leurs origines, avec le système des iliaques et même avec le système porte.

3° Sur la face postérieure du rein, les veines capsulo-adipeuses se jettent dans les veines pariétales de la région lombaire, lesquelles sont en relation, en haut avec les azygos et, en bas, avec les veines du bassin. De plus, elles communiquent en arrière avec le réseau veineux sous-cutané par de nombreuses et larges anastomoses, qui perforent le muscle carré des lombes ou contournent son bord externe. Ces veines anastomotiques, sur lesquelles a insisté tout récemment RENAUT (*Bull. de l'Acad. de Méd.*, 1890), rappellent jusqu'à un certain point ces branches veineuses perforantes qui, au niveau des membres, unissent à travers l'aponévrose le réseau profond et le réseau superficiel.

4° Nous ajouterons un dernier détail : le douzième nerf intercostal, les nerfs grand et petit abdomino-génital, qui cheminent à la face postérieure du rein, sont accompagnés par des veines qui leur appartiennent en propre. Ces veines, véritables *venæ nervorum*, forment ordinairement un plexus dont les mailles enlacent le cordon nerveux et pénètrent même dans son épaisseur. Or, ce plexus périnerveux, qui communique en dedans avec la veine lombaire ascendante et en dehors avec les branches de la veine ilio-lombaire, reçoit de nombreux affluents issus de la capsule adipeuse du rein. Voilà donc, pour le dégorgement du rein, une nouvelle voie dérivative. Nul doute qu'elle soit, elle aussi, distendue et gorgée de sang dans tous les cas de gêne apportée à la circulation de la veine rénale, et ainsi s'expliquent sans doute (TUFFIER et LEJARS), par une congestion des nerfs précités, bien plutôt que par une compression directe, ces névralgies lombaires que l'on voit survenir, comme un symptôme à peu près constant, dans les thromboses de la veine cave ou de la veine rénale.

d. *Résumé.* — En résumé, dans les cas d'oblitération de la veine rénale, une circulation suppléante peut s'établir, grâce à laquelle le sang veineux du rein se jette dans le réseau de sa capsule adipeuse et, de là, rejoint la circulation générale en suivant l'une quelconque des quatre voies suivantes : 1° en haut, les veines surrénales et les veines diaphragmatiques inférieures ; 2° en bas, les veines urétériques et les veines spermatiques ; 3° en arrière, le réseau sous-cutané de la région lombaire ; 4° enfin, le plexus qui entoure le douzième nerf intercostal et les deux nerfs grand abdomino-génital et petit abdomino-génital.

GEBERG, en 1885, a signalé l'existence, dans la capsule du rein, d'anastomoses artério-veineuses, je veux dire de canaux faisant communiquer directement les vaisseaux artériels et les vaisseaux veineux. Quelques années plus tard, en 1893, GOLUBEW a décrit des anastomoses analogues dans le rein lui-même, notamment dans la substance corticale, dans les colonnes de Bertin, à la base des papilles.

La disposition de ces anastomoses est fort variable. Tantôt (fig. 488) c'est une collatérale artérielle qui, après un trajet très court, se jette dans une grosse veine placée tout à côté de l'artère dont elle émane. Tantôt le rameau anastomotique, après sa sortie de l'artère, plonge dans la profondeur et prend peu à peu tous les caractères d'un vaisseau veineux. D'autres fois on voit une branche artérielle s'épanouir, dès son origine, en un bouquet de petits rameaux, qui après un trajet plus ou moins long, aboutissent à des veines.

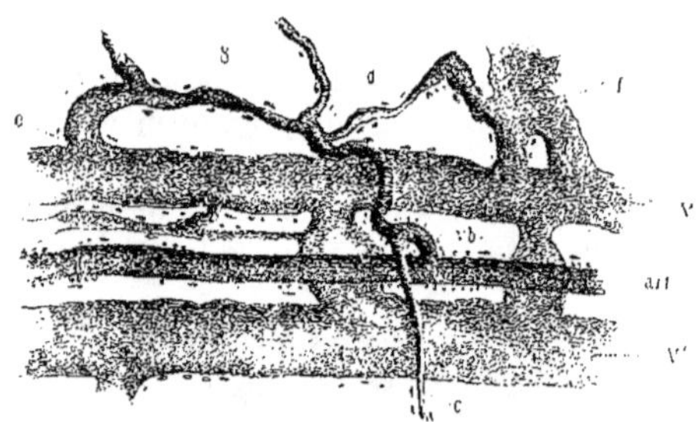

Fig. 488.

Anastomoses artério-veineuses dans la capsule du rein
(d'après GEBERG).

art, une artère de la capsule. — V, V, deux veines satellites, réunies l'une à l'autre par des anastomoses transversales. — *vb*, branche artérielle, se réunissant avec une veine *d*, laquelle communique en *c* avec la veine V, en *f* avec une veine collatérale. — *c*, autre branche artérielle se rendant au réseau capillaire.

Leurs dimensions sont également très variables. GEBERG, dans la capsule du rein, a constaté que les plus petites anastomoses mesuraient de $0^{mm}.013$ à $0^{mm}.021$ de diamètre. GOLUBEW, dans le parenchyme rénal, est arrivé à un chiffre un peu inférieur, $0^{mm}.0125$, autrement dit 1,80 de millimètre. Dans ses recherches sur la circulation du rein, STEINACH a vu les grains de lycopode passer des artères dans les veines. Comme ces grains présentent de $0^{mm}.029$ à $0^{mm}.032$ (STEINACH) de diamètre, c'est-à-dire des dimensions trois fois supérieures à celles des canaux anastomotiques décrits par GEBERG et par GOLUBEW, nous devons conclure, ou bien qu'il existe des anastomoses plus larges que celles signalées par ces deux auteurs, ou bien que les canaux de GEBERG et de GOLUBEW sont susceptibles de se laisser distendre et d'acquérir ainsi des dimensions suffisantes pour laisser passer les grains de lycopode. Cette dernière hypothèse n'a rien que de très rationnel. HOYER, en effet, a fait connaître le fait que, à la suite d'une injection de gélatine concentrée, les canaux en question peuvent arriver à un diamètre trois fois supérieur à celui qu'ils avaient avant l'injection.

3° **Lymphatiques.** — Les lymphatiques du rein se divisent en superficiels et profonds :

a. *Lymphatiques profonds.* — Le système lymphatique du rein a été étudié, en 1864, par LUDWIG et ZAWARYKIN. D'après ces auteurs, il serait constitué, tout d'abord, par de simples espaces lymphatiques, que l'on trouverait un peu partout dans les différentes zones de l'organe, mais qui seraient surtout développés dans le labyrinthe, entre les tubuli contorti et les vaisseaux sanguins. Ils seraient plus rares dans les pyramides de Ferrein, plus rares encore dans les pyramides de Malpighi, où l'on n'en rencontrerait guère qu'au voisinage des vaisseaux droits.

Des espaces analogues, communiquant tous entre eux, existeraient dans l'épaisseur même de la capsule fibreuse du rein.

Dans les espaces intertubulaires précités, LUDWIG et ZAWARYKIN avaient remarqué à la suite d'une injection interstitielle de nitrate d'argent, un réseau de figures découpées en jeu de patience, qu'ils avaient considérées comme des cellules endothéliales caractéristiques des voies lymphatiques. Ces figures existent en effet. Elles ont été retrouvées par HORTOLÈS, dans des conditions analogues. Mais nous devons ajouter que, pour ce dernier auteur, elles auraient une signification tout autre : elles représenteraient les bases des cellules épithéliales des tubuli contorti, vues par transparence à travers la paroi propre du conduit urinifère.

Le système lacunaire du rein donne naissance à de véritables canaux lymphatiques, possédant une paroi propre et parfois même de véritables valvules. Ces canaux lymphatiques se dirigent tous vers le sinus, en s'accolant aux vaisseaux sanguins. Dans le sinus lui-même, on en trouve ordinairement quatre ou cinq, un pour chaque division de l'artère rénale. Mais on peut en observer un plus grand nombre : sept, huit, dix ou même plus. Quel que soit leur nombre, ils s'échappent du rein au niveau du hile et se jettent dans les ganglions lombaires qui s'échelonnent le long du bord interne du rein.

b. *Lymphatiques superficiels*. — Les lymphatiques superficiels, signalés d'abord par MASCAGNI, puis par LUDWIG et ZAWARYKIN, cheminent à la surface de l'organe comme leur nom l'indique. Ils se portent vers la région du hile et, comme les lymphatiques profonds, se terminent dans les ganglions lombaires.

4° Nerfs. — Les nerfs du rein (fig. 489) proviennent, pour la plupart, du plexus solaire et du petit splanchnique. Quelques-uns sont fournis directement par le cordon lombaire du grand sympathique. Ils se rendent au rein, en s'accolant aux artères et en formant autour d'elles de riches plexus, sur les mailles desquels se développent toujours un certain nombre de petits ganglions.

Arrivés dans l'épaisseur du rein, ils cheminent encore à côté des branches artérielles. RETZIUS a pu les suivre jusque sur les artères interlobulaires et même jusque sur le vaisseau afférent des glomérules. BERKLEY (1893), de son côté, a constaté l'existence de fines fibrilles jusque sur l'épithélium des tubuli contorti. AZOULAY (1894 et 1895), à son tour, en utilisant la méthode de Golgi, a pu suivre les fibrilles nerveuses du rein jusque dans le glomérule. Elles y pénètrent avec le vaisseau afférent et s'y divisent en branches secondaires, lesquelles s'appliquent contre la face interne de la capsule de Bowman et se dirigent en sens méridien vers le pôle opposé à celui par lequel elles

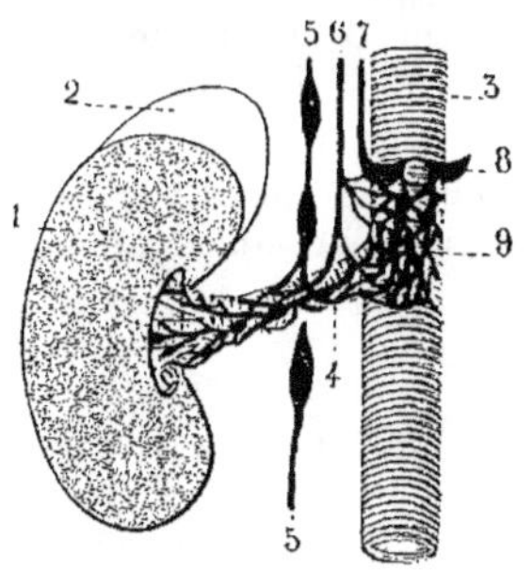

Fig. 489.

Schéma montrant le mode d'innervation du rein.

1. rein. — 2. capsule surrénale. — 3. aorte. — 4. aorte rénale, avec son plexus nerveux et ses ganglions. — 5. grand sympathique. — 6. petit splanchnique. — 7. grand splanchnique. — 8. ganglion semilunaire. — 9. plexus solaire.

sont entrées. Chemin faisant, elles émettent latéralement de fins rameaux variqueux, qui se terminent sur les capillaires des glomérules. Comme le glomérule n'a pas de fibres musculaires, il est rationnel de penser, avec AZOULAY, que ces fibres nerveuses glomérulaires ne sont pas vaso-motrices, mais sensitives, commandant peut-être par action réflexe la tension sanguine dans les vaisseaux du glomérule.

Plus récemment (1899), d'Evant a repris la question et a retrouvé les fibres nerveuses décrites par ses devanciers, à la fois sur les vaisseaux, sur les tubes urinaires et sur les glomérules : il les a vues, sur ces derniers, se terminer habituellement par de petits renflements en forme de bouton.

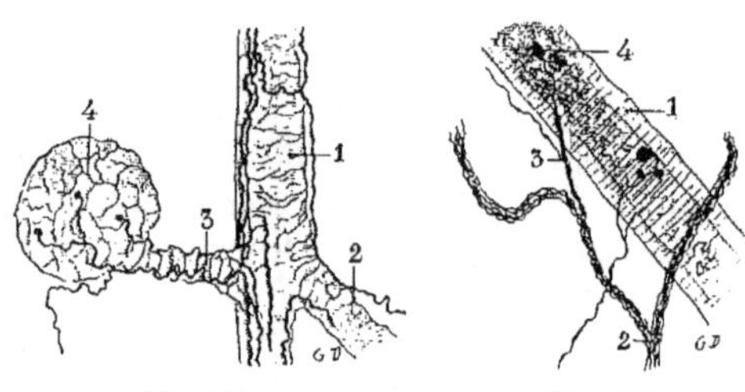

Fig. 490.   Fig. 491.

Fig. 490. — Nerfs du rein chez le rat (d'après d'Evant).

1. artère interlobulaire, avec 2, l'une des collatérales. — 1. vaisseau afférent du glomérule. — 4, glomérule de Malpighi avec des fibrilles nerveuses terminées en bouton.

Fig. 491. — Terminaisons nerveuses sur les tubes urinifères (d'après d'Evant).

1. tube urinifère. — 2, faisceaux nerveux. — 3. fibrilles terminales, se détachant des faisceaux précédents. — 4. terminaisons en bouton.

§ V. — URINE

Le rein sécrète, par un mécanisme dont l'étude relève de la physiologie, un liquide chargé de sels minéraux et de déchets azotés, qui résultent de l'activité chimique de nos tissus aussi bien que de la destruction progressive des substances quaternaires introduites dans l'économie à titre d'aliment. A l'état physiologique, l'urine sert de véhicule, à peu près exclusif, aux produits azotés de la désassimilation. Toutes les causes qui modifient l'intensité ou la nature de cet ordre de phénomènes nutritifs, retentissent sur la composition chimique de l'urine. A l'état pathologique, le rein élimine encore des composés chimiques très divers, sucres, albumines, acétone, ptomaïnes, toxines, pigments, sans parler des ferments solubles ou figurés, des éléments histologiques empruntés au sang, à la lymphe ou aux voies urinaires, des parasites de toute nature, etc., etc. C'est de la dépendance étroite qui relie la composition chimique des urines aux variations normales ou pathologiques de la nutrition que découle toute l'importance de l'urologie comme procédé d'investigation ou comme élément de diagnose.

A. — PROPRIÉTÉS GÉNÉRALES DE L'URINE

1° **Couleur.** — L'urine est un liquide aqueux, de coloration assez variable, qui peut aller du jaune ambré le plus pâle (hystérie) au rouge sang (hématurie) ou même au brun presque noir (alkaptonurie et intoxications phénoliques), en passant par la gamme des jaunes plus ou moins foncés.

2° **Limpidité.** — Normalement, au moment de l'émission, l'urine est limpide ; mais très souvent, quelques heures après la miction, elle abandonne du mucus ou des dépôts uratiques de couleur jaune rougeâtre, des sédiments cristallins (oxalate de chaux, etc.). Dans quelques états pathologiques, la limpidité fait place à un trouble plus ou moins accusé (catarrhe vésical, chylurie).

3° **Consistance.** — La consistance des urines est celle des solutions salines faibles, et par conséquent, se rapproche beaucoup de celle de l'eau pure, sauf dans l'albuminurie. Le liquide mousse alors très facilement.

4° **Odeur.** — L'odeur de l'urine est une odeur sui generis qui, chez l'homme soumis à une alimentation mixte et de composition moyenne, rappelle souvent l'odeur de l'amande amère, légèrement affadie. Sous l'influence de causes nombreuses qui relèvent de l'alimentation, des processus pathologiques ou des médications diverses, l'urine peut présenter des odeurs très différentes : odeur spéciale, due au méthylmercaptan ou sulfhydrate de méthyle, après l'ingestion des asperges ; fétidité plus ou moins accusée dans les cystites graves, le cancer de la vessie, les fermentations putréfactives intra-vésicales ; odeur aromatique après l'administration du copahu, du cubèbe, du safran ; odeur de violette sous l'influence de l'essence de térébenthine, etc., etc.

L'urine conservée plusieurs jours à l'air perd son odeur propre et exhale l'odeur ammoniacale, déterminée par la fermentation de l'urée : elle se trouble alors par suite de la précipitation des carbonates et des phosphates terreux. Quelquefois même, dans le catarrhe vésical, quand les ferments uréiques ont envahi la vessie, l'urine sent l'ammoniaque immmédiatement après la miction ; elle est trouble et fait effervescence avec les acides.

5° **Poids spécifique**. — Le poids spécifique de l'urine normale varie de 1,020 à 1,022 chez l'homme ; il est un peu plus faible chez la femme, 1,018 à 1,020. Comme tous les autres éléments urologiques, la densité subit d'ailleurs des variations notables déterminées par la proportion et la nature des ingesta solides et liquides, aussi bien que par les troubles morbides. Le poids spécifique s'élève dans la fièvre, l'albuminurie, généralement dans toutes les affections qui s'accompagnent d'oligurie. Il s'abaisse au contraire après l'attaque hystérique, dans le diabète sucré, dans tous les cas de polyurie, quelle qu'en soit l'origine.

La détermination du poids spécifique est un élément urologique important : car il permet de calculer, avec une approximation suffisante, le poids des matériaux fixes de l'urine en multipliant par 2,2 les deux derniers chiffres de la densité mesurée à + 15°. Soit, pour vingt-quatre heures par exemple, une émission de 1.200 centimètres cubes d'urine de poids spécifique 1,016 : on aura, comme résidu fixe, 16^{gr} × 2,2 = 35^{gr},2 par litre et, pour les 1.200 centimètres qui représentent l'excrétion de la journée, 35, 2 × 1,2 = 42^{gr},2. Ce chiffre exprime le poids total des matériaux fixes de la nutrition minérale et azotée dans un cycle de vingt-quatre heures.

6° **Pouvoir rotatoire**. — Examinées au polarimètre, les urines affectent un pouvoir rotatoire qui, à l'état normal, est toujours lévogyre, quoique peu marqué ±0°,0′ à − 0°,5. La rotation à gauche peut s'élever notablement dans le coma diabétique, l'albuminurie, certaines affections parasitaires du testicule (L. Hugou-nenq). Sous l'influence du sucre, le pouvoir rotatoire change de signe et la rotation dextrogyre peut atteindre un chiffre très élevé.

7° **Acidité**. — Chez l'homme et les carnivores, l'urine est normalement acide. Cette acidité augmente par le régime carné, et, comme conséquence de ce principe, dans l'abstinence, la fièvre, tous les états pathologiques qui s'accompagnent de l'autophagie des tissus. Au contraire, chez les herbivores et chez l'homme soumis à une alimentation exclusivement végétale qui introduit dans l'économie des acides organiques. ceux-ci subissent une combustion complète, se résolvent en eau et en acide carbonique, lequel s'élimine par le rein à l'état de carbonate de potassium. C'est à la formation de ce dernier qu'est due la réaction alcaline des urines à la suite de l'alimentation végétale. Sans parler de l'introduction directe des alcalis dans l'organisme, d'autres causes peuvent du reste provoquer l'alcali-

-nisation des urines, entre autre la fermentation intravésicale de l'urée, qu'on observe si fréquemment dans les cystites.

Evalué arbitrairement en HCl, le degré d'acidité de l'urine normale oscille généralement entre 1^{gr},15 et 2^{gr},3, par vingt-quatre heures. Mais en réalité, le principe acide qui dans l'urine fait virer les réactifs indicateurs, n'est pas l'acide chlorhydrique : la réaction acide provient de l'équilibre instable et variable d'ailleurs avec la température, la dilution et autres conditions physiques et chimiques, qui s'établit dans le liquide urinaire entre plusieurs éléments constituants : acide urique, urate, acide de sodium, phosphate monosodique PO^4H^2Na. Il faut voir dans ce dernier sel le principal agent de l'acidité des urines, mais non le seul : il coexiste d'ailleurs, la plupart du temps, avec une petite quantité de phosphate disodique PO^4HNa^2, dont la réaction alcaline est masquée par l'acidité du sel prédominant. Néanmoins, et par exception, ces deux phosphates peuvent se trouver dans la même urine en quantité exactement équivalente ; ils exercent sur les réactifs indicateurs leur action respective et indépendante l'une de l'autre, le phosphate monosodique se comportant comme un acide, le phosphate disodique comme un alcali ; l'urine bleuit alors le papier rouge et rougit le papier bleu de tournesol, elle a une réaction *amphotère*.

8° **Action toxique.** — L'urine entraînant tous les produits de déchets minéraux et azotés de l'économie, doit exercer à priori une action toxique, que l'expérience confirme pleinement. BOUCHARD a calculé que 1 kilogramme d'homme adulte élimine en vingt-quatre heures une quantité suffisante pour tuer 450 grammes de cobaye. A l'état pathologique, la toxicité urinaire peut s'élever bien au-dessus de ce chiffre.

L'action physiologique des poisons urinaires n'est pas une, et BOUCHARD a montré que les urines recueillies pendant l'état de veille exerçaient des effets narcotiques alors que l'urine du sommeil est surtout convulsivante.

La toxicité urinaire ne relève pas non plus d'un seul agent chimique : les éléments toxiques sont certainement nombreux et, si l'on peut citer en première ligne les sels de potasse, il ne faut pas se dissimuler que la plupart, parmi les autres, sont chimiquement fort mal déterminés.

9° **Quantité.** — Ajoutons, pour terminer cette étude générale, que l'excrétion urinaire, très variable elle aussi, oscille en moyenne, en France tout au moins, entre 1.250 et 1.400 centimètres cubes pour l'homme adulte ; chez la femme ces chiffres doivent être diminués de 100 à 200 centimètres cubes environ. Rapportée au poids du corps, l'excrétion urinaire s'élève, pour les deux sexes, à 21 centimètres cubes par kilogramme et par jour.

Egale à 12 centimètres cubes, le premier jour après la naissance, l'excrétion urinaire s'élève à 65 centimètres cubes le dixième jour et s'accroît ensuite rapidement. L'enfant de douze ans sécrète à poids égal, deux fois plus que l'adulte : chez le vieillard, au contraire, l'excrétion tombe presque aux chiffres de la première enfance.

A tous les âges et dans toutes les conditions, l'excrétion urinaire est sous la dépendance d'un grand nombre de facteurs. Au premier rang, il faut citer l'ingestion des liquides : le thé, le café, le champagne, la bière provoquent la diurèse. C'est surtout à l'usage presque exclusif de cette dernière boisson, que les Anglais et les Allemands doivent les chiffres fort élevés de leurs excrétions urinaires, supérieures de 150 à 300 centimètres cubes à celles des Français.

D'autres causes interviennent aussi pour augmenter notablement le volume de l'urine: l'action du froid sur la circulation périphérique, certains phénomènes nerveux (attaque hystérique, anxiété, joie).

Au contraire des actions précédentes, l'abstinence des boissons, les températures estivales élevées, les marches, les exercices violents, la sudation qui en est la conséquence, la diarrhée, les vomissements répétés diminuent notablement le chiffre de l'excrétion urinaire et peuvent le faire tomber bien au-dessous d'un litre par jour.

Un grand nombre d'états pathologiques (intoxications, fièvres graves) se compliquent d'oligurie et aboutissent, par conséquent, au même résultat.

B. — COMPOSITION CHIMIQUE DE L'URINE

Laissant de côté, pour le moment, tout ce qui a trait à l'élimination des substances particulières qu'une alimentation spéciale, des processus pathologiques sans nombre ou les médications diverses peuvent faire apparaître dans l'urine, nous donnerons la composition chimique moyenne d'une urine humaine rapportée au litre et à l'excrétion de vingt-quatre heures.

			Par litre	Par 24 heures
I. — EAU			956cc	1213cc
II. — MATÉRIAUX ORGANIQUES	a. *Corps azotés.*	Urée	25g,37	33g,00
		Acide urique	0,40	0,52
		— hippurique	0,50	0,65
		Créatinine	0,80	1,00
		Xanthine et analogues	0,04	0,05
		Pigments et matières extractives	4,5	5,85
	b. *Corps aromatiques.*	Mucus. pepsine	Petites quantités	Petites quantités
		Phénolsulfate	0,017 à 0,051	0,021 à 0,063
		Indoxylsulfate	0,001 à 0,019	0,005 à 0,022
		Skatoxylsulfate	Traces	Traces
		Acide paraoxyphénylacétique	0,010 à 0,020	0,012 à 0,024
	c. *Corps ternaires.*	Acides gras fixes ou volatils	0,010	0,012
		Acide oxalique	0,015	0,018
		Glycérophosphates	Traces	Traces
		Glycose, acide lactique, etc.	0,001	0,012
III. — CORPS MINÉRAUX		Chlorure de sodium	10,5	13,65
		Sulfates alcalins (soude, potasse)	3,1	4,03
		Phosphates calciques	0,31	0,40
		— magnésiens	0,45	0,58
		— alcalins (soude, potasse)	1,43	1,86
		Sels ammoniacaux	0,70	0,91
		Silice	Traces	Traces
		Fer	Traces	Traces
		Azotates	Traces	Traces
		Gaz (O,CO²,Az)	»	»

Nous passerons successivement en revue les plus importants de ces composés :

1° Matières organiques. — Les matières organiques que renferme l'urine se distinguent, comme nous le montre le tableau ci-dessus, en corps azotés, corps aromatiques et corps ternaires :

A. CORPS AZOTÉS. — Le rein étant la voie d'élimination à peu près exclusive des déchets azotés, ces derniers forment le groupe le plus important des principes immédiats de l'urine.

L'*urée* ou *carbodiamide* (H^2Az-CO-AzH^2), corps neutre, incolore, cristallisant en beaux prismes solubles dans l'eau et l'alcool, est l'élément urinaire le plus important. Malgré le nombre des théories qui s'efforcent d'expliquer sa formation, on n'est pas encore fixé sur les réactions qui donnent naissance à l'urée. On peut cependant rapporter l'origine de cette amide : 1° à la décomposition par hydrolyse des albumines qui, préexistant dans les tissus ou introduites dans l'économie par l'alimentation, donnent naissance à de l'urée par suite de la présence dans leur molécule d'un groupe générateur Az—CO—Az... 2° à la combinaison de l'acide carbonique avec l'ammoniaque, provenant de la destruction intra-organique des substances albuminoïdes ($CO^2 + 2AzH^3 = H^2O + H^2Az$—$CO$—$AzH^2$). La théorie suivant laquelle le foie serait le siège de cette transformation n'est pas encore absolument établie, bien que l'urée diminue considérablement dans les lésions du foie (Schmiedeberg).

Quelle que soit la théorie qu'on admette, la production de l'urée est étroitement liée à la désassimilation des substances quaternaires ; elle n'en est pas seulement le témoin, elle en donne la mesure. C'est ainsi que l'excrétion de l'urée augmente par le régime carné, diminue par une alimentation végétale, mais ne s'abaisse jamais jusqu'à zéro, même par le jeûne absolu.

L'urée augmente sensiblement à la suite du travail musculaire, après l'administration du phosphore, des sels organiques d'ammoniaque, dans la fièvre, après l'ablation des tumeurs abdominales, sans doute à la suite de l'autophagie des liquides albumineux épanchés et des tissus mortifiés en voie de résorption.

L'*acide urique* ($C^5H^4Az^4O^3$) est une poudre blanche, cristalline, fort peu soluble dans l'eau et dont les sels alcalins eux-mêmes se dissolvent mal. L'acide urique ne saurait être considéré comme un produit de désassimilation incomplète des albumines ; il provient plus vraisemblablement de la décomposition des nucléines qui constituent les noyaux cellulaires, bien qu'on ne l'ait jamais rencontré dans les végétaux où abondent cependant les nucléines et leurs produits de dédoublement (xanthine, adénine et autres composés voisins de l'acide urique). La production d'acide urique s'élève par une alimentation riche en viandes, dans la fièvre, chez les goutteux, les rhumatisants et surtout les leucémiques.

L'*acide hippurique* (CO^2H — $CH^2.AzH.C^7H^5O$) ou *benzoylglycocolle* est en prismes incolores peu solubles. Il provient de l'union, dans le rein, de l'acide benzoïque introduit par l'alimentation végétale avec le glycocolle, produit de dédoublement des albumines. Tout ce qui augmente dans l'alimentation la proportion d'acide benzoïque élève l'excrétion d'acide hippurique.

La *créatinine* ($C^5H^7Az^3O$) se présente sous la forme de prismes incolores très solubles, fortement alcalins. Elle provient vraisemblablement de la créatine de la viande ; car, par le régime lacté exclusif, elle disparaît complètement. Elle augmente, au contraire, par l'exercice musculaire prolongé.

Les *corps xanthiques* comprennent la *xanthine* ($C^5H^4Az^4O^2$) et la *sarcine* ou *hypoxanthine* ($C^5H^4Az^4O$), corps vaguement cristallisés, peu solubles, et qui paraissent provenir de la désassimilation de la nucléine. L'urine n'en renferme d'ailleurs que des traces.

Au nombre des pigments urinaires figure l'*urochrome*, pigment jaune très voisin de l'urobiline et qui provient certainement de cette substance, d'autres pigments voisins (*urobiline*, *urolutéine*, etc.).

L'urine renferme encore des principes complexes fort mal connus et désignés sous le nom générique d'*extractifs*.

On y trouve enfin une trace de ferment soluble voisin de la pepsine et de la mucine, matière albuminoïde qui, par hydrolyse, fournit un hydrate de carbone voisin des gommes et des sucres (Loebisch).

B. Corps aromatiques. — Ils ont tous un caractère commun : ce sont des produits ultimes de la putréfaction intestinale des substances albuminoïdes, combinés ultérieurement à l'acide sulfurique pour donner de véritables éthers, comme le *sulfate acide de phényle* ($HO — SO^2 — OC^6H^5$).

Le plus important de ces dérivés est l'*indogène* ou *acide indoxylsulfurique* ($C^8H^6AzO.SO^3H$). C'est ce corps qui, en s'oxydant à l'air, donne naissance au pigment rouge des urines. Oxydé plus énergiquement, il fournit l'indigo des teinturiers.

L'*acide skatoxylsulfurique* ($C^9H^8AzO. SO^3H$) est un homologue du précédent et présente les mêmes propriétés.

Ces combinaisons, découvertes et étudiées par Baumann, ont été l'objet d'un grand nombre de recherches. On sait qu'elles augmentent en même temps que les putréfactions intestinales, et les variations de leur excrétion rénale mesurent l'intensité de ces putréfactions.

En même temps que les composés précédents, on a découvert dans l'urine la présence de plusieurs acide-phénols, dont le plus important est l'*acide paraoxyphénylacétique* ($HO — C^6H^4 — C^2 — CO^2H$) qui se rattache, par la tyrosine dont il provient, à la destruction hydrolityque des matières albuminoïdes. Certains sujets, qui ne présentent d'ailleurs aucun trouble pathologique, émettent une urine qui se colore fortement en brun ou en noir quelques heures après la miction. Boedecker, qui a signalé le premier ce phénomène curieux, l'a désigné sous le nom d'*alkaptonurie*. Les travaux récents de Kirk, Wolkow et Baumann (*Zeitschr. f. physiol Chem.*, Bd. XV, 228) ont établi que la matière chromogène de ces urines, l'*alkaptone* par conséquent, était constituée par des acides phénols, l'*acide homogentisique* $^2(HO)=C^6H^3—CH^2—CO^2H$ et l'*acide uroleucique* $^3(OH)\equiv C^6H^2—CH^2—CO^2H$.

C. Corps ternaires. — Ils sont fort peu abondants dans l'urine, qui reste presque complètement étrangère à l'élimination des déchets de l'alimentation ternaire.

Le plus important est l'*acide oxalique* ($C^2O^2H^2$), qui préexiste dans un grand nombre de végétaux alimentaires, provient du dédoublement des albumines et sans doute aussi de l'oxydation incomplète des hydrocarbonés. Il se rencontre presque toujours à l'état d'oxalate calcaire.

Quant aux autres composés ternaires, *acides gras, acide lactique, acide phosphoglycérique, glycose, alcool, acétone, inosite, acide glycuronique*, ils n'existent qu'à l'état de trace, douteuse pour plusieurs d'entre eux ; encore peut-on dire que leur présence dans l'urine n'est pas absolument constante. Ce sont des corps échappés à la destruction totale que subissent dans l'économie les aliments ternaires. Sauf pour le glucose et l'acide oxalique, on ne sait presque rien de précis sur leurs variations pathologiques.

2° **Composés minéraux**. — La plupart d'entre eux reconnaissent deux origines : l'alimentation et la désassimilation des tissus dont ils font partie intégrante.

C'est ainsi que le *chlorure de sodium* en particulier provient du sel alimentaire aussi bien que des modifications chimiques dont le plasma sanguin est le siège. Ce qui le prouve c'est la diminution et quelquefois la disparition complète des chlorures, dans les maladies fébriles aiguës, tout spécialement dans la pneumonie : leur réapparition dans l'urine constitue au contraire un des meilleurs symptômes de la défervescence.

Les *phosphates*, eux aussi, proviennent des aliments et de l'usure des albumines de nos tissus riches en phosphore, telles que les nucléines. L'excrétion phosphorique est particulièrement élevée après un repas de viande, à la suite de l'activité intellectuelle intense et du travail physique prolongé. La phosphaturie s'accuse encore dans la méningite, le rachitisme, l'ostéomalacie, au début de la tuberculose, dans quelques affections du système nerveux, dans certaines dyscrasies telles que le diabète phosphatique de Teissier.

L'*acide sulfurique* existe dans l'urine sous trois états : 1° les sulfates de l'alimentation et de l'usure organique ; 2° l'acide sulfurique combiné aux corps aromatiques étudiés plus haut ; l'origine n'en est pas exactement fixée ; 3° enfin, des composés organiques sulfurés encore inconnus et où le soufre est engagé sous forme de combinaison très stable, difficilement oxydable (Salkowski, Lépine et Guérin). Une part de cet acide sulfurique revient à l'oxydation du copule sulfuré qui entre dans la constitution des albumines.

Une faible partie de l'*ammoniaque urinaire* préexiste dans quelques aliments : mais on peut dire que la part qui revient à la désassimilation des tissus dans la genèse de cet alcali est prépondérante. L'ammoniurie est en effet exagérée dans les maladies fébriles et dans toutes les affections qui s'accompagnent d'une désassimilation intense.

Les autres composés minéraux n'entrent qu'à l'état de traces insignifiantes dans l'urine normale.

Pour compléter les indications précédentes, nous passerons rapidement en revue les éléments anormaux qui, à la suite d'un grand nombre d'états pathologiques, traversent le rein et passent dans l'urine :

1° Ce sont d'abord des albumines et en premier lieu : la *sérine du sang*, souvent mélangée de *globuline* (albuminurie transitoire, lithiase rénale, mal de Bright, troubles circulatoires, etc., etc.); la *fibrine* (hématurie) ; les *albumoses* ou *propeptones* (ostéomalacie, néphrite aiguë): les *peptones* (carcinomes, processus pyogènes, pneumonie, exsudats pleuraux, grossesse, atrophie aiguë du foie, intoxications par le phosphore, etc.); les *mucines* et *nucléo-albumines* (cystite, etc.).

2° Parmi les corps ternaires, nous signalerons tout d'abord, comme l'élément le plus important, le *glycose* ou *dextrose* ($C^6H^{12}O^6$) (glycosurie alimentaire, glycosurie transitoire, diabète sucré) ; la *lactose* $C^{12}H^{22}O^{11}$ (nourrices au moment du sevrage); l'*inosite* C^6H^6 (OH)^6 (diabète, albuminurie, polyurie avec lésions médullaires) ; plus rarement la *dextrine*, l'*érythrodextrine*, le *glycogène* ($C^6H^{10}O^5$), le *laïose* (?) (diabète) ; l'*acétone* C^3H^6O (diabète, coma diabétique, états fébriles, psychoses, troubles digestifs, etc., etc.); l'*acide diacétique* ou *acétylacétique* $C^4H^6O^3$ et l'acide β-oxybutyrique lévogyre $C^4H^8O^3$ (coma diabétique).

3° Plus rarement, on constate l'élimination rénale de *graisse*, la chylurie (affections parasitaires du sang), cachexies, phthisie pulmonaire, pyohémie, phosphorisme aigu, affections diverses du foie et du pancréas); l'apparition, très rare d'ailleurs, d'un beau corps sulfuré cristallisant en belles lamelles hexagonales, la *cystine* $C^6H^{12}Az^2S^2O^4$ ne paraît s'accompagner d'aucun trouble pathologique notable; la *leucine* $C^6H^{13}AzO^2$, la *tyrosine* $C^9H^{11}AzO^3$ s'éliminent à la suite des lésions hépatiques graves.

4° Signalons encore un certain nombre de diamines, la *putrescine* ou *tétraméthylène-diamine* ($C^4H^{12}Az^2$); la *pentaméthylène diamine* ou *cadavérine* ($C^5H^{14}Az^2$), qui sont de véritables ptomaïnes; les *hyposulfites*, l'*hydrogène sulfuré*, l'acide carbonique libre non dissous (pneumaturie) : certains corps indéterminés qui donnent avec l'acide diazobenzol-sulfurique la *diazo-réaction d'Ehrlich*.

5° Comme complications de quelques états pathologiques, on voit apparaître dans l'urine du sang en nature avec tous ses éléments histologiques et chimiques : globules, albumines, hémoglobine plus ou moins modifiée (hématurie, pyurie, méthémoglobine). L'élimination des pigments biliaires est au moins aussi fréquente ; celle des acides biliaires l'est beaucoup moins.

6° L'urine peut encore servir de véhicule à un grand nombre d'êtres vivants, levures, bactéries, *Micrococcus ureæ, Micrococcus ochroleucus, Orchiococcus urethræ* (L. Hugounenq et J. Eraud), *Bacillus septicus, Staphylococcus pyogenes aureus, Urobacillus liquefaciens*, etc., etc. ; d'autres parasites plus élevés en organisation, *Filaria sanguinis hominis, Distomum hæmatobium, Billharzia*, etc., etc.

7° Enfin, rappelons pour terminer que presque tous les médicaments introduits dans l'organisme s'éliminent par le rein et se retrouvent dans l'urine après avoir subi des modifications quelquefois complexes et dont l'étude, d'ailleurs très longue, ne saurait trouver place ici.

A consulter, au sujet des reins : Isaacs, Journ. de physiol., 1858 ; — Beer, *Die Bindesubstanz der Niere*, etc., Berlin, 1859 ; — Ludwig und Zawarykis, *Zur Anat. der Niere*, Wien. Akad. Sitzungsb., Bd. 48, 1864 ; — Schweigger-Seidel, *Die Niere des Menschen und der Säuger*, Halle, 1865 ; — Gross, *Essai sur la structure microsc. du rein*, Strasbourg, 1868 ; — Ludwig, Article *Rein* du Stricker's Handbuch, 1871 ; — Pourteyron, *Etude comparative sur l'anatomie et la pathologie des deux reins*. Th. Paris, 1872 ; — Eberth, Med. Centralbl., 1872 ; — Heidenhain, Arch. f. mikr. Anatomie, 1873 ; — Reineberg, *Bidrag till Kännedomen om glomeruli Malpighi hos människan*, Nord. medic. Ark., 1879 ; — Henschen, *Akad. Abhandl. in Upsala*, 1879 ; — Hortolès, *Rech. histol. sur le glomérule et les épithéliums du rein*, Arch. de Physiol., 1881 ; — Browicz, *Zur Struct. der Gefässe in Malpighi'schen Knäuel*, Krakau, 1881 ; — Cornil, *Note sur le passage du bleu de Prusse à travers les cellules du rein*, Gaz. méd., 1881 ; — Müller, *Das Porenfeld des Nieren des Menschen u. einiger Haussäugethiere*, Arch. f. Anat. u. Physiol., 1883 ; — Callais, *Ectopie rénale*, Th. Paris, 1883 ; — Brouillot, *Sur l'épithélium sécréteur du rein des batraciens*, C. R. Acad. des Sc., 1883 ; — Zuckerkandl, *Ueber den Fixationsapparat der Nieren*, Wien. med. Jahrb., 1883 ; — Steinach, *Studien über den Blutkreislauf der Niere*, Sitz. d. Wien. Akad., 1884 ; — Geberg, *Ueber directe Anastomosen zwischen Arterien u. Venen in der Nierenkapsel*, Internat. Monatschr. f. Anat. u. Physiol., 1885 ; — Steiger, *Beiträge zur Histol. der Nieren*, Vircho'ws Arch., 1886 ; — Marchese, *Le anomalie dei reni in rapporto alle anomalie della colonna vertebrale nell'uomo*, Bull. Accad. de med., Roma, 1886 ; — Jardet, *Présence dans les reins, à l'état normal et à l'état pathologique, de faisceaux de fibres musculaires lisses*, Arch. de Physiol., 1886 ; — Kostjurin, *Das glatte Muskelgewebe der Nieren und seine Bedeutung als Harnableiter*, Arch. f. experim. Pathol., 1888 ; — Hedinger, *Ueber den Bau der Malpighi'schen Gefässknäuel der Niere*, Th. Breslau, 1888 ; — Little, *The depht of the Cortex of the Kidney*, Journ. of Anat. and Physiol., 1888 ; — Récamier, *Etude sur les rapports du rein et leur exploration*, Th. de Paris, 1889 ; — Golgi, *Annotaz. intorno all istologia dei reni dell'uomo, etc.*, Rendic. R. Accad. dei Lincei, 1889 ; — Tuffier, *La capsule adipeuse du rein au point de vue chirurgical*, Rev. de Chir., 1890 ; — Hamburger, *Ueber die Entwickelung der Säugetierniere*, Arch. f. Anat. u. Physiol., 1890 ; — Rothstein, *Zur Kenntniss des Nierenepithels*, Verhandl. des biolog. Vereins im Stockholm, 1891 ; — Tuffier et Lejars, *Les veines de la capsule adipeuse du rein*, Arch. de Physiol., 1891 ; — Thompson, *Distance of the lower Border of the kidney from the iliac crest, etc.*, Trans. of the R. Acad. of med. in Ireland, vol. IX, 1891 ; — M'Gee, *Même sujet*, ibid., 1891 ; — van der Stricht, *Contrib. à l'étude histol. du rein*, Ann. de la Soc. de méd. de Gand, 1892 ; — Nicolas, *Contrib. à l'étude des cellules glandulaires : I. Les éléments des canalicules du rein primitif chez les mammifères*, Arch. de Physiol., 1892 ; — Golubew, *Ueber die Blutgefässe in der Niere der Säugetiere u. des Menschen*, Internat. Monatschr. f. Anat., 1893 ; — Berkley, *The intrinsic nerves of the Kidney*, Bull. of the T. Hopkins Hospital, 1893 ; — Azoulay, *Les nerfs du rein chez l'homme*, C. R. Soc. de Biol., 1894 et 1895 ; — Baduel, *Topografia e percussione dei reni*, Il policlinico, 1894 ; — Laudauer, *Ueber die Structure der Nierenepithels*, Anat. Anz., Bd. 10, 1895 ; — Helm, *Beitr. zur Kenntniss der Nierentopographie*, Inaug. Diss., Berlin, 1895 ; — Leguec, *Quelques considérations sur l'anat. path. du rein mobile*, Bull. Soc. anat., 1895 ; — Gerota, *Zur Kenntniss der Befestigungsapparates der Niere*, Arch. f. Anat. u. Physiol., 1895 ; — Cunningham, *The form of the spleen and of the kidney*, Journ. of Anat. u. Physiol., vol. XXIX, 1895 ; — Koffmann, *Einige Studie über die chirurg.-topographischen Anat. der Niere*, Wien. med. Woch., 1895 et 1896 ; — Destot et Bérard, *La circulation artérielle du rein, étudiée d'après des radiographies*, C. R. Soc. de Biol., 1896 ; — Schmerber, *Rech. anat. sur l'artère rénale*, Th. Lyon, 1895 ; — Sauer, *Neue untersuch. über das Nierenepithel u. sein Verhalten bei Harnabsonderung*, Arch. f. mikr. Anat., Bd. XLVI, 1896 ; — Maresch, *Ueber die Zahl u. Anordnung d. Malpighi'schen Pyramiden in der menschl. Niere*, Anat. Anz., Bd. XII, 1896 ; — Chiewitz, *Beobacht. u. Bemerk. über Säugethiernieren*, Arch. f. Anat., 1897 ; — Rühe, *Ueber die membrana propria der Harncanälchen u. ihre Beziehung zur den interstitiellen Gewebe der Niere*, Arch. f. Anat. u. Physiol., 1897 ; — Wiart, *Mode de division de l'artère rénale et rapports de ses branches au niveau du hile*, Soc. anat., Paris, 1897 ; — Glantenay et Gosset, *Le fascia périrénal*, Ann. des maladies des org. génito-urinaires, 1898 ; — Oddono, *Su d'un rene in ectopia pelvica congenita e sulla segmentazione delle rene*, Soc. med.-chir. di Pavia, 1899.

ARTICLE II

CANAL EXCRÉTEUR DU REIN

L'urine, à sa sortie des papilles du rein, est recueillie par de petits cylindres membraneux appelés *calices*. Les calices, toujours très courts, se réunissent les uns aux autres, pour former un réservoir commun qui est le *bassinet,* lequel, à son tour, est continué jusqu'à la vessie par un long canal, l'*uretère*. Nous envisagerons tout d'abord, ces trois segments du canal excréteur du rein, au point de vue de leur conformation extérieure et de leurs rapports. Nous étudierons ensuite leur mode de constitution anatomique, leurs vaisseaux et leurs nerfs.

§ I. — MODE DE CONFORMATION ET RAPPORTS

Envisagé au point de vue de leur configuration extérieure et de leurs rapports, les trois segments du canal excréteur du rein sont très différents les uns des autres et il convient de les étudier séparément.

A. — CALICES

Les calices (fig. 493,3) revêtent la forme de petits tubes membraneux, dont la longueur est en moyenne de 1 centimètre, la largeur de 6 à 12 millimètres.

1° Nombre. — Leur nombre est ordinairement égal à celui des papilles elles-mêmes ; dans certains cas, cependant, il lui est inférieur d'une ou de deux unités. par ce fait que l'on voit deux papilles voisines s'ouvrir dans un seul et même calice. En examinant à ce point de vue onze moules de bassinets avec leurs calices, j'ai compté en moyenne 9 calices par bassinet, avec un maximum de 13 et un minimum de 7.

2° Forme et rapports. — Chacun d'eux, considéré isolément, nous présente : 1° deux surfaces, l'une intérieure, l'autre extérieure ; 2° deux extrémités, que l'on distingue, d'après le cours de l'urine, en supérieure et inférieure.

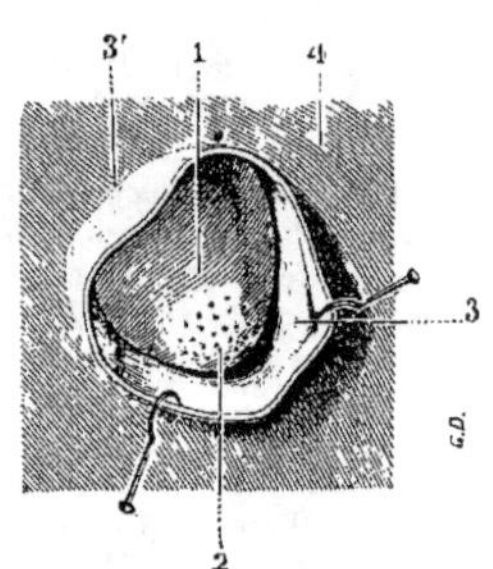

Fig. 492.

Une papille rénale avec son calice.

1, papille rénale. — 2. son sommet avec l'area cribrosa. — 3. calice, incisé et érigné, avec 3', son insertion sur le col de la papille. — 4, paroi du sinus.

a. *Surface intérieure.* — La surface intérieure des calices, lisse et unie, est continuellement baignée par l'urine.

b. *Surface extérieure.* — La surface extérieure est en rapport, sur tout son pourtour, avec la graisse molle qui remplit le sinus et aussi avec les dernières ramifications de l'artère et de la veine rénales.

c. *Extrémité supérieure.* — L'extrémité supérieure répond à la base de la papille correspondante, à laquelle elle adhère intimement (fig. 478). Quant à la papille, elle s'engage dans l'extrémité supérieure du calice (fig. 492,2) en le fermant complètement comme le ferait un bouchon conique.

d. *Extrémité inférieure.* — L'extrémité inférieure est toujours moins large que la supérieure, d'où il résulte que le calice n'est pas régulièrement cylindrique, mais ressemble plutôt à un tronc de cône. Cette extrémité inférieure s'ouvre dans la cavité du bassinet. Toutefois, les calices ne se jettent pas isolément dans leur réservoir commun. Ils se réunissent préalablement entre eux (fig. 493) par groupes de trois ou quatre, pour former des canaux collecteurs plus volumineux, auquel on donne le nom de *grands calices* ou *bras du bassinet :* eux-mêmes, pour cette raison, sont appelés parfois *petits calices.*

3° Grands calices. — Les grands calices varient beaucoup dans leurs dimensions : les plus longs que j'ai observés mesuraient 26 millimètres; les plus courts,

3 ou 4 millimètres seulement. Leur longueur moyenne est de 12 à 18 millimètres. On en rencontre ordinairement trois, que l'on distingue en supérieur, moyen et inférieur (fig. 493). — Le *grand calice supérieur* ou *bras supérieur du bassinet* se dirige obliquement de haut en bas et de dehors en dedans. Il recueille les calices qui, au nombre de 3 ou 4, répondent à la partie supérieure du rein. — Le *grand calice inférieur* ou *bras inférieur du bassinet*, obliquement ascendant, est formé, comme le précédent, par la confluence de 3 ou 4 calices qui proviennent de la partie inférieure de l'organe. Comparé au grand calice supérieur, il est plus court, mais presque toujours plus volumineux. — Le *grand calice moyen* ou *bras moyen du bassinet* tire son origine des deux papilles qui répondent à la partie moyenne du sinus. Il se distingue des deux autres par son volume, qui est beaucoup moindre, et par son trajet, qui est plus ou moins horizontal. Quant à sa terminaison, il vient s'ouvrir, tantôt à la partie moyenne du bassinet, tantôt dans l'un des deux grands calices supérieur et inférieur, mais le plus souvent dans l'inférieur. Ce dernier mode de terminaison me paraît être de beaucoup le plus fréquent et, comme on le voit, le nombre des grands calices se trouve réduit dans ce cas à deux seulement, l'un supérieur, l'autre inférieur.

B. — BASSINET

Le bassinet (angl. *Pelvis of the kidney*, allem. *Nierenbecken*), deuxième segment du canal excréteur du rein, est une sorte de réservoir auquel aboutissent les calices.

1º **Dimensions**. — Sa hauteur est, en moyenne, de 20 à 30 millimètres ; sa largeur, mesurée au niveau de la base, varie de 15 à 20 millimètres. Il est situé immédiatement en arrière de l'artère rénale et forme par conséquent le dernier plan, le plan le plus postérieur, du pédicule du rein.

2º **Configuration extérieure**. — Considéré au point de vue de sa configuration extérieure, le bassinet a la forme d'un entonnoir membraneux, aplati d'avant en arrière, dont la base regarderait en haut et en dehors et dont le grand axe serait obliquement dirigé de haut en bas et de dehors en dedans. Il nous offre à considérer deux faces (l'une antérieure, l'autre postérieure), deux bords, un sommet et une base :

a. *Sommet*. — Le sommet se continue avec l'uretère, le plus souvent par une transition insensible. Sur quelques sujets, cependant, la limite respective des deux organes est marquée par un léger étranglement auquel on donne le nom de *col du bassinet*. On peut l'appeler, avec tout autant de raison, le *col de l'uretère*. Nous y reviendrons plus loin à propos de ce dernier conduit (voy. *Uretère*).

b. *Base*. — La base du bassinet regarde le fond du sinus. Sa partie moyenne est concave. Ses deux extrémités supérieure et inférieure se projettent en dehors, en formant ce qu'on appelle les *cornes du bassinet*. C'est aux cornes du bassinet qu'aboutissent, comme nous le montre nettement la figure 493, les deux grands calices supérieur et inférieur.

Les grands calices, nous l'avons dit plus haut, sont très variables dans leur longueur et, si nous y revenons ici. c'est pour indiquer que ces variations entraînent toujours, pour le bassinet, des modifications morphologiques importantes. Le point où le bassinet se continue avec l'uretère étant à peu près invariable, et, d'autre part, le sinus du rein ayant toujours la même profondeur, on conçoit sans peine que la longueur du bassinet sera inversement proportionnelle à celle de ses bras ou grands calices : aux longs calices correspondra un bassinet court et, vice versa, un bassinet très long, très ample, très développé en un mot, sera la conséquence d'une réduction dans la longueur de ses grands calices.

Dans le premier cas, le bassinet, se divisant au niveau de sa base en des prolongements tubuleux (grands calices), lesquels se subdivisent à leur tour en quatre ou cinq prolongements plus petits (calices), est dit *ramifié* (fig. 493, C). Dans le second cas, les grands calices étant très réduits et n'existant pour ainsi dire

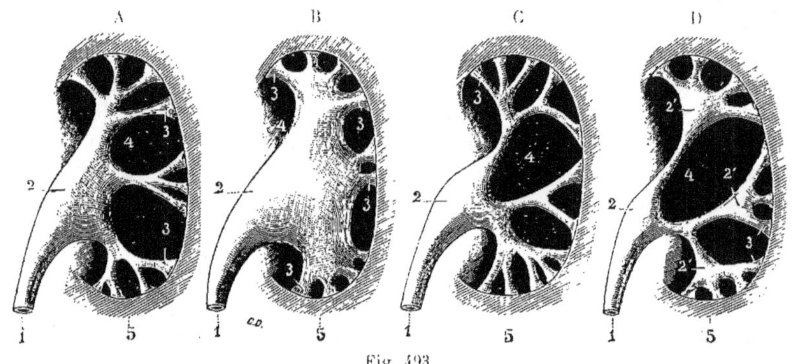

Fig. 493.

Figure demi-schématique montrant les différentes formes du bassinet : A, bassinet à trois bras (forme ordinaire); B, bassinet ampullaire; C, bassinet ramifié; D, bassinet ramifié, avec formation de bassinets secondaires aux confluents des calices.

1, uretère. — 2, bassinet. — 2', 2', bassinets secondaires (dans la figure D). — 3, calices. — 4, sinus du rein. 5, substance médullaire du rein.

pas, le bassinet s'avance jusqu'au voisinage des papilles et remplit entièrement toutes les cavités du sinus : il est dit *ampullaire* (fig. 493, B). Nous devons ajouter que bassinet ramifié et bassinet ampullaire sont deux types extrêmes, entre lesquels se déroule toute une série de types intermédiaires.

Parmi les nombreuses variétés qui se rattachent au bassinet ramifié, nous indiquerons celle-ci : sur les points où les calices se réunissent pour former les grands calices (*confluents des calices*), se voit une espèce de renflement en forme d'ampoule triangulaire, qui constitue un véritable bassinet secondaire et qui est relié au bassinet principal par le grand calice auquel il donne naissance (fig. 493, D). Dans les cas de ce genre, le bassinet principal est ordinairement fort atténué ; il peut même disparaître entièrement et l'anomalie alors peut en imposer pour un uretère bifurqué dont les deux branches de bifurcation auraient chacune son bassinet propre.

c. *Faces.* — Les deux faces du bassinet se distinguent en antérieure et postérieure. Elles sont planes quand le bassinet est vide, plus ou moins bombées quand il est distendu par l'urine ou par une injection.

d. *Bords.* — De ses deux bords, l'un est supérieur, l'autre inférieur. Tous les deux se dirigent obliquement de haut en bas et de dehors en dedans. Toutefois, cette obliquité est beaucoup plus marquée pour le bord supérieur que pour le bord inférieur, ce dernier se rapprochant beaucoup de l'horizontale.

3° **Rapports.** — Le bassinet est situé en partie dans le sinus, en partie en dehors de lui. De là sa division en deux portions, l'une intra-rénale, l'autre extra-rénale:

a. *Portion intra-rénale.* — La portion intra-rénale baigne, comme les calices, dans la graisse molle du sinus. Elle est en rapport : 1° en avant, avec les divisions successives de l'artère et de la veine rénales ; 2° en arrière, avec la paroi du sinus, dont elle est séparée, chez quelques sujets, par la branche postérieure de l'artère rénale. Cette branche artérielle est constante ; seulement, dans les cas de bassinet court, elle contourne, non ce dernier, mais son bras supérieur.

b. *Portion extra-rénale.* — La portion extra-rénale est beaucoup plus considérable que la précédente ; elle représente à elle seule la plus grande partie du bassinet. — En avant, elle répond au péritoine et à la lame antérieure de la capsule adipeuse, dans l'épaisseur de laquelle cheminent les premières divisions des vaisseaux rénaux. La face antérieure du bassinet est en outre en rapport, à droite, avec la deuxième portion du duodénum. — En arrière, elle repose sur la lame postérieure de la capsule adipeuse et, par son intermédiaire, sur le muscle psoas. Legueu fait remarquer avec raison que la face postérieure du bassinet, dans sa portion extra-rénale, est constamment dépourvue d'un contact vasculaire. Elle est donc, sur ce point, facilement accessible.

C. — URÈTÈRE

L'uretère (οὐρετήρ, de οὖρον *urine* ; angl. *Ureters*, allem. *Harnleiter*) est cette partie du conduit excréteur du rein qui s'étend du bassinet à la vessie.

1° Dimensions. — La longueur de l'uretère est de 26 à 30 centimètres pour le côté gauche, 1 ou 2 centimètres en moins pour le côté droit. Sa largeur moyenne est de 5 ou 6 millimètres : mais nous verrons tout à l'heure que cette largeur varie beaucoup suivant les points que l'on considère.

2° Trajet et division topographique. — Du sommet du bassinet, où il prend naissance, l'uretère se porte verticalement en bas vers l'angle de bifurcation de l'artère iliaque primitive. Là, il descend dans le bassin. Puis, obliquant en dehors, il gagne la partie inférieure de la vessie, traverse obliquement sa paroi et vient s'ouvrir dans sa cavité (fig. 500, 2) à l'angle latéral correspondant du triangle de Lieutaud.

L'uretère traverse donc successivement, comme on le voit, la cavité abdominale, la fosse iliaque interne, l'excavation pelvienne, la paroi de la vessie. Nous pouvons donc le diviser en quatre portions, qui sont, en allant de haut en bas : 1° la *portion abdominale* ou *lombaire* ; 2° la *portion iliaque* ; 3° la *portion pelvienne* ; 4° la *portion vésicale.*

A leur extrémité supérieure, les deux uretères sont séparés l'un de l'autre par un intervalle de 7 ou 8 centimètres. Cet intervalle, au niveau de l'orifice vésical, se trouve réduit à 2 centimètres. Les deux uretères, envisagés dans l'ensemble de leur trajet, se rapprochent donc de la ligne médiane, autrement dit suivent l'un par rapport à l'autre une direction fortement convergente. Leur trajet abdomino-iliaque est assez bien indiqué (Tourneux) par une verticale qui, partant du point de jonction du tiers interne de l'arcade crurale avec ses deux tiers externes, s'élèverait jusqu'à la hauteur de la douzième côte.

3° Forme et calibre. — L'uretère revêt la forme d'un long tube membraneux, cylindroïde, un peu aplati d'avant en arrière. Son calibre, toutefois, n'est pas exactement uniforme. Si nous le suivons de haut en bas, nous constatons tout d'abord (fig. 494), à sa partie supérieure, un premier rétrécissement, souvent très accusé, que l'on désigne sous le nom de *collet de l'uretère* (*isthme de l'uretère* de Schwalbe). Ce rétrécissement se trouve parfois à l'extrémité supérieure de l'uretère, je veux dire au point de jonction avec le bassinet. Mais, dans la grande majorité des cas, il est situé à 1 centimètre ou 1 centimètre et demi au-dessous, à 7 ou 8 centimètres environ du hile de rein.

Au-dessus de ce rétrécissement, la portion initiale de l'uretère, légèrement renflée (fig. 494, 2), a reçu le nom d'*infundibulum*.

Au-dessous du rétrécissement, l'uretère nous présente un renflement fusiforme (*fuseau principal* de Schwalbe), qui s'étend depuis l'isthme jusqu'au côté externe des vaisseaux iliaques, sur une longueur par conséquent de 10 ou 11 centimètres. Arrivé sur le côté externe des vaisseaux iliaques, l'uretère se rétrécit de nouveau. En même temps il s'infléchit sur lui-même : il *se coude* pour contourner les vaisseaux qu'il a devant lui. Ce coude répond exactement au détroit supérieur du bassin, d'où le nom de *coude marginal*, que leur donne Schwalbe : son angle d'ouverture oscille entre 112 et 155°. Au-dessous du coude marginal, dans sa portion pelvienne, l'uretère revêt, dans la plupart des cas, une forme assez régulièrement cylindrique. Exceptionnellement, il présente une deuxième dilatation, qui répond le plus souvent à sa portion transversale : c'est le *renflement pelvien* ou *fuseau pelvien* (fig. 494, 7). Mais ce renflement pelvien, quand il existe, est toujours moins accusé et surtout moins long que le renflement abdomino-iliaque.

Au total, l'uretère nous présente successivement (fig 494) : 1° une portion plus ou moins accusée, de 1 centimètre à 1 centimètre et demi de longueur, l'*infundibulum* ; 2° un premier rétrécissement, le *collet* ou l'*isthme* ; 3° un renflement fusiforme, de 7 ou 8 centimètres de longueur, le *fuseau principal* ; 4° un deuxième rétrécissement, moins accusé que le premier, situé exactement à l'extrémité inférieure du renflement précité, au niveau du coude marginal, c'est le *rétrécissement marginal* ; 5° au-dessous du coude marginal, une portion assez régulièrement calibrée, susceptible cependant de se dilater dans sa portion transversale, formant ainsi un deuxième fuseau, le *fuseau pelvien*.

Les dimensions moyennes de ces différentes portions sont les suivantes : pour l'infundibulum, 8 à 10 millimètres ; pour l'isthme, de 2 à 4 millimètres ; pour le fuseau principal, 8 à 15 millimètres ; pour le coude marginal, de 4 à 6 millimètres ; pour la portion pelvienne, de 5 à 7 millimètres.

Dans une intéressante communication faite à l'*Anatomische Gesellschaft* (Session de 1896). Schwalbe a fait remarquer que, chez les quadrupèdes, la portion pelvienne et la courbure de l'uretère font défaut et, d'autre part, que la dilatation abdomino-iliaque n'existe pas. Chez les singes, et tout particulièrement chez les singes anthropoïdes, la portion pelvienne apparaît et avec elle, le coude marginal et la dilatation fusiforme qui est située au-dessus. Mais c'est chez l'homme que ces dispositions anatomiques sont le plus accusées. Il paraît donc rationnel de

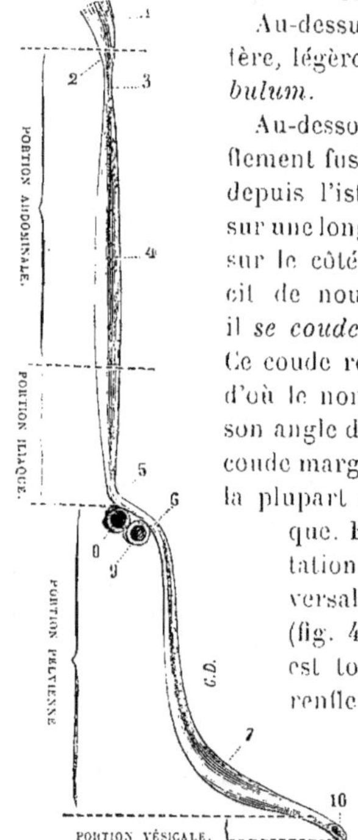

Fig. 494.

Forme de l'uretère : l'uretère droit injecté au suif, demi-grandeur.

1, bassinet. — 2, infundibulum. — 3, rétrécissement initial. — 4, fuseau principal ou abdominal. — 5, coude marginal. — 6, rétrécissement marginal. — 7, fuseau pelvien. — 8, 9, artère et veine iliaques externes. — 10, orifice vésical.

penser que l'apparition d'une portion pelvienne avec coude marginal est la conséquence du passage de l'animal à la station bipède et que, à son tour, la présence du fuseau abdominal de l'uretère est la conséquence de cette dernière disposition anatomique : cette dilatation fusiforme de l'uretère résulterait de l'obstacle que rencontre l'urine au niveau du coude marginal. Il convient d'ajouter que le fuseau principal existe déjà, comme l'ont établi Schwalbe lui-même et, après lui, Solger (*Anat. Anzeiger*, 1896), chez le fœtus humain de 20 centimètres : il s'agit là, par conséquent, d'une disposition fixée par l'hérédité.

4° Rapports. — L'uretère présente des rapports importants. Nous les examinerons séparément pour sa portion abdominale, pour sa portion iliaque, pour sa portion pelvienne et pour sa portion vésicale :

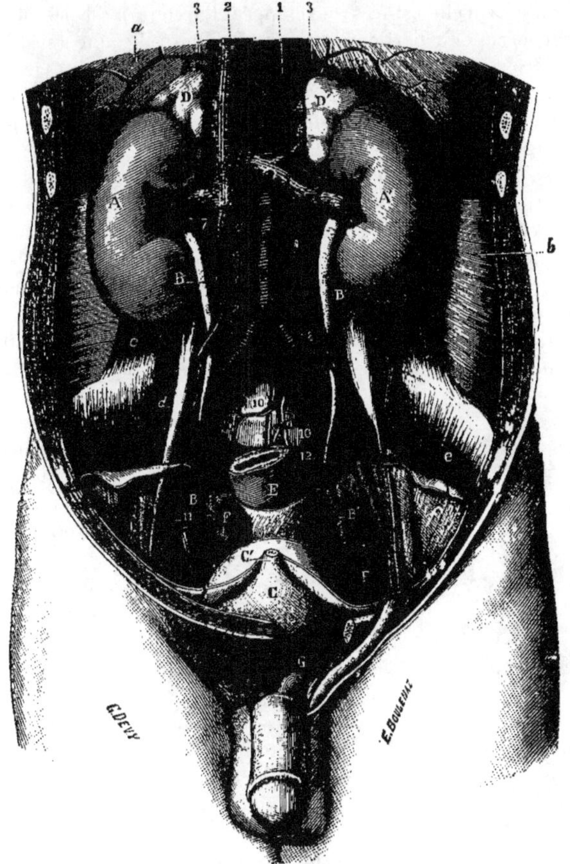

Fig. 495.

Les deux reins et leurs conduits excréteurs, vus en place.

A, A', reins droit et gauche. — B, B', uretères. — C, vessie urinaire à demi distendue, avec C', coupe de l'ouraque. — D, D', capsules surrénales. — E, portion prérectale du côlon ilio-pelvien. — F, F', canaux déférents. — G, corps caverneux gauche.

1, aorte. — 2, veine cave inférieure. — 3, artères diaphragmatiques inférieures. — 4, tronc cœliaque, réséqué à son origine. — 5, artère capsulaire moyenne. — 6, artère mésentérique supérieure. — 7, 7', vaisseaux rénaux droits et gauches. — 8, vaisseaux spermatiques. — 9, artère mésentérique. — 10, vaisseaux iliaques primitifs.

A. Portion abdominale. — La portion abdominale, encore appelée portion lombaire, mesure de 9 à 11 centimètres de longueur. Elle n'est pas exactement rectiligne, mais décrit dans son ensemble une légère courbe à concavité externe. Le point le plus saillant de cette courbe est situé (fig. 495, B et B') à 3 centimètres et demi ou 4 centimètres de la ligne médiane des corps vertébraux : il répond à une verticale qui passerait à un demi-centimètre ou 1 centimètre et demi en dedans du sommet des apophyses transverses des vertèbres lombaires.

a. *En arrière*, l'uretère repose sur la partie la plus interne du psoas, dont il est séparé par le fascia iliaca et par une nappe cellulo-adipeuse, le *tissu cellulo-adipeux rétro-urétérique*. Cette nappe adipeuse, continuation de la nappe adipeuse pararénale (voy. p. 528), est plus ou moins épaisse suivant les sujets et il est à remarquer que, lorsqu'elle est très développée, l'uretère n'est pas noyé dans son épaisseur, mais occupe sa partie toute superficielle, celle que revêt le péritoine. A sa partie supérieure, l'uretère abdominal répond encore, par sa face postérieure, au muscle petit psoas ; mais, comme ce muscle se porte obliquement en bas et en dedans, tandis que l'uretère se porte directement en bas, il ne tarde pas à perdre tout contact avec ce dernier organe.

b. *En dedans*, l'uretère est en rapport : à gauche avec l'aorte ; à droite, avec la veine cave inférieure. Ses relations avec la veine cave sont toujours plus intimes qu'avec l'aorte et, cela pour la double raison que la veine cave est d'abord plus volumineuse que l'aorte et, d'autre part, qu'elle s'écarte un peu plus de la ligne médiane. Les deux uretères sont encore en rapport, par leur côté interne, avec le cordon du sympathique et avec le chapelet des ganglions lombaires.

c. *En dehors*, l'uretère contourne tout d'abord la partie inférieure du bord interne du rein. Plus bas, au-dessous du rein, il est côtoyé, à une distance plus ou moins grande par la portion verticale du côlon, côlon ascendant à droite, côlon descendant à gauche. Ici encore les rapports avec le côlon sont plus intimes à droite qu'à gauche, et la raison en est que le côlon ascendant est à la fois plus volumineux et plus interne que le côlon descendant,

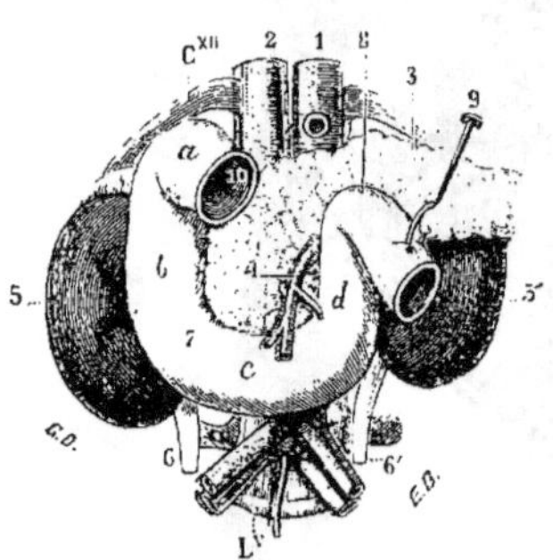

Fig. 496.

Rapports de l'uretère avec le duodénum.

1. aorte. — 2, veine cave inférieure. — 3. pancréas. — 4. vaisseaux mésentériques supérieurs. — 5, 5'. reins. — 6, 6'. uretères. — 7, duodénum, avec : a. sa première portion : b. sa portion descendante ; c. sa portion transversale : d. sa portion ascendante. — 8. angle duodéno-jéjunal. — 9. jéjunum. — 10. artère pylorique. — LV. cinquième vertèbre lombaire. — CXII. douzième côte.

d. *En avant*, l'uretère est recouvert par le péritoine pariétal qui, à son niveau forme un relief plus ou moins accusé. Cabot a signalé l'existence de tractus fibreux qui vont de l'uretère au péritoine sus-jacent et unissent intimement les deux formations l'une à l'autre. Entre le péritoine et l'uretère s'interposent par places, le duodénum et les vaisseaux spermatiques. — Le *duodénum*, par sa seconde portion (fig. 493 b), descend au-devant de l'uretère droit jusqu'au niveau d'une ligne transversale menée par le bord supérieur de la quatrième lombaire. L'uretère gauche ne présente ordinairement aucun rapport immédiat avec le duodénum. Quelquefois, cependant, il est plus ou moins recouvert, à sa partie supérieure par la portion terminale (quatrième portion) de ce dernier organe. — L'artère *spermatique utéro-ovarienne* chez la femme, croise obliquement l'uretère, tant à droite qu'à gauche, sur un point qui est habituellement en regard de l'apophyse transverse de la troisième lombaire. — Les *veines spermatiques* (*utéro-ovariennes* chez la femme, croisent également l'uretère, mais d'une façon un peu différente à droite et à gauche : à droite, le vaisseau veineux, étant tributaire de la veine cave inférieure, suit le même chemin que le vaisseau artériel et croise l'uretère sur le même point; à gauche, la veine spermatique, étant tributaire de la veine rénale, se sépare de l'artère correspondante à la partie moyenne de l'abdomen, longe quelque temps le côté externe de l'uretère et croise celui-ci tout près de son origine.

B. Portion iliaque. — L'uretère iliaque est relativement très court, 3 ou 4 centimètres seulement.

a. *En arrière,* il répond aux vaisseaux iliaques, qui le séparent de la symphyse sacro-iliaque et qu'il contourne de haut en bas et un peu de dehors en dedans. Le point où l'uretère passe ainsi au-devant des vaisseaux pour descendre dans le bassin varie beaucoup suivant les sujets et, sur le même sujet, de droite à gauche. Luschka nous a donné, à cet égard, la formule suivante : à gauche, l'uretère croise l'artère iliaque primitive à 15 millimètres au-dessus de sa bifurcation; à droite, il croise l'artère iliaque externe à 15 millimètres au-dessous de son origine. Cette formule est vraiment trop précise pour convenir à tous les cas et elle se trouvera bien souvent en défaut. Il suffit, en effet, d'examiner un certain nombre de sujets pour constater qu'il n'existe à cet égard aucune règle absolue : l'uretère passe au-devant des vaisseaux iliaques, soit au niveau de la bifurcation, soit un peu au-dessus (iliaque primitive), soit un peu au-dessous (iliaque externe). Rappelons, en passant, que en arrière des vaisseaux iliaques chemine le nerf lombo-sacré et l'artère ilio-lombaire.

b. *En dedans,* l'uretère iliaque répond à la partie inférieure de la colonne lombaire, dont il est séparé par une distance de 2 centimètres à 2 centimètres et demi. Il est à remarquer que cette distance est un peu plus grande du côté droit que du côté gauche, à cause de la présence, à droite, de la veine iliaque primitive droite, laquelle refoule un peu en dehors l'uretère correspondant.

c. *En dehors,* l'uretère, dans sa traversée iliaque, est en rapport plus ou moins immédiat avec les vaisseaux spermatiques ou utéro-ovariens.

d. *En avant,* il est recouvert par le péritoine. Il est croisé, à gauche, par le côlon ilio-pelvien et par le mésocôlon homonyme; à droite, par le segment terminal du jéjuno-iléon et la portion correspondante du mésentère. C'est au niveau du point où il contourne les vaisseaux iliaques que l'uretère, soulevé par eux, est le plus superficiel et, de ce fait, pour employer une expression de Hallé, s'offre le plus complaisamment à la palpation abdominale. Ce point, d'après Hallé, répondrait, sur la paroi antérieure de l'abdomen, à l'intersection de deux lignes, l'une horizontale et transversale partant de l'épine iliaque antéro-supérieure, l'autre verticale montant de l'épine pubienne. D'après Tourneux, il serait situé exactement sur la ligne horizontale unissant les deux épines iliaques antéro-supérieures, *ligne bi-iliaque,* au tiers de la longueur de cette ligne, un peu au-dessus cependant.

C. Portion pelvienne. — La portion pelvienne de l'uretère mesure 13 à 14 centimètres de longueur. Le contenu du bassin étant différent dans l'un et l'autre sexe, les rapports de l'uretère pelvien varient naturellement suivant qu'on les examine chez l'homme ou chez la femme :

a. *Chez l'homme.* — Chez l'homme, l'uretère, en arrivant dans l'excavation pelvienne, se dirige d'abord en bas jusqu'à la partie supérieure de la grande échancrure sciatique. S'infléchissant alors en avant et en dedans, il gagne la face inférieure de la vessie et disparaît dans sa paroi. Il décrit, dans son ensemble, une longue courbe, dont la concavité regarde en haut, en dedans et en avant. Nous pouvons lui considérer deux portions : l'une descendante, l'autre transversale. — La *portion descendante*, encore appelée *portion pariétale*, répond à la paroi latérale de l'excavation. Elle repose immédiatement sur l'artère iliaque interne, longeant sa face antérieure à droite, tandis qu'à gauche elle suit plutôt sa face interne. En arrière de l'artère, sur un plan plus profond par conséquent, se trouve la veine iliaque interne ou hypogastrique et le nerf lombo-sacré. En avant, l'uretère répond au péritoine pariétal, qui le recouvre dans toute son étendue en l'appliquant contre l'artère. Tout à fait en bas, au point où se termine l'artère hypogastrique, il est en rapport, à la fois, avec le bord postérieur du muscle releveur de l'anus et le bord supérieur du muscle pyramidal. C'est là qu'il se coude et que commence sa portion transversale. — La *portion transversale*, encore appelée *portion viscérale* en raison de ses relations avec les viscères pelviens, se dirige obliquement en avant et en dedans. Elle glisse tout d'abord sur la face postérieure de l'aponévrose ombilico-prévésicale (voy. *Vessie*), croise

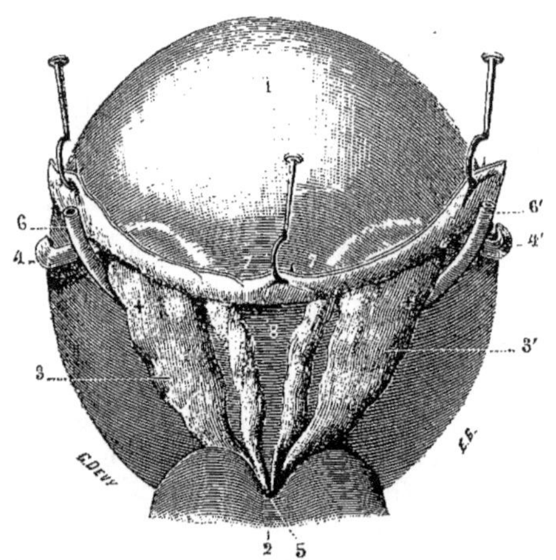

Fig. 497.

Les vésicules séminales, les canaux déférents et l'uretère, vus en place par leur face postérieure.

1, vessie. — 2, prostate. — 3, 3', vésicules séminales. — 4. 4', canaux déférents. — 5, canaux éjaculateurs. — 6, 6', uretères. — 7, 7, cul-de-sac périvésical du péritoine. — 8, triangle interdéférentiel, en rapport direct avec le rectum, dont il est séparé seulement par l'aponévrose prostato-péritonéale.

(Les deux croix (+ +) indiquent le point où les uretères disparaissent dans la paroi vésicale.)

en arrière le canal déférent et l'artère déférentielle, et aborde le bas-fond de la vessie (fig. 497) un peu au-dessous de la base de la vésicule séminale correspondante. Elle chemine quelque temps entre la vésicule séminale et la paroi vésicale et, finalement, s'engage dans l'épaisseur de cette paroi, où elle constitue la quatrième portion. Nous la retrouverons tout à l'heure.

b. *Chez la femme.* — Chez la femme, l'uretère pelvien présente la même direction générale que chez l'homme. Successivement descendant, puis transversal, il nous offre encore à considérer deux portions. — La *portion descendante* ou *pariétale* représente assez bien la portion homonyme de l'uretère masculin. Comme ce dernier, l'uretère de la femme suit l'artère iliaque interne, recouvert en avant par le péritoine pariétal. Il longe tout d'abord la partie postérieure de la fossette ovarienne (voy. *Ovaire*) et, là, entre en rapport plus ou moins immédiat avec l'ovaire et avec l'infundibulum de la trompe. Puis, obliquant un peu en avant et en dedans, il traverse en diagonale la fossette sous-ovarienne et s'engage alors dans le ligament large. Là, commence sa deuxième portion sa portion transversale. — Dans sa *portion transversale* ou *viscérale*, l'uretère occupe tout d'abord la base du ligament large. En entrant dans ce ligament, le plus souvent avant d'y entrer, il rencontre l'artère utérine et, avec elle, se porte vers

le col utérin. L'artère est toujours placée en avant de l'uretère et lui est intimement
unie par ce tissu dense, à la fois conjonctif et musculaire, qui forme la base des
ligaments larges : une ou deux veines seulement accompagnent l'artère ; le gros
paquet des veines utérines est toujours placé en arrière de l'uretère. Arrivés à 15
ou 20 millimètres du col (fig. 498), l'artère utérine et l'uretère, jusque-là contigus, se séparent : la première, pour s'infléchir en dedans et en haut (*crosse de*

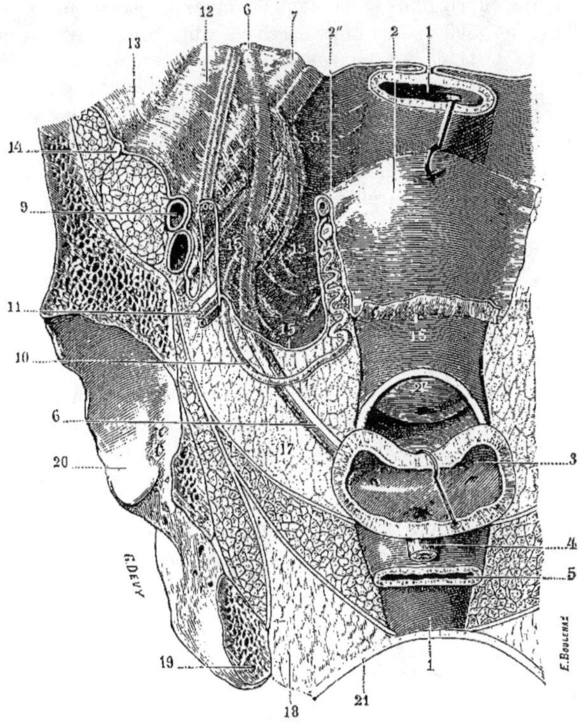

Fig. 498.

Uretère pelvien de la femme, vue antérieure.

1, 1, rectum. — 2, utérus, avec : 2′. son col; 2″. trompe de Fallope. — 3. vessie. — 4, urèthre. — 5, vagin. — 6, 6,
uretères droit et gauche. — 7, artère et veine iliaques primitives. — 8, artère et veine iliaques internes. — 9, artère
et veine iliaques externes. — 10, artère utérine. — 11, vaisseaux et nerfs obturateurs. — 12, vaisseaux utéro-ovariens.
— 13, psoas. — 13′. muscle iliaque. — 14, nerf crural. — 15, 15, 15, feuillet postérieur du ligament large. — 16, cul-
de-sac vésico-utérin. — 17, espace pelvi-rectal supérieur. — 18, creux ischio-rectal. — 19, ischion. — 20, cavité
cotyloïde. — 21, peau du périnée.

l'utérine, voy. t. II, p. 204) et gagner le bord correspondant de l'utérus; le
second, pour continuer son trajet obliquement descendant vers la base de la vessie.
L'uretère se rapproche ainsi graduellement du bord du vagin, l'atteint un peu au-
dessous du cul-de-sac latéral, le croise obliquement et passe alors sur la paroi
vaginale antérieure. Il effectue sur cette paroi antérieure un trajet de 15 à 18
millimètres, cheminant dans l'épaisseur du tissu conjonctif qui, à ce niveau, unit
le vagin au bas-fond de la vessie. Finalement, il disparaît, comme chez l'homme,
dans la paroi de ce dernier organe, à 10 ou 15 millimètres de la ligne médiane,
à 2 ou 3 centimètres au-dessous de l'orifice externe du col utérin.

D. PORTION VÉSICALE. — Dans sa portion vésicale enfin, longue de 10 à 15 millimètres, l'uretère est contenu dans l'épaisseur même de la paroi de la vessie : c'est la *portion intra-vésicale ou intra-pariétale* de certains auteurs. Tout d'abord, il traverse obliquement la tunique musculeuse, à laquelle il est intimement uni grâce à un échange réciproque de fibres. Puis, arrivé sur la face interne de la tunique musculeuse, il glisse quelque temps entre cette dernière tunique et la tunique muqueuse et vient s'ouvrir dans le bas-fond de la vessie, par un orifice ovalaire ou en forme de fente (fig. 500,2), que nous décrirons plus loin, à propos de la configuration intérieure de la vessie (voy. *Vessie*). Dans sa portion toute terminale, l'uretère a sa paroi supérieure exclusivement constituée par un repli de la muqueuse vésicale, lequel, sous l'influence de la moindre pression venue d'en haut, s'applique plus ou moins fortement contre la paroi postérieure : de là le nom, bien impropre du reste, de *valvule de l'uretère* qui a été donné à ce repli muqueux. Il résulte d'une pareille disposition que l'urine passe avec la plus grande facilité de l'uretère dans la vessie, sans pouvoir refluer de la vessie dans l'uretère.

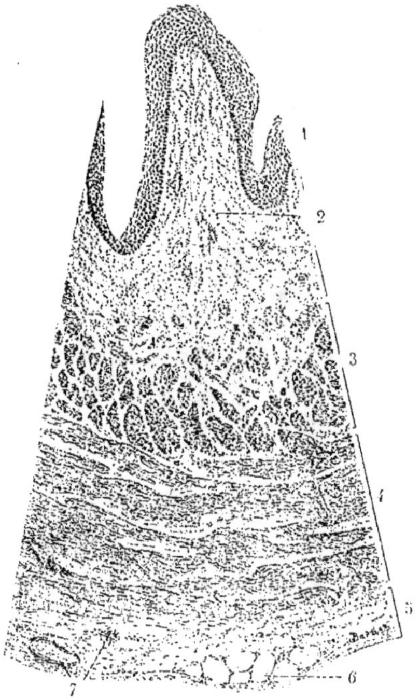

§ II. — Constitution anatomique

Le conduit vecteur de l'urine présente une structure qui est à peu près la même pour chacun de ses trois segments. Il se compose essentiellement de trois tuniques, qui sont en allant de dehors en dedans : 1° une tunique conjonctive ; 2° une tunique musculeuse ; 3° une tunique muqueuse.

1° Tunique conjonctive. — La tunique conjonctive, encore désignée sous le nom d'*adventice*, se compose de fibres du tissu conjonctif, diversement entrecroisées, auxquelles vient se joindre un certain nombre de fibres élastiques.

En haut, au niveau de l'orifice supérieur des calices, cette couche conjonctive se continue avec l'enveloppe du rein.

En bas, en atteignant la vessie, elle se confond en grande partie avec la couche celluleuse qui enveloppe cet organe. En partie aussi, elle se prolonge autour de l'uretère intra-vésical qui, grâce à elle, reste isolé de la paroi

Fig. 499.

Portion d'une coupe transversale de l'uretère du chien (d'après Szymonowicz).

1, épithélium. — 2. derme ou chorion. — 3. couche de fibres musculaires longitudinales. — 4. couche de fibres musculaires circulaires. — 5. adventice. — 6. lobules adipeux. — 7, vaisseaux sanguins.

vésicale et conserve ainsi plus ou moins son individualité au milieu des nombreuses couches musculeuses qu'il traverse. Il convient d'ajouter, cependant, que les vaisseaux qui cheminent dans cette gaine conjonctive communiquent à la fois avec le réseau de l'uretère et celui de la vessie.

2° Tunique musculeuse. — La tunique musculeuse représente à elle seule la
moitié environ de l'épaisseur de la paroi. Elle est essentiellement constituée par
des fibres musculaires lisses, unies les unes aux autres par du tissu conjonctif.

a. *Disposition des fibres.* — Ces fibres (fig. 499) sont disposées sur deux plans :
un plan superficiel (4), formé par des fibres circulaires; un plan profond (3), comprenant des fibres longitudinales. Ces deux plans se continuent sans interruption
sur toute la longueur du conduit vecteur de l'urine ; ils sont toutefois, beaucoup
moins développés sur les calices que sur le bassinet et l'uretère. Sur la moitié inférieure de l'uretère ou sur son tiers inférieur seulement, il s'ajoute aux deux plans
précités un troisième plan situé immédiatement en dehors des fibres circulaires et
formé, comme le plan profond,
par des fibres longitudinales. A ce
niveau, la tunique musculeuse de
l'uretère se compose, en réalité, de
deux couches de fibres longitudinales, les unes internes, les autres
externes, séparées par une couche
intermédiaire de fibres circulaires. Voyons maintenant comment ces fibres se terminent :
1° en haut, du côté du rein ; 2° en
bas, du côté de la vessie.

b. *Leur mode de terminaison
en haut.* — Nous avons vu plus
haut, à propos des reins (p. 556),
comment se comportent les fibres
musculaires de l'uretère au niveau
de la papille (voy. fig. 501). Nous
n'y reviendrons pas ici.

c. *Leur mode de terminaison
en bas.* — Du côté de la vessie,
la tunique musculeuse de l'uretère se prolonge, avec ses deux
ordres de fibres, dans l'épaisseur
de la paroi vésicale. — Ses *fibres
circulaires* se terminent sur le
pourtour de l'orifice urétérique.

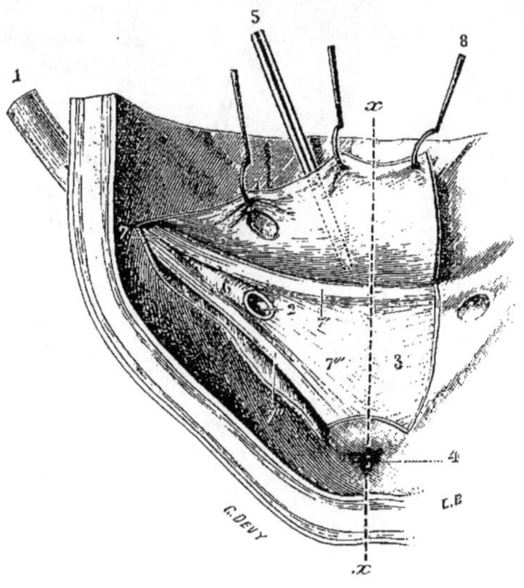

Fig. 500.

Mode de terminaison de l'uretère dans la vessie
(enfant de dix ans, vessie vide).

1, uretère du côté droit. — 2, son abouchement dans la vessie.
— 3, trigone de Lieutaud. — 4, col de la vessie. — 5, bas-fond. —
6, fibres circulaires de l'uretère. — 7, fibres longitudinales, avec :
7', son faisceau supérieur (bourrelet interurétérique) : 7'', son faisceau
inférieur; 7''', son faisceau moyen, éparpillé en éventail sur les
fibres propres du trigone. — 8, muqueuse vésicale, isolée et ériguée.

— Ses *fibres longitudinales*, beaucoup plus
longues, s'étalent sur le trigone vésical immédiatement au-dessous de la muqueuse.
Sur un enfant de dix ans, dont la vessie était entièrement vide et possédait, de ce
fait, une paroi fort épaisse, j'ai vu ces fibres longitudinales se partager nettement
sur la paroi supérieure du conduit (fig. 500,7), à 12 ou 15 millimètres en amont
de l'orifice urétérique, en deux faisceaux divergents, l'un supérieur, l'autre inférieur : le faisceau supérieur (7'), se dirigeant en dedans, se réunissait sur la
ligne médiane avec celui du côté opposé, formant ainsi, à la limite postérieure du
trigone, un cordon transversal que nous décrirons plus loin, à propos de la vessie,
sous le nom de *bourrelet interurétérique*; le faisceau inférieur (7''), obliquant
en bas et en dedans, longeait le bord correspondant du trigone et descendait
ainsi jusqu'au col de la vessie, formant comme le précédent une sorte de bourrelet
arrondi. Entre ces deux faisceaux, les fibres inférieures de l'uretère s'épanouis-

sent en un large éventail (7''') et recouvraient, avec leurs homologues du côté opposé, toute la surface du trigone.

3° **Tunique muqueuse**. — La muqueuse du conduit vecteur de l'urine, lisse et unie, de coloration grisâtre, revêt intérieurement et dans toute son étendue le canal excréteur du rein.

A. DISPOSITION GÉNÉRALE. — Cette muqueuse prend naissance (fig. 591) sur le sommet des papilles rénales, où elle fait suite à l'épithélium des gros canaux collecteurs du rein et au stroma conjonctif qui les entoure. Elle revêt tout d'abord la surface des papilles, depuis le sommet jusqu'au col. Là, elle se réfléchit en bas pour tapisser la surface intérieure des calices et, au delà des calices, la surface intérieure du bassinet et de l'uretère. Arrivée à la vessie, elle se prolonge, en conservant tous ses caractères morphologiques, jusqu'à l'orifice urétérique et, à ce niveau, se continue avec la muqueuse vésicale.

B. STRUCTURE. — La muqueuse du conduit vecteur de l'urine se compose, comme toutes les muqueuses : 1° d'une couche profonde ou chorion ; 2° d'une couche superficielle ou épithéliale :

a. *Chorion*. — Le chorion muqueux est très mince sur les papilles rénales et sur la partie supérieure des calices, où il ne mesure que 15 ou 20 µ de hauteur. Il s'épaissit peu à peu au fur et à mesure qu'il s'éloigne du rein et atteint, sur l'uretère, un quart de millimètre ou même plus. Sa face externe répond à la tunique musculeuse ; sa face interne, entièrement dépourvue de papilles, sert de base à l'épithélium. On admet généralement que cette face interne est entièrement dépourvue de pa-

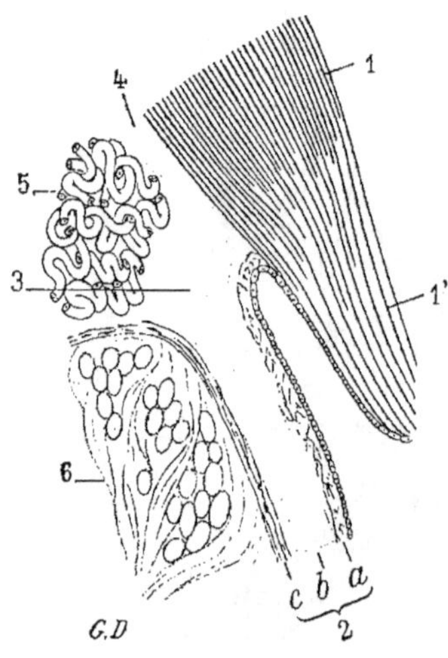

Fig. 591.

Coupe longitudinale d'un calice avec sa papille correspondante (schématique).

1, pyramide de Malpighi, avec 1', sa papille. — 2, paroi du calice, avec : *a*, sa muqueuse ; *b*, sa couche musculaire ; *c*, sa couche conjonctive. — 3, muscle annulaire de la papille. — 4, fibres musculaires de la pyramide. — 5, colonne de Bertin, avec ses tubes urinifères. — 6, graisse du sinus.

pilles. Contrairement à cette opinion, BARTH (1893) décrit, dans les parties supérieures du canal excréteur, de petites élevures coniques, coiffées d'une couche épithéliale et ayant les significations de papilles rudimentaires. Ces papilles (fig. 592) renferment des cellules volumineuses, qui ne ressemblent, ni aux cellules épithéliales, ni aux cellules conjonctives. BARTH, sans apporter toutefois aucune preuve histologique précise, incline à penser qu'elles sont de nature nerveuse et qu'elles constituent des appareils de sensibilité.

b. *Épithélium*. — L'épithélium de l'uretère mesure en moyenne de 60 à 70 µ de hauteur. C'est un épithélium mixte ou polymorphe. Il est formé par plusieurs assises de cellules, très différentes de forme et de volume suivant le point où on les considère. Les plus profondes, celles qui reposent directement sur le chorion, sont petites et arrondies. Celles qui occupent la couche moyenne revêtent une forme cylindrique ou conique. Enfin, les plus superficielles, celles qui avoisinent la lumière du conduit, sont aplaties, parfois lamelleuses, à contours arrondis ou polygonaux.

C. GLANDES. — La question des glandes urétériques est encore très controversée. PALADINO et SERTOLI chez le cheval, HAMBURGER chez le chameau, UNRUH et EGLI chez l'homme, ont décrit, dans le bassinet et à la partie toute supérieure de l'uretère, des glandes muqueuses de petites dimensions, ayant une forme plus ou moins tubuleuse. BARTH, en 1893, a confirmé ce qu'avaient dit à ce sujet UNRUH et EGLI. La même année, VON BRÜXX et BIANCHI ont rencontré, eux aussi, dans les régions précitées du canal excréteur du rein, des bourgeons épithéliaux, avec ou sans lumière centrale. qui se détachaient de l'épithélium de la muqueuse et s'enfonçaient plus ou moins dans le derme sous-jacent. Mais les cellules qui constituent ces

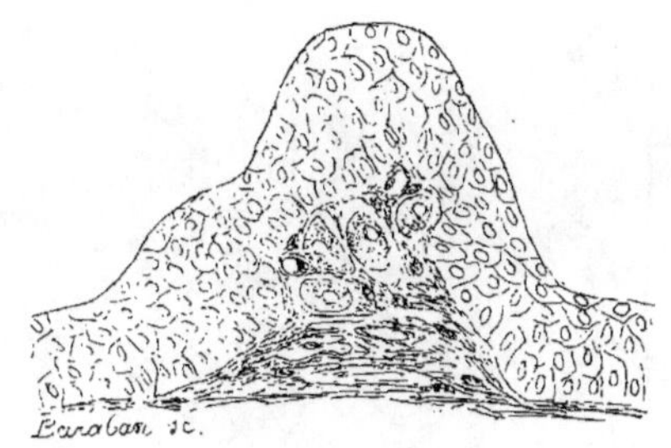

Fig. 502.

Papille de l'uretère, montrant à son sommet, immédiatement au-dessous de l'épithélium de grosses cellules spéciales (d'après BARTH).

bourgeons ont exactement les mêmes caractères que celles de l'épithélium dont elles émanent et rien n'autorise à les considérer comme de véritables formations glandulaires. BIANCHI estime qu'il s'agit de la section d'un pli étroit qui se terminerait en cul-de-sac et il émet l'hypothèse que ces plis, d'allure spéciale, pourraient bien n'être que les vestiges des invaginations des premières générations de tubes urinifères droits, invaginations qui disparaissent plus tard d'une façon plus ou moins complète. ASCHOFF, dans son travail de 1894, conclut comme VON BRÜXX et BIANCHI, à l'absence de glandes dans la muqueuse du conduit excréteur du rein.

§ III. — VAISSEAUX ET NERFS

1° Artères. — Les artères destinées au conduit excréteur de l'urine proviennent de plusieurs sources : 1° pour le calice et le bassinet, des divisions de l'artère rénale ; 2° pour les portions abdominale et iliaque de l'uretère, encore de la rénale, puis des artères spermatiques ou utéro-ovariennes ; 3° pour la portion pelvienne, des branches de l'hypogastrique qui cheminent dans son voisinage, notamment des artères vésicales et, chez la femme, des artères utérines ; 4° pour la portion intra-vésicale, des branches artérielles de la vessie.

Ces artères sont toujours de petit calibre. Elles se ramifient dans les différentes tuniques du conduit vecteur de l'urine et se terminent dans les couches superficielles du chorion muqueux, où elles forment, immédiatement au-dessous de l'épithélium (ENGELMANN), un réseau à mailles très étroites.

2° Veines. — Les veines des calices et du bassinet forment en arrière de ce dernier organe un plexus, le *plexus veineux rétro-pyélique*, qui est ordinairement très développé et qui est en relation à la fois avec la veine rénale, avec les veines capsulo-adipeuses postérieures et avec les veines de la portion initiale de l'uretère.

Les veines de la portion abdominale de l'uretère aboutissent, pour la plupart, aux veines spermatiques ou utéro-ovariennes ; tout à fait en haut, cependant, elles entrent en relation, comme nous l'avons déjà vu, avec le réseau de la capsule adipeuse du rein. Enfin, les veines qui proviennent de la portion pelvienne se condensent ordinairement en un ou deux troncules, qui, suivant le trajet du conduit, viennent se jeter, soit dans l'iliaque interne, soit dans l'iliaque primitive.

Les veines urétériques, dans les conditions normales, sont peu développées. Mais, dans le cas de compression ou d'oblitération de la partie inférieure de la veine cave, elles se dilatent peu à peu et finissent par acquérir un développement considérable. Elles constituent ainsi une voie dérivative importante, par laquelle le sang veineux du bassin remonte dans la veine rénale et, de là, dans la partie supérieure de la veine cave restée perméable.

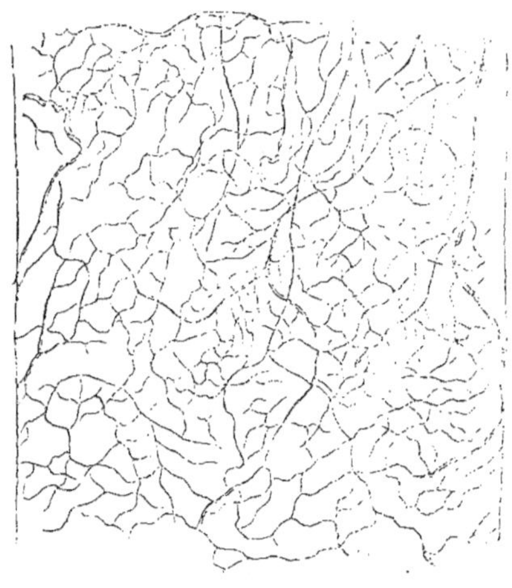

Fig. 503.

Uretère du lapin, avec son réseau nerveux; préparation au bleu de méthylène (d'après DISSELHORST).

Les lignes verticales situées à droite et à gauche de la figure indiquent les limites latérales de l'uretère.

3° Lymphatiques. — Les lymphatiques du canal excréteur du rein sont encore mal connus. SAPPEY, qui a réussi à les injecter chez le cheval, n'a pu observer que le réseau musculaire ; mais il n'est pas douteux que la tunique muqueuse possède aussi son réseau. Les lymphatiques du bassinet aboutissent à un ganglion placé en arrière de ce réservoir (*ganglion rétro-pyélique*) ou, quand ce ganglion fait défaut, aux ganglions du hile du rein. Ceux qui proviennent de l'uretère se dirigent en dedans, soit vers les ganglions pelviens, soit vers les ganglions lombaires.

4° Nerfs. — Les nerfs proviennent du plexus rénal, du plexus spermatique et du plexus hypogastrique. Ils suivent le trajet des artères et forment dans l'adventice un riche réseau, qui a été parfaitement décrit et figuré, en 1894, par DISSELHORST. Ce réseau composé exclusivement par des fibres de Remak, est remarquable (fig. 503) par sa régularité et sa délicatesse. Il entoure l'uretère sur tout son pourtour. Le long de ses mailles se disposent par places de petits ganglions microscopiques ou même de simples cellules nerveuses (ENGELMANN, OBERSTEINER, FREY,

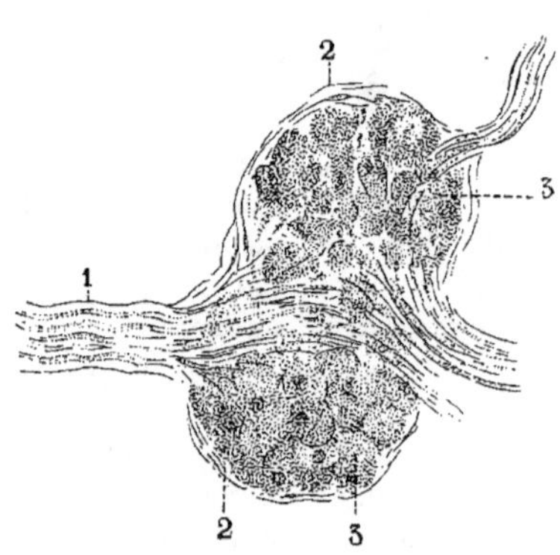

Fig. 504.

Ganglion nerveux de l'uretère du cheval, préparation au picro-carmin (d'après DOGIEL).

1, gaine conjonctive des rameaux nerveux. — 2, 2, capsule conjonctive du ganglion. — 3, 3, cellules nerveuses.

DOGIEL). DISSELHORST a vainement cherché des cellules nerveuses dans la tunique musculeuse de l'uretère. Il a bien rencontré dans la muqueuse quelques grosses cellules avec noyaux granuleux : mais ces cellules s'éloignent assez par leur aspect des cellules ganglionnaires pour qu'on ne puisse affirmer qu'il s'agit réellement d'éléments de cette nature. Du réseau nerveux de l'adventice partent de nombreux filets, qui pénètrent dans l'épaisseur de la musculeuse et que l'on peut suivre jusque dans le chorion muqueux. Il est rationnel de penser qu'ils se terminent, en partie sur les fibres musculaires, en partie dans l'intervalle des cellules épithéliales ; mais, malgré les nombreuses recherches entreprises sur ce sujet à l'aide des procédés les plus divers (acide acétique, chromate d'argent, citrate d'or, bleu de méthylène), leur mode de terminaison ne nous est pas encore connu.

Voyez, au sujet du conduit vecteur de l'urine : ENGELMANN, *Zur Physiologie des Ureters*, Pflüger's Arch., 1869 ; — BOUVIS. *Orer den bouw en de beweging der ureteres*, Utrecht, 1869 ; — FREUND u. JOSEPH, Berlin. klin. Wochenschr., 1869 ; — HYRTL, *Das Nierenbecken der Säugethiere u. des Menschen*, Akad. d. Wiss.. Wien. 1870 : — EGLI, *Der Drüsen des Nierenbeckens*, Arch. f. mikr. Anat., 1873 ; — DOGIEL. *Zur Kenntniss der Nerven der Ureteren*. Arch. f. mikr. Anat., t. XV. 1878 ; — HAMBURGER, *Zur Histol. d. Nierenbeckens*. Arch. f. mikr. Anat.. 1880 ; — MAIER, *Die Ganglien in den Harnabführenden Wegen des Menschen u. einigen Thiere*, Virchow's Arch., 1881 ; — HOLL. *Zur Topographie des weibl. Harnleiters*, Wien med. Wochenschr.. 1882 ; — TOURNEUR. *Uretérite et périuretérite*, Th. Paris. 1886 : — RICARD, *De quelques rapports de l'artère utérine à propos de l'hystérectomie raginale*, Semaine médicale, 1887 ; — HALLÉ, *Uretérite et pyélite*, Th. Paris. 1887 ; — LLOYD, *Pratical observations on kidney stone and kidney mobility*, The Practitioner. 1887 : — PÉREZ, *Exploration des uretères*, Th. Paris, 1888 ; — PANTALONI. *La portion pelvienne des uretères chez la femme*. Th. Paris. 1889 ; — LEGUEU. *L'anatomie chirurgicale du bassinet et l'exploration intérieure du rein*, Annales de Guyon, 1891 ; — WALDEYER, *Ueber die sogen. Ureterscheide*, Verh. d. anat. Ges.. in Wien, 1892 ; — CABOT. *Observ. upon the anatomy and surgery of the ureter*, The American Journ. of the med. Sciences, 1892 ; — BIANCHI-MARIOTTI, *Ricerhe sull' istologia normale dell' ureteré*, Atti e rendic. dell' Acad. med.-chir. di Perugia, 1893 ; — VON BRÜNN, *Ueber Drüsähnliche Bildungen in der Schleimhaut des Nierenbeckens des Ureters u. d. Harnblase beim Menschen*, Arch. f. mikr. Anat., 1893 ; — ASCHOFF, *Ein Beitr. zur norm. u. pathol. Anat. der Schleimhaut der Harnwege u. ihrer drüsigen Anhänge*, Arch. f. pathol. Anat., Bd. 138, 1894 ; — BARTH, *Rech. sur la structure de l'uretère humain*, Thèse Nancy, 1893 ; — MARGARUCCI, *Ricerche sulla circolazione propria dell' uretere*. Policlinica, Roma, 1894 ; — DISSELHORST, *Der Harnleiter der Wirbeltiere*. Anat. Hefte. Bd. IV, 1894 ; — GLANTENAY, *Anat. de l'uretère*, Th. Paris, 1895 ; — SCHWALBE, *Zur Anat. der Ureteren*, Verh. d. Anat. Gesselsch.. 1896 ; — SOLGER, *Zur Kenntniss der Spindelförmigen Erweiterung des menschl. Harnleiters*, Anat. Anz., Bd. XII, 1896 ; — PETIT, *Les rapports pelviens des uretères chez la femme*. Gaz. méd. Paris, 1897 : — FUNKE, *Ueber den Verlauf der Ureteren*. Deutsch. med. Wochenschr., 1897 ; — WALDEYER, *Bemerk. über die Lage der Ureter*. Verh. anat. Gesselsch.. 1897.

ARTICLE III

VESSIE

La vessie (angl. *Bladder*, allem. *Harnblase*) est un réservoir musculomembraneux, destiné à recueillir l'urine, au fur et à mesure que la lui apporte l'uretère, et à la conserver jusqu'au moment où, le besoin d'uriner se faisant sentir, ses parois se contractent pour chasser ce liquide dans le canal de l'urèthre et, de là, à l'extérieur. Ce réservoir, intermédiaire aux uretères et à l'urèthre, est un organe constant dans la classe des mammifères. Il dérive, comme nous le verrons plus tard (voy. EMBRYOLOGIE), de la partie inférieure du pédicule de l'allantoïde, la partie supérieure de ce pédicule s'oblitérant progressivement pour constituer l'ouraque.

§ I. — CONSIDÉRATIONS GÉNÉRALES

1° **Situation**. — La vessie est située dans l'excavation pelvienne, immédiatement en arrière des pubis. Pendant la vie fœtale, son sommet s'élève constam-

ment au-dessus de la symphyse, et la partie supérieure de l'organe, sa plus
grande partie pourrait-on dire, occupe en réalité la cavité abdominale. Cette disposition s'observe encore chez le nouveau-né (fig. 505), et elle serait même, d'après
les recherches de Takahasi, plus prononcée que chez le fœtus. Mais, après la
naissance, nous voyons la portion abdominale de la vessie s'atténuer graduellement ; le réservoir urinaire perd peu à peu le contact avec la paroi abdominale et, chez l'adulte, il se dissimule entièrement, du moins quand il est vide, derrière la symphyse.

Il se produit donc, au cours du développement ontogénique, une
sorte de descente de la vessie dans l'excavation pelvienne. Mais ce
mouvement de descente est plus apparent que réel. Il s'explique
avant tout par ce double fait : 1° que, chez le fœtus, le bassin
est encore peu développé, que la symphyse, notamment, est beaucoup moins élevée qu'elle le sera dans la suite ; 2° que, d'autre part,
la vessie fœtale, sans atteindre les dimensions qu'elle nous présente chez l'adulte, a une forme beaucoup plus allongée et possède un diamètre vertical relati-vement plus considérable.

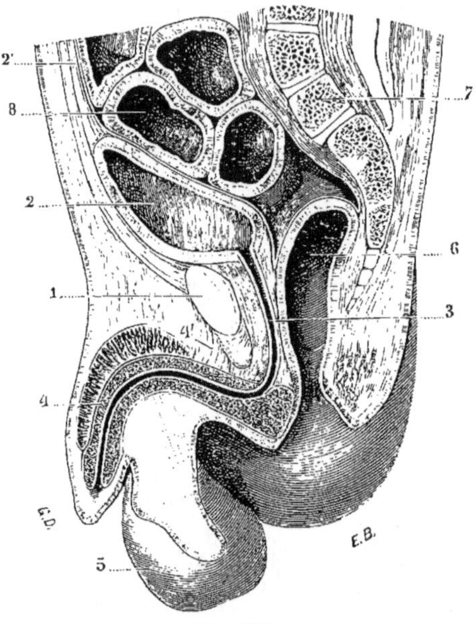

Fig. 505.

Coupe sagittale d'un nouveau-né (sujet congelé,
segment droit de la coupe).

1, symphyse pubienne. — 2, vessie, avec 2', ouraque. — 3, canal
de l'urèthre — 4, verge, avec 4', son ligament supérieur. — 5, bourses. — 6, rectum. — 7, colonne sacro-lombaire. — 8, anses grêles.

Le mot de *descente*, appliqué
à la vessie pour expliquer ses changements de situation par rapport à la paroi
abdomino-pelvienne, n'est donc pas parfaitement exact.

Toutefois, il ne faudrait peut-être pas le rejeter entièrement : il me parait
assez rationnel d'admettre, en effet, qu'au moment où le sujet s'habitue peu à
peu à l'attitude bipède, la vessie, semblable en cela aux autres viscères abdominaux et cédant à l'influence de son propre poids, descend réellement dans l'excavation pelvienne.

L'observation démontre que, chez la femme, la vessie se trouve placée un peu
plus bas que chez l'homme et, d'autre part, est plus antérieure. Cette différence
sexuelle dans la position de la vessie s'explique : 1° par l'absence de la prostate,
qui, chez l'homme, élève la vessie ; 2° par la présence de l'utérus, qui, en s'interpo-
sant entre le rectum et la vessie, refoule cette dernière en avant ; 3° par l'obliquité
plus grande du bassin de la femme, créant chez cette dernière, pour les viscères
pelviens, une tendance plus forte à glisser d'arrière en avant.

2° **Moyens de fixité**. — La vessie est fixée, à sa partie inférieure ou base, par sa
continuité avec l'urèthre et par l'insertion d'un certain nombre de ses faisceaux
musculaires à la prostate, urèthre et prostate étant eux-mêmes intimement unis au

plancher pelvien. Chez la femme, la base de la vessie repose sur la paroi antérieure du vagin et, comme nous le verrons plus tard, lui adhère d'une façon intime.

A son extrémité supérieure ou sommet, elle donne naissance à trois cordons
fibreux, l'un médian, les deux autres latéraux, qui viennent s'insérer, d'autre
part, à la partie inférieure de la cicatrice ombilicale : ce sont les *ligaments supérieurs de la vessie* de certains auteurs. — De ces trois cordons fibreux, le *cordon
médian* porte le nom d'*ouraque* (οὔραχος, de οὖρον, urine) : il n'est autre que la partie
supérieure du pédicule de l'allantoïde, qui, primitivement canaliculé et communiquant avec la vessie, s'est peu à peu rétracté et transformé en un cordon ligamenteux. On voit encore sur la surface intérieure de la vessie, au point d'implantation du ligament médian, un petit pertuis suivi ou non d'un cul-de-sac, vestige
de la communication qui existait primitivement entre le réservoir et l'ouraque
embryonnaire. On observe même, dans certains cas, la persistance du canal de
l'ouraque dans toute son étendue, depuis le pôle vésical jusqu'à l'ombilic. — Les
deux *cordons latéraux* sont placés l'un à droite, l'autre à gauche du cordon
médian. Ils représentent, morphologiquement, les artères ombilicales du fœtus
qui, après la ligature du cordon, s'affaissent, cessent d'être perméables et se transforment, comme l'ouraque, en un sim-
ple cordon fibreux. — Les ligaments
supérieurs de la vessie ne sont donc
pas des ligaments au sens anatomique
du mot : ce sont des *pseudo-ligaments*.
Mais, tels qu'ils sont, ils n'en contribuent pas moins à rattacher la portion
supérieure de la vessie à la paroi antérieure de l'abdomen.

A sa partie antérieure et inférieure,
la vessie est solidement fixée au bassin osseux par deux bandelettes, l'une
droite, l'autre gauche (fig. 506,4), qui
émanent de sa tunique musculaire et
viennent s'insérer, d'autre part, sur la
face postérieure du pubis, à la réunion
de ses deux tiers supérieurs avec son
tiers inférieur ou même un peu plus
bas : ce sont les *ligaments antérieurs de la vessie* ou *ligaments pubo-
vésicaux*. Ils doivent être considérés
comme les tendons des fibres longitudinales antérieures de la vessie et nous
les retrouverons plus loin à propos de
la structure de ce dernier organe. Ce
sont encore des *pseudo-ligaments*.

Enfin le péritoine, qui recouvre à la
manière d'une calotte les faces postérieure et latérales de la vessie et qui
se réfléchit ensuite tout autour d'elle
pour passer sur les formations voisi-
nes, lui constitue, au niveau de sa ligne de réflexion, comme une sorte de liga-

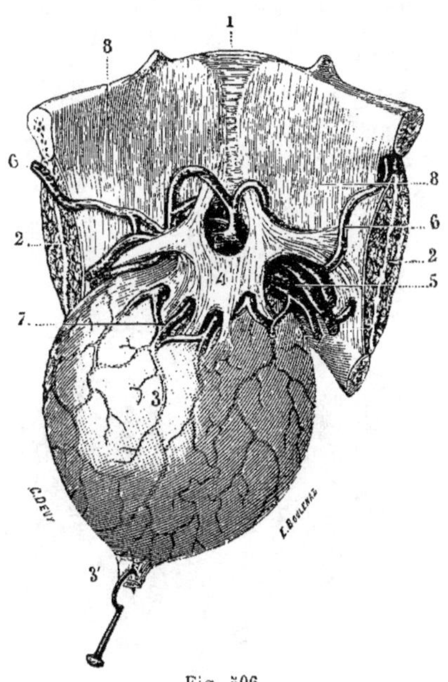

Fig. 506.

Moyens de fixité de la vessie : les ligaments
pubo-vésicaux.

(La vessie a été érignée fortement en bas et un peu à gauche.)

1, symphyse pubienne, vue par sa face postérieure. —
2, muscles obturateurs interne et externe. — 3, vessie, vue
par sa face antérieure, avec 3', l'ouraque. — 4, ligaments
pubo-vésicaux. — 5, plexus de Santorini. — 6, 6, anastomoses des veines obturatrices. — 7, veines vésicales antérieures. — 8, 8, fascia pelvien, recouvrant les muscles obturateur interne et releveur de l'anus. — 9, veines honteuses
internes.

ment annulaire, qui l'unit successivement : 1° en arrière, au rectum chez l'homme, à l'utérus chez la femme ; 2° en avant, à la partie antérieure de l'abdomen ; 3° sur les côtés, aux parois latérales du bassin.

Le réservoir urinaire, on le voit, possède de nombreux moyens de fixité et on conçoit difficilement qu'il puisse s'échapper de la cavité pelvienne. On l'a vu cependant, dans des cas fort rares il est vrai, remonter dans la fosse iliaque et faire hernie, soit à travers le canal inguinal, soit à travers l'anneau crural.

Des différentes parties de la vessie, la plus solidement fixée est, sans conteste, la partie inférieure et, pendant longtemps, on a enseigné que la région voisine du col était à peu près immobile. Il n'en est rien. Si les moyens de fixité, ci-dessus décrits, qui relient la base de la vessie à la symphyse pubienne et à la prostate empêchent le col de descendre, ils ne peuvent en aucune façon l'empêcher de monter. Et, en fait, le col peut, sous certaines influences, s'élever de 10 à 20 millimètres au-dessus du point qu'il occupe dans les conditions ordinaires. Il est influencé, tout d'abord, par l'état du contenu utérin : l'examen de coupes sagittales pratiquées, après congélation, sur les cadavres de femmes mortes dans les derniers mois de la grossesse, nous montre que le col vésical a été plus ou moins refoulé en haut par le globe utérin. D'autre part, l'expérimentation (PETERSEN, GARSON, FEHLEISEN), nous apprend que l'introduction dans le rectum d'un ballon de Petersen élève le col d'une quantité qui varie avec le volume du ballon. PAUL DELBET a observé, à ce sujet, que lorsque le ballon est vide, le col est à 6cm,5 du plan symphysien ; il n'est plus qu'à 5cm.5 quand le ballon renferme 100 grammes de liquide ; à 4cm,5, quand le ballon contient 200 grammes ; à 4cm,4, quand le ballon a reçu 300 grammes ; à 3cm,9, quand le contenu du ballon a été porté à 400 grammes. D'après GARSON, l'élévation de la vessie, dans les conditions précitées, se fait non pas grâce à l'élévation du périnée, mais par distension de l'urèthre prostatique et de l'urèthe membraneux.

3° Forme et direction. -– La forme et la direction de la vessie varient beaucoup suivant les âges.

a. *Vessie du fœtus.* — Durant la vie intra-utérine, le réservoir urinaire, comme nous l'avons déjà fait remarquer plus haut, revêt l'aspect d'une poche allongée verticalement, fusiforme ou conique. Cette *forme allongée* s'observe encore chez le nouveau-né (fig. 505) et dans les premières années qui suivent la naissance. Puis, elle va en s'atténuant et le réservoir urinaire prend peu à peu la forme globuleuse ou ovoïde qui le caractérise chez l'adulte.

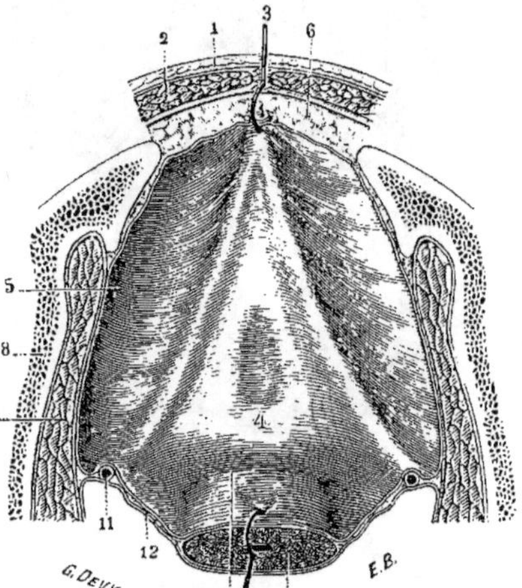

b. *Vessie de l'adulte.* — Chez l'adulte, du reste, la vessie diffère beaucoup, quant à sa configuration extérieure, suivant qu'elle est vide ou distendue par l'urine :

α) *A l'état de vacuité*, elle se présente sous deux aspects principaux, constituant le *type sphérique* et le *type aplati*. — Dans le premier cas (fig. 513, A), la vessie est plus ou moins arrondie, sphérique ou piriforme. Cette disposition est relativement rare. — Dans le second cas, qui est de beaucoup le plus fréquent, la vessie, fortement aplatie d'avant en arrière, a la forme d'une lame triangulaire (fig. 507,4), dont le sommet regarde en haut et en avant,

Fig. 507.

Vessie vide, vue postéro-supérieure.

1, paroi abdominale antérieure. — 2, muscle grand droit. — 3, ouraque. – 4, vessie vide, vue par sa face postérieure. — 5, paroi latérale du bassin. — 6, tissu cellulo-adipeux de l'espace prévésical. — 7, muscle obturateur interne — 8, coupe de l'os coxal. — 7, utérus, érigné en arrière. — 10, cul-de-sac vésico-utérin. — 11, uretère. — 12, ligament large.

et dont la base, plus ou moins concave, embrasse le rectum chez l'homme, le vagin
chez la femme. Ses deux bords latéraux sont tantôt rectilignes, tantôt légèrement
convexes en dehors. De ses deux faces, l'antérieure, convexe, s'applique contre les
pubis et la partie antérieure du triangle sous-pubien ; la postérieure, plane ou
plus ou moins creusée en cupule, répond aux anses intestinales. A ses deux
angles postérieurs aboutissent les uretères. Dans certains cas où les parois du
réservoir urinaire sont flasques et peu
épaisses, la cavité vésicale et la portion
initiale de l'urèthre, vues sur une
coupe sagittale (fig. 508,1), revêtent
la forme d'un **Y** : comme nous le
montre nettement la figure précitée,
le pied de l'**Y** est représenté par le
canal de l'urèthre ; sa branche antérieure, couchée derrière la symphyse,
répond à la paroi antérieure de la
vessie ; sa branche postérieure, un peu
plus courte que l'antérieure, répond
au trigone et au bas-fond.

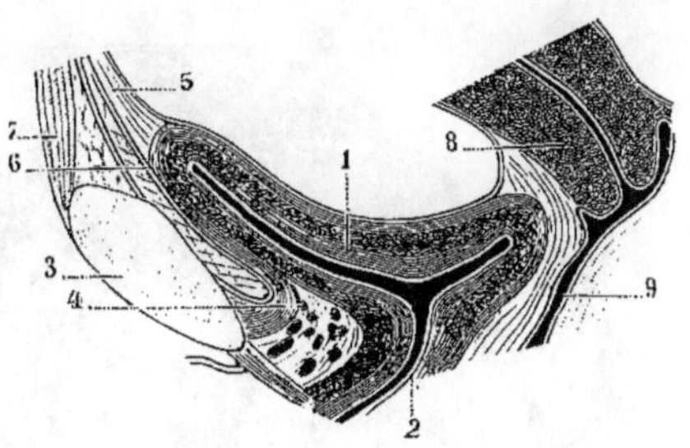

Fig. 508.

Vessie vide, vue sur une coupe sagittale.

1, vessie vide. — 2, urèthre. — 3, symphyse pubienne.
— 4, ligaments pubo-vésicaux. — 5, ouraque. — 6, aponévrose ombilico-prévésicale. — 7, grand droit. — 8, col
utérin. — 9, vagin.

β) A l'état de plénitude (fig. 513, B),
la vessie a, dans la plupart des cas, la
forme d'un ovoïde, dont la grosse extré-
mité serait postéro-inférieure et dont la petite extrémité regarderait en haut et
en avant. Son grand axe, plus ou moins parallèle au grand axe de l'excavation,
se dirige obliquement de haut en bas et d'avant en arrière : il est assez bien représenté par une droite qui, partant d'un point intermédiaire à la symphyse pubienne
et à l'ombilic, aboutirait d'autre part au sommet du coccyx.

c. *Rapports réciproques des trois diamètres de l'ovoïde vésical.* — Des trois
diamètres de l'ovoïde vésical, le vertical est le plus long. Viennent ensuite, par
ordre décroissant, le diamètre transversal et le diamètre antéro-postérieur. Le
diamètre transversal l'emporte parfois cependant sur le diamètre vertical et cette
disposition, créant un nouveau type, le *type transversal,* est particulièrement fréquente chez la femme. BARKOW, en effet, ne l'aurait observée que 2 fois sur 7 chez
l'homme, tandis que, chez la femme, il l'aurait rencontrée dans plus de la moitié
des cas. Le mode de genèse de ce type transversal n'a pas encore été expliqué
d'une façon satisfaisante, et il en est de même de sa plus grande fréquence chez
la femme. On a invoqué, pour cette dernière, l'influence de l'utérus et de la grossesse ; mais une pareille explication est difficilement conciliable avec ce fait que
le type en question se rencontre quelquefois chez l'homme. BARKOW attribuait
cette atténuation du diamètre vertical de la vessie chez la femme à des contractions fréquentes des faisceaux longitudinaux postérieurs de cet organe, contractions
qui se produiraient en même temps que celles du conduit utéro-vaginal ; cette nouvelle hypothèse n'a pas plus de valeur que la précédente et la même objection lui
est applicable. Enfin, nous signalerons l'opinion éminemment suggestive de HENLE,
qui considérait cet élargissement de la vessie, chez la femme, comme un caractère
sexuel congénital, en rapport avec les dimensions transversales de son bassin.

d. *Asymétrie de la vessie.* — Quoique pair et médian, l'ovoïde vésical ne se
développe pas toujours d'une façon exactement symétrique. Il n'est pas rare de
voir la vessie distendue se dévier à gauche par sa partie inférieure et s'incliner à

droite par sa partie supérieure. Cette déviation latérale, déjà signalée par Celse, a
été constatée à nouveau par Hyrtl, par Henle, par Guyon, etc. Il convient d'ajouter
que, comme tous les organes mous, le réservoir urinaire se laisse déprimer par les
anses intestinales qui pèsent sur lui, surtout quand elles sont remplies de matières
fécales. La vessie, dans ce cas, se déforme et devient plus ou moins asymétrique,
comme le démontre nettement la figure 509, représentant une coupe horizontale

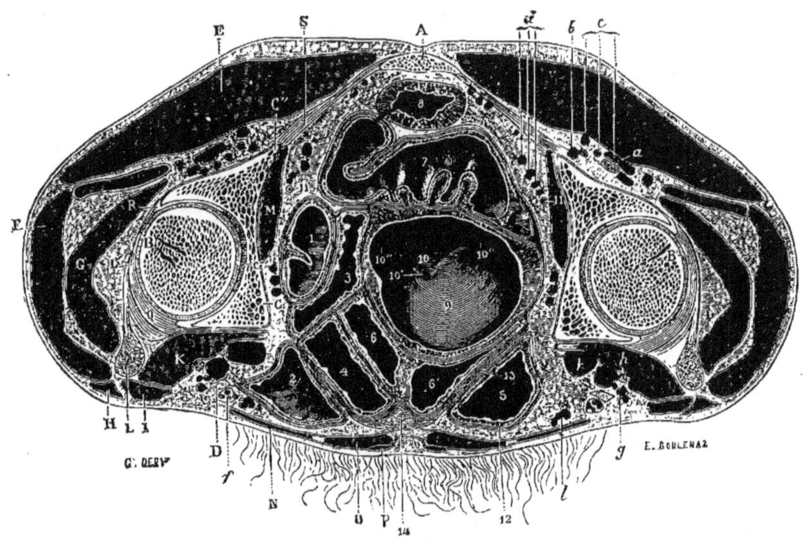

Fig. 509.

La vessie, vue sur une coupe horizontale du bassin
passant à 8 centimètres au-dessous du promontoire (sujet congelé).

A. sacrum. — B. tête fémorale, avec B', son cartilage d'encroûtement. — C. os iliaque, avec C', acetabulum
et C'', épine sciatique. — D. coupe de l'arcade crurale. — E. muscle grand fessier. — F. muscle moyen fessier. —
G. muscle petit fessier. — H. tenseur du fascia lata. — I. couturier. — K. muscle psoas-iliaque. — L. tendon
direct du droit antérieur de la cuisse, avec L', son tendon réfléchi. — M, obturateur interne. — N, muscles latéraux
de la paroi abdominale. — O, droit antérieur de l'abdomen. — P, pyramidal. — Q, capsule articulaire. — R, bourrelet
cotyloïdien. — S, ligament sacro-sciatique.

1, 2, anses intestinales vides — 3, 4, 5, 6, 6', anses intestinales remplies de matières fécales et refoulant la vessie. —
6'', coupe d'un repli formant éperon entre les deux segments 6 et 6', de la même anse. — 7, côlon ilio-pelvien. —
8, rectum (les flèches indiquent le cours des matières; la réunion des deux segments 7 et 8 du gros intestin se fait sur
un plan supérieur à celui de la coupe). — 9, vessie. — 10, trigone de Lieutaud, avec : 10' l'orifice de l'urèthre,
10'', les orifices des uretères, dont on voit la coupe en 11, en dedans du muscle obturateur interne. — 12, péritoine
pariétal. — 13, brides formant cloison, s'élevant de la paroi abdominale antérieure et séparant les deux anses intestinales adjacentes. — 14, espace prévésical.

a, nerf sciatique. — b, artère honteuse interne. — c, vaisseaux fessiers inférieurs. — d, vaisseaux iliaques internes.
— e, vaisseaux obturateurs. — f, cordon inguinal. — g, vaisseaux circonflexes iliaques. — h, nerf crural. — i, artère
iliaque externe. — k, veine iliaque externe. — l, vaisseaux épigastriques.

de sujet congelé. On voit, sur cette coupe, le globe vésical fortement rejeté en
arrière et à gauche grâce à la présence, sur sa face antéro-latérale droite, d'un
certain nombre d'anses grêles, distendues par des matières fécales durcies.

4° Dimensions. — La vessie est bien certainement celui de tous les réservoirs
de l'économie dont les dimensions nous offrent le plus de variétés. Nous l'examinerons, à ce sujet : 1° sur le vivant; 2° sur le cadavre; 3° à l'état pathologique.

a. *Sur le vivant : capacité moyenne et capacité physiologique maxima.* — Sur
le vivant, la *capacité moyenne* de la vessie est exactement représentée par la
quantité d'urine qu'elle contient quand naît le besoin d'uriner. Or, l'observation
nous apprend que cette quantité est habituellement de 150 à 250 grammes. Tout

récemment, Paul Delbet, expérimentant sur des sujets atteints d'affections vésicales, a injecté des solutions boriquées jusqu'au moment où le malade accusait la
sensation de besoin : il a obtenu, sur 34 cas, un maximum de 500 grammes et
un minimum de 40.

Mais le sujet peut résister à ce besoin d'uriner et, dans ce cas, l'urine continuant
à déboucher goutte à goutte par les uretères, la vessie se dilatera graduellement
pour la recevoir. Elle se dilatera ainsi jusqu'au moment où le sphincter, qui tend
à la retenir, ne pourra plus lutter contre la réaction des parois qui tend à l'expulser
et la laissera s'échapper d'elle-même dans l'urèthre. Cette capacité nouvelle
du réservoir urinaire, que l'on pourrait appeler sa *capacité physiologique
maxima*, est représentée par 300 à 350 grammes de liquide.

Du reste, la capacité de la vessie, capacité moyenne et capacité physiologique
maxima, varie beaucoup suivant les habitudes et le régime alimentaire des individus. Elle varie aussi suivant la sensibilité de sa muqueuse, suivant les qualités
réactionnelles de son appareil contractile, et Guyon a pu dire avec beaucoup de
raison que la vessie, sur le vivant, a une capacité physiologique bien plutôt qu'une
capacité anatomique.

b. *Sur le cadavre.* — Sur le cadavre, où les propriétés biologiques des organes
ont fait place aux propriétés purement physiques, les choses sont toutes différentes.
On admet généralement : 1° que la vessie cadavérique est moyennement dilatée
quand on a injecté dans son intérieur 500 à 550 grammes de liquide ; 2° qu'elle
présente alors 11 ou 12 centimètres dans son diamètre vertical, 8 ou 9 centimètres
dans le sens transversal, 6 ou 7 centimètres dans le sens antéro-postérieur. Mais
on peut la dilater encore et injecter, sans la rompre, 800, 900 et 1 000 grammes de
liquide. La rupture survient ordinairement entre 1 200 et 1 500 grammes, exceptionnellement au-dessous de 1 000 grammes ou au-dessus de 1 600. Des expériences
récentes de Pierre Delbet (1892) nous apprennent que, dans les conditions physiologiques, la vessie vigoureuse des jeunes sujets se laisse moins distendre et se
rompt plus tôt que la vessie affaiblie des vieillards. Elles nous apprennent encore
que la rupture est le plus souvent linéaire, à grand axe vertical, à bords irréguliers,
et, d'autre part, qu'elle se produit toujours dans le segment supérieur de la vessie,
tantôt en avant dans la portion extra-péritonéale, tantôt en arrière sur la face
péritonéale.

c. *A l'état pathologique.* — Ces dilatations artificielles de la vessie par des
injections expérimentales sont des dilatations brusques. Dans certains états pathologiques qui ont pour conséquence une rétention plus ou moins complète de l'urine,
on voit la vessie subir une dilatation lente mais progressive et, de ce fait, acquérir
des dimensions beaucoup plus considérables. Les vessies renfermant 5 ou 6 litres
d'urine ne sont pas extrêmement rares. On en a observé qui en renfermaient 10 à
20 litres et, dans un cas mentionné par Franck, la vessie, remontée jusqu'au-dessous
du diaphragme et occupant par conséquent tout l'abdomen, contenait jusqu'à
80 litres de liquide.

Variations sexuelles. — On trouve écrit partout que la femme, plus esclave que l'homme des
bienséances sociales, possède une vessie plus développée que celle de l'homme. Une pareille
assertion, formulée mais non justifiée, est en opposition formelle avec les mensurations de Barkow,
de Sappey et de quelques autres anatomistes, desquelles il résulte que les dimensions du réservoir urinaire prédominent chez l'homme. Il est de fait que la vessie a, chez l'homme, un poids un
peu supérieur à celui qu'elle présente chez la femme, qu'elle est par conséquent plus développée
chez le premier. Mais comme le poids d'un réservoir élastique et contractile n'est pas nécessairement en rapport avec sa capacité, nous ne pouvons en conclure que cette capacité est également plus grande chez l'homme.

Pour évaluer en chiffres la capacité du réservoir urinaire, il faut le jauger, c'est-à-dire mesurer exactement la quantité de liquide qu'il contient sous une pression déterminée. C'est ce qu'a fait tout récemment (1892) Genouville. Opérant comparativement sur 50 sujets, dont 25 hommes et 25 femmes. il a obtenu les chiffres suivants : 1° sans pression, la vessie renferme 88 grammes chez l'homme et 58 grammes chez la femme : la capacité vésicale est, dans ces conditions, manifestement plus petite chez la femme, où elle ne représente que les deux tiers de celle de l'homme ; 2° sous une pression de 0ᵐ,20 de hauteur d'eau (1 50 d'atmosphère environ), la vessie de l'homme contient 238 grammes de liquide, tandis que celle de la femme en renferme 337 ; la proportion est, comme on le voit, bien différente : elle est presque renversée. Or, si nous admettons avec certains expérimentateurs (Mosso et Pellacani, Duchastelet) que le besoin d'uriner survient, non pas quand le réservoir urinaire contient telle ou telle quantité de liquide, mais bien quand il renferme du liquide sous une pression déterminée, nous pouvons conclure, ce me semb e : 1° que la vessie de la femme se laisse plus facilement distendre que celle de l'homme ; 2° qu'au moment où naît le besoin d'uriner, elle renferme une quantité de liquide plus considérable que n'en contient celle de l'homme dans les mêmes conditions ; 3° qu'en conséquence, sa capacité moyenne est plus élevée que celle de l'homme.

Il nous reste à savoir jusqu'à quel point les résultats obtenus par Genouville sur des vessies mortes et enlevées du bassin, sont applicables à des vessies vivantes, avec la sensibilité de leur muqueuse, la tonicité et la contractilité de leur tunique musculaire, la tonicité et la contractilité de leurs sphincters : ce sont là, on en conviendra, des facteurs importants, qui, en venant s'ajouter au problème, sont bien capables d'en modifier les conclusions. Aussi, de tous les procédés mis en œuvre pour déterminer la capacité physiologique de la vessie et juger ensuite quel est celui, de l'homme ou de la femme, où cette capacité est la plus considérable, il n'y en a pour ainsi dire qu'un seul qui me paraisse pratique. C'est celui qui consiste à mesurer tout simplement, chez l'homme et chez la femme, la quantité d'urine fournie par la miction, à la condition toutefois : 1° que les sujets choisis soient parfaitement sains ; 2° qu'ils évacuent tous leur vessie au moment précis où le besoin d'uriner se fait sentir ; 3° enfin, qu'ils forment, dans l'un et l'autre sexe, des séries numériquement suffisantes.

§ II. — Conformation extérieure et rapports

La vessie, avons-nous dit plus haut, a la forme d'un ovoïde. Nous pouvons, par conséquent, lui considérer : 1° une *base*, qui répond à sa partie inférieure ; 2° un *sommet* ou *pôle*, qui regarde en haut et en avant ; 3° un *corps*, qui est intermédiaire au sommet et à la base et qui comprend la plus grande partie de l'organe. Le corps, à son tour, nous présente une face antérieure, une face postérieure et deux faces latérales. Nous examinerons, au double point de vue de sa configuration extérieure et de ses rapports, chacune de ces différentes régions.

1° Face antérieure. — La face antérieure du corps vésical s'étend en hauteur depuis les ligaments pubo-vésicaux jusqu'au sommet de l'organe, c'est-à-dire jusqu'à l'origine de l'ouraque. Elle répond, suivant qu'elle est vide ou distendue, à la paroi antérieure du bassin et à la paroi antérieure de l'abdomen. Toutefois, ces rapports de la vessie avec la paroi abdomino-pelvienne ne sont pas immédiats. Entre la paroi et le réservoir urinaire se trouve un espace virtuel, que comble une couche de tissu cellulaire lâche et plus ou moins riche en graisse et que nous désignerons sous le nom d'*espace prévésical*. Nous allons, tout d'abord, décrire cet espace prévésical. Il nous sera facile ensuite, cet espace une fois connu, d'indiquer quels sont les rapports antérieurs de la vessie.

A. Espace prévésical. — L'espace prévésical a été longtemps désigné (il l'est encore aujourd'hui par certains auteurs) sous le nom de *cavité prépéritonéale* de Retzius, ou tout simplement, de *cavité de Retzius* (*cavum Retzii*), du nom de l'anatomiste suédois qui, le premier, a appelé l'attention sur la nappe cellulo-adipeuse qui s'étale au-devant de la vessie. Mais l'espace décrit autrefois par Retzius est bien différent de celui que nous décrivons aujourd'hui. La dénomination précitée de cavité de Retzius consacre donc une erreur, et voilà pourquoi nous lui substituons ici celle *d'espace prévésical*, qui, tout en ne préjugeant rien sur la nature de l'espace en question, a l'avantage de préciser nettement sa situation en avant du réservoir urinaire.

a. *Définition et limites*. — L'espace prévésical s'étend, en hauteur, depuis l'ombilic jusqu'au plancher pelvien. Très étroit à son origine supérieure, il s'étend transversalement au fur et à mesure qu'il descend, de façon qu'au niveau du plancher pelvien il s'étend en largeur d'une échancrure sciatique à l'autre. Fortement aplati d'avant en arrière, il nous offre à considérer deux parois, l'une antérieure, l'autre postérieure, et deux bords latéraux.

b. *Paroi antérieure*. — La paroi antérieure répond à la paroi abdomino-pelvienne. Elle est formée successivement : 1° *En haut*, depuis l'ombilic jusqu'aux arcades de Douglas (voy. t. I, Myologie), par le feuillet postérieur de la gaine du grand droit; 2° *A sa partie moyenne*, depuis les arcades de Douglas jusqu'aux pubis, par le fascia transversalis ; nous rappellerons en passant que ce fascia transversalis, qui s'attache à la lèvre postérieure des pubis, est séparé du muscle grand droit, qui, lui, s'insère à la lèvre antérieure, par un espace triangulaire à base inférieure (fig. 513, *d*), comblé par du tissu cellulo-adipeux et connu sous le nom *d'espace sus-pubien* (*cavum supra-pubicum* de Leusser, *fosse rétro-musculaire* de Charpy); 3° *En bas*, depuis les pubis jusqu'aux ligaments pubo-vésicaux, par la face postérieure du corps des pubis et par la symphyse.

c. *Paroi postérieure, aponévrose ombilico-prévésicale*. — La paroi postérieure de l'espace prévésical est constitué par une lame cellulo-fibreuse, qui s'étend, comme l'espace lui-même, depuis l'ombilic jusqu'au plancher pelvien : nous la désignerons sous le nom de *fascia ombilico-prévésical* ou *aponévrose ombilico-prévésicale*. C'est le *feuillet prévésical* de Charpy, l'*aponévrose ombilico-vésicale* de Farabeuf et de Pierre Delbet, l'*aponévrose allantoïdienne* de Paul Delbet.

De forme triangulaire, cette aponévrose s'attache, en haut, par un sommet tronqué (fig. 513,6) sur la partie inférieure de la cicatrice ombilicale. Puis, elle se porte en bas, en passant au-devant de l'ouraque et des artères ombilicales, et atteint bientôt le sommet de la vessie. Là, s'élargissant brusquement et se repliant sur elle-même, de façon à former une gouttière à concavité postérieure (fig. 510, 9), elle embrasse la face antérieure et les faces latérales de la vessie et descend ainsi, le long de ces trois faces, jusqu'au plancher pelvien, où elle se termine de la façon suivante : sur la ligne médiane, elle se fusionne avec les ligaments pubo-vésicaux; sur les côtés, elle se confond de même avec l'aponévrose pelvienne, depuis les ligaments pubo-vésicaux jusqu'au bord antérieur des deux échancrures sciatiques. Il y a fusion intime entre l'aponévrose pelvienne et la base de l'aponévrose ombilico-prévésicale et l'on comprend parfaitement la conception de certains auteurs, Jarjavay et Henle entre autres, qui considèrent cette dernière aponévrose comme un prolongement ascendant de la première (fig. 671, 14).

En regard des échancrures sciatiques, l'aponévrose ombilico-prévésicale se réfléchit de dedans en dehors, gagne le bord antérieur de ces échancrures et, là, se fusionne avec l'aponévrose de l'obturateur interne. Cette portion réfléchie de notre aponévrose ombilico-prévésicale ferme l'espace prévésical à sa partie postérieure, du côté du rectum (fig. 512, 14). Elle répond à l'aponévrose du pyramidal et aux vaisseaux hypogastriques.

Il convient d'ajouter que l'aponévrose ombilico-prévésicale, sur les points où elle répond à la vessie, adhère d'une façon intime aux parois de cet organe : elle fait corps avec cette paroi et ne saurait en être séparée par la dissection. Comme le fait remarquer avec raison Pierre Delbet, lorsque la vessie se déchire en avant, jamais on ne voit le liquide s'épancher sous le feuillet aponévrotique ; toujours celui-ci se déchire en même temps que la vessie elle-même.

d. *Bords latéraux.* — Les bords latéraux de l'aponévrose ombilico-prévésicale (fig. 510, 9) s'étendent obliquement de la grande échancrure sciatique à l'ombilic.

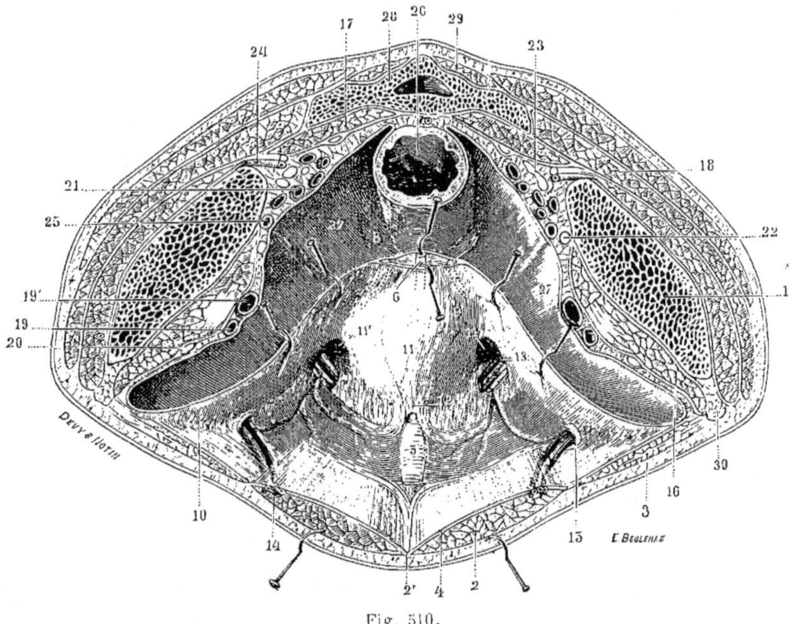

Fig. 510.

L'espace prévésical chez l'homme, vue antéro-supérieure.

(La coupe représentée sur cette figure a été faite sur un sujet congelé. Puis, lorsque la pièce a été décongelée et convenablement durcie dans un bain de formol, on a enlevé les anses grêles et on a fortement érigné en arrière la vessie, le péritoine prévésical et l'aponévrose ombilico-prévésicale, en rompant à l'aide du doigt les tractus fibreux qui unissent ces deux dernières membranes au fascia transversalis.)

1, os coxal, scié au niveau de la partie la plus élevée de la grande échancrure sciatique. — 2, grand droit de l'abdomen, avec 2'. ligne blanche et adminiculum lineœ albœ. — 3. muscles larges. — 4. fascia transversalis. — 5. symphyse pubienne. — 6. ouraque. — 7. cordon fibreux résultant de l'oblitération de l'artère ombilicale. — 8, péritoine pariétal, détaché de la paroi abdominale antérieure et fortement érigné en arrière. — 9. aponévrose ombilico-prévésicale, légèrement écartée du péritoine. — 10. tissu cellulaire unissant le péritoine au fascia transversalis. — 11. espace prévésical, avec 11' et 11'. ses deux prolongements postérieurs. — 12. ligament antérieur de la vessie. — 13. vaisseaux obturateurs. — 14. vaisseaux épigastriques. — 15. canal déférent. — 16. psoas-iliaque. — 17. pyramidaux du bassin. — 18, muscles fessiers. — 19. 19'. artère et veine iliaques externes. — 20. nerf crural. — 21. terminaison de l'hypogastrique. — 22. nerf obturateur. — 23. plexus sacré. — 24. artère et nerf fessiers supérieurs. — 25. uretère. — 26, rectum. — 27. 27, excavation pelvienne. — 28, sacrum. — 29, muscles spinaux. — 30. tendon du couturier et du tenseur du fascia lata.

Ils suivent assez exactement le trajet des artères ombilicales, tout en les débordant en dehors dans une étendue qui varie, suivant les régions, de 1 à 4 centimètres. Sur le côté externe des artères ombilicales ou des cordons fibreux qui les remplacent chez l'adulte, l'aponévrose ombilico-prévésicale se confond insensiblement avec la couche conjonctive du péritoine pariétal. Si, maintenant, nous considérons ces deux bords latéraux au point de vue de leurs connexions avec la paroi abdomino-pelvienne, nous constatons qu'ils adhèrent assez intimement à cette paroi sur les points suivants : 1° en bas, immédiatement en avant de la grande échancrure sciatique, à l'aponévrose de l'obturateur interne ; 2° en haut, à la gaine du grand droit et au fascia transversalis, depuis l'ombilic jusqu'à 3 ou 4 centimètres au-dessous des arcades de Douglas. Sur tous les autres points, les adhérences entre le bord latéral de l'aponévrose ombilico-prévésicale et la paroi abdomino-pelvienne sont faibles ou même nulles. Il en résulte que l'espace prévésical est très incomplètement fermé sur les côtés, d'où la possibilité, pour les productions pathologiques qui s'y développent, les collections purulentes par exemple, de faire irruption dans les fosses iliaques.

La description, qui précède, de l'aponévrose ombilico-prévésicale, n'est pas celle de tous les auteurs. Nous avons déjà vu que Retzius faisait passer l'aponévrose en question, non pas en avant, mais en arrière de la vessie. Plus récemment, Bouilly, en 1880, et Paul Delbet, en 1895, la font dédoubler au sommet de la vessie en deux feuillets divergents : l'un (*feuillet prévésical*), qui descend sur la face antérieure de l'organe ; l'autre (*feuillet rétro-vésical*), qui descend sur la face postérieure.

Pour faire la lumière sur une question aussi controversée, Cunéo et Veau se sont adressés à l'embryologie. Dans un intéressant mémoire, publié dans le *Journal de l'Anatomie* de 1899, ils ont établi que primitivement, chez un fœtus de 45 millimètres, la vessie et les deux artères ombilicales sont reliées à la paroi abdominale antérieure (fig. 511, A) par un repli médian, constituant un vrai méso, le *mésocyste primitif*. Entre la vessie et la paroi abdominale se trouvent ainsi deux poches en forme de cul-de-sac, l'une droite, l'autre gauche, séparées l'une de l'autre par le méso précité. Plus tard, au cours du développement, les deux feuillets péritonéaux qui circonscrivent ces poches latérales (le feuillet postérieur ou vésical et le feuillet antérieur ou abdominal) s'adosseraient l'un à l'autre, perdraient leur couche endothéliale et se fusionneraient peu à peu par leur couche conjonctive. Il se produirait ici exactement ce qui se passe au-devant du rein (voy. p. 529) entre le mésocôlon primitif et le péritoine

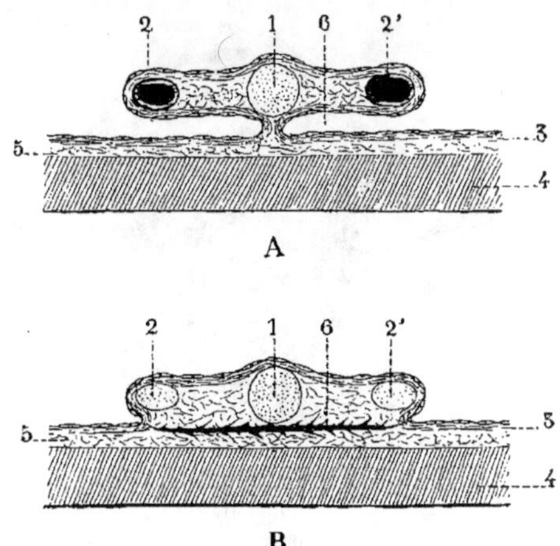

Fig. 511.

Coupe horizontale de la paroi abdominale antérieure : A, chez l'embryon ; B, chez l'adulte (*schématique*).

Fig. A : 1, ouraque. 2, 2', artères ombilicales. — 3, péritoine, avec ses deux couches (couche endothéliale et couche conjonctivo-élastique). — 4, paroi abdominale. — 5, tissu cellulaire sous-péritonéal. — 6, cul-de-sac péritonéal. — 7, méso de l'ouraque et de la vessie (mésocyste).

Fig. B : 1, 2, 3, 4, 5, comme dans la figure A. — 6, aponévrose ombilico-prévésicale, résultant, comme nous le montre la figure, de la coalescence des deux feuillets péritonéaux correspondants.

prérénal : la fusion ou *coalescence* (c'est le terme consacré) entre les deux feuillets péritonéaux primitivement indépendants et simplement juxtaposés. En avant du rein, la coalescence des deux feuillets péritonéaux donne naissance à une lame conjonctive, que nous avons décrite sous le nom de *feuillet de Toldt*. En avant de la vessie, la coalescence des deux feuillets prévésical et abdominal donnerait naissance également à une lame fibreuse qui ne serait autre que notre aponévrose ombilico-prévésicale. L'aponévrose ombilico-prévésicale aurait donc une signification toute spéciale : elle serait le reliquat fibreux de deux feuillets péritonéaux disparus par suite du processus dit de *coalescence*. Nous voyons du même coup, si les choses se passent réellement comme nous venons de le dire, combien sont peu justifiées les descriptions, ci-dessus indiquées, qui font passer l'aponévrose en question en arrière de la vessie ou qui la font se dédoubler au sommet de cet organe pour l'envelopper sur ses quatre faces : cette aponévrose, l'embryologie nous le démontre, ne se dédouble pas et, d'autre part, ne peut être que *prévésicale*.

Ancel, dans un travail tout récent (Th. Nancy, 1899), s'élève contre l'opinion de Cunéo et Veau. Il a constaté, en effet, la présence de l'aponévrose ombilico-prévésicale sur des fœtus et des adultes, dont le péritoine avait conservé sa disposition embryonnaire, avec mésocyste et poches latérales. D'autre part, sur certains fœtus, chez lesquels les fonds des poches latérales étaient très écartés l'un de l'autre, il n'a jamais vu entre eux que du tissu conjonctif jeune absolument semblable à celui qui entoure l'ouraque, la vessie et les artères ombilicales. Après avoir constaté ce double fait, Ancel incline à croire que la disparition des poches relève d'un tout autre processus que celui de la coalescence. Pour lui, cette disparition serait due à un simple phénomène de déplissement, déplissement que l'on peut réaliser artificiellement chez l'adulte porteur d'un mésocyste et de poches complètes.

Comme on le voit, la question de la signification morphologique de l'aponévrose ombilico-prévésicale n'est pas encore complètement élucidée et appelle de nouvelles recherches.

c. *Espace proprement dit.* — Il résulte de la description qui précède que notre espace prévésical (fig. 510,11) est un espace triangulaire à base inférieure, creusé en gouttière à sa partie postéro-inférieure pour entourer la moitié antérieure de la vessie. Il est situé en partie dans l'abdomen, en partie dans l'excavation pelvienne. — Dans sa *portion abdominale* ou *sus-pubienne*, il se développe derrière la paroi abdominale, entre cette paroi et l'aponévrose ombilico-prévésicale, qui la sépare de l'ouraque, des artères ombilicales et du péritoine. — Dans sa *portion pelvienne* (fig. 512,10), l'espace prévésical est encore compris entre l'aponévrose ombilico-prévésicale, qui la délimite en arrière et en dedans, et la paroi pelvienne, qui la circonscrit en avant et en dehors. Il répond tout d'abord à la face antérieure de la vessie et se prolonge ensuite le long de ses faces latérales, entre le plancher pelvien et le cul-de-sac péritonéal qui le surmonte, jusqu'au bord antérieur de la grande échancrure sciatique. Ainsi entendu, l'espace prévésical, dans sa portion pelvienne, revêt dans son ensemble la forme d'un fer à cheval ou d'un U majuscule, qui serait placé horizontalement, et dont l'ouverture serait tournée en arrière. Nous pouvons donc lui

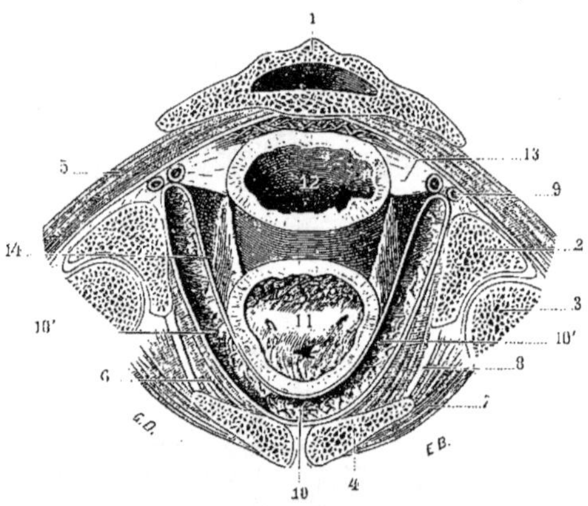

Fig. 512.

L'espace prévésical, vu sur une coupe horizontale du bassin (*schématique*).

1, sacrum. — 2, ischion. — 3, tête du fémur. — 4, pubis. — 5, pyramidal du bassin, avec son aponévrose. — 6, obturateur interne, avec son aponévrose. — 7, obturateur externe. — 8, aponévrose obturatrice. — 9, vaisseaux hypogastriques. — 10, 10', 10'', portion moyenne et portions latérales de l'espace prévésical. — 11, vessie. — 12, rectum, avec 12', espace rétro-rectal. — 13, bandelettes latéro-rectales. — 14, 14, aponévrose ombilico-prévésicale.

considérer (fig. 512) : une partie moyenne (10), qui répond au pubis et deux parties latérales (10' et 10'') qui, faisant suite à droite et à gauche à la portion rétropubienne, s'étendent en arrière jusqu'à la grande échancrure sciatique. L'espace prévésical est fermé là, comme nous l'avons déjà dit, par l'adhérence de l'aponévrose ombilico-prévésicale aux aponévroses des deux muscles pyramidal et obturateur interne, adhérence qui est intime et le sépare du rectum, des vaisseaux hypogastriques et de l'uretère.

Charpy a décrit une lame fibreuse, disposée en sens sagittal, qui s'étendrait de la ligne blanche à l'aponévrose prévésicale et qui diviserait ainsi l'espace prévésical en deux moitiés latérales. Pierre Delbet, à son tour, a signalé l'existence, au-dessus du pubis, d'une autre cloison celluleuse, celle-ci placée horizontalement entre la gaine des muscles droits et l'aponévrose ombilico-prévésicale. J'ai cherché ces cloisons sur plusieurs sujets ; je ne les ai jamais rencontrées.

L'espace prévésical nous étant maintenant connu, revenons à notre face antérieure de la vessie et voyons quels sont ses rapports avec la paroi abdomino-pelvienne : 1° quand la vessie est vide ; 2° quand la vessie est distendue.

B. RAPPORTS ANTÉRIEURS DE LA VESSIE A L'ÉTAT DE VACUITÉ. — A l'état de vacuité, la vessie ne dépasse ordinairement pas le bord supérieur des pubis, et par conséquent, se trouve complètement cachée en arrière de la paroi antérieure du bassin. Elle répond, par l'intermédiaire de l'espace prévésical (fig. 513,A) : 1° sur la ligne médiane, à la symphyse pubienne; 2° de chaque côté de la ligne médiane, au corps du pubis et au muscle obturateur interne revêtu de son aponévrose. Le péritoine, comme nous le montre nettement la figure 513,A, passe directement de la paroi abdominale antérieure sur le sommet de la vessie et, de là, sur sa face postérieure.

C. RAPPORTS ANTÉRIEURS DE LA VESSIE DISTENDUE. — Lorsque la vessie se dilate, soit naturellement, par l'apport incessant des uretères, soit artificiellement à la suite

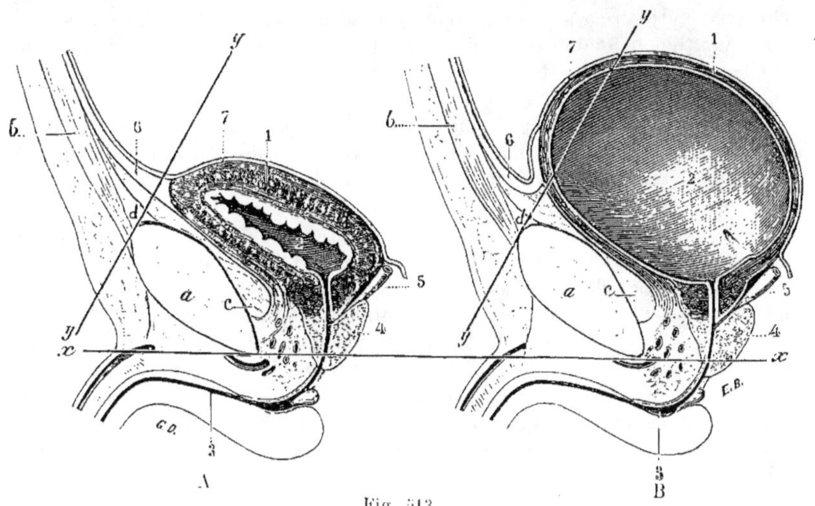

Fig. 513.

Rapports de la vessie avec le pubis et avec la paroi antérieure de l'abdomen
A, à l'état de vacuité; B, à l'état de réplétion.

a, symphyse pubienne. — *b*, paroi abdominale. — *c*, espace prévésical. — *d*, espace sus-pubien.
1, parois de la vessie. — 2, sa cavité. — 3, urèthre. — 4, prostate. — 5, canal déférent droit. — 6, ouraque, en avant duquel se voit l'aponévrose ombilico-prévésicale. — 7, péritoine.
x x, horizontale passant au-dessous de la symphyse. — *y y*, plan du détroit supérieur.

d'une injection de liquide dans l'urèthre, son accroissement se fait surtout aux dépens de ses parois postérieure et latérales. La paroi antérieure s'amplifie aussi, mais dans des proportions qui sont beaucoup moindres. Dans ces conditions, la base du réservoir restant à peu près fixe sur le plancher pelvien, son sommet se porte peu à peu en haut et en arrière, de telle sorte que la série des points occupés successivement par le sommet lorsque la vessie passe de l'état de vacuité à l'état de distension complète, que cette série de points, dis-je, forme une ligne courbe dont la concavité regarde en bas et en arrière. Le sommet, en s'écartant ainsi de sa position initiale, entraîne avec lui l'ouraque, et la partie inférieure de celui-ci se dispose peu à peu en une sorte de courbe à concavité supérieure (fig. 513, B) : la branche antérieure de cette courbe conserve ses rapports avec la paroi abdominale ; sa branche postérieure s'applique contre la paroi antérieure de la vessie; sa partie moyenne, enfin, regarde le pubis et s'en écarte de plus en plus, au fur et à mesure que le sommet de la vessie s'élève ou, ce qui revient au même, au fur et à mesure que la vessie augmente de volume. Nous devons ajouter, toutefois, que ce mouvement ascensionnel de l'anse formée par l'ouraque n'est jamais en rapport constant avec le degré d'ampliation de la vessie.

Quant au péritoine, qui est directement appliqué sur le côté supérieur de l'ouraque, il descend tout d'abord (fig. 513. B) jusque sur la partie moyenne de l'anse que forme l'ouraque. Puis, il remonte, avec la partie ascendante de ce cordon, jusqu'au sommet de la vessie, pour descendre alors sur sa face postérieure. La séreuse forme ainsi, en avant de la vessie, une sorte de cul-de-sac à concavité supérieure : c'est le *cul-de-sac prévésical*.

Le cul-de-sac prévésical est d'autant plus profond que le sommet de la vessie a effectué une excursion plus étendue ou, ce qui revient exactement au même, que le réservoir urinaire a acquis un volume plus considérable. Mais il n'en est pas moins vrai que le fond de ce cul-de-sac s'éloigne de plus en plus des pubis dans les mêmes conditions, c'est-à-dire au fur et à mesure que le volume de la vessie augmente.

Ces faits, en apparence insignifiants, acquièrent une importance considérable en médecine opératoire, quand il s'agit d'arriver sur la vessie par une incision sus-pubienne. Il y aurait, on le conçoit, un grand intérêt à savoir exactement quelle est la distance qui, à un état de distension donné du réservoir urinaire, sépare la symphyse pubienne du cul-de-sac précité. Théoriquement, on peut admettre que cette distance est nulle quand la vessie est vide, qu'elle atteint 1 ou 2 centimètres après une injection de 300 grammes de liquide, 2 ou 3 centimètres après une injection de 400 à 500 grammes, 3 ou 4 centimètres après une injection de 600 à 700 grammes. Mais, sur ce point comme sur bien d'autres, les variations individuelles sont nombreuses, comme l'établissent surabondamment les divergences des résultats obtenus par les auteurs. Tout d'abord, l'élévation du pôle vésical au-dessus de la symphyse n'est nullement en rapport avec le degré de réplétion de la vessie : si, sur certains sujets, on voit le réservoir urinaire, au fur et à mesure qu'il se distend, s'allonger et remonter graduellement dans l'abdomen, on le voit, sur d'autres, s'agrandir presque exclusivement dans le sens de ses diamètres horizontaux et il n'est pas rare de rencontrer des vessies, renfermant pourtant de 400 à 600 grammes de liquide ou même plus, qui remplissent entièrement l'excavation sans dépasser en haut le niveau de la symphyse. D'autre part, alors même que la vessie est fortement distendue et que son sommet remonte très haut dans l'abdomen, il peut arriver, surtout chez les sujets maigres, que le péritoine n'en descende pas moins jusqu'au voisinage du pubis, et même plus bas jusqu'au ras de la symphyse : j'ai observé deux fois cette disposition sur des sujets congelés, dont la vessie ne contenait pas moins de 600 grammes d'urine. Tout récemment encore, sur un vieillard de quatre-vingt-douze ans, dont la vessie fortement distendue remontait jusqu'au voisinage de l'ombilic (fig. 517), je n'ai trouvé qu'un intervalle de 18 millimètres entre le cul-de-sac péritonéal et le bord supérieur du pubis.

Les relations du cul-de-sac prévésical avec la symphyse sont donc éminemment variables et on ne peut à cet égard établir aucune règle fixe. Un fait pourtant est à retenir, c'est que, même avec des vessies renfermant de 500 à 600 grammes de liquide, le contact du péritoine avec la symphyse est une disposition relativement fréquente, assez fréquente pour que le chirurgien ne puisse jamais avoir la certitude, quel que soit le degré de distension de la vessie, de pouvoir arriver sur elle sans rencontrer le péritoine.

2° **Face postérieure.** — La face postérieure de la vessie est recouverte par le péritoine dans toute son étendue. Elle a précisément pour limite inférieure la ligne suivant laquelle se réfléchit la séreuse pour passer sur les organes placés en arrière d'elle, le rectum chez l'homme, l'utérus chez la femme.

Cette face varie beaucoup, comme la précédente, dans sa forme et ses dimensions, suivant que la vessie est à l'état de vacuité ou à l'état de distension. Dans le premier cas elle est triangulaire à sommet supérieur, obliquement dirigée de bas en haut et d'arrière en avant, plane quand la vessie se rattache au type plat (fig. 514,4), plus ou moins convexe au contraire sur une vessie à type globuleux. Dans le second cas (fig. 513, B), elle est beaucoup plus grande, fortement convexe, assez régulièrement arrondie, regardant encore en haut et en arrière, mais se rapprochant beaucoup plus du plan horizontal.

Envisagée au point de vue de ses rapports, la face postérieure de la vessie répond au rectum chez l'homme ; chez la femme, à l'utérus et, de chaque côté de l'utérus, aux ligaments larges. De plus, elle entre en rapport avec le côlon pelvien et avec les anses grêles, qui reposent directement sur elle. Ces anses intestinales, lorsque la vessie est vide ou moyennement distendue, descendent toujours ou presque

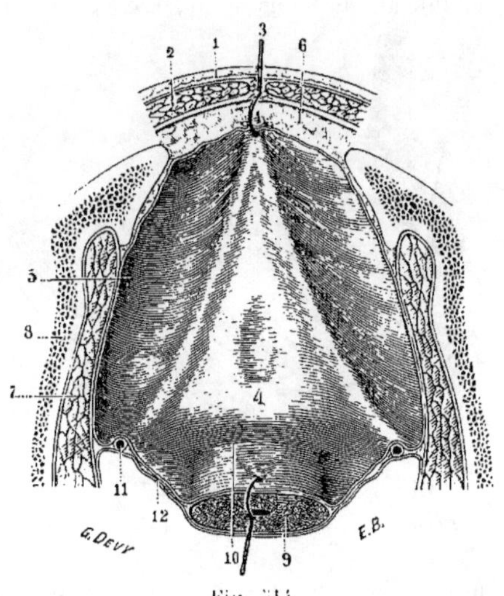

Fig. 514.

Vessie vide, vue postéro-antérieure.

1. paroi abdominale antérieure. — 2. muscle grand droit. — 3. ouraque. — 4. vessie vide, vue par sa face postérieure. — 5. paroi latérale du bassin. — 6. tissu cellulo-adipeux de l'espace prévésical. — 7. muscle obturateur interne. — 8. coupe de l'os coxal. — 9, utérus, érigné en arrière. — 10. cul-de-sac vésico-utérin. — 11. uretère. — 12. ligament large.

que toujours en plus ou moins grand nombre dans le cul-de-sac péritonéal qui s'interpose entre la vessie et le rectum chez l'homme, entre la vessie et l'utérus chez la femme.

3° **Faces latérales.** — Les parois latérales de la vessie, quand celle-ci est vide, se réduisent ordinairement à de simples bords. Quand le réservoir urinaire se remplit, ces parois latérales s'agrandissent à la fois en largeur et en hauteur au fur et à mesure que s'accroît le degré de réplétion : elles acquièrent ainsi peu à peu la valeur de véritables faces. Le péritoine les revêt de haut en bas dans leur tiers supérieur, quelquefois dans leur moitié supérieure, et s'en sépare ensuite pour venir tapisser les parois latérales du bassin. Nous ferons remarquer, à ce sujet, que la ligne suivant laquelle se réfléchit la séreuse pour passer du viscère sur la paroi pelvienne est représentée par une courbe à concavité antéro-inférieure. De plus (fig. 515), elle est obliquement dirigée de haut en bas et d'avant en arrière, d'où il résulte que le péritoine, sur les côtés de la vessie, descend d'autant plus bas qu'on se rapproche davantage de la face postérieure de l'organe.

En haut, dans leur portion péritonéale, les faces latérales de la vessie répondent aux anses intestinales. En bas, dans leur portion infra-péritonéale, elles sont en rapport avec les parois du bassin, lesquelles sont formées à ce niveau (fig. 674) par le releveur de l'anus et l'obturateur interne. Elles sont séparées de ces deux muscles par l'aponévrose périnéale supérieure et par le tissu cellulaire de l'espace pelvi-rectal supérieur.

Enfin, sur les faces latérales de la vessie cheminent (fig. 515) : 1°. l'artère ombilicale du fœtus, remplacée chez l'adulte par un simple cordon fibreux ; 2° le canal déférent chez l'homme. Ces deux organes, tous les deux obliques, mais non parallèles, s'entrecroisent en X au cours de leur trajet, comme nous le montre la figure ci-contre. Dans cet entrecroisement, qui s'effectue ordinairement à 3 ou 4 centimètres en avant de la base des vésicules séminales, le canal déférent occupe le plan superficiel, l'artère le plan profond. Autrement dit, l'artère passe entre la vessie qui est en dedans et le canal déférent qui est en dehors.

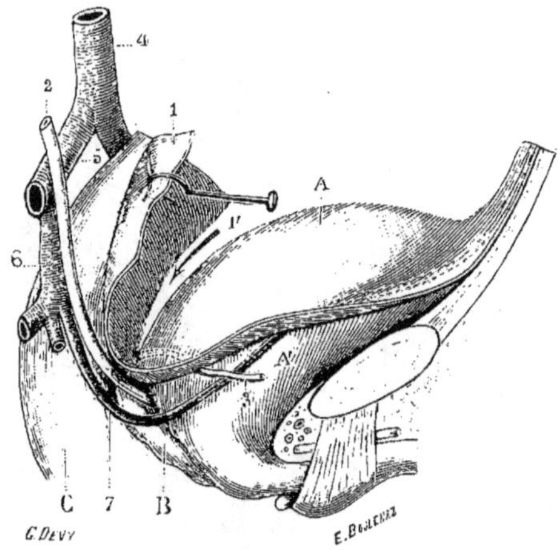

Fig. 515.

Rapports de la face latérale de la vessie avec le péritoine, l'uretère, le canal déférent et l'artère ombilicale (nouveau-né).

A, partie postéro-supérieure de la vessie, recouverte par le péritoine. — A', sa partie antéro-inférieure, non recouverte par la séreuse. — B, vésicule séminale droite. — C, rectum.

1. péritoine, avec 1'. cul-de-sac vésico-rectal. — 2. uretère droit. — 3. canal déférent droit. — 4. aorte. — 5. artère iliaque primitive droite. — 6. artère hypogastrique droite. — 7. artère ombilicale droite.

4° **Sommet**. — Le sommet de la vessie ou *pôle vésical* regarde en haut et en avant, du côté de l'ombilic. Tantôt allongé et conique, tantôt arrondi en forme de dôme, il donne naissance chez l'adulte, comme nous le savons déjà, sur la ligne médiane à l'ouraque et, sur les côtés, aux deux cordons fibreux qui résultent de l'oblitération des artères ombilicales. Le pôle vésical, essentiellement mobile, s'élève plus ou moins haut, comme nous l'avons déjà vu, suivant le degré de distension du réservoir urinaire ; mais, quelle que soit sa situation, il est constamment en rapport avec les anses intestinales.

5° **Base**. — La base de la vessie (*face inférieure* de quelques auteurs) s'étend depuis l'orifice postérieur de l'urèthre jusqu'au cul-de-sac vésico-rectal chez l'homme, jusqu'au cul-de-sac vésico-utérin chez la femme. Plane ou légèrement concave, elle se dirige un peu obliquement d'arrière en avant et de haut en bas. Ses rapports, qui ont en chirurgie une importance considérable, diffèrent essentiellement dans l'un et l'autre sexe :

a. *Chez l'homme*. — Chez l'homme (fig. 193, p. 217), la base de la vessie, suivie d'avant en arrière, repose tout d'abord sur la base de la prostate. Plus en arrière et sur les côtés, elle répond aux vésicules séminales et aux canaux déférents qui longent leur côté interne. — Les deux canaux déférents, suivant l'un par rapport à l'autre un trajet convergent, forment les deux côtés latéraux d'un espace triangulaire, le *triangle interdéférentiel* (fig. 516,8), dont le sommet confine à la prostate et dont la base, dirigée en haut, répond au cul-de-sac vésico-rectal. Ce triangle, qui mesure à peine 15 ou 18 millimètres de longueur quand la vessie est vide, s'agrandit peu à peu, au fur et à mesure qu'elle se remplit, et atteint, quand la réplétion est complète, 40 à 45 millimètres de hauteur sur une largeur à peu près égale. A son niveau, la vessie repose sur le rectum et ce rapport est à peu près immédiat, les deux organes n'étant séparés l'un de l'autre que par l'aponévrose prostato-péritonéale (voy. plus loin, *Muscles et aponévroses du périnée*). — Ce dernier rapport nous fait comprendre la possibilité : 1° d'explorer la vessie par le toucher rectal ; 2° d'arriver sur elle par la voie rectale et sans intéresser le péritoine, soit pour la ponctionner, soit pour l'ouvrir plus largement (taille vésico-rectale) ; 3° de refouler la vessie en haut et en avant par l'introduction dans l'ampoule rectale d'un corps volumineux, le ballon de Petersen par exemple.

b. *Chez la femme.* — Chez la femme (fig. 194, p. 219), la base de la vessie est en rapport, en haut, avec la face antérieure du col utérin, à laquelle elle n'est unie que par un tissu cellulaire lâche. Plus bas, elle répond à la paroi antérieure du vagin et lui adhère d'une façon intime, formant ainsi avec elle une sorte de cloison dirigée transversalement, la *cloison vésico-vaginale* (voy. *Vagin*). Ce rapport intime de la vessie et du vagin nous montre la possibilité : 1° d'explorer la vessie par le toucher vaginal ; 2° de la ponctionner et de l'ouvrir par le vagin.

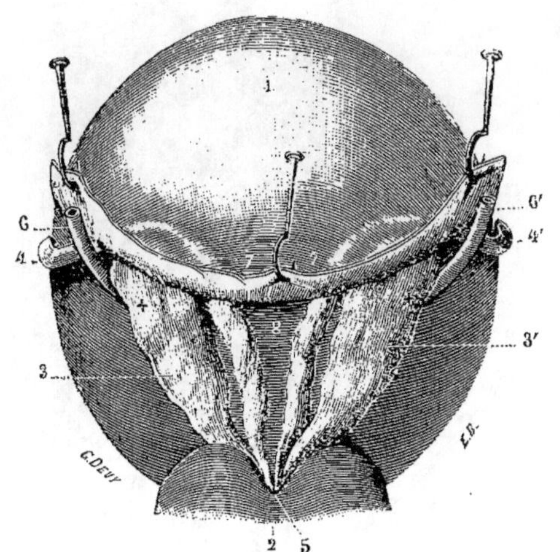

Fig. 516.

Rapports de la vessie avec les vésicules séminales et les canaux déférents.

1, vessie. — 2, prostate. — 3, 3', vésicules séminales. — 4, 4', canaux déférents. — 5, canaux éjaculateurs. — 6, 6', uretères. — 7, 7, cul-de-sac périvésical du péritoine. — 8, triangle interdéférentiel, en rapport direct avec le rectum dont il est séparé seulement par l'aponévrose prostato-péritonéale.

(Les deux croix (+ +) indiquent le point où les uretères disparaissent dans la paroi vésicale.)

Rappelons, en passant, que dans la couche celluleuse qui unit la vessie au vagin, chemine l'uretère et, avec l'uretère, quelques rameaux artériels destinés à la fois au conduit vaginal et au réservoir urinaire.

§ III. — CONFORMATION INTÉRIEURE

1° Aspect général. — Vu intérieurement, le réservoir urinaire nous présente la même configuration générale et les mêmes divisions topographiques que sa surface extérieure.

Ses parois, chez le fœtus, sont régulièrement lisses et unies et il en est de même chez l'enfant. Mais plus tard, par suite d'une hypertrophie irrégulière de la couche musculeuse sous-jacente, la muqueuse se soulève au niveau des faisceaux hypertrophiés, se déprime au contraire dans leurs intervalles, et la paroi vésicale, dans son ensemble, revêt alors un aspect réticulé et aréolaire que l'on a comparé, non sans raison, à celui que présentent les oreillettes du cœur.

Cette disposition réticulée (fig. 517) s'accentue peu à peu avec les progrès de l'âge et chez certains sujets, les saillies formées par les faisceaux musculaires hypertrophiés sont si considérables, qu'elles se détachent en relief sous la forme de véritables colonnes (*vessies à colonnes*). Dans l'intervalle des colonnes, la paroi est naturellement déprimée : elle forme, dans certains cas, des cavités ou cellules plus ou moins spacieuses, qui, quand elles sont très développées, constituent de véritables diverticulums de la cavité vésicale (*vessies à cellules*). Des calculs peuvent pénétrer dans ces cellules, y séjourner plus ou moins longtemps et parfois même s'y enchatonner.

2° Trigone de Lieutaud. —

Des différentes régions que nous présente la surface intérieure de la vessie, la face inférieure ou base mérite seule de nous arrêter quelques instants. En la parcourant d'avant en arrière (fig. 515), nous rencontrons tout d'abord une petite surface triangulaire (2), presque toujours lisse et unie : c'est le *trigone vésical* de LIEUTAUD ou tout simplement le *trigone de Lieutaud*. Il répond à la prostate chez l'homme et, chez la femme, à la paroi antérieure du vagin (voy. *Vagin*). C'est à son niveau que la paroi vésicale présente son maximum d'épaisseur.

a. *Forme et dimensions.* —

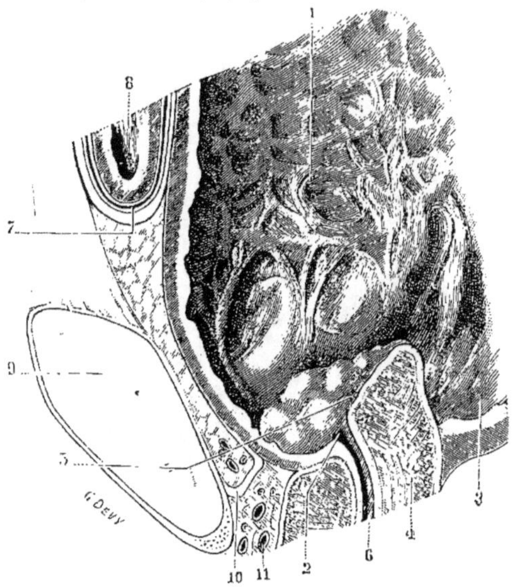

Fig. 517.

Face interne d'une vessie à colonne (sujet de 92 ans, coupe sagittale après congélation, réduction de 1/6.

1. vessie, avec ses colonnes et ses cellules. — 2. col de la vessie. — 3, bas-fond. — 4. prostate, avec : 5. son lobe moyen, considérablement hypertrophié. — 6, urèthre. — 7. cul-de-sac péritonéal situé à 18 millimètres au-dessus de la symphyse. — 8. anse intestinale descendue dans le cul-de-sac. — 9. pubis. — 10. ligament antérieur de la vessie. — 11. plexus veineux.

Comme l'indique son nom, le trigone de Lieutaud revêt la forme d'un triangle, dont la base est dirigée en arrière et dont les trois côtés, à peu près égaux, mesurent 20 à 25 millimètres quand la vessie est vide, 40 à 50 millimètres quand elle est fortement distendue. Chacun des angles de ce triangle est marqué par un orifice : à ses deux angles postérieurs débouchent les uretères 3,3) ; à son angle antérieur prend naissance le canal de l'urèthre (2).

b. *Orifices inférieurs des uretères.* — Les orifices inférieurs des uretères se trouvent situés, tantôt au sommet d'une petite saillie mamelonnée, tantôt sur une région ne faisant aucun relief sur le plan de la muqueuse. Ils se présentent ordinairement sous la forme de petites fentes fortement taillées en biseau, dirigées obliquement de dehors en dedans et d'arrière en avant, mesurant chacune de 3 à 5 millimètres dans son plus grand diamètre. En dehors, ils sont nettement limités par un repli muqueux falciforme, que l'on désigne improprement sous le nom de *valvule de l'uretère* (voy. *Uretère*, p. 586). En dedans, ils se prolongent assez souvent sur la paroi vésicale sous la forme d'une petite gouttière de 5 ou 6 millimètres de longueur. Entre l'orifice droit et l'orifice gauche, s'étend une sorte de bourrelet transversal, légèrement concave en arrière, arciforme par conséquent, toujours plus accusé chez l'homme que chez la femme : c'est le *bourrelet interurétérique*. Il est formé, disons-le tout de suite, par un faisceau musculaire de même direction, qui, plus développé que les faisceaux voisins, soulève la muqueuse à son niveau. Quelques auteurs le désignent, assez improprement du reste, sous le nom de *muscle des uretères*.

c. *Orifice postérieur de l'urèthre*. — L'orifice postérieur de l'urèthre ou *col de la vessie*[1], arrondi chez le fœtus et chez l'enfant, revêt plus tard, par suite du développement considérable que prend la prostate, la forme d'une fente transversale, avec une lèvre supérieure et une lèvre inférieure. Dans certains cas, et cette disposition est fréquente après cinquante ans, la lèvre inférieure se soulève en une petite saillie mamelonnée ou conoïde, que l'on désigne depuis LIEUTAUD sous le nom de *luette vésicale*. Cette saillie, qui sur certains sujets prend des dimensions suffisantes pour faire obstacle au cathétérisme, est due, comme nous le verrons plus tard, à une hypertrophie du lobe moyen de la prostate. L'orifice uréthral de la vessie répond habituellement au point le plus déclive du réservoir urinaire. Il est relativement fixe et nous aurons à indiquer plus

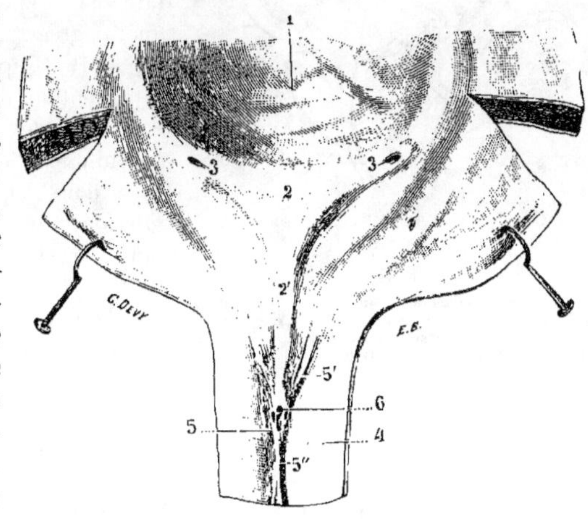

Fig. 518.

Face inférieure de la vessie avec la portion initiale de l'urèthre.

(La vessie et l'urèthre ont été divisés en avant et en haut sur la ligne médiane.)

1, bas-fond de la vessie. — 2, bourrelet interurétérique, formant le bord postérieur du trigone. — 2', col de la vessie. — 3, 3, orifices des uretères. — 4, urèthre prostatique. — 5, veru montanum, avec : 5', ses freins; 5'', la crête uréthrale. — 6, orifice de l'utricule prostatique, flanqué à droite et à gauche des orifices des conduits éjaculateurs.

loin, à propos du canal de l'urèthre (p. 627), quelle est sa situation précise par rapport à la symphyse pubienne.

3° **Bas-fond de la vessie**. — La partie de la surface inférieure du réservoir urinaire qui se trouve située en arrière du trigone, a reçu le nom de *bas-fond de la vessie* (fig. 518,1). Elle répond au vagin chez la femme et, chez l'homme, aux vésicules séminales, à l'ampoule des canaux déférents et au triangle interdéférentiel. Morphologiquement, le bas-fond de la vessie se présente sous la forme d'une dépression ellipsoïde, dirigée transversalement et d'autant plus accusée que

---

[1] Les chirurgiens, en général, font du col de la vessie une région distincte, mais ils sont loin de s'accorder quand il s'agit d'assigner des limites à cette région : les uns donnent le nom de *col* à cette portion de la vessie qui précède l'orifice uréthral; d'autres désignent sous ce nom la portion de l'urèthre qui se trouve comprise entre l'orifice postérieur de l'urèthre et le veru montanum; pour quelques-uns, enfin, le col comprendrait à la fois la portion de la vessie qui précède l'orifice en question et la portion de l'urèthre qui le suit. De telles divergences suffisent, à elles seules, pour nous faire abandonner la *région du col* : cette région n'existe pas. Le mot de *col* lui-même est une expression inexacte : morphologiquement, en effet, le réservoir urinaire se continue directement avec le canal de l'urèthre sans qu'aucun rétrécissement extérieur vienne indiquer à l'œil la limite respective des deux formations. Toutefois, comme ce mot de col, consacré aujourd'hui par un long usage, a acquis droit de cité en anatomie comme en chirurgie, nous le conserverons dans notre description, mais il ne sera pour nous qu'un simple synonyme de l'orifice vésico-uréthral.

le bourrelet interurétérique, qui la délimite en avant, est plus saillant. Sa profondeur s'exagère chez le vieillard par suite de ce double fait : 1° que le bourrelet précité augmente de hauteur ; 2° que la prostate, en s'hypertrophiant, soulève la région du trigone. C'est dans ces conditions (fig. 619,6) que le bas-fond, tout en ne représentant pas le point le plus déclive de la vessie, devient quand même une sorte de cul-de-sac dans lequel se logent les calculs, dans lequel aussi séjourne, après la miction, une petite quantité d'urine que le muscle vésical n'a pu parvenir à expulser : ainsi se trouve justifié le nom de *bas-fond*, que l'on donne, en anatomie et en chirurgie, à cette partie du réservoir urinaire.

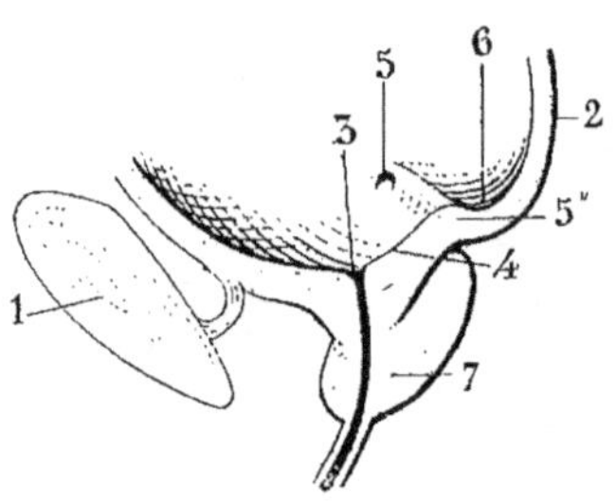

Fig. 519.

La base de la vessie, vue sur une coupe sagittale.

1, symphyse pubienne. — 2, vessie. — 3, col de l'urètre. — 4, trigone de Lieutaud — 5, orifice de l'uretère et 5', bourrelet interurétérique. — 6, bas-fond de la vessie. — 7, prostate.

§ IV. — CONSTITUTION ANATOMIQUE

Les parois de la vessie mesurent de 8 à 15 millimètres à l'état de vacuité de l'organe, 3 ou 4 millimètres seulement à l'état de plénitude. Elles se composent essentiellement de trois tuniques concentriques, qui se superposent dans l'ordre suivant : une tunique externe ou séreuse, une tunique moyenne ou musculeuse, une tunique interne ou muqueuse.

1° Tunique séreuse. — La tunique séreuse est une dépendance du péritoine. Comme nous l'avons déjà fait remarquer plus haut, le péritoine vésical ne recouvre pas toute la surface extérieure de la vessie, mais seulement sa face postérieure et la partie la plus élevée de ses faces latérales (fig. 515). De la vessie, il se réfléchit sur les parties environnantes, en formant tout autour du réservoir de l'urine un cul-de-sac circulaire, le *cul-de-sac périvésical*.

En abandonnant la vessie, la séreuse se jette : 1° en avant, sur la paroi abdominale antérieure, dont elle est séparée, sur la ligne médiane, par l'ouraque et, en dehors de l'ouraque, par les deux cordons fibreux résultant de l'oblitération des artères ombilicales ; 2° à droite et à gauche, sur les parois latérales correspondantes de l'excavation pelvienne ; 3° en arrière, sur le rectum chez l'homme, sur l'utérus chez la femme.

En passant de la vessie sur l'utérus, le péritoine se réfléchit de bas en haut pour former un cul-de-sac à concavité supérieure, le *cul-de-sac vésico-utérin*. Ce cul-de-sac, qui marque en arrière la limite de la portion péritonéale de la vessie, répond dans la plupart des cas à l'isthme de l'utérus.

En passant de la vessie sur le rectum, le péritoine forme, de même, un cul-de-sac à concavité dirigée en haut, le *cul-de-sac vésico-rectal*. Ce cul-de-sac, qui représente la partie la plus déclive de la cavité péritonéale, est limité latéralement et en haut par deux petits replis de forme semi-lunaire, qui, comme le cul-de-sac lui-même, s'étendent de la vessie au rectum : ce sont les *replis de Douglas*, encore désignés par certains auteurs sous le nom de *ligaments postérieurs de la vessie* (fig. 520,8). Ils rappellent assez bien par leur disposition les replis utéro-sacrés qui, de la face postérieure de l'utérus, se portent sur les vertèbres sacrées et sur le rectum. Ils en diffèrent cependant, au point de vue structural, en ce qu'ils ne renferment pas dans leur épaisseur d'éléments musculaires, mais seulement du tissu conjonctif et quelques vaisseaux.

Le péritoine adhère intimement à la paroi vésicale sous-jacente. Comme le dit fort bien PIERRE DELBET, il n'est pas mobile sur la vessie ; la vessie n'est pas mobile sur lui ; il subit avec elle des mouvements d'ampliation et de retrait ; il se distend et se rétracte comme elle. Cette adhérence est telle entre le péritoine et la paroi vésicale qu'il est très difficile, sinon impossible, de les séparer l'un de l'autre. Il est à remarquer, cependant, que sur la partie la plus déclive de la face postérieure, au voisinage du rectum chez l'homme et de l'utérus chez la femme, l'adhérence est moins intime que dans les autres régions et, sur ce point, on peut arriver, soit avec le scalpel, soit avec la pointe d'une sonde cannelée à décoller le sérum dans une étendue de 2 ou 3 centimètres.

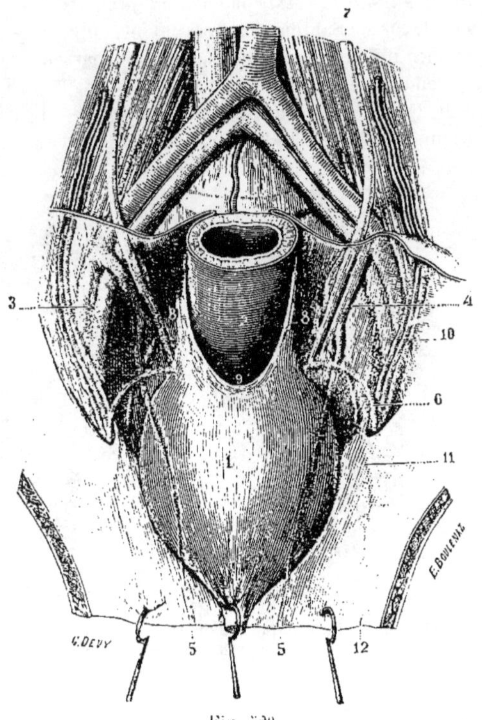

Fig. 520.

Les replis de Douglas chez l'homme (nouveau-né).

1, vessie érignée en avant. — 2, rectum en place. — 3, vaisseaux iliaques externes. — 4, vaisseaux iliaques internes. — 5, artère ombilicale. — 6, canal déférent. — 7, uretère. — 8, 8, replis de Douglas. — 9, cul-de-sac de Douglas. — 10, vaisseaux spermatiques. — 11, artère épigastrique. — 12, paroi abdominale antérieure, érignée en avant et en bas.

2° Tunique musculeuse. — Les

fibres musculaires lisses qui constituent cette tunique (*muscle vésical*) se disposent en trois couches concentriques, que l'on distingue en externe, moyenne et interne :

A. COUCHE EXTERNE. — La couche externe ou couche superficielle (fig. 521,A) se compose de fibres longitudinales, c'est-à-dire de fibres dirigées parallèlement à l'axe vertical de la vessie. Nous diviserons ces fibres, d'après leur situation, en antérieures, postérieures et latérales :

a. *Fibres longitudinales antérieures.* — Les fibres longitudinales antérieures forment sur la face antérieure de la vessie un plan continu, toujours très développé, qui s'étend sans interruption de la base de l'organe à son sommet. A leur extrémité supérieure, elles contournent l'ouraque, les unes à gauche, les autres à droite, et se continuent pour la plupart avec les fibres longitudinales postérieures ; quelques-unes seulement se jettent sur les parois de l'ouraque. A leur extrémité inférieure, elles se condensent en deux faisceaux aplatis, l'un droit, l'autre gauche, qui, se séparant de la vessie, se portent d'arrière en avant et viennent s'insérer sur la face postérieure des pubis et de la symphyse pubienne. Ces deux languettes, moitié charnues, moitié fibreuses (fig. 506,4), ont été improprement appelées *ligaments antérieurs de la vessie* ou encore *ligaments pubo-vésicaux*. Elles s'étalent au-dessus du plexus de Santorini et présentent, entre elles ou même dans leur continuité, un certain nombre d'orifices par lesquels passent les veines vésicales antérieures pour se rendre à ce dernier plexus.

b. *Fibres longitudinales postérieures.* — Les fibres longitudinales postérieures occupent, comme leur nom l'indique, la face postérieure de l'organe. Elles forment

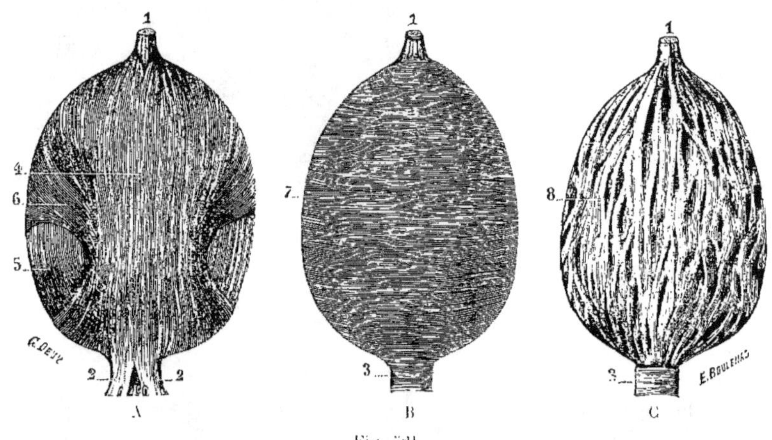

Fig. 521.

La tunique muqueuse de la vessie, vue par sa face antérieure :
A. sa couche superficielle; B. sa couche moyenne; C, sa couche profonde.

1. ouraque. — 2. ligaments pubo-vésicaux. — 3. sphincter vésical — 4. fibres longitudinales antérieures.
5. fibres longitudinales antéro-latérales. — 6. fibres issues du faisceau longitudinal antérieur et s'épanouissant sur les côtés de la vessie. — 7, fibres circulaires. — 8. fibres longitudinales de la couche profonde, s'anastomosant entre elles et circonscrivant des mailles elliptiques qui donnent à cette couche un aspect plexiforme ou réticulé.

comme les précédentes, un plan continu qui, à sa partie inférieure, mesure à peine 3 ou 4 centimètres de largeur, mais qui s'épanouit ensuite à la manière d'un éventail, de manière à recouvrir, à sa partie supérieure, non seulement la face postérieure de la vessie tout entière, mais encore une partie de ses faces latérales. Ces fibres se continuent en haut, à droite et à gauche de l'ouraque, avec les fibres longitudinales antérieures ci-dessus décrites ; en bas, elles s'insèrent sur la base de la prostate chez l'homme et, chez la femme, sur le tissu cellulaire qui unit d'une façon si intime la vessie et le vagin.

c. *Fibres longitudinales latérales.* — Les fibres longitudinales latérales sont à la fois moins développées et moins nettement isolées que les antérieures et les postérieures. Elles prennent naissance, en bas, les unes sur les parties correspondantes de la prostate, les autres sur l'aponévrose périnéale supérieure. De là, elles se portent en haut et, après un trajet variable, s'inclinent vers la ligne médiane, les unes en avant, les autres en arrière, pour se confondre peu à peu avec les fibres de la couche suivante. Celles de ces fibres longitudinales latérales qui répondent aux uretères décrivent autour de ce conduit des espèces d'arcades, qui s'entre-croisent plus ou moins à leurs deux extrémités.

B. Couche moyenne. — La couche moyenne (fig. 521.B), ordinairement plus pâle que la couche précédente, est formée par des faisceaux de fibres circulaires.

qui se superposent assez régulièrement et sans discontinuité du sommet de la
vessie à sa base. Arrivée au niveau du col, cette couche s'épaissit graduellement et
forme, tout autour de l'orifice uréthral, une sorte d'anneau, que l'on désigne indistinctement sous les noms de *sphincter vésical* ou de *sphincter interne de l'urèthre*.
Ce muscle annulaire, s'il commence au niveau du col de la vessie, s'étend
ensuite jusque dans l'épaisseur de la prostate, en entourant comme d'un manchon
la partie la plus reculée de l'urèthre prostatique : il appartient donc à l'urèthre
bien plutôt qu'à la vessie et, pour être logique, nous le décrirons dans l'article
suivant (voy. p. 645).

C. Couche interne. — La couche interne ou couche profonde (521,C) se compose,
comme l'externe, de fibres longitudinales : elles forment des faisceaux aplatis
et rubanés, qui descendent du sommet de la vessie vers la région du col. Ces
faisceaux ne forment pas un plan continu, mais sont séparés les uns des autres
par des intervalles tout aussi
irréguliers dans leur forme que
variables dans leurs dimensions.
De plus, ils présentent ce caractère distinctif qu'ils échangent
au cours de leur trajet de fréquentes anastomoses, d'où le nom
de *couche plexiforme* donné par
certains auteurs à la couche des
fibres longitudinales internes.

Chez le fœtus et chez l'enfant,
la couche musculaire interne est
relativement peu développée. Mais
elle s'accroît graduellement au
fur et à mesure qu'on avance en
âge et c'est elle alors qui donne
à la surface intérieure de la vessie
cet aspect réticulé et aréolaire qui
la caractérise chez l'adulte et
chez le vieillard. C'est encore à
ces faisceaux hypertrophiés que
sont dus ces types de *vessie à
colonnes* et de *vessie à cellules*,
dont il a été question plus haut.

A leur extrémité supérieure,
les fibres longitudinales internes,

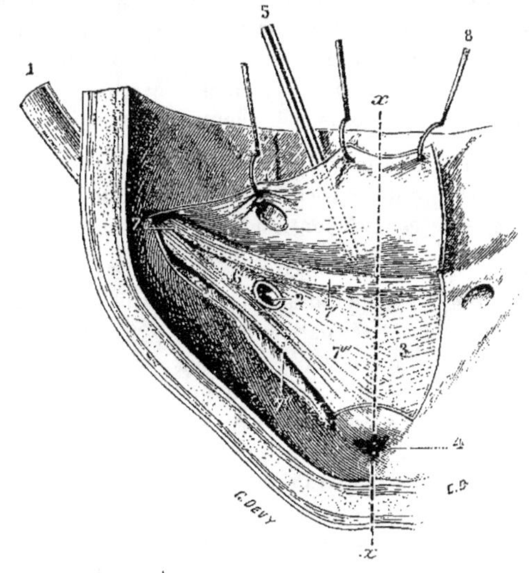

Fig. 522.

Mode de terminaison des fibres urétériques dans la vessie
(enfant de dix ans, vessie vide).

1. uretère du côté droit. — 2. son abouchement dans la vessie.
— 3. trigone de Lieutaud. — 4. col de la vessie. — 5. bas-fond. —
6, fibres circulaires de l'uretère. — 7. fibres longitudinales. avec :
7', son faisceau supérieur (bourrelet interurétérique); 7''. son faisceau
inférieur; 7''', son faisceau moyen, éparpillé en éventail sur les fibres
propres du trigone. — 8, muqueuse vésicale, isolée et érignée.

principalement celles qui occupent les parois antérieure et latérales, remontent
sur l'ouraque et constituent la plus grande partie de ses éléments musculaires. A
leur extrémité inférieure, elles descendent dans la paroi du canal de l'urèthre, où
nous les retrouverons.

Au niveau du trigone vésical, les fibres internes de la vessie présentent une disposition toute spéciale. Ce sont des fibres fines, dirigées transversalement, fortement serrées les unes contre les autres, formant par leur ensemble un plan régulier et homogène, qui tranche nettement sur l'aspect réticulé des régions voisines.
Sur ces fibres qui appartiennent en propre à la vessie, s'étale un plan surajouté de

fibres obliques, qui cheminent immédiatement au-dessous de la muqueuse et qui ne sont que l'épanouissement des fibres longitudinales des uretères (fig. 522,7"').

D. RELATIONS RÉCIPROQUES DES TROIS COUCHES MUSCULAIRES, MUSCLE VÉSICAL. — Les différentes couches musculaires que nous venons de décrire sont reliées les unes aux autres par du tissu conjonctif qui, chez les sujets doués d'embonpoint, se laisse plus ou moins envahir par la graisse. Mais elles sont unies d'une façon bien plus intime par des faisceaux, dits *anastomotiques*, qui passent d'une couche à l'autre : c'est ainsi que les fibres latérales de la couche superficielle se terminent pour la plupart dans la couche des fibres circulaires, que les fibres postérieures de la couche plexiforme s'entrecroisent avec les fibres circulaires au point qu'on ne peut plus les distinguer, etc. Ainsi unies et plus ou moins confondues, les trois couches musculaires externe, moyenne et interne constituent un seul et même muscle, dont les faisceaux sont encore plus solidaires au point de vue fonctionnel qu'au point de vue anatomique : c'est le *muscle vésical*. Ce muscle, en se contractant, tend à diminuer tous les diamètres de la vessie. Il a pour fonction par conséquent, quand celle-ci est distendue par l'urine, de comprimer ce liquide et de le chasser dans le canal de l'urèthre : c'est le *muscle expulseur de l'urine*. Il a pour antagonistes les deux sphincters de l'urèthre.

3° **Tunique muqueuse.** — La muqueuse vésicale tapisse dans toute son étendue la surface intérieure du réservoir urinaire. Elle fait suite, en amont, à la muqueuse des uretères et se continue, en aval, avec celle du canal de l'urèthre.

A. DISPOSITION GÉNÉRALE. — Blanchâtre chez l'enfant, d'une couleur cendrée chez l'adulte, cette membrane revêt chez le vieillard une teinte plus ou moins rosée ou même rougeâtre, par suite de la congestion sanguine dont elle est si souvent le siège. Elle mesure en moyenne un tiers de millimètre d'épaisseur seulement ; mais, malgré sa minceur, elle offre une résistance remarquable.

a. *Surface externe.* — Sa surface externe ou adhérente repose sur la tunique musculeuse, ci-dessus décrite, et se moule exactement sur toutes les inégalités de cette tunique. Elle lui est unie par une couche de tissu conjonctif lâche, que nous décrirons plus bas.

b. *Surface interne.* — Sa surface interne ou libre est continuellement baignée par l'urine. Elle nous présente, à l'état de vacuité de la vessie, un certain nombre de plis plus ou moins élevés et de direction variable. Ces plis, qu'il ne faut pas confondre avec les saillies permanentes qui résultent de l'hypertrophie des faisceaux musculaires sous-jacents, ne sont que des plis temporaires, qui s'effacent peu à peu au fur et à mesure que le réservoir se remplit.

B. STRUCTURE. — Histologiquement, la muqueuse vésicale se compose de deux couches : 1° une couche profonde ou chorion ; 2° une couche superficielle ou épithéliale, aux dépens de laquelle se développent des glandes rudimentaires.

a. *Chorion.* — Le chorion se compose essentiellement de faisceaux conjonctifs denses et serrés, disposés parallèlement à la surface de la muqueuse. Aux éléments conjonctifs s'entremêlent des fibres élastiques : ces fibres, relativement rares sur le corps de la vessie, deviennent très abondantes dans la région du trigone, où elles forment un réseau d'une extrême richesse.

La *surface externe* du chorion répond à la tunique musculeuse, à laquelle elle est unie par une couche de tissu cellulaire lâche, qui se continue ensuite avec la trame conjonctive de la tunique musculeuse. Cette couche constitue une véritable sous-muqueuse, et c'est grâce à elle que la muqueuse vésicale se plisse et se déplisse avec la plus grande facilité dans les alternatives de vacuité et de distension du réservoir urinaire. Au niveau du trigone, la sous-muqueuse disparaît et, dans cette région, la membrane muqueuse adhère intimement à la tunique mus-

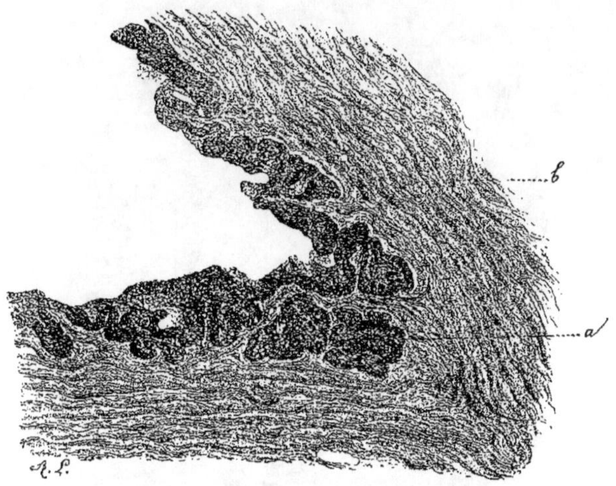

Fig. 523.

Coupe de la muqueuse vésicale au niveau du trigone chez un enfant (d'après ALBARRAN).

a, glandes. — b, tissu muqueux adhérent à la tunique musculeuse.

culeuse sous-jacente. On voit même quelques fibres musculaires pénétrer plus ou moins dans les couches profondes du chorion. Mais ces fibres, quelle que soit leur situation, appartiennent toujours au muscle vésical : il n'existe sur aucun point de la muqueuse, pas plus dans la région du trigone que dans les autres régions, une muscularis mucosæ véritable, analogue à celle que nous avons décrite sur la muqueuse intestinale.

La *surface interne* est presque partout lisse et unie. Au niveau de la base, cependant, et principalement sur le trigone, elle nous présente de petites élevures papillaires, très minces, à sommet effilé ou légèrement renflé en massue, qui s'enfoncent dans la couche épithéliale sous-jacente. Ces papilles de la muqueuse vésicale, rejetées à tort par certains anatomistes, ont été signalées depuis long-temps déjà par GERLACH et par HENLE. ALBARRAN, qui les a étudiées de nouveau en 1891, les a rencontrées constamment dans la région du trigone et, au niveau du bas-fond, dans une proportion de trois fois sur cinq sujets.

b. *Epithélium*. — La couche épithéliale, épaisse de 40 à 60 μ, est constituée, comme sur l'uretère, par un épithélium mixte stratifié. Les cellules, en effet, diffèrent beaucoup d'aspect, suivant qu'on les considère dans la couche profonde, dans la couche moyenne et dans la couche superficielle. — La *couche profonde* ou *couche génératrice* est formée par une seule rangée de cellules hautes, présentant parfois des figures de karyokinèse. Leur forme est très variable : elles sont, suivant les cas, cylindriques ou coniques; ou bien encore, elles affectent la forme d'une raquette, dont la pointe, plus ou moins effilée, répond au chorion et dont la partie renflée s'avance plus ou moins dans la couche suivante. — La *couche moyenne* nous présente deux ou trois rangées de cellules arrondies ou polyé-

driques par pression réciproque. Chacune d'elles possède un gros noyau, placé
au centre du protoplasma. — La *couche superficielle*, la plus intéressante des

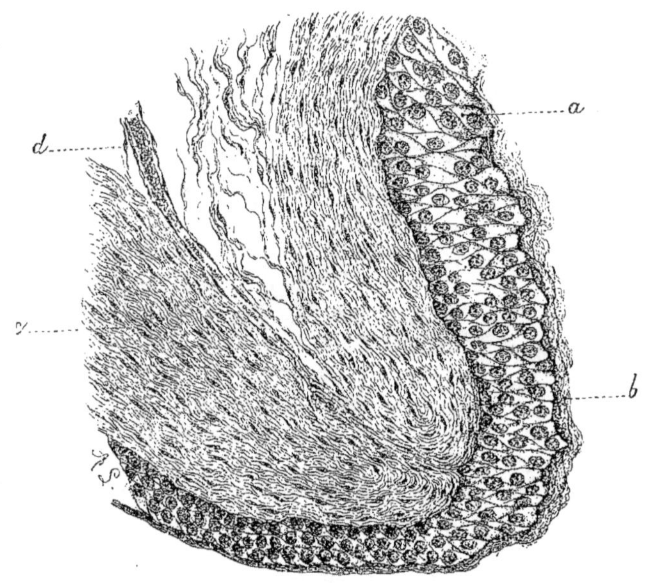

Fig. 524.

Coupe de la paroi vésicale normale d'un enfant de cinq ans, passant près du col
(d'après ALBARRAN).

a. cellules claires de l'épithélium. — *b.* cellules pavimenteuses superficielles. — *c,* derme et sous-muqueuse.
d. vaisseau sanguin.

trois, est constituée par des cellules aplaties et franchement pavimenteuses,
disposées en deux rangées : une rangée externe, formée par des cellules de 25 à
30 μ de largeur, dont la face profonde se
moule exactement sur les extrémités renflées
des cellules précédemment décrites ; une rangée interne, comprenant des cellules très
minces, lamelleuses, à contours polygonaux,
mesurant 100 à 150 μ de diamètre. Ces dernières cellules (*cellules épithéliales géantes* de
DOGIEL) délimitent la cavité vésicale et, de ce
fait, sont constamment baignées par l'urine.
DOGIEL, auquel nous devons une bonne description des cellules superficielles de la vessie,
leur distingue deux parties, l'une externe,
l'autre interne. La partie externe, granuleuse,
possède un ou plusieurs noyaux ; elle porte
l'empreinte des cellules sous-jacentes. La partie
interne, claire et homogène, est une sorte de
plateau, d'où s'élèvent de petits prolongements

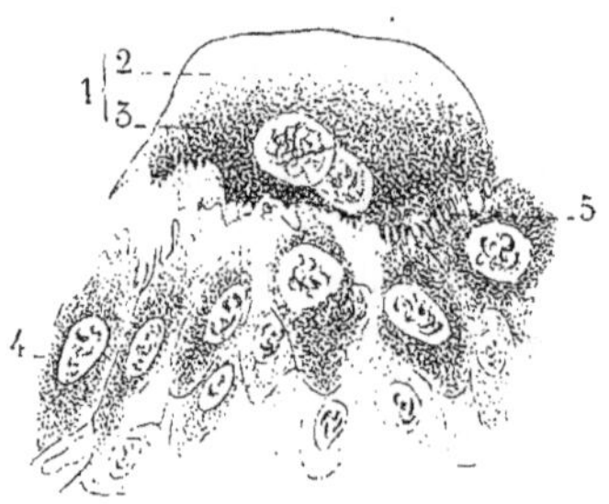

Fig. 525.

Épithélium vésical du rat (vu sur une
coupe verticale (d'après DOGIEL).

1. cellules de la couche superficielle, avec :
2. leur zone claire ; 3, leur zone granuleuse. —
4. cellules de la couche profonde. — 5. filaments
protoplasmiques, unissant les cellules profondes
aux cellules superficielles correspondantes.

en forme de champignon (fig. 526,2), qui, après s'être pédiculisés, tombent dans
la vessie. J'ajouterai que des prolongements protoplasmiques, de longueur et de

largeur fort variables (fig. 525,5), unissent les grandes cellules lamelleuses de la couche superficielle aux cellules de la couche moyenne.

Plusieurs observateurs (PANETH, OBERDICK, ULTZMANN) ont noté que les cellules épithéliales de la vessie diminuent de hauteur quand ce réservoir passe de l'état de vacuité à l'état de distension. Cela se comprend : la surface intérieure de la vessie, acquérant graduellement un développement double, triple ou quadruple, les cellules épithéliales, qui conservent toujours leurs rapports réciproques, je veux dire qui restent unies par leurs bords, doivent forcément s'élargir dans les mêmes proportions : et, comme leur masse protoplasmique reste la même, elles perdent naturellement en épaisseur ce qu'elles gagnent en surface. — Sur la muqueuse du trigone, TOURNEUX et HERRMANN ont signalé l'existence de vacuoles sphériques qui occupent l'épaisseur de l'épithélium et dont le diamètre peut s'élever à 50 μ et au delà. Ces vacuoles, que l'on retrouve plus bas dans la muqueuse de l'urèthre prostatique, renferment habituellement une substance colloïde, qui se colore légèrement en rose par le picrocarmin. — Nous ajouterons enfin que, chez les batraciens, l'épithélium vésical renferme un certain nombre de cellules caliciformes.

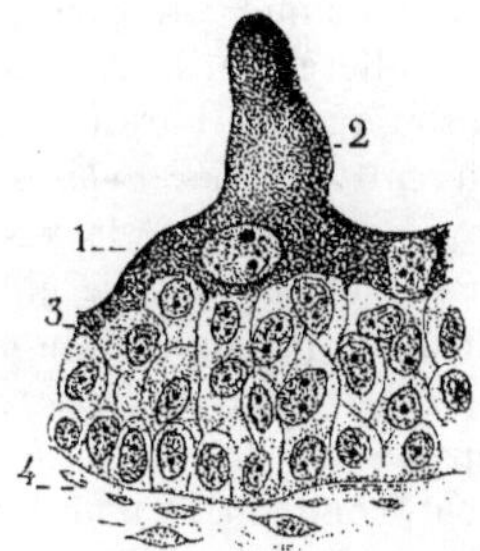

Fig. 526.

Coupe transversale de la vessie du rat (d'après DOGIEL).

1. une cellule épithéliale de la couche superficielle, avec 2, un prolongement granuleux. — 3. cellules épithéliales des deux couches moyenne et profonde. — 4. derme muqueux.

C. GLANDES. — Sur le trigone et de préférence au voisinage du col (fig. 523, *a*), l'épithélium de la vessie émet profondément des prolongements ou bourgeons, plus ou moins développés, tantôt simples et cylindriques, tantôt multilobés, qui descendent plus ou moins bas dans l'épaisseur du chorion.

Ce sont des *glandes rudimentaires*, mal différenciées, qui font suite à celles de la muqueuse uréthrale. Elles ne possèdent pas, en effet, de membrane propre, et leurs éléments sécréteurs sont représentés par des cellules cylindriques stratifiées, présentant la plus grande analogie avec les cellules profondes de l'épithélium vésical. A leur centre, se trouvent parfois des vacuoles, en tout semblables à celles que nous avons signalées tout à l'heure dans l'épaisseur même de la couche épithéliale.

En dehors du col et même du trigone, on peut rencontrer encore des glandes analogues : ALBARRAN et VON BRUNN en ont vu sur la paroi antérieure de la vessie, en dehors de toute altération pathologique. Mais elles sont beaucoup plus espacées et encore plus rudimentaires que celles de la région du col. Ce ne sont, le plus souvent, que de simples *cryptes muqueux*, dont l'épithélium diffère peu ou point de l'épithélium vésical proprement dit.

§ V. — VAISSEAUX ET NERFS

1° **Artères**. — Les artères de la vessie (*artères vésicales*), toujours fort nombreuses, proviennent toutes, directement ou indirectement, de l'artère iliaque interne ou hypogastrique.

a. *Origine et trajet.* — On les divise, d'après leur mode de distribution, en supérieures, inférieures, antérieures et postérieures. — Les *artères vésicales supérieures* sont fournies par la partie restée perméable de l'ombilicale. Elles se distribuent à la région du sommet et aux faces latérales. Elles jettent, en outre, sur l'ouraque un certain nombre de fins rameaux, qui remontent jusqu'à l'ombilic et s'y anastomosent avec les ramifications de l'épigastrique. — Les *artères vésicales inférieures* émanent directement de l'hypogastrique (t. II, p. 203). Elles

cheminent entre la vessie et le rectum chez l'homme, entre la vessie et le vagin
chez la femme. Elles irriguent à la fois : 1° la paroi inférieure de la vessie et tout
particulièrement la région du triangle de Lieutaud ; 2° la prostate et la portion
prostatique de l'urèthre ; 3° une portion des vésicules séminales et des canaux
déférents. — Les *artères vésicales postérieures*, branches de l'hémorrhoïdale
moyenne, abordent la vessie au niveau de son bas-fond. De là, elles remontent
sur sa face postérieure et s'y distribuent. Elles sont constamment renforcées, chez
la femme, par un certain nombre de rameaux issus de la vaginale et de l'utérine.
— Les *artères vésicales antérieures*, toutes petites et en nombre variable, sont
fournies par la honteuse interne et quelquefois par l'obturatrice. Elles se distribuent, comme leur nom l'indique, à face antérieure du réservoir urinaire.

b. *Mode de distribution*. — Les artères précitées s'anastomosent plus ou moins
entre elles à la surface extérieure de la vessie, formant dans leur ensemble le
réseau périvésical. Puis, elles traversent la tunique musculeuse, en lui abandonnant de nombreux rameaux, et viennent former au-dessous de la muqueuse un
deuxième réseau à larges mailles, le *réseau sous-muqueux*. De ce réseau sous-
muqueux partent des ramuscules très fins, qui s'élèvent dans la muqueuse et s'y
résolvent en un réseau capillaire à mailles très étroites, le *réseau muqueux*. Ces

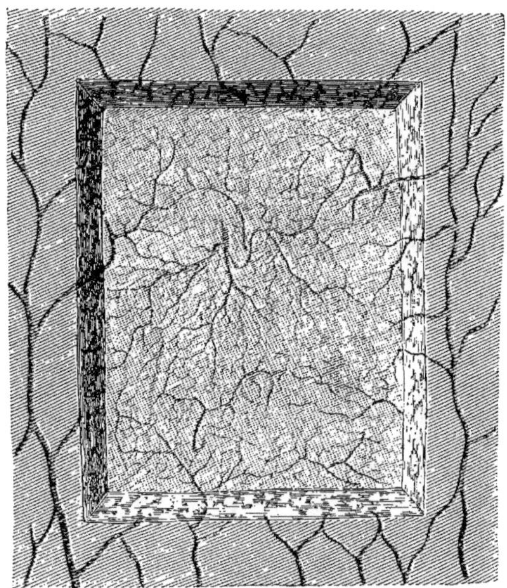

Fig. 527.

Veines de la muqueuse vésicale.

Le réseau veineux de la vessie a été rempli par une injection à froid
(eau et bleu d'outre-mer en suspension) poussée par la veine dorsale
profonde de la verge. Puis, la vessie ayant été enlevée, une fenêtre a été
faite dans la couche musculaire de sa paroi antérieure, pour mettre sous
les yeux la face extérieure de la muqueuse. On voit nettement, sur plusieurs points, un certain nombre de veinules converger vers un tronc
collecteur commun, lequel est coupé au moment où il abandonnait la
muqueuse pour passer dans la couche musculaire. On voit d'autre part,
sur les parois de la fenêtre pratiquée dans le muscle vésical, quelques
troncules passer du réseau de la muqueuse dans le réseau superficiel.

capillaires terminaux s'avancent au-dessous de l'épithélium : aussi peut-on les observer facilement (Albarran) pendant l'examen endoscopique.

2° **Veines**. — Les veines de
la vessie, ainsi que les plexus
veineux intra-pelviens auxquels elles se rendent, ont été
bien étudiées en 1869 par Gillette. Nous les examinerons
successivement : 1° dans la
muqueuse (*réseau muqueux*) ;
2° dans la musculeuse (*réseau
intra-musculaire*) ; 3° à la surface extérieure de la vessie
(*réseau périvésical*).

a. *Réseau muqueux*. — Les
veinules qui proviennent des
réseaux capillaires précités forment dans la muqueuse du
corps de la vessie un riche réseau, le *réseau muqueux*. A
l'œil nu et à la loupe (fig. 527),
on voit une multitude de veinules s'anastomoser les unes
avec les autres, de façon à
former un plexus à mailles
polygonales. Les veinules plus

grosses, issues de ce réseau, convergent par groupe de 5 ou 6 vers un canal collecteur commun et s'y abouchent toutes simultanément, rappelant ainsi jusqu'à un certain point la disposition étoilée des veines superficielles du rein et des vasa vorticosa de la choroïde. Dans la région du col, les veines muqueuses revêtent un aspect un peu différent : il existe sur ce point un plexus circulaire à mailles extrêmement fines, qui se continue avec celui de l'urèthre et d'où partent des troncs, dont les uns ont la direction des freins postérieurs du véru montanum,

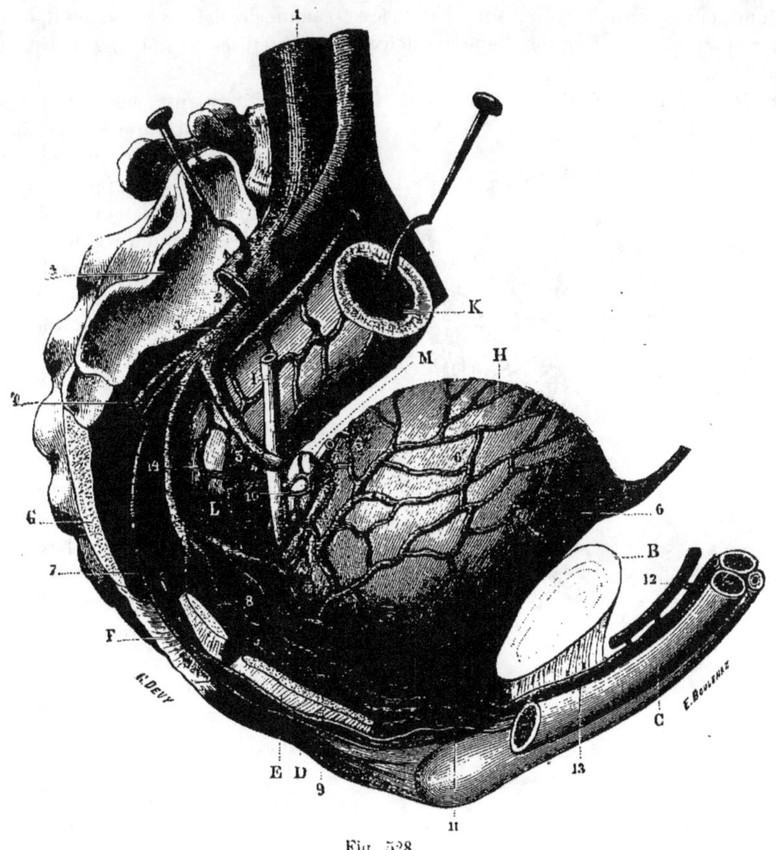

Fig. 528.

Les veines du bassin (chez l'homme).

A, auricule du sacrum. — B, symphyse pubienne. — C, verge, dont le corps caverneux droit a été réséqué à sa partie postérieure. — D, sphincter externe de l'anus. — E, releveur de l'anus. — F, ischio-coccygien. — G, section des ligaments sacro-sciatiques. — H, vessie, avec H', l'ouraque. — I, urètère. — K, côlon ilio-pelvien. — L, rectum. — M, vésicule séminale et canal déférent.
1, veine cave inférieure. — 2, veine iliaque externe du côté droit. — 3, veine hypogastrique. — 4, veines fessières. — 5, veine obturatrice. — 6, 6', 6'', veines vésicales. — 7, veine honteuse interne. — 8, plexus hémorrhoïdal. — 9, plexus vésico-prostatique. — 10, plexus séminal.

dont les autres vont gagner les parties latérales de la muqueuse vésicale ou le bas-fond de l'organe (GILLETTE).

b. *Réseau intra-musculaire.* — Les canaux efférents du réseau muqueux passent de la muqueuse dans la musculeuse et y forment, de concert avec les veines propres de cette dernière tunique, un deuxième réseau, le *réseau intra-musculaire.* Les veines qui le constituent se disposent, dans la plupart des cas, parallèlement aux colonnes musculaires correspondantes, soit qu'elles cheminent à leur surface, soit qu'elles occupent leur épaisseur. D'autre part, elles suivent un trajet indépendant de celui des artères; mais ce n'est pas là, cependant, une règle générale. Assez fréquemment, en effet, comme l'a constaté GILLETTE, les deux ordres de vaisseaux s'accolent pour suivre, quelque temps du moins, le même trajet. Dans ce cas, les petites artères sont accompagnées par une veine unique; les artères les plus volumineuses, au contraire, sont flanquées chacune de deux veines, et il est à remarquer que, dans ce cas, l'une des deux veines satellites est toujours plus petite que l'autre.

c. Réseau périvésical. — Au sortir de la tunique musculeuse, les veines de la vessie forment tout autour de l'organe un troisième réseau, le *réseau superficiel* ou *périvésical;* on l'appelle encore *réseau sous-péritonéal* pour les régions de la vessie qui sont revêtues par le péritoine. Les veines qui entrent dans la constitution de ce réseau suivent pour la plupart un trajet longitudinal, c'est-à-dire que, prenant naissance dans la région du sommet, tout autour de l'ouraque, elles se dirigent ensuite vers la base. Elles sont ordinairement très dilatées, plus ou moins flexueuses ou même variqueuses, reliées les unes aux autres par de fréquentes anastomoses rectilignes ou arciformes. Les valvules y sont très rares et parfois même semblent faire complètement défaut, tant il est facile de les remplir par une injection poussée des troncs vers les rameaux d'origine. Ces veines vésicales superficielles se distinguent, d'après leur situation, en antérieures, latérales et postéro-inférieures. — Les *veines vésicales antérieures* (fig. 529,7) cheminent de haut en bas sur la face antérieure de la vessie. Arrivées à la partie inférieure de cette face, elles perforent ou contournent les ligaments pubo-vésicaux (fig. 529,4) et se jettent alors dans un important plexus, le

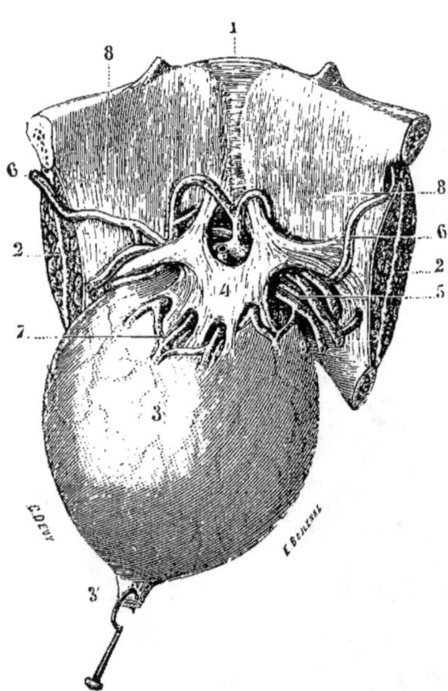

Fig. 529.

Les veines antérieures de la vessie et le plexus de Santorini.

(La vessie a été fortement érignée en bas et un peu à gauche.)

1. symphyse pubienne, vue par sa face postérieure. — 2, muscles obturateurs interne et externe. — 3, vessie, vue par sa face antérieure, avec 3', l'ouraque. — 4, ligaments pubo-vésicaux. — 5, plexus de Santorini. — 6, 6, anastomoses des veines obturatrices. — 7, veines vésicales antérieures. — 8, 8, fascia pelvien, recouvrant les muscles obturateurs internes et releveurs de l'anus. — 9, veines honteuses internes.

plexus pubo-vésical ou *plexus de Santorini (plexus pudendalis* de certains auteurs). Ce plexus n'est pas situé en arrière de la symphyse pubienne, comme on l'écrit généralement, mais un peu au-dessous de la symphyse. WALDEYER a fait remarquer, en outre, qu'il est placé à gauche et à droite de la ligne médiane, plutôt que sur la ligne médiane elle-même, de telle sorte que l'on peut, dans la plupart des cas, pénétrer dans la vessie par la voie sous-pubienne sans intéresser les gros canaux veineux du plexus en question. Parmi les veines vésicales antérieures, on en rencontre assez souvent une ou deux, plus volumineuses que les autres, qui longent la ligne médiane et qui peuvent être lésées dans l'opération de la cystotomie sus-pubienne. — Les *veines vésicales latérales* (fig. 528,6'), remarquables à la fois par leur nombre et par leur volume, suivent comme les précédentes un trajet descendant : elles aboutissent au plexus vésico-prostatique. Quelques-unes d'entre elles se rendent parfois directement à la veine hypogastrique. — Les *veines vésicales postéro-inférieures* (fig. 528,6"), également très volumineuses, se subdivisent à leur tour en deux groupes : les unes, issues de la base de la vessie et plus particulièrement de la région du bas-fond, se dirigent d'avant en arrière et de bas en haut. Les autres, tirant leur origine de la face postérieure de la vessie, suivent, comme les antérieures et les latérales, un trajet descendant. Toutes ces veines aboutissent, en définitive, en partie à la portion la plus reculée du plexus vésico-prostatique, en partie au plexus veineux qui entoure les vésicules séminales (*plexus séminal*).

d. *Résumé : plexus pelvi-vésical et ses anastomoses.* — Au total, les veines de la vessie sont tributaires des trois plexus pubo-vésical, vésico-prostatique et séminal. Ces différents plexus sont intimement unis les uns aux autres et n'en forment pour ainsi dire qu'un seul, que l'on pourrait appeler le *plexus pelvi-vésical* (fig. 528). À leur tour, les canaux veineux qui constituent le plexus pelvi-vésical déversent leur contenu, par des voies efférentes toujours multiples, dans les veines hypogastriques. Nous devons ajouter qu'ils contractent des anastomoses avec tous les réseaux veineux du voisinage : le réseau de l'uretère, le réseau du rectum (réseau hémorrhoïdal), les veines des parois abdominales, les veines honteuses internes, les veines obturatrices, les veines spermatiques chez l'homme et utéro-ovariennes chez la femme, etc., etc. Tous les réseaux veineux du bassin, on peut le dire, sont reliés les uns aux autres par des voies anastomotiques larges et nombreuses : ils deviennent ainsi solidaires les uns des autres et peuvent, au besoin, se suppléer mutuellement.

e. *Veines vésicales chez la femme.* — La description qui précède s'applique à l'homme. Chez la femme, les veines de la vessie se distinguent encore en antérieures, postéro-inférieures et latérales : les *veines vésicales antérieures* se rendent, comme chez l'homme, au plexus de Santorini : les *veines postéro-inférieures* viennent se jeter, au niveau du col utérin, dans le plexus utéro-vaginal ; les *veines latérales*, enfin, aboutissent aux parties latérales du plexus vésico-vaginal et, de là, aux veines hypogastriques.

3° Lymphatiques. — Les vaisseaux lymphatiques de la vessie ont été décrits par Cruikshank et représentés par Mascagni. Malgré l'autorité de ces deux anatomistes, on a longtemps considéré le réservoir urinaire comme entièrement dépourvu de lymphatiques : « L'absence complète de glandes et de vaisseaux lymphatiques dans la muqueuse vésicale, écrivait Sappey, est un des traits les plus remarquables de sa constitution. » L'existence de ces vaisseaux n'est plus contestable aujourd'hui, après les observations si démonstratives de M. et Mme Hoggan, qui datent déjà de 1882, et les recherches plus récentes de Lubbia et Albarran (1890) et de Gerota (1896). Les lymphatiques vésicaux naissent à la fois dans la muqueuse et dans la tunique musculeuse :

a. *Lymphatiques de la muqueuse.* — Les vaisseaux lymphatiques forment, dans l'épaisseur de la muqueuse, un riche réseau, que l'on observe également bien sur toutes les régions de la vessie, mais qui est particulièrement bien développé au niveau du trigone. Sur ce dernier point, les lymphatiques sont non seulement plus abondants, mais encore plus volumineux De la muqueuse, les rameaux lymphatiques précités passent dans la tunique musculeuse, s'anastomosent plus ou moins avec ceux qui appartiennent en propre à cette tunique et arrivent alors à la surface extérieure de l'organe, où nous les retrouverons tout à l'heure.

b. *Lymphatiques de la musculeuse.* — Les lymphatiques de la musculeuse prennent leur origine dans les couches les plus superficielles de cette tunique par des réseaux délicats, d'où s'échappent des troncs très sinueux et peu valvulés (GEROTA). Ces troncs se portent, comme les précédents, à la surface extérieure de la vessie.

c. *Mode de terminaison des lymphatiques vésicaux.* — Arrivés à la surface extérieure de l'organe, les lymphatiques vésicaux se comportent comme suit. — Quelques-uns d'entre eux, suivant un trajet ascendant, remontent vers l'ouraque (M. et Mme Hoggan) et se jettent très probablement, au niveau de l'ombilic, dans le réseau lymphatique de la paroi abdominale. — Les autres, et c'est de beaucoup le plus grand nombre, se dirigent, en suivant un trajet plus ou moins flexueux, vers la partie inférieure de la vessie. Nous les diviserons, au point de vue de leur terminaison, en trois groupes : un premier groupe aboutit aux ganglions qui s'échelonnent le long des artères hypogastriques (*ganglions hypogastriques*); un deuxième groupe se porte vers les parties latérales de la vesssie et se jette dans des ganglions, dits *ganglions vésicaux latéraux*, qui se trouvent situés sur les côtés de l'artère ombilicale ; un troisième groupe, enfin, descend sur la face antérieure de la vessie et se jette, en arrière de la symphyse, dans des ganglions, dits *ganglions vésicaux antérieurs*, qui sont situés dans le tissu adipeux rétro-pubien.

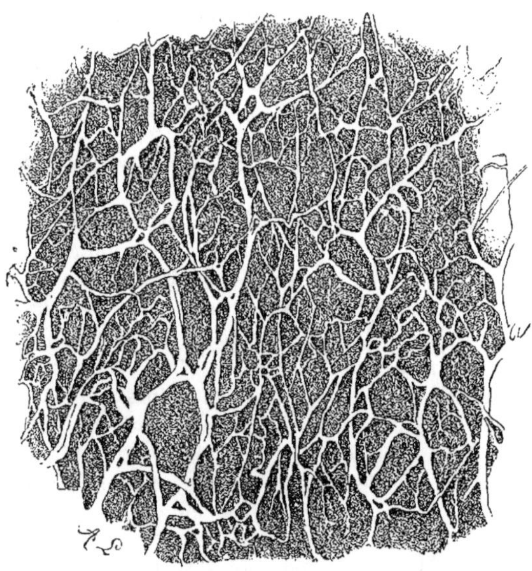

Fig. 530.

Lymphatiques de la muqueuse du trigone chez un enfant de seize mois (d'après Albarran).

Les ganglions lymphatiques vésicaux latéraux sont connus depuis longtemps : ils sont mentionnés, en effet, par Mascagni, par Boyer, par Mercier, etc. Quant aux ganglions vésicaux antérieurs ou prévésicaux, ils ont été signalés, en 1896, par Gerota et décrits à nouveau, en 1899, par Küttner et Pasteau.

Les vaisseaux efférents des ganglions vésicaux, soit latéraux, soit antérieurs, se rendent à un ou deux ganglions qui sont situés, suivant les cas, au-dessous de l'iliaque externe ou au niveau de la terminaison de l'hypogastrique. En somme, c'est toujours aux ganglions hypogastriques qu'aboutissent en définitive les lymphatiques vésicaux. Albarran a constaté l'infection de ces ganglions dans des cas de tumeurs de la vessie.

4° **Nerfs**. — La vessie, étant à la fois un organe sensible et un organe contractile, possède, de ce fait, des nerfs fort nombreux :

a. *Origine*. — Ces nerfs (*nerfs vésicaux*) émanent de deux sources : 1° du
plexus hypogastrique, qui, outre ses ra-
meaux sympathiques, renferme des filets
sensitifs issus des deux premiers nerfs
lombaires ; 2° des branches antérieures
des troisième et quatrième nerfs sacrés,
quelquefois aussi du deuxième. Le réservoir urinaire est donc sous la dépendance
des deux systèmes cérébro-spinal et sympathique. Les fibres, issues du système
cérébro-spinal sont des fibres à myéline ;
les fibres sympathiques sont des fibres
de Remak.

b. *Trajet*. — Les filets nerveux précités se rendent à la vessie, soit isolément, soit en suivant les vaisseaux.
Comme tous les nerfs viscéraux, ils
s'anastomosent entre eux au cours de
leur trajet. Arrivés à la vessie, ils continuent à s'anastomoser, de façon à
former, dans l'épaisseur de la paroi vésicale, un vaste plexus où les fibres

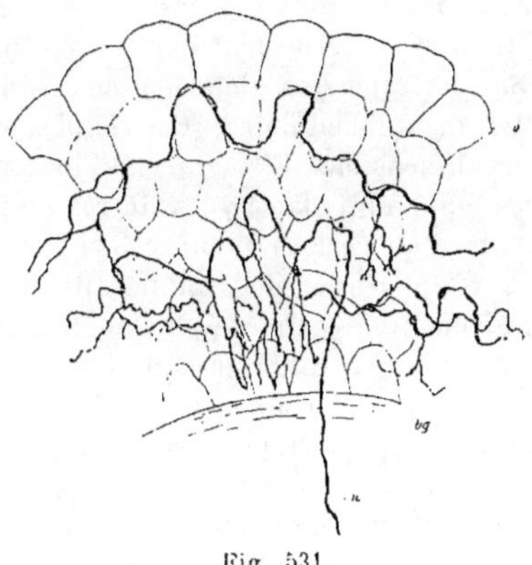

Fig. 531.

Terminaisons nerveuses dans l'épithélium
vésical du lapin (d'après Retzius).

o, couche superficielle de l'épithélium. — *bg*, tissu cellulaire sous-épithélial. — *n*, fibres nerveuses passant du
chorion dans la couche épithéliale pour y suivre tout
d'abord un trajet tangentiel et s'y résoudre en de nombreuses ramifications, lesquelles se terminent par des
extrémités libres.

cérébro-spinales et les fibres sympathiques sont intimement confondues.

c. *Mode de terminaison*. — Envisagés au point de vue de leur mode de terminaison les filets nerveux vésicaux
se distinguent en filets moteurs,
filets sensitifs et filets vasculaires.
— Les *filets vasculaires* se terminent dans la paroi des vaisseaux
suivant leur mode habituel. — Les
filets moteurs se rendent au muscle
vésical et s'y terminent comme se
terminent les nerfs moteurs sur les
fibres lisses. — Les *filets sensitifs*
se distribuent à la muqueuse. Depuis longtemps déjà, Kisselew (*Med.
Centralblatt*, 1868) les a vus pénétrer dans l'épaisseur de l'épithélium.
Tout récemment, Retzius (1892) et
Grünstein (1900), en utilisant la
méthode d'Ehrlich et la méthode de
Golgi, ont pu, de nouveau, mettre en
évidence ces terminaisons interépithéliales. Comme nous le montre
nettement la figure 531, les fibres

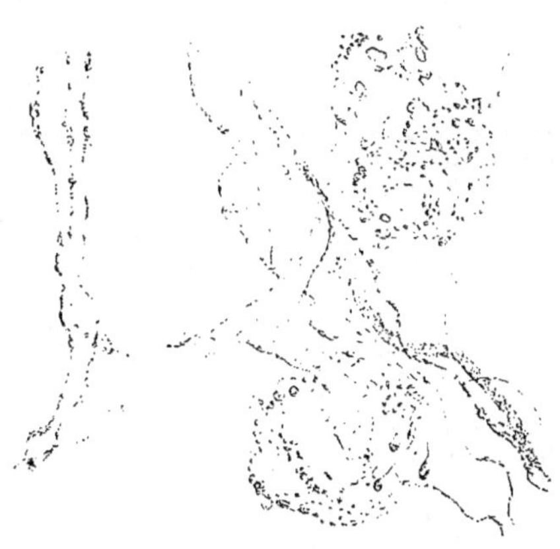

Fig. 532.

Terminaisons nerveuses dans la vessie de la grenouille (bleu de méthylène, d'après Grünstein).

On voit nettement deux cellules ganglionnaires, chacune avec
son plexus péricellulaire.

nerveuses dépouillées de leur myéline s'élèvent verticalement dans la couche
épithéliale et s'avancent ainsi jusqu'au voisinage de la surface libre de la

muqueuse, sans toutefois l'atteindre. Puis, s'infléchissant sur elles-mêmes, elles suivent un trajet tangentiel, je veux dire un trajet plus ou moins parallèle à la surface de la muqueuse. Chemin faisant, elles émettent de nombreuses collatérales. plus ou moins ramifiées, lesquelles retournent vers les couches profondes de l'épithélium et s'y terminent par des extrémités libres.

Sur le trajet des filets nerveux vésicaux se disposent de nombreux ganglions pluri- ou uni-cellulaires. Ces cellules ganglionnaires sont très variables de forme et de dimensions. Elles varient aussi par le nombre de leurs prolongements, les unes étant unipolaires, les autres multipolaires. Grünstein a nettement constaté autour d'un certain nombre d'entre elles, l'existence d'un plexus péricellulaire (fig. 532), lequel, ici comme ailleurs, n'est que l'arborisation terminale d'une fibre sensitive venue de plus ou moins loin. Ces cellules à plexus péricellulaire envoient leur cylindraxe dans les éléments contractiles de la tunique musculaire. Recevant par l'arborisation précitée des excitations soit d'origine centrale soit d'origine périphérique, elles les transmettent par leur prolongement cylindraxile au muscle vésical dont elles règlent ainsi le fonctionnement : ce sont pour la vessie, de véritables centres réflexes.

Voyez, au sujet de la vessie, parmi les travaux récents (1880-1899) : Hart, *Ueber Lage und Ausdehnung der weiblichen Blase.* Centralbl. f. Gynäkol., 1880 ; — Bouilly, *Tumeurs aiguës et chroniques de la cavité prévésicale.* Th. d'agrég., Paris, 1880 ; — Pauzat. *Contribution à l'étude de la région prévésicale,* etc., Gaz. méd. de Paris, 1880 ; — Hoggan (G. and E.), *The comparative Anatomy of the lymphatics of the mammalian urinary bladder,* Journ. of Anat. and Physiol., 1881, vol. XV ; — Leusser, *Ueber das cavum Retzii u. prævesicalen Abcesse.* Arch. f. klin. Chir., 1883 ; — Mosso et Pellacani, *Sur les fonctions de la vessie.* Arch. ital. de Biologie, 1882 ; — Belfry Hart. *Quelques mots sur la vessie de la femme, au point de vue anatomique et physiologique.* Edimb: med. Journ., 1883 ; — Oberdick, *Ueber Epithel und Drüsen der Harnblase und weibl. und mannl. Urethra,* Preisschrift, Göttingen, 1884 ; — Lacnois. *Appareil urinaire des vieillards.* Th. Paris, 1885 . — Neale, J. Headley, *Ueber die Capacität der Blase beim Weibe.* Brit. med. Journ., 1885, p. 70 ; — Green, *Ueber die Capacität der weibl. Harnblase,* ibid., 1885, p. 177 ; — Duchastellt. *Capacité et tension de la vessie,* Th. de Paris, 1886 ; — Guyon. *Note sur la sensibilité de la vessie à l'état normal et pathologique,* Annales de Guyon, 1887 ; — Lachi, *L'epitelio vesicale secondo i vari gradi di distensione della vesica,* Perugia, 1887 ; — Charpy. *La gaine des muscles droits et la cavité prévésicale.* Rev. de Chir., 1888 ; — Waldeyer, *Anatomie de l'arcade pubienne et de la région antérieure de la vessie,* Congr. de la Soc. allem. de Chirurgie, 1888 ; — Takahasi, *Beitr. zur Kenntniss der Lage der fötalen und kindlichen Harnblase,* Arch. für Anat. u. Physiol., 1888 ; — Flesch. *Bemerk. über die Beziehungen des Bauchfells zur vorderen Wand der Harnblase,* Anat. Anzeiger. 1888 ; — Flemming, Arch. f. mikr. Anat., 1889 ; — Ceccati, *Nuove osservaz. al distribuimento e alla terminazione delle fibre nervose nella vesica urinaria in alcuni anfibi rettili e mammiferi,* Mem. dell. R. Accad. di Bologna. 1889 ; — Disse, *Beitr. zur Kenntniss d. Spalträume des Menschen : der Blasenspaltraum bei Kindern u. sein Verhältniss zum Cavum Retzii.* Arch. f. Anat., 1889. — Du même, *Unters. über die Lage der menschl. Harnblase u. ihre Veränderungen im Laufe des Wachstums,* Anat. Hefte, 1891 ; — Delbet (Pierre), *Quelques recherches anatomiques et expérimentales sur la vessie et l'urèthre.* Annal. des maladies des Org. génito-urinaires, 1892 ; — Pillet. *Sphincter interne de la vessie.* Bull. Soc. anat., 1892 ; — Du même. *Essai sur la section du muscle vésical,* Journ. de l'Anat. et de la Physiol., 1893 ; — Drappier, *Contr. à l'étude du plancher pelvien et de la cavité prévésicale,* Th. Paris. 1893 ; — Hey. *Ueber Drüsen. Papillen. Epithel u. Blutgefässe der Harnblase.* Tübingen, 1894 ; — Griffiths. *Observ. upon the urinary Bladder u. Urethra.* Journ. of Anat. a. Physiol., vol. XIX, 1895 ; — Genouville, *La contractilité du muscle vésical à l'état normal et à l'état pathologique.* Gaz. des Hôpitaux, 1895 ; — Delbet (Paul). *Anatomie chirurg. de la vessie,* Th., Paris, 1895 ; — Gerota. *Ueber die Lymphgefässe u. Lymphdrüsen der Nabelgegend u. der Harnblase,* Anat. Anz., 1896 ; — Mayer. *Vessie de l'enfant.* Th. Paris, 1896 ; — Waldeyer. *Das Trigonum vesicæ,* Sitz. d. kön. Preuss. Akad. d. Wiss., 1897 ; — Versari. *Rech. sur la tunique de la vessie,* etc., Ann. des maladies des Org. génito-urinaires, 1897 ; — Berti. *Sopra la plica resicale traversa e sopra alcune particolarità degli organi pelvici nei bambini,* Bull. de Soc. méd., 1897 ; — Romary. *Rapports de la région antérieure de la vessie avec le péritoine aux différents âges,* Th. Lyon, 1897 ; — Fraisse. *Note sur la topogr. de la vessie et des uretères chez la femme,* La Sem. gynéc., 1898 ; — Birmingham. *The schape and position of the urinary bladder in the child,* Trans. of the roy. Akad. of med. of Ireland, 1898 ; — Dawson. *Observ. on the epithelium of the urinary bladder in man,* Bull of the Hopkins's Hospital, 1898 ; — Cunéo et Veau. *De la signification morphol. des aponévroses périvésicales,* Journ. de l'Anat. et de la Physiol., 1899 ;

— Pasteau. *Ganglions lymphatiques de la vessie*, Th. Paris. 1899 ; — Axcel. *Contrib. à l'étude des rapports du péritoine avec les artères ombilicales et l'ouraque*. Th., Nancy, 1899 : — Grünstein, *Zur Innervation der Harnblase*. Arch. für mikr. Anat., 1900.

ARTICLE IV

URÈTHRE

L'urèthre (οὐρήθρα, de οὐρέειν, uriner ; angl. *Urethra*, allem. *Harnröhre*) est un canal par lequel l'urine, après un séjour plus ou moins prolongé dans la vessie, est expulsée au dehors. Ce canal, dernier segment des voies urinaires, diffère beaucoup suivant qu'on l'envisage chez l'homme ou chez la femme. Nous l'étudierons séparément dans l'un et l'autre sexe.

§ I. — URÈTHRE CHEZ L'HOMME

L'urèthre de l'homme est un long conduit, étendu du col de la vessie à l'extrémité libre du pénis. Dans sa portion toute supérieure, en arrière du véru montanum, il est parcouru exclusivement par l'urine. Mais, en avant du véru, l'urèthre livre passage également au produit de sécrétion de la glande génitale : il devient ainsi, dans la plus grande partie de son étendue, une voie commune à l'urine et au sperme, d'où le nom de *canal uro-génital* sous lequel le désignent certains auteurs.

A. — CONSIDÉRATIONS GÉNÉRALES

1° Direction. — Le canal de l'urèthre, en se séparant de la vessie, se dirige obliquement en bas et en avant (fig. 533). Parvenu au-dessous de la symphyse, il s'infléchit en avant et en haut jusqu'au niveau du point où les corps caverneux du pénis changent de direction et, d'ascendants qu'ils étaient, deviennent descendants. Là l'urèthre, suivant exactement la direction de ces derniers, s'infléchit de nouveau sur lui-même pour se porter verticalement en bas.

Comme on le voit, le canal de l'urèthre, au cours de son trajet, décrit deux courbes : 1° une *courbe postérieure*, à concavité dirigée en haut et en avant ; 2° une *courbe antérieure*, à concavité dirigée en bas et en arrière. Ces deux courbes étant orientées en sens inverse, le canal dans son ensemble revêt la forme d'un *S* italique. Nous appellerons *angle sous-pubien* le sommet de la première courbe. Le sommet de la seconde, qui répond à l'insertion inférieure du ligament suspenseur de la verge, deviendra l'*angle prépubien*.

Des deux courbes précitées, la première est permanente. La seconde disparaît lorsque le pénis est en état d'érection ou lorsque le chirurgien le relève au-devant de l'abdomen pour pratiquer le cathétérisme. Dans l'une et l'autre de ces deux conditions (fig. 533), l'urèthre ne décrit plus qu'une seule courbure, dont la concavité regarde en haut et en avant quand le sujet est debout, en haut et en arrière quand il repose dans le décubitus dorsal.

2° Divisions. — Le mode de division du canal de l'urèthre varie suivant le point de vue auquel on se place : 1° d'après ses rapports avec l'aponévrose périnéale moyenne ; 2° d'après ses rapports périphériques ; 3° d'après sa mobilité.

a. *D'après ses rapports avec l'aponévrose périnéale moyenne.* — L'urèthre est situé, à son origine, dans l'excavation pelvienne ; il passe ensuite dans le périnée et, au sortir du périnée, dans la partie libre de la verge. Au cours de son trajet, il traverse d'arrière en avant l'aponévrose périnéale moyenne et nous pouvons déjà, en tenant compte de ce dernier rapport, diviser le canal en deux portions : une portion supérieure, située au-dessus de l'aponévrose périnéale moyenne, c'est

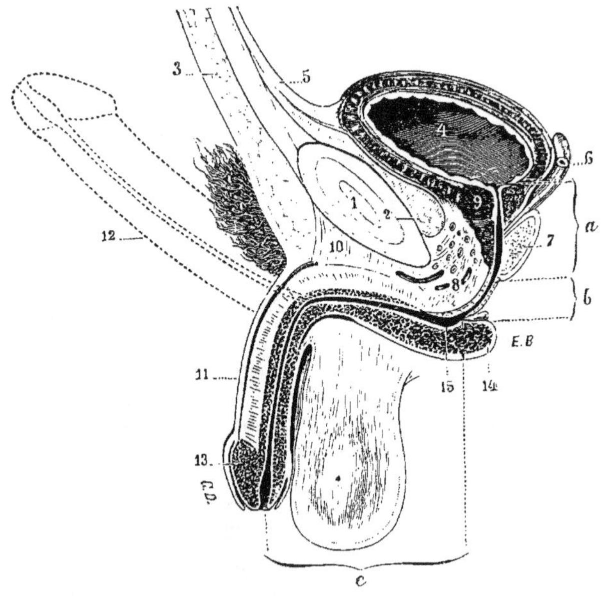

Fig. 533.

Le canal de l'urèthre, chez l'homme, vu sur une coupe vertico-médiane du corps.

1, symphyse pubienne. — 2, espace prévésical. — 3, paroi abdominale. — 4, vessie. — 5, ouraque. — 6, vésicule séminale et canal déférent. — 7, prostate. — 8, plexus de Santorini. — 9, sphincter vésical. — 10, ligament suspenseur de la verge. — 11, verge à l'état de flaccidité. — 12 (en pointillé), verge à l'état d'érection. — 13, gland. — 14, bulbe de l'urèthre. — 15, cul-de-sac du bulbe.

a, urèthre prostatique. — b, urèthre membraneux.   c, urèthre spongieux.

l'*urèthre intra-pelvien* ou *urèthre supérieur*; une portion inférieure, située au-dessous de cette même aponévrose, c'est l'*urèthre extra-pelvien* ou *urèthre inférieur*.

b. *D'après ses rapports périphériques.* — Si nous suivons l'urèthre d'arrière en avant, du col de la vessie vers le méat urinaire, nous le voyons tout d'abord, au sortir de la vessie, s'engager dans l'épaisseur d'un organe glanduleux, la prostate, et traverser cet organe dans toute sa hauteur. Après s'être dégagé de la prostate, le canal reste libre dans une longueur de 10 à 12 millimètres, et c'est alors qu'il perfore l'aponévrose moyenne du périnée. Puis, un peu au-dessous de cette aponévrose, il s'enveloppe d'un manchon de tissu érectile, que nous décrirons plus tard sous le nom de *corps spongieux de l'urèthre* et qui l'accompagne jusqu'au méat. En considérant ces différents rapports, nous pouvons distinguer dans l'urèthre trois portions (*a, b, c,* de la figure 533), qui sont, en allant d'arrière en avant : 1° une *portion prostatique* (*urèthre prostatique*), comprenant toute la portion du canal qui est logée dans l'épaisseur de la prostate; 2° une *portion mem-*

braneuse (urèthre membraneux), étendue du sommet de la prostate à l'origine de la gaine érectile ; 3° enfin, une *portion spongieuse (urèthre spongieux),* comprenant tout le reste du canal et ainsi appelée parce qu'elle se trouve située au centre du corps spongieux.

c. D'après sa mobilité. — Quoique étroitement lié aux organes voisins, l'urèthre n'est pas également fixe dans toutes ses portions et cette considération nouvelle va nous conduire à une troisième division, celle-ci très importante au point de vue pratique. La partie antérieure, celle qui répond à la portion libre de la verge, présente naturellement la même mobilité que ce dernier organe : c'est l'*urèthre mobile.* La partie supérieure, l'angle prépubien, celle qui va au col de la vessie, est maintenue en position par suite de ses relations intimes avec les organes qu'elle côtoie ou qu'elle traverse : c'est l'*urèthre fixe.*

3° **Longueur.** — Chez le nouveau-né, l'urèthre mesure 5 ou 6 centimètres seulement ; à dix ans, 8 ou 9 centimètres ; à l'âge de la puberté, c'est-à-dire à quinze ou seize ans, il atteint rapidement 12 à 14 centimètres (SAPPEY).

Chez l'adulte, la longueur moyenne de l'urèthre est de 16 centimètres ; mais on peut rencontrer, sur des sujets également bien conformés, 14 centimètres (*urèthres courts*) et 20 centimètres ou même plus (*urèthres longs*). Les 16 centimètres de longueur moyenne que nous présente l'urèthre de l'adulte se répartissent ainsi entre ses trois portions : pour la portion prostatique, 28 ou 30 millimètres ; pour la portion membraneuse, 10 à 12 millimètres ; 12 centimètres, enfin, pour la portion spongieuse. La portion spongieuse est donc de beaucoup la plus étendue des trois : à elle seule, elle représente trois fois la longueur des deux autres réunies, soit les trois quarts de la longueur totale du canal.

Chez les vieillards, la longueur de l'urèthre augmente ordinairement de 2 ou 3 centimètres. Cet *allongement sénile* serait dû, d'après SAPPEY, à la stase du sang veineux dans les aréoles des appareils érectiles de la verge, stase veineuse qui serait elle-même le résultat d'une contractilité moins active de ses éléments musculaires.

4° **Topographie de l'urèthre fixe.** — Nous avons dit plus haut que l'urèthre, dans sa portion fixe, décrit une courbe à concavité dirigée en haut et en avant. La nature géométrique de cette courbe, le point où elle commence et celui où elle finit, sa longueur, la direction exacte de ses différents segments, ses rapports précis avec la symphyse sont autant de questions qui intéressent au plus haut point le chirurgien. Pour les résoudre, on a utilisé tour à tour la dissection sur pièces préalablement durcies, les injections dans l'urèthre de substances solidifiables, l'emploi de fiches enfoncées dans la symphyse pubienne, les coupes de sujets congelés. De ces différents procédés, le dernier, en fixant les organes dans leur forme et leurs rapports réciproques, me paraît de beaucoup préférable à tous les autres : c'est celui que j'ai mis en usage. J'ai choisi quatre sujets adultes de trente à quarante ans, et après les avoir fait congeler dans l'attitude debout, j'ai pratiqué sur le bassin une série de coupes verticales et antéro-postérieures. L'étude de la coupe médiane, intéressant l'urèthre dans toute son étendue, m'a permis de constater, quant à la topographie de ce canal, un certain nombre de faits que je résume dans les quelques propositions suivantes (fig. 534) :

1° Le col de la vessie, tout d'abord, se trouve constamment situé au-dessus et en arrière de l'extrémité inférieure de la symphyse ou angle symphysien. Un intervalle de 25 millimètres en moyenne le sépare de cet angle.

2° Une horizontale menée par le col rencontre la symphyse à sa partie moyenne ou un peu au-dessus de sa partie moyenne. Dans un cas étudié et figuré par Braune (Atlas, Pl. II), elle passait par l'extrémité supérieure de la symphyse, mais ce fait est tout à fait exceptionnel.

3° La distance en ligne droite qui sépare le col de la symphyse est, en moyenne, de 23 à 25 millimètres.

4° Le point le plus déclive de l'urèthre est toujours situé en avant de l'aponévrose périnéale moyenne, le plus souvent au niveau ou au voisinage d'une verti-

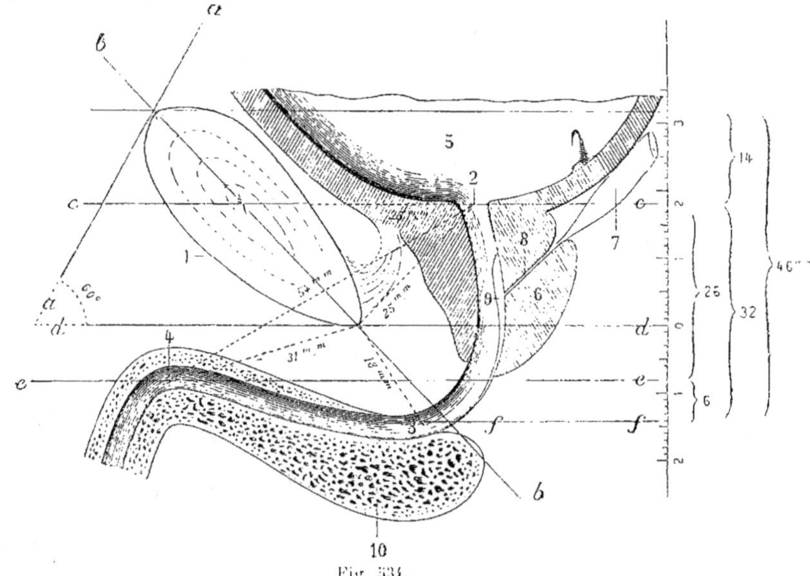

Fig. 534.

La portion fixe du canal de l'urèthre, vue sur une coupe vertico-médiane du bassin (sujet congelé, adulte de quarante-six ans, grandeur nature).

1, symphyse pubienne. — 2, col de la vessie. — 3, point le plus déclive de l'urèthre. — 4, angle pénien. — 5, cavité vésicale. — 6, prostate. — 7, canal déférent. — 8, canal éjaculateur. — 9, véru montanum. — 10, bulbe de l'urèthre.

aa, plan du détroit supérieur. — bb, axe de la symphyse. — cc, horizontale menée par le col de la vessie. — dd, horizontale passant par l'extrémité inférieure de la symphyse. — ee, horizontale menée par l'angle pénien. — ff, horizontale menée par le point le plus déclive du canal de l'urèthre.

(A droite de la figure se trouve placée une division métrique pour permettre au lecteur de constater rapidement la distance en verticale qui sépare les uns des autres les différents points marqués sur la coupe.)

cale passant par l'angle symphysien. Ce point déclive est séparé de l'angle symphysien par un intervalle moyen de 18 millimètres. J'ai observé un minimum de 12 millimètres et un maximum de 25. Cette donnée est, par conséquent, très variable.

5° L'angle prépubien de l'urèthre a, par rapport au pubis, une situation fort variable. Je l'ai toujours trouvé au-dessous d'une ligne horizontale passant par l'extrémité inférieure de la symphyse, sauf dans un cas où il remontait jusqu'à cette ligne, mais sans la dépasser.

6° La longueur de l'urèthre fixe est, en moyenne, de 65 à 70 millimètres, dont 40 pour la portion située en amont du point déclive et 25 ou 30 pour la portion située en aval.

7° Si de l'horizontale passant par le col nous abaissons deux verticales, l'une sur le point déclive, l'autre sur l'angle prépubien, nous constatons que ces verticales mesurent en moyenne, la première 32 millimètres, la seconde 26 millimètres. L'urèthre descend donc à 32 millimètres au-dessous du niveau occupé par le col et remonte ensuite pour atteindre l'angle prépubien. Toutefois cette ascension est peu considérable, puisqu'elle n'est que de 6 millimètres. Je dois ajouter que l'urèthre, entre le point déclive et l'angle prépubien, n'a pas toujours une direction ascendante. Sur deux de mes sujets, la distance en projection qui se trouve comprise entre une horizontale menée par le col et le point le plus déclive de l'urèthre, est exactement égale à celle qui sépare cette même horizontale de l'angle prépubien. Sur ces deux sujets, par conséquent, le canal de l'urèthre, du point le plus déclive à l'angle prépubien, suit un trajet parfaitement horizontal et je remarque qu'il en est de même dans l'observation précitée de BRAUNE.

8° La distance en ligne droite qui sépare le col de l'angle prépubien, autrement dit la corde de l'arc que décrit l'urèthre fixe autour de la symphyse, est évaluée par SAPPEY à 7 centimètres. Elle atteint même 75 millimètres sur le sujet étudié par BRAUNE. Ces chiffres me paraissent beaucoup trop élevés. J'ai obtenu, dans mes quatre observations, 58 millimètres, 54 millimètres, 55 millimètres et, de nouveau, 54 millimètres : soit une moyenne de 55 millimètres.

9° On retrouve un peu partout cette assertion de GÉLY que la courbe uréthrale se rapporte assez sensiblement à une portion de circonférence engendrée par un rayon de 6 centimètres et que sa longueur représente un peu moins du tiers de cette circonférence. Formulée d'une façon aussi explicite et sans tenir compte des variations individuelles, cette proposition n'est pas acceptable. GUYON, sur deux sujets seulement, a trouvé un rayon de courbure qui mesurait 3 centimètres chez le premier, 6 centimètres chez le second. Je dois avouer que sur les quatre sujets que j'ai examinés et dont j'ai actuellement sous les yeux les courbes uréthrales, je n'ai jamais rencontré dans le trajet décrit par l'urèthre une portion de circonférence, mais bien une courbe fort irrégulière, se prêtant d'autant moins à une définition géométrique qu'elle varie pour chaque sujet. La seule formule qui, sur ce point, paraisse se dégager de l'étude comparative de mes observations est celle-ci : *l'urèthre fixe se compose d'un segment initial à peu près rectiligne et d'un segment terminal également rectiligne, réunis l'un à l'autre par une courbe de raccordement*. Cette courbe de raccordement elle-même varie beaucoup dans sa longueur et dans sa nature, et ce n'est pas nécessairement une portion de circonférence. En menant deux tangentes par le côté extérieur des deux segments initial et terminal et en les prolongeant l'une vers l'autre, on les voit se réunir en arrière du canal de l'urèthre, en formant un angle que l'on pourrait appeler *angle de courbure de l'urèthre fixe*. Mais cet angle, au lieu d'être fixe, varie dans des proportions considérables : sur mes quatre sujets, je l'ai vu obtus chez l'un d'eux seulement (106°), aigu chez les trois autres (58°, 63° et 65°). N'est-ce pas le cas de répéter qu'il n'y a pas un urèthre, mais des urèthres, presque autant d'urèthres que d'individus ?

B. — CONFORMATION EXTÉRIEURE ET RAPPORTS

L'urèthre, une fois isolé par la dissection, nous présente deux renflements, tous les deux très volumineux : l'un, situé à l'union de son quart postérieur avec ses trois quarts antérieurs, a reçu le nom de *bulbe* (fig. 533,14); l'autre, situé à son extrémité antérieure, constitue le *gland* (13). Abstraction faite de ces deux renflements, qui appartiennent à la gaine spongieuse du canal et que nous décrirons ultérieurement à propos des formations érectiles du pénis. l'urèthre, comme la plupart des canaux de l'économie, revêt une forme assez régulièrement cylindrique. Ses rapports, qui ont une importance pratique considérable, varient naturellement suivant qu'on considère la portion prostatique (*urèthre prostatique*), la portion membraneuse (*urèthre membraneux*) ou la portion spongieuse (*urèthre spongieux*). Nous les étudierons séparément pour chacune de ces trois portions.

1° Urèthre prostatique. — L'urèthre prostatique, qui fait suite immédiatement au col de la vessie (voy. l'*essie*, p. 609), suit un chemin couvert dans l'épaisseur de la prostate. Mais il s'en faut de beaucoup que le conduit uréthral se confonde avec l'axe de la glande. Pour se rendre un compte exact des rapports qu'il présente avec cet axe, il importe d'examiner deux coupes de la prostate, l'une vertico-médiane ou sagittale, l'autre transversale :

a. *Coupe sagittale.* — Si nous examinons, tout d'abord, des coupes vertico-médianes du bassin pratiquées sur des sujets congelés (fig. 535,2), nous constatons que, à la partie supérieure de la prostate, l'urèthre est situé en avant de l'axe de la glande. Nous le voyons ensuite se rapprocher peu à peu de cet axe, l'atteindre un peu au-dessus du sommet de la prostate et souvent même passer en arrière de lui. Il résulte d'une pareille disposition :

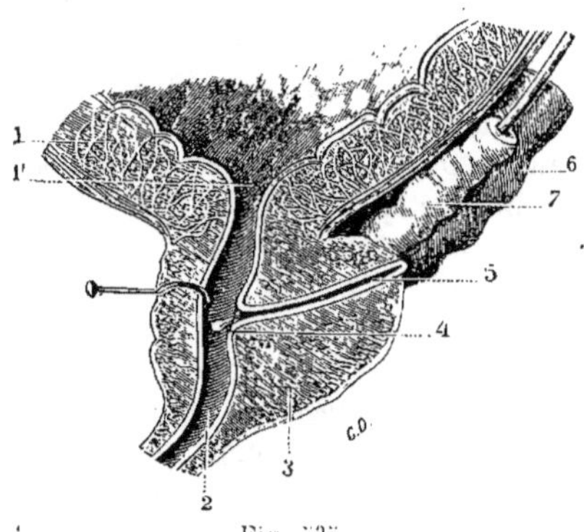

Fig. 535.

Coupe sagittale de la prostate et de l'urèthre prostatique.

1. vessie, avec 1', son col. — 2. urèthre. — 3. prostate. — 4. véru montanum. — 5. utricule prostatique. — 6. vésicule séminale. — 7. canal déférent (un stylet introduit dans ce canal fait saillie dans l'urèthre prostatique, un peu en dehors de l'utricule).

1° que le canal de l'urèthre et l'axe de la prostate s'entrecroisent en X à la partie inférieure de la glande et sous un angle de 15 à 20 degrés ; 2° que l'urèthre prostatique, dans la plus grande partie de son étendue, est plus rapproché de la face antérieure de la glande que de sa face postérieure ; 3° que, dans sa portion tout inférieure, il est, au contraire, un peu plus rapproché de la face postérieure que de l'antérieure.

b. *Coupe transversale.* — Pour représenter par des chiffres les rapports précis du canal de l'urèthre avec la surface extérieure de la prostate, il convient de pratiquer sur ce dernier organe des coupes perpendiculaires à son axe et de mesurer ensuite les différents rayons qui se rendent de l'urèthre aux faces antérieure, postérieure et latérales de la glande (fig. 586). En procédant de la sorte sur cinq prostates d'adulte et en prenant des moyennes, je suis arrivé aux chiffres suivants pour le quart supérieur de la glande :

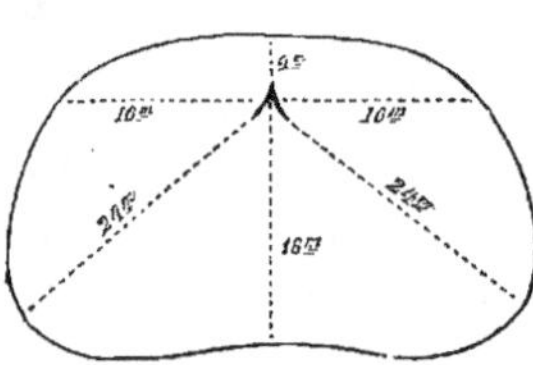

Fig. 536.

Les différents rayons uréthro-prostatiques.

Rayon médian antérieur	4 millimètres.
Rayon médian postérieur	18 —
Rayon transverse gauche	16 —
Rayon transverse droit	16 —
Rayon oblique en dehors et en arrière	24 —

De ces différents rayons uréthro-prostatiques, l'antérieur est de beaucoup le plus petit. Il représente le quart seulement du rayon postérieur, ce qui revient à dire que l'urèthre chemine dans la prostate, du moins à sa partie supérieure, à l'union de son cinquième antérieur avec ses quatre cinquièmes postérieurs. Nous devons ajouter que, sur certains sujets, le canal de l'urèthre n'est entouré par les glandules prostatiques que sur ses faces postérieure et latérales ; sur ces sujets, les glandules font complètement défaut en avant et, dans ce cas, la prostate fournit à l'urèthre non pas un canal complet, mais une simple gouttière.

c. *Rapports éloignés.* — Par l'intermédiaire de la prostate qui l'entoure, l'urèthre est en rapport : 1° en arrière, avec l'aponévrose prostato-péritonéale, qui le sépare du rectum (voy. *Aponévroses du périnée*) ; 2° en avant, avec le sphincter strié de l'urèthre (voy. p. 764), le plexus de Santorini et la symphyse pubienne ; 3° sur les côtés, avec les ligaments pubo-rectaux (voy. *Prostate*) et le muscle releveur de l'anus.

2° **Urèthre membraneux**. — La portion membraneuse de l'urèthre s'étend du sommet de la prostate à la partie supérieure et postérieure du bulbe. Quelques auteurs, après Amussat, la désignent encore sous le nom de *portion musculeuse*. Cette dénomination est impropre et doit être abandonnée. Nous verrons, en effet, en étudiant la structure de l'urèthre, que la présence d'une tunique musculeuse tout autour de l'urèthre membraneux n'est nullement un caractère distinctif pour cette portion du canal, la tunique musculeuse se rencontrant également, quoique profondément bouleversée, sur l'urèthre prostatique et sur l'urèthre spongieux. Vers le milieu de son trajet, l'urèthre membraneux traverse l'aponévrose périnéale moyenne. Nous pouvons donc, au point de vue de ses rapports, lui distinguer trois segments, que nous désignerons sous les noms de supérieur, moyen et inférieur.

a. *Segment supérieur.* — Le segment supérieur ou *sus-aponévrotique* est situé, comme l'urèthre prostatique, dans l'étage supérieur du périnée. Il est en rapport : 1° en

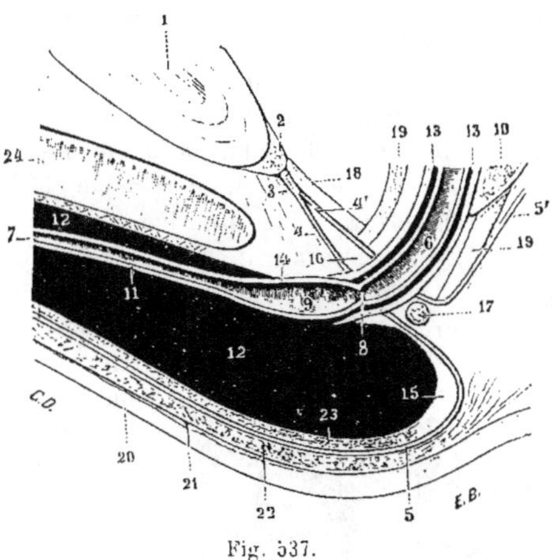

Fig. 537.

Coupe sagittale de l'urèthre membraneux et de la portion initiale de l'urèthre spongieux.

1. symphyse. — 2. ligament sous-pubien. — 3. portion non dédoublée de l'aponévrose périnéale moyenne. — 4 et 4'. feuillet inférieur et feuillet supérieur de cette aponévrose. — 5. aponévrose périnéale superficielle. — 5'. aponévrose prostato-péritonéale. — 6. urèthre membraneux. — 7. urèthre spongieux. — 8. collet du bulbe. — 9. cul-de-sac du bulbe. — 10. prostate. — 11. muqueuse uréthrale. — 12. tissu spongieux et bulbe. — 13. couche spongieuse de l'urèthre supérieur. — 14. portion de la paroi supérieure de l'urèthre, dépourvue du tissu spongieux. — 15. muscle transverse superficiel. — 16. muscle transverse profond ou muscle de Guthrie. — 17. glande de Cowper. — 18. muscle de Wilson. — 19. sphincter externe de l'urèthre. — 20. peau. — 21. dartos. — 22. tissu cellulaire sous-cutané. — 23. raphé médian des muscles ischio-bulbaire. — 24. corps caverneux du pénis.

avant, avec le muscle de Wilson et le plexus de Santorini ; 2° en arrière, avec l'aponévrose prostato-péritonéale et le rectum ; 3° latéralement, avec le releveur de l'anus, revêtu de son aponévrose. Le sphincter strié de l'urèthre l'entoure sur tout son pourtour (fig. 648). Nous ferons remarquer ici, à propos des rapports de l'urèthre avec le rectum, que ces rapports sont à peu près immédiats au niveau de l'extrémité supérieure de l'urèthre membraneux. Sur ce point, en effet, les deux organes, très rapprochés l'un de l'autre, ne sont séparés pour ainsi dire que par l'épaisseur de l'aponévrose prostato-péritonéale. Plus bas, l'urèthre se dirige en avant, tandis que le rectum s'infléchit en arrière : ils s'écartent ainsi réciproquement l'un de l'autre sous un angle de 90 à 100 degrés et se trouvent alors séparés par un espace triangulaire, le *triangle recto-uréthral*, dont la base répond au périnée (voy. *Rectum*, p. 220).

b. *Segment moyen.* — Le segment moyen ou *intra-aponévrotique* de l'urèthre membraneux est compris entre les deux feuillets de l'aponévrose périnéale moyenne : il est donc très court. Il est entouré par les faisceaux du muscle transverse profond du périnée ou muscle de Guthrie (p. 762). Au-dessous de lui et un peu sur les côtés, se trouvent les deux glandes de Cowper, baignant elles aussi au milieu des faisceaux de ce dernier muscle. En traversant l'aponévrose périnéale moyenne, l'urèthre adhère intimement aux deux feuillets de cette aponévrose, qui joue ainsi à son égard le rôle d'un appareil fixateur.

c. *Segment inférieur.* — Le segment inférieur ou *sous-aponévrotique*, également très court, est en rapport avec le bulbe, dans lequel il pénètre (fig. 537). Au niveau du point où il prend contact avec le bulbe, l'urèthre suit une direction à peu près horizontale. Le bulbe de son côté, au lieu de lui présenter une surface verticale, lui offre une surface oblique d'arrière en avant et de bas en haut. Il en résulte que l'orifice par lequel l'urèthre membraneux pénètre dans le bulbe est fortement taillé en biseau et, de ce fait, a une forme elliptique et non circulaire. Il en résulte aussi que le tissu érectile du corps spongieux revêt l'urèthre sur sa face inférieure d'abord, puis sur sa face supérieure, et, en conséquence, que la paroi supérieure de l'urèthre membraneux est un peu plus longue que sa paroi inférieure. La figure 537 nous représente très nettement cette disposition. Le lecteur, en étudiant cette figure, voudra bien retenir comme détail utile en pratique (dans l'uréthrotomie interne) qu'au niveau de la base du bulbe, tandis que la paroi inférieure de l'urèthre est matelassée par une forte couche de tissu érectile, sa paroi supérieure en est encore totalement dépourvue et se trouve exclusivement en rapport avec le tissu conjonctif qui la sépare de l'aponévrose périnéale moyenne et de l'origine des corps caverneux.

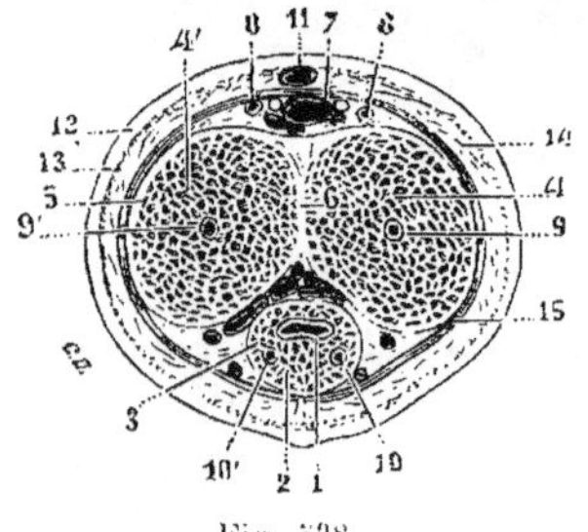

Fig. 538.

L'urèthre spongieux, vu sur une coupe transversale de la verge.

1, canal de l'urèthre. — 2, corps spongieux de l'urèthre. — 3, son albuginée. — 4, 4', corps caverneux. — 5, albuginée des corps caverneux. — 6, cloison. — 7, veine dorsale profonde. — 8, 8', artères dorsales et nerfs dorsaux. — 9, 9', artères caverneuses. — 10, 10', branche antérieure de l'artère bulbo-caverneuse. — 11, veine dorsale superficielle. — 12, peau. — 13, dartos. — 14, couche celluleuse. — 15, fascia pénis.

3° **Urèthre spongieux.** — L'urèthre spongieux chemine au-dessous du pénis, dans la gouttière anguleuse que forment, en s'adossant l'un à l'autre, les deux corps caverneux. Il est en rapport : 1° en haut, avec les corps caverneux et leur cloison médiane, dont il est séparé par de nombreuses veines ; 2° en bas, avec le fascia pénis (voy. *Verge*), qui forme ainsi une gaine commune à l'urèthre et aux corps caverneux, et, au delà du fascia, avec le tissu cellulaire sous-cutané et la peau.

L'urèthre spongieux se termine en avant par un orifice en forme de fente verticale, haut de 6 à 8 millimètres, qui occupe le sommet du gland et qui porte le nom de *méat urinaire*. Il est, suivant les cas, entièrement libre ou plus ou moins recouvert par le prépuce.

Comme nous l'avons dit plus haut, le bulbe et le gland, au double point de vue morphologique et structural, seront étudiés plus loin à propos des formations érectiles de la verge (voy. p. 731).

C. — CALIBRE DE L'URÈTHRE

Le calibre de l'urèthre varie suivant qu'on examine le canal : 1° *à l'état de vacuité*; 2° *à l'état de distension moyenne*, au moment de la miction, par exemple ; 3° *à l'état de distension exagérée*.

1° Urèthre à l'état de vacuité. — Dans les conditions ordinaires, je veux dire en dehors de la miction, les parois de l'urèthre sont partout appliquées à elles-mêmes. De ce fait, la cavité uréthrale est purement virtuelle et se présente, sur des coupes transversales du canal, sous la forme d'une simple fente. Cette fente varie, du reste, dans sa forme et son orientation, suivant les régions que l'on considère (fig. 539). — Au niveau du méat, la fente uréthrale a une direction verticale. — Elle est encore verticale, mais un peu plus haute, dans presque toute l'étendue du gland. — Vers la base de ce dernier organe, nous voyons apparaître à la partie postérieure de la fente verticale une petite fente horizontale qui donne à l'urèthre la forme d'un T renversé (⊥). — Cette fente horizontale augmente ensuite graduellement d'étendue, tandis que la fente verticale diminue : celle-ci finit même par disparaître et l'urèthre, à partir de ce moment, est représenté par une simple fente transversale, laquelle se maintient jusqu'à la portion prostatique. Toutefois, au niveau de la partie postérieure du bulbe, les deux lèvres antérieure et postérieure sont, dans certains cas, légèrement écartées par du mucus : la fente de tout à l'heure est alors remplacée par un petit losange à grand axe transversal, se terminant latéralement par deux pointes très effilées. — Dans sa portion prostatique et par suite de la présence du véru montanum, la fente uréthrale affecte la forme d'une courbe à concavité postérieure ou bien celle d'une étoile à trois rayons, l'un antérieur, les deux autres postéro-latéraux. C'est entre ces deux derniers rayons que s'avance le véru, dont la coupe est, dans ce cas, franchement triangulaire. — Au delà du véru, la coupe de l'urèthre devient de nouveau transversale. Je l'ai vue dans un cas, cependant, irrégulièrement étoilée, les plus longs rayons se disposant dans la direction du plan médian. — Quant à l'orifice du col, il est circulaire ou plus ou moins étoilé chez les jeunes sujets. Chez l'adulte et surtout chez le vieillard, par suite de l'hypertrophie du lobe moyen de la prostate (*luette vésicale* de LIEUTAUD), la paroi posté-

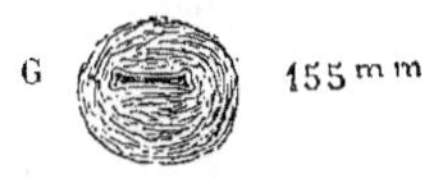

Fig. 539.

Coupes transversales de l'urèthre, pratiquées à différents niveaux.

(Les lettres majuscules placées à gauche des coupes indiquent leur ordre de succession : les chiffres, placés à droite, indiquent en millimètres la distance qui sépare chacune d'elles du méat urinaire.)

A   15 mm
B   25 mm
C   42 mm.
D   88 mm.
E   98 mm.
F   150 mm.
G   155 mm.

rieure du col se soulève en une saillie plus ou moins volumineuse et l'orifice, dans ce cas, prend la forme d'un croissant à concavité inférieure.

2° Urèthre au moment de la miction (calibre physiologique). — Au moment de la miction, l'urine chassée au dehors par la contraction du muscle vésical, dilate le canal de l'urèthre et celui-ci acquiert à ce moment ce qu'on pourrait appeler son *calibre physiologique*. Pour l'évaluer en chiffres, le procédé qui est certainement le meilleur consiste à pousser dans l'urèthre, sous une pression égale à celle que possède l'urine en parcourant le canal, une injection solidifiable de gélatine ou de cire fondue, de plâtre dilué, etc. Le moule de l'urèthre, ainsi obtenu, représente exactement la colonne liquide au moment de la miction. Or l'étude de ce moule nous apprend tout d'abord que l'urèthre, tout en ayant une forme cylindrique générale, n'est pas un cylindre régulier, mais qu'il est au contraire mal calibré, présentant alternativement des parties larges et des parties étroites.

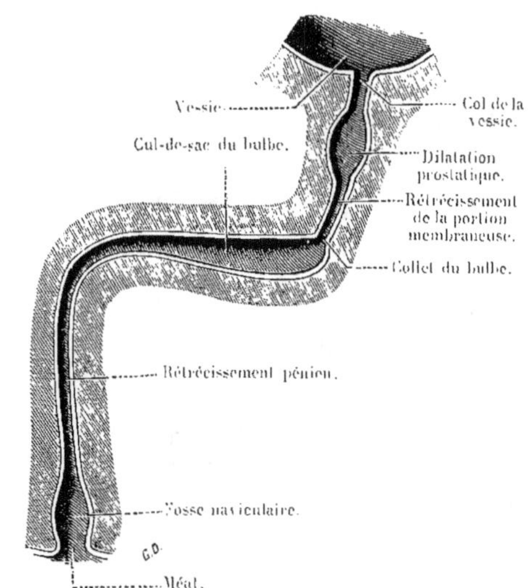

Fig. 540.

Le calibre de l'urèthre, vu sur une coupe sagittale.

En procédant d'avant en arrière (fig. 540), comme l'instrument dans l'opération du cathétérisme, nous trouvons tout d'abord une partie étroite : c'est le *méat uri-naire*. Le méat n'est pas seulement rétréci ; il est encore peu extensible et, de ce fait, se prête mal à la dilatation, que cette dilatation soit brusque ou progres-sive. — Au delà du méat, le canal s'élargit et nous présente une dilatation fusiforme, connue sous le nom de *fosse naviculaire*. Elle commence à 5 ou 6 millimètres en arrière du méat, quelquefois à 10 millimètres seulement, et se prolonge ordinai-rement dans une étendue de 20 à 25 millimètres. Certains auteurs ont cru devoir considérer la fosse naviculaire comme le résultat d'une distension locale du canal de l'urèthre produite par l'urine en amont d'un point rétréci, le méat. Mais cette hypothèse est peu conciliable avec les observations de Lockwood, qui a rencontré la fossette en question chez l'enfant et chez le fœtus. Du reste, les recherches de Retterer ont établi que la fosse naviculaire existe dès la fermeture de la gouttière uréthrale et est intimement liée au mode de développement de l'urèthre balanique chez l'homme. — Au delà de la fosse naviculaire, l'urèthre se rétrécit de nouveau et conserve un calibre à peu près uniforme jusqu'à l'angle pénien. — Là, il se produit une nouvelle dilatation aux dépens de la paroi inférieure du canal. Cette dilatation, qui occupe toute la longueur du bulbe, qui s'étend par conséquent jusqu'au voisinage de l'aponévrose périnéale moyenne, a reçu le nom de *cul-de-sac du bulbe* (fig. 537,9). Le commencement de la portion membraneuse est marqué par un rétrécissement brusque, qui répond exactement au point où la paroi inférieure de l'urèthre prend contact avec le bulbe : c'est le *collet du bulbe*. Ce rétrécissement se continue ensuite dans toute l'étendue de la portion membraneuse. — Une nouvelle et dernière dilatation, de forme ellipsoïde comme la fosse naviculaire, se rencontre au niveau de la portion prostatique. Elle se termine en arrière par un dernier rétrécissement, qui répond à l'*orifice postérieur de l'urèthre* ou *col de la vessie*.

Au total, le canal de l'urèthre nous présente quatre segments rétrécis et, dans l'intervalle de ces quatre segments rétrécis, trois segments dilatés. En allant d'avant en arrière, les segments rétrécis que l'on pourrait appeler les *détroits de l'urèthre*, sont : 1° le méat ; 2° la partie moyenne de l'urèthre spongieux ; 3° le collet du bulbe se prolongeant dans la portion membraneuse ; 4° enfin, l'orifice du col. Les trois segments dilatés sont : 1° la fosse naviculaire ; 2° le cul-de-sac du bulbe ; 3° la portion prostatique tout entière. Reybard, en mesurant sur des moules les diamètres de ces différents segments, a obtenu les chiffres suivants :

	SUJETS De 25 à 30 ans.	SUJETS De 70 à 80 ans.
Derrière la fosse naviculaire	7ᵐᵐ	7ᵐᵐ,6
A 12 centimètres du méat	8.3	9
A 15 ou 16 centimètres (bulbe)	10,3	10.6
A la région membraneuse	8.6	9
Au centre de la portion prostatique.	11,6	12

Pierre Delbet, dans des recherches toutes récentes (1892), a constaté que le point le plus étroit de l'urèthre (abstraction faite du méat et de la portion membraneuse) était situé dans la portion pénienne, à 3 ou 10 centimètres du méat, et présentait dans la plupart des cas un diamètre supérieur à 7 millimètres. C'est ainsi que, sur vingt urèthres parfaitement sains, le diamètre du point le plus étroit mesurait : 7 millimètres dans quatre cas ; 7 à 8 millimètres dans deux cas ; 8 à 9 millimètres dans trois cas ; 9 à 10 millimètres dans quatre cas ; de 10 à 14 millimètres dans huit cas. Sur ces vingt urèthres, par conséquent, il y en avait dix-sept qui, en leur point le plus étroit, mesuraient plus de 7 millimètres, douze qui mesuraient 9 millimètres ou davantage.

3° Urèthre dilaté (calibre agrandi). — Les parois de l'urèthre étant très extensibles, ce canal se prête merveilleusement à la dilatation et chacun sait qu'il permet l'introduction d'une sonde ou autre instrument dont le diamètre est bien supérieur aux chiffres indiqués dans le tableau précédent. Le calibre de l'urèthre, ainsi agrandi par la dilatation, peut aller, d'après les recherches de Guyon et Campexon, jusqu'à 9 millimètres de diamètre, ce qui équivaut à une circonférence de 28 millimètres. Les auteurs américains donnent des chiffres plus élevés : 30 millimètres d'après Keyes, 32 à 33 millimètres d'après Pease, de 28 à 40 millimètres d'après Otis. Il est possible qu'on ait pu, dans des cas particuliers, arriver à des dilatations aussi considérables ; mais ce ne sont pas des exemples à suivre. Il sera toujours prudent de s'en tenir, dans la pratique, aux chiffres de 25 à 28 millimètres. Aller au delà, ce serait exposer le malade à des déchirures du canal et à toutes les conséquences qui peuvent en découler.

D. — CONFORMATION INTÉRIEURE

La configuration intérieure de l'urèthre est des plus simples. Ses parois, en effet, abstraction faite de quelques plis longitudinaux qui s'effacent par la distension, ne nous offrent à considérer qu'un petit nombre de détails, que nous examinerons successivement (fig. 541) dans la portion prostatique, dans la portion membraneuse et dans la portion spongieuse :

1° Urèthre prostatique. — La portion prostatique de l'urèthre nous présente sur sa paroi postérieure et à sa partie moyenne une saillie oblongue, toujours très marquée, que l'on désigne sous le nom de *véru montanum*.

A. VÉRU MONTANUM. — Le véru montanum (*caput gallinaginis* et *colliculus seminalis* de certains auteurs) mesure habituellement 12 à 14 millimètres de longueur, sur 1 millimètre de largeur et 1 ou 2 millimètres de hauteur (fig. 542,4).

a. *Extrémité supérieure*. — Son extrémité supérieure, arrondie, donne naissance à un ou plusieurs plis qui se portent en arrière et qui, sous le nom de *freins du véru* (2), rattachent ce dernier à l'orifice vésical de l'urèthre. Ces plis sont très variables : très développés chez certains sujets, ils font chez d'autres entièrement défaut. Dans ce dernier cas, il existe en arrière du véru une dépression plus ou moins marquée, à laquelle on a donné le nom de *fossette prostatique*. Dans cette fossette vient s'ouvrir un certain nombre de conduits excréteurs de la prostate : les conduits du lobe moyen.

b. *Extrémité inférieure*. — Son extrémité inférieure, au lieu d'être marquée par un renflement comme la précédente, s'affaisse graduellement et est continuée, sans ligne de démarcation bien nette, par un pli longitudinal, la *crête uréthrale*, laquelle se prolonge ensuite jusqu'à la région membraneuse et s'y termine en se bifurquant.

c. *Base*. — La base du véru fait corps avec la paroi uréthrale sur laquelle elle repose.

d. *Sommet*. — Son sommet, entièrement libre dans la cavité uréthrale, nous présente une fente antéro-postérieure, impaire et médiane, longue de 2 à 3 millimètres, large d'un tiers de millimètre seulement. Cette fente nous conduit dans un petit canal qui se termine en cæcum et que l'on désigne pour cette raison sous le nom d'*utricule prostatique*. Nous y reviendrons dans un instant. Qu'il nous suffise ici d'avoir indiqué sa situation par rapport à l'urèthre prostatique et son ouverture au sommet du véru montanum. A droite et à gauche de la fente utriculaire, toujours sur le sommet du véru, se voient deux petits orifices arrondis (fig. 542,8), souvent peu visibles : ce sont les ouvertures des *canaux éjaculateurs*, qui, au moment de l'éjaculation, déversent le sperme dans l'urèthre. Ils s'ouvrent

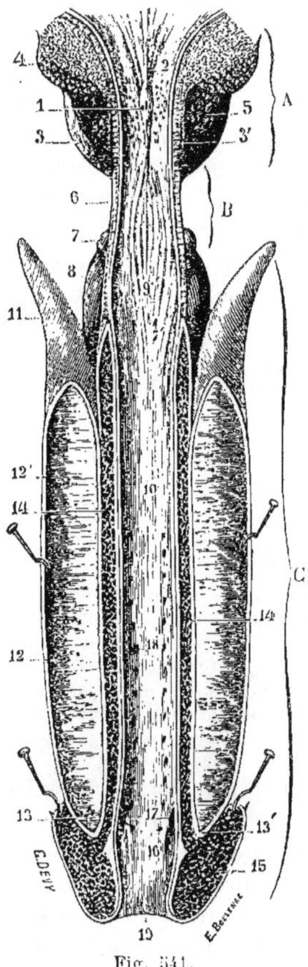

Fig. 541.

L'urèthre ouvert par sa face supérieure et étalé, pour montrer les détails de sa paroi postéro-inférieure.

A. portion prostatique. — B. portion membraneuse. — C, portion spongieuse.

1, véru montanum, avec les orifices des conduits éjaculateurs et de l'utricule. - 2, frein du véru montanum. — 3, prostate, avec 3'. glandules prostatiques de la partie antéro-supérieure de l'urèthre. — 4. coupe du sphincter lisse. — 5. coupe du sphincter strié. — 6, parois de l'urèthre membraneux. — 7, glandes de Cowper, avec 7', orifices de leurs conduits excréteurs. — 8, bulbe de l'urèthre. — 9, plis longitudinaux que présente la muqueuse uréthrale dans la portion bulbo membraneuse. — 10. paroi postérieure de la portion spongieuse de l'urèthre. — 11, racines des corps caverneux. — 12, cloison des corps caverneux. suivant laquelle a été pratiquée la section de la verge. — 12'. orifices ou lacunes, par lesquelles les aréoles des deux corps caverneux communiquent entre elles. — 13, tête des corps caverneux. reçue dans une excavation que présente le gland. — 13'. cloison fibreuse qui la sépare de ce dernier organe. — 14. coupe de la partie antérieure du corps spongieux de l'urèthre. — 15. gland. — 16, fosse naviculaire, avec 17, les deux moitiés de la valvule de Guérin. — 18, lacunes de Morgagni. — 19, méat urinaire.

soit sur la partie moyenne des lèvres de l'utricule, soit au voisinage de leur
extrémité antérieure, très rarement en avant de cette extrémité.

B. Rigoles latérales du véru, orifices glandulaires postérieurs. — Latéralement, le véru montanum est délimité par
deux rigoles antéro-postérieures, les *rigoles
latérales du véru* (fig. 542,10). Dans ces
rigoles viennent s'ouvrir par des orifices
arrondis les principaux conduits excréteurs
de la prostate : ce sont les *orifices glandulaires postérieurs.*

*C. Orifices glandulaires antérieurs et
latéraux.* — Sur les parois antérieure et latérales de l'urèthre prostatique, nous rencontrons également (fig. 542) une multitude de
petits orifices microscopiques, qui représentent l'abouchement des glandules prostatiques correspondants : ce sont les *orifices glandulaires antérieurs et latéraux.*
Mais ces orifices sont toujours beaucoup
plus petits que ceux qui occupent la paroi
postérieure du canal. Nous verrons, en effet,
en étudiant la prostate, que ses lobules
glandulaires atteignent leur maximum de
développement dans la partie de l'organe qui

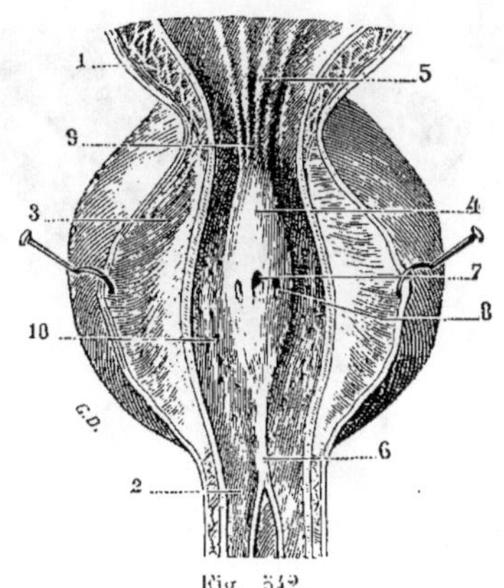

Fig. 542.

Le véru montanum, vu de face après incision médiane de la paroi inférieure de
l'urèthre.

1, vessie. — 2, urèthre. — 3, prostate. — 4, véru
montanum. — 5, freins du véru. — 6, crête uréthrale. — 7, utricule prostatique. — 8, orifices des
canaux éjaculateurs. — 9, fossette prostatique. —
10, rigoles latérales du véru.

répond à la paroi postérieure de l'urèthre et diminuent ensuite graduellement de
volume au fur et à mesure qu'ils se rapprochent de la paroi antérieure. Revenons
maintenant à notre utricule prostatique.

D. Utricule prostatique. — L'orifice en forme de fente que nous avons rencontré
sur le sommet du véru montanum nous conduit dans une cavité tubuleuse,
impaire et médiane, souvent renflée en forme de bouteille, que l'on désigne indistinctement sous les noms de *sinus prostaticus*, de *sinus pocularis*, de *vesicula
spermatica spuria*, de *vésicule wébérienne*, d'*utricule prostatique*. Cette dernière
dénomination est pour ainsi dire la seule usitée aujourd'hui en anatomie classique.

a. *Trajet et dimensions.* — Du sommet du véru montanum, l'utricule prostatique (fig. 543,5) se dirige obliquement en haut et en arrière, passe entre les deux
lobes latéraux de la prostate et se termine par une extrémité en cæcum, qui, suivant les cas, occupe l'épaisseur de la prostate ou, dépassant les limites de celle-ci,
vient faire saillie au niveau de sa base, entre les deux canaux éjaculateurs
(fig. 633,9). L'utricule prostatique n'est pas constant : on le rencontre chez
l'homme dans une proportion de 80 p. 100. Quand il existe, il présente ordinairement une longueur de 10 à 12 millimètres. Mais il n'est pas excessivement rare
d'en observer qui mesurent 20 et 25 millimètres. Arnold parle d'utricules de
6 à 8 centimètres. D'autre part, chez quelques nouveau-nés, Meckel a vu l'extrémité supérieure de l'utricule donner naissance à un prolongement filiforme,
lequel se terminait ensuite par une bifurcation.

b. *Structure.* — Histologiquement l'utricule prostatique se compose d'une
tunique externe musculeuse, tapissée intérieurement par une muqueuse, dont l'épi-

thélium serait cylindrique pour les uns, pavimenteux stratifié pour d'autres . Tourneux, qui a étudié le développement de l'utricule chez le fœtus et le nouveau-né, se range à cette dernière opinion. La muqueuse elle-même nous présente de nombreuses invaginations épithéliales qui, suivant leur degré de différenciation, constituent de simples dépressions ou de véritables formations glandulaires. La cavité de l'utricule renferme un liquide grisâtre et d'aspect crémeux.

c. *Anatomie comparée.* — Examiné dans la série des mammifères, l'utricule prostatique varie beaucoup suivant les espèces. Chez les singes, il présente à peu de chose près les mêmes caractères morphologiques que chez l'homme. Il est beaucoup plus réduit, en général, chez les carnassiers. Dans certaines espèces, comme chez le renard et le léopard, il a perdu sa disposition tubuleuse, et se trouve constitué alors par un simple cordon. Chez d'autres, enfin, il fait complètement défaut : de ce nombre sont le

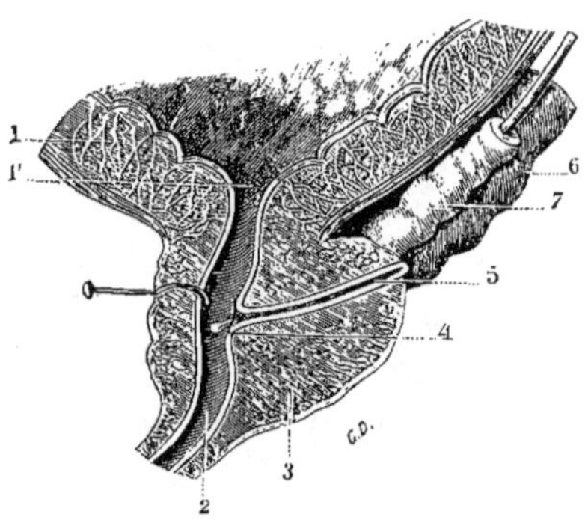

Fig. 543.

L'utricule prostatique, vu sur une coupe sagittale de la prostate.

1, vessie. avec 1'.son col. — 2. urèthre. — 3. prostate. — 4. véru montanum. — 5. utricule prostatique. — 6. vésicule séminale. — 7. canal déférent (un stylet introduit dans ce canal fait saillie dans l'urèthre prostatique, un peu en dehors de l'utricule).

mouton (Leuckart) et le lama (Milne-Edwards). Par contre, il existe de nombreuses espèces, principalement chez les solipèdes et chez certains rongeurs, qui ont un utricule prostatique beaucoup plus développé que celui de l'homme. C'est ainsi que, chez le castor, l'utricule est représenté par une paire de conduits terminés en cæcum, qui s'étendent de l'urèthre jusqu'au testicule. Leuckart a également observé chez le bouc un conduit médian, qui, à une certaine distance de l'urèthre, se partageait en deux branches divergentes, lesquelles remontaient ensuite jusqu'à l'épididyme.

d. *Signification morphologique.* — Les études embryologiques ont établi depuis longtemps que l'utricule prostatique, n'est, chez l'homme comme chez les animaux, qu'un organe rudimentaire représentant l'extrémité inférieure des canaux de Müller (voy. 733 p. 849). Weber, en conséquence, lui avait donné le nom d'*utérus mâle* (*uterus masculinus*). Cette dénomination, qui est encore employée par la plupart des auteurs, est cependant tout à fait impropre : l'extrémité inférieure des canaux de Müller, en effet, donne naissance, non à l'utérus, mais au vagin, et si nous voulons conserver à l'utricule un nom qui rappelle son homologie avec le segment correspondant de l'appareil génital de la femme, nous devons l'appeler, non pas l'utérus mâle, mais le *vagin mâle (vagina masculina)*.

Les canaux de Müller, au lieu de disparaître, peuvent persister dans toute leur étendue : Boogard en 1875, Martin en 1878, Barth en 1878 en ont observé chacun un exemple. On a même vu, mais dans des cas tout à fait exceptionnels, la portion des conduits qui avoisine l'urèthre se développer en un corps plus ou moins considérable, rappelant exactement par sa forme et par sa structure, toutes proportions gardées bien entendu, l'utérus de la femme. Deux observations de ce genre ont été rapportées, l'une par Petit, l'autre par Franque. Dans l'un et l'autre cas, l'uterus masculinus était surmonté de deux trompes, dont le pavillon était placé tout à côté d'un organe qui rappelait l'ovaire, mais qui avait la structure et par conséquent la valeur d'un testicule. Du reste, il existait un épididyme, un canal déférent, des vésicules séminales, et le sexe du sujet n'était pas douteux. Boeckel, en 1893, a rencontré de même, sur un jeune homme d'une vingtaine d'années, un utérus bicorne avec une trompe et un ligament large; dans ce cas encore, il y avait un testicule, un épididyme et un canal déférent, attestant d'une façon très nette le sexe masculin du sujet. Plus récemment (1896) JACQUES a observé, sur un homme de trente et un ans, un long conduit qui, partant du véru montanum, remontait en arrière de la vessie jusqu'à la base des vésicules séminales : sa longueur mesurait 7 centimètres, sa largeur maxima 18 millimètres ; l'épaisseur de sa paroi, 2 ou 3 millimètres en moyenne. Histologiquement, il se composait d'une tunique musculeuse tapissée intérieurement par une muqueuse à épithélium cylindrique stratifiée. La littérature médicale renferme quelques observations relatives à des hommes qui, tous les mois, perdaient du sang par l'urèthre, la muqueuse de l'appareil urinaire étant d'ailleurs parfaitement saine. Il paraît rationnel d'admettre, comme l'ont déjà fait remarquer PETIT et SIMPSON, que ces sortes de règles observées chez l'homme, coïncident chez lui avec un uterus masculinus d'un développement insolite.

Voyez, à ce sujet : PETIT, *Hist. de l'Acad. roy. des Sciences de Belgique*. 1720, p. 38 ; — FRANQUE, in SCANZONI's Beiträge, Bd. IV, p. 25 : — ROBIN et CADIAT, *Sur la constitution de l'utérus mâle, des canaux déférents et des trompes de Fallope*, Journ. de l'Anat., 1875 ; — BOOGARD, *Verslagen en medec. kon. Akad. van Wetensch.*, 1875 ; — MARTIN, *Mém. sur un cas de persistance des canaux de Müller*, Journ. de l'Anat., 1878 ; — BARTH, *Anomalie de développement de l'utricule prostatique*. Bull. Soc. anat., 1878 ; — REMY, *Même observation*, Journ. de l'Anat., 1879 ; — VIAULT, *Le corps de Wolff*. Th. d'agrég., 1880 ; — LANGER, *Ein neuer Fall von Uterus masculinus bei Erwachsenen*. Arch. f. Anat. u. Physiol., 1881 ; — BOECKEL, Bull. Acad. de méd., 1893 : — JACQUES, *Utérus mâle et utricule prostatique*, Bibliogr. anatomique, 1896.

2° Urèthre membraneux. — La portion membraneuse de l'urèthre nous présente ordinairement, sur sa paroi inférieure, un système de plis longitudinaux (fig. 544,9), qui font suite à la crête uréthrale et qui se perdent insensiblement dans le cul-de-sac du bulbe. Sur les parois de l'urèthre membraneux se voient les orifices de nombreuses glandes muqueuses, connues sous le nom de *glandes de Littre*. Ces orifices, quoique occupant tout le pourtour du canal, ne sont cependant pas répandus d'une façon uniforme : ils sont toujours plus multipliés sur la paroi supérieure que sur la paroi inférieure.

3° Urèthre spongieux. — Dans sa portion spongieuse, l'urèthre nous offre à considérer : 1° les orifices des glandes de Cowper ; 2° les lacunes de Morgagni ; 3° la valvule de Guérin.

a. *Orifices des glandes de Cowper.* — Ces orifices, sur lesquels nous aurons à revenir plus tard (voy. *Glandes de Cowper*), sont au nombre de deux, un pour chaque glande. Ils se trouvent situés sur la paroi inférieure du canal, à droite et à gauche de la ligne médiane, à la partie antérieure du cul-de-sac du bulbe (fig. 544,7').

b. *Lacunes de Morgagni.* — La surface intérieure de l'urèthre spongieux nous offre à considérer, dans toute son étendue, un système d'orifices ou plutôt de dépressions, que MORGAGNI, qui les avait parfaitement décrites en 1706, avait comparées à des lacunes et qu'on désigne depuis lors sous le nom de *lacunes de Morgagni*. Le mot de sinus leur conviendrait beaucoup mieux.

Ces lacunes, très visibles à l'œil nu, se divisent, d'après leurs dimensions, en grandes et petites. — Les *grandes lacunes* ou *foramina* (fig. 544,5) occupent la paroi supérieure de l'urèthre, où elles forment, sur la ligne médiane,

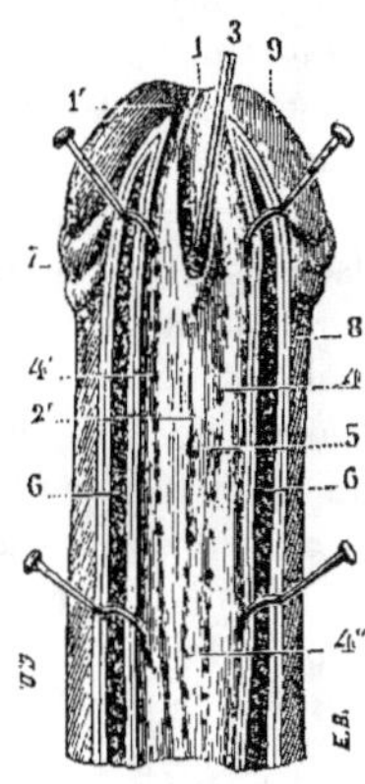

Fig. 544.

L'urèthre ouvert par sa face inférieure et sur la ligne médiane, pour montrer les détails de sa face supérieure (en partie d'après JARJAVAY).

1, angle supérieur du méat, avec 1', sa lèvre droite. — 2, fosse naviculaire. — 2', face supérieure du canal. — 3, sonde plongeant dans le cul-de-sac de la valvule de Guérin. — 4, bords latéraux du canal de l'urèthre, avec : 4', foraminula latéraux, 4", foraminula médians. — 5, grandes lacunes de Morgagni ou foramina. — 6, coupe du corps spongieux. — 7, prépuce, ramené en arrière du gland. — 8, coupe des téguments. — 9, gland.

une rangée unique, qui s'étend en longueur depuis la fosse naviculaire jusqu'à l'angle prépubien. On en compte ordinairement de 12 à 14 (de 5 à 23 d'après les

observations de Jarjavay). Leur profondeur varie le plus souvent de 8 à 10 millimètres. Mais il en existe parfois de beaucoup plus grandes : Cruveilhier en a rencontré qui mesuraient jusqu'à 27 millimètres de longueur. — Les *petites lacunes*
ou *foraminula* (fig. 544,4' et 4") sont situées en dehors des précédentes, soit sur la
face supérieure du canal, soit le long de ses bords. On en observe aussi quelquefois sur la paroi inférieure : mais elles y sont beaucoup plus rares. Quelle que
soit leur situation, les foraminula se disposent pour la plupart, comme les
foramina, en séries linéaires, dirigées parallèlement à l'axe de l'urèthre.

Grandes ou petites, les lacunes de Morgagni représentent des cavités tubuleuses,
qui d'une part s'ouvrent dans le canal de l'urèthre et, d'autre part, se terminent en
cæcum. Ces cavités présentent cette particularité caractéristique qu'au lieu de
s'enfoncer dans la muqueuse perpendiculairement à sa surface, comme le font
d'ordinaire toutes les formations glandulaires, elles suivent dans la paroi uréthrale
une direction très oblique, de telle sorte que leur extrémité fermée regarde toujours la racine de la verge, leur extrémité ouverte étant dirigée du côté du
gland.

L'ouverture des lacunes de Morgagni, circulaire ou elliptique, est constituée en
dehors par la paroi même de l'urèthre et, en dedans, par un mince repli muqueux
de forme semi-lunaire, assez analogue à une valvule. Cette ouverture mesure, pour
les grandes lacunes, 1 à 3 millimètres de diamètre et, comme elle est tournée du
côté du méat, elle permet aux bougies de petit calibre de s'engager dans les
lacunes. De là la recommandation, qu'on trouve écrite partout à propos du cathétérisme, de suivre constamment la paroi inférieure du canal de l'urèthre dans
toute l'étendue de la portion spongieuse. Cette paroi inférieure possède bien
parfois des lacunes, comme nous l'avons dit plus haut, mais leurs dimensions sont
toujours trop petites pour se laisser pénétrer par les bougies.

c. *Valvule de Guérin.* — Sur la paroi supérieure de l'urèthre spongieux, à 1 ou
2 centimètres en arrière du méat, A. Guérin, a signalé en 1849, l'existence d'un
repli valvulaire, appelé depuis *valvule de Guérin* (fig. 544,3). Au-dessus de cette
valvule, entre elle et la paroi supérieure du canal de l'urèthre, se trouve une sorte
de poche ou de cul-de-sac, de 6 à 12 millimètres de profondeur, c'est le *sinus de
Guérin.*

Le cul-de-sac de Guérin, avec le repli semi-lunaire qui le délimite en bas, rappelle assez bien par sa disposition les grandes lacunes de Morgagni, qui sont situées
immédiatement en arrière, et la plupart des anatomistes, y compris Guérin
lui-même, l'ont considéré comme n'étant pas autre chose qu'une grande lacune
de Morgagni, ne différant des autres que par sa situation, qui est plus antérieure,
et par ses dimensions, qui sont beaucoup plus considérables. Contrairement à cette
opinion, Retterer (1892), en se basant surtout sur ce fait que les lacunes de Morgagni sont revêtues intérieurement d'un épithélium cylindrique (nous avons vu
plus haut que Robin et Cadiat, au contraire, considéraient cet épithélium comme la
continuation de celui de l'urèthre), tandis que le sinus de Guérin est tapissé par
un épithélium pavimenteux stratifié reposant sur un chorion pourvu de papilles,
Retterer, dis-je, se refuse à confondre morphologiquement les deux formations.
Pour lui, le sinus de Guérin représenterait tout simplement une partie de l'urèthre
embryonnaire, sa partie toute supérieure, qui se serait isolée de la partie inférieure par suite de la soudure, immédiatement au-dessous d'elles, de deux bourgeons partis l'un et l'autre des parois latérales du canal (fig. 545, A et B) : ces
deux bourgeons, soudés l'un à l'autre sur la ligne médiane, formeraient une lame

transversale qui ne serait autre que notre valvule de Guérin et, d'autre part, la partie toute supérieure de l'urèthre, qu'elle isole ainsi du reste du canal, deviendrait le sinus de Guérin. Du reste, le sinus de Guérin, une fois formé, peut donner naissance à des bourgeons épithéliaux, qui plus tard deviendront des glandes et, de ce fait, il peut recevoir chez l'adulte un ou plusieurs canaux excréteurs. Mais ses parois proprement dites ne sont nullement d'origine glandulaire.

Quoi qu'il en soit de la signification réelle de la valvule de Guérin, cette valvule est à peu près constante : JARJAVAY l'a vue manquer une fois sur sept seulement. On conçoit sans peine que, mieux encore que les foramina, elle puisse arrêter

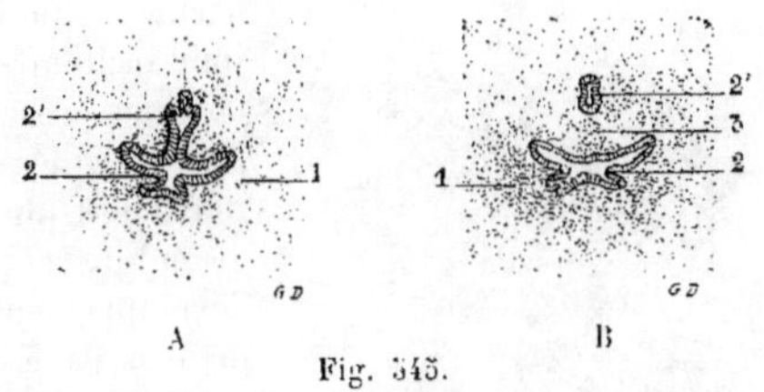

Fig. 343.

Section frontale du pénis d'un fœtus humain long de 10 centimètres (milieu du 4e mois) : A. passant immédiatement en avant du sinus de Guérin ; B. passant par le fond du sinus de Guérin (d'après RETTERER.)

1. corps spongieux de l'urèthre. — 2. canal de l'urèthre (partie postérieure), avec 2' sa partie antérieure : cette partie antérieure, séparée du reste du canal dans la figure B, constitue le sinus de Guérin. — 3. valvule de Guérin, résultant de la soudure à ce niveau des deux parois latérales du canal.

la sonde dans le cathétérisme. On évitera facilement cet obstacle en ayant soin d'appliquer l'extrémité de la sonde, comme je l'ai déjà dit plus haut, contre la paroi inférieure du canal.

E. — CONSTITUTION ANATOMIQUE

Les parois de l'urèthre sont constituées par trois tuniques concentriques, qui sont, en allant de dedans en dehors : une tunique muqueuse, une tunique vasculaire et une tunique musculeuse.

1° Tunique muqueuse. — La tunique muqueuse de l'urèthre revêt le canal dans toute son étendue. En arrière, elle fait suite à la muqueuse de la vessie ; en avant, elle se continue avec celle du gland. Elle se continue de même, au niveau du véru montanum, d'une part avec la muqueuse de l'utricule, d'autre part avec celle des canaux éjaculateurs et des autres voies spermatiques.

A. CARACTÈRES PHYSIQUES. — La muqueuse uréthrale, examinée sur le cadavre, nous présente une coloration fondamentale d'un blanc jaunâtre : c'est du moins la teinte qu'on rencontre ordinairement sur ses deux portions prostatique et membraneuse ; sur la portion spongieuse, et à cause du voisinage de la gaine vasculaire qui est placée immédiatement au-dessous de la muqueuse, cette teinte devient rosée. Elle est quelquefois, principalement sur les points déclives, franchement rougeâtre ou même plus ou moins violacée. La muqueuse de l'urèthre est très élastique : c'est grâce à cette propriété qu'elle se laisse distendre au moment du passage de l'urine et qu'elle revient sur elle-même au moment de la miction. Son épaisseur est d'un demi-millimètre environ. Sa consistance est relativement faible : si elle résiste assez bien à la distension et aux tractions qu'on exerce sur elle, elle se laisse facilement traverser par un instrument métallique, la sonde ou le stylet par exemple.

B. RAPPORTS ET MODE D'ÉTALEMENT. — Des deux faces de la muqueuse, l'externe répond dans toute son étendue à la tunique vasculaire et lui adhère intimement. L'interne, entièrement libre, délimite la lumière du canal. Outre les lacunes de

Morgagni (p. 639) et les orifices glandulaires, elle nous présente un système de plis, à la constitution desquels concourent à la fois la tunique muqueuse et une partie des tuniques sous-jacentes. Ces plis muqueux sont ordinairement peu apparents dans les deux portions prostatique et membraneuse. Ils deviennent plus marqués dans la portion spongieuse et acquièrent leurs plus grandes dimensions dans la région du cul-de-sac du bulbe. Quel que soit leur degré de développement, ils sont toujours dirigés parallèlement à l'axe du canal : nulle part on ne rencontre de plis transversaux ou obliques. Les plis muqueux de l'urèthre sont des *plis de vacuité*, qu'on me permette cette expression : ils s'effacent, en effet, toutes les fois que le canal passe de l'état de vacuité à l'état de distension, notamment dans le cathétérisme et au moment de la miction.

C. STRUCTURE. — Envisagée au point de vue de sa structure, la muqueuse uréthrale se compose : 1° d'un chorion ; 2° d'une couche épithéliale.

a. *Chorion.* — Le chorion, nous l'avons dit plus haut, adhère intimement par sa face profonde aux parties sous-jacentes, et ce n'est qu'avec de grandes difficultés qu'on parvient à isoler la muqueuse uréthrale par la dissection. Sa face superficielle se soulève par places en de nombreuses papilles, qui s'enfoncent dans l'épaisseur de la couche épithéliale. Ces papilles se rencontrent dans toute la longueur du canal, mais leur distribution n'y est pas uniforme : très rares dans l'urèthre prostatique et spongieux, rares encore dans le cul-de-sac bulbaire, elles augmentent de nombre à partir de l'angle prépubien et sont surtout très abondantes dans la région comprise entre la fosse naviculaire et le méat. Elles sont simples, hautes de 40 à 150 μ, disposées le plus souvent en séries longitudinales. Quant à leur forme, la plupart d'entre elles sont coniques, se terminant en une pointe mousse ou plus ou moins effilée. Quelques-unes, comme sur la muqueuse vésicale, sont cylindriques ou même légèrement renflées en massue.

Durant la vie intra-utérine, la muqueuse uréthrale, abstraction faite de la portion qui répond au voisinage de la fossette naviculaire, est entièrement dépourvue de papilles. Ces élevures ne font, par conséquent, leur apparition qu'après la naissance. De plus, elles augmentent en nombre et en dimensions au fur et à mesure que le sujet avance en âge (ROBIN et CADIAT).

Un des traits caractéristiques de la muqueuse uréthrale est sa richesse en fibres

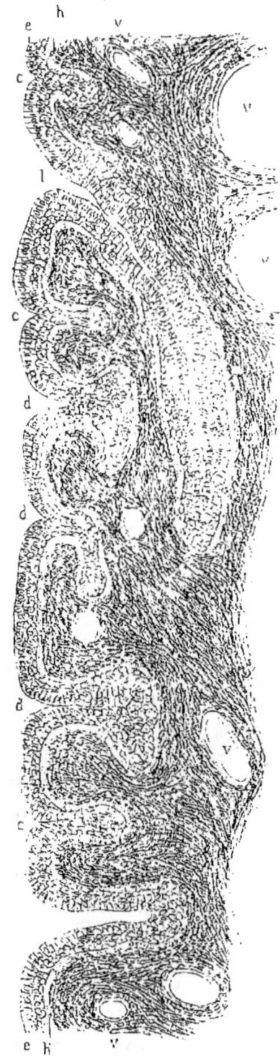

Fig. 546.

Coupe longitudinale de la partie bulbeuse de l'urèthre (d'après ROBIN et CADIAT).

h, couche hyaline. — *m*, trame proprement dite de la muqueuse. — *l*, petite lacune de Morgagni, tapissée par le même épithélium que la muqueuse et se prolongeant dans l'épaisseur de la muqueuse presque parallèlement à sa surface. — *v*, vaisseaux coupés en travers. — *c, c*, follicules simples, un peu renflés à leur extrémité profonde. — *d, d*, autres follicules, avec tendance, pour le fond, à se diviser en culs-de-sac multiples.

élastiques. Sous ce rapport, aucune autre muqueuse, pas même la muqueuse trachéale, ne saurait lui être comparée. A elles seules, les fibres élastiques représentent les huit dixièmes de la masse totale du chorion, le reste étant constitué par des éléments conjonctifs et de la matière amorphe. Ces fibres élastiques sont très fines : elles mesurent, en moyenne, 2 ou 3 µ de diamètre. Elles sont peu flexueuses, se bifurquent et s'anastomosent fréquemment entre elles, de façon à former dans leur ensemble une sorte de réseau, dont les mailles sont habituellement allongées dans le sens de la longueur du canal. Dans les parties superficielles du chorion, elles forment comme des nappes multiples, parallèles et superposées. Au-dessus d'elles, du côté de la lumière du canal, s'étale une mince couche hyaline (*basale* ou *vitrée*), de 2 µ d'épaisseur, qui les sépare de la couche épithéliale.

b. *Épithélium*. — L'épithélium de la muqueuse uréthrale repose directement sur cette membrane hyaline. Son épaisseur mesure de 80 à 100 µ chez l'adulte, de 30 à 50 µ seulement chez le fœtus à terme.

Il se divise en deux couches, l'une superficielle, l'autre profonde : la couche profonde se compose de deux ou trois assises de petites cellules arrondies ou polyédriques ; la couche superficielle est formée par une seule rangée de cellules prismatiques ou pyramidales.

Aux deux extrémités du canal, l'épithélium uréthral se modifie plus ou moins brusquement, pour se continuer avec celui des régions voisines. — En arrière, à partir du sphincter vésical, la couche superficielle est formée par deux au trois rangées de cellules aplaties, qui se confondent, au niveau du col, avec les cellules analogues de l'épithélium de la vessie. — De même, en avant, à 5 ou 6 millimètres en arrière du méat, les cellules prismatiques sont remplacées par un épithélium pavimenteux avec couche cornée manifeste (ROBIN et CADIAT), lequel se continue, sur le pourtour du méat, avec l'épithélium de même nature qui revêt la surface du gland.

D. GLANDES. — Les formations glandulaires de la muqueuse uréthrale se présentent sous deux formes : les follicules et les glandes en grappe. Les lacunes de Morgagni, ci-dessus décrites, que quelques anatomistes considèrent à tort comme des glandes, ne sont autre chose que de simples dépressions de la couche épithéliale dans le chorion muqueux. Leurs parois, en effet, quel que soit le point où on les examine, sont partout formées par le chorion surmonté d'une membrane basale et d'un épithélium en tout semblable à celui de la muqueuse uréthrale. Ces dépressions muqueuses en forme de cul-de-sac peuvent bien présenter, dans certains cas, soit au niveau de leur fond, soit sur les côtés, les orifices de quelques glandes voisines ; mais ce n'est pas là une raison suffisante pour les comprendre elles-mêmes dans les formations glandulaires. Tout au plus pourrait-on les assimiler, dans les cas où elles sont l'aboutissant d'un certain nombre de culs-de-sac glandulaires, à des canaux excréteurs.

a. *Follicules*. — Les glandes en forme de follicules se rencontrent dans toute la longueur de l'urèthre, à partir du deuxième ou du troisième centimètre qui suit le méat. Elles se trouvent irrégulièrement disséminées entre les glandes en grappe et les lacunes de Morgagni. Morphologiquement, elles revêtent la forme de petits sacs cylindriques, dont le fond est souvent renflé, quelquefois même divisé en deux ou plusieurs lobes. Leur longueur varie de 0^{mm},05 à 0^{mm},30 ; leur largeur, de 0^{mm},03 à 0^{mm},09. Envisagés au point de vue structural, les follicules de l'urèthre se composent d'une paroi propre, tapissée intérieurement d'un épithélium. Cet épithélium, pour Robin et Cadiat est semblable à celui de la muqueuse uréthrale dans la moitié supérieure du follicule ; plus bas, dans la moitié inférieure, il est formé par une ou deux rangées de petites cellules polyédriques.

b. *Glandes en grappe.* — Les glandes en grappe se composent, comme leur nom l'indique, d'un canal excréteur, auquel aboutissent un certain nombre de culs-de-sac représentant l'élément sécréteur de la glande. Leur ensemble constitue une petite masse, ordinairement un peu aplatie, présentant un demi-millimètre de largeur sur un quart de millimètre d'épaisseur. Quelques-unes sont contenues dans le chorion muqueux. Mais la plupart d'entre elles s'enfoncent jusqu'à 1 ou 2 millimètres au-dessous de la muqueuse, en suivant le plus souvent une direction plus ou moins oblique.

Comme les follicules, les glandes en grappe de la muqueuse uréthrale font leur apparition à 2 ou 3 centimètres en arrière du méat et s'étendent de là jusqu'à l'extrémité vésicale du canal. On les rencontre, par conséquent, dans les trois portions de l'urèthre. — Dans la portion prostatique, elles se confondent avec les glandes prostatiques elles-mêmes et il n'est pas rare de voir quelques-unes d'entre elles s'ouvrir dans les canaux excréteurs de ces dernières. — Dans la portion membraneuse, elles sont connues, comme on le sait, sous le nom de *glandes de Littre*, bien que Littre n'ait jamais vu que leurs orifices ; leurs culs-de-sac occupent l'épaisseur de la tunique musculeuse. — Dans la portion spongieuse, enfin, elles sont situées dans la tunique vasculaire, baignant en plein au milieu des éléments du tissu érectile.

Quel que soit leur siège, les glandes en grappe de l'urèthre ont partout la même structure, et cette structure présente les plus grandes analogies avec celle des follicules. Elles se composent d'une membrane propre, qui se continue avec la basale de la muqueuse et qui est tapissée intérieurement d'un épithélium : épithélium cylindrique dans le canal excréteur ; épithélium polyédrique dans les culs-de-sac.

2° Tunique vasculaire, corps spongieux. — Tout autour du chorion muqueux, se dispose une couche conjonctive très riche en fibres élastiques. Cette couche est une *sous-muqueuse* modifiée et, ce qui la caractérise essentiellement, outre sa richesse en fibres élastiques, c'est la présence, dans son épaisseur, de nombreuses cavités veineuses de dimensions variables, largement anastomosées entre elles, formant plexus par conséquent.

Sur les portions prostatique et membraneuse de l'urèthre, cette couche est peu épaisse et encore mal différenciée (fig. 547,18) : c'est, si l'on veut, un *tissu caverneux rudimentaire.*

Mais, en passant de l'urèthre membraneux sur l'urèthre spongieux (fig. 537,12), la couche en question prend brusquement un développement considérable, en même temps qu'elle acquiert tous les caractères des tissus érectiles. Elle se prolonge ensuite, sans discontinuité, jusqu'au méat, en formant tout autour de l'urèthre pénien comme une sorte de manchon que l'on désigne sous le nom de *corps spongieux.* Cette formation nouvelle, analogue morphologiquement et physiologiquement aux corps caverneux de la verge, au-dessous desquels elle se trouve située, est en rapport avec le phénomène de l'érection : c'est un des éléments essentiels de l'organe copulateur et, pour cette raison, nous le décrirons plus loin, à propos de la constitution anatomique de la verge (voy. *Verge*, p. 504).

3° **Tunique musculeuse.** — La tunique cellulo-vasculaire est doublée sur sa face externe par une couche de fibres musculaires lisses. Ces fibres se disposent sur deux plans : un plan interne (fig. 547,8), formé par des fibres longitudinales ; un plan externe (fig. 547,9), constitué par des fibres circulaires.

A. Fibres longitudinales. — Les fibres longitudinales font suite aux fibres de la couche plexiforme de la vessie. Très développées sur la portion prostatique, elles s'atténuent ensuite sur la portion membraneuse. Elles diminuent encore d'impor-tance en passant dans la portion spongieuse et, finalement, se con-fondent avec les éléments muscu-laires du corps spongieux (voy. *Corps spongieux*).

B. Fibres circulaires. — Les fibres circulaires de l'urèthre continuent, de même, les fibres circulaires de la vessie. Très développées en arrière, comme les fibres longitudinales, elles forment tout autour de la por-tion initiale de l'urèthre un large anneau, que l'on désigne impropre-ment sous le nom de *sphincter de la vessie* (fig. 547,9). Comme nous l'avons déjà fait remarquer plus haut, cet anneau musculaire, par sa situation et par ses rapports, ap-partient bien plutôt à l'urèthre qu'à la vessie : nous l'appellerons, par conséquent, *sphincter lisse de l'urè-thre* (*sphincter interne* de Henle), par opposition à un deuxième sphincter, le *sphincter strié* ou *sphincter externe*, que nous décri-rons ultérieurement.

a. *Sphincter lisse de l'urèthre.* — Le sphincter lisse de l'urèthre (fig. 547,9) présente de 10 à 12 mil-limètres de longueur.

Son épaisseur mesure 6 ou 7 mil-limètres au niveau de son extrémité supérieure. Puis, il diminue graduelle-ment au fur et à mesure qu'on s'éloigne du col vésical, de telle sorte que le sphincter, considéré dans son ensemble, ressemble non à un cylindre, mais à un cône à base supérieure. Sur des coupes sagittales (fig. 547,9), il revêt la forme d'un triangle, que traverse l'urèthre de la base au sommet.

Sa surface intérieure répond à la muqueuse uréthrale, dont il est séparé par la couche des fibres longitudinales et par la couche vasculaire.

Sa surface extérieure est incluse dans la base de la prostate : en arrière, elle repose directement sur le tissu propre de ce corps glanduleux ; en avant, elle est recouverte par les faisceaux supérieurs du sphincter strié.

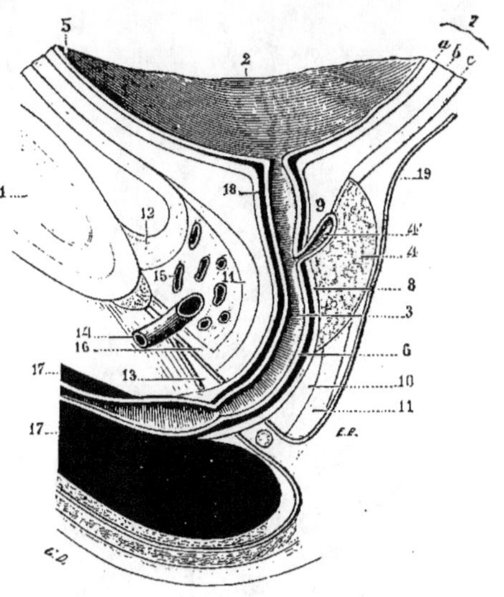

Fig. 547.

Coupe sagittale de l'urèthre supérieur, pour mon-trer la disposition de son appareil musculaire et notamment ses deux sphincters (*schématique*).

1, symphyse pubienne. — 2, vessie. — 3, canal de l'urèthre. — 4, prostate, avec 4′, utricule prostatique. — 5, muqueuse vésicale. — 6, muqueuse uréthrale. — 7, tunique musculeuse de la vessie, avec *a, b, c,* ses trois couches. — 8, fibres lisses longi-tudinales de l'urèthre. — 9, fibres lisses circulaires de la portion prostatique, formant le sphincter interne. — 10, fibres lisses circulaires de la portion membraneuse. — 11, 11, sphincter externe. — 12, ligaments pubo-vésicaux. — 13, aponévrose périnéale moyenne, avec ses deux feuillets et le muscle de Guthrie. — 14, veine dorsale profonde de la verge. — 15, plexus de Santorini. — 16, muscle de Wilson. — 17, corps spongieux et bulbe. — 18, tunique vasculaire de l'urèthre supérieur. — 19, aponévrose prostato-péritonéale.

Anatomiquement, le sphincter lisse de l'urèthre diffère du plan circulaire de la vessie, auquel il fait suite, par les deux caractères suivants mis en lumière par VERSARI (1897) : tout d'abord, les faisceaux musculaires qui le constituent sont plus serrés, plus tassés les uns contre les autres, séparés par un tissu cellulaire beaucoup moins abondant (fig. 548); puis, à ses fibres circulaires viennent se joindre un certain nombre de fibres longitudinales, lesquelles proviennent des fibres longitudinales superficielles de la vessie et viennent se terminer en partie sur le stroma de la prostate, en partie dans l'épaisseur du sphincter. Ainsi constitué, le sphincter lisse de l'urèthre forme, dans son ensemble, une masse dure et compacte. Sa consistance ferme et sa coloration d'un blanc grisâtre sont très analogues à celles de la prostate, et ce n'est guère qu'à l'aide du microscope qu'on peut distinguer l'une de l'autre les deux formations.

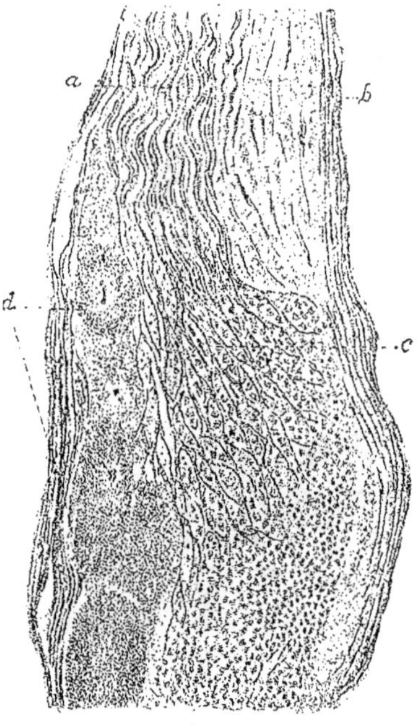

Envisagé au point de vue fonctionnel, le sphincter lisse, agissant par sa contraction ou simplement par sa tonicité, préside à l'occlusion de l'orifice qui fait communiquer la vessie avec l'urèthre : il permet ainsi à l'urine de s'accumuler dans son réservoir naturel. D'autre part, au moment de l'éjaculation, en fermant la portion de l'urèthre qui se trouve en amont des orifices des canaux éjaculateurs, il s'oppose à ce que le liquide spermatique remonte vers la vessie et, de ce fait, l'oblige à prendre la direction du méat.

Fig. 548.

Coupe sagittale de la région de passage de la vessie au canal de l'urèthre (vessie d'un nouveau-né, paroi postérieure, d'après VERSARI).

a, faisceaux de fibres longitudinales externes de la vessie, qui se jettent entre les faisceaux du sphincter interne. — *b*, muqueuse. — *c*, sphincter interne. — *d*, vésicule séminale.

b. *Les fibres circulaires au-dessous du sphincter lisse*. — Le sphincter lisse de l'urèthre n'existe réellement que dans le quart supérieur du canal prostatique. Il s'arrête d'ordinaire à la partie moyenne du véru montanum. Au-dessous de ce point et dans tout le reste de l'étendue de l'urèthre prostatique, les fibres circulaires sont très rares, à peine visibles : profondément bouleversées par le développement de la prostate, elles ont été rejetées comme nous le verrons plus tard (voy. *Prostate*), soit à la périphérie de cet organe, soit dans son épaisseur. — La couche des fibres circulaires se reconstitue, épaisse et compacte, tout autour de l'urèthre membraneux (fig. 547,10). — Puis, elle se réduit de nouveau, en passant sur la portion bulbeuse de l'urèthre, et disparaît bientôt après en tant que couche distincte : ses faisceaux, profondément dissociés, se sont confondus pour la plupart, comme les faisceaux longitudinaux du reste, avec les autres éléments du corps spongieux.

C. FIBRES MUSCULAIRES STRIÉES. — Les fibres musculaires lisses que nous venons de décrire ne représentent qu'une partie de l'appareil contractile de l'urèthre. A ces fibres lisses (*fibres intrinsèques*), viennent se joindre des faisceaux de fibres striées

(*fibres extrinsèques*), qui, se groupant en corps musculaire distinct, constituent les muscles bulbo-caverneux, le muscle de Guthrie, le muscle de Wilson et le sphincter externe de l'urèthre. Tous ces muscles seront décrits plus loin à propos des formations musculaires qui sont annexées à l'appareil génital de l'homme (voy. *Muscles du périnée*, p. 763).

Structure spéciale du véru montanum. — Le véru montanum, examiné à sa partie postérieure (fig. 559, A), se compose d'un squelette central formé par un réseau de fibres élastiques, dans les mailles duquel se trouvent des fibres musculaires lisses à direction longitudinale. Cette masse centrale, aplatie transversalement comme le véru lui-même, se confond, par son bord postérieur ou base, avec le tissu propre de la prostate. Son bord antérieur, plus ou

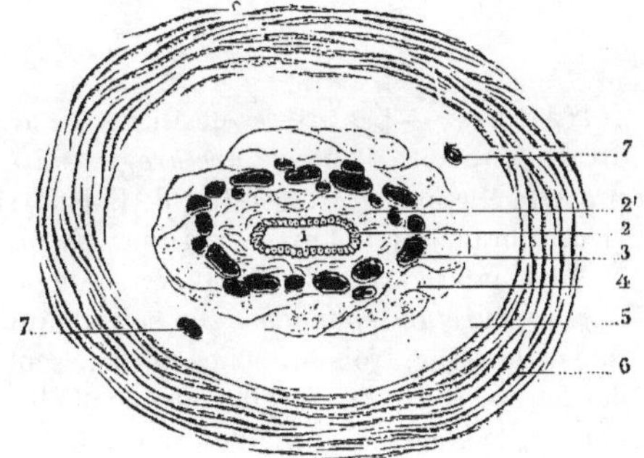

Fig. 549.

Coupe transversale de l'urèthre membraneux, pratiquée immédiatement au-dessus de l'aponévrose périnéale moyenne.

1, lumière du canal. — 2, épithélium de la membrane muqueuse avec 2'. son chorion. — 3, tunique vasculaire. — 4, fibres lisses longitudinales. — 5, fibres lisses circulaires. — 6. fibres striées circulaires, constituant la portion membraneuse du sphincter externe de l'urèthre. — 7, vaisseaux veineux.

moins élargi, est recouvert par la muqueuse uréthrale, laquelle est finement plissée à ce niveau pour se prêter aux variations de volume du véru montanum. Ses faces latérales, enfin, sont matelassées par une couche de tissu spongieux, qui les sépare de la muqueuse et qui est une dépendance de la tunique vasculaire de l'urèthre.

A la partie moyenne du véru, dans la région qui correspond aux orifices de l'utricule prosta-

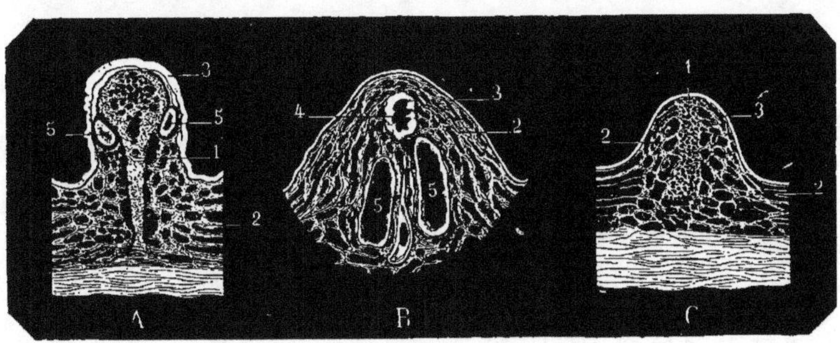

Fig. 550.

Coupes transversales du véru montanum, passant : A, par sa portion la plus élevée, derrière l'embouchure des conduits excréteurs principaux de la glande prostatique; B, immédiatement en arrière des orifices de l'utricule prostatique et des canaux éjaculateurs; C, en avant de l'embouchure des canaux éjaculateurs (imitée de HENLE).

1, colonne centrale du véru montanum. — 2. tissu caverneux. — 3, muqueuse uréthrale. — 4, utricule prostatique. 5, 5. canaux éjaculateurs.

tique et des canaux éjaculeurs (fig. 550, B). le squelette élastique et musculaire disparaît, et l'organe tout entier se trouve formé à ce niveau par du tissu spongieux, au sein duquel sont plongés les canaux précités.

Enfin, en avant de l'abouchement des canaux éjaculateurs (fig. 550, C), les fibres élastiques et les fibres musculaires font de nouveau leur apparition au centre du véru montanum et de la crète uréthrale. Elles se disposent ici encore sous la forme d'une colonne médiane, dont la base fait corps avec la prostate et dont le sommet s'élève jusqu'à la muqueuse. Quant à ses faces latérales, elles sont séparées de cette dernière, comme précédemment, par une couche plus ou moins épaisse de tissu spongieux.

F. — VAISSEAUX ET NERFS

1° Artères. — Les artères destinées à l'urèthre proviennent des sources les plus diverses, savoir : 1° *pour l'urèthre prostatique*, des artères qui se distribuent à la prostate elle-même, c'est-à-dire de l'hémorrhoïdale moyenne et de la vésicale inférieure, branches de l'hypogastrique ; 2° *pour l'urèthre membraneux*, de l'hémorrhoïdale inférieure et de la transverse du périnée, branches de la honteuse interne; 3° *pour l'urèthre spongieux*, de la bulbo-uréthrale, de la caverneuse et de la dorsale de la verge, trois branches qui naissent également de la honteuse interne. Ces dernières artères se distribuent tout d'abord au corps spongieux, y compris le bulbe et le gland (voy. p. 726), puis à la tunique muqueuse.

2° Veines. — Les veines issues de la muqueuse uréthrale présentent cette particularité qu'elles aboutissent toutes à un système de gros canaux disposés en plexus, qui forment les éléments essentiels de la tunique vasculaire ci-dessus décrite. À leur tour, les veines afférentes de la tunique vasculaire se rendent, suivant la région de l'urèthre dont elles émanent, à la veine dorsale profonde de la verge, au plexus de Santorini, au plexus vésico-prostatique, à la veine honteuse interne. Finalement, et par l'intermédiaire de ces derniers vaisseaux, elles aboutissent à la veine hypogastrique.

3° Lymphatiques. — Les lymphatiques du canal de l'urèthre forment dans le chorion muqueux, un peu au-dessous de l'épithélium, un riche réseau, qui s'étend d'une extrémité à l'autre du canal et qui se continue, en arrière, avec celui de la muqueuse vésicale, en avant avec celui de la muqueuse du gland.

Au niveau de la portion prostatique, ce réseau fournit un certain nombre d'efférents qui se mêlent pour la plupart aux lymphatiques propres de la prostate. Quelques-uns, cependant, remontent le long des canaux éjaculateurs jusqu'au col de la vésicule séminale et, là, se confondent avec les lymphatiques de ce dernier organe.

Sur les deux autres portions, portion membraneuse et portion spongieuse, le réseau lymphatique uréthral donne naissance, d'après SAPPEY, à deux troncs qui traversent la paroi du canal au niveau du frein de la verge, pour se terminer dans les vaisseaux qui contournent la base du gland et aboutir en définitive, comme ces derniers, aux ganglions superficiels du pli de l'aine.

4° Nerfs. — Les nerfs de l'urèthre, comme les artères, proviennent de sources multiples : 1° pour l'urèthre prostatique et l'urèthre membraneux, du plexus hypogastrique ; 2° pour l'urèthre spongieux, du nerf périnéal superficiel et du nerf dorsal de la verge, deux branches du honteux interne. À ces nerfs qui se rendent isolément à l'urèthre, il convient d'ajouter de nombreuses fibres sympathiques, qui arrivent à cet organe en suivant le trajet des artères et en formant autour d'elles, des plexus.

Les nerfs uréthraux se terminent, en partie sur les vaisseaux (*filets vasculaires*), en partie sur les éléments contractiles de la tunique musculeuse (*filets moteurs*), en partie sur la muqueuse (*filets sensitifs*). Ces derniers affectent une direction longitudinale et, de plus, décrivent des flexuosités nombreuses, probablement pour se prêter à l'allongement que subit la muqueuse uréthrale au moment de l'érection

(Oréxu). Ils forment, dans la couche la plus superficielle du chorion, un riche réseau sous-épithélial, d'où partent ensuite de fines fibrilles destinées à l'épithélium lui-même. Ces fibrilles se terminent (Retzius) dans l'intervalle des cellules épithéliales par des extrémités libres (fig. 551), les unes en pointe, les autres plus ou moins renflées en bouton. Plaxner, en 1888, a décrit dans la muqueuse uréthrale de l'homme des corpuscules nerveux terminaux, qui ne sont vraisemblablement que des corpuscules de Krause.

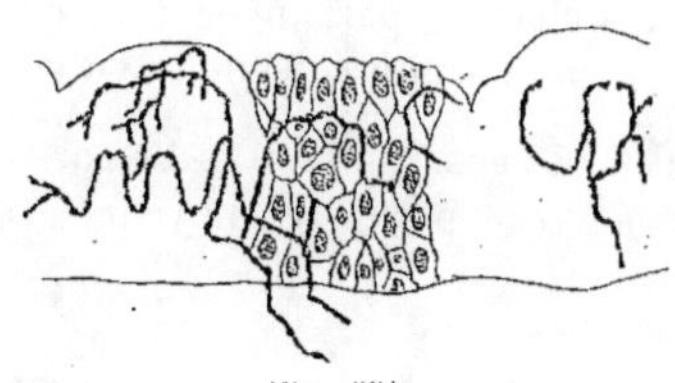

Fig. 551.

Terminaisons nerveuses dans l'épithélium de l'urèthre d'un embryon humain de 28 centimètres (d'après Retzius).

On a signalé, sur le trajet des nerfs destinés à l'urèthre, un certain nombre de ganglions minuscules. Les plus connus sont ceux que l'on rencontre autour de la prostate, sur la paroi inférieure de la portion membraneuse et à la partie postérieure du bulbe.

§ II. — Urèthre chez la femme

L'urèthre de la femme, beaucoup plus court que celui de l'homme, représente seulement les portions prostatique et membraneuse de ce dernier. Il se distingue encore de l'urèthre masculin, au point de vue morphologique, en ce qu'il n'est en communication qu'avec un seul réservoir, le réservoir de l'urine : il est donc exclusivement *urinaire*, au lieu d'être *uro-génital*.

1° **Longueur.** — Le canal de l'urèthre, chez la femme, mesure en moyenne 35 millimètres de longueur : sur deux coupes de sujets congelés, j'ai observé 34 millimètres sur la première, 41 millimètres sur la seconde.

2° **Calibre.** — Son calibre est généralement évalué à 7 ou 8 millimètres de diamètre. Toutefois, ce calibre n'est pas uniforme : rétréci à son extrémité inférieure, l'urèthre s'élargit ensuite jusqu'au niveau du col vésical, où il se rétrécit de nouveau. Le canal, dans son ensemble, n'est donc pas exactement cylindrique, mais fusiforme. Nous devons ajouter qu'il est très dilatable et qu'on y introduit assez facilement des sondes de 10 à 12 millimètres de diamètre. Il peut même, après dilatation progressive, permettre l'introduction de corps beaucoup plus volumineux, le petit doigt ou l'index par exemple. Dans la pratique, Guyon estime que l'on ne doit pas pousser la dilatation au delà de 13 millimètres de diamètre. Mais il est des chirurgiens qui sont beaucoup plus audacieux : Simox (de Heidelberg) va jusqu'à 2 centimètres et pense qu'on peut aller plus loin encore, jusqu'à 22 et 25 millimètres chez la femme adulte ; Reliquet allait jusqu'à 30 millimètres.

3° **Direction.** — L'urèthre, du col de la vessie à la vulve, suit un trajet oblique de haut en bas et d'arrière en avant (fig. 522,10). Il présente donc, sur l'horizontale, une inclinaison de même sens que le vagin, qui est situé en arrière de lui, et nous ferons remarquer, à ce sujet, que les femmes, quand elles veulent uriner debout, sont le plus souvent obligées, pour rendre le jet vertical, d'incliner en avant leur bassin. De plus, l'urèthre n'est pas rectiligne, mais décrit dans son ensemble une légère courbe à concavité antéro-supérieure.

4° Conformation extérieure et rapports. — Envisagé au point de vue de sa conformation extérieure, l'urèthre féminin revêt l'aspect d'un cordon assez régulièrement cylindrique. Il nous offre a considérer un *corps* et deux *extrémités*, représentées chacune par un orifice : en haut, du côté de la vessie, l'*orifice supérieur* ou *col*; en bas, du côté de la vulve, l'*orifice inférieur* ou *méat*.

A. Corps de l'urèthre. — Le corps de l'urèthre, traversant comme chez l'homme l'aponévrose périnéale moyenne, se trouve divisé par cette aponévrose en deux

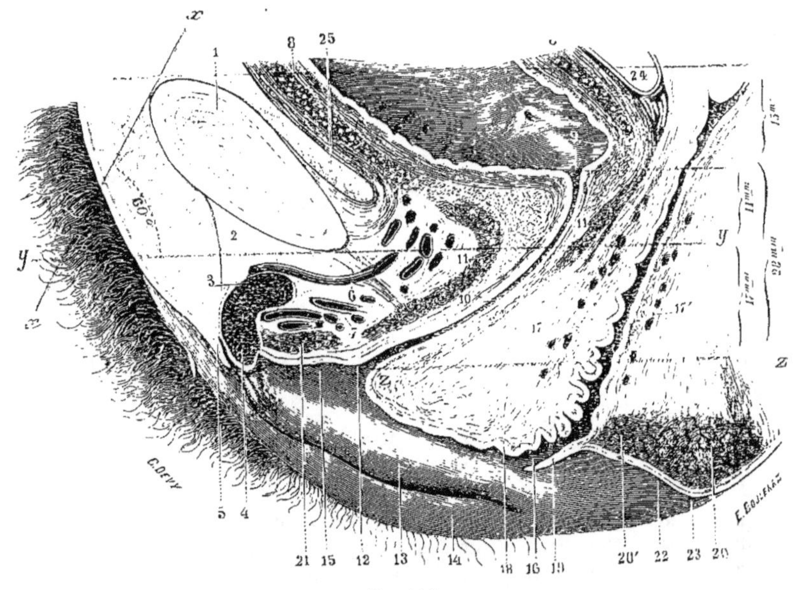

Fig. 552.

Coupe sagittale de l'urèthre, de la vulve et du vagin (sujet congelé, femme vierge de vingt-quatre ans, grandeur nature).

1. symphyse pubienne. — 2. ligament suspenseur du clitoris. — 3. corps caverneux du clitoris. — 4. extrémité antérieure du clitoris (gland). — 5. son capuchon ou prépuce. — 6. veine dorsale du clitoris. — 7. plexus veineux intermédiaire au clitoris et au bulbe. — 8. 8′, parois antérieure et postérieure de la vessie. — 9. col de la vessie. — 10. urèthre. — 11. sphincter externe de l'urèthre. — 12. méat urinaire. — 13. petite lèvre. — 14. grande lèvre. — 15. vestibule. — 16. orifice inférieur du vagin. — 17, 17′ colonne antérieure et colonne postérieure du vagin. — 18. tubercule vaginal. — 19. hymen. — 20. sphincter externe de l'anus. — 20′. constricteur de la vulve. — 21. faisceaux de ce dernier muscle intermédiaire au clitoris et à l'urèthre. — 22, fosse naviculaire. — 23. fourchette. — 24, cul-de-sac vésico-utérin. — 25, espace prévésical.

xx, plan du détroit supérieur. — *yy*, horizontale menée par le bord inférieur de la symphyse. — *zz*, horizontale menée par le méat urinaire.

portions de longueur bien différente : une portion intra-pelvienne, représentant environ les quatre cinquièmes de la longueur totale du canal ; une portion extra-pelvienne, beaucoup plus courte et répondant au cinquième inférieur. Chacune de ces deux portions nous présente des rapports importants, que nous examinerons successivement en arrière, en avant et sur les côtés :

a. *En arrière*, l'urèthre féminin repose, dans toute son étendue, sur la paroi antérieure du vagin. Dans son tiers ou son quart supérieur, il est encore relativement libre, n'étant relié au vagin que par une couche de tissu cellulaire assez lâche. Mais, dans le reste de son étendue, il adhère à la paroi vaginale d'une façon tellement intime qu'il fait pour ainsi dire corps avec elle. Ainsi fusionnées l'une avec l'autre, la paroi de l'urèthre et la paroi du vagin constituent entre les deux conduits une cloison épaisse de 10 à 12 millimètres, la cloison *urèthro-vaginale*.

b. *En avant*, l'urèthre répond, tout d'abord, au plexus veineux de Santorini, qui le sépare du pubis et des ligaments pubo-vésicaux. Puis, il traverse, en même temps que le vagin, l'aponévrose périnéale moyenne et se met en rapport, dans cette traversée aponévrotique, avec le muscle de Guthrie, qui se trouve placé entre les deux feuillets de l'aponévrose sus-indiquée. Après avoir traversé l'aponévrose périnéale moyenne, l'urèthre répond au constricteur du vagin et, au-dessus de lui, à un plexus veineux, qui le sépare de la base du clitoris. Au niveau de sa traversée aponévrotique, il est séparé de l'angle symphysien par un intervalle de 12 à 15 millimètres.

c. *Sur les côtés*, le canal de l'urèthre répond successivement, en allant d'arrière en avant : 1° au plexus de Santorini ; 2° au muscle de Wilson, dont les faisceaux viennent s'entrecroiser, sur la ligne médiane, entre l'urèthre et le vagin ; 3° à l'aponévrose périnéale moyenne et au muscle de Guthrie, qu'il traverse ; 4° au constricteur du vagin et à la racine des corps caverneux du clitoris.

B. Orifice supérieur ou col. — L'orifice supérieur ou col répond, comme chez l'homme, à l'angle antérieur du trigone vésical. Il est situé à 2 ou 3 centimètres en arrière de la symphyse pubienne, le plus souvent sur le trajet d'une horizontale qui traverserait cette symphyse au niveau ou un peu au-dessous de sa partie moyenne. Sur le sujet représenté dans la figure 552, la distance comprise entre le niveau de l'orifice vésical et l'angle symphysien, mesuré en projection, était de 11 millimètres. Au point de vue de sa forme, l'orifice supérieur de l'urèthre est arrondi ou irrégulièrement étoilé.

C. Orifice inférieur ou méat. — L'orifice inférieur ou méat s'ouvre dans le canal vulvaire, à la partie postérieure du vestibule, à 2 centimètres en arrière du clitoris et immédiatement en avant d'une saillie arrondie qui, sous le nom de *tubercule vaginal*, termine la colonne antérieure du vagin (voy. *Vagin*). Il est situé à 17 millimètres environ de la symphyse pubienne. Le méat représente à la fois la partie la plus étroite et la moins dilatable du canal de l'urèthre. Sa forme est assez variable : il est tantôt disposé en fente longitudinale, tantôt arrondi ou plus ou moins étoilé. D'autre part, il est superficiel et très apparent, ou bien plus ou moins enfoncé dans une dépression de la muqueuse et, de ce fait, beaucoup moins facile à découvrir. Le plus souvent, tandis que sa demi-circonférence antérieure est unie ou lisse, sa demi-circonférence postérieure se trouve recouverte de rugosités, qui, quand elles atteignent un certain degré de développement, prennent l'aspect d'un amas de végétations irrégulières, masquent plus ou moins le méat et deviennent ainsi un obstacle sérieux dans l'opération du cathétérisme.

5° **Conformation intérieure**. — L'urèthre féminin, sur des coupes pratiquées perpendiculairement à son axe, revêt la forme d'une fente qui est transversale à sa partie supérieure, plus ou moins étoilée à sa partie moyenne, longitudinale au voisinage du méat.

Vu intérieurement, après incision longitudinale de sa paroi (fig. 553), le canal nous présente une coloration blanchâtre, passant à la teinte rosée et même rouge foncé, dans le cas ou les réseaux vasculaires de sa muqueuse sont plus ou moins gorgés de sang. Il est parcouru d'arrière en avant par un certain nombre de petits plis longitudinaux, qui s'effacent par la distension. Indépendamment de ces plis muqueux, on rencontre sur la paroi postérieure une petite crête médiane, également longitudinale, qui commence au niveau du col et, de là, s'étend plus ou moins loin du côté du méat. Elle est peut-être l'homologue des plis que l'on voit, chez l'homme, prolonger en arrière le véru montanum.

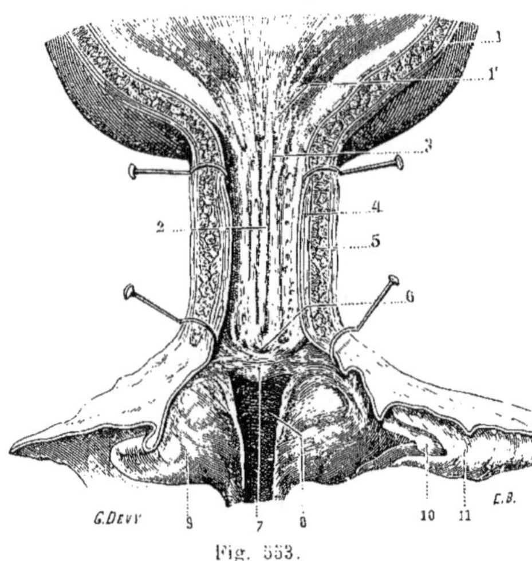

Fig. 553.

L'urèthre féminin, vue antérieure.

La paroi antérieure de l'urèthre a été incisée sur la ligne médiane et fortement érignée en dehors (en partie d'après Touly).

1. vessie, avec 1' son col. — 2. urèthre, avec ses plis longitudinaux et ses orifices glandulaires. — 3. crête uréthrale. — 4. tunique musculeuse de l'urèthre. — 5. sphincter externe. — 6. orifice externe de l'urèthre. — 7. tubercule vaginal. — 8. vagin. — 9. petites lèvres. 10, clitoris, avec 11, son prépuce.

La surface intérieure de l'urèthre nous présente de nombreux orifices. Ces orifices sont de deux ordres. — Les uns nous conduisent dans de petites dépressions en cæcum : ce sont les *sinus muqueux* ou *lacunes de Morgagni*. Les lacunes de Morgagni ont ici la même signification que chez l'homme. Leur profondeur, très variable, mesure ordinairement de 1 à 4 millimètres ; mais on en rencontre de beaucoup plus grandes, atteignant jusqu'à 15 et 20 millimètres. L'observation démontre que ces lacunes sont surtout nombreuses et développées au niveau et en arrière du méat. — Les autres orifices répondent à l'abouchement des glandes, dites *uréthrales* (voy. plus bas).

6° Constitution anatomique. — La paroi de l'urèthre, chez la femme, mesure 3 ou 4 millimètres d'épaisseur dans sa portion supérieure. Elle se compose de deux tuniques concentriques et régulièrement superposées : une tunique interne muqueuse et une tunique externe musculeuse. Il n'y a pas chez la femme, comme chez l'homme, de tunique vasculaire distincte : les éléments de cette dernière tunique existent pourtant, mais ils se trouvent disséminés, comme nous le verrons tout à l'heure, au sein des fibres musculaires.

A. TUNIQUE MUQUEUSE. — La tunique muqueuse revêt le canal de l'urèthre dans toute son étendue. Elle fait suite, en arrière, à la muqueuse de la vessie et se continue, en avant, avec celle de la vulve.

a. *Caractères physiques*. — La muqueuse uréthrale de la femme ressemble beaucoup à celle de l'homme. Elle est mince, élastique, assez résistante, doublée sur sa face profonde d'un tissu conjonctif lâche qui l'unit faiblement à la tunique musculeuse. C'est grâce à ce tissu conjonctif sous-muqueux qu'elle se plisse et se déplisse avec tant de facilité.

b. *Structure*. — Histologiquement, la muqueuse uréthrale se compose de deux couches : 1° d'un *chorion*, riche en fibres élastiques, surmonté de papilles vasculaires assez rares et de petites dimensions ; 2° d'un *épithélium*, formé par deux ou trois rangées de cellules polyédriques, que surmonte une rangée uniques de cellules prismatiques ou pyramidales. Cet épithélium, aux deux extrémités du canal, se continue insensiblement, d'une part avec l'épithélium mixte de la vessie, d'autre part avec l'épithélium pavimenteux stratifié du vestibule. Nous ferons remarquer, à ce sujet, que la transition entre l'épithélium vestibulaire et l'épithélium uréthral se fait non pas sur les lèvres mêmes du méat, mais un peu en amont de cet orifice, en plein canal de l'urèthre par conséquent ; c'est ainsi que sur la paroi postérieure, contre la cloison uréthro-vaginale, l'épithélium pavimenteux stratifié du vestibule se prolonge à une distance de plus de 1 centimètre (TOURNEUX et HERRMANN).

c. *Glandes.* — La muqueuse uréthrale de la femme nous présente, comme celle de l'homme, deux ordres de formations glandulaires : des follicules et des glandes en grappe. — Les *follicules* revêtent exactement les mêmes caractères morphologiques que chez l'homme. Ils sont toutefois beaucoup moins nombreux et, d'après ROBIN et CADIAT, pourraient même manquer quelquefois. — Les *glandes en grappe* se composent, ici comme chez l'homme, d'un certain nombre de culs-de-sac réguliers ou irréguliers, aboutissant tous à un canal excréteur commun. Ces glandes, qui sont ordinairement peu nombreuses et assez mal différenciées, forment des séries linéaires disposées parallèlement aux plis muqueux ci-dessus décrits. Leur

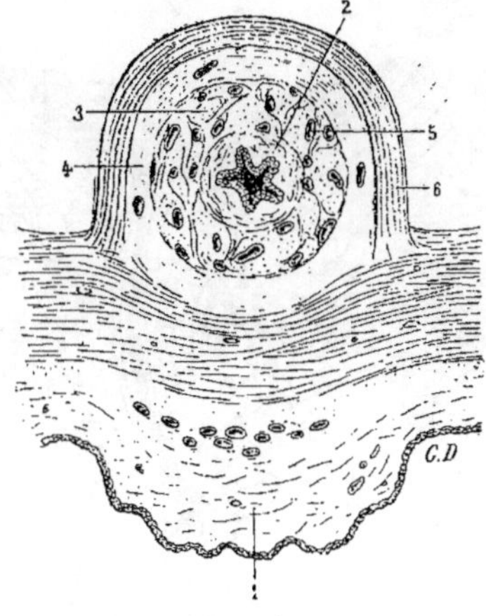

Fig. 554.

Coupe transversale de l'urèthre chez la femme, passant par sa partie moyenne (*schématique*).

1, colonne antérieure du vagin, avec : *a.* muqueuse ; *b,* couche musculeuse ; *c,* couche fibreuse de la paroi vaginale.— *2.* muqueuse de l'urèthre.— 3. couche des fibres lisses longitudinales. — 4.couche des fibres lisses circulaires. — 5. canaux veineux disséminés dans les deux couches de fibres lisses.— 6. sphincter externe de l'urèthre ou sphincter strié.

ensemble représente, à l'état rudimentaire, la prostate de l'homme, et nous aurons à y revenir plus tard à propos de la *prostate femelle* (voy. chap. III), *Glandes annexées à l'appareil génital de la femme*).

B. TUNIQUE MUSCULEUSE. — La tunique musculeuse est essentiellement constituée par des fibres lisses, qui se disposent sur deux plans : un plan interne de fibres longitudinales et un plan externe de fibres circulaires. — Les *fibres lisses longitudinales* (fig. 555,5) sont placées immédiatement en dehors de la muqueuse. Elles se continuent en haut, du côté de la vessie, avec les fibres de la couche plexiforme. — Les *fibres lisses circulaires* (fig. 555,6) continuent de même les fibres circulaires du réservoir urinaire et se prolongent ensuite sans interruption jusqu'au méat. Très développées à l'extrémité supérieure du canal, elles forment, dans la région qui avoisine le col, un large anneau (7), que l'on désigne improprement sous le nom de *sphincter de la vessie.* Cet anneau, par sa situation, appartient bien plutôt à l'urèthre qu'à la vessie, et, ici comme chez l'homme, nous lui donnerons le nom de *sphincter lisse de l'urèthre.*

Dans l'une et dans l'autre couches, les fibres musculaires forment des faisceaux cylindriques très serrés, entre lesquels s'insinuent, sous forme de cloisons, des éléments conjonctifs et élastiques. Nous trouvons encore, dans leurs intervalles, des artérioles et de gros canaux veineux, qui sont plus particulièrement développés dans la couche des fibres longitudinales et qui donnent à la tunique musculeuse tout entière un aspect spécial rappelant un peu celui des tissus caverneux. Ces grosses veines sont les homologues de celles qui constituent, dans l'urèthre de l'homme, la tunique vasculaire (p. 644). Elles en diffèrent seulement, comme nous l'avons déjà fait remarquer plus haut, en ce que, au lieu de se grouper en une couche distincte, elles se disséminent irrégulièrement dans l'épaisseur de la tunique musculeuse (fig. 554,5).

A cet appareil musculaire lisse de l'urèthre de la femme et sur sa surface extérieure viennent se joindre, comme chez l'homme, des fibres musculaires striées. Ces fibres constituent le *sphincter strié de l'urèthre* (fig. 554,6, et 555,8 et 8'). Nous le décrirons, conformément au plan que nous nous sommes tracé, avec les autres muscles du périnée (voy. *Muscles du périnée*).

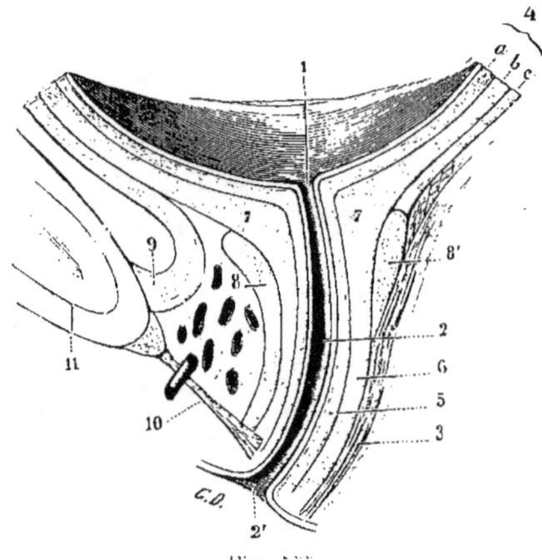

Fig. 555.

Les deux sphincters de l'urèthre chez la femme, vus sur une coupe sagittale (*schématique*).

1, col de la vessie. — 2, canal de l'urèthre, avec 2', méat. — 3, paroi antérieure du vagin. — 4, tunique musculeuse de la vessie, avec : *a*, ses fibres longitudinales internes; *b*, ses fibres circulaires; *c*, ses fibres longitudinales externes. — 5, fibres longitudinales de l'urèthre. — 6, ses fibres circulaires. — 7, sphincter interne de l'urèthre ou sphincter lisse. — 8 et 8', segment antérieur et segment postérieur du sphincter externe de l'urèthre ou sphincter strié. — 9, ligaments pubo-vésicaux. — 10, aponévrose périnéale moyenne. — 11, symphyse pubienne.

7° Vaisseaux et nerfs. — Les *artères* de l'urèthre proviennent, chez la femme, de la honteuse interne, de la vésicale inférieure et de la vaginale. — Les *veines*, très développées, se rendent aux plexus voisins, plexus vésical, plexus de Santorini, plexus vaginal et plexus vulvaire. — Les *lymphatiques* se jettent dans les ganglions situés sur les côtés de l'excavation pelvienne. — Les *nerfs* émanent du honteux interne et du plexus hypogastrique. Ils se terminent dans la muqueuse (*filets sensitifs*), dans la tunique musculeuse (*filets moteurs*) et sur les vaisseaux (*filets vasculaires*).

Voyez, au sujet de l'urèthre, chez l'homme et chez la femme, parmi les travaux récents : Robin et Cadiat. *Sur la structure intime de la muqueuse et des glandes uréthrales de l'homme et de la femme*, Journ. de l'Anat., 1874 ; — Morel. *Tunique musculeuse de l'urèthre*, Soc. des Sc. de Nancy, 1877 ; — Belfield. *Zur Kenntniss der Morgagni'schen Lakunen der Harnröhre*, Wien. med. Wochenschr., 1881 ; — Schuller. *Ein Beitrag zur Anatomie der weibl. Harnröhre*, Virchow's Arch., 1883 ; — Launois. *De l'appareil urinaire chez le vieillard*, Th. Paris, 1885 ; — Dessos. *De l'étroitesse congénitale du méat, ses complications*, Annales de Guyon, 1887 ; — Nadja. *Beiträge zur Anat. des männlichen Urogenitalapparats*, Wien. med. Wochenschr., 1887 ; — Plaxner. *Ueber das Vorkommen von Nervenendkörperchen in der männl. Harnröhre*, Arch. f. mikr. Anat., 1887 ; — Lejars. *Des canaux accessoires de l'urèthre*, Ann. de Guyon, 1888 ; — Lavaux. *La région membraneuse de l'urèthre*, C. R. Acad. des Sc., 1889 ; — Delbet, Genouville, loc. cit. (voy. Vessie, p. 624) ; — Testut. *Note sur la topographie de l'urèthre fixe, étudiée sur des coupes de sujets congelés*, C. R. Acad. des Sc., 1894 ; — Aschoff. *Anat. norm. et path. des voies urinaires*, Arch. f. path. Anat., Bd. 138, 1894 ; — Klein u. Groschuff. *Ueb. intraepitheliale Drüsen der Urethralschleimhaut*, Anat. Anz., Bd. XII, 1896 ; — Waldeyer. *Beitr. zur Anat. der männl. Harnröhre*, Sitz. d. Preuss. Akad. d. Wiss., 1898.

ARTICLE V

CAPSULES SURRÉNALES

Les capsules surrénales (anglais *Suprarenal capsules*, allemand *Nebenniere*) sont des organes d'apparence glanduleuse, occupant la partie supérieure et postérieure de la cavité abdominale. Leurs fonctions, dans l'organisme, sont encore énigmatiques. On sait qu'ADDISON, en 1855, a rattaché à l'altération de ces organes une affection, qui depuis porte son nom (*maladie d'Addison* ou *maladie bronzée*) et qui est essentiellement caractérisée au point de vue symptomatique par une anémie profonde et une coloration foncée des téguments. Tout récemment, ABELOUS et LANGLOIS ont conclu de nombreuses expériences que les capsules surrénales, véritables glandes à sécrétion interne, élaboraient une substance spéciale qui, transportée dans le torrent circulatoire par les veines ou les lymphatiques, avait pour effet de neutraliser ou de détruire des poisons à type curarisant, lesquels se produisent normalement au cours du travail musculaire. La signification morphologique des capsules surrénales n'est guère mieux connue. GEGENBAUR, en se basant sur certaines relations embryologiques qui existent entre le sympathique abdominal et les capsules surrénales, a cru devoir décrire ces derniers organes comme une dépendance du grand sympathique. Mais nous verrons plus loin que, si ces relations sont indéniables pour la portion centrale de la capsule surrénale, elles n'existent nullement pour sa portion corticale, laquelle dérive manifestement du mésoblaste comme le rein lui-même. En tenant compte de ce dernier fait, en tenant compte aussi des rapports anatomiques intimes qu'elles présentent chez tous les mammifères avec les reins, nous décrirons les capsules surrénales à la suite de l'appareil urinaire.

§ 1. — CONSIDÉRATIONS GÉNÉRALES

1° Situation. — Au nombre de deux, l'une droite, l'autre gauche, les capsules surrénales sont situées dans la partie postéro-supérieure de la cavité abdominale immédiatement au-dessus des reins, ce qui leur a valu leur nom. De là encore le nom de *reins succenturiés*, sous lequel les avait désignées CASSÉRIUS. Les rapports du rein avec la capsule surrénale se bornent à ce simple rapport de contiguïté. Il n'existe entre les deux organes aucune relation physiologique et, si nous ne connaissons rien ou presque rien des fonctions des capsules surrénales, nous savons tout au moins que ces fonctions ne se rattachent nullement à l'uropoïèse. Du reste, dans les cas où le rein se trouve déplacé, soit accidentellement, soit congénitalement, les capsules n'en conservent pas moins leur situation normale.

2° Moyens de fixité. — La capsule surrénale est, tout d'abord, rattachée au rein, sur les points où les deux organes entrent en contact, par une couche de tissu conjonctif qui les unit l'un à l'autre. Mais ce n'est là qu'un moyen de fixité tout à fait secondaire, et je rappellerai, à ce sujet, que lorsque le rein se déplace, il se déplace seul : la capsule surrénale ne l'accompagne jamais.

Comme nous l'avons vu, à propos du rein (p. 527), les deux fascia prérénal et rétro-rénal, avec la couche cellulo-adipeuse qui les double, arrivés à l'extrémité supérieure du rein, passent sur la capsule surrénale pour l'envelopper dans toute sa hauteur et se fixer ensuite à la face inférieure du diaphragme. La capsule surrénale se trouve ainsi contenue dans la même loge fibreuse que le rein et, d'autre part, elle est reliée aux parois de cette loge par des travées conjonctives qui s'échappent de tous les points de sa surface. Somme toute, la capsule surrénale, comme le rein qu'elle surmonte (voy. *Reins*, p. 529), garde sa position parce qu'elle est fixée aux parois d'une loge fibreuse, laquelle est fixée elle-même aux formations du voisinage.

A ce moyen de fixité, qui est de beaucoup le plus important, il convient d'ajouter comme moyens accessoires : 1° les vaisseaux qui arrivent à la capsule (artères) ou qui en émergent (veines) ; 2° les nombreux filets nerveux qu'elle reçoit ; 3° le péritoine pariétal qui, en passant sur sa face antérieure, l'applique contre la paroi abdominale.

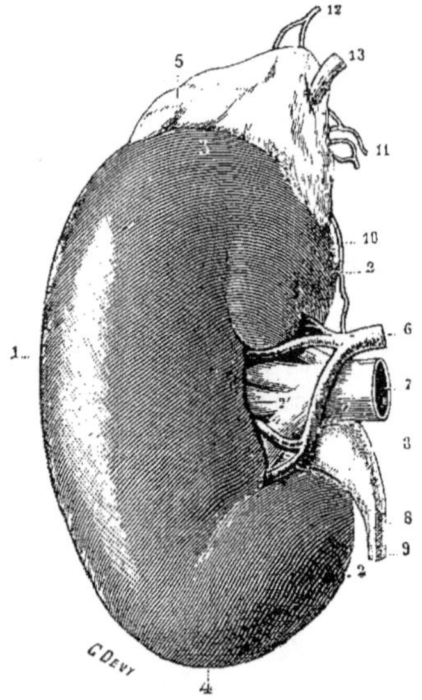

3° Dimensions et poids. — Les capsules surrénales mesurent en moyenne 30 millimètres de hauteur, sur 25 millimètres de largeur et 5 ou 6 millimètres d'épaisseur. Elles pèsent habituellement de 6 à 7 grammes. Leur poids spécifique est de 1,016 d'après KRAUSE, de 1,633 d'après HUSCHKE.

Ces chiffres ne représentent, bien entendu, que des moyennes : ils seront, dans bien des cas, ou trop élevés ou trop faibles. Les capsules surrénales, en effet, sont très variables dans leur développement, et l'observation démontre qu'en dehors de toute influence pathologique, les plus petites sont aux plus volumineuses comme le chiffre 1 est au chiffre 2. Ces organes sont relativement plus développés chez le fœtus et surtout chez l'embryon que chez l'adulte. D'après GOTTSCHAU, elles augmenteraient de volume, du moins chez les mammifères, pendant la période de gestation. STILLING, de son côté, a constaté sur les capsules surrénales du lapin des variations *saisonnières*, je veux dire des variations volumétriques qui semblent être en relations avec les différentes époques de l'année et, de ce fait, sont vrai-semblablement en rapport avec les fonctions sexuelles.

Fig. 556.

Le rein et la capsule surrénale du côté droit, vue antérieure.

1. bord externe. — 2, bord interne, avec 2', hile. — 3, extrémité supérieure. — 4, extrémité inférieure. — 5, capsule surrénale. — 6, artère rénale et ses divisions. — 7, veine rénale. — 8, bassinet, avec 8', son collet. - 9, uretère. — 10, artère capsulaire inférieure. — 11, artère capsulaire moyenne. — 12, artère capsulaire supérieure. — 13, grande veine capsulaire.

Nous ajouterons que les deux capsules surrénales sont rarement égales : celle de droite, probablement à cause de la compression qu'exerce sur elle le foie, est ordinairement un peu moins volumineuse et pèse un peu moins que celle du côté opposé.

4° Couleur et consistance. — Vues extérieurement, les capsules surrénales nous présentent une coloration brun jaunâtre, tirant plus ou moins sur le rouge dans les cas de stase sanguine. Sur des coupes de l'organe, cette coloration est toujours un peu plus foncée, surtout à la partie centrale : cette dernière partie, par suite de l'altération cadavérique, prend même dans certains cas une teinte franchement noirâtre. Les capsules surrénales ont une consistance assez molle, un peu inférieure dans la plupart des cas à celle du thymus ou de la thyroïde.

§ II. — CONFORMATION EXTÉRIEURE ET RAPPORTS

La capsule surrénale a la forme d'un cône, dont la base serait dirigée en bas et qu'on aurait fortement aplati d'avant en arrière. Elle coiffe le rein à la manière d'un bonnet phrygien. On lui considère deux faces, deux bords, une base et un sommet (fig. 556,5).

1° Face antérieure. — La face antérieure de la capsule surrénale, comme la face correspondante du rein, regarde obliquement en avant et en dehors. Légèrement concave ou convexe, mais le plus souvent concave, elle nous présente, un peu au-dessous de sa partie moyenne, un sillon curviligne, qui se dirige tantôt transversalement, tantôt obliquement de haut en bas et de dehors en dedans (fig. 561,*b*). Ce sillon, tantôt superficiel, tantôt plus ou moins profond, constitue ce qu'on appelle le *hile* de la capsule surrénale. C'est à son niveau, en effet, que pénètrent un certain nombre de branches artérielles et qu'émerge la *veine principale* de l'organe ou *veine centrale*.

Les rapports de cette face varient suivant qu'on examine la capsule gauche ou la capsule droite. — *A gauche,* la capsule est recouverte par le péritoine dans la plus grande partie de son étendue. Elle répond successivement : 1° en arrière, au bord postérieur de la rate; 2° en avant et en haut, à la portion de la grosse tubérosité de l'estomac qui avoisine le cardia; 3° en bas, à la queue du pancréas. Ce dernier rapport n'est pas constant, le pancréas, dans certains cas, ne s'élevant

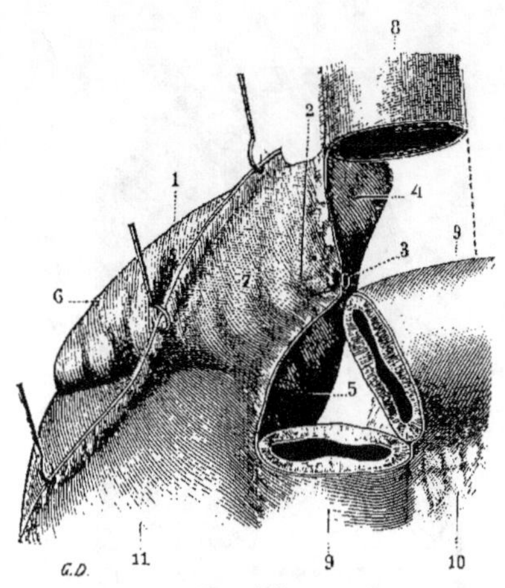

Fig. 557.

La capsule surrénale droite, vue par sa face antérieure.

1. capsule surrénale, avec : 2, hile : 3, veine centrale ; 4, zone recouverte par la veine cave inférieure : 5, zone recouverte par le duodénum : 6, zone recouverte par le foie sans interposition du péritoine : 7, zone recouverte par le foie avec interposition du péritoine. — 8, veine cave inférieure, réséquée au niveau du point où elle est en rapport avec la capsule surrénale. — 9, duodénum, réséqué au niveau du point où il est en contact avec la capsule. — 10, pancréas. — 11, rein droit.

pas jusqu'à la capsule surrénale et reposant exclusivement sur le rein. — *A droite,* la face antérieure de la capsule surrénale est en rapport, au voisinage du bord interne, avec la partie correspondante de la veine cave inférieure et avec le duodénum. Dans tout le reste de son étendue, elle répond à la partie la plus reculée du foie et nous avons déjà décrit, sous le nom de *facette surrénale,* l'empreinte que forme la capsule sur la face inférieure de ce dernier organe. En allant de dehors en dedans (fig. 557), le foie est d'abord en contact immédiat avec la capsule surrénale; plus loin, à la partie moyenne de la capsule, il en est séparé par le péritoine.

2° Face postérieure. — La face postérieure, moins étendue en hauteur que la précédente, plane ou légèrement convexe, un peu tournée en dedans, repose directement sur la portion lombaire du diaphragme (fig. 558), en regard de la dixième vertèbre dorsale. Elle répond, par l'intermédiaire du muscle diaphragme, tout d'abord au cul-de-sac inférieur de la plèvre (sinus costo-diaphragmatique), puis, sur un plan plus postérieur, aux dixième et onzième côtes et à l'espace inter-costal qui les sépare.

3° Bord externe. — Le bord externe, convexe, régulier ou plus ou moins sinueux se dirige obliquement en bas et en dehors. Comme la face postérieure, il repose sur le diaphragme, qui le sépare de la plèvre et des côtes.

4° Bord interne. — Le bord interne, presque vertical, est en rapport : 1° à droite, avec la veine cave inférieure et avec le duodénum, qui le recouvrent ; 2° à gauche, avec l'aorte abdominale, qui, tout en le longeant de haut en bas, en reste séparé par un intervalle de 5 ou 6 millimètres de largeur. Il répond, en outre, à gauche et à droite, au plexus solaire et tout particulièrement aux ganglions semi-lunaires.

5° Sommet. — Le sommet regarde en haut, en dedans et un peu en avant. — Quand la capsule surrénale est très étendue verticalement et revêt, de ce fait, une forme franchement conique (*type conoïde*), ce sommet est nettement marqué. — Quand, au contraire, la capsule est peu élevée, étendue surtout en largeur (*type semi-ovoïde*), il est arrondi et plus ou moins effacé : les deux bords interne et externe se confondent alors, sans ligne de démarcation aucune, sur le point le plus élevé de la glande et n'en forment plus pour ainsi dire qu'un seul, de forme demi-circulaire, à convexité supérieure, c'est le *bord supérieur* de certains auteurs. — Quelle que soit sa forme, le sommet de la capsule surrénale répond à la face inférieure du diaphragme et, par l'intermédiaire de ce muscle, à la cavité pleurale et aux arcs costaux.

6° Base. — La base est une surface concave reposant sur l'extrémité supérieure du rein, à laquelle elle est unie par un tissu cellulaire lâche. Cette surface n'est pas horizontale, mais taillée obliquement de haut en bas et d'arrière en avant. Il résulte d'une pareille obliquité très nettement visible sur les coupes sagittales (fig. 558) que la capsule surrénale descend beaucoup plus bas sur la face antérieure du rein que sur sa face postérieure.

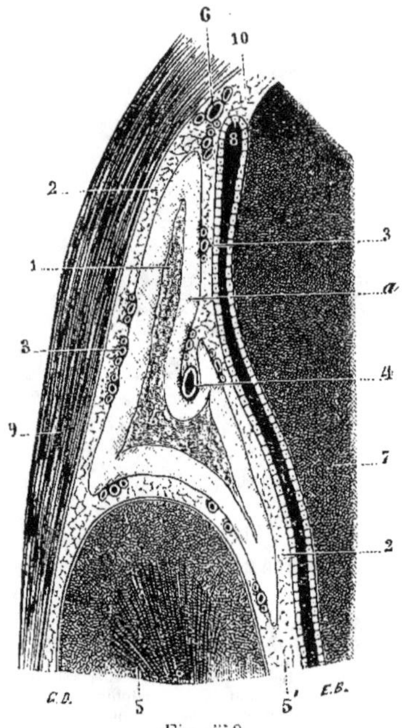

Fig. 558.

Coupe verticale et antéro-postérieure de la capsule surrénale droite : segment interne de la coupe.

1. capsule surrénale, avec : *a*, sa substance corticale; *b*, sa substance médullaire. — 2, enveloppe cellulo-adipeuse. — 3, 3, artères capsulaires. — 4, veine centrale. — 5, rein, avec 5′, sa capsule adipeuse. — 6, artère diaphragmatique supérieure. — 7, foie. — 8, feuillet inférieur du ligament coronaire. — 9, diaphragme. — 10, tissu cellulaire rétro-hépatique.

§ III. — CONFORMATION INTÉRIEURE

Si l'on pratique sur la partie moyenne de la capsule surrénale des coupes, soit verticales, soit transversales, on constate tout d'abord que l'organe est entouré sur tout son pourtour par une *enveloppe fibreuse*, qui rappelle assez exactement celle du foie ou du rein. Quant au tissu propre de la glande, il comprend deux substances bien distinctes, l'une périphérique ou corticale, l'autre centrale ou médullaire.

La *substance corticale*, située immédiatement au-dessous de l'enveloppe fibreuse (fig. 558, *a*), a une coloration jaunâtre, une consistance relativement ferme, une épaisseur variant, suivant les points que l'on examine, de 1 millimètre à 1 millimètre et demi et même 2 millimètres. A elle seule, elle représente environ les deux tiers de la capsule surrénale.

La *substance médullaire*, entièrement incluse dans la précédente (fig. 558, *b*), représente le tiers seulement de la capsule surrénale. Son épaisseur varie, suivant les points examinés, de 1/4 de millimètre (voisinage des bords) à 2 ou 3 millimètres (partie centrale). Elle se distingue de la substance corticale : 1° par sa coloration, qui est grisâtre ou brun foncé; 2° par sa vascularisation, qui est plus riche; 3° par sa consistance, qui est plus faible, et surtout par sa grande friabilité. Après la mort, elle s'altère avec la plus grande rapidité, se ramollit et se transforme parfois en une substance diffluente. Si, dans ces conditions, on sectionne l'organe, on rencontre à son centre une sorte de cavité remplie de liquide : c'est vraisemblablement à des observations de cette nature, considérées à tort comme représentant l'état normal, que les capsules surrénales sont redevables du nom, fort impropre, sous lequel on les désigne encore aujourd'hui. Les noms de *corps surrénaux* ou *d'organes surrénaux* seraient bien préférables.

§ IV. — CONSTITUTION ANATOMIQUE

La capsule surrénale, envisagée au point de vue de sa constitution anatomique, se compose donc : 1° d'une *enveloppe fibreuse* ; 2° d'un *tissu propre*, celui-ci se subdivisant, comme nous venons de le voir, en *substance corticale* et *substance médullaire*.

1° **Enveloppe fibreuse.** — L'enveloppe fibreuse, assez mince, mais très résistante, adhère intimement au tissu propre. Elle se compose essentiellement de faisceaux du tissu conjonctif, disposés pour la plupart tangentiellement à la surface de l'organe. Aux éléments conjonctifs s'ajoutent des fibres musculaires lisses, remarquables par le grand nombre de divisions que présentent leurs deux extrémités (FUSARI).

a. *Par sa surface extérieure*, l'enveloppe fibreuse de la capsule surrénale envoie aux parois de sa loge fibreuse (voy. plus haut) de nombreux prolongements conjonctifs, qui se chargent, chez l'adulte, d'une quantité plus ou moins abondante de graisse (fig. 558). L'organe tout entier baigne alors dans une atmosphère cellulo-graisseuse, qui fait suite à celle du rein.

b. *Par sa surface intérieure*, elle envoie, de même, dans l'épaisseur de l'organe une multitude de cloisons lamelleuses (fig. 559) qui marchent en sens radiaire et qui, en s'unissant les unes aux autres par leurs bords, forment un système de canaux à coupe hexagonale, que l'on a comparés aux alvéoles d'une ruche d'abeilles. C'est dans ces alvéoles, longs de 2 millimètres à 2 millimètres et demi, larges de 35 à 45 µ, que se disposent les éléments propres de la substance corticale. Les cloisons conjonctives précitées se prolongent sans interruption dans toute l'épaisseur de la substance corticale. Arrivées à la limite interne de cette dernière, elles se résolvent en de minces filaments conjonctifs, qui pénètrent dans la substance médullaire et la traversent dans tous les sens.

2° **Substance corticale.** — La substance corticale nous offre à considérer trois

zones, qui sont, en allant des parties superficielles vers les parties profondes :
1° la *zone glomérulaire* ; 2° la *zone fasciculée* ; 3° la *zone réticulaire*.

a. *Zone glomérulaire*. — La zone glomérulaire est formée par des cordons cellulaires, pliés et repliés sur eux-mêmes, au point de rappeler les glomérules des glandes sudoripares : de là le nom de zone glomérulaire qui a été donné par ARNOLD à cette partie toute superficielle de la substance corticale.

Ces masses cellulaires, du reste, varient beaucoup dans leur nombre suivant les espèces où on les étudie : chez certains mammifères, comme chez le cobaye, elles forment une seule rangée ; chez d'autres, comme chez l'homme, elles se disposent en deux ou trois assises. Elles diffèrent encore par leur forme : assez régulièrement sphériques ou globuleuses chez certains animaux, elles révèlent, chez d'autres, la forme d'arcs, dont la concavité regarde le centre de l'organe et dont les deux extrémités se continuent avec les cordons de la zone sous-jacente.

Mais, quel que soit leur mode d'enroulement, ces cylindres ont toujours la même valeur anatomique : ils sont essentiellement constitués par des cellules glandulaires, superposées et très serrées les unes contre les autres. Ils sont entourés, d'autre part, par des travées conjonctives, qui les séparent des cylindres voisins et tendent ainsi à les individualiser. Quant aux cellules elles-mêmes, obligées de s'adapter à l'espace qu'elles doivent remplir, elles sont, suivant les cas, sphériques, ovoïdes, prismatiques, plus ou moins allongées, etc. Elles sont généralement « volumineuses et possèdent un noyau vésiculeux, arrondi, assez gros, mais dont le réseau de chromatine n'a pas beaucoup d'affinité pour les matières colorantes, ce qui indique un noyau au repos » (VIALLETON).

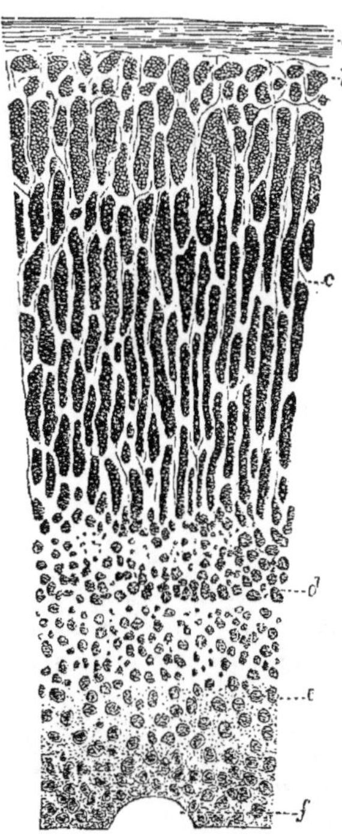

Fig. 559.

Coupe transversale de la capsule surrénale de l'homme (d'après EBERTH).

a, enveloppe conjonctive. — *b. c. d.* zone glomérulaire, zone fasciculée et zone réticulaire de la substance corticale. — *e.* substance médullaire. — *f*, une grosse veine.

b. *Zone fasciculée*. — La zone fasciculée, elle aussi, est formée par des cordons cellulaires, qui se continuent, d'une part avec ceux de la zone glomérulaire, d'autre part avec ceux de la zone réticulaire. Mais ici, les cordons, au lieu d'être flexueux, sont rectilignes, orientés d'une façon telle qu'ils se dirigent de la zone glomérulaire vers le centre de l'organe (disparition radiaire).

Chacun d'eux se compose de deux ou trois rangées de cellules polyédriques, avec un noyau central et un corps protoplasmique bourré de vacuoles arrondies. ECKER avait cru voir, tout autour des cordons précités, une membrane propre et, de ce fait, il avait considéré ces cordons comme de véritables formations glandulaires. Mais cette prétendue membrane n'a été retrouvée par aucun histologiste, et l'opinion d'ECKER n'a aujourd'hui qu'un intérêt purement historique.

Les cordons cellulaires de la zone fasciculée sont séparés les uns des autres par des vaisseaux, comme eux rectilignes et disposés en sens radiaire. Ces vaisseaux, quel que soit leur calibre, sont réduits à leur couche endothéliale : ils ont donc la signification de vrais capillaires. Les cellules glanduleuses qui les entourent se trouvent donc très rapprochées du courant sanguin. De distance en distance se voient les cloisons conjonctives, ci-dessus décrites, qui de l'enveloppe fibreuse se dirigent vers la substance médullaire et qui séparent les uns des autres des paquets plus ou moins considérables de cordons cellulaires. Le long de ces cloisons cheminent les vaisseaux et nerfs de distribution.

d. *Zone réticulaire*. — La zone réticulaire a encore pour éléments constitutifs des cordons cellulaires. Ces cordons, qui sont la continuation de ceux de la zone fasciculée, se dirigent ici dans tous les sens. De plus, ils s'anastomosent entre eux, de façon à former dans leur ensemble un vaste réseau, dont les mailles sont occupées, comme précédemment, par des vaisseaux à type capillaire. Les cellules des cordons réticulaires présentent à peu près les mêmes caractères que celles des cordons fasciculés ; elles en diffèrent, cependant, en ce que leur protoplasma est plus homogène et leurs vacuoles moins nombreuses.

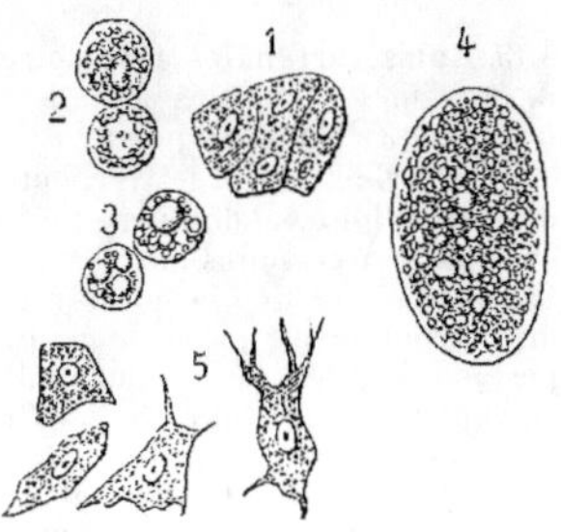

Fig. 560.

Cellules de la capsule surrénale de l'homme (d'après KÖLLIKER).

1. cinq cellules de la pointe d'un cylindre cortical, remplies d'une substance pâle. — 2. cellules pigmentées de la zone réticulaire — 3. cellules contenant de la graisse, provenant d'une substance corticale colorée en jaune. — 4. grosse vésicule remplie de graisse, provenant d'une capsule semblable. — 5. cinq cellules de la substance médullaire, avec leurs prolongements.

3° Substance médullaire. — La substance médullaire (fig. 559, *e*) présente la même constitution fondamentale que la substance corticale : elle se compose de cordons cellulaires fortement anastomosés en réseau. Les mailles de ce réseau sont comblées ici encore par des capillaires de grandes dimensions, dont la paroi endothéliale s'applique exactement contre les cellules qui les délimitent.

Ces cellules mesurent en moyenne de 25 à 30 µ. Elles sont, par conséquent, plus volumineuses que celles de la substance corticale, dont le diamètre varie de 15 à 20 µ. Elles diffèrent encore de ces dernières par leur forme, en ce que leur contour est anguleux, émettant le plus souvent, comme les cellules nerveuses des centres, un certain nombre de prolongements simples ou plus ou moins ramifiés (fig. 560, *d*). Elles en diffèrent, enfin, par leur réaction chimique : elles se colorent en brun foncé sous l'influence du bichromate de potasse, tandis que cette substance est sans action sur les cellules de l'écorce.

Les cellules de la substance médullaire sont remplies de fines granulations, qui le plus souvent s'ordonnent en séries, suivant la hauteur du corps cellulaire. Ces granulations, que ALEXANDER et CARLIER ont cru devoir rapprocher des granulations zymogènes de certaines glandes, sont des produits d'élaboration du protoplasma et il est rationnel d'admettre qu'elles passent dans le capillaire voisin, en traversant la paroi de celui-ci. Ainsi se trouverait justifié le nom de *glandes à sécrétion interne* dont se servent les physiologistes pour désigner la capsule surrénale. Dans les cellules et vaisseaux que nous venons de décrire, la substance médullaire renferme encore : 1° un certain nombre de fibres lisses, qui proviennent de la tunique musculeuse de la veine centrale (voy. plus bas) ; 2° de nombreuses cellules nerveuses, sur lesquelles nous aurons à revenir à propos des nerfs de la capsule surrénale.

D'après des recherches toutes récentes de STILLING (1898), la capsule surrénale subirait, suivant les saisons, un certain nombre de modifications structurales, se manifestant à la fois sur la substance corticale et sur la substance médullaire. Parmi ces modifications, que STILLING a parfaitement bien étudiées chez la grenouille, l'une des plus intéressantes est l'apparition, au moment de l'été, de cellules nouvelles (*cellules d'été*), différant entièrement des cellules ordinaires et par leurs caractères morphologiques et par leurs réactions. STILLING, sans préciser la nature de ces cellules nouvelles, émet l'hypothèse que leur apparition pourrait bien être en rapport avec les relations physiologiques qui existent vraisemblablement entre les glandes surrénales et les fonctions sexuelles.

Capsules surrénales accessoires. — On observe fréquemment (10 fois sur 42 autopsies, R. MAY) des capsules surrénales accessoires, dont le volume varie ordinairement de celui d'une tête d'épingle à celui d'un pois.

a. *Situation*. — On les rencontre dans trois régions principales : dans les reins, dans la zone du sympathique abdominal, au voisinage des glandes génitales. — Dans les reins, des glandes surrénales accessoires ont été signalées par ROKITANSKI, par GRAWITZ, par MOGLIA. PILLET (1890), sur un vieillard de l'hospice d'Ivry, a rencontré un fragment de capsule surrénale, aplati et mince comme une pièce de cinquante centimes, situé sous l'enveloppe fibreuse du rein. — Le plexus solaire est le siège de prédilection des glandes surrénales accessoires : elles se développent, suivant les cas, autour des ganglions semi-lunaires, dans leur épaisseur (un cas de JABOULAY), sur les rameaux qui en partent, etc. STILLING, qui en a fait une étude minutieuse, chez le lapin, chez le chien et chez le chat, les considère comme constantes. Elles sont, en outre, fort nombreuses et une fois, sur un jeune chat, il en a compté plus de trente. Envisagées au point de vue de leur forme, elles sont arrondies, ovalaires ou plus ou moins allongées. Leur volume est également très variable : certaines sont à peines visibles à l'œil nu, tandis que d'autres atteignent jusqu'à 1 centimètre de diamètre. — En ce qui concerne les capsules surrénales accessoires développées au voisinage des glandes génitales, on les rencontre : chez la femme, dans l'épaisseur des ligaments larges, à côté de l'organe de Rosenmüller ou du paroophore de VALDEYER (observations de MARCHAND, de CHIARI, de GRAWITZ) ; chez l'homme, dans la région de l'épididyme. DAGONNET, en 1885, a rencontré une glande surrénale accessoire dans l'épididyme du côté droit chez un enfant, et tout récemment PILLET a communiqué à la Société anatomique le fait d'une nouvelle capsule surrénale accessoire, observée par lui dans le méso-épididyme d'un nouveau-né. Il est à noter que les débris surrénaux qui constituent ce troisième groupe se développent, non pas dans les glandes génitales elles-mêmes, mais bien dans les portions d'origine wolffienne qui les avoisinent. Ce fait est important et nous en donnerons l'explication tout à l'heure.

b. *Structure*. — Parmi les capsules surrénales accessoires, un certain nombre présentent exactement la même structure que les capsules normales : comme ces dernières, elles possèdent deux substances, l'une centrale, l'autre corticale. D'autres, au contraire, sont constituées par une seule de ces substances et les observations histologiques nous démontrent que, tandis que les capsules accessoires développées au voisinage des glandes génitales ne comprennent dans leur masse que de la substance corticale, celles qui se trouvent situées dans la zone du sympathique se composent exclusivement, dans la plupart des cas, de substance médullaire.

c. *Données de l'embryologie et de l'anatomie comparée*. — L'embryologie et l'anatomie comparée nous expliquent ce double fait d'une façon on ne peut plus satisfaisante. — L'embryologie, tout d'abord, nous apprend que les deux substances fondamentales des capsules surrénales ont une origine toute différente : la substance médullaire dérive du système nerveux sympathique ; la substance corticale provient, comme le corps de Wolff, du mésoblaste. La capsule surrénale se compose donc embryologiquement de deux parties, une *partie nerveuse* et une *partie mésoblastique*, dont l'une est enveloppée et l'autre enveloppante. — L'anatomie comparée, à son tour, confirme pleinement cette manière de voir. Chez les élasmobranches, comme l'a établi BALFOUR, les deux parties précitées, non seulement se développent isolément, mais restent séparées : les capsules surrénales comprennent, chez eux, « une série de corps pairs dérivés du grand sympathique et un corps impair d'origine mésoblastique ». Chez les amniotes, l'organe nerveux et l'organe mésoblastique, originellement distincts, se réunissent ensuite, au cours du développement, pour constituer la capsule surrénale mixte, telle que nous la rencontrons chez tous les mammifères.

Ces faits éclairent d'une vive lumière l'histoire des capsules surrénales accessoires chez l'homme, et l'on comprend maintenant : 1° comment il se fait que des capsules surrénales accessoires, composées exclusivement de substance corticale (*partie mésoblastique*), se rencontrent au voisinage des glandes génitales, à côté des débris ou des dérivés du corps de Wolff, qui les a entraînées à sa suite ; 2° comment il se fait que des capsules surrénales accessoires soient si fréquentes dans la zone du sympathique abdominal et que ces dernières soient, pour la plupart, exclusivement formées par de la substance médullaire (*partie nerveuse*).

d. *Leur importance en physiologie et en anatomie pathologique*. — L'existence des capsules surrénales accessoires a, en physiologie expérimentale et en anatomie pathologique, une importance considérable. Elle nous explique l'impossibilité, pour l'expérimentateur, de détruire complètement toutes les formations surrénales : s'il peut enlever ou détruire sur place les capsules normales, celles qui coiffent les reins, il ne réussira pas à atteindre les nombreuses capsules accessoires qui occupent la zone du sympathique, et ces dernières, ainsi respectées, pourront parfaitement augmenter de volume et suppléer, d'une façon plus ou moins complète, celles qui ont été détruites. Comme conséquence, l'anatomo-pathologiste, qui rencontrera à l'autopsie la dégénérescence des capsules surrénales sur un sujet qui n'aura présenté de son vivant aucun des symptômes de la maladie d'Addison, ne sera nullement autorisé à conclure de ce fait à la négation de toute relation pathogénique entre cette affection et la dégénérescence des capsules surrénales. Il aura pour devoir d'examiner attentivement s'il n'existe pas dans les régions sus-indiquées, principalement dans la zone du plexus solaire, des capsules surrénales surnuméraires, présentant cette hypertrophie que Stilling a appelée fort justement *hypertrophie compensatrice* et qui est susceptible de suppléer les capsules altérées ou détruites.

§ V. — VAISSEAUX ET NERFS

Les capsules surrénales possèdent une richesse de vascularisation et d'innervation, peu conciliable avec l'opinion émise par certains auteurs qu'elles ne seraient, chez l'adulte, que des organes rudimentaires. Elles dénotent chez elles, au contraire, une fonction réelle qui, pour être encore mal connue, n'en est pas moins très active.

1° Artères. — Les capsules surrénales reçoivent trois artères, dites *capsulaires*, que l'on distingue, d'après leur origine comme d'après leur mode de distribution.

en supérieure, moyenne et inférieure (fig. 561). — La *capsulaire supérieure* (7), branche de la diaphragmatique inférieure, aborde l'organe au voisinage de son sommet et descend ensuite le long de son bord externe. — La *capsulaire moyenne* (8), branche de l'aorte abdominale, l'atteint au niveau de son bord interne et se ramifie sur ses deux faces. Elle envoie toujours un ou deux rameaux dans le sillon qui représente le hile. — La *capsulaire inférieure* (9), née de l'artère rénale ou de l'une de ses branches, se porte vers la capsule en suivant un trajet obliquement ascendant et se distribue principalement à la région de la base.

Les ramifications de ces trois artères, après s'être anastomosées entre elles à

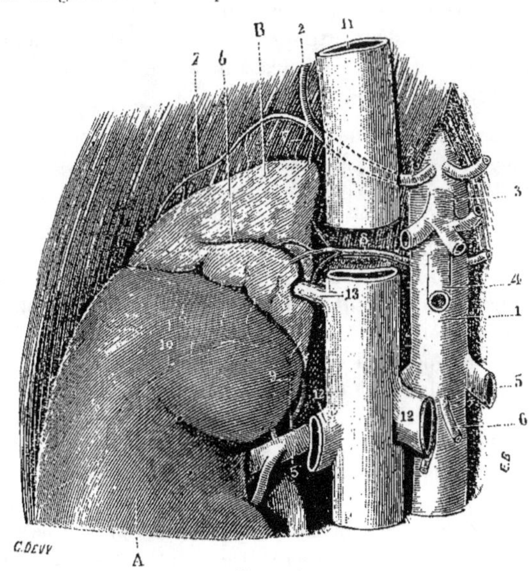

Fig. 561.

Circulation de la capsule surrénale.

A. rein droit. — B. capsule surrénale droite, avec *b*, son sillon antérieur. — 1. aorte. — 2. artère diaphragmatique supérieure. — 3. tronc cœliaque. — 4. artère mésentérique supérieure. — 5. artères rénales. — 6. artères spermatiques. — 7. artère capsulaire supérieure. — 8. artère capsulaire moyenne. — 9. artère capsulaire inférieure. — 10. artères capsulo-adipeuses. — 11. veine cave inférieure. — 12. veines rénales. — 13. veine centrale de la capsule.

la surface de l'organe, pénètrent dans son épaisseur, en suivant les cloisons conjonctives ci-dessus décrites et s'y résolvent en un riche réseau capillaire, lequel est un peu différent dans la substance corticale et dans la substance médullaire. Dans la substance corticale, les capillaires, larges de 6 ou 7 μ, forment de larges mailles allongées en sens radiaire, dans le sens des cordons cellulaires par conséquent. Dans la substance médullaire, les vaisseaux sont plus larges et, d'autre part, les mailles qu'ils forment sont arrondies et très serrées.

2° Veines. — Des réseaux capillaires précités naissent les veines. Ces veines, de calibre fort irrégulier, souvent élargies en forme de sinus, se dirigent pour la plupart vers un gros canal collecteur qui occupe la partie moyenne de la capsule surrénale et qui, pour cette raison, est appelée *veine centrale*. Cette veine traverse d'arrière en avant, la substance médullaire d'abord, puis la substance corticale et débouche à la face antérieure de la capsule surrénale, au niveau du hile. Se portant alors en avant et en dedans, elle vient se jeter, à gauche dans la veine rénale, à droite dans la veine cave inférieure.

Outre ce gros tronc veineux, *tronc principal*, la surface de la capsule laisse échapper un certain nombre d'autres veines, beaucoup plus petites, provenant de la substance corticale. Ces *veines capsulaires accessoires*, toujours très variables par leur nombre, par leur volume et par leur situation, suivent plus ou moins le trajet des artères et aboutissent, les unes aux veines diaphragmatiques, les autres aux veines rénales, d'autres aux veines de la capsule adipeuse du rein.

Les veines des capsules surrénales sont remarquables par le développement considérable de leur tunique musculaire. Grandry a même signalé depuis longtemps déjà, sur la veine centrale, la présence d'une couche de fibres musculaires à direction longitudinale.

3° Lymphatiques. — Les lymphatiques de la capsule surrénale, signalés depuis longtemps déjà par Mascagni et par Huschke, ont été soigneusement étudiés, en 1887, par Stilling. Ils naissent, par de fins capillaires, à la fois dans la substance corticale et dans la substance médullaire. Les uns, se portant en dehors, viennent former à la surface extérieure du tissu propre, entre la zone glomérulaire et l'enveloppe fibreuse qui la recouvre, un riche réseau, le *réseau superficiel*. Les autres, convergeant en dedans, viennent former tout autour de la veine centrale, un deuxième réseau, le *réseau profond* ou *réseau central*. Ces deux réseaux, réseau superficiel et réseau profond, sont reliés entre eux par de longs canaux, qui vont de l'un à l'autre à la manière de rayons.

Le réseau profond ou central se condense en deux troncs collecteurs, qui s'échappent de la glande en même temps que la veine centrale. Le réseau superficiel, à son tour, donne naissance à un certain nombre de troncs et de troncules, qui traversent l'enveloppe fibreuse et arrivent ainsi à la surface extérieure de la glande. Se dirigeant alors en dedans et en bas, ils viennent se jeter, de même que les deux troncs qui émanent du réseau profond, dans un ou deux ganglions qui se trouvent situés un peu au-dessus de la veine rénale. Nous ajouterons que ces ganglions, rendez-vous commun des lymphatiques capsulaires, se distinguent des ganglions voisins par leur richesse en pigment.

Si l'on compare entre eux au point de vue de leur développement respectif, les deux ordres de vaisseaux, veines et lymphatiques, qui émanent de la capsule surrénale, on est frappé de la prééminence des vaisseaux veineux. Nous pouvons en conclure, avec Gottschau, que si les lymphatiques jouent un rôle dans l'évacuation des produits de la sécrétion surrénale, ce rôle est bien secondaire. C'est dans les capillaires sanguins et de là dans les veines, qui leur font suite, que les cellules glandulaires déversent leurs produits de sécrétion : la veine centrale devient ainsi comme le *canal excréteur* de la glande surrénale.

4° Nerfs. — Les nerfs qui se rendent aux capsules surrénales, soit isolément, soit en suivant les vaisseaux, sont extrêmement nombreux. KÖLLIKER, rien que d'un seul côté, en a compté jusqu'à trente-trois, dont huit mesuraient de 0mm,50 à 0mm,25, cinq de 0mm,15 à 0mm,10, sept de 0mm,08 à 0mm,07 et treize de 0mm,06 à 0mm,03. La plus grande partie de ces nerfs émanent du plexus solaire et du plexus rénal. D'autres, mais en plus petit nombre, seraient fournis directement, d'après BERGMANN, par le pneumogastrique et par le phrénique.

Les nerfs capsulaires abordent l'organe par son bord interne et par sa moitié inférieure. Ils traversent la substance corticale, en suivant, comme les vaisseaux, la direction des travées conjonctives, et viennent se terminer dans la substance médullaire, où ils forment un riche réseau.

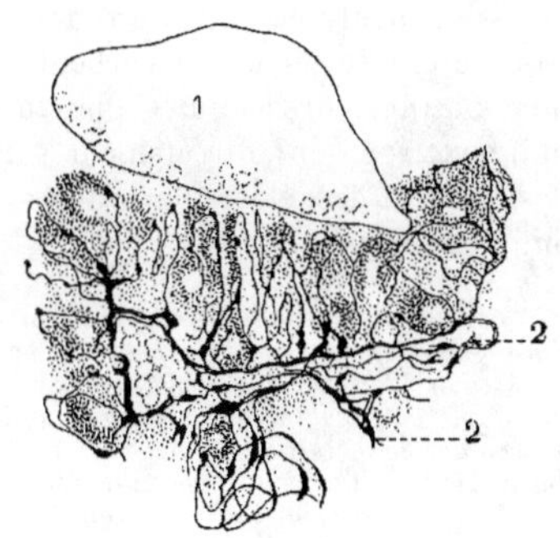

Fig. 562.

Terminaisons nerveuses dans la capsule surrénale du chien, méthode de Golgi (d'après DOGIEL).

1. coupe transversale d'un sinus veineux, au-dessous duquel se voient les éléments de la substance médullaire. — 2. 2. ramifications nerveuses, contournant les cellules de la substance médullaire et se terminant dans la substance intercellulaire.

Sur le trajet des filets nerveux, comme aussi sur les mailles de leur réseau intra-médullaire, se disposent de nombreux ganglions uni- ou pluricellulaires. HOLM et, après lui, DOSTOIEWSKY, GOTTSCHAU et DOGIEL ont même signalé des cellules nerveuses en liberté entre les éléments propres de la substance médullaire. Les cellules nerveuses, ainsi annexées aux nerfs capsulaires, sont arrondies ou oblongues, mesurant, d'après MOERS, de 48 à 80 µ de longueur sur 21 à 71 µ de largeur.

Le mode de terminaison des nerfs dans la substance médullaire n'est pas encore nettement élucidé ; mais nous possédons sur ce point un certain nombre de faits que nous devons aux récentes recherches de FUSARI (1890) et de DOGIEL (1894). — Dans la substance corticale, les fibres nerveuses forment un riche plexus, qui enlace étroitement les cordons médullaires, mais ne pénètre jamais dans leur épaisseur. — Il n'en est pas de même pour la substance médullaire. Du réseau nerveux de cette substance se détachent de fins rameaux, qui pénètrent ensuite entre les éléments propres de la substance médullaire et s'y divisent en de fines fibres variqueuses. Ces fibres, à leur tour, après un trajet variable, se subdivisent brusquement en un certain nombre de prolongements très fins et très courts, qui, par leur ensemble, forment un réticulum ter-

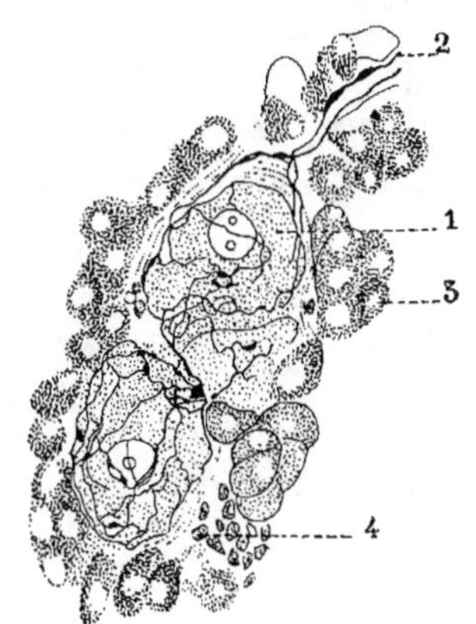

Fig. 563.

Cellules nerveuses sympathiques de la substance médullaire, méthode de Golgi (d'après DOGIEL).

1, cellules sympathiques de grande taille. — 2, prolongements protoplasmiques des cellules de petites dimensions, lesquels forment à la surface extérieure des grosses cellules un plexus péricellulaire. — 3, substance médullaire. — 4, capillaires.

minal muni de petits renflements discoïdaux ou polygonaux. Examiné à un fort
grossissement, ce réticulum terminal revêt dans son ensemble la forme d'une
sphère creuse ou d'une corbeille (fig. 563), enlaçant par ses nombreuses fibrilles
une ou plusieurs cellules glandulaires : ces fibrilles, avec leurs renflements terminaux, reposent directement sur le protoplasma cellulaire. Il existe donc, entre
les nerfs et les éléments propres de la substance médullaire, des relations anatomiques intimes.

A consulter, au sujet des capsules surrénales, parmi les travaux récents (1880-1892) : MITSUKURI.
On the development of the suprarenal bodies in Mammalien, Quat. Journ. of micr. Science, 1882;
— JANOSIK, *Bemerk. über die Entwick. der Nebenniere*, Arch. f. mikr. Anat., 1883; — RAUBER.
Zur feineren Structur der Nebennieren, Dissert. von Rostock, 1881 ; — GOTTSCHAU, *Ueber Neben-
nieren der Säugethiere, speciel über die des Menschen*, Sitz. d. phys.-med. Gesellsch. zu Würz-
burg. 1882 : — DU MÊME, *Ueber die Nebennieren der Säugethiere*, Biol. Centralbl., 1883 ; — DU MÊME.
Structur u. embryon. Entwickelung der Nebennieren bei Säugethieren. Arch. f. Anat. u. Physiol..
1883 ; — CHIARI, *Zur Kenntniss der accesor. Nebennieren des Menschen*, Prager Zeitschr. f. Heilkunde, 1884 ; — WELDON. *On the suprarenal bodies of Vertebrata*, Quat. Journ. of micr. Sc., 1885;
— BALFOUR, *Traité d'embryologie*, trad. franç., 1885 ; — DAGONNET, *Zeitschr. f. Heilkunde*, vol. VI.
Prague, 1885 : — MINOT, *Morphology of the suprarenal capsules*, Proc. of the american Assoc. for
the advanc. of Sc., 1885 : — DOSTOIEWSKY, *Ein Beitr. zur mikrosk. Anat. der Nebennieren bei
Säugethieren*. Arch. f. mikr. Anat., 1886 ; — HOLM, *Ueber die nervösen Elemente in der Nebennieren*. Sitz. d. Wiener Akad. de Wiss., 1886 ; — CANALIS, *Contrib. à l'étude du développ. et de la
pathol. des capsules surrénales*, Internat. Monatsschr. f. Anatom., 1887 ; — STILLING, *Zur Anat.
der Nebennieren*. Virchow's Arch., 1887 ; — DU MÊME, *Ueber die compensatorische Hypertrophie
der Nebennieren*. Virchow's Arch., vol. 118. 1889 : — DU MÊME, *A propos de quelques expériences
sur la maladie d'Addison*, Rev. de méd., 1890 ; — GUARNIERI et MAGINI, *Etudes sur la fine structure
des capsules surrénales*, Arch. ital. de biologie, 1888 ; — TIZZONI, *Ueber die Wirkungen der Extirpation der Niebennieren auf Kaninchen*, in Beitr. zur path. Anat. de ZIEGLER, 1889 ; — JABOULAY.
Capsules surrénales accessoires dans un ganglion semi-lunaire, Lyon méd., 1890 : — PILLET.
Débris de capsules surrénales dans les organes dérivés du corps de Wolff, Progrès médical, 1891 :
— DU MÊME. *Capsules surrénales dans le plexus solaire*, Bull. de la Soc. anat. de Paris, 1891 ; —
ALEXANDER. *Untersuch. über die Nebennieren u. ihre Beziehungen zum Nervensystem*, in Beitr. z.
pathol. Anat. de ZIEGLER, 1891 : — MARCHAND, *Beitr. zur norm. und pathol. Anat. der glandula
carotica und der Nebenniere*. Intern. Beitr. zur wissensch. Medicin. 1891 ; — FUSARI. *Osserv. sulle
terminazioni nervose e sullo sviluppo delle capsule surrenali*, Rend. d. R. Accad. dei Lincei, 1890:
— DU MÊME. *Sulle terminazioni nervose nelle capsule surrenali dei mammiferi*, Atti d. R. Accad.
delle Scienze di Torino, 1891 : — PFAUNDLER, *Zur Anat. der Nebenniere*, Anz. d. K. Akad. d.
Wiss. zu Wien, 1892 : — CARLIER. *Note on the structure of the suprarenal body*, Anat. Anz.,
vol. VIII. 1893 ; — MANASSE. *Ueber die Beziehungen der Nebenniere zu den Venen u. den venösen
Kreislauf*. Virchow's Arch., 1894 ; — ABES. *Essai sur les capsules surrénales*. Th. Paris. 1894 ; —
DOGIEL, *Die Nervenendigungen in den Nebenniere der Säugethieren*, Arch. f. Anat. u. Physiol.,
1894 ; — MÜHLMANN. *Zur Histol. der Nebenniere*. Virchow's Arch., Bd. 146. 1896 ; — PETTIT. *Rech.
sur les capsules surrénales*, Journ. de l'Anat., 1896 : — KOHN, *Ueber der Nebenniere*, Prag. med.
Woch.. Bd. XXIII, 1898 : — VINCENT, *The comparative Histol. of the suprarenal capsules*. Intern.
Monatsschr. f. Anat., Bd. XV. 1898 ; — STILLING, *Zur Anat. der Nebennieren*. Arch. f. mikr. Anat..
Bd. LII. 1898 ; — VIALLETON, *Structure de la capsule surrénale*, Nouv. Montpellier médical, 1898.

CHAPITRE II

ORGANES GÉNITAUX DE L'HOMME

L'appareil génital de l'homme se compose essentiellement de deux parties :
1° d'un organe glandulaire, le *testicule*, auquel incombe l'importante fonction d'élaborer le liquide fécondant ou *sperme ;* 2° d'un long conduit, destiné à transporter ce liquide dans la poche copulatrice de la femme, conduit qui prend successivement les noms de *canal déférent, vésicule séminale, canal éjaculateur, urèthre* ou *conduit uro-génital.* — Jusqu'à l'urèthre, le conduit où chemine le sperme est pair, comme l'organe qui l'élabore. L'urèthre au contraire, comme nous l'avons vu dans le chapitre précédent, est impair et médian et, de ce fait, reçoit le produit de l'un et l'autre testicule. — L'urèthre, dans sa portion extra-pelvienne, est entouré de formations érectiles qui, en devenant turgescentes et rigides au moment de la copulation, favorisent l'intromission du conduit vecteur du sperme dans le vagin : leur ensemble, revêtu par les téguments, constitue un organe allongé, de forme cylindrique appelé *verge* ou *pénis.*

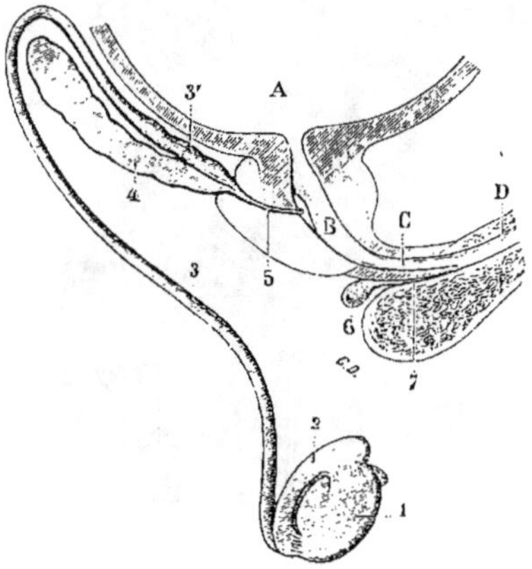

Aux organes précités, qui constituent les parties essentielles de l'appareil sexuel de l'homme, viennent s'ajouter à titre d'annexes : 1° un système d'enveloppes concentriques, qui, sous le nom de *bourses*, entourent le testicule ; 2° un certain nombre de *glandes*, qui se développent sur le trajet de l'urèthre et mêlent leur produit à celui de la glande génitale ; 3° des formations musculaires, enfin, que nous réunirons dans un même article sous le titre de *muscles et aponévroses du périnée.*

Fig. 564.

Schéma représentant l'ensemble de l'appareil
génital chez l'homme (côté droit).

A. vessie. — B. portion prostatique de l'urèthre. —
C. sa portion membraneuse. — D. sa portion spongieuse.
1, testicule droit. — 2. épididyme. — 3. canal déférent.
avec 3'. son ampoule. — 4. vésicule séminale. — 5, canal
éjaculateur. débouchant sur le côté du véru montanum.
— 6, glande de Cowper. avec 7, son canal excréteur.

ARTICLE I

TESTICULE

Les testicules (*testis*, διδυμός; angl. *Testicle;* allem. *Hode*), encore appelés *glandes séminales*, sont deux organes d'aspect glandulaire, destinés à produire l'élément principal du sperme, le spermatozoïde. Leur présence caractérise essentiellement l'appareil mâle, de même que les ovaires sont les organes essentiels de l'appareil femelle. A leur partie postéro-supérieure, chaque testicule est surmonté d'un corps allongé qui, en raison de sa situation, est appelé *épididyme* (de ἐπί, sur et ὀϊδυμός, testicule). L'épididyme est à proprement parler le premier segment des voies spermatiques, mais il présente avec la glande séminale des connexions tellement intimes, que sa description ne saurait être séparée de celle du testicule proprement dit.

§ I. — CONSIDÉRATIONS GÉNÉRALES

1° Situation. — Les testicules sont situés au-dessous de la verge, entre les deux cuisses, à la partie antérieure de la région périnéale. Ils sont contenus dans un système d'enveloppes, qui ont reçu le nom très significatif de *bourses* et que nous décrirons plus loin. Du reste les deux organes n'occupent pas exactement le même niveau : le gauche descend ordinairement un peu plus bas que le droit.

Suspendus à l'extrémité inférieure du cordon spermatique, comme un fruit à son pédicule, dépourvus d'adhérence dans la plus grande partie de leur surface extérieure, les testicules sont très mobiles. La main, on le sait, les déplace avec la plus grande facilité et dans tous les sens. D'eux-mêmes, ils s'élèvent vers l'anneau inguinal à la suite de la contraction du dartos et du crémaster, et, par leur propre poids, reprennent leur position initiale quand les deux muscles précités cessent de se contracter.

Chez certains animaux, les testicules effectuent des excursions beaucoup plus étendues encore que chez l'homme : c'est ainsi que chez la plupart des rongeurs et des insectivores, nous les voyons sortir du canal inguinal à l'époque du rut ; puis, quand cette époque est passée, remonter de nouveau dans l'abdomen pour y prendre leur position de repos.

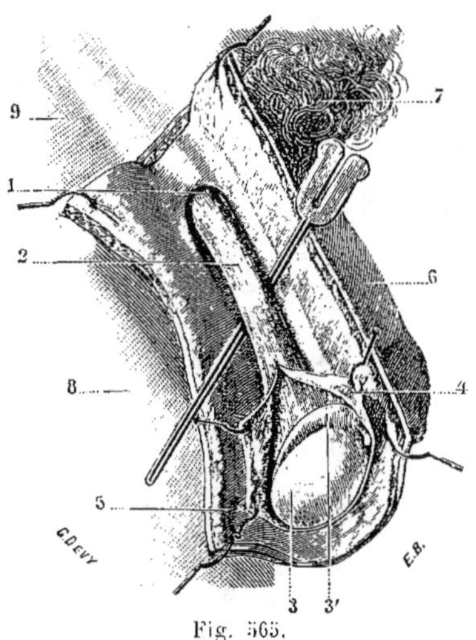

Fig. 565.

Le cordon et le testicule du côté droit, vus en place, après incision des téguments qui les recouvrent.

1, orifice externe du canal inguinal. — 2, cordon. — 3, testicule avec 3', son épididyme. — 4, tunique vaginale, incisée et érignée. — 5, scrotum. — 6, verge. — 7, mont de Vénus. — 8, cuisse droite. — 9, abdomen.

2° Migration des testicules. — Du reste, chez l'homme comme chez tous les mammifères à bourses, la présence du testicule au-dessous du canal inguinal n'est pas une situation originelle, mais une situation acquise au cours du développement ontogénique. La glande séminale, en effet, comme nous le verrons plus tard en embryologie, se développe en pleine cavité abdominale, à droite et à gauche de la colonne lombaire, tout à côté des reins. Ce n'est que plus tard, vers la fin du troisième mois, qu'abandonnant la région où elle a pris naissance, elle se porte vers le canal inguinal, l'atteint, traverse à son niveau la paroi abdominale et descend alors dans les bourses, position qu'elle occupera désormais d'une façon définitive.

Pour comprendre les phénomènes de la descente du testicule, il importe d'être préalablement fixé sur un certain nombre de faits embryologiques que nous résumerons brièvement. Lorsque le corps de Wolff apparaît, il soulève au-devant de lui le péritoine qui le recouvre, et ce dernier lui forme alors comme une sorte de méso, qui se prolonge en haut et en bas par deux replis, l'un supérieur, l'autre inférieur. Le repli supérieur part de l'extrémité supérieure du corps de Wolff et se dirige en haut vers le diaphragme : il constitue le *ligament diaphragmatique du corps de Wolff* (Kölliker). Le ligament diaphragmatique ne joue plus tard aucun rôle ; il n'en sera plus question. Mais il n'en est pas de même du repli inférieur, qui se dirige de l'extrémité inférieure du rein primitif vers la région inguinale, et constitue le *ligament inguinal du corps de Wolff* (Kölliker). Ce repli s'épaissit par la suite et forme, sous le nom de *gubernaculum testis* de Hunter, un des organes auxquels on a attribué un rôle essentiel dans la descente du testicule.

Le testicule prend naissance en dedans du corps de Wolff, entre ce dernier et la ligne médiane. Au fur et à mesure qu'il se développe, le corps de Wolff s'atrophie, et ce dernier finit par disparaître après avoir fourni à la glande mâle l'épididyme et le canal déférent. Simultanément, le testicule s'approprie en quelque sorte le méso péritonéal du rein primitif, qui lui forme un *mésorchium*, et le gubernaculum, qui continuait au début la partie inférieure du corps de Wolff, semble s'attacher maintenant au testicule et faire partie de l'appareil génital.

Le mésorchium disparaît par la suite, ainsi que le ligament diaphragmatique. Le gubernaculum, au contraire, prend une grande importance. Il se compose simplement au début d'un repli péritonéal soutenu par un axe de tissu conjonctif. Il se complique plus tard par l'apparition de fibres musculaires, qui proviennent des muscles obliques de l'abdomen et forment une couche interposée entre le péritoine et l'axe conjonctif. Le gubernaculum se fixe en haut au testicule, en bas à l'anneau inguinal.

Sur son prolongement, au niveau de l'anneau inguinal, apparaît une petite dépression du péritoine en forme de doigt de gant, dépression qui s'allonge peu à peu jusque dans le scrotum et forme le *processus vaginal* (*diverticule vaginal* de Hertwig). Le scrotum est d'abord constitué, au-dessous de la peau, par une sorte de bourrelet massif de tissu conjonctif jeune, très riche en vaisseaux (fig. 567 A, 2) ; le processus vaginal déprime ce tissu et prend sa place. Fait très important, ce processus vaginal prend naissance avant la descente du testicule : il n'est donc pas produit, comme on pourrait être tenté de le croire, par l'action mécanique du testicule repoussant au-devant de lui la séreuse péritonéale.

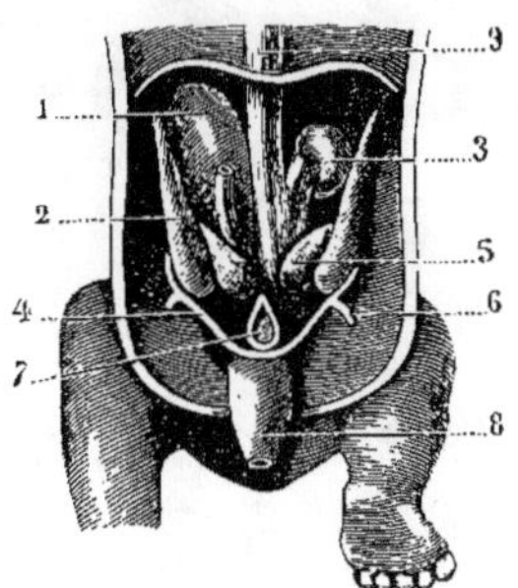

Fig. 566.

Organes génito-urinaires d'un embryon humain de quatre semaines (d'après Kölliker).

1, capsule surrénale. — 2, rein primitif ou corps de Wolff. — 3, rein gauche — 4, canal de Wolff. — 5, glande génitale. — 6, ligament inguinal du rein primitif (gubernaculum de Hunter). — 7, rectum. — 8, vessie. — 9, veine cave inférieure.

Le gubernaculum, quel que soit la profondeur du processus vaginal, s'insère toujours par son extrémité inférieure, dans le fond de celui-ci.

Le testicule, placé dans les lombes, descend d'abord jusqu'à l'anneau inguinal, où il est arrivé d'habitude vers le sixième mois. A partir de ce moment, il entre dans le canal inguinal et le parcourt lentement, de façon à arriver dans le scrotum avant la fin de la vie fœtale. Cependant la descente peut ne se terminer qu'après la naissance. Les testicules occupent donc dans leur migration trois positions différentes : ils sont successivement intra-abdominaux, intra-inguinaux et intra-scrotaux.

Chez les mammifères, les testicules peuvent se rencontrer dans l'une ou l'autre de ces positions, et les différentes étapes de la migration de la glande chez l'homme semblent répondre à autant d'étapes dans l'évolution de l'appareil sexuel. En effet, d'une manière générale et à quelques exceptions près, les mammifères qui ont leurs testicules situés dans l'abdomen appartiennent aux groupes inférieurs ; les rongeurs et les insectivores, plus élevés en organisation, ont des testicules inguinaux et, enfin, les carnivores et les primates possèdent tous un véritable scrotum.

Le mécanisme de la descente des testicules a été très discuté. Il réside évidemment, pour une grande part, dans les rapports inégaux de croissance entre les parties (J. Cleland, Kölliker, Bramann). Pour bien le comprendre, il est bon de diviser la descente en trois temps : 1° descente des lombes jusqu'à l'anneau inguinal ; 2° parcours du canal inguinal ; 3° descente dans le scrotum. — Le premier temps résulte surtout de l'accroissement dont la région lombaire est le siège, joint à la fixité du gubernaculum. L'accroissement de la région lombaire est indiscutable : il est déjà suffisamment indiqué par l'épaisseur considérable du corps des vertèbres de cette région et il produit bien d'autres phénomènes que la descente du testicule, notamment la prétendue ascension de la moelle épinière, à laquelle il contribue pour une grande part. Si, lorsque cet accroissement se produit, le testicule reste fixé à l'anneau inguinal par le gubernaculum inextensible, il est clair que, au fur et à mesure que la région lombaire s'allongera, le testicule paraîtra se rapprocher de plus en plus de l'anneau inguinal et semblera descendre. Quelques auteurs ont pensé que le gubernaculum avait un rôle actif et que les fibres musculaires qu'il renferme rapprochaient par leurs contractions le testicule de l'anneau inguinal (E.-H. Weber). Mais Kölliker a montré que cela n'était pas possible. Il suffit que le gubernaculum ne s'accroisse pas dans la même proportion que la région lombaire pour qu'il entraîne le déplacement du testicule dont il est question. En outre, le gubernaculum peut subir un léger raccourcissement, comparable à la rétraction cicatricielle du tissu conjonctif (H. MECKEL. — Ainsi la descente du testicule jusqu'à l'anneau inguinal s'explique par l'accroissement de la région lombaire et par la présence du gubernaculum qui maintient la glande génitale fixe et même se raccourcit un peu. Quant à la descente du testicule dans le canal inguinal d'abord, puis dans les bourses, il s'explique par ce triple fait : 1° que le processus vaginal devient de plus en plus long, je veux dire qu'il se rapproche de plus en plus des bourses ; 2° que le gubernaculum répond toujours, par son extrémité inférieure, au fond du processus ; 3° que ce même gubernaculum conserve toujours sa même longueur ou même se raccourcit légèrement par suite d'une rétraction de ses éléments constituants. On conçoit sans peine que lorsque le processus vaginal a atteint le fond des bourses, le gubernaculum s'y trouve aussi et, avec lui, le testicule, qu'il y a entraîné (voy. fig. 567). Nous verrons plus loin que lorsque la migration est terminée, la partie du processus vaginal *canal péritonéo-vaginal* du fœtus qui s'étend du testicule à la cavité abdominale s'oblitère, tandis que la partie qui répond au testicule lui-même persiste pour former la *tunique vaginale*. Nous verrons aussi que le gubernaculum testis devient une sorte de ligament qui unit l'extrémité postéro-inférieure du testicule à la peau des bourses, le *ligament scrotal* du testicule.

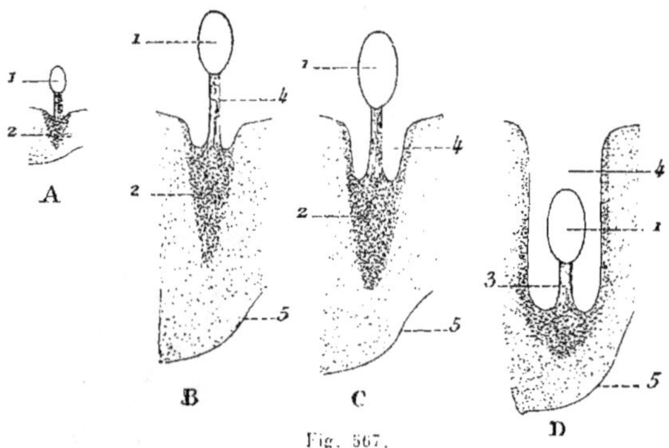

Fig. 567.

Quatre stades successifs de la migration du testicule chez le fœtus humain (dessin schématique d'après TOURNEUX).

A. fœtus de 7 9.5 cent. — B. fœtus de 19 30.5 cent — C. fœtus de 22.5 32 cent. — D, fœtus de 24.36 cent.

1, testicule. — 2, tissu conjonctif dense occupant successivement le canal inguinal et les bourses, dans lequel s'engage peu à peu le processus vaginal du péritoine. — 3, gubernaculum. — 4, canal péritonéo-vaginal. — 5, paroi des bourses.

Voyez, au sujet de la migration du testicule : BRAMANN, *Arch. f. klin. Chirurgie*, 1890 ; KLAATSCH, *Morpholog. Jahrb.*, Bd. XVI, 1890 ; SOULIÉ, *Th. de Toulouse*, 1895.

3° Ectopie testiculaire.

— Le testicule peut accidentellement s'arrêter au cours de sa descente et se fixer, durant toute la vie, sur un point plus ou moins éloigné des bourses. Cette anomalie, qui, comme on le voit, n'est que la persistance d'une disposition normale mais transitoire chez le fœtus, a reçu le nom d'*ectopie testiculaire* (de έκ, hors et τόπος, lieu).

Du reste, le testicule ectopique peut occuper les régions les plus diverses. Le plus souvent, on le trouve dans l'abdomen ou dans le canal inguinal. Mais on le rencontre aussi, quoique dans des cas plus rares, dans l'anneau crural, sous le pli génito-crural et jusque dans l'épaisseur du périnée. De là, les cinq variétés d'ectopie *abdominale, inguinale, crurale, génito-crurale* et *périnéale*, variétés dont les noms seuls équivalent à des définitions.

Quelles que soient les variétés de l'ectopie, un fait est constant : le testicule fait toujours défaut au niveau des bourses. La malformation ainsi créée constitue ce qu'on appelle la *cryptorchidie* (de κρύπτειν, cacher, et ὄρχις, testicule), et le sujet qui en est porteur a reçu le nom de *cryptorchide*. La cryptorchidie, comme toutes les autres anomalies, peut être unilatérale ou siéger à la fois à droite et à gauche : on est donc, suivant les cas, *mono cryptorchide* ou *bi-cryptorchide* — La cryptorchidie bilatérale est excessivement rare et nous rappellerons à ce sujet que MARCHAL ne l'a rencontrée qu'une seule fois sur 10 800 sujets soumis à son examen. D'autre part, la cryptorchidie est *partielle* ou *totale* : elle est partielle lorsque, le testicule étant déplacé, l'épididyme et le canal déférent occupent leur position habituelle dans les bourses ; elle est totale dans les cas où le testicule, l'épididyme et le canal déférent se trouvent tous les trois dans l'une des positions anormales indiquées ci-dessus.

La fixation du testicule sur un point plus ou moins éloigné des bourses est normale, ainsi que nous l'avons vu plus haut, chez un grand nombre de mammifères. C'est ainsi que nous voyons cet organe rester toute la vie dans la cavité abdominale chez l'éléphant et chez les cétacés, occuper la région de l'aine chez la loutre, descendre jusque sous la peau du périnée chez la civette, etc., etc. L'ectopie testiculaire de l'homme n'est donc pas seulement la reproduction d'une disposition fœtale, comme nous l'avons dit plus haut ; elle est encore la reproduction d'un type qui est normal dans la série zoologique.

Mais, si, chez les animaux précités, la glande séminale, malgré sa situation en dehors des bourses, remplit admirablement les fonctions qui lui sont dévolues, il n'en est pas de même chez l'homme. Chez lui, le testicule arrêté dans son mouvement de descente ne produit pas de spermatozoïdes, comme l'ont établi les recherches parfaitement concordantes de van Haelts, de Goubeaux, de Follin, de Godard. Le testicule ectopique est un organe dégénéré, un organe fonctionnellement mort. Il en résulte, et c'est là le côté grave de l'anomalie : 1° que le sujet atteint de cryptorchidie bilatérale est infécond ; 2° que le mono-cryptorchide est encore fécond, mais qu'il doit exclusivement cette aptitude à la fécondation à celui de ses deux testicules qui, ayant accompli normalement son mouvement de descente, se trouve logé dans les bourses.

Les conclusions précitées de Goubeaux et Follin (1857) touchant la dégénérescence anatomique et fonctionnelle du testicule ectopique ont été confirmées depuis par de très nombreuses observations, parmi lesquelles je citerai celles de Ledentu (1869), de Kocher (1887), de Cornil (1888), de G. Marchand et Morax (1891) de Vamot (1892), de Bezançon (1892), de Launois (1894) et, enfin, celle de Félizet et Branca 1898), auxquels nous devons une excellente étude du testicule ectopique.

Félizet et Branca, à la suite de l'examen histologique de 21 testicules ectopiques ont cru devoir admettre deux types anatomiques, se rapportant l'un à l'enfant, l'autre à l'adulte. — Chez l'enfant, le testicule ectopique présente encore une structure lobulaire manifeste. Ses canalicules sont pourvus d'une membrane propre et d'un revêtement composé de petites cellules épithéliales, auxquelles se joignent parfois de grosses cellules sexuelles. Le tissu conjonctif est très développé. Quant aux cellules interstitielles, elles font le plus souvent défaut et, quand elles existent, elles sont peu nombreuses. — Chez l'adulte, le testicule ectopique n'a plus de lobules nettement individualisés. « La paroi propre des canalicules présente une zone externe fibrillaire, semée de noyaux, et une zone interne, hyaline, capable de s'hypertrophier au point de combler la lumière du canalicule, qui dès lors perd son revêtement épithélial. Mais, avant d'en arriver là, le canalicu'e donne implantation pendant longtemps à de grands éléments de forme allongée : ce sont là des cellules de Sertoli... Les cellules épithélioïdes sont extrêmement nombreuses : elles apparaissent, chargées de pigment, de graisse et de cristalloïdes et se rassemblent en nodules, en cordons, en anneaux. Elles constituent, morphologiquement, le véritable tissu de soutien du testicule adulte : de ce fait, elles occupent les espaces intertubulaires et se substituent plus ou moins au tissu conjonctif... » (Félizet et Branca.)

L'expérimentation, à son tour, est venue confirmer les données de l'anatomie anormale. Piana d'abord (1891), puis Stilling (1892), en arrêtant artificiellement la glande génitale sur des points divers de la cavité abdominale, ont vu la glande s'atrophier au bout de deux ou trois mois : l'épithélium de revêtement des canalicules se réduit (Stilling) à quelques spermatogonies et à un certain nombre de cellules de soutien. Les expériences de Griffiths (1893) parlent dans le même sens. Ce dernier auteur a constaté, en outre, que, si l'on remonte dans l'abdomen le testicule d'un chien adulte, cet organe diminue d'abord de volume, puis subit, dans sa structure, des transformations d'ordre atrophique, qui le rendent inapte à la production des spermatozoïdes.

Le testicule ectopique est donc, comme nous l'avons dit plus haut, un organe dégénéré, un organe fonctionnellement mort. Sans doute on a pu, dans certains cas, constater la présence de spermatozoïdes, soit dans le sperme éjaculé par des cryptorchides (faits de Tuffier et Toupet), soit dans la glande génitale elle-même (faits de Valette, Albert, Lannelongue, Monod et Arthaud) ; mais ce sont là des faits tout à fait exceptionnels et l'opinion classique n'en conserve pas moins toute sa valeur comme formule générale.

4° Nombre. — Les testicules sont au nombre de deux, l'un pour le côté droit, l'autre pour le côté gauche. Anormalement, il n'en existe qu'un seul, l'autre ne s'étant pas développé. Cette absence de l'un des deux testicules, s'accompagnant ou non de celle de l'épididyme et du canal déférent, constitue la *monorchidie*; elle est fort rare. Dans des cas plus rares encore, les deux testicules font complètement défaut, malformation que nous désignerons sous le nom d'*anorchidie*[1].

Par contre, nous trouvons dans la littérature anatomique un certain nombre de faits se rapportant à des testicules surnuméraires. Il en existait trois dans un cas de BLASIUS, quatre dans un fait de BLÉGNY, cinq dans un cas de SCHARFF. Mais ces faits ne sauraient être acceptés qu'avec une extrême réserve. La plupart d'entre eux manquent de détails précis. A tous, il manque le contrôle du scalpel et du microscope, établissant nettement que les prétendus testicules surnuméraires possédaient réellement la structure caractéristique des testicules vrais. Nous savons, en effet, que des tumeurs, arrondies ou ovoïdes, développées dans le voisinage des bourses, sensibles au toucher comme le sont les testicules, peuvent en imposer pour des testicules aberrants ou surnuméraires, alors qu'elles ne sont en réalité que des kystes, des boules graisseuses ou même de petites masses épiploïques.

5° Dimensions. — Le testicule, chez le fœtus, chez l'enfant et chez l'adolescent, nous présente des dimensions relativement fort réduites. C'est à cette époque un organe qui sommeille, je veux dire qui est encore dépourvu de toute fonction. A l'âge de la puberté, il s'accroît brusquement comme tous les organes génitaux, en même temps que s'établit la sécrétion spermatique, et arrive en quelques années à son état de développement parfait. Il mesure alors, en moyenne, 40 à 45 millimètres de longueur, sur 25 millimètres de largeur et 30 millimètres de hauteur.

Ces dimensions qui sont celles de l'âge adulte, le testicule les conserve jusqu'à un âge très avancé, parfois même durant toute la vie. Il s'atrophie cependant sur la plupart des sujets, au fur et à mesure que s'atténuent les fonctions génitales et peut perdre ainsi le cinquième ou même le quart de son volume.

Les deux testicules ont habituellement des dimensions égales. Lorsqu'ils diffèrent l'un de l'autre, la différence est toujours minime et elle est en faveur, tantôt du testicule gauche, tantôt du testicule droit. On a remarqué que dans les cas de monorchidie ou de cryptorchidie unilatérale, le testicule que renferment les bourses présente ordinairement un développement insolite et peut ainsi suppléer, d'une façon plus ou moins complète, celui qui est absent ou simplement ectopique.

6° Poids. — Le poids des testicules varie naturellement comme leur volume. En moyenne, chaque testicule, y compris son épididyme, pèse de 18 à 22 grammes, dont 4 pour l'épididyme. Dans un cas de monorchidie rapporté par CURLING, le testicule droit, le seul qui se fût développé, pesait 70 grammes, beaucoup plus par conséquent que ne pèsent normalement les deux testicules réunis. Le poids spécifique du testicule est de 1,0435, d'après KRAUSE.

7° Couleur. — Vu extérieurement, le testicule nous présente une coloration d'un

[1] La plupart des auteurs donnent le nom de *monorchide* aux individus qui n'ont qu'un seul testicule dans les bourses, le second étant ectopique. Une pareille définition me paraît peu conforme à la valeur étymologique du mot monorchide (de μόνος, seul et ὄρχις, testicule). On ne peut raisonnablement appeler monorchide, *homme à un seul testicule*, un sujet qui en possède réellement deux, l'un situé dans les bourses, l'autre caché, mais n'en existant pas moins. Voilà pourquoi j'ai cru devoir créer le mot de *mono-cryptorchide* pour désigner ce sujet, réservant le mot de monorchide pour caractériser celui qui ne possède qu'un seul testicule, l'autre ne s'étant pas développé. Les auteurs désignent ce dernier sujet sous le nom d'*anorchide* : c'est encore une erreur, ce mot indiquant étymologiquement l'absence du testicule (de ά, privatif et ὄρχις, testicule), et le sujet en question en possédant réellement un. Pour moi, l'anorchide est celui chez lequel les deux testicules font complètement défaut.

blanc bleuâtre, tirant un peu sur le rouge quand l'organe est gorgé de sang. Mais cette coloration est celle de son enveloppe bien plutôt que celle du tissu testiculaire proprement dit. Ce dernier, que l'on ne voit bien que sur les coupes, revêt une teinte jaunâtre ou brun jaunâtre, qui rappelle jusqu'à un certain point l'aspect des glandes salivaires.

8° **Consistance.** — Le tissu testiculaire se présente sous la forme d'une pulpe molle, délicate, demi-fluide. Malgré cela, et grâce à l'épaisseur de son enveloppe fibreuse, le testicule offre à la palpation une consistance toute particulière. Cette consistance, toutefois, varie beaucoup suivant l'état de réplétion ou de vacuité des canaux séminifères. Dans le premier cas, l'enveloppe fibreuse étant fortement distendue par son contenu, le testicule est ferme et élastique comme l'est le globe de l'œil exploré sur le vivant. Lorsque au contraire les canaux séminifères sont vides, comme cela s'observe après le coït plusieurs fois répété, la glande est molle, flasque, se déprimant facilement sous le doigt qui la presse et revenant mal, quand la compression a cessé, à ses dimensions premières. C'est vraisemblablement par suite d'une vacuité relative des canaux séminifères que les testicules sont moins consistants chez le vieillard que chez l'adulte.

L'épididyme, dont l'enveloppe fibreuse est beaucoup plus mince que celle qui revêt le testicule, présente, de ce fait, une consistance qui est beaucoup moindre.

§ II. — Conformation extérieure et rapports

Nous envisagerons successivement, à ce point de vue, le testicule proprement dit et son épididyme.

1° **Testicule proprement dit.** — Le testicule (fig. 568,1) a la forme d'un ovoïde aplati dans le sens transversal. Son grand axe est obliquement dirigé de haut en bas et d'avant en arrière; il est incliné de 45° environ sur l'horizontale. On considère au testicule, en raison de sa forme, deux faces latérales, deux bords et deux extrémités :

A. Faces latérales. — Des deux faces latérales, l'une est externe, l'autre interne. La face externe est convexe; la face interne est à peu près plane. Toutes les deux sont recouvertes par un feuillet séreux, qui, en s'étalant régulièrement sur elles (voy. *Vaginale*), leur donne un aspect lisse et uni.

B. Bords. — Les deux bords du testicule se distinguent en antéro-inférieur et postéro-supérieur :

a. *Bord antéro-inférieur.* — Le bord antéro-inférieur est convexe. La séreuse, en passant d'une face sur l'autre, le revêt dans toute son étendue.

b. *Bord postéro-supérieur.* — Le bord postéro-supérieur (*dorsum testis* de quelques auteurs) est droit. Il répond dans toute sa longueur à l'épididyme, qui lui adhère intimement à ses deux extrémités et dont il est séparé, à sa partie moyenne, par un cul-de-sac de la séreuse vaginale, le *cul-de-sac de l'épididyme* (fig. 597,10). C'est par ce bord, et immédiatement en arrière de la tête de l'épididyme, que passent les nombreux vaisseaux qui se rendent au testicule ou qui en partent : la partie moyenne du bord postéro-supérieur devient ainsi le *hile du testicule*. Au sortir du hile, le paquet vasculaire précité, composé en grande partie de gros vaisseaux veineux, s'applique contre l'épididyme et le recouvre (fig. 568, B) :

il en résulte que ce dernier organe, très apparent quand on regarde le testicule par sa face externe (fig. 568, A), est toujours plus ou moins masqué quand on le regarde par la face opposée (fig. 568, B).

C. EXTRÉMITÉS. — Les extrémités de la glande séminale se distinguent en antérieure et postérieure :

a. *Extrémité antérieure*. — L'extrémité antérieure ou *pôle antérieur*, régulièrement arrondie, regarde en haut et en avant. Cette extrémité présente parfois une

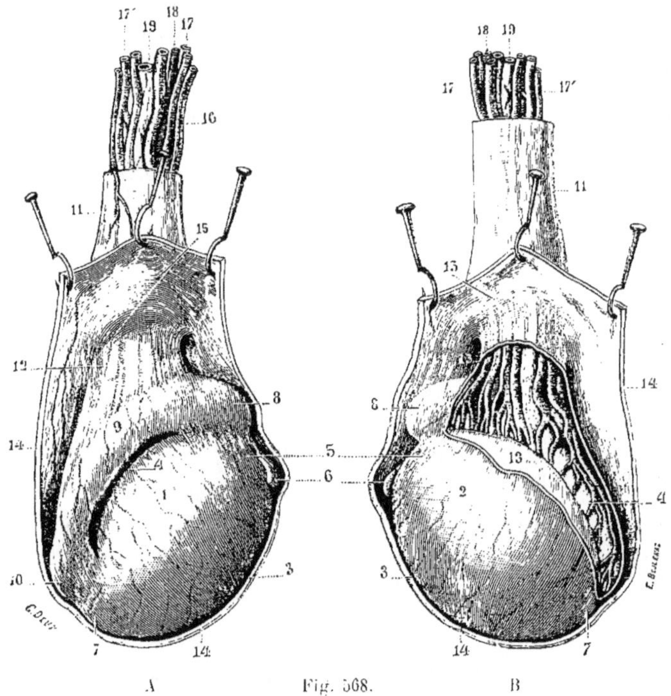

A   Fig. 568.   B

Le testicule droit : A, vu par sa face externe; B, vu par sa face interne.

1, face externe du testicule. — 2, sa face interne. — 3, son bord antéro-inférieur. — 4, son bord postéro-supérieur. — 5, son extrémité antérieure. — 6, hydatide de Morgagni. — 7, extrémité postérieure du testicule. — 8, tête de l'épididyme. — 9, son corps. — 10, sa queue. — 11, cordon spermatique, avec son enveloppe fibreuse et les branches de l'artère funiculaire. — 12, portion de ce cordon recouverte par 13, le feuillet viscéral de la tunique vaginale, qui a été réséqué et récliné en bas sur la figure B pour montrer l'émergence des veines spermatiques. — 14, feuillet pariétal de la tunique vaginale. — 15, point où le feuillet pariétal de la séreuse se réfléchit pour se continuer avec le feuillet viscéral. — 16, portion du cordon, dénudée pour montrer ses éléments vasculaires. — 17, 17', faisceau antérieur et faisceau postérieur des veines spermatiques. — 18, artère spermatique. — 19, canal déférent avec l'artère déférentielle.

petite saillie, l'*hydatide de Morgagni* (fig. 568,6) sur laquelle nous aurons à revenir en étudiant les débris embryonnaires annexés aux testicules.

b. *Extrémité postérieure*. — L'extrémité postérieure, encore appelée *pôle postérieur*, répond à la partie la plus inférieure de la glande. Elle donne naissance à une lame, moitié fibreuse, moitié musculeuse, qui va s'attacher d'autre part à la partie correspondante du scrotum et qui, sous le nom de *ligament scrotal du testicule* (fig. 569,5), a pour effet de fixer l'extrémité postérieure de cet organe à ses enveloppes. Au-dessus d'elle, se trouvent la queue de l'épididyme et le canal déférent, qui lui fait suite.

2° Epididyme. — L'épididyme (fig. 568,9) est un corps allongé d'avant en arrière, couché sur le bord postéro-supérieur du testicule et le surmontant à la manière d'un cimier de casque. Tout en longeant le bord postéro-supérieur de l'organe, l'épididyme se renverse en dehors et empiète ainsi plus ou moins sur sa face externe. Il mesure, en moyenne, 5 centimètres de longueur sur 12 millimètres de largeur et 5 millimètres d'épaisseur. On lui considère, en allant d'avant en arrière, une tête, un corps et une queue :

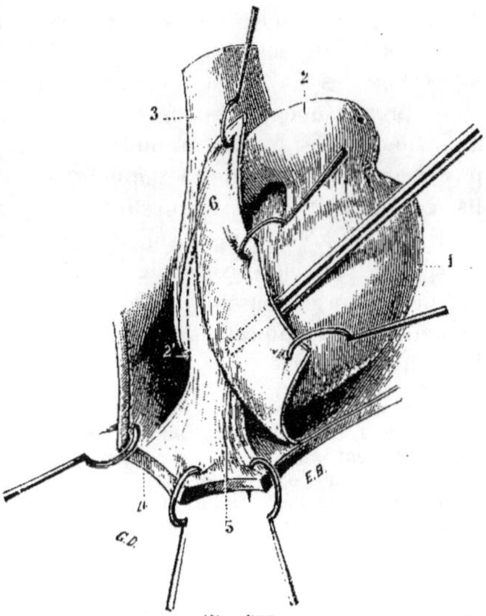

a. *Tête.* — La tête (*globus major* de certains auteurs) est la partie la plus antérieure de l'épididyme. C'est aussi, comme son nom l'indique, sa partie la plus volumineuse. Arrondie et lisse, elle repose au-dessus du pôle antérieur du testicule. Elle lui est unie : 1° par le feuillet viscéral de la vaginale, qui, à ce niveau, passe directement du pôle antérieur et des faces latérales du testicule sur l'épididyme ; 2° par une couche intermédiaire de tissu conjonctif ; 3° par les conduits séminifères (cônes efférents), qui, de la glande, remontent vers l'épididyme et se continuent avec ce dernier.

b. *Corps.* — Le corps de l'épididyme, aplati de haut en bas, revêt sur les coupes transversales la forme d'une virgule, dont la tête serait dirigée en dedans et la queue en dehors (fig. 570,4). Il nous présente, par conséquent, deux faces et deux bords. — Des *deux faces*, la supérieure, convexe, regarde en haut et en dehors ; l'inférieure, concave, repose sur la partie la plus élevée de la face externe du testicule. Toutes les deux sont tapissées par le feuillet viscéral de la vaginale. — Des *deux bords*, l'externe est mince, tranchant, flottant librement dans la cavité vaginale. L'interne, beaucoup plus épais, répond aux vaisseaux qui s'échappent du hile du testicule : un repli séreux, toujours très court, le *méso-épididyme*, le rattache à ce paquet vasculaire. Sauf sur ce bord interne, le corps de l'épididyme est entouré par la séreuse sur tout son

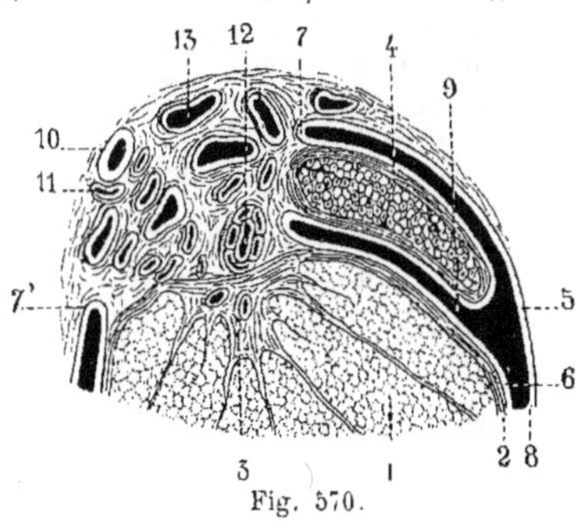

Fig. 569.

Ligament scrotal du testicule.

1. testicule droit, vu par sa face externe. — 2, tête de l'épididyme. — 2', sa queue. — 3. cordon spermatique. — 4, lambeau des bourses, érigné en bas. — 5. ligament scrotal du testicule. — 6, tunique vaginale, détachée de la queue de l'épididyme et érignée en avant.

(La ligne pointillée indique la situation du cul-de-sac où s'établit la continuité du feuillet viscéral avec le feuillet pariétal.)

Fig. 570.

Coupe frontale de l'épididyme, passant par sa partie moyenne.

1. testicule avec ses cloisons. — 2, albuginée. — 3, corps d'Highmore. — 4, épididyme. — 5, 6, feuillet pariétal et feuillet viscéral de la vaginale. — 7, 7', points d'union de ces deux feuillets. — 8, cavité séreuse. — 9, cul-de-sac sous-épididymaire. — 10, canal déférent. — 11, artère déférentielle. — 12, artère spermatique, entourée d'un lacis de veines, comme elles obliquement ascendantes. — 13, autres veines du cordon

pourtour (voy. *Tunique vaginale*) : de là, sa mobilité relative, mobilité qui paraît d'autant plus grande que, par ses deux extrémités antérieure et postérieure, l'épididyme est entièrement fixe.

c. *Queue.* — La queue (*globus minor* de certains auteurs) présente à peu de chose près les mêmes dimensions que le corps ; elle n'est donc pas une extrémité amincie et effilée, comme semble l'indiquer son nom. Elle repose sur l'extrémité postérieure du testicule, à laquelle elle est intimement unie par une couche de tissu cellulaire très dense, qui s'interpose entre les deux organes. Elle adhère d'autre part, comme le testicule lui-même, à la partie inférieure et postérieure des bourses, grâce à ce ligament scrotal, signalé ci-dessus, qui prend sur elle un certain nombre de ses insertions (fig. 569,5). La queue de l'épididyme est continuée, sans ligne de démarcation bien nette, par le canal déférent, que nous étudierons dans l'article III.

Inversion du testicule. — Les rapports que nous venons d'indiquer, entre le groupe testiculo-épididyme et les bourses, peuvent être profondément modifiés. L'anomalie ainsi créée est appelée indistinctement *inversion du testicule* ou *inversion de l'épididyme.*

L'inversion comporte de nombreuses variétés. — La plus commune est *l'inversion antérieure.* On ne saurait mieux la définir qu'en disant que le testicule et son épididyme ont exécuté un mouvement de rotation de 180° autour d'un axe vertical passant par son centre. Il résulte d'un pareil déplacement que le bord postéro-supérieur du testicule est devenu antéro-supérieur et que l'épididyme, qui a conservé ses relations avec ce bord, se dirige maintenant obliquement de bas en haut et d'avant en arrière : sa tête regarde en haut et en arrière; sa queue est située en bas et en avant, et le canal déférent qui lui fait suite s'élève verticalement en haut, en longeant, non plus la paroi postérieure des bourses, mais bien leur paroi antérieure. Royet, auquel nous devons une excellente étude de l'inversion du testicule, estime à 8 ou 10 p. 100 la fréquence de cette anomalie. Mais ce chiffre est vraisemblablement trop élevé. Sappey, en effet, n'a rencontré qu'une seule fois l'inversion antérieure sur 45 sujets qu'il a examinés. — L'inversion peut être *supérieure.* Dans ce cas, le bord postéro-supérieur du testicule, devenu supérieur, se dirige horizontalement d'avant en arrière. L'épididyme, horizontal lui aussi, regarde directement en haut. — Dans d'autres cas, l'épididyme occupe l'un des côtés du testicule, le côté interne ou le côté externe : de là l'*inversion latérale interne* et l'*inversion latérale externe.* — Enfin on a décrit, sous le nom d'*inversion en fronde* ou *inversion en anse*, une variété de l'inversion antérieure dans laquelle le canal déférent, au lieu de remonter le long de la paroi antérieure des bourses, se réfléchit en arrière et en haut, pour longer le bord libre du testicule, lequel, dans ce cas, est postéro-inférieur.

(Voyez au sujet de l'inversion du testicule, Royet, Th. de Paris, 1859, et Le Dentu, Th. d'agrégation, Paris, 1869.)

§ III. — Constitution anatomique

Considérés au point de vue de leur constitution anatomique, le testicule et son épididyme se composent : 1° d'une enveloppe fibreuse, très épaisse et très résistante, connue sous le nom d'*albuginée* ; 2° d'un *tissu propre.*

A. — Enveloppe fibreuse ou albuginée

1° Albuginée testiculaire. — L'albuginée est une membrane fibreuse, d'une coloration blanc bleuâtre, présentant les plus grandes analogies avec la sclérotique de l'œil, à laquelle on l'a justement comparée. Elle entoure le testicule sur tout son pourtour et lui forme ainsi une sorte de coque, partout continue, mesurant chez l'homme 1 millimètre d'épaisseur. Sa surface extérieure est tapissée, dans la plus grande partie de son étendue, par le feuillet viscéral de la tunique vaginale. Sa surface intérieure répond au tissu propre du testicule, auquel elle est unie par de nombreux vaisseaux qui se rendent de l'une à l'autre.

Au niveau du bord postéro-supérieur du testicule et sur la partie moyenne de
ce bord, l'albuginée présente un épaississement considérable, appelé *corps d'Highmore*. Cet épaississement, que l'on voit très nettement sur des coupes sagittales ou
frontales du testicule (fig. 571,4 et 570,3), revêt la forme d'une pyramide, dont la
base, large de 5 à 6 millimètres, répond à la périphérie et dont le sommet, plus ou
ou moins tronqué, s'avance à la manière d'un coin dans l'épaisseur de la masse testiculaire. Bien qu'occupant la partie moyenne du bord postéro-supérieur du testicule, le corps d'Highmore est un peu plus rappro-
ché de l'extrémité antérieure de l'organe que de
son extrémité postérieure, un peu plus rapproché
aussi de sa face interne que de sa face externe.

Le corps d'Highmore renferme dans son épaisseur, comme nous le verrons plus loin, de nombreux vaisseaux et un réseau de canalicules spermatiques connu sous le nom de *réseau de Haller*.
Par son sommet et par ses faces latérales, il
donne naissance à un système de lamelles ou
cloisons, toujours fort minces, qui se dirigent
en rayonnant vers la périphérie du testicule et
viennent s'implanter d'autre part sur la surface
profonde de l'albuginée. Ces cloisons (*septa* ou
septula), en se réunissant par leurs bords, décomposent la grande cavité que circonscrit l'albuginée en une multitude de loges de différentes grandeurs, mais affectant toutes une forme
conique ou pyramidale (fig. 571). C'est dans ces
loges que vient se placer le tissu propre du testicule.

Histologiquement, l'albuginée nous présente
tous les caractères des membranes fibreuses.

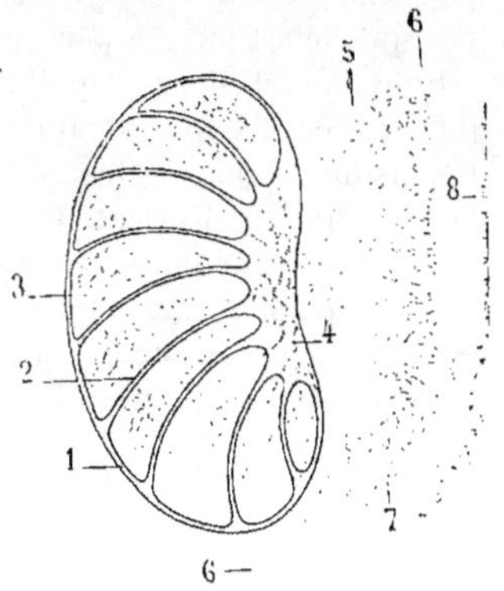

Fig. 571.

Figure schématique, montrant la
constitution anatomique du testicule et de l'épididyme.

1. albuginée. — 2, cloisons conjonctives
interlobulaires ou septula. — 3, un lobule
spermatique, avec ses canalicules séminifères
se terminant par les canaux droits. —
4. corps d'Highmore avec le rete vasculosum
testis. — 5, cônes efférents. — 6, canal épididymaire. — 7. vas aberrans de Haller.—
8. canal déférent.

Elle se compose essentiellement de faisceaux de fibres conjonctives diversement
entrecroisés, auxquels viennent se joindre des cellules plates du tissu conjonctif
et un petit nombre de fibres élastiques fines. Chez certains mammifères, notamment chez le lapin, l'albuginée est doublée à sa surface extérieure par une
couche de fibres musculaires lisses, qui se continuent avec le crémaster interne
(voy. *Bourses*). Cette couche musculaire acquiert chez les solipèdes un développement plus considérable encore. C'est ainsi que, chez le cheval et chez le
mulet, l'albuginée est essentiellement musculaire et envoie même des faisceaux
de fibres lisses dans les cloisons intra-testiculaires signalées ci-dessus (HERRMANN
et TOURNEUX). L'albuginée de l'homme nous présente aussi des fibres musculaires lisses, mais sur un point seulement, à sa partie postéro-inférieure, là où
elle contracte adhérence avec les bourses. Partout ailleurs, elle est exclusivement
fibreuse.

2° Albuginée épididymaire. — Au niveau de la tête de l'épididyme, l'albuginée se prolonge sur ce dernier organe et l'enveloppe dans toute son étendue.
Mais, en passant du testicule sur l'épididyme, l'albuginée devient beaucoup
plus mince et partant moins résistante. Elle s'atténue encore graduellement
en se dirigeant de l'extrémité antérieure vers l'extrémité postérieure et se

trouve réduite, au niveau de l'origine du canal déférent, à une simple couche celluleuse.

B. — TISSU PROPRE

Le tissu propre du testicule et de l'épididyme, dépouillé de son enveloppe fibreuse, nous apparaît sous la forme d'une pulpe molle, demi-fluide, de coloration brun jaunâtre. Si nous la soumettons à l'analyse histologique, nous constatons qu'elle est formée par des canaux très fins, qui se prolongent dans le corps d'Highmore et dans l'épididyme et nous constatons aussi que ces canaux diffèrent beaucoup, suivant la région à laquelle ils appartiennent, par leurs dimensions, par leur structure et par leur valeur fonctionnelle. A ce dernier point de vue, ils se divisent en deux groupes. Les uns, situés dans l'épaisseur même du testicule et constituant ses éléments essentiels, sont les *organes producteurs des spermatozoïdes*. Les autres, qui font suite aux précédents, sont complètement étrangers à cette importante fonction ; ils sont, pour les spermatozoïdes, de simples *conduits excréteurs*.

1° Canaux producteurs du sperme (canalicules séminifères). — Les canaux préposés à la production des spermatozoïdes sont habituellement désignés sous le nom de *canalicules séminifères*. Nous étudierons successivement leur disposition générale, leur nombre et leurs dimensions, leur origine, leur trajet, leur mode de terminaison et leur structure :

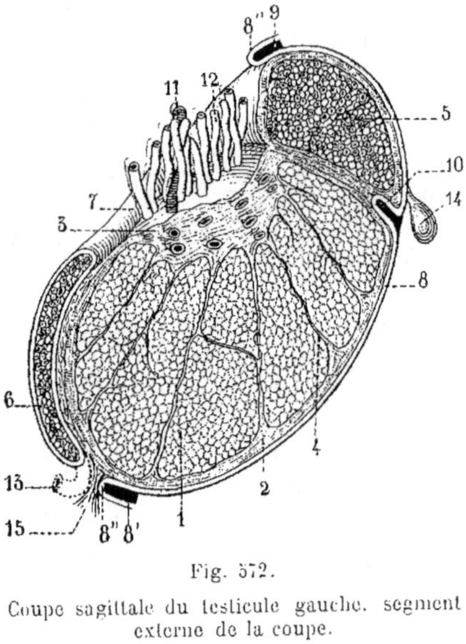

A. DISPOSITION GÉNÉRALE, LOBULES SPERMATIQUES. — Les canalicules séminifères remplissent les loges ci-dessus décrites, que circonscrivent les cloisons de l'albuginée. Ils se répartissent ainsi en un grand nombre de petites masses plus ou moins distinctes, qui prennent le nom de *lobules spermatiques* (fig. 571,3).

Les lobules spermatiques revêtent naturellement la même configuration que les loges conjonctives dans lesquelles ils sont contenus : leur forme est celle d'un cône ou d'une pyramide, dont la base repose sur la face profonde de l'albuginée et dont le sommet répond au corps d'Highmore.

Leur volume est très variable et on peut, à ce sujet, diviser les lobules du testicule en *grands, moyens*

Fig. 572.

Coupe sagittale du testicule gauche. segment externe de la coupe.

1, testicule. — 2, albuginée. — 3, corps d'Highmore. — 4, cloisons interlobulaires, allant du corps d'Highmore à l'albuginée. — 5, tête de l'épididyme. — 6, sa queue. — 7, son corps, non intéressé par la coupe. — 8, 8', feuillet viscéral et feuillet pariétal de la vaginale. — 8'', points d'union de ces deux feuillets. — 9, cavité vaginale. — 10, cul-de-sac sous-épididymaire. — 11, artère spermatique. — 12, veines du cordon. — 13, canal déférent, représenté en pointillé parce que, en réalité, il est situé dans le segment interne de la coupe. — 14, hydatide de Morgagni. — 15, ligament scrotal du testicule.

et *petits* : les plus grands sont ceux dont la base répond au bord libre du testicule ; les plus petits, ceux qui avoisinent le bord supérieur. D'après SAPPEY, les plus grands égaleraient deux ou trois fois le volume des moyens et sept ou huit fois celui des plus petits.

B. NOMBRE ET DIMENSIONS. — Le nombre des lobules, également très variable, est environ de 250 à 300. Chaque lobule spermatique, pris à part, est constitué par trois ou quatre canalicules séminifères, ce qui, pour un même testicule, donne un total de 900 à 950 canalicules. LAUTH estime ce nombre à 840 ; MONRO, à 300, SAPPEY, à 1100.

Le diamètre des canalicules séminifères est de 150 à 200 μ. Leur longueur, quand ils sont déroulés, mesure 30 centimètres pour les petits lobules, 1ᵐ,50 pour les lobules les plus volumineux, soit une longueur moyenne de 90 centimètres.

Le nombre total des canalicules étant de 900 à 950, nous voyons, par une règle arithmétique des plus simples, qu'en ajoutant bout à bout tous ces canalicules, on arrive à constituer un canal unique d'une longueur de 800 à 850 mètres. Ces chiffres, il est à peine besoin de le dire, sont purement approximatifs ; ils varient, du reste, d'un sujet à l'autre et cela dans de larges proportions.

C. ORIGINE. — Les anatomistes ne sont pas entièrement d'accord sur le mode

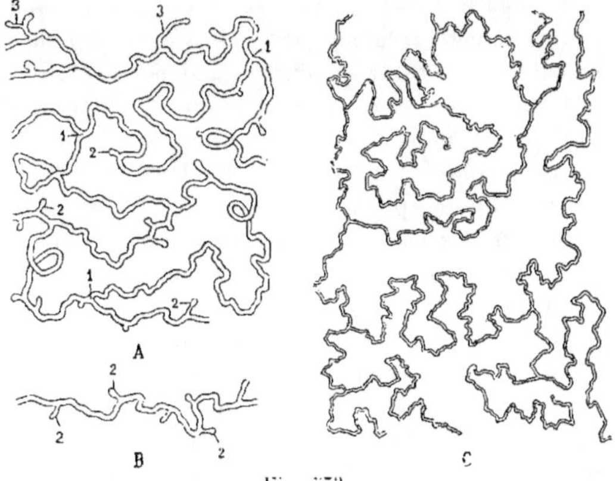

Fig. 573.

Les canalicules séminifères, en partie déroulés : A, anastomoses et cæcums des canalicules séminifères (d'après SAPPEY) ; B, tronçon très court d'un conduit séminifère, avec six cæcums (d'après SAPPEY) ; C, réseau de la substance corticale (d'après LAUTH).

1, 1, 1, canalicules anastomotiques. — 2, 2, 2, cæcum courts.
3, 3, 3, cæcums longs. — 3', cæcum bifide.

d'origine des canalicules séminifères. Les uns, avec LAUTH (fig. 573, C), les font naître d'un réseau à larges mailles, qui forme l'écorce du testicule, qui répond à la base des lobules par conséquent. Les autres, avec SAPPEY (fig. 573, A et B), admettent au contraire qu'ils naissent par des extrémités libres, disposées en cæcum et plus ou moins renflées, lesquelles extrémités seraient situées, non pas à la surface libre des lobules, mais dans leur portion basale, à 1, 2 ou 3 millimètres de profondeur. Entre ces opinions opposées, la contradiction est plus apparente que réelle. SAPPEY, en effet, admet l'existence de nombreuses anastomoses, unissant les uns aux autres, non seulement les canalicules séminifères d'un même lobule, mais encore les canalicules d'un lobule quelconque à ceux des lobules voisins. Or, il n'y a pas une différence essentielle, on en conviendra, entre un système de *conduits disposés en réseau* et un système de *conduits fréquemment anastomosés entre eux*.

D. TRAJET ET ANASTOMOSES. — Quoi qu'il en soit de leur mode d'origine, tous les canalicules séminifères se dirigent en convergeant vers le sommet de leurs lobules respectifs. Toujours très flexueux, ils s'enroulent et se pelotonnent sur eux-mêmes, de façon à n'occuper qu'une longueur de 2 ou 3 centimètres, alors que, déroulés et ramenés à une direction rectiligne, ils présentent une longueur vingt-cinq à trente fois plus considérable.

Au cours de leur trajet, les canalicules séminifères contractent entre eux des anastomoses nombreuses. — Tout d'abord, les canalicules d'un lobule entrent en relation avec ceux des lobules voisins : ces anastomoses, que l'on peut appeler *interlobulaires*, sont surtout fréquentes dans la zone corticale du testicule et c'est l'ensemble de ces anastomoses. qui constitue le *réseau d'origine* de LAITH. A leur partie moyenne et à leur partie supérieure. les lobules ne sont reliés entre eux que par des anastomoses beaucoup plus rares et possèdent, de ce fait, une indépendance à peu près complète. — Dans un même lobule, les canalicules séminifères sont encore unis les uns aux autres par des anastomoses à direction oblique et ordinairement très longues (fig. 573, A). Ici encore, il est à remarquer que ces anastomoses, assez nombreuses dans la région de la base du lobule. vont en diminuant au fur et à mesure qu'on se rapproche de son sommet. — Enfin, on voit parfois un canalicule séminifère se diviser en deux branches ; puis, après un parcours plus ou moins long, ces deux branches se reconstituer de nouveau en un canal unique, rappelant ainsi cette variété d'anastomose que nous avons signalée à propos des vaisseaux sanguins sous le nom d'*anastomose longitudinale*.

Sur les parois des canalicules séminifères viennent se brancher de distance en distance des diverticules en forme de cæcum (fig. 573,2). Leur nombre est fort variable ; mais, comme pour les anastomoses, c'est toujours à la base du lobule qu'ils présentent leur maximum de fréquence. SAPPEY, à qui nous devons une description détaillée de ces cæcums, en a compté jusqu'à treize sur un tronçon de 28 centimètres de longueur. Mais c'est là une exception : chaque canalicule séminifère ne possède habituellement que deux ou trois diverticules. Leur longueur est ordinairement de 2 ou 3 millimètres. Toutefois, il en existe de beaucoup plus longs. comme aussi on en rencontre parfois qui se trouvent réduits à de tout petits renflements en forme d'ampoule.

E. MODE DE TERMINAISON. — Arrivés au voisinage du corps d'Highmore, les différents canalicules séminifères, qui entrent dans la constitution d'un lobule, se réunissent pour former un canal collecteur unique (fig. 571). Ces canaux collecteurs. qui résument chacun la canalisation du lobule correspondant, présentent ce caractère remarquable qu'ils sont à peu près rectilignes, d'où le nom de *canaux droits* (*ductuli recti*) que leur donnent la plupart des anatomistes. Les canaux droits se distinguent donc, par leur direction rectiligne, de leurs canalicules afférents, dont la direction est essentiellement flexueuse. Mais ils s'en distinguent aussi et surtout par leur valeur morphologique : ils ne produisent plus. en effet, de spermatozoïdes et ne sont pour le sperme que de simples canaux vecteurs. Nous les retrouverons, par conséquent, dans le paragraphe suivant. Disons auparavant quelle est la structure des canalicules séminifères.

F. STRUCTURE MICROSCOPIQUE. — Histologiquement, les canalicules séminifères sont constitués par une paroi propre et par un revêtement épithélial interne :

a. *Paroi propre*. — La paroi propre est assez épaisse, 0^{mm},005 chez l'homme. Elle paraît formée de couches concentriques emboîtées les unes dans les autres et renfermant quelques noyaux aplatis. On a décrit pendant longtemps, à la surface externe du canalicule séminifère, un endothélium continu, endothélium qui se prolongerait ensuite sur les septa et septula au point que les canalicules producteurs des spermatozoïdes pouvaient être considérés comme plongés dans une sorte de

cavité séreuse. En fait, quand on a imprégné par l'argent les canalicules séminifères, on constate l'existence, sur leur face extérieure, d'une série de champs polygonaux (fig. 575) présentant les plus
grandes analogies avec les revêtements
endothéliaux. Ce revêtement endothéliforme a été considéré tour à tour,
comme un endothélium lymphatique
(Tommasi, Mihalkowics, Malassez),
comme l'ensemble des cellules conjonctives situées entre les lamelles concentriques de la membrane propre (Tourneux et Herrmann). Contrairement à ces
deux opinions, Regaud a cru devoir
conclure, à la suite de recherches toutes
récentes (1897), que les polygones précités répondaient à la base d'implantation des cellules les plus externes
de l'épithélium séminal, c'est-à-dire
aux cellules de Sertoli et aux sperma-

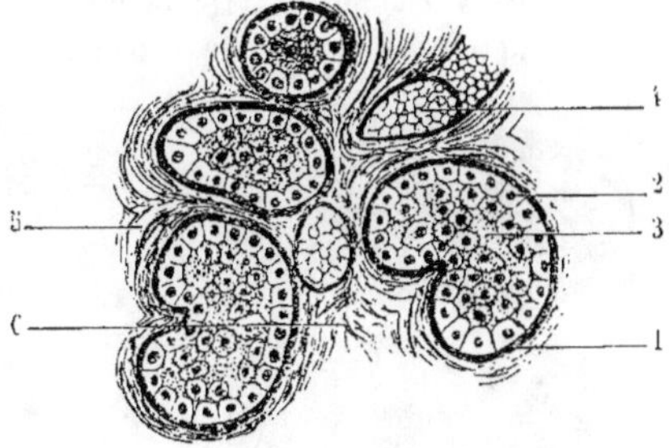

Fig. 574.

Les canalicules séminifères, vus en coupe transversale (d'après Schenk).

1, paroi propre. — 2, cellules périphériques de forme
cubique. — 3, cellules centrales de forme irrégulière.
4, vaisseau coupé en travers. — 5, autre vaisseau, vu en
long. 6, tissu conjonctif situé entre les canalicules.

togonies (voy. plus loin). Il n'existerait donc sur les tubes séminifères aucune
sorte d'endothélium.

b. *Epithélium.* — Le revêtement épithélial est
constitué par des cellules, de formes diverses, que
nous ne décrirons pas ici. Leur description est si
intimement liée à celle de la spermatogenèse que
nous croyons devoir la renvoyer au paragraphe suivant (voy. p. 689), où se trouve étudié ce dernier
fait biologique.

G. Tissu conjonctif interstitiel, cellules interstitielles. — Dans leurs loges respectives, les canaux
séminifères d'un même lobule sont soutenus par un
réseau délicat de tissu conjonctif, dérivé des septula.
Cette sorte de charpente du lobule spermatique mérite une mention spéciale : car, en dehors des éléments conjonctifs et des vaisseaux, que l'on rencontre dans toutes les couches de tissu conjonctif
lâche, elle renferme des cellules particulières, dites
cellules interstitielles.

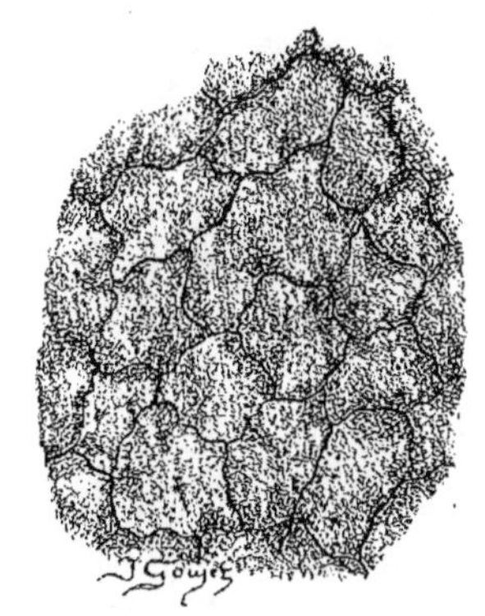

Fig. 575.

Surface extérieure d'un tube séminifère du cobaye; imprégnation au liquide picro-osmio-ar-
gentique (d'après Regaud).

Le dessin endothéliforme est simple, la
réduction de l'argent n'ayant pas été
complète.

Les cellules interstitielles du testicule, découvertes
par Leydig en 1850, se rencontrent de préférence dans les interstices anguleux
des canalicules séminifères. Mais on les trouve encore, quoique beaucoup moins
nombreuses, dans le corps d'Highmore, dans les septula et jusque dans les couches
les plus internes de l'albuginée. Elles sont parfois isolées : le fait est rare. Le plus
souvent, elles sont groupées en nombre plus ou moins considérable, soit sous forme
d'amas globuleux, soit sous forme de cordons. Elles présentent des rapports
intimes avec les vaisseaux, et on les voit, sur les coupes, se disposer tout autour
des capillaires, formant à ceux-ci comme une sorte de couronne.

Considérées isolément, les cellules interstitielles sont, suivant les cas, arrondies, ovalaires, irrégulièrement polygonales (fig. 576). Leur protoplasma, granuleux, est souvent chargé de graisse ; il peut renfermer encore un pigment brun ou jaune. Tout récemment (1895), REINKE a décrit, dans le protoplasma des cellules interstitielles, une nouvelle substance, encore mal connue, qui se présente sous forme de cristalloïdes : ce sont de petits corps allongés en bâtonnet (fig. 577) assez régulièrement rectilignes, émoussés à leurs deux extrémités. Ils ont été retrouvés depuis par LENHOSSÉK, par PRENANT, par MATHIEU. La signification morpho-

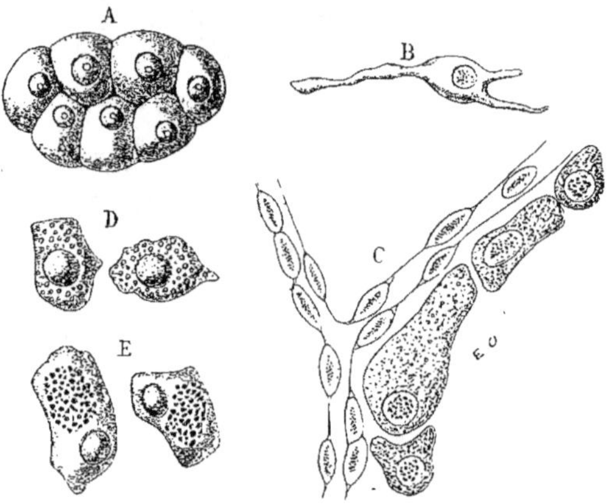

Fig. 576.

Cellules interstitielles du testicule chez quelques mammifères (d'après TOURNEUX).

A. chez le kanguroo. — B. chez le rat. — C. chez le cobaye. D. chez l'homme. — E. chez le cheval.

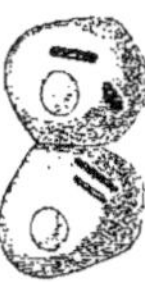

Fig. 577.

Deux cellules interstitielles du testicule de l'homme renfermant des cristalloïdes protéiques (d'après TOURNEUX).

logique des cellules interstitielles est encore fort obscure et nous nous trouvons ici en présence de deux opinions contradictoires : l'une, soutenue par NUSSBAUM et par MIHALKOWICS, qui envisage ces cellules comme des cellules de l'épithélium séminal (cordons de Pflüger), arrêtées au cours de leur évolution ; l'autre, qui les considère comme un produit de différenciation des cellules fixes du tissu conjonctif. C'est à cette seconde opinion que se sont rangés, dans ces derniers temps, HANSEMANN, PLATO, FRIEDMANN. Ces histologistes ont trouvé, en effet, toutes les formes intermédiaires entre la cellule conjonctive ordinaire et la cellule interstitielle nettement caractérisée.

Les cellules interstitielles étant constantes dans la série des mammifères et abondamment réparties d'ailleurs dans tout le testicule, ont évidemment un rôle à remplir. Mais ce rôle ne nous est pas encore connu. PLATO, tout récemment, a conclu de nombreuses recherches que les cellules interstitielles accumulaient de la graisse, qu'elles transmettaient ensuite, à travers des canalicules préformés, aux cellules de soutien et de là aux spermatozoïdes en voie de développement. BARDELEBEN, de son côté, estime qu'elles traversent la membrane propre des canalicules séminifères, et, arrivées dans le canalicule, s'y fixent à l'état de cellules de Sertoli. Mais ce sont là des hypothèses, plutôt que des faits nettement démontrés. Un fait, qui paraît indéniable, c'est que les cellules interstitielles élaborent au sein de leur protoplasma des substances particulières, tout au moins des granulations graisseuses et les corps cristalloïdes signalés ci-dessus. Que deviennent ensuite ces substances ? Passent-elles dans le canalicule séminifère ou bien sont-elles déversées, comme cela se voit pour les glandes à sécrétion interne, dans les voies lymphatiques ou veineuses ? Nous n'en savons rien. Il convient de rappeler ici que HANSEMANN a constaté que, chez la marmotte en sommeil hivernal, le testicule ne possède pas de cellules interstitielles : celles-ci font leur apparition au moment du réveil printanier et se développent, comme nous l'avons dit plus haut, aux dépens des cellules du tissu conjonctif. Si ce fait si intéressant était confirmé, il faudrait conclure à l'existence d'une relation étroite entre le fonctionnement des cellules interstitielles et l'activité de la spermatogénèse.

2° Canaux excréteurs du sperme. — Le sperme, au sortir des canaux sémi-

nifères, traverse successivement pour se rendre au canal déférent : 1° les canaux
droits ; 2° le réseau de Haller ; 3° les cônes efférents ; 4° le canal épididymaire.

A. Canaux droits. — Les canaux droits résument, comme nous l'avons vu plus
haut, chacun la canalisation du lobule dont il émane. Immédiatement ou peu après
leur origine, ils pénètrent dans le corps d'Highmore et se
perdent dans le réseau de Haller.

Les canaux droits sont fort courts, et leur diamètre est
toujours un peu inférieur à celui des canalicules séminifères auxquels ils font suite : ils mesurent 200 à 400 μ de
longueur sur 20 à 50 μ de largeur (Mihalkowics). La limite
anatomique entre le canalicule séminifère et le canal
droit, entre l'élément producteur et l'élément vecteur du
sperme, serait marquée, d'après Stieda, par un léger
rétrécissement.

Au point de vue de leur structure, les canaux droits
sont dépourvus de paroi propre. Cette paroi n'est autre
que le tissu fibreux qui constitue le corps d'Highmore
et les origines des septula. Sur cette couche fibreuse,
s'étale une couche d'épithélium prismatique, disposée en
une seule rangée et mesurant, chez l'homme, de 25 à 30 μ
de hauteur. La transition entre l'épithélium stratifié du
canalicule séminifère et celui du tube droit est toujours
très brusque. J'ajouterai que la portion initiale du canal
droit, je veux dire la portion de ce canal qui fait immédiatement suite au canalicule séminifère, présente habituellement une petite dilatation, en forme d'ampoule ou
d'entonnoir, qui est très manifeste sur la figure ci-contre
(fig. 578), empruntée à Mihalkowics. Comme, d'autre part,
le canalicule séminifère, en raison même du développe-

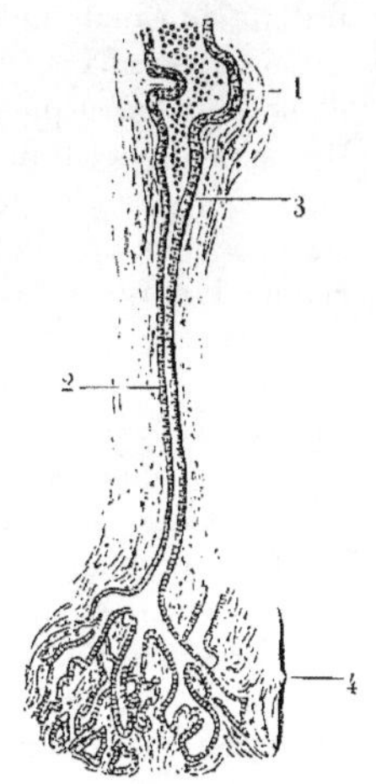

Fig. 578.

Coupe longitudinale d'un
tube droit du testicule
(d'après Mihalkowics).

1, extrémité terminale d'un
canalicule séminifère. — 2, tube
droit, avec 3, sa portion initiale,
dilatée en ampoule ou en entonnoir. — 4, réseau de Haller.

ment de son épithélium, ne possède qu'une lumière fort étroite ou même à peine
visible, il en résulte que cet épithélium s'avance plus ou moins dans la dilatation
précitée, à la manière d'un véritable bouchon.

B. Réseau de Haller. — Le réseau de Haller (*rete vasculosum testis*), auquel
aboutissent tous les canaux droits (fig. 571,4), est situé dans le corps d'Highmore,
de préférence dans sa partie inférieure, sa partie supérieure étant presque entièrement occupée par des vaisseaux sanguins et lymphatiques. Ses mailles s'allongent
dans le sens longitudinal et, par conséquent, parallèlement au grand axe du testicule. Il est constitué, chez l'homme, moins par des canaux régulièrement calibrés
que par des cavités irrégulières et plus ou moins anfractueuses (fig. 578,4), largement anastomosées entre elles. Le diamètre de ces cavités est très variable, mais
toujours supérieur à celui des canalicules séminifères et des canaux droits : il
oscille habituellement entre 200 μ et 400 μ.

Comme les canaux droits, les canaux qui forment le réseau de Haller ne possèdent pas de paroi propre. Ils sont creusés dans la masse fibreuse du corps d'Highmore. Quant à leur revêtement épithélial, il varie beaucoup suivant les points que
l'on considère : ici, il est formé par des cellules cylindriques, rappelant celles des
canaux droits ; là, il est constitué par des cellules cubiques ; ailleurs, par un épithélium plat nettement pavimenteux.

C. Vaisseaux ou cônes efférents. — Le réseau testiculaire de Haller donne naissance, à sa partie antérieure et supérieure, à un certain nombre de canaux, dits *vaisseaux efférents* (fig. 571,5), qui, se portant de bas en haut, s'échappent de l'albuginée, pénètrent dans la tête de l'épididyme et là s'abouchent dans la portion initiale du canal épididymaire.

Ces vaisseaux efférents sont au nombre de 10 à 15. Chacun d'eux suit tout d'abord un trajet plus ou moins rectiligne. Mais bientôt il devient flexueux ; puis, il se pelotonne sur lui-même, de façon à revêtir dans son ensemble la forme d'un petit cône, dont le sommet répond au corps d'Highmore et la base à l'épididyme. De là, le nom de *cônes efférents* donné par la plupart des auteurs aux canaux qui émanent du réseau de Haller.

Les cônes efférents, mesurés en place, ont une longueur de 15 à 20 millimètres ; une fois déroulés, ils atteignent jusqu'à 15 et 20 centimètres, soit une longueur dix fois plus considérable. D'autre part, leur diamètre, qui est de 1/2 millimètre au niveau de son émergence du rete testis, ne mesure plus que 1/3 de millimètre à sa partie moyenne et 1/4 de millimètre seulement à son abouchement dans le canal épididymaire. Les conduits qui constituent les cônes efférents diminuent donc graduellement de leur extrémité initiale à leur extrémité terminale et, partant, présentent dans leur ensemble une disposition qui est légèrement infundibuliforme.

Les douze ou quinze cônes efférents du testicule de l'homme se disposent les uns à la suite des autres dans le sens antéro-postérieur, comme nous le montre la figure 571. Le premier, je veux dire le plus antérieur, se continue sans ligne de démarcation aucune avec le canal épididymaire et constitue à proprement parler l'origine de ce dernier. Les autres se jettent tous dans ce même canal épididymaire isolément et successivement, c'est-à-dire que chacun d'eux s'ouvre dans le canal précité un peu en arrière de celui qui le précède et un peu en avant de celui qui le suit.

Histologiquement, les vaisseaux efférents se composent de deux couches : 1° d'une *couche externe*, constituée par des éléments fusiformes, qui se disposent circulairement et qui sont vraisemblablement de nature musculaire ; 2° d'une *couche interne*, épithéliale, formée par un épithélium cylindrique cilié. Schaffer (1892) a décrit, sur la paroi interne des cônes efférents, de petites fossettes tapissées par un épithélium spécial, qu'il considère comme représentant des glandules simples. Tantôt très abondantes et se touchant presque dans certains canaux, elles sont, dans d'autres, groupées par petit nombre ou même isolées.

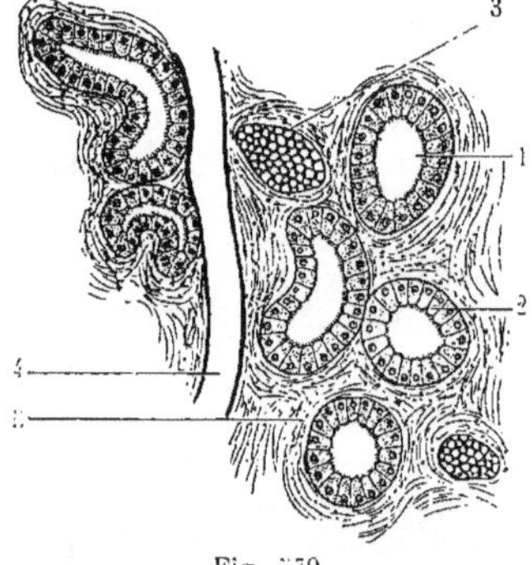

Fig. 579.

Coupe transversale de l'épididyme (d'après Schenk).

1, coupe transversale du tube séminifère. — 2, épithélium cylindrique avec cils vibratiles. — 3, vaisseau coupé en travers. — 4, vaisseau coupé en long. — 5, tissu conjonctif situé entre les tubes séminifères.

D. Conduit épididymaire. — Le conduit épididymaire, canal collecteur commun des cônes efférents, naît, comme nous venons de le voir, au niveau de la tête de l'épididyme et s'étend de là jusqu'à la queue, où il prend le nom de canal déférent (fig. 571,6).

Sa longueur est de 6 ou 7 mètres ; c'est assez dire que, comme les canalicules séminifères et bien plus encore que ces derniers, il s'enroule et se pelotonne sur lui-même pour n'occuper qu'une étendue longitudinale de 5 centimètres.

Son diamètre, contrairement à ce que l'on observe sur les vaisseaux efférents, s'accroît graduellement au fur et à mesure qu'il se rapproche du canal déférent. A la partie moyenne du conduit, il mesure 350 à 450 μ, dont 150 μ environ pour la lumière centrale.

Les mille flexuosités que décrit le canal épididymaire sont unies les unes aux autres par un tissu cellulaire assez dense et dépourvu de graisse, qui se continue insensiblement, au niveau de la queue de l'épididyme, avec le tissu cellulaire du cordon.

Quant au canal lui-même, il se compose, comme les vaisseaux efférents, de deux couches concentriques, l'une externe, l'autre interne (fig. 580). — La *couche externe* est constituée en majeure partie par des fibres musculaires lisses. Cette couche, dont le développement augmente au fur et à mesure qu'on s'éloigne du testicule, mesure en moyenne de 20 à 25 μ d'épaisseur. Au voisinage du canal déférent, elle se divise nettement en deux plans distincts : un plan superficiel, comprenant des fibres longitudinales et un plan profond, constitué exclusivement par des fibres circulaires.

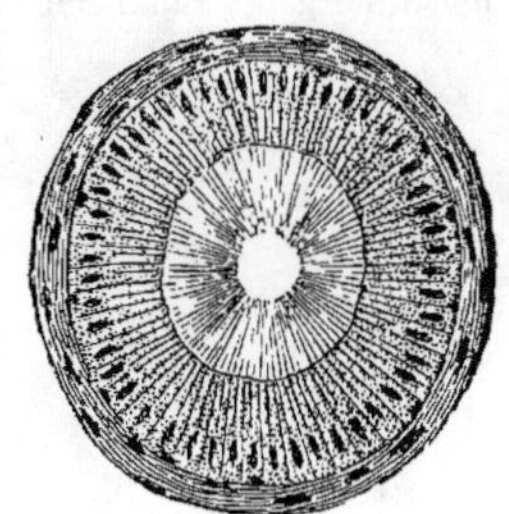

Fig. 580.

Le canal épididymaire, vu en coupe transversale (d'après Klein).

La paroi du canal est formée d'une couche épaisse de fibres musculaires lisses, en dedans de laquelle se trouve une couche de cellules épithéliales prismatiques avec des cils extraordinairement longs, se projetant dans la lumière du conduit.

— La *couche interne*, épithéliale, a été bien décrite par Becker, en 1856. Elle est formée par une rangée de cellules cylindriques ciliées, mesurant de 50 à 60 μ de hauteur et renfermant, dans leur partie profonde, un volumineux noyau. Les cils qui surmontent ces cellules sont remarquables par leur longueur ; ils se meuvent d'avant en arrière et tendent, par conséquent, à chasser les spermatozoïdes vers le canal déférent. A la partie profonde des cellules cylindriques, ou plutôt entre leurs prolongements basilaires, on rencontre une nouvelle couche de toutes petites cellules, de forme triangulaire sur la coupe, pourvues d'un noyau circulaire de 5 à 6 μ de diamètre, autour duquel se moule un corps cellulaire peu apparent (Tourneux et Herrmann). Ces cellules profondes ne sont vraisemblablement que des cellules jeunes et encore mal différenciées, destinées à remplacer, au fur et à mesure qu'elles tombent, les cellules situées au-dessus d'elles.

Débris embryonnaires annexés au testicule. — On rencontre sur le testicule ou dans son voisinage un certain nombre d'organes rudimentaires, dépourvus de fonctions par conséquent, dont la signification nous est nettement fournie par l'étude du développement de l'appareil uro-génital. Ce sont les hydatides de Morgagni, l'organe de Giraldès et les vasa aberrantia de l'épididyme.

A. Hydatides de Morgagni. — Les hydatides de Morgagni, ainsi appelées du nom de l'anatomiste qui les a signalées, sont deux petits appendices, l'un pédiculé, l'autre sessile, qui se développent à la partie antérieure du testicule et de l'épididyme :

a. *Hydatide pédiculée.* — L'hydatide pédiculée (fig. 582,3) est une vésicule arrondie ou piriforme, qu'une partie plus ou moins rétrécie et formant pédicule rattache à la tête de l'épididyme. — Son diamètre est ordinairement de 1ᵐᵐ,5 à 2 millimètres. Quant au pédicule, il a des dimensions fort variables : sur certains sujets, il mesure 1 ou 2 millimètres de longueur seulement, tandis qu'il atteint sur d'autres 8 millimètres, 12 millimètres et même plus. Mais, quelle que soit sa longueur, il ne paraît pas entrer en relation avec les canaux séminifères. — L'hydatide pédiculée de Morgagni n'est pas constante. Quand elle existe, elle se compose d'une enveloppe conjonctive, tapissée intérieurement d'un épithélium cylindrique à cils vibratiles. A son centre, se trouve une quantité plus ou moins grande d'un liquide transparent. — La signification de l'hydatide pédiculée de Morgagni n'est pas encore parfaitement élucidée. Les auteurs s'accordent cependant d'une manière générale à le considérer comme le reliquat d'un canalicule aberrant du corps de Wolff.

b. *Hydatide sessile.* — L'hydatide sessile ou non pédiculée (fig. 582,4) est beaucoup plus fréquente que la précédente ; elle serait même constante, d'après Krause. Elle se présente sous la forme d'une saillie arrondie ou aplatie, à surface lisse ou irrégulière, quelquefois multilobée, qui s'implante, suivant les cas, sur la tête de l'épididyme, sur l'extrémité antérieure du testicule ou dans l'angle de réunion de ces deux organes. Ses dimensions, très variables comme celles de tous les organes rudimentaires, oscillent d'ordinaire entre 2 et 8 millimètres. Mais on en voit de beaucoup plus développées, qui atteignent jusqu'à 15 ou 18 millimètres. — L'hydatide sessile n'est plus, comme l'hydatide pédiculée, une vésicule creuse ou remplie de liquide et, de ce fait, elle mérite bien mal son nom. Le plus souvent, cependant, elle nous présente à son centre une cavité tubuleuse, dont les parois sont revêtues intérieurement d'un épithélium cylindrique cilié. Ce canal central s'étend parfois très loin : il se termine en cæcum ou s'abouche dans un conduit séminifère. On conçoit que, dans ce dernier cas, l'hydatide sessile puisse renfermer des spermatozoïdes. — Au point de vue de sa signification morphologique, l'hydatide sessile est généralement considérée comme représentant l'extrémité péritonéale du conduit de Müller. Elle est donc l'homologue, chez l'homme, du pavillon de la trompe utérine, et l'on comprend maintenant que l'hydatide puisse se présenter sous la forme d'un orifice évasé et à bords frangés, comme l'a observé Loewe ou bien, comme l'a vu Roth, sous la forme d'un entonnoir auquel faisait suite un long canal central, cheminant le long du bord libre de l'épididyme.

c. Autres vésicules péri-épididymaires. — Outre les deux hydatides que nous venons de décrire, on rencontre encore souvent, tout le long de l'épididyme, mais de préférence au voisinage de son extrémité antérieure, d'autres vésicules de volume variable, mais

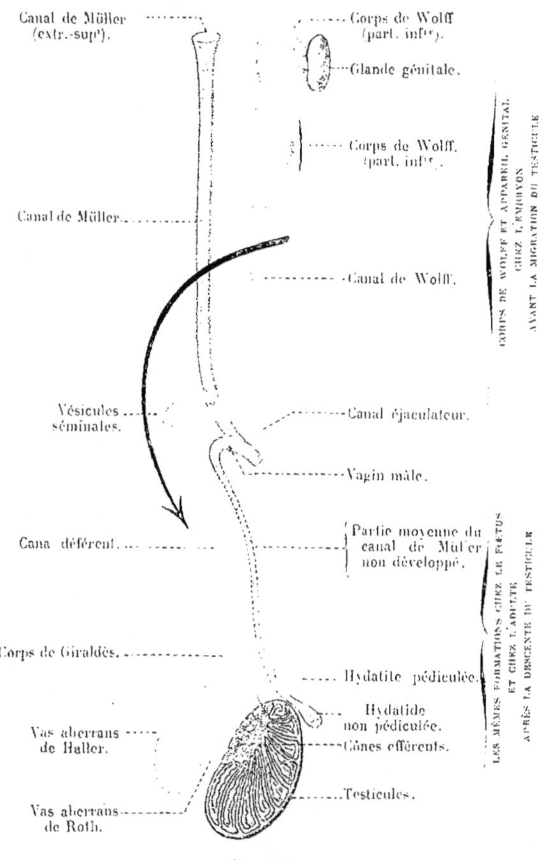

Fig. 581.

Schéma montrant la destinée du corps de Wolff et de l'organe génital chez le fœtus humain mâle.

Le canal de Müller est en rouge ; le corps de Wolff et ses dépendances sont en bleu. La flèche indique le sens dans lequel se déplace le testicule, entraînant avec lui le canal de Müller et le corps de Wolff.

habituellement toutes petites et sessiles. Leur signification est encore assez mal établie. On les a considérées tour à tour comme des formations kystiques de l'épididyme (Gosselin), comme des kystes séreux (Luschka), comme des débris du canal de Müller (Kobelt), comme les restes de quelques canalicules du corps de Wolff, comme de simples diverticulums des canaux séminifères, enfin, comme des dilatations lymphatiques (Hochenegg). A mon avis, toutes ces productions vésiculeuses péri-épididymaires sont de nature très différente et chacune des interprétations précitées est probablement juste, à la condition qu'on ne veuille pas en faire une formule générale, mais qu'on se contente de l'appliquer seulement à un certain nombre de cas déterminés

B. Organe de Giraldès. — Giraldès a décrit, sous le nom de corps innominé (*Journ. de la Phys. de l'homme et des animaux*, janv. 1861), un petit organe rudimentaire, d'une coloration blanc jaunâtre, situé à la partie antérieure du cordon spermatique, à 1 ou 3 millimètres au-dessus de la tête de l'épididyme (fig. 582,2) : c'est le *paradidyme* de Waldeyer, le *parépididyme* de Henle. On le trouve ordinairement au niveau du cul-de-sac de la vaginale ; mais on le rencontre aussi un peu au-dessus ou un peu au-dessous de ce cul-de-sac, complètement en dehors de la séreuse dans le premier cas, entièrement recouvert par elle dans le second.

L'organe de Giraldès est très variable dans ses dimensions : il mesure le plus souvent de 12 à 14 millimètres de diamètre, et se trouve constitué par un certain nombre de grains plus petits, aplatis et à contours irréguliers, mesurant de 4 à 6 millimètres dans leur plus grande largeur. Chacun de ces grains, examinés au microscope, nous apparaît sous la forme d'un tube de 100 à 200 μ de diamètre, plus ou moins enroulé sur lui-même en forme de glomérule (fig. 583). Du reste, ce tube est fermé à ses deux bouts et se compose, au point de vue histologique, d'une gaine conjonctive tapissée en dedans par une couche d'épithélium cylindrique à cils vibratiles. Aux formations nettement tubuleuses viennent souvent s'ajouter, dans l'organe de Giraldès, des formations vésiculeuses d'un tiers de millimètre à 2 millimètres de diamètre. Ces vésicules, qui présentent exactement la même structure que les tubes, ne sont autre chose, comme l'a établi Giraldès, que des portions de ces derniers, qui se seraient dilatées en ampoules d'abord, puis isolées. Elles sont parfois très nombreuses et on rencontre même des organes de Giraldès qui sont uniquement constitués par elles.

Qu'il soit formé exclusivement par des tubes ou par des vésicules, ou bien à la fois par des tubes et des vésicules, l'organe de Giraldès a toujours la même signification : c'est le reliquat de la partie inférieure du corps de Wolff. Il a pour homologue, chez la femme, cet ensemble de tubes que l'on rencontre chez elle en dedans de l'organe de Rosenmüller, entre l'ovaire et la trompe, et qui constitue le *parovarium* de His, ou *paroophoron* de Waldeyer (voy. *Organes génitaux de la femme*.

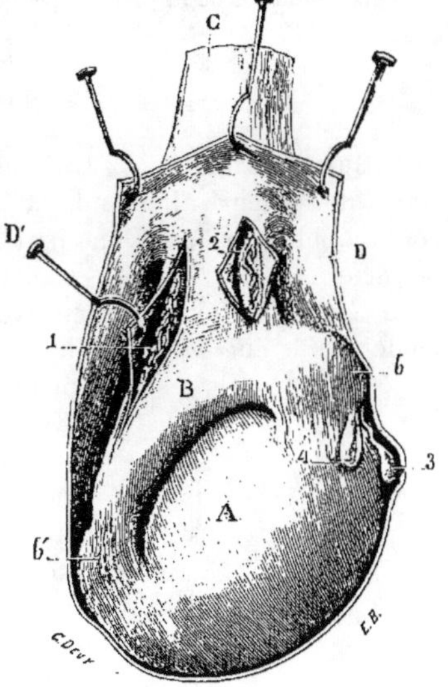

Fig. 582.

Débris embryonnaires annexés au testicule
(*demi-schématique*).

A, testicule. — B. épididyme, avec b. sa tête et b'. sa queue. — C. cordon. — D. feuillet pariétal de la vaginale ; D'. feuillet viscéral de la même membrane, déchiré pour montrer :
1. le vas aberrans de Haller. — 2. le corps innominé de Giraldès. — 3. l'hydatide pédiculée. — 4, l'hydatide sessile

C. Vasa aberrantia de l'épididyme. — Au cours de son trajet, le canal épididymaire reçoit assez souvent un certain nombre de canalicules borgnes, je veux dire qui se terminent en cul-de-sac : ce sont les *vasa aberrantia de l'épididyme*.

Le plus important de ces vasa aberrantia, comme aussi le plus constant, se détache, de la queue de l'épididyme (fig. 582,1), ou bien de la portion initiale du canal déférent, et de là se porte en haut et en avant, en se réunissant aux éléments du cordon : on le désigne sous le nom de *vas aberrans de Haller*. Sa longueur varie ordinairement de 2 à 6 centimètres. Le tube qui le constitue est d'abord rectiligne ; mais, peu après son origine, il devient flexueux et se pelotonne graduellement, de façon à revêtir dans son ensemble la forme d'un cône à base supérieure. Une fois déroulé, ce tube mesure en moyenne de 10 à 15 centimètres, quelquefois 25 et même 30 centimètres.

A côté des vasa aberrantia du conduit épididymaire, nous devons signaler l'existence fréquente d'un vas aberrans implanté sur le rete vasculorum testis de Haller. Ce diverticule, signalé par Roth en 1876 (*vas aberrans de Roth*), paraît être très fréquent : Pouirier dit l'avoir rencontré 25 fois sur 45 testicules. Il se détache, dans la plupart des cas, de la partie moyenne du rete testis, immédiatement en arrière du dernier cône efférent ; plus rarement, on le rencontre au milieu des cônes. Sa longueur est en moyenne de 4 ou 5 millimètres. Quant à sa direction, elle est ordinairement la même que celle des cônes efférents ; mais le vas aberrans du rete testis peut encore s'incliner plus ou moins, soit d'avant en arrière, soit d'arrière en avant.

Tous ces vasa aberrantia, qu'ils soient implantés sur le conduit épididymaire ou sur le rete testis, ont la même structure : ils se composent d'une gaine conjonctive, revêtue intérieurement

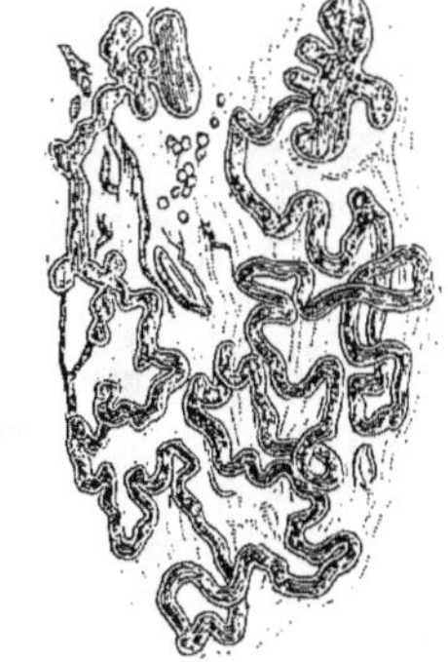

Fig. 583.

Corps de Giraldès : un canalicule terminé à ses deux extrémités par des renflements en cæcum.

d'une couche d'épithélium cylindrique cilié. Ils ont aussi la même signification : ce sont des formations résiduelles de la partie supérieure du corps de Wolff.

§ IV. — LES SPERMATOZOÏDES ET LEUR MODE DE GENÈSE

1° Spermatozoïdes. — Les *spermatozoïdes* ou *filaments séminaux* (*Samenfäden* des auteurs allemands), découverts en 1677 par LOUIS HAM, sont de petits corps mobiles formés d'une partie renflée, la *tête*, et d'une partie mince et effilée, la *queue*.

La tête a une forme caractéristique, différente suivant qu'on l'examine de face ou de profil. Vue de face, elle est régulièrement ovale ; vue de profil, elle paraît piriforme avec une extrémité pointue, libre, dirigée en avant et une extrémité large rattachée à la queue.

A la tête fait suite un segment court, tronc conique, que sa forme et ses caractères histo-chimiques ont permis à SCHWEIGGER-SEIDEL de distinguer : c'est le *segment intermédiaire*, sorte de pièce d'union entre la tête et la queue et qui ne prend aucune part aux mouvements du spermatozoïde (fig. 538,2).

La queue est un long filament terminé en pointe ; elle constitue le système moteur du spermatozoïde. On la divise actuellement en deux segments : l'un, assez volumineux, en forme la plus grande partie, c'est le *segment principal* (*Hauptstück* des anatomistes allemands), placé immédiatement en arrière du segment intermédiaire ; l'autre, très court et très effilé, forme sa pointe et a reçu le nom de *segment terminal* (*Endstück*).

La tête mesure 5 millièmes de millimètre, le segment intermédiaire 6 millièmes de millimètre, et la queue 40 millièmes de millimètre, soit en tout 51 millièmes de millimètre (SCHWEIGGER-SEIDEL).

La structure de ces différentes parties est la suivante : la tête est formée par une masse de chromatine diffuse fournie par le noyau de la spermatide (voy. plus loin) et revêtue d'une très mince couche de protoplasma.

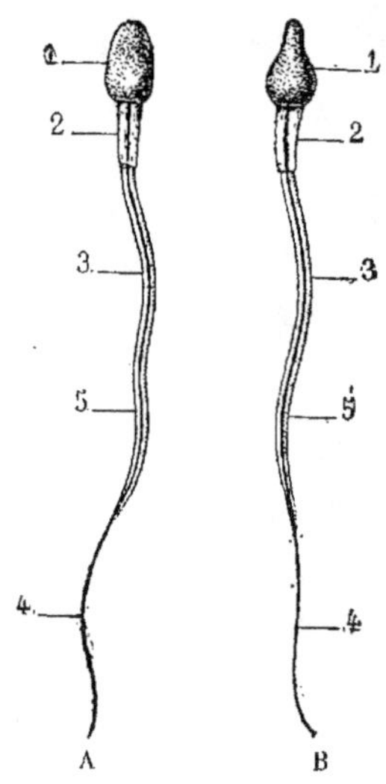

Fig. 584.

Spermatozoïde de l'homme :
A, vu de face ; B, vu de profil.

1, tête. — 2, segment intermédiaire. — 3, segment principal de la queue. — 4, segment terminal. — 5, filament axial.

Le segment intermédiaire et la queue sont constitués par un filament axial décomposable en fibrilles longitudinales, revêtu d'une écorce protoplasmique qui manque toutefois au niveau du segment terminal, ce qui explique la grande minceur de ce dernier, réduit au seul filament axial (EIMER, JENSEN, VON BRUNN). D'après les données les plus récentes, le filament axial serait rattaché à la tête du spermatozoïde par un petit corps, le *bouton terminal* dont il sera question plus loin.

Examinés dans du sperme fraîchement éjaculé, les filaments séminaux se montrent doués de mouvements rapides. Mis à l'abri de la dessiccation, et maintenus à la température moyenne d'un laboratoire (17°), ils conservent ces mouvements pendant plusieurs heures.

Quelques auteurs (JENSEN, GIBBES) ont décrit, autour de la queue des spermatozoïdes de l'homme, une mince lamelle spirale analogue à la membrane ondulante des filaments séminaux

des salamandres : mais Retzius a contesté son existence. Furst a permis de concilier ces deux
opinions, en montrant que le filament spiral est une formation transitoire de peu de durée. Il est
formé par une membrane très mince, hyaline, qui entoure la tête à un certain moment de l'évolution du spermatozoïde, et qui est tordu en spirale pendant le trajet de ce dernier à travers les
canaux séminifères.

2° Spermatogenèse. — Les canalicules séminifères, que nous avons décrits plus
haut, se montrent soit à l'état de repos, soit à l'état actif. — Dans le premier cas
(fig. 574), leur épithélium se compose de trois ou quatre couches de cellules
rondes ou polyédriques, dont les noyaux sont au repos. La lumière des canaux est
bien limitée et remplie par une masse finement granuleuse coagulée par l'action
des réactifs durcissants. — L'activité glandulaire se reconnaît d'abord à la division
des noyaux cellulaires, puis à l'apparition de formes de transition vers les spermatozoïdes, et enfin de spermatozoïdes vrais. Indépendamment de ces derniers,
on distingue dans le contenu des tubes séminifères (fig. 585) trois sortes d'éléments : 1° les *cellules testiculaires*, rondes ou polyédriques, d'aspect varié,
rangées les unes au-dessus des autres comme les éléments d'un épithélium
stratifié ; 2° les *cellules fixes* de Sertoli ou *cellules de soutien* de Merkel,
disposées radialement entre les cellules testiculaires : 3° les *spermatoblastes*,
reconnaissables à leur grappe de spermatozoïdes. Nous étudierons successivement
chacun de ces éléments.

A. Cellules testiculaires. — Les cellules testiculaires dérivent toutes les unes des
autres par division indi-
recte ; mais les cellules-filles
ne ressemblent pas à leur
mère, d'où il résulte qu'il
y a plusieurs sortes de cellules testiculaires. On en
distingue trois formes principales : les *spermatogonies*, les *spermatocytes*, les
spermatides (La Valette
Saint-George). Les spermatogonies représentent la première forme : elles engendrent par division indirecte
les spermatocytes, lesquels
produisent à leur tour et
par le même mode les spermatides. Ces proliférations
cellulaires et ces changements de formes s'opèrent
de dehors en dedans, de la
paroi propre vers la lumière

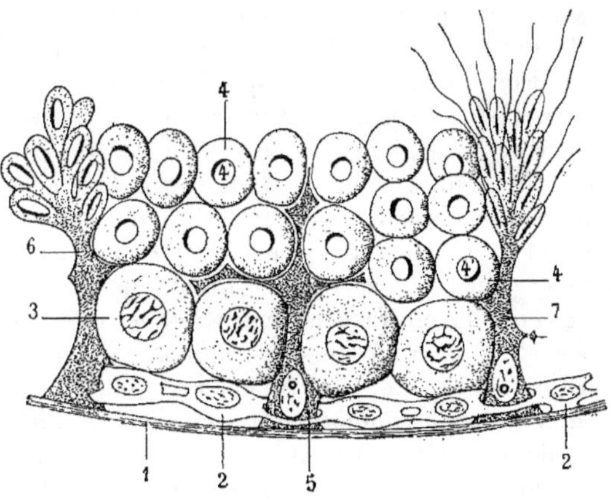

Fig. 585.

Coupe de la paroi d'un tube séminifère en voie de spermatogenèse (*schématique*).

1, membrane propre. — 2, 2, spermatogonies. — 3, spermatocytes. —
4, 4, spermatides, avec 4', 4', leurs noyaux, dont la chromatine s'est
réfugiée à la périphérie sous forme de croissant. — 5, cellule de soutien. —
6, spermatoblaste jeune. — 7, spermatoblaste plus avancé.

du canalicule. Les différentes cellules sont rangées suivant des couches superposées (fig. 585).

a. *Couche inférieure : spermatogonies.* — La couche inférieure ou couche des
spermatogonies (fig. 585,2), est formée de cellules disposées sur un seul rang,
adjacent à la membrane propre. Ces cellules ont leur noyau, soit à l'état de repos,
soit en voie de division indirecte. Leur corps protoplasmique émet des prolonge-

ments ramifiés, qui s'unissent aux prolongements similaires venus des cellules voisines, en formant un réseau dans les mailles duquel passent les pieds des spermatoblastes et des cellules de soutien. Les spermatogonies engendrent les cellules placées au-dessus d'elles (Sertoli), d'où le nom de *cellules germinatives* sous lequel les désigne ce dernier auteur. On les a aussi appelées *ovules mâles*, mais ce nom a été donné à tant d'éléments divers dans la spermatogenèse qu'il vaut mieux l'abandonner.

b. *Couche moyenne, spermatocytes.* — La couche moyenne ou couche des spermatocytes (fig. 585,3), est caractérisée surtout par le noyau fortement granuleux de ses cellules (Henle). Le corps cellulaire des spermatocytes est assez volumineux. Il renferme un corpuscule particulier, placé auprès du noyau et composé d'une masse arrondie de protoplasma fortement colorable par les réactifs : c'est la *sphère* de Lenhossék. Cette dernière semble se rapprocher des sphères attractives (voy. *Karyocinèse,* in Embryologie), mais ce n'en est pas une : c'est plutôt un organe spécial, destiné à former des parties distinctes de la tête du spermatozoïde, comme on le verra plus loin. Nés par karyocinèse, les spermatocytes engendrent de la même manière les spermatides.

c. *Couche supérieure : spermatides.* — La couche supérieure ou couche des spermatides (fig. 585,4) est constituée par des cellules plus petites, rondes ou polyédriques, bien caractérisées par leur noyau clair. Ces cellules sont superposées sur plusieurs rangs, en nombre inégal suivant les points. Les plus superficielles, en rapport avec la lumière du tube, font plus ou moins saillie dans cette dernière : leur corps s'allonge et devient ovoïde ou piriforme. Chacune d'elles se transforme finalement en un spermatozoïde. Si l'on applique à l'homme les faits observés par Lenhossék chez le rat albinos, on peut dire que cette métamorphose s'opère de la manière suivante : la chromatine du noyau perd sa forme granuleuse ou réticulée, et devient diffuse ou homogène. Elle s'accumule sur un des côtés de ce dernier, où elle dessine un croissant fortement coloré (fig. 585,4'). Plus tard, ce croissant chromatique forme la majeure partie de la tête du spermatozoïde, tandis que la partie claire du noyau disparaît. La sphère se place sur l'extrémité du noyau voisine des cellules de Sertoli. Dans son intérieur, un petit amas de substance fortement colorable, l'*acrosome* de Lenhossék, apparaît au sein d'une vacuole claire, puis la sphère s'étale sur le noyau dont elle formera plus tard l'enveloppe protoplasmique ou coiffe de la tête du spermatozoïde. L'acrosome s'applique contre le pôle du noyau, où il est maintenu par la coiffe et constitue l'extrême pointe de la tête du spermatozoïde. La queue apparaît comme un filament plus coloré qui traverse le protoplasma et semble partir du centrosome (voy. ce mot à *Karyocinèse* in Embryologie) restant de la division précédente. Ce centrosome (parfois dédoublé) chemine au sein du protoplasma de la spermatide, entraînant derrière lui le filament caudal, et vient se fixer au pôle postérieur du noyau (opposé à celui où est l'acrosome), auquel il attache la queue en formant ce que Jensen a appelé le *bouton terminal (Endknöpfchen*. Le bouton terminal paraît être le centre actif des mouvements de la queue du spermatozoïde (Lenhossék, Meves), de même que des fragments de centrosomes placés à la base de chaque cil, dans les cellules vibratiles seraient le centre des mouvements des cils (Henneguy). Le centrosome serait donc, dans toutes les cellules douées de mouvements, l'organe spécial et comme le centre de ces derniers.

La queue ou mieux le filament axile de cette dernière, ainsi formé au sein du protoplasma sous l'influence du centrosome, traverse le corps de la spermatide et s'étend même en dehors de ce dernier dans la lumière du canalicule séminifère. Le protoplasma disparaît peu à peu ; cependant on en trouve encore des traces pendant quelque temps sous la forme de petits amas protoplasmiques accolés à la queue. Les spermatides, bien décrites pour la première fois par Kölliker, représentent la dernière forme des cellules testiculaires. Fait très important, elles naissent des spermatocytes par deux divisions indirectes se succédant sans intervalle de repos : la chromatine de leurs noyaux est donc réduite de moitié (O. Hertwig), ainsi que nous le verrons à propos de la karyocinèse.

Les trois formes cellulaires que nous venons de décrire sont rarement réunies sur un même point. Le plus souvent, on n'en trouve qu'une ou deux, la troisième ayant déjà disparu dans les transformations successives, ou bien n'ayant pas encore pris naissance.

B. Cellules de soutien (fig. 585,5). — Entre les cellules testiculaires on voit çà et là des éléments spéciaux découverts en 1865 par Sertoli. Ce sont des cellules disposées radialement, qui s'appuient d'une part sur la membrane propre et qui s'élèvent d'autre part entre les couches de cellules testiculaires, qu'elles traversent quelquefois dans toute leur épaisseur. Sur leurs bords, ces cellules sont plus ou moins excavées pour recevoir le corps de cellules testiculaires, qui s'imprime en quelque sorte sur elles, et elles émettent des prolongements minces qui se glissent entre les strates de cellules superposées. Sertoli désignait ces cellules sous le nom de *cellules fixes*, voulant indiquer par là qu'elles restaient toujours les mêmes dans le cours de la spermatogenèse, tandis que les autres se transformaient sans cesse pour devenir des spermatozoïdes. Merkel les a comparées aux cellules que l'on voit dans les épithéliums sensoriels, interposées aux cellules sensorielles proprement dites et formant à ces dernières une charpente destinée à les soutenir. Il les a appelées, pour cette raison, *cellules de soutien*.

C. Spermatoblastes. — Pour comprendre la structure des spermatoblastes, il suffit de se rappeler les cellules de soutien. Ces dernières se montrent le plus souvent sur les coupes, en rapport avec une grappe de spermatides plus ou moins avancées dans la voie de leur transformation en spermatozoïdes, et qui se placent autour du sommet de la cellule de soutien qu'elles semblent prolonger (fig. 585,6). Dans les dissociations, les spermatides restent habituellement accolées à la cellule de soutien et forment avec elle un tout, que l'on a pris pour une cellule d'une forme particulière, souvent comparée à celle d'un candélabre. Ces cellules ont, en effet, un pied élargi, qui repose sur la membrane propre et dans lequel est logé le noyau, puis un col effilé, qui supporte une grappe de spermatides, ou même de spermatozoïdes, figurant les branches du candélabre.

Von Ebner, qui découvrit en 1871 cette forme singulière d'élément cellulaire, lui attribua un rôle prépondérant dans la production des spermatozoïdes et lui donna, pour cette raison, le nom de *spermatoblaste*. Pour cet histologiste, le spermatoblaste était une cellule bourgeonnante, qui produisait à son sommet une série de gemmes ou de bourgeons, lesquels devenaient plus tard autant de spermatozoïdes. Les cellules testiculaires n'étaient que des globules blancs plus ou moins transformés, destinés à fournir la partie liquide du sperme.

Cette notion du spermatoblaste et de son rôle a été longtemps admise. Cependant, depuis longtemps déjà, Sertoli regardait les cellules testiculaires comme les véritables mères des spermatozoïdes qu'elles engendraient par simple transformation.

C'est là l'idée qui domine aujourd'hui, et le spermatoblaste est déchu de la place élevée qu'il occupait dans la spermatogenèse.

MERKEL fit remarquer que le spermatoblaste pouvait être considéré comme un élément composé de deux sortes de cellules bien distinctes : 1° d'une cellule de soutien ; 2° de cellules-mères des spermatozoïdes, collées à la cellule de soutien par une matière tenace.

Cette idée, d'abord délaissée, a été adoptée depuis par un grand nombre d'observateurs et, ce qui est très important, par von EBNER lui-même, le créateur du spermatoblaste, auquel il a renoncé dans un mémoire récent (1888).

Cependant les relations qui existent entre la cellule de soutien et les spermatides unies en un spermatoblaste sont comprises de différentes manières par les auteurs. Les uns, comme MERKEL, y voient un simple accolement dû à une matière tenace, coagulée par les réactifs. D'autres, comme GRÜNHAGEN et aussi, d'une certaine façon, BENDA, croient que la cellule de soutien contribue à la nutrition des spermatozoïdes. RENSON pense que la cellule de soutien s'accroît au moment de la maturité des spermatozoïdes et pousse ceux-ci dans la lumière des canalicules séminifères. Enfin BENDA regarde l'union des spermatides et de la cellule de soutien comme une sorte de copulation. C'est la réédition d'une idée antérieurement émise par BALBIANI, qui avait décrit, chez les plagiostomes, une conjugaison sexuelle entre les différentes cellules du testicule.

Quoiqu'il en soit, le spermatoblaste n'est plus un élément cellulaire *vrai*; c'est un élément complexe formé par l'union *fortuite* (MERKEL) ou *obligatoire* (BENDA) de plusieurs spermatides avec une cellule de soutien. Mais quelle est la valeur des cellules de soutien ? Pour certains auteurs, ces cellules sont des éléments indifférents dans la spermatogenèse : elles se bornent à soutenir les cellules testiculaires, elles contribuent peut-être aussi à leur nutrition, mais elles ne prennent jamais une part directe à la production des spermatozoïdes. On pourrait les comparer aux cellules du follicule qui entourent et protègent l'ovule (MERKEL, von EBNER, etc.). Pour d'autres auteurs, elles ne seraient même pas des cellules véritables et seraient formées simplement par une masse de substance coagulée par les réactifs. MIHALKOVICS, le premier, regarda le corps ramifié de ces prétendues cellules comme produit par la coagulation d'une substance interposée aux éléments du tube séminifère. PRENANT a soutenu aussi cette idée avec beaucoup de force, en faisant remarquer que l'on peut trouver des cellules de soutien sans noyaux. Il n'y aurait donc point de véritables cellules de soutien, mais des corps formés d'une substance coagulée, englobant dans sa masse un noyau provenant, soit d'une cellule restée en dehors des transmutations qui aboutissent à la production des spermatozoïdes (BIONDI), soit d'une cellule spéciale représentant les ovules primordiaux (PRENANT).

Les discussions sur la nature de la cellule de soutien se résument en ces deux opinions : 1° la cellule de soutien existe réellement, c'est un élément indifférent dans la spermatogenèse, une sorte d'élément folliculaire; 2° la cellule de soutien n'existe pas en réalité, les figures qui la représentent sont des produits artificiels de coagulation. Dans le premier cas, les tubes séminifères comprennent deux sortes d'éléments, les cellules testiculaires qui engendrent les spermatozoïdes, et des cellules indifférentes, cellules folliculaires, cellules de soutien (théorie de la dualité de composition de la glande mâle). Dans le second, tous les éléments contenus dans les tubes séminifères ont la même valeur fonctionnelle : ils sont tous capables de produire des spermatozoïdes (théorie de l'unité de composition).

D. RÉSUMÉ. — La spermatogenèse se réduit, en somme, à une multiplication cellulaire abondante, accompagnée de changements de forme des cellules-filles et, pour la dernière génération, d'une réduction dans la quantité de chromatine du noyau (voy. EMBRYOLOGIE). Elle peut se résumer ainsi :

1° Des cellules, placées immédiatement en dedans de la membrane propre du tube séminifère (*spermatogonies*), engendrent par karyocinèse des cellules-filles (*spermatocytes*), qui donnent naissance chacune, par le même procédé, à quatre *spermatides* ;

2° Ces dernières s'unissent par groupes et prennent place dans des espaces étroits, situés entre des files de cellules moins avancées dans leur développement ;

3° Dans ces espaces, réduits à l'état de fentes, s'accumule une matière intercellulaire tenace, qui unit les spermatides aux cellules de soutien. Si l'on n'accepte pas l'existence de ces dernières, on peut admettre que la matière intercellulaire forme une colonnette englobant parfois le noyau d'une cellule voisine de la paroi du tube séminifère.

4° La production du spermatozoïde est due à une simple différenciation histologique des spermatides.

§ V. — VAISSEAUX ET NERFS

1° Artères. — La circulation artérielle de la glande génitale chez l'homme est assurée par deux artères : une artère principale, *l'artère spermatique*, qui est plus spécialement destinée au testicule ; une artère accessoire, *l'artère déférentielle*, qui se distribue à la portion initiale du canal déférent, à la partie postérieure de l'épididyme et au pôle inférieur du testicule. Ces deux artères, du reste, s'anastomosent à plein canal et peuvent se suppléer mutuellement.

A. Mode de distribution de la spermatique. — L'artère spermatique, comme nous l'avons vu en Angéiologie, se détache de l'aorte abdominale. Après un long trajet sous-péritonéal sur la paroi postérieure de l'abdomen, elle s'engage dans le canal inguinal, le parcourt dans toute son étendue, descend dans le cordon et gagne ainsi le côté interne de l'épididyme, qu'elle atteint à l'union de son quart antérieur avec ses trois quarts postérieurs. Obliquant alors en bas et en arrière, elle croise obliquement le corps de l'épididyme, arrive sur le bord supérieur du testicule, longe ce bord d'avant en arrière et, parvenue à 1 ou 2 centimètres du pôle postérieur (ce point est très variable), elle se partage en deux branches *terminales* l'une interne, l'autre externe. Mais déjà la spermatique a fourni un certain nombre de *collatérales* que nous allons tout d'abord décrire.

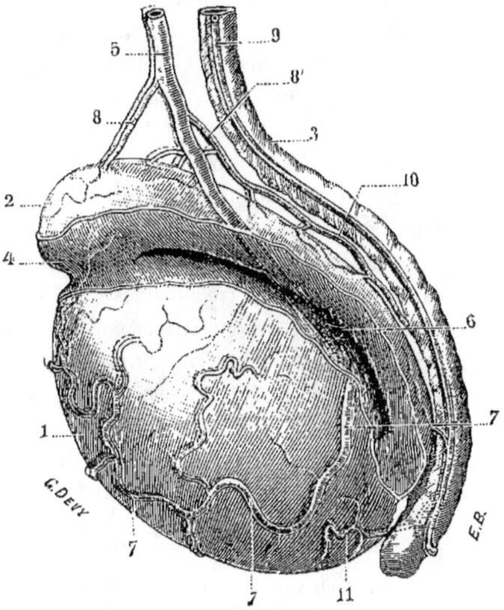

a. *Branches collatérales.* — Un peu au-dessus de l'épididyme, la spermatique abandonne deux branches épididymaires (fig. 586, 8 et 8'), que nous distinguerons en antérieure et postérieure. — La *branche épididymaire antérieure* n'est pas constante. Quand elle existe, elle se porte sur la tête de l'épididyme

Fig. 586.

Les artères du testicule : testicule droit, vu par sa face interne.

1, testicule. — 2, épididyme. — 3, canal déférent. — 4, albuginée, réséquée en haut et en bas. — 5, artère spermatique, avec : 6, sa branche de bifurcation externe ; 7, sa branche de bifurcation interne. — 8, 8', artères épididymaires antérieure et postérieure. — 9, artère déférentielle. — 10, arcade sus-épididymaire. — 11, rameau testiculaire de la déférentielle.

et s'y distribue en s'anastomosant avec des rameaux ascendants des branches terminales. — La *branche épididymaire postérieure*, se dirigeant en arrière et en bas, longe le côté interne de l'épididyme et vient ordinairement s'anastomoser à plein canal avec la terminaison de l'artère déférentielle. Il en résulte ainsi une longue arcade, que l'on pourrait appeler *arcade sus-épididymaire*. De cette arcade naissent de nombreux rameaux, qui se distribuent à la portion avoisinante de l'épididyme. — Outre ces branches épididymaires, la spermatique, avant sa bifurcation, avant même sa pénétration dans l'albuginée, fournit assez souvent un certain nombre de *branches testiculaires*, d'importance variable, qui pénètrent dans l'albuginée au voisinage du hile, se jettent sur les faces latérales du testicule et, après un trajet ordinairement très court, plongent dans le parenchyme et s'y capillarisent.

b. *Branches terminales.* — Les branches terminales de la spermatique, avons-nous vu plus haut, sont au nombre de deux: l'une interne, qui se porte sur la face interne du testicule; l'autre externe, qui passe sur sa face externe. De ces deux branches, l'externe est, dans la grande majorité des cas, moins considérable que l'interne et, de ce fait, peut être considérée comme une simple collatérale. Du reste, elle présente le même mode de distribution que l'interne et nous nous contenterons de décrire celle-ci. La branche de bifurcation interne (fig. 586,7), arrivée au pôle ou au voisinage du pôle postérieur, s'infléchit en bas et en avant et chemine alors, irrégulièrement flexueuse, le long du bord antérieur du testicule. Elle remonte ainsi jusqu'à la tête de l'épididyme, où elle se termine en fournissant un bouquet de trois ou quatre rameaux, qui, comme nous l'avons déjà dit, s'anastomosent avec les rameaux descendants de l'artère épididymaire antérieure.

Au cours de son trajet, la branche de bifurcation interne de la spermatique abandonne de nombreuses collatérales, les unes internes, les autres externes. Les premières, contournant le bord antérieur du testicule, passent sur la face externe de l'organe. Les autres, de beaucoup les plus importantes, s'élèvent vers le hile, en suivant une direction flexueuse et plus ou moins perpendiculaire à l'axe longitudinal de la glande, disposition qui a été parfaitement signalée par Jarisch et par Arnou. Ces diverses branches peuvent être groupées sous la dénomination générale de *collatérales du premier ordre*. Elles cheminent en partie dans l'épaisseur de l'albuginée, en partie au-dessous d'elle.

Des collatérales du premier ordre naissent des rameaux plus petits, *collatérales du second ordre*, pénètrent dans les cloisons interlobulaires et se portent vers le corps d'Highmore. Ces rameaux intra-testiculaires, très flexueux comme les branches dont ils émanent, fournissent à leur tour des *artérioles terminales*, courtes et rares au voisinage de l'albuginée, plus nombreuses et plus grêles au fur et à mesure qu'on se rapproche du corps d'Highmore.

D'après Arnou (Th. de Paris, 1893, les collatérales de second ordre se dirigeraient vers le corps d'Highmore sans fournir aucune branche de distribution. Arrivées au corps d'Highmore, elles s'épanouiraient en un certain nombre d'artérioles, qui, suivant à partir de ce point un trajet rétrograde, se porteraient vers le bord antérieur de la glande, en jetant de fins rameaux sur les canalicules séminifères. De l'examen d'un grand nombre de testicules qu'il a injectés sous mes yeux, mon préparateur M. Pellanda est arrivé à des conclusions entièrement différentes. Pour lui, la disposition précitée existe bien certainement, mais elle serait exceptionnelle. Je me contente de signaler ici cette conclusion, M. Pellanda devant prochainement exposer les résultats de ses recherches dans un mémoire détaillé, actuellement en préparation.

B. Mode de distribution de la déférentielle. — L'artère déférentielle (fig. 586,9), branche de la vésicale inférieure, accompagne le canal déférent jusqu'à son origine. Puis, elle remonte le long de l'épididyme et, comme nous l'avons vu, vient s'aboucher à plein canal dans l'artère épididymaire postérieure, branche de la spermatique. Nous avons vu aussi que, de l'arcade ainsi formée (*arcade sus-épididymaire*) se détachaient de nombreux rameaux destinés à l'épididyme. Au moment de passer sur la queue de l'épididyme, la déférentielle jette un ou deux rameaux d'importance variable (fig. 586,11) sur le pôle inférieur du testicule. Ces rameaux testiculaires se distribuent aux lobules du voisinage.

C. Mode de terminaison des artères testiculaires et épididymaires. — Les artères testiculaires, quels que soient leur origine et leur trajet, pénètrent dans l'épaisseur des lobules, s'y ramifient et, finalement, se résolvent tout autour des canalicules séminifères en un réseau capillaire à larges mailles, dont les vaisseaux présentent de 6 à 12 μ de diamètre. Sur l'épididyme, les artérioles forment autour du conduit épididymaire un réseau analogue, mais à mailles beaucoup plus larges.

2° Veines. — Les veines du testicule ou *veines spermatiques* naissent des réseaux capillaires sus-indiqués. Envisagées dans leur ensemble, elles sont très variables dans leurs dimensions et dans leur trajet. — Au point de vue de leurs dimensions, les unes sont *courtes* (10 ou 12 millimètres de longueur), onduleuses, de direction à peu près rectiligne ; les autres sont *longues* (de 20 à 30 millimètres), flexueuses, ramifiées. Ces dernières décrivent dans le testicule des anses, qui s'entrecroisent de la façon la plus irrégulière. Chaque artère un peu

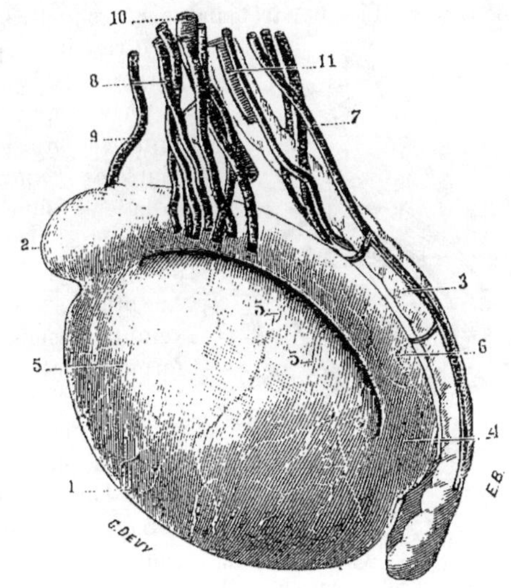

Fig. 587. — Les veines du testicule : testicule droit, vu par sa face interne.

1, testicule. — 2, épididyme. — 3, canal déférent. — 4, albuginée dont la couche superficielle a été enlevée au niveau du testicule. — 5, veines périphériques ou superficielles, cheminant dans l'épaisseur même de l'albuginée comme de vrais sinus. — 6, veines issues du corps et de la queue de l'épididyme. 7, groupe veineux post-déférentiel. — 8, groupe veineux prédéférentiel. — 9, veine issue de la tête de l'épididyme. — 10, artère spermatique. — 11, artère déférentielle.

volumineuse est habituellement accompagnée d'une veine longue. — Au point de vue de leur trajet, on peut les distinguer en *veines centrales* et *veines périphériques*. Les premières (en considérant le corps d'Highmore comme un centre) convergent vers le corps d'Highmore et y forment par leur réunion de gros vaisseaux veineux de 1 millimètre et plus de diamètre. Les secondes, suivant une direction contraire, se portent vers la périphérie des lobules spermatiques, pénè-

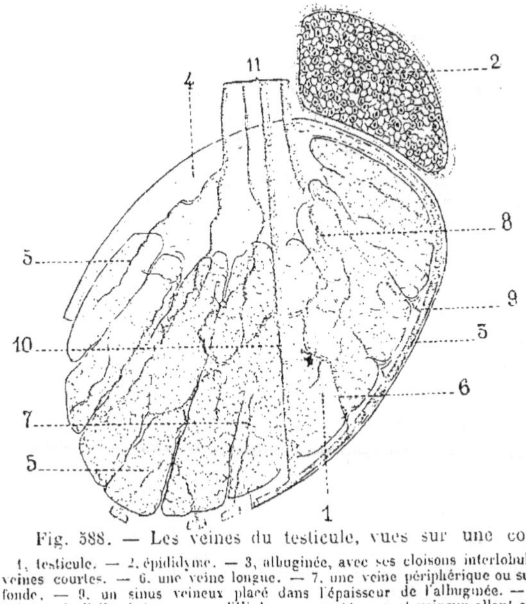

Fig. 588. — Les veines du testicule, vues sur une coupe schématique de l'organe.

1, testicule. — 2, épididyme. — 3, albuginée, avec ses cloisons interlobulaires. — 4, corps d'Highmore. — 5, 5, deux veines courtes. — 6, une veine longue. — 7, une veine périphérique ou superficielle. — 8, une veine centrale ou profonde. — 9, un sinus veineux placé dans l'épaisseur de l'albuginée. — 10, un canal anastomotique allant du sinus veineux de l'albuginée au corps d'Highmore. — 11, paquet veineux allant au cordon.

trent alors dans l'épaisseur de l'albuginée et s'y réunissent en de larges sinus (BICHAT), visibles par transparence, lesquels, sur l'une et l'autre faces du testicule,
se dirigent perpendiculairement au grand axe de l'organe et gagnent le corps d'Highmore.

Arrivées au corps d'Highmore, les veines périphériques (*veines superficielles*) se réunissent aux veines centrales (*veines profondes*), de façon à former un premier groupe de cinq ou six troncs, qui, se portant verticalement en haut, croisent le bord adhérent de l'épididyme et passent dans le cordon (fig. 568,17). Au premier groupe viennent se joindre quelques veinules issues de la tête de l'épididyme, où elles forment un réseau superficiel à mailles très étroites. Les veines qui proviennent du corps et de la queue de ce dernier organe forment un deuxième groupe de trois ou quatre troncs seulement, qui passent également dans le cordon.

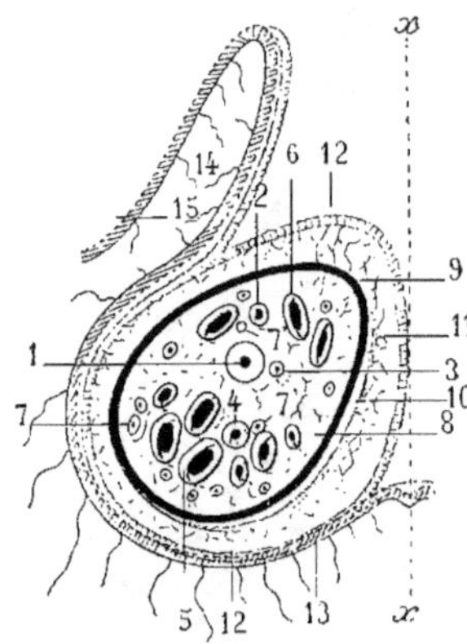

Fig. 589.

Coupe transversale du cordon spermatique du côté droit (sujet congelé, segment inférieur de la coupe).

1. canal déférent. — 2, artère déférentielle. — 3, artère funiculaire. — 4, artère spermatique. — 5, groupe veineux antérieur. — 6, groupe veineux postérieur. — 7 et 7', lymphatiques et nerfs. — 8, tissu cellulaire réunissant ces différents éléments. — 9, couche fibreuse. — 10, couche musculeuse (crémaster). — 11, couche celluleuse. — 12, dartos. — 13, peau. — 14, sillon génito-crural. — 15, peau de la cuisse.

Dans le cordon, les deux groupes veineux précités, comme nous le montre nettement la figure 589 (5 et 6) se placent, l'un en avant, l'autre en arrière du canal déférent. Nous savons déjà, pour l'avoir vu en Angéiologie (voy. t. II, p. 324) : 1° que le groupe postérieur ou post-déférentiel aboutit ordinairement à la veine épigastrique ; 2° que le groupe antérieur ou prédéférentiel vient s'ouvrir, réduit le plus souvent à un seul tronc, à droite dans la veine cave inférieure, à gauche dans la veine rénale correspondante. Il convient d'ajouter que, en raison des nombreuses anastomoses, transversales ou obliques, qui unissent entre elles les veines du cordon, la distinction de ces veines en deux groupes distincts, l'un antérieur, l'autre postérieur, se trouve réduite à la valeur d'un simple schéma.

HABERER a récemment signalé (1898), sous le nom de *veine marginale du testicule*, une veine qui longerait la face externe de l'organe au niveau de son bord postérieur et collecterait à ce niveau toutes les veines superficielles de cette face. Il a décrit aussi, sous le nom de *veine marginale de l'épididyme*, un tronc veineux qui longerait l'épididyme parallèlement à l'arcade artérielle que nous avons signalée plus haut; elle aboutirait au groupe veineux postérieur. Ces deux vaisseaux veineux sont très inconstants et, quand ils existent, ils sont très variables dans leur volume et dans leur disposition.

3° Lymphatiques. — Le testicule est un organe très riche en lymphatiques. Ils prennent naissance dans le tissu interstitiel de l'organe par un système de larges tubes disposés en réseau autour des canalicules séminifères. Ici, comme partout ailleurs, ce réseau d'origine est clos de toutes parts et les éléments de la lymphe, qui cheminent tout d'abord dans les interstices du tissu conjonctif, ne pénètrent dans les capillaires lymphatiques que par osmose ou diapédèse. Ces capillaires, dépourvus de paroi propre, nous présentent l'endothélium caractéristique des origines lymphatiques. Ils mesurent, chez le taureau, 40 à 110 μ de diamètre; leurs cellules présentent 90 à 100 μ de longueur, sur une largeur de 10 à 20 μ.

Les vaisseaux lymphatiques, issus de ce réseau d'origine, se dirigent vers le corps d'Highmore, en suivant, comme les veines, les uns les septula interlobulaires, les autres la face profonde de l'albuginée.

Arrivés à la base du corps d'Highmore, ils s'unissent les uns aux autres et se condensent ainsi en sept ou huit troncs. Ces troncs, auxquels viennent se mêler les lymphatiques de l'épididyme et ceux du feuillet viscéral de la vaginale, remontent avec les autres éléments du cordon vers l'orifice externe du canal inguinal, traversent ce canal, débouchent dans la cavité abdominale et, finalement, viennent se jeter dans les ganglions lombaires.

Le mode de distribution des lymphatiques dans le testicule varie beaucoup suivant les espèces. REGAUD, auquel nous devons une excellente étude sur ce sujet, distingue trois types principaux. — *Dans le premier type* (lapin). il existe deux réseaux : l'un, périphérique, qui occupe toute l'étendue de l'albuginée; l'autre, central, situé dans l'épaisseur du corps d'Highmore. — *Dans le deuxième type* (chien), nous retrouvons les deux réseaux précités, mais ces deux réseaux qui étaient isolés dans le type précédent, sont reliés dans celui-ci par un réseau intermédiaire, qui se trouve situé dans les septula.—*Dans le troisième type* (bélier) il existe, indépendamment des réseaux caractérisant les deux premiers types, un nouveau réseau, qui entoure sur tout son pourtour le lobule spermatique et qui, pour cette raison, prend le nom de *réseau périlobulaire*.

4° **Nerfs.** — Les nerfs du testicule proviennent de deux sources : 1° du *plexus spermatique*, qui entoure l'artère de même nom ; 2° du *plexus déférentiel*, qui, avec l'artère déférentielle, accompagne le canal déférent. De ces deux plexus, le premier, se comportant comme l'artère qui lui sert de soutien, se rend à la fois au testicule et à une partie de l'épididyme ; le second se distribue exclusivement à l'épididyme.

Envisagés au point de vue de leur mode de terminaison, les nerfs testiculaires se distinguent en nerfs de l'albuginée, nerfs vaso-moteurs, nerfs des canalicules. — Dans l'albuginée, les rameaux nerveux forment un riche plexus (LEGGE, 1894), à plusieurs couches, dont les filets efférents viennent se terminer entre les différents plans de la membrane fibreuse. — Les rameaux vaso-moteurs se terminent sur les parois vasculaires suivant le mode habituel. — Quant aux filets destinés aux canalicules séminifères, leur mode de terminaison n'est pas encore complètement élucidé. LETZERICH, depuis longtemps déjà, avait noté que les dernières divisions nerveuses traversaient la membrane propre du canalicule et se terminaient, entre cette membrane et l'épithélium, par de petits renflements pyramidaux ou en forme de massue. Plus récemment (1894), SCLAVUNOS et FALCONE, en utilisant la méthode de GOLGI, ont pu les suivre plus loin encore jusque dans l'épaisseur de l'épithélium : elles cheminent dans les intervalles des cellules et s'y résolvent en des bouquets de fibrilles extrêmement ténues et plus ou moins variqueuses, dont quelques-unes se terminent par un petit renflement en bouton. TIMOFEEW, de son côté, dans un mémoire paru la même année (1894) sur la terminaison des nerfs testiculaires, conteste l'existence des filets interépithéliaux. La question, on le voit, appelle de nouvelles recherches.

§ VI. — SPERME

Le sperme éjaculé n'est pas seulement le produit de la sécrétion du testicule ; il est mélangé de liquides sécrétés par les vésicules séminales, les glandes prostatiques, les glandes de Cowper et autres formations glandulaires réparties sur le trajet des voies séminales.

On n'est pas exactement fixé sur la composition chimique de chacun de ces excreta. On sait qu'ils sont filants, albumineux, alcalins et chargés de chlorure de sodium.

Le sperme mélangé à tous ces produits est un liquide non homogène, opalin, incolore, assez épais et dans lequel nagent des ilots blanchâtres. L'odeur du sperme, due à un alcaloïde particulier, la *spermine*, est tout à fait spéciale et sa réaction est alcaline. Sa densité est supérieure à celle de l'eau.

L'analyse histochimique élémentaire démontre dans le sperme la présence de deux éléments : 1° les spermatozoïdes, qui n'ont pas été isolés et dont la constitution chimique est par conséquent inconnue ; 2° une liqueur opaline, qui renferme de la mucine, une matière albuminoïde particulière, la *spermatine*, des sels et un composé particulier, la *spermine*, ou *éthylène imine* (C^2H^4AzH), qui se dépose à la longue et plus facilement par évaporation du sperme éjaculé, en combinaison avec du phosphate de chaux. Cette combinaison de la forme

$$\left.\begin{array}{l}(C^2H^4AzH)^2=PO^4\\(C^2H^4AzH)^2=PO^4\end{array}\right\rangle Ca$$

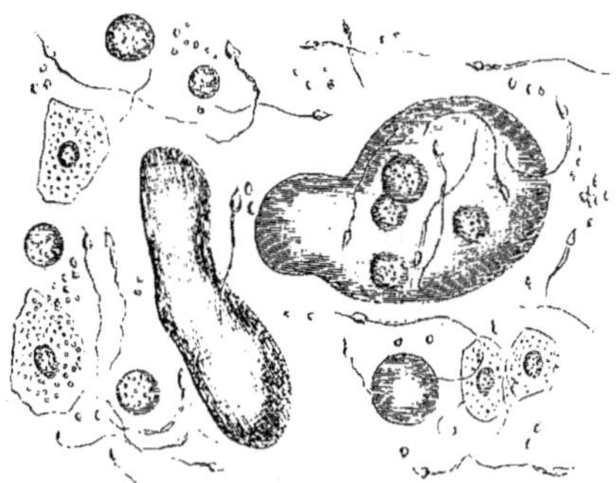

Fig. 590.

Sperme humain (d'après PAULIER et HÉTET).

cristallise en prismes à quatre pans, solubles dans les acides, les alcalis et l'ammoniaque. Ces cristaux, fusibles en se décomposant vers 170°, se rencontrent également dans le sang des leucocythémiques, où CHARCOT les a découverts : de là le nom de *cristaux de Charcot* sous lequel on les désigne.

Il n'existe d'autre analyse quantitative du sperme que celles, fort anciennes et peu instructives d'ailleurs, de VAUQUELIN et de KÖLLIKER :

	SPERME HUMAIN
Eau.	90 p. 100
Matières extractives.	6 —
Matières minérales	4 —

ces dernières formées presque exclusivement de phosphates de chaux.

Voyez au sujet des testicules, parmi les travaux récents (1880-1900) : TOURNEUX. *Des restes du corps de Wolff chez l'adulte.* Bull. sc. du Nord, 1882 ; — BRAMANN. *Beitrag zur Lehre von dem Descensus Testiculorum und dem Gubernaculum Hunteri des Menschen.* Dissert. Königsberg, 1883, et Arch. für Anat. u. Physiol., 1884 ; — EICHBAUM. *Untersuch. über den Descensus testiculorum*, Revue f. Thierheilkunde, 1883 ; — WEIL. *Ueber den Descensus testiculorum nebst Bemerkungen über die Entwick. der Scheidenhäute und des Scrotums.* Prager. Zeitschr. f. Heilk., 1884 ; — ARTHAUD. *Etude sur le testicule sénile*, Th. Paris, 1885 ; — HOCHENEGG. *Ueber Cysten am Hoden und Nebenhoden*, Wien. med. Jahrb., 1885 ; — MONOD et ARTHAUD. *Pathogénie et structure des petits kystes de l'épididyme.* Arch. de Physiol. norm. et path., 1885 ; — DESNOS. *Rech. sur l'appareil génital des vieillards.* Annales de Guyon, 1886 ; — MONOD et ARTHAUD. Archives générales de Médecine, 1887 ; — LOCKWOOD. *The development and transition of the testicules normal and abnormal.* Brit. med. Journal, 1887 ; — BIMAR. *Recherches sur la distribution des vaisseaux spermatiques chez les mammifères et chez l'homme.* Journ. de l'Anat., 1888 ; — HERRMANN. *Beiträge zur Histologie des Hodens*, Arch. f. mikr. Anatomie, 1889 ; — JANISCH. *Ueber die Schlagadern des menschl. Hodens*, Ber. d. naturwiss. Vereins. Innsbrück, 1889 ; — CZERNY. *Das Giraldes'sche Organ nach Untersüch. an Kanichen, Hunden und Katzen.* Arch. f. mikr. Anat., 1889 ; — KLAATSCH. *Ueber Descensus testiculorum*, Morphol. Jahrb., 1890 ; — BRAMANN. *Migration imparfaite des testicules.* Arch. f. klin. Chir., 1890 ; — DU MÊME, *Das Processus vaginalis und seinen Verhalten*, etc., Arch. f. klin. Chirurg., 1890 ; — POIRIER, *Pathogénie des kystes de l'épididyme.* Rev. de Chirurgie, 1890 ; — TOLDT. *Anhangsgebilde des menschl. Hodens und Nebenhodens*, Sitz. d. k. Akad. der Wissench. zu Wien, 1891 ; — PIANA. Clinica veterinaria, 1891 ; — SÉBILEAU et ARNOU. *La circulation du testicule, première note*, Bull. Soc. de Biol., 1892 ; — PRENANT. *Sur la signification de la cellule accessoire du testicule*, etc., Journ. de l'Anat., 1892 ; — SCHAFFER. *Ueb. Drüsen in. Epithel der vasa efferentia Testis beim Menschen.* Anat. Anz., 1892 ; — ARNOU. *Artères du testicule*, Th. Paris, 1893 ; — RETZIUS. *Ueber d. Nerven der Ovarien u. der Hoden.* Biol. Untersuch., 1893 ; — GRIFFITHS, *The structural changes observed*, etc., Journ. of Anat. and Physiol., vol. VII.

1893; — Sclavunos, Ueb. die feinere Nerven u. ihre Endigungen in den männl. Genitalien, Anat. Anz., 1894; — Legge, Termin. nervose nel testicolo, Roma, 1894; — Falcone, Sulle terminazioni nervose nel testicolo, Monit. zool., 1894; — Timofeew, Zur Kenntniss der Nervenendigungen in den männl. Geschlechtsorganen der Säuger, Anat. Anz., 1894; — Stilling, Versuche über die Atrophie d. verlagerten Hodens, Beitr. f. path. Anat., Bd. XV, 1893; — Frankl, Einiges über die Involution des Scheidenfortsatzes u. die Hüllen des Hodens, Arch. f. Anat. u. Physiol., 1895; — Soulié, Sur la migration des testicules, Th. Toulouse, 1895; — Schaffer, Bemerk. über die Epithelverhältnisse im menschl. Nebenhoden, Intern. Monatsschr. f. Anat. in Physiol., 1896; — Plato, Die interstitiellen Zellen des Hodens, Arch. f. mikr. Anat., 1896; — Regaud, Les vaisseaux lymphatiques du testicule et les faux endothéliums de la surface des tubes séminifères, Th. Lyon, 1897; — Bardeleben, Beitr. z. Histol. des Hodens u. z. Spermatogenese beim Menschen, Arch. f. Anat. u. Physiol., 1897; — Lenhossék, Beitr. z. Kenntniss der Zwischenzellen des Hodens, Arch. f. Anat. u. Physiol., 1897; — Haberer, Ueb. die Venen des menschl. Hodens, Arch. f. Anat. u. Physiol., 1898; — Beissner, Die Zwischensubstanz des Hodens, u. ihre Bedeutung, Arch. f. mikr. Anat., 1898; — Mathieu, De la cellule interstitielle du testicule et de ses produits de sécrétion, Th. Nancy, 1898; — Félizet et Branca, Histol. du testicule ectopique, Journ. de l'Anat. et de la Physiol., 1898; — Regaud, Note sur le tissu conjonctif du testicule du rat, C. R. Soc. de Biol., 1900; — Sénat, Contrib. à l'étude du tissu conjonctif du testicule, Th. Lyon, 1900.

Voyez aussi, au sujet des spermatozoïdes et de la spermatogenèse, parmi les mémoires récents (1880-1900) : Jensen, Die Structur der Samenfäden, Bergen, 1879; — Duval, Spermatogenèse chez les batraciens, Gaz. méd. Paris, 1880; — Meyer, Die Spermatogenese bei den Säugethieren, Mém. Acad. imp. Sc. Saint-Pétersbourg, 1880; — Klein, Beiträge zur Kenntniss der Samenzellen und der Bildung der Samenfäden bei Säugethieren, Centralbl. f. d. med. Wissenschaften, 1880; — Brissaud, Etude sur la spermatogenèse chez le lapin, C. R. Acad. des sciences, 1880; — Gibbes, On the structure of the Spermatozoon, Quaterly Journ. of microsc. Sc., 1880; — Duval, Etudes sur la spermatogenèse chez la Paludine vivipare, Journ. micrograph., 1880; — Du même, Recherches sur la spermatogenèse chez la grenouille, Ibid., 1880; — Retzius, Zur Kenntniss der Spermatozen, Biol. Untersuch., 1881; — Blomfield, The development of the Spermatoza Helixand Rana, Qual. Journ. of microsc. Sc., 1881; — Krause, Spermatogenese bei den Säuger, Centralbl. f. d. med. Wissenchaften, 1881; — Du même, Zum Spiralsaum der Samenfäden, Biolog. Centralbl., 1881; — Sabatier, La spermatogenèse chez les Annélides et les Vertébrés, C. R. Acad. d. sc., 1882; — Herrmann, Recherches sur la spermatogenèse chez les Sélaciens, Jour. de l'Anat. et Phys., 1882; — Renson, De la spermatogenèse chez les Mammifères, Arch. biol., 1882; — Trois, Recherches expérimentales sur les spermatozoïdes des Plagiostomes, Journ. Microgr., 1883; — Jensen, Recherches sur la spermatogenèse, Arch. de biol., 1883, 1884; — Herrmann, Sur la spermatogenèse des crustacés podophthalmes, spécialement des décapodes, C. R. Acad. d. Sc., 1883; — Du même, Sur la spermatogenèse chez les crustacés édriophthalmes, C. R. Ac. d. Sc., 1883; — Swaen et Masquelin, Etude sur la spermatogenèse, Arch. de biol., 1884; — Pellacani, Der Bau des menschlichen Samenstranges, Arch. f. mikr. Anat., 1884; — Platner, Ueber die Spermatogenese bei den Pulmonatem, Arch. f. mikr. Anat., 1885; — Sabatier, Sur la spermatogenèse des crustacés décapodes, C. R. Ac. d. Sc., 1885; — Gilson, Etude comparée sur la spermatogenèse chez les arthropodes, La Cellule, 1885; — La Valette Saint-George, Spermatologische Beiträge, Arch. f. mikr. Anat., 1885 et 1886; — Grünhagen, Ueber die Spermatogenese bei Rana fusca (temporaria), Med. Centralbl., 1885; — Krause, Der Spiralsaum der Samenfäden, Intern. Monatschr. f. Anat. u. Hist., 1885; — Laulanié, Sur l'unité du processus de la spermatogenèse chez les mammifères, C. R. Ac. d. sc., 1885; — Biondi, Die Entwickelung der Spermatozoiden, Arch. f. mikr. Anat., 1885; — Du même, Untersuchungen betreffend die Spermatogenese, Arch. f. Anat. u. Phys., 1885; — Du même, Sullo sviluppo degli spermatozoidi, Arch. p. l. Sc. méd., 1886; — Ballowitz, Zur Lehre von der Structur der Spermatozoen, Anat. Anz., 1886; — Benda, Ueber die Spermatogenese der Säugethiere und des Menschen, Berliner klin. Wochenschr., 1886; — Jensen, Ueber die Structur der Samenkörper bei Säugethieren, Vögeln und Amphibien, Anat. Anz., 1886; — Waldeyer, Ueber Bau und Entwickelung der Samenfäden, Anat. Anz., 1887; — Prenant, Recherches sur la signification des éléments du tube séminifère adulte des Mammifères, Intern. Monatschr. f. Anat. u. Phys., 1887; — Du même, Etude sur la structure du tube séminifère des Mammifères, 1887; — Jensen, Untersuchungen über die Samenkörper der Säugethiere, Vögeln und Amphibien, Arch. f. mikr. Anat., 1887; — De Korotneff, Sur la spermatogenèse, C. R. Ac. d. sc., 1887; — Benda, Zur Spermatogenese und Hodenstructur der Wirbelthiere, Anat. Anz., 1887; — Biondi, Ueber die Entwickelung der Samenfäden beim Menschen, Breslauer ärtzl. Zeitschr., 1887; — Bergonzini, Contributo allo studio della spermatogenesi nei vertebrati, Rassegna di Sc. med. Modena, 1888; — Prenant, Note sur la structure des spermatozoïdes chez l'homme, Soc. d. Biol., 1888; — Du même, Contribution à l'histogenèse du tube séminifère, Intern. Monatschr., 1889; — Ballowitz, Untersuchungen über die Structur der Spermatozoen, zugleich ein Beitrag zur Lehre vom feineren Bau der contractilen Elemente, Arch. f. mikr. Anat., 1888; — San-Felice, Spermatogenèse des Vertébrés, Arch. ital. de biol., 1888; — De Korotneff, Beiträge zur Spermatologie, Arch. f. mikr. Anat., 1888; — Kayser, Untersuch. über die Bedeutung der Samenblasen, Dissert. Berlin, 1889; — Ballowitz, Das Retzius'sche Endstück der Säugethier-spermatozoen, Intern. Monatschr.

f. Anat. u. Phys., 1890; — BARDELEBEN, *Ueber den feineren Bau der menschlichen Spermatozoen*, Anat. Gesellsch., 1891; — REGAUD, *Origine, renouvellement et structure des spermatogonies chez le rat*, Verh. d. anat., Gesellsch., 1899; — DU MÊME, *Note sur la spermatogenèse des mammifères*, Bibliogr. Anat., 1899. — DU MÊME, *Sur la morphologie de la cellule de Sertoli et sur son rôle dans la spermatogenèse chez les mammifères*, Assoc. des Anat., 1re session 1899; — P. BOUIN, *A propos du noyau de la cellule de Sertoli*, Bibliogr. anat., 1899; — V. EBNER, *Ueber die Theilung der Spermatocyten bei den Säugethiere*, Sitzungsber., K. Akad. Wissensch., Wien, 1900.

ARTICLE II

ENVELOPPES DES TESTICULES (BOURSES)

Les deux testicules, comme nous l'avons vu dans l'article précédent, occupent primitivement les parties latérales de la colonne lombaire, et ce n'est que plus tard, du troisième au neuvième mois de la vie intra-utérine, qu'ils émigrent de l'abdomen pour venir se loger au-dessous des téguments qui revêtent la paroi antérieure du bassin. Dans ce mouvement de translation, habituellement désigné sous le nom de *descente du testicule*, la glande séminale ou son gubernaculum (car le canal est tout formé quand descend le testicule) se fraie un passage à travers la paroi abdominale, traversant quelques-unes des couches qui constituent cette paroi, refoulant les autres devant lui. Il en résulte que, lorsque le changement de position est effectué, les testicules se trouvent entourés par un certain nombre d'enveloppes, dont il faut chercher les origines dans les éléments de la paroi abdominale qui se sont déplacés avec eux. L'ensemble de ces enveloppes constitue ce qu'on appelle les *bourses*. Nous envisagerons successivement : 1° leur *conformation extérieure* ; 2° leur *constitution anatomique* ; 3° leurs *vaisseaux et leurs nerfs*.

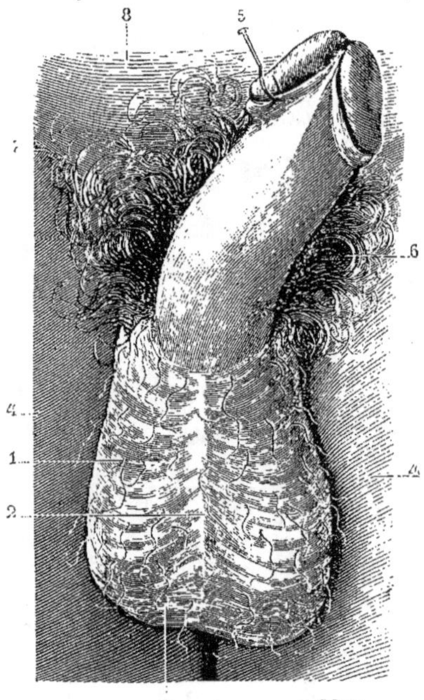

Fig. 591.

Les bourses, vue antérieure.

1, bourses. — 2, raphé médian. — 3, plis transversaux. — 4, 4, cuisses. — 5, verge érignée en haut. — 6, poils du pubis. — 7, pli de l'aine. — 8, paroi abdominale.

§ I. — CONFORMATION EXTÉRIEURE

Les bourses (fig. 591, 1) se présentent à l'œil sous l'aspect d'une saillie volumineuse impaire et médiane, située dans la partie la plus élevée de l'espace angulaire que forment en avant les deux cuisses. Libre en avant, en arrière et sur les côtés, cette saillie est libre encore par son extrémité inférieure. Son extrémité supérieure, au contraire, relativement étroite et comme pédiculée, adhère à la région pubienne et se confond successivement avec le périnée, la face inférieure de la verge, la région de l'aine et la paroi abdominale.

La forme et les dimensions des bourses varient beaucoup suivant les âges. Chez le nouveau-né et chez l'enfant, elles sont petites, globuleuses, de consistance ferme, fortement appliquées contre le pubis. Chez l'adulte, elles présentent un volume plus considérable ; en même temps, elles revêtent une forme ovoïde et sont à la fois moins fermes et plus mobiles. Elles s'allongent encore chez le vieillard et sont, chez lui, flasques, pendantes, piriformes plutôt qu'ovoïdes.

Chez un adulte bien constitué, l'ovoïde formé par les bourses mesure en moyenne 6 centimètres de hauteur, sur 5 centimètres de largeur et 4 centimètres d'épaisseur.

Les bourses nous présentent sur leur face antérieure, le long de la ligne médiane, une dépression verticale, une sorte de large sillon longitudinal, qui leur donne un aspect plus ou moins bilobé. Dans le fond de ce sillon se voit un raphé, plus ou moins accusé suivant les sujets, indice manifeste de la duplicité primitive de l'organe (voy. EMBRYOLOGIE). Cette duplicité primitive des bourses, qui disparaît chez l'homme en ne laissant d'autre trace qu'une cloison médiane et le raphé précité, persiste pendant toute la vie chez quelques mammifères, parmi lesquels nous signalerons le lièvre, la roussette et les solipèdes, qui possèdent en réalité deux bourses, l'une à droite, l'autre à gauche. Par contre, il est d'autres espèces (chez certains marsupiaux, notamment le kanguroo) qui, à l'état adulte, n'ont même pas de cloison médiane et chez lesquels les deux testicules se trouvent logés dans une cavité commune.

§ II. — CONSTITUTION ANATOMIQUE

Les bourses se composent de six tuniques régulièrement superposées, qui sont, en allant des parties superficielles vers les parties profondes : 1° la peau, prenant ici le nom de *scrotum* ; 2° une tunique musculeuse, constituant le *dartos* ; 3° une tunique celluleuse ; 4° une deuxième tunique musculeuse ou *tunique érythroïde* ; 5° une tunique fibreuse ; 6° une tunique séreuse, appelée *vaginale*. De ces différentes tuniques, la première, grâce au raphé médian ci-dessus indiqué, est commune aux deux testicules, mais c'est la seule. Toutes les autres sont doubles et chaque testicule possède les siennes. Les homologies des six enveloppes du testicule avec les différents éléments de la paroi abdominale antérieure peuvent être établies comme suit :

PAROI ABDOMINALE	ENVELOPPES DES TESTICULES
Peau	Scrotum
(manque)	Dartos
Tissu cellulaire sous-cutané, Aponévrose superficielle	Tunique celluleuse
Muscles de l'abdomen	Tunique musculeuse.
Fascia transversalis	Tunique fibreuse
Péritoine et tissu cellulaire sous-péritonéal	Vaginale et tissu cellulaire sous-vaginal.

1° Scrotum. — Le scrotum n'est autre que la peau des bourses. Elle est mince, demi-transparente de coloration plus ou moins foncée. Elle est, de plus, très extensible et présente cette particularité remarquable que, lorsque pour une cause quelconque elle a été distendue, elle revient d'elle-même à ses dimensions premières, en formant une série de plis transversaux qui s'étagent régulièrement de bas en haut. Tous ces plis (fig. 591,3), connus sous le nom de *rides du scrotum*, partent du raphé médian et se dirigent ensuite en dehors en décrivant une légère courbe à concavité supérieure.

Considéré au point de vue de sa structure, le scrotum nous offre quelques caractères qui lui sont particuliers. — Il nous présente tout d'abord de nombreuses glandes sudoripares, des glandes sébacées également fort nombreuses et surtout très développées. — Dans les cellules profondes de son épiderme s'amassent des granulations pigmentaires, à la présence desquelles les bourses sont redevables de leur coloration foncée. — Le derme, très riche en éléments élastiques, est surmonté de papilles volumineuses. — Enfin, à la surface extérieure du scrotum, croissent des poils longs et raides, analogues à ceux de la région pubienne, mais cependant beaucoup plus rares.

2° Dartos, cloison des bourses. — Le dartos (ὁρκτός, de δέρω, j'écorche) est une lame mince, de coloration rougeâtre, d'aspect finement fibrillaire, appliquée contre la face interne du scrotum et lui adhérant intimement. Il se compose essentiellement de fibres musculaires lisses, auxquelles viennent s'ajouter, à titre d'éléments accessoires, des fibres élastiques et des fibres conjonctives. Ces fibres musculaires affectent les directions les plus diverses. Le plus grand nombre d'entre elles, cependant, sont longitudinales, c'est-à-dire disposées parallèlement au raphé médian. Elles sont, par conséquent, perpendiculaires aux rides du scrotum, et ce sont elles qui, par leur contraction ou simplement par leur tonicité, déterminent le plissement de la peau qui constitue ces rides.

Le dartos scrotal existe sur tout le pourtour des bourses, mais il est surtout développé sur ses faces antérieure et latérales. Arrivé à l'extrémité supérieure des bourses, il se comporte de la façon suivante. — En avant, il se prolonge tout autour de la verge, en constituant le *dartos pénien* (voy. *Verge*). — En arrière, il se continue de même avec une lame similaire, qui,

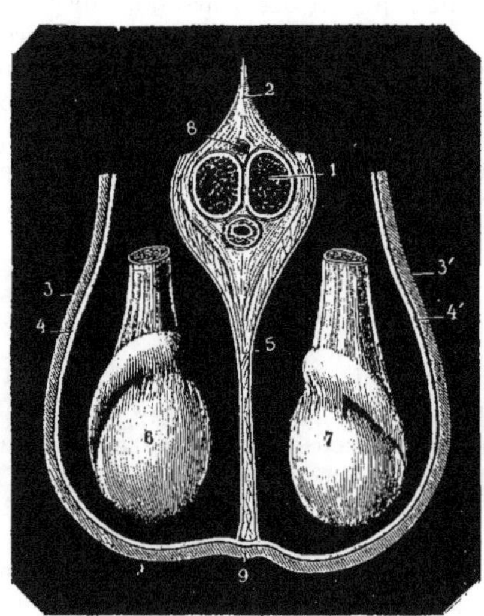

Fig. 592

Les deux sacs dartoïques, vus sur une coupe frontale des bourses (*schématique*).

1, verge. — 2, son ligament suspenseur. — 3, scrotum. — 4 et 4', dartos du côté droit et dartos du côté gauche. — 5, cloison des bourses, formée par les deux dartos, que réunit l'un à l'autre une couche conjonctive. — 6, testicule droit. — 7, testicule gauche. — 8, veine dorsale profonde de la verge. — 9, raphé.

sous le nom de *dartos périnéal*, s'étale d'avant en arrière au-dessous de la peau du périnée. — Partout ailleurs, dans l'intervalle compris entre la verge et le périnée, le dartos change de nature : il perd peu à peu ses éléments musculaires et dégénère en une simple lame élastique, qui a été décrite par SAPPEY sous le nom très significatif d'*appareil suspenseur des bourses*. Ce nom mérite d'être conservé.

La lame élastique qui fait suite au dartos se comporte différemment en haut et sur les côtés. — *Sur les côtés*, elle s'attache aux branches ischio-pubiennes, fixant ainsi les bourses au bassin et les fermant d'autre part du côté de la cuisse. — *En haut*, elle remonte sur la peau de l'abdomen, entre le canal inguinal et la verge, et se perd insensiblement dans le tissu cellulaire sous-cutané. Sa partie médiane, correspondant à la ligne blanche, présente un développement tout spécial : un certain nombre de ses lamelles, les plus superficielles, se fixent aux téguments de la verge ; les autres, les plus profondes, descendent plus bas et, se mêlant à des fibres similaires venues de la symphyse, s'attachent à la partie postérieure des corps caverneux (fig. 593, 1), en constituant le *ligament suspenseur de la verge* (voy. *Verge*).

Voyons maintenant comment se comporte le dartos au niveau du raphé des bourses. Les anatomistes sont loin d'être d'accord sur ce point. Les uns, avec Sappey, enseignent que, sur le raphé, les deux moitiés de la lame musculaire se continuent entre elles comme les deux moitiés du scrotum et forment ainsi une seule et même enveloppe, commune aux deux testicules. Les autres, au contraire, estiment que les deux moitiés du dartos, arrivées au contact au niveau du raphé, ne se continuent pas réciproquement, mais se recourbent en arrière, s'adossent l'une à l'autre et se portent ainsi, en conservant toujours leur individualité, jusqu'à la partie postérieure des bourses. Il est de fait que lorsqu'on insuffle de l'air au-dessous du dartos, mais d'un côté seulement, la moitié des bourses correspondant au côté insufflé se gonfle seule, la moitié opposée ne se modifiant nullement dans ses dimensions. Ce fait expérimental ne peut s'expliquer que par la présence d'une cloison médiane, qui sépare les bourses en deux moitiés latérales, complètement indépendantes l'une de l'autre. Cette cloison des bourses (*septum scroti* de quelques auteurs) existe en effet (fig. 592, 5) et, pour les partisans de l'opinion précitée, elle serait essen-

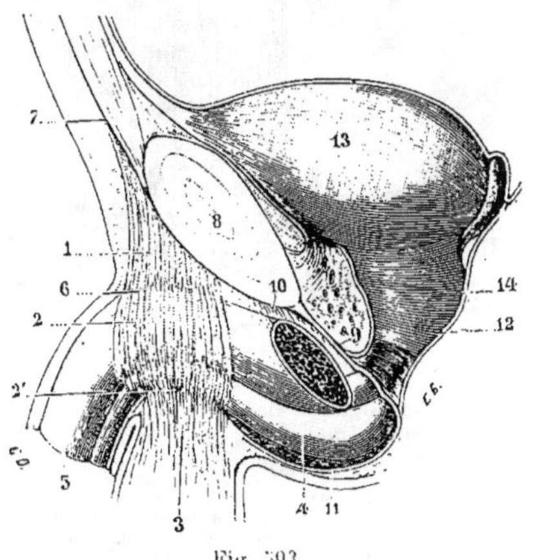

Fig. 593.

Le ligament suspenseur de la verge, vu par son côté gauche (*demi-schématique*).

1. ligament suspenseur de la verge (*en jaune*). — 2. sa moitié gauche, contournant le corps caverneux correspondant et se réunissant, en 2', avec celui du côté opposé. — 3. fibres de ce ligament descendant dans la cloison des bourses. — 4. portion périnéale de la verge. — 5. sa portion libre. — 6. angle pénien. — 7. ligne blanche abdominale. — 8. symphyse pubienne. — 9. aponévrose périnéale moyenne. — 10. ligament fibreux du pénis. — 11. aponévrose périnéale inférieure. — 12. aponévrose prostato-péritonéale. — 13. vessie. — 14. prostate.

tiellement constituée par les deux portions réfléchies du dartos, accolées l'une à l'autre.

Entre ces deux opinions contradictoires, il y a place pour une opinion mixte. Elle a été émise par Barrois. Pour ce dernier observateur, le dartos n'est pas une lame unique, mais comprend deux feuillets (fig. 594, 2) de signification bien différente : 1° un *feuillet superficiel* (2'), véritable peaucier, constitué par les fibres musculaires lisses du derme et occupant les couches inférieures de cette membrane ; 2° un *feuillet profond* (2''), beaucoup plus épais que le précédent, situé dans le tissu cellulaire sous-jacent et représentant, au niveau des bourses, une formation spéciale et surajoutée. Or, ces deux feuillets, en arrivant au raphé, se séparent l'un de l'autre pour suivre chacun un trajet particulier. Le feuillet superficiel (*portion dermique du dartos*), faisant partie du scrotum, se comporte comme ce dernier et se confond avec le feuillet similaire du côté opposé. Le feuillet profond, au contraire (*dartos proprement dit*), à droite et à gauche du raphé, se réfléchit d'avant en arrière et forme la cloison médiane dont il a été question plus haut.

Au total : 1° il existe deux sacs dartoïques, l'un pour le testicule droit, l'autre pour le testicule gauche ; 2° d'autre part, la cloison des bourses est constituée par ces deux sacs adossés et unis l'un à l'autre par une mince couche de tissu conjonctif, dans laquelle viennent se perdre, en haut, les fibres les plus inférieures du ligament suspenseur de la verge (fig. 592, 5).

3° Tunique celluleuse. — Le dartos est doublé, sur sa face profonde, par une couche celluleuse : c'est le *fascia de Cooper*, qui le sépare de la tunique suivante.

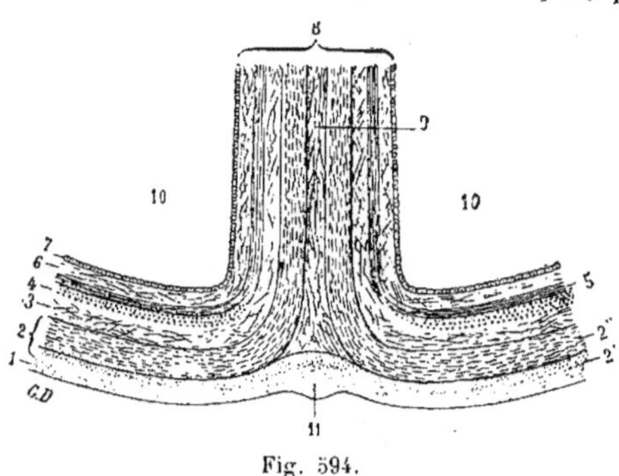

Fig. 594.

Coupe schématique des bourses, pratiquée perpendiculairement au raphé, pour montrer le mode de constitution de la cloison.

1, scrotum. — 2, dartos. avec 2', son feuillet intra-dermique et 2", son feuillet sous-dermique (dartos proprement dit). — 3, tunique celluleuse ou fascia de Cooper. — 4, tunique musculeuse ou érythroïde. — 5, tunique fibreuse. — 6, couche celluleuse sous-vaginale. — 7, tunique vaginale (feuillet pariétal). — 8, cloison. — 9, tissu cellulaire, réunissant sur la ligne médiane les deux dartos. — 10, 10, cavité des deux sacs testiculaires. — 11, raphé.

Cette couche celluleuse est nettement délimitée, du côté de la cuisse, par les insertions du dartos aux branches ischio-pubiennes. Elle se continue librement, au contraire, avec le tissu cellulaire sous-cutané du périnée, de la verge et de la paroi abdominale antérieure.

Le fascia de Cooper se confond, au niveau de l'orifice externe de l'anneau inguinal, avec l'aponévrose du grand oblique : aussi le considérons-nous, quoique assez mal individualisé, comme représentant, au point de vue morphologique, l'aponévrose superficielle de la paroi abdominale et le tissu cellulaire sous-cutané.

Il est constitué par du tissu conjonctif lâche (fig. 596, 3), presque complètement dépourvu de graisse. C'est dans ses mailles que se font les infiltrations pathologiques des bourses et que se logent les gaz développés au cours de la gangrène ou de la putréfaction cadavérique.

4° Tunique musculeuse, crémaster. — La tunique musculeuse ou érythroïde (de ἐρυθρός, rouge et εἶδος, ressemblance), située au-dessous de la précédente, est formée par l'épanouissement du crémaster. Le muscle crémaster (κρεμαστήρ, de κρεμάω, je suspens), qui accompagne le cordon dans toute son étendue, prend naissance, en haut, par deux faisceaux primitivement distincts : un faisceau interne, relativement petit, quelquefois absent, qui se détache de l'épine du pubis, c'est le *faisceau pubien ;* un faisceau externe, beaucoup plus volumineux, qui s'insère sur l'arcade fémorale, un peu en dehors de l'orifice interne du canal inguinal, c'est le *faisceau iliaque.* Ces deux faisceaux (fig. 595, 7 et 7') descendent à la surface extérieure du cordon, le premier sur son côté interne, le second sur son côté externe. Arrivés au niveau du testicule, ils s'épanouissent, à la manière d'un éventail, sur les parois antérieure et externe des bourses et c'est à leurs fibres ainsi éparpillées sur la tunique fibreuse (fig. 596, 4) qu'on donne le nom de tunique érythroïde.

Ces fibres divergentes, on le voit, ne forment jamais une enveloppe continue et, naturellement, s'espacent de plus en plus au fur et à mesure qu'elles se rapprochent de l'extrémité inférieure des bourses. Du reste, elles présentent des variations individuelles considérables : elles sont habituellement plus développées chez les sujets vigoureux que chez les sujets frêles, plus développées aussi chez l'adulte que chez le vieillard.

Les faisceaux musculaires de l'érythroïde se terminent tous sur la tunique fibreuse des bourses, les uns par des extrémités libres, les autres en formant des

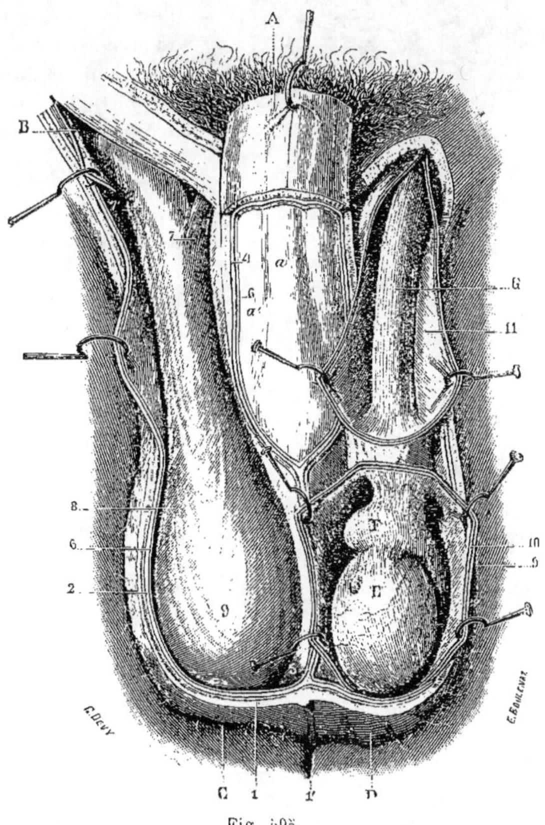

Fig. 595.

Les enveloppes du testicule, vues par leur face antérieure.

(Du côté droit, le scrotum et le dartos ont été réséqués pour montrer le crémaster et l'érythroïde. Du côté gauche la tunique fibreuse, doublée en bas du feuillet pariétal de la vaginale, a été incisée et érignée en dehors pour montrer le testicule et son épididyme; on voit, sur ce côté gauche, une persistance partielle du conduit péritonéo-vaginal du fœtus.)

A. racine de la verge, érignée en haut, avec : a. l'urèthre; a', a'. les corps caverneux, recouverts par le fascia pénis. — B. canal inguinal du côté droit, dont la paroi antérieure a été incisée et réclinée en bas. — C. bourse du côté droit. — D. bourse du côté gauche. — E. F. testicule et épididyme du côté gauche. — G. cordon spermatique. — 1. scrotum, avec 1', raphé. — 2. dartos. — 3. peau de la verge. — 4. dartos pénien. — 5. dartos de la cloison. — 6. tunique celluleuse ou fascia de Cooper. — 7. 7'. faisceau interne et faisceau externe du crémaster. — 8. tunique érythroïde, formée par l'épanouissement de ce dernier muscle. — 9. tunique fibreuse. — 10, tunique vaginale (feuillet pariétal). — 11, canal péritonéo-funiculaire, vestige assez rare du conduit péritonéo-vaginal.

sortes d'anses dont la concavité regarde en haut. On voit quelquefois un certain nombre de ces faisceaux passer d'un côté à l'autre du testicule, en contournant son bord inférieur et en enserrant pour ainsi dire cet organe dans une sorte de sangle. Nous devons ajouter qu'aux deux faisceaux d'origine du crémaster, le faisceau crural et le faisceau pubien, viennent s'ajouter, sur bien des sujets, un nombre plus ou moins considérable de fibres arciformes, qui se détachent du bord inférieur du muscle petit oblique. Ces dernières fibres s'échappent du canal inguinal, s'étalent sur le cordon entre les deux faisceaux précités et descendent plus ou moins bas du côté des bourses.

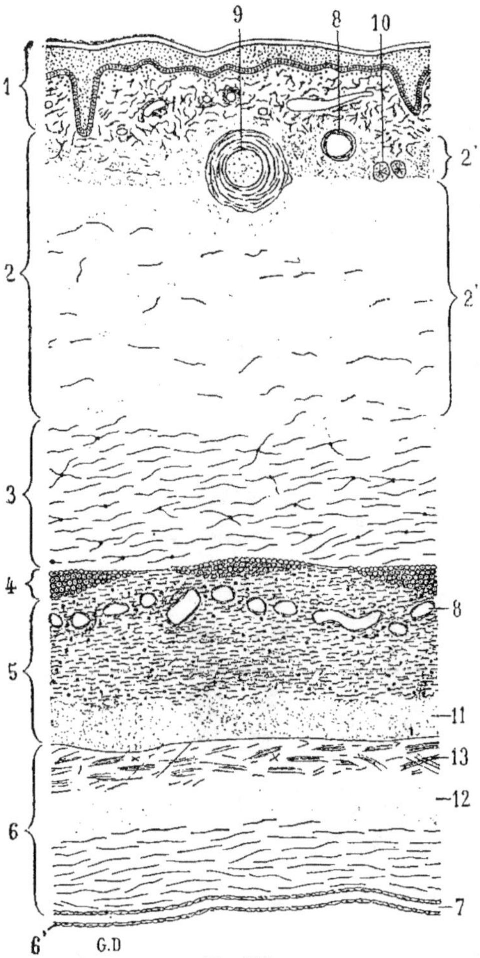

Le crémaster et la tunique érythroïde (tunique érythroïde, qui n'est que l'extrémité inférieure du crémaster étalé en éventail) se composent de fibres striées. Leur contraction, brusque et instantanée comme celle de tous les muscles de la vie animale, portent en haut la tunique fibreuse et, par suite, rapprochent le testicule de l'anneau inguinal. Cet appareil élévateur de la glande génitale, simple dépendance des muscles larges de l'abdomen, se contracte naturellement dans toutes les circonstances où ces derniers muscles entrent en jeu, dans la toux, dans l'effort et tout particulièrement dans l'acte du coït.

5° Tunique fibreuse. — La tunique fibreuse des bourses immédiatement sous-jacente à l'érythroïde, revêt la forme d'un sac qui enveloppe à la fois le testicule et le cordon, d'où le nom de *gaine commune au testicule et au cordon* que lui donnent certains anatomistes.

Assez mince au niveau du cordon, cette tunique devient à la fois plus épaisse et plus résistante en passant sur le testicule. — A sa partie supérieure, elle s'engage dans le canal inguinal avec les éléments qui constituent le cordon. Elle peut être suivie jusqu'au fascia transversalis, avec lequel elle se confond et dont elle n'est qu'une dépendance. — A sa partie inférieure, elle adhère intimement, d'une part au dartos et au scrotum, d'autre part à la partie postérieure du testicule et de l'épididyme. Il existe là, au niveau de cette double adhérence, une sorte de lamelle, parfois mince et grêle, parfois très épaisse et très résistante, qui unit, à travers les différentes couches des bourses, la glande génitale à son enveloppe tégumentaire.

Fig. 596.

Coupe horizontale demi-schématique des enveloppes du testicule, pratiquée sur la partie antéro-externe, au niveau moyen du testicule (d'après BARROIS, légèrement modifiée).

1, scrotum. — 2, dartos, avec 2', sa portion intra-dermique et 2''. sa portion sous-dermique. — 3. tunique celluleuse. — 4. tunique musculeuse ou érythroïde (crémaster externe). — 5. tunique fibreuse. — 6 et 6', tunique vaginale (feuillet pariétal et feuillet viscéral). — 7, cavité vaginale. — 8. vaisseaux sanguins — 9, follicules pileux. — 10, glandes sudoripares. — 11. crémaster moyen. — 12. crémaster interne. — 13. tissu cellulaire sous-vaginal.

Dans cette lamelle. que nous avons déjà signalée dans l'article précédent sous le nom de *ligament scrotal du testicule* (fig. 569, 5). se trouvent comme éléments constituants : 1° des fibres conjonctives et des fibres élastiques, qui forment comme les éléments fondamentaux du ligament ; 2° des vaisseaux. qui servent de trait d'union entre la circulation superficielle et la circulation profonde ; 3° des fibres musculaires lisses, qui s'unissent à la fois, en bas avec le dartos, en haut avec le crémaster interne. Ce sont ces faisceaux musculaires que CURLING considère comme étant les restes du *gubernaculum testis* du fœtus, insérés au fond des bourses.

Histologiquement. la tunique fibreuse des bourses est constituée par un enchevêtrement de fibres conjonctives et de fibres élastiques. — Elle renferme dans ses parties externes de nombreux vaisseaux sanguins (fig. 596, 5 . qui forment là une couche presque continue caractéristique (BARROIS). — Sur sa face interne, se voit une couche importante de fibres musculaires lisses. à direction longitudinale (fig. 596, 11) : KLEIN et BARROIS désignent l'ensemble de ces fibres sous le nom de *crémaster moyen*, pour les distinguer à la fois du crémaster externe. qui s'étale sur le côté externe de la tunique fibreuse, et du crémaster interne. que nous allons rencontrer tout à l'heure dans l'épaisseur de la vaginale.

6° Tunique vaginale. — La tunique vaginale est une membrane séreuse, dans laquelle s'*invaginent* le testicule et son épididyme.

A. DISPOSITION GÉNÉRALE. — Comme toutes les séreuses, la vaginale nous présente deux feuillets (fig. 597). un feuillet pariétal et un feuillet viscéral. interceptant entre eux une cavité virtuelle, la cavité vaginale :

a. *Feuillet pariétal*. — Le feuillet pariétal (6') tapisse la cavité dans laquelle est contenu le testicule. — Sa face interne est en rapport avec la cavité séreuse et. par l'intermédiaire de cette cavité, avec le feuillet viscéral et la glande génitale. — Sa face externe répond à la tunique fibreuse, à laquelle elle est unie par une mince couche de tissu cellulaire, le *tissu cellulaire sous-vaginal* (fig. 596, 13). Ce tissu cellulaire sous-vaginal est l'homologue du tissu cellulaire sous-séreux qui, dans la cavité abdominale, double le feuillet pariétal du péritoine.

b. *Feuillet viscéral*. — Le feuillet viscéral (6) revêt tout d'abord le bord inférieur du testicule dans toute son étendue. Puis, se portant en haut, il tapisse sa face interne et sa face externe, également dans toute leur étendue. Il arrive ainsi au voisinage du bord supérieur que surmonte l'épididyme. Là, le feuillet viscéral se comporte d'une façon différente, suivant les points que l'on examine. Pour en prendre une notion exacte, nous l'envisagerons successivement en dedans, en dehors, en avant et en arrière :

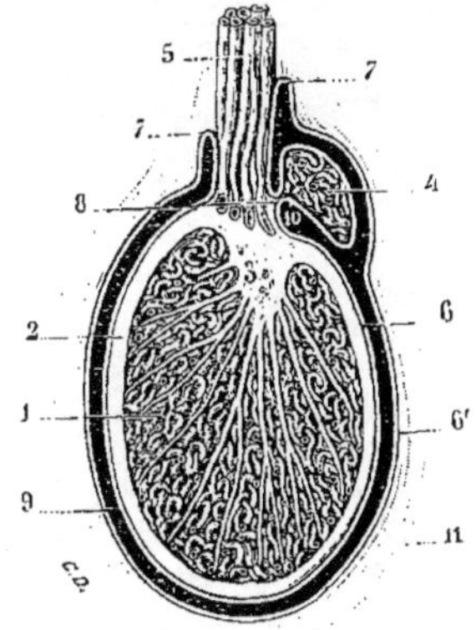

Fig. 597.

Coupe frontale du testicule. pour montrer la disposition de la vaginale.

1. testicule. — 2, albuginée. — 3, corps d'Highmore. — 4, épididyme. — 5, cordon. — 6. feuillet viscéral et 6', feuillet pariétal de la vaginale. 7, réunion des deux feuillets sur les côtés interne et externe du cordon. — 8, méso-épididyme. — 9, cavité vaginale, avec 10, le cul-de-sac sous-épididymaire. — 11, bourses.

α) *En dedans*, le feuillet viscéral de la vaginale rencontre le paquet vasculonerveux qui, du bord supérieur du testicule s'élève dans le cordon. Il s'applique contre ce paquet (fig. 597, 5), le revêt de bas en haut sur une hauteur de 10 millimètres environ, puis se recourbe en dedans et en bas pour se continuer avec le feuillet pariétal.

β) *En dehors*, le feuillet viscéral s'engage entre le testicule et l'épididyme jusqu'au paquet vasculaire précité ; là, il s'infléchit en dehors, tapisse successivement la face inférieure, le bord externe et la face supérieure de l'épididyme et rencontre de nouveau le paquet vasculaire ; se redressant alors, il le tapisse de haut en bas dans une étendue de quelques millimètres ; puis, se recourbant en dehors, il se continue avec le feuillet pariétal. Il résulte d'une pareille disposition (fig. 597 et 598) : 1° que l'épididyme, au niveau de son corps tout au moins, est enveloppé par la séreuse sur tout son pourtour, son bord interne excepté; 2° qu'au niveau de ce bord interne, les deux feuillets sus- et sous-épididymaire sont très rapprochés l'un de l'autre et parfois même arrivent au contact : dans ce dernier cas, ils s'adossent l'un à l'autre, en formant ainsi, entre l'épididyme et le paquet vasculaire, une sorte de méso, le *méso-épididyme* (8); 3° que la cavité vaginale se prolonge entre le bord supérieur du testicule et l'épididyme sous la forme d'un petit cul-de-sac, le *cul-de-sac sous-épididymaire* (10). Ce cul-de-sac, toutefois, n'existe que dans la portion moyenne de l'épididyme. A leurs parties antérieure et postérieure, testicule et épididyme sont unis d'une façon intime et la séreuse, au lieu de s'interposer entre eux, passe directement de l'un à l'autre.

γ) *En avant*, la vaginale revêt la tête de l'épididyme, passe sur le côté antérieur du cordon et, après l'avoir revêtu de bas en haut dans une étendue de 4 à 5 millimètres, s'infléchit en avant pour devenir feuillet pariétal.

δ) *En arrière*, la séreuse se comporte d'une façon toute différente. Arrivée au point de jonction de l'extrémité postérieure du testicule et de la queue de l'épididyme, elle rencontre cette lame fibromusculaire, que nous avons décrite plus haut sous le nom de *ligament scrotal du testicule* (fig. 569, p. 675) ; elle se réfléchit de haut en bas au-devant de cette lame et, après l'avoir revêtue sur ses faces antérieure et latérales, se continue avec le feuillet pariétal. La queue de l'épididyme se trouve donc placée en dehors de la cavité séreuse.

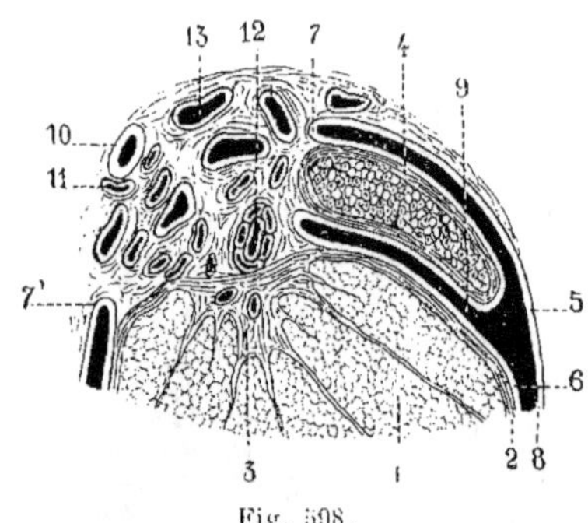

Fig. 598.

Coupe frontale du corps de l'épididyme et de la portion avoisinante du testicule.

1, testicule, avec ses cloisons. — 2, albuginée. — 3, corps d'Highmore. — 4, épididyme. — 5, 6, feuillet pariétal et feuillet viscéral de la vaginale. — 7, 7, points d'union de ces deux feuillets. — 8, cavité séreuse. — 9, cul-de-sac sous-épididymaire. — 10, canal déférent. — 11, artère déférentielle. — 12, artère spermatique, entourée d'un lacis de veines, comme elles obliquement ascendantes. — 13, autres veines du cordon.

c. *Cavité vaginale*. — La cavité vaginale (9) n'est autre que l'espace compris entre les deux feuillets pariétal et viscéral. Elle se termine en haut, là où les deux feuillets viscéral et pariétal se fusionnent, par un cul-de-sac circulaire, qui entoure les origines du cordon et qui, comme l'épididyme, est oblique de haut en bas et d'avant en arrière.

Comme nous l'avons vu plus haut, ce cul-de-sac se trouve situé à 10 ou 15 millimètres au-dessus du bord supérieur du testicule. Nous ajouterons qu'il est, dans la plupart des cas, un peu plus élevé en dehors qu'en dedans.

Dans les conditions ordinaires, c'est-à-dire à l'état physiologique, la cavité vaginale, analogue en cela à toutes les cavités séreuses, est simplement virtuelle, et le feuillet viscéral, dans les divers mouvements qu'exécute le testicule, glisse directement sur le feuillet pariétal. Un liquide clair, filant, analogue à la lymphe (*liquide vaginal*), humecte les deux feuillets précités et favorise ainsi leur glissement.

B. Signification morphologique. — La tunique vaginale n'est qu'une portion du péritoine, descendue dans les bourses par le fait de la migration du testicule (p. 669). Primitivement, en effet, et, cela jusqu'au moment où le testicule a pris dans les bourses sa position définitive, jusqu'au neuvième mois par conséquent, les deux cavités vaginale et péritonéale n'en font qu'une ou, si l'on veut, communiquent l'une avec l'autre par un long canal, le *canal péritonéo-vaginal*, qui s'étend depuis l'orifice interne du canal inguinal jusqu'au voisinage de l'épididyme. La descente du testicule une fois effectuée, ce canal commence par s'oblitérer et disparaît même d'une façon à peu près complète, ne laissant à son lieu et place qu'un cordon fibreux ou conjonctif, le *ligament vaginal*, souvent peu visible, perdu qu'il est au milieu des éléments du cordon. A la naissance, l'oblitération du canal péritonéo-vaginal est toujours commencée, sinon effectuée complètement. Sur 68 nouveau-nés qu'il a examinés à ce sujet, Camper l'a vu :

Fermé des deux côtés. . . . .   sur   7 sujets.
Ouvert des deux côtés. . . . .   — 39 —
Ouvert seulement à droite. . . . .   — 14 —
Ouvert seulement à gauche . . . .   —   8 —

Ce travail de régression débute simultanément (Frankl) au niveau de l'anneau inguinal interne et dans la partie moyenne de la portion funiculaire, d'où il progresse à la fois de bas en haut (vers le canal inguinal) et de haut en bas (vers le testicule). Il s'accomplit, du reste, avec la plus grande rapidité et, au quinzième ou au vingtième jour qui suit la naissance, les deux canaux sont fermés dans les trois quarts des cas.

Contrairement à la règle, le canal qui, chez le fœtus, établit la continuité entre la cavité vaginale et la cavité péritonéale peut ne pas s'oblitérer chez l'adulte. Sa persistance, qui s'observe normalement chez un grand nombre de mammifères, se rencontre chez l'homme dans une proportion de 1 p. 100 environ (2 fois sur 215 adultes d'après Ramonède). — D'autres fois, cette persistance est seulement partielle, le travail d'oblitération dont il est question plus haut ne s'étant accompli que sur une partie du canal. Cette anomalie comporte deux sortes de cas : ou bien l'oblitération se produit sur l'extrémité inférieure du canal seulement et, alors, le péritoine se prolonge à travers le canal inguinal (fig. 595,11), en une sorte de diverticulum plus ou moins long, mais presque toujours moniliforme, c'est-à-dire présentant une série de renflements alternant avec des parties rétrécies et comme étranglées (1 fois sur 215 adultes, Ramonède) ; ou bien ce travail régressif oblitère à la fois les deux extrémités supérieure et inférieure du canal, respectant sa partie moyenne, qui persiste alors sous la forme d'une cavité séreuse intermédiaire aux deux cavités vaginale et péritonéale, mais ne communiquant ni avec l'une, ni avec l'autre. Cette cavité peut devenir le siège d'un épanchement liquide qui constitue l'*hydrocèle enkystée du cordon*.

C. Structure. — La tunique vaginale se compose, comme toutes les séreuses en général, de deux couches régulièrement superposées : une couche profonde, comprenant des fibres conjonctives, des fibres élastiques, des vaisseaux et des nerfs ; une couche superficielle ou endothéliale, formée par une seule rangée de cellules plates à contours polygonaux. Entre ces deux couches se trouve une membrane limitante ou vitrée, granuleuse sur certains points, fibrillaire sur d'autres (Livi). La couche endothéliale de la tunique vaginale diffère de la couche homonyme du péritoine et des plèvres en ce qu'elle est partout continue, je veux dire qu'elle ne possède pas de stomates.

Le feuillet pariétal nous présente en outre, dans ses parties les plus externes ou même dans la couche sous-séreuse, un système de fibres musculaires lisses (fig. 596,12) qui lui appartient en propre et qui constitue le *crémaster interne*. Ces fibres du crémaster interne affectent pour la plupart une direction longitudinale : on rencontre, cependant, à leur partie profonde, un certain nombre de fibres disposées transversalement.

Le crémaster moyen et le crémaster interne sont nettement distincts à leur partie supérieure : ils sont, en effet, séparés l'un de l'autre par une couche conjonctive qui les rattache, le premier à la tunique fibreuse, le second à la tunique vaginale. A leur partie inférieure, cependant, les deux formations musculaires se rapprochent graduellement, arrivent au contact et finissent par se confondre. Elles se confondent, en même temps, avec les fibres lisses que nous avons rencontrées dans l'épaisseur du ligament scrotal du testicule (p. 675). C'est cet ensemble de fibres musculaires de la vie organique (crémaster interne, crémaster moyen et fibres lisses du ligament scrotal) qui représente vraisemblablement, chez l'adulte, les restes du gubernaculum de la vie fœtale.

§ III. — VAISSEAUX ET NERFS

1° Artères. — Les artères des enveloppes du testicule se divisent en superficielles et profondes. — Les *artères superficielles*, destinées au scrotum et au dartos, proviennent de deux sources : des deux artères honteuses externes, branches de la fémorale ; de l'artère périnéale superficielle, branche de la honteuse interne. Les premières se distribuent principalement aux parties antéro-latérales des bourses ; les secondes, à la partie postérieure et à la cloison. Du reste, les honteuses externes et la périnéale superficielle s'anastomosent largement entre elles, et, de plus, le réseau artériel d'un côté entre en communication, sur la ligne médiane, avec le réseau du côté opposé. — Les *artères profondes* sont fournies par l'artère funiculaire, branche de l'épigastrique. Elles se distribuent au crémaster, à l'érythroïde, à la tunique fibreuse et au feuillet pariétal de la tunique vaginale.

2° Veines. — Les veines, issues des enveloppes du testicule, forment un riche réseau, qui communique largement, aux confins de la région, avec les veines superficielles du périnée, de la verge et de la paroi abdominale antérieure. Considérées au point de vue de leur mode de terminaison, elles se divisent en deux groupes : un groupe externe et un groupe postérieur. — Les *veines du groupe externe* se dirigent en dehors et, suivant à peu près le même trajet que les artères honteuses externes, viennent se jeter dans la saphène interne et, de là, dans la fémorale. On voit ordinairement les veines les plus élevées de ce groupe, plus ou moins anastomosées avec les veines de la verge et de la région sus-pubienne, aboutir directement à la fémorale en traversant l'un des orifices du fascia cribriformis. — Les *veines du groupe postérieur* accompagnent l'artère périnéale superficielle et viennent s'aboucher dans le tronc de la veine honteuse interne.

3° Lymphatiques. — Les lymphatiques sont extrêmement multipliés sur le scrotum. Ils se dirigent obliquement en haut et en dehors et aboutissent, comme ceux de la verge, aux ganglions supéro-internes de la région de l'aine.

4° Nerfs. — Les nerfs des bourses, à la fois sensitifs, moteurs et vasculaires, proviennent de deux sources : 1° de la branche périnéale inférieure du nerf honteux interne (*plexus sacré*) ; 2° des branches génitales des trois nerfs génito-crural, grand abdomino-génital et petit abdomino-génital (*plexus lombaire*). De ces diverses branches, la première, suivant le trajet de l'artère périnéale superficielle, aborde la région des bourses par sa face postérieure. Les autres, primitivement contenues dans la cavité abdominale, débouchent avec les éléments du cordon par l'orifice externe du canal inguinal. C'est de ces dernières branches qu'émanent les rameaux moteurs destinés au crémaster et à l'érythroïde.

A consulter, au sujet des bourses chez l'homme : LANNELONGUE. *Rech. sur l'appareil musculaire annexé au testicule et sur ses fonctions*, Arch. de Physiol., 1868 ; — LIVI, *Sulla struttura e sui limfatici della vaginale*, Arch. delle Sc. med., 1882 ; — VAUTHIER, *Rech. anal. sur les corps libres de la tunique vaginale*. Rev. méd. de la Suisse Romande. 1884 : — BARROIS. *Contrib. à l'étude des enveloppes du testicule*. Th. de Lille. 1882.

ARTICLE III

VOIES SPERMATIQUES

Le sperme élaboré par les testicules traverse successivement, comme nous l'avons déjà vu à propos de cet organe, les *canaux droits*, les *cônes efférents* et le *canal épididymaire*. Tous ces conduits, entièrement étrangers à la production des spermatozoïdes, ne sont pour eux que de simples conduits excréteurs. Ils constituent en réalité les premiers segments des voies spermatiques et, si nous les avons déjà étudiés à propos du testicule, c'est qu'ils lui sont unis d'une façon tellement intime que nous n'avons pas cru devoir les en séparer dans notre description. Au sortir du canal de l'épididyme, le sperme chemine dans un long canal, le *canal déférent*, qui le dépose momentanément dans un réservoir, la *vésicule séminale*. La vésicule séminale et le canal déférent sont continués par le *canal éjaculateur*, lequel, au moment de l'éjaculation, projette le sperme dans le canal de l'urèthre et, de là, à l'extérieur.

§ I. — CANAL DÉFÉRENT

Le canal déférent (angl. *Vas deferens*, allem. *Samenleiter*), que l'on désigne improprement sous le nom de conduit excréteur du testicule, s'étend de la queue de l'épididyme, dont il n'est que le prolongement, jusqu'au col de la vésicule séminale.

1° **Dimensions**. — Sa longueur est de 35 à 45 centimètres. Son diamètre, mesuré à sa partie moyenne, est de 2 millimètres à 2 millimètres 1/2. Ce diamètre augmente graduellement au fur et à mesure qu'on se rapproche de son extrémité terminale : sur la portion du conduit qui longe la vésicule séminale, il est triplé de volume et même quadruplé.

2° **Forme**. — Le canal déférent nous présente, dans la plus grande partie de son étendue, une forme régulièrement cylindrique. Sa portion terminale, cependant, en même temps qu'elle augmente de calibre, s'aplatit légèrement d'avant en arrière ; de plus, elle se rétrécit sur certains points, se renfle sur d'autres, de façon à présenter, sur la surface extérieure de sa paroi, une série de bosselures irrégulières, qui rappellent jusqu'à un certain point celles de la vésicule séminale et qui répondent, sur la surface interne du canal, à des dilatations également irrégulières et souvent anfractueuses. Cette portion terminale du canal déférent, ainsi agrandie et bosselée (fig. 604,4 et 4'), a reçu le nom d'*ampoule du canal déférent*.

3° Consistance. — Le canal déférent, dans toute sa portion cylindrique, je veux dire en avant de l'ampoule terminale, a une consistance ferme et caractéristique, qu'il doit à l'épaisseur remarquable de ses parois. Grâce à elle, le chirurgien peut facilement le distinguer au toucher au milieu des autres éléments du cordon et préciser ainsi nettement sa situation et ses rapports.

4° Trajet. — En se séparant du conduit épididymaire, auquel il fait suite, le canal déférent se dirige obliquement de bas en haut et d'arrière en avant, parallè-

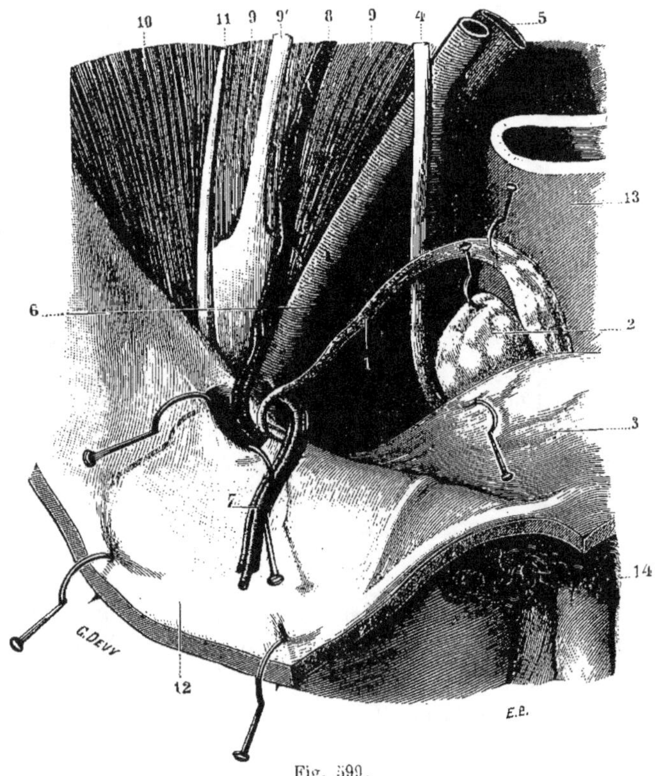

Fig. 599.

Le canal déférent dans sa portion abdomino-pelvienne.

1, 1. canal déférent. — 2, vésicule séminale, érignée en arrière. — 3. vessie, érignée en avant. — 4, uretère. — 5, artère et veine iliaques primitives. — 6, artère iliaque externe. — 7, artère épigastrique. — 8. vaisseaux spermatiques. — 9, psoas. — 10, muscles iliaques. — 11, nerf crural. — 12, paroi abdominale, érignée en avant. — 13, rectum. — 14, poils du pubis.

lement à l'épididyme. Il s'étend ainsi jusqu'à la partie moyenne de ce dernier organe. Là, il se redresse et, se mêlant aux autres éléments du cordon, il se porte verticalement en haut vers l'orifice externe du canal inguinal, dans lequel il s'engage et qu'il parcourt dans toute son étendue. Au sortir de ce canal (fig. 601,1), il traverse la fosse iliaque, descend dans l'excavation pelvienne et gagne le bas-fond de la vessie, où il se termine.

5° Division et rapports. — Le canal déférent, on le voit, parcourt dans son long trajet des régions très différentes et nous pouvons, à ce sujet, lui distinguer quatre portions, savoir : 1° une *portion testiculaire* ou *épididymaire*, oblique en haut et en avant ; 2° une *portion funiculaire*, verticalement ascendante ; 3° une *portion inguinale*, oblique en haut et en dehors ; 4° une *portion abdomino-pelvienne*, enfin, obliquement dirigée d'avant en arrière, de haut en bas et de dehors en dedans. Chacune de ces portions nous présente des rapports spéciaux :

a. *Portion testiculaire.* — La portion testiculaire (fig. 568,19), longue de 25 à 30 millimètres, chemine sur le côté interne de l'épididyme, auquel elle est unie par un tissu cellulaire lâche. Elle présente, comme le conduit épididymaire qu'elle continue, des flexuosités nombreuses qui l'ont fait comparer à une natte de cheveux. Sur son côté interne et sur son côté externe se trouvent les origines des veines qui, dans le cordon, forment le groupe postérieur ou post-déférentiel des veines spermatiques.

b. *Portion funiculaire.* — La portion funiculaire est située dans l'épaisseur du cordon, en avant du groupe veineux postérieur, en arrière du groupe veineux antérieur et de l'artère spermatique (fig. 601,1). Un tissu cellulaire lâche, plus ou moins riche en graisse, l'unit à ces vaisseaux.

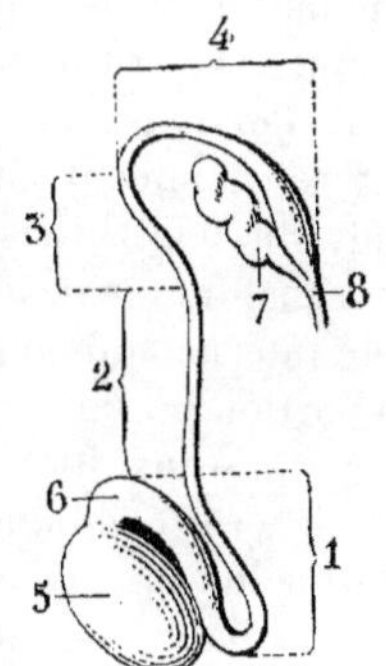

Fig. 600.

Schéma représentant le trajet et les quatre portions du canal déférent.

1, 2, 3, 4, première, deuxième, troisième et quatrième portions du déférent. — 5, testicule. — 6, épididyme. — 7, vésicule séminale. 8, canal éjaculateur.

On désigne en anatomie topographique, sous le nom de *cordon spermatique* ou tout simplement de *cordon*, l'espèce de pédicule à l'extrémité duquel se trouve suspendu le testicule. Il est essentiellement constitué par le canal déférent, qu'accompagnent des artères, des veines, des lymphatiques et des nerfs. — Ces différents organes se disposent en deux paquets, l'un antérieur, l'autre postérieur (fig. 601) : le paquet antérieur comprend, outre des rameaux et des lymphatiques, le groupe des veines spermatiques antérieures (p. 696), l'artère spermatique et ce tractus conjonctif, ordinairement peu visible, qui représente le reliquat du canal vagino-péritonéal oblitéré ; le paquet postérieur est formé par le groupe des veines spermatiques postérieures (p. 696), en avant desquelles cheminent le canal déférent et les deux artères déférentielle et funiculaire. Tous ces canaux, unis les uns aux autres par une couche abondante de tissu conjonctif, sont enveloppés dans un manchon fibreux, qui n'est autre que le prolongement de la membrane fibreuse qui entoure le testicule. Autour de cette enveloppe fibreuse se disposent ensuite les quatre couches que nous avons déjà étudiées à propos des bourses, savoir : le crémaster, une couche celluleuse, le dartos et, enfin, la peau. — Arrivé à l'orifice externe du canal inguinal, le cordon, se débarrassant de ses quatre tuniques externes, pénètre dans le canal et le parcourt dans toute son étendue.— Au niveau de l'orifice interne, ses éléments constitutifs se dissocient, pour suivre, dans la cavité abdomino-pelvienne, un trajet qui est différent pour chacun d'eux : l'artère spermatique et le groupe veineux antérieur remontent vers l'abdomen supérieur ; le groupe veineux postérieur se jette dans la veine épigastrique ; le canal déférent et l'artère déférentielle se portent en arrière de la vessie, etc. Le cordon spermatique a donc pour limite supérieure l'orifice interne ou péritonéal du canal inguinal.

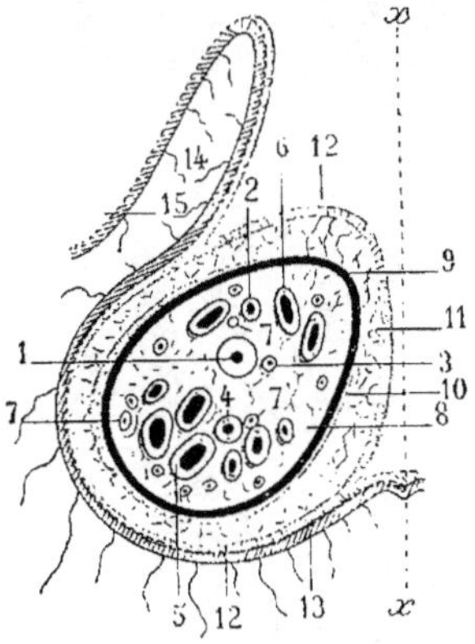

Fig. 601.

Coupe transversale du cordon inguinal du côté droit (sujet congelé, segment inférieur de la coupe).

xx, plan médian. — 1, canal déférent. — 2, artère déférentielle. — 3, artère funiculaire. — 4, artère spermatique. — 5, groupe veineux antérieur. — 6, groupe veineux postérieur. — 7, lymphatiques. — 7', nerfs. — 8, tissu cellulaire réunissant ces divers éléments. — 9, couche fibreuse. — 10, couche musculeuse (crémaster). — 11, couche celluleuse — 12, dartos. — 13, peau. — 14, sillon génito-crural. — 15, peau de la cuisse.

c. *Portion inguinale.* — La portion inguinale (fig. 495, p. 581) est logée, comme son nom l'indique, dans le canal inguinal, au-dessus de l'arcade fémorale, au-dessous du bord inférieur des muscles petit oblique et transverse. Cette portion, comme la précédente, chemine encore au milieu des grosses veines du cordon.

d. *Portion abdomino-pelvienne.* — La portion abdomino-pelvienne (fig. 599,4) est constamment située au-dessous du péritoine, du péritoine pariétal d'abord, puis du feuillet viscéral qui recouvre la vessie. Immédiatement après sa sortie du canal inguinal, le canal déférent abdomino-pelvien décrit une courbe à concavité interne, qui embrasse la courbe à concavité supérieure que forme à ce niveau la portion initiale de l'artère épigastrique. — Puis (fig. 515,3), passant en dedans des vaisseaux iliaques externes, il longe d'avant en arrière la face latérale de la vessie, croise obliquement, en passant au-dessus d'elle, l'artère ombilicale ou le cordon fibreux qui la remplace chez l'adulte, et arrive à la face postérieure du réservoir urinaire. — S'infléchissant alors en avant et en dedans (fig. 604, 4 et 4′), il se rapproche graduellement du canal déférent du côté opposé, finit par l'atteindre à la base de la prostate et, presque immédiatement après, se continue avec le canal éjaculateur. La limite respective des deux conduits, canal déférent et canal éjaculateur, est marquée sur la paroi externe par un petit orifice, arrondi ou ovalaire, qui conduit dans la vésicule séminale correspondante (fig. 608,4). — Nous avons déjà dit plus haut que la portion rétro-vésicale du canal déférent était élargie, irrégulière, plus ou moins bosselée et avait reçu de Henle le nom d'*ampoule*. Ses rapports sont les suivants : en avant, elle est directement appliquée contre la paroi vésicale ; en arrière, elle répond au rectum, dont elle est séparée tout d'abord par le cul-de-sac recto-vésical, et, au-dessous de ce cul-de-sac, par une membrane à la fois conjonctive et musculaire, l'*aponévrose prostato-péritonéale* (voy. *Muscles du périnée*) ; en dehors, elle longe le côté interne de la vésicule séminale ; en dedans, enfin, elle est séparée de l'ampoule du côté opposé par un espace triangulaire ou en forme de V, le *triangle interdéférentiel*, dont le sommet repose sur la prostate et dans l'aire duquel le rectum et la vessie sont presque en contact immédiat, n'étant séparés l'un de l'autre que par l'aponévrose prostato-péritonéale (fig. 605,9).

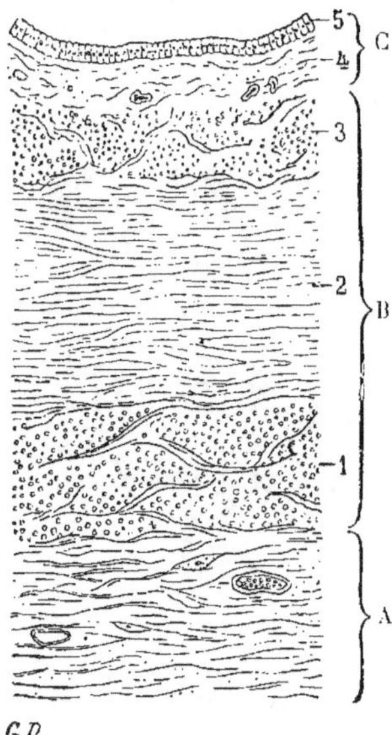

G.P

Fig. 602.

Coupe transversale du canal déférent.

A, tunique celluleuse. — B, tunique musculeuse, avec : 1, couche longitudinale externe ; 2, couche circulaire ; 3, couche longitudinale interne. — C, tunique muqueuse, avec : 4, chorion muqueux ; 5, couche épithéliale.

6° Constitution anatomique. — La paroi du canal déférent présente une épaisseur remarquable. Elle mesure un peu plus de 1 millimètre, tandis que la lumière du canal lui-même atteint à peine un demi-millimètre. Elle est constituée par trois tuniques concentriques, qui se superposent comme suit, en allant de dehors en dedans (fig. 602) : une tunique celluleuse, une tunique musculeuse et une tunique muqueuse.

a *Tunique celluleuse.* — La tunique celluleuse ou *adventice* (A) est essentiellement constituée par des éléments du tissu conjonctif, auxquels viennent se mêler des vaisseaux,

des filets nerveux et un certain nombre de fibres lisses disposées parallèlement
à l'axe du canal.

b. *Tunique musculeuse*. — La tunique musculeuse (B), remarquable par son
développement, représente à elle seule les 4/5 de l'épaisseur de la paroi. Elle se
compose de fibres musculaires lisses disposées sur trois plans : 1° un plan superficiel, formé par des fibres longitudinales ; 2° un plan profond, formé également
par des fibres longitudinales, mais beaucoup plus faible que le précédent, souvent
même peu reconnaissable ; 3° un plan moyen, le plus développé des trois, comprenant des fibres circulaires. ROMITI, dans ce plan moyen, a constaté encore
l'existence de fibres disposées en réseau. Les éléments musculaires du canal déférent présentent 220 µ de longueur, sur une largeur de 9 à 10 µ (KÖLLIKER). Ils sont
unis les uns aux autres par un tissu conjonctif très serré.

c. *Tunique muqueuse*. — La tunique muqueuse du canal déférent (C), de coloration blanchâtre, épaisse de 1,5 à 1,4 de millimètre, présente quelques plis longitudinaux, qui s'effacent par la distension. Elle se compose d'un chorion, tapissé
intérieurement par un épithélium cylindrique de 50 à 60 µ de hauteur. Elle est
séparée de la tunique musculeuse par une sorte de *sous-
muqueuse* très riche en fibres élastiques. — Au niveau
de l'ampoule, la muqueuse présente des modifications
importantes. Tout d'abord, elle s'épaissit légèrement,
et de blanchâtre qu'elle était, devient peu à peu jaunâtre ou brunâtre. De plus, elle présente une multitude de plis plus ou moins saillants, qui, en s'anastomosant entre eux sous les angles les plus divers,
donnent à la surface intérieure du canal un aspect
réticulé et aréolaire (fig. 603). A son tour, l'épithélium
diminue de hauteur et se charge de granulations foncées ; c'est à ces granulations, de nature pigmentaire,
que la muqueuse de l'ampoule est redevable de sa
coloration spéciale. — Entre les plis précités de la
muqueuse se trouvent des dépressions ou aréoles très
variables en surface et en profondeur (fig. 603) : les
grandes aréoles, circonscrites par les plis les plus élevés, sont divisées par des plis plus petits en aréoles
secondaires et celles-ci en aréoles plus étroites encore.
Les plus étroites de ces dépressions, disposées en
cæcum de 20 à 30 µ de largeur seulement, présentent

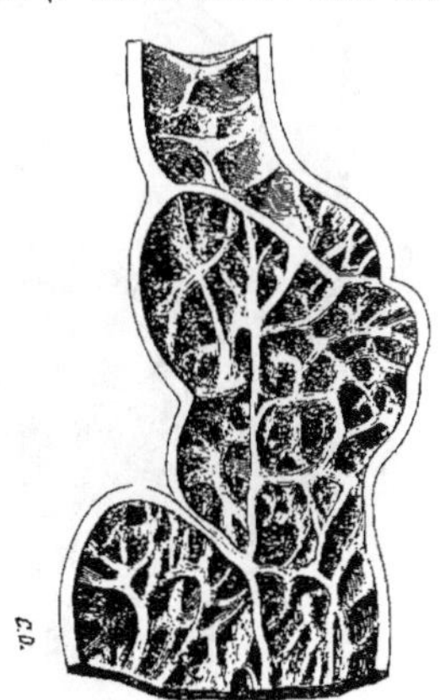

Fig. 603.

Surface interne du canal déférent ouvert dans le sens
de sa longueur (sujet de
quarante ans, portion du
canal formant la partie la
plus élevée de l'ampoule).

une grande analogie avec les glandes utriculaires et ont été prises comme telles
par certains histologistes, notamment par HENLE. D'autres, avec KÖLLIKER, les
considèrent comme de simples dépressions de la muqueuse.

7° **Vaisseaux et nerfs**. — Les *artères* du canal déférent proviennent de la déférentielle, branche de la vésicale inférieure. Cette artère aborde le canal tout près
de sa terminaison et, de là, l'accompagne jusqu'à son origine. Chemin faisant,
elle fournit un grand nombre de rameaux, qui forment dans la tunique conjonctive un premier réseau. De ce réseau partent une multitude de ramuscules, qui
viennent se résoudre en capillaires dans la tunique musculeuse et la tunique
muqueuse. — Les *veines* issues de ce réseau capillaire, se rendent dans la tunique
conjonctive, où, comme les artères, elles forment un réseau superficiel. Ce réseau

donne naissance à de nombreuses branches, qui se rendent, les unes aux veines du cordon, les autres aux plexus séminal et vésico-prostatique. — Les *lymphatiques* naissent sur toute l'étendue du canal déférent (Sappey). Ils sont, toutefois, plus multipliés et plus volumineux à l'une et à l'autre de ses deux extrémités. Ils se rendent aux ganglions pelviens. — Les *nerfs* proviennent du plexus hypogastrique ; ils forment tout autour du canal déférent un riche plexus, qui a été figuré par Swan (*Nerves of human body*, pl. V, 82, et pl. VI, 81). Ils se distribuent vraisemblablement aux deux tuniques musculeuse et muqueuse ; mais leur mode de terminaison nous est encore inconnu.

§II. — VÉSICULE SÉMINALE

Les vésicules séminales (angl. *Seminal vesicles*, allem. *Samenblasen*) sont des réservoirs membraneux dans lesquels s'amasse le sperme au fur et à mesure de sa production, avant d'être projeté au dehors dans l'acte de l'éjaculation. Elles sont à la glande génitale ce que la vésicule biliaire est au foie, ce que la vessie est à l'organe sécréteur de l'urine. Elles manquent chez les marsupiaux et les monotrèmes, ainsi que chez les carnivores et les cétacés. Mais elles existent chez la plupart des autres mammifères, présentant un développement tout particulier chez les insectivores et chez les rongeurs.

1° Situation. — Au nombre de deux, l'une droite, l'autre gauche, les vésicules séminales sont profondément situées dans l'excavation pelvienne (fig. 604,3 et 3′, entre la vessie et le rectum, immédiatement au-dessus de la base de la prostate, avec laquelle elles sont intimement unies par leur extrémité inférieure.

2° Dimensions. — Les vésicules

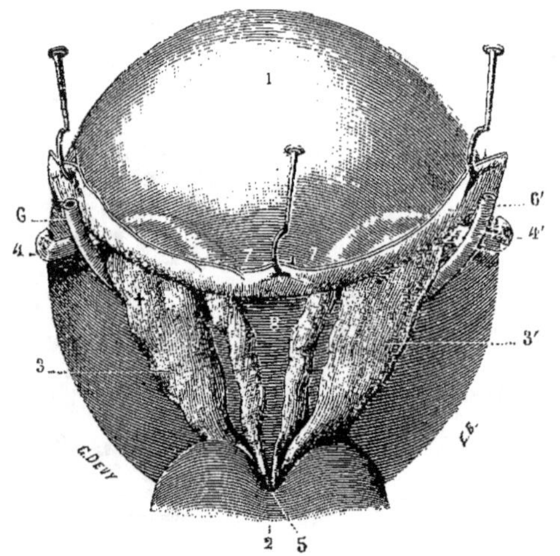

Fig. 604.

Les vésicules séminales et les canaux déférents, vus en place par leur face postérieure.

1. vessie. 2. prostate. — 3, 3′. vésicules séminales. — 4, 4′. canaux déférents. 5. canaux éjaculateurs. 6, 6′, uretères. — 7, 7, cul-de-sac périvésical du péritoine. — 8, triangle interdéférentiel, en rapport direct avec le rectum dont il est séparé seulement par l'aponévrose prostato-péritonéale.

(Les deux croix (+ +) indiquent le point où les uretères s'engagent dans la paroi vésicale.)

séminales mesurent en moyenne de 5 à 6 centimètres de longueur, sur 16 millimètres de largeur et 6 millimètres d'épaisseur. Leur volume, du reste, est très variable et cette variabilité est vraisemblablement en rapport avec l'activité fonctionnelle de la glande génitale. Les vésicules séminales s'atrophient après l'extirpation des testicules et, dans un cas de Cruveilhier, où il n'existait qu'un seul testicule, la vésicule correspondant à celui des testicules qui faisait défaut se trouvait réduite à des proportions rudimentaires. C'est pour la même raison que le réservoir spermatique est tout petit chez l'enfant, dont la glande séminale est encore à l'état inerte, et diminue de volume chez le vieillard, alors que la fonction spermatique, sans être complètement éteinte, a beaucoup perdu de son activité.

3° Conformation extérieure et rapports. — Vues extérieurement, avec ou sans injection préalable (fig. 604,3 et 3'), les vésicules séminales sont des corps allongés, légèrement aplatis d'avant en arrière, coniques ou plutôt piriformes, dont la base regarderait en haut et dont le grand axe serait obliquement dirigé de haut en bas, d'arrière en avant et de dehors en dedans.

a. *Leurs différentes régions*. — On leur considère, en conséquence : 1° deux faces, l'une antérieure, l'autre postérieure ; 2° deux bords, l'un externe, l'autre interne ; 3° une base ; 4° un sommet. — La *face antérieure*, que l'on ferait mieux d'appeler *antéro-supérieure*, répond au bas-fond de la vessie, auquel elle est lâchement unie. En haut, elle est séparée de la paroi vésicale par la portion

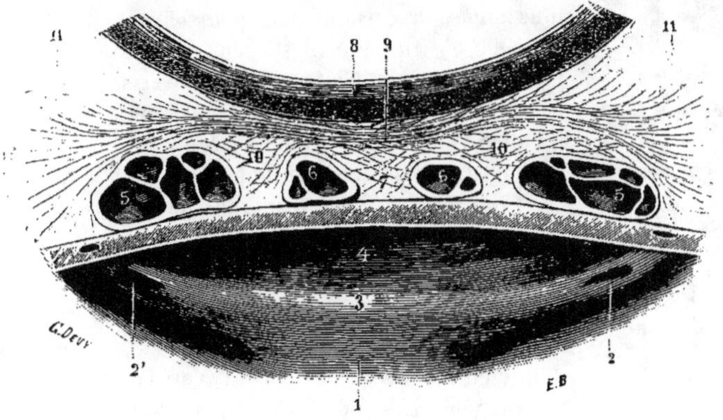

Fig. 605.

Coupe horizontale de la vessie et des vésicules séminales, passant par l'orifice inférieur des uretères (homme de trente-six ans, vessie préalablement distendue par une injection de suif).

1, surface intérieure de la vessie. — 2, 2', uretères. — 3, bourrelet interurétérique. — 4, bas-fond. — 5, vésicules séminales, avec leurs cellules. — 6, canaux déférents (portion ampullaire). — 7, triangle interdéférentiel. — 8, rectum. — 9, aponévrose prostato-péritonéale. — 10, atmosphère conjonctivo-musculeuse, enveloppant les vésicules et le canal déférent. — 11, 11, tissu cellulaire du bassin.

terminale de l'uretère, qui la croise obliquement (voy. *Uretère*). — La *face postérieure* ou mieux *postéro-inférieure* repose (fig. 605) sur la partie moyenne du rectum ; entre les deux organes s'interpose seulement l'aponévrose prostato-péritonéale (voy. *Aponévroses du périnée*). Ce dernier rapport nous explique la possibilité d'explorer les vésicules séminales à l'aide du doigt introduit dans le rectum. Il nous explique aussi comment il se fait qu'au moment de la défécation, le cylindre fécal comprime les vésicules séminales et provoque ainsi une expulsion de son contenu chez les sujets atteints de spermatorrhée. — Le *bord externe*, plus ou moins convexe, répond au plexus veineux vésico-prostatique. — Le *bord interne* longe, dans toute son étendue, la portion terminale ou ampoule du canal déférent. — La *base*, irrégulièrement arrondie, répond, en arrière, au feuillet viscéral du péritoine, qui l'applique contre la vessie et qui, après avoir recouvert la vésicule dans une étendue de 10 à 15 millimètres, se recourbe en haut pour tapisser la face antérieure du rectum. — Le *sommet*, toujours rétréci, constitue le *col* de la vésicule. Il répond à la base de la prostate et nous présente un orifice, arrondi ou elliptique (fig. 608,4), par lequel la vésicule séminale s'ouvre dans l'origine du canal éjaculateur.

b. *Leur aspect extérieur*. — Les vésicules séminales nous présentent, sur toute leur surface extérieure, une série de sillons plus ou moins profonds et de directions fort diverses. Ces sillons, en se réunissant les uns aux autres, délimitent un système de saillies, comme eux très irrégulières, qui donnent au réservoir spermatique un aspect bosselé caractéristique. Nous verrons tout à l'heure quelle est la signification de ces bosselures.

c. *Leur atmosphère cellulo-musculeuse.* — Enfin, les vésicules séminales et la portion des canaux déférents qui leur est contiguë sont plongées dans une atmosphère cellulo-musculeuse, qui est essentiellement constituée par des fibres musculaires lisses diversement entrecroisées et unies à une quantité plus faible de fibres conjonctives et de fibres élastiques (fig. 605,10). Cette atmosphère cellulo-musculeuse a certainement pour effet de fixer les vésicules dans la position qu'elles occupent ; mais elle a aussi pour rôle, quand ses éléments musculaires se contractent, de les comprimer et, par suite, de chasser au dehors le liquide qu'elles renferment. Les faisceaux musculaires jetés tout autour des vésicules séminales deviennent ainsi, au même titre que ceux qui sont contenus dans leurs parois, de véritables *muscles expulseurs* du sperme.

4° Conformation intérieure. — La surface intérieure de la vésicule séminale est encore plus irrégulière que sa surface extérieure. Lorsqu'on l'ouvre au ciseau, ou lorsqu'on la débite en coupes sériées après l'avoir convenablement durcie ou congelée (fig. 606, A et B), on constate que sa cavité, cloisonnée à l'infini, se décompose en une multitude de cellules, communiquant toutes les unes avec les autres, mais toujours très irrégulières quant à leur orientation, leur forme et leurs dimensions. D'autre part, les parois de ces cellules examinées à la loupe, au lieu d'être lisses et unies comme le sont celles de la vésicule biliaire, nous apparaissent comme hérissées de petits replis qui, en se réunissant les uns aux autres, donnent à ces parois un aspect réticulé ; autrement dit, les grandes cellules qui constituent la vésicule se divisent en des cellules de second ordre et celles-ci en des cellules plus petites encore ou cellules de troisième ordre. Cette disposition est exactement celle que nous avons rencontrée dans l'ampoule du canal déférent.

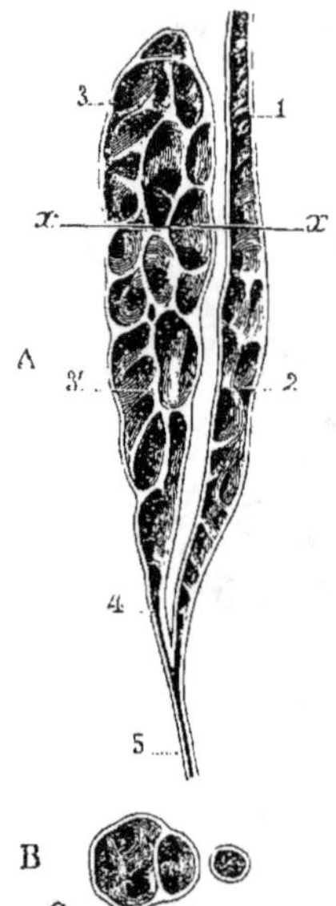

Fig. 606.

Le canal déférent et la vésicule séminale : A, vus en coupe longitudinale; B, vus en coupe horizontale.

1. canal déférent. — 2. sa portion terminale ou ampullaire. — 3. vésicule séminale, avec 3'. ses cloisons. — 4. sa portion terminale. — 5. canal éjaculateur.

5° Constitution anatomique. — La vésicule séminale est, comme le lobule spermatique, comme les cônes efférents, comme le vas aberrans de HALLER, une formation tubuleuse diversement infléchie et pelotonnée.

a. *Déroulement du tube séminal.* — Il importe donc, pour prendre une notion exacte de son mode de constitution, de la dérouler préalablement, opération que l'on pratique en enlevant soigneusement par la dissection le tissu conjonctif et musculaire qui réunit les unes aux autres les nombreuses bosselures de sa surface extérieure.

b. *Aspect général.* — Le déroulement une fois effectué (fig. 607), on constate que la vésicule est formée maintenant par un long tube, le *tube séminal*, qui présente 6 à 8 millimètres de diamètre et qui atteint de 12 à 20 centimètres de longueur,

quelquefois plus. Ce tube, quoique déroulé, reste flexueux, mal calibré, c'est-à-dire
rétréci sur certains points, renflé sur d'autres. De plus, il donne naissance latéralement à des prolongements diverticulaires, dont la disposition varie beaucoup
selon les sujets, mais qui sont toujours fort nombreux. Les uns, relativement très
courts, sont de simples cæcums (4) rappelant exactement ceux des canaux séminifères. Les autres, longs de 3 ou 4 centimè-
tres ou même plus (3), sont de véritables
conduits, représentant des ramifications secondaires du conduit principal. Comme ce
dernier, ils sont moniliformes, infléchis sur
eux-mêmes une ou plusieurs fois, munis ou
non de cæcums et complètement fermés à
leur extrémité libre.

c. *Structure*. — Du reste, la vésicule séminale, que nous pouvons considérer comme
un simple diverticule de la portion ampullaire du canal déférent, nous présente exactement la même structure que ce dernier
conduit. Ses parois, comme celles de l'ampoule, se composent de trois tuniques concentriques qui sont, en allant de dehors
en dedans :

1° Une *tunique celluleuse*, relativement
mince, très riche en vaisseaux et en nerfs ;

2° Une *tunique musculeuse*, dont les
fibres, ici encore, sont disposées sur trois
plans, un plan moyen comprenant des fibres
circulaires, un plan interne et un plan
externe dans lesquels les fibres affectent une
direction longitudinale ; cette tunique musculeuse, quoique très épaisse (elle représente à elle seule plus des deux tiers de
l'épaisseur de la paroi), est cependant beaucoup moins développée que sur le canal
déférent ;

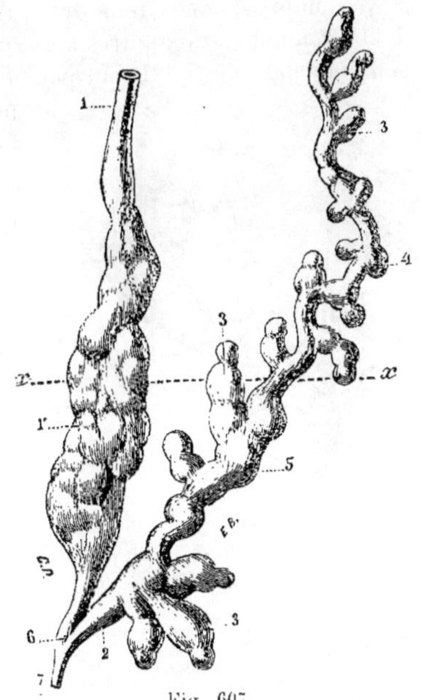

Fig. 607.

Vésicule séminale droite, déroulée et vue
par sa face postérieure (sujet de quarante ans, injection préalable au suif).

1. canal déférent, avec 1', son ampoule. — 2, vésicule séminale, avec : 3, ses prolongements latéraux ;
4, ses renflements en forme de cæcum ; 5, les bosselures de sa paroi. — 6, réunion de la vésicule avec
le canal déférent. — 7, canal éjaculateur.

L'horizontale *xx* indique le niveau de l'extrémité
supérieure de la vésicule, avant le déroulement.)

3° Une *tunique muqueuse*, de coloration blanchâtre, épaisse environ de 1 millimètre et tapissée en dedans par un épithélium cylindrique.

6° **Vaisseaux et nerfs**. — Les *artères*, destinées aux vésicules séminales, sont
fournies par la vésicale inférieure et par l'hémorrhoïdale moyenne, deux branches
de l'iliaque interne. — Les *veines*, remarquables à la fois par leur nombre et par
leur volume, forment à la surface extérieure des vésicules séminales, dans l'atmosphère conjonctive et musculeuse qui les engaine, une sorte de plexus, le *plexus
séminal*, que viennent grossir de nombreuses veines issues de la face postérieure
de la vessie. Il se continue en bas et en avant (fig. 528) avec le plexus vésico-
prostatique. — Les *lymphatiques*, comme les veines, forment tout autour des vésicules séminales un riche réseau. De ce réseau, naissent, à droite et à gauche, deux
ou trois troncs, lesquels viennent se jeter ensuite dans les ganglions situés sur la
partie latérale du bassin (SAPPEY). — Les *nerfs*, également fort nombreux, émanent

du plexus hypogastrique. On n'a pas encore pu les suivre au delà de la tunique musculeuse.

§ III. — CANAL ÉJACULATEUR

Au nombre de deux, l'un droit, l'autre gauche, les canaux éjaculateurs résultent de la réunion, à angle très aigu, de l'ampoule du canal déférent et de la vésicule séminale (fig. 607,7). Ils ont pour fonction d'amener dans le canal de l'urèthre le sperme accumulé dans ces deux réservoirs.

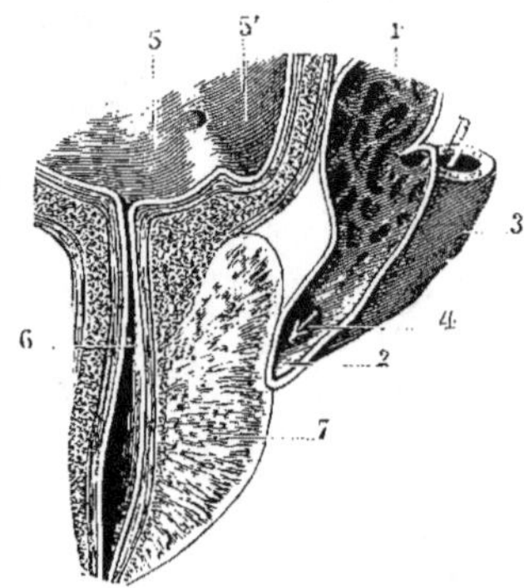

Fig. 608.

Coupe sagittale passant un peu à droite de la ligne médiane.

1. ampoule du canal déférent droit. — 2, origine du conduit éjaculateur droit. — 3, vésicule séminale droite, réséquée à sa partie moyenne. — 4. orifice par lequel la vésicule séminale s'ouvre dans le conduit éjaculateur. — 5, vessie, avec 5'. le bas-fond. — 6, urèthre. — 7. prostate.

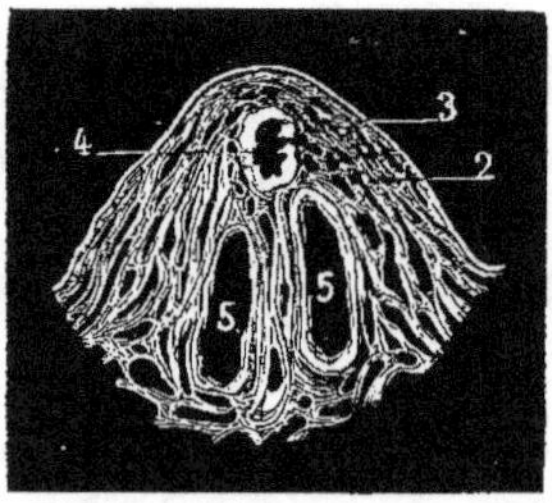

Fig. 609.

Les deux canaux éjaculateurs, vus sur une coupe transversale du veru montanum passant immédiatement en arrière de l'orifice de l'utricule prostatique (d'après HENLE).

2. tissu caverneux de l'urèthre. — 3. muqueuse uréthrale. — 4, utricule prostatique. — 5, 5, les deux canaux éjaculateurs.

1° Trajet. — Les deux canaux éjaculateurs se portent obliquement de haut en bas et d'arrière en avant. Peu après leur origine, ils pénètrent dans l'épaisseur de la prostate et viennent s'ouvrir, par deux petits orifices elliptiques, ordinairement peu visibles, sur la partie antérieure du veru montanum, à gauche et à droite de l'utricule prostatique (fig. 541,1), exceptionnellement dans l'utricule lui-même. MORGAGNI et DOLBEAU ont observé ce dernier mode de terminaison.

On a vu encore les canaux éjaculateurs s'ouvrir sur le veru montanum par un orifice commun et, dans un cas probablement unique, observé par CRUVEILHIER, les deux canaux se fusionnaient, au niveau de la réunion des racines des corps caverneux, en un canal unique qui longeait d'arrière en avant le dos de la verge et venait s'ouvrir à la base du gland. Dans ce dernier cas, il existait réellement deux canaux médians et superposés ; un canal supérieur ou canal génital et un canal inférieur ou canal urinaire.

2° Dimensions. — Les conduits éjaculateurs ont une longueur de 20 à 25 millimètres. Leur calibre mesure, en arrière, 1mm,5. Il diminue ensuite graduellement au fur et à mesure qu'on se rapproche de l'urèthre, de façon qu'à l'extrémité terminale du conduit, il ne présente plus que 0mm,5 de diamètre. Chacun des deux canaux éjaculateurs revêt donc, dans son ensemble, la forme d'un cône très allongé : il est, comme le canal déférent lui-même, mais à un degré moindre et dans un sens différent, légèrement infundibuliforme.

3° Rapports. — A leur origine et dans une étendue de quelques millimètres seulement, les canaux éjaculateurs sont libres au-dessus de la base de la prostate, baignant à ce niveau dans cette atmosphère conjonctivo-musculeuse dont nous avons signalé plus haut l'existence autour des vésicules séminales. Dans tout le reste de leur trajet (fig. 608), ils cheminent en plein tissu prostatique, plus ou moins accolés l'un à l'autre, mais jamais confondus. En arrivant au veru montanum, quelquefois plus tôt, ils s'écartent un peu l'un de l'autre pour livrer passage à l'utricule prostatique

(p. 637), qui suit à peu près la même direction. Canaux éjaculateurs et utricule prostatique occupent le centre d'un canal commun que leur forme la prostate : ils sont entourés d'une masse de tissu caverneux, qui s'interpose entre eux et le tissu prostatique (fig. 609, 5, 5) et dont nous verrons tout à l'heure le mode de formation.

4° Constitution anatomique. — Les conduits éjaculateurs présentent la même structure fondamentale que les canaux déférents, auxquels ils font suite. Nous retrouvons ici les trois tuniques celluleuse, musculeuse et muqueuse :

a. *Tunique celluleuse.* — La tunique celluleuse ou *adventice*, présente tout d'abord, dans la portion extra-prostatique du conduit, les mêmes caractères histologiques que sur le canal déférent. Plus bas, à l'entrée du conduit dans la prostate, la tunique celluleuse se confond, d'une part avec le tissu caverneux, d'autre part avec le tissu conjonctif de la glande.

b. *Tunique muqueuse.* — La tunique muqueuse, considérée à la partie supérieure du conduit, nous offre exactement les mêmes caractères que celle qui revêt le canal déférent et la vésicule séminale : elle est jaunâtre, irrégulièrement plissée, aréolaire, à épithélium cylindrique. En se rapprochant de l'urèthre, elle prend peu à peu une coloration blanchâtre ; en même temps, elle devient plus molle, plus mince, plus unie, presque lisse. Au voisinage de son abouchement dans l'urèthre, son épithélium devient pavimenteux.

c. *Tunique musculeuse.* — La tunique musculeuse nous présente encore, dans la portion extra-prostatique du canal éjaculateur, les trois plans de fibres qui caractérisent celle des canaux placés en amont. Mais, en pénétrant dans l'épaisseur de la prostate, cette tunique subit des modifications importantes. Le plan des fibres longitudinales internes persiste encore, quoique sensiblement atténué. Quant aux deux autres plans, ils se laissent envahir par des fibres élastiques et par de gros vaisseaux veineux, qui dissocient les strates musculaires et les transforment en un véritable tissu caverneux (fig. 609. B), lequel se continue du reste, au niveau du veru, avec la tunique vasculaire de l'urèthre.

5° Vaisseaux et nerfs. — Dans leur portion extra-prostatique, les canaux éjaculateurs reçoivent des artérioles de l'artère vésicale inférieure et des filets nerveux du plexus hypogastrique. Plus bas, dans leur portion prostatique, leur circulation et leur innervation se confondent avec celles de la prostate.

Voyez, au sujet des voies spermatiques : KLEIN, Art. *Canal déférent, vésicule séminale et canal éjaculateur* du STRICKER's Handbuch ; — BRISSAUD, *Étude anatomo-pathologique sur les effets de la ligature du canal déférent,* Arch. de Physiol., 1880 ; — PELLACANI, *Della struttura del funicolo spermatico in diversi periodi della vita.* Rev. sper. di Freniatria, 1883 et 1884 ; — GUELLIOT, *Des vésicules séminales, anatomie et pathologie.* Th. Paris. 1883 (cette thèse renferme une bibliographie détaillée) ; — ROMITI, *Sulla struttura del condotto deferente umano,* Atti della Soc. tosc., 1896.

ARTICLE IV

VERGE OU PÉNIS

La verge ou pénis (angl. et allem. *Penis*) est l'organe de la copulation chez l'homme : elle a pour fonction, dans l'acte du coït, de porter le sperme dans les parties génitales de la femme parcourues par l'ovule et de favoriser ainsi la fécondation. Elle est essentiellement constituée par des formations érectiles et c'est à leur présence qu'elle doit de pouvoir remplir la fonction importante qui lui est dévolue.

§ I. — CONSIDÉRATIONS GÉNÉRALES

1° Situation. — Envisagé dans la série des mammifères, l'organe copulateur du mâle se trouve constamment situé en avant de l'anus. Chez les monotrèmes et les marsupiaux, il est logé dans l'intérieur même du cloaque. Chez les autres mammifères, il est extérieur, prenant naissance entre l'anus et la symphyse pubienne. Chez la plupart d'entre eux, il s'avance jusqu'à cette symphyse et là se comporte de deux façons : ou bien il se dirige du côté de l'ombilic, plus ou moins enveloppé dans un repli tégumentaire qui le rattache à la ligne blanche abdominale ; ou bien, se dégageant des parties profondes, il s'infléchit sur lui-même et pend librement au-devant du pubis. Cette dernière disposition est celle qu'on observe chez tous les singes anthropoïdes. C'est aussi celle que nous rencontrons chez l'homme. Chez lui, le pénis est situé immédiatement au-dessus des bourses, au-devant de la symphyse pubienne, à laquelle il est solidement fixé, comme nous le verrons plus loin, par deux ligaments, l'un fibreux, l'autre élastique.

2° Direction et division. — La verge prend naissance à la partie antérieure du périnée, dans la loge que circonscrivent l'aponévrose superficielle et l'aponévrose moyenne. Elle se dirige tout d'abord, comme les branches ischio-pubiennes, obliquement en haut et en avant, du côté de la symphyse. Là, elle se dégage de la région profonde, devient libre et s'entoure alors d'une enveloppe cutanée. Nous pouvons donc lui considérer deux portions : une portion postérieure ou périnéale, une portion antérieure ou libre. Cette portion antérieure constitue la verge proprement dite. À l'état de repos ou de flaccidité (fig. 610,11), elle est molle, verticalement descendante, formant avec la portion périnéale un angle aigu, que l'on désigne sous le nom d'*angle pénien*. À l'état d'érection (fig. 610,12), elle devient dure, turgescente, à la fois beaucoup plus longue et plus volumineuse. En même temps elle se relève du côté de l'abdomen et, ainsi relevée, prolonge la direction de la portion périnéale : la verge, dans son ensemble, décrit alors une longue courbe, dont la concavité, peu accentuée, regarde en haut et en arrière.

3° Dimensions. — Les dimensions de la verge sont naturellement fort différentes suivant qu'on la considère à l'état de repos ou à l'état d'érection. — Dans le premier cas, sa longueur, mesurée de la symphyse à l'extrémité antérieure du gland, est de 10 à 11 centimètres, 2 ou 3 centimètres en plus chez le vieillard. Sa circonférence, mesurée à sa partie moyenne, est de 8 ou 9 centimètres. — Dans le second cas, lorsque les aréoles des organes érectiles sont gorgées de sang, la verge, toujours dans sa portion présymphysienne, mesure en moyenne 15 ou 16 centimètres de longueur sur 10 ou 12 centimètres de circonférence.

§ II. — CONFORMATION EXTÉRIEURE ET RAPPORTS

On considère au pénis une partie moyenne ou corps et deux extrémités, l'une antérieure, l'autre postérieure.

1° Corps. — Le corps a la forme d'un cylindre un peu aplati d'avant en arrière.

Il nous présente, par conséquent : 1° une *face supérieure*, que l'on désigne généralement sous le nom de *dos de la verge* ; 2° deux *bords latéraux*, arrondis et
mousses; 3° une *face inférieure*, dont la partie médiane se soulève, au moment de
l'érection, en une saillie longitudinale formée par l'urèthre.

2' Extrémité postérieure. — L'extrémité postérieure ou *racine de la verge* se
trouve profondément située dans l'épaisseur du périnée. Elle est fixée à la paroi

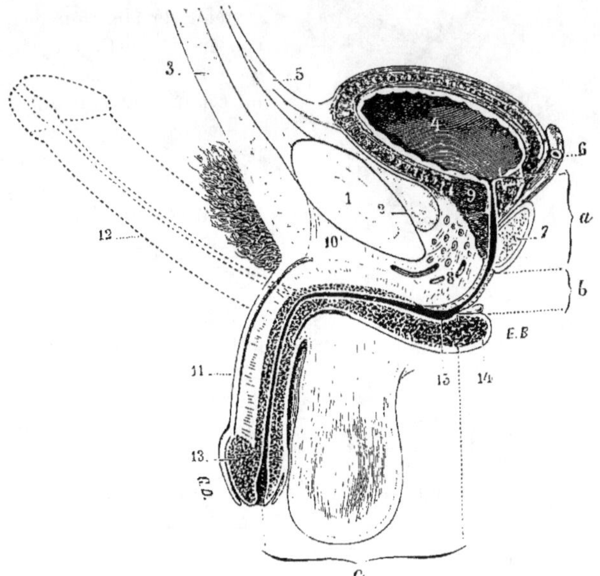

Fig. 610.

Coupe médio-verticale de la verge chez l'homme (segment droit de la coupe.

1, symphyse pubienne. — 2, espace prévésical. — 3, paroi abdominale. — 4, vessie. — 5, ouraque. — 6, vésicule
séminale et canal déférent. — 7, prostate. — 8, plexus de Santorini. — 9, sphincter vésical. — 10, ligament suspenseur de la verge. — 11, verge à l'état de flaccidité. — 12 en pointillé), verge à l'état d'érection. — 13, gland. —
14, bulbe de l'urèthre. — 15, cul-de-sac du bulbe.
a, urèthre prostatique. — *b*, urèthre membraneux. — *c*, urèthre spongieux.

antérieure du bassin, d'une part par l'insertion des corps caverneux aux branches
ischio-pubiennes, d'autre part par un ligament spécial, le *ligament suspenseur
de la verge*.

Ce ligament (fig. 611,1) revêt la forme d'une lame triangulaire, dont le sommet,
dirigé en haut, s'insère à la fois sur la partie supérieure de la symphyse et sur
la partie avoisinante de la ligne blanche abdominale. De là, il se porte en bas
et en avant, en s'élargissant graduellement à la manière d'un éventail. Parvenues sur la face dorsale de la verge au niveau de l'angle pénien, les fibres constitutives du ligament suspenseur se divisent en médianes et latérales. Les fibres
médianes se fixent à l'albuginée des corps caverneux, à droite et à gauche de la
veine dorsale de la verge. Les fibres latérales forment deux lamelles blanchâtres,
qui, s'écartant l'une de l'autre, contournent latéralement les corps caverneux et
se rejoignent au-dessous d'eux, constituant ainsi une sorte de sangle (fig. 614,8')
qui supporte la verge et détermine la formation de l'angle pénien. Le ligament

suspenseur de la verge se compose presque exclusivement de fibres élastiques. Le plus grand nombre de ces fibres se fixent à l'enveloppe fibreuse de la verge ; les autres, descendant plus bas, se perdent dans le raphé des bourses (fig. 592,5).

En arrière du ligament suspenseur. la racine de la verge est encore fixée à la paroi antérieure du bassin par un système de faisceaux conjonctifs, dont l'ensemble constitue le *ligament fibreux du pénis* de Luschka (fig. 611,10). Ces faisceaux sont à la fois très épais et très courts : sur les côtés, ils unissent l'enveloppe fibreuse de la verge à l'arcade pubienne ; sur la ligne médiane, ils rattachent l'urèthre à la partie inférieure de la symphyse et à l'aponévrose périnéale moyenne.

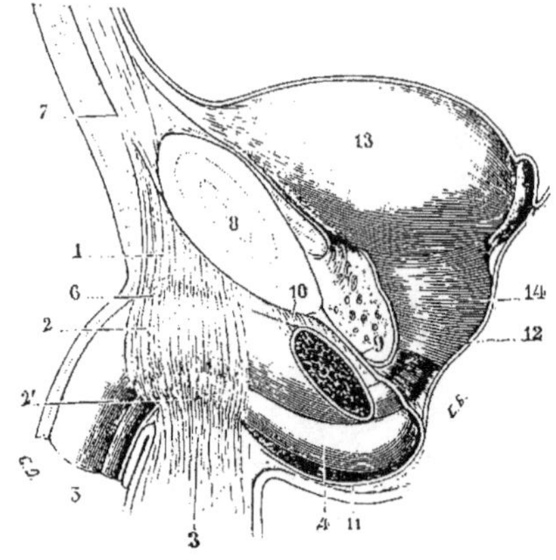

Fig. 611.

Le ligament suspenseur de la verge, vu par son côté gauche.

1, ligament suspenseur de la verge (*en jaune*). — 2, sa moitié gauche, contournant le corps caverneux correspondant et se réunissant, en 2', avec celui du côté opposé. — 3, fibres de ce ligament, descendant dans la cloison des bourses. — 4, portion périnéale de la verge. — 5, sa portion libre. — 6, angle pénien. — 7, ligne blanche abdominale. — 8, symphyse pubienne. — 9, aponévrose périnéale moyenne. — 10, ligament fibreux du pénis. — 11, aponévrose périnéale inférieure. — 12, aponévrose prostato-péritonéale. — 13, vessie. — 14, prostate.

3° Extrémité antérieure. — L'extrémité antérieure de la verge est constituée par le *gland*, lequel est plus ou moins recouvert par un repli, moitié muqueux, moitié cutané, appelé *prépuce*.

A. GLAND. — Le gland est une saillie conoïde formée, comme nous l'avons déjà vu (p. 629), par un renflement du corps spongieux de l'urèthre. Il nous offre à considérer un sommet, une base et une surface extérieure :

a. *Sommet.* — Son sommet, dirigé en avant, nous présente (fig. 612,2) une fente verticale de 6 à 8 millimètres de hauteur. le *méat urinaire*.

b. *Base.* — Sa base est fortement oblique de haut en bas et d'arrière en avant, autrement dit est taillée en biseau aux dépens de la face inférieure. D'autre part, comme son diamètre est supérieur à celui du corps du pénis, il déborde partout ce dernier, formant autour de lui un relief circulaire qui constitue ce qu'on appelle la *couronne du gland* (fig. 613,1'). Ce relief est beaucoup plus prononcé du côté de la face dorsale du pénis que du côté de sa face inférieure. Il est délimité en arrière par un sillon, comme lui circulaire, le *sillon coronaire* ou *sillon balano-préputial*. La portion du pénis qui répond à ce sillon, étant naturellement rétrécie, a reçu le nom de *col*.

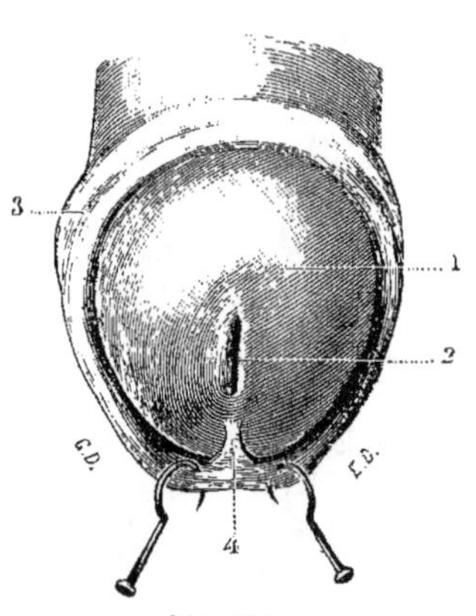

Fig. 612.

Le gland et le méat urinaire, vus de face.

1, gland. — 2, méat urinaire. — 3, bord libre du prépuce. — 4, frein.

c. *Surface extérieure, frein ou filet.* — La surface extérieure du gland est partout lisse et unie. Sa face supérieure, par suite de la direction oblique de la base, a environ deux fois la longueur de sa face inférieure. Cette dernière nous présente sur la ligne médiane un sillon longitudinal qui commence un peu en arrière du méat urinaire et s'étend de là, en s'élargissant, jusqu'au sillon balano-préputial (fig. 613, 5). Dans ce sillon, s'insère un petit repli muqueux de forme triangulaire, le *frein* ou *filet* (6), qui va s'attacher, d'autre part, à la partie correspondante du prépuce.

Le *filet de la verge* est plus ou moins long suivant les sujets. Le plus souvent, il ne prend naissance qu'à 8 ou 10 millimètres en arrière du méat urinaire ; dans ces conditions, on le conçoit, il permet toujours au prépuce de se rabattre facilement en arrière du gland, en découvrant entièrement ce dernier. Sur certains sujets, cependant, on le voit s'étendre jusqu'au voisinage du méat ou même jusqu'à cet orifice : dans ce cas, il est parfois si court qu'il apporte une gêne à la locomotion du prépuce, rend l'érection douloureuse et peut même se déchirer au moment du coït. Quels que soient sa longueur et son mode d'insertion, le filet interrompt toujours à son niveau le sillon balano-préputial.

Sur les faces latérales du frein se voient deux petites fossettes en cul-de-sac, les *fossettes latérales du frein* (fig. 613, 7), auxquelles aboutissent les extrémités du sillon précité. Ces fossettes, bien décrites par VALENTI (1886), sont tantôt bilatérales dans les deux tiers des cas, tantôt unilatérales. Elles ont une forme arrondie et sont bordées parfois par une sorte de bourrelet circulaire. Leur revêtement interne est identique à celui du gland et de la face interne du prépuce.

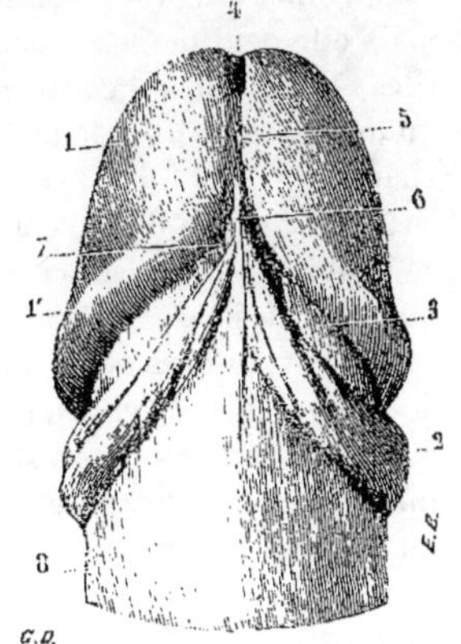

Fig. 613.

Le gland, vu par sa face inférieure.

1, gland, avec 1', sa couronne. — 2, prépuce, ramené en arrière. — 3, sillon balano-préputial. — 4, méat urinaire. — 5, sillon médian. — 6, frein ou filet. — 7, fossettes latérales du filet. — 8, corps de la verge.

B. PRÉPUCE. — Le prépuce est un repli tégumentaire qui se dispose en forme de manchon tout autour du gland.

a. *Mode de formation et rapports.* — Son mode de formation est le suivant : la peau du pénis, arrivée à l'extrémité antérieure de l'organe, se replie en dedans et, s'adossant à elle-même, se dirige d'avant en arrière, en même temps qu'elle prend tous les caractères d'une membrane muqueuse ; elle se porte ainsi jusqu'au sillon balano-préputial ; là, elle se réfléchit de nouveau, cette fois d'arrière en avant, pour tapisser le gland et se continuer, au niveau du méat, avec la muqueuse du canal de l'urèthre. Ainsi constitué, le repli préputial nous présente : 1° une surface extérieure cutanée, qui, sans ligne de démarcation aucune, se continue avec l'enveloppe cutanée du corps du pénis ; 2° une surface intérieure muqueuse, qui se moule exactement sur le gland, mais sans lui adhérer, si ce n'est à la partie inférieure, où prépuce et gland sont unis l'un à l'autre par ce repli médian que nous avons décrit plus haut sous le nom de frein ou filet; 3° une circonférence postérieure, adhérente, qui répond au sillon balano-préputial ; 4° une circonférence antérieure, entièrement libre, qui constitue ce qu'on appelle l'*anneau* ou l'*orifice préputial*.

b. *Cavité du prépuce.* — Entre le prépuce et le gland, existe une cavité ordinairement virtuelle, la *cavité du prépuce.* Sur les parois de cette cavité, se dépose, chez les individus malpropres, une matière blanchâtre, caséeuse, très odorante, à laquelle on a donné le nom de *smegma*. Le smegma préputial est essentiellement formé par des cellules épithéliales desquamées, auxquelles viennent se mêler les produits de sécrétion d'un certain nombre de glandes sébacées (voy. plus loin, p. 737).

c. *Dimensions*. — La longueur du prépuce varie beaucoup suivant les sujets. — Tantôt, il s'étend jusqu'au sommet du gland ou même le déborde en formant au-devant de lui comme une sorte de vestibule. C'est la disposition que l'on observe chez l'enfant, avant l'âge de puberté. Elle se modifie ordinairement chez l'adulte, mais elle peut persister cependant chez ce dernier avec tous ses caractères infantiles. — Tantôt, au contraire, il s'arrête en arrière du méat et ne recouvre alors qu'une portion du gland, ses deux tiers, sa moitié ou seulement son tiers postérieur. D'autres fois, il est encore plus court : il se trouve réduit à un simple collier situé en arrière de la couronne et, dans ce cas, le gland tout entier se trouve constamment à découvert. — Quant à l'orifice préputial, il est, dans la grande majorité des cas, suffisamment large pour permettre au prépuce d'excursionner librement au-dessus du gland, en d'autres termes, pour permettre à ce dernier de sortir de son enveloppe au moment de l'érection et d'y rentrer de nouveau quand l'érection cesse. Il est des sujets, cependant, où ses dimensions sont inférieures à celles du gland, auquel cas ce dernier renflement se trouve continuellement emprisonné dans la cavité préputiale : c'est à cette disposition, souvent fort gênante pour l'exercice du coït, qu'on donne le nom de *phimosis*, lequel phimosis peut, d'ailleurs, être congénital ou accidentel.

§ III. — Constitution anatomique

Envisagée au point de vue de sa structure, la verge est essentiellement constituée par deux ordres de formations : 1° par des *organes érectiles*, qui occupent ses parties centrales ; 2° par un système d'*enveloppes*, qui sont jetées tout autour de ces derniers.

A. — Organes érectiles de la verge

Les organes érectiles sont susceptibles, comme leur nom l'indique, d'entrer en érection, et ils ont pour attribution de donner à la verge la rigidité qui lui est nécessaire pour l'acte de la copulation. Ils comprennent : 1° les deux *corps caverneux*, qui appartiennent en propre à la verge ; 2° le *corps spongieux*, qui est une dépendance de l'urèthre.

1° Corps caverneux. — Les corps caverneux occupent le plan dorsal de la verge. Leur longueur est de 15 à 16 centimètres à l'état de flaccidité, de 20 à 21 centimètres à l'état d'érection. Ils revêtent la forme de deux cylindres, adossés sur la ligne médiane à la manière des canons d'un fusil double et s'étendant sans interruption depuis le périnée jusqu'à la base du gland. Sur les points où ils entrent en contact, les deux corps caverneux ne sont pas seulement adossés, ils sont fusionnés au point que leurs parois, au lieu de former deux membranes adjacentes, ne constituent qu'une seule cloison, le *septum penis* (fig. 622, 6). Encore convient-il d'ajouter que cette cloison est incomplète, je veux dire qu'elle présente çà et là de nombreuses lacunes, à travers lesquelles les aréoles des deux corps caverneux communiquent largement entre elles. Nous y reviendrons plus loin.

A. Conformation extérieure et rapports. — Fusionnés l'un à l'autre, comme nous venons de le dire, les deux corps caverneux ne forment pour ainsi dire qu'un seul organe, impair et médian, de forme cylindroïde, un peu aplati d'avant en arrière, nous présentant par conséquent quatre faces et deux extrémités :

a. *Face supérieure.* — La face supérieure ou dorsale est creusée d'une gouttière médiane et antéro-postérieure : c'est la *gouttière sus-caverneuse,* dans laquelle chemine la veine dorsale profonde (fig. 622, 7), flanquée, à droite et à gauche, de l'artère dorsale et du nerf de même nom.

b. *Face inférieure.* — La face inférieure nous présente, elle aussi, une gouttière longitudinale et médiane, la *gouttière sous-caverneuse.* Cette gouttière, beaucoup plus large que la précédente, est occupée (fig. 622, 2) par le corps spongieux de l'urèthre.

c. *Faces latérales.* — Les faces latérales, convexes et régulièrement arrondies, sont contournées de bas en haut par les branches radiculaires de la veine dorsale profonde de la verge.

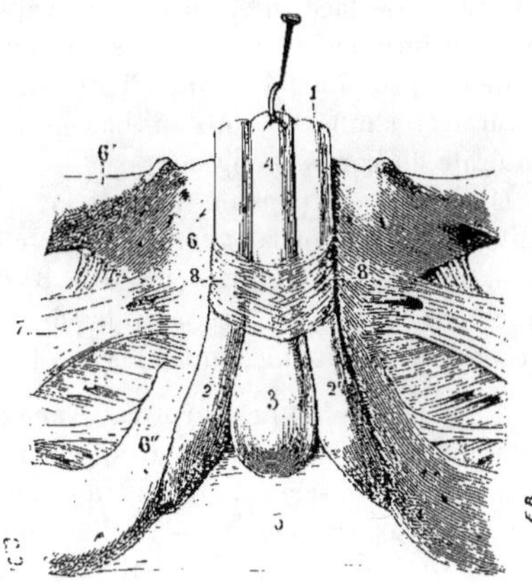

Fig. 614.

La racine de la verge, vue par sa face inférieure.

1, corps du pénis, érigné en haut. — 2, 2'. racines des corps caverneux. — 3, bulbe de l'urèthre. — 4. corps spongieux de l'urèthre. — 5, aponévrose périnéale moyenne. — 6. corps du pubis, avec 6', sa branche horizontale et 6'', la branche ascendante de l'ischion. — 7. membrane obturatrice — 8, 8', sangle formée autour de la verge par le ligament suspenseur.

d. *Extrémité postérieure.* — Le cylindroïde formé par les corps caverneux, arrivé au niveau de la symphyse pubienne, se divise en deux branches divergentes qui constituent ses *racines.* Chacune d'elles se porte obliquement en dehors, en arrière et en bas, en s'effilant graduellement : elle se termine, par conséquent, en une sorte de pointe, dont le sommet occupe à peu près le milieu des branches ischio-pubiennes (fig. 614, 2 et 2'). Par son côté supérieur, la racine du corps caverneux repose sur la branche descendante du pubis : elle lui est intimement unie par un tissu conjonctif très serré, qui se confond d'une part avec le périoste et d'autre part avec l'enveloppe propre de l'organe érectile. Par son côté inférieur, elle répond au muscle ischio-caverneux dont les faisceaux l'englobent (voy. fig. 645 et 654) d'une façon plus ou moins complète.

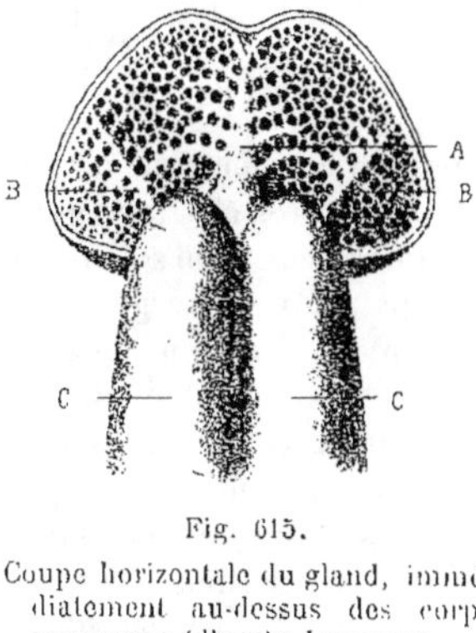

e. *Extrémité antérieure.* — A leur extrémité antérieure, chaque corps caverneux se termine par une sorte de pointe mousse, qui constitue son sommet. Les deux sommets, le droit et le gauche, sont séparés l'un de l'autre par un petit angle dièdre à ouverture dirigée en avant. Cet angle

Fig. 615.

Coupe horizontale du gland, immédiatement au-dessus des corps caverneux (d'après JARJAVAY).

A. prolongement fibreux médian des corps caverneux dans le gland ; sa terminaison au méat ; les lamelles latérales qu'il émet. — B. B. prolongements fibreux latéraux des corps caverneux ; ils se détachent de l'extrémité antérieure de ces corps, tandis que le prolongement médian naît de leur intervalle.

dièdre est comblé (fig. 615, A) par une expansion fibreuse qui se dirige en avant et qui constitue le *ligament antérieur des corps caverneux.*

Aplati de haut en bas, le ligament antérieur des corps caverneux nous offre

à considérer deux faces, l'une supérieure, l'autre inférieure, et deux bords
latéraux. La face inférieure, concave, répond à la muqueuse uréthrale, qui lui
adhère intimement. La face supérieure, convexe, donne naissance à une multitude de prolongements qui s'irradient dans l'épaisseur du gland. Les deux bords
latéraux, s'infléchissant en bas et en arrière, viennent se fixer sur la partie
latérale du corps spongieux.

Outre cette expansion fibreuse médiane, qui, comme on le voit, unit l'extrémité
antérieure des corps caverneux à la cupule postérieure du gland, JARJAVAY décrit
deux expansions latérales (fig. 615, B, B'), moins importantes, qui se dirigent obliquement vers les parties latérales du gland, émettant dans tous les sens des lames
de plus en plus ténues entre les aréoles.

B. STRUCTURE. — Les corps caverneux se composent : 1° d'une enveloppe propre ;
2° d'un système de trabécules, émanant de cette enveloppe ; 3° d'un système
d'aréoles circonscrites par les trabécules.

a. *Enveloppe propre*. — L'enveloppe propre ou albuginée est une membrane
blanchâtre, de consistance fibreuse, présentant exactement la même forme et les

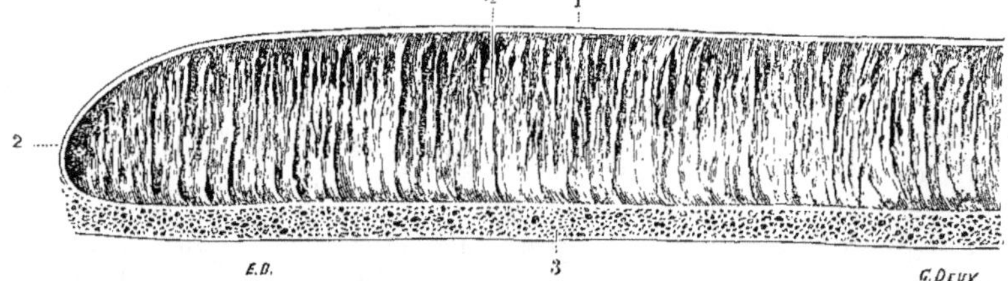

Fig. 616.

La cloison médiane des corps caverneux, vue par sa face latérale gauche.

(Les corps caverneux ont été injectés au suif.)

1, corps caverneux, avec 2, son extrémité antérieure. — 3, corps spongieux — 4, cloison médiane en forme de peigne
(cloison pectiniforme), avec ses dents verticales et ses fentes interdentaires.

mêmes dimensions que les corps caverneux qu'elle entoure. Elle est à la fois très
extensible, très élastique et très résistante : elle supporte sans se rompre des poids
considérables et l'on sait qu'on peut soulever un cadavre en le prenant par la verge.
Son épaisseur, la verge étant à l'état de flaccidité, varie de 1 à 2 millimètres. Au
moment de l'érection, elle s'amincit peu à peu au fur et à mesure que les corps
caverneux augmentent de volume et ne présente plus, quand l'érection est complète, qu'un demi-millimètre d'épaisseur ou même moins.

Histologiquement, l'albuginée se compose de faisceaux conjonctifs, entremêlés
de fibres élastiques. Les faisceaux conjonctifs se disposent suivant deux plans :
un plan superficiel, comprenant des faisceaux à direction longitudinale ; un plan
profond, formé par des fibres circulaires. Quant aux fibres élastiques, elles sont
toujours fort nombreuses et forment dans leur ensemble un réseau très serré, plus
développé dans les couches profondes que dans les couches superficielles. Outre
ces deux éléments, fibres conjonctives et fibres élastiques, certains auteurs, KLEIN
entre autres, ont décrit dans l'albuginée un système de fibres musculaires lisses,
qui, comme les fibres conjonctives, seraient en partie longitudinales et en partie
circulaires : mais ces fibres musculaires sont rejetées par la plupart des anatomistes et, si on les rencontre chez quelques mammifères, elles semblent faire
complètement défaut chez l'homme.

La cloison médiane qui sépare l'un de l'autre les deux corps caverneux (*septum penis*) est, comme nous l'avons vu plus haut, une dépendance de l'albuginée et en a tous les caractères. Elle est, cependant, un peu plus mince et peut-être aussi un peu moins riche en fibres élastiques. Les faisceaux conjonctifs s'y disposent sous forme de petites colonnettes verticales, séparées les unes des autres par des intervalles ou fentes qui établissent de larges communications entre les deux corps caverneux. Il résulte d'une pareille disposition que, vue de face (fig. 616,4), la cloison médiane des corps caverneux, avec ses colonnettes et ses fentes étroites, ressemble assez bien à un peigne : c'est la *cloison pectiniforme* des corps caverneux. Nous ajouterons que ces fentes sont plus nombreuses dans la portion antérieure des corps caverneux que dans sa portion postérieure et, d'autre part, qu'elles n'occupent pas la partie moyenne de la cloison, mais qu'elles sont toujours plus rapprochées de la face dorsale de la verge que de sa face uréthrale.

b. *Système trabéculaire.* — De la face interne de l'albuginée se détachent de nombreux prolongements en forme de trabécules, les unes larges et lamelleuses, les

autres plus minces, plus ténues, ayant l'aspect de simples filaments. Toutes ces trabécules, quelles que soient leur forme et leurs dimensions, se dirigent les unes vers les autres, se rencontrent sous les angles les plus divers et se soudent réciproquement aux points de contact. Elles décomposent ainsi le vaste espace cylindrique que circonscrit l'albuginée en une multitude de compartiments, qui constituent les *aréoles* des corps caverneux.

Histologiquement, les trabécules précitées, qui forment, comme on le voit, les cloisons séparatives des aréoles, se composent, comme l'albuginée dont elles émanent, de fibres conjonctives et de fibres élastiques.

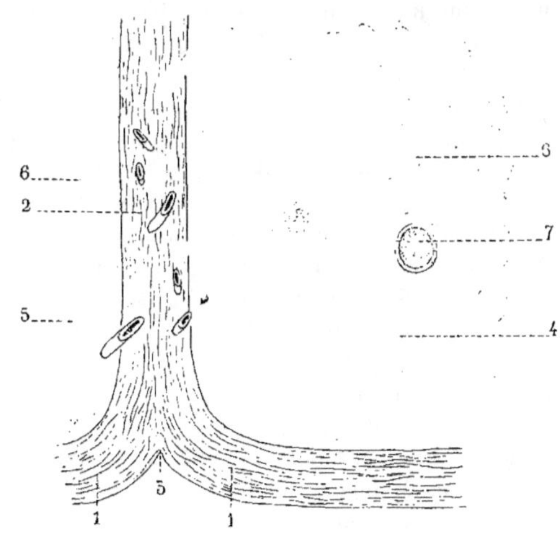

Fig. 617.

Coupe transversale de la verge après injection au suif des aréoles des corps caverneux.

L'injection du tissu caverneux a été faite à l'aide d'une canule introduite dans la racine du corps caverneux gauche.

1. albuginée. — 2. septum médian, traversé çà et là par des veines. — 3. gouttière uréthrale de la verge. — 4, une partie du corps caverneux gauche. — 5. une partie du corps caverneux droit. — 6, tissu caverneux, dont les aréoles sont distendues par la matière injectée. — 7. artère caverneuse.

A ces deux éléments viennent se joindre, chez la plupart des mammifères, des fibres musculaires lisses. Mais ces fibres varient beaucoup suivant les espèces : tandis que, chez un grand nombre d'animaux (âne, cheval, chien, éléphant), les cloisons qui circonscrivent les aréoles renferment manifestement des éléments musculaires, chez d'autres (taureau, baleine), ces cloisons sont exclusivement fibreuses. Les corps caverneux de l'homme nous présentent, sous ce rapport, une disposition intermédiaire : les grandes travées, au moment où elles se séparent de l'albuginée, ne renferment que des fibres conjonctives et élastiques ; les travées plus minces, qui leur font suite, possèdent toujours en même temps des fibres musculaires parfaitement développées.

Ces fibres musculaires ont été considérées jusqu'ici comme un des éléments constituants des trabécules qui se détachent de l'albuginée. Contrairement à cette opinion, Retterer, dans un travail récent, a fait remarquer qu'elles ne sont pas mélées aux éléments propres de ces trabécules, mais qu'elles constituent partout des formations indépendantes, en forme de faisceaux ou de membrane, et disposées tout autour des aréoles, entre celles-ci et leurs cloisons conjonctives. En conséquence, il n'hésite pas à les rattacher aux aréoles elles-mêmes et à les considérer comme appartenant réellement à l'élément vasculaire des tissus érectiles.

c. *Aréoles.* — Les aréoles des corps caverneux ont une forme très irrégulière et, d'autre part, sont très variables dans leurs dimensions. Relativement petites au voisinage de l'albuginée, elles augmentent de volume au fur et à mesure qu'on s'éloigne de cette membrane et présentent leur plus haut degré de développement dans la portion axiale de chaque corps caverneux. Quels que soient leur situation et leur volume, les aréoles communiquent toutes entre elles : une injection poussée sur n'importe quel point des corps caverneux se répand avec la plus grande facilité dans tout le système aréolaire.

La surface intérieure des aréoles présente un revêtement continu de cellules aplaties et minces, que l'on met facilement en évidence par l'imprégnation d'argent et qui nous offrent tous les caractères morphologiques des cellules endothéliales qui tapissent les vaisseaux capillaires. En conséquence, les aréoles ellesmêmes, que certains auteurs considèrent comme étant des cavités veineuses (Kölliker, Frey), ne sont que des capillaires fortement dilatés et reliés les uns aux autres par des anastomoses fort nombreuses. Comme tels, ils communiquent, sur un ou plusieurs points de leurs parois, avec les ramuscules terminaux des artères caverneuses suivant une modalité qui n'est pas encore bien connue et sur laquelle nous reviendrons plus loin (voy. *Artères*, p. 737. D'autre part, ils donnent naissance à des veines.

La nature capillaire des aréoles est très nette pour celles du corps spongieux de la plupart des mammifères, le cheval et l'homme exceptés : ces aréoles, en effet, entièrement dépourvues de faisceaux musculaires, sont formées exclusivement par des éléments conjonctifs et élastiques. Quant aux aréoles des corps caverneux, elles présentent autour d'elles, comme nous l'avons vu plus haut, une quantité plus ou moins considérable de fibres musculaires lisses, qui se disposent tantôt en faisceaux isolés, tantôt en nappes plus ou moins continues. Leur ensemble forme à la cavité vasculaire une sorte de tunique contractile qui, pour être incomplète, n'en a pas moins une grande valeur : c'est un élément nouveau, un élément surajouté. De ce fait, nos capillaires des corps caverneux diffèrent un peu des capillaires ordinaires : ce sont bien encore des capillaires, mais des capillaires contractiles, des capillaires qui se sont spécialisés en vue de la fonction toute particulière qui leur est dévolue.

2° Corps spongieux. — Le corps spongieux de l'urèthre (fig. 610) est un organe impair et médian, situé sur le plan inférieur du pénis. Sa longueur totale est de 12 à 16 centimètres.

A. Conformation extérieure et rapports. — Morphologiquement, il nous offre à considérer trois portions, savoir : 1° une portion moyenne, très longue mais relativement étroite, le *corps spongieux proprement dit*; 2° une extrémité postérieure, renflée, appelée *bulbe* ; 3° une extrémité antérieure, également renflée, constituant le *gland*.

a. *Portion moyenne ou corps spongieux proprement dit.* — La portion moyenne ou corps spongieux proprement dit occupe la gouttière antéro-postérieure et médiane que forment inférieurement les deux corps caverneux. Elle a la forme d'un long cylindre mesurant de 10 à 12 millimètres à l'état de repos, de 15 à 18 millimètres à l'état d'érection. Le canal de l'urèthre la traverse d'arrière en avant, en suivant à peu près sa ligne axiale. Il est à remarquer, cependant, qu'il est un peu plus rapproché de sa face supérieure que de sa face inférieure ; autrement dit, il existe une épaisseur plus grande de tissu érectile au-dessous qu'au-dessus du canal (fig. 539, p. 633).

b. *Extrémité postérieure ou bulbe.* — Le bulbe est le renflement postérieur du corps spongieux. Il a la forme d'une sorte de poire dont la grosse extrémité ou base (*tête* de quelques auteurs) est en arrière et en bas (fig. 610,14). Son axe se dirige obliquement d'arrière en avant et de bas en haut, comme les branches ischio-pubiennes. Sa longueur est de 3 centimètres en moyenne. On lui considère un sommet, une base, une face supérieure, une face inférieure et deux faces latérales. — Le *sommet* répond à l'angle de réunion des deux corps caverneux. Il se continue sur ce point, sans ligne de démarcation aucune, avec la portion moyenne du corps spongieux ci-dessus décrite. — La *base* répond au raphé que forment, en se réunissant l'un à l'autre, les deux muscles transverses du périnée ; elle est séparée de l'anus par un intervalle de 12 à 15 millimètres (quelques millimètres en moins chez le vieillard). Un sillon vertical et médian, plus ou moins accusé suivant les sujets, la divise en deux moitiés ou lobes. Ce sillon, indice manifeste de la duplicité primitive du bulbe, est continué en avant par une cloison fibreuse, comme lui verticale et médiane, qui se prolonge plus ou moins loin dans l'épaisseur de l'organe. — La *face inférieure* du bulbe repose sur l'aponévrose périnéale superficielle, à laquelle

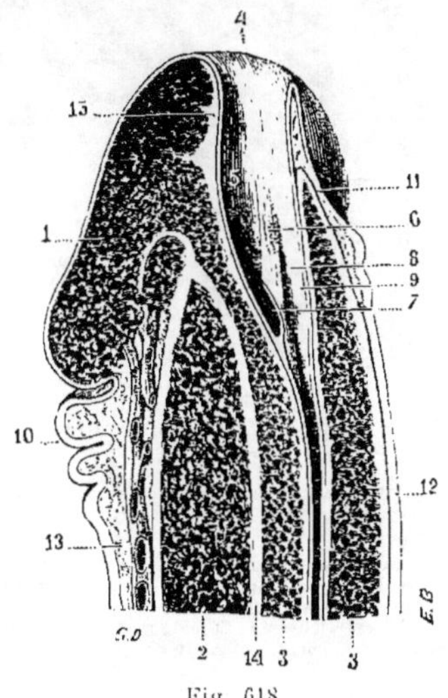

Fig. 618.

Coupe sagittale de l'extrémité antérieure de la verge, passant à 2 millimètres à gauche du plan médian.

1. gland. — 2. corps caverneux. — 3. 3. corps spongieux de l'urèthre. — 4. méat urinaire. — 5. fosse naviculaire. — 6. moitié gauche de la valvule de Guérin. — 7. sinus de Guérin, compris entre la valvule et la paroi antérieure de l'urèthre. — 8. bord latéral gauche de l'urèthre. — 9. sa face inférieure. — 10. prépuce ramené en arrière du gland. — 11. son frein. — 12. téguments. — 13. veine dorsale de la verge. — 14. cloison fibreuse séparant le corps caverneux du corps spongieux. — 15. débris de la cloison fibreuse médiane des corps caverneux, qui se prolongent jusqu'au méat.

elle est unie par un raphé médian. — Les *faces latérales*, convexes et arrondies, sont embrassées, ainsi que la face précédente, par les faisceaux à direction demi-circulaire des deux muscles bulbo-caverneux (voy. fig. 643). — La *face supérieure* répond à l'aponévrose périnéale moyenne et lui adhère intimement, surtout sur la ligne médiane. Par l'intermédiaire de cette aponévrose, elle est en rapport encore : 1° avec le muscle de Wilson, qui est placé au-dessus d'elle ; 2° avec le muscle de Guthrie et les glandes de Cowper, qui sont situés dans son épaisseur. Nous rappellerons en passant qu'à sa partie supérieure, le bulbe est traversé très obliquement par le canal de l'urèthre ; il résulte de cette obliquité (voy. fig. 537) que la gaine érectile dont s'entoure l'urèthre commence beaucoup plus tôt sur sa face inférieure que sur sa face supérieure. et que le renflement bulbaire nous apparaît comme développé exclusivement aux dépens de la partie sous-uréthrale de cette gaine. Nous rappellerons encore, pour en finir avec les rapports du bulbe, que cet organe est traversé d'arrière en avant. à droite et à gauche de la ligne médiane. par les canaux excréteurs des glandes de Cowper (voy. ces glandes, p. 753).

c. *Extrémité antérieure ou gland.* — Le *gland* ou renflement antérieur du corps spongieux a été déjà décrit plus haut (p. 724) à propos de la conformation extérieure de la verge. Nous n'y reviendrons pas ici. Nous ajouterons seulement que, contrairement au renflement bulbaire. il se développe surtout aux dépens de la portion sus-uréthrale du corps spongieux. Le tissu érectile fait même complètement défaut à sa partie inférieure et médiane. comme il fait défaut à la partie supérieure du cul-de-sac du bulbe.

Voici comment est formé le gland. Si nous suivons d'arrière en avant le manchon érectile qui constitue le corps spongieux. nous

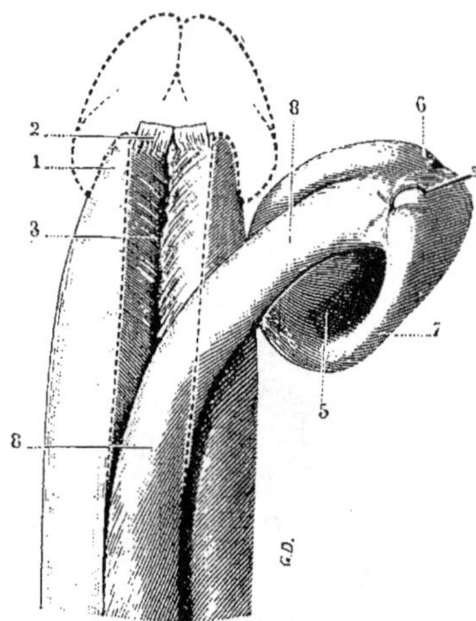

Fig. 619.

Mode d'union de l'extrémité antérieure des corps caverneux avec le gland.

(Le ligament antérieur des corps caverneux a été incisé et le gland, ainsi libéré. a été fortement érigné à droite.)

1. extrémité antérieure des corps caverneux. — 2, restes du ligament antérieur. — 3, gouttière uréthrale des corps caverneux. — 4. gland. avec : 5. sa cupule postérieure : 6. sa fente inférieure : 7, sa couronne : 8. 8, corps spongieux de l'urethre.

le voyons, sur sa face inférieure et à 1 centimètre environ en arrière du gland, se partager en deux moitiés, l'une droite, l'autre gauche. Cette division inférieure est constante. Elle est marquée par une fente étroite qui répond à l'insertion du frein et qui s'étend jusqu'au méat. Cette fente sous-uréthrale est comblée, par la muqueuse uréthrale d'abord, puis par un système de tractus conjonctif (fig. 620,6), qui unissent intimement l'une à l'autre les deux moitiés du corps spongieux et auquel pour cette raison on pourrait donner le nom, assurément un peu prétentieux, de *ligament inférieur du gland.* À sa partie supérieure, le cylindre spongieux nous présente égale-ment une division médiane : celle-ci, toutefois, est moins étendue et moins accusée que la précédente.

Il résulte d'une pareille disposition que le corps spongieux de l'urèthre se trouve représenté, à sa partie antérieure, non plus par un manchon com-plet, mais par deux lames latérales. Ces deux lames se prolongent jusqu'au méat. Là toutes les deux se recourbent en dehors et en arrière (fig. 620,4,4) et, après un trajet de 25 à 35 millimètres se terminent par un bord arrondi et mousse, qui n'est autre

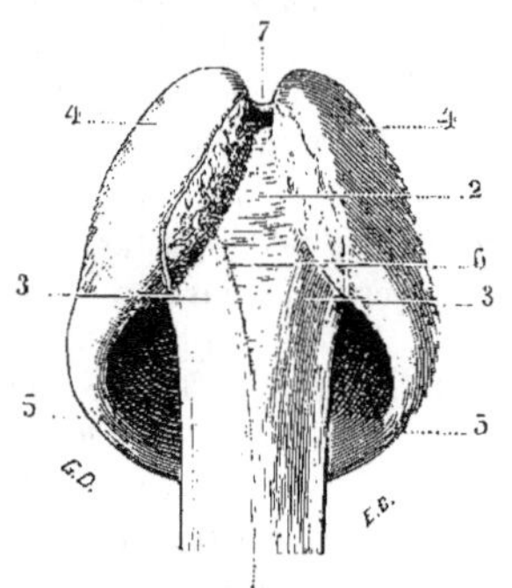

Fig. 620.

La partie inférieure de la portion glandaire des corps spongieux. vue de face.

La muqueuse du gland a été enlevée sur la face inférieure de l'organe.)

1 corps spongieux. — 2, fente mé-diane. — 3. 3, lamelles latérales du corps spongieux. formant la portion di-recte du gland. — 4. 4. portion réflé-chie du gland. — 5. couronne. — 6. tissu conjonctif. constituant le ligament inférieur du gland. — 7, méat urinaire.

que la couronne du gland.

Ces portions réfléchies du corps spongieux se comportent différemment en haut et en bas : en haut, elles arrivent réciproquement au contact et se fusionnent ; en bas, elles n'arrivent pas jusqu'à la ligne médiane (fig. 620) et, par conséquent, restent indépendantes l'une de l'autre.

Au total le gland envisagé comme renflement antérieur du corps spongieux est essentiellement constitué : 1° par deux lames latérales à direction postéro-antérieure, constituant ce qu'on pourrait appeler sa *portion directe* ; 2° par deux lames réfléchies à direction antéro-postérieure (*portion réfléchie*), fusionnées en haut, séparées en bas par une fente médiane. La portion directe et la portion réfléchie délimitent à la partie postérieure de l'organe une excavation en forme de cupule, la *cupule postérieure du gland* (fig. 619,5) : nous avons déjà vu que c'est dans cette cupule que vient se loger l'extrémité antérieure des corps caverneux de la verge.

B. Structure. — Le corps spongieux présente une structure analogue à celle des corps caverneux. Comme ces derniers, il se compose (fig. 621) d'une enveloppe propre ou albuginée, renfermant dans son intérieur un tissu érectile. Il diffère cependant des corps caverneux en ce que son albuginée est plus mince et plus riche en fibres élastiques : sur le gland, elle mesure à peine un quart de millimètre. En outre, ses travées sont plus délicates et ses aréoles beaucoup plus petites. Ce n'est guère que dans les parties centrales du bulbe qu'on rencontre ces grandes lacunes qui caractérisent les corps caverneux, partout ailleurs, et notamment au niveau du gland, le tissu érectile nous présente un système lacunaire très étroit.

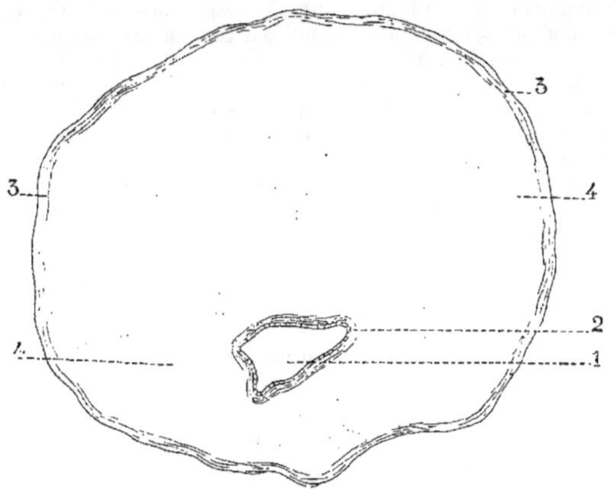

Fig. 621.

Coupe transversale du corps spongieux de l'urèthre, après injection au suif des aréoles du tissu caverneux.

L'injection des aréoles a été faite à l'aide d'une canule très fine introduite directement dans le corps spongieux.

1. canal de l'urèthre. — 2, muqueuse uréthrale. — 3. 3, albuginée. — 4. 4. tissu caverneux. dont les aréoles sont distendues par la matière injectée (les artères n'ont pas été dessinées).

Dans les descriptions qui précèdent, nous avons considéré le gland comme un simple renflement du corps spongieux. Cette opinion, émise autrefois par Ruysch (1737), adoptée plus tard par Jarjavay dans ses *Recherches anatomiques sur l'urèthre de l'homme* (1856), est celle que l'on trouve aujourd'hui dans tous les traités classiques. Elle repose sur les faits suivants : si l'on injecte les corps caverneux, la partie centrale du gland se gonfle, tandis que la partie périphérique ne change ni de volume ni de consistance ; si, au contraire, on pousse l'injection dans le bulbe, la partie périphérique du gland devient turgescente, tandis que sa partie centrale reste flasque. Mais ces faits ne sont nullement suffisants pour mettre les conclusions de Ruysch à l'abri de toute critique : ils établissent seulement l'existence d'étroites relations vasculaires entre la partie périphérique du gland et le corps spongieux ; ils ne démontrent nullement que les deux formations aient la même origine et, partant, la même signification morphologique. Dans un travail récent (1892), Retterer, en étudiant le développement du pénis sur des embryons et des fœtus de différents âges, est arrivé, en ce qui concerne la constitution anatomique du gland, à une conception toute différente. Pour lui, les corps caverneux du pénis se terminent, comme nous l'avons dit plus haut, en une sorte de pointe qui s'avance plus ou moins loin dans l'épaisseur du gland. Quant au corps spongieux, il accompagne l'urèthre jusque près du méat.

mais sans augmenter de volume et sans présenter le moindre renflement ; il se trouve circonscrit du reste, dans sa portion balanique comme dans sa portion pénienne, par la couche conjonctive qui lui appartient en propre et qui l'isole parfaitement des formations voisines.

L'extrémité antérieure des corps caverneux et l'extrémité antérieure du corps spongieux, réunies l'une à l'autre et incluses dans l'épaisseur du gland, constituent la portion axiale de cet organe, mais la portion axiale seulement. Tout autour d'elle, se dispose à la manière d'un manchon une lame périphérique, fort épaisse, surtout du côté dorsal, qui représente à ce niveau les enveloppes fibreuse et cutanée du pénis : elle en diffère, cependant, au point de vue structural, en ce qu'elle est formée par une couche continue, fibro-élastique. Cette couche fibro-élastique, dans laquelle viennent s'épanouir les branches terminales des artères et des nerfs dorsaux du pénis, se différencie plus tard en un véritable tissu érectile, et c'est elle qui forme, chez l'adulte, la portion périphérique du gland. En même temps qu'elle se développe, il s'établit des connexions entre ses artères et celle des formations érectiles situées dans son épaisseur : toutefois ces anastomoses artérielles, très nombreuses et très larges pour le corps spongieux, sont relativement rares et toutes petites pour les corps caverneux. Ce dernier fait nous rend parfaitement compte des résultats obtenus par Ruysch dans ses injections poussées alternativement dans les corps caverneux et dans les corps spongieux : dans le premier cas, l'injection ne pénètre pas dans la partie périphérique du gland, les anastomoses qui unissent le gland aux corps caverneux n'étant pas suffisamment développées pour lui livrer passage ; dans le second cas, et grâce aux larges anastomoses précitées, l'injection passe librement du réseau du corps spongieux dans celui du gland.

En résumé, le gland, à l'état de développement parfait, se compose, d'après Retterer, de deux portions bien différentes : 1° une *portion centrale* ou *axiale*, relativement fort réduite, comprenant l'extrémité antérieure du corps caverneux effilée en pointe et l'extrémité antérieure du corps spongieux ; cette dernière accompagne l'urèthre jusqu'auprès du méat, mais sans présenter le moindre renflement ; 2° une *portion périphérique*, beaucoup plus considérable que la portion centrale, enveloppant cette dernière à la manière d'un manchon, faisant corps avec elle et formée par une partie des deux enveloppes cutanée et fibreuse du pénis qui, à ce niveau, se sont fortement épaissies, surtout du côté dorsal, et sont devenues érectiles.

B. — Enveloppes de la verge

Les organes érectiles que nous venons de décrire sont entourés par un certain nombre d'enveloppes concentriques, qui continuent, au niveau de la verge, les plans superficiels des régions voisines. Nous les examinerons tout d'abord sur le corps de la verge. Nous verrons ensuite comment elles se comportent au niveau du prépuce.

1° Sur le corps de la verge. — Les enveloppes du corps de la verge sont au nombre de quatre. Ce sont, en allant des parties superficielles vers les parties profondes : 1° une enveloppe cutanée ; 2° une tunique musculeuse ; 3° une tunique celluleuse ; 4° une enveloppe élastique.

A. Enveloppe cutanée. — L'enveloppe tégumentaire de la verge fait suite, en arrière, à la peau de la région pubienne et des bourses. En avant, elle se replie sur elle-même, ainsi que nous l'avons vu plus haut, pour former le prépuce. Sa face inférieure est longée, d'arrière en avant, par un *raphé médian*, qui est la continuation de celui des bourses.

La peau de la verge est remarquable par sa finesse, par sa mobilité, par sa coloration foncée qui rappelle celle du scrotum. On y rencontre, dans toute son étendue, des poils et des glandes sébacées. Mais ces éléments décroissent à la fois en nombre et en dimensions, au fur et à mesure que l'on s'éloigne de la symphyse : dans la partie moyenne du corps du pénis, les poils ne sont déjà plus visibles à l'œil nu et, sur le prépuce, les glandes sébacées se trouvent réduites à des proportions tout à fait rudimentaires.

Histologiquement, l'enveloppe cutanée de la verge se distingue de la peau des autres régions du corps en ce que le derme est entièrement dépourvu de fibres musculaires lisses et, d'autre part, ne présente pas sur sa face profonde d'éléments adipeux ; il est exclusivement constitué par des fibres du tissu conjonctif et par une grande quantité de fibres élastiques.

B. ENVELOPPE MUSCULEUSE. — La peau de la verge est revêtue sur sa face profonde par un système de fibres musculaires lisses (fig. 622, 13), qui se continuent en arrière avec le dartos des bourses et dont l'ensemble constitue le *dartos pénien* (muscle *péripénien* de SAPPEY). La grande majorité de ces fibres est longitudinale : les autres se disposent suivant une direction oblique ou même transversale, croisant les précédentes sous les angles les plus divers. Dans le tiers antérieur du pénis, le dartos, par suite de ces entrecroisements divers, revêt un aspect plus ou moins plexiforme.

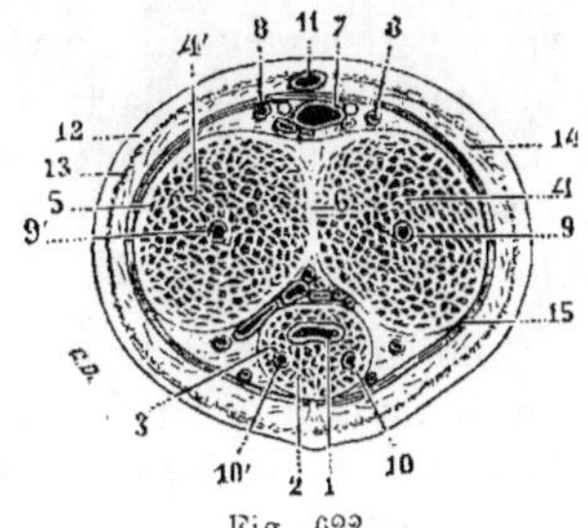

Fig. 622.

Coupe vertico-tranversale de la verge.

1. canal de l'urèthre. — 2, corps spongieux de l'urèthre. — 3. son albuginée. — 4, 4'. corps caverneux. — 5. albuginée des corps caverneux. — 6. cloison — 7. veine dorsale profonde. — 8, 8'. artères dorsales et nerfs dorsaux. — 9, 9'. artères caverneuses. — 10, 10'. branche antérieure de l'artère bulbo-uréthrale. — 11, veine dorsale superficielle — 12, peau. — 13, dartos. — 14. couche celluleuse. — 15. fascia pénis.

Le dartos s'étend sans discontinuité jusqu'à l'orifice du prépuce. Arrivé là, il se comporte exactement comme la peau, c'est-à-dire qu'il se replie en dedans et se porte, en s'atténuant de plus en plus, jusqu'au col du pénis.

Les fibres musculaires péripéniennes se contractent sous certaines influences, notamment sous l'action du froid. Elles compriment alors, surtout leur pourtour, les organes érectiles et réduisent d'autant les dimensions transversales du pénis. Intervenant dans l'orgasme vénérien, elles compriment les canaux veineux situés au-dessous d'elles et, en favorisant ainsi la stase veineuse dans l'organe copulateur, elles contribuent au phénomène de l'érection.

C. ENVELOPPE CELLULEUSE. — Au-dessous de la peau et du dartos, se trouve une couche de tissu cellulaire lâche, très riche en fibres élastiques, à peu près dépourvue de graisse. Cette couche (fig. 622, 14), au sein de laquelle cheminent les vaisseaux et les nerfs superficiels, se prolonge jusque dans le prépuce. C'est à elle que la peau, doublée du dartos, est redevable de sa grande mobilité.

D. ENVELOPPE ÉLASTIQUE. — L'enveloppe élastique, encore appelée *fascia pénis* (fig. 622, 15), repose directement sur les organes érectiles, auxquels elle forme une gaine commune et qui lui adhèrent intimement. C'est sur elle que glissent la peau et le dartos dans les différentes excursions du prépuce. Le long du raphé médian inférieur du pénis, elle est unie à la fois (voy. fig. 622) à la peau et au corps spongieux de l'urèthre.

Le fascia pénis répond encore, par sa face profonde, aux vaisseaux qui se rendent aux corps érectiles ou qui en proviennent. Il est en rapport notamment : 1° sur les côtés, avec les veines latérales qui convergent vers la veine dorsale profonde ; 2° sur la ligne médiane, dans la gouttière sus-caverneuse, avec cette même veine dorsale profonde, avec les deux artères dorsales et les deux nerfs de même nom.

En arrière, le fascia pénis se continue, d'une part avec le ligament suspenseur, d'autre part avec l'aponévrose périnéale superficielle. En avant (fig. 623, 4), il s'attache à la base du gland, et aussi au cul-de-sac circulaire que forme la muqueuse du prépuce en se réfléchissant sur la couronne. L'enveloppe élastique du pénis est donc beaucoup plus courte que les trois enveloppes précédentes et, contrairement à ces dernières, ne prend aucune part à la constitution du prépuce.

Envisagé au point de vue de sa structure, le fascia pénis se compose presque exclusivement de fibres élastiques ; à ces fibres élastiques viennent se joindre, mais à titre d'éléments purement secondaires, un certain nombre de fibres du tissu conjonctif. La membrane en question est donc essentiellement élastique et c'est à tort que certains auteurs lui donnent le nom d'enveloppe fibreuse. Grâce à cette élasticité, mise en jeu au moment de l'érection par le fait de la turgescence des corps caverneux et du corps spongieux, elle comprime les veines profondes du pénis, tout comme le dartos comprime les veines superficielles, et, comme ce dernier, favorise la stase sanguine dans les aréoles des organes érectiles. Le fascia pénis devient ainsi l'un des facteurs, facteur important quoique purement mécanique, du phénomène de l'érection.

2° Sur le prépuce. — En étudiant les différentes enveloppes de la verge, nous avons indiqué la part respective que prend chacune de ces enveloppes à la constitution anatomique du prépuce. Il nous suffira donc, pour fixer le lecteur sur la structure de cet organe, de réunir ici, en manière de conclusions, les éléments épars dans les pages qui précèdent.

A la constitution du prépuce concourent les trois enveloppes superficielles de la verge. Mais comme les deux premières sont repliées sur elles-mêmes, doubles

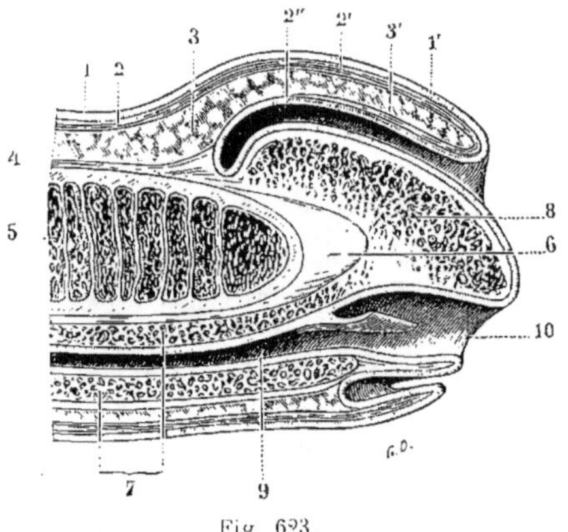

Fig. 623.

Coupe sagittale de la partie antérieure de la verge, pour montrer le mode de constitution du prépuce.

1. 1', peau de la verge et du prépuce. — 2, dartos, avec 2' et 2''. sa continuation sous la peau (2') et sous la muqueuse (2'') du prépuce. — 3. 3', tissu conjonctif souscutané de la verge et du prépuce. — 4. fascia pénis. — 5, corps caverneux, avec 6, son ligament antérieur. — 7, corps spongieux. — 8. glande dépendant du corps spongieux). — 9. urèthre. — 10, méat urinaire

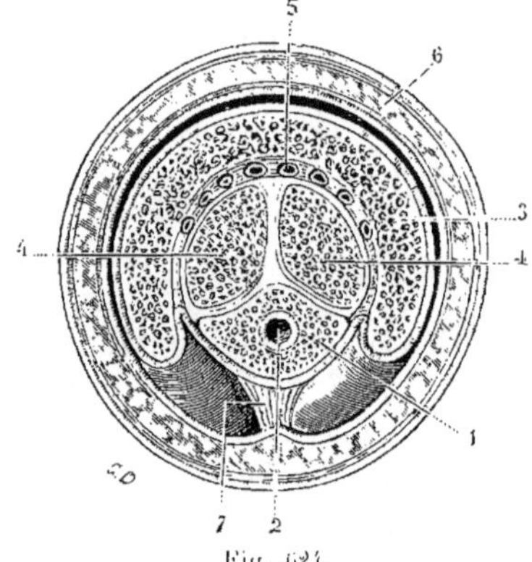

Fig. 624.

Coupe transversale du gland passant par la couronne.

(Les corps caverneux ont été injectés en rouge; les corps spongieux et le gland, qui en dépend, ont été injectés en bleu.)

1. corps spongieux. — 2. corps de l'urèthre. — 3. gland. — 4. corps caverneux. 5. grosses veines, constituant les origines de la veine dorsale profonde. — 6. prépuce, avec ses différentes couches. 7. frein.

par conséquent, nous rencontrons en réalité, en allant des parties superficielles vers la cavité préputiale cinq couches différentes. Ce sont : 1° une couche tégumentaire, la peau ; 2° une couche musculeuse, formée par le dartos ; 3° une couche celluleuse, qui n'est que la continuation de la couche homonyme de la verge : 4° une deuxième couche musculeuse, qui n'est autre que le dartos, lequel s'est réfléchi en dedans au niveau de l'anneau préputial ; 5° une dernière couche, enfin, qui n'est que la couche tégumentaire, repliée sur elle-même comme la couche musculeuse.

Toutefois cette couche tégumentaire, en passant de la face superficielle du prépuce à sa face profonde, change de nature : elle devient une membrane muqueuse (*muqueuse du prépuce*) et en conserve tous les caractères en s'étalant ensuite sur le gland (*muqueuse du gland*). Elle possède bien encore des papilles, mais elle est entièrement dépourvue de glandes sudoripares et de poils. Par contre, elle nous présente de nombreuses glandes sébacées rudimentaires, connues sous le nom de *glandes de Tyson*. Ces glandes siègent, de préférence, vers le fond de la cavité préputiale : dans le sillon balano-préputial, sur la couronne du gland et dans les fossettes latérales du frein. Leur structure rappelle exactement celle des glandes sébacées. Leur produit de sécrétion, de consistance huileuse et d'odeur forte, constitue l'un des éléments du smegma préputial (p. 725).

La signification des formations épithéliales décrites sous le nom de glandes de Tyson est une question encore controversée. Ces glandes, admises par la plupart des histologistes modernes (Frey, Schenk, Gegenbaur, Stöhr, Schafer, Böhm et Davidoff), ont été rejetées dans ces derniers temps par le professeur Stieda et par l'un de ses élèves, Hans Sprunck, qui en a fait le sujet de sa thèse inaugurale (Königsberg, 1897). H. Sprunck conclut de ses nombreuses recherches qu'il n'y a pas trace de glandes sébacées, ni dans le gland, ni dans la muqueuse du prépuce. Il pense que, parmi les auteurs qui ont admis leur existence, les uns ont pris les papilles de la couronne pour des glandes, tandis que les autres, au contraire, ont considéré comme telles les enfoncements épidermiques interpapillaires. Dans un récent mémoire (1899), écrit dans le laboratoire et sous le contrôle du professeur Waldeyer, von Saalfeld s'élève contre l'opinion de Sprunck. Pour lui, l'existence des glandes dites de Tyson n'est pas douteuse : il les a rencontrées dans ses coupes du gland, à la fois sur la muqueuse glandaire, sur la muqueuse du sillon coronaire et sur la muqueuse préputiale. Elles étaient simples ou ramifiées, peu abondantes, mais assez bien différenciées pour entraîner la conviction que ce sont bien de vraies glandes et non de simples invaginations épithéliales. Elles ne se distinguent des glandes sébacées de la peau, ajoute von Saalfeld, que par leur petitesse, leur petit nombre et par leur situation dans une région dépourvue de poils. Elles présenteraient ainsi la plus grande analogie avec les glandes sébacées des petites lèvres. Tandler et Dömeny (1889), se rangeant à l'opinion de Saalfeld, affirment à leur tour la présence, sur la muqueuse balano-préputiale, de véritables glandes sébacées : ils font remarquer, cependant, qu'elles sont éminemment variables dans leur forme et leurs dimensions et, d'autre part, qu'elles doivent être considérées morphologiquement comme des glandes sébacées irrégulières et un peu spéciales.

§ IV. — Vaisseaux et nerfs

1° Artères. — Les artères de la verge se distinguent en deux groupes : les artères des enveloppes et les artères des organes érectiles.

A. Artères des enveloppes. — Les artères destinées aux enveloppes de la verge proviennent : 1° des *artères honteuses externes*, branches de la fémorale ; 2° de *l'artère périnéale superficielle* et de la *dorsale de la verge*, branches de la honteuse interne.

B. Artères des organes érectiles. — Toutes les artères qui se rendent aux organes érectiles émanent de la honteuse interne. Il convient d'examiner séparément : 1° celles du corps spongieux ; 2° celles des corps caverneux.

a. *Artères du corps spongieux.* — Les artères destinées au corps spongieux sont fournies : 1° pour le bulbe, par la transverse du périnée ou bulbo-uréthrale (fig. 625,7) ; 2° pour sa portion moyenne ou corps spongieux proprement dit, par cette même artère bulbo-uréthrale et par la dorsale de la verge (9), qui irriguent, la première les parties latérales et inférieure du corps spongieux, la seconde sa partie supérieure ; 3° pour le gland, par les branches terminales de la dorsale de la verge.

b. *Artères du corps caverneux.* — Les artères destinées au corps caverneux sont

les deux artères caverneuses (voy. Angéiologie). Chacune d'elles, arrivée au-
dessous de l'aponévrose périnéale inférieure, se dirige vers l'angle de réunion des
deux corps caverneux et se termine comme suit (fig. 625,8). Elle fournit tout
d'abord un rameau récurrent (8'), qui se jette sur la racine du corps caverneux et
se ramifie dans son épaisseur. Puis, elle pénètre dans le corps caverneux corres-

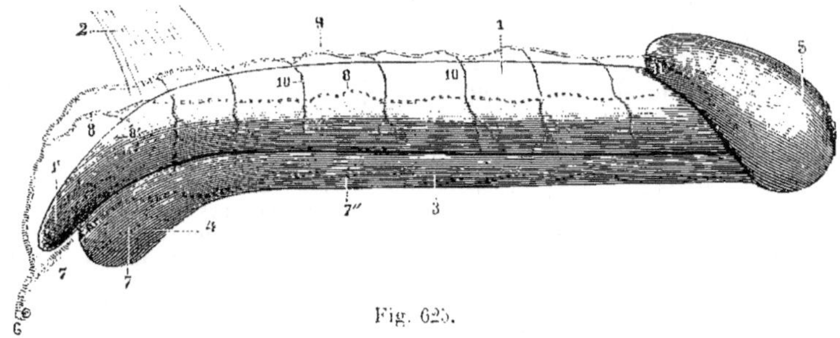

Fig. 625.

Schéma de la circulation artérielle de la verge.

1. corps caverneux, avec 1'. sa racine. — 2, ligament suspenseur de la verge. — 3. corps spongieux, avec : 4. bulbe ;
5. gland. — 6. artère honteuse interne. — 7. artère bulbo-uréthrale, avec : 7'. sa branche bulbeuse; 7''. sa branche
antérieure allant jusqu'au frein. — 8, artère caverneuse, avec 8'. sa branche récurrente. — 9. artère dorsale de la
verge. — 10, 10, ses branches latérales. — 11. sa terminaison dans le gland.

pondant et le parcourt d'arrière en avant jusqu'à son extrémité antérieure. L'orifice par lequel l'artère caverneuse s'engage dans le corps caverneux se trouve situé
sur un point qui est très voisin du bord supérieur de la cloison médiane. Les deux
artères homonymes sont donc très rapprochées à la partie postérieure de la verge.
Elles s'écartent ensuite graduellement l'une de l'autre, pour gagner le centre du
corps caverneux et conservent cette position axiale jusqu'à leur terminaison. Chemin faisant, les deux artères, la droite et la gauche, sont reliées l'une à l'autre par
de nombreuses anastomoses transversales, qui naturellement passent à travers les
lacunes de la cloison médiane. Enfin, à l'extrémité antérieure des corps caverneux, elles s'anastomosent de nouveau en formant une sorte d'arcade. Outre les
artères caverneuses, les corps caverneux reçoivent encore un certain nombre de
rameaux de la dorsale de la verge ; mais ces derniers rameaux sont toujours
de petit calibre et n'ont, dans la circulation des corps caverneux, qu'une importance secondaire.

*c. Mode de ramescence et de terminaison des artères dans les organes érectiles
de la verge.* — Le mode de ramescence et de terminaison des artères dans les
tissus érectiles a donné lieu à de nombreuses controverses et, malgré les patientes
recherches de Müller, de Rouget, de Langer, de Legros, d'Eckhard, de Frey, la
question n'est pas encore complètement élucidée. Depuis longtemps déjà (1835),
Müller a fait remarquer que les artères qui cheminent au sein des tissus érectiles
sont flexueuses, contournées sur elles-mêmes en tire-bouchon : ce sont des *artères
hélicines*. Ces flexuosités, niées à tort par Valentin, ont été de nouveau signalées
et bien décrites par Rouget (1858) et Langer (1863). Elles ont pour raison d'être,
ici comme ailleurs, de se prêter, sans se rompre ou même sans subir de tiraille-
ment, à l'ampliation considérable que présente l'organe érectile au moment de
l'érection.

Envisagées au point de vue de leur mode de terminaison, les artères des organes
érectiles se distinguent en deux groupes. — Les unes, exclusivement destinées à

la nutrition des éléments histologiques, se divisent et se subdivisent dans l'épaisseur des cloisons et, finalement, forment un réseau capillaire à mailles larges et polygonales. Ce réseau, comme les réseaux ordinaires, donne naissance à des veines. C'est le *réseau nourricier* de l'organe. — Les autres, en rapport avec l'érection, constituent le *réseau fonctionnel* ou *érectile*. Elles s'ouvrent dans les aréoles. Mais, si les histologistes sont aujourd'hui assez bien d'accord sur la question de fait, ils le sont beaucoup moins quand il s'agit d'expliquer la manière dont s'effectue cette communication des artères avec les aréoles des organes érectiles. D'après ECKHARD (*Zur Lehre von dem Bau und der Erection des Penis*, Beitr. zur Anat. u. Physiol.. 1877), qui a étudié ce point avec le plus grand soin, les plus petites branches artérielles se résolvent en de véritables bouquets de ramuscules excessivement courts, qui s'appliquent contre les parois des aréoles voisines : ce sont les *bouquets érectiles* d'ECKHARD. Ces ramuscules, remarquables par le développement de leur tunique musculeuse, ne fournissent aucune collatérale et sont manifestement terminaux. Ils présentent, à leur extrémité, de petits renflements en bouton et chacun de ces renflements est percé d'un orifice qui s'ouvre d'autre part dans l'aréole : nous donnerons à cet orifice le nom d'*orifice artério-aréolaire*.

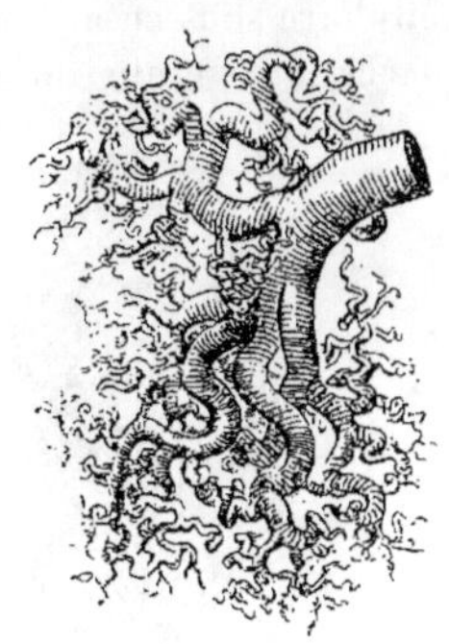

Fig. 626.

Artères hélicines des organes érectiles (d'après ROUGET).

ECKHARD a fait remarquer que la tunique musculeuse du ramuscule artériel cessait brusquement au niveau de l'orifice précité : cela est vrai pour ceux des tissus vasculaires dont les aréoles sont dépourvues d'éléments contractiles ; mais ce n'est pas là une disposition constante, et nous rappellerons à ce sujet que dans les organes érectiles à type parfait, dans les corps caverneux de l'homme notamment, les aréoles possèdent une tunique musculeuse plus ou moins développée. Il a fait remarquer aussi, et c'est là un fait d'une importance considérable, que le tissu qui forme le pourtour de l'orifice artério-aréolaire est très élastique et que l'orifice en question, grâce à cette élasticité, est constamment fermé dans les conditions ordinaires, c'est-à-dire lorsque l'organe érectile est à l'état de flaccidité.

d. *Mécanisme de l'érection*. — En tenant compte de ces faits histologiques, nous pouvons expliquer l'érection de la façon suivante. Dans les conditions ordinaires, l'orifice artério-aréolaire étant fermé, le sang des bouquets érectiles ne pénètre pas dans les aréoles et celles-ci sont plus ou moins vides. Survienne l'excitation nerveuse qui doit avoir pour résultat l'érection : l'orifice s'ouvre, soit par le fait de la contraction des fibres longitudinales du ramuscule artériel qui le précède, soit par le fait d'une action inhibitrice sur ses fibres circulaires formant sphincter. Le sang artériel, avec sa haute pression, se projette alors librement dans les aréoles et les distend : de là, la turgescence progressive de l'organe tout entier et, finalement, cette rigidité qui caractérise l'érection.

2° **Veines**. — Les veines de la verge forment deux systèmes, l'un superficiel, l'autre profond. Ces deux systèmes diffèrent nettement par leur origine, par leur trajet et par leur terminaison.

A. SYSTÈME VEINEUX SUPERFICIEL. — Les veines superficielles tirent leur origine des enveloppes de la verge, y compris le prépuce. Quelques-unes d'entre elles, celles qui répondent à la partie la plus reculée de la face inférieure de la verge, se réunissent aux veines du scrotum, dont elles partagent ensuite le mode de terminaison. Les autres, et c'est le plus grand nombre, convergent vers la face dorsale et s'y résument en un canal collecteur commun, qui chemine d'avant en arrière en suivant assez exactement la ligne médiane : ce canal commun (fig. 627.1) est la *veine dorsale superficielle*.

La veine dorsale superficielle, comme son nom l'indique, est située dans le tissu cellulaire sous-cutané, immédiatement au-dessous du dartos. Elle est parfois remplacée, dans toute son étendue ou dans une partie seulement de son trajet, par deux veines latérales, égales ou inégales, cheminant côte à côte et plus ou moins anastomosées entre elles.

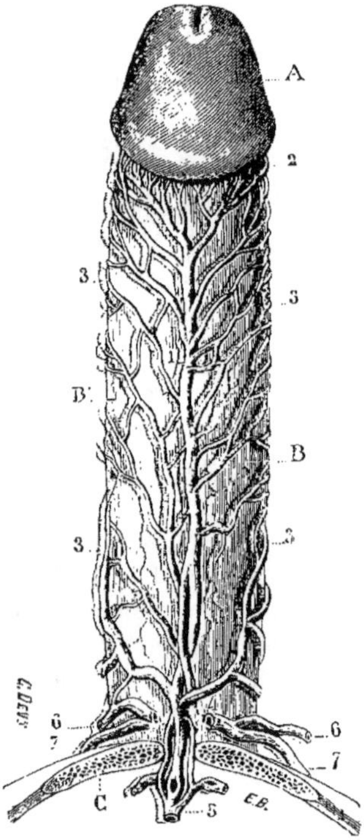

Arrivée à la racine de la verge, la veine dorsale superficielle entre en relation avec le réseau veineux de la paroi abdominale. Puis, s'infléchissant en dehors, elle vient se terminer dans la saphène interne, soit du côté droit, soit du côté gauche, souvent encore (après s'être bifurquée ou quand elle est primitivement double) dans la saphène de l'un et de l'autre côté. Je l'ai vue plusieurs fois se rendre directement à la fémorale en traversant l'un des orifices du fascia cribriformis.

B. Système veineux profond. — Les veines profondes du pénis proviennent des organes érectiles. Elles tirent leur origine à la fois du réseau nourricier et du réseau fonctionnel. Nous envisagerons séparément celles du corps spongieux et celles des corps caverneux :

a. *Veines du corps spongieux.* — Les veines du corps spongieux émanent çà et là sur toute la longueur de ce manchon érectile depuis le bulbe jusqu'au gland. — Les *veines du gland* se dirigent vers l'excavation que présente la base de cet organe et y forment un plexus, le *plexus rétro-balanique* (fig. 627.2). Les rameaux efférents de ce plexus se portent en haut et en arrière et, arrivés en arrière de la couronne, se réunissent en un tronc unique, impair et médian, qui est la *veine dorsale profonde* (1). Nous connaissons déjà cette veine pour l'avoir étudiée en angéiologie (voy. t. II) : elle chemine d'avant en arrière dans le sillon médian supérieur des corps caverneux, immédiatement au-dessous du fascia pénis

qui la sépare de la veine dorsale superficielle ; elle arrive ainsi à la racine de la verge, traverse l'aponévrose périnéale moyenne, un peu au-dessous de la symphyse et disparaît dans le plexus de Santorini (5), dont elle constitue l'une des principales origines. Nous allons indiquer dans un instant les nombreux affluents que reçoit ce tronc veineux. — Les *veines du bulbe,* parfois très volumineuses, se

Fig. 627.

La veine dorsale profonde et ses affluents.

A. gland. — B. B, corps caverneux. — C. coupe du pubis, pratiquée un peu au-dessous de la symphyse.

1. veine dorsale profonde. — 2. son origine en arrière du gland (plexus rétro-balanique). — 3. 3, ses affluents, provenant des corps caverneux et du corps spongieux. — 4. la veine dorsale, bifurquée et disposée en une sorte de plexus, le plexus sous-pubien. — 5. plexus de Santorini. — 6. 7. anastomoses de la veine dorsale superficielle avec les honteuses externes et l'obturatrice.

portent dans l'intervalle qui sépare les racines des corps caverneux et, après avoir
traversé l'aponévrose périnéale moyenne, se jettent dans le plexus de Santorini ou
dans les veines honteuses internes. — Les *veines issues de la portion moyenne du
corps spongieux* (fig. 628), se divisent en supérieures et en inférieures : les premières (6) émanent de la partie supérieure du corps spongieux et, peu après leur
origine, s'unissent aux veines inférieures des corps caverneux (voy. plus bas) ;
les secondes (7) naissent de la partie inférieure de cet organe et, comme les veines
du bulbe avec lesquelles elles se confondent plus ou moins, elles aboutissent au
plexus de Santorini.

b. *Veines des corps caverneux.* — Les veines
des corps caverneux traversent l'albuginée sur
quatre points principaux : en haut, en bas, en
avant et en arrière. De là leur division en supérieures, inférieures, antérieures et postérieures.
— Les *veines supérieures* (fig. 628,3), au sortir de
l'albuginée, se trouvent dans le sillon médian supérieur des corps caverneux. Elles y rencontrent
la veine dorsale profonde et s'ouvrent, après un
trajet toujours très court, sur la paroi adhérente
de ce vaisseau. — Les *veines inférieures* (4),
beaucoup plus importantes que les précédentes,
débouchent dans le sillon médian inférieur, entre
ce sillon et l'urèthre. Elles reçoivent, tout d'abord,
comme nous l'avons vu, les veines issues de la
partie supérieure du corps spongieux. Puis, se
portant en dehors et en haut, elles contournent à
droite et à gauche les corps caverneux, recueillent
chemin faisant quelques veinules issues de leurs
parties latérales (5) et, finalement, viennent se
jeter dans la veine dorsale profonde. — Les
veines antérieures, comme leur nom l'indique,
naissent du sommet des corps caverneux. Elles
s'unissent aussitôt aux veines du gland et, comme
elles, se jettent dans les origines de la veine dorsale. — Les *veines postérieures*, enfin, émergent
à la partie postérieure des corps caverneux, dans
l'angle de réunion de leurs racines. Ces veines,
toujours multiples, ordinairement très volumineuses, constituent les principaux efférents des

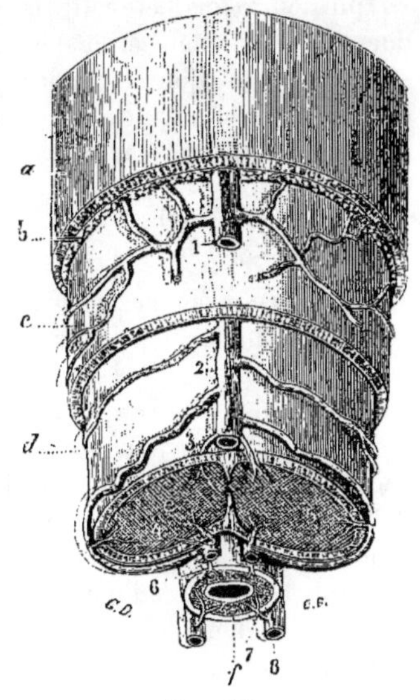

Fig. 628.

Schéma représentant la circulation
veineuse de la verge.

1. veine dorsale superficielle, avec ses
affluents provenant des enveloppes de la
verge. — 2. veine dorsale profonde, avec ses
affluents provenant des corps caverneux :
3. veines supérieures; 4. veines inférieures :
5. veines latérales. — 6. veines supérieures
du corps spongieux, allant aux veines inférieures des corps caverneux (4). — 7. veines
inférieures du corps spongieux, allant aux
veines bulbo-uréthrales, 8.

a. peau et dartos. — *b.* tissu cellulaire
sous-cutané. — *c.* fascia pénis. — *d,* albuginée des corps caverneux. — *e.* corps caverneux. — *f.* corps spongieux de l'urèthre.

corps caverneux. Elles perforent sur des points divers la portion sous-symphysienne de l'aponévrose périnéale moyenne (fig. 645, p. 763) et viennent se terminer, soit dans le plexus de Santorini, soit dans les veines honteuses internes, qui,
comme on le sait, émanent de ce plexus.

C. Résumé : anastomoses entre les deux systèmes. — Au total, les veines de la
verge se disposent comme celles des membres en deux réseaux, un réseau superficiel et un réseau profond. — Les *veines superficielles* tirent leur origine des
enveloppes de la verge, cheminent dans le tissu cellulaire sous-cutané et aboutissent à la veine dorsale superficielle, laquelle, à son tour, se jette dans la saphène

interne et, de là, dans la fémorale. — Les *veines profondes* émanent des organes érectiles, cheminent entre ces organes et le fascia pénis et se rendent pour la plupart à la veine dorsale profonde, l'un des principaux affluents du plexus de Santorini. Celles qui ne vont pas à la veine dorsale aboutissent directement, comme cette dernière, au plexus de Santorini ou aux veines honteuses internes.

Quoique séparés l'un de l'autre par le fascia pénis, les deux systèmes veineux précités communiquent largement entre eux, en arrière du gland, au niveau des origines des deux veines dorsales et peuvent ainsi se suppléer mutuellement. J'ai vu plusieurs fois, et cette disposition est peut-être constante, les deux veines dorsales s'anastomoser également au-devant de la symphyse.

Nous devons ajouter que les veines de la verge, au cours de leur trajet, présentent de nombreuses valvules, complètes ou incomplètes, d'où la difficulté qu'on éprouve à les remplir par une injection poussée des troncs vers les rameaux d'origine.

3° Lymphatiques. — Les lymphatiques de la verge se divisent, comme les veines, en superficiels et profonds :

A. LYMPHATIQUES SUPERFICIELS. — Les lymphatiques superficiels proviennent des téguments. Ils forment deux réseaux principaux, l'un sur le prépuce, l'autre sur le raphé médian. — Du réseau préputial s'échappe un certain nombre de troncules qui se réunissent presque aussitôt en un tronc collecteur commun, le *lymphatique dorsal superficiel* (fig. 629, 1'). Ce tronc suit exactement le même trajet que la veine dorsale superficielle. Arrivé à la racine de la verge, il se bifurque ordinairement, pour venir se jeter, à droite et à gauche, dans les ganglions de l'aine, dans le ganglion le plus élevé du groupe supéro-interne. — Le réseau du raphé donne également naissance à huit ou dix troncules, lesquels contournent en demi-cercle les faces latérales de la verge, pour gagner sa face dorsale. Là, quelques-uns d'entre eux s'abouchent dans le lymphatique dorsal. Les autres, conservant leur indépendance, se rendent isolément aux ganglions inguinaux internes les plus élevés.

Il est à remarquer que le tronc lymphatique dorsal est souvent double. Dans ce cas, il n'est pas rare de voir les deux canaux s'entrecroiser en X et aboutir, celui du côté droit à un ganglion de l'aine gauche et, vice versa, celui du côté gauche à un ganglion de l'aine droite. Cet entrecroisement peut s'observer encore pour ceux des troncules du raphé qui ne sont pas tributaires du tronc lymphatique médian.

GÉRARD MARCHANT a signalé tout récemment (1889), sur le trajet des lymphatiques dorsaux, l'existence de flexuosités nombreuses, qui se montrent surtout aux changements de direction et qui revêtent, suivant les cas, la forme d'anse simple, de huit de chiffre, de véritables pelotons. Ces flexuosités (fig. 640, A et B), qui rappellent jusqu'à un certain point la disposition hélicine des artères, ont certainement leur origine dans les changements de volume que présente l'organe sur lequel elles se développent : elles permettent aux canaux lymphatiques de s'adapter aux dimensions nouvelles qu'acquiert le pénis en passant de l'état de flaccidité à l'état d'érection.

B. LYMPHATIQUES PROFONDS. — Les lymphatiques profonds prennent naissance sur le gland, où ils forment un double réseau : un réseau superficiel, à mailles très étroites, situé dans la muqueuse ; un réseau profond, à mailles beaucoup plus larges, situé au-dessous d'elle. Ces deux réseaux communiquent largement, au niveau du méat, avec le réseau de l'urèthre. Ils entrent aussi en relation, en arrière de la couronne, avec le réseau du feuillet muqueux du prépuce, lequel communique à son tour, sur le pourtour de l'orifice, avec le réseau tégumentaire.

Du réseau sous-muqueux partent de nombreux rameaux, qui se dirigent vers les fossettes du frein et y constituent deux petits plexus, les *plexus latéraux du frein* de PANIZZA. Les troncules efférents de ces deux plexus se portent obliquement en haut et en arrière, en suivant à droite et à gauche la partie correspondante du sillon balano-préputial. Ils forment ainsi, tout autour de la couronne, une sorte de collerette, qui est très visible sur la figure 629. Arrivés sur le dos de la verge, les troncules du côté droit et ceux du côté gauche se jettent dans un tronc commun

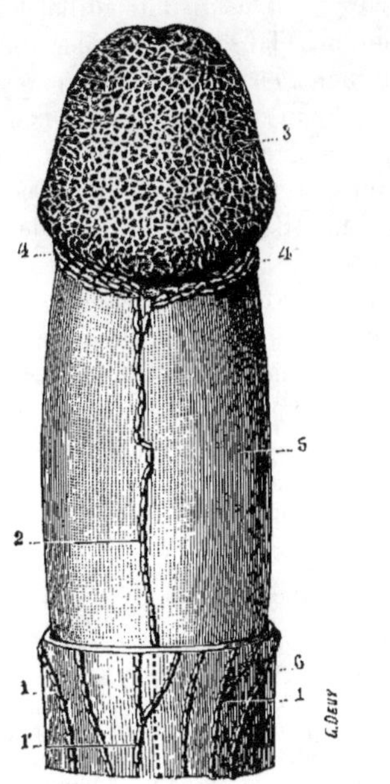

Fig. 629.

Les lymphatiques de la verge (en partie d'après MARCHANT).

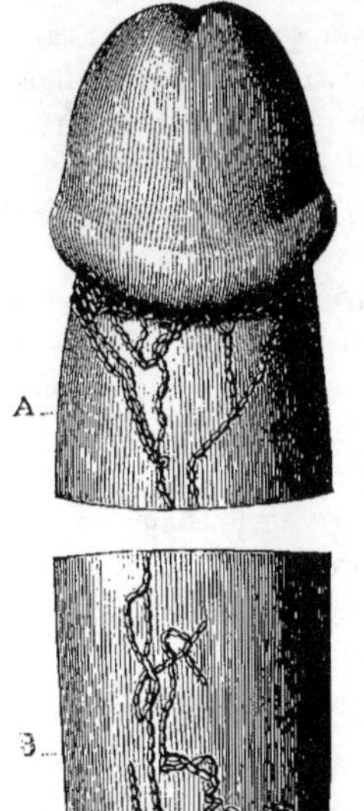

Fig. 630.

A et B, flexuosités des lymphatiques de la verge (d'après MARCHANT).

1, lymphatiques superficiels, avec 1', le tronc dorsal médian superficiel. — 2, tronc dorsal médian profond. — 3, réseaux du gland. — 4, collerette lymphatique jetée tout autour de la couronne. — 5, albuginée des corps caverneux. — 6, fascia pénis.

impair et médian, le *lymphatique dorsal profond* (2). Ce tronc chemine, à côté de la veine homonyme, au-dessous du fascia pénis et se bifurque au niveau de la racine de la verge pour se rendre, à droite et à gauche, au groupe supéro-interne des ganglions inguinaux. Comme le lymphatique dorsal superficiel, le lymphatique dorsal profond peut ne pas se bifurquer, auquel cas il se rend en totalité à un seul groupe ganglionnaire, celui du côté gauche le plus souvent (MARCHANT). D'autre part, il est quelquefois double dans toute son étendue et les deux canaux peuvent, ici encore, s'entrecroiser en X sur la ligne médiane, pour aboutir à un ganglion situé du côté opposé à celui dont ils proviennent.

Tous les lymphatiques profonds du pénis ne se rendent pas aux ganglions de l'aine. Un certain nombre d'entre eux pénètrent dans le bassin à travers l'aponévrose périnéale moyenne et viennent se terminer dans les ganglions prévésicaux (voy. *Vessie*).

4° **Nerfs.** — Les nerfs du pénis sont fort nombreux et d'origines diverses. Il convient d'examiner séparément ceux des enveloppes et ceux des organes érectiles.

a. *Nerfs des enveloppes.* — Les enveloppes de la verge, y compris le double feuillet muqueux qui tapisse la cavité balano-préputiale, reçoivent leurs nerfs : 1° du rameau génital du génito-crural, branche du plexus lombaire ; 2° du rameau génital des deux nerfs grand abdomino-génital et petit abdomino-génital, autres branches du plexus lombaire ; 3° du nerf honteux interne, branche du plexus sacré, à la fois par sa branche périnéale inférieure et par sa branche pénienne ou nerf dorsal de la verge. Ces nerfs se distribuent à la fois au feuillet tégumentaire et au dartos. Leurs ramifications présentent, dans la muqueuse du gland, une richesse toute particulière. Elles s'y terminent, en partie par des extrémités libres, en partie par des corpuscules de Krause. SCHWEIGGER-SEIDEL a rencontré des corpuscules de Pacini en arrière du gland, près de l'artère dorsale de la verge.

b. *Nerfs des organes érectiles*. — Les organes érectiles de la verge sont, eux aussi, très riches en nerfs. Ces nerfs, à la fois sensitifs et moteurs, proviennent de deux sources, du système sympathique et du système cérébro-spinal. Les premiers tirent leur origine du plexus hypogastrique ; ils arrivent aux organes érectiles en accompagnant les artères (tout particulièrement l'artère caverneuse) et en formant autour d'elles des plexus. Les seconds émanent du nerf dorsal de la verge et du nerf périnéal superficiel, deux branches du honteux interne. Le mode de terminaison des nerfs dans la trame érectile n'est pas encore nettement élucidé. KÖLLIKER a signalé la présence, dans les trabécules des corps caverneux, de filets nerveux composés à la fois de tubes minces et de fibres de Remak. La plupart de ces filets se distribuent vraisemblablement aux éléments musculaires qui entourent les vaisseaux ou qui sont annexés aux trabécules.

Voyez, au sujet de la verge, parmi les travaux récents (1880-99) : FREY, *Ueber die Einschaltung der Schwellkörper in das Gefässystem*, Arch. f. Anat. u. Physiol., 1880 ; — BEAUREGARD et BOULART, *Rech. sur les organes génito-urinaires des Balænides*, Journ. de l'Anat., 1882 ; — DEPLOUY, *Commencement d'ossification de la cloison des corps caverneux*, Ann. de Guyon, 1885 ; — FINGER, *Beitrag zur Anatomie des männlichen Genitale*, Sitz. d. Wien. Akad., 1885 ; — RETTERER, *Texture des tissus érectiles dans les organes d'accouplement*, Soc. de Biologie, 1887 ; — VALENTI, *Fossettes latérales du frein du prépuce*, Arch. ital. de Biologie, 1886 ; — NICOLAS, *Sur l'appareil copulateur du bélier*, Journ. de l'Anat., 1887 ; — DU MÊME, *Note sur les capillaires des organes érectiles*, Soc. de Biologie, 1887 ; — EICHBAUM, *Untersuch. über die Entwick. der Schwellkörper u. der Harnröhre*, Deutsche Zeitschr. f. Thiermed. u. vergl. Path., 1888 ; — DURING, *Beiträge zur Anat. des Penis*, Monatsschr. f. prakt. Dermatol., 1888 ; — RETTERER et ROGER, *Anat. des org. génito-urinaires d'un chien hypospade*, Journ. de l'anat., 1889 ; — MARCHANT, *Rech. sur les lymphatiques des téguments des organes génitaux de l'homme*, Bull. de la Soc. anat., 1889 ; — ZEISSL und HOROWITZ, *Ein Beitrag zur Anat. der Lymphgefässe der männlichen Geschlechtsorgane*, Verhandl. d. deutsch. dermatol. Gesllesch., Congr. zur Prag., 1889 ; — RETZIUS, *Ueber die Endigungsweise der Nerven in den Genitalnervenkorperchen des Kaninchens*, Intern. Monatsschr. f. Anat. u. Physiol., 1890 ; — RETTERER, *Note sur la valeur morphologique du gland des mammifères*, Mém. de la Soc. de Biol., 1890 ; — DU MÊME, *Sur le développement du pénis et du clitoris chez le fœtus humain*, Journ. de l'anat., 1892 ; — THIÉRY, *Notes sur trois cas de valvules de la muqueuse préputiale*, Bull. Soc. anat., 1891 ; — SPRUNK, *Ueber die vermeintlichen Tyson'schen Drüsen*, Diss. Königsberg, 1897 ; — KÖLLIKER, *Ueb. die Tyson'schen Drüsen des Menschen*, Verh. anat. Ges., 1897 ; — SAALFELD, *Ueb. die Tyson'schen Drüsen*, Arch. f. mikr. anat., 1899 ; — TANDLER u. DOMÉNY, *Ueb. Tyson'schen Drüsen*, Wien. Med. Woch., 1898 ; — DES MÊMES, *Zur Histol. des äusseren Genitales*, Arch. f. mikr. Anat., 1899.

ARTICLE V

GLANDES ANNEXÉES A L'APPAREIL GÉNITAL DE L'HOMME

A l'appareil génital de l'homme se trouvent annexés deux organes glandulaires, la *prostate* et les *glandes de Cowper*. Ces glandes sécrètent un liquide qui, au moment de l'éjaculation, se mêle au contenu des vésicules séminales, apporté dans l'urèthre par les canaux éjaculateurs. Elles fournissent ainsi au liquide spermatique un certain nombre de ses éléments et, à ce titre, appartiennent bien manifestement à l'appareil génital.

§ I. — PROSTATE

La prostate (allem. *Prostate*, angl. *Prostate gland*) est un organe de nature glandulaire, qui se développe autour de la portion initiale de l'urèthre. La plupart des auteurs, à tort selon moi, la décrivent avec la portion prostatique de l'urèthre : cette glande, en effet, se rattache manifestement par ses fonctions à l'appareil sexuel. Les observations de HUNTER et d'OWEN, confirmées tout récemment par celles de GRIFFITHS, nous apprennent que chez certains mammifères, notamment chez la taupe et le hérisson, la prostate, toute petite pendant l'hiver quand la fonction génitale est pour ainsi dire endormie, s'accroît au printemps quand renaît la période d'activité génésique et acquiert alors, comme les testicules du reste, un volume relativement considérable. Par contre, elle dégénère, chez les animaux, à la suite de l'ablation expérimentale des testicules ou de la simple section des canaux déférents (LEGUEU, 1896). On l'a même vue, dans certains cas, s'atrophier chez l'homme à la suite de la castration. La signification que nous lui avons attribuée ci-dessus n'est donc pas douteuse et ainsi se trouve justifiée la place que nous lui assignons dans cet ouvrage.

1° Situation. — La prostate, organe impair et médian, est profondément située dans l'excavation pelvienne (fig. 631,8), au-dessous de la vessie, au-dessus de l'aponévrose périnéale moyenne, derrière la symphyse pubienne, en avant de l'ampoule rectale. Elle est contenue là dans une sorte de loge fibreuse, la *loge prostatique*, que nous décrirons plus loin.

2° Forme. — La prostate a une forme très irrégulière, assez difficilement comparable à un volume géométrique déterminé. Nous pouvons cependant, pour la commodité de la description, la considérer comme un cône, qu'on aurait légèrement aplati d'avant en arrière et dont la base serait dirigée en haut, du côté de la vessie. Son axe, représenté par la ligne fictive qui réunirait le sommet au milieu de sa base, n'est pas exactement vertical, mais oblique de haut en bas et d'arrière en avant : il forme avec la verticale un angle de 20 à 25°.

3° Consistance, dimensions et poids. — La prostate revêt une couleur gris rougeâtre, quelquefois nettement blanchâtre. Elle est dure au toucher et oppose en général une grande résistance aux efforts qui tendent à la déchirer.

Son volume varie beaucoup suivant les âges. Rudimentaire chez le nouveau-né et chez l'enfant, la prostate s'accroît subitement à l'époque de la puberté, comme les autres formations génitales, atteint son complet développement à l'âge de vingt à vingt-cinq ans et paraît ensuite rester stationnaire jusqu'à l'âge de quarante-cinq à cinquante ans. Elle mesure alors, en moyenne, 28 millimètres de longueur, sur 40 millimètres de largeur et 25 millimètres d'épaisseur. Son poids absolu est de 20 à 25 grammes ; son poids spécifique, de 1,045.

Après soixante ans, souvent plus tôt, la prostate s'accroît de nouveau et peut acquérir ainsi un volume double ou triple de celui qu'elle nous présente à l'état adulte. Cette hypertrophie sénile de la prostate porte, suivant les cas, soit sur la totalité de la glande, soit sur l'une de ses parties seulement, l'un des lobes latéraux ou le lobe médian.

4° **Rapports**. — La prostate a des rapports très importants. Nous examinerons séparément : 1° ceux qu'elle présente avec les organes qui sont situés en

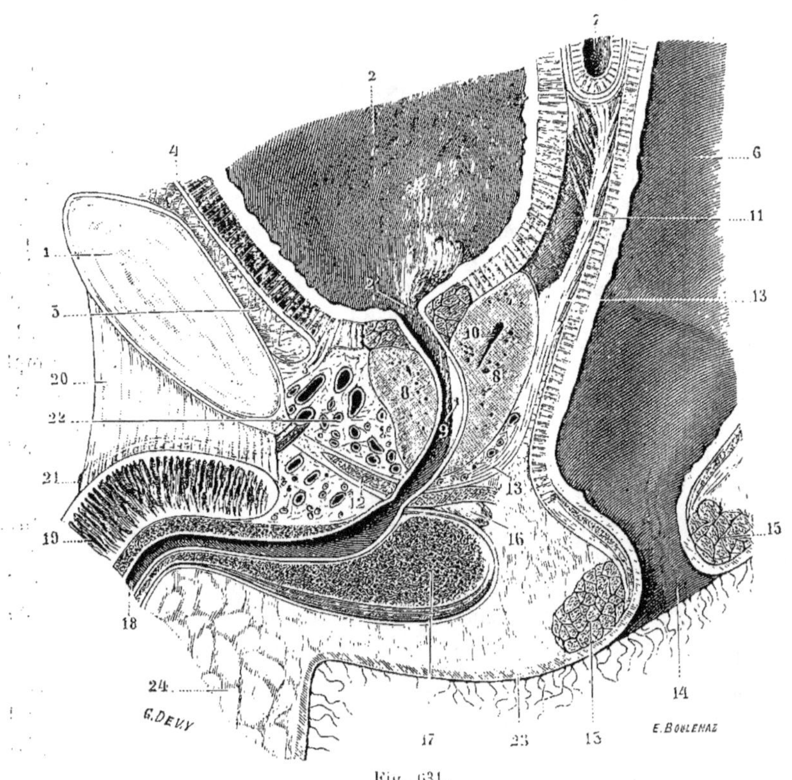

Fig. 631.

La prostate, vue sur une coupe sagittale d'un sujet congelé passant un peu à gauche de la ligne médiane (segment droit de la coupe).

1. symphyse pubienne. — 2, vessie, avec 2', son col. — 3. ligament antérieur de la vessie. — 4. aponévrose ombilico-prévésicale. — 5. espace prévésical. — 6. rectum. — 7. cul-de-sac vésico-rectal, renfermant une anse grêle. — 8. prostate. — 9, véru montanum. — 10, canal éjaculateur du côté gauche, coupé obliquement. — 11. canal déférent du côté droit.— 12, aponévrose périnéale moyenne avec le muscle de Guthrie. — 13. aponévrose prostato-péritonéale.— 14. anus. — 15, 15, sphincter externe. — 16. glande de Cowper. — 17. bulbe de l'urèthre. — 18, urèthre spongieux. — 19, corps caverneux. — 20. ligament suspenseur de la verge. — 21. veine dorsale profonde. — 22. plexus de Santorini — 23. périnée. — 24. bourses.

dehors d'elle (*rapports extérieurs*); 2° ceux qu'elle présente avec les organes qui la traversent (*rapports intérieurs*). Nous commencerons par ces derniers.

A. RAPPORTS INTÉRIEURS DE LA PROSTATE. — La prostate est traversée de haut en bas et d'arrière en avant ; 1° par l'urèthre ; 2° par les deux canaux éjaculateurs. Les rapports que présentent ces divers canaux avec la masse prostatique ont été déjà indiqués et le lecteur voudra bien se reporter, à ce sujet, aux pages 630 et 496. Nous rappellerons encore que le *véru montanum* et l'*utricule prostatique*, que la plupart des auteurs décrivent avec la prostate, ont été déjà étudiés à propos de l'urèthre prostatique (p. 636 et 637).

B. RAPPORTS EXTÉRIEURS DE LA PROSTATE, LOGE PROSTATIQUE. — La prostate, avons-nous dit plus haut, a la forme d'un cône aplati d'avant en arrière. Nous pouvons par conséquent lui considérer une base, un sommet, une face antérieure, une face postérieure et deux faces latérales :

a. *Face postérieure*. — La face postérieure regarde en arrière et en bas ; elle est inclinée sur l'horizontale de 40° à 45° environ. Elle nous présente, sur la ligne médiane, un sillon vertical, plus ou moins marqué suivant les sujets, qui divise l'organe en deux lobes, l'un droit, l'autre gauche. Ce sillon aboutit en haut, du côté de la base, à une échancrure toujours très accusée, ce qui donne à notre face postérieure une certaine ressemblance avec un cœur de carte à jouer. Envisagée au point de vue de ses rapports, la face postérieure de la prostate repose sur la paroi antérieure du rectum, dont elle est séparée par une lame, à la fois fibreuse et mus-culeuse, qui, du feuillet supérieur de l'aponévrose moyenne du périnée, s'étend jusqu'au cul-de-sac vésico-rectal : c'est *l'aponévrose prostato-péritonéale* de DE-NONVILLERS (voy. *Aponévroses du périnée*, p. 773).

b. *Face antérieure*. — La face antérieure regarde la symphyse, d'où le nom de *face pubienne* sous lequel la désignent certains auteurs. Elle diffère de la précé-dente en ce qu'elle est plus courte et que sa direction, tout en étant un peu oblique, se rapproche beaucoup de la verticale. Elle est séparée des pubis, en haut par les ligaments antérieurs de la vessie (p. 593) et au-dessous d'eux par le plexus veineux de Santorini.

c. *Faces latérales*. — Les faces latérales de la prostate répondent au releveur de l'anus. Elles sont séparées de ce muscle par une lame, moitié fibreuse, moitié

musculeuse, à laquelle on donne le nom d'*aponévrose latérale de la pros-tate*. Cette lame, comme nous le ver-rons plus tard (p. 775), est une dépen-dance de l'aponévrose du releveur : elle n'est autre que la zone inférieure, un peu modifiée dans sa structure, de cette dernière aponévrose. De forme quadrilatère, placée de champ, elle s'attache en avant sur le corps du pubis, et, en arrière, sur la paroi laté-rale du rectum (fig. 634, 7') : de là le nom d'*aponévrose pubo-rectale* que lui donnent encore certains auteurs, après DENONVILLERS (*ligaments pubo-rectaux* de certains auteurs). Le bord inférieur de cette aponévrose repose sur le feuillet supérieur de l'aponévrose péri-néale moyenne et se confond avec lui. Son bord supérieur se continue de même avec la zone supérieure de l'apo-névrose du releveur et, de plus, il est réuni à celui du côté opposé par une lame fibreuse à direction horizontale,

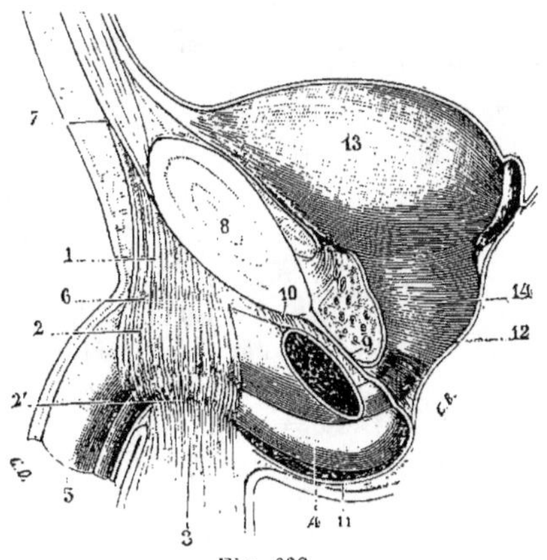

Fig. 632.

La prostate, vue en place par sa face latérale gauche.

1, ligament suspenseur de la verge (*en jaune*). — 2, sa moitié gauche, contournant le corps caverneux correspondant et se réunissant en 2', avec celui du côté opposé. — 3, fibres de ce ligament descendant dans la cloison des bourses. — 4, portion périnéale de la verge. — 5, sa portion libre. — 6, angle pénien. — 7, ligne blanche abdominale. — 8, sym-physe pubienne. — 9, aponévrose périnéale moyenne. — 10, ligament fibreux du pénis. — 11, aponévrose périnéale infé-rieure. — 12, aponévrose prostato-péritonéale. — 13, vessie. — 14, prostate.

qui n'est autre que le *ligament antérieur de la vessie* ou *ligament pubo-vésical*. Nous devons ajouter que, entre les faces latérales de la prostate et l'aponévrose pubo-rectale, se trouvent de nombreux canaux veineux disposés en plexus : ce sont les *plexus vésico-prostatiques*.

d. *Base*. — La base de la prostate est très obliquement coupée de haut en bas et d'arrière en avant. Elle est très irrégulière et, de ce fait, nous pouvons la diviser en trois zones (fig. 633), que nous distinguerons en antérieure, moyenne et postérieure. — La *zone antérieure* répond au col de la vessie. Elle nous présente l'orifice postérieur de l'urèthre et, tout autour de cet orifice, les fibres circulaires qui constituent le sphincter vésical, entourées elles-mêmes par les fibres longitudinales superficielles de la vessie qui viennent s'implanter sur la prostate. — La *zone moyenne*, placée en arrière de la précédente, se soulève en une saillie médiane, oblongue, transversale : c'est le *lobe moyen* de la prostate (2), dont le développement varie beaucoup suivant les individus et suivant les âges. Nous y reviendrons dans un instant. — La *zone postérieure*, enfin, nous présente une large fossette dans laquelle se logent les vésicules séminales et les canaux déférents (7 et 8). Au fond de cette fossette, se voient deux orifices, l'un droit, l'autre gauche, qui ne sont autres que les canaux éjaculateurs pénétrant dans la masse prostatique. Entre les deux canaux déférents se trouve parfois, faisant une saillie plus ou moins considérable, l'extrémité postérieure de l'utricule (voy. p. 637).

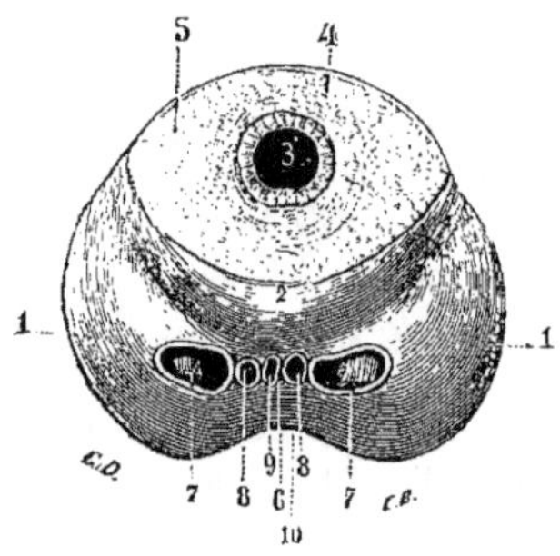

Fig. 633.

La prostate, vue par sa base
(imitée de SAPPEY).

1, 1. lobes latéraux. — 2. lobe médian. — 3. orifice postérieur du canal de l'urèthre. — 4. sphincter vésical. — 5. coupe des fibres longitudinales de la vessie à leur insertion sur la prostate — 6. dépression séminale, avec : 7, 7. les vésicules séminales ; 8, 8. les canaux déférents ; 9. l'utricule prostatique. — 10, échancrure postérieure.

c. *Sommet*. — Le sommet, encore appelé *bec de la prostate*, est ordinairement situé à 3 ou 4 millimètres au-dessous de l'horizontale menée par l'extrémité inférieure de la symphyse. Un intervalle de 15 à 20 millimètres le sépare de cette symphyse. Il est continué en avant, du côté de l'aponévrose périnéale moyenne, par la portion membraneuse de l'urèthre.

f. *Loge prostatique*. — Si, maintenant, résumant la description qui précède, nous jetons un coup d'œil d'ensemble sur les rapports de la prostate, nous voyons qu'elle est contenue dans une cavité, en partie aponévrotique, en partie osseuse, connue sous le nom de *loge prostatique*. Cette loge a naturellement six parois (voy. fig. 631 et 634) : une paroi antérieure, formée par les pubis ; une paroi postérieure, constituée par l'aponévrose prostato-péritonéale ; deux parois latérales, formées par les deux aponévroses pubo-rectales ; une paroi inférieure, enfin, répondant à l'aponévrose périnéale moyenne. Quant à la supérieure, elle est incomplète : elle n'est représentée que par les ligaments pubo-vésicaux. En arrière de ces ligaments, la loge est largement ouverte : par cette ouverture, la prostate est en rapport immédiat (fig. 631) avec la partie de la vessie qui entoure le col, avec les vésicules séminales et avec les canaux déférents.

5° **Sa division en lobes**. — Vue extérieurement, la prostate nous apparaît comme étant constituée par deux lobes, l'un droit, l'autre gauche : cette disposition bilobée nous est nettement indiquée, en arrière, par le sillon médian postérieur décrit plus haut et par l'échancrure qui le surmonte. A ces deux lobes, *lobes latéraux*, la plupart des auteurs en ajoutent un troisième, appelé *lobe médian* ou *lobe moyen* : il comprendrait toute la portion de la prostate qui se trouve comprise entre l'urèthre et les deux canaux éjaculateurs. Ainsi entendu, le lobe moyen est constant ; mais il s'en faut de beaucoup que sa différenciation soit toujours aussi nette sur le sujet qu'elle l'est dans les descriptions. Sur certains sujets, en effet, surtout sur les sujets jeunes, rien ne révèle, soit à l'extérieur, soit à l'intérieur, l'existence de ce troisième lobe. Chez d'autres, il est simplement représenté par cette saillie médiane (fig. 633,2), éminemment variable par sa forme et par ses dimensions, tantôt oblongue et transversale, tantôt semi-hémisphérique, le plus souvent petite et tout extérieure, que nous avons signalée plus haut sur la base de la prostate entre les deux zones vésicale et séminale. Enfin, dans certains cas, il atteint des dimensions beaucoup plus considérables et comme il répond au col de la vessie, il soulève plus ou moins à son niveau la paroi inférieure de l'orifice qui fait communiquer le réservoir urinaire avec le canal de l'urèthre. Il fait ainsi, à l'entrée de l'urèthre, une saillie plus ou moins accusée, qui a été désignée par LIEUTAUD sous le nom de *luette vésicale* et contre laquelle peut venir buter la sonde dans l'opération du cathétérisme. Nous devons ajouter que cette saillie, conséquence de l'hypertrophie du lobe moyen de la prostate, n'existe habituellement que chez les sujets âgés et qu'elle est même considérée par beaucoup d'auteurs comme de nature pathologique.

6° Constitution anatomique. —

Si maintenant nous divisons la prostate en coupes minces et portons ces coupes sous le microscope, nous reconnaissons dans sa masse, abstraction faite des deux sphincters interne et externe, qui sont décrits ailleurs (p. 645 et 764),

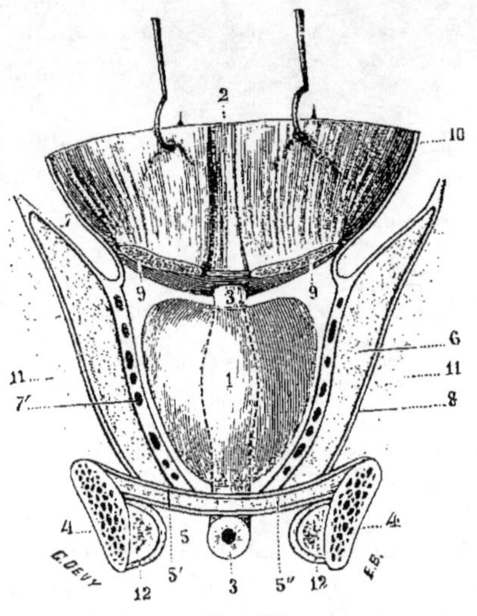

Fig. 634.

La loge prostatique, vue sur une coupe verticotransversale du bassin passant immédiatement en avant de la prostate (schématique).

1. prostate, vue par sa face antérieure. — 2, vessie érignée en arrière. — 3. urèthre — 4. branches ischio-pubiennes. - 5. feuillet superficiel de l'aponévrose périnéale moyenne. — 5'. son feuillet profond. — 5". le muscle de Guthrie. 6. releveur de l'anus. — 7. son aponévrose supérieure, s'épaississant au niveau des faces latérales de la prostate, pour former 7'. les ligaments pubo rectaux ou aponévroses pubo-rectales. — 8. aponévrose inférieure du releveur. — 9. ligaments pubo-vésicaux ou ligaments antérieurs de la vessie. — 10. expansion fibreuse, remontant de l'aponévrose du releveur sur la vessie (partie inférieure de l'aponévrose ombilico-prévésicale). 11, fosses ischio-rectales. — 12. racines des corps caverneux.

deux éléments bien distincts : un *stroma* et des *formations glandulaires*.

A. Stroma. — Le stroma est formé par un mélange de tissu conjonctif et de fibres musculaires lisses. Les éléments musculaires y tiennent une place importante et, à eux seuls, ils représentent une bonne moitié de la masse prostatique. Le stroma forme tout d'abord, autour de la prostate, une enveloppe continue, une sorte de capsule ou coque à couches concentriques (fig. 635, 1), dans l'épaisseur de laquelle se logent une multitude de canaux veineux, plus ou moins anastomosés en plexus. Ces vaisseaux, avec la gangue conjonctive et musculaire qui les entoure, constituent dans leur ensemble une sorte de système caverneux, auquel aboutissent les veines prostatiques et la plupart des veines vésicales.

Par sa surface extérieure, la coque prostatique est en rapport avec les différentes parois de la loge prostatique et se confond en partie avec elles.

Sa surface intérieure donne naissance à un système de cloisons, qui se dirigent en rayonnant vers le centre de l'organe et s'y condensent en une masse plus ou moins considérable, qui porte le nom de *noyau central* (fig. 635, 3). Ce noyau central est traversé par l'utricule prostatique et les canaux éjaculateurs ; le canal de l'urèthre passe un peu au-dessus. Les cloisons précitées circonscrivent entre elles un certain nombre de loges qui, sur des coupes transversales, affectent la forme de triangles à base périphérique. C'est dans ces loges que se tassent les éléments glandulaires et chacune d'elles, contenant et contenu, acquiert la valeur d'un lobule (fig. 635, 7).

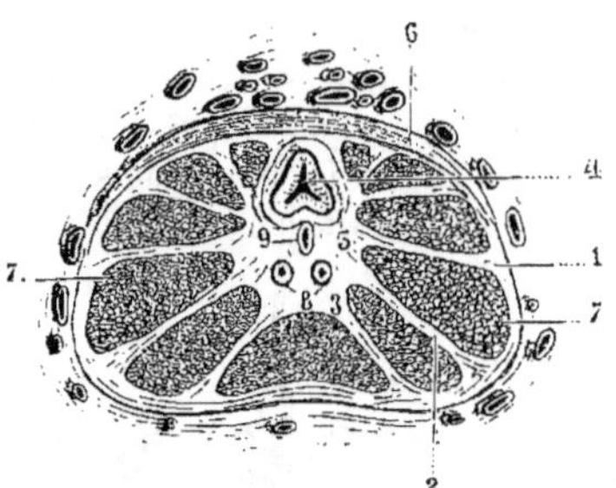

Fig. 635.

Coupe transversale de la prostate pour montrer ses divers éléments (*schématique*).

1. enveloppe extérieure ou coque prostatique. — 2. cloisons. — 3. noyau central. — 4. urèthre, entouré par sa gaine vasculaire. — 5. sphincter lisse ou interne. — 6. sphincter strié ou externe. — 7, 7. lobules glandulaires. — 8. canaux éjaculateurs. — 9, utricule prostatique.

Le mode de disposition des éléments musculaires dans la prostate a été soigneusement étudié, en 1896, par LUSENA. De la coque périphérique, elles se portent vers le centre de l'organe en suivant, les unes les cloisons précitées, les autres les formations glandulaires. Les fibres qui appartiennent aux cloisons sont relativement peu nombreuses. Celles qui se mêlent aux glandes sont de beaucoup les plus importantes : au niveau des canaux excréteurs et des lobules glandulaires, elles suivent un trajet longitudinal, parallèle à l'axe de ces canaux : au niveau des culs-de-sac, elles s'infléchissent sur elles-mêmes pour prendre une direction plus ou moins circulaire et former autour de chaque cul-de-sac une sorte de niche ou de cupule.

B. ÉLÉMENTS GLANDULAIRES. — Les éléments glandulaires de la prostate appartiennent au groupe des glandes en grappe et, comme tels, se composent essentiellement d'acini, auxquels font suite des canaux excréteurs.

a. *Disposition générale des glandes prostatiques.* — Ces glandes, au nombre de 30 à 40, se disposent en rayons tout autour du canal de l'urèthre. Elles sont très inégales en volume : les plus considérables sont situées dans le segment postérieur ou rétro-uréthral de la prostate ; viennent ensuite, par ordre de volume décroissant, les glandes latérales et les glandes antérieures. Ces dernières sont toujours de très petites dimensions et, parfois même, elles font complètement défaut. L'urèthre, dans ce cas, se creuse dans la masse prostatique une simple gouttière et non un canal complet.

b. *Canaux excréteurs.* — Les conduits excréteurs des glandes prostatiques varient dans leurs dimensions, comme les corps glandulaires dont ils proviennent. Les plus petits sont cylindriques ; les plus volumineux sont irrégulièrement calibrés, bosselés, tortueux. Mais, quelles que soient leur forme et leurs dimensions, ils se dirigent tous obliquement vers la muqueuse uréthrale et s'ouvrent à la surface libre de cette muqueuse par de petits orifices arrondis, que l'on ne peut bien voir qu'à l'aide d'une loupe : les plus étroits occupent la partie antérieure de l'urèthre ; les plus larges se voient dans la fosse prostatique de l'urèthre ou se disposent en séries irrégulières dans les deux gouttières qui longent latéralement le véru montanum (fig. 310, 7). Il n'est pas rare de voir plusieurs canaux s'ouvrir côte à côte dans le fond d'une fossette, qui leur est commune et qui revêt, de ce fait, l'aspect d'un petit crible. Parmi les canaux excréteurs de la prostate, on en rencontre ordinairement deux, plus volumineux que les autres (*canaux principaux de la prostate*), qui tirent leur origine de la base de l'organe et viennent s'ouvrir à droite et à gauche de l'extrémité postérieure du véru montanum.

c. *Structure microscopique.* — Histologiquement, les culs-de-sac glandulaires sont irréguliers, ovoïdes ou piriformes, mesurant en moyenne 150 à 200 μ de longueur, sur une largeur de 100 à 200 μ. Leur paroi se compose d'une couche de tissu conjonctif dense, tapissée intérieurement par un épithélium sécréteur. Cet épithélium repose directement sur la couche précédente, sans interposition de membrane basale.

Les histologistes ne sont pas d'accord sur la nature de l'épithélium prostatique. Les uns, avec KÖLLIKER, le considèrent comme formé par des cellules polyédriques, de 9 à 11 μ de hauteur, disposées en une seule rangée. Les autres, avec LANGERHANS, décrivent au contraire deux assises cellulaires : l'une profonde, comprenant des cellules de petites dimensions, à contours arrondis, munies d'un gros noyau ; l'autre, superficielle, formée par des cellules cylindriques, hautes de 50 μ en moyenne, renfermant dans leur intérieur des granulations jaunes ou plus ou moins brunâtres.

Quant aux canaux excréteurs, ils se composent, comme les acini, de deux couches : une couche externe, formée par du tissu conjonctif, auquel vient s'ajouter, d'après ROBIN, une quantité au moins égale de fibres musculaires lisses ; une couche interne ou épithéliale, constituée par une seule rangée de cellules cylindriques. Ces cellules, dans les gros canaux excréteurs, seraient pourvues de cils vibratiles (ROBIN).

d. *Concrétions prostatiques.* — A partir de vingt à vingt-cinq ans, il se dépose dans les culs-de-sac glandulaires de la prostate de petites concrétions arrondies, dont le nombre et le volume s'accroissent avec les progrès de l'âge. Ces petits calculs sont formés par plusieurs couches concentriques et, de ce fait, présentent une grande analogie avec des grains d'amidon. Ils ont pour substance fondamentale une matière azotée, qui se dissout avec la plus grande facilité dans l'acide acétique. Quand elles sont de formation récente, et par conséquent de petit volume, les concrétions prostatiques flottent librement dans le liquide de l'acinus ; elles passent même, avec ce liquide, dans les canaux excréteurs et, de là, dans l'urè-

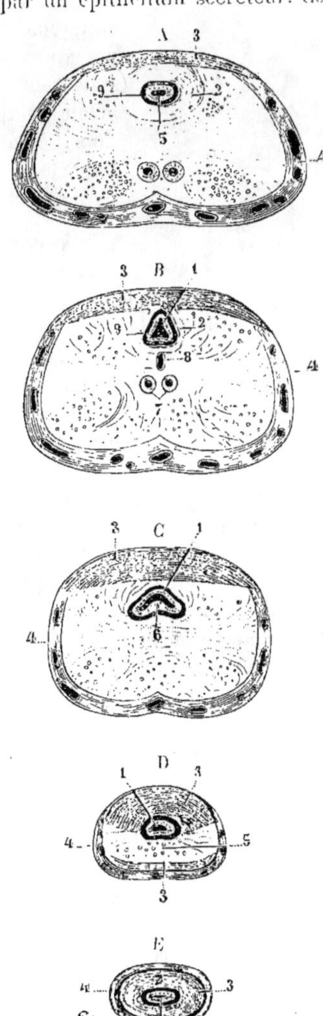

Fig. 636.

Coupes transversales de la prostate passant : A, à 6 millimètres au-dessous du col ; B, à 15 millimètres du col ; C, à 25 millimètres du col ; D, par le sommet de la prostate ; E, par la partie postérieure de l'urèthre membraneux (homme de 40 ans, grandeur nature).

1, canal de l'urèthre. — 2, sphincter lisse ou sphincter interne (*en rose*). — 3, sphincter strié ou sphincter externe (*en rouge*). — 4, enveloppe de la prostate (coque prostatique). — 5, noyau central. — 6, véru montanum. — 7, canaux éjaculateurs. — 8, utricule prostatique. — 9, tunique vasculaire de l'urèthre.

thre. Mais, à un stade plus avancé de leur développement, quand elles ont acquis sur place des dimensions supérieures au diamètre des canaux excréteurs, elles res-tent emprisonnées dans l'acinus ; d'autre part, comme elles continuent à s'accroître, elles arrivent finalement à remplir entièrement ce dernier et même à l'agrandir en refoulant peu à peu ses parois dans une direction excentrique. La pro-state tout entière augmente naturellement de volume, en même temps que se dilatent ses acini, et l'on comprend sans peine qu'un pareil processus constitue un facteur important dans le mode de production de l'hypertrophie sénile de la prostate.

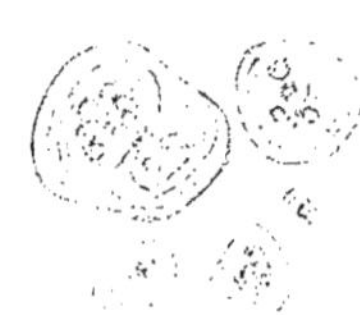

Fig. 637.

Concrétions de la pros-tate chez un vieillard de 65 ans (d'après TOURNEUX).

7° **Vaisseaux et nerfs**. — a. *Artères*. — Les artères desti-nées à la prostate proviennent des vésicales inférieures et des hémorrhoïdales moyennes. Très variables dans leur nombre, mais en général de petit calibre, elles se ramifient dans l'épaisseur de l'organe et forment, autour des culs-de-sac glandulaires, un réseau capillaire à mailles polygonales très serrées.

b. *Veines*. — Les veines issues des réseaux prostatiques se dirigent pour la plu-part en dehors et se jettent dans ces canaux veineux, toujours très développés, qui se voient sur les faces latérales de la prostate et dont l'ensemble constitue le *plexus vésico-prostatique*. Nous avons déjà vu, à propos de la vessie, que ce plexus vésico-prostatique communique largement (fig. 528), en avant avec le plexus de Santorini, en arrière avec le plexus séminal.

c. *Lymphatiques*. — Les lymphatiques de la prostate sont extrêmement nom-breux. Ils ont été décrits, en 1854, par SAPPEY, auquel j'emprunte les détails sui-vants. Ces lymphatiques naissent autour des parois des culs-de-sac glandulaires sous forme de plexus plus ou moins riches, les *plexus périacineux*. De là, ils se dirigent vers la surface extérieure de l'organe, où ils forment un réseau, le *réseau périprostatique*, qui est surtout développé sur la face postérieure. De ce réseau partent ensuite quatre troncs principaux, deux antérieurs et deux latéraux : les deux troncs antérieurs, en général assez grêles, se rendent à un ganglion qui se trouve situé entre le trou sous-pubien et la partie correspondante du détroit supé-rieur ; les deux troncs latéraux, plus volumineux, se dirigent transversalement en dehors, pour venir se terminer dans un ganglion situé sur les parties latérales et inférieures de l'excavation.

d. *Nerfs*. — Les nerfs de la prostate émanent du plexus hypogastrique. Ils che-minent à côté des artères ou isolément et présentent constamment, au cours de leur trajet, un certain nombre de ganglions minuscules. Ils se divisent naturelle-ment en deux ordres de rameaux : *rameaux sensitifs* et *sécréteurs*, pour les élé-ments glandulaires ; *rameaux moteurs*, pour les fibres musculaires du stroma et les fibres musculaires des vaisseaux. Mais on ne connaît pas encore leur mode de terminaison. Quelques auteurs ont signalé, sur leur trajet, l'existence de corpus-cules de Pacini.

8° **Liquide prostatique**. — En comprimant la prostate après la mort, on fait sourdre dans le canal de l'urèthre, au niveau des orifices des canaux excréteurs de la glande, un liquide d'aspect laiteux, filant, de réaction acide : c'est le liquide prostatique. C'est là le seul moyen de se le procurer à l'état de pureté. Sur le vivant, en effet, il ne s'échappe de la glande qu'au moment de l'éjaculation et se mêle immédiatement au sperme. Examiné au microscope, le liquide précité nous présente tout d'abord de nombreuses cellules épithéliales, qui proviennent, les unes des culs-de-sac glandulaires, les autres des canaux excréteurs. Robin a fait remarquer que ces cellules épithéliales, tenues en suspension dans le liquide prostatique, sont d'autant plus nombreuses que les sujets sont morts depuis plus longtemps ; il nous parait rationnel d'en conclure qu'il n'en est pas de même pendant la vie et que leur présence, dans le liquide recueilli après la mort, est un fait purement cadavérique. Le liquide prostatique renferme encore des granulations graisseuses et un grand nombre de ces petits calculs à angles arrondis, de coloration jaunâtre ou brun rougeâtre, que nous avons vus se former dans la cavité même des culs-de-sac.

A consulter au sujet de la prostate : Mercier, *Rech. anat. sur la prostate des vieillards*, Bull. Soc. anat., 1836-7 ; — Leroy d'Étioles, *Consid. anat. et chirurg. sur la prostate*, Paris, 1840 ; — Thompson, *Some observ. on the anatomy and pathology of the adult prostate*, Méd. chir. Transact., London, 1857 ; — Messer, *Report on the condition of the prostate in old age*, ibid., 1860 ; — Luschka, *Das vordere mittelstück der Prostata*. Arch. f. path. Anat., 1865 ; — Pettigrew, *On the muscular arrangements of the bladder and prostate*, etc., Philos. Trans. London, 1867 ; — Reinert, *Ueber Ganglienzellen der Prostata*, Zeitschr. f. rat. Med., 1869 ; — Patruban, *Ueber das Verhalten der Harnröhre zur Prostata*. Allg. Wien. Zeit., 1871 ; — Langerhans, *Ueber die accessor. Drüsen der Geschlechtsorgane*. Virchow's Arch., 1874 ; — Iversen, *Prostatas normale anatomi*. Nord. med. Ark., 1874 ; — Rüdinger, *Zur Anat. der Prostata, des Uterus masculinus und der Ductus ejaculatorii*. München. 1883 ; — Stilling, *Beobacht. über Function der Prostata*. etc., Virchow's Arch.. 1884 ; — Harrison, *The prostate muscle*, Lancet. 1886 ; — Griffiths, *Observ. on the anatomy of the prostate*. Journ. of Anat. and Physiol.. 1889 ; — Du même. *Observ. on the function of the prostate gland*, etc. ibid., 1889 ; — Du même. *The prostate gland*, etc., ibid., 1890 ; — Regnauld. *Étude sur l'évolution de la prostate chez le chien et chez l'homme*. Journ. de l'Anatomie, 1892 ; — Ziegler, *Contrib. à l'étude de la circulation veineuse de la prostate*. Th. Bordeaux, 1893 ; — Moullin. E. Mansell, *A contrib. to the morphology of the prostate*, Journ. of Anat. a. Physiol.. vol. XXIX. 1895 ; — Leguel, *Des rapports entre les testicules et la prostate*. Arch. de Physiol. norm. et path., 1896 ; — Lusena. *Sulla disposizione delle cellule muscolari liscie nella prostata*, Anat. Anz., 1896 ; — Guépin, *Les veines de la prostate*, La France méd., 1897.

§ II. — Glandes de Cowper

Déjà signalées en 1864 par Méry (*Journ. des Savants*, n° 17, p. 304), ces glandes ont été minutieusement décrites, dix-huit ans plus tard par Cowper (*Philosoph. Transact.*, t. XXI, p. 364), qui a eu la bonne fortune de leur attacher son nom. Elles ont été bien étudiées à nouveau, en 1849, par Gubler (Th. de Paris), sous le nom de *glandes bulbo-uréthrales*.

1° Conformation extérieure et rapports. — Les glandes de Cowper, glandes de Méry, glandes bulbo-uréthrales (tous ces termes sont synonymes), se présentent sous la forme de petites masses arrondies, d'une consistance ferme, d'une coloration blanchâtre, situées en arrière de la base du bulbe, dans l'espace angulaire que forme cette base avec la portion membraneuse de l'urèthre (fig. 537,17). Leur volume varie de la grosseur d'une lentille à celle d'une petite noisette. Haller les comparait à un pois, Winslow à un noyau de cerise.

Au nombre de deux, l'une droite, l'autre gauche, elles se disposent symétriquement de chaque côté de la ligne médiane : un intervalle de 5 ou 6 millimètres les sépare ordinairement l'une de l'autre. Cet intervalle est toutefois fort variable, et il est à noter que les corps glandulaires sont d'autant plus rapprochés qu'ils sont plus volumineux. Il n'est pas extrêmement rare de les voir, quand ils sont très développés, arriver au contact l'un de l'autre par leur côté interne, au point d'en imposer pour une glande unique, impaire et médiane.

Les glandes de Cowper sont placées dans l'épaisseur de l'aponévrose périnéale moyenne (fig. 638,8). Elles sont donc en rapport : en bas, avec le feuillet inférieur de cette aponévrose, qui les sépare du bulbe ; en haut, avec son feuillet supérieur, qui les sépare de la prostate et de la loge prostatique. Tout autour d'elles se disposent les faisceaux du muscle transverse profond du périnée (voy. *Muscles du périnée*) : le corps glandulaire est pour ainsi dire englobé dans la partie postérieure de ce muscle.

2° Constitution anatomique, canaux excréteurs. — Par leur constitution anatomique, les glandes de Cowper appartiennent à la classe des glandes en grappe et, comme telles, se décomposent successivement en *lobules* et *acini* — Aux acini

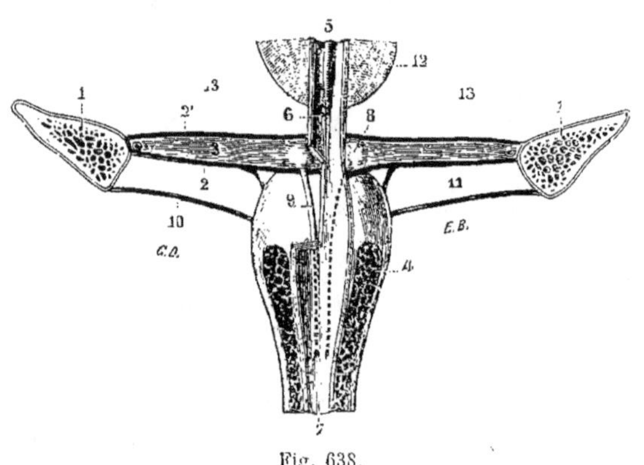

font suite des canalicules excréteurs, qui présentent cette particularité qu'ils sont très larges, mal calibrés, plus ou moins bosselés. Ces canalicules se réunissent les uns aux autres pour donner naissance à des canaux de plus en plus volumineux et finalement se résument en un canal unique, qui émerge de la glande sur son côté antérieur et supérieur. — De là, le canal excréteur commun se porte obliquement en avant et un peu en dedans, traverse le feuillet inférieur de l'aponévrose périnéale moyenne, s'engage peu

Fig. 638.

Coupe horizontale du périnée passant par l'urèthre, pour montrer les rapports des glandes de Cowper (schématique).

1, 1, branches ischio-pubiennes — 2, 2'. feuillet inférieur et feuillet supérieur de l'aponévrose périnéale moyenne. — 3. muscle de Guthrie ou transverse profond. — 4, bulbe de l'urèthre. — 5, 6, 7, portions prostatique, membraneuse et spongieuse du canal de l'urèthre. — 8. glandes de Cowper. — 9. leur canal excréteur. — 10, aponévrose périnéale superficielle. — 11, loge inférieure du périnée. — 12, extrémité inférieure ou sommet de la prostate. — 13, 13, espace pelvi-rectal supérieur.

après dans l'épaisseur du bulbe, arrive sous la muqueuse uréthrale, glisse quelque temps au-dessous d'elle et finit par la perforer, pour s'ouvrir sur la paroi postérieure de l'urèthre au niveau de la partie antérieure du cul-de-sac du bulbe (fig. 639,10'). Sa longueur, relativement considérable, est de 30 à 40 millimètres, dont 10 ou 15 pour la portion intra-bulbaire, 20 ou 25 pour sa portion sous-muqueuse. — Dans ce long trajet, les deux canaux excréteurs, celui du côté gauche et celui du côté droit, séparés à leur origine par l'intervalle qui sépare les glandes elles-mêmes, se rapprochent graduellement l'un de l'autre, arrivent bientôt au contact sur la ligne médiane et, à partir de ce moment, cheminent parallèlement jusqu'à leurs orifices terminaux. — Ces orifices terminaux sont tout petits, le plus souvent peu ou point visibles. De plus, ils se disposent différemment sur la paroi uréthrale, selon que les canaux excréteurs ont une longueur égale ou inégale : dans le premier cas, ils sont placés côte à côte, à droite et à gauche de la ligne médiane ; dans le second, ils sont situés l'un en avant de l'autre et à une distance qui peut varier de 1 à 15 millimètres. Sur un sujet étudié par Sappey, les deux canaux excréteurs s'ouvraient sur la muqueuse par un orifice commun.

3° **Structure microscopique.** — Les acini de la glande de Cowper ne paraissent pas avoir de membrane propre, à moins qu'on prenne comme telle une enveloppe réticulée, de nature conjonctive, qui se confond avec le tissu conjonctif lâche situé autour des lobules.

Leurs parois sont formées par des cellules pyramidales, mesurant 12 µ de hauteur et disposées sur une seule rangée. Au-dessous d'elles, cependant, se trouve un certain nombre d'éléments, que quelques auteurs considèrent comme constituant une deuxième couche de cellules et qui paraissent comparables aux croissants signalés par GIANUZZI dans les glandes salivaires.

Quant aux canaux excréteurs, ils sont constitués par une enveloppe propre, relativement épaisse, très riche en fibres élastiques. Sur sa face externe s'étale une double couche de fibres musculaires lisses, les unes longitudinales, les autres circulaires. Sa face interne est revêtue par un épithélium à deux couches, finement granuleux (STILLING).

4° **Liquide des glandes de Cowper.** — Les glandes de Cowper sécrètent un liquide transparent, de consistance visqueuse, de nature albuminoïde. Comme la prostate et les vésicules séminales, elles se vident dans l'urèthre au moment de l'éjaculation et fournissent ainsi au sperme l'un de ses éléments.

5° **Vaisseaux et nerfs.** — Les *artères*, destinées à la glande de Cowper, proviennent de la bulbo-uréthrale, branche de la honteuse interne. — Les *veines* vont au plexus de Santorini et, de là, aux veines hypogastriques. — Les *lymphatiques* se rendent aux ganglions hypogastriques. — Les *nerfs* proviennent du honteux interne, branche du plexus sacré.

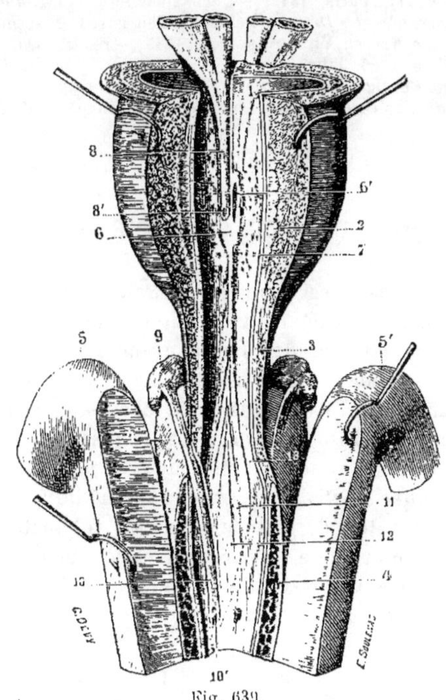

Fig. 639.

La portion postérieure de l'urèthre, vue après incision médiane de la paroi antérieure de ce conduit.

1. col vésical. — 2. coupe de la prostate et des sphincters uréthraux. — 3. coupe de l'urèthre membraneux. — 4. coupe de l'urèthre spongieux. — 4', bulbe. — 5, 5'. les deux corps caverneux. — 6. véru montanum. avec 6', orifice de l'utricule prostatique. — 7. paroi postérieure de l'urèthre prostatique avec ses orifices glandulaires. — 8. canal éjaculateur droit mis à nu. avec 8'. son orifice. — 9. glande de Cowper. — 10. son canal excréteur mis à nu. 10'. orifice de ce canal. — 11. plis longitudinaux de la muqueuse de l'urèthre. — 12. cul-de-sac du bulbe. — 13. collet du bulbe.

Signification morphologique. — Les glandes de Cowper existent chez la plupart des mammifères et, chez quelques-uns d'entre eux, notamment chez les cheiroptères, chez quelques carnassiers, chez quelques insectivores et chez les singes. elles présentent des dimensions qui sont relativement beaucoup plus considérables que chez l'homme. C'est chez les monotrèmes et les marsupiaux qu'elles paraissent atteindre leur plus haut degré de développement : on en compte deux paires chez la sarigue, trois paires chez le phalanger, trois paires également chez le kanguroo. — D'autre part, un certain nombre de faits établissent nettement que, comme la prostate, ces glandes appartiennent bien aux fonctions génitales : c'est ainsi que nous les voyons se développer à l'âge de la puberté. se réduire pendant l'hiver chez les animaux hibernants augmenter de volume à l'époque du rut. s'atrophier à la suite de la castration, etc. SCHNEIDEMÜHL a constaté que l'épithélium sécréteur des glandes de Cowper présentait des différences structu-rales très nettes, suivant que les sujets étaient émasculés ou non. — De son côté, Stilling, exa-minant comparativement les glandes de Cowper du lapin après un isolement de quatre ou six semaines et immédiatement après l'accouplement, a noté les faits suivants : dans le premier cas, les cellules des acini sont volumineuses, nettement isolées les unes des autres et présentant un protoplasma très clair; dans le second cas, c'est-à-dire après l'accouplement, elles sont plus petites, mal délimitées, finement granuleuses, et, quant aux canalicules excréteurs, d'arrondis qu'ils étaient, ils sont maintenant plus ou moins aplatis et présentent sur des coupes des con-tours plus ou moins sinueux.

A consulter au sujet des glandes de Cowper : Gubler, *Des glandes de Méry et de leurs mala-dies*, Th. Paris, 1849; — Schneidemühl, *Vergl.-anatom. Untersuch. über den histol. Bau der Cowper'schen Drüsen*, Deutsche Zeitschr. f. Thiermedicin, 1880; — Stilling, *Ueber die Cowper' schen Drüsen*, Virchow's Arch., 1885; — Englisch, *Ueber Anat. u. Pathol. der Cowper'schen Drüsen*, Wien. méd. Jahrb., 1885; — Müller, *Ueber die Entwick. u. feiner. Anat. d. Bartholin'schen and Cowper'schen Drüsen des Menschen*, Arch. f. mikr. Anat., 1892; — Braus, *Ueber den feineren Bau der Cowper'schen Drüse des Menschen*, Anat. Anz., 1900.

ARTICLE VI
MUSCLES ET APONÉVROSES DU PÉRINÉE CHEZ L'HOMME

Le bassin est fermé en bas, au niveau de son détroit inférieur, par des parties molles, de valeur diverse, dont l'ensemble constitue le *périnée*. Cette région a la forme d'un losange dont le grand axe, dirigé d'avant en arrière, s'étend de l'angle sous-pubien au sommet du coccyx et dont le petit axe, dirigé transversalement, unit l'une à l'autre les deux tubérosités ischiatiques. Le petit axe, représenté par la ligne bi-ischiatique, divise le périnée en deux moitiés, l'une et l'autre triangu-laires : une moitié antérieure ou *périnée antérieur*, une moitié postérieure ou *périnée postérieur*. L'étude méthodique des différents plans qui entrent dans la constitution du périnée appartient à l'anatomie topographique. Nous devons nous contenter ici de décrire systématiquement :

1° Les *muscles* qui se développent dans cette région ;

2° Les *lames aponévrotiques* qui leur sont annexées.

§ I. — Muscles du périnée

Les muscles du périnée, chez l'homme, se répartissent en deux groupes. — Les uns, situés dans le périnée antérieur, appartiennent plus spécialement à l'appareil génito-urinaire. Ce sont : le *transverse du périnée*, l'*ischio-caverneux*, le *bulbo-caverneux*, le *muscle de Guthrie*, le *muscle de Wilson* et le *sphincter externe de l'urèthre*. De ces six muscles, les trois premiers sont pairs et symétriques ; les trois autres sont impairs et occupent la ligne médiane. — Les muscles du deuxième groupe appartiennent au périnée postérieur ou région ano-coccygienne. Ils sont au nombre de trois : le *sphincter externe de l'anus*, le *releveur de l'anus* et l'*ischio-coccygien*. — Tous les muscles du périnée, qu'ils appartiennent à l'un ou à l'autre groupe, sont des muscles striés.

1° Transverse du périnée. — Le muscle transverse du périnée (*transverse superficiel* de Cruveilhier) s'étend transversalement, comme son nom l'indique, de la tubérosité de l'ischion à la ligne médiane (fig. 640,3). Il revêt ordinaire-ment la forme d'une lame triangulaire, dont la base est en dedans et le sommet en dehors.

A. Insertions. — Le transverse du périnée naît sur la face interne de la tubérosité ischiatique, entre les insertions de l'ischio-caverneux et celles de l'obturateur interne. De là, il se porte en dedans et un peu en avant et vient se terminer sur un raphé fibreux, le *raphé prérectal* ou *ano-bulbaire*, qui s'étend depuis la partie antérieure de l'anus jusqu'à la partie inférieure du bulbe de l'urèthre. Cette cloison médiane, fort variable dans son développement, est néanmoins constante : elle sépare l'un de l'autre les deux muscles homonymes, et il n'est pas exact de dire, comme le font quelques auteurs, qu'un certain nombre de faisceaux du transverse croisent la ligne médiane pour se continuer avec ceux du côté opposé.

Outre les faisceaux précités, à insertion franchement médiane, la plupart des

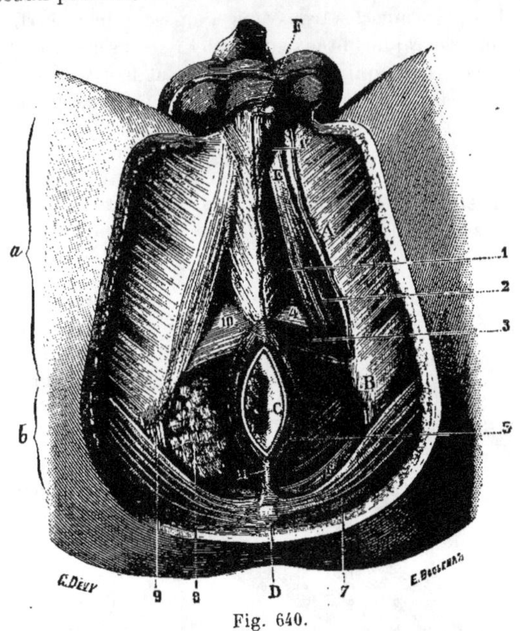

Fig. 640.

Muscle du périnée chez l'homme (plan superficiel).

(L'aponévrose périnéale superficielle a été conservée sur le côté gauche du sujet.)

a, périnée antérieur. — *b*, périnée postérieur.
A, branche ischio-pubienne. — B, ischion. — C, anus. — D, coccyx. — E, corps caverneux de la verge. — F, corps spongieux de l'urèthre.
1, muscle bulbo-caverneux, avec 1', muscle de Houston. — 2, muscle ischio-caverneux. — 3, muscle transverse superficiel. — 4, aponévrose moyenne du périnée. — 5, sphincter externe de l'anus. — 6, muscle ischio-coccygien. — 7, grand fessier. — 8, tissu cellulo-graisseux de la fosse ischio-rectale. — 9, ligament sacro-sciatique. — 10, raphé ano-bulbaire. — 11, raphé ano-coccygien. — 12, releveur de l'anus.

anatomistes décrivent au transverse quelques faisceaux qui, en atteignant le raphé, s'infléchissent, soit en avant, soit en arrière, et qui paraissent se continuer, les premiers avec le bulbo-caverneux, les seconds avec le sphincter de l'anus. Ces faisceaux existent en effet sur bien des sujets et, s'ils se continuent réellement avec le bulbo-caverneux et le sphincter anal, ce qui me paraît très difficile à établir par la dissection, ils constituent pour ces derniers muscles des faisceaux surajoutés à insertion ischiatique.

B. RAPPORTS. — Le muscle transverse du périnée, par son bord antérieur, constitue le côté postérieur d'un triangle, le *triangle ischio-bulbaire*, dont les deux autres côtés sont formés, l'interne par le bulbo-caverneux, l'externe par l'ischio-caverneux. — Son bord postérieur sert de limite respective aux deux régions périnéale postérieure et périnéale antérieure. — Sa face inférieure ou superficielle, répond à la peau, dont elle est séparée par l'aponévrose périnéale superficielle. — Quant à sa face supérieure ou profonde, elle est en rapport immédiat avec l'aponévrose périnéale moyenne.

C. Vaisseaux et nerfs. — Le transverse du périnée reçoit ses artères de la périnéale profonde et de la honteuse interne. Il est innervé par le nerf honteux interne, branche du plexus sacré.

D. Action. — Les deux muscles transverses, agissant de concert, semblent avoir pour action de tendre le raphé fibreux sur lequel ils s'insèrent. Ils favorisent ainsi l'action des bulbo-caverneux qui, trouvant un point fixe sur ce raphé, pourront ensuite agir plus efficacement sur les corps caverneux de la verge (voy. ces muscles). Les deux muscles transverses peuvent encore, en redressant leur courbure, comprimer la paroi antérieure du rectum.

2° Ischio-caverneux. — L'ischio-caverneux (fig. 640,2) est un petit muscle allongé, couché sur la branche ischio-pubienne et s'étendant de la tubérosité de l'ischion à la racine de la verge.

A. Insertions. — Il prend naissance, en arrière : 1° par un faisceau interne, sur la face interne de l'ischion, immédiatement au-dessous des origines du transverse : 2° par un faisceau externe, sur la branche ischio-pubienne. Ces deux faisceaux, plus ou moins distincts à leur origine, ne tardent pas à se fusionner pour former le corps musculaire. Celui-ci s'étale alors sur la racine du corps caverneux, en se dirigeant, comme elle, de bas en haut, d'arrière en avant et de dehors en dedans. — Ses fibres les plus internes se terminent sur la racine même du corps caverneux. — Ses fibres externes se jettent sur une aponévrose très épaisse et très résistante, véritable tendon terminal, qui se fusionne peu à peu avec l'enveloppe fibreuse du corps caverneux. Cette insertion se trouve située à l'origine même du corps caverneux, un peu en arrière de l'insertion supérieure du bulbo-caverneux.

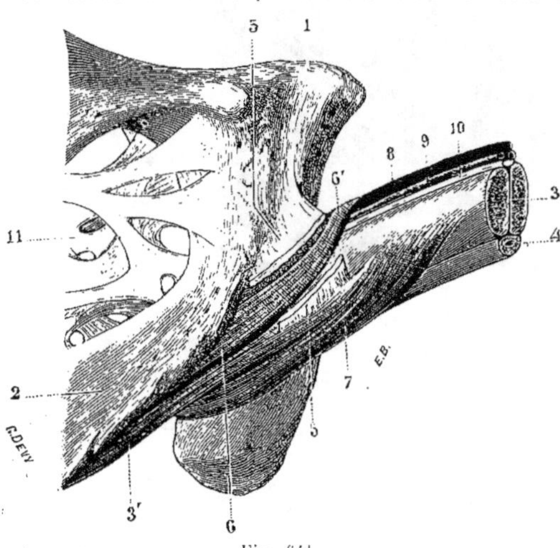

Fig. 641.

Les deux muscles ischio-caverneux et bulbo-caverneux, vue latérale.

1, symphyse pubienne. — 2, branche ischio-pubienne. — 3, corps caverneux, avec 3', sa racine recouverte par le muscle ischio-caverneux. — 4, corps spongieux de l'urèthre. — 5, ligament suspenseur de la verge (portion latérale). — 6, muscle ischio-caverneux, avec 6'. son faisceau suspénien, constituant le muscle de Houston. — 7, bulbo-caverneux. — 8, veine dorsale profonde. — 9, artère dorsale de la verge. — 10, nerf dorsal. — 11, trou obturateur, avec membrane obturatrice.

On voit parfois (fig. 641,6') un faisceau plus ou moins distinct, répondant à la partie latérale du muscle, s'insinuer sur le côté interne de la portion latérale du ligament suspenseur, gagner ainsi le dos de la verge et s'y réunir, au-dessus de la veine dorsale, avec un faisceau similaire venu du côté opposé. C'est ce faisceau qui a été décrit par HOUSTON (*Dublin Hosp. Reports*, V) sous le nom de *compressor venæ dorsalis penis*. On le désigne généralement aujourd'hui sous le nom de *muscle de Houston*. Le muscle de Houston, inconstant chez l'homme, est relativement très développé chez le chien et chez quelques autres mammifères.

B. RAPPORTS. — Le muscle ischio-caverneux est, comme le précédent, un muscle superficiel. — Sa face antérieure, convexe, est recouverte par l'aponévrose périnéale superficielle, le tissu cellulaire sous-cutané et la peau. — Sa face profonde, creusée en forme de gouttière, embrasse successivement dans sa concavité la branche ischio-pubienne et la racine du corps caverneux. Cette racine du corps caverneux se trouve ainsi entourée par une sorte de gaine ostéo-musculaire, qui est formée (fig. 654), sur son côté externe par la branche descendante du pubis, sur les trois autres côtés par le muscle ischio-caverneux et son aponévrose terminale. — Son bord externe répond à l'origine pelvienne des adducteurs de la cuisse. — Son bord interne, suivi d'arrière en avant, forme tout d'abord le côté externe du triangle ischio-bulbaire. Puis, il prend contact avec le bulbo-caverneux et répond alors à ce muscle jusqu'à sa terminaison.

C. VAISSEAUX ET NERFS. — Ce muscle reçoit ses artères de la périnéale profonde et de la dorsale de la verge, branches de la honteuse interne. Il est innervé par le honteux interne, branche du plexus sacré.

D. ACTION. — Quand les muscles ischio-caverneux se contractent, ils portent la verge en bas et en arrière. De plus, en comprimant l'origine des corps caverneux, ils tendent à chasser vers la portion antérieure de la verge le sang artériel qui afflue dans ces deux organes érectiles. Ils concourent ainsi à l'érection.

D'autre part, quand le muscle de Houston existe, ce muscle forme, avec celui du côté opposé, une espèce de sangle transversale, laquelle, au moment de la contraction de l'ischio-caverneux, comprime de haut en bas la veine dorsale profonde, qui lui est immédiatement sous-jacente, et, en arrêtant la circulation de retour, amène une stase sanguine dans tout le territoire de ce tronc veineux. Le muscle de Houston détermine ainsi la turgescence des organes érectiles de la verge et concourt, par un mécanisme indirect, au phénomène de l'érection.

3° **Bulbo-caverneux**. — Le bulbo-caverneux (fig. 640,1) est, comme les deux précédents, un muscle pair, situé en avant du sphincter de l'anus de chaque côté de la ligne médiane. Couché sur la partie spongieuse de l'urèthre, il forme à cette dernière une sorte de demi-gaine, qui s'étend depuis la partie la plus reculée du bulbe jusqu'au voisinage de la symphyse pubienne.

A. INSERTIONS. — Les fibres qui le constituent prennent naissance, en arrière, sur le raphé médian ano-bulbaire. De là, elles se portent toutes obliquement en dehors, en avant et en haut, en décrivant des sortes de courbes à concavité interne. — Le plus grand nombre d'entre elles, les fibres postérieures, après avoir contourné la face latérale du bulbe, arrivent sur sa face supérieure et s'y terminent par un système de petits tendons, qui s'entrecroisent sur la ligne médiane avec les tendons similaires du côté opposé. Leur ensemble constitue la *portion uréthrale* du muscle. — Les fibres les plus antérieures, qui forment la *portion pénienne*, sont beaucoup plus longues : elles se disposent le plus souvent en un faisceau aplati et rubané, qui contourne obliquement la portion spongieuse de l'urèthre d'abord, puis le corps caverneux correspondant, et qui vient se terminer : 1° tantôt sur l'enveloppe fibreuse du corps caverneux, immédiatement en avant de l'insertion pénienne de l'ischio-caverneux ; 2° tantôt sur la ligne médiane (fig. 642, 6) à l'aide d'une expansion fibreuse qui passe au-dessus de la veine dorsale et qui lui est commune avec le faisceau musculaire du côté opposé. Dans ce dernier cas, le faisceau pénien du bulbo-caverneux se dispose exactement comme le muscle de Houston, décrit à propos du muscle ischio-caverneux : il forme, avec son homologue du côté opposé, une sorte de sangle, qui embrasse dans sa concavité les deux corps caverneux et le paquet vasculo-nerveux de la gouttière sus-caverneuse.

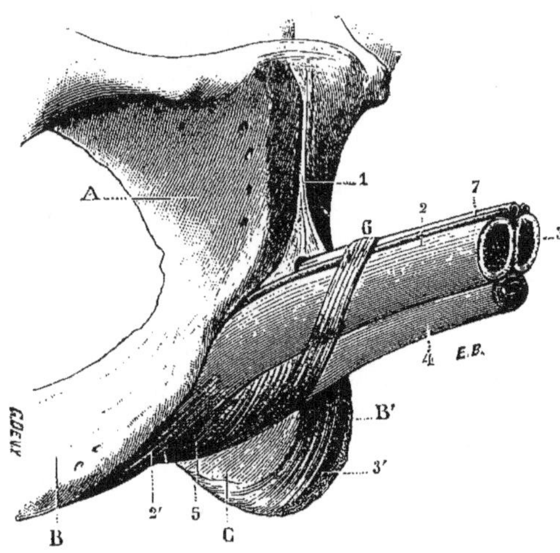

Fig. 642.

Les muscles de la racine de la verge (vue latérale droite).

A, corps du pubis. — B, B', branches ischio-pubiennes. — C, ischion gauche.

1, ligament suspenseur de la verge. — 2, corps caverneux droit, avec 2', sa racine, recouverte par le muscle ischio-caverneux. — 3, corps caverneux gauche, avec 3', le muscle ischio-caverneux du même côté. — 4, corps spongieux. — 5, muscle bulbo-caverneux, avec : 6, ses faisceaux antérieurs, constituant le muscle de Houston. — 7, artère dorsale et veine dorsale profonde de la verge.

B. RAPPORTS. — On peut considérer au bulbo-caverneux deux faces, que l'on distingue en interne et externe, et deux extrémités, l'une antérieure, l'autre postérieure. — La face interne ou concave embrasse successivement la moitié correspondante du bulbe uréthral, la portion spongieuse de l'urèthre et, au niveau du faisceau pénien, la portion initiale du corps caverneux. — La face externe ou convexe répond tout d'abord au triangle ischio-bulbaire, puis au muscle ischio-caverneux, qui est situé immédiatement en dehors d'elle. Elle est recouverte, comme ce dernier muscle, par l'aponévrose périnéale superficielle, le tissu cellulaire sous-cutané et la peau. — L'extrémité postérieure est en rapport avec le sphincter anal, qui la recouvre en partie. — L'extrémité antérieure (lorsque le muscle s'étend jusqu'à la ligne médiane) se trouve située sur le dos de la verge, immédiatement en avant du ligament suspenseur. A ce niveau, le muscle repose directement sur la veine dorsale profonde, rapport important, comme nous le verrons tout à l'heure.

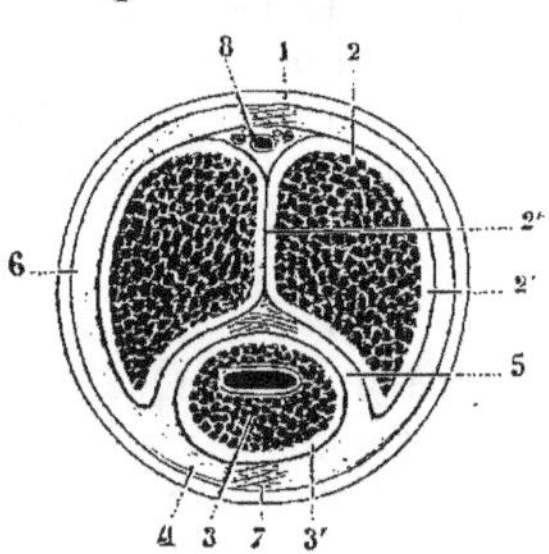

Fig. 643.

Coupe schématique transversale de la verge, pour montrer les insertions du bulbo-caverneux.

1, fascia pénis. — 2, corps caverneux, avec : 2', sa tunique albuginée ; 2'', sa cloison médiane. — 3, corps spongieux, avec 3', son albuginée. — 4, muscle bulbo-caverneux. — 5, ses fibres postérieures — 6, ses fibres antérieures ou muscle de Houston. — 7, raphé sous-uréthral. — 8, veine dorsale profonde, artères et nerfs dorsaux de la verge.

C. ACTION. — Les deux muscles bulbo-caverneux, à leur origine, ne sont séparés l'un de l'autre, sur la ligne médiane, que par un simple raphé fibreux souvent même peu visible. Aussi la plupart des auteurs considèrent-ils les deux muscles comme confondus et les décrivent-ils comme constituant un muscle unique, impair et médian. Quelque inexacte que soit une pareille conception au point de vue anatomique, elle est admissible en physiologie.

Ceci posé, examinons séparément les fibres postérieures et les fibres antérieures du muscle, autrement dit son faisceau uréthral et son faisceau pénien. — Le *faisceau uréthral* (fig. 643,5) représente une sorte de cylindre qui engaine le bulbe et, comme ses fibres sont obliquement circulaires, elles compriment cet organe au moment de leur contraction. Cette compression, qui s'exerce à la fois sur toute la périphérie du bulbe, a un double effet : 1° au moment de la miction et de l'éjaculation, elle chasse vers le méat urinaire l'urine et le sperme accumulés dans le cul-de-sac bulbaire, d'où le nom d'*accelerator urinæ et seminis* que les anciens auteurs donnaient au muscle bulbo-caverneux ; 2° au moment où se produit l'érection de la verge, elle chasse le sang que contiennent les aréoles du bulbe, dans la portion spongieuse de l'urèthre d'abord, et de là dans le gland. Le muscle bulbo-caverneux, par son faisceau uréthral, prend ainsi une part active à l'érection de ce dernier organe. — Le *faisceau pénien*, quand il s'arrête sur la partie postéro-externe des corps caverneux, comprime ces corps caverneux et, en refoulant le sang vers la partie antérieure de la verge, participe à l'érection du pénis. D'autre part, quand il se réunit sur la ligne médiane avec celui du côté opposé, il agit exactement comme le faisceau de Houston de l'ischio-caverneux : il comprime, à la manière d'une sangle, la veine dorsale profonde et favorise l'érection en arrêtant la circulation de retour et en amenant une stase veineuse dans les corps caverneux.

D. VAISSEAUX ET NERFS. — Comme pour le muscle précédent.

4° Muscle de Guthrie. — Le muscle de Guthrie ou *muscle transverse profond du périnée* (fig. 643,6) est situé au-dessus et en avant du transverse superficiel, entre les deux feuillets de l'aponévrose périnéale moyenne. Aplati et fort mince, il comble d'une façon à peu près complète l'espace triangulaire qui se trouve limité en arrière par le muscle transverse superficiel, en dedans par la ligne médiane, en dehors par les branches ischio-pubiennes.

A. INSERTIONS. — Le muscle de Guthrie naît sur la lèvre postérieure des branches ischio-pubiennes, en partie par des fibres charnues, en partie par des fibres tendineuses. De là, il se porte en dedans et vient se terminer de la façon suivante : ses fibres postérieures, passant en arrière de l'urèthre, se fixent sur la paroi médiane de la lame fibreuse qui les recouvre et qui n'est autre que le feuillet antérieur de l'aponévrose périnéale moyenne ; ses fibres antérieures s'insèrent sur les faces latérales et sur la face antérieure de la portion membraneuse de l'urèthre, immédiatement en arrière du bulbe. Le muscle de Guthrie est l'homologue, chez l'homme, du muscle transverso-uréthral des carnassiers (PAULET).

B. RAPPORTS. — Envisagé au point de vue de ses rapports, le muscle de Guthrie nous présente deux faces, l'une inférieure ou superficielle, l'autre supérieure ou profonde. — Sa face inférieure est recouverte par le feuillet superficiel de l'aponévrose périnéale moyenne. — Sa face supérieure est en rapport avec le feuillet profond de cette même aponévrose et par son intermédiaire : 1° en haut, avec le muscle de Wilson ; 2° au-dessous de ce muscle, avec le plexus veineux de Santorini et parfois avec le sommet de la prostate. — Ses bords latéraux nous présentent une série de boutonnières (fig. 643), qui livrent passage aux veines profondes du pénis. — Enfin, son bord postérieur répond à la glande de Cowper et à son canal excréteur.

C. Vaisseaux et nerfs. — Le muscle de Guthrie reçoit ses artères de la périnéale profonde ou bulbo-uréthrale et de la honteuse interne. Ses nerfs proviennent du honteux interne.

D. Action. — Réuni à celui du côté opposé, le muscle de Guthrie forme une sorte de diaphragme contractile, qui renforce l'aponévrose périnéale moyenne : il prend ainsi une part importante à la constitution de la portion antérieure du plancher

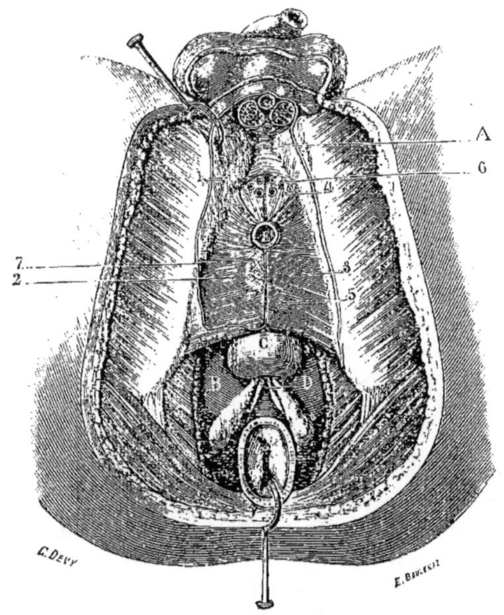

Fig. 644.

Les muscles du périnée chez l'homme (plan profond).

(Du côté gauche du périnée antérieur, les trois muscles de la couche superficielle ont été enlevés, en même temps qu'on a réséqué les corps caverneux et le bulbe uréthral : à droite, le feuillet inférieur de l'aponévrose moyenne a été enlevé ; au niveau du périnée postérieur, on a pratiqué une large fenêtre dans le releveur anal et l'ischio-coccygien, et le rectum a été fortement attiré en arrière pour découvrir les organes profonds.)

A, symphyse pubienne. — B, bas-fond de la vessie. — C, prostate. — D, vésicules séminales et canaux déférents. — E, urèthre, coupé transversalement.

1, aponévrose superficielle, réséquée en partie et rejetée en dehors. — 2, aponévrose moyenne (feuillet inférieur.) — 3, muscle de Guthrie ou transverse profond. — 4, feuillet supérieur de l'aponévrose moyenne, laissant voir par transparence le muscle de Wilson. 5, glandes de Cowper, situées dans l'épaisseur du transverse profond. 6, plexus veineux sous-pubien. — 7, partie de l'aponévrose moyenne en rapport avec le bulbe.

pelvien. Sa signification physiologique me paraît assez obscure. — Par ses faisceaux postérieurs, tout d'abord, il fixe le raphé fibreux prérectal et, de ce fait, favorise bien évidemment le jeu des muscles qui s'y insèrent. — Mais ce n'est pas tout . le muscle de Guthrie comprime les veines qui le traversent. Or, comme ces veines proviennent pour la plupart des organes érectiles du pénis, il détermine la stase veineuse dans ces derniers organes et devient en conséquence l'un des agents de l'érection. — Il comprime encore la portion membraneuse de l'urèthre et doit vraisemblablement concourir à l'expulsion de l'urine et du sperme. — Il comprime, enfin. les glandes de Cowper, qui, comme nous l'avons vu, sont plus ou moins englobées dans sa masse et. par cette compression, exprime dans le canal de l'urèthre le produit de sécrétion de cette glande.

5° Muscle de Wilson. — Le muscle de Wilson, rejeté à tort par certains auteurs, considéré par d'autres comme une dépendance du sphincter strié de l'urèthre, est un muscle impair, médian, symétrique, situé (fig. 645,10) dans l'angle que forment en se réunissant l'une à l'autre les deux branches ischio-pubiennes.

A. Insertions. — Sa base, dirigée en haut, s'insère en partie sur le ligament sous-pubien, en partie sur la lam. fibreuse qui s'étale au-dessous de ce ligament et

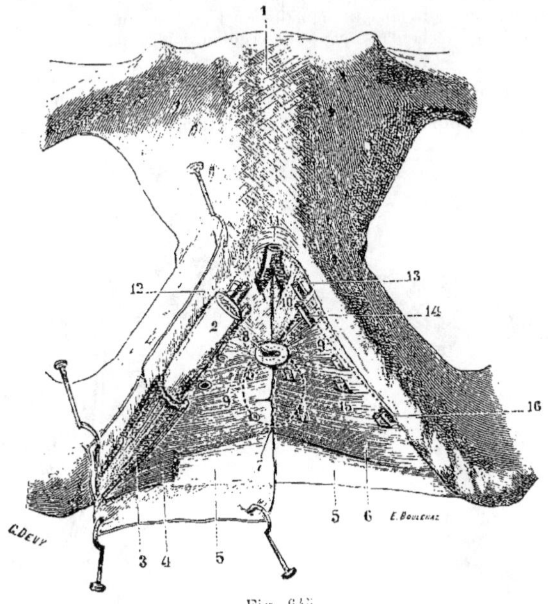

Fig. 645.

Le muscle de Guthrie et le muscle de Wilson. vus par leur face antérieure
demi schématique).

(Le feuillet inférieur de l'aponévrose périnéale moyenne a été enlevé dans la moitié droite de la figure. La portion membraneuse de l'urèthre a été réséquée immédiatement en arrière du bulbe ; la partie de ce dernier organe qui est en rapport de contact avec l'aponévrose périnéale moyenne est indiquée par une ligne pointillée.)

1. symphyse pubienne. — 2. racines des corps caverneux — 3. ischio-caverneux. — 4. transverse superficiel du périnée. — 5. feuillet inférieur de l'aponévrose périnéale moyenne, se fusionnant en arrière du transverse avec l'aponévrose périnéale superficielle. — 6. muscle de Guthrie ou transverse profond. — 7. raphé sous-uréthral. — 8. urèthre. — 9. glandes de Cowper. — 10. muscle de Wilson. — 11. veine dorsale profonde de la verge. — 12. artère dorsale. — 13. nerf dorsal. — 14. artère caverneuse. — 15. veines postérieures des corps caverneux. — 16. artères et veines bulbeuses.

que traversent les gros canaux veineux du plexus de Santorini. Son sommet, dirigé en bas et en arrière, se perd sur les parois latérales et inférieure de la portion membraneuse de l'urèthre, principalement sur sa paroi inférieure.

B. Rapports. — Des deux faces du muscle de Wilson, la face inférieure repose sur le feuillet profond de l'aponévrose périnéale moyenne, qui la sépare du transverse profond. — Sa face supérieure répond au plexus de Santorini. — Sur les côtés, le muscle de Wilson est séparé des faisceaux antérieurs du releveur de l'anus par l'aponévrose latérale de la prostate ou aponévrose pubo-rectale.

C. VAISSEAUX ET NERFS. — Comme pour le muscle précédent.

D. ACTION. — Comme le muscle de Guthrie, le muscle de Wilson renforce la portion sous-pubienne du plancher pelvien. En raison de la direction de ses fibres, il comprime de bas en haut la portion membraneuse de l'urèthre et l'élève vers la symphyse.

Le muscle de Wilson a été très discuté. SAPPEY, RICHET, TILLAUX lui assignent une forme triangulaire, dont la base répond au ligament sous-pubien et le sommet à l'urèthre membraneux : c'est la description que nous avons donnée plus haut. CADIAT (1877), ayant constaté que cette lame triangulaire est constituée en majeure partie par des fibres circulaires, estime qu'il faut la considérer, non pas comme un muscle distinct, mais comme une dépendance du sphincter strié de l'urèthre. Pour PAULET (1877), la lame triangulaire en question serait conjonctive et non musculaire : le muscle de Wilson n'existerait donc pas. QUÉNU (1886), en utilisant le microscope, a constaté, au contraire, que cette lame triangulaire est bien constituée par des fibres musculaires striées et il conclut de ses recherches que la description donnée par SAPPEY est exacte de tous points.

6° Sphincter externe de l'urèthre. — Le sphincter externe de l'urèthre ou sphincter strié (par opposition au sphincter interne ou sphincter lisse, que nous

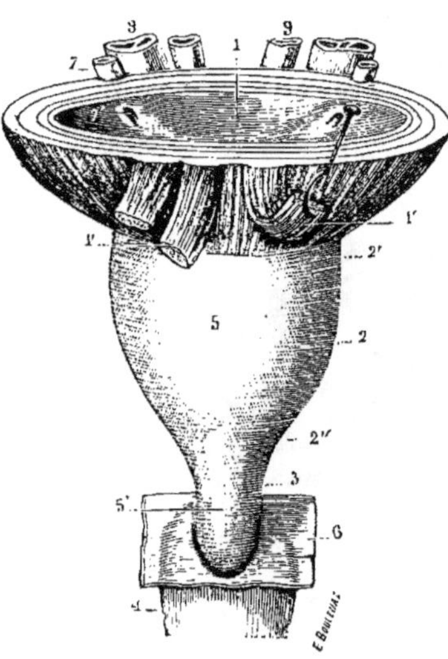

Fig. 646.

La prostate, vue par sa face antérieure ou pubienne pour montrer le sphincter externe de l'urèthre.

1. vessie, avec 1'. ligaments pubo-vésicaux. — 2. prostate, avec : 2'. sa base ; 2''. son sommet. — 3. portion membraneuse de l'urèthre. — 4. bulbe de l'urèthre. — 5, sphincter externe ou sphincter strié, avec 5'. la portion de ce muscle qui répond à l'urèthre membraneux (*en rouge*). — 6. aponévrose périnéale moyenne. — 7. uretère, avec 7'. son orifice vésical. — 8. vésicule séminale. — 9. canal déférent.

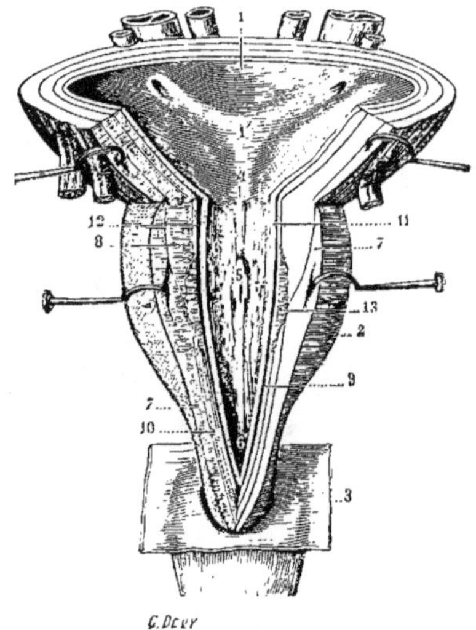

Fig. 647.

La même, après incision longitudinale du canal de l'urèthre et écartement des deux lèvres de l'incision.

1. vessie, avec 1'. trigone de Lieutaud. — 2. prostate. — 3. aponévrose périnéale moyenne. — 4. col de la vessie. — 5. véru montanum. — 6 et 6'. portion prostatique et portion membraneuse de l'urèthre. — 7. 7. sphincter externe ou strié. — 8. sphincter interne ou lisse. — 9. fibres lisses longitudinales. — 10. fibres circulaires lisses de l'urèthre membraneux. — 11. muqueuse uréthrale. — 12. couche spongieuse. — 13. glandules prostatiques.

avons déjà vu à propos de l'urèthre) occupe, comme le muscle de Wilson, l'intérieur de la loge prostatique.

A. MODE DE CONSTITUTION. — Ce muscle (fig. 646,5 et 5') s'étend en hauteur depuis l'aponévrose périnéale moyenne jusqu'au col de la vessie. Il répond, par conséquent, aux deux portions membraneuse et prostatique de l'urèthre, mais sa disposition est bien différente sur l'une et l'autre de ces deux portions.

Sur l'urèthre membraneux, il forme à celui-ci un anneau complet ou, si l'on veut, un véritable manchon engainant la couche des fibres musculaires lisses. Sur le sommet de la prostate, nous rencontrons encore un anneau complet. Mais, un peu plus haut, l'anneau, comme s'il ne pouvait s'adapter aux dimensions graduel-lement croissantes de la prostate, se brise sur les côtés et, à partir de ce moment, se trouve divisé en deux demi-anneaux, l'un postérieur situé en arrière de la prostate, l'autre antérieur s'étalant sur la face antérieure de ce corps glandulaire (fig. 648, D). De ces deux plans de fibres, le postérieur est peu développé et disparaît rapidement : on ne le rencontre guère que dans le quart ou le cinquième inférieur de la prostate. Le plan antérieur, au contraire, se poursuit sans interruption jusqu'au col de la vessie. Il est constitué par des fibres trans-versales qui vont d'un bord à l'autre de la pro-state : par leur extrémité externe, les plus longues s'insèrent sur les travées fibreuses de la coque prostatique ; les autres, plus courtes, disparaissent entre les faisceaux de fibres lisses ou même entre les éléments de la masse glan-dulaire.

Le sphincter strié de l'urèthre mesure, sur la portion membraneuse, 4 ou 5 millimètres d'épaisseur. Sur la portion prostatique, le demi-anneau antérieur présente également à son ori-gine une épaisseur de 4 à 5 millimètres : puis, il va en diminuant au fur et à mesure qu'il s'élève et se termine, au voisinage du col, par un bord très mince. Nous rappellerons à ce propos que le sphincter lisse (p. 645) s'atté-nue lui aussi graduellement, mais en sens inverse, je veux dire en allant de haut en bas. Les deux sphincters de l'urèthre revêtent donc l'un et l'autre, sur des coupes vertico-médianes (fig. 647,7 et 8), l'aspect d'un triangle dont le sommet est supérieur pour le sphincter strié, inférieur pour le sphincter lisse.

B. Rapports. — Vu par sa face antérieure ou pubienne (fig. 646,5 et 5'), le sphincter externe de l'urèthre nous apparait sous la forme d'une large lame triangulaire, dont la base confine à la vessie et dont le sommet, fortement tronqué, repose sur le feuillet supé-

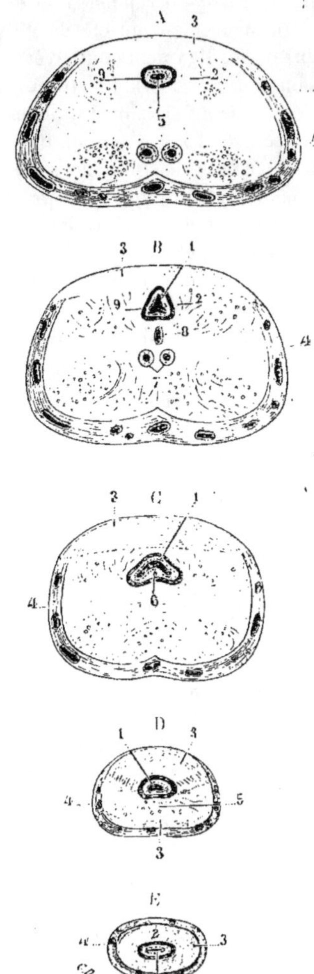

Fig. 648.

Le sphincter externe de l'urèthre, vu sur des coupes tranversales de la prostate passant : A, à 6 millim. au-dessous du col; B, à 15 millim. du sommet de la prostate; E, par la partie postérieure de l'urèthre membraneux.

1, canal de l'urèthre. — 2, sphincter lisse ou sphincter interne (*en rose*). — 3, sphincter strié ou sphincter externe (*en rouge*). — 4, enveloppe de la prostate (coupe prostatique). — 5, noyau central. — 6, véru montanum. — 7, canaux éjaculateurs. — 8, utricule prostatique. — 9, tunique vasculaire de l'urèthre.

rieur de l'aponévrose périnéale moyenne. Ce feuillet le sépare du muscle de Guthrie et des glandes de Cowper.

a. *En arrière*, le sphincter externe de l'urèthre est en rapport avec l'aponévrose prostato-péritonéale (voy. plus loin), qui la sépare du rectum.

b. *En avant*, il répond, tant dans sa portion prostatique que dans sa portion membraneuse, au muscle de Wilson et au plexus de Santorini, qui le sépare du pubis et des ligaments pubo-vésicaux. Sa portion prostatique, formée, comme nous l'avons vu, par des fibres arciformes, repose sur la face antérieure de la prostate et contribue ainsi, sur la ligne médiane, à renforcer la paroi antérieure du canal de l'urèthre. Tout à fait en haut, dans toute la portion du canal qui répond au sphincter lisse, le sphincter strié repose directement sur ce dernier muscle et nous voyons maintenant que si la prostate (laquelle n'est que le produit d'une transformation locale du conduit uro-génital) ne se développait pas, ce rapport de contact immédiat entre le sphincter externe et le sphincter interne existerait dans toute la hauteur de ce dernier, sur sa face postérieure comme sur sa face antérieure. D'autre part, le sphincter externe conserverait jusqu'à son extrémité supérieure sa disposition annulaire et, dans ce cas, les deux sphincters ressembleraient exactement à deux manchons emboîtés l'un dans l'autre.

C. Vaisseaux et nerfs. — Le sphincter externe de l'urèthre reçoit ses artères des branches destinées à la prostate. Il est innervé par le honteux interne, branche du plexus sacré.

D. Action. — Grâce à sa disposition annulaire ou semi-annulaire, le sphincter externe de l'urèthre a bien évidemment pour attributions de resserrer l'urèthre et, par conséquent, de comprimer les matières liquides ou solides que peut renfermer ce canal. C'est lui, qui bien souvent, arrête la sonde dans le cathétérisme. C'est lui qui, en fermant l'urèthre postérieur, quand la vessie est suffisamment distendue pour faire naître le besoin d'uriner, permet à ce réservoir de se distendre encore au delà des limites fixées par la résistance du sphincter lisse. Intervenant enfin dans l'éjaculation, au moment où le sperme débouche des canaux éjaculateurs, il chasse brusquement ce liquide de la portion prostatique dans la portion membraneuse, de la portion membraneuse dans la portion spongieuse et de celle-ci à l'extérieur. C'est vraisemblablement là le principal rôle du sphincter externe de l'urèthre et ce muscle acquiert ainsi une signification spéciale qui est en rapport avec les fonctions génitales. D'après Griffiths, son développement marcherait parallèlement avec celui des testicules et, chez des animaux castrés, subirait une dégénérescence fibreuse.

7° Sphincter externe de l'anus. — Le sphincter externe de l'anus est formé par dix ou douze faisceaux concentriques, disposés tout autour de la partie inférieure du rectum. Il mesure de 20 à 25 millimètres de hauteur sur 8 ou 10 millimètres d'épaisseur. Lorsque l'anus est dilaté, soit par l'introduction d'un corps étranger, soit par le passage d'un cylindre fécal, le sphincter revêt la forme d'un anneau assez régulièrement circulaire. A l'état d'occlusion de l'anus (fig. 640,5), il est aplati latéralement et, par conséquent, beaucoup plus étendu dans le sens antéropostérieur que dans le sens transversal.

A. Insertions. — Les fibres constitutives du sphincter anal s'insèrent, en arrière, sur une lame fibreuse médiane, le *raphé ano-coccygien* (640,11), qui s'étend de la pointe du coccyx à la partie postérieure de l'anus. Quelques-unes d'entre elles,

les plus superficielles, s'attachent à la face profonde du derme, à la manière des muscles peauciers.

De cette origine, elles se dirigent en avant et se partagent bientôt en deux moitiés, dont chacune, affectant la forme d'un demi-anneau, embrasse dans sa concavité la partie correspondante de l'anus. Elles arrivent ainsi à la partie antérieure de cet orifice et s'y terminent de la façon suivante : les fibres les plus superficielles se fixent aux téguments ; les autres, et c'est le plus grand nombre, se terminent, après s'être plus ou moins entrecroisées, sur une deuxième lame fibreuse, le *raphé ano-bulbaire* (640, 10), qui, comme nous l'avons déjà vu, s'étend du bulbe de l'urèthre à la partie antérieure de l'anus. Un certain nombre de fibres, enfin, se continuent ordinairement, soit avec le transverse superficiel, soit avec le bulbo-caverneux.

B. RAPPORTS. — Le sphincter externe de l'anus est le plus superficiel des muscles du périnée. — Sa face externe ou superficielle est en rapport avec la couche cellulo-adipeuse qui remplit la fosse ischio-rectale. — Sa face interne ou profonde répond successivement : 1° en haut, au sphincter interne (p. 228 et fig. 201), qu'il déborde en bas de 5 ou 6 millimètres ; 2° en bas, immédiatement au-dessous du sphincter interne, à la muqueuse du rectum et au plexus veineux hémorrhoïdal. Entre les deux sphincters descend un paquet plus ou moins considérable

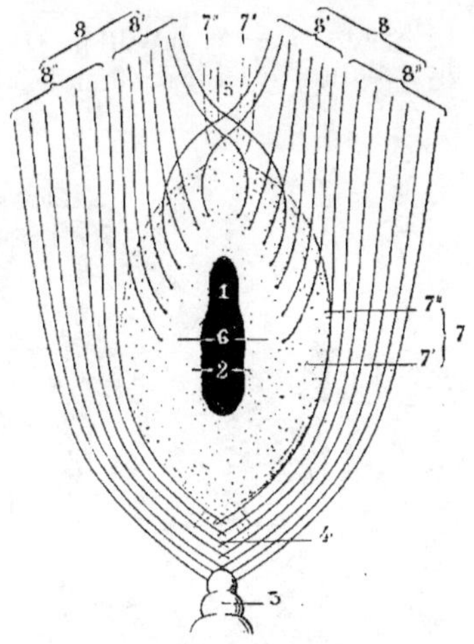

Fig. 649.

Schéma représentant l'appareil musculaire de l'anus.

1, anus. — 2, revêtement cutané. — 3, coccyx. — 4, raphé ano-coccygien. — 5, raphé ano-bulbaire. — 6, sphincter interne. — 7, sphincter externe, avec : 7' ses fibres circulaires ; 7" ses fibres entrecroisées (pour la plupart à insertion cutanée). — 8, releveur de l'anus, avec : 8', son faisceau interne (*levator ani proprius*); 8", son faisceau externe.

Les points rouges, placés entre les sphincters ou sur les sphincters, représentent les insertions cutanées de fibres longitudinales du rectum.

de fibres longitudinales, qui proviennent, en partie du rectum, en partie du releveur de l'anus. — Sa circonférence supérieure est en rapport avec le releveur de l'anus, auquel il est uni par une même couche de tissu conjonctif. — Sa circonférence inférieure répond à la peau du périnée. — Nous rappellerons, en passant, que le sphincter anal est traversé de haut en bas, par un certain nombre de fibres longitudinales du rectum, lesquelles vont chercher insertion à la face profonde de la peau de l'anus.

C. VAISSEAUX ET NERFS. — Le sphincter externe de l'anus reçoit ses artères de l'hémorrhoïdale inférieure, branche de la honteuse interne et de l'hémorrhoïdale moyenne, branche de l'hypogastrique. Il est innervé par le nerf hémorrhoïdal, branche du plexus sacré.

D. ACTION. — Envisagé au point de vue de son action, le sphincter anal appartient à la classe des muscles orbiculaires. Il a pour fonction de fermer le rectum à son extrémité inférieure et d'empêcher ainsi les matières fécales de s'échapper au dehors : c'est le *constrictor ani* des anciens anatomistes. Il agit ordinairement par sa seule tonicité. Il n'intervient par sa contraction que lorsqu'il s'agit de lutter contre l'action antagoniste des fibres musculaires du rectum et des muscles abdominaux.

8° **Releveur de l'anus**. — Le muscle releveur de l'anus (fig. 320,8 et 321,9) est un muscle mince, aplati et fort large. qui s'étend de la paroi antéro-latérale du bassin à la région de l'anus.

A. INSERTIONS. — Avec W. ROUX (1881, auquel nous devons une excellente étude de la musculature de l'anus et dont les opinions sur ce point ont été adoptées en grande partie par HOLL (1881) et par LESSHAFT (1883), il convient de distinguer au muscle releveur deux plans de fibres: un plan externe ou superficiel. formant la portion externe du muscle; un plan interne ou profond. constituant sa portion interne.

a. Portion externe. — La portion externe du releveur (*sphincter ani externus* de LESSHAFT). la plus considérable des deux (fig. 650.5″). prend naissance sur les points suivants: 1° en avant. sur la branche descendante et sur la branche horizontale du pubis; cette insertion pubienne commence du côté de la ligne médiane à 8 ou 10 millimètres de la symphyse. à 4 ou 5 millimètres au-dessus du ligament sous-pubien, souvent sur le ligament lui-même; 2° en arrière. sur la face interne de l'épine sciatique. immédiatement en avant du muscle ischio-coccygien: 3° dans l'intervalle compris entre ces deux points extrêmes, sur une sorte d'arcade

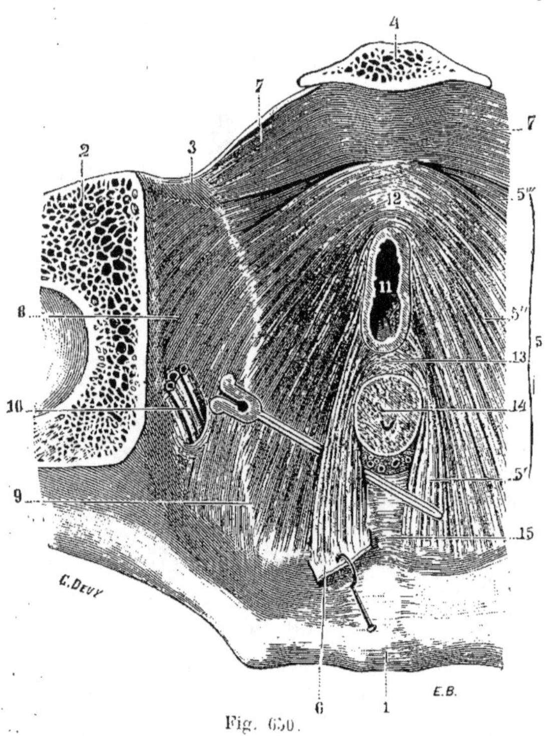

Fig. 650.

Le musle releveur de l'anus. vu d'en haut.

1, symphyse pubienne. — 2. os coxal. coupé horizontalement au niveau de la cavité cotyloïde. — 3. épine sciatique. — 4. coccyx. — 5. releveur de l'anus avec : 5′. son faisceau interne, soulevé. à droite. par une sonde cannelée; 5″, son faisceau externe: 5‴ petit faisceau. non constant. passant sous le faisceau précédent pour se rendre au raphé. — 6. partie antérieure de l'aponévrose du releveur érignée en avant. — 7. ischio-coccygien. — 8. obturateur interne. recouvert de son aponévrose. — 9. arcus tendineus. — 10, vaisseaux et nerf obturateurs. — 11. rectum avec : 12. raphé rétro-rectal; 13, raphé prérectal. — 14. prostate. — 15. aponévrose périnéale moyenne.

fibreuse, *l'arcus tendineus* (fig. 650,9), qui s'étend de l'un à l'autre et que l'on peut considérer comme résultant de l'épaississement, à son niveau, de l'aponévrose du muscle obturateur interne.

De cette longue ligne d'insertion, les faisceaux constitutifs de la portion externe du releveur se portent tous en arrière du rectum, en suivant un trajet qui varie pour chacun d'eux (fig. 650) : les faisceaux antérieurs ou pubiens se portent directement d'avant en arrière, en croisant perpendiculairement les parois latérales du rectum; les faisceaux postérieurs se dirigent obliquement d'avant en arrière et de dehors en dedans; les faisceaux moyens ont un trajet plus ou moins oblique, un trajet qui se rapproche d'autant plus de la direction transversale qu'ils sont plus postérieurs, d'autant plus de la direction antéro-postérieure qu'ils sont plus antérieurs. Indépendamment de cette inclinaison sur le plan médian, tous les faisceaux du releveur sont descendants : autrement dit, leur extrémité externe ou pelvienne est toujours située sur un plan plus élevé que celui qu'occupe leur extrémité opposée.

Arrivés en arrière de l'anus, au niveau du raphé ano-coccygien, les faisceaux de la portion externe du releveur s'entrecroisent pour la plupart sur la ligne médiane avec leurs similaires du côté opposé, en formant des angles qui sont d'autant plus aigus qu'on se rapproche davantage du coccyx. Un certain nombre d'entre eux, ceux qui sont placés immédiatement en arrière du rectum, semblent se continuer directement avec ceux du côté opposé : ils forment ainsi, dans leur ensemble, une sorte de sangle dont la concavité, dirigée en avant, embrasse les trois quarts postérieurs du cylindre rectal. Les faisceaux les plus postérieurs, ceux qui proviennent de l'épine sciatique ou de son voisinage s'insèrent sur les bords du coccyx. J'ai rencontré souvent un petit faisceau spécial (fig. 650,5''') qui, se détachant de l'épine sciatique, entre l'ischio-coccygien et le releveur, longeait tout d'abord le bord postérieur de ce dernier muscle, puis passait au-dessous de lui pour venir se terminer, soit sur la pointe du coccyx, soit sur la partie la plus postérieure du raphé ano-coccygien.

Il est à remarquer que les faisceaux constitutifs de la portion externe du releveur passent sur les côtés du rectum sans présenter avec cet organe d'autres rapports que ceux de la contiguïté : aucune de leurs fibres ne pénètre dans son épaisseur ou ne s'insère sur lui. J'ajouterai que ces faisceaux cheminent immédiatement au-dessus du sphincter externe de l'anus, dont ils sont séparés, cependant, par une mince couche de tissu conjonctif.

b. *Portion interne.* — La portion interne du releveur (*Levator ani proprius* de LESSHAFT) longe le bord interne de la portion précédente. Elle prend naissance, en avant (fig. 650,5'), sur les deux branches descendante et horizontale du pubis, immédiatement au-dessus du faisceau correspondant de la portion externe : son insertion pubienne est représentée, comme nous le montre la figure 650, par une ligne oblique de dedans en dehors et de bas en haut.

Du pubis, elle se porte d'arrière en avant, croise la face latérale de la prostate et arrive au-devant du rectum. Là (fig. 650), ses fibres se divisent en deux groupes : fibres internes et fibres externes. — Les *fibres internes* ou *prérectales*, s'entrecroisent sur la ligne médiane avec celle du côté opposé; puis, s'infléchissant en bas, elles se fusionnent avec les fibres longitudinales du rectum (voy. p. 225) et descendent avec elles jusqu'à la peau de l'anus. — Les *fibres externes* ou *latéro-rectales* ne s'entrecroisent pas. Elles gagnent la face latérale du rectum et, comme les précédentes, se recourbent en bas, pour devenir descendantes et se mêler avec les fibres longitudinales de ce dernier organe.

Au total, toutes les fibres de la portion interne du releveur viennent se terminer, après ou sans entrecroisement, à la face profonde de la peau de l'anus, tout comme les fibres longitudinales du rectum : placées tout d'abord au-dessus du sphincter externe, elles cheminent ensuite (fig. 651,8) sur le côté interne de ce dernier muscle.

LESSHAFT a décrit, comme *portion postérieure du releveur de l'anus*, deux petits faisceaux l'un droit, l'autre gauche, qui, de la colonne sacro-coccygienne se rendent à la partie postérieure du rectum périnéal : c'est le *muscle recto-coccygien* ou *rétracteur de l'anus* de TREITZ, le *tensor fasciæ pelvis* de KOHLRAUSCH. Les deux faisceaux en question naissent, en arrière, sur la face antérieure du sommet du sacrum et sur la face antérieure du coccyx. De là, ils se portent en avant et en bas vers la partie postérieure et latérale du rectum. Les fibres externes s'insèrent sur l'aponévrose pelvienne, immédiatement en dehors de la paroi latérale du rectum, insertion qui justifie la dénomination sus-indiquée de *tensor fasciæ pelvis*. Les fibres internes, arrivées au rectum, s'infléchissent en bas et viennent se terminer, en partie dans l'épaisseur du sphincter interne, en partie à la face profonde de la peau de l'anus. Ces deux petits muscles, quand ils se contractent, attirent l'anus en arrière et en haut.

B. RAPPORTS. — Ainsi entendu, le releveur de l'anus, avec ses deux portions externe et interne, revêt dans son ensemble la forme d'un vaste triangle, auquel

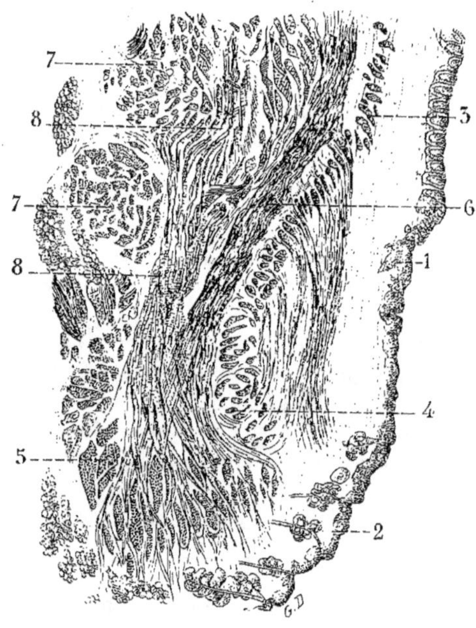

nous pouvons considérer : 1° deux faces, l'une supérieure, l'autre inférieure ; 2° trois bords, que l'on distingue en interne, externe et postérieur. — Sa face supérieure, concave, regarde en haut et en dedans. Elle est recouverte dans toute son étendue par une lame aponévrotique, *l'aponévrose supérieure du releveur*, qui la sépare du péritoine et des organes contenus dans l'excavation pelvienne. — Sa face inférieure, obliquement dirigée en bas et en dedans, s'écarte progressivement de la paroi latérale du bassin, en formant avec cette dernière un angle dièdre (fig. 672, G), qui n'est autre que la *fosse ischio-rectale* de l'anatomie topographique. Sur cette face, s'étale une mince lame aponévrotique, *l'aponévrose inférieure du releveur* ; elle sépare le muscle de la masse cellulo-adipeuse qui comble la fosse ischio-rectale. — Son bord interne, étendu du pubis au coccyx, répond successivement en allant d'avant en arrière (fig. 652) : 1° à la prostate, dont il est séparé

Fig. 651.

Coupe frontale de la région anale. pour montrer les fibres descendantes du releveur (schématisée d'après une figure de W. ROUX).

1, muqueuse rectale. — 2. peau de l'anus. — 3. fibres circulaires du rectum. — 4, sphincter interne. — 5. sphincter externe. — 6, fibres longitudinales du rectum. — 7, couche externe du releveur de l'anus. — 8, couche interne de ce même muscle, formée par des fibres qui, à ce niveau, descendent vers la peau de l'anus en se mêlant aux fibres longitudinales du rectum.

par l'aponévrose pubo-rectale (voy. plus loin) ; 2° au raphé ano-bulbaire ; 3° à la paroi latérale du rectum ; 4° au raphé ano-coccygien et à la pointe du coccyx. — Son bord externe, qui représente sa ligne d'insertion pelvienne, est successivement en rapport avec le pubis, l'obturateur interne (arcus tendineus) et l'épine sciatique. — Son bord postérieur, enfin, répond au bord antérieur du muscle ischio-coccygien, qui suit exactement la même direction. Une simple ligne celluleuse établit le plus souvent les limites respectives des deux muscles.

C. VAISSEAUX ET NERFS. — Le releveur de l'anus reçoit ses artères de la honteuse interne et de la vésicale inférieure. Il est innervé par un nerf spécial, le nerf du releveur, branche du plexus sacré.

D. Action. — Les deux releveurs, réunis l'un à l'autre sur la ligne médiane, forment dans leur ensemble une sorte de diaphragme inférieur (fig. 632), dont la concavité, dirigée en haut, s'oppose à celle du diaphragme supérieur. Ce *diaphragme pelvien*, qui est complété en arrière par les muscles ischio-coccygiens,

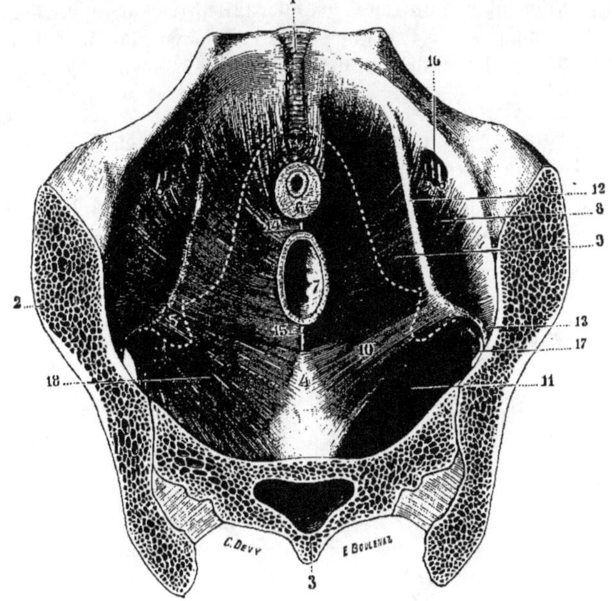

Fig. 632.

Le plancher musculaire du bassin, chez l'homme, vu d'en haut.

(L'aponévrose pelvienne, laissée en place sur la moitié gauche de l'excavation, a été enlevée sur sa moitié droite.)

1, symphyse pubienne. — 2, os iliaque, scié au-dessus de la grande échancrure sciatique. — 3, sacrum. — 4, coccyx. — 5, épine sciatique. — 6, prostate. — 7, partie inférieure du rectum. — 8, obturateur interne. — 9, releveur de l'anus. — 10, ischio-coccygien. — 11, pyramidal. — 12, arcus tendineus. — 13, bandelette présciatique. — 14, raphé ano-bulbaire. — 15, raphé ano-coccygien. — 16, canal sous-pubien. — 17, trou pour les vaisseaux fessiers supérieurs. — 18, bord du petit ligament sacro-sciatique.

Les lignes pointillées indiquent le contour osseux du détroit inférieur.

agit dans le phénomène de l'effort et, en redressant sa courbure, produit un double résultat : 1° il diminue le diamètre vertical de la cavité abdomino-pelvienne et contribue, au même titre que le diaphragme supérieur et les muscles abdominaux, à comprimer les viscères ; 2° il soutient les organes pelviens et tout particulièrement le rectum, que la contraction des muscles précités tend à refouler vers le bas.

Mais ce n'est pas tout. En raison de ses attaches sur le pourtour du rectum, le releveur agit directement sur le segment terminal de ce dernier organe et, à ce sujet, il convient d'examiner séparément les deux portions du muscle.

La portion externe du releveur forme avec celle du côté opposé une sorte de sangle, qui embrasse dans sa concavité la paroi postérieure et les parois latérales du rectum. En se contractant, la sangle musculaire a pour action : 1° de rapprocher la paroi postérieure du rectum de sa paroi antérieure ; 2° d'appliquer l'une contre l'autre les deux parois latérales. La portion externe du releveur devient ainsi, pour le rectum, un muscle constricteur, le *constricteur profond*, et, à ce titre, il est congénère du sphincter externe. Cette action constrictive du releveur a été, du reste, démontrée expérimentalement par Budge et, tout récemment, par Morestin (Th. Paris, 1894). Notons, en passant, que la portion externe du releveur n'a aucune action directe sur l'anus, pour l'excellente raison qu'il ne s'insère nullement sur cette région.

Quant à la portion interne du releveur, elle agit directement sur l'anus, qu'elle porte en avant et en haut : c'est, comme nous l'avons vu plus haut, le *levator ani proprius* de Lessuart, dénomination qui est parfaitement justifiée par la fonction du muscle.

9° Ischio-coccygien.

L'ischio-coccygien (fig. 650,7 et 653,9) est un petit muscle aplati et triangulaire, situé en arrière du releveur, qu'il semble continuer.

A. Insertions. — Il prend ses insertions fixes : 1° sur la face interne et les deux bords de l'épine sciatique ; 2° sur la face profonde du petit ligament sacro-sciatique ; 3° sur la partie la plus reculée de l'aponévrose de l'obturateur interne.

De là, il se porte en dedans, en s'élargissant à la manière d'un éventail, et vient se fixer à la fois sur le bord du coccyx et un peu sur sa face antérieure. Ses fibres les plus postérieures remontent ordinairement jusque sur le sommet du sacrum.

Ce muscle est constitué en partie par des fibres charnues, en partie par des fibres aponévrotiques. Il diffère ainsi, par son aspect extérieur, du releveur de l'anus qui ne comprend que des fibres charnues.

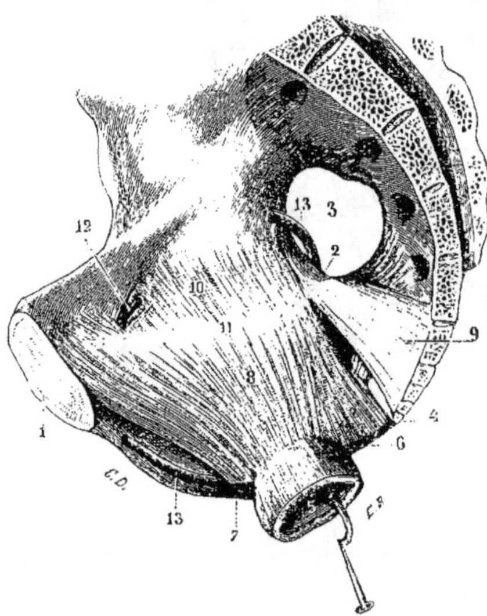

Fig. 653.

Les muscles ischio-coccygien et releveur de l'anus du côté droit, vus par leur face interne.

1, symphyse pubienne. — 2. épine sciatique. — 3. grande échancrure sciatique. — 4. pointe du coccyx. — 5, rectum, érigné à gauche. — 6. raphé ano-coccygien. — 7. raphé ano-bulbaire. — 8, muscle releveur avec ses insertions pré-rectales, latéro-rectales et post-rectales. — 9, muscle ischio-coccygien. — 10, obturateur interne, revêtu de son aponévrose. — 11, arcus tendineus. — 12. orifice interne du canal sous-pubien. — 13, artère honteuse interne, contournant l'épine sciatique pour pénétrer dans la fosse ischio-rectale.

B. Rapports. — La face supérieure de l'ischio-coccygien, légèrement concave, inclinée en avant et en dedans, répond à l'aponévrose pelvienne et au rectum. — Sa face inférieure est en rapport avec le petit ligament sacro-sciatique, qui, dans sa partie externe, lui adhère d'une façon intime. — Son bord antérieur longe, comme nous l'avons déjà vu, le bord postérieur du releveur de l'anus. — Quant à son bord postérieur, il répond au bord inférieur du muscle pyramidal du bassin.

C. Vaisseaux et nerfs. — Le muscle ischio-coccygien reçoit ses artères de la sacrée latérale. Il est innervé par un rameau du nerf coccygien.

D. Signification anatomique. — Chez les mammifères à queue, les deux petits muscles que nous venons de décrire sont remplacés par deux muscles volumineux qui, sous le nom d'*abducteurs de la queue*, ont pour fonction de porter cet appendice alternativement à gauche et à droite. Notre ischio-coccygien, qui est l'homologue de cet abducteur de la queue, n'est qu'un organe dégénéré ou rudimentaire comme le segment squelettique sur lequel il s'insère : voilà pourquoi l'élément fibreux se mêle chez lui à l'élément musculaire et arrive même parfois à le remplacer d'une façon complète. Il n'a donc aucune fonction active. Tel qu'il est, il ne me parait avoir d'autre rôle à remplir que celui qui est dévolu aux parois dites contractiles, et je ne puis m'empêcher, en terminant, de faire remarquer l'analogie qui existe à ce point de vue entre l'ischio-coccygien et les muscles intercostaux, qui, comme lui, sont des muscles plus ou moins dégénérés au double point de vue physiologique et anatomique.

§ II. — APONÉVROSES DU PÉRINÉE

Aux muscles que nous venons de décrire se trouvent annexées un certain nombre de lames aponévrotiques, que l'on désigne sous le nom générique d'*aponévroses du périnée*. Ces aponévroses sont au nombre de trois : leur situation respective nous permet de les distinguer en superficielle, moyenne et profonde.

1° Aponévrose périnéale superficielle. — L'aponévrose périnéale superficielle ou inférieure (fig. 654,6 et 655,4) est la première que rencontre le scalpel en allant de la peau vers les muscles.

a. *Conformation extérieure et rapports*. — Elle occupe l'espace angulaire que circonscrivent les deux branches ischio-pubiennes et revêt, de ce fait, la forme d'un triangle ayant exactement les dimensions de l'espace précité. Nous pouvons, par conséquent, lui considérer deux bords latéraux, un sommet, une base et deux faces, l'une inférieure, l'autre supérieure. — Ses *bords latéraux* s'attachent, à gauche et à droite, sur la lèvre antérieure des branches ischio-pubiennes. — Son *sommet*, dirigé en avant, se continue, un peu en avant de la symphyse, avec l'enveloppe fibreuse du pénis. — Sa *base* s'étend d'un ischion à l'autre et, par conséquent, établit les limites respectives du périnée antérieur et du périnée postérieur. Elle se recourbe de bas en haut et, après avoir contourné le bord postérieur des deux muscles transverses, se fusionne avec

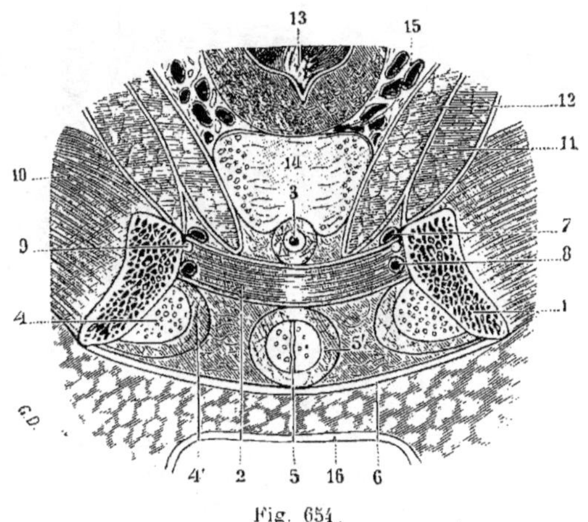

Fig. 654.

Coupe frontale du bassin passant par la partie moyenne des branches ischio-pubienne.

1, branche ischio-pubienne. — 2, aponévrose périnéale moyenne, avec le muscle de Guthrie. — 3, urèthre membraneux à sa sortie de la prostate. — 4, racine des corps caverneux, avec 4', muscle ischio-caverneux. — 5, bulbe de l'urèthre, avec 5', muscle bulbo-caverneux. — 6, aponévrose périnéale superficielle. — 7, veine honteuse interne. — 8, artère honteuse interne. — 9, nerf honteux interne. — 10, obturateur externe. — 11, obturateur interne. — 12, releveur de l'anus. — 13, vessie. — 14, prostate. — 15, plexus veineux. — 16, peau du périnée.

le feuillet inférieur de l'aponévrose périnéale moyenne, que nous étudierons dans un instant. — Sa *face inférieure* répond à la peau, dont elle est séparée par le tissu cellulaire sous-cutané et par une couche de fibres musculaires lisses, qui n'est qu'un prolongement du dartos (p. 735). — Sa *face supérieure* s'étale sur les muscles transverses superficiels, ischio-caverneux et bulbo-caverneux. Elle fournit à ces différents muscles des gaines conjonctives, généralement très minces, qui se continuent profondément avec l'aponévrose périnéale moyenne. Dans l'intervalle des trois muscles précités (*triangle ischio-bulbaire*), les deux aponévroses périnéale superficielle et périnéale moyenne sont directement en rapport l'une avec l'autre et arriveraient au contact si elles n'étaient séparées par une couche de tissu cellulo-adipeux, dont l'épaisseur varie naturellement avec l'embonpoint des sujets : c'est dans cette couche cellulo-adipeuse que cheminent les artères bulbo-uréthrales.

b. *Structure*. — L'aponévrose périnéale superficielle est ordinairement fort mince et peu résistante. Elle se compose en grande partie de fibres transversales, que croisent, sous des angles divers, des fibres à direction antéro-postérieure ou oblique.

2° Aponévrose périnéale moyenne. — L'aponévrose périnéale moyenne est située immédiatement au-dessus des muscles transverse superficiel, ischio-caverneux et bulbo-caverneux. C'est le *ligament périnéal* de Carcassonne, le *ligament triangulaire de l'urèthre* de Colles, le *diaphragme uro-génital* des anatomistes allemands. Tous ces termes sont synonymes.

a. *Conformation extérieure et rapports*. — Quel que soit le nom sous lequel on la désigne, l'aponévrose périnéale moyenne (fig. 655,3) revêt la forme d'un

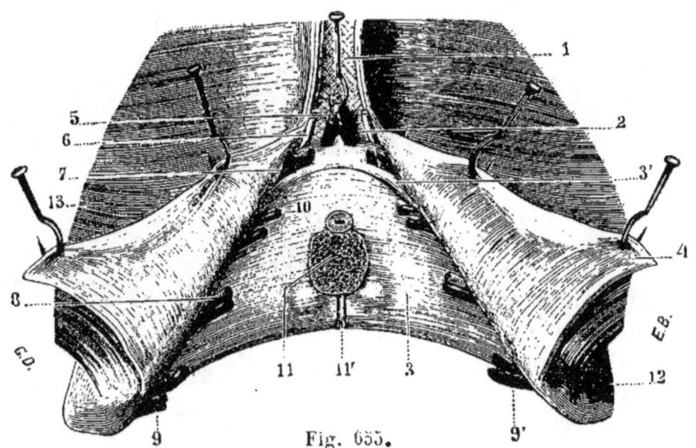

Fig. 655.

L'aponévrose périnéale moyenne, vue par sa face inférieure.

1, symphyse pubienne. — 2, ligament sous-pubien (ligamentum arcuatum). — 3, aponévrose périnéale moyenne, avec 3', sa portion non divisée constituant le ligament transverse du bassin. — 4, aponévrose périnéale superficielle. — 5, veine dorsale profonde du pénis. — 6, nerf honteux interne. — 7, artère honteuse interne, accompagnée de deux veines. — 8, artère et veines bulbo-uréthrales. — 9, 9' artère et veines périnéales superficielles. — 10, veines caverneuses. — 11, bulbe uréthral, au-dessous duquel se voient les deux glandes de Cowper ; 11', raphé ano-bulbaire. — 12, ischion. — 13, muscle obturateur externe.

triangle, comblant exactement l'espace ischio-pubien. — Son *sommet*, dirigé du côté de la symphyse, se continue avec le ligament sous-pubien. — Sa *base* répond à la ligne bi-ischiatique ou, ce qui revient au même, au bord postérieur des deux muscles transverses superficiels. — Ses *bords latéraux* s'attachent aux branches ascendante de l'ischion et descendante du pubis, non plus sur la lèvre antérieure comme pour l'aponévrose superficielle, mais sur la lèvre postérieure.

Les deux aponévroses périnéales sont donc séparées l'une de l'autre, au niveau de leur insertion latérale, par toute l'épaisseur des branches ischio-pubiennes. — Des *deux faces* de l'aponévrose périnéale moyenne, la supérieure répond au muscle de Wilson, au sphincter externe de l'urèthre, au plexus de Santorini et à la prostate, qui repose sur elle. La face inférieure est en rapport (fig. 654, 2) : 1° en arrière, avec les muscles transverses superficiels ; 2° sur les côtés, avec les racines des corps caverneux et les muscles ischio-caverneux ; 3° sur la ligne médiane, avec le bulbe de l'urèthre, sur les faces latérales duquel l'aponévrose moyenne jette des expansions plus ou moins résistantes.

b. *Constitution anatomique.* — Envisagée au point de vue de sa structure, l'aponévrose périnéale moyenne se compose en réalité de deux feuillets superposés, l'un inférieur, l'autre supérieur. Tous les deux, du reste, ont la même configuration, les mêmes dimensions, les mêmes attaches ischio-pubiennes. Tous les deux encore se terminent au niveau de la ligne bi-ischiatique, mais d'une façon qui varie pour chacun d'eux. — Le *feuillet infé-*

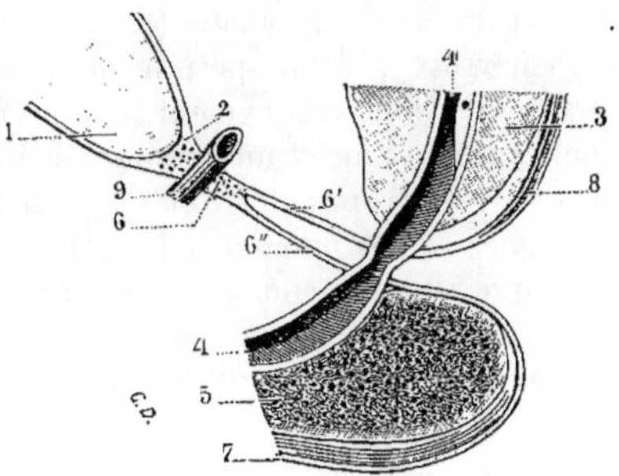

Fig. 656.

L'aponévrose périnéale moyenne, vue sur une coupe sagittale.

1, pubis. — 2, ligament sous-pubien. — 3, prostate. — 4, 4, urèthre. — 5, bulbe uréthral. — 6, aponévrose périnéale moyenne (portion non divisée, ligament transverse du bassin, avec : 6', son feuillet supérieur ; 6'' son feuillet inférieur. — 7, aponévrose périnéale superficielle. — 8, aponévrose prostato-péritonéale. — 9, veine dorsale de la verge.

rieur contourne de haut en bas le bord postérieur des deux muscles transverses et se continue, comme nous l'avons vu plus haut, avec l'aponévrose périnéale superficielle. — Le *feuillet supérieur* se comporte différemment à sa partie moyenne et sur les côtés : sur les côtés, il cesse brusquement ou plutôt se perd dans le tissu cellulo-graisseux de la fosse ischio-rectale ; par sa partie moyenne, au contraire, il se continue avec une nouvelle aponévrose qui, se portant en haut entre la vessie et le rectum, vient se terminer sur le cul-de-sac vésico-rectal (fig. 656, 8).

c. *Aponévrose prostato-péritonéale.* — Cette aponévrose ascendante, qui fait suite à la portion médiane de l'aponévrose périnéale moyenne et qui remonte en haut jusqu'au péritoine, constitue l'*aponévrose prostato-péritonéale* de Denonvilliers, ainsi appelée du nom du chirurgien qui, le premier en 1837, l'a bien décrite. On la désigne encore plus simplement sous le nom d'*aponévrose de Denonvilliers.* — Elle a la forme d'une lame quadrilatère, obliquement dirigée d'avant en arrière et de bas en haut. — Les connexions de ses deux bords inférieur et supérieur nous sont

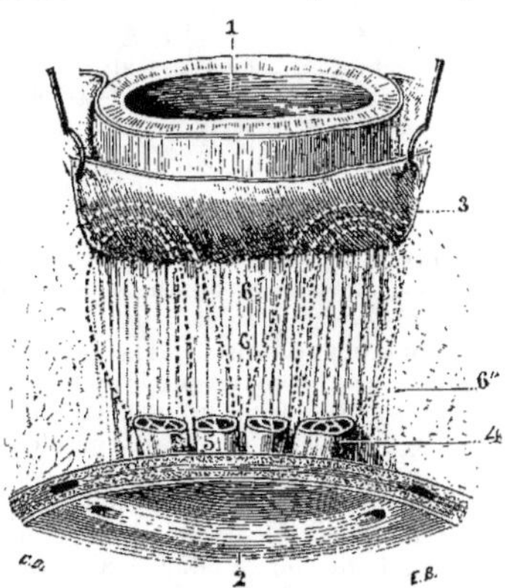

Fig. 657.

L'aponévrose prostato-péritonéale, vue en place par sa face antérieure.

(Les vésicules séminales et les canaux déférents ont été réséqués. Le feuillet antérieur du cul-de-sac vésico-rectal, qui revêt la vessie, est maintenu en place par deux petites érignes.)

1, rectum. — 2, vessie. — 3, cul-de-sac vésico-rectal. — 4, vésicule séminale. — 5, canal déférent. — 6, aponévrose prostato-péritonéale, avec : 6', son bord supérieur, inséré sur le cul-de-sac périnéal ; 6'', ses bords latéraux, se continuant insensiblement avec le tissu cellulaire du voisinage.

déjà connues. Ses deux bords latéraux se perdent insensiblement dans le tissu cellulaire de l'excavation pelvienne. — Quant à ses deux faces (fig. 631,13), la postérieure repose sur le rectum ; l'antérieure répond successivement à la prostate, aux vésicules séminales, aux canaux déférents et, dans l'espace triangulaire qui sépare ces deux canaux (triangle interdéférentiel), au bas-fond de la vessie. — L'aponévrose prostato-péritonéale est ordinairement très épaisse, quoique peu résistante. Histologiquement, elle se compose de fibres de tissu conjonctif, auxquelles vient se mêler une grande quantité de fibres musculaires lisses. Nous avons déjà vu, à propos des voies spermatiques, qu'elle jetait autour des vésicules séminales et des ampoules des canaux déférents, une sorte d'atmosphère musculeuse qui, en comprimant ces organes, devenaient pour le sperme un véritable muscle expulseur.

Chez l'embryon la disposition du péritoine vésico-rectal est bien différente de ce qu'elle est chez l'adulte. Si nous suivons la séreuse d'avant en arrière (fig. 658.A), nous la voyons, tout

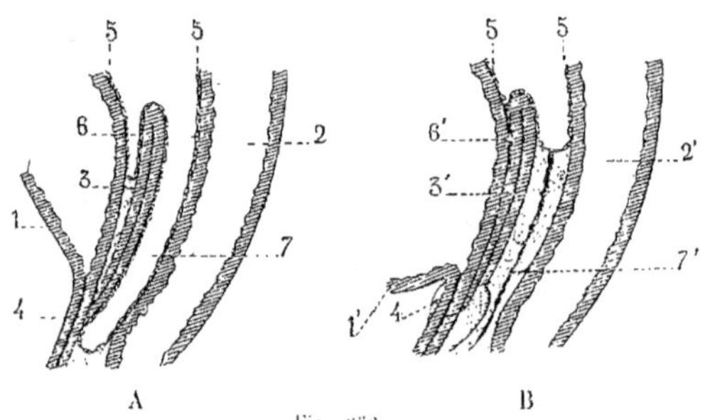

A   B

Fig. 658.

Schéma montrant sur une coupe sagittale, les transformations que subit le péritoine vésico-rectal en passant de l'embryon (A) chez l'adulte (B .

1, 1', vessie. — 2, 2', rectum. — 3, canal de Wolff (dans la figure A); 3', canal déférent et vésicules séminales (dans la figure B . — 4, urèthre prostatique sans prostate dans la figure A, avec prostate dans la figure B . — 5, 5, péritoine. — 6, cul-de-sac prégénital ; 6' lame conjonctivo-fibreuse chez l'adulte. — 7, cul-de-sac rétro-génital ; 7' lame fibreuse (aponévrose prostato péritonéale) chez l'adulte.

d'abord, former un premier cul-de-sac (cul-de-sac prégénital) entre la face postérieure de la vessie et la face antérieure des deux canaux de Wolff, aux dépens desquels se développeront plus tard les canaux déférents et les vésicules séminales. Nous la voyons ensuite contourner d'avant en arrière ces mêmes canaux de Wolff, descendre jusque sur le plancher pelvien et se relever alors sur le rectum, en constituant un deuxième cul-de-sac (cul-de-sac rétro-génital) dont la paroi postérieure répond au rectum et dont la paroi antérieure est successivement constituée : 1° par les canaux de Wolff ; 2° par les canaux de Müller, qui, en s'atrophiant, donneront naissance à l'utricule prostatique; 3° par la face postérieure du sinus uro-génital, qui formera plus tard les deux portions prostatique et membraneuse du canal de l'urèthre. L'étude de coupes sagittales pratiquées sur des embryons et des fœtus de différents âges nous apprennent (Cunéo et Veau) que les deux culs-de-sac pré- et rétro-génital disparaissent peu à peu par le processus dit de *coalescence*, que nous avons déjà fait connaître à propos du péritoine rénal : les deux feuillets péritonéaux qui circonscrivent le cul-de-sac s'appliquent l'un contre l'autre, perdent leur endothélium et se fusionnent intimement par leur couche conjonctivo-élastique. Des deux culs-de-sac précités, le premier disparaît complètement : nous savons que le péritoine chez l'adulte, passe directement de la face postérieure de la vessie sur la face postérieure des vésicules séminales ; une lame celluleuse, peu ou bien marquée, rappelle seule l'existence des deux feuillets embryonnaires disparus. Le second cul-de-sac disparaît lui aussi graduellement de bas en haut, non pas dans toute son étendue, mais dans la plus grande partie de son étendue, jusqu'à la face postérieure de la base des vésicules séminales (fig. 658,B). Au-dessous de ce point les deux feuillets péritonéaux se sont unis par coalescence et, à leur lieu et place, il n'existe plus maintenant qu'une lame fibreuse ou cellulo-fibreuse, qui n'est autre que l'aponévrose prostato-péritonéale de Denonvilliers. Cette aponévrose a donc la même signification, que *l'aponévrose ombilico-prévésicale*, que la *lame prérénale* de Toldt, etc., elle est, ici comme ailleurs, le reliquat de deux feuillets péritonéaux, qui, primitivement distincts, se sont soudés l'un à l'autre par coalescence au cours du développement ontogénique.

d. *Rapports réciproques des deux feuillets inférieur et supérieur de l'aponévrose perineale moyenne.* — Les deux feuillets précités de l'aponévrose périnéale moyenne diffèrent dans leurs rapports réciproques, selon qu'on considère leur portion antérieure ou leur portion postérieure. — Immédiatement au-dessous de la symphyse et dans une hauteur de 5 ou 6 millimètres, les deux feuillets sont entièrement confondus. Ils ne forment, en réalité, qu'une seule membrane constituée par des fibres aponévrotiques très serrées : c'est le *ligament transverse du bassin* de HENLE (fig. 656,6). — Plus bas. le feuillet superficiel et le feuillet profond s'écartent l'un de l'autre et, à partir de ce point jusqu'au niveau du muscle transverse. ils se trouvent séparés par un intervalle plus ou moins large. dans lequel nous rencontrons les organes suivants, organes qui maintenant nous sont bien connus : 1° une lame musculaire. qui n'est autre que le muscle de Guthrie ou transverse profond du périnée ; 2° les artères et veines honteuses internes, qui longent de bas en haut les branches ischio-pubiennes : 3° les branches supérieures ou péniennes des nerfs honteux internes ; 4° les glandes de Cowper, qui, comme nous l'avons vu (p. 754), sont situées sur les côtés et en arrière du bulbe, plus ou moins englobées dans les faisceaux postérieurs du transverse profond.

c. Résumé. — Au total. l'aponévrose périnéale moyenne est constituée par deux portions de structure bien différente (fig. 656) : une portion antérieure ou sous-symphysienne. toute petite. exclusivement fibreuse, c'est le *ligament transverse du bassin* de HENLE ; une portion postérieure, beaucoup plus étendue. représentant environ les 5/6 de l'aponévrose et formée par deux lames aponévrotiques, interceptant entre elles une lame musculaire. Nous ajouterons, pour en finir avec cette aponévrose, qu'elle est traversée d'avant en arrière par un certain nombre d'organes importants et qu'elle présente par conséquent un certain nombre d'orifices (fig. 655) : tout d'abord, sur la ligne médiane et immédiatement au-dessous de la symphyse, nous trouvons la veine dorsale de la verge ; sur la ligne médiane encore, mais à 20 ou 26 millimètres au-dessous de la symphyse, nous rencontrons la portion membraneuse de l'urèthre (*orifice uréthral* de l'aponévrose moyenne) ; enfin, sur les côtés et sur des points plus ou moins rapprochés des branches ischio-pubiennes, nous constatons l'existence de nombreux orifices livrant passage au nerf dorsal de la verge, aux deux artères dorsale de la verge et caverneuse. à l'artère et aux veines bulbeuses, aux veines postérieures des corps caverneux.

3° **Aponévrose périnéale profonde**. — L'aponévrose périnéale profonde ou supérieure, encore appelée *aponévrose pelvienne* ou *fascia pelvia*, est la plus élevée des aponévroses du périnée. Beaucoup plus étendue que les précédentes, elle occupe à la fois le périnée antérieur et le périnée postérieur. Elle dépasse même les limites de la région périnéale. pour remonter sur les parois latérales du bassin et atteindre par places le détroit supérieur. Les relations de l'aponévrose pelvienne avec le contenu de l'excavation ont, dans la pratique, une importance considérable. Mais, avant de les étudier, il convient de bien se fixer sur les limites et sur le mode de constitution de cette aponévrose.

A. CONSTITUTION ANATOMIQUE. — Si l'on examine par en haut l'excavation pelvienne après l'avoir soigneusement débarrassée des viscères qu'elle contient (fig. 659), on constate que cette excavation est fermée du côté du périnée par quatre muscles pairs et symétriques (huit en tout), qui sont : 1° pour la région médiane, les releveurs de l'anus. qui s'inclinent l'un vers l'autre et qui sont continués en arrière par les ischio-coccygiens ; 2° pour les régions latérales, les obturateurs internes en avant et les pyramidaux en arrière. Chacun de ces huit muscles est recouvert, sur sa face pelvienne, par une aponévrose qui lui appartient en propre. Or, si par la pensée nous réunissons bord à bord ces huit lames aponévrotiques, nous avons une lame unique et continue : c'est notre aponévrose pelvienne, et nous voyons par ce simple énoncé qu'elle est constituée par la réunion de plusieurs aponévroses musculaires juxtaposées et soudées par leurs bords.

B. Forme et rapports. — Ainsi entendue, l'aponévrose pelvienne revêt dans son ensemble la forme d'un entonnoir cylindro-conique, tout comme la cavité sur les parois de laquelle elle s'étale. Pour la commodité de la description, nous la diviserons en deux moitiés symétriques et nous considérerons à chacune d'elles un bord externe, un bord interne, une face supérieure et une face inférieure :

a. *Bord externe.* — Le bord externe de l'aponévrose périnéale supérieure, de forme demi-circulaire, répond à la ligne d'insertion pelvienne de cette aponévrose.

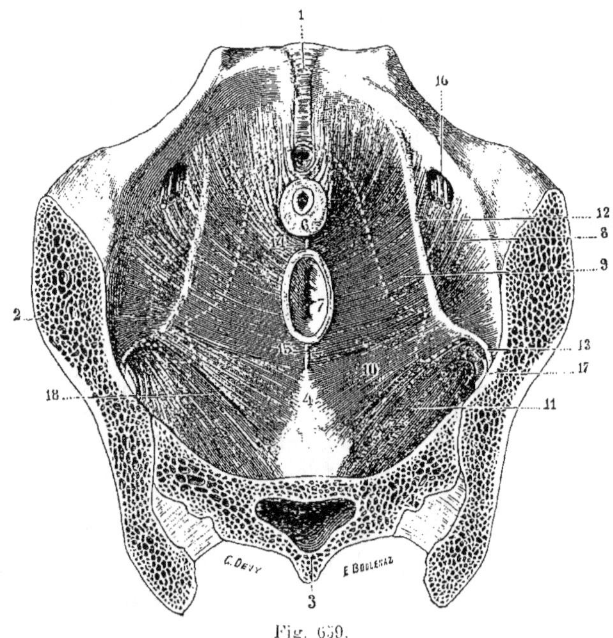

Fig. 659.

Le plancher musculaire du bassin, chez l'homme, vu d'en haut

(L'aponévrose pelvienne, laissée en place sur la moitié gauche de l'excavation, a été enlevée sur sa moitié droite.)

1. symphyse pubienne. — 2. os iliaque, scié au-dessus de la grande échancrure sciatique. — 3, sacrum. — 4. coccyx. — 5. épine sciatique. — 6. prostate. — 7. partie inférieure du rectum. — 8. obturateur interne. — 9. releveur de l'anus. — 10, ischio-coccygien. — 11. pyramidal. — 12. arcus tendineus. — 13. bandelette présciatique. — 14, raphé ano-bulbaire. — 15. raphé ano-coccygien. — 16. canal sous-pubien. — 17. trou pour les vaisseaux fessiers supérieurs. — 18. bord du petit ligament sacro-sciatique.

Les lignes pointillées indiquent le contour osseux du détroit inférieur.

— En avant, il est situé sur la face postérieure du corps du pubis et de sa branche horizontale. Il présente à ce niveau une partie libre de 12 à 15 millimètres de longueur, qui forme le rebord interne et postérieur du canal sous-pubien (fig. 659, 16). — En arrière de ce canal, il remonte jusqu'au détroit supérieur et s'insère sur la ligne innominée, en se fusionnant avec la portion correspondante du fascia iliaca. Cette insertion à la ligne innominée se prolonge jusqu'à la symphyse sacro-iliaque. — Arrivé là, le bord externe de notre aponévrose pelvienne descend vers la grande échancrure sciatique, où il rencontre le pyramidal. Se réfléchissant alors en arrière et en dedans, il longe le bord supérieur de ce muscle et gagne avec lui la face antérieure de la première pièce sacrée. À la partie la plus élevée de la grande échancrure sciatique, il forme le rebord inférieur d'un nouvel orifice (fig. 659, 17), par lequel s'échappent les vaisseaux et les nerfs fessiers supérieurs. — Au niveau du point où le bord externe de l'aponévrose pelvienne se réfléchit de la paroi osseuse du bassin sur le bord supérieur du pyramidal, prend naissance une petite bandelette fibreuse qui descend ensuite vers l'épine sciatique et s'y termine en se confondant avec l'extrémité postérieure de l'arcus tendineus (p. 768). Cette bandelette sert de limite respective à l'aponévrose, relativement épaisse, qui recouvre l'obturateur interne et à l'aponévrose, plus mince, qui revêt le pyramidal : on peut la considérer comme résultant de la soudure, à son niveau, de ces deux aponévroses. Dans son trajet, elle longe le rebord antérieur de la grande échancrure sciatique : nous la désignerons, pour cette raison, sous le nom de *bandelette présciatique* ; c'est la *plica ischiatica* d'HOFFMANN, la *bandelette ischiatique* de BOURGERY.

b. *Bord interne.* — Le bord interne de l'aponévrose périnéale supérieure regarde la ligne médiane. Il est fort irrégulier et la façon dont se comporte à son niveau l'aponévrose diffère suivant les points où on l'examine. — A sa partie antérieure, tout d'abord, l'aponévrose pelvienne, représentée ici par l'aponévrose supérieure du releveur de l'anus, ne tarde pas à rencontrer la prostate. Au lieu de s'insérer sur elle, elle descend le long de sa face latérale et vient se fixer, un peu en dehors de la ligne médiane, sur le feuillet supérieur de l'aponévrose périnéale moyenne (fig. 671, 12). Il en résulte que, depuis la symphyse jusqu'au muscle transverse, les deux aponévroses du releveur (celle du côté gauche et celle du côté droit) n'arrivent point au contact l'une de l'autre : elles sont séparées par un inter-valle dont la largeur diminue d'avant en arrière et, dans cet intervalle, le plancher fibreux du bassin est en réalité formé par l'aponévrose périnéale moyenne. Il résulte encore d'une pareille disposition que l'aponévrose du releveur peut être divisée en deux zones : une zone supérieure, qui est située au-dessus de la prostate, et une zone inférieure, qui s'ap-plique contre la face latérale de cette glande. Cette dernière

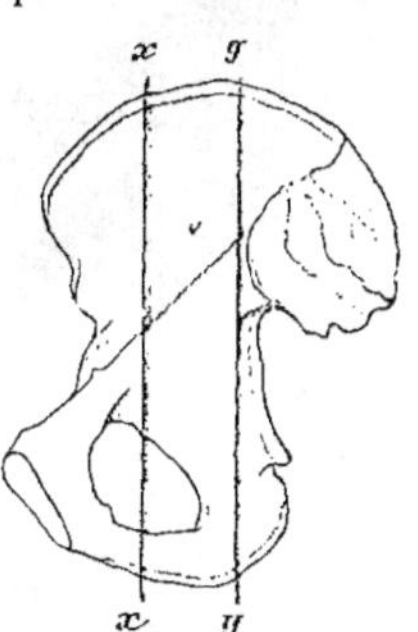

Fig. 660.

Os coxal droit, vu par sa face interne.

(Les lignes rouges *xx* et *yy* indiquent les plans suivant lesquels passent les deux coupes représentées dans les figures 661 et 662.)

zone a reçu le nom d'*aponévrose latérale de la prostate* ou d'*aponévrose pubo-rectale*. Elle s'étend, en effet, depuis le corps du pubis jusqu'au rectum et, en séparant la prostate du releveur, elle constitue la paroi latérale de la loge prosta-tique (fig. 634, 7'). D'ailleurs, l'aponévrose pubo-rectale se distingue du reste de l'aponévrose pelvienne par une structure particulière : comme l'aponévrose pros-tato-péritonéale, avec laquelle elle présente la plus grande analogie, elle se com-pose à la fois de fibres conjonctives et de fibres musculaires lisses. — Au delà du muscle transverse du périnée, entre ce muscle et le rectum, l'aponévrose du releveur descend jusqu'au raphé ano-bulbaire et se confond avec son homologue du côté opposé. — Plus loin, au niveau du rectum, elle adhère intimement à la lame conjonctive qui entoure ce dernier organe. De plus, elle paraît donner inser-tion aux fibres les plus superficielles de la couche longitudinale du rectum. — Plus loin encore, entre le rectum et le coccyx, l'aponévrose du releveur s'étend de nouveau jusqu'à la ligne médiane et, sur le bord supérieur du raphé ano-coccy-gien, se confond avec celle du côté opposé. — Enfin, sur le coccyx et le sacrum, le bord interne de l'aponévrose pelvienne, qui est formée à ce niveau par les aponévroses réunies de l'ischio-coccygien et du pyramidal, s'insère sur la face antérieure de la colonne sacro-coccygienne, un peu en dedans des attaches de ces deux derniers muscles. Ici, comme dans la région rétro-pubienne, les deux aponévroses gauche et droite n'arrivent pas jusqu'à la ligne médiane : entre leurs lignes d'insertion respectives, se trouve un intervalle dépourvu d'aponévrose (fig. 659, 4,), intervalle qui augmente de largeur au fur et à mesure qu'on s'éloigne de la pointe du coccyx et dans lequel cheminent les deux cordons du sympathique sacré.

En résumé, les deux moitiés de l'aponévrose pelvienne n'arrivent au contact l'une de l'autre sur la ligne médiane que sur deux points, qui sont le raphé ano-bulbaire et le raphé ano-coccygien. Entre ces deux raphés, les deux aponévroses sont séparées l'une de l'autre par un large orifice qui livre passage au rectum.

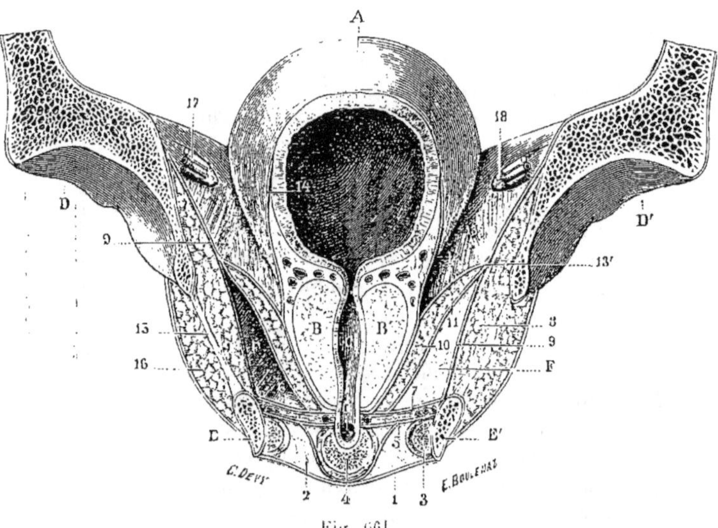

Fig. 661.

Coupe frontale du bassin de l'homme, passant par le milieu des branches ischio-pubiennes : segment antérieur de la coupe *(demi-schématique)*.

(La coupe des aponévroses périnéales est marquée par des traits bleus.)

A, vessie dont la partie postérieure a été abrasée par la coupe. — B, B', prostate. C, paroi antérieure de l'urèthre prostatique. — C', urèthre membraneux. — D, D', cavités cotyloïdes. — E, E', branches ischio-pubiennes. — F, F', prolongement antérieur de la fosse ischio rectale : à gauche, le paquet cellulo-adipeux qui remplit ce prolongement a été enlevé.

1, aponévrose périnéale inférieure ou superficielle. — 2, étage inférieur du périnée. — 3, 3, les corps caverneux, recouverts par les muscles ischio-caverneux. — 4, le bulbe uréthral, recouvert par le bulbo-caverneux. — 5, feuillet inférieur de l'aponévrose moyenne. — 6, son feuillet supérieur. — 7, espace compris entre les deux précédents feuillets et contenant : les vaisseaux et nerf honteux internes appliqués contre la branche ischio pubienne, le muscle de Guthrie, l'urèthre membraneux et les glandes de Cowper. — 8, muscle obturateur interne — 9, aponévrose obturatrice. — 10, muscle releveur de l'anus, avec : 11, son aponévrose inférieure ; 12, son aponévrose supérieure. — 13, arcus tendineus, avec 13', sa coupe. — 14, feuillet ascendant de l'aponévrose pelvienne, remontant sur les faces latérales de la vessie. — 15, membrane obturatrice. — 16, muscle obturateur externe. — 17, vaisseaux et nerf obturateurs. — 18, peloton adipeux.

— En avant du raphé ano-bulbaire, elles sont séparées par un intervalle triangulaire, à base antérieure, lequel est constitué par l'aponévrose périnéale moyenne.

— De même, en arrière du raphé ano-coccygien, il existe entre elles un nouvel espace triangulaire à base postérieure, lequel est comblé par un plan osseux, la portion médiane du sacro-coccyx.

c. *Face inférieure.* — La face inférieure de l'aponévrose pelvienne, convexe, repose directement sur les muscles sous-jacents. Elle leur est unie par une mince couche de tissu cellulaire, au sein duquel cheminent çà et là un certain nombre d'artères, de veines et de filets nerveux.

d. *Face supérieure, espace pelvi-rectal supérieur.* — La face supérieure, concave, répond successivement en allant d'arrière en avant, à l'ampoule rectale, à la partie inférieure de la vessie, à la prostate, à la partie initiale de l'urèthre membraneux, au péritoine pelvien. Toutefois, le péritoine, en passant de la vessie et du rectum sur les parois du bassin, ne s'applique pas directement sur l'aponévrose pelvienne. Entre la lame fibreuse et la membrane séreuse s'interpose une couche, ordinairement très developpée, de tissu cellulaire lâche, plus ou moins riche en graisse, lequel entoure la portion extra-péritonéale de la vessie et du rectum.

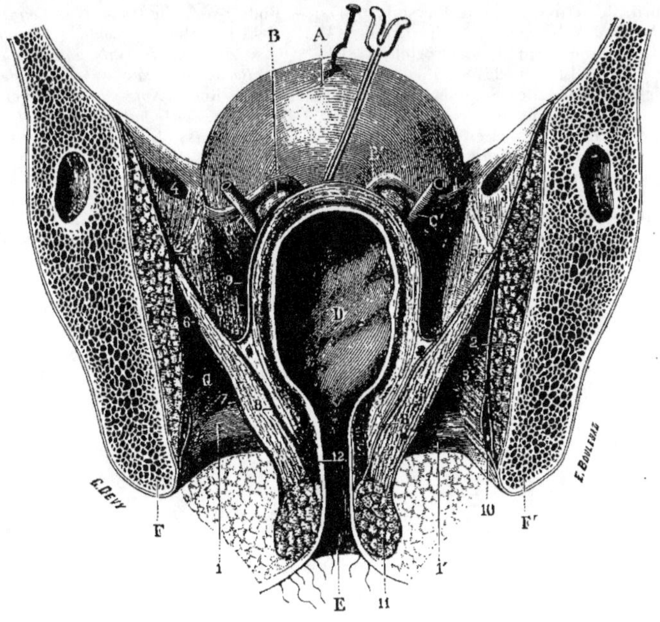

Fig. 662.

Coupe frontale du bassin de l'homme, passant par le rectum et l'anus : segment antérieur de la coupe (*demi-schématique*).

(La coupe des aponévroses périnéales est marquée par des traits bleus.)

A. vessie distendue. — B. B'. vésicules séminales et canaux déférents. — C, C'. uretère. — D, ampoule rectale. — E, anus. — F, F', coupe de l'ischion. — G, fosse ischio-rectale, débarrassée de son tissu cellulo-graisseux pour montrer le plancher de son prolongement antérieur.

1, muscle transverse. — 1', son bord postérieur, au niveau duquel les aponévroses superficielle et moyenne du périnée se confondent. — 2, muscle obturateur interne. — 3, aponévrose obturatrice. — 4, orifice interne du canal sous-pubien. — 5, arcus tendineus, avec 5', sa coupe. — 6, muscle releveur de l'anus, avec : 7, son aponévrose inférieure. 8, son aponévrose supérieure. — 9, feuillet viscéral de l'aponévrose pelvienne, se détachant de l'aponévrose du releveur pour venir se terminer sur le rectum. — 10, vaisseaux et nerfs honteux internes. — 11, sphincter externe de l'anus. — 12, sphincter interne. — Une sonde cannelée est placée dans le cul-de-sac recto-vésical.

Cette couche cellulo-graisseuse n'est qu'une dépendance du tissu cellulaire sous-péritonéal. L'espace qu'elle occupe constitue l'*espace pelvi-rectal supérieur*, ainsi appelé par opposition à la fosse ischio-rectale, que l'on désigne quelquefois sous le nom d'*espace pelvi-rectal inférieur* (voy. les Traités d'Anatomie topographique). Comme nous le montrent nettement les coupes frontales du bassin représentées dans les figures 661 et 662, les deux espaces pelvi-rectaux, le supérieur et l'inférieur ou fosse ischio-rectale, quoique très voisins, sont séparés l'un de l'autre par trois plans, qui sont en allant de haut en bas : 1° un premier plan fibreux, l'aponévrose pelvienne ; 2° un plan musculaire, formé par le releveur de l'anus et l'ischio-coccygien ; 3° un deuxième plan fibreux, celui-ci très mince. formé par les lames aponévrotiques qui tapissent la face inférieure de ces deux derniers muscles.

Voyez, au sujet des muscles et aponévroses du périnée chez l'homme : LESSHAFT, *Ueber einige die Urethra umgebenden Muskeln und Fascien*, Arch. f. Anat. u. Physiol., 1873 ; — ZUCKERKANDL. *Ueber die Fascia Perinei propria*, Med. Jahrb., Wien., 1875 ; — CADIAT. *Etude sur les muscles du périnée*, Journ. de l'Anat. et de la Physiol., 1877 ; — PAULET. *Rech. sur l'anatomie comparée du périnée*. Journ. de l'Anat. et de la Physiol., 1877 ; — ROUX (W.), *Beiträge zur Kenntniss der Aftermuskulatur des Menschen*, Arch. f. mikr. Anat. 1881 ; — HOLL. *Ueber der Verschluss des manul. Beckens*, Arch. f. Anat. u. Physiol., 1881 ; — QUÉNU. *Muscles de Wilson et de Guthrie*, in art. *Urèthre* du Dict. Encycl. des Sc. méd., 1886 ; — CROS, *Rech. anat. sur les muscles de Wilson et de Guthrie*, Gaz. hebd. des Sc. méd. de Montpellier. 1887 ; — ROGIE. *Note sur les aponévroses du périnée et du bassin*, Journ. des Sc. méd. de Lille : — DRAPPIER. *Contributions à l'étude du plancher pelvien et de la cavité prévésicale*, Th. Paris, 1893 ; — KOLLMANN. *Der Levator ani und Coccygeus, bei den geschwanzten Affen u. Anthropoiden*, Verh. d. anat. Ges., 1894 ; — LARTSCHNEIDER. *Die Steissbeinmuskulatur des Menschen u. ihr Beziehungen zum Levator ani u Beckenfascien*, Wien. Sitz. 1894, et Dentschr., 1895 : — EGGELIN, *Die Dammmuskulatur der Beutelthiere*, Dissert. Heidelberg, 1895 ; — HOLL. *Homologie der Muskeln des Diaphragma pelvis*. Anat. Anz. Bd X, 1894 ; — DU MÊME, *Zur Homologie u. Phylogenese d. Muskeln des Beckenausganges des Menschen* ibid., Bd XII, 1896 ; — KALISCHER, *Die Urogenitalmuskulatur des Dammes*. Berlin. 1900.

CHAPITRE III

ORGANES GÉNITAUX DE LA FEMME

L'appareil génital de la femme, profondément situé dans l'excavation pelvienne, se distingue ainsi de celui de l'homme qui, presque tout entier, se développe au-dessous des téguments. Il se compose essentiellement de deux parties (fig. 663) : 1° d'un corps glandulaire, l'*ovaire*, dans lequel se forment les ovules ; 2° d'un long

conduit, produit de la différenciation du canal de Müller, qui s'étend du voisinage de l'ovaire à la surface extérieure du corps et qui prend successivement les noms de *trompes de Fallope*, *d'utérus*, de *vagin*.

Ces trois segments, du reste, sont nettement distincts au double point de vue morphologique et fonctionnel. — Les trompes de Fallope ou oviductes sont pour l'ovule de simples canaux vecteurs : ils le recueillent, au moment de la ponte, à la surface de l'ovaire et le conduisent dans l'utérus. — Celui-ci, sorte de poche à parois épaisses et contractiles, retient l'ovule fécondé, lui fournit les éléments nécessaires à son évolution et, quand il est arrivé à maturité, l'expulse au dehors : c'est l'organe de la gestation. — Quant au vagin, qui fait immédiatement suite à l'utérus, il livre passage, au moment de l'accouchement, au fœtus et à ses annexes.

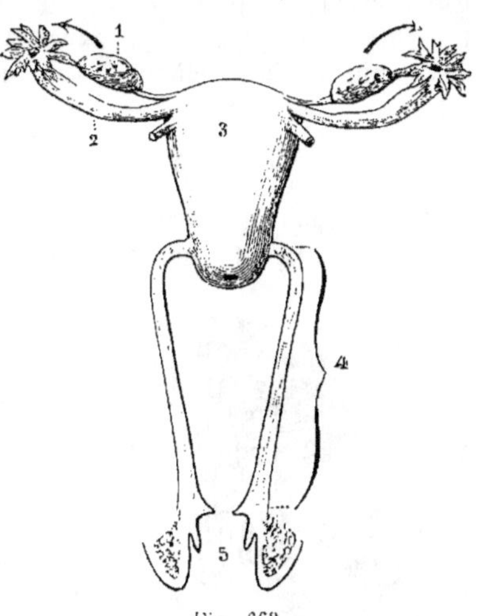

Fig. 663.

Appareil génital de la femme (*schématique*).

1, ovaire. — 2, trompe. — 3, utérus. — 4, vagin. 5, vulve.

Mais ce n'est là, pour le conduit vaginal, qu'un rôle tout à fait secondaire : ce conduit est avant tout un organe d'accouplement, destiné à recevoir, au moment du coït, le pénis et le liquide fécondant qui s'en échappe.

Le vagin se termine, du côté des téguments, par des formations de valeurs diverses, que l'on désigne généralement sous le nom d'*organes génitaux externes*: leur ensemble constitue la *vulve*.

Aux organes précités, ovaire, trompe ou oviducte, utérus, vagin et vulve, qui constituent les organes sexuels proprement dits, viennent se joindre, à titre d'annexes : 1° un certain nombre de *glandes*, qui se développent, les unes sur le pourtour de l'urèthre, les autres à l'extrémité inférieure du vagin ; 2° des formations musculaires, homologues de celles que nous avons déjà étudiées chez l'homme et que nous décrirons, ici encore, sous le titre de *muscles et aponévroses du périnée*.

Nous avons donc à décrire, dans le présent chapitre et dans six articles distincts :

1° L'*ovaire* ;

2° La *trompe de Fallope* ou *oviducte* ;

3° L'*utérus* ;

4° Le *vagin* ;

5° Les *glandes annexées* à l'appareil génital de la femme ;

6° Les *muscles et aponévroses du périnée*.

ARTICLE I

OVAIRE

Les ovaires ou glandes génitales de la femme (allem. *Eierstock*, angl. *Ovaries*) sont des corps d'apparence glandulaire, destinés à produire les ovules. Organes essentiels de l'appareil sexuel de la femme, ils sont à cet appareil ce que les testicules sont à l'appareil sexuel de l'homme, d'où le nom de *testes muliebres*, sous lequel les désignaient, après GALIEN, les anciens anatomistes.

§ I. — CONSIDÉRATIONS GÉNÉRALES

1° Migration de l'ovaire. — Les ovaires, comme les testicules, sont situés primitivement dans la région lombaire, de chaque côté de la colonne vertébrale, en dedans du corps de Wolff. Ce n'est que plus tard, vers le troisième mois de la vie intra-utérine, qu'ils abandonnent cette région pour venir prendre, dans le bassin, la position qu'ils occuperont désormais d'une façon définitive. Habituellement, ils arrivent dans l'excavation dans le courant du neuvième mois.

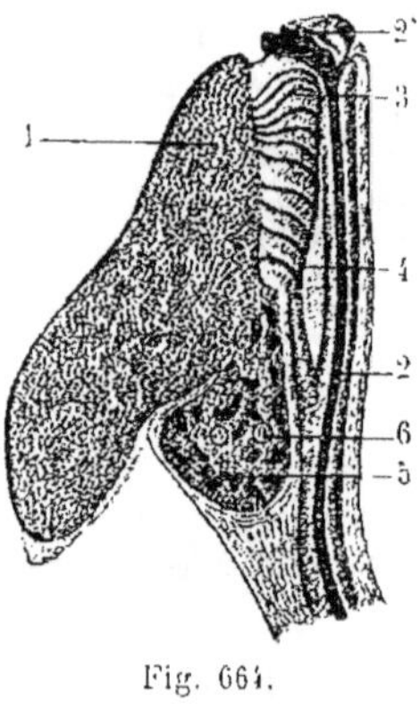

Ce mouvement de descente, accompli par l'ovaire au cours du développement, est un peu moins étendu que celui du testicule : il est aussi un peu moins compliqué. Les dispositions embryologiques, d'ailleurs, sont les mêmes que chez l'homme : le corps de Wolff possède, comme chez ce dernier, un court *méso*, un *ligament diaphragmatique* et un *ligament inguinal*. L'ovaire naît sur le côté interne du corps de Wolff et, après l'atrophie de ce dernier (atrophie qui, chez la femme, est beaucoup plus marquée que chez l'homme) lui emprunte son méso. Contrairement à ce qui se passe chez l'homme, ce méso ne s'atrophie pas, mais prend au contraire une grande importance : il forme le *ligament large*. Le ligament inguinal devient le *ligament rond*. Le processus vaginal prend aussi naissance, il constitue le *canal de Nuck*. La descente de l'ovaire est due à l'accroissement inégal de la région lombaire, combiné à la fixité du ligament large et du gubernaculum. Le ligament large subit une série de changements de forme et de position ; il contracte des rapports étroits avec la portion inférieure des canaux de Müller qui forme l'utérus.

Dans certains cas, l'ovaire imite le testicule dans sa migration et vient se loger sous la peau des grandes lèvres. Cela s'explique par l'identité des dispositions anatomiques des embryons des deux sexes. Le moindre trouble apporté dans l'évolution d'un sexe peut laisser se réaliser des dispositions qui appartiennent d'habitude à l'autre sexe.

Fig. 664.

Organes génitaux internes d'un embryon humain, du sexe féminin, mesurant 10 centimètres de longueur (d'après WALDEYER).

1, ovaire. — 2, canal de Müller ou oviducte, avec 2', son orifice abdominal. — 3, époophoron (homologue à l'épididyme du sexe masculin, c'est-à-dire à la portion génitale du corps de Wolff). — 4, canal de Wolff (homologue au canal déférent du sexe masculin) — 5, paroophoron (homologue au paradidyme du sexe masculin), reste du corps de Wolff. — 6, corpuscule de Malpighi.

2° Situation. — Leur mouvement de descente une fois effectué, les ovaires se trouvent situés dans le cavum rétro-utérin, sur les parties latérales de l'excavation pelvienne, en avant du rectum, en arrière du ligament large et de la trompe (fig. 665. 7). On les rencontre habituellement à 15 ou 20 millimètres en avant de la symphyse sacro-iliaque, à 8 ou 10 millimètres au-dessous du détroit supérieur, à 1 ou 2 centimètres au-dessus et en avant du bord supérieur du muscle pyrami-

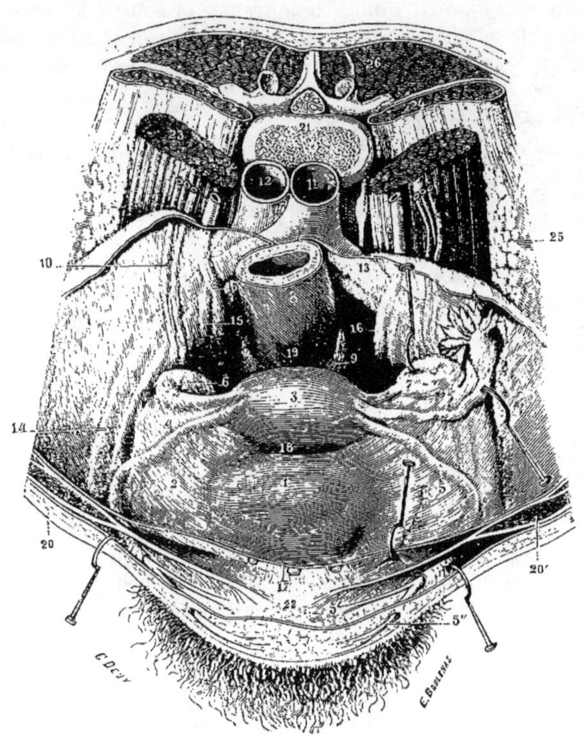

Fig. 665.

Les viscères intra-pelviens de la femme, vus d'en haut par le détroit supérieur.

(Du côté gauche, l'ovaire et la trompe ont été érigés en haut vers la fosse iliaque.)

1, vessie. — 2, fossettes paravésicales. — 3, fond de l'utérus. — 4, ligament large. — 5, ligament rond, s'engageant dans le canal inguinal et se bifurquant pour venir s'attacher au pubis par ses faisceaux internes (5'), sur le pénil et la grande lèvre par ses faisceaux externes (5"). — 6, trompe droite en place, plongeant en arrière dans la fossette ovarique. — 7, ovaire gauche. — 8, portion terminale du côlon ilio-pelvien, se continuant en bas avec le rectum. — 9, ligaments utéro-sacrés. — 10, vaisseaux utéro-ovariens. — 11, aorte. — 12, veine cave inférieure. — 13, vaisseaux iliaques primitifs. — 14, vaisseaux iliaques externes. — 15, vaisseaux iliaques internes. — 16, uretère. 17, péritoine. — 18, cul-de-sac vésico-utérin. — 19, cul-de-sac recto-vaginal ou cul-de-sac de Douglas. — 20, paroi abdominale. — 20', petit oblique. — 21, quatrième vertèbre lombaire. — 22, pubis. — 23, psoas. — 24, carré des lombes. — 25, tissu cellulo-adipeux sous-péritonéal, compris dans l'angle que forme le psoas et le muscle iliaque. — 26, masse sacro-lombaire.

dal. On peut les comprimer, à travers la paroi abdominale, sur le milieu d'une ligne qui réunirait la symphyse pubienne à l'épine iliaque antéro-supérieure. On a noté que l'ovaire gauche se trouve situé sur un plan un peu antérieur à celui qu'occupe l'ovaire du côté opposé.

3º Moyens de fixité. — Leur bord antérieur, dans toute son étendue, adhère au ligament large à l'aide d'un court repli péritonéal, qui porte le nom d'*aileron postérieur* et sur lequel nous aurons à revenir. Les ovaires se trouvent ainsi intimement unis au feuillet postérieur du ligament large.

a. *Ligaments de l'ovaire*. — Ils sont en outre fixés dans la position qu'ils occupent par trois faisceaux musculaires, que nous désignerons, en raison de leurs insertions, sous les noms de ligaments utéro-ovarien, tubo-ovarien, lombo-ovarien. — Le *ligament utéro-ovarien* ou *ligament de l'ovaire* (fig. 666, 4') est un cordon arrondi, mesurant 3 centimètres à 3 centimètres et demi de longueur sur 3 ou 4 millimètres de diamètre, qui s'étend transversalement de l'extrémité interne de l'ovaire à l'angle de l'utérus. Il occupe le bord libre de l'aileron postérieur et,

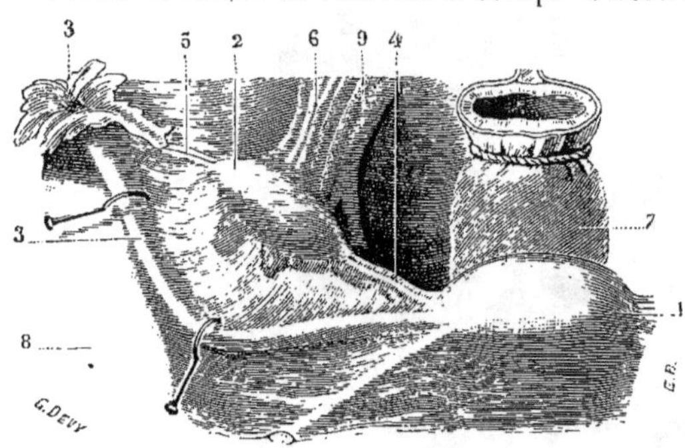

Fig. 666.

Ligaments de l'ovaire (côté droit, vue antérieure).

1. utérus. — 2. ovaire. — 3. trompe fortement érignée, avec 3', son pavillon. — 4. ligament utéro-ovarien. — 5. ligament tubo-ovarien. 6. ligament lombo-ovarien ou suspenseur de l'ovaire. — 7. rectum. — 8. ligament large. — 9. vaisseaux iliaques.

par conséquent, chemine au-dessous du péritoine qui lui adhère d'une façon intime. Histologiquement, le ligament utéro-ovarien se compose de fibres musculaires lisses qui, comme lui, se dirigent transversalement et se confondent, à leur extrémité interne, avec les fibres de la face postérieure de l'utérus. — Le *ligament tubo-ovarien* ou *ligament de la trompe* (fig. 666, 5) unit l'extrémité externe de l'ovaire à l'orifice abdominal de la trompe. Sur le côté externe de ce ligament, vient se fixer, par sa face péritonéale, une frange du pavillon, la *frange ovarique* (voy. *Trompes*), qui descend ordinairement, comme le ligament lui-même, jusqu'à l'ovaire. Quelquefois, cependant, la frange ovarique s'arrête un peu au-dessus de l'ovaire. Au-dessous d'elle, le ligament tubo-ovarien, devenu entièrement libre, nous présente alors une petite gouttière longitudinale, qui fait suite à la gouttière de même direction, creusée sur la face externe de la frange précitée (fig. 680, 9). — Le *ligament lombo-ovarien* ou *ilio-ovarien* (*ligament rond supérieur* de ROUGET, *ligament infundibulo-pelvien* de HENLE) est, comme les précédents, un faisceau de fibres musculaires lisses recouvert par le péritoine, qui naît en haut sur le fascia sous-péritonéal de la région lombaire et qui, de là, se porte au bord adhérent de l'ovaire, en suivant le trajet des vaisseaux ovariens (fig. 666, 6). Il est, pour l'ovaire, une sorte de *ligament suspenseur*. Ce ligament, dont nous devons la description à ROUGET (*Journ. de Physiol.*, t. I, 1858, p. 479), est arrondi, chez la plupart des mammifères, aplati et étalé en nappe chez la femme. Il n'est qu'un faisceau, le faisceau moyen, d'une large lame musculaire, qui occupe pour ainsi dire toute l'étendue transversale du ligament large et dont les autres faisceaux se terminent sur la face postérieure de l'utérus, sur la trompe et sur son pavillon.

Le revêtement péritonéal du ligament suspenseur de l'ovaire forme un repli plus ou moins saillant suivant les sujets, qui descend, comme le ligament lui-même, de la région pelvienne latérale vers la partie externe du ligament large. — Son *bord adhérent* repose sur la fosse iliaque. — Son *bord libre*, à peu près vertical, décrit une légère courbe à concavité dirigée en dedans et en haut. — Son *extrémité supérieure* doit être examinée séparément à droite et à gauche : à gauche elle est située au-dessous de la portion iliaque du côlon, qu'il faut récliner en haut pour bien voir le ligament; à droite, elle se trouve suivant les cas, sur le méso de l'appendice (ce qui justifie la dénomination de *ligament appendiculo-ovarien* de CLADO), sur le péritoine qui enveloppe la fin de l'iléon, exceptionnellement sous le renflement cæcal (DURAND). — Son *extrémité inférieure* se continue avec la partie supéro-externe du ligament large. A ce niveau, le repli

péritonéal, pour soulever le pavillon et le corps de la trompe, s'épanouit en une sorte
d'expansion membraneuse, transparente, triangulaire. Les trois côtés de ce triangle sont : l'un,
postérieur, libre, qui s'étend du détroit supérieur au pavillon : un autre antérieur, qui se continue
avec le ligament large ; le troisième inférieur, qui adhère à la trompe et à son pavillon. Cette
expansion terminale du ligament ilio-ovarien recouvre l'ovaire plus ou moins ; mais, presque
toujours, la partie qui reste découverte est minime (VALLIN). — DURAND, auquel nous devons une
bonne description du ligament ilio-ovarien (Progr. Méd., 1895), le considère comme représentant
le méso qui accompagne dans leur descente les dérivés du corps de Volff. Le ligament ilio-
ovarien se rencontrerait aussi chez l'homme, mais considérablement réduit et inconstant. Quand
il existe, il est représenté par un tout petit repli, situé au niveau des vaisseaux spermatiques,
repli qui s'étend de la fosse iliaque au bord de l'excavation.

b. *Mobilité de l'ovaire*. — Malgré ces nombreux moyens de fixité, l'ovaire est
un organe très mobile et il ne saurait en être autrement : les ligaments précités,
en effet, sont très extensibles et ne sont jamais complètement tendus ; d'autre part,
deux d'entre eux, l'utéro-ovarien et le tubo-ovarien, rattachent l'ovaire, non pas
à des parties fixes, mais à des parties qui jouissent elles-mêmes d'une grande
mobilité. Tout d'abord, l'ovaire, adhérant au ligament large par son bord antérieur
seulement, libre partout ailleurs, oscille de bas en haut et de haut en bas autour
de ce bord adhérent avec la même facilité que se meut un volet autour de sa charnière. D'autre part, il se meut avec l'utérus, lorsque celui-ci est écarté de sa position normale par les variations volumétriques de la vessie ou par l'action des anses
intestinales (voy. *Utérus*).

c. *Déplacements de l'ovaire*. — Ce ne sont là que de simples oscillations sur
place, qui doivent se produire à chaque instant et qui sont sans conséquence
pour le fonctionnement de l'organe. Mais l'ovaire nous présente parfois de véritables déplacements.

Chacun sait qu'il accompagne l'utérus gravide et qu'il s'élève avec lui dans
la cavité abdominale, où il occupe successivement l'hypogastre et la région lombaire. Après l'accouchement, il redescend assez rapidement dans la fosse iliaque
et, de là, dans l'excavation. SCHULTZE, chez douze accouchées, a constaté que
l'ovaire avait déjà repris sa place au vingtième jour qui suit la parturition. Le
déplacement précité est donc à la fois physiologique et temporaire. Toutefois, dans
cette longue excursion en dehors du bassin, l'ovaire peut contracter des adhérences
sur les différents points avec lesquels il est successivement en contact, et son
déplacement devient ainsi définitif : c'est une ectopie acquise, une ectopie pathologique. Ce qui en fait la gravité, c'est que cet organe a perdu ses rapports de
contiguïté avec le pavillon de la trompe et que les ovules, au sortir des vésicules
de Graaf, se perdront désormais dans la cavité abdominale. Si le déplacement est
bilatéral, la stérilité en sera naturellement la conséquence.

Dans un autre ordre de faits, tout à fait en dehors de la grossesse et par le seul
fait du relâchement de son appareil ligamenteux, l'ovaire peut descendre dans le
fond du cavum rétro-utérin ou même s'échapper de la cavité abdomino-pelvienne.
C'est ainsi qu'on a constaté sa présence dans des hernies inguinales, dans des hernies crurales, et jusque dans des hernies ischiatiques.

4° **Nombre**. — Les ovaires, comme les testicules, sont au nombre de deux seulement, l'un pour le côté droit, l'autre pour le côté gauche.

a. *Ovaires surnuméraires*. — Des ovaires surnuméraires peuvent se développer
au voisinage de l'organe principal, de préférence le long de son bord antérieur
(fig. 667, S, S), et si l'on s'en rapporte aux observations de BEIGEL (*Pathol. Anatomie der weibl. Unfruchtbarkeit*, Braunschweig, 1878), qui en a rencontré 23 fois

sur 500 autopsies de sujets adultes, les faits de cette nature ne seraient pas extrêmement rares. Toutefois, pour l'ovaire comme pour le testicule, il ne faut accepter qu'avec une extrême réserve des observations non suivies d'examen microscopique. On peut rencontrer, en effet, dans la région de l'ovaire de petits corps ovoïdes, qui présentent tous les caractères extérieurs des ovaires surnuméraires et qui, en réalité, ne sont que des masses conjonctives, des kystes, des fibromes minuscules, etc.

b. *Ovaires rudimentaires ou absents.* — Par contre, la littérature anatomique renferme un certain nombre d'observations relatives à des ovaires rudimentaires ou non développés. L'absence de l'ovaire est unilatérale ou bilatérale. Mais l'absence des deux ovaires est excessivement rare. Cette anomalie coïncide d'ordinaire avec des malformations de nature atrophique, portant sur la trompe, sur l'utérus, sur le ligament large et même sur le vagin. Quant aux organes génitaux externes, ils présentent ordinairement leur conformation normale. Dans les cas où l'un des ovaires fait défaut, l'ovulation persistant pour l'autre, le sujet peut être fécondé. L'absence des deux ovaires, on le conçoit, entraîne fatalement après elle la stérilité et une stérilité irrémédiable.

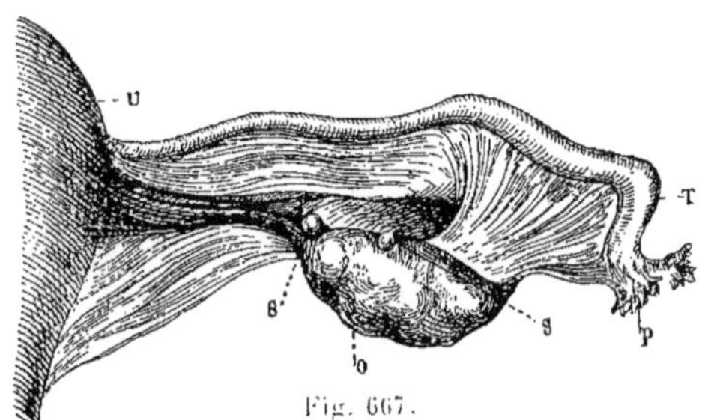

Fig. 667.

Ovaires surnuméraires (d'après Beigel).

U, portion de l'utérus, vu par sa face postérieure. — T, trompe. P, pavillon de la trompe, rattaché à l'ovaire par le ligament tuboovarien. O, ovaire droit. — S. S. ovaires surnuméraires.

5° **Volume.** — Le volume des ovaires varie beaucoup suivant les âges. Puech, qui en a examiné un grand nombre aux différentes époques de leur évolution, est arrivé, en ce qui concerne leurs dimensions, aux moyennes suivantes :

		OVAIRE DROIT	OVAIRE GAUCHE	MOYENNE
1° *A la naissance*	Longueur	19.8 millim.	18,2 millim.	19 millim.
	Largeur	6	»	6
	Épaisseur	2,5	»	2.5
2° *Chez l'enfant*	Longueur	26.7	24	25.3
	Largeur	9	8.4	8.7
	Épaisseur	4.1	4.4	4,2
3° *A la puberté*	Longueur	29.6	25	27,3
	Largeur	16	14	15
	Épaisseur	10	9.3	9,6
4° *Chez l'adulte*	Longueur	36.5	25	36.2
	Largeur	18	16.7	17.3
	Épaisseur	13.7	11.3	12,5

Nous voyons par ces chiffres que l'ovaire, analogue en cela à tous les organes génitaux, augmente graduellement de volume depuis la naissance jusqu'à l'âge adulte. — Cet accroissement porte à la fois sur ses trois diamètres, mais d'une façon fort inégale. En effet, tandis que la longueur devient double, la largeur acquiert des dimensions trois fois plus grandes. Mais c'est surtout l'épaisseur qui se modifie : de 2 à 3 millimètres qu'elle mesure chez l'enfant, elle s'élève chez l'adulte à 12 millimètres et demi, soit un chiffre cinq fois plus considérable. — Après la ménopause, l'ovaire, devenu organe inutile, s'atrophie peu à peu et ses trois diamètres diminuent alors dans des proportions qui sont très variables suivant les sujets. — Le tableau précité nous apprend encore que les deux ovaires présentent dans leurs dimensions une légère différence et que cette différence est presque toujours en faveur de celui du côté droit.

Certaines conditions physiologiques, la menstruation et la grossesse par exemple, ont sur les dimensions de l'ovaire une influence considérable. C'est ainsi que, pendant la menstruation, celui des deux ovaires qui doit donner l'ovule acquiert un volume double ou même triple de celui qu'il avait avant la période menstruelle. De même, pendant les trois premiers mois de la grossesse, l'ovaire sur lequel se trouve le corps jaune est beaucoup plus volumineux que celui du côté opposé : cette différence peut atteindre 4 millimètres pour l'épaisseur, 7 à 18 millimètres pour la largeur, 10 à 15 millimètres pour la longueur (ROUGET). Après la grossesse, comme après la menstruation, l'organe producteur des ovules revient peu à peu à ses dimensions ordinaires.

6° Poids. - Le poids de l'ovaire varie naturellement comme son volume. Il est de 50 à 60 centigrammes chez le nouveau-né, de 2 ou 3 grammes chez l'enfant, de 4 ou 5 grammes à l'âge de la puberté, de 6 ou 8 grammes chez l'adulte. Ce dernier chiffre, représentant le poids de l'ovaire à sa période d'état, se maintient sans changement notable tant que dure, pour la femme, la période de fécondité. Plus tard, après la ménopause, il se réduit graduellement et peut, dans certains cas, retomber à 2 grammes, 1 gramme et demi, et même moins.

Le *poids spécifique* de l'ovaire est de 1,051.

7° Couleur et consistance. — D'un blanc rosé chez l'enfant, l'ovaire nous présente chez la femme adulte une coloration rouge, qui s'accentue pendant les périodes menstruelles, par suite de l'hyperhémie plus ou moins considérable dont la glande génitale est alors le siège.

Il est ferme, rénitent, d'une consistance qui rappelle jusqu'à un certain point celle du testicule, mais un peu moindre cependant.

Après la ménopause, l'ovaire prend une teinte grisâtre ou gris jaunâtre. En même temps, sa consistance augmente et l'organe, dans toute son étendue, acquiert peu à peu cette dureté toute spéciale, qui caractérise les corps fibreux. ORDONEZ, sur des ovaires appartenant à de vieilles femmes, a rencontré des follicules infiltrés de concrétions calcaires.

8° Mode d'orientation. — Le mode d'orientation des ovaires a soulevé dans ces derniers temps de nombreuses controverses. SAPPEY, dans son traité d'anatomie, nous enseigne que l'ovaire est horizontal, comme le ligament qui l'unit à l'utérus. His, au contraire, en basant son opinion sur l'étude de coupes congelées, le considère comme ayant une direction verticale. D'après HASSE, le grand axe de l'ovaire serait oblique de haut en bas,

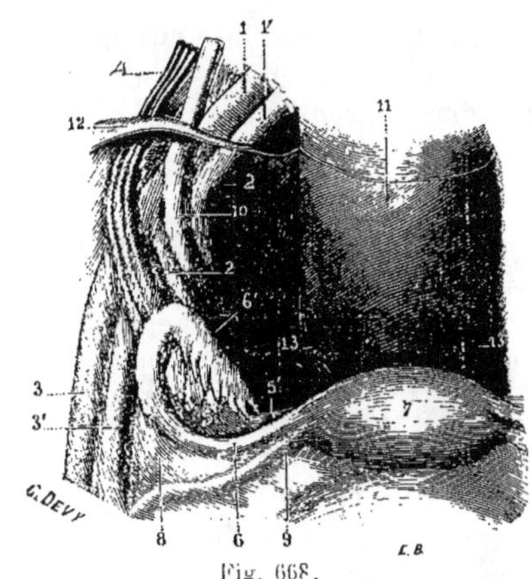

Fig. 668.

L'ovaire droit, vu en place.

1. 1. vaisseaux iliaques primitifs. — 2, 2', vaisseaux iliaques internes. — 3. 3'. vaisseaux iliaques externes. — 4. vaisseaux utéro-ovariens. — 5, ovaire, avec 5', son ligament utéro-ovarien. — 6. trompe, avec 6', son pavillon. — 7. l'utérus, vu par son fond. — 8. aileron supérieur du ligament large. — 9. origine du ligament rond. — 10. uretère. — 11. portion prérectale du côlon iliopelvien. — 12. péritoine. — 13, repli de Douglas.

de dehors en dedans et d'avant en arrière, tandis que, pour Schultze et pour Vallin, ce grand axe serait dirigé d'avant en arrière, l'extrémité utérine regardant en avant. Comme on le voit, ces différentes opinions sont on ne peut plus contradictoires et, comme chacune d'elles concorde avec un certain nombre de faits, nous devons en conclure que l'ovaire, dans des conditions entièrement physiologiques, occupe les positions les plus diverses, ce que pouvaient nous faire prévoir, du reste, la laxité de ses ligaments et son extrême mobilité. Pour ma part, j'ai examiné l'ovaire en place sur un grand nombre de sujets de tout âge et j'ai constaté dans la situation de l'organe une telle variabilité, qu'il me paraît bien difficile de dégager de ces observations une formule quelque peu précise. Il m'a semblé cependant que, dans le plus grand nombre des cas, l'ovaire se dispose dans la partie supéro-externe du cavum rétro-utérin d'une façon telle que *son grand axe, tout en se rapprochant beaucoup de la verticale, est dirigé obliquement de haut en bas, de dehors en dedans et un peu d'arrière en avant.* Les grands axes des deux ovaires, prolongés, se rencontreraient donc, non pas en arrière de l'utérus, comme le veut Hasse, mais en avant de cet organe. J'ai représenté cette disposition dans la figure ci-dessus (fig. 668) ; mais je dois ajouter que ce n'est là qu'une position moyenne, qui se modifie très fréquemment et dans des limites très étendues, non seulement suivant les sujets, mais, sur le même sujet, d'un côté à l'autre.

§ II. — Conformation extérieure et rapports

Considéré dans sa période d'état, chez un sujet de vingt à quarante ans, l'ovaire revêt la forme d'un ellipsoïde aplati, dont le grand axe mesure deux fois environ la longueur du petit axe. On l'a comparé, non sans raison, à une amande. Nous pouvons, en conséquence, lui considérer : 1° deux faces, l'une supérieure, l'autre inférieure ; 2° deux bords, l'un antérieur, l'autre postérieur ; 3° deux extrémités, que nous distinguerons en interne et externe.

1° Face supérieure. — La face supérieure, convexe, regarde habituellement en haut, en avant et en dedans. Elle répond à l'aileron supérieur du ligament large, qui, selon les cas, se rabat sur elle d'avant en arrière ou en est séparé par un angle aigu ouvert en haut, dans lequel s'amassent les anses intestinales.

2° Face inférieure. — La face inférieure, convexe comme la précédente, mais orientée en sens inverse, repose sur les parois latérales de l'excavation. Krause, en 1841, a décrit à ce niveau une dépression, qu'il a désignée sous le nom de *fossette ovarienne.* Cette fossette, que j'ai vue très accusée chez certains sujets, fait très souvent défaut. Quand elle existe, elle est limitée (fig. 669 et 670) : 1° en arrière, par les vaisseaux hypogastriques et l'uretère ; 2° en avant, par l'attache pelvienne du ligament large ; 3° en haut, par les vaisseaux iliaques externes qui la séparent du psoas ; 4° en bas, par une artère à direction antéro-postérieure, qui est l'artère ombilicale ou bien l'utérine, ou bien encore un tronc commun à l'ombilicale et à l'utérine. Quant au fond de la fossette ovarienne, il est formé par le péritoine doublé d'une couche cellulo-adipeuse, au sein de laquelle cheminent le nerf et les vaisseaux obturateurs.

3° Bord antérieur. — Le bord antérieur de l'ovaire, à peu près rectiligne, donne attache à un repli du ligament large, qui constitue l'*aileron postérieur* (fig. 671, 4).

C'est à son niveau que l'ovaire reçoit les fibres musculaires du ligament lombo-ovarien. C'est à son niveau aussi que passent les vaisseaux et les nerfs qui arrivent à

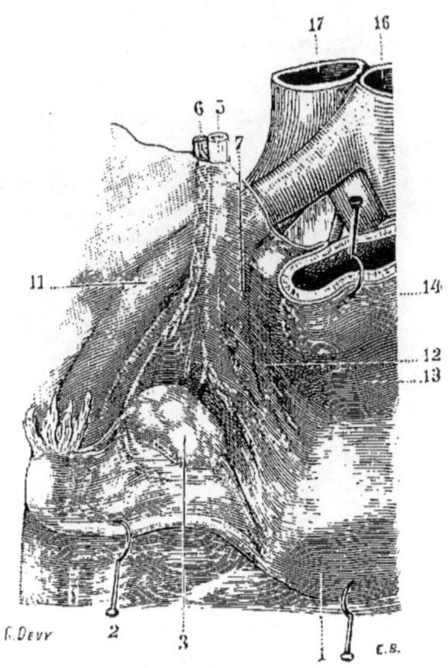

Fig. 669.

La fossette ovarienne droite, vue antéro-supérieure, la trompe et l'ovaire étant reclinés
en avant (en partie d'après Hartmann et
Fredet).

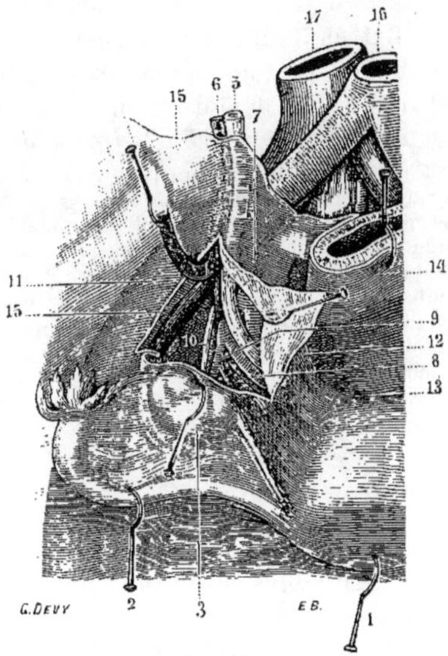

Fig. 670.

La même, après ablation du feuillet péritonéal qui recouvre la fossette, et incision des
vaisseaux utéro-ovariens (en partie d'après
Hartmann et Fredet).

1. utérus, fortement érigné en avant. — 2. trompe, érignée en avant. — 3, ovaire, entraîné en avant avec la trompe.
4, fossette ovarienne. — 5, uretère. — 6, vaisseaux utéro-ovariens. — 7, artère hypogastrique. — 8, artère utérine. — 9, artère obturatrice. — 10. nerf obturateur. — 11, artère iliaque externe. — 12, repli de Douglas. —
13, cul-de-sac de Douglas. — 14. rectum. — 15, péritoine pariétal, incisé et érigné. — 16, aorte. — 17, veine cave
inférieure.

l'organe ou qui en partent : le bord antérieur devient ainsi le *hile de l'ovaire*. Le
péritoine, contrairement aux assertions anciennes, ne se prolonge pas sur l'ovaire,
mais s'arrête au niveau du hile suivant une ligne
festonnée, toujours très nette, où l'on voit l'endothélium de la séreuse cesser brusquement et être
remplacé par l'épithélium ovarien. Il résulte d'une
pareille disposition, nettement représentée sur la
figure 671, d'une part que l'ovaire tout entier,
sauf son bord antérieur, baigne en plein dans la
cavité péritonéale et, d'autre part, que la membrane séreuse se trouve réellement interrompue à
ce niveau, comme elle l'est sur le pourtour du
pavillon de la trompe.

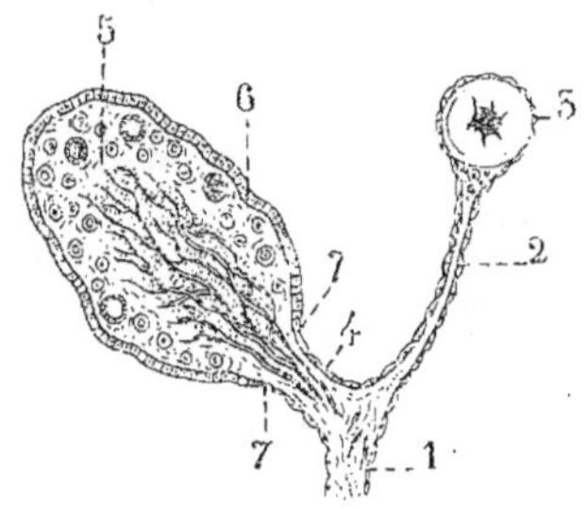

Fig. 671.

Coupe sagittale de l'ovaire et de son
pédicule.

1, ligament large. — 2, aileron supérieur.
— 3, trompe de Fallope. — 4, aileron postérieur (pédicule de l'ovaire). — 5, ovaire,
avec 6, son épithélium cylindrique. — 7, 7,
ligne de transition entre l'endothélium péritonéal et l'épithélium ovarien.

4° Bord postérieur. — Le bord postérieur de
l'ovaire, convexe, est libre dans toute son étendue. Il répond aux circonvolutions intestinales.

5° Extrémité externe. — L'extrémité externe
ou tubaire, qui serait mieux dénommée extré-
mité supérieure, est plus ou moins recouverte par la trompe. Elle donne nais-

sance, comme on sait, au ligament (fig. 666,5) qui unit l'ovaire à ce dernier conduit, le *ligament tubo-ovarien*.

6° Extrémité interne. — L'extrémité interne ou utérine. que l'ovaire soit vertical ou oblique, est toujours placée à un niveau inférieur à celui qu'occupe l'extrémité tubaire, d'où le nom d'extrémité inférieure que lui donnent avec raison certains auteurs. Sur elle s'insère le *ligament utéro-ovarien*.

Chez la jeune fille, avant l'établissement de la fonction menstruelle. la surface extérieure de l'ovaire est lisse et unie. Dans certains cas. cependant, on y observe des dépressions linéaires et parfois même de véritables sillons, indices d'une segmentation incomplète de l'organe. Chez l'adulte, cette surface devient inégale, fendillée. bosselée. Une pareille disposition est due à ce double fait : 1° qu'un certain nombre de follicules de de Graaf. très avancés dans leur évolution. sont plus ou moins proéminents à la surface de l'ovaire; 2° que ceux d'entre eux qui se sont déjà rompus laissent après eux une cicatrice. Ces cicatrices, irrégulièrement étoilées (fig. 681,4) augmentent naturellement de nombre au fur et à mesure que le sujet avance en âge. Après la ménopause, l'ovaire en est littéralement criblé : sa surface extérieure. irrégulièrement plissée. alternativement déprimée et saillante, revêt une configuration toute spéciale (*ovaire sénile*. qui suivant la comparaison de RACIBORSKY. rappelle celle d'un noyau de pêche.

§ III. — CONSTITUTION ANATOMIQUE

Si l'on pratique sur l'ovaire une coupe sagittale passant par le milieu du hile, on distingue, sur la surface de coupe, deux zones morphologiquement bien distinctes : une zone centrale, qui fait suite au hile. c'est la *substance médullaire (bulbe de l'ovaire* de certains auteurs): l'autre périphérique. entourant la première de toutes parts. excepté au niveau du hile, c'est la *substance corticale.* La substance médullaire est d'un rouge vif; elle est essentiellement constituée par des vaisseaux. noyés dans une sorte de gangue à la fois conjonctive et musculaire. Quant à la substance corticale. elle renferme, irrégulièrement disséminés dans un stroma conjonctif. les éléments essentiels de l'ovaire : les *follicules de de Graaf* ou *ovisacs.* Si l'on exa-

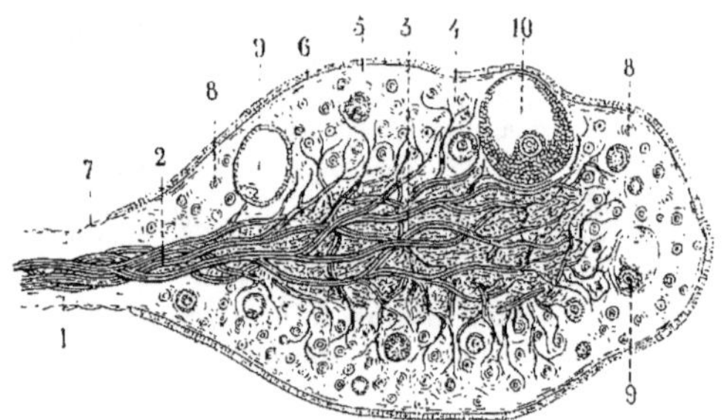

Fig. 672.

Coupe sagittale de l'ovaire passant par sa partie moyenne (schématique).

1. aileron postérieur du ligament large. — 2. hile de l'ovaire. avec ses vaisseaux. — 3. substance médullaire (bulbe de l'ovaire.. — 4. substance corticale. — 5. albuginée. — 6. épithélium ovarien. — 7. endothélium du péritoine. — 8. follicules primordiaux. 9, 9, follicules en voie de croissance. — 10. follicule mûr. près d'éclater.

mine maintenant la surface extérieure de la substance corticale, on constate qu'elle est recouverte dans toute son étendue par une couche de cellules épithéliales, dont l'ensemble constitue l'épithélium ovarien. L'ovaire. envisagé au point de vue de sa constitution anatomique, nous offre donc à considérer. outre ses vaisseaux et ses nerfs, auxquels nous consacrerons un paragraphe à part : 1° l'*épithélium ovarien* : 2° le *stroma conjonctif* ; 3° les *follicules de de Graaf.*

1° Epithélium ovarien. — L'épithélium ovarien est formé par une seule couche de cellules cylindriques ou, plus exactement, prismatiques par pressions réciproques. Vus de face, après imprégnation d'argent, les cellules forment des champs polygonaux. Vues sur des coupes perpendiculaires à la surface de l'ovaire (fig. 673,*a*), elles nous apparaissent sous la forme de petits cylindres, dont l'extrémité externe répond à la cavité péritonéale et dont l'extrémité interne repose sur une lame conjonctive que nous décrirons tout à l'heure sous le nom d'*albuginée*. Chacune d'elle est formée par un protoplasma homogène, renfermant à sa partie moyenne un noyau arrondi ou ovalaire. De Sinéty et Flaischlin ont signalé, dans l'épithélium ovarique, la présence de cellules à cils vibratiles. Cette disposition ciliée, on le sait, est la règle pour l'épithélium ovarien chez un grand nombre de vertébrés inférieurs. Au niveau du hile, l'épithélium ovarien est continué brusquement par l'endothélium du péritoine (fig. 672,7). Une ligne circulaire, plus ou moins accusée, sépare à ce niveau les deux formations cellulaires : c'est la *ligne de Farre-Waldeyer*.

2° Stroma de l'ovaire, albuginée. — Le stroma de l'ovaire est formé par des faisceaux de tissu conjonctif diversement entrecroisés, formant dans leur ensemble un tissu dense et serré. Ce tissu, que l'on rencontre à la fois dans la substance corticale et dans la substance médullaire, remplit exactement tous les intervalles compris entre les follicules et les vaisseaux.

A la surface extérieure de l'ovaire, le stroma conjonctif se condense en une sorte de membrane qui entoure l'organe à la manière d'une capsule fibreuse : on la désigne improprement sous le nom d'*albuginée*. Cette lame fibreuse, ordinairement très mince, et qui n'existe pas d'ailleurs dans les premiers temps de la vie, ne mérite guère d'être comparée à l'albuginée du testicule, qui est très épaisse et très résistante. Pour éviter toute méprise, il convient de l'appeler *fausse albuginée*. Elle est revêtue, comme nous venons de le voir, par l'épithélium ovarien.

A l'élément conjonctif s'ajoute, dans le stroma ovarien, une quantité plus ou moins considérable de fibres musculaires lisses. Ces fibres sont très développées dans la substance médullaire, où elles se disposent irrégulièrement autour des vaisseaux. De la substance médullaire, elles s'irradient plus ou moins loin dans la substance corticale, mais en aucun cas, du moins chez la femme, elles ne se prolongent jusque sur le follicule : on ne rencontre autour du follicule que du tissu conjonctif.

3° Follicules de de Graaf. — Les follicules de de Graaf, ainsi appelés du nom de celui qui le premier, en 1672, les a bien décrits, sont des vésicules arrondies ou ovalaires, dans l'intérieur desquelles se trouvent les ovules : de là le nom d'*ovisacs* que leur donnent encore certains auteurs. Ils sont constamment situés dans la substance corticale ; on n'en trouve aucune trace dans la substance médullaire. Les follicules de de Graaf se présentent à des stades de développement divers et chaque ovaire, depuis la puberté jusqu'à la méno-

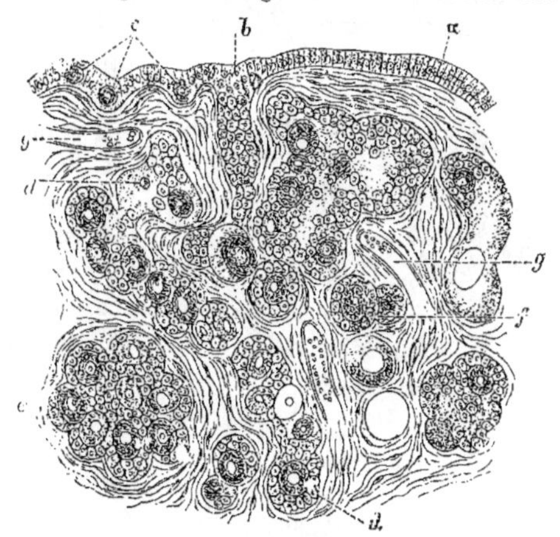

Fig. 673.

Coupe verticale de l'ovaire d'une enfant nouveau-née (d'après Waldeyer).

a, épithélium germinatif. — *b* et *d*, tubes de Pflüger (pour leur signification, voy. Embryologie). — *c*, ovule primordial. — *e*, amas ou nids de follicules primordiaux. — *f*, follicules primordiaux isolés. — *g*, vaisseaux sanguins pause, renferme (fig. 672) : 1° des follicules jeunes, dits *follicules primordiaux* (8) ; 2° des *follicules en voie de croissance* (9) ; 3° des follicules entièrement développés, que nous désignerons sous le nom de *follicules adultes* (10).

A. Follicules primordiaux. — Les follicules primordiaux se disposent en une ou deux rangées dans la substance corticale, immédiatement au-dessous de la fausse albuginée. Leur nombre est considérable : Sappey, sur la jeune fille de deux à trois ans, l'évalue à 400 000 pour chaque ovaire. Il est à remarquer que ce nombre est moindre à l'âge de la puberté, moindre encore chez la jeune femme. Le nombre des follicules diminue donc au fur et à mesure que le sujet avance en âge. Cette diminution a bien certainement pour cause le fait même de la *ponte ovarique*, chaque ponte étant marquée par l'éclatement d'un ou plusieurs follicules de de Graaf ; mais elle s'explique surtout par ce fait qu'un très grand nombre de follicules primordiaux n'évoluent pas et disparaissent par régression. Nous y reviendrons plus loin. Histologiquement, les follicules primordiaux se composent chacun (fig. 674, A) d'un ovule nu (1), c'est-à-dire encore dépourvu de sa membrane vitelline, et d'une couche de cellules plates (2), rudiment de la membrane granuleuse, placée autour de l'ovule. Cet ovule est encore de très petite taille, 50 à 55 *µ* de diamètre en moyenne ; son protoplasma ne renferme que des granulations très fines ; il n'a pas encore de grains de vitellus. Ces caractères, joints à l'absence de la membrane vitelline, le différencient nettement des ovules plus avancés.

B. Follicules en voie de croissance. — Ceux des follicules primordiaux qui sont appelés à se développer (nous avons déjà dit qu'un très grand nombre restaient stationnaires ou même disparaissaient par régression) et à devenir follicules adultes, subissent une série de transformations successives que nous allons énumérer.

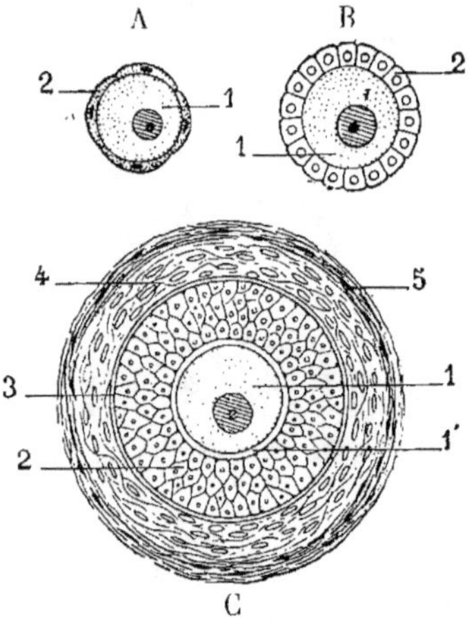

Tout d'abord, les cellules plates qui entouraient l'ovule dans le follicule primordial deviennent cubiques et forment autour de lui une couche épithéliale continue, d'abord simple (fig. 674, B), mais qui, par la multiplication incessante de ces cellules, devient bientôt pluristratifiée. Ce revêtement épithélial constitue la *membrane granuleuse*, la *membrana granulosa* ou, tout simplement, la *granulosa* du follicule.

Peu de temps après que la membrane granuleuse est devenue pluristratifiée, une membrane mince, la *membrane vitelline*, se développe autour de l'ovule. D'autre part, des grains de vitellus apparaissent au sein de son protoplasma. L'ovule, dans son ensemble, revêt peu à peu l'aspect qui le caractérise à son état de développement parfait.

En même temps, certaines cellules de la membrane granuleuse deviennent à la fois plus volumineuses et plus claires. Nagel considère ces éléments comme des cellules nutritives chargées de pourvoir aux besoins de l'ovule. Sedwick Minot, au con-

Fig. 674.

Follicule de de Graaf à divers stades de leur développement : A, follicule primordial ; B, C, follicules en voie de croissance (*schématique*).

1, ovule, avec 1' (dans la figure C), sa membrane vitelline. — 2, granuleuse du follicule. — 3, membraneuse basale. — 4, thèque interne. — 5, thèque externe.

traire, pense qu'elles sont plutôt en rapport avec le fait qui va maintenant se produire et qui aboutit à la formation du liquide folliculaire. Au milieu des couches stratifiées de la membrane granuleuse apparaît une fente, d'abord étroite, puis de plus en plus large, qui divise cette membrane en deux feuillets : un feuillet interne, convexe (du côté de la fente), qui reste appliqué sur l'ovule ; un feuillet externe, concave, qui tapisse l'enveloppe conjonctive du follicule. Cette fente, comme nous le démontre nettement la figure 675, ne fait pas tout le tour de l'ovule, de telle sorte que celui-ci reste toujours attaché par un point au feuillet externe de la granuleuse. Le petit amas de la substance granuleuse au sein duquel se trouve l'ovule a reçu le nom de *cumulus proligère* ou *ovigère* (6). Quant à la fente qui s'est creusée à la partie moyenne de la granuleuse (7), elle est remplie par un liquide clair, légèrement albumineux, c'est le *liquide folliculaire* ou *liquor folliculi*.

Mais ce n'est pas tout. Pendant que s'opéraient dans les éléments constitutifs des follicules, les changements de structure que nous venons de décrire, le follicule lui-même s'est entouré d'une enveloppe conjonctive, qui est la *thèque folliculaire* (*theca folliculi*). Cette enveloppe conjonctive (fig. 675), qui n'est qu'une portion différenciée du stroma de l'ovaire, se compose de deux couches concentriques, de structure différente : une couche externe ou thèque externe (5) et une couche interne ou thèque interne (4). — La *thèque externe* (*tunica fibrosa* de HENLE) est de nature fibreuse. Elle est constituée par des faisceaux de tissu conjonctif diversement entrecroisés et fortement tassés les uns contre les autres. Elle est traversée par de nombreux vaisseaux sanguins qui, du stroma de l'ovaire, se rendent à la thèque interne ou, vice versa, vont de la thèque interne au stroma ovarien. — La *thèque interne* (*tunica propria* de HENLE) appartient, comme formation, au tissu conjonctif lâche : quelques auteurs, à la suite de SLA-VIANSKY, en ont fait un tissu réticulé. Il est formé par un fin réseau conjonctif, richement vascularisé (voy. plus loin), avec de nombreuses cellules étoilées. Outre ces cellules, qui sont manifestement de nature conjonctive, la thèque interne nous présente des cellules spéciales, de grande taille, arrondies ou fusiformes, dépourvues de prolongements, tantôt isolées, tantôt réunies en groupes plus ou moins considérables. Leur protoplasma renferme, avec un pigment jaunâtre, de nombreuses gouttelettes que l'acide osmique colore en noir ou en bistre. Ces éléments, que l'on rencontre encore en plus ou moins grand nombre dans le stroma ovarien, présentent la plus grande analogie avec les cellules interstitielles du testicule : ce sont les *cellules interstitielles de l'ovaire*. Elles sont vraisemblablement, ici comme dans le testicule, en rapport avec la nutrition de la granulosa et de l'ovule. Nous devons ajouter, en ce qui concerne la thèque interne, qu'elle n'est pas en contact

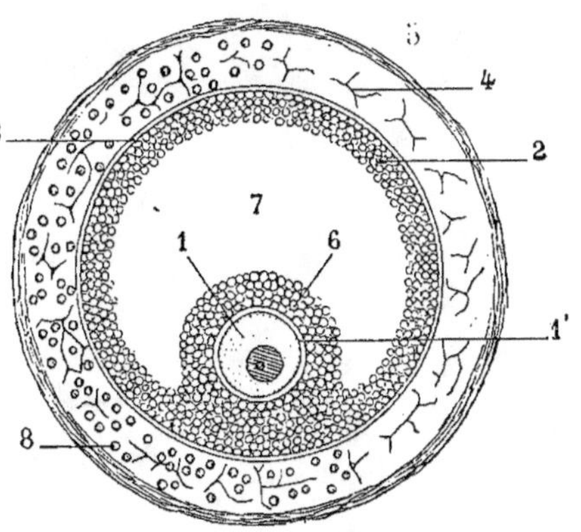

Fig. 675.

Un follicule de de Graaf, à l'état de maturité.

1, ovule, avec 1', sa membrane vitelline. — 2, membrane granuleuse du follicule. — 3, membrane basale ou membrana propria. — 4, thèque interne. — 5, thèque externe ou tunique fibreuse. — 6, cumulus proligère. — 7, liquor folliculi. — 8, éléments cellulaires de la thèque interne (ces éléments ne sont représentés que dans la moitié gauche de la figure ; dans la moitié droite, ils ont été chassés pour laisser voir le réticulum conjonctif).

immédiat avec les cellules de la membrane granuleuse. Elle en est séparée, comme nous le montre nettement la figure 675, par une mince membrane basale ou vitrée (3), à laquelle WALDEYER a donné le nom de *membrana propria*.

C. FOLLICULES ADULTES. — Ainsi complété par l'adjonction de sa thèque conjonctive, le follicule de de Graaf est arrivé maintenant à l'état adulte. Il se compose des éléments suivants : 1° tout en dehors, une enveloppe conjonctive, la *theca folliculi*, subdivisée en deux lames concentriques, la *thèque externe* et la *thèque interne*, celle-ci très riche en vaisseaux ; 2° une mince membrane basale ou vitrée la *membrana propria* de WALDEYER ; 3° une couche d'éléments cellulaires, la *membrana granulosa*, tapissant intérieurement la membrana propria et présentant sur un point un épaississement local, de forme sphérique, le *cumulus proligère* ; 4° au centre de la granulosa, une cavité renfermant un liquide transparent et légèrement jaunâtre, le *liquide folliculaire* ; 5° au centre du cumulus proligère, l'élément essentiel du follicule, l'*ovule* ; nous nous contenterons ici de signaler l'ovule, nous réservant de le décrire en détails en Embryologie (voy. Livre XI).

L'ovule, en parcourant les divers stades de sa croissance, a considérablement grossi. Il mesure, maintenant, de 2 à 3 millimètres de diamètre, quelquefois plus : on en rencontre parfois qui mesurent jusqu'à 9 et 10 millimètres.

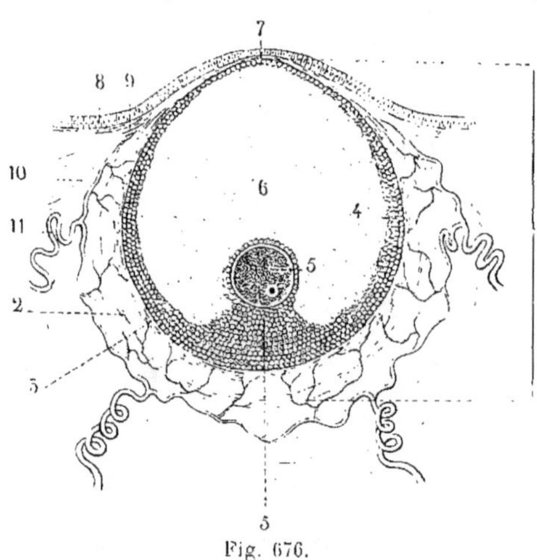

Fig. 676.

Un follicule mûr, près de se rupturer.

1. follicule de de Graaf. — 2. thèque externe. — 3, thèque interne. — 4. granulosa, avec sa vitrée. — 5. cumulus proligère, avec l'ovule 5'. — 6, liquide folliculaire. — 7. stigma. — 8. épithélium ovarien. — 9. albuginée. — 10. stroma ovarien. — 11, vaisseaux.

Quant à sa forme, elle n'a pas varié : c'est toujours (fig. 676) un vésicule plus ou moins régulièrement sphérique. Son extrémité interne (*pôle interne*) est profondément située dans la couche corticale de l'ovaire : c'est à son niveau que se trouve le cumulus proligère et l'ovule. Son extrémité externe (*pôle externe*) fait à la surface extérieure de l'organe une saillie arrondie, plus ou moins accusée, dont le point culminant a reçu le nom de *stigma*. Le stigma (7) représente la partie la plus mince de la paroi folliculaire. A son niveau, la thèque interne a disparu et la granuleuse, réduite ici à une ou deux assises de cellules, n'est séparée de l'épithélium ovarien que par une très mince couche conjonctive représentant la thèque externe. Le stigma, du reste, est parfaitement transparent et complètement dépourvu de vaisseaux : c'est sur ce point que va se produire la déhiscence du follicule.

La saillie arrondie que fait à la surface de l'ovaire le pôle externe du follicule, d'abord peu accusée, augmente progressivement. En même temps, la paroi folliculaire s'amincit de plus en plus. Puis, brusquement, sous l'influence d'une augmentation de pression du liquide intérieur, elle éclate au niveau du stigma, et l'ovule, avec la plus grande partie du liquide folliculaire, est expulsé au dehors : nous verrons plus loin qu'il passe dans la trompe et, de là, dans l'utérus. Cette rupture ou déhiscence des follicules de de Graaf constitue ce qu'on appelle la *ponte ovarique*. Elle coïncide habituellement, chez les animaux avec l'époque du rut, chez la femme avec la période menstruelle. Il convient d'ajouter, cependant, qu'elle n'est pas seulement limitée à cette époque : d'une manière générale, elle peut se produire sous l'influence de toutes les causes qui amènent une congestion intense de l'ovaire. Chez la femme, un seul follicule éclate (sauf exception) à chaque période menstruelle et il en est de même des animaux qui n'ont qu'un petit à chaque portée. Chez les animaux, au contraire, qui à chaque portée ont plusieurs petits, il éclate à la fois un nombre de follicules égal à celui des petits dont se compose la portée. Rappelons en passant que la grossesse bi- ou trigémellaire, chez la femme, relève de l'un ou l'autre de ces deux faits, ou bien, de la rupture simultanée de deux ou trois follicules, ou bien de la rupture d'un follicule unique renfermant deux ou trois ovules.

Ce qui reste des follicules rupturés, après expulsion de l'ovule et du liquide folliculaire, subit une série de transformations, qui aboutissent à ce qu'on appelle des *corps jaunes*.

4° Corps jaunes. — Le corps jaune a donc pour origine un follicule éclaté. Aussitôt après son éclatement et l'expulsion de l'ovule qui en est la conséquence, le follicule se flétrit, revient sur lui-même et diminue ainsi de volume. Très rapidement, l'ouverture qui a livré passage à l'ovule se ferme par affrontement et soudure de ses bords. Puis, d'importantes modifications histologiques surviennent à la fois dans l'épithélium de la granulosa et dans la thèque. Du côté de la granulosa, les cellules deviennent très volumineuses et se chargent peu à peu de granulations graisseuses, qu'un pigment, la *lutéine*, colore en jaune. Du côté de la thèque conjonctive, la lame externe (thèque externe) conserve son caractère de membrane fibreuse, mais il n'en est pas de même de la lame interne (thèque interne). Celle-ci s'épaissit; ses cellules augmentent de volume, se multiplient, se chargent plus ou moins de granulations graisseuses, et pénètrent en sens radiaire dans la granulosa, entraînant avec elles dans leur migration des faisceaux conjonctifs et des vaisseaux. Mais ce n'est pas tout : en même temps que s'effectue cette invasion de la granulosa par des bourgeons cellulo-vasculaires, issus de la thèque interne, une multitude de leucocytes migrateurs s'échappent de la thèque pour faire irruption dans la granulosa et dans sa cavité centrale, laquelle cavité centrale est comblée peu à peu et par la migration des leucocytes et par les bourgeons cellulo-vasculaires dont il vient d'être question.

Tel est le corps jaune. Il est, comme on le voit, constitué par les deux parties suivantes : 1° par une sorte de coque périphérique, de nature fibreuse, représentant la thèque externe du follicule; 2° par un noyau central, renfermant, au sein d'un stroma conjonctivo-vasculaire, des leucocytes migrateurs et de grosses cellules chargées de granulations graisseuses. Ces cellules dérivent à la fois et des cellules épithéliales de la granulosa et des cellules conjonctives de la thèque interne. Quant aux travées conjonctives et aux vaisseaux, ils proviennent exclusivement de la thèque interne, laquelle a disparu en se fusionnant avec les éléments de la membrane granuleuse.

Certains auteurs, à la suite de HENLE et de PATERSON, ont émis l'opinion que le corps jaune résultait, en totalité ou en partie, de la transformation du sang qui, au moment de la déhiscence, s'épanchait dans la cavité folliculaire. Mais cette théorie de l'*origine hématique* du corps jaune doit être abandonnée, pour l'excellente raison qu'un grand nombre de follicules se rompent sans produire d'hémorrhagies et que les corps jaunes ne s'en forment pas moins tout comme dans les follicules qui, après leur rupture, sont comblés par un caillot sanguin.

Les corps jaunes n'ont qu'une existence temporaire. Après qu'ils ont atteint le degré d'organisation que nous venons d'indiquer, ils ne tardent pas à s'atrophier : la substance jaune disparaît peu à peu et il ne reste plus à leur place qu'une petite cicatrice, qui, à son tour se confond peu à peu avec le tissu de l'ovaire. Leur régression varie avec certaines conditions de la vie de la femme : elle est beaucoup plus lente à se faire pendant l'état de grossesse. De là la distinction des corps jaunes en *corps jaunes vrais* et en *corps jaunes faux*. Les premiers sont ceux de la grossesse : ils sont volumineux (1 centimètre de diamètre) et persistent pendant toute la durée de la gestation. Les corps jaunes faux sont plus petits et leur évolution s'accomplit en six ou huit semaines.

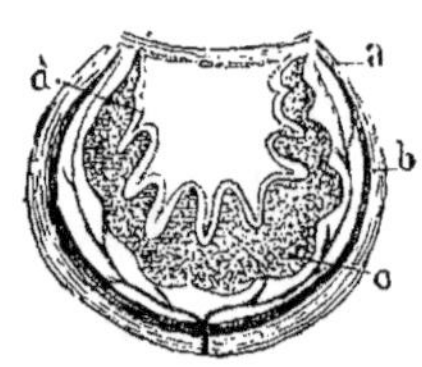

Fig. 677.

Coupe schématique d'un corps jaune récent (d'après BALDWIN).

a, stroma de l'ovaire. — *b*, feuillet fibreux ou externe du follicule de de Graaf. — *c*, feuillet interne, hypertrophié et plissé. — *d*, reste de la membrane granuleuse. — *e*, vaisseau propre du follicule de de Graaf.

Nous avons vu plus haut que le nombre des follicules primordiaux était, chez la jeune fille de deux ou trois ans, de plusieurs centaines de mille. Si nous admettons qu'un seul follicule se rompt à chaque période menstruelle et si, d'autre part, nous fixons à trente-cinq ans la durée moyenne de la vie génitale chez la femme, nous voyons que 450 follicules de de Graaf, 500 au plus, sont appelés à remplir leur destinée physiologique et à parcourir les différents stades de leur évolution. Les autres ne se développent pas : ils disparaissent, comme éléments inutiles, par une sorte de régression ou d'atrésie. Parmi ceux-là même qui commencent à se développer, il y en a un très grand nombre qui s'arrêtent en route et qui disparaissent, soit par une sorte d'atrésie due à un processus assez voisin de celui qui aboutit à la formation des corps jaunes (SLAVIANSKY), soit par une sorte de dégénération (PALADINO). Il est à remarquer que cette régression des follicules de de Graaf est ordinairement précédée d'une dégénérescence quelconque de l'ovule : ralentissement du noyau en un petit globule irrégulier, fragmentation de ce noyau en grains chromatiques (*chromatolyse*), dégénérescence graisseuse de l'ovule, envahissement du vitellus par des leucocytes, etc. HENNEGUY et JANOSIK ont signalé ce fait intéressant, que l'ovule, au cours de la régression de son follicule, peut subir une segmentation imparfaite, comme s'il était le siège d'un développement parthénogénétique, lequel s'arrête d'ailleurs aussitôt.

§ IV. — VAISSEAUX ET NERFS

1° Artères. — Les artères, destinées à l'ovaire, proviennent de l'*ovarienne*, branche de l'aorte abdominale. Cette artère descend vers le bord externe du ligament large et aborde l'ovaire au voisinage de son extrémité externe.

Là (fig. 725,4), elle fournit habituellement une collatérale ascendante, l'*artère tubaire externe* (9), qui se dirige vers l'extrémité externe de la trompe, et que nous retrouverons à propos de ce dernier organe. Puis, s'infléchissant en dedans, elle longe le bord antérieur de l'ovaire et vient s'anastomoser avec une branche de l'*utérine*. De cette anastomose à plein canal de deux vaisseaux cheminant en sens inverse, résulte la formation d'une arcade transversale, plus ou moins flexueuse, où il est bien difficile de faire la part de ce qui revient à l'ovarienne et à l'utérine.

— Un grand nombre d'auteurs, accordant un rôle prépondérant à l'ovarienne, poursuivent cette artère jusque sur l'utérus et placent son anastomose avec l'utérine sur les bords mêmes de ce dernier organe : ainsi comprise, l'artère en question est une *artère utéro-ovarienne*. — D'autres, au contraire, parmi lesquels nous citerons WEBER, réduisent l'ovarienne à des proportions minuscules et font provenir de l'utérine la presque totalité des rameaux destinés à l'ovaire. Tout récemment, en 1892, BROECKÆRT, après avoir étudié la disposition de l'artère utérine sur 23 sujets de

tout âge, a cru devoir se ranger à cette dernière opinion : pour lui, l'artère utérine se distribue à l'utérus et à ses annexes, tandis que l'ovarienne, branche très
grêle, se rend à l'extrémité externe de l'ovaire, mais ne va pas au delà.

Entre ces deux opinions extrêmes, il y a place pour une opinion intermédiaire,
qui consiste à dire que l'artère ovarienne irrigue l'ovaire sans irriguer l'utérus et
que son anastomose avec l'utérine a lieu précisément dans l'intervalle qui sépare
les deux organes, c'est-à-dire un peu en dedans de l'extrémité interne de l'ovaire.
Une pareille interprétation a pour elle l'enseignement des faits embryologiques.
Nous savons, en effet, que dans les premiers stades de son évolution, l'ovaire, situé
alors dans la région lombaire, reçoit ses vaisseaux de l'artère ovarienne, tandis que
l'utérus, qui occupe le bassin dès son origine, reçoit les siens de l'artère utérine.
A ce moment-là, les deux artères sont complètement isolées et chacune d'elles
irrigue l'organe auquel elle est destinée, en respectant l'autre. Plus tard, à la suite
de la descente de l'ovaire, les deux vaisseaux se rapprochent, leurs deux réseaux
arrivent au contact réciproque et s'unissent par des anastomoses qui les rendent
pour ainsi dire solidaires. Mais ces anastomoses *secondaires* ou *consécutives*.
quelque nombreuses qu'elles soient, ne détruisent jamais le type primordial, et les
deux artères, tout en perdant leur indépendance anatomique, n'en conservent pas
moins leur domaine respectif. Voilà pourquoi je crois devoir placer la limite séparative des deux artères ovarienne et utérine, limite toute théorique du reste quand
il s'agit de l'adulte, entre le bord de l'utérus et l'extrémité interne de l'ovaire.

C'est de l'arcade artérielle que nous venons de décrire, que se détachent les
artères de l'ovaire. Au nombre de dix ou douze, elles se dirigent vers le bord antérieur de la glande et disparaissent dans son épaisseur, où elles se ramifient. Ces
artères, ainsi que leurs branches de division, sont éminemment flexueuses, contournées en spirale, plus ou moins pelotonnées sur elles-mêmes : ce sont de véritables *artères hélicines*. Après s'être anastomosés en arcades, à la limite des deux
portions médullaire et corticale, elles pénètrent dans cette dernière et viennent se
terminer, en partie dans la fausse albuginée, en partie et surtout sur les parois des
follicules de de Graaf, où elles forment deux réseaux : un réseau externe ou réseau
périfolliculaire, à larges mailles, situé tout autour du follicule ; un réseau interne
ou intrafolliculaire, à mailles beaucoup plus serrées, situé dans la thèque interne.
Les mailles de ce dernier réseau arrivent jusqu'au voisinage de la membrane granuleuse : elles n'en sont séparées, en effet, que par l'épaisseur de la membrane
basale. Rappelons, en passant, que, sur les follicules arrivées à l'état de maturtié,
les vaisseaux sanguins font complètement défaut au niveau du pôle externe ou
stigma, là où doit se produire l'éclatement de la paroi folliculaire.

2° **Veines.** — Les veines de l'ovaire, issues des réseaux capillaires précités, se
dirigent vers la portion médullaire de l'organe et, en s'anastomosant fréquemment
entre elles, y forment un riche réseau. Ces veines, toujours fort nombreuses, sont
d'autre part d'un calibre irrégulier, plus ou moins variqueuses, diversement enrou-
lées et pelotonnées (fig. 678). Unies aux artères et à des faisceaux de fibres
lisses qui se continuent avec les ligaments de l'ovaire, elles forment au centre
de l'organe et jusqu'au niveau du hile une masse considérable (*bulbe de l'ovaire*),
que ROUGET a cru devoir considérer comme une formation érectile. Les veines qui
émanent de ce réseau sortent de l'ovaire au niveau du hile et, se mêlant à un
certain nombre d'autres qui proviennent de l'utérus, remontent vers l'abdomen
en formant le *plexus pampiniforme*. Nous savons, pour l'avoir vu en Angéio-

logie (voy. t. II), que ce plexus aboutit à une veine unique, la *veine utéro-*

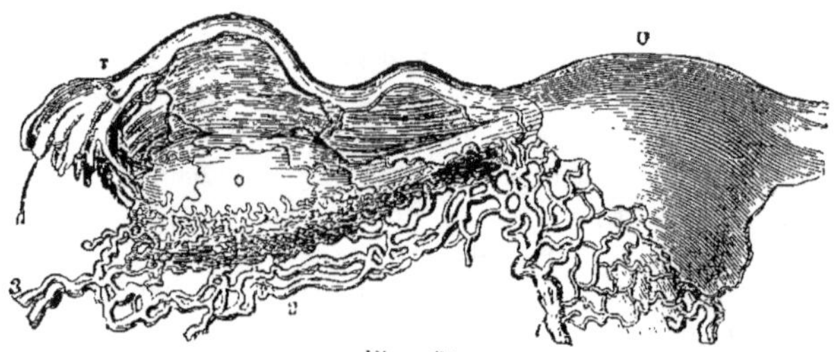

Fig. 678.

Bulbe de l'ovaire (d'après PLAYFAIR).

u. utérus. — *o.* ovaire et ligament utéro-ovarien. — *t.* trompe de Fallope.
1. veine utérine. — 2, paquet veineux sous-ovarien. — 3, origine de la veine utéro-ovarienne.

ovarienne, et que cette veine vient ensuite s'ouvrir elle-même dans la veine rénale, pour le côté gauche, et, pour le côté droit, dans la veine cave inférieure.

3° Lymphatiques. — Les lymphatiques de l'ovaire ont été injectés par His sur la vache (*Ueber den Bau des Säugethieren-Eierstocks*, Arch. f. mikr. Anat., 1865). Ils prennent naissance sur les parois des follicules, tout autour desquels ils forment un riche réseau. Ce réseau entoure le follicule dans toute son étendue, excepté sur son sommet, c'est-à-dire sur le point où se produira plus tard la rupture. Les lymphatiques sont également très multipliés sur les parois des corps jaunes. Les troncs et troncules qui émanent des réseaux d'origine se portent vers la portion médullaire et de là vers le hile, où ils sont ordinairement condensés en cinq ou six troncs. Ces troncs, se mêlant au cordon vasculaire utéro-ovarien (fig. 726,9), remontent vers l'abdomen et, finalement, viennent se jeter dans les ganglions lombaires au niveau ou un peu au-dessous de l'extrémité inférieure des reins. D'après les recherches de BRUHNS, les ganglions auxquels se rendent les lymphatiques ovariens seraient au nombre de 6 à 10, échelonnés en avant ou sur les côtés de l'aorte, depuis la bifurcation de ce vaisseau jusqu'à l'origine des artères rénales.

4° Nerfs. — Les nerfs proviennent du plexus ovarien, qui accompagne l'artère de même nom : ils se composent, en partie de fibres à myéline, en partie de fibres de Remak. Comme les vaisseaux, ils pénètrent dans l'ovaire au niveau du hile et se dirigent ensuite vers la couche corticale, en se divisant et se subdivisant en des rameaux de plus en plus ténus. La plupart d'entre eux, *filets vasculaires*, se perdent sur les vaisseaux. D'autres, *filets moteurs*, se terminent sur les faisceaux musculaires du bulbe. Un troisième groupe, enfin, *filets sensitifs*, se terminent, en partie sur les follicules (ce sont les *nerfs folliculaires*), en partie par des extrémités libres dans le tissu conjonctif de l'ovaire jusqu'au-dessous de l'épithélium ovarien.

Les filets folliculaires, déjà signalés en 1864 par LUSCHKA, ont été retrouvés, en 1876, par ELISCHER sur l'ovaire de la lapine, de la brebis et de la vache. Plus récemment, de 1892 à 1896, ils ont été décrits à nouveau, chez divers mammifères, par RIESE, RETZIUS, HERFF, MANDL, WINTERHALTER. Leur mode de terminaison n'est pas encore complètement élucidé : RIESE et HERFF ont pu suivre leurs fibrilles terminales jusque dans l'épaisseur de la membrane granuleuse, mais ces terminaisons interépithéliales n'ont été retrouvées ni par RETZIUS, ni par MANDL. Leur existence n'est donc pas encore nettement établie.

Tout récemment (1896), ELISABETH WINTERHALTER, en utilisant la méthode de

Golgi, a rencontré sur l'ovaire de la femme des cellules nerveuses qui, ici comme ailleurs, ont la signification de petits ganglions périphériques. Ces cellules, qui occupent la couche médullaire, se disposent pour la plupart le long des artères. Elles ont la plus grande analogie avec ces cellules sympathiques qui ont été décrites par Cajal dans la tunique musculeuse de l'intestin (voy. *Intestins*). Dans leur ensemble, elles forment une sorte de ganglion diffus, le *ganglion intra-ovarien* de Winterhalter, lequel a vraisemblablement pour fonction de régler l'apport du sang dans l'ovaire.

A consulter, au sujet de l'ovaire, parmi les travaux récents : Hasse, *Beobacht. über die Lage der Eingeweide im weibl. Beckeneingänge*, Arch. f. Gynäk., 1875 ; — Schultze, *Zur Kenntniss von der Lage der Eingeweide im weibl. Becken*, Arch. f. Gynäk., 1878 ; — Mac Leod, *Contribution à l'étude de la structure de l'ovaire des mammifères*, Arch. de Biol., 1880, p. 241, et 1881, p. 127 ; — van Beneden, *Contribution à l'étude de la structure de l'ovaire des mammifères*, Arch. de biol., 1880, p. 475 : — Chandelux, *Note sur la structure des corps jaunes*, Gaz. méd. de Paris, 1880 ; — Cadiat, *De la formation des ovules et de l'ovaire chez les mammifères*, C. R. Acad. des Sc., 1880 : — Du même, *De la formation des ovules et des vésicules de de Graaf*, Gaz. méd. de Paris, 1880 ; — Du même, *De la formation, chez l'embryon et chez l'adulte, des vésicules de de Graaf*, Journ. de l'Anat., 1881 ; — Schulin, *Zur Morphol. des Ovariums*, Arch. f. mikr. Anat., 1881 ; — His, *Die Lage der Eierstocke in der weiblichen Leiche*, Arch. f. Anat. u. Physiol., 1881 ; — de Sinéty, *De l'existence de cellules épithéliales à cils vibratiles à la surface de l'ovaire normal de la femme*, Gaz. méd. de Paris, 1882 ; — d'Antin, De *l'épithélium ovarien*, Th. Paris, 1882 ; — Berte et Cuzzi, *Contributo alla Anatomia dell'ovario della donna gravida*, Revista clinica di Bologna, 1884 ; — Romiti, *Nuove osservazione sulla struttura dell'ovaia umana*, Soc. tosc. di Sc. nat., 1885 ; — Symington, *On the position of the uterus and ovaries*, etc., Edimb. med. Journ., 1886 ; — Robinson, *The position and peritoneal relations of the mammalian ovary*, Journ. of Anat. and Physiol., 1887 : — Vallin, *Situation et prolapsus des ovaires*, Th. Paris, 1887 ; — Thompson, *Ueber Veränderungen der Tuben und Ovarien in der Schwangerschaft und in Puerperium*, Zeitschr. f. Geburtsh. u. Gynäkol., 1890 ; — Nagel, *Zur Anat. des menschl. Eierstoks*, Arch. f. Gynäkol., 1890 ; — Paladino, *I ponti intccellulari tra l'uovo ovarico e le cellule follicolari e la formazione della zona pellucida*, Anat. Anzeiger, 1890 ; — Petitpierre, *Ueber das Eindringen von Granulosazellen durch die Zona pellucida menschl. Eier*, Dissert., Leipzig, 1890 : — Vedeler, *Nerver i menneske-ovariet.*, Norsk Magazin for laegevidenskaben, 1890 ; — Reise, *Die feinsten Nervenfasern und ihre Endigungen im Ovarium der Säugethiere u. des Menschen*, Anat. Anzeiger, 1891 ; — Büys, *Rech. expériment. sur la sensibilité de l'ovaire*, Acad. de Bologne, 1891 ; — Herff, *Ueb. d. feineren Verlauf der Nerven in Eierstock des Menschen*, Zeitschr. f. Geburtsh., 1894 ; — Mandl, *Ueb. Anordnung u. Endigungsweise der Nerven in Ovarium*, Arch. f. Gynäk., 1895 ; — Martin, *Zur Topographie der Keimdrüse*, Zeitschr. f. Geburtsh. u. Gynäk., 1896 : — Winterhalter (Elisabeth), *Ein sympathischer Ganglion im menschlichen Ovarium*, Arch. f. Gynäk., 1896 ; — Herff, *Gibt es ein sympathischer Ganglion in menschl. Ovarium*, ibid., 1896 ; — Waldeyer, *Die Lage des Eierstocks*, Zeitschr. f. Geburtsh., 1896 ; — Du même, *Ueber die Fossa ovarii*, Verh. d. anat. Ges., 1896 ; — Sobotta, *Ueb. die Bildung der Corpus lateum bei der Maus*, Arch. f. mikr. Anat., 1896 ; — Du même, *Ueb. die Bildung des Corpus luteum beim Kaninchen*, etc., Anat. Hefte, 1797 ; — Janosik, *Die Atrophie der Follikel u. eine seltsames Verhalten der Eizelle*, Arch. f. mikr. Anat., 1897 : — Du même, *Topogr. Sketch of the later wall of the pelvic cavity, with special reference to the ovarian groove*, Journ. of Anat. and Physiol., vol. XXXII, 1897 ; — Hammerschlag, *Die Lage des Eierstocks*, Zeitschr. f. Geburtsh., 1897 ; — Zuckerkandl, *Ueber Ovariultaschen*, Wien. med. Woch., 1897 ; — Du même, *Zur vergl. Anat. der Ovariultasche*, Anat. Hefte, 1898 ; — Paladino, *Sur le type de structure de l'ovaire*, Arch. ital. de biologie, 1898 ; — Barnsby, *Du ligament appendiculo-ovarien*, Bull. Soc. anat., 1898. — Rabl, *Beitr. zur Histol. des Eierstocks des Menschen u. der Säugethiere*, Anat. Hefte, 1898 ; — Prenant, *La valeur morph. du corps jaune*, Revue générale de Sc., 1898 ; — Bruns, *Ueb. die Lymphgefässe der weibl. Genitalien*, etc., Arch. f. Anat. u. Physiol., 1898.

ARTICLE II

TROMPE UTÉRINE OU OVIDUCTE

Les trompes utérines ou trompes de Fallope (allem. *Eileiter*, angl. *Fallopian tubes*) sont deux conduits, l'un droit, l'autre gauche, qui s'étendent de l'extrémité externe de l'ovaire à l'angle supérieur de l'utérus. Ils ont pour fonction, au moment de la ponte, de recueillir l'ovule à la surface de l'ovaire et de le transporter ensuite dans la cavité utérine, où il se fixe et se développe s'il a été fécondé, d'où il est expulsé au dehors dans le cas contraire. La trompe devient ainsi pour la glande génitale un véritable canal excréteur : de là le nom d'*oviducte* (de *ovum*, œuf et *ducere*, conduire), qu'on lui donne en anatomie comparée et qui tend de plus en plus à s'introduire en anatomie humaine.

§ I. — CONSIDÉRATIONS GÉNÉRALES

1° Situation et moyens de fixité. — La trompe utérine est située dans l'aileron supérieur du ligament large, entre l'ovaire qui est en arrière et le ligament rond qui est en avant. C'est elle, comme nous le verrons plus loin (p. 876), qui constitue le bord supérieur du ligament large.

Tandis que son extrémité interne se continue avec l'utérus, son extrémité externe donne naissance à un tout petit cordon, moitié musculaire, moitié conjonctif, qui l'unit à l'ovaire et que nous avons déjà signalé à propos de ce dernier organe : c'est le *ligament tubo-ovarien* (fig. 681,9). La trompe est donc maintenue en position : 1° par sa continuité avec l'utérus ; 2° par son emprisonnement entre les deux feuillets du ligament large ; 3° par son ligament tubo-ovarien.

Ainsi fixées, les trompes utérines ne peuvent, dans les conditions physiologiques ordinaires, abandonner la position qu'elles occupent. Mais elles sont très mobiles sur place, surtout dans leur portion externe : c'est ainsi qu'elles se portent en arrière quand le réservoir urinaire se dilate, qu'elles s'abaissent quand des anses intestinales remplies de matières fécales pèsent sur elles, qu'elles se déplacent en avant quand ces mêmes anses intestinales s'amassent dans le cavum rétro-utérin, etc. Nous ajouterons que, dans la grossesse, les trompes, comme l'ovaire, s'élèvent avec le fond de l'utérus

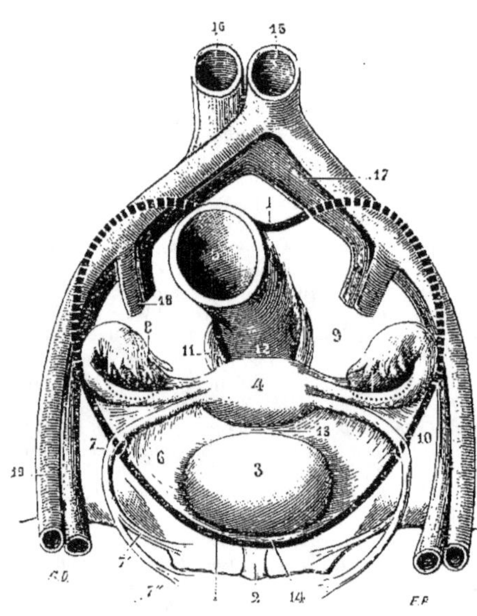

Fig. 679.

L'utérus et la trompe, vus d'en haut (schéma de la figure 665, p. 785).

1. détroit supérieur. — 2. symphyse pubienne. — 3. vessie. — 4. utérus. — 5. rectum. — 6, cavum préutérin. — 7, ligament rond, avec : 7'. sa branche pubienne; 7''. sa branche inférieure. — 8. trompe et son pavillon. — 9. cavum rétro-utérin. — 10. ligament large. — 11. ligaments utéro-sacrés. — 12. cul-de-sac de Douglas — 13. cul-de-sac vésico-utérin. — 14, cul-de-sac prévésical. — 15. aorte. — 16. veine cave inférieure. — 17. vaisseaux iliaques primitifs. — 18. vaisseaux hypogastriques. — 19. vaisseaux iliaques externes.

dans la cavité abdominale pour redescendre, après l'accouchement, dans la fosse iliaque d'abord, puis dans l'excavation pelvienne.

2° Direction. — Suivies de leur extrémité interne à leur extrémité externe, les trompes nous présentent tout d'abord une direction nettement transversale, et cela jusqu'à la partie moyenne de l'ovaire. Là, elles s'infléchissent en arrière et, après un trajet fort court, elles deviennent de nouveau transversales pour se porter de dehors en dedans. Elles décrivent ainsi dans leur partie externe une sorte d'anse (fig. 679,8), dont la concavité, dirigée en dedans et en bas, embrasse l'extrémité correspondante de l'ovaire.

Rectilignes dans leur tiers interne, les oviductes nous présentent, dans le reste de leur étendue, des ondulations et même de véritables flexuosités, qui, d'abord légères, s'exagèrent au fur et à mesure qu'on se rapproche de l'extrémité externe du conduit. Ces flexuosités varient beaucoup suivant les sujets : elles sont, en général, beaucoup plus prononcées chez l'enfant que chez l'adulte.

3° Dimensions. — Les oviductes, flexueux dans la plus grande partie de leur étendue et contournés en crosse à leur extrémité externe, présentent naturellement des dimensions longitudinales bien supérieures à l'intervalle qui sépare en ligne droite l'angle supérieur de l'utérus des parois latérales du bassin. — Leur longueur est, en moyenne, de 10 à 12 centimètres. BEIGEL, dans de nombreuses mensurations pratiquées sur le cadavre, a trouvé comme minimum 4 centimètres, et comme maximum 17 centimètres. De son côté, BARKOW, sur 40 oviductes, en a trouvé cinq qui mesuraient de 52 à 78 millimètres, sept de 78 à 105 millimètres, vingt-cinq de 105 à 150 millimètres, trois enfin de 150 à 180 millimètres. — Leur diamètre, qui est de 2 ou 4 millimètres au voisinage de l'utérus, augmente graduellement en allant de dedans en dehors : il atteint, au voisinage de l'extrémité externe ou ovarienne, 6 à 8 millimètres.

§ II. — CONFORMATION EXTÉRIEURE ET RAPPORTS

FALLOPE comparait l'oviducte à une trompette (*tuba*), d'où le nom de *trompe* qu'il lui a donné et qu'il porte encore aujourd'hui. Comme ce dernier instrument, en effet, le conduit tubuleux qui constitue le canal excréteur de la glande génitale s'élargit progressivement d'une de ses extrémités à l'autre et se termine, du côté de l'ovaire, par une partie évasée en forme d'entonnoir, que l'on désigne, du reste, sous le nom de pavillon (fig. 680,4). On distingue à la trompe de Fallope trois parties : 1° une extrémité interne ou *portion interstitielle ;* 2° une portion moyenne ou *corps* ; 3° une extrémité externe, qui n'est autre que le *pavillon*.

1° Portion interstitielle. — La portion interstitielle ou intra-pariétale de la trompe est située, comme l'indique son nom, dans l'épaisseur même de la paroi de l'utérus. Sur une coupe frontale de ce dernier organe (fig. 682), on constate qu'elle établit la limite respective du bord supérieur et du bord latéral correspondant. On constate en même temps qu'elle est légèrement ascendante et qu'elle forme, avec le corps de la trompe, qui lui fait suite, un angle très obtus dont l'ouverture regarde en bas et en dehors. La trompe débouche dans l'utérus par un petit orifice arrondi, de 1 millimètre de diamètre (fig. 682,3) : cet orifice (*ostium uterinum*) s'ouvre au sommet de l'infundibulum qui constitue l'angle supérieur de la cavité utérine.

2° Corps. — Le corps de la trompe, qui continue la portion interstitielle, se dégage de l'utérus entre le point d'émergence du ligament rond et celui du ligament de l'ovaire, mais sur un plan un peu plus élevé. Nous verrons d'autre part, dans l'article suivant (p. 830), que ce point d'implantation de la trompe sur l'utérus se trouve situé sur le même plan que le fond de cet organe chez la nullipare, à 10 ou 12 millimètres au-dessous chez la multipare.

Le corps de la trompe se subdivise lui-même en deux parties distinctes qui diffèrent d'aspect et de volume (fig. 680) : une partie interne (3'), appelée isthme ; une partie externe (3"), à laquelle Henle a donné le nom d'ampoule. — L'*isthme*, ainsi appelé en raison de son petit calibre, répond à la partie rectiligne du conduit. Il mesure 3 ou 4 centimètres de longueur sur 3 ou 4 millimètres de diamètre.

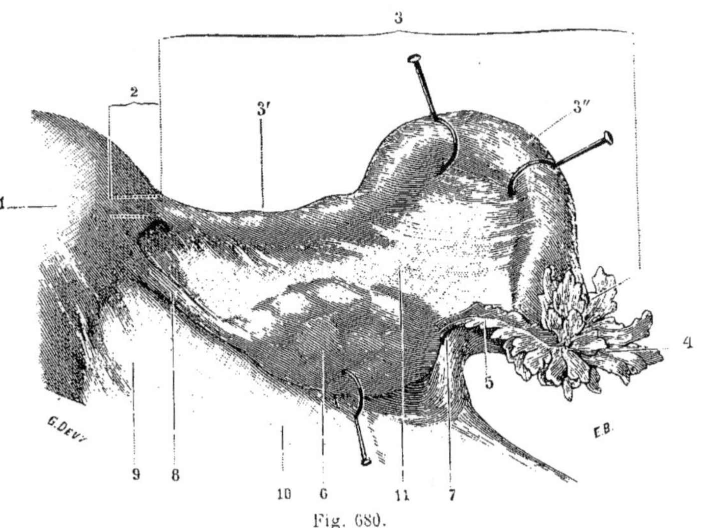

Fig. 680.

La trompe de Fallope, vue par sa face postérieure (côté droit).

1, utérus. — 2, portion interstitielle de la trompe. — 3, sa deuxième portion ou corps, avec : 3' l'isthme ; 3" l'ampoule. — 4, sa troisième portion ou pavillon. — 5, frange ovarique. — 6, ovaire, érigné en arrière. — 7, ligament tubo-ovarien. — 8, ligament utéro-ovarien. — 9, ligament large. — 10, aileron postérieur. — 11, aileron supérieur ou méso-salpinx.

Il est cylindrique, dur au toucher, d'une consistance qui rappelle jusqu'à un certain point celle du canal déférent. — L'*ampoule*, beaucoup plus large, puisqu'elle atteint jusqu'à 8 et 9 millimètres de diamètre, est également plus longue : elle mesure, en effet, 7 ou 8 centimètres, soit les deux tiers de la longueur totale de l'oviducte. Elle se distingue encore de l'isthme par la constitution de sa paroi, qui est plus mince, et par sa consistance, qui est beaucoup plus molle. Elle en diffère enfin, morphologiquement, en ce qu'elle est un peu aplatie d'avant en arrière, irrégulièrement calibrée, fortement flexueuse et parfois même, surtout dans le jeune âge, plus ou moins enroulée sur son axe à la manière du tube d'un limaçon.

Envisagé au point de vue de ses rapports, le corps de la trompe établit la limite (fig. 679) entre le cavum rétro-utérin et le cavum préutérin. Il répond aux anses intestinales. Il peut aussi, dans certaines conditions, entrer en rapport, en arrière avec le rectum, en avant avec le réservoir urinaire.

3° Pavillon. — Le pavillon (*morsus diaboli* des anciens anatomistes) revêt la forme d'un large entonnoir, dont l'ouverture, par suite des diverses inflexions que décrit le segment externe de la trompe, regarde habituellement en bas, en arrière et en dedans. Du reste, il représente la partie la plus mobile de la trompe et sa position varie beaucoup suivant les sujets. C'est lui qui, au moment de la rupture d'une vésicule de de Graaf, se porte vers la région de l'ovaire occupée par cette vésicule, pour y recueillir l'ovule et le diriger ensuite vers la portion tubuleuse de l'oviducte. Le pavillon de la trompe, en raison de sa forme (fig. 681,6), nous offre à considérer une surface extérieure, une surface intérieure, un sommet et une base :

a. *Surface extérieure.* — La surface extérieure continue la surface extérieure du corps de la trompe. Comme cette dernière, elle est lisse et unie, d'une coloration blanchâtre, partout recouverte par le péritoine viscéral.

b. *Surface intérieure.* — La surface intérieure, qui fait suite à la cavité de l'ampoule, est beaucoup plus irrégulière que la précédente : nous verrons pourquoi tout à l'heure. Elle s'en distingue, en outre, en ce qu'elle a une coloration rosée et qu'elle est tapissée, non plus par le péritoine, mais par une muqueuse, continuation de celle qui revêt l'intérieur de la trompe proprement dite.

c. *Sommet.* — Le sommet du pavillon est représenté par un orifice arrondi, qui nous conduit dans l'ampoule. Cet orifice (fig. 681,7), large de 2 ou 3 millimètres, est l'orifice abdominal de la trompe (*ostium abdominale*). Il s'ouvre, comme on le voit, en pleine cavité péritonéale et nous présente ainsi ce fait singulier (fait unique dans l'économie, du reste) d'une cavité séreuse communiquant avec une cavité muqueuse et, par elle, avec l'extérieur. Cette communication entre la cavité péritonéale et le conduit tubo-utéro-vaginal nous explique comment il se fait que les spermatozoïdes remontent parfois, à travers la trompe et son pavillon, jusque sur la glande génitale. Elle nous explique en même temps la possibilité, pour une injection médicamenteuse poussée dans le vagin ou l'utérus, de suivre le même chemin et d'arriver ainsi sur la surface libre du péritoine. Nous ajouterons que

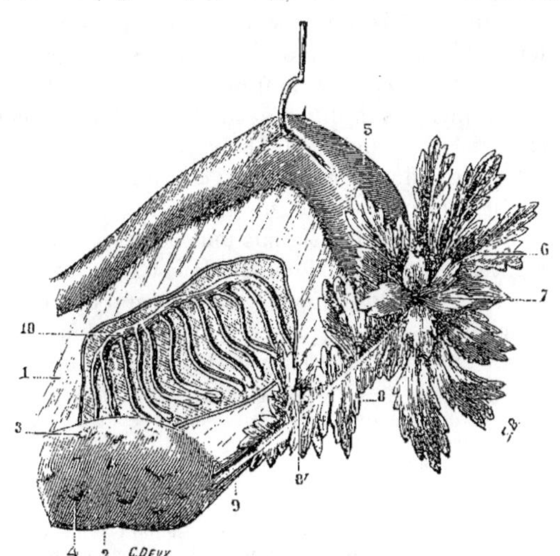

Fig. 681.

Le pavillon de la trompe, vu par sa face interne ou muqueuse (côté droit).

1, ligament large, vu par sa face postérieure. — 2, ovaire, avec : 3, vésicules de de Graaf; 4, cicatrices. — 5, ampoule de la trompe. — 6, pavillon, avec deux cercles concentriques de franges. — 7, ostium abdominale. — 8, frange ovarique, avec 8', sa gouttière longitudinale. — 9, ligament tubo-ovarien, sur lequel se continue la gouttière longitudinale de la frange ovarique. — 10, organe de Rosenmüller.

l'ostium abdominale de la trompe a un diamètre bien inférieur à celui du pavillon qui le précède et à celui de l'ampoule qui le suit : il représente donc comme une sorte de détroit situé entre deux cavités beaucoup plus larges.

d. *Base.* — La base ou circonférence de la trompe est fort irrégulière : tantôt elle est simplement festonnée, tantôt, et c'est le cas le plus habituel, elle est profondément découpée en une série de languettes, qui, elles-mêmes, sont plus ou moins dentelées sur leurs bords et qui, pour cette raison, ont reçu le nom de franges : ce sont les *franges du pavillon* (fig. 681,6).

La longueur des franges varie ordinairement de 10 à 15 millimètres. Leur forme est le plus souvent lancéolée, avec une base répondant à l'ampoule et un sommet flottant librement dans la cavité abdominale. Leur nombre, d'après la plupart des auteurs, varierait de dix à quinze ; mais ce nombre est généralement très difficile à déterminer, en raison des franges secondaires qui viennent se greffer sur les franges principales. Quant à leurs rapports réciproques, les franges du pavillon se juxtaposent toutes par leur bord en formant ainsi une rangée unique ; ou bien, elles se disposent en deux ou trois cercles concentriques. Dans l'un et l'autre cas, elles constituent par leur ensemble une sorte de corolle, toujours irrégulière et capricieuse, mais aussi toujours très élégante, au fond de laquelle vient s'ouvrir l'ostium abdominale.

Parmi les franges que nous venons de décrire, il en est une, plus longue que les autres (20 à 30 millimètres de longueur), qui, de la partie inférieure de l'ampoule, se porte vers l'extrémité externe de l'ovaire (fig. 644,8) : c'est la *frange ovarique* (*fimbria ovarica*). Elle suit exactement le même trajet que le ligament tubo-ovarien, contre lequel elle s'applique par sa face externe et auquel elle adhère intimement. Sa face opposée, entièrement libre, est creusée en son milieu d'un sillon longitudinal (8'), qui occupe toute sa longueur et qui aboutit en haut à l'ostium abdominale. Du reste, la frange ovarique descend jusque sur l'ovaire ou bien s'arrête à quelques millimètres au-dessus. Dans ce dernier cas, le sommet de la frange est relié à la glande génitale par la portion terminale du ligament tubo-ovarien, et cette partie du ligament, ainsi devenue libre, nous présente sur son côté interne un revêtement muqueux et un sillon longitudinal, qui continue, du côté de l'ovaire, celui que nous avons signalé tout à l'heure sur la frange ovarique (fig. 681,9). Autrement dit, l'ostium abdominale de la trompe est relié à l'extrémité externe de l'ovaire par un sillon plus ou moins marqué, qui occupe successivement, quand la frange ovarique ne s'étend pas jusqu'à l'ovaire, le milieu de cette frange ovarique d'abord, puis l'extrémité inférieure du ligament tubo-ovarien.

On rencontre assez fréquemment sur la moitié externe du corps de la trompe, de préférence dans le voisinage du pavillon, des *pavillons surnuméraires* ou *accessoires*. J. RICHARD (*Anatomie des trompes de l'utérus chez la femme*, Th. Paris, 1851), auquel nous devons une excellente étude de cette anomalie, l'a observée cinq fois sur 30 sujets. De son côté, SAPPEY, sur 164 sujets (77 femmes et 87 fœtus) qu'il a examinés à cet effet, n'a rencontré de pavillons accessoires que dix fois. En réunissant ces deux statistiques, bien différentes comme on le voit, nous arrivons à un chiffre moyen de 1/13 comme représentant le degré de fréquence de l'anomalie en question. Il n'existe, le plus souvent, qu'un seul pavillon accessoire ; plus rarement, on en rencontre deux : il y en avait trois dans un cas de RICHARD. Quand ils existent, les pavillons accessoires présentent la même configuration générale et la même structure que le pavillon ordinaire : comme ce dernier, ils revêtent la forme d'un entonnoir, dont les parois sont plus ou moins découpées en franges et dont le sommet s'ouvre par un orifice arrondi dans l'ampoule de la trompe.

§ III. — CONFORMATION INTÉRIEURE

Les trompes utérines sont creusées intérieurement et dans toute leur longueur d'une cavité tubuleuse, dont le diamètre augmente, comme celui de la trompe elle-même, en allant de l'ostium uterinum vers l'ostium abdominale. Dans la portion interstitielle et au niveau de l'isthme, ce diamètre est de 1 millimètre à 1 millimètre et demi ; à peine permet-il l'introduction d'une soie de sanglier. L'ampoule, au contraire, plus large, plus extensible, se laisse facilement pénétrer par une sonde de moyen calibre.

La cavité tubaire ne possède aucune valvule ou formation équivalente : les liquides ou les corpuscules solides peuvent donc y circuler dans les deux sens. Par contre, elle nous présente sur sa paroi un système de plis longitudinaux, à disposition bien spéciale (fig. 682 et 683), qui s'étendent sans interruption de son extrémité interne à son extrémité externe. Dans la portion interstitielle, ces plis, encore

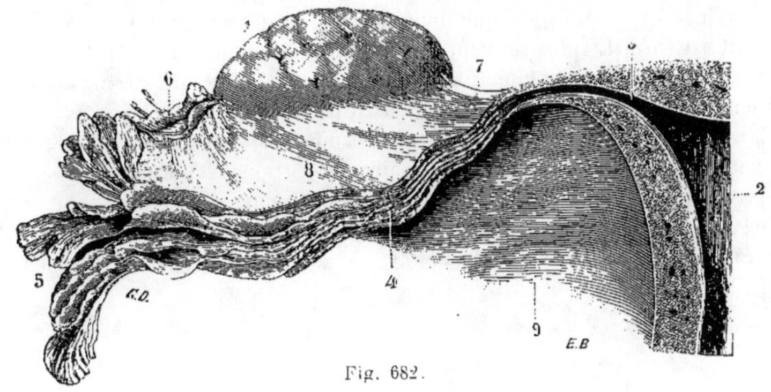

Fig. 682.

Replis longitudinaux de la trompe (en partie d'après RICHARD).

1. ovaire droit. — 2. utérus. — 3. orifice interne de la trompe droite. — 4. canal tubaire. — 5. pavillon de la trompe. — 6. frange ovarique. — 7. ligament utéro-ovarien. — 8. aileron supérieur du ligament large ou méso-salpinx. — 9. ligament large.

peu accusés, se réduisent à de simples crêtes, à peine saillantes et séparées les unes des autres par des sillons peu marqués. Elles augmentent graduellement en nombre et en dimensions en passant dans la région de l'isthme, et acquièrent dans l'ampoule leur maximum de développement. Arrivées à l'ostium abdominale, elles le franchissent pour venir se continuer avec les franges du pavillon.

Les plis longitudinaux des trompes sont très variables dans leurs dimensions et certains auteurs les divisent à cet égard en *petits*, *grands* et *moyens*. Les plus petits sont de simples saillies linéaires à peine marquées. Les plis moyens présentent de 2 à 3 millimètres de hauteur. Les plus grands atteignent 3 ou 4 millimètres de hauteur et même plus : on en voit toujours un certain nombre dépasser plus ou moins l'axe du conduit tubaire et s'élever parfois jusqu'à la paroi opposée à celle qui leur a donné naissance. Ces derniers plis présentent sur l'une et l'autre de leurs deux faces des plis secondaires qui, à leur tour, se hérissent de plis plus petits encore. Il en résulte que, sur une coupe transversale de la trompe (fig. 683), les plis précités, par suite de leurs divi-

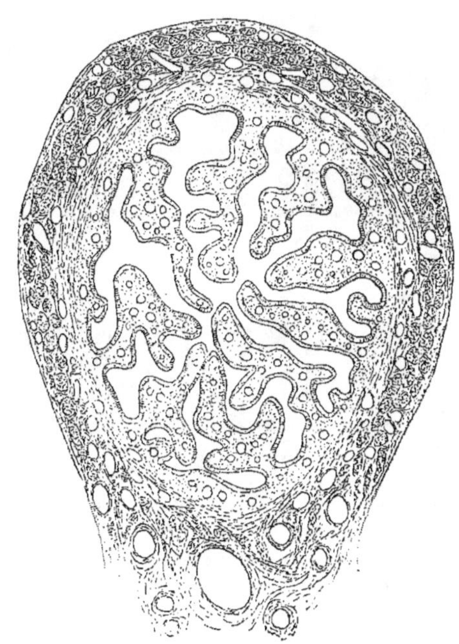

Fig. 683.

Coupe transversale de la trompe de Fallope (pratiquée au niveau de l'isthme (d'après SCHAFER).

Au bas de la figure se voit le commencement de l'aileron supérieur du ligament large ou méso-salpinx : on voit nettement, sur cette coupe, les prolongements irréguliers que la muqueuse envoie dans la lumière du conduit, lequel, de ce fait, est très rétréci et fortement anfractueux.

sions et subdivisions successives, revêtent une forme plus ou moins arborescente.

Sur certains sujets, les plis que nous venons de décrire sont peu développés, mais le fait est rare. Le plus souvent, ils sont tellement multipliés qu'ils remplissent à eux seuls toute la cavité tubaire et que celle-ci n'est plus représentée que par les fentes étroites que laissent entre eux les plis en question.

La signification anatomique de ces plis ne nous est pas encore connue. Mais, en obstruant partiellement le conduit tubaire, en le transformant en un système de fentes étroites et tortueuses, ils ont certainement pour effet, sinon pour but, de ralentir la marche de l'ovule et du spermatozoïde, qui cheminent l'un vers l'autre, et d'augmenter ainsi les chances de contact entre ces deux éléments, contact d'où résultera la fécondation.

§ IV. — CONSTITUTION ANATOMIQUE

La trompe, considérée au point de vue de sa structure, se compose de trois tuniques superposées : une tunique externe ou séreuse, une tunique moyenne ou musculeuse, une tunique interne ou muqueuse.

1° Tunique séreuse. — La tunique séreuse est une dépendance des ligaments larges, une dépendance du péritoine par conséquent. Elle tapisse le corps de la trompe dans toute sa longueur et sur tout son pourtour, le bord inférieur excepté. Le long de ce bord, le feuillet séreux qui descend sur le côté postérieur de la trompe et celui qui tapisse son côté antérieur s'adossent l'un à l'autre pour former à l'organe une sorte de méso (fig. 684, 2), que l'on désigne généralement aujourd'hui sous le nom de *méso-salpinx*. On l'appelle encore *aileron supérieur*.

En dedans, le péritoine tubaire se confond avec celui qui revêt l'utérus. En dehors, du côté du pavillon, il s'étale sur la face externe des franges et se continue, sur les bords de celle-ci, avec la muqueuse qui tapisse leur face interne.

Le péritoine adhère à la trompe à l'aide d'un tissu cellulaire peu serré, renfermant quelques fibres élastiques et un grand nombre de vaisseaux.

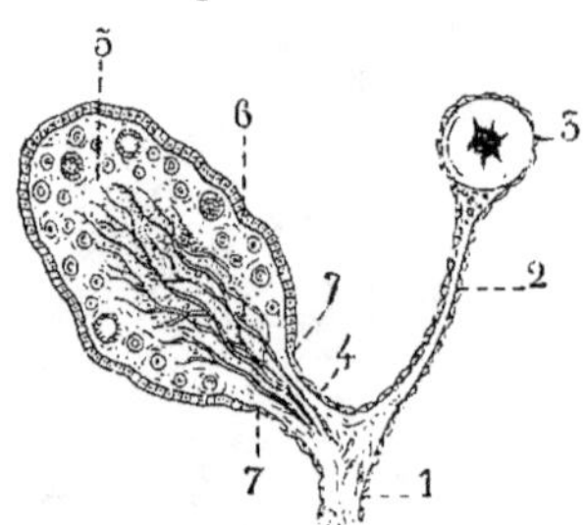

Fig. 684.

La trompe et son méso, vus sur une coupe sagittale.

1. ligament large. — 2. aileron supérieur ou méso-salpinx. — 3. trompe de Fallope. — 4. aileron postérieur pédicule de l'ovaire. — 5. ovaire, avec 6, son épithélium cylindrique. — 7. 7. zone de transition entre l'eudothélium péritonéal et l'épithélium ovarien.

2° Tunique musculeuse. — La tunique musculeuse de la trompe se compose de fibres musculaires lisses, disposées sur deux plans : un plan profond, comprenant des fibres circulaires; un plan superficiel, formé par des fibres longitudinales.

a. *Fibres circulaires.* — Les fibres circulaires, disposées en anneau, comme leur nom l'indique, forment une couche épaisse de $0^{mm},2$ en moyenne, qui s'étend sans interruption sur toute la longueur de la trompe. En dedans, sur la portion interstitielle du conduit, ces fibres se fusionnent avec celles de l'utérus. En dehors, du côté du pavillon, elles s'arrêtent au niveau de l'ostium abdominale, en formant tout autour de cet orifice une sorte de petit anneau disposé à la manière des sphincters.

b. *Fibres longitudinales.* — Les fibres longitudinales forment une couche à la fois peu régulière et mal isolée : un certain nombre d'entre elles, en effet, se mêle constamment aux anneaux de la couche précédente. Les fibres longitudinales de la trompe, qui font suite en dedans aux fibres transversales de l'utérus (voy. *Utérus*), s'arrêtent en dehors, comme les fibres circulaires, à l'origine du pavillon. Un faisceau, cependant, descend dans le ligament tubo-ovarien et contribue ainsi à former ce ligament. Indépendamment des fibres longitudinales que l'on pourrait appeler *fibres longitudinales externes*, WILLIAMS a décrit tout récemment (1892) une nouvelle couche de fibres longitudinales, située en dedans de la couche des fibres circulaires. Cette couche de *fibres longitudinales internes*, toutefois, serait très mince et, de plus, se trouverait circonscrite à la portion de la trompe qui avoisine l'utérus.

3° **Tunique muqueuse**. — La tunique muqueuse tapisse intérieurement la tunique musculeuse et lui adhère intimement sans interposition d'une couche conjonctive spéciale. C'est elle qui, en se soulevant, forme les plis longitudinaux que nous avons décrits plus haut dans la cavité de la trompe. Dans les intervalles de ces plis, la muqueuse mesure de 0^{mm},1 à 0^{mm},2 d'épaisseur.

A. STRUCTURE. — Histologiquement, la muqueuse de la trompe se compose, comme toutes les muqueuses, d'un chorion et d'une couche épithéliale. Elle est entièrement dépourvue de glandes.

a. *Chorion.* — Le chorion muqueux est constitué par une trame conjonctive assez serrée, aux éléments de laquelle vient se mêler par places un certain nombre de fibres musculaires lisses. Ces fibres lisses sont une dépendance de la tunique musculeuse sous-jacente et ne constituent, en aucune façon, une muscularis mucosæ analogue à celle que

Fig. 685.

Épithélium de la trompe, vu en coupe verticale (d'après KOHN, empruntée à l'ouvrage de NOTHNAGEL).

l'on rencontre à la partie profonde de la muqueuse intestinale. Le chorion se termine, du côté de l'épithélium par une mince couche basale. Au-dessous du chorion muqueux se voit une sous-muqueuse toujours fort mince, formée par des éléments conjonctifs plus ou moins riches en fibres élastiques.

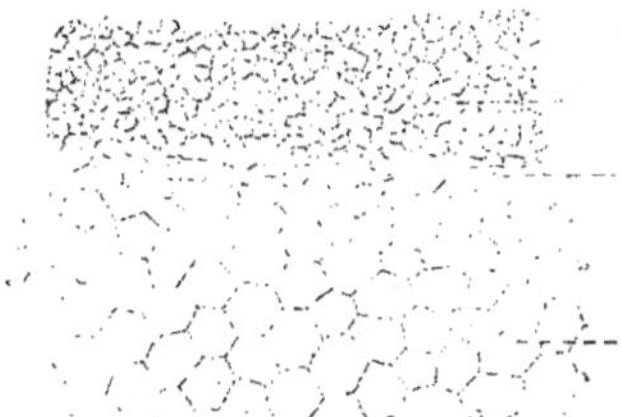

b. *Epithélium.* — L'épithélium est constitué par une seule rangée de cellules prismatiques, hautes de 15 à 20 μ et surmontées de cils vibratiles. Ces cils se meuvent de dehors en dedans et favorisent, par conséquent, la progression de l'ovule dans la cavité utérine. Outre ces cellules cylindriques ciliées, on rencontre encore dans l'épithélium de la trompe un certain nombre de cellules piriformes ou coniques, non ciliées, dont la base répond à la membrane basale et dont le sommet, tantôt effilé, tantôt renflé en massue, s'enfonce plus ou moins entre les cellules cylindriques voisines

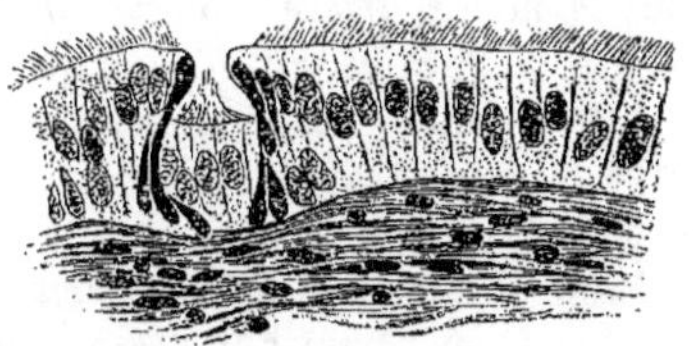

Fig. 686.

Transition épithéliale de la trompe au péritoine (d'après TOURNEUX et HERRMANN).

1, épithélium prismatique de la trompe. — 2, endothélium du péritoine. — 3, zone de transition.

(NICOLAS, ROMITI). On trouve enfin dans l'intervalle des cellules précitées des leucocytes migrateurs, qui proviennent du chorion et qui tombent, après un trajet variable, dans la lumière du conduit.

B. Mode de continuité avec les membranes voisines. — La muqueuse tubaire se continue, à travers l'ostium uterinum, avec celle de l'utérus. Au niveau de l'ostium abdominale, elle traverse cet orifice et s'étale alors sur la face interne des franges du pavillon. C'est le long des bords de ces franges ou plus exactement à $0^{mm},12$ ou $0^{mm},15$ au delà de ces bords (Tourneux et Herrmann), sur la face externe du pavillon par conséquent, que se fait la transition entre l'épithélium cylindrique cilié de la muqueuse tubaire et l'épithélium plat de la séreuse péritonéale. Cette transition, quoique graduelle, est cependant assez brusque : elle s'effectue dans un espace relativement très restreint, 15 μ en moyenne (Tourneux et Herrmann).

§ V. — Vaisseaux et nerfs

1° **Artères**. — Les artères de l'oviducte proviennent de deux sources : de l'utérine et de l'ovarienne (fig. 725). — L'*utérine* (1), après avoir fourni en dehors la branche destinée à s'anastomoser avec l'ovarienne (voy. *Ovaire*), se prolonge sur la trompe en une petite artère flexueuse et à direction transversale, que nous désignerons sous le nom d'*artère tubaire interne* (2). — L'*ovarienne* (4), arrivée à l'angle externe de l'ovaire, abandonne une collatérale ascendante, qui se porte d'abord du côté du pavillon, puis s'infléchit en dedans pour suivre, le long de la trompe, un trajet transversal : nous l'appellerons, pour la distinguer de la précédente ; *l'artère tubaire externe* (9).

Ces deux artères tubaires, cheminant en sens inverse, s'anastomosent à plein canal et forment ainsi au-dessous de la trompe, entre les deux feuillets du méso-salpinx, une longue arcade, *l'arcade sous-tubaire*, dans laquelle il est habituellement impossible d'indiquer la part respective qui revient à l'utérine et à l'ovarienne.

De cette arcade sous-tubaire partent deux ordres de rameaux : les uns, descendants, pour l'ovaire ; les autres, ascendants, pour la trompe. Ces derniers rameaux abordent la trompe par son bord inférieur et pénètrent tout d'abord dans la tunique musculeuse, où ils suivent un trajet flexueux et plus ou moins spiroïde, qui rappelle exactement celui des artères utérines. Ils se terminent dans la muqueuses, en formant dans la couche la plus superficielle du chorion, tout près de l'épithélium par conséquent, un riche réseau capillaire à mailles polygonales.

2° **Veines**. — Les veines issues des réseaux capillaires des deux tuniques musculeuse et muqueuse se dirigent vers le méso-salpinx et y forment, par leurs anastomoses, un réseau à mailles très larges, allongées parallèlement à l'axe de la trompe (fig. 691). Finalement, elles se jettent dans les veines utéro-ovariennes.

3° **Lymphatiques**. — Les réseaux lymphatiques de la trompe naissent vraisemblablement, comme sur l'utérus, des trois tuniques du conduit, mais leurs réseaux d'origine n'ont pas encore été exactement décrits. Les troncs qui en émanent descendent, comme les veines, dans le méso-salpinx. Arrivés au bord antérieur de l'ovaire, ils rencontrent les lymphatiques issus de ce dernier organe et ceux qui proviennent du corps de l'utérus. Ils se mêlent à eux et remontent dans l'abdomen, pour aboutir aux ganglions lombaires.

4° **Nerfs**. — Les nerfs de la trompe, toujours fort nombreux, proviennent des plexus qui entourent les deux artères utérine et ovarienne. Leur parcours et leur

mode de terminaison dans les parois de la trompe ne sont pas encore nettement
élucidés. Mais, dans ces derniers
temps (1894), Jacques, à la suite de
nombreuses recherches poursuivies
chez de jeunes animaux à la fois
par la méthode d'Ehrlich et la méthode de Golgi, nous a fait connaître
à ce sujet un certain nombre de faits
nouveaux que nous allons résumer
(fig. 686 et 687). Les recherches de
Jacques ont été confirmées depuis
par von Gawrosnky, en 1894, et par
Köstlin, en 1895.

Tout d'abord, les filets nerveux
destinés à la trompe forment en
dehors de l'organe, dans le tissu
cellulaire sous-péritonéal, un premier plexus, à travées volumi-
neuses, à mailles irrégulières, constitué en grande partie par des fibres de Remak,
avec, sur le trajet de ces fibres, des cellules ganglionnaires (Gawrosnky) : c'est le
plexus fondamental, et nous ferons re-
marquer que sa situation est un peu plus
superficielle que celle des vaisseaux.

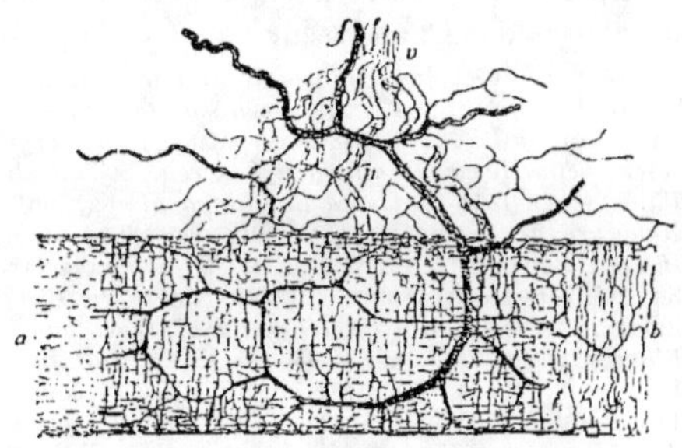

Fig. 687.

Vue d'ensemble des nerfs de la trompe
chez un rat nouveau-né (d'après Jacques).

v, bouquet d'artérioles, abordant la trompe. — *f*, faisceaux nerveux, provenant des plexus périvasculaires. — *p*, plexus nerveux,
situé dans le ligament de la trompe. — *a*, réseau péritonéal. —
b, plexus intra-musculaire.

De ce plexus fondamental se détachent,
abstraction faite des filets exclusivement
vaso-moteurs, trois ordres de rameaux,
savoir : des rameaux destinés au péritoine ; des rameaux qui se rendent à la
tunique musculeuse ; des rameaux destinés à la muqueuse. — Les *rameaux destinés au péritoine* se dirigent vers la
séreuse et viennent former, au-dessous de
l'endothélium, un plexus à mailles allongées dans le sens de l'axe de la trompe.
Les fibrilles qui le constituent sont à la
fois très fines et fortement variqueuses,
suivant pour la plupart une direction longitudinale. — Les *rameaux musculaires*
pénètrent dans l'épaisseur de la tunique
musculeuse et y forment un deuxième
plexus, le *plexus intra-musculaire*, à
fibres extrêmement nombreuses, ramifiées, parallèles entre elles et perpendiculaires à celles du réseau péritonéal. Leurs plus fines ramifications se terminent,
par des extrémités variqueuses, entre les fibres musculaires lisses. — Les
rameaux muqueux, après avoir traversé la couche musculeuse, arrivent dans le
chorion muqueux et s'y divisent en un certain nombre de fibrilles, très fines et
variqueuses. Ces fibrilles arrivent au-dessous de l'épithélium et se terminent
dans son voisinage par des extrémités renflées en massues. Jacques, pas plus que
Gawronsky et Köstlin, n'a jamais vu de fibres nerveuses pénétrer dans la couche

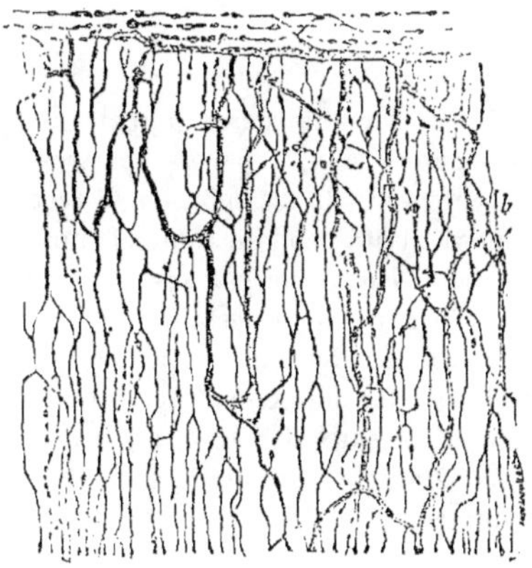

Fig. 688.

Plexus intra-musculaire, vu sur une coupe
tangentielle parallèle à l'axe de la trompe
(d'après Jacques).

a, fibrilles du réseau péritonéal, allongées suivant l'axe.
b, fibres intra-musculaires.

épithéliale et, d'autre part, il nous apprend qu'il n'a jamais rencontré de cellules nerveuses dans l'épaisseur même de la paroi tubaire.

Voyez. au sujet des trompes de Fallope : RICHARD, *Anat. des trompes de l'utérus chez la femme*, Th. de Paris. 1851 ; — HÉLIE, *Rech. sur la structure des trompes utérines*, etc., J. de la Soc. acad. de la Loire-Inf., Nantes. 1858 ; — PANECK. *Die organische Verbindung der Tuba mit dem Eierstocke beim Menschen und den Thieren*, St-Pétersb. méd. Zeitschr., 1862 ; — KEHRER. *Ueber den Panek'schen tubo-ovarialen Bandapparat*,etc., Zeitschr. f. rat. Medic., 1863 : — ERBSTEIN. *Sur la structure des trompes*, St-Pétersbourg, 1864 ; — MEYERSTEIN, *Ueber die Eileiter einiger Säugethieren*, Zeitschr. f. rat. Médic., 1865 ; — CHASSINAT, *Perméabilité des trompes utérines*, Soc. des Sc. méd de Lyon. 1869 ; — HENNIG, *Ueber die Blindgänge der Eileiter*. Arch. f. Gynäk.. 1878 ; — BEIGEL. *Pathol. Anatomie der weibl. Unfruchtbarkeit*, 1878 ; — FROMMEL. *Beitrag zur Histologie der Eileiter*, Arch. f. Gynäk., 1886 ; — KLEIN, *Zur Anatomie der schwangeren Tube*. Arch. f. Gynäk., 1890 ; — NICOLAS. *Note préliminaire sur la constitution de l'épithélium des trompes utérines*, Journ. intern. d'Anat., 1890 ; — MOREAU, *Du revêtement épithélial du péritoine tubo-ovarique et de sa transformation physiologique*. Soc. de Biol., 1891 : — BALLANTYNE et WILLIAMS, *The histology and pathology of the fallopian tubes*, Brit. med. Journ., 1891 ; — WILLIAMS, *Contrib. to the normal and path. histology of the fallopian tubes*, Amer. Journ. of med. Sc., 1891 : — FERRARI, *Contrib. allo studio dell'istol. norm. e patol. delle trombe*, Ann. di Ostetric., 1892 : — POPOFF, *Morphol. et hist. des trompes et du parovarium pendant la vie intra- et extra-utérine*. Arch. f. Gynäk. 1893 ; — JACQUES, *Distribution et terminaisons des nerfs dans la trompe utérine*, Bibliogr. anat., Nancy, 1894 ; — FERRARESI. *Contrib. allo studio de l'anat. norm. e patol. delle trombe*, etc., Ann. di Ostetricia, 1894 ; — GRUSDEW. *Zur Histol. der Fallopia'schen Tuben*. Centr. f. Gynäk., 1897.

ARTICLE III

UTÉRUS

L'utérus, vulgairement appelé matrice (allem. *Gebärmutter*, angl. *Uterus*), est un organe creux, à parois épaisses et contractiles, destiné à servir de réceptacle à l'ovule après la fécondation. Il reçoit ce dernier au sortir de la trompe, le retient dans sa cavité pendant toute la durée de son évolution et, quand il est arrivé à sa maturité, contribue par ses contractions à l'expulser au dehors. L'utérus devient ainsi l'organe de la gestation et de la parturition. On le rencontre chez tous les animaux dont les œufs ne portent pas en eux-mêmes les matériaux nutritifs nécessaires au développement de l'embryon et du fœtus : il fait défaut, par conséquent, chez les oiseaux, les reptiles, les batraciens et les poissons ; mais son existence est constante dans toute la série des mammifères depuis les monotrèmes jusqu'aux primates.

§ I. — CONSIDÉRATIONS GÉNÉRALES

1° **Situation**. — L'utérus (fig. 689, 3 et 698, 16) occupe la partie moyenne de l'excavation pelvienne, autrement dit, l'espace compris entre le réservoir urinaire et le segment terminal du tube digestif. Il est situé en dedans des trompes de Fallope, auxquelles il fait suite, au-dessus du vagin qui le continue, au-dessous du paquet intestinal qui roule non seulement sur son fond, mais sur la plus grande partie de sa surface extérieure.

2° **Forme générale et division**. — La forme de l'utérus est celle d'un cône aplati d'avant en arrière, dont la base regarde en haut et dont le sommet, fortement tronqué, s'engage plus ou moins dans l'orifice supérieur du vagin (fig. 701). Un rétrécissement circulaire, situé un peu au-dessous de sa partie moyenne, a permis aux anatomistes, comme aussi aux chirurgiens et aux accoucheurs, de diviser l'organe en deux parties : une partie supérieure ou *corps*, qui, seule, répond à

l'aspect conoïde indiqué ci-dessus ; une partie inférieure ou *col*, différant de la
précédente en ce qu'elle est plus courte, moins large et à peu pr   cylindrique. La

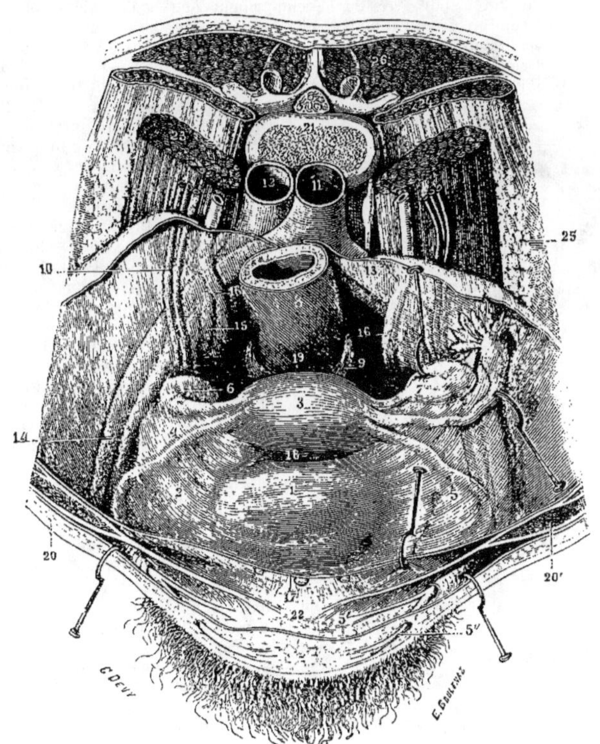

Fig. 689.

Les viscères intra-pelviens de la femme, vus d'en haut par le détroit supérieur.

(Du côté gauche, l'ovaire et la trompe ont été érigés en haut vers la fosse iliaque.)

1. vessie. — 2. fossettes paravésicales. — 3, utérus. — 4, ligament large. — 5, ligament rond, s'engageant dans
le canal inguinal et se bifurquant pour venir s'attacher au pubis par ses faisceaux internes (5'). sur le pénil et
la grande lèvre par ses faisceaux externes (5"). — 6. trompe droite en place, plongeant en arrière dans la fossette
ovarique. — 7, ovaire gauche. — 8, portion terminale du côlon ilio-pelvien, se continuant en bas avec le rectum. — 9, ligaments utéro-sacrés. — 10, vaisseaux utéro-ovariens. — 11, aorte. — 12, veine cave inférieure. —
13, vaisseaux iliaques primitifs. — 14, vaisseaux iliaques externes. — 15, vaisseaux iliaques internes. — 16, uretère. —
17, péritoine. — 18, cul-de-sac vésico-utérin. — 19. cul-de-sac recto-vaginal ou cul-de-sac de Douglas. — 20, paroi
abdominale. — 20'. petit oblique. — 21. quatrième vertèbre lombaire. — 22, pubis. — 23, psoas. — 24, carré des
lombes. — 25. tissu cellulo-adipeux sous-péritonéal, compris dans l'angle que forment le psoas et le muscle iliaque. —
26, masse sacro-lombaire.

ligne de démarcation entre le corps et le col a reçu le nom d'*isthme de l'utérus*.
Assez prononcé chez l'enfant, l'isthme s'atténue à la puberté et s'efface plus ou
moins chez la femme qui a eu plusieurs grossesses.

3° **Nombre.** — L'utérus, dans l'espèce humaine comme chez tous les primates,
est un organe unique, médian, symétrique. Dans certains cas, on l'a vu, frappé
d'atrophie, se réduire à des proportions minuscules ou même faire entièrement
défaut : toutefois, les faits d'absence totale de l'utérus sont excessivement rares et,
parmi ces faits, il n'en est peut-être aucun, comme le fait remarquer SAPPEY,
qui soit exposé en termes assez explicites pour lever tous les doutes. Par contre,
la littérature anatomique renferme un certain nombre de cas bien constatés
d'utérus double.

Cette duplicité de l'utérus est plus apparente que réelle, et l'anomalie à laquelle on a donné ce nom résulte bien plutôt d'un arrêt de développement que de l'apparition d'une formation surnuméraire. — Le conduit utéro-vaginal, en effet, comme nous le verrons plus tard en Embryologie, est primitivement constitué par deux conduits latéraux, tous les deux de même valeur, et, comme ces conduits sont à leur origine complétement indépendants, il existe alors deux vagins et deux utérus. — Bientôt, ces deux conduits s'adossent et se confondent sur la ligne médiane :

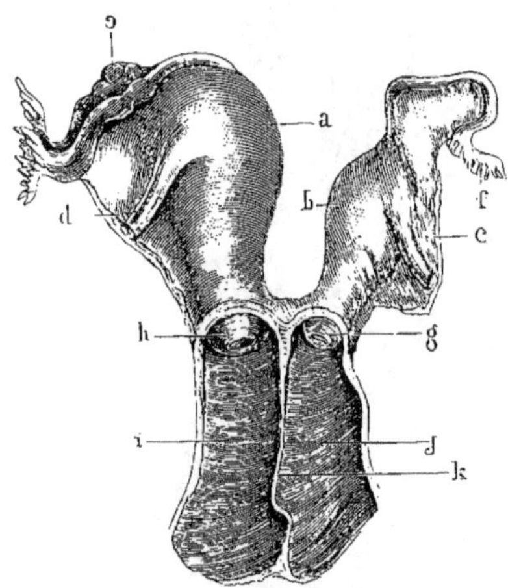

Fig. 690.

Utérus et vagin doubles, femme de quarante-deux ans ayant eu cinq grossesses (d'après OLLIVIER).

a, cavité droite. — *b*, cavité gauche. — *c*, ovaire droit. — *d*, ligament rond du côté droit. — *e*, ligament rond du côté gauche. — *f*, trompe gauche. — *g*, col gauche. — *h*, col droit. — *i*, vagin droit. — *j*, vagin gauche. — *k*, cloison médiane séparant les deux vagins.

aux deux organes pairs de tout à l'heure, a succédé un organe unique, impair et médian. Toutefois, si les deux conduits sont confondus extérieurement, leurs deux cavités persistent encore, séparées l'une de l'autre par une cloison médiane et antéro-postérieure, qui répond au plan de soudure des deux tubes primitifs : l'organe est unique, mais cloisonné. — Plus tard, cette cloison disparaît peu à peu par résorption et, à leur tour, les deux cavités tubuleuses qu'elle séparait l'une de l'autre se fusionnent en une cavité unique, cavité impaire et médiane comme l'organe au sein duquel elle se trouve creusée. Or, comme cette résorption de la cloison médiane se fait de bas en haut, de la vulve vers le fond de l'utérus, nous avons successivement les trois dispositions suivantes : 1° vagin cloisonné et utérus cloisonné ; 2° vagin simple et utérus cloisonné ; 3° vagin simple et utérus simple, type de l'adulte.

Mais, ce processus formateur peut, dans certaines conditions que nous n'avons pas à examiner ici, s'arrêter à l'un quelconque de ces divers stades et créer ainsi des malformations qui, morphologiquement, varieront suivant le stade où survient l'arrêt de développement. — S'il survient tout à fait au début, on observera deux vagins et deux utérus. — Si l'évolution s'arrête plus tard, on aura, suivant les cas, les types suivants : 1° vagin cloisonné avec double utérus ; 2° vagin cloisonné avec utérus également cloisonné ; 3° vagin unique avec utérus cloisonné. — Enfin, dans certains cas, les deux utérus primitifs, tout en étant confondus inférieurement, restent indépendants par leur extrémité supérieure : c'est à l'utérus ainsi conformé qu'on donne le nom d'*utérus bifide* ou d'*utérus bicorne*.

Toutes ces anomalies, on le voit, ne sont que des formes embryonnaires qui ont persisté. J'ajoute que chacune d'elles est la reproduction d'un type qui est constant dans la série des mammifères. C'est ainsi que nous rencontrons un double vagin et un utérus également double chez les marsupiaux et les monotrèmes; un seul vagin et un utérus double, chez le lapin, le lièvre, l'écureuil, etc.; un seul vagin et un utérus profondément bicorne chez le cobaye, chez le rat, etc.; un seul vagin et un utérus légèrement bicorne chez les solipèdes, les ruminants, les carnassiers; un seul vagin et un utérus à peine bicorne chez les chéiroptères et quelques singes inférieurs. Chez les primates, l'utérus est toujours simple comme le vagin et présente à peu de chose près la même configuration générale que chez l'homme.

4° Dimensions extérieures. — Les dimensions extérieures de l'utérus (nous étudierons les dimensions de sa cavité à propos de la configuration intérieure de l'organe, p. 835) diffèrent sensiblement suivant que la femme a eu ou n'a pas eu de grossesse. Des mensurations comparatives fort nombreuses ont été faites à ce sujet sur des utérus nullipares et multipares. Nous consignons les principales dans le tableau suivant :

		HUSCHKE	ARAN	DUBOIS	HENLE	RICHET	SAPPEY	MOYENNE
Nullipares	Longueur	07	70	07	70	63	62	66
	Largeur	40	30	46	45	45	40	41
Multipares	Longueur	91	70	75	95	68	68	47
	Largeur	60	44	49	60	47	43	50

Nous voyons, par ce tableau, que l'utérus mesure en moyenne : 1° chez les nullipares, 6 ou 7 centimètres de longueur sur 4 centimètres de largeur ; 2° chez les multipares, 7 ou 8 centimètres de longueur sur 5 centimètres de largeur.

Les dimensions respectives des deux segments de l'utérus, le corps et le col, varient beaucoup selon les âges. — Chez le fœtus et chez l'enfant, le col est plus développé que le corps : il représente environ les trois cinquièmes de la longueur totale de l'utérus. — À l'âge de la puberté, le corps s'élargit et s'allonge, de telle sorte qu'à l'âge adulte, chez la nullipare, il présente une longueur égale et même un peu supérieure à celle du col. — Chez la multipare, le corps possède des dimensions plus considérables encore : sa longueur, toujours supérieure à celle du col, représente maintenant les trois cinquièmes de celle de l'utérus. C'est, comme on le voit, la même proportion que chez l'enfant, avec cette différence essentielle que le corps a pris la place du col et vice versa.

L'épaisseur de l'utérus, à l'état de vacuité de l'organe, mesure de 25 à 30 millimètres.

5° Poids. — L'utérus nullipare pèse, en moyenne, 40 à 50 grammes. Chez la femme qui a eu des enfants, il est beaucoup plus lourd : son poids moyen est de 60 à 70 grammes. Le poids spécifique du tissu utérin est de 1,052.

6° Consistance. — Après la mort, l'utérus prend une consistance ferme, comme tout corps musculaire qui, de l'état vivant, passe à l'état de rigidité cadavérique. Mais, pendant la vie, cette consistance est beaucoup plus faible : les parois de l'organe sont alors assez molles et assez malléables pour permettre aux intestins, remplis de matières fécales ou simplement dilatés par des gaz (Depaul), d'y laisser leur empreinte.

§ II. — Moyens de fixité : ligaments de l'utérus

L'utérus est maintenu en position par six ligaments, disposés symétriquement : deux latéraux, les ligaments larges ; deux antérieurs, les ligaments ronds ; deux postérieurs, les ligaments utéro-sacrés.

1° Ligaments larges. — Les deux feuillets péritonéaux qui revêtent la face antérieure et la face postérieure de l'utérus, arrivés aux bords latéraux de cet organe, s'appliquent l'un à l'autre pour se porter ensuite vers les parois latérales du bassin. Ils forment ainsi, à gauche et à droite, deux cloisons transversales qui unissent l'utérus aux parois de l'excavation : c'est à ces replis péritonéaux, renfermant entre eux des fibres musculaires lisses et une couche plus ou moins épaisse de tissu cellulaire, qu'on donne le nom de *ligaments larges* (fig. 691, 10).

A. Direction. — Leur direction (fig. 693,1), dans le sens de la hauteur, est oblique de haut en bas et d'avant en arrière, comme l'utérus lui-même ; dans le sens de la largeur (fig. 692,4), elle n'est pas exactement transversale, mais un peu oblique de dedans en dehors et d'avant en arrière. Considérés dans leur ensemble, les deux ligaments larges, réunis l'un à l'autre par l'utérus, divisent la cavité pelvienne en deux grands compartiments (fig. 679) : l'un postérieur ou *cavum rétro-utérin* (9), destiné au rectum ; l'autre antérieur ou *cavum préutérin* (6), occupé par la vessie.

B. Forme et rapports. — Chacun des ligaments larges revêt une forme quadrilatère et nous présente à étudier, par conséquent, deux faces et quatre bords :

a. *Faces.* — Des deux faces, l'une est antérieure, l'autre postérieure. — La *face antérieure* regarde en bas et en avant : elle est en rapport avec la vessie. Le

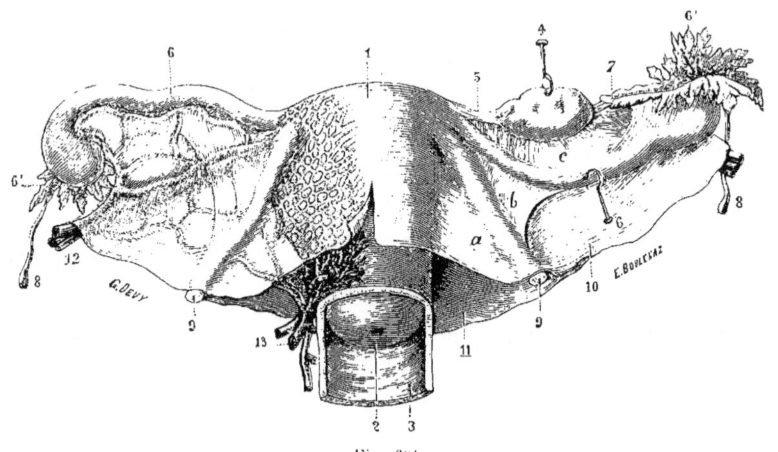

Fig. 691.

L'utérus et ses annexes, vus par leur face antérieure.

(Du côté gauche, la trompe est réclinée en bas, pour montrer l'ovaire qui a été légèrement attiré en haut.)

1. corps de l'utérus, recouvert par le péritoine. — 2. son col, avec l'orifice externe. — 3. vagin, dont la paroi antérieure a été réséquée. — 4. ovaire gauche. — 5. ligament utéro-ovarien. — 6. trompe, avec 6', son pavillon. — 7, frange ovarique et ligament tubo-ovarien. — 8, hydatide de Morgagni. — 9. ligament rond. — 10. ligament large, avec *a*, *b*, *c*, ses trois ailerons, antérieur, moyen et postérieur. — 11. feuillet postérieur du ligament large. — 12. vaisseaux utéro-ovariens. — 13, vaisseaux utérins. — (On aperçoit par transparence, sous le péritoine, les ramifications des veines utérines et utéro-ovariennes.)

feuillet péritonéal qui la constitue est soulevé par le ligament rond. — La *face postérieure* regarde en haut et en arrière : elle est en rapport avec le rectum. Ici encore, le feuillet péritonéal qui constitue cette face se soulève pour envelopper une portion de l'ovaire et ses ligaments.

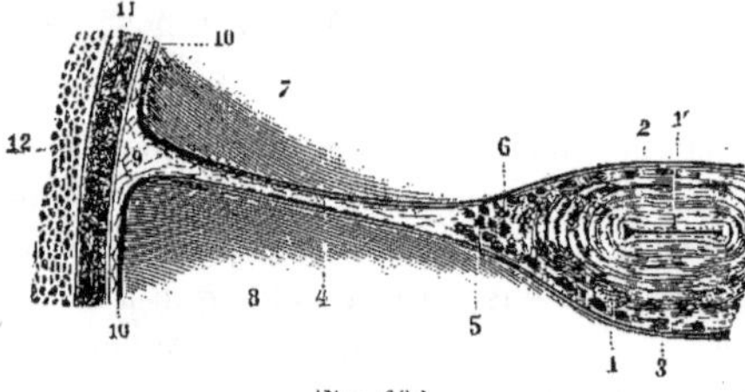

Fig. 692.

Coupe horizontale du ligament large (côté droit, segment inférieur de la coupe).

1. corps de l'utérus, avec 1'. sa cavité. — 2. feuillet péritonéal recouvrant la face postérieure de l'utérus. — 3. feuillet péritonéal recouvrant sa face antérieure. — 4, ligament large. — 5. artère utérine. — 7. cavum rétro-utérin. — 8. cavum préutérin. — 9. tissu cellulaire sous-péritonéal. — 10, péritoine pariétal. — 11. muscle obturateur interne. — 12. os coxal.

b. *Bords.* — Les quatre bords du ligament large se distinguent en supérieur, inférieur, externe et interne. — Le *bord supérieur*, entièrement libre, répond à la trompe. Il présente exactement la même direction et la même longueur que cette dernière. — Le *bord inférieur*, très large, repose sur le plancher de l'excavation pelvienne ou, plus exactement, sur la couche de tissu cellulaire qui double ce plancher. — Le *bord externe*, relativement mince, répond à la paroi latérale de l'excavation. Dans sa partie toute supérieure, entre le pavillon de la trompe et l'extrémité externe de l'ovaire (fig. 691), il est libre et flottant comme le bord supérieur. Au-dessous de l'ovaire, au contraire, il adhère intimement à la paroi pelvienne, revêtu à ce niveau par le muscle obturateur interne et son aponévrose. — Le *bord interne*, enfin, répond au bord de l'utérus et présente naturellement la même épaisseur que ce bord. Il est donc beaucoup plus épais que le précédent, ce qui fait que, vu en coupe horizontale (fig. 692, 4), le ligament large revêt la forme d'un triangle isocèle, dont la base est située sur l'utérus, le sommet sur la paroi du bassin. Au niveau du point où il prend contact avec l'utérus, le ligament large est en rapport avec l'artère utérine et le plexus veineux, toujours si développé, qui entoure cette artère.

C. AILERONS. — Comme nous venons de le voir, les deux feuillets péritonéaux qui, en s'adossant, constituent le ligament large, sont soulevés par places par trois organes qui sont contenus dans l'épaisseur de ce ligament : le ligament rond, la trompe et l'ovaire. Les portions de la séreuse ainsi soulevées ont reçu le nom d'*ailerons des ligaments larges*. Il existe donc trois ailerons, que l'on distingue, d'après leur situation (fig. 691 et 693), en aileron antérieur, aileron moyen et aileron postérieur.

a. *Aileron antérieur*. — L'aileron antérieur (693,3) est ordinairement peu développé, le ligament rond se contentant dans la plupart des cas de soulever légèrement le péritoine. Sur quelques sujets, cependant, on voit la séreuse l'envelopper presque entièrement en formant en arrière de lui une sorte de méso.

b. *Aileron moyen*. — L'aileron moyen ou supérieur (693,2) renferme la trompe de Fallope. C'est lui qui forme le bord supérieur du ligament large. Le péritoine, comme nous l'avons vu dans l'article précédent, revêt la trompe sur tout son pourtour et, en s'adossant à lui-même au-dessous d'elle, il forme un mince repli qui, sous le nom de *méso-salpinx*, descend jusqu'à l'ovaire (voy. *Trompe*).

c. *Aileron postérieur*. — L'aileron postérieur (693,4), situé en arrière et au-dessous du précédent, répond à l'ovaire et à ses annexes. Il s'étend depuis l'angle de l'utérus jusqu'à l'orifice péritonéal de la trompe et se divise en trois portions : une portion interne, pour le ligament utéro-ovarien; une portion externe, pour le ligament tubo-ovarien; une portion moyenne, enfin, pour l'ovaire lui-même. Nous avons déjà vu, à propos de l'ovaire, et nous nous contenterons de le rappeler ici, que le péritoine, au lieu d'envelopper cet organe comme il enveloppe la trompe et le ligament rond, s'arrête au niveau de son bord antérieur (fig. 684) et, par conséquent, ne recouvre en réalité que son pédicule.

D. STRUCTURE. — Envisagés au point de vue de leur structure, les ligaments larges se composent essentiellement de deux feuillets séreux doublés chacun d'une lame musculaire et unis l'un à l'autre par une couche cellulo-vasculaire.

a. *Feuillets séreux*. — Les deux feuillets séreux, comme cela a été dit plus haut, ne sont que la continuation des deux feuillets péritonéaux qui revêtent les deux faces antérieure et postérieure de l'utérus. — *En haut*, ces deux feuillets se continuent l'un avec l'autre en enveloppant la trompe. — *En dehors*, ils s'écartent l'un de l'autre pour se porter, l'un en avant, l'autre en arrière, et tapisser les parois correspondantes de l'excavation (fig. 692). — *En bas*, ils s'écartent de même pour se diriger : le postérieur sur le rectum, l'antérieur sur le réservoir urinaire. Nous devons ajouter que le feuillet postérieur descend beaucoup plus bas que le feuillet antérieur (fig. 693). Cette disposition est la conséquence du mode d'étalement de la membrane séreuse sur l'utérus : nous verrons plus tard, en effet, que le péritoine tapisse la face postérieure de l'utérus dans toute sa hauteur (il la dépasse même à sa partie inférieure), tandis que, sur la face antérieure, il s'arrête à l'union du corps et du col.

b. *Lame musculaire.* — Les deux feuillets péritonéaux qui constituent les ligaments larges sont tapissés, sur leur face profonde, par des fibres musculaires lisses, diversement entrecroisées, mais affectant pour la plupart une direction transversale. Ces fibres, dont Rouget nous a donné une bonne description, existent dans toute la hauteur du ligament large, l'aileron supérieur excepté. Elles proviennent de la couche superficielle de l'utérus au même titre que le ligament rond et le ligament utéro-sacré : ce sont de simples expansions latérales du muscle utérin, comme nous le montre nettement la figure 692.

c. *Lame cellulo-vasculaire.* — Entre les deux feuillets séreux, ainsi doublés d'une lame musculaire, se dispose une nappe de tissu cellulaire, plus ou moins riche en graisse, au sein de laquelle cheminent des vaisseaux sanguins et lymphatiques : c'est le *tissu cellulaire des ligaments larges (lame cellulo-vasculaire* de quelques auteurs). Cette couche est assez bien marquée au-dessous de la trompe, dans la partie toute supérieure du méso-salpinx. Puis, elle devient très mince et reste telle dans toute la hauteur de ce dernier repli. A partir du ligament de l'ovaire, elle s'épaissit graduellement et atteint, au voisinage du plancher pelvien, un développement remarquable. En même temps, elle change d'aspect, sinon de nature : le tissu conjonctif, plus serré et plus dense, présente maintenant les caractères du tissu fibreux ; à leur tour, les fibres musculaires forment des faisceaux plus ou moins volumineux, qui se dirigent dans tous les sens, en s'enchevêtrant avec les faisceaux conjonctifs et les vaisseaux. Au niveau de la base du ligament large, la lame fibro-vasculaire, qui forme comme le squelette de ce ligament, se continue avec le tissu cellulaire qui recouvre l'aponévrose pelvienne et, par conséquent, avec celui qui entoure la vessie, le vagin et le rectum. De plus, elle entre en relation, d'une part avec la fosse iliaque interne au niveau du détroit supérieur, d'autre part avec la région fessière par la partie la plus élevée de la grande échancrure sciatique. Cette continuité du tissu cellulaire du ligament large avec les couches cellulo-adipeuses du voisinage nous explique les directions diverses que peuvent prendre les collections liquides, primitivement développées dans l'épaisseur de ce ligament.

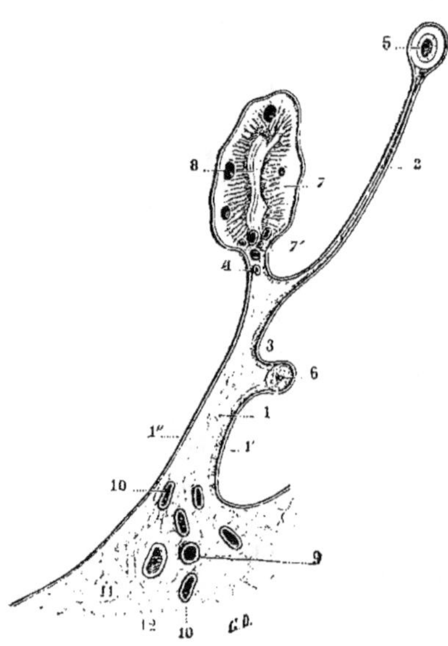

Fig. 693.

Coupe sagittale du ligament large (côté droit, segment interne de la coupe).

1, ligament large, avec : 1', son feuillet antérieur ; 1'', son feuillet postérieur. — 2. aileron supérieur ou méso-salpinx. — 3. aileron antérieur. — 4, aileron postérieur. — 5, trompe. — 6, ligament rond. — 7. ovaire, avec 7', son hile et ses vaisseaux. — 8, vésicules de de Graaf. — 9, artère utérine. — 10, veines utérines. — 11, tissu cellulaire du bassin. — 12, uretère.

d. *Contenu.* — Outre les trois organes qui déterminent la formation des ligaments larges, ces ligaments renferment encore au sein de leur couche celluleuse : 1° les deux artères ovarienne et utérine (voy. ces deux artères), chacune avec le plexus nerveux qui l'accompagne ; 2° les deux plexus veineux ovarien et utérin, qui cheminent avec les artères de même nom ; 3° des lymphatiques, provenant de l'utérus, de l'ovaire et de la trompe ; 4° l'uretère, traversant obliquement la base du ligament large pour gagner le bas-fonds de la vessie (voy. *Uretère*) ; 5° enfin, une formation embryonnaire, le *corps de Rosenmüller*, que nous décrirons plus loin (p. 848), avec quelques formations similaires.

2° Ligaments ronds. — Les ligaments ronds (fig. 691, 9 et 694, 1) s'étendent des parties antéro-latérales de l'utérus à la région prépubienne. Aplatis d'avant en arrière à leur origine, ils diminuent de hauteur au fur et à mesure qu'ils s'éloignent de l'utérus et prennent peu à peu la forme plus ou moins cylindrique qui leur a valu leur nom. Leur longueur est de 12 à 14 centimètres ; leur diamètre moyen, de 5 ou 6 millimètres.

A. Trajet et rapports. — Ils prennent naissance sur la partie antérieure et latérale de l'utérus, un peu au-dessous de la trompe. Ils se portent ensuite obliquement en avant et en dehors vers l'orifice interne du canal inguinal, s'engagent dans ce canal, le parcourent dans toute son étendue et, finalement, se terminent à la base des grandes lèvres. Ils occupent donc successivement le bassin, la fosse iliaque interne, le canal inguinal et la vulve. De là, leur division en quatre portions, pelvienne, iliaque, inguinale et vulvaire.

a. *Portion pelvienne.* — La portion pelvienne (fig. 694, *a*), d'abord aplatie latéralement, puis plus ou moins cylindrique, chemine dans l'épaisseur du ligament large. Elle s'applique plus spécialement contre le feuillet antérieur de ce ligament, qu'elle soulève plus ou moins en formant une sorte de repli qui nous est déjà connu, l'*aileron antérieur*. Le ligament rond est en rapport à ce niveau, en avant avec la vessie, en arrière avec l'ovaire, en bas avec le tissu cellulaire de la base du ligament large.

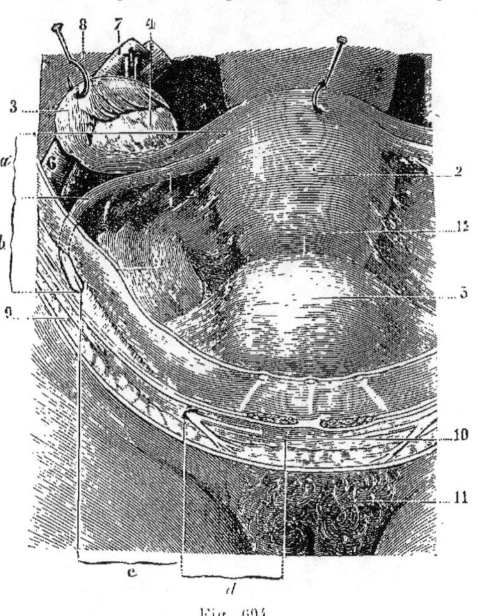

Fig. 694.

Le ligament rond du côté droit, vu d'en haut.

1, ligament rond, avec : *a*, sa portion pelvienne ; *b*, sa portion iliaque ; *c*, sa portion inguinale ; *d*, sa portion vulvaire. — 2, utérus. — 3, trompe, érigée en haut et en dehors. — 4, ovaire. — 5, vessie. — 6, vaisseaux iliaques externes. — 7, vaisseaux ovariens. — 8, psoas-iliaque. — 9, paroi abdominale antérieure, avec 9', péritoine pariétal. — 10, symphyse pubienne. — 11, mont de Vénus. — 12, cul-de-sac vésico-utérin.

b. *Portion iliaque.* — La portion iliaque (fig. 694, *b*) s'étend du détroit supérieur à l'orifice interne du canal inguinal. Elle croise successivement et sous un angle très aigu la veine iliaque externe et l'artère de même nom. Au moment de s'engager dans le canal inguinal, elle décrit une courbe dont la concavité, dirigée en bas et en dedans, embrasse la courbe de sens contraire que forme à ce niveau la portion initiale de l'artère épigastrique.

c. *Portion inguinale.* — La portion inguinale (fig. 694, *c*) occupe le canal inguinal, qui lui est destiné. Elle abandonne sur son pourtour une série de tout petits tendons qui s'attachent, d'autre part, aux parois antérieure, inférieure et postérieure de ce canal et qui ont bien certainement pour effet de fixer le ligament rond dans sa position.

d. *Portion vulvaire.* — Enfin, dans sa portion vulvaire (fig. 694, *d*), le ligament rond, à peine dégagé du canal inguinal, se résout en de nombreux filaments conjonctifs, qui divergent aussitôt à la manière d'un éventail. De ces filaments, sortes de tendons minuscules, les uns se rendent à l'épine du pubis ou même à la face antérieure de la symphyse (fig. 695,2). Les autres, et ce sont les plus nombreux, se perdent dans la couche cellulo-adipeuse du mont de Vénus et des grandes lèvres.

B. RÉSISTANCE. — Le ligament rond, malgré son faible diamètre, possède une résistance considérable : il peut supporter, sans se rompre, des poids de 500 ou 600 grammes. BEURNIER, dans de nombreuses expériences, l'a vu se rompre entre 600 et 900 grammes, mais rarement au-dessous de 600 grammes. Au moment de la rupture, laquelle se produit ordinairement au voisinage de l'orifice externe du canal inguinal, sa longueur s'était accrue de 2 à 4 centimètres.

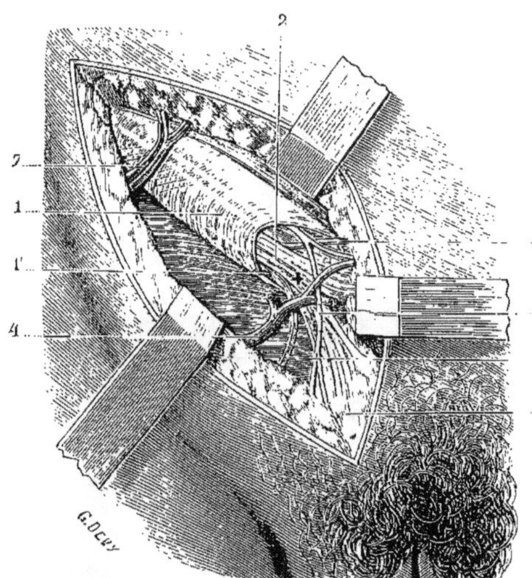

Fig. 695.

Le ligament rond à sa sortie du canal inguinal (imité de WALDEYER).

Une incision parallèle au pli de l'aine a été pratiquée le long de la partie interne du canal inguinal. Les deux lèvres de la peau ont été fortement écartées.

1, canal inguinal, avec 1', son orifice externe. — 2, ligament rond. — 3, tissu cellulo-adipeux du mont de Vénus. — 4, veine honteuse externe. — 5, autre veine passant par le canal inguinal. — 6, 6', rameaux nerveux des nerfs abdomino-génitaux et génito-crural. — 7, artères et veines sous-cutanées abdominales. La petite croix (+ placée sur le ligament rond indique le niveau où se trouve l'épine du pubis.

C. FOSSETTE INGUINALE EXTERNE, CANAL DE NUCK. — Dans son long trajet, le ligament rond est accompagné par le péritoine jusqu'à l'orifice interne du canal inguinal seulement : là, la séreuse l'abandonne pour passer sur la paroi abdominale antérieure, en formant au-devant de l'orifice précité une petite dépression qui constitue la *fossette inguinale externe* (voy. *Péritoine*). Chez le fœtus, au contraire, du quatrième au huitième mois, le péritoine se prolonge sur le ligament rond jusqu'à l'épine du pubis : il forme ainsi un long diverticulum, qui occupe toute l'étendue du canal inguinal et que l'on désigne sous le nom de *canal de Nuck*. Ce canal, entièrement analogue à celui qui, chez l'homme, descend dans les bourses, s'oblitère peu à peu à partir du sixième ou du septième mois et n'existe ordinairement plus au moment de la naissance. La persistance du canal de Nuck n'est pourtant pas très rare : CRUVEILHIER nous apprend que, pendant son séjour comme médecin à l'hospice de la Salpêtrière, il l'a observé assez souvent chez les femmes les plus avancées en âge, et ZUCKERKANDL, sur des enfants de un à douze ans, l'a rencontré avec une proportion de 21 p. 100. Ayant examiné à ce sujet quatorze femmes âgées de vingt à soixante ans, j'ai constaté sur treize d'entre elles la disparition complète et bilatérale du canal de Nuck. Sur une seule, une femme âgée de vingt-six ans, le canal persistait à droite et à gauche, avec une pointe de hernie du côté droit.

D. Structure. — Considéré au point de vue de sa structure, le ligament rond se compose essentiellement de fibres musculaires lisses, qui se confondent, à leur origine, avec celles de l'utérus. A ces fibres lisses viennent se joindre, dans la partie antérieure du ligament, un faisceau de fibres striées (fig. 696, 4). Ce faisceau, homologue du crémaster, prend naissance sur l'épine pubienne et s'engage ensuite dans le canal inguinal, où il est renforcé, dans la plupart des cas, par un certain nombre de fibres issues du petit oblique et du transverse. Ainsi constitué, le faisceau musculaire strié se jette sur le ligament rond et remonte avec lui du côté de l'abdomen. Il se termine d'ordinaire sur la portion iliaque ; mais il s'arrête assez fréquemment sur sa por-

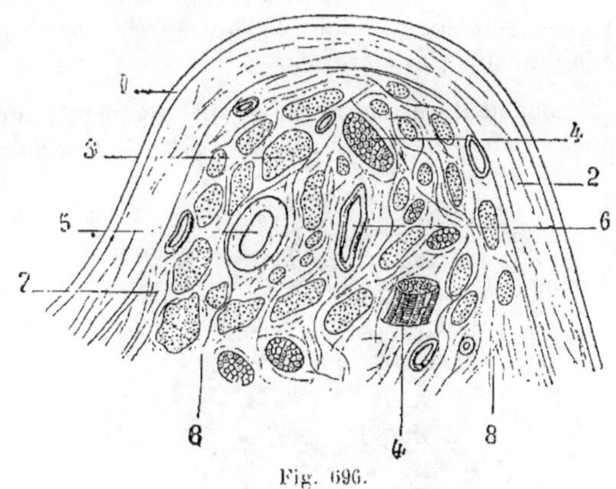

Fig. 696.

Coupe transversale du ligament rond (côté droit, segment postérieur de la coupe).

1. péritoine. — 2, tissu cellulaire sous-péritonéal. — 3, faisceaux de fibres musculaires lisses. — 4, faisceaux de fibres musculaires striées. — 5. artère du ligament rond. — 6, veines du ligament rond. — 7, tissu cellulaire interstitiel. — 8, 8, tissu cellulaire sous-jacent au ligament rond.

tion inguinale, comme aussi, dans certains cas, on le voit se prolonger sur sa portion pelvienne et se rapprocher plus ou moins de l'utérus.

E. Vaisseaux et nerfs. — Le ligament rond est accompagné par une artère, des veines, des lymphatiques et des nerfs. — L'*artère* (*artère du ligament rond*) provient de l'épigastrique. Elle est l'homologue de la funiculaire chez l'homme. Très grêle, mais constante, elle s'engage avec le ligament rond dans l'orifice interne du canal inguinal, parcourt ce canal dans toute son étendue et vient se terminer dans la grande lèvre. Au moment de disparaître dans l'orifice interne du canal inguinal, l'artère du ligament rond fournit un rameau récurrent, lequel chemine d'avant en arrière dans l'épaisseur du ligament (fig. 696, 5) et remonte ainsi jusqu'à l'angle de l'utérus, où il s'anastomose avec l'utérine et l'ovarienne. Chemin faisant, l'artère du ligament rond et sa branche récurrente abandonnent de nombreuses collatérales, qui se distribuent aux éléments constitutifs de ce ligament. — Les *veines* (6), issues du riche plexus péri-utérin, cheminent, les unes à la surface du ligament rond, les autres dans son épaisseur. Elles s'anastomosent fréquemment entre elles au cours de leur trajet et forment ainsi un véritable plexus. Les plus volumineuses sont munies de valvules et ces valvules sont disposées de telle sorte que le bord concave regarde en avant, ce qui nous indique nettement que la circulation s'y effectue de l'utérus vers la paroi abdominale. Les veines du ligament rond n'ont pas toutes la même terminaison : les unes (*veines courtes*) se jettent dans l'épigastrique ou dans l'iliaque externe ; les autres (*veines longues*) s'engagent dans le canal inguinal, le parcourent dans toute son étendue et, se mêlant aux veines de la paroi abdominale et des grandes lèvres, viennent s'ouvrir avec elles dans la fémorale. Assez petites chez l'enfant et même chez l'adulte dans les conditions ordinaires, les veines du ligament rond se développent graduellement au cours de la grossesse et deviennent ainsi, pour le dégorgement des réseaux utérins, une voie suppléante, qui peut, dans certains cas où les voies ordinaires sont plus ou moins obstruées, acquérir une importance considérable. — Les *lymphatiques* du ligament rond aboutissent, soit aux ganglions iliaques, soit aux ganglions de l'aine. — Les *nerfs* proviennent du rameau génital de la branche génito-crurale.

3° Ligaments utéro-sacrés. — Les ligaments utéro-sacrés (fig. 697, 9), encore appelés *ligaments postérieurs* ou *replis de Douglas* s'étendent de la partie postéro-inférieure de l'utérus à la paroi postérieure du bassin.

A. TRAJET. — Ils prennent naissance en avant, sur la face postérieure du col un peu au-dessous de l'isthme. De là, ils se portent en arrière et en haut, contournent les parties latérales du rectum et viennent s'attacher, suivant les cas, sur la troisième, sur la deuxième ou sur la première vertèbre sacrée, immédiatement en dedans de l'articulation sacro-iliaque. On les voit parfois s'élever jusqu'au promontoire et même plus haut encore, jusqu'à la cinquième lombaire, d'où le nom de *ligaments utéro-lombaires* que leur avait donné HUGUIER. D'autres fois (et ce fait m'a paru assez fréquent, mais non constant), il existe au-dessus et en dehors du repli utéro-sacré, un deuxième repli, sur lequel VALLIX a appelé l'attention et qui, partant de la face postérieure de l'utérus à 8

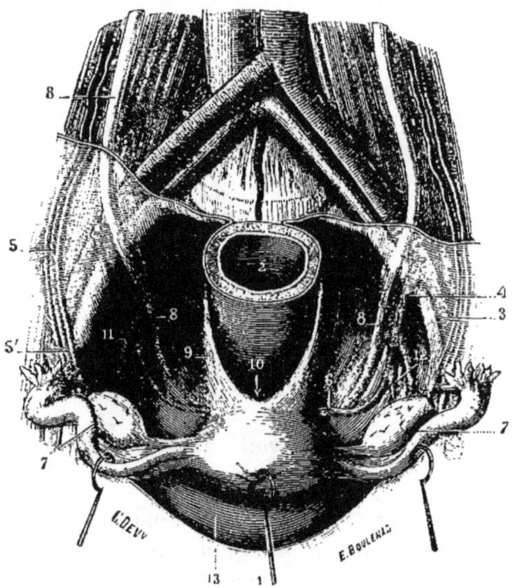

Fig. 697.

Les replis de Douglas chez la femme.

1, utérus, érigué en avant. — 2, gros intestin en place. — 3, vaisseaux iliaques externes. — 4, vaisseaux iliaques internes. — 5, vaisseaux utéro-ovariens. — 6, artère utérine. — 7, ovaire et trompe. — 8, uretère. — 9, replis utéro-sacrés ou replis de Douglas. — 10, cul-de-sac de Douglas. — 11, artère obturatrice. — 12, artère vésico-vaginale. — 13, vessie.

ou 10 millimètres au-dessus de l'origine du repli utéro-sacré, se porte en haut et en dehors pour venir s'insérer sur le côté de la cinquième vertèbre lombaire. Ce repli utéro-lombaire est vraisemblablement celui décrit par HUGUIER et, si nous le signalons à nouveau, c'est pour indiquer qu'il peut coexister, sur le même sujet, avec le repli utéro-sacré. Il possède, du reste, la même structure que ce dernier.

B. FORME ET RAPPORTS. — Morphologiquement, chaque ligament utéro-sacré revêt l'aspect d'un repli falciforme avec deux faces et deux bords.

Des *deux faces*, l'une, supérieure, se continue avec le feuillet postérieur du ligament large ; l'autre, inférieure, répond à la partie moyenne du rectum.

Les *deux bords* se distinguent en interne et externe. — L'*externe*, convexe, est mal délimité : à son niveau, le ligament utéro-sacré se continue avec le ligament large et avec le feuillet péritonéal qui revêt les parois latérales du bassin. — L'*interne*, libre et concave, régulièrement falciforme, délimite avec

celui du côté opposé une ouverture ovalaire qui embrasse le rectum et au-dessous
de laquelle se trouve une sorte d'arrière-cavité, profonde de 4 ou 5 centimètres,
le *cul-de-sac de Douglas* (fig. 697, 10). Ce cul-de-sac descend toujours plus bas
chez le fœtus que chez l'adulte. Nous savons
déjà qu'il représente la partie la plus déclive
de la cavité abdominale.

J'ai dit plus haut que des replis utéro-
lombaires peuvent coexister, sur un même
sujet, avec des replis utéro-sacrés. Dans ce
cas, le plan incliné qui forme la paroi externe
du cavum rétro-utérin est en réalité constitué par trois étages, qui sont, en allant de bas
en haut (fig. 698) : 1° un étage inférieur,
situé au-dessous du repli utéro-sacré : il n'est
autre que le cul-de-sac de Douglas ; 2° un
étage moyen, compris entre le repli utéro-
sacré et le repli utéro-lombaire ; 3° un étage
supérieur, enfin, qui s'étend du repli utéro-
lombaire au détroit supérieur du bassin. C'est
dans ce dernier étage que se loge l'ovaire.

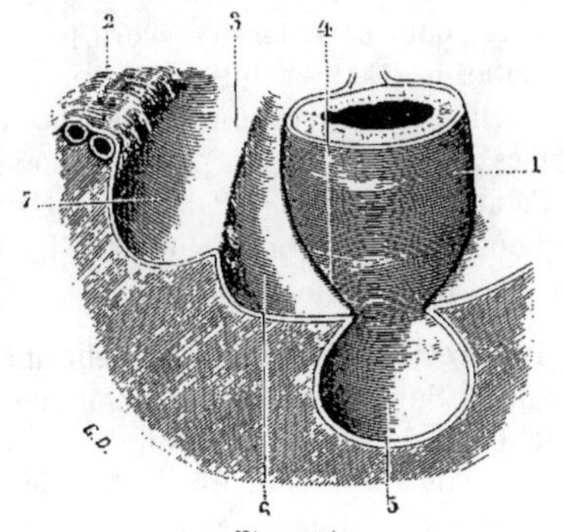

Fig. 698.

Schéma représentant, sur une coupe frontale, les trois étages de la paroi latérale
du cavum rétro-utérin.

1. rectum. — 2. vaisseaux iliaques externes.
3. replis utéro-lombaires. — 4. replis utéro-sacrés.
— 5. étage inférieur ou cul-de-sac de Douglas. —
6. étage moyen. — 7. étage supérieur.

C. STRUCTURE. — Envisagés au point de
vue de leur structure, les ligaments utéro-sacrés sont formés, comme les ligaments larges, par deux feuillets péritonéaux interceptant entre eux des faisceaux
de fibres musculaires lisses. — *En avant*, ces faisceaux musculaires se continuent,
en partie avec ceux de l'utérus, en partie avec ceux du vagin. Les plus internes
s'entrecroisent sur la ligne médiane avec ceux du côté opposé. — *En arrière*,
un certain nombre d'entre eux, en passant à côté du rectum, se terminent sur
ce conduit. Les autres vont s'attacher à la colonne sacrée, constituant ainsi,
pour le muscle utérin, une insertion squelettique qui rappelle jusqu'à un certain point celle que les fibres antérieures de la vessie prennent sur les pubis.

D. VAISSEAUX ET NERFS. — Tous ces faisceaux musculaires du ligament rond
baignent dans une atmosphère celluleuse, au sein de laquelle cheminent de nombreux vaisseaux, principalement des veines, qui sont autant de traits d'union
entre le réseau vasculaire du rectum et celui de l'utérus. On y rencontre encore
un certain nombre de filets nerveux, provenant du plexus hypogastrique.

Voyez au sujet de l'appareil ligamenteux de l'utérus, parmi les travaux récents : SCHLESINGER,
Anat. und. klin. Untersuch. über extraperiton. Exsud. im weibl. Becken. Wien. med. Jahrb.,
1878 ; — LE BEC, *Contrib. à l'étude des ligaments larges.* Gaz. heb. des Sc. méd., Paris, 1881 ; —
LALLEMENT, *Anat. et pathol. des ligaments larges.* Th. Paris, 1881 ; — FREUND, *Das Bindegewebe
im weibl. Becken u. seine pathol. Veränderungen,* etc., FREUND's Gynäk. Klinik, I, 1885 ; —
HORNBURGER, *Ueber die Beziehung der Stärke der Ligamenta rotunda zur Leistung der Uterus-
musculatur,* ibid., 1885 ; — WIEGER, *Ueber die Entstehung u. Entwickelung der Bänder des weibl.
Genitalapparates beim Menschen,* Arch. f. Anat., 1885 ; — BERNIER, *Ligaments ronds de l'utérus.*
Th. Paris, 1886 ; — CHARPY, *De la structure des ligaments larges et de leurs abcès,* Lyon méd.,
1886 ; — HEIKEN, *Anatom. Untersuch. über die Muskulatur der breiten Mutterbänder,* Th. de Kiel,
1890.

§ III. — DIRECTION

S'il est en splanchnologie une question controversée, c'est bien certainement
celle qui a pour objet de définir la position normale de l'utérus. On a écrit sur ce

sujet de volumineux mémoires. Les observations qui servent de base à ces mémoires sont toujours très nombreuses, recueillies sur des sujets de tout âge et étudiées avec toute la compétence désirable. Mais la question n'en est guère plus avancée pour cela. Le désaccord persiste et le problème est toujours là, attendant sa solution. Cette solution comporte la réponse aux deux questions suivantes : 1° quelle est la direction de l'utérus en elle-même, c'est-à-dire indépendamment de ses rapports avec les parois de l'excavation pelvienne, l'organe étant considéré à l'état d'isolement ; 2° quelle est la direction de l'utérus en place ou, ce qui revient à peu près au même, sa direction par rapport aux parois pelviennes, par rapport au plan horizontal.

1° Direction de l'utérus en elle-même, l'organe étant considéré à l'état d'isolement. — Sur la première question, les auteurs s'accordent généralement à admettre que l'axe du corps et celui du col ne sont pas exactement dans la même direction, mais qu'ils s'inclinent très légèrement l'un sur l'autre, de façon à former par leur ensemble une ligne courbe dont la concavité regarde la symphyse pubienne (fig. 699,16). L'inclinaison réciproque des deux axes du corps et du col est mesurée par l'angle que forment ces deux axes en se rencontrant. Cet angle, que l'on pourrait appeler *angle d'incurvation de l'utérus*, est toujours très obtus, du moins à l'état normal : il oscille ordinairement entre 140 et 170°. On rencontre assez fréquemment des angles beaucoup moins ouverts, des angles de 120 à 100° ; mais des inflexions aussi prononcées ne me paraissent pas normales : elles sont forcées ou pathologiques. Quoi qu'il en soit du degré d'ouverture de l'angle d'incurvation de l'utérus, cet angle est à peu près constant : BOULARD l'a observé 98 fois sur 107 sujets, et, d'autre part, les recherches de PAXAS (*Arch. de méd.*, 1869) et de CRÉDÉ (*Arch. f. Gynäkol.*, 1870) nous apprennent que l'utérus franchement rectiligne, je veux dire l'utérus sans courbure antérieure, ne s'observerait que dans le tiers des cas.

2° Direction de l'utérus par rapport à l'excavation pelvienne, l'organe étant en place. — En ce qui concerne la deuxième question, la direction de l'utérus par rapport à l'excavation pelvienne, nous nous trouvons en présence des opinions les plus contradictoires.

a. *Divergences des auteurs sur ce point.* — Les uns, avec CRUVEILHIER, SAPPEY, LANGER, BANDL, KÖLLIKER, enseignent que l'axe de l'utérus se confond avec celui de l'excavation. D'autres admettent que l'utérus, fortement incliné en avant, presque horizontal, repose sur la face postérieure de la vessie ; cette opinion, ardemment défendue par SCHULTZE, est encore acceptée par HIS et par WALDEYER. Enfin, pour un grand nombre d'anatomistes et de gynécologistes, parmi lesquels je citerai CLAUDIUS, LUSCHKA, BRAUNE et RÜDINGER, l'utérus, au lieu de s'incliner en avant comme tout à l'heure, se renverserait en arrière pour s'appliquer contre le rectum. Adoptant une opinion mixte, TSCHAUSSOW conclut de nombreuses recherches, entreprises sur des sujets de différents âges, que l'utérus est incliné en avant chez l'enfant et la femme nullipare, incliné en arrière chez la femme multipare. Comme on le voit, le désaccord est on ne peut plus complet.

b. *Leurs causes : extrême mobilité de l'utérus.* — De pareilles divergences peuvent-elles s'expliquer par la diversité des méthodes employées, par les conditions différentes où se sont placés les observateurs, par cette part individuelle que chacun, même sans le vouloir, apporte dans l'appréciation d'un fait ? Évidemment non. La position d'un organe aussi volumineux que l'utérus est facile à déterminer. D'autre part, les auteurs cités plus haut sont tous des professeurs d'université, habitués par une longue pratique aux observations scientifiques, et on ne saurait mettre en doute l'exactitude de leurs descriptions : toutes les dispositions

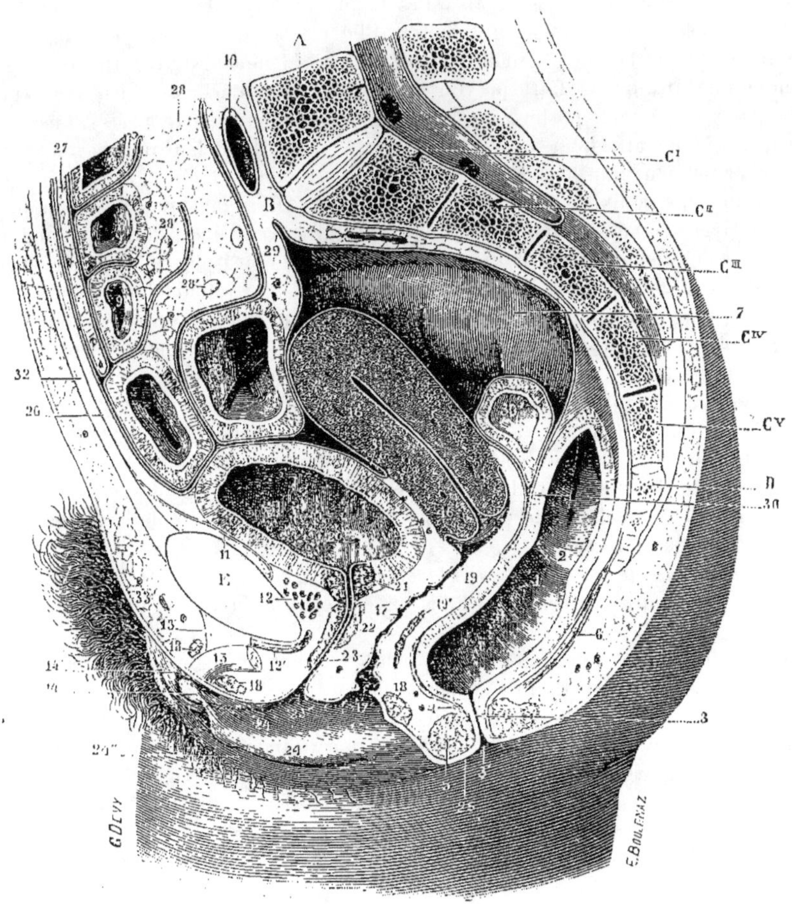

Fig. 699.

Coupe vertico-médiane de la partie inférieure du bassin chez la femme, pour montrer les rapports de l'utérus avec le vagin, la vessie et le rectum.

A, cinquième vertèbre lombaire. — B, promontoire. — C¹, C¹¹, C¹¹¹, C¹ᵛ, C, les cinq vertèbres sacrées. — D, coccyx. — E, symphyse pubienne. — F, vessie.

1, ampoule rectale. — 2, valvule de Houston. — 3, portion anale du rectum, avec 3', anus. — 4, sphincter interne. — 5, sphincter externe. — 6, faisceaux ischio-coccygiens du releveur de l'anus. — 7, portion terminale du côlon pelvien (première portion du rectum des auteurs). — 8, coupe de l'anse pelvienne du côlon. — 9, intestin grêle. — 10, veine iliaque primitive gauche. — 11, espace prévésical. — 12, plexus veineux de Santorini, avec 12', veine dorsale du clitoris. — 13, ligament suspenseur du clitoris. — 14, clitoris, avec 14', son capuchon. — 15, sa racine gauche. — 16, corps de l'utérus, avec 16', son col. — 17, vagin, avec 17', son orifice. — 18, constricteur de la vulve. — 19, cloison recto-vaginale, avec 19', faisceaux rétro-vaginaux du releveur de l'anus. — 20, orifice inférieur de l'uretère. — 21, sphincter vésical. — 22, sphincter uréthral. — 23, urèthre, avec 23', méat urinaire. — 24, vulve, avec 24', petite lèvre; 24'', grande lèvre. — 25, périnée. — 26, ouraque. — 27, grand épiploon. — 28, mésentère, avec 28', ganglions mésentériques. — 29, méso-côlon ilio-pelvien. — 30, cul-de-sac recto-vaginal, avec 30', une anse intestinale descendue dans ce cul-de-sac. — 31, cul-de-sac vésico-utérin. — 32, paroi abdominale. — 33, mont de Vénus.

qu'ils décrivent et qu'ils nous donnent comme représentant l'état normal, ils les ont vues et bien vues. Qu'en conclure, si ce n'est que l'utérus n'a pas une situation fixe, qu'il est au contraire extrèmement mobile, qu'il peut être vertical ou horizontal et, entre ces deux positions extrèmes, occuper toutes les positions intermédiaires. Cette extrème mobilité de l'utérus est bien connue des gynécologistes qui, sur le même sujet, mais à des moments différents, rencontrent l'utérus dans des positions également différentes. Elle est la conséquence de la laxité de ses ligaments et l'étude que nous avons faite précédemment de cet appareil ligamenteux devait nous la faire prévoir. Sans doute, le col est assez bien fixé, d'une part par ses ligaments postérieurs ou utéro-sacrés, d'autre part par les connexions intimes qui le rattachent au vagin et à la vessie et, par leur intermédiaire, au plancher pelvien. Mais il n'en est pas de même du corps. Celui-ci ne possède, en fait de moyens de fixité, que les ligaments larges et les ligaments ronds. Les ligaments larges, étant solidaires l'un de l'autre, peuvent bien, surtout quand ils n'ont pas été distendus par la grossesse, empêcher l'utérus de s'incliner fortement à droite et à gauche ; mais ils sont impuissants à le retenir lorsqu'une cause quelconque tend à le déplacer dans le sens du plan médian, c'est-à-dire à l'incliner du côté de la vessie ou du côté du rectum. Quant aux ligaments ronds, nous savons qu'ils sont toujours incomplètement tendus et qu'ils jouissent, du reste, d'une grande extensibilité : de l'aveu de tous, ils méritent assez mal le nom qu'on leur donne et, en tout cas, ils ne sauraient gêner le corps utérin dans ses déplacements antérieurs ou postérieurs. Il en résulte que le corps de l'utérus est pour ainsi dire en équilibre instable et, de ce fait, obéit à toutes les sollicitations, quelque légères qu'elles soient, qui le poussent en avant du côté de la vessie ou en arrière du côté du rectum.

c. *Conditions mécaniques des déplacements de l'utérus.* — Or, ces sollicitations sont pour ainsi dire continuelles. Elles proviennent de la vessie, du rectum et de la masse intestinale :

La *vessie*, en passant de l'état de vacuité à l'état de distension, repousse en arrière l'utérus, qui se rapproche peu à peu de la verticale, l'atteint et même la dépasse. Puis, quand le réservoir urinaire revient sur lui-même au moment de la miction, l'utérus lui aussi revient à sa position initiale, s'inclinant d'autant plus en avant que la vessie se réduit davantage. Le corps de l'utérus se déplace donc, sous l'influence des changements de volume de la vessie, alternativement d'avant en arrière et d'arrière en avant : ces déplacements s'effectuent suivant un arc de cercle qui est placé dans le plan médian et qui peut atteindre, suivant les cas, de 60 à 70°.

Le *rectum*, distendu par les matières fécales, peut à son tour refouler l'utérus en avant. Mais ce déplacement, d'origine rectale, est à la fois peu prononcé et momentané : peu prononcé, parce que les changements de volume que subit l'ampoule rectale ne sont pas comparables à ceux que nous présente le réservoir urinaire ; momentané, parce que les matières fécales, une fois descendues dans le rectum, sont bien vite expulsées au dehors par l'acte de la défécation.

Les *anses intestinales*, anses grêles et côlon pelvien, ont dans la statique de 'utérus une importance considérable, sur laquelle, à tort selon moi, on n'a pas suffisamment insisté : sur plusieurs coupes de sujets congelés, où l'utérus était manifestement déplacé, j'ai rencontré sur son pourtour des anses intestinales, remplies ou non de matières fécales, dont la situation expliquait nettement le déplacement précité. Les anses intestinales, en effet, qui pèsent de tout leur poids sur les viscères contenus dans le bassin, peuvent, en comprimant de haut en bas le fond de l'utérus, modifier plus ou moins son angle de courbure. D'autre part, elles s'insinuent partout où elles trouvent un espace pour les recevoir : c'est ainsi que nous les voyons descendre, suivant les circonstances, tantôt dans le cul-de-sac vésico-utérin, tantôt dans le cul-de-sac recto-vaginal. Or, il est à peine besoin de faire remarquer que, dans le premier cas, elles refoulent le corps de l'utérus en arrière, tandis que, dans le second cas, elles l'inclinent en avant du côté de la vessie.

d. *Modalités diverses du déplacement utérin.* — Dans ces déplacements passifs que subit l'utérus sous l'influence des organes voisins, trois ordres de faits peuvent se produire, constituant ce qu'on appelle des versions, des flexions et des torsions. — Dans les *versions*, l'utérus bascule autour d'un axe horizontal passant entre le corps et le col : il en résulte, naturellement, que les deux extrémités de l'organe se portent en sens inverse. Suivant que le corps de l'utérus se déplace en avant, en arrière ou sur les côtés, le déplacement prend le nom d'*antéversion*, de *rétroversion* et de *latéroversion*, cette dernière se subdivisant naturellement en deux variétés, la *latéroversion droite* et la *latéroversion gauche*. — Dans les *flexions* par déplacement du corps, celui-ci s'incline plus ou moins sur le col en formant un angle, l'*angle de flexion*, dont l'ouverture diminue au fur et à mesure que l'inclinaison augmente. Ici encore, suivant l'orientation de l'angle précité, on distingue les quatre variétés suivantes : l'*antéflexion*, la *rétroflexion*, la *latéroflexion droite* et la *latéroflexion gauche*, dénominations suffisamment expressives par elles-mêmes pour ne pas avoir besoin de définition. — Enfin, dans les *torsions*, l'utérus subit un mouvement de spire à axe vertical, mouvement de spire en vertu duquel ses deux extrémités se portent en sens opposé. Du reste, cette torsion peut se faire à droite ou à gauche, créant ainsi deux variétés : la *dextrotorsion* quand la face antérieure de l'utérus regarde à droite et la *lævotorsion* quand elle regarde à gauche. Les torsions de l'utérus existent rarement seules : elles coïncident le plus souvent avec l'un des déplacements précités, principalement avec les rétroversions. — Aux déplacements que nous venons d'indiquer, il convient d'ajouter une dernière variété, dans laquelle l'utérus tout entier, le col comme le corps, se porte à droite ou à gauche de la ligne médiane. J'en ai observé tout récemment (janvier 1894) un exemple très net sur une femme de quarante-cinq ans. Je pratiquai sur ce sujet, après l'avoir congelé, une coupe vertico-médiane et je constatai, à mon grand étonnement, que le trait de scie, quoique passant exactement par la symphyse pubienne, n'avait pas intéressé l'utérus : celui-ci, tout entier, se trouvait dans le segment gauche de la coupe. Ce fait est d'autant plus instructif, dans l'espèce, que la femme chez laquelle je l'ai observé était vierge encore, malgré ses quarante-cinq ans, et qu'on ne pouvait attribuer à une grossesse antérieure le relâchement considérable que présentait chez elle le ligament large du côté droit. D'autre part, l'excavation pelvienne, dans sa moitié droite, était remplie par des anses intestinales et c'est vraisemblablement ce paquet intestinal qui, en descendant sur la droite de l'utérus, l'avait refoulé du côté opposé.

e. *Ce qu'on doit entendre par position normale de l'utérus : indication de cette position.* — L'utérus étant un organe en équilibre instable, un organe dont la direction est pour ainsi dire à la merci des viscères qui le surmontent ou qui l'entourent, il paraît bien difficile d'indiquer quelle est sa position normale, c'est-à-dire *la position qu'il prend de lui-même lorsque, le sujet étant debout, le rectum à peu près vide et la vessie modérément distendue, la masse intestinale n'exerce sur lui aucune influence.* Le fait suivant, que j'ai observé il y a déjà dix ans, va nous permettre de déterminer cette position d'une façon aussi satifaisante qu'inattendue.

Pendant le semestre d'hiver 1890-1891, je pratiquai sur le cadavre préalablement congelé d'une fille vierge, âgée de vingt-quatre ans, une coupe verticale et médiane que j'ai fait représenter dans la figure 700. Comme on le voit, le corps de l'utérus est fortement renversé en arrière et il serait très probablement arrivé au contact du sacrum si le côlon pelvien, distendu par des matières stercorales, n'était venu s'interposer entre sa face postérieure et le rectum. On voit aussi, qu'en avant de l'utérus et directement appliquées contre sa paroi antérieure, se trouvent quatre anses intestinales remplies de matières fécales. Ces anses grêles remplissent le cul-de-sac vésico-utérin qui, de ce fait, est représenté par un angle dièdre de 95° d'ouverture. Je dois ajouter que le sujet avait été placé, pour la congélation, dans l'attitude verticale, ce qui nous autorise à penser que la situation occupée par les viscères abdomino-pelviens

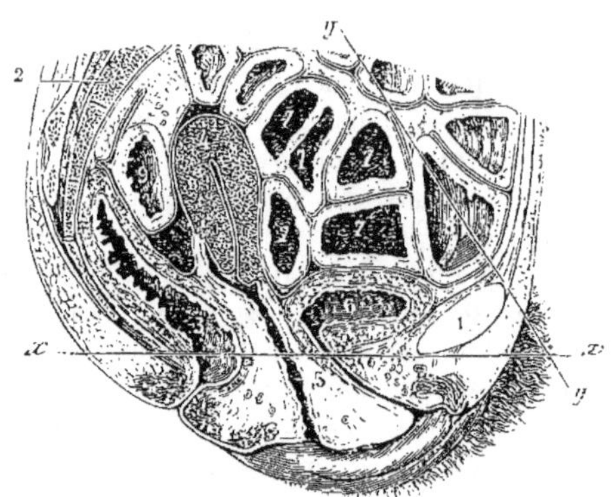

Fig. 700.

Coupe vertico-médiane d'un sujet congelé (femme de vingt-quatre ans : l'utérus, fortement repoussé en arrière par des anses intestinales remplies de matières fécales, est en rétroversion.

1, symphyse pubienne. — 2, sacrum. — 3, rectum. — 4, utérus. — 5, vagin. — 6, vessie. — 7, 7, 7, anses intestinales remplies de matières fécales. — 8, 8, anses intestinales remplies de gaz. — 9, côlon pelvien. — 10, repli de Douglas. xx, horizontale passant au-dessous de la symphyse. yy, plan du détroit supérieur

sur notre coupe était exactement la même que celle qu'ils présentaient pendant la vie. Après avoir pris le calque de la coupe, je déposai celle-ci, toute congelée encore, dans un bassin rectangulaire à fond plat rempli d'alcool. Le lendemain, lorsque je voulus reprendre la pièce pour l'étudier en détail, je ne fus pas peu surpris de constater que l'utérus avait complètement changé de position et cela *spontanément*, car personne n'avait touché à la coupe depuis qu'elle avait été placée dans l'alcool. Voici ce qui s'était passé : les anses intestinales remplies de matières fécales qui remplissaient le cul-de-sac vésico-utérin, étant devenues libres après la décongélation, étaient remontées à la surface du liquide. L'utérus, à son tour, débarrassé du contact de ce bloc anormal qui l'avait refoulé en arrière, s'était in-

Fig. 700 bis.

La même, après décongélation dans un bain d'alcool ; les intestins étant remontés à la surface du liquide et n'influençant plus l'utérus, celui-ci a pris de lui-même sa position normale.

(Même légende que pour la figure précédente.)

cliné peu à peu du côté de la vessie et, de lui-même, sans aucune intervention étrangère, avait pris la position qui est représentée dans la figure 700 bis : son grand axe, oblique maintenant de haut en bas et d'avant en arrière, était sensiblement parallèle à l'axe de l'excavation.

Cette position nouvelle, qu'a prise l'utérus quand il n'a plus été en contact avec les anses grêles accumulées dans le cul-de-sac vésico-utérin, est bien celle qui répond à notre définition de tout à l'heure : *la position que prend de lui-même l'utérus lorsque les anses intestinales n'exercent sur lui aucune influence.* Je crois donc devoir la considérer comme représentant la position normale de l'organe.

3° Conclusions. — Je formulerai en manière de conclusions, les trois propositions suivantes :

1° L'axe du corps et l'axe du col ne sont pas situés sur la même ligne droite, mais s'inclinent très légèrement l'un sur l'autre; ils se continuent réciproquement suivant une courbe adoucie qui, dans certains cas cependant, peut se transformer en un angle à sommet nettement marqué ;

2° L'axe total de l'utérus (axe du corps et axe du col réunis) est une ligne continue et légèrement arquée, dont la concavité regarde la face antérieure de l'organe; le corps de l'utérus est donc un peu incliné sur le col : ce n'est pas une antéflexion vraie, mais, pour employer l'expression classique, une *antécourbure;*

3° Cet axe, quand l'utérus est en position normale, répond à l'axe de l'excavation : sa concavité par conséquent regarde la symphyse pubienne, tandis que le fond de l'utérus se dirige en haut et en avant du côté de l'ombilic.

4° Nous devons ajouter que, sur la plupart des sujets adultes, surtout après de nombreuses grossesses, l'utérus s'incline un peu du côté droit ou du côté gauche, mais de préférence du côté droit. A cette déviation latérale (*latéroversion droite*), s'ajoute ordinairement un léger mouvement de torsion sur l'axe, en vertu duquel l'angle supérieur gauche de l'utérus est situé sur un plan un peu antérieur à celui qu'occupe l'angle supérieur droit; autrement dit la face antérieure de l'organe regarde légèrement à droite, la face postérieure légèrement à gauche (*dextrotorsion*). Pour expliquer cette disposition, on a invoqué la présence du rectum à gauche, hypothèse peu conciliable avec ce fait, déjà énoncé dans le livre précédent (p. 214), que dans la grande majorité des cas l'origine du rectum est à droite et non à gauche. Il me paraît plus rationnel de la rattacher à l'influence du côlon pelvien qui, comme on le sait, se porte de gauche à droite et d'avant en arrière, direction qui répond exactement aux déviations précitées du corps de l'utérus.

§ IV. — CONFORMATION EXTÉRIEURE ET RAPPORTS

L'utérus présente avec le bassin et son contenu des rapports importants. Nous les examinerons successivement pour chacun de ses deux segments, le corps et le col :

1° **Corps.** — Le corps de l'utérus, de forme triangulaire, nous présente à étudier deux faces, deux bords latéraux et deux extrémités :

a. *Faces.* — Des deux faces, l'une est antérieure, l'autre postérieure. — La *face antérieure*, légèrement convexe, est recouverte dans toute son étendue par le péritoine, qui lui donne un aspect lisse et uni. Elle répond à la vessie, dont elle est séparée par un cul-de-sac du péritoine, le *cul-de-sac vésico-utérin* (fig. 699, 31). Les deux organes sont immédiatement contigus lorsque la vessie est à l'état de réplétion. Entre les deux s'interpose habituellement, quand la vessie est vide, un paquet plus ou moins volumineux d'anses intestinales descendues dans le cul-de-

sac précité (fig. 700, 7). — La *face postérieure* est plus convexe que l'antérieure.
Mais, comme cette dernière, elle est régulièrement lisse et recouverte par le péritoine dans toute son étendue. Une crête mousse, disposée sur la ligne médiane, la

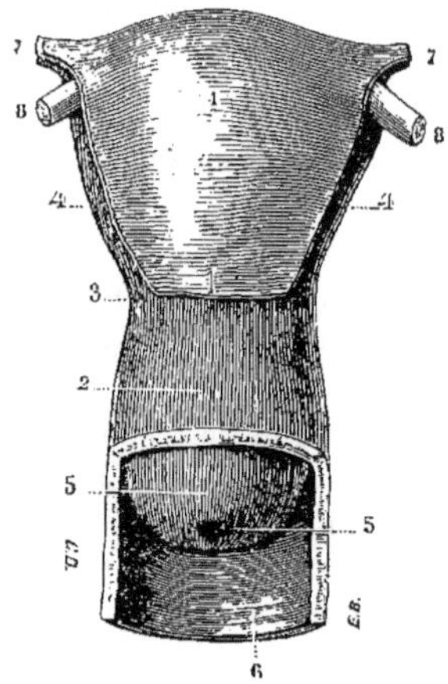

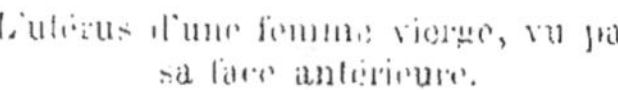

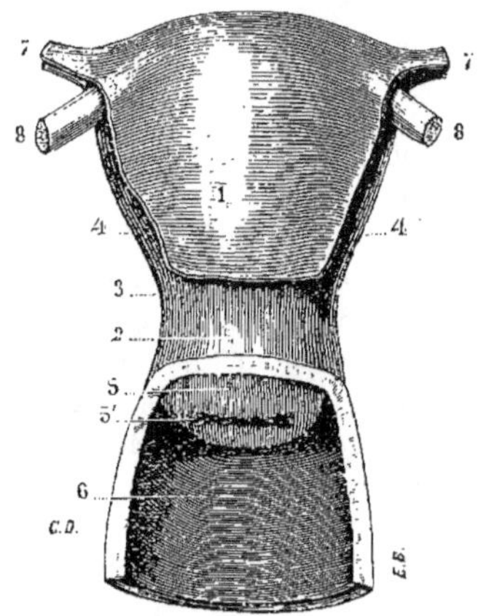

Fig. 701.

L'utérus d'une femme vierge, vu par
sa face antérieure.

Fig. 702.

L'utérus d'une femme multipare, vu par
sa face antérieure.

1, corps de l'utérus, recouvert par le péritoine. — 2, partie extra-vaginale du col. — 3, isthme. — 4, bords de
l'utérus. — 5, partie intra-vaginale du col ou museau de tanche, avec 5', son orifice externe. — 6, paroi postérieure
du vagin. — 7, 7, trompes utérines. — 8, 8, ligaments ronds.

partage en deux moitiés latérales, qui s'inclinent légèrement, l'une à droite, l'autre
à gauche, pour rejoindre les bords de l'organe. L'utérus, par sa face postérieure,
est en rapport avec le rectum, dont il est séparé par un nouveau cul-de-sac du
péritoine, le *cul-de-sac recto-vaginal*. Ce cul-de-sac est ordinairement vide et,
dans ce cas, l'utérus et le rectum sont directement appliqués l'un contre l'autre.
Mais ce n'est pas là, en dépit des assertions contraires de certains auteurs, une
disposition constante : sur bien des sujets, en effet, surtout quand la vessie est
vide ou modérément distendue, les anses intestinales viennent se placer dans leur
intervalle. J'y ai rencontré dans bien des cas le côlon pelvien (fig. 700, 9).

b. *Bords.* — Les bords latéraux, légèrement concaves de haut en bas, convexes
d'avant en arrière, répondent à l'insertion interne des ligaments larges. Ils sont
longés, dans toute leur étendue, par l'artère utérine et les riches plexus veineux
qui accompagnent cette artère.

c. *Extrémités.* — Les deux extrémités du corps de l'utérus se distinguent en
supérieure et inférieure. — L'*extrémité inférieure* se confond avec le col au niveau
de l'isthme. — L'*extrémité supérieure*, plus connue sous le nom de *fond de
l'utérus* (*bord supérieur* de quelques auteurs), représente la partie la plus large
de l'organe. En se continuant sur les côtés avec les bords latéraux, elle forme
deux angles, les *angles de l'utérus*, sur lesquels prennent naissance les trompes.
Sa direction varie beaucoup suivant les âges : légèrement concave chez le fœtus
et chez l'enfant, elle est rectiligne chez la vierge et la nullipare, fortement convexe chez la multipare : elle s'élève, chez cette dernière, à 10 ou 15 millimètres
au-dessus de la ligne d'insertion des trompes. Le fond de l'utérus, en dehors
de la gestation, est ordinairement situé à 2 ou 3 centimètres au-dessous du plan
passant par le détroit supérieur du bassin. Par contre, une horizontale, menée par

l'extrémité supérieure de la symphyse, rencontre toujours l'utérus et le rencontre même très bas, au niveau de son tiers inférieur ou même plus bas encore au voisinage de son extrémité inférieure. Le fond de l'utérus est revêtu par le péritoine dans toute son étendue. Il est en rapport avec la masse intestinale qui repose sur lui.

2° Col. — Le col de l'utérus revêt la forme d'un cylindre légèrement renflé à sa partie moyenne : COURTY le comparait à un barillet rétréci dans le haut et effilé surtout dans le bas. L'insertion du vagin, qui se fait sur son pourtour à l'union de ses deux tiers supérieurs avec son tiers inférieur, nous permet de le diviser en trois segments (fig. 703) : un segment supérieur ou extra-vaginal (*a*) ; un segment moyen ou vaginal (*b*) ; un segment inférieur ou intra-vaginal (*c*).

a. *Segment extra-vaginal.* — Le segment extra-vaginal ou sus-vaginal mesure de 15 à 20 millimètres de longueur. Il est en rapport : en avant, avec la vessie, à laquelle il est uni par une couche de tissu conjonctif lâche ; en arrière, avec le rectum, dont il est séparé par le cul-de-sac recto-vaginal ; sur les côtés, avec le bord interne des ligaments larges et les plexus utérins.

b. *Segment vaginal.* — Le segment vaginal correspond à l'insertion supérieure du vagin. Cette insertion se fait sur tout le pourtour du col, mais suivant un plan qui est fortement oblique de haut en bas et d'arrière en avant (fig. 703. *b*) : autrement dit, le vagin remonte sur la face postérieure du col beaucoup plus haut que sur sa face antérieure. L'union du col et du vagin répond à une zone qui mesure de 6 à 8 millimètres de hauteur, quelquefois plus. À son niveau, la couche musculeuse du vagin se continue avec celle de l'utérus : les connexions entre les deux organes sont, par conséquent, intimes.

c. *Segment intra-vaginal.* — Le segment intra-vaginal constitue ce qu'on appelle le *museau de tanche (os tincæ)* : c'est lui qu'on aperçoit dans le fond du spéculum. Il a la forme d'un cône, dont le sommet, dirigé en bas, serait tronqué et arrondi. Sa longueur est de 8 à 12 millimètres ; sa largeur et son épaisseur, sensiblement égales, mesurent chacune 2 centimètres à 2 centimètres et demi. — Le museau de tanche est circonscrit au niveau de sa base par un cul-de-sac circulaire, beaucoup plus profond en arrière qu'en avant, dont les différentes portions constituent les culs-de-sac antérieur, postérieur et latéraux du vagin (voy. *Vagin*). — Son sommet est percé d'un orifice, ordinairement arrondi, plus rarement en forme de fente transversale, qui nous conduit dans la cavité utérine : c'est l'*orifice inférieur du col.* Cet orifice, dont le diamètre est de

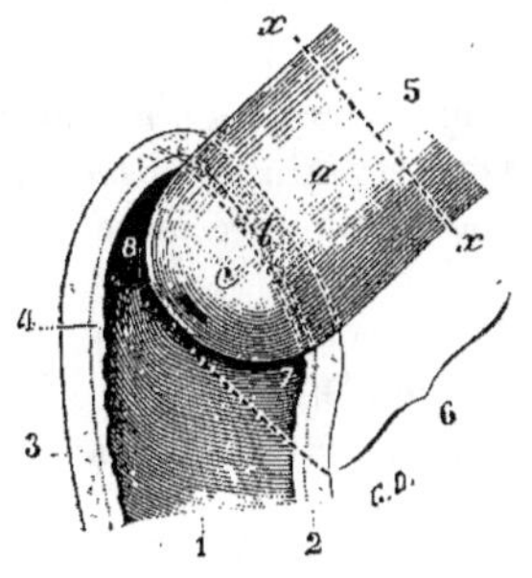

Fig. 703.

L'insertion supérieure du vagin et les trois segments du col (*schématique*).

(La coupe du vagin est ombrée en rouge.)

1. vagin, avec : 2. sa paroi antérieure ; 3. sa paroi postérieure ; 4. sa muqueuse. — 5. corps de l'utérus. — 6. col de l'utérus, avec : *a*. sa portion extra-vaginale ; *b*, sa portion vaginale ; *c*. sa portion intra-vaginale ou museau de tanche. — 7. cul-de-sac antérieur. — 8, cul-de-sac postérieur.

x x. limite respective du corps et du col de l'utérus.

4 à 6 millimètres, divise le col en deux moitiés ou lèvres, l'une antérieure, l'autre postérieure : la lèvre antérieure est à la fois plus épaisse et plus proéminente que la postérieure ; par contre, elle est beaucoup plus courte, le vagin s'élevant moins haut en avant qu'en arrière. — Enfin, le museau de tanche nous présente, dans les conditions physiologiques, une surface régulière, une coloration blanc rosé et une consistance ferme, qui donne au doigt qui l'explore une sensation analogue à celle que produit le lobule du nez (A. DUBOIS).

Le museau de tanche, tel que nous venons de le décrire, est celui de la femme
vierge (fig. 704, A). Les rapports sexuels le modifient peu. Nous devons cependant
signaler, comme conséquence du coït et surtout du coït répété, une diminution
dans sa consistance, une coloration grisâtre se substituant peu à peu à sa coloration
rosée et, avant tout, un aplatissement de son sommet, d'où il résulte que la portion
intra-vaginale du col, de conique qu'elle était, revêt maintenant une forme plus
ou moins cylindrique.

Mais c'est surtout la grossesse qui imprime à la configuration extérieure du col
des modifications profondes. Chez la multipare, en effet (fig. 704, C), le museau

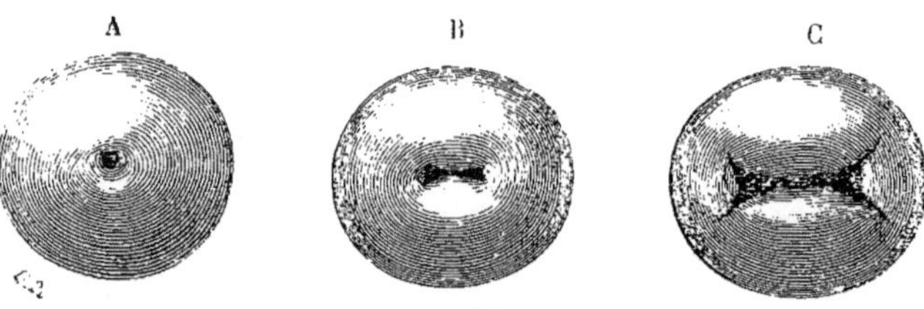

Fig. 704.

Le museau de tanche et son orifice, vus de face : A, chez la femme vierge ; B, chez la primipare
C, chez la multipare.

de tanche a beaucoup perdu de cette consistance ferme qui le caractérise chez la
femme vierge ; en même temps, sa surface est moins régulière et sa proéminence
dans le vagin moins considérable. Ses deux diamètres transverse et antéro-postérieur se sont accrus, et il convient de faire remarquer que le premier l'emporte
toujours sur le second, ce qui revient à dire que le col est aplati d'avant en arrière
De son côté, l'orifice qui occupe son sommet s'est considérablement agrandi. Puis,
au lieu d'être circulaire, il revêt la forme d'une fente transversale mesurant de 10 à
15 millimètres de largeur : c'est maintenant que les parties qui le circonscrivent,
en avant et en arrière, méritent véritablement le nom de *lèvres*. Enfin, le pourtour
de cet orifice, inégal et plus ou moins déchiqueté, présente à ses deux extrémités,
mais principalement à son extrémité gauche, un certain nombre de sillons cicatriciels, restes des déchirures qui se sont produites au moment de l'accouchement.

Tous ces caractères s'exagèrent au fur et à mesure que les grossesses se multiplient, notamment la diminution de la saillie du col et l'élargissement de son orifice. Il n'est pas rare de voir, chez les femmes qui ont eu huit ou dix enfants, le
col entièrement effacé, et le conduit vaginal se continuer directement avec la cavité
de l'utérus sans autre ligne de démarcation qu'un simple bourrelet, lequel peut
disparaître à son tour d'une façon complète : le vagin se termine alors à sa partie
supérieure par une dépression hémisphérique, par une sorte de coupole présentant à son centre l'orifice inférieur de l'utérus.

§ V. — CONFORMATION INTÉRIEURE. CAVITÉ DE L'UTÉRUS

L'utérus est creusé d'une cavité centrale, aplatie d'avant en arrière, excessivement étroite, virtuelle pour ainsi dire en dehors de la grossesse, qui se continue
en haut avec les trompes et qui s'ouvre en bas dans le vagin. Nous l'examinerons
successivement sur le corps et sur le col.

1° Cavité du corps. — La cavité du corps (fig. 705 et 706), de forme triangulaire comme le corps de l'utérus lui-même, nous présente à étudier deux faces, trois bords et trois angles :

a. *Faces.* — Les deux faces se distinguent en antérieure et postérieure. Elles sont planes, régulièrement lisses, immédiatement appliquées l'une contre l'autre.

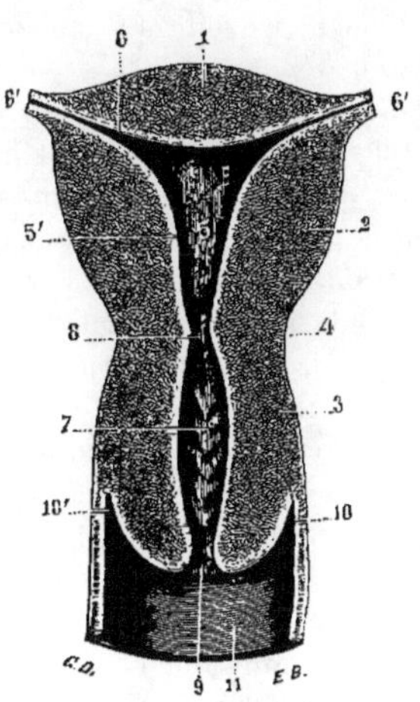

Fig. 705.

Coupe frontale de l'utérus d'une femme nullipare (segment postérieur de la coupe).

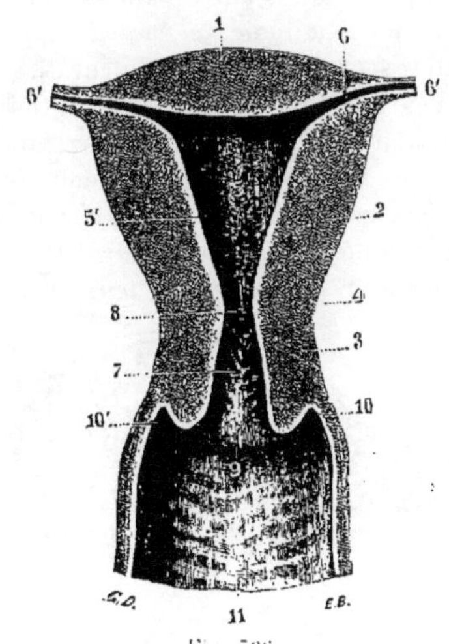

Fig. 706.

Coupe frontale de l'utérus d'une femme multipare (segment postérieur de la coupe).

1. fond de l'utérus. — 2. parois latérales du corps. — 3. col. — 4, isthme. — 5, cavité du corps, avec : 5'. ses bords latéraux ; 6. ses angles supérieurs, se continuant, par l'ostium uterinum. avec l'extrémité interne des trompes de Fallope (6'). — 7. arbre de vie, dont l'axe est légèrement incliné en haut et à gauche. — 8, orifice interne du col. — 9. son orifice externe. — 10, 10', culs-de-sac latéraux du vagin. — 11, paroi postérieure de ce conduit.

Elles nous présentent parfois sur la ligne médiane une sorte de raphé plus ou moins accentué, qui rappelle le développement de l'utérus aux dépens de deux moités latérales et symétriques.

b. *Bords.* — Des trois bords, l'un est supérieur, les deux autres latéraux. Chez la jeune fille vierge ou même chez la femme nullipare, ces bords sont curvilignes, leur convexité se dirigeant du côté de la cavité. Chez la femme qui a eu des enfants, ils sont plutôt rectilignes et quelquefois même légèrement concaves en dedans.

c. *Angles.* — Les trois angles se distinguent en supérieurs et inférieur. Chacun d'eux est marqué par un orifice. — Les *orifices supérieurs* (6, 6) que l'on distingue en droit et gauche, répondent à l'abouchement des trompes dans la cavité utérine. Ces orifices, toujours fort étroits (voy. *Trompes*), sont précédés, du côté de l'utérus, par une sorte d'entonnoir, moins large chez la nullipare que chez la multipare, qui résulte de la convergence réciproque des deux bords correspondants. A leur niveau, se voient de petits replis muqueux qui prolongent ceux des trompes : ces plis, en rétrécissant l'orifice ou en s'appliquant contre lui, peuvent vraisemblablement faire obstacle au passage des liquides de l'utérus dans la trompe. Mais dans aucun cas, contrairement aux assertions de DE GRAAF et de WHARTON, ils n'acquièrent la signification de véritables valvules. — *L'orifice inférieur* de la cavité du corps (9), plus large que les précédents, nous conduit dans la cavité du col. Nous y reviendrons tout à l'heure.

2° **Cavité du col.** — La cavité du col ou cavité cervicale (fig. 705 et 706) est fusiforme, c'est-à-dire renflée à sa partie moyenne et rétrécie à ses deux extrémités. On lui considère deux faces, deux bords et deux orifices :

a. *Faces*. — Les deux faces, comme celles de la cavité du corps, sont planes et appliquées l'une contre l'autre. Chacune d'elles nous présente en son milieu une saillie longitudinale, sur laquelle s'implantent latéralement, à droite et à gauche, des saillies secondaires obliquement dirigées de dedans en dehors et de bas en haut. — Ces saillies, disons-le par anticipation, sont déterminées par des faisceaux musculaires de même direction, qui se trouvent situés au-dessous d'elles et qui, à leur niveau, soulèvent la muqueuse. Leur ensemble, qui rappelle plus ou moins les nervures d'une feuille à axe médian (7), constitue ce que les anciens anatomistes ont désigné sous le nom d'*arbre de vie*, dénomination qui est encore employée de nos jours. — Il existe deux arbres de vie, l'un sur la paroi antérieure, l'autre sur la paroi postérieure. L'un et l'autre sont plus développés chez la nouveau-née que chez la femme adulte : chez la première, en effet, les saillies principales se prolongent en bas jusqu'à l'orifice externe du col, tandis que chez la femme adulte elles s'arrêtent d'ordinaire à 6 ou 7 millimètres au-dessus de cet orifice. — Suivant la remarque fort juste de Giryox, les deux saillies longitudinales des arbres de vie n'occupent pas exactement la ligne médiane, mais se dévient légèrement en dehors et en sens opposé : l'antérieure s'incline à droite, tandis que la postérieure se renverse à gauche. Il résulte d'une pareille disposition que les deux saillies, au lieu de se superposer, se juxtaposent, celle de la paroi antérieure étant placée à droite de celle de la paroi postérieure. Il en est à peu près de même pour les saillies transversales : chacune d'elles répond, sur la paroi opposée, non pas à une saillie, mais à un sillon déterminé par deux saillies voisines.

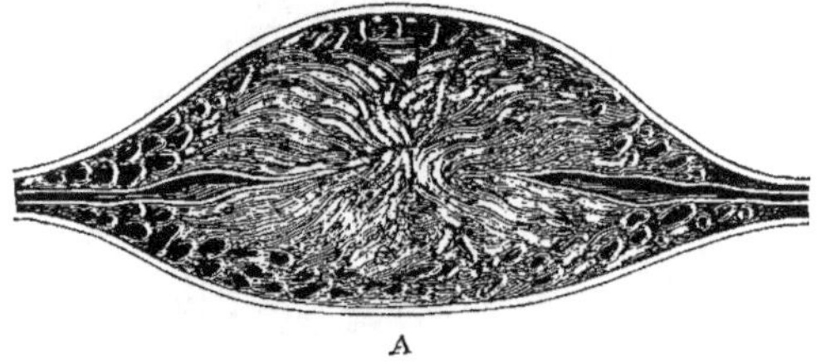

A

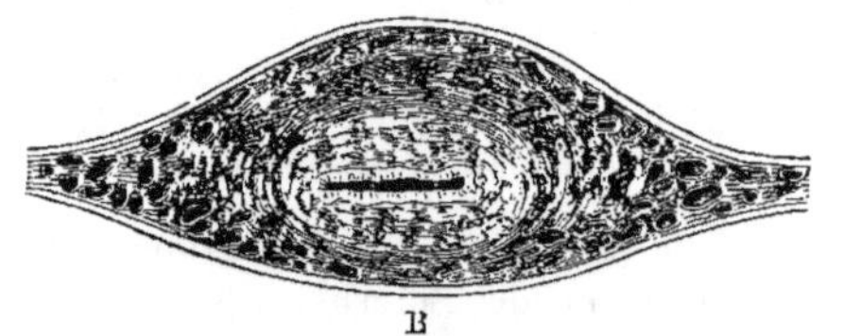

B

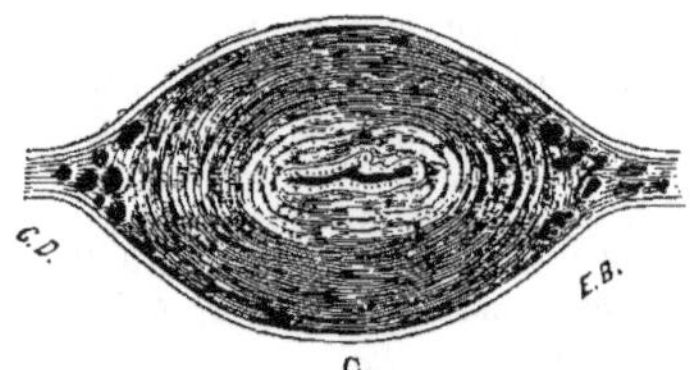

Fig. 717.

Coupes transversales de l'utérus, passant : A, par la partie supérieure du corps, au niveau de l'abouchement des trompes ; B, par la partie moyenne du corps ; C, par la partie moyenne du col (femme de trente-sept ans, multipare, grandeur nature).

Les segments de l'utérus, représentés dans les figures A, B, C, sont vus de haut en bas, la face antérieure de l'organe dirigée en avant (partie inférieure de la figure), la face postérieure en arrière (partie supérieure de la figure).

Comme on le voit, les deux parois antérieure et postérieure de la cavité du col, en s'appliquant l'une contre l'autre, s'engrènent réciproquement.

b. *Bords*. — Les deux bords de la cavité du col, régulièrement courbes, se regardent par leur concavité. Le long de ces bords, les saillies secondaires des arbres de vie arrivent au contact de celles du côté opposé et nous ferons remarquer, à ce sujet, que celles de la paroi antérieure ne se continuent pas avec celles de la paroi postérieure, mais s'entrecroisent avec ces dernières et vice versa.

c. *Orifice*. — Les deux orifices de la cavité du col se distinguent en supérieur ou interne et inférieur ou externe. — L'*orifice interne* (8) répond à l'isthme de l'utérus. Il mesure 5 ou 6 millimètres de hauteur, sur 4 ou 5 millimètres de diamètre. Ce n'est donc pas un simple trou, mais plutôt un canal rétréci, autrement dit une sorte de détroit jeté entre la cavité du corps et celle du col. Les saillies longitudinales de l'arbre de vie se prolongent jusqu'à son extrémité supérieure et contribuent naturellement à diminuer encore son calibre. Cependant, sur un utérus parfaitement sain, il se laisse facilement franchir par une sonde de 3 ou 4 millimètres de diamètre (BANDL). Après la ménopause, et probablement parce qu'il n'est plus traversé alors par le flux menstruel, l'orifice interne du col se rétrécit graduellement et parfois même s'oblitère d'une façon complète. Cette oblitération, déjà signalée par MAYER, en 1826, a été étudiée à une époque plus récente par le professeur GUYON (*Étude sur les cavités de l'utérus à l'état de vacuité*, Th. de Paris, 1858), qui l'a rencontrée treize fois sur vingt femmes, âgées de cinquante-cinq à soixante-dix ans, soit une proportion de 65 p. 100. Ce chiffre est vraisemblablement trop élevé. SAPPEY, sur douze femmes, âgées de soixante à soixante-quinze ans, n'en a rencontré que deux, sur lesquelles l'orifice du col était entièrement oblitéré. — L'*orifice externe* (9) a été décrit plus haut, à propos de la portion intra-vaginale du col (voy. p. 831).

3° Dimensions de la cavité utérine. — Les dimensions de la cavité utérine nous sont assez bien indiquées par les trois données suivantes : le diamètre vertical, le diamètre transversal et la capacité.

a. *Diamètre vertical.* — Le diamètre vertical de la cavité utérine est, en moyenne, de 50 à 55 millimètres chez la femme nullipare. Il n'est que de 45 à 50 millimètres chez la jeune fille vierge et atteint, chez la multipare, de 55 à 65 millimètres. — La longueur respective de la cavité du col et de celle du corps varie dans les mêmes conditions que la longueur respective du col et du corps prise à la surface extérieure de l'organe. Chez la vierge, la longueur de la cavité cervicale dépasse celle de la cavité du corps de 3 ou 4 millimètres. Chez la nullipare, les deux cavités ont à peu près la même longueur et, s'il existe une différence, cette différence est toujours légère et en faveur de la cavité du corps. Enfin, chez la multipare, la cavité du corps, considérablement agrandie au détriment de celle du col, l'emporte sur cette dernière de 4 ou 5 millimètres. — En chiffres ronds, la cavité du col mesure en hauteur 28 millimètres chez la vierge, 25 millimètres chez la nullipare et 22 millimètres chez la multipare, ce qui nous donne pour la cavité du corps : 22 à 26 millimètres chez la jeune fille vierge, 25 à 27 millimètres chez la femme nullipare, 30 à 40 millimètres chez la multipare.

b. *Diamètre transversal.* — Le diamètre transversal de la cavité de l'utérus, pris au niveau de la base, est à peu près la moitié du diamètre vertical. GUYON, qui a mesuré ce diamètre sur dix-sept femmes, dont trois vierges, trois nullipares et onze multipares, est arrivé aux chiffres suivants : pour la vierge et pour la nullipare, de 20 à 24 millimètres ; pour la multipare, de 30 à 33 millimètres.

c. *Capacité.* — La capacité de l'utérus, en dehors de la gestation, est environ de 3 ou 4 centimètres cubes chez la vierge et la nullipare, de 5 ou 6 centimètres cubes chez la multipare.

L'épaisseur de la paroi utérine étant en moyenne de 10 millimètres, il est toujours possible, grâce à un procédé que nous devons à Richet, de déterminer sur le vivant les diamètres extérieurs de l'utérus. Pour cela, on devra, tout d'abord, mesurer à l'aide du cathéter gradué la longueur de la cavité utérine : soit x cette longueur. — Pour déterminer le diamètre vertical extérieur de l'utérus (Dv), il suffira alors d'ajouter à la valeur de x l'épaisseur de la paroi, soit 10 millimètres ($Dv = x + 10$ millimètres). — D'autre part, la largeur de la cavité utérine étant la moitié de sa longueur, on aura cette largeur en divisant la longueur par 2 $\left(= \frac{x}{2} \right)$. Cette largeur une fois connue, on obtiendra le diamètre transverse extérieur de l'utérus (Dt, en lui ajoutant deux fois l'épaisseur de la paroi utérine $\left(Dt = \frac{x}{2} + 10 + 10 \right)$. Il est à remarquer, cependant, que l'épaisseur de l'utérus est un facteur qui varie beaucoup suivant les sujets et, d'autre part, que le rapport indiqué ci-dessus entre le diamètre vertical de la cavité utérine et son diamètre transversal, est également fort variable. Pour ces deux raisons, les formules précitées, tout en étant utiles dans la pratique, ne fourniront jamais, quant aux dimensions réelles de l'utérus, que des chiffres approximatifs.

§ VI. — CONSTITUTION ANATOMIQUE

Envisagé au point de vue de sa constitution anatomique, l'utérus se compose de trois tuniques superposées, qui sont, en allant de dehors en dedans : une tunique séreuse, une tunique musculeuse et une tunique muqueuse.

A. — TUNIQUE SÉREUSE

La tunique séreuse est une dépendance du péritoine pelvien. Après avoir revêtu la face postérieure de la vessie, le péritoine se porte sur l'utérus, qu'il rencontre ordinairement au niveau de l'isthme, quelquefois 2 ou 3 millimètres plus haut ou plus bas. Il s'étale alors, de bas en haut, sur la face antérieure de ce dernier organe et la recouvre dans toute son étendue. En passant de la vessie sur l'utérus, la séreuse forme un premier cul-de-sac (fig. 708, 11), le *cul-de-sac antérieur* ou *vésico-utérin*.

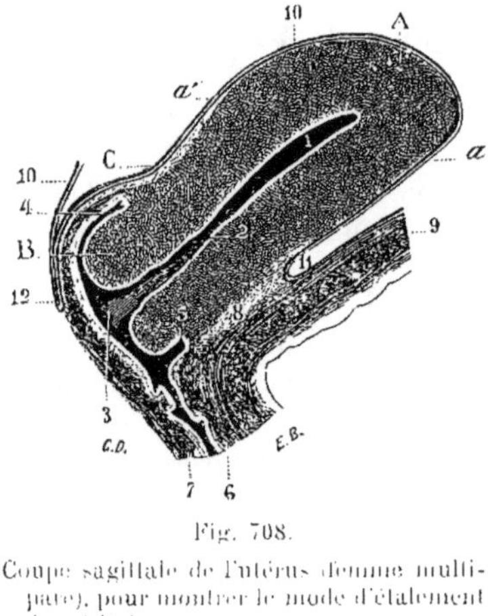

Arrivé sur le fond de l'utérus, le péritoine le contourne d'avant en arrière et descend alors sur sa face postérieure jusqu'au niveau de l'insertion du vagin. Il se prolonge même sur ce dernier conduit dans une étendue de 15 à 20 millimètres et, finalement, se réfléchit sur le rectum, en constituant un deuxième cul-de-sac, bien plus profond que le précédent, le *cul-de-sac postérieur* ou *recto-vaginal* (fig. 708, 12) : on le désigne encore sous le nom de *cul-de-sac de Douglas*. Un peu au-dessus de la partie la plus déclive de ce cul-de-sac, le péritoine rencontre les deux faisceaux de fibres lisses qui constituent les ligaments utéro-sacrés (p. 822); il revêt successivement leur face supérieure, leur bord interne et leur face inférieure, et forme ainsi à droite et à gauche, entre le col utérin et les parties latérales du rectum, deux petits replis falciformes (fig. 697, 9) appelés *replis de Douglas*.

Fig. 708.

Coupe sagittale de l'utérus (femme multipare), pour montrer le mode d'étalement du péritoine.

A, corps de l'utérus, avec : a, sa face antérieure ; a', sa face postérieure. — B, col. — C, isthme.
1, cavité du corps. — 2, orifice interne du col. — 3, orifice externe. — 4, cul-de-sac postérieur du vagin. — 5, cul-de-sac antérieur. — 6, paroi vaginale antérieure. — 7, paroi vaginale postérieure. — 8, cloison vésico-utérine. — 9, paroi de la vessie. — 10, péritoine (*en bleu*). — 11, cul-de-sac vésico-utérin. — 12, cul-de-sac recto-vaginal ou cul-de-sac de Douglas.

Au niveau des bords latéraux de l'utérus (fig. 692), le feuillet péritonéal qui revêt la face antérieure de cet organe et celui qui tapisse sa face postérieure, s'adossent l'un à l'autre et tous les deux se portent transversalement en dehors, en constituant ces deux vastes replis que nous avons décrits plus haut (voy. p. 815) sous le nom de *ligaments larges*.

Au total, le péritoine utérin tapisse successivement : 1° la face antérieure du corps ; 2° le fond ou bord supérieur ; 3° la face postérieure du corps ; 4° la face postérieure de la portion sus-vaginale du col. Plus simplement, il recouvre toute la surface extérieure de la portion sus-vaginale de l'utérus, sauf les bords latéraux de l'organe et la face antérieure du col.

L'adhérence du péritoine à la tunique musculeuse de l'utérus varie suivant les régions que l'on examine. Sur le fond et sur les deux tiers supérieurs du corps, principalement dans la zone qui répond au plan médian, cette adhérence est intime. Sur les autres points, c'est-à-dire au voisinage des bords latéraux, sur le tiers inférieur du corps et sur la face postérieure du col, il s'interpose, entre la séreuse et la musculeuse, une couche de tissu cellulaire lâche, le *tissu cellulaire sous-péritonéal* (*tissu paramétrique* de Virchow), qui permet à son niveau l'isolement des deux tuniques. Cette couche celluleuse, très mince en haut, s'épaissit graduellement en descendant et acquiert son maximum de développement au niveau du col : elle forme tout autour de lui une sorte de manchon, manchon qui se continue en bas avec le tissu cellulaire péri-vaginal et dont l'épaisseur atteint parfois 10 et 15 millimètres.

Parmi les anomalies intéressantes se rapportant au mode d'étalement du péritoine sur l'utérus, nous devons signaler les variations de son point de réflexion vésico-utérin. Nous avons dit plus haut que ce point était situé ordinairement au niveau de l'isthme. Sur certains sujets, surtout chez les multipares, on le voit se rapprocher plus ou moins de l'insertion du vagin et quelquefois même descendre jusqu'à ce dernier organe. Dans ce cas, on le conçoit, le réservoir urinaire a perdu tout rapport immédiat avec la face antérieure de l'utérus.

B. — TUNIQUE MUSCULEUSE

La tunique musculeuse, remarquable par son développement, forme à elle seule la presque totalité de l'épaisseur de l'utérus. Elle se compose essentiellement de fibres musculaires lisses, dont l'ensemble constitue le *muscle utérin*. Nous étudierons tout d'abord leur mode d'agencement, puis leur structure histologique.

1° Mode d'agencement des fibres utérines. — Les coupes pratiquées en divers sens sur un utérus à l'état de vacuité nous révèlent la présence, entre la séreuse et la muqueuse, d'un tissu gris blanchâtre, très dense et très résistant, criant presque sous le scalpel. Par places apparaissent quelques orifices vasculaires ; mais, en aucun point, il n'est possible de saisir des variations d'aspect ou de texture suffisamment tranchées pour permettre de décomposer le muscle utérin en couches multiples et superposées. Aussi, pour s'éclairer un peu au milieu de ce chaos, il est indispensable de mettre à profit les modifications que subit la tunique musculeuse au cours de la grossesse. Dans ce nouvel état physiologique, les fibres augmentent à la fois en nombre et en volume. De plus, elles prennent une coloration rouge et les faisceaux qu'elles forment, plus gros et partant plus distincts, se prêtent plus facilement à la dissection. C'est le procédé qui a été mis en usage par les observateurs anciens, Sue en 1753, Calza en 1807, Mme Boivin en 1821, Deville en 1844 et, à une époque plus rapprochée de la nôtre (1864), par Hélie et Chenantais, dont la description est aujourd'hui classique. Avec ces deux derniers auteurs, nous diviserons la tunique musculeuse de l'utérus en trois couches, une couche externe, une couche moyenne et une couche interne. Disons tout de suite que ces trois couches ne sont pas entièrement indépendantes, qu'elles n'ont pas, en tout cas, l'indépendance que nous leur attribuons dans nos descriptions. Entre elles s'effectue toujours un échange considérable de fibres et même de faisceaux, qui rend leur isolement à peu près impossible et qui, au point de vue physiologique, solidarise leur action.

A. Couche externe. — La couche externe comprend elle-même deux ordres de fibres, les unes longitudinales, les autres transversales :

a. *Fibres longitudinales.* — Les fibres longitudinales (fig. 710,5) forment un faisceau aplati, large de 10 à 25 millimètres, qui répond à la zone médiane de l'utérus et qui occupe successivement sa face antérieure, son fond et sa face postérieure. Il revêt donc dans son ensemble l'aspect d'un fer à cheval, dont la partie moyenne embrasse le fond de l'organe à la manière d'une anse : c'est le *faisceau ansiforme* de Hélie. Il est constitué, sur la face antérieure comme sur la face postérieure, par des fibres primitivement transversales qui proviennent des parties latérales de l'utérus et qui, à un moment donné, se redressent plus ou moins brusquement pour devenir verticalement ascendantes. Arrivées sur le fond de l'utérus, les fibres constitutives du faisceau ansiforme suivent une double direction : les unes passent directement de la face antérieure de l'utérus sur sa face postérieure et vice versa ; les autres, s'infléchissant en dehors pour devenir de nouveau transversales, se dirigent vers l'orifice des trompes. Parmi ces dernières fibres, il y en a presque toujours un certain nombre qui, en s'infléchissant, croisent la ligne médiane et, par conséquent, passent du côté opposé à celui où elles ont

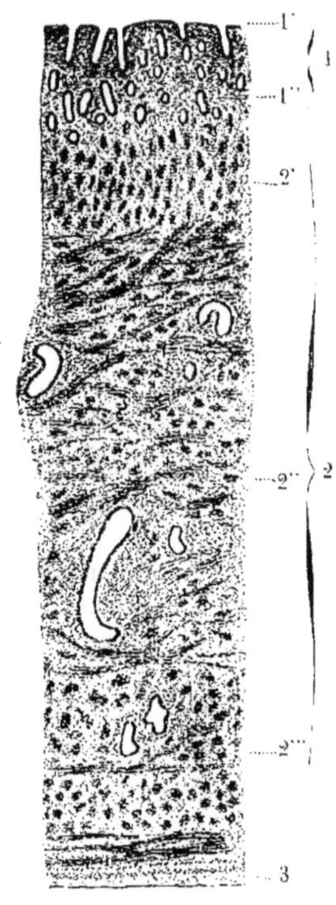

Fig. 709.

Coupe verticale de la paroi de l'utérus, au voisinage du fond, sur une femme vierge de vingt-quatre ans (d'après Tourneux).

1, muqueuse. avec: 1'. épithélium ; 1'', chorion et glandes. — 2. tunique musculeuse, avec : 2', sa couche profonde ; 2'', sa couche moyenne; 2''', sa couche superficielle. — 3, péritoine, avec son endothélium, sa couche conjonctivo-élastique et la couche sous-séreuse, très peu développée sur cette coupe.

pris naissance (fig. 710,6) : leur direction, considérée dans leur ensemble, rappelle assez bien celle d'un Z allongé (*fibres en Z*). Nous ajouterons que le faisceau ansiforme descend toujours un peu plus bas en arrière qu'en avant : en arrière, en effet, il se prolonge jusque sur le tiers supérieur du col et quelquefois même jusque sur son tiers moyen, tandis qu'en avant il s'arrête ordinairement à l'union du corps et du col.

b. *Fibres transversales.* — Les fibres transversales (fig. 710,4), situées immédiatement au-dessous des précédentes, forment un plan continu et régulier dans toute la hauteur du corps de l'utérus. Comme l'indique leur nom, elles se portent d'un côté à l'autre de l'organe, en suivant une direction horizontale ou légèrement oblique. Parvenues aux bords latéraux, un certain nombre d'entre elles, se recourbant en arc, passent de la face antérieure à la face postérieure et vice versa ; elles

sont traversées à ce niveau par de nombreux vaisseaux artériels et veineux, tout
autour desquels elles forment des sortes d'anneaux arrondis ou elliptiques. Les

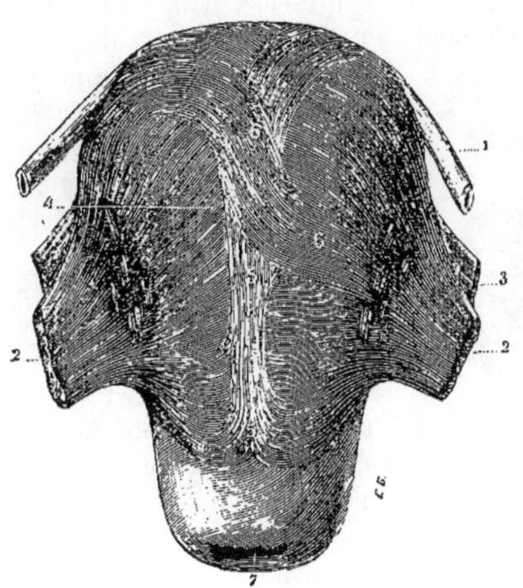

Fig. 710.

Couche musculaire externe de l'utérus, vue
sur la face antérieure de l'organe (en partie
d'après Bonamy.

1, trompe. — 2. origine du ligament rond. — 3. origine du ligament de l'ovaire. — 4. fibres transversales.
— 5. fibres longitudinales, formant la branche antérieure
du faisceau ansiforme. — 6, un faisceau disposé en Z.
— 7. orifice externe du col.

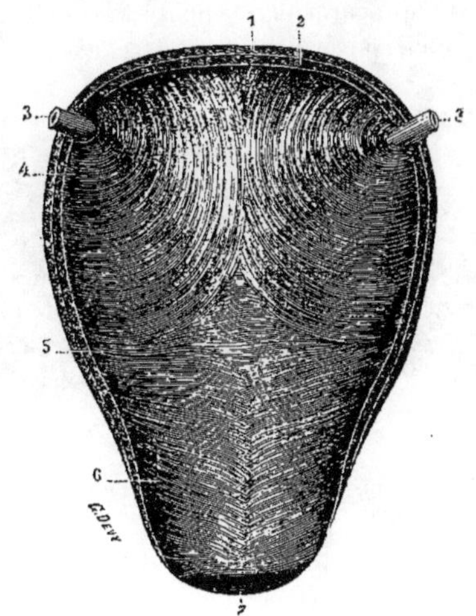

Fig. 711.

Couche musculaire interne de l'utérus, vue
après l'ablation des deux couches superficielles.

1. couche musculaire externe, sectionnée. — 2. couche
musculaire moyenne, également sectionnée. — 3. trompes.
— 4. faisceaux circulaires de l'angle externe. — 5. faisceaux circulaires de l'isthme. — 6. faisceaux circulaires
du col. — 7. orifice externe du col.

autres, dépassant les limites de l'organe, disparaissent dans l'épaisseur du ligament large, où elles constituent, comme nous l'avons déjà vu plus haut : 1° les
lames musculaires qui doublent les deux feuillets péritonéaux de ce dernier ligament ; 2° le ligament rond ; 3° le ligament utéro-ovarien ; 4° la couche externe
de la tunique musculeuse de la trompe. — Les fibres transversales de la couche
musculaire externe se prolongent sur le col utérin, en conservant leurs mêmes
caractères. Leur disposition y est même plus simple : elles n'y forment pas de
faisceau ansiforme et suivent presque toutes la même direction, une direction un
peu oblique de dehors en dedans et de haut en bas. — Ces fibres présentent quelques
connexions, en avant, avec les fibres vésicales correspondantes. — En arrière elles
donnent naissance à deux faisceaux distincts, qui se dirigent vers le sacrum et qui
nous sont bien connus (p. 822), les *faisceaux* ou *ligaments utéro-sacrés*. — Enfin
en bas, du côté du vagin, elles se continuent en partie avec la tunique musculeuse de ce dernier conduit.

c. *Limite inférieure de la couche externe.* — La couche musculaire externe ne
se prolonge guère au-dessous de l'insertion supérieure du vagin : le museau de
tanche en effet, comme nous le verrons tout à l'heure, emprunte presque exclusivement ses éléments à la couche musculaire interne.

B. Couche moyenne. — La couche moyenne (fig. 712) est la plus épaisse des
trois : à elle seule, elle représente la moitié environ de la tunique musculeuse. Elle
est constituée par un système de faisceaux ou de bandes de largeur variable, qui

suivent toutes les directions et s'entrecroisent dans tous les sens, d'où le nom de *couche plexiforme* donné à cette couche par quelques auteurs.

Ce qui caractérise encore la couche moyenne, c'est la présence, dans les mailles que circonscrivent les faisceaux précités, de nombreux canaux veineux que l'on désigne ordinairement sous le nom de *sinus utérins :* de là, le nom de *stratum vasculosum* dont se servent bon nombre d'auteurs pour désigner la couche musculeuse moyenne. Sur ces sinus, le vaisseau sanguin a perdu la plus grande partie des éléments de sa paroi : il se trouve réduit, en effet, à sa couche endothéliale, laquelle est fortement adhérente aux faisceaux musculaires qui l'environnent. Ceux-ci se disposent en arc autour des sinus et comme chacun de ces arcs est croisé à ses deux

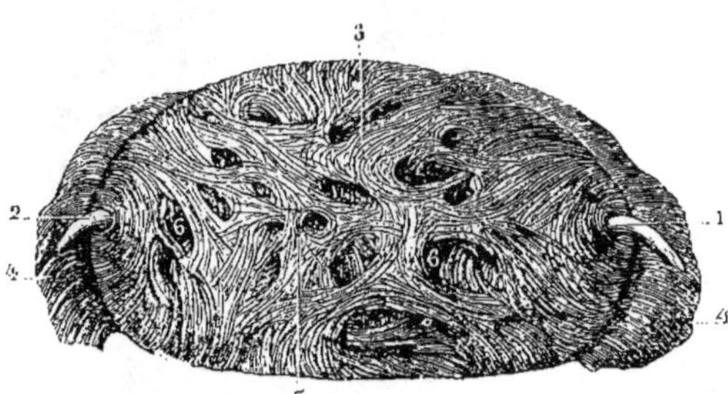

Fig. 712.

Couche musculaire moyenne de l'utérus, vue sur le fond de l'organe au niveau de l'insertion du placenta (imitée de HÉLIE et CHENANTAIS).

1. trompe gauche. — 2. trompe droite. — 3. fond de l'utérus. 4. couche musculaire superficielle, incisée et érignée en dehors. — 5. faisceaux plexiformes de la couche moyenne. — 6. intervalles circulaires ou elliptiques occupés par les sinus utérins.

extrémités par un arc orienté en sens inverse, il s'ensuit que le vaisseau sanguin se trouve, en définitive, entouré par un anneau musculaire (fig. 712,6). Ces anneaux musculaires, pour employer une expression de PINARD, sont des sortes de *ligatures vivantes*, ne gênant en rien, quand elles sont à l'état de repos, la circulation des sinus, mais susceptibles par leur contraction de fermer la voie à tout écoulement sanguin : c'est, du reste, le rôle qui leur est assigné, après l'accouchement, au moment de la délivrance.

La couche plexiforme appartient exclusivement au corps de l'utérus, on n'en trouve aucune trace sur le col.

C. COUCHE INTERNE. — La couche interne (fig. 711) offre une grande analogie avec la couche externe déjà décrite, avec ce caractère distinctif cependant qu'elle n'envoie aucune expansion en dehors de l'utérus. Si nous examinons cette couche par sa surface interne, nous observons tout d'abord, immédiatement au-dessous de la muqueuse, aussi bien sur la paroi antérieure que sur la paroi postérieure, deux faisceaux de fibres musculaires à direction longitudinale, revêtant chacun la forme d'un triangle, dont la base, dirigée en haut, s'étend d'une trompe à l'autre. Ici, comme pour la couche externe, ce faisceau longitudinal est constitué par des fibres primitivement transversales qui, au voisinage de la ligne médiane, se recourbent brusquement en haut pour devenir verticales et qui, après un certain parcours, s'infléchissent de nouveau en dehors pour gagner, par un trajet transversal, le côté de l'utérus opposé à celui qui leur a donné naissance : c'est exactement, on le voit, la disposition en **Z**, déjà signalée pour le faisceau longitudinal superficiel. La base du faisceau longitudinal interne, avons-nous dit plus haut, répond au fond de l'utérus : ses deux angles forment deux languettes, à direction naturellement transversale, qui disparaissent à droite et à gauche dans la paroi des trompes. Ce sont vraisemblablement ces dernières fibres qui, arrivées dans la trompe, constituent les fibres longitudinales internes de WILLIAMS (voy. *Trompes*).

Extérieurement à ce premier plan de fibres longitudinales, se trouve un deuxième plan de fibres horizontales, qui passent d'un côté à l'autre et d'une face à l'autre, qui par conséquent sont circulaires. Ces fibres forment, à l'union du corps de l'utérus avec le col, un anneau régulier et très épais (fig. 711,5), que certains auteurs ont improprement désigné sous le nom de *sphincter de l'isthme*. Au niveau des angles de l'organe, elles se disposent en une série d'anneaux concentriques (fig. 711,4), dont les plus petits entourent l'orifice interne de la trompe, tandis que les plus grands viennent jusque sur la ligne médiane s'adosser à ceux du côté opposé.

Les deux ordres de fibres qui constituent la couche musculaire interne du corps se prolongent sur le col. — Les fibres longitudinales les plus superficielles, par rapport à la cavité utérine, y forment deux faisceaux médians avec ramifications latérales obliques, et ce sont précisément ces faisceaux qui, en soulevant la muqueuse, déterminent la formation des arbres de vie dont il a été question plus haut (p. 834). — Quant aux fibres circulaires, elles forment une couche régulière et très épaisse, qui occupe toute la hauteur du col et qui, à elle seule, constitue la presque totalité du museau de tanche.

La structure du col utérin est une question encore fort controversée. Nous avons dit tout à l'heure que le col, comme le corps, était essentiellement constitué par des fibres musculaires lisses, provenant en grande partie du corps même de l'utérus, quelques-unes seulement dépendant de la musculature du vagin. C'est là l'opinion la plus généralement acceptée, ce qu'on pourrait appeler l'opinion classique.

Contrairement à cette opinion, Acconci (1890) admet que les fibres musculaires sont très rares dans le col : ce n'est qu'à la périphérie qu'on en trouve quelques-unes, courant pour la plupart en direction oblique, presque jamais circulaires; le reste serait constitué par du tissu élastique, qui deviendrait ainsi l'élément essentiel du col. Dürssen, tout en donnant une description un peu différente de celle d'Acconci, admet lui aussi, dans l'épaisseur du col, une abondance extraordinaire de fibres élastiques. Fieux (1897 et 1899) va encore plus loin : il rejette entièrement l'élément musculaire et, pour lui, le col serait exclusivement constitué par du tissu conjonctif. Voici textuellement ses conclusions : « Le corps proprement dit est musculaire dans toute son épaisseur. Sur une petite étendue, correspondant à l'isthme, 4 à 6 millimètres environ audessus du col, la paroi utérine n'est musculaire que dans sa moitié externe, avec prédominance accusée des faisceaux longitudinaux sur les faisceaux circulaires. La portion sus-vaginale du col est musculaire à fibres longitudinales dans son tiers externe seulement, conjonctive dans ses deux tiers internes. Le museau de tanche est exclusivement conjonctif. »

Ces conclusions, on le voit, renversent de fond en comble tout ce que nous savions au sujet de la constitution anatomique du col. Mais les résultats obtenus par Acconci et Fieux n'ont pas été confirmés par tous les histologistes. Déjà, en 1896, Keiffer, s'appuyant à la fois sur l'anatomie humaine et sur l'anatomie comparée, a attribué au col une texture essentiellement musculaire, avec fibres circulaires pour les couches les plus internes, avec fibres longitudinales pour les couches les plus externes. De leur côté, Werth et Grusdew, dans un article paru dans les *Arch. für Gynäkologie* de 1898, admettent également deux couches de fibres musculaires, une couche externe longitudinale et une couche interne circulaire; ils décrivent même, comme l'avaient fait du reste les auteurs précédents, des fibres radiées allant de la couche externe à la couche interne.

Enfin, cette année même (1899), L. Franier, à la suite de nombreuses recherches histologiques faites dans le laboratoire et sous le contrôle de Renaut, arrive à cette conclusion, absolument contraire à celle de Fieux, que l'élément qui prédomine dans la texture du col est bien l'élément musculaire. L'élément conjonctif et élastique n'y occupe qu'un rang tout à fait secondaire. C'est un retour à la description classique. Les faisceaux musculaires présenteraient cependant, d'après Franier, cette particularité qu'ils ont pour la plupart une direction longitudinale; les fibres circulaires y seraient très rares et disposées sans ordre.

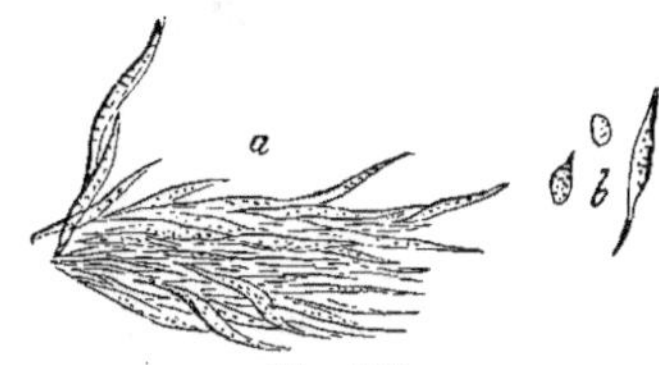

Fig. 713.

Fibres musculaires de l'utérus à l'état de vacuité (d'après Farre).

a, fibres unies par du tissu conjonctif. — *b*, fibres isolées et corpuscules élémentaires.

2° Structure microscopique des fibres utérines, tissu conjonctif interstitiel. — Le muscle utérin a pour éléments essentiels des fibres musculaires lisses, mesurant, sur un utérus à l'état de vacuité, de 50 à 70 μ de longueur et orientées différemment suivant les points où on les considère. Ces fibres sont plongées dans une gangue conjonctive et élastique, d'autant plus développée qu'on se rapproche davantage de la portion vaginale du col. La présence du tissu élastique dans la tunique musculeuse de l'utérus mérite une mention spéciale, car, d'après certains auteurs (ACCONCI, DÜHRSSEN), ce tissu jouerait un grand rôle dans la dilatation du col utérin au moment de l'accouchement. Les éléments élastiques apparaissent et sont surtout abondants au-dessous de la séreuse. Ils forment là un réseau assez serré, qui se prolonge ensuite dans l'épaisseur de la tunique musculeuse. Ce réticulum élastique intra-musculaire est particulièrement bien développé dans la portion cervicale.

C. — TUNIQUE MUQUEUSE

La tunique muqueuse de l'utérus revêt régulièrement toute la surface intérieure de l'organe. En haut, au niveau de l'ostium uterinum des trompes, elle se continue avec la muqueuse de ces derniers conduits. En bas, au niveau de l'orifice externe du col, elle s'étale régulièrement sur le museau de tanche, en prenant tous les caractères de la muqueuse vaginale ; elle se continue, du reste, avec cette dernière dans la partie la plus élevée des culs-de-sac vaginaux. La muqueuse utérine diffère d'aspect et de structure suivant qu'on l'envisage dans la cavité du corps ou dans la cavité du col.

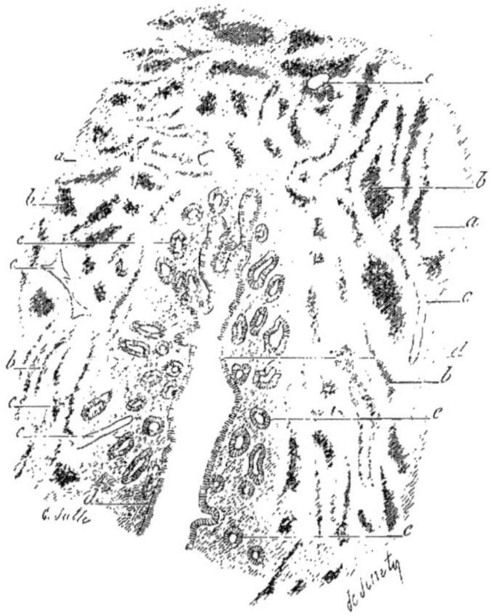

1° Muqueuse du corps. — La muqueuse du corps nous présente une coloration blanc rosé. Elle adhère intimement à la couche musculaire sous-jacente ; mais elle est très friable et, par conséquent, s'altère facilement. Son épaisseur, mesurée à la partie moyenne de la cavité du corps, où elle atteint son maximum, est de 1 ou 2 millimètres. De là, elle diminue graduellement en allant, soit vers le col, soit vers les angles supérieurs ; au niveau de l'embouchure des trompes, elle est à peine de 1/2 millimètre. Sa surface est lisse et unie. On y remarque, cependant, une multitude de petites dépressions infundibuliformes, qui sont les orifices d'autant de glandules. Cette surface, même à l'état normal, est recouverte par un liquide demi-transparent, à réaction alcaline, tenant en suspension des leucocytes et des cellules épithéliales détachées de la muqueuse. Histologiquement, la muqueuse du corps nous offre à considérer un épithélium, un derme ou chorion et des glandes :

Fig. 714.

Coupe de la paroi du corps de l'utérus en dehors de la période menstruelle (d'après de SINÉTY).

a, a, tissu conjonctif. — b, b, faisceaux de fibres musculaires lisses, coupés en différents sens. — c, c, coupes des vaisseaux. — d, d, revêtement épithélial. — e, e, coupes des glandes.

a. *Épithélium.* — L'épithélium consiste en une couche unique de cellules allon-

gées, revêtant par pression réciproque la forme de prismes à cinq ou six pans. Ces
cellules sont ciliées ; toutefois les cils, dont l'existence est aujourd'hui incontestable chez l'adulte, n'apparaissent qu'après la puberté, pour disparaître très probablement après la ménopause (MÖRICKE, DE SINÉTY). Leurs mouvements s'effectuent
de haut en bas, je veux dire du fond de l'utérus vers le col, en sens inverse par
conséquent de la direction que suivent les spermatozoïdes. BARFURTH (1897) a
décrit tout récemment, entre les cellules épithéthiales de l'utérus puerpéral et
même souvent de l'utérus en dehors de la gestation, des espaces en forme de fente
qui, chez beaucoup d'animaux, notamment chez le lapin et le cobaye, sont tra-
versés par des ponts anastomotiques tendus entre les éléments voisins.

b. *Chorion*. — Le chorion muqueux est constitué par du tissu conjonctif, mais
par un tissu conjonctif jeune et pour ainsi dire embryonnaire. La couche la plus
superficielle, celle qui est située immédiatement au-dessous de l'épithélium, est
presque exclusivement formée par des cellules arrondies, à noyau volumineux,
baignant dans une petite quantité de substance amorphe et réunies les unes aux
autres par de minces prolongements protoplasmiques anastomosés en réseaux
(*cellules embryoplastiques* de ROBIN). Plus profondément, ces cellules deviennent
plus rares et sont remplacées peu à peu par des cellules fusiformes ou étoilées.

En même temps, les fibres conjonctives
deviennent plus abondantes et se disposent en faisceaux ondulés, qui se
continuent, à la limite externe de la
muqueuse, avec les travées conjonctives de la tunique musculeuse.

c. *Glandes*. — Les glandes du corps
de l'utérus sont des glandes en tube,
souvent tortueuses ou même spiroïdes,
surtout dans leur partie profonde.
Leur fond, légèrement renflé, parfois
bifurqué ou même trifurqué, repose
ordinairement sur la tunique musculeuse sous-jacente ; plus rarement, il se
creuse une loge entre les faisceaux de
fibres musculaires. Les tubes glandulaires traversent la muqueuse suivant
une direction perpendiculaire ou légèrement oblique. Ils sont tapissés intérieurement par une rangée unique de
cellules prismatiques, mesurant de 20
à 30 µ de hauteur sur 6 à 8 µ de largeur et présentant à leur extrémité
libre un mince plateau garni de cils
vibratiles. Ces cils, qui ont été bien
étudiés par NYLANDER, par LOTT (1871)
et plus récemment par MÖRICKE (1882),

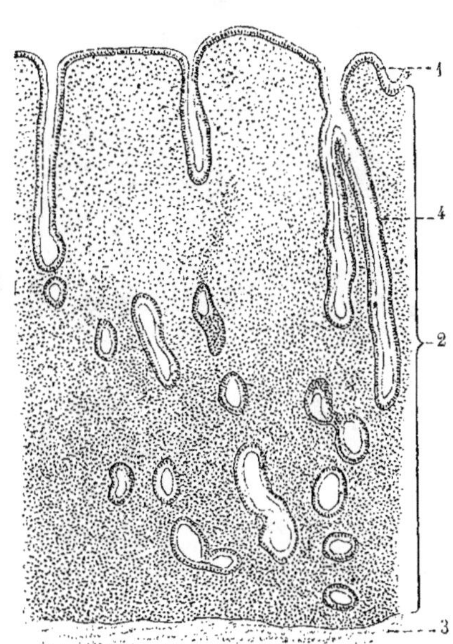

Fig. 715.

Coupe verticale de la muqueuse utérine d'une
jeune femme (d'après BÖHM et DAVIDOF).

1, couche épithéliale. — 2, chorion muqueux. — 3, tunique musculeuse. — 4, glandes coupées dans le sens de la
longueur.

se meuvent du fond de la glande vers son embouchure. La sécrétion des glandes
du corps de l'utérus ne diffère vraisemblablement pas de celle du reste de la
muqueuse et l'on comprend l'opinion de certains auteurs qui refusent à ces formations la signification de véritables glandes.

2° Muqueuse du col.

— La muqueuse du col diffère de celle du corps en ce qu'elle est plus pâle, moins épaisse et beaucoup plus consistante. Elle en diffère

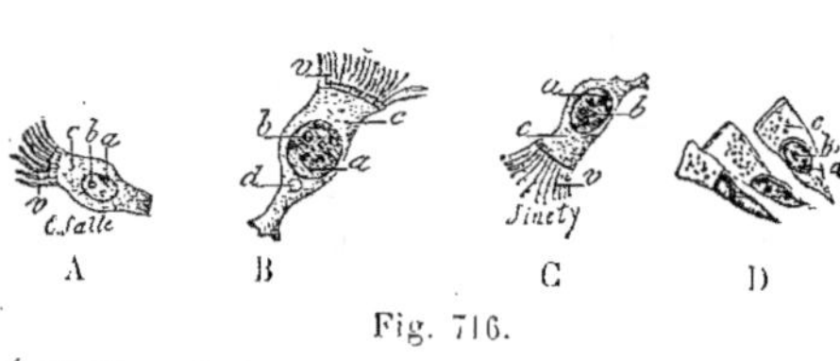

Fig. 716.

Épithélium de la muqueuse du col : A, B, C. cellules cylindriques à cils vibratiles; D. cellules caliciformes (d'après de Sinéty).

a, noyau. — *b*, nucléole. — *c*, corps de la cellule formant une cavité; — *r*, cils vibratiles.

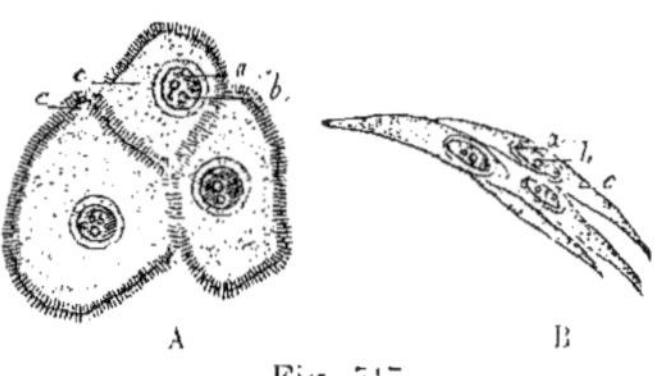

Fig. 717.

Épithélium pavimenteux du col utérin : A, vu de face; B, vu de profil (d'après de Sinéty).

a, noyau. — *b*, nucléole — *c*, corps de la cellule. — *e*, dentelures s'engrenant les unes dans les autres.

encore en ce que sa surface libre, au lieu d'être lisse et unie, est rendue très inégale par les saillies arborescentes qui constituent les arbres de vie. Elle en diffère, enfin, par la structure de son épithélium, de son chorion et de ses formations glandulaires :

a. *Epithélium.* — L'épithélium appartient au même type, le type cylindrique cilié, mais il est plus élevé (35 à 65 μ au lieu de 25 à 35 μ), et les cils qui se dressent à sa surface sont également plus longs. Un noyau volumineux, arrondi ou ovoïde, fortement coloré par le carmin, occupe sa portion basale. — Entre les cellules cylindriques se trouvent par places un certain nombre de cellules caliciformes, destinées à sécréter du mucus. — En haut, dans la région de l'isthme, l'épithélium cylindrique du col se continue graduellement avec celui du corps, qui n'en diffère pour ainsi dire que par ses dimensions. — En bas, du côté du vagin (fig. 718), l'épithélium du col utérin change complètement de nature; il diminue de hauteur, perd ses cils et se dispose en plusieurs couches, dans lesquelles les cellules sont hérissées de pointes et d'autant plus aplaties qu'elles sont plus superficielles. En d'autres termes, il prend tous les caractères de l'épithélium à type épidermique, type que nous rencontrerons dans le vagin. — La limite séparative entre l'épithélium cilié et l'épithélium pavimenteux stratifié est indiquée par une ligne irrégulièrement festonnée, laquelle remonte plus ou moins haut suivant

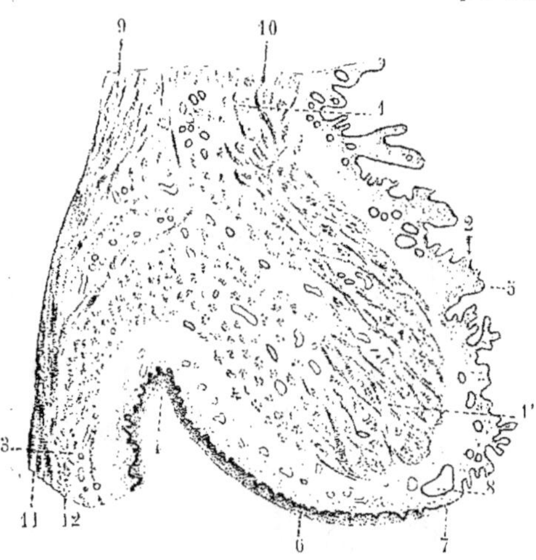

Fig. 718.

Coupe longitudinale du museau de tanche sur une femme vierge de 24 ans, montrant la transition entre l'épithélium utérin et l'épithélium vaginal (d'après Tourneux).

1, col utérin, avec 1', museau de tanche. — 2, cavité du col (canal cervical). — 3, paroi du vagin. — 4, cul-de-sac du vagin. — 5, épithélium prismatique du canal cervical. — 6, épithélium pavimenteux stratifié, recouvrant la surface vaginale du museau de tanche; — 7, ligne de transition entre les deux épithéliums. — 8, œuf de Naboth. — 9 et 10, couche musculaire du col. — 11 et 12, couches musculaires externe et interne du vagin.
Les artères se différencient des veines par l'épaisseur de leurs tuniques.

les sujets : chez la jeune fille, elle est située au niveau même de l'orifice utéro-vaginal ou à quelques millimètres au-dessus; elle s'élève un peu à la suite d'une première grossesse et peut remonter, chez la femme qui a eu de nombreux enfants, jusqu'à la partie moyenne de la cavité cervicale.

b. *Chorion*. — Le chorion muqueux, moins riche en éléments cellulaires que sur la muqueuse du corps, plus riche au contraire en éléments fibrillaires, offre plus nettement le type du tissu conjonctif adulte. En outre, il possède dans sa trame quelques fibres élastiques et présente dans sa moitié inférieure de nombreuses papilles, deux caractères qui font défaut sur la muqueuse du corps.

c. *Glandes*. — Les glandes du col sont fort nombreuses, 10.000 environ d'après Tyler Smith. Elles existent sur toute la hauteur de la cavité cervicale, mais elles sont à la fois plus rares et moins développées au voisinage de l'orifice utéro-vaginal. Leur forme est des plus diverses : les unes sont de simples dépressions de la muqueuse ou cryptes; d'autres, de véritables glandes en tube; d'autres enfin, par suite de la division de leur partie profonde en culs-de-sac multiples, réalisent le type parfait de la glande en grappe. Mais, quelle que soit leur forme, les

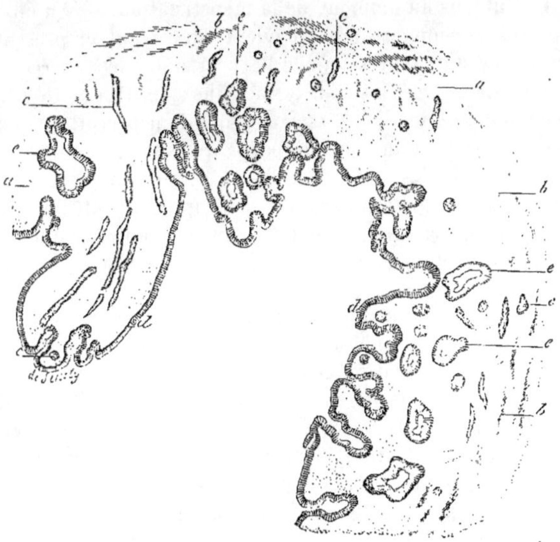

Fig. 719.

Coupe de la muqueuse du col de l'utérus (d'après DE SINÉTY).

a, a, tissu conjonctif. — *b, b,* coupes des faisceaux de fibres musculaires lisses. — *c, c,* coupes des vaisseaux. — *d, d,* revêtement épithélial à cils vibratiles. — *e, e,* coupes des glandes à cellules caliciformes.

glandes du col présentent toutes la même structure : elles se composent essentiellement d'une membrane anhyste ou vitrée tapissée intérieurement par une rangée unique de cellules caliciformes. Ces cellules caliciformes, plus allongées et moins globuleuses que celles de l'intestin grêle (DE SINÉTY), se continuent graduellement, à l'embouchure de la glande, avec l'épithélium cylindrique cilié de la muqueuse. Elles sécrètent un mucus épais, transparent, gélatiniforme, très visqueux, qu'on détache avec peine lorsqu'à travers un spéculum on cherche à nettoyer le col.

On rencontre assez fréquemment sur la muqueuse du col et parfois aussi sur celle du corps, de petites vésicules hémisphériques (fig. 718,8), de 1 ou 2 millimètres de diamètre, que Naboth autrefois avait prises à tort pour des ovules. Il est universellement admis aujourd'hui que les *œufs de Naboth* (c'est le nom que leur donnent encore tous les auteurs) ne sont autre chose que des productions kystiques, renfermant un liquide muqueux au sein duquel flottent des leucocytes et des cellules épithéliales desquamées. Elles résultent de l'oblitération accidentelle des glandes ci-dessus décrites qui, continuant à sécréter et ne pouvant plus rejeter au dehors leur produit de sécrétion, se laissent distendre par lui.

§ VII. — MODIFICATIONS PHYSIOLOGIQUES DE L'UTÉRUS
AU MOMENT DE LA MENSTRUATION, PENDANT LA GROSSESSE
ET A LA SUITE DE L'ACCOUCHEMENT

1° L'utérus au moment de la menstruation. — Au moment de la menstruation, l'utérus se congestionne, devient turgescent et présente pour ainsi dire, pour employer une expression de ROUGET, une sorte d'érection. Par suite, son volume augmente et sa consistance s'atténue ; les lèvres du col, notamment, offrent un certain degré de ramollissement, que l'on perçoit facilement à l'aide du toucher. Mais, c'est la muqueuse du corps qui subit, pendant la période menstruelle, les changements les plus notables. L'hyperhémie active dont elle est alors le siège amène une réplétion exagérée des capillaires et, finalement, leur effraction. Dès lors, l'hémorrhagie se produit et un sang noir, visqueux, mêlé de cellules épithéliales, s'écoule à l'orifice externe du col d'abord, puis à la vulve.

2° L'utérus pendant la grossesse. — Pendant la grossesse, l'utérus subit une hypertrophie considérable, qui modifie naturellement son volume, sa forme, sa direction, sa situation et ses rapports. Qu'il nous suffise, pour donner une idée de cette augmentation volumétrique, de dire que sa capacité, qui à l'état normal est de 2 ou 3 centimètres cubes, atteint au terme de la grossesse 6.000 et 7.000 centimètres cubes. Cette hypertrophie, dite *gravidique*, intéresse les trois tuniques de l'organe mais à des degrés divers. — La *tunique séreuse*, accompagnant la paroi utérine dans son mouvement d'expansion, augmente en surface, mais ne change pas notablement de structure. — La *tunique musculeuse* présente une augmentation à la fois volumétrique et numérique de ses fibres musculaires. La longueur de celles-ci, qui normalement est de 50 à 70 μ, s'élève progressivement au cours de la grossesse à 150 μ. 300 μ. et même 500 μ. (fig. 720). De plus, une multitude de fibres nouvelles apparaissent dans la couche musculaire interne, présentant toutes les formes transitoires entre les fibres jeunes et les fibres complètement développées. Toutefois, cette genèse de fibres musculaires ne s'observerait, d'après KÖLLIKER, que dans les six premiers mois qui suivent la fécondation : à partir de la vingt-sixième semaine, en effet, ce dernier histologiste n'a trouvé dans le muscle utérin que des fibres musculaires adultes sans aucune trace de fibres embryonnaires. D'après RANVIER, les fibres utérines présentent à la fin de la grossesse, chez la femme et chez les femelles du chien et du lapin, une striation évidente, mais bien moins nette cependant que sur les muscles striés de la vie de relation. Malgré l'hypertrophie considérable de sa tunique contractile, la paroi utérine n'augmente pas d'épaisseur : cette épaisseur diminue, au contraire, par le fait de l'expansion de l'organe et chacun sait qu'au moment de l'accouchement la poche utérine est beau-

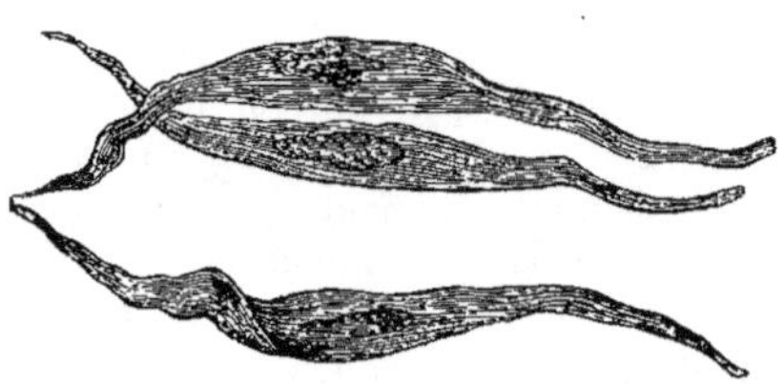

Fig. 720.

Fibres musculaires hypertrophiées de l'utérus gravide (d'après WAGNER).

coup plus mince qu'avant la conception. — Quant à la *tunique muqueuse*, qui prendra désormais le nom de *caduque* (voy. EMBRYOLOGIE), elle devient réellement méconnaissable. Tout d'abord, l'épithélium cylindrique qui revêt sa surface disparaît, aussitôt que l'ovule se trouve greffé sur la paroi utérine. Ses glandes perdent, elles aussi, leur épithélium, du moins dans leur partie superficielle; leur partie profonde, en effet, conserve ce revêtement, mais elle devient flexueuse et s'élargit au point que les culs-de-sac glandulaires forment à eux seuls la presque totalité de la couche profonde de la caduque. A leur tour, les cellules du chorion muqueux, augmentant à la fois de nombre et de volume, se disposent en des assises multiples. Du reste, ces cellules ne sont pas uniformes, mais diffèrent d'aspect suivant qu'on les considère dans les couches superficielles ou dans les couches pro-

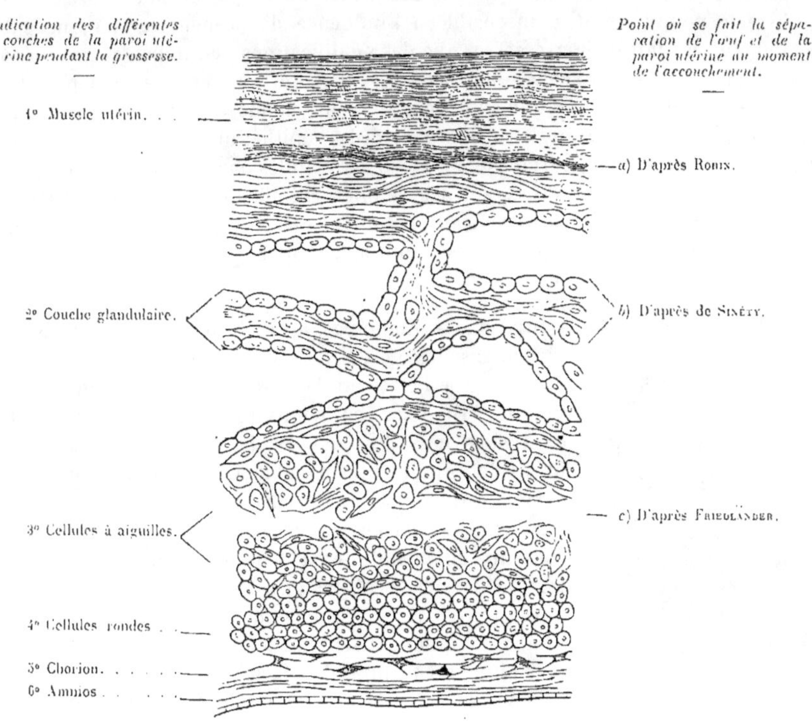

Fig. 721.
Coupe schématique de l'utérus gravide (imitée de FRIEDLÄNDER).

fondes (fig. 721) : dans les couches superficielles (4), elles sont arrondies et globuleuses (*cellules rondes* de FRIEDLÄNDER) ; dans les couches profondes (3), elles sont aplaties, fusiformes, terminées en pointe par conséquent (*cellules à aiguilles* de FRIEDLÄNDER).

Au moment de l'accouchement, la caduque, on le sait, suit l'expulsion de l'œuf, et c'est précisément à cette destinée (de *caduca*, qui tombe) que cette membrane est redevable de son nom. Toutefois, la caduque ne s'en va pas tout entière, de façon à laisser la tunique musculeuse entièrement à nu. — Une portion seulement, sa portion surperficielle, formée par la couche des cellules rondes et une partie des cellules à aiguilles, est expulsée au dehors avec les annexes du fœtus (fig. 721, c). — L'autre portion, la portion profonde, formée par les culs-de-sac glandulaires et par une partie des cellules à aiguilles, reste adhérente à la tunique musculeuse et c'est aux dépens de cette portion profonde (*portion spongieuse* de Friedländer) que s'effectue, après la délivrance, un travail de reconstitution qui aboutira au développement de nouveaux tubes glandulaires, d'un chorion muqueux et d'un épithélium de revêtement, comme autrefois cylindrique et cilié. Ce travail de reconstitution dure environ trois semaines, de telle sorte que ce n'est que du vingt et unième au vingt-cinquième jour après la parturition que la cavité utérine se trouve de nouveau en possession d'une muqueuse vraie, en tout semblable à celle qui tapissait sa paroi au moment de la conception.

Tout ce qui précède s'applique à la muqueuse du corps. La muqueuse du col, qui reste pour ainsi dire insensible à l'influence de la menstruation, ne subit également, du fait de la grossesse, que des modifications peu importantes. Du côté du chorion, nous observons, dans les intervalles qui séparent les éléments histologiques une infiltration d'une substance amorphe, homogène, transparente, à peu près dépourvue de granulations. Du côté de l'épithélium, Lott a signalé une hypertrophie véritable, portant à la fois sur les cellules pavimenteuses qui avoisinent l'orifice utéro-vaginal et sur les cellules cylindriques ou caliciformes qui revêtent le reste de la cavité cervicale. Le mucus sécrété par ces derniers éléments s'amasse dans la cavité du col et la remplit à la manière d'un bouchon, le *bouchon gélatineux* de la grossesse.

3° L'utérus après la parturition. — Comment, après la parturition, la tunique musculeuse revient-elle à sa constitution ordinaire, je veux dire à l'état qui la caractérise sur un utérus non gravide ? On a cru longtemps que, vers le troisième ou le quatrième jour des couches, la plus grande partie des fibres du muscle utérin subissaient une dégénérescence granulo-graisseuse, qui permettait la résorption lente de ses éléments; les lames musculaires ainsi disparues se reconstituaient ensuite aux dépens des lames restées intactes. Des recherches récentes ont démontré (Sænger) que les fibres musculaires ne subissent pas une pareille destruction, mais qu'une partie seulement de leur masse protoplasmique est frappée de dégénérescence graisseuse; cette dégénérescence laissant intacts le noyau et la partie du protoplama qui l'entoure. C'est donc à une atrophie partielle des éléments musculaires, non à leur destruction, qu'est dû le retour de la tunique musculeuse à ses dimensions normales.

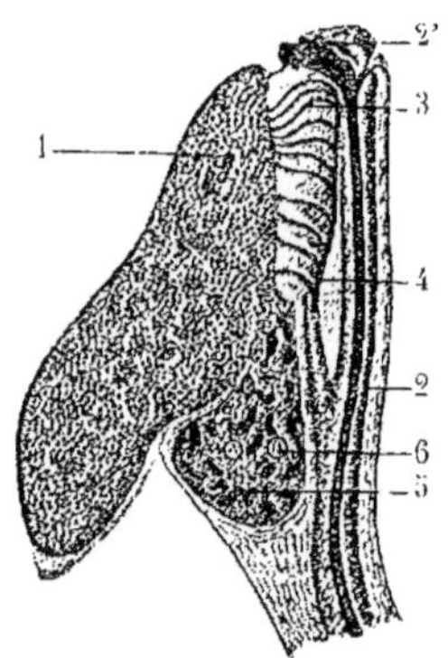

Fig. 722.

Organes génitaux internes d'un embryon humain, du sexe féminin, mesurant 10 centimètres de longueur (d'après Waldeyer).

1, ovaire. — 2, canal de Müller ou oviducte, avec 2', son orifice abdominal. — 3, époophoron, homologue de l'épididyme du sexe masculin, c'est-à-dire à la portion génitale du corps de Wolff. — 4, canal de Wolff (homologue du canal déférent du sexe masculin). — 5, paroophoron (homologue du paradidyme du sexe masculin, reste du corps de Wolff. — 0, corpuscule de Malpighi.

Débris embryonnaires annexés à l'appareil utéro-ovarien. — Au voisinage de l'utérus et de ses annexes, se voient, comme chez l'homme autour du testicule, un certain nombre d'organes rudimentaires, longtemps énigmatiques, considérés aujourd'hui avec raison comme des formations embryonnaires qui ne se sont pas développées. Ce sont les corps de Rosenmüller ou épovarium, le parovarium, l'hydatide pédiculée de Morgagni et le canal de Gartner. Nous décrirons ce dernier à propos du vagin.

A. Corps de Rosenmüller. — Le corps de Rosenmüller (*épovarium* de His, *époophoron* ou *époophore* de Waldeyer) est situé entre l'ovaire et la trompe, dans l'épaisseur de l'aileron supérieur du ligament large (fig. 681,10). Il est constitué par des canalicules verticaux, au nombre de 12 à 20. qui prennent naissance au voisinage du hile de l'ovaire et, de là, se dirigent vers la trompe. Ces canalicules décrivent dans leur trajet des flexuosités nombreuses ; de plus, ils sont irrégulièrement calibrés, je veux dire renflés sur certains points et comme étranglés sur d'autres. Fermés en cæcum à leur extrémité inférieure, ils s'ouvrent, par leur extrémité opposée, dans un canal collecteur commun. le *canal de l'époophore*, qui se trouve situé un peu au-dessous de la trompe et dont la direction est transversale, comme celle de ce dernier conduit. Du reste. le canal de l'époophore s'arrête d'ordinaire aux limites interne et externe de ses canalicules afférents et, d'autre part, se termine en dedans comme en dehors par une extrémité fermée en cul-de-sac.

Les canaux que nous venons de décrire forment par leur ensemble un petit système triangulaire (fig. 724). dont le sommet répond à l'ovaire et la base à la trompe ou, ce qui revient au même, au canal collecteur commun. On l'aperçoit par transparence dans l'aileron supérieur du ligament large, ou mieux encore en enlevant délicatement le feuillet péritonéal qui le recouvre (fig. 681). Sa longueur, mesurée par la distance qui sépare son extrémité interne de son extrémité externe,

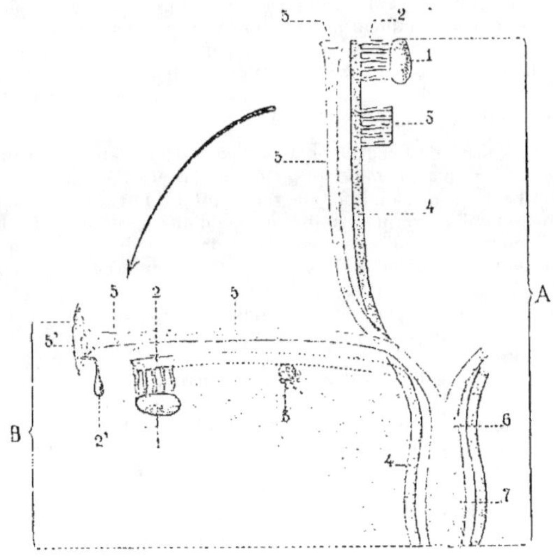

Fig. 723.

Figure schématique montrant à la fois la situation et l'origine des débris embryonnaires qui sont annexés à l'appareil sexuel de la femme.

La flèche indique le sens dans lequel se déplace la glande génitale. entraînant avec elle le canal de Muller, le corps de Wolff et le canal de Wolff.

A. APPAREIL SEXUEL, AVANT LA DESCENTE DE L'OVAIRE : 1. glande génitale. — 2 corps de Wolff (partie supérieure). — 3. corps de Wolff (partie inférieure). — 4. canal de Wolff. — 5. canal de Muller formant : en 6. l'utérus ; en 7, le vagin

B. LE MÊME APRÈS LA DESCENTE DE L'OVAIRE : 1, ovaire. — 2. organe de Rosenmüller ou epovarium, avec 2' hydatide pédiculée de Morgagni. — 3. parovarium. — 4. canal de Gartner. — 5, 5, trompe de Fallope, avec 5' son pavillon. — 6, utérus. — 7, vagin.

varie ordinairement de 3 à 4 centimètres ; sa hauteur, de 1 à 2 centimètres. Ses dimensions, relativement peu considérables chez le fœtus, augmentent avec l'âge, comme le démontre le tableau suivant que j'emprunte à TOURNEUX :

	LONGUEUR DU CANAL DE L'ÉPOOPHORE	LONGUEUR DES CANALICULES AFFÉRENTS
Fœtus de 6 mois.	5 millim	2,5 millim.
Fillette de 13 jours	13 —	7 —
Fillette de 6 ans	17 —	12 —
Femme de 20 à 30 ans.	40 —	18 —

Après la ménopause, l'organe de Rosenmüller s'atrophie progressivement. Chez une femme de quatre-vingts ans, disséquée par TOURNEUX, il ne mesurait plus que 12 millimètres de largeur, tandis que les canaux afférents n'atteignaient même pas 10 millimètres.

Histologiquement. les canaux du corps de Rosenmüller, canalicules afférents et canal collecteur, se composent essentiellement d'une tunique fibreuse ou conjonctive, épaisse de 45 à 50 μ et tapissée intérieurement par un épithélium cylindrique à cils vibratiles. Ils renferment un liquide transparent, incolore ou légèrement teinté en jaune.

Le corps de Rosenmüller représente la portion sexuelle du corps de Wolff et la partie supérieure du canal de Wolff. Il a pour homologue, chez l'homme, le canal de l'épididyme, les cônes efférents, le rete vasculosum du corps d'Highmore et les canaux droits

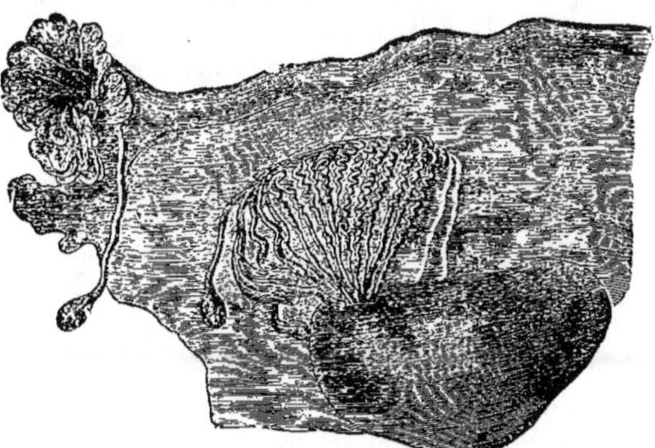

Fig. 724.

Organe de Rosenmüller (d'après KOELT).

B. Parovarium. — On donne le nom de parovarium (*paroophoron* ou *paroophore* de Waldeyer) à une série de grains, ordinairement colorés en jaune, qui sont situés également dans l'aileron supérieur du ligament large, un peu en dedans du corps de Rosenmüller (fig. 723,B,3). Le parovarium, assez fréquent (constant peut-être) chez le fœtus et chez l'enfant, ferait complètement défaut chez l'adulte, d'après Tourneux. Il a pour homologue, chez l'homme, le paradidyme ou corps de Giraldès et, comme ce dernier, représente une partie non utilisée du corps de Wolff, la partie inférieure ou urinaire.

C. Hydatide pédiculée de Morgagni. — L'hydatide pédiculée de Morgagni (fig. 691, 8) est une petite vésicule arrondie ou piriforme, suspendue par un pédicule plus ou moins long, tantôt au bord externe de l'aileron supérieur, tantôt à l'une des franges du pavillon. Son volume varie de la grosseur d'un grain de millet à celle d'une petite noisette. — Le pédicule de l'hydatide est plein. L'hydatide elle-même, sorte de vésicule remplie d'un liquide transparent, se compose d'une enveloppe conjonctive, tapissée sur sa face interne par un épithélium cylindrique cilié. — L'hydatide pédiculée de la femme a, comme on le voit, la même structure que la formation homonyme que nous avons vue, chez l'homme (p. 685), se détacher de la tête de l'épididyme. Sa signification est encore la même : c'est un débris, soit du corps de Wolff, soit de son canal.

Voyez, au sujet des débris embryonnaires annexés à l'appareil utéro-ovarien : Follin. *Rech. sur le corps de Wolff.* Th. Paris, 1850 ; — Beigel. *Zur Entwick. der Wolff'schen Körpers beim Menschen,* Centr. f. med. Wissensch., 1876 ; — Viault. *Le corps de Wolff,* Th. d'agrég., 1880 ; — Wassilieff. *Betreffend die Rudimente der Wolff'schen Gänge beim Weibe,* Arch. f. Gynäk., 1883 ; — Valenti. *Varietà dell'organi di Rosenmüller e rudimenti del canale di Gartner nella donna.* Bollet. della Soc., etc., in Siena, 1883 ; — De même. *Alcune generalità sopra gli organi rudimentali, sopra l'organo di Rosenmüller,* etc., Att. della R. Acad. di fisioer. di Siena, 1885 ; — Fischel. *Ueber das Vorkommen von Resten des Wolff'schen Ganges in der Vaginalportion,* Arch. f. Gynäk., 1884 ; — Tourneux. *L'organe de Rosenmüller et le parovarium chez les mammifères.* Journ. de l'Anat., 1888.

<h2 style="text-align:center">§ VIII. — Vaisseaux et nerfs</h2>

1° Artères. — Les réseaux vasculaires de l'utérus sont alimentés par trois artères : une artère principale, l'utérine ; deux artères accessoires, l'ovarienne et l'artère du ligament rond.

a. *Part qui revient à l'utérine.* — L'artère utérine (fig. 723,1), branche de l'hypogastrique, descend dans la base du ligament large et se porte ensuite transversalement vers les parties latérales du col, qu'elle atteint ordinairement au niveau de l'insertion vaginale, quelquefois, surtout chez les multipares, à 10 ou 15 millimètres au-dessous de cette insertion. Là, elle se réfléchit de bas en haut en formant une sorte de crosse et, longeant désormais le bord correspondant de l'utérus, elle s'élève jusqu'à son angle supérieur, où elle se divise en deux branches : une branche inférieure, *branche anastomotique,* qui se porte en dehors pour s'anastomoser à plein canal (3) avec l'artère ovarienne ; une branche supérieure, *l'artère tubaire interne,* qui se dirige également en dehors et se distribue à la trompe. De ces deux branches, la dernière doit être considérée comme la continuation de l'utérine ou, si l'on veut, comme la branche terminale de cette artère ; la branche inférieure, malgré son volume, qui est presque toujours plus considérable, n'en est qu'une simple collatérale (voy. *Ovaire,* p. 799).

Au moment de sa réflexion, l'artère utérine abandonne à la face inférieure de la vessie et à la partie supérieure du vagin un certain nombre de petites branches, dites *vésico-vaginales* (6). Puis, dans son trajet ascendant, elle jette sur les deux faces de l'utérus de nombreuses branches, à direction transversale ou légèrement oblique, qui disparaissent bientôt dans l'épaisseur de la tunique musculeuse. Ces branches, éminemment flexueuses, contournées en tire-bouchon, rappellent jusqu'à un certain point les artères hélicines qu'on rencontre dans les tissus érectiles, et Rouget, frappé de cette analogie, n'a pas hésité à considérer l'espèce de turgescence que présente l'utérus pendant la période menstruelle et probablement

aussi au moment du coït, comme une véritable érection. Mais ici, comme pour
l'ovaire, une pareille interprétation n'est pas acceptable, au point de vue anatomique tout au moins : on ne trouve nulle part, en effet, dans l'utérus ce tissu à
disposition et à structure spéciales, qui caractérise essentiellement les formations
érectiles, les corps caverneux du pénis par exemple.

HUGUIER a signalé, à l'union du corps et du col, l'existence d'un cercle artériel,
résultant des anastomoses, sur les faces antérieure et postérieure de l'organe, des

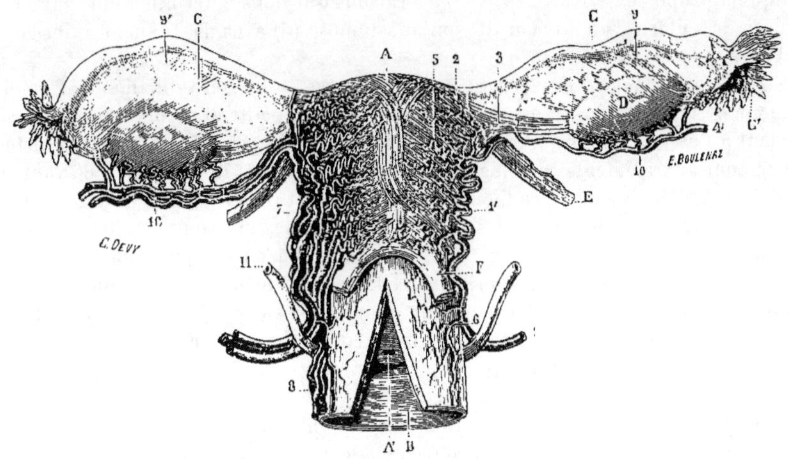

Fig. 725.

Vaisseaux de l'utérus et de ses annexes, vue postérieure.

A, fond de l'utérus. — A', museau de tanche. — B. vagin ouvert par sa paroi postérieure. — C. trompe de Fallope
avec C', son pavillon. — D. ovaire. — E. ligament rond. — F. ligaments utéro-sacrés. — G. aileron supérieur du
ligament large ou méso-salpinx. — H. uretère.

1. artère utérine, avec 1'. sa portion ascendante. — 2. branche terminale de l'utérine. — 3. anastomose par
inosculation entre l'artère utérine et l'artère ovarienne 4. — 5. artères hélicines du corps de l'utérus. — 6. artères
vaginales supérieures. — 7. plexus veineux utérin. — 8. plexus veineux vaginal. — 9. 9'. artère et veine tubaires. —
10, vaisseaux du hile de l'ovaire.

branches artérielles du côté droit avec celles du côté gauche. Ce cercle, *cercle
d'Huguier*, n'est pas constant. Il doit être même extrêmement rare, car, comme
le fait remarquer FREDET, la région de l'isthme est celle où les branches transversales de l'utérine sont le moins nombreuses : il y a là, outre les artères du col et
les artères du corps, une sorte de zone exsangue, superficiellement du moins.

Les divisions de l'artère utérine disparaissent, avons-nous dit plus haut, dans la
tunique musculeuse. Elles se ramifient dans la couche moyenne ou stratum vasculosum et s'y anastomosent, d'une part avec les artères du même côté (*anastomoses
longitudinales*), d'autre part avec celles du côté opposé (*anastomoses transversales*). Du réseau ainsi formé naissent deux ordres de rameaux, les uns externes,
les autres internes. — Les *rameaux externes* se rendent à la couche musculaire
superficielle et, de là, au revêtement péritonéal. — Les *rameaux internes*, suivant
une direction inverse, traversent la couche musculaire profonde, à laquelle ils
abandonnent de nombreux ramuscules, et arrivent ainsi à la muqueuse. Ils s'y
terminent en formant un double réseau : un réseau profond, qui entoure les culs-
de-sac glandulaires ; un réseau superficiel, à mailles très serrées, qui se dispose
dans les couches superficielles du chorion muqueux, immédiatement au-dessous de
l'épithélium.

b. *Part qui revient à l'ovarienne.* — L'artère ovarienne (fig. 725,4), branche de l'aorte abdominale, a été déjà décrite avec la circulation de l'ovaire. Après avoir fourni des branches à ce dernier organe, elle s'anastomose à plein canal avec l'une des branches de l'utérine et peut, par conséquent, bien que primitivement destinée à l'ovaire, devenir une voie d'apport importante pour les réseaux vasculaires de l'utérus. C'est pour cette raison, sans doute, que la plupart des anatomistes prolongent cette artère jusque sur ce dernier organe. Nous avons déjà indiqué à propos de l'ovaire (p. 799) les raisons qui nous déterminent à l'arrêter en deçà de l'utérus, au niveau de son anastomose (3) avec la branche inférieure de l'utérine (voy. *Ovaire*).

c. *Part qui revient à l'artère du ligament rond.* — L'artère du ligament rond, branche de l'épigastrique, est de beaucoup la plus petite des trois artères qui se rendent à l'utérus. Elle n'est le plus souvent qu'un tout petit rameau, destiné principalement aux éléments histologiques du ligament rond. Elle chemine d'avant en arrière dans l'épaisseur de ce ligament (fig. 696,5) et remonte ainsi jusqu'à l'angle supérieur de l'utérus, où elle s'anastomose avec les divisions de l'utérine. En supposant que cette anastomose soit constante, il n'en est pas moins exact de reconnaître que l'artère du ligament rond, en raison même de ses faibles dimensions, ne peut apporter à l'utérus qu'une quantité de sang à peu près insignifiante (voy., au sujet des artères de l'utérus, le récent mémoire de FREDET, in *Journ. de l'Anat. et de la Physiol.*, 1899, p. 535).

2° Veines. — Les veines de l'utérus, remarquables à la fois par leur nombre et par leur volume, entièrement dépourvues de valvules, tirent leur origine des réseaux capillaires des trois tuniques séreuse, musculeuse et muqueuse. Elles convergent, tout d'abord, vers la couche musculaire moyenne et s'y collectent dans un système de canaux spéciaux, très volumineux (surtout pendant la grossesse), réduits à leur revêtement endothélial, comme creusés dans la tunique musculeuse et, de ce fait, restant béants sur les coupes : ce sont les *sinus utérins*, dont il a déjà été question plus haut. Ils sont particuliers au corps et sont principalement développés dans la région qui avoisine les angles supérieurs.

De la couche musculaire moyenne, les sinus veineux précités se dirigent transversalement en dehors vers les bords latéraux de l'utérus et forment là, à droite et à gauche, deux importants plexus, les *plexus veineux utérins* (fig. 725,7), qui se logent entre les deux feuillets du ligament large et s'étendent sans interruption depuis le plexus ovarique jusqu'au plexus vaginal.

Ces plexus, à leur tour, donnent naissance de chaque côté à trois voies différentes : 1° en bas, aux *veines utérines*, habituellement au nombre de deux pour chaque artère, qui, suivant le même trajet que l'artère homonyme, se rendent à la veine hypogastrique ; 2° en haut, à une série de branches, de dimensions fort diverses, qui se réunissent aux branches issues de l'ovaire et du ligament large, pour constituer le *plexus utéro-ovarien* ou *pampiniforme*, lequel se porte ensuite vers la région lombaire et vient s'aboucher, à droite dans la veine cave inférieure, à gauche dans la veine rénale ; 3° en haut et en avant, aux *veines du ligament rond*, qui, comme nous l'avons déjà vu, se jettent en partie dans la veine épigastrique, en partie dans la veine fémorale.

3° Lymphatiques. — Le corps et le col de l'utérus possèdent, comme l'ovaire et le vagin, un riche réseau lymphatique. Ce réseau, qui intéresse à la fois les anatomistes et les gynécologistes, nous est aujourd'hui assez bien connu dans ses origines et dans son mode de terminaison.

A. Origines. — Les lymphatiques de l'utérus proviennent, comme les veines, des trois tuniques muqueuse, musculeuse et séreuse qui entrent dans la constitution de cet organe. — Les *lymphatiques de la muqueuse* existent sans discontinuité sur toute l'étendue de cette membrane, depuis l'orifice du col jusqu'aux orifices des trompes. D'après Leopold (*Die Lymphgefässe des normalen, nicht schwangeren Uterus*, Arch. für Gynäk., 1874), dont les conclusions à ce sujet ont été contrôlées par de Sinéty (*Traité de Gynécologie*, 1884), ils auraient leur origine dans un système de fentes et de lacunes situées dans le chorion muqueux. Nous avons déjà dit, en Angéiologie, ce qu'il faut penser des fentes et des lacunes considérées comme origines des lymphatiques. Leopold et de Sinéty signalent encore l'existence, dans la muqueuse utérine, de gaines lymphatiques, qui se disposent tout autour des vaisseaux sanguins. Quoi qu'il en soit des modes d'origines des lymphatiques muqueux, ces lymphatiques forment dans le chorion un véritable réseau canaliculé, le *réseau lymphatique muqueux*, lequel est beaucoup plus riche sur la muqueuse du col que sur la muqueuse du corps. — Les *lymphatiques de la tunique musculeuse* forment trois plans (Fioupe, *Lymphatiques utérins*, Th. de Paris, 1876), qui correspondent aux trois couches du muscle utérin : un plan interne, comprenant des vaisseaux à direction transversale ; un plan externe, dont les vaisseaux suivent au contraire une direction longitudinale ; un plan moyen, formé par de larges canaux, successivement dilatés et rétrécis, munis de valvules, fortement flexueux et à direction oblique. — Les *lymphatiques de la tunique séreuse* paraissent avoir été injectés pour la première fois par Mierzejewski (*Rech. sur les lymphatiques de la couche sous-séreuse de l'utérus*, Journal de l'Anatomie, 1879). Ils forment, presque immédiatement au-dessous de l'endothélium, dont ils ne sont séparés que par la membrane basale ou vitrée, un réseau capillaire d'une extrême richesse, qu'il faut bien se garder de confondre avec les lymphatiques sous-séreux. Mierzejewski a décrit et figuré à la surface libre du péritoine utérin des sortes de stomates qui, comme les puits lymphatiques du centre phrénique, feraient communiquer la cavité péritonéale avec les lymphatiques sous-jacents. Mais il convient d'ajouter que ces stomates n'ont pas été retrouvés, que je sache, par d'autres histologistes.

B. Réseau collecteur sous-séreux. — Les troncules et les troncs, qui émanent des trois réseaux muqueux, musculaire et séreux que nous venons de décrire, se dirigent vers la surface extérieure de l'utérus et forment tout autour de l'organe un riche réseau, que nous désignerons sous le nom de *réseau périphérique* ou de *réseau sous-séreux*. Il est situé, comme son nom l'indique, dans la couche de tissu cellulaire qui sépare la membrane séreuse de l'organe sous-jacent. Ce n'est pas un réseau d'origine, mais un réseau collecteur.

C. Mode de terminaison. — Ce réseau périphérique, à son tour, donne naissance, comme le réseau veineux, à trois groupes d'efférents : les lymphatiques supérieurs, les lymphatiques inférieurs et les lymphatiques moyens.

a. *Lymphatiques supérieurs*. — Les lymphatiques supérieurs résument assez bien la circulation lymphatique du corps de l'utérus. Au nombre de deux ou trois, ils se séparent de l'organe au niveau de son angle latéral, pénètrent dans l'épaisseur du ligament large en suivant le trajet des veines utéro-ovariennes, remontent avec elles dans la cavité abdominale et, finalement se jettent dans les ganglions lombaires. En passant au-dessous du hile de l'ovaire, les lymphatiques supérieurs de l'utérus rencontrent les lymphatiques ovariens, qui, à partir de ce moment, suivent exactement le même trajet. Dans toute leur portion pelvienne, les lymphatiques utérins et les lymphatiques ovariens, quoique juxtaposés et cheminant côte à côte, conservent réciproquement leur indépendance. Plus haut, au niveau de la cinquième lombaire, ils s'anastomoseraient entre eux, d'après Poirier, ou même se fusionneraient pour déverser leur lymphe dans des canaux communs. Bruhns, cité par Waldeyer, n'a pu retrouver ces anastomoses entre lymphatiques utérins et lymphatiques ovariens. Quoi qu'il en soit, les lymphatiques du corps de l'utérus remontent jusque dans l'abdomen pour se jeter dans les ganglions lombaires à la hauteur de l'extrémité inférieure des reins.

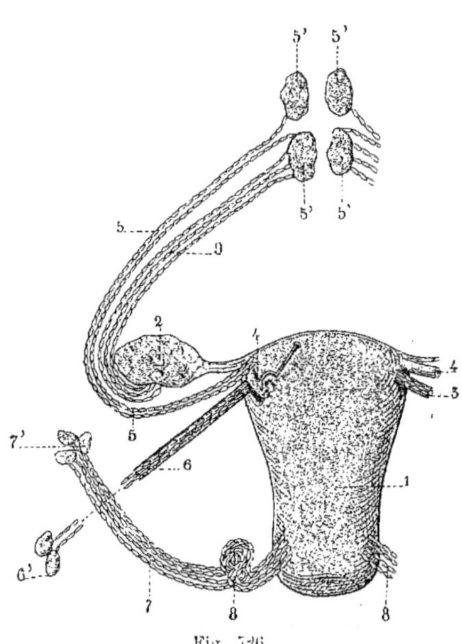

Fig. 726.

Les lymphatiques de l'utérus, vue antérieure
(schématique).

1. utérus. — 2, ovaire. — 3. ligament rond. — 4. trompe de Fallope. — 5. lymphatiques supérieurs, aboutissant à 5', 5'. ganglions lombaires. — 6. lymphatiques moyens. aboutissant à 6'. ganglions iliaques externes. — 7. lymphatiques inférieurs, aboutissant à 7'. ganglions situés dans la bifurcation de l'artère iliaque primitive. — 8. pelotonnement lymphatique. formé par les lymphatiques inférieurs. — 9, lymphatiques de l'ovaire.

b. *Lymphatiques inférieurs.* — Les lymphatiques inférieurs proviennent de la portion du réseau périphérique qui entoure le col. Au nombre de trois ou quatre, ils se détachent de la partie latérale du col et, presque immédiatement, après s'accolent aux vaisseaux utérins, dont ils suivent la direction. Comme ces derniers, ils cheminent tout d'abord de dedans en dehors dans la base du ligament large. Puis, s'infléchissant en haut et en arrière, ils gagnent la paroi latérale du bassin et viennent se terminer dans un groupe de deux ou trois ganglions qui sont placés dans l'angle de bifurcation de l'iliaque primitive. Quelques lymphatiques du col se rendraient encore, d'après Cruveilhier et A. Guérin, à un petit ganglion situé à l'entrée du canal sous-pubien. Ce ganglion, figuré dans leur atlas par Bourgery et Jacob, existe bien certainement, mais il doit être bien rare : Poirier, au cours de ses nombreuses injections de lymphatiques utérins, ne l'aurait rencontré qu'une fois. De son côté, Lucas-Championnière (*Lymphatiques utérins*, Th. de Paris, 1870) a décrit, « pour l'avoir vu souvent », un petit ganglion situé sur le côté et en arrière du col, un peu au-dessus du cul-de-sac latéral du vagin. Ce ganglion, Sappey, Fioupe, Poirier l'ont vainement cherché. Ce qu'on rencontre assez fréquemment sur le point indiqué par Lucas-Championnière, c'est une sorte de pelotonnement de lymphatiques efférents du col (fig. 726,8), et peut-être Lucas-Championnière a-t-il pris pour un ganglion la petite masse lymphatique formée par ce pelotonnement.

c. *Lymphatiques moyens*. — Les lymphatiques moyens ou *lymphatiques du ligament rond*, ordinairement peu nombreux et très grêles, suivent le même trajet que les veines homonymes. Partis des angles de l'utérus, ils se dirigent avec le ligament rond vers l'orifice interne du canal inguinal et viennent se terminer, soit dans les ganglions iliaques externes, soit (après avoir traversé le canal inguinal) dans les ganglions du pli de l'aine.

4º Nerfs. — L'utérus reçoit tout d'abord les filets nerveux, d'origine sympathique, que lui apportent les deux artères utérine et ovarienne : le *plexus utérin*, qui provient du plexus hypogastrique, et le *plexus utéro-ovarien*, qui émane du plexus lombo-aortique. Il reçoit, en outre, de nombreux filets qui sont entièrement indépendants des vaisseaux et qui tirent leur origine, les uns du plexus hypogastrique, d'autres des troisième et quatrième nerfs sacrés, d'autres, enfin, du tronc même du sympathique sacré. De ces filets nerveux à trajet indépendant, quelques-uns seulement pénètrent directement dans la paroi utérine. Tous les autres convergent vers les parties latérales du col et là, au voisinage de l'insertion du vagin, forment un important plexus, long de 6 à 10 millimètres, large de 2 ou 3 : c'est le *plexus fondamental de l'utérus ou plexus latéro-cervical*. Sur ses mailles se disposent de nombreux ganglions, de forme et de volume fort variables. Plus rarement on rencontre, au lieu et place de cette lame plexiforme, un ganglion unique, le *ganglion de Franckenhäuser*.

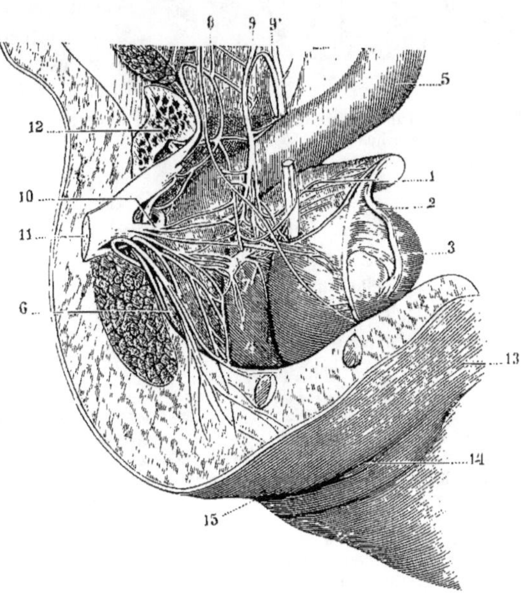

Fig. 727.

Nerfs de l'utérus d'une nouveau-née, vus sur la face latérale gauche de l'organe (d'après FRANKENHÄUSER).

1, utérus. — 2, trompe de Fallope. — 3, vessie, avec 3', uretère. — 4, vagin. — 5, côlon. — 6, rectum. — 7, ganglion de Frankenhäuser et plexus latéro-cervical. — 8, grand sympathique. — 9, 9' plexus droit et gauche se rendant en partie au plexus utérin. — 10, troisième nerf sacré. — 11, nerf sciatique. — 12, facette articulaire du sacrum. — 13, mont de Vénus. — 14, vulve. — 15, périnée.

Le plexus latéro-cervical (fig. 727, 7), tout en étant plus particulièrement destiné à l'utérus, envoie toujours quelques filets aux organes voisins : à la trompe, à la vessie, au vagin et même au rectum. Les rameaux qui se rendent à l'utérus sont constitués, en partie par des fibres à myéline, en partie par des fibres de Remak : ils présentent encore sur leur trajet, comme les branches constitutives du plexus fondamental, un certain nombre de ganglions minuscules ou, tout simplement, des cellules nerveuses isolées ou réunies en petits groupes de 2 ou 3 (REIN, HERFF).

Au point de vue de leur terminaison, les filets nerveux de l'utérus se distinguent en filets musculaires et filets muqueux. — Les *filets musculaires* forment un riche réseau dans l'épaisseur de la tunique musculeuse. Finalement, ils se terminent, ici comme sur tous les autres muscles lisses, en partie par des extrémités libres, en partie par de petits renflements en forme de bouton. — Les *filets muqueux* ont été étudiés dans ces derniers temps, à l'aide de diverses méthodes, par Patenko en 1880, Borde en 1888, Herff, Gawronski, Clivio en 1894, Köstlin et Spanpani en 1896. Ces filets forment, au-dessous ou dans l'épaisseur même du chorion, un riche réseau, à mailles étroites, aux points nodaux desquels se trouvent des cellules nerveuses. Les fibres qui en émanent se terminent, les unes sur les glandes, les autres dans l'épithélium. Patenko a suivi les premières jusque sur les culs-de-sac glandulaires, tout autour desquels elles se disposent en plexus ; de ce plexus périacineux partent ensuite de très fines fibrilles, lesquelles pénètrent

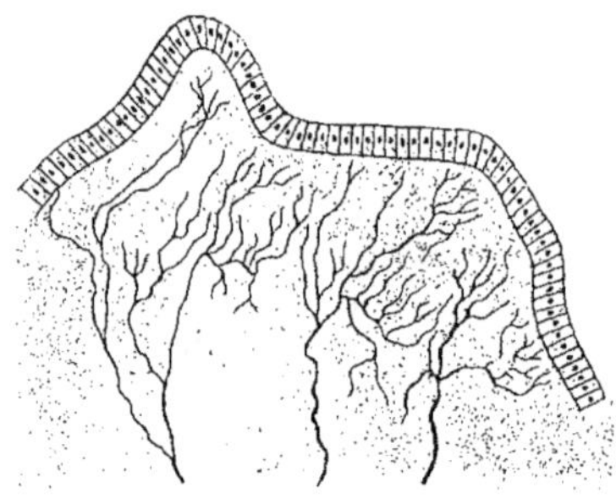

Fig. 728.

Muqueuse utérine d'une enfant nouveau-née : mode de ramification des filaments nerveux, au voisinage de la surface libre (d'après Clivio.)

dans l'intervalle des cellules glandulaires ou même dans l'intérieur (?) de ces cellules. En ce qui concerne les fibres à destination épithéliale, elles se résolvent en de riches arborisations, dont les fibrilles, extrêmement fines, pénètrent dans la couche épithéliale et s'y terminent librement, soit par des extrémités effilées, soit par des extrémités renflées en bouton.

A consulter, au sujet de l'utérus, parmi les travaux récents (1880-1899) : Hoggan (G.) and Hoggan (F.-E.), *Comparative anatomy of the lymphatics of the uterus*, Journal of Anat. and Physiol., 1880, vol. XVI, p. 50 : — Balin, *Ueber das Verhalten der Blutgefässe im Uterus*, etc., Arch. f. Gynäk., 1880 : — Fischel, *Beiträge zur Morphol. der Portio vaginalis Uteri*, Arch. f. Gynäk., 1880 et 1881 : — Möricke, *Verhalten der Uterusschleimhaut während der Menstruation*, Centr. f. Gynäk., 1880 : — Patenko, *Ueber die Nervenendigungen in der Uterusschleimhaut des Menschen*, ibid., 1880 ; — Ellenberger, *Vergleich. anatom. Untersuchungen über die histol. Einrichtung des Uterus der Thiere*, Berlin, 1880 : — Leismann, *The cavity of the cervix uteri in the last months of pregnancy*, The Glascow med. Journ., 1880 : — Koberlin, *Anatom. Beitrag zum Verhalten des Cervix Uteri während der Schwangerschaft*, Diss. Erlangen, 1880 : — Weit, *Zur normalen Anatomie der Portio vaginalis Uteri*, Zeitschr. f. Geburtshülfe u. Gynäk., 1880 : — Jastreboff, *Anat. norm. et pathol. du ganglion cervical de l'utérus*, Th. Saint-Pétersbourg, 1881 : — Razumowski, *Ueber die Nerven der Schleimhaut des schwang. Uterus bei Säugethieren*, Th. Saint-Pétersbourg, 1881 ; — Langer, *Ueber den Situs der weibl. Beckenviscera*, Anzeig. d. k. k. Gesellsch. der Aerzte in Wien, 1881 ; — Kölliker, *Ueber die Lage der Organe im weibl. Becken*, Sitz. d. Würzburger phys.-med. Gesellsch., 1881 : — Rein, *Plexus nerveux fondamental de l'utérus*, Soc. de Biol., 1882 : — Wyder, *Das Verhalten der Mucosa Uteri während der Menstruation*, Zeitsch. f. Geburtsh. u. Gynäk., 1883 ; — Tourneux et Legay, *Mémoire sur le développement de l'utérus et du vagin*, Journ. de l'Anat., 1884 ; — Küstner, *Notiz zur Metamorphose des Uterusepithels*, Gynäk. Centralbl., 1884 ; — Du même, *Norm. und pathol. Lagen u. Bewegungen des Uterus*, Stuttgart, 1885 ; — Stratz, *Die normale Lage des Uterus*, Zeitschr. f. Geburtsh. u. Gynäk., 1886, et *Zur Lage des Uterus*, Arch. f. Gynäk., 1886 : — Waldeyer, *Die Lage der inneren weibl. Beckenorgane bei Nulliparen*, Anat. Anz., 1886 : — Pillet, *Texture musculaire de l'utérus des mammifères*, Bull. Soc. zool., Paris, 1886 : — Schröder, *Der schwangere u. kreissende Uterus*, Bonn., 1886 ; — Williams, *On the circulation in the uterus*, etc. Transact. of the obstetr. Soc. of London, 1886 : — Ricard, *De quelques rapports de l'artère utérine à propos de l'hystérectomie vaginale*, Sem. méd., 1887 : — Varnier, *Le col et le segment inférieur de l'utérus à la fin de la grossesse, pendant et après le travail de l'accouchement*, Ann. de Gynécologie, 1886 ; — Tschaussow, *Ueber die Lage des Uterus*, Anat. Anzeiger, 1887 : — Bardeleben, *Ueber die Lage der weibl. Beckenorgane*, Anat. Anzeiger, 1888 : — Borde, *Sur le mode de distribution et de terminaison des fibres nerveuses dans l'utérus de quelques mammifères*, La Riforma medica, 1888 ; — Blanc, *Rech. hist. sur la structure du segment inférieur de l'utérus à la fin de la grossesse*, Arch. de Physiol., 1888 ; — Rossignol, *De l'absence ou de l'état rudimentaire de l'utérus*, Th. Paris, 1890 ; — Staurenghi, *Di un cadavere congelato nel sesto mese lunare della gravidanza*, Soc. med.-chirurg. di Pavia, 1889 ; — Duval.

De la régénération de l'épithélium des cornes utérines après la parturition, Soc. de Biol., 1890; — Romiti, *Sull' anatomia dell' utero gravido*, Monit. zool. ital., 1890 et 1891 ; — Acconci, *Contrib. à l'étude de l'anat. et de la physiol. de l'utérus gravide*, Arch. de Tocol., 1890 ; — Dührsen, *Beitr. zur Anat., Phys. u. Pathol. der portio vaginalis uteri*, Arch. f. Gynäk., Bd XLI; — Helme, *Histol. observations on the muscul. fibres and connective tissus of the uterus during the pregnancy and the puerperium*, Transact. of the roy. Soc. of Edinburgh, 1890 ; — Kazzander, *Ueber die Pigmentation der Uterusschleimhaut des Schafes*, Arch. f. mikr. Anat., 1890 : — Boldt, *Beitr. zur Kenntniss der norm. Gebärmutter Schleimhaut*, Deutsch. med. Wochenschr., 1890; — Poirier, *Lymphatiques des organes génitaux de la femme*, Progrès médical, 1890 : — Wallich, *Rech. sur les vaisseaux lymphatiques sous-séreux de l'utérus gravide et non gravide*, Th. de Paris, 1891 : — Nagel, *Ueber die Lage des Uterus im menschl. Embryo*, Arch. f. Gynäk., 1891 ; — Sobotta, *Beiträge zur vergleich. Anat. und Entwickelung. der Uterusmuskulatur*, Arch. f. mikr. Anat., 1891 ; — Waldeyer, *Beiträge zur Kenntniss der Lage des weibl. Beckenorgane nebst Beschreibung eines frontalen Gefrierschnittes der Uterus gravidus in situ*, Bonn, 1892 ; — Testut et Blanc, *Anatomie de l'utérus : section verticomédiane d'un sujet congelé, au sixième mois de la grossesse*, Paris, 1893 (avec six planches en chromolith., grandeur nature : — Hofmeier, *Zur Kenntniss der normalen Uterusschleimhaut*, Centralbl. f. Gynäk., 1893 : — Hennig, *Ueber die Uterusvenen etc.* Arch. f. path. Anat., 1893, vol. 131. — Gawronsky, *Ueb. Verbreitung u. Endig. der Nerven in den weibl. Genitalien*, Centr. f. Gynäk., 1894 ; — Clivio, *Contrib. alla conoscenza delle terminazioni nervose dell'utero*, Pavia, 1894 : — Spampani, *Sopra la distribuzione e terminazione dei nervi nei cotiledoni dell'utero della pecora*, Monit. zool., 1895 ; — Köstlin, *Die Nervenendig. in d. weibl. Geschlechtsorganen*, Fortschr. d. Medicin, 1894 ; — Penrose, *The position of the uterus and the mechanism of its support*, Univ. med. Magaz., 1898. — Barfurth, *Zelllücken u. Zellbrücken im Uterusepithel*, Anat. Hefte, XXVIII-XXX, 1897 ; — Fieux, *Etude histol. de la musculature intrinsèque de l'utérus*, Th. Bordeaux, 1877, et Journ. de l'Anat. 1899 ; — Voss, *Etude de l'innervation de l'utérus à l'aide de la méth. de Golgi*, La Sem. gynécol., 1897 ; — Mauclaire, *Considér. sur les moulages de 80 cavités utérines norm. et path.*, Ann. de Gynéc., 1897 : — Keiffer, *Rech. sur l'anat. et la physiol. de l'appareil vasculaire de l'utérus chez les mammifères*, La Sem. gynécol., 1897 : — Franqué, *Cervix u. unteres Uterussegment*, Münch. med. Woch., 1897 : — Ferrari, *Ricerche istol. e considerazioni sopra l'utero delle vecchie*, Riv. de Ostetricia, 1897 : — Bruhns, *Ueb. die Lymphgefässe der weibl. Genitalien, etc.* Arch. f. Anat. u. Physiol., 1898 : — Freund, *Anat. physiol. et path. du cul-de-sac de Douglas*, Bull. Soc. anat., 1898 ; — Peiser, *Anat. u. klin. Untersuch. über Lymphapparat des Uterus, etc.*, Dissert. Berlin, 1898 ; — Werth u. Grusdew, *Untersuch. üb. die Entwick. u. Morphol. der menschl. Uterusmuskulatur*, Arch. f. Gynäk., 1898 : — Meyer, *Ueb. die fœtale Uterusschleimhaut*, Zeitschr. f. Geburts. u. Gynäk., 1898 : — Fredet, *Quelques rech. sur les artères de l'utérus*, Journ. de l'Anat. et de la Physiol., 1898 : Du même, *Nouvelle série de recherches sur les artères de l'utérus de la femme au moyen de la photographie et des injections opaques pour les rayons de Rœntgen*, ibid., 1899 ; — Tintrelin, *Essai d'anat. comparée des ligaments utérins*, Th. Paris, 1898 ; — Frarier, *Les procédés de dilatation artificielle du col, etc.* Th. Lyon, 1899.

ARTICLE IV

VAGIN

Le vagin (allem. *Scheide*, angl. *Vagina*) est un conduit musculo-membraneux, à la fois très long, très large et très extensible, qui s'étend de l'utérus à la vulve. Continuation de la cavité utérine, il livre passage aux flux menstruel, aux produits de sécrétion de l'utérus et, au moment de l'accouchement, au fœtus et à ses annexes. Mais ce n'est là, pour le conduit vaginal, qu'une fonction tout à fait accessoire. Son principal rôle est de recevoir le pénis au moment du coït : il est l'organe de la copulation chez la femme.

§ I. — CONSIDÉRATIONS GÉNÉRALES

1° Situation et moyens de fixité. — Organe impair et médian, chez l'homme comme chez la plupart des mammifères, le vagin est situé, en partie dans l'excavation pelvienne, en partie dans l'épaisseur même du périnée, qu'il traverse de haut en bas et d'arrière en avant pour s'ouvrir à l'extérieur. En avant de lui, se trouvent la vessie et l'urèthre, qui le séparent de la symphyse pubienne ; en arrière se trouve le rectum, qui le sépare de la colonne sacro-coccygienne. Il est maintenu en position : 1° à son extrémité supérieure, par sa continuité avec le col utérin ; 2° à son extrémité inférieure, par ses connexions avec les parties avoisinantes du périnée et de la vulve ; 3° en avant et en arrière, par les relations plus ou moins intimes qui l'unissent, d'une part au réservoir urinaire, d'autre part au segment terminal du gros intestin.

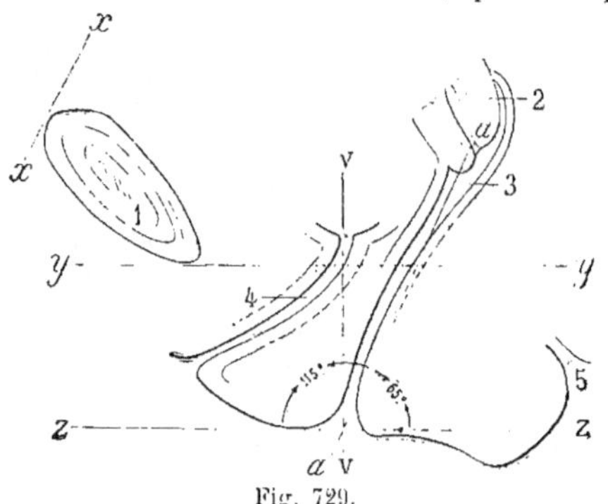

Fig. 729.

Direction du vagin, vue sur une coupe sagittale de sujet congelé (fille vierge de vingt-quatre ans, moitié de grandeur naturelle).

1, symphyse pubienne. — 2, col de l'utérus. — 3, vagin. — 4, urèthre. — 5, anus.
xx, plan du détroit supérieur. — yy, horizontale sous-pubienne. — zz, horizontale passant par l'orifice inférieur du vagin. — vv, verticale passant par cet orifice. — aa, axe du vagin, s'inclinant de 65° sur l'horizontale.

2° Direction. — Le vagin, comme l'urèthre, se porte obliquement de haut en bas et d'arrière en avant. Il forme avec l'horizontale menée par son extrémité inférieure un angle, ouvert en arrière, qui mesure en moyenne de 65 à 75 degrés (fig. 729) : sa direction est donc sensiblement parallèle à celle du détroit supérieur. Ces chiffres sont ceux que j'ai observés sur des coupes de sujets jeunes et bien conformés ; ils me paraissent représenter la direction normale du conduit vaginal. Sur certains sujets, cependant, ce conduit, se redressant sur son axe, se rapproche beaucoup de la verticale, l'atteint ou même la dépasse, pour suivre, dans ce dernier cas, une direction oblique de haut en bas et d'avant en arrière ; mais ces cas sont exceptionnels.

L'axe du vagin, quelle que soit la situation qu'il occupe par rapport à la verticale, n'est pas exactement rectiligne, mais légèrement courbe, à concavité postérieure. Toutefois, cette concavité n'est pas constante et, quand elle existe, elle est peu prononcée. Si l'on réunit par une ligne droite les deux extrémités du vagin, on constate que cette droite n'est séparée de l'axe du conduit, à sa partie moyenne (distance maxima), que par un intervalle de 4 à 6 millimètres.

D'autre part, le vagin ne continue pas exactement la direction de l'utérus. Les axes respectifs des deux organes s'inclinent l'un sur l'autre de façon à former un angle dont l'ouverture regarde la symphyse. Cet angle varie naturellement avec la direction de l'utérus, laquelle se modifie, comme nous l'avons vu, dans les conditions les plus diverses : il mesure en moyenne, la vessie étant à l'état de demi-réplétion, de 90 à 110 degrés.

3° Forme. — Le vagin a la forme d'un conduit cylindrique, qu'on aurait aplati d'avant en arrière. Dans les conditions physiologiques, je veux dire en l'absence de toute dilatation du conduit par un corps étranger, les parois antérieure et postérieure s'appliquent directement l'une contre l'autre et, par suite, la cavité vaginale est entièrement virtuelle.

Vue sur une coupe horizontale de l'organe, la cavité vaginale se présente sous la forme d'une fente transversale, tantôt rectiligne, tantôt curviligne, sa concavité, dans ce dernier cas, se dirigeant ordinairement en arrière, du côté du rectum. Sur certains sujets, cette fente transversale représente à elle seule toute la cavité vaginale ; sur d'autres, elle tombe perpendiculairement, à l'une et à l'autre de ces deux extrémités, sur une nouvelle fente beaucoup plus petite et à direction antéro-postérieure (fig. 730, V) : la cavité vaginale, on le voit, rappelle assez bien dans ce cas l'image d'un **H** ma-juscule.

La disposition en cylindre aplati que nous venons de décrire s'observe dans presque toute la hauteur du vagin. Toutefois, elle se modifie considérable-ment en haut et en bas, pour s'adapter aux parties voisines : en bas, au niveau de la vulve, le vagin s'aplatit dans le sens transversal et, de ce fait, son ouverture est une fente elliptique à grand axe antéro-postérieur ; en haut, du côté de l'utérus, le con-duit occupé par le col, se moule exactement sur ce dernier organe et, par conséquent, revêt une forme régulièrement cylindrique.

Au total, le vagin, à l'état de vacuité, est aplati d'avant en arrière dans sa partie moyenne, aplati transversalement à son extrémité inférieure, cylin-droïde à son extrémité supérieure.

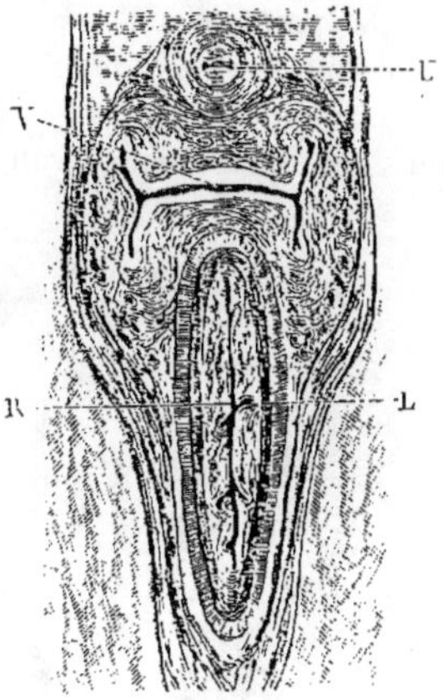

Fig. 730.

Coupe transversale du vagin limitée de HENLE.

L. muscle releveur de l'anus. — R. rec-tum. — U. urèthre coupé très obliquement. — V, vagin.

4° Dimensions. — La longueur du vagin, de son orifice vulvaire au sommet du col, est en moyenne de 6 centimètres et demi à 7 centimètres. Mesurée sur les parois, cette longueur, par suite de la proéminence du col et de la formation des culs-de-sac vaginaux, est naturellement un peu plus considérable : elle est de 7 centimètres et demi pour la paroi antérieure ; de 8 centimètres à 8 centimètres et demi pour la paroi posté-rieure. Ces dimensions sont bien différentes, on le voit, de celles qu'atteint le pénis au moment de l'érection. Mais nous ne devons pas oublier que, dans l'acte du coït, le membre viril, à cause de l'obstacle apporté à son introduction par la symphyse pubienne, ne pénètre jamais en totalité dans le vagin et, d'autre part, que ce dernier conduit s'allonge assez facilement alors de 3 ou 4 centimètres.

Certains auteurs assignent au vagin une longueur de 12 à 14 centimètres (*vagins longs*). Ces vagins démesurément allongés existent sans doute, mais sont tout à fait exceptionnels.

Par contre, on rencontre quelquefois des conduits vaginaux dont la longueur, bien inférieure à la moyenne indiquée ci-dessus, mesure à peine 5 centimètres ou même 4 centimètres (*vagins courts*). Une pareille brièveté congénitale, qu'il ne faut pas confondre avec une brièveté apparente due à un abaissement du col utérin, n'est pas sans avoir des conséquences fâcheuses. Tout d'abord, elle rend le coït plus ou moins douloureux et expose la femme, surtout quand ce coït est fréquemment répété et pratiqué sans ménagement, à des inflammations utérines ou péri-utérines. Mais ce n'est pas tout : le pénis, heurtant le col avant que son introduction soit complète, glisse en arrière de lui dans le cul-de-sac postérieur ; il le dilate peu à peu et, finalement, le transforme en une sorte de vagin artificiel, que PAJOT, dans son langage imagé, désignait sous le nom de *fausse route vaginale*. Or, comme il y projette le sperme, au lieu de le déposer sur l'orifice du col, la disposition en question peut devenir, pour la femme qui la présente, une cause de stérilité.

Le cylindre vaginal est loin d'être régulièrement calibré. Très étroit à son extrémité vulvaire, il s'élargit ensuite graduellement en allant de bas en haut et atteint, au voisinage de l'utérus, ses plus grandes dimensions. Sa largeur varie donc suivant les points que l'on considère : mesurée à la partie moyenne du conduit et sur une coupe horizontale, elle est en moyenne de 24 ou 25 millimètres. Du reste, les parois du vagin sont très extensibles et sa capacité, on peut le dire, a pour dimensions celles du corps étranger qui s'y trouve introduit. Ces dimensions sont par-

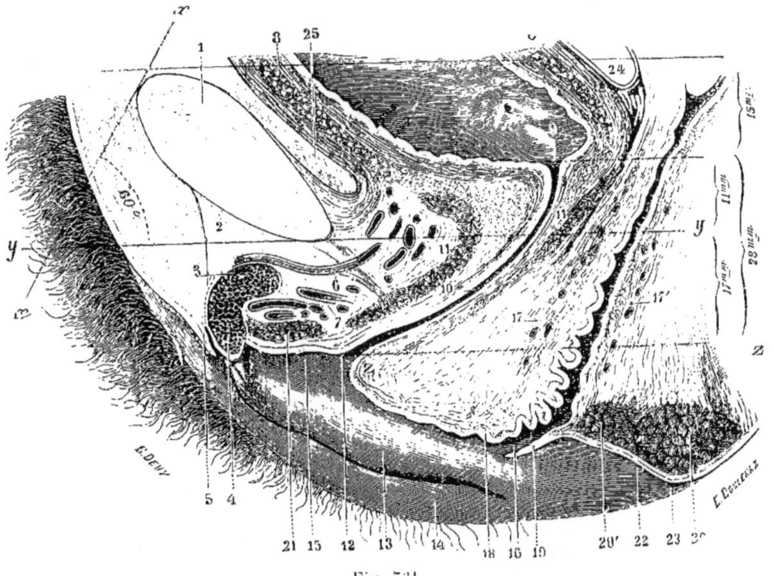

Fig. 731.

Coupe vertico-médiane du bassin chez la femme (sujet congelé, vingt-quatre ans, grandeur nature).

1, symphyse pubienne. — 2, ligament suspenseur du clitoris. — 3, corps caverneux du clitoris. — 4, extrémité antérieure du clitoris ou gland. — 5, son capuchon ou prépuce. — 6, veine dorsale du clitoris. — 7, plexus veineux intermédiaire au clitoris et au bulbe. — 8, 8′, parois antérieure et postérieure de la vessie. — 9, col de la vessie. — 10, urèthre. — 11, sphincter externe de l'urèthre. — 12, méat urinaire. — 13, petite lèvre. — 14, grande lèvre. — 15, vestibule. — 16, orifice inférieur du vagin. — 17, 17′, colonne antérieure et colonne postérieure du vagin. — 18, tubercule vaginal. — 19, hymen. — 20, sphincter externe de l'anus. — 20′, constricteur de la vulve. — 21, faisceaux de ce dernier muscle intermédiaires au clitoris et à l'urèthre. — 22, fosse naviculaire. — 23, fourchette. — 24, cul-de-sac vésico-utérin. — 25, espace prévésical.
x, x, plan du détroit supérieur. — y, y, horizontale menée par le bord inférieur de la symphyse. — z, z, horizontale menée par le méat urinaire.

fois énormes : le vagin on le sait, permet l'introduction des plus forts spéculums ; il livre passage à la main et à l'avant-bras dans certaines manœuvres obstétricales ; enfin, au moment de l'accouchement, quand la tête fœtale est descendue sur le périnée et apparaît à la vulve, il a pour ainsi dire les mêmes dimensions que l'excavation elle-même. Nous ajouterons que le vagin est non seulement très extensible, mais encore éminemment élastique et que ses parois, après le retrait ou l'expulsion du corps étranger qui les avait momentanément écartées, reviennent d'elles-mêmes à leur position habituelle.

§ 11. — CONFORMATION EXTÉRIEURE ET INTÉRIEURE, RAPPORTS

Le vagin, comme tous les conduits tubuleux, nous offre à considérer une surface extérieure, une surface intérieure et deux extrémités, l'une supérieure et l'autre inférieure.

1° Surface extérieure. — La surface extérieure à son tour, nous présente une face antérieure, une surface postérieure et deux bords latéraux :

a. *Face antérieure*. — La face antérieure du vagin (fig. 731) regarde en avant et un peu en haut, d'où le nom de face antéro-supérieure que lui donnent certains auteurs. — *Dans sa moitié supérieure*, elle est en rapport avec la vessie (8 et 8′), qui repose sur elle par son trigone et par une petite partie de son bas-fond. Les deux organes sont unis l'un à l'autre par une couche de tissu cellulaire assez lâche, qui permet leur isolement par la dissection. Dans cette couche celluleuse, entre le bas-fond de la vessie et la partie toute supérieure du vagin, chemine obliquement le segment terminal de l'uretère. Nous avons déjà indiqué, à propos de l'uretère, quels sont les rapports précis de ce conduit avec le vagin et avec l'artère utérine ; nous n'y reviendrons pas ici (voy. p. 584). De l'adossement des deux parois vésicale et vaginale, résulte une cloison, la *cloison vésico-vaginale*, dont l'épaisseur mesure en moyenne 8 ou 10 millimètres. — *Dans sa moitié inférieure* la paroi antérieure du vagin répond au canal de l'urèthre (10), qui lui est uni, dans ses trois quarts inférieurs tout au moins, d'une façon absolument intime (voy. *Urèthre*, p. 650). Les deux parois uréthrale et vaginale, ainsi fusionnées, constituent entre les deux conduits une cloison séparative, connue sous le nom de *cloison uréthro-vaginale*.

b. *Face postérieure*. — La face postérieure, suivie de haut en bas, est recouverte tout d'abord par le péritoine, qui descend sur elle dans une étendue de 15 à 29 millimètres, puis se réfléchit sur le rectum en formant le *cul-de-sac recto-vaginal* (734,11). — Au-dessous de ce cul-de-sac, le vagin s'applique immédiatement contre la paroi antérieure du rectum. Étroitement unies l'une à l'autre par une couche de tissu cellulaire plus ou moins dense, les deux parois vaginale et rectale forment, entre les deux conduits, une cloison membraneuse très résistante, la *cloison recto-vaginale* (fig. 699,19). — Le rectum et le vagin restent ainsi accolés jusqu'au plancher périnéal. Plus bas, par suite du déplacement en arrière du rectum anal, les deux organes se trouvent séparés par un espace triangulaire à base inférieure (fig. 699), dans lequel nous rencontrons, baignant en plein dans une atmosphère cellulo-adipeuse, le sphincter anal, les fibres prérectales du releveur de l'anus, le constricteur du vagin et le transverse du périnée, plus un certain nombre de fibres longitudinales du rectum.

c. *Bords*. — Les deux bords du vagin sont longés, comme ceux de l'utérus, par un riche plexus veineux, le *plexus vaginal* (fig. 725,8). Ils répondent successivement, en allant de haut en bas : 1° à la partie la plus inférieure des ligaments larges ; 2° au tissu cellulo-adipeux de l'excavation pelvienne ; 3° à l'aponévrose

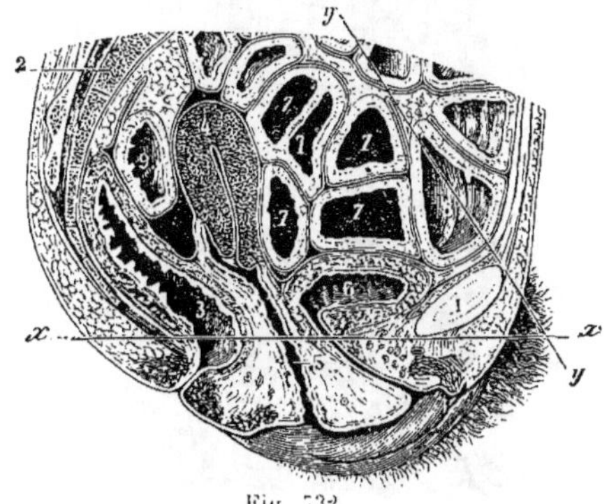

Fig. 732.

Coupe vertico-médiane d'un sujet congelé (femme de vingt-quatre ans) ; l'utérus, fortement repoussé en arrière par des anses intestinales remplies de matières fécales, se trouve en rétroversion.

1. symphyse pubienne. — 2. sacrum. — 3. rectum. — 4. utérus. — 5. vagin. — 6. vessie. — 7, 7, 7, anses intestinales remplies de matières fécales. — 8, 8, anses intestinales remplies de gaz. — 9. côlon pelvien. — 10, repli de Douglas. — *xx*. horizontale passant au-dessous de la symphyse. — *yy*. plan du détroit supérieur.

périnéale supérieure; 4° aux faisceaux les plus internes du releveur, qui, sans
prendre aucune insertion sur le vagin, adhèrent intimement à sa gaine conjonctive et le compriment latéralement toutes les fois qu'ils se contractent (voir à ce
sujet, *Releveur de l'anus*, dans muscles du périnée, p. 894) ; 5° enfin au bulbe du
vagin (voy. *Vulve*).

2° Surface intérieure. — La surface intérieure du vagin nous présente, sur
l'une et l'autre de ses deux parois (fig. 733), un système de plis transversaux.

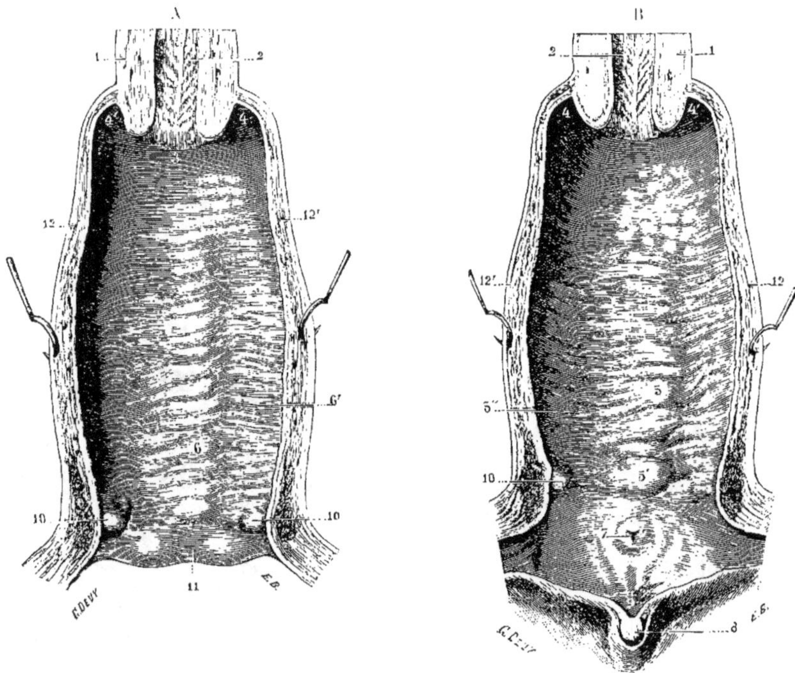

Fig. 733.

Coupe du vagin passant le long de ses bords : A, segment postérieur de la coupe, montrant
la paroi postérieure de l'organe ; B, segment antérieur de la coupe, montrant sa paroi
antérieure.

1. col utérin. — 2. sa cavité, avec les saillies de l'arbre de vie. — 3. orifice du museau de tanche. — 4, 4′. culs-de-sac
latéraux du vagin. — 5. colonne antérieure, avec 5′, le tubercule vaginal et 5″, les plis transversaux de la paroi
antérieure. — 6. colonne postérieure, avec 6′, plis transversaux de la paroi postérieure. — 7. méat urinaire. —
8. clitoris. — 9, vestibule. — 10, 10, caroncules myrtiformes. — 11. fosse naviculaire. — 12, 12′. coupe des parois
droite et gauche du vagin.

connus sous le nom de *plis* ou *rides du vagin*. Les plis du vagin s'épaississent à
leur partie moyenne et ces parties ainsi épaissies, en s'échelonnant de bas en haut,
forment sur la ligne médiane deux saillies longitudinales, arrondies et mousses :
ce sont les *colonnes du vagin*.

a. *Colonnes du vagin*. — Les colonnes du vagin, très variables suivant les
sujets, mesurent en largeur de 5 à 15 millimètres. — Celle qui occupe la paroi
antérieure (733,5) prend naissance à l'entrée du vagin par une sorte de renflement, qui porte le nom de *tubercule vaginal* (5′) : il est situé un peu au-dessous
de l'orifice extérieur du canal de l'urèthre et sert de guide au chirurgien dans le
cathétérisme de ce conduit. A partir du tubercule vaginal, la colonne antérieure

se porte en haut, en s'atténuant graduellement, et disparaît vers la partie moyenne du vagin. Elle est ordinairement simple. Sur certains sujets, cependant, une dépression médiane, plus ou moins profonde et plus ou moins étendue en longueur, la divise en deux moitiés latérales. — La colonne de la paroi postérieure (fig. 733,6) est un peu moins développée que la précédente. Comme elle, elle commence à l'entrée du vagin et se perd insensiblement dans le tiers moyen du conduit. Comme elle encore, elle peut être double. — Les deux colonnes du vagin n'occupent pas exactement la ligne médiane, mais sont situées un peu en dehors de cette ligne, l'une à droite, l'autre à gauche. Il en résulte que, dans l'état d'occlusion du vagin, les deux saillies en question, comme les arbres de vie du col utérin, se trouvent juxtaposées et non superposées.

b. *Rides transversales du vagin.* — Les rides transversales du vagin, comme les colonnes, présentent leur plus grand développement dans la partie inférieure du vagin. Elles diminuent ensuite de hauteur au fur et à mesure qu'on s'éloigne de la vulve et font généralement défaut dans le tiers supérieur ou même dans la moitié supérieure du conduit. Elles s'atténuent également en allant de dedans en dehors et sont souvent remplacées, au voisinage des bords, par une série de saillies mamelonnées ou rugueuses, lesquelles sont disposées en séries linéaires ou irrégulièrement disséminées.

Les rides du vagin varient beaucoup suivant les âges. Aux deux derniers mois de la vie fœtale et chez la nouveau-née, elles occupent toute la hauteur du conduit et, par leurs grandes dimensions, rappellent jusqu'à un certain point les valvules conniventes de la surface intestinale. Puis, elles subissent graduellement une sorte d'atrophie régressive : elles diminuent chez la jeune fille, diminuent encore chez l'adulte nullipare et disparaissent en grande partie sous l'influence de la grossesse. C'est ainsi que, chez un grand nombre de multipares, elles se trouvent réduites à quelques saillies mamelonnées situées au voisinage de la vulve ; partout ailleurs, le vagin est parfaitement lisse.

L'étude comparative des rides vaginales dans la série des mammifères et chez la femme aux différents âges, ne nous a pas encore nettement fixés sur la signification exacte de ces saillies. Certains auteurs les considèrent comme de simples replis de la muqueuse, destinés à s'effacer lors de l'accouchement et à faciliter ainsi l'ampliation énorme que présente à ce moment la muqueuse vaginale ; mais l'histologie nous apprend que les rides du vagin, au lieu d'être constituées, comme le sont les valvules conniventes, par de véritables replis de la muqueuse, ne sont que des épaississements locaux de cette membrane et, comme tels, ne peuvent se prêter à un déplissement quelconque. Pour d'autres, les rugosités qui hérissent la surface intérieure du vagin auraient été placées là par une nature prévoyante pour favoriser l'éjaculation en multipliant les frottements sur le passage du pénis et, l'éjaculation une fois produite, pour retenir le sperme qui, par son propre poids, tend à s'échapper par la vulve. Une pareille explication, outre qu'elle rappelle un peu trop la doctrine aujourd'hui surannée des causes finales, est peu conciliable, on en conviendra, avec ce double fait indiqué ci-dessus : d'une part, que les rugosités en question présentent leur maximum de développement au huitième mois de la vie fœtale, alors qu'il ne saurait être question pour elles de la fonction tout hypothétique énoncée plus haut ; d'autre part, qu'elles disparaissent par atrophie régressive juste au moment où elles devraient être appelées à remplir cette fonction.

Trigone vaginal. — Lorsqu'on examine attentivement la paroi antérieure du vagin, après l'avoir tendue, soit sur le vivant, soit sur le cadavre, on constate dans sa partie toute supérieure, à 25 ou 30 millimètres au-dessous de l'orifice externe du col, l'existence d'un repli muqueux transversal, légèrement courbe, à convexité dirigée en avant. On constate, d'autre part, que la colonne antérieure du vagin, arrivée à la partie moyenne du conduit, se divise en deux branches divergentes qui, s'écartant l'une de l'autre sous un angle de 60° environ, vont rejoindre les extrémités du pli transversal précité. Ces trois replis délimitent ainsi une petite région triangulaire, dont les côtés, sensiblement égaux, mesurent, en moyenne, de 25 à 30 millimètres : c'est le *trigone vaginal* de Pawlik ou tout simplement le *trigone de Pawlik*. Il répond assez bien, ligne pour ligne, au trigone vésical de Lieutaud (fig. 518) : son angle antérieur correspond à l'extrémité vésicale de l'urèthre ; ses deux angles postérieurs indiquent le point où les deux uretères débouchent dans la vessie. Il est à remarquer, cependant, que, dans la plupart des cas, le repli transversal qui forme le bord supérieur du trigone de Pawlik se trouve situé sur un plan un peu postérieur à celui qu'occupe le bourrelet interurétérique.

3° Extrémité supérieure.

— L'extrémité supérieure du vagin est, comme nous l'avons déjà vu à propos de l'utérus (p. 831), un orifice circulaire, taillé obliquement de haut en bas et d'arrière en avant, qui embrasse le col à l'union de son tiers inférieur avec ses deux tiers supérieurs. A ce niveau, tandis que la tunique musculeuse du vagin se fusionne avec la tunique homonyme de l'utérus, sa tunique muqueuse se réfléchit de haut en bas sur le museau de tanche et l'enveloppe régulièrement jusqu'à son sommet, où elle se continue, à travers l'orifice externe du col, avec la muqueuse utérine. En se réfléchissant ainsi sur le col, la muqueuse vaginale détermine tout autour de ce dernier organe la formation d'une rigole circulaire, que l'on désigne indistinctement sous les noms de *voûte du vagin*, de *fornix*, d'*ampoule vaginale*, de *culs-de-sac du vagin*. Cette rigole péricervicale, quoique partout continue, se divise topographiquement en quatre parties, une antérieure, une postérieure et deux latérales, qui constituent ce que l'on appelle les culs-de-sac antérieur, postérieur et latéraux du vagin :

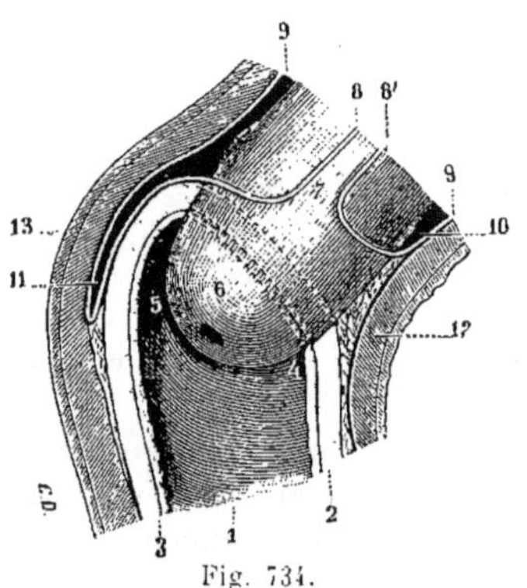

Fig. 734.

Le col utérin et l'extrémité supérieure du vagin dans leurs rapports avec le péritoine (la coupe du vagin est teintée en rouge).

1, vagin. — 2, sa paroi antérieure. — 3, sa paroi postérieure. — 4, cul-de-sac antérieur du vagin. — 5, son cul-de-sac postérieur. — 6, museau de tanche. — 7, portion extra-vaginale du col. — 8, 8', les deux feuillets antérieur et postérieur du ligament large. — 9, péritoine rectal. — 9', péritoine vésical. — 10, cul-de-sac vésico-utérin. — 11, cul-de-sac recto-vaginal. — 12, paroi postérieure de la vessie. — 13, paroi antérieure du rectum.

a. *Cul-de-sac antérieur*. — Le cul-de-sac antérieur (fig. 734, 4) est peu profond ; il se réduit, dans certains cas où l'insertion du vagin se fait très bas sur le col, à une simple gouttière transversale. Sur lui repose le bas-fond de la vessie, séparé du vagin par une couche de tissu cellulaire, au sein de laquelle cheminent quelques branches artérielles, ordinairement de petit calibre, les artères vésico-vaginales.

b. *Cul-de-sac postérieur*. — Le cul-de-sac postérieur (fig. 734, 5), en raison même de l'obliquité de l'insertion vaginale, est beaucoup plus profond que le précédent : il mesure, suivant les cas, de 10 à 25 millimètres. En arrière de lui, se trouve le cul-de-sac recto-vaginal ou espace de Douglas (fig. 734, 11) et, au-delà de ce cul-de-sac, la face antérieure du rectum. Nous avons déjà dit que le péritoine vaginal se prolonge sur le vagin dans une étendue de 15 à 20 millimètres, rarement plus bas. Entre le feuillet séreux et la paroi vaginale, s'interpose une couche celluleuse, parfois assez épaisse, qui se continue en haut avec le tissu cellulaire péricervical et dans laquelle se trouvent des veines plus ou moins anastomosées en plexus, servant de traits d'union entre le système veineux utéro-vaginal et le système veineux du rectum.

c. *Culs-de-sac latéraux.* — Les culs-de-sac latéraux, situés, comme leur nom l'indique, sur les côtés du col, relient l'un à l'autre, à droite et à gauche, le cul-de-sac antérieur et le cul-de-sac postérieur. Ils sont longés par l'uretère, par la partie la plus élevée du plexus vaginal, par trois ou quatre canaux lymphatiques issus du col et, dans certains cas (quand cette artère est abaissée), par l'artère utérine : un intervalle de 10 à 15 millimètres sépare ordinairement l'artère utérine du cul-de-sac latéral (voy. *Artère utérine*). Enfin, on rencontre quelquefois (1 fois sur 3 d'après RIEDER), dans la paroi même du vagin, au niveau des culs-de-sac latéraux, des vestiges

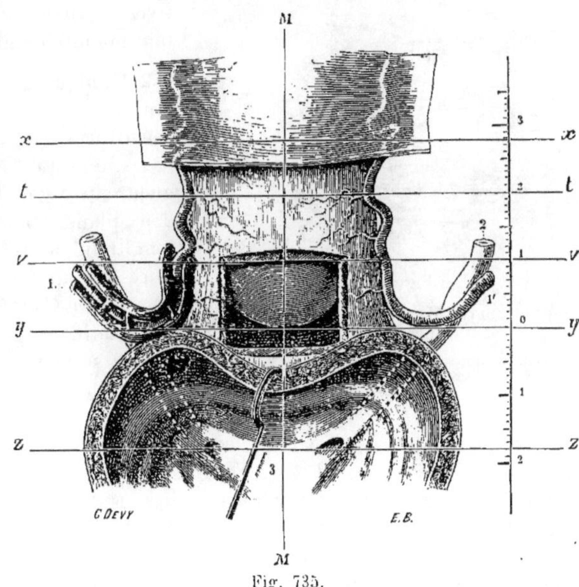

Fig. 735.

Rapports de l'artère utérine avec l'uretère et le col de l'utérus (primipare, trente-deux ans).

tt, ligne horizontale passant par le cul-de-sac postérieur du vagin. — *vv*, ligne passant par le cul-de-sac antérieur. — *xx*, ligne passant par l'isthme. — *yy*, ligne passant par le sommet du museau de tanche. — *zz*, ligne interurétérique. — *MM*, ligne médiane.

1, artère utérine et veines utérines droites. — 1', artère utérine gauche. — 2, uretère gauche. — 3, trigone vésical. — 4, corps de l'utérus, revêtu par le péritoine.

d'un canal longitudinal, connue sous le nom de *canal de Gartner*. Nous le décrirons plus loin (p. 868).

4° Extrémité inférieure. — L'extrémité inférieure du vagin est un orifice par lequel ce conduit s'ouvre à la vulve : c'est l'*orifice vulvo-vaginal*, plus ou moins rétréci chez la femme vierge par la membrane hymen (fig. 740, 9). Nous le décrirons dans l'article suivant à propos de la vulve. Nous nous contenterons d'indiquer ici : 1° que l'orifice vulvo-vaginal a la forme d'une ellipse à grand axe antéro-postérieur ; 2° qu'il constitue la partie la plus étroite et la moins dilatable du vagin ; 3° qu'il est entouré par les deux muscles constricteurs, qui se disposent autour de lui à la manière d'un anneau, l'*anneau vulvaire*, et dont la contracture (*vaginisme inférieur*) rend le coït douloureux et parfois même impossible.

§ III. — CONSTITUTION ANATOMIQUE

La paroi vaginale mesure 3 ou 4 millimètres d'épaisseur. Elle se compose de trois tuniques concentriques (fig. 737) : une tunique externe ou conjonctive, une tunique moyenne ou musculeuse et une tunique interne ou muqueuse.

1° Tunique conjonctive. — La tunique externe ou conjonctive, très mince, de coloration blanchâtre, se confond extérieurement avec le tissu cellulaire des régions voisines. Elle se compose essentiellement de faisceaux de fibres conjonctives, auxquels viennent se mêler un certain nombre de fibres élastiques.

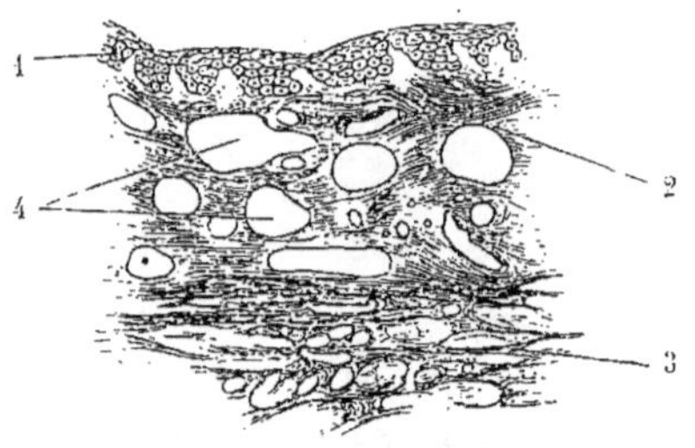

Fig. 736.

Coupe transversale de la paroi du vagin
(d'après Schenk).

1, épithélium pavimenteux stratifié. — 2, chorion muqueux avec ses papilles et ses vaisseaux. — 3, couche musculaire. — 4, vaisseaux vus en coupe.

2° Tunique musculeuse. — La tunique musculeuse, de coloration rougeâtre, est constituée par des fibres musculaires lisses, mesurant en moyenne 90 µ. de longueur sur 6 µ. de largeur et disposées sur deux plans : un plan superficiel de fibres longitudinales et un plan profond de fibres circulaires.

a. *Fibres longitudinales.* — Les fibres longitudinales, comme leur nom l'indique, se disposent parallèlement à l'axe du vagin. — En haut, elles se continuent avec les fibres superficielles de l'utérus.

Un certain nombre d'entre elles, cependant, passent dans les ligaments utéro-sacrés (voy. *Utérus*). — En bas, elles se terminent, en partie sur les branches ischio-pubiennes, en partie sur les aponévroses du périnée et dans l'épaisseur des petites lèvres.

b. *Fibres circulaires.* — Les fibres circulaires forment pour la plupart des anneaux, dont la direction est exactement perpendiculaire à celle des fibres longitudinales ; d'autres sont obliques et diversement entrecroisées. — Les fibres de la couche profonde se continuent en haut, comme les fibres superficielles, avec la tunique musculeuse du col utérin. — En bas, elles s'arrêtent à l'orifice vulvaire et forment tout autour de cet orifice une sorte de sphincter, le *sphincter lisse du vagin*. — En dehors de lui, Kobelt, chez certains animaux, et Luschka, chez la femme, ont décrit un deuxième sphincter formé par des fibres striées. Ce sphincter strié, qui constitue le *constricteur profond du vagin,* appartient aux muscles du périnée et sera décrit plus loin (voy. *Muscles du périnée,* p. 893).

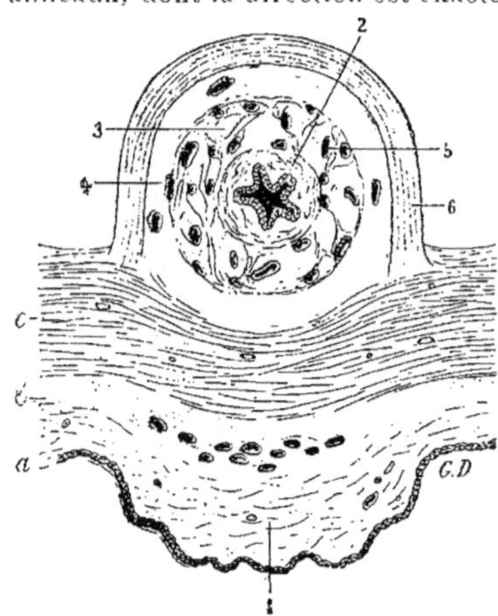

Fig. 737.

Coupe transversale du vagin et de l'urèthre, pour montrer les rapports et la constitution anatomique de ces deux conduits.

1, colonne antérieure du vagin, avec : a, muqueuse ; b, couche musculeuse ; c, couche fibreuse de la paroi vaginale. — 2. muqueuse de l'urèthre. — 3. couche des fibres lisses longitudinales. — 4, couche des fibres lisses circulaires. — 5. canaux veineux, disséminés dans les deux couches de fibres lisses. — 6, sphincter externe de l'urèthre ou sphincter strié.

3° Tunique muqueuse. — La tunique muqueuse est épaisse de 1 millimètre environ : elle représente, comme on le voit, le tiers ou le quart de l'épaisseur totale de la paroi du vagin. Grisâtre ou légèrement rosée dans les conditions ordinaires, elle prend une coloration rouge au moment de la menstruation, une coloration rouge foncé ou même violacée pendant la grossesse. Du reste, elle est très résistante, très extensible et très élastique. Histologiquement, la muqueuse du vagin se compose, comme toutes les muqueuses, de deux couches : le chorion muqueux et l'épithélium.

a. *Chorion*. — Le chorion *muqueux*, très riche en fibres élastiques, adhère intimement par sa face profonde à la tunique musculeuse, sans interposition d'une couche sous-muqueuse spéciale. Sa face superficielle est surmontée de papilles vasculaires, coniques ou filiformes, qui sont beaucoup plus développées dans la partie inférieure du conduit que dans sa partie supérieure, plus développées aussi (DE SINÉTY) chez la nouveau-née que chez la femme adulte ayant eu des rapprochements sexuels et des accouchements. Le chorion est constitué par un fin réticulum conjonctif, avec une quantité plus ou moins considérable de fibres élastiques. Les mailles du réticulum sont plus ou moins infiltrées de leucocytes. Ces leucocytes sont surtout abondants à la partie supérieure

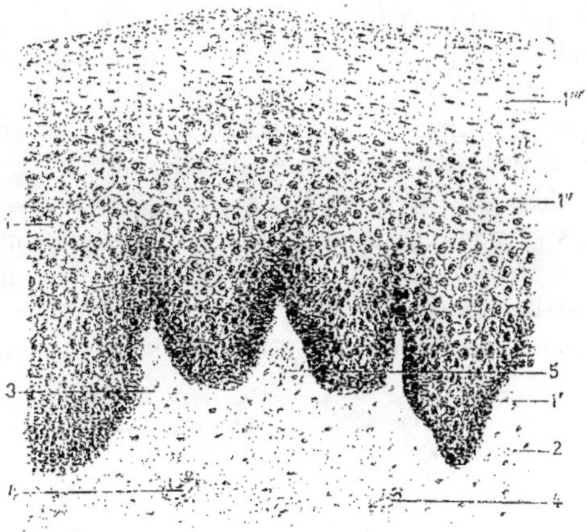

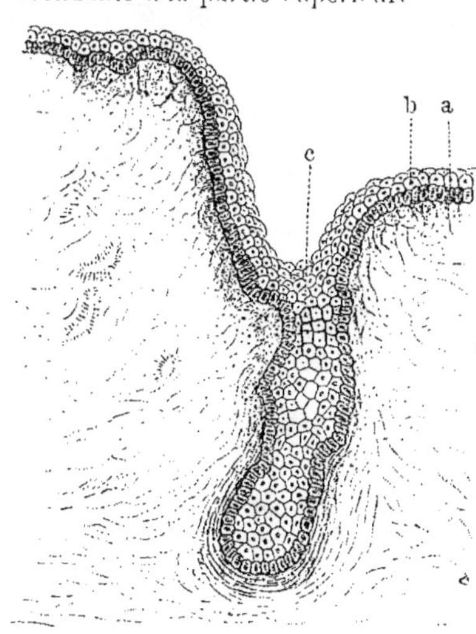

Fig. 739.

Prolongements épithéliaux dans l'épaisseur du chorion (vagin de la femme d'après VEITH.)

a, cellules épithéliales profondes, de forme cylindrique. — *b*, épithélium pavimenteux stratifié. — *c*, prolongement épithélial de forme cylindroïde présentant à sa partie moyenne quelques vacuoles.

Fig. 738.

Épithélium vaginal de la femme, vu sur une coupe perpendiculaire de la paroi (d'après TOURNEUX).

1, épithélium avec ses trois couches de cellules : 1', cellules profondes ; 1", cellules moyennes ; 1"', cellules superficielles. — 2, chorion muqueux. — 3, papilles. — 4, 4, vaisseaux coupés en travers. — 5, autre vaisseau coupé en long dans l'épaisseur d'une papille.

du conduit, où ils forment dans certains cas (HENLE) de véritables follicules clos.

b. *Épithélium*. — L'épithélium présente jusqu'à 180 et 200 μ d'épaisseur. En s'étalant sur le chorion, il efface entièrement, en les recouvrant, les saillies que forment les papilles. C'est un épithélium pavimenteux stratifié : les cellules les plus profondes (couche génératrice) sont cylindriques ; les cellules moyennes sont polyédriques par pressions réciproques ; les cellules superficielles sont manifestement aplaties. Aux cellules épithéliales se mêlent toujours une quantité plus ou moins considérable de leucocytes migrateurs, soit isolés, soit réunis en groupes. L'épithélium vaginal envoie dans le chorion des bourgeons simples ou plus ou moins ramifiés. Ces bourgeons (fig. 739) sont toujours des bourgeons pleins. Il en est quelques-uns, cependant, qui, par suite de modifications survenues dans leurs cellules centrales, paraissent être canaliculés et, de ce fait, pourraient en imposer pour des formations glandulaires.

c. *Glandes*. — La muqueuse vaginale, comme nous venons de le voir, présente

parfois, dans sa partie supérieure et sur le col utérin, un certain nombre de follicules clos, mais elle est totalement dépourvue de glandes : par conséquent, le
liquide qui s'écoule du vagin est le produit, non d'une sécrétion, mais de l'exsu-
dation et de la desquamation épithéliale de la muqueuse. Dans certains cas,
cependant, on a rencontré de véritables glandes aux deux extrémités de la muqueuse vaginale : en haut, sur la muqueuse des culs-de-sac, en bas, sur celle qui
avoisine l'orifice bulbaire. Ces formations glandulaires sont entièrement anormales. Elles doivent être considérées, sur la muqueuse des culs-de-sac, comme
des glandes erratiques de la muqueuse du col utérin. De même, les glandes rétro-
vulvaires ne sont vraisemblablement que de simples lobules de la glande de
Bartholin, qui se sont isolés de cette dernière glande pour s'ouvrir par des
canaux excréteurs distincts dans la partie inférieure du vagin.

Canal de Gartner. — La partie inférieure des canaux de Wolff (voy. fig. 723,4) persiste chez
certains mammifères, notamment chez les solipèdes, sous la forme de deux conduits, l'un
droit, l'autre gauche, qui longent les parois latérales de l'utérus et du vagin et viennent s'ouvrir
à l'extrémité inférieure de celui-ci, au voisinage du méat urinaire : ce sont les canaux de
Gartner. Ils sont particulièrement bien développés chez la vache et chez la truie, où ils ont été
bien décrits par Gartner d'abord, en 1822, et plus tard, en 1825, par de Blainville. Au point de
vue histologique, ils sont constitués par une tunique musculeuse (Follin, Rieder) tapissée sur
sa face interne par un épithélium cylindrique.

Chez la femme, la portion du canal de Wolff qui, en se développant, constituerait le canal
de Gartner, s'atrophie de bonne heure et disparaît même complètement dans la plupart des cas.
On en rencontre, cependant, des vestiges chez l'adulte et même chez le vieillard, dans la proportion de 1 fois sur 3, d'après Rieder. Ces vestiges revêtent, selon les cas, la forme d'un tube
épithélial sans tunique musculeuse ou celle d'un cordon musculaire sans revêtement épithélial,
lequel est plus ou moins englobé, comme le canal de Gartner chez les solipèdes, dans la paroi
antéro-latérale de l'utérus et du vagin. Si nous nous en rapportons aux observations de Rieder,
nous voyons que l'anomalie peut être bilatérale ou unilatérale et, dans ce dernier cas, que le
canal se montre plus fréquemment à droite qu'à gauche. Dohrn avait déjà établi, dans ses
recherches sur l'évolution du canal de Wolff, que c'était celui du côté gauche qui, le premier,
présentait des phénomènes d'atrophie régressive. Du reste, Rieder a toujours rencontré les vestiges du canal de Gartner sur le col de l'utérus ou sur la partie supérieure du vagin. Il n'a
jamais observé la portion inférieure du canal et il explique ce fait par le développement considérable que prend, à son niveau, la cloison uréthro-vaginale.

Un certain nombre d'auteurs, notamment Wassilieff, ont voulu voir le segment terminal des
canaux de Gartner dans deux petits conduits, décrits par Skene en 1880, qui viennent s'ouvrir à
la vulve, côte à côte et immédiatement en arrière du méat urinaire. Mais nous verrons plus
tard, à propos des glandes annexées à l'appareil sexuel de la femme, que cette homologie n'est
pas acceptable, les canaux de Skene n'étant pas de simples conduits terminés en cul-de-sac,
mais de véritables glandes en grappe (voy. p. 888).

A consulter, au sujet des canaux de Gartner : Gartner, Meckel's Arch., 1822 ; — de Blainville,
Note sur les doubles canaux de la matrice des mammifères parongulés, découverts par M. Gartner.
Bull. Soc. philom., 1825 ; — Dohrn, *Ueber die Gartner'schen Kanäle beim Weibe,* Arch. f. Gynäk.,
1883 ; — Rieder, *Ueber die Gartner'schen Kanäle beim menschl. Weibe,* Virchow's Arch., 1884 ; —
Negrini, *Contrib. alla Anatomia dei canali di Malpighi (detti di Gärtner) nella vacca,* Parma, 1897 ;
— Klein, *Ueber die Beziehungen der Müller'schen zu den Wolff'schen Gängen beim Weibe.* Münch.
med. Woch., 1897.

§ IV. — Vaisseaux et nerfs

1° Artères. — Les artères du vagin sont fournies en grande partie par l'artère
vaginale, branche de l'hypogastrique (voy. *Angéiologie*). Mais le vagin reçoit
encore un certain nombre de branches des artères voisines : de l'utérine, de la
vésicale inférieure, de l'hémorrhoïdale moyenne et de la honteuse interne. Ces
branches, comme celles issues de la vaginale, se jettent, les unes sur la face antérieure du vagin, les autres sur sa face postérieure. Elles pénètrent tout d'abord
dans la tunique musculeuse, à laquelle elles abandonnent de nombreux rameaux,

et viennent se terminer dans la tunique muqueuse par un riche réseau capillaire dont les mailles occupent les parties les plus superficielles du chorion. Dans chaque papille de la muqueuse s'élève une anse simple, plus rarement des anses multiples.

2° Veines. — Les veines, remarquables à la fois par leur nombre et par leur volume, tirent leur origine des réseaux de la muqueuse et de la musculeuse. Elles se dirigent vers les bords latéraux de l'organe et y forment, de chaque côté, un important plexus, le *plexus vaginal*. Ce plexus, qui occupe toute la hauteur du vagin, communique avec tous les réseaux du voisinage : en haut, avec le plexus utérin ; en bas, avec les veines du bulbe ; en avant, avec le plexus vésical ; en arrière, avec le système des veines hémorrhoïdales. Les troncs qui en émanent aboutissent, à droite et à gauche, à la veine hypogastrique.

3° Lymphatiques. — Les lymphatiques du vagin se disposent en deux réseaux, l'un dans le chorion muqueux, l'autre dans la tunique musculeuse. Ces deux réseaux, du reste, communiquent entre eux par de nombreuses anastomoses. Ils donnent naissance à de nombreux troncules, que l'on distingue, d'après leur origine, en supérieurs, moyens, inférieurs et postérieurs. — Les *lymphatiques supérieurs* se séparent du vagin dans la région des culs-de-sac et, se mêlant aux lymphatiques du col utérin, aboutissent aux ganglions situés dans l'angle de bifurcation de l'iliaque primitive. — Les *lymphatiques moyens*, au nombre de deux ou trois, s'accolent à l'artère vaginale et aboutissent, comme les précédents, aux ganglions latéraux de l'excavation pelvienne. — Les *lymphatiques inférieurs* tirent leur origine de la partie tout inférieure du vagin, de cette portion du conduit qui précède l'hymen ou les caroncules hyménéales. Ils se portent en bas et en avant, pour s'unir aux lymphatiques de la vulve et gagner avec eux les ganglions du pli de l'aine. — Les *lymphatiques postérieurs*, comme leur nom l'indique, naissent sur la paroi postérieure du vagin. Se portant ensuite en arrière et en haut, ils se jettent sur le rectum et se terminent dans les ganglions accolés à la tunique musculeuse de cet organe (BARNXS).

4° Nerfs. — Les nerfs du vagin ont été étudiés dans ces derniers temps par POLLE, par DOGIEL et par KÖSTLIN. Ils proviennent de deux sources : du plexus hypogastrique et du honteux interne, branche du plexus sacré. Avant de pénétrer dans la paroi du vagin, ils forment tout autour de l'organe un *plexus périvaginal*, sur les mailles duquel se voient de tout petits ganglions ou même des cellules nerveuses isolées.

Les rameaux qui en partent se distinguent, au point de vue de leur terminaison, en rameaux musculaires et en rameaux muqueux. — Les *filets musculaires* se terminent sur les fibres musculaires lisses suivant le mode habituel. — Les *filets muqueux* pénètrent dans le chorion muqueux, envoient des filets fort grêles dans les papilles et, finalement, se terminent dans l'épithélium. Ces terminaisons nerveuses interépithéliales se rencontrent jusque dans les couches les plus superficielles de l'épithélium.

KÖSTLIN a signalé dans le chorion muqueux, immédiatement au-dessous de l'épithélium, des cellules qui présentent tous les caractères des cellules nerveuses. Elles ont, en tout cas, la même signification que celles que l'on rencontre dans la muqueuse de l'utérus. On a signalé encore, dans la muqueuse vaginale, des corpuscules de Krause, des corpuscules du tact et jusqu'à des corpuscules génitaux analogues à ceux qui existent dans le clitoris.

A consulter, au sujet du vagin, parmi les travaux récents : PESTALOZZA, *Delle cisti della vagina*, Riv. clinica, Bologne, 1887 ; — VEITH, *Vaginalepithel und Vaginaldrüsen*, Virchow's Arch., 1889 ; — CONDORELLI, *Vagin double, avec hymen double*, etc.. Giorn. ital. della malattie veneree. 1889 ; — LUZI. *Ric. istolog. sull epithelio vaginale*, Rend. dei Lincei. Roma. 1889.— CROSTI, *Sul processo di cornificazione della vagina nei prolassi*. Milano, 1890 ; — FARABEUF et VARNIER, *Partie génitale du canal pelvi-génital, filière vagino-périnéo vulvaire*. Ann. de Gyn.. 1891 ; — RETTERER, *Évolution de l'épithélium du vagin*, Soc. de Biol., 1892 ; — DOGIEL. *Die Nervenendigungen in der Haut der aüssere Genitalorgane des Menschen*, Arch. f. mikr. Anat., 1893 ; — KÖSTLIN, *Die Nervenendigungen in den weibl. Geschlechtsorganen*, Berlin, 1895 ; — ROUX, *Contrib. à l'étude de la persistance de l'hymen après l'accouchement*, Th. Paris, 1896 ; — FERRARESI, *Sull'angolo d'inclinazione vaginale*, Boll. d. Sc. Med., 1897 ; — BRUHNS, *Ueb. die Lymphgefässe d. weib. Genitalien*, etc., Arch. f. Anat. u. Physiol., 1898.

ARTICLE V

VULVE

La vulve, le *pudendum* des anatomistes anglais et allemands, est un terme général, servant à désigner l'ensemble des organes génitaux externes de la femme. C'est une saillie ovoïde à grand axe antéro-postérieur, qui confine en avant à la paroi antérieure de l'abdomen, en arrière au périnée, latéralement à la face interne des cuisses. Elle comprend les parties suivantes :

1° Des replis tégumentaires en forme de lèvres, les *formations labiales* ;

2° Un espace médian, limité latéralement par ces replis, l'*espace interlabial* ou *fente vulvaire* ;

3° Un *appareil érectile*.

§ I. — FORMATIONS LABIALES

Les replis cutanés ou lèvres qui constituent la plus grande partie de la vulve sont au nombre de quatre, deux de chaque côté, disposés symétriquement. On les distingue en externes ou *grandes lèvres* et internes ou *petites lèvres*. Aux formations labiales nous rattacherons le *pénil* ou *mont de Vénus*, qui surmonte les grandes lèvres, et c'est par lui que nous commencerons notre description.

A. — PÉNIL OU MONT DE VÉNUS

Le pénil ou mont de Vénus est cette saillie arrondie et plus ou moins proéminente suivant les sujets (fig. 740, 1) que l'on voit à la partie antérieure de la vulve.

1° **Configuration extérieure et rapports**. — Située au-devant de la symphyse pubienne, limitée à droite et à gauche par le pli de l'aine, elle se continue en haut et en bas, sans ligne de démarcation bien nette, d'une part avec l'hypogastre, d'autre part avec les grandes lèvres. Son épaisseur, très variable, est en rapport avec le degré d'embonpoint des sujets : de 2 ou 3 centimètres chez les femmes d'un embonpoint ordinaire, elle atteint chez les sujets obèses 7 ou 8 centimètres et même plus. Glabre chez le fœtus et chez l'enfant, le mont de Vénus se couvre à l'âge de la puberté de poils longs et raides, qui, comme les poils du pubis chez l'homme, présentent habituellement la même coloration que les cheveux et sont plus ou moins frisés avec tendance à l'enroulement.

2° Structure. — Envisagé au point de vue de sa constitution anatomique, le mont de Vénus se compose essentiellement d'un revêtement cutané, surmontant un paquet volumineux de tissu cellulaire et de graisse. Cet amas cellulo-adipeux renferme dans sa masse un système de lames élastiques, qui naissent de la ligne

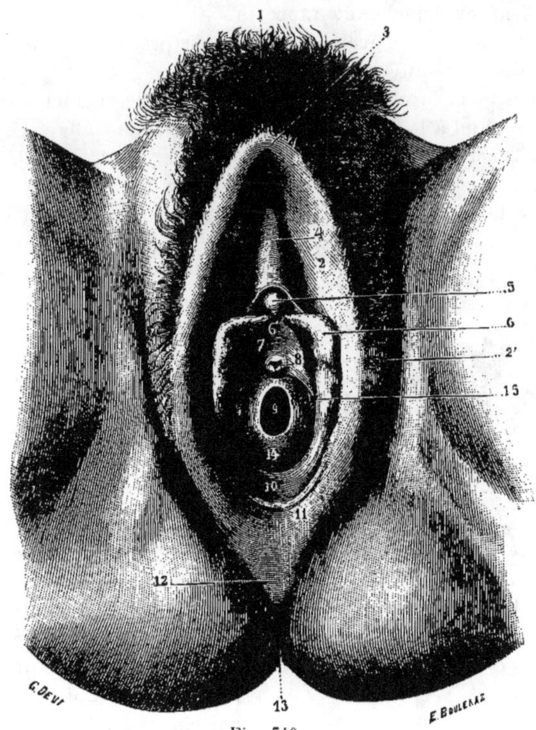

Fig. 740.

Vulve de jeune fille vierge.

1', pénil ou mont de Vénus. — 2 et 2, surface interne et surface externe des grandes lèvres. — 3, commissure antérieure de la vulve. — 4, capuchon du clitoris. — 5, clitoris. — 6, petites lèvres, avec 6', leur racine postérieure naissant de la face postérieure du clitoris (frein du clitoris). — 7, vestibule. — 8, méat urinaire. — 9, ouverture du vagin. — 10, fosse naviculaire. — 11, fourchette. — 12, périnée. — 13, anus. — 14, hymen. — 15, orifice extérieur du canal excréteur des glandes de Bartholin.

blanche et de l'aponévrose abdominale et qui viennent, d'autre part, se terminer à la face profonde du derme. Nous allons, tout à l'heure, retrouver ce tissu élastique dans l'épaisseur des grandes lèvres.

3° Vaisseaux et nerfs. — Les *artères* du mont de Vénus proviennent des honteuses externes, branches de la fémorale. — Les *veines* se portent vers le triangle de Scarpa et se jettent, soit dans la saphène interne, soit directement dans la fémorale. — Les *lymphatiques* se rendent aux ganglions superficiels de l'aine. — Les *nerfs* émanent des branches génitales du plexus lombaire, qui débouchent, comme on le sait (fig. 695, 6, 6'), par l'orifice externe du canal inguinal.

B. — GRANDES LÈVRES

Les grandes lèvres (fig. 740, 2) sont deux replis cutanés, situés en arrière du mont de Vénus et constituant avec cette dernière saillie le plan superficiel de la vulve. Elles mesurent, en moyenne, 7 ou 8 centimètres de longueur sur 2 ou 3 centimètres de largeur. Leur épaisseur, mesurée à leur partie moyenne, est de 15 à 20 millimètres.

1° Configuration extérieure et rapports. — Allongées d'avant en arrière, aplaties transversalement, les grandes lèvres nous présentent chacune deux faces, deux bords et deux extrémités.

a. *Faces.* — Les deux faces se distinguent en externe et interne. — La *face externe*, convexe, répond à la face interne de la cuisse, dont elle est séparée par un sillon nettement accusé, le *sillon génito-crural* (fig. 741,1). Elle a une coloration foncée qui rappelle exactement celle du scrotum, et est recouverte de poils analogues à ceux du mont de Vénus, mais cependant plus rares et plus courts. — La *face interne*, plane ou légèrement concave, est en rapport, quand la vulve est fermée, en partie avec la grande lèvre du côté opposé, en partie avec la petite lèvre correspondante. Un sillon profond, le *sillon labial* (4), sépare l'une de l'autre la grande et la petite lèvre. Dans sa moitié inférieure, la peau qui revêt la face interne des grandes lèvres présente à peu près les mêmes caractères que celle de la face externe : elle est foncée et ombragée de poils ; ces poils, toutefois, sont à la fois beaucoup plus rares et plus courts que sur la face opposée. Dans sa moitié supérieure, au contraire, elle est rosée, lisse, humide ; de plus, elle est ordinairement glabre ou ne possède que quelques poils follets.

b. *Bords.* — Des deux bords des grandes lèvres, l'un est supérieur, l'autre inférieur. — Le *bord supérieur* ou *bord adhérent* répond aux branches ischio-pubiennes, auxquelles il est rattaché par de nombreux tractus conjonctifs. A son niveau, la grande lèvre se confond avec les parties molles des régions voisines. — Le *bord inférieur* ou *bord libre*, plus mince que le précédent, est arrondi, légèrement convexe d'avant en arrière, recouvert de poils comme la face externe.

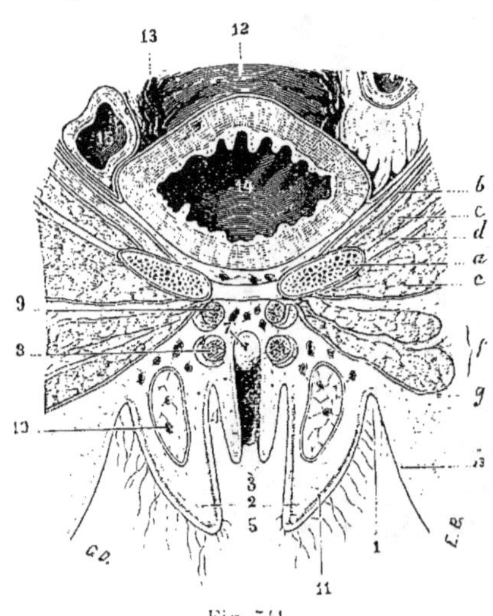

Fig. 741.

Coupe transversale de la vulve, faite perpendiculairement à la longueur des grandes lèvres et passant immédiatement au-dessus du méat (segment postérieur de la coupe, vu par sa face antérieure).

a. branches descendantes du pubis, réunies par le ligament sous-pubien. — *b.* releveur de l'anus, avec son aponévrose. — *c.* obturateur interne avec son aponévrose. — *d,* aponévrose du trou obturateur. — *e.* obturateur externe. — *f.* adducteurs de la cuisse. — *g,* aponévrose fémorale. — *h,* peau de la cuisse.

1, sillon génito-crural. — 2, grandes lèvres. — 3, petites lèvres. — 4, sillon labial. — 5, espace interlabial. — 6, orifice inférieur du vagin. — 7, méat urinaire. — 8, bulbe du vagin, recouvert en dehors par le constricteur de la vulve. — 9, racine des corps caverneux, recouverte en partie par l'ischio-caverneux. — 10, sac élastique des grandes lèvres, comblé par un paquet graisseux. — 11, dartos vulvaire. — 12, vagin. — 13, plexus veineux du vagin. — 14, vessie. — 15, une anse instestinale.

C'est lui qui, en s'adossant sur la ligne médiane avec le bord homonyme de la grande lèvre du côté opposé, délimite superficiellement la fente vulvaire.

c. *Extrémités.* — Les deux extrémités se distinguent en antérieure et postérieure (supérieure et inférieure quand le sujet repose dans le décubitus dorsal). En se réunissant deux à deux sur la ligne médiane, ces extrémités constituent ce qu'on appelle les *commissures de la vulve*. — La *commissure antérieure*, relativement épaisse, arrondie en forme d'arcade, assez peu marquée, se continue avec la partie postérieure du mont de Vénus. — La *commissure postérieure*, plus connue sous le nom de *fourchette*, est mince, mieux détachée et partant beaucoup plus apparente. Au-devant d'elle, du côté du vagin, se voit une petite dépression appelée *fossette naviculaire* (fig. 740,10).

2° Variations suivant les âges. — Les grandes lèvres varient beaucoup dans leur aspect extérieur, suivant l'âge et le degré d'embonpoint des sujets. Chez les enfants et les jeunes filles vierges, de même que chez les adultes qui jouissent d'un certain embonpoint, elles sont épaisses, fermes, résistantes ; elles sont, dans ce cas, directement appliquées l'une contre l'autre et la fente vulvaire est complètement fermée. Au contraire, chez les femmes âgées et chez les femmes amaigries, surtout chez celles qui ont eu de nombreuses grossesses, les grandes lèvres sont minces, flasques, comme flétries et, de ce fait, l'espace qui les sépare est constamment entrebâillé.

3° Structure. — Au point de vue de leur structure, les grandes lèvres se composent de cinq couches distinctes et superposées. En allant de dehors en dedans, nous rencontrons tout d'abord le revêtement cutané, remarquable par ses longs poils, par un épiderme mince et fortement pigmenté dans sa couche profonde, par sa richesse en glandes sudoripares et en glandes sébacées.

La peau est doublée, sur sa face interne, par une couche de fibres musculaires lisses, qui sont les homologues des fibres dartoïques du scrotum et qui, par leur ensemble constituent ce que l'on appelle le *dartos de la femme* ou *dartos labial*. Toutefois, ce plan musculaire est moins épais que chez l'homme. Il est aussi moins étendu. On ne le rencontre, en effet, que sur une partie de la surface extérieure des grandes lèvres : sa face externe, son bord inférieur et une partie seulement de sa face interne.

Au-dessous du dartos, nous rencontrons une couche de tissu cellulaire plus ou moins riche en graisse et, au-dessous de cette nappe cellulo-adipeuse, une couche de faisceaux élastiques diversement entrecroisés et formant membrane. Cette membrane élastique, que Broca avait prise à tort pour l'équivalent du dartos, me paraît être l'homologue chez la femme de cette membrane, à la fois fibreuse et élastique, que nous avons décrite chez l'homme sous le nom de tunique fibreuse des bourses. Elle se dispose ici, dans l'épaisseur de la grande lèvre, sous la forme d'une poche allongée d'arrière en avant (fig. 741,10), dont le fond est situé au voisinage de la fourchette et dont l'ouverture répond à l'orifice externe du canal inguinal : nous la désignerons, avec Sappey, sous le nom de *sac élastique* de la grande lèvre.

Ce sac élastique renferme dans son intérieur une masse de tissu cellulo-adipeux, qui est plus ou moins abondant suivant les sujets, mais qui ne disparaît jamais entièrement, même chez les femmes les plus amaigries. Il est à peine besoin de faire remarquer que c'est aux variations quantitatives de cette masse adipeuse, distendant plus ou moins le sac élastique qui les contient, que sont dues les variations de consistance, indiquées ci-dessus, que nous présentent les grandes lèvres aux divers âges et chez les femmes d'embonpoint différent. Dans le tissu cellulo-adipeux du sac élastique de la grande lèvre, vient se terminer, en grande partie, l'éventail tendineux du ligament rond (p. 820). On y trouve encore parfois, à sa partie supérieure et chez le fœtus seulement, l'extrémité interne de ce canal séreux, dépendance du péritoine, que l'on désigne sous le nom de canal de Nuck (p. 820).

4° Vaisseaux et nerfs. — Les *artères*, destinées aux grandes lèvres, proviennent de deux sources : 1° des honteuses externes, branches de la fémorale ; 2° de l'artère périnéale inférieure, branche de la honteuse interne. — Les *veines* se distinguent en superficielles et profondes : les veines superficielles accompagnent les artères précitées et se rendent, les unes à la fémorale, les autres à la honteuse interne ; les veines profondes, suivant un trajet ascendant, s'unissent aux veines du bulbe et, avec celles-ci, se jettent dans le plexus vaginal. Nous rappellerons en passant qu'à la partie antérieure des grandes lèvres aboutissent les veines du ligament rond, lesquelles à ce niveau s'anastomosent avec les veines de la paroi abdominale et avec les honteuses externes. — Les *lymphatiques* se rendent aux ganglions superficiels de l'aine. — Les *nerfs* des grandes lèvres émanent, en partie de la branche périnéale du honteux interne, en partie des branches génitales du plexus lombaire.

C. — PETITES LÈVRES

Les petites lèvres (fig. 740,6), encore appelées *nymphes*, sont deux replis cutanés, aplatis transversalement, situés en dedans des grandes lèvres Leur longueur est, en moyenne, de 30 à 35 millimètres ; leur largeur, de 10 à 15 millimètres ; leur épaisseur, de 4 ou 5 millimètres.

1° Configuration extérieure et rapports. — Orientées dans le même sens que les grandes lèvres, les petites lèvres nous offrent à étudier, comme ces dernières, deux faces, deux bords et deux extrémités :

a. *Faces*. — Les deux faces se distinguent en interne et externe. — La *face externe*, plane ou légèrement convexe, répond à la face interne de la grande lèvre correspondante. Elle en est séparée par le sillon labial. — La *face interne*, plane également, répond à la fente vulvaire et s'applique directement, quand cette fente est fermée, contre la petite lèvre du côté opposé.

b. *Bords*. — Des deux bords, l'un est supérieur, l'autre inférieur. — Le *bord supérieur* ou *bord adhérent*, encore appelé quelquefois *base* des petites lèvres, est adossé au bulbe du vagin. Il se continue avec les parties molles du voisinage. — Le *bord inférieur* ou *bord libre*, plus mince que le précédent, est convexe, irrégulièrement dentelé, flottant librement dans la fente vulvaire.

c. *Extrémités*. — Les deux extrémités des petites lèvres se distinguent, comme celles des grandes lèvres, en antérieure et postérieure. — L'*extrémité antérieure*, un peu avant d'atteindre le clitoris, se divise en deux feuillets secondaires, l'un antérieur, l'autre postérieur (fig. 740) : le postérieur (6'), relativement court, se dirige vers la face postérieure du clitoris et s'y insère, en formant avec celui du côté opposé le *frein du clitoris ;* l'antérieur, beaucoup plus long, passe en avant du clitoris et, en se réunissant sur la ligne médiane avec le repli similaire du côté opposé, forme à l'organe érectile une sorte d'enveloppe demi-cylindrique, que l'on désigne sous le nom de *capuchon du clitoris* ou *prépuce* (1). Ce repli préputial est relativement peu développé dans nos races européennes. Chez certains peuples de l'Asie et de l'Afrique, il atteint une longueur beaucoup plus considérable et l'on sait que quelques-uns d'entre eux, notamment les Abyssins, pratiquent la circoncision chez la femme aussi bien que chez l'homme. — L'*extrémité postérieure*, plus mince que l'antérieure, comme effilée, se perd insensiblement sur la face interne de la grande lèvre correspondante, le plus souvent à sa partie moyenne ou à l'union de son tiers moyen avec son tiers postérieur. Plus rarement, elle s'étend jusqu'à la commissure postérieure et se réunit sur la ligne médiane avec celle du côté opposé, formant alors la petite dépression que nous avons signalée plus haut sous le nom de fossette naviculaire.

2° **Variations morphologiques**. — Les petites lèvres présentent, quant à leurs dimensions, de nombreuses variétés. — Elles varient tout d'abord suivant les âges : c'est ainsi que, chez la nouveau-née, elles débordent en bas les grandes lèvres, tandis que plus tard, comme nous l'avons vu, elles sont débordées par elles. — Elles varient ensuite suivant les individus : sur la plupart des sujets, elles répondent à la partie profonde des grandes lèvres ; sur quelques-uns, cependant, elles descendent jusqu'au bord libre de ces dernières ; sur d'autres, elles le dépassent. A propos de ce dernier cas, nous ferons remarquer que la partie de la petite lèvre qui s'est ainsi extériorisée, qu'on me permette cette expression, présente tous les caractères du tégument externe et, comme la face externe de la grande lèvre, revêt une coloration brune, que Paul Dubois comparait à celle de l'aréole du sein pendant la grossesse. — Les petites lèvres sont encore sujettes à des variations ethniques : on connaît ces peuplades du sud de l'Afrique, les Boschimans, où les replis en question atteignent 15 ou 20 centimètres de longueur et, sous le nom impropre de *voile de la pudeur* ou de *tablier des Hottentotes* (Drapper), descendent parfois jusqu'à mi-cuisse.

3° **Structure**. — Les petites lèvres sont formées (fig. 742) par un double feuillet tégumentaire, emprisonnant au centre du repli une mince couche de tissu conjonctif, riche en fibres élastiques, mais dépourvu de graisse.

Quant à l'enveloppe tégumentaire elle-même, les histologistes sont loin d'être d'accord sur sa nature. Les uns, avec Kölliker et Gerlach, la considèrent comme muqueuse ; d'autres, comme Carnard (1884), la rattachent franchement à la peau. En réalité, la membrane de revêtement des nymphes est une membrane de transition entre la muqueuse du vestibule et la peau des grandes lèvres. Comme telle, elle emprunte ses caractères à l'une et à l'autre : par sa coloration rosée, par son aspect lisse et humide, par l'absence de poils et de glandes sudoripares, par l'absence au-dessous d'elle d'une couche graisseuse, elle appartient aux formations muqueuses ; d'autre part, elle se rattache nettement au tégument externe par la nature de son épithélium, dont les cellules superficielles ou desquamantes sont lamelleuses et dépourvues de noyau,

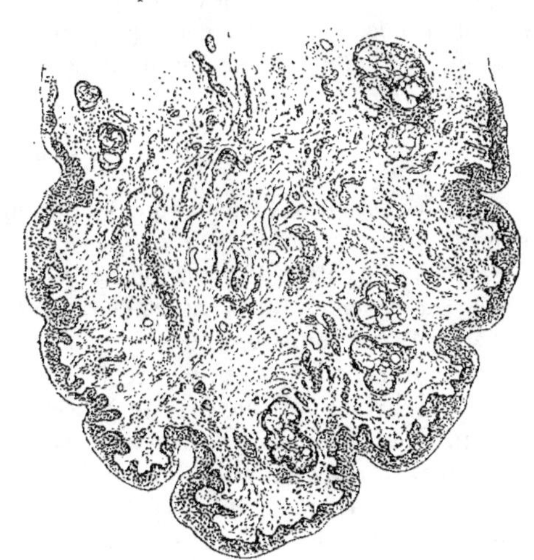

Fig. 742.

Coupe transversale passant par le bord libre de la petite lèvre (d'après Chroback et Rosthorn).

On voit nettement sur cette coupe le revêtement épithélial, les papilles et les glandes sébacées.

par la présence, dans quelques-unes de ses papilles, de véritables corpuscules du tact, et enfin par sa richesse en glandes sébacées.

Ces glandes, qui paraissent plus particulièrement développées chez les femmes brunes, occupent à la fois les deux faces des petites lèvres. Toutefois, elles sont plus nombreuses sur la face externe. MARTIN et LEGER (*Arch. gén. de Médecine*, 1862), sur cette dernière face, en ont rencontré 135 en moyenne par centimètre carré, tandis que la face interne n'en présentait, dans le même espace, que 28. Elles sont très volumineuses et offrent ce caractère remarquable, bien mis en lumière par les recherches de WERTHEIMER, qu'elles apparaissent tardivement, restent stationnaires jusqu'à la puberté, augmentent alors de volume et atteignent leur plus grand développement pendant la grossesse. Comme celles des grandes lèvres, elles sécrètent une matière épaisse, blanchâtre, onctueuse, rappelant le smegma préputial et jouant vraisemblablement chez les animaux le rôle d'excitant génésique.

4° Vaisseaux et nerfs. — Les *artères* des petites lèvres proviennent des mêmes sources que celles des grandes lèvres. Pas plus que dans ces dernières, elles ne présentent la disposition qui les caractérise dans les tissus érectiles. — Les *veines* forment, entre les deux feuillets tégumentaires, un réseau qui est ordinairement très développé. Elles se mêlent en partie aux veines superficielles des grandes lèvres, en partie à celles du bulbe du vagin. — Les *lymphatiques*, extrêmement multipliés, se rendent aux ganglions de l'aine. — Les *nerfs* émanent, comme pour les grandes lèvres, en partie de la branche périnéale du honteux interne, en partie des rameaux génitaux du plexus lombaire. RETZIUS et KÖSTLIN ont pu suivre leurs fibres terminales jusque dans l'épaisseur de l'épithélium. On trouve dans le chorion muqueux des petites lèvres, outre des terminaisons nerveuses libres, des corpuscules de Meissner et des corpuscules de Krause. CARRARD y a signalé encore la présence de corpuscules nerveux spéciaux, présentant une grande analogie avec ceux qui ont été décrits par IHLDER dans la langue des oiseaux.

§ II. — ESPACE INTERLABIAL

Entre les formations labiales que nous venons de décrire, se trouve un espace que nous désignerons sous le nom d'*espace interlabial* ou *canal vulvaire* (fig. 705,5). C'est l'orifice d'entrée des voies génitales. Cet espace, limité latéralement par la face interne des grandes et des petites lèvres, est circonscrit en avant par le clitoris, en arrière par la commissure postérieure de la vulve surmontée de la fossette naviculaire. Dans les conditions ordinaire, lorsque la vulve est fermée, l'espace interlabial, purement virtuel, se trouve réduit à une simple fente allongée d'avant en arrière. Lorsque, au contraire, les formations labiales ont été fortement écartées les unes des autres, il revêt la forme d'un large entonnoir (fig. 740), mesurant à sa base 6 à 7 centimètres de longueur sur 20 à 25 millimètres de largeur. Le fond de l'entonnoir vulvaire, de forme elliptique ou ovalaire, nous présente successivement, en allant d'avant en arrière : 1° le *vestibule*; 2° le *méat urinaire*; 3° l'*orifice inférieur du vagin*, rétréci chez la femme vierge par une sorte de diaphragme, appelé *hymen*.

A. — VESTIBULE

On donne le nom de vestibule à une petite région triangulaire (740,6), délimitée à droite et à gauche par les petites lèvres, en avant par le clitoris, en arrière par le méat urinaire et l'orifice inférieur du vagin. Cette région, lisse et unie, de coloration rosée, rectiligne d'avant en arrière, concave dans le sens transversal, est formée par une muqueuse dermo-papillaire, qui se continue insensiblement, d'une part avec le revêtement cutané des petites lèvres, d'autre part avec les muqueuses de l'urèthre et du vagin. Au-dessus d'elle, se trouvent deux formations essentiellement vasculaires, le bulbe et le clitoris.

La muqueuse du vestibule est entièrement dépourvue de glandes qui lui appartiennent en propre. On en trouve bien un certain nombre au voisinage du méat urinaire. Mais ces glandes, homologues des glandes prostatiques de l'homme, appartiennent, de ce fait, à la muqueuse uréthrale. Nous les retrouverons dans l'article suivant (voy. p. 887).

En regardant attentivement la région du vestibule, on distingue assez fréquemment sur la ligne médiane, entre le clitoris et le méat urinaire, une bandelette longitudinale qui a été signalée par Pozzi, en 1884, sous le nom de *bride masculine du vestibule*. Ce sont les *habenulæ uréthrales* de WALDEYER. — La bride masculine de Pozzi est si mince et si bien incrustée dans le derme vestibulaire qu'elle ne fait dans la plupart des cas, aucun relief. Elle se distingue assez bien, cependant, par sa teinte un peu plus pâle que celle des tissus avoisinants et aussi par la netteté rectiligne de ses bords, bien différents des sillons irréguliers produits par le plissement de la muqueuse. Sa largeur est de 4 ou 5 millimètres. — La bride masculine est à peu près constante chez l'enfant nouveau-née et chez la jeune femme dont la vulve n'a pas encore été déformée par les accouchements. En haut, elle s'étend jusqu'aux corps caverneux du clitoris ; en bas elle se dédouble à la manière d'un Y renversé (ʎ), pour entourer le méat urinaire et se continuer ensuite, quand l'hymen existe, avec la partie supérieure de cette dernière formation. Elle présente parfois une rainure médiane, dont l'étendue et la profondeur varient beaucoup suivant les sujets. — Quant à sa signification morphologique, la bride vestibulaire doit être considérée (Pozzi) comme l'homologue, chez la femme, de la partie antérieure du corps spongieux de l'urèthre qui, chez elle, ne s'est pas développée en canal (l'urèthre de la femme n'ayant pas de portion spongieuse) et n'est pas devenue érectile.

B. — Méat urinaire

Le méat urinaire a été décrit plus haut (voy. *Urèthre*, p. 651). Nous rappellerons ici seulement : 1° que c'est un orifice arrondi, de 3 ou 4 millimètres de diamètre ; 2° qu'il occupe la ligne médiane ; 3° qu'il est situé immédiatement en arrière du vestibule ; 4° qu'au-dessous de lui, à une distance de 2 ou 3 millimètres seulement, se trouve une saillie arrondie, le *tubercule vaginal*, repère important pour le chirurgien quand il s'agit de pratiquer le cathétérisme de l'urèthre sans découvrir la femme.

C. — Orifice inférieur du vagin

Cet orifice, par lequel le vagin s'ouvre dans le canal vulvaire, diffère beaucoup, quant à son aspect extérieur, suivant qu'on l'examine chez la femme vierge ou chez la femme déflorée. Chez cette dernière, surtout après un premier accouchement, c'est un orifice ovalaire à grand axe antéro-postérieur, sur le pourtour duquel la muqueuse vaginale se continue directement, d'une part avec la muqueuse du vestibule, d'autre part avec le revêtement cutané des formations labiales. Chez la femme vierge, au contraire, on voit surgir de la ligne de soudure vulvo-vaginale une sorte de membrane, qui se porte ensuite vers le centre de l'orifice et le rétrécit d'autant : cette membrane a reçu le nom d'*hymen*.

D. — HYMEN

L'hymen (de ὑμήν, membrane) est donc une cloison incomplète qui se dresse à la limite respective des deux conduits vaginal et vulvaire (fig. 740,14). Placée horizontalement quand le sujet est debout, elle est verticale quand celui-ci repose dans le décubitus dorsal.

1° **Conformation extérieure.** — La forme de l'hymen, comme celle de tous les organes à fonctions mal définies, est éminemment variable. Nous pouvons cependant ramener le plus grand nombre de ces variétés à l'un des trois types suivants : le type semi-lunaire, le type annulaire, et le type labié.

a. *Hymen semi-lunaire.* — L'hymen semi-lunaire ou falciforme (fig. 743, A) a la forme d'un croissant à concavité antérieure, dont le bord convexe occupe, selon les cas, la moitié, les deux tiers ou les trois quarts de l'orifice vulvo-vaginal. Ses deux extrémités ou cornes se perdent insensiblement à droite et à gauche du tubercule vaginal, séparées de ce tubercule par un intervalle qui varie naturellement avec le degré de développement de la membrane. Il n'est pas rare de voir les deux extrémités du croissant arriver au contact l'une de l'autre sur la ligne médiane, le plus souvent au-dessous du méat urinaire, quelquefois au-dessus de cet orifice. Cette disposition sert de transition au type suivant.

b. *Hymen annulaire.* — L'hymen annulaire ou circulaire (fig. 740,14) revêt, comme son nom l'indique, la forme d'un diaphragme percé d'un trou. Cet orifice, *orifice hyménéal* (9), occupe le centre de la membrane ou bien se trouve situé

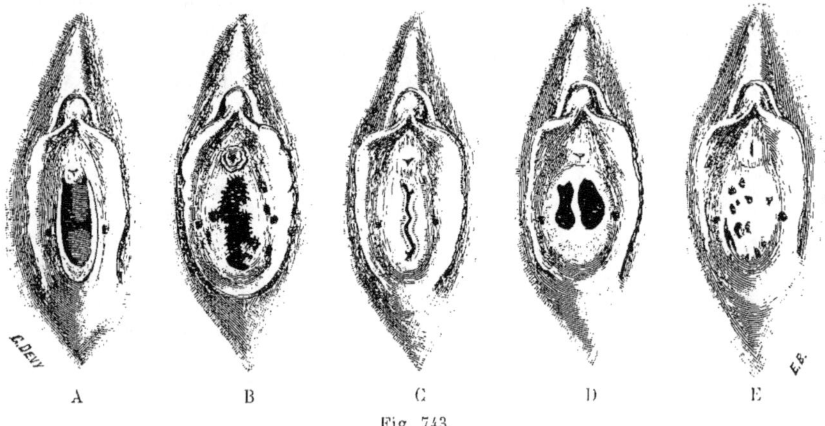

Fig. 743.

Variations morphologiques de l'hymen : A, hymen semi-lunaire ou falciforme ; B, hymen frangé (d'après LUSCHKA) ; C, hymen bi-labié ; D, hymen bi-perforé (d'après ROZE) ; E, hymen cribriforme (d'après ROZE).

sur un point plus ou moins excentrique : dans ce dernier cas, il est placé habituellement entre le centre de la membrane et le tubercule vaginal, ce qui fait que l'hymen, tout en étant circulaire, est plus large dans son segment postérieur que dans son segment antérieur. Quant à ses dimensions, l'orifice hyménéal n'est pas moins variable : sur certains sujets, il présente à peine 2 ou 3 millimètres de diamètre ; sur d'autres, il a, à peu de choses près, les mêmes dimensions que l'orifice vulvo-vaginal lui-même et, dans ce cas, l'hymen se trouve réduit à un simple bourrelet de la muqueuse, disposé en forme d'anneau sur le pourtour de l'orifice précité.

c. *Hymen labié*. — L'hymen labié ou bi-labié (fig. 743, C) se compose de deux parties latérales ou lèvres, séparées l'une de l'autre par une fente médiane à direction antéro-postérieure. Ces lèvres, on le conçoit, sont d'autant plus mobiles que la fente qui les sépare est plus étendue en longueur. Quand cette fente s'étend de la fourchette au tubercule vaginal, elles flottent librement à l'entrée du vagin : elles se rabattent, soit en dedans, soit en dehors, à la manière de volets et peuvent ainsi, sans subir de déchirure, permettre les rapprochements sexuels.

2° Rapports. — L'hymen, quel que soit le type auquel il appartient, nous présente toujours deux faces et deux bords :

a. *Faces*. — Des deux faces, l'une regarde en bas (face inférieure), l'autre en haut (face supérieure). — La *face inférieure* ou *externe*, convexe, répond aux formations labiales de la vulve, qui s'appliquent directement sur elle quand celle-ci est fermée. — La *face supérieure* ou *interne* regarde la cavité vaginale. Sur elle, se continuent, mais en s'atténuant toujours plus ou moins, les saillies rugueuses, soit longitudinales, soit transversales, que nous avons décrites plus haut sur les parois du vagin.

b. *Bords*. — Les deux bords de l'hymen se distinguent en bord libre et bord adhérent. — Le *bord libre* circonscrit l'orifice hyménéal. Il est mince, rarement uni, le plus souvent irrégulièrement festonné ou dentelé, quelquefois même divisé en franges multiples, qui, si on n'était prévenu, pourraient être considérées comme le résultat de déchirures de l'hymen (fig. 743, B). Cette disposition frangée se rencontre de préférence sur les hymens labiés. — Le *bord adhérent* (*base* de certains auteurs) répond à la partie la plus épaisse de l'hymen. En haut, il se continue sans ligne de démarcation aucune avec la surface intérieure du vagin. En bas, du côté de la vulve, il est séparé des formations labiales par un sillon circulaire, le *sillon vulvo-hyménéal*. Ce sillon, toujours très accusé, est souvent interrompu, de distance en distance, par de petites brides transversales et plus ou moins saillantes, qui vont des petites lèvres à l'hymen et qui, quand elles sont très rapprochées, circonscrivent entre elles de petites dépressions en cæcum, les *fossettes vulvo-hyménéales*.

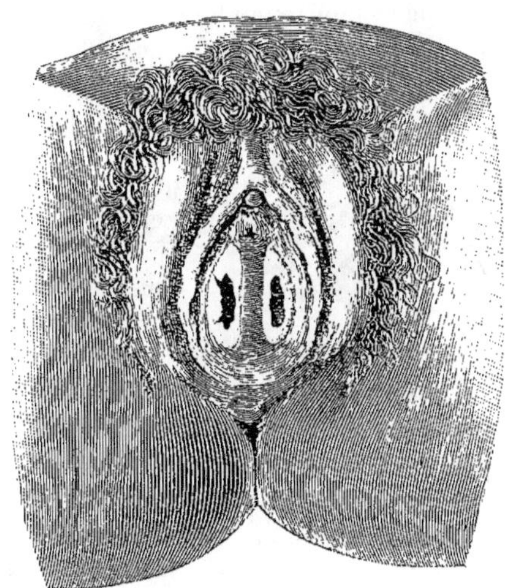

Fig. 744.

Un cas d'hymen double avec défloration unilatérale (observ. de Ronnugues).

Parmi les nombreuses anomalies que présente l'hymen, nous rappellerons les suivantes. — L'hymen peut avoir deux orifices égaux ou inégaux. Ces deux orifices sont ordinairement juxtaposés dans le sens transversal et séparés l'un de l'autre par une bandelette médiane (fig. 743, D). Une pareille disposition coïncide dans bien des cas, le plus souvent peut-être, avec un vagin double ou cloisonné. Accompagné ou non d'un vagin cloisonné, l'hymen bi-perforé trouve son explication dans ce fait que la cloison médiane résultant de la soudure des extrémités inférieures des canaux de Müller, au lieu de se résorber et de disparaître, a persisté chez l'adulte. Des cas d'hymen biperforé ont été rapportés par Roze (1865), par Delens (1877), par Dohrn (1884), par Demange (1887), par Rodrigues (1895). Dans le cas de Demange, les deux orifices, contrairement à la règle, étaient superposés au lieu d'être juxtaposés ; la bandelette séparative était donc dirigée transversalement. Dans le cas de Rodrigues, que je figure ici (fig. 744), la bride était médiane et les deux orifices juxtaposés : la jeune fille avait été déflorée et, la bride médiane n'ayant pas été rompue, la pénétration avait eu lieu dans l'orifice droit, dont l'hymen avait subi deux déchirures, l'une en haut et en dehors, l'autre en dehors et en bas ; quant à l'orifice gauche et à son hymen, ils étaient intacts (*hémi-vierge*). — On a vu l'orifice hyménéal remplacé par une série de petits orifices irrégulièrement disséminés à la surface de l'hymen (fig. 743, E), qui, de ce fait, revêtait l'aspect d'un crible ou d'une pomme d'arrosoir (*hymen cribriformis*). — Par contre, on rencontre parfois des hymens imperforés. Une pareille malformation, en s'opposant à l'écoulement du flux menstruel, peut entraîner des conséquences graves. Dans un cas de ce genre, une incision cruciale de l'hymen pratiquée par Tillaux donna issue à 4 litres et demi d'un sang noirâtre, analogue à celui des hématocèles. — Enfin, il résulte de quelques faits bien constatés que l'hymen peut congénitalement faire défaut, fait très important, que devra toujours avoir présent à l'esprit le médecin légiste, quand il s'agira de déclarer si une femme a eu ou n'a pas eu de rapports sexuels.

3° Structure de l'hymen. — L'hymen est formé par un repli muqueux, entre les deux feuillets duquel s'interpose une couche de tissu conjonctif très riche en fibres élastiques.

Cette couche fibro-élastique, qui constitue comme le squelette de l'hymen, renferme dans sa trame de nombreux vaisseaux, des ramifications nerveuses et, d'après certains auteurs (Ledru, Budin), des fibres musculaires lisses, qui se continuent en haut avec la tunique musculeuse du vagin. Toutefois, l'existence de ces éléments contractiles n'est pas admise par tous les histologistes. Tourneux et Herrmann, notamment, considèrent l'hymen comme un simple repli muqueux, entièrement dépourvu de fibres musculaires.

Les deux feuillets muqueux, qui constituent l'hymen, appartiennent l'un et l'autre aux muqueuses dermo-papillaires. Ils présentent de nombreuses papilles, de forme conique, simples ou ramifiées, mesurant de 150 à 300 μ de longueur, et sont recouverts sur leur face libre par un épithélium pavimenteux stratifié.

L'hymen, analogue en cela au vagin, ne possède aucune trace de glandes.

La couche fibro-élastique de l'hymen varie beaucoup quant à son développement. A côté des hymens minces, peu résistants, se déchirant avec la plus grande facilité au moment des premiers rapprochements sexuels, on rencontre des hymens épais et charnus, remarquables par leur résistance, cédant difficilement à la pression du membre viril et parfois même nécessitant une intervention chirurgicale.

4° Vaisseaux et nerfs. — Les vaisseaux et nerfs de l'hymen se confondent avec ceux du vagin (voy. *Vagin*).

Destinée de l'hymen, formation des caroncules myrtiformes. — Au moment des premiers rapprochements sexuels, l'orifice hyménéal, quand la membrane hymen est souple et élastique, peut se dilater d'une façon suffisante pour que la pénétration du pénis s'effectue avec facilité et sans douleur. Dans ce cas, on le conçoit, il n'y a pas d'écoulement sanguin et l'hymen persiste, quoique atténué dans ses dimensions, jusqu'au premier accouchement. J'ajouterai que les faits de ce genre sont beaucoup moins rares qu'on ne le pense généralement et je n'en veux pour preuve que cette statistique de Budin qui, dans l'espace de trois mois, à la clinique d'accouchement de la faculté de médecine de Paris, a constaté 13 fois la présence d'un hymen intact sur 75 primipares. Que devient alors cette croyance si profondément enracinée dans l'esprit des masses que la présence d'un hymen est pour la femme un signe certain de sa virginité, et n'est-ce pas le cas de répéter que cette virginité n'est pas une

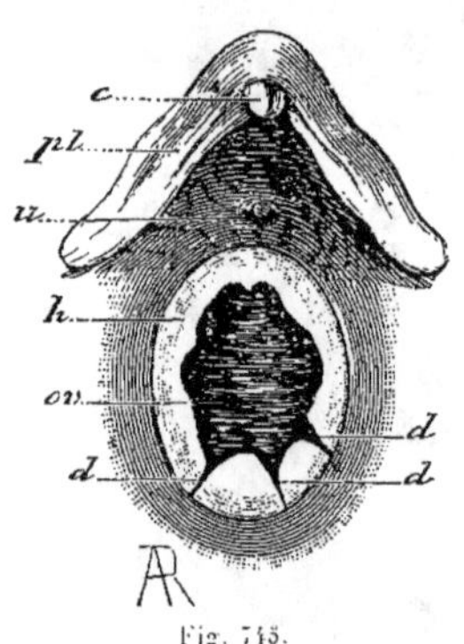

Fig. 745.

Éclatement de l'hymen après les premiers rapprochements sexuels (d'après Budin).

c. clitoris. — pl. petites lèvres. — u. méat urinaire. — h. extrémité antérieure du vagin. — d, d, d, trois déchirures. — ov. orifice vaginal.

formation anatomique, mais, comme l'a dit BUFFON, « un être moral, une vertu qui ne consiste que dans la pureté du cœur ».

Les choses, cependant, ne se passent pas toujours ainsi. Le plus souvent même, l'hymen se déchire au premier coït, qui devient ainsi plus ou moins douloureux et s'accompagne d'un écoulement sanguin plus ou moins considérable, quelquefois même d'une véritable hémorrhagie. Mais, contrairement à l'opinion émise par bon nombre d'auteurs, l'hymen n'est nullement détruit et, comme dans les cas où il n'a eu à subir aucune déchirure, il persiste, partiellement du moins, jusqu'au premier accouchement. A ce moment, la tête fœtale, agrandissant démesurément l'orifice vulvo-vaginal, déchire à son tour la membrane hymen. Mais les déchirures faites par la tête du fœtus, au moment de l'accouchement, sont autrement profondes que celles produites par le pénis lors du premier ou des premiers rapprochements sexuels : elles s'étendent jusqu'à la vulve et le plus souvent même intéressent cette dernière.

D'autre part, l'hymen n'a pas été seulement déchiré. Avant que la déchirure se produise, il a été fortement

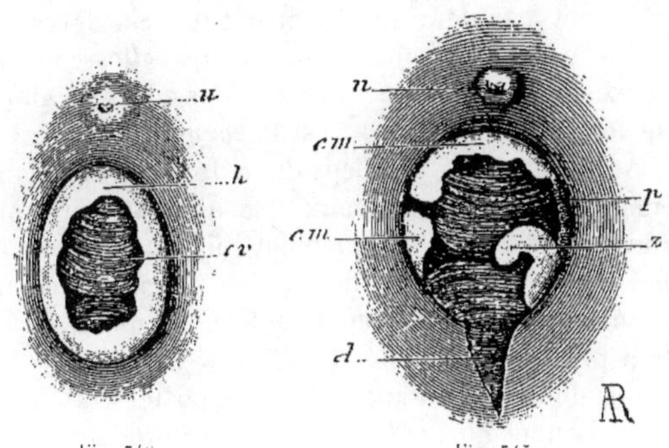

Fig. 746.   Fig. 747.

Fig. 746. — Orifice hyménéal avant l'accouchement (d'après BUDIN).

u, méat urinaire. — *h*, hymen, dont les bords, malgré les rapprochements sexuels, ne présentent aucune déchirure. — *oc*, orifice hyménéal.

Fig. 747. — Orifice hyménéal après l'accouchement (d'après BUDIN).

u, méat urinaire. — *d*, déchirure à la partie postérieure de la vulve. — *z*, lambeau hyménéal, détaché et flottant. — *cm*, caroncules myrtiformes. — *p*, plaie.

distendu et contusionné par suite de la pression plus ou moins prolongée, exercée sur lui par les parties fœtales en présentation. De ce fait, la plus grande partie des lambeaux se gangrènent et tombent, laissant à leur place une plaie qui se cicatrise à plat. Les parties de l'hymen qui échappent à cette destruction gangréneuse se rétractent et forment sur le pourtour de l'orifice vulvo-hyménéal un certain nombre de formations irrégulières, les unes mamelonnées et par conséquent peu saillantes, les autres plus allongées, demi-flottantes, parfois plus ou moins pédiculées, etc. C'est à ces débris cicatriciels de l'hymen (fig. 747, *cm*) qu'on donne le nom de *caroncules myrtiformes* ou *hyménéales*.

Le nombre et la situation des caroncules n'est pas moins variable que leur forme. Le plus souvent, il en existe une médiane et une ou plusieurs latérales, occupant, comme leur nom l'indique, la première la partie médiane antérieure ou médiane postérieure de l'anneau vulvo-vaginal, les autres les parties latérales de cet anneau.

§ III. — ORGANES ÉRECTILES

L'appareil érectile de la vulve comprend : 1° un organe médian, le *clitoris*; 2° deux organes latéraux, les *bulbes du vagin*. Nous verrons au cours de notre description, d'une part que le clitoris répond assez bien au pénis, d'autre part que les bulbes du vagin représentent chacun une moitié du bulbe de l'urèthre. Les organes érectiles de l'appareil génital sont donc disposés suivant le même type dans les deux sexes. L'embryologie, du reste, nous démontre qu'ils ont une origine identique et, s'il existe chez l'adulte des différences si marquées, ces différences sont la conséquence d'adaptations fonctionnelles s'effectuant au cours du développement.

A. — CLITORIS

Le clitoris est un organe érectile impair et médian, situé à la partie supérieure et antérieure de la vulve. Il est, chez la femme, l'homologue considérablement réduit du pénis de l'homme.

1° Disposition générale, forme et trajet. — Si nous suivons le clitoris d'arrière en avant, de son extrémité profonde vers son extrémité superficielle, nous constatons qu'il prend naissance par deux moitiés latérales, qui constituent ce que l'on appelle ses *racines*. Ces racines, effilées en forme de cône comme celles des corps caverneux de l'homme, occupent la loge inférieure du périnée, où elles se fixent par leur bord supérieur à la lèvre antérieure des branches ischio-pubiennes. Obliquement ascendantes, elles convergent l'une vers l'autre, arrivent au contact sur la ligne médiane et s'adossent alors pour former un organe unique de forme cylindrique : c'est le *corps* du clitoris.

Ainsi constitué, le corps du clitoris suit pendant quelque temps encore la direction de ses racines, je veux dire qu'il se porte obliquement en haut et en avant. Puis, se coudant brusquement un peu en avant de la symphyse, il se dirige en bas et en arrière, diminue graduellement de volume et se termine par une extrémité mousse et légèrement renflée, à laquelle on donne le nom de *gland*. La portion pré-symphysienne du clitoris forme donc avec la portion initiale, comme le pénis du reste, un angle à sinus postéro-inférieur, que nous désignerons sous le nom d'*angle clitoridien*. A ce niveau, le clitoris est maintenu en position par un ligament suspenseur, qui, par sa disposition et par sa structure, rappelle exactement celui de l'homme : ici encore (fig. 748,13), ce ligament se détache de la symphyse pubienne et de la ligne blanche abdominale, descend vers le clitoris, se dédouble en atteignant cet organe, le contourne latéralement, se reconstitue au-dessous de lui et, finalement, se perd sur les parois du sac élastique des grandes lèvres.

Envisagé au point de vue de sa configuration externe, le corps du clitoris revêt une forme assez régulièrement cylindrique. Il présente parfois sur sa surface inférieure un sillon médian, qui peut s'étendre jusqu'à son extrémité antérieure et rend celle-ci bifide. Ce sillon est évidemment l'équivalent de la gouttière uréthrale du pénis, et nous rappellerons que c'est à son niveau que se développe la *bride masculine* de Pozzi, signalée ci-dessus (p. 877) comme étant l'homologue de l'urèthre spongieux.

2° **Dimensions**. — Le clitoris, à l'état de flaccidité, mesure en moyenne de 60 à 70 millimètres, qui se répartissent ainsi : 30 à 35 millimètres pour les racines, 25 à 30 millimètres pour le corps, 6 ou 7 millimètres pour le gland. Son diamètre est de 6 ou 7 millimètres.

Le clitoris est, comme les corps caverneux de la verge, susceptible d'entrer en érection. Mais cette érection est incomparablement moins parfaite que pour les corps caverneux de l'homme : l'organe, s'il devient turgescent, n'acquiert jamais cette rigidité qui caractérise le pénis à l'état d'érection ; ses dimensions se modifient peu et sa courbure persiste.

Comme on le voit, le clitoris est une formation bien rudimentaire, si on la compare aux corps caverneux de l'homme. Dans certains cas, cependant, on l'a vu acquérir des dimensions insolites : la portion libre mesurait 5 centimètres de longueur dans un cas de Cruveilhier, et elle pourrait atteindre, d'après Tarnier et Chantreuil, jusqu'à 13 centimètres. C'est à des anomalies de ce genre qu'on doit attribuer la plupart des cas de prétendu hermaphrodisme.

3° **Rapports**. — Envisagé au point de vue de ses rapports, le clitoris se divise en deux portions : une portion cachée et une portion libre.   La *portion cachée* comprend les racines et la partie postérieure du corps. Elle est profondément située au-dessus des grandes lèvres, immédiatement en rapport avec le squelette de la région. — La *portion libre*, formée par le gland et par une toute petite partie du corps, est recouverte en avant et sur les côtés par un repli cutané, qui dépend

des petites lèvres et qui constitue le *capuchon* ou *prépuce du clitoris* (fig. 740,4).
Les relations réciproques du gland clitoridien et de son prépuce rappellent exactement ce que l'on observe chez l'homme. Tout d'abord, le prépuce recouvre le
gland mais sans lui adhérer : ici, comme chez l'homme, il existe entre les deux formations une sorte de cavité, la *cavité préputiale*. De plus, le gland est enveloppé
par une muqueuse dermo-papillaire qui, à la partie postérieure de l'organe, se réfléchit sur le prépuce pour tapisser sa face profonde. Enfin, pour compléter l'analogie, la face postérieure du clitoris donne naissance à un petit repli médian qui,
sous le nom de *frein* (fig. 740,6), rattache le cylindre érectile aux petites lèvres.

4° **Structure.** — Le clitoris se compose de deux moitiés symétriques, les *corps caverneux du clitoris*, lesquels présentent la même structure fondamentale que ceux de
la verge. Comme ces derniers, ils sont essentiellement constitués par une enveloppe
fibreuse ou albuginée, renfermant dans son intérieur un tissu érectile (voy. *Verge*,
p. 726). Comme ces derniers encore, ils sont séparés l'un de l'autre par une cloison médiane incomplète (*cloison pectiniforme*), à travers les fissures de laquelle
le système vasculaire d'un côté communique librement avec celui du côté opposé.

Le gland du clitoris est formé par un noyau central de nature conjonctive,
recouvert extérieurement par une muqueuse dermo-papillaire. Ainsi constitué, il
diffère des corps caverneux, lesquels appartiennent manifestement aux formations
érectiles. Il diffère également du gland du pénis, qui, lui aussi, est un organe érectile ; mais il n'est pas exact de dire, assertion que l'on trouve un peu partout dans
les auteurs, qu'il n'est nullement l'équivalent morphologique de ce dernier.
L'embryologie nous démontre, en effet, comme l'ont établi les recherches récentes
de RETTERER, que le gland se délimite, du côté des corps caverneux, exactement
de la même manière chez la femme et chez l'homme. Sans doute, le gland féminin
n'a ni urèthre ni corps spongieux, deux formations que nous rencontrons dans
le gland masculin, mais il en possède tous les autres éléments : l'extrémité antérieure des corps caverneux et le manchon tégumentaire (voy. p. 733). Ces deux
éléments anatomiques, pour être mal différenciés et rudimentaires, n'en existent
pas moins avec leur signification nette et précise. Le gland du clitoris est donc
l'homologue du gland du pénis : s'il ne représente pas la totalité de ce dernier, il
en représente une bonne partie, sa partie supérieure ou dorsale.

Quant au prépuce, il est formé, comme chez l'homme, par un feuillet cutané,
doublé sur sa face profonde d'un feuillet muqueux, qui n'est que la continuation
de la muqueuse du gland. Quelques auteurs ont même décrit, dans la muqueuse
balano-préputiale de la femme, des formations glandulaires analogues aux glandes
de Tyson (p. 737), mais l'existence de ces glandes est encore incertaine : TOURNEUX
et HERRMANN les rejettent formellement.

5° **Vaisseaux et nerfs.** — Les vaisseaux et nerfs du clitoris présentent, dans leur
origine, leur trajet et leur terminaison, la plus grande analogie avec la disposition que l'on observe chez l'homme.

a. *Artères.* — Les artères destinées au clitoris et à son prépuce sont au nombre
de quatre, deux de chaque côté : ce sont les *artères caverneuses* et les *artères dorsales du clitoris*, branches terminales de la honteuse interne. Ces artères, quoique
incomparablement plus petites, nous présentent le même mode de distribution
que chez l'homme.

b. *Veines.* — Les veines du clitoris sont fort nombreuses. Nous les diviserons,
comme chez l'homme, en supérieures, inférieures, antérieures et postérieures. —

Les *supérieures* forment deux plans, un plan superficiel et un plan profond, aboutissant chacun à une veine dite *dorsale* : la *veine dorsale superficielle* aboutit à la saphène interne et, de là, à la fémorale ; la *veine dorsale profonde* se rend, à travers l'aponévrose périnéale moyenne, au plexus de Santorini. — Les *inférieures*, ordinairement de petit calibre, descendent dans un plexus veineux qui se trouve situé entre le clitoris et le bulbe du vagin (*plexus intermédiaire* de Kobelt). — Les *antérieures*, issues de l'extrémité libre des corps caverneux, se rendent en partie aux veines dorsales. Les autres se mêlent aux veines inférieures et, comme elles, aboutissent aux plexus intermédiaires. — Les *postérieures* proviennent des racines des corps caverneux et de leur angle de réunion. Elles se rendent, en partie aux veines bulbeuses, en partie au plexus de Santorini.

c. *Lymphatiques*. — Les lymphatiques du clitoris aboutissent au groupe supéro-interne des ganglions de l'aine.

d. *Nerfs*. — Les nerfs émanent du honteux interne. Sous le nom de *nerfs dorsaux du clitoris*, ils cheminent d'arrière en avant sur la face dorsale de l'organe, abandonnent chemin faisant quelques fins rameaux au corps caverneux et viennent se terminer dans le gland, où semble s'être concentrée la sensibilité exquise, toute spéciale du reste, dont jouit le clitoris. Retzius et Köstlin ont pu suivre leurs fibres terminales jusque dans l'épithélium. On a signalé dans le gland, comme appareils nerveux terminaux, des corpuscules de Pacini, des corpuscules de Meissner, des corpuscules de Krause et, enfin, des corpuscules spéciaux, qui ont été décrits pour la première fois par Krause et auxquels Finger a donné plus tard le nom de *corpuscule de la volupté* (*Wollustkörpchen*). Ces derniers corpuscules, longs de 150 à 200 μ, occupent la base des papilles. Ils sont remarquables en ce qu'ils ont une enveloppe très épaisse et présentent des espèces d'étranglements qui donnent à leur surface un aspect irrégulier et comme mamelonné.

B. — BULBES DU VAGIN

Au nombre de deux, l'un droit, l'autre gauche, les bulbes du vagin sont des formations érectiles (fig. 748,1 et 751,5), développées sur les parties latérales de l'urèthre et du vagin. A eux deux, ils représentent le bulbe uréthral de l'homme qui, chez la femme, a été séparé en une moitié droite et une moitié gauche par l'interposition du conduit vaginal. Nous savons du reste que, même chez l'homme, le bulbe se trouve divisé par un septum médian en deux moitiés latérales.

1° **Dimensions**. — Le volume des bulbes vaginaux varie beaucoup suivant les sujets. Leurs dimensions moyennes sont les suivantes : leur longueur, 30 à 35 millimètres ; leur largeur ou hauteur, 12 à 15 millimètres ; leur épaisseur, représentée par leur diamètre transversal, 8 à 10 millimètres.

2° **Conformation extérieure et rapports**. — Kobelt comparait les bulbes à deux sangsues gorgées de sang. Chacun d'eux revêt assez bien la forme d'un ovoïde à base postérieure, légèrement aplati de dehors en dedans. Il nous offre à étudier par conséquent deux faces, deux bords et deux extrémités.

a. *Faces*. — Des deux faces, l'une est externe, l'autre interne. — La *face externe*, convexe, regarde les branches ischio-pubiennes, dont elle est séparée par une distance moyenne de 8 à 10 millimètres. Elle est recouverte par le muscle constricteur du vagin. — La *face interne*, concave, embrasse successivement dans sa concavité le canal de l'urèthre, l'orifice inférieur du vagin et enfin, tout à fait en arrière, la glande vulvo-vaginale.

b. *Bords*. — Les deux bords du bulbe du vagin se distinguent en inférieur et supérieur. — Le *bord inférieur* répond à la base des petites lèvres. — Le *bord supérieur* repose dans toute son étendue sur l'aponévrose périnéale moyenne, à laquelle il est uni par des tractus conjonctifs.

c. *Extrémités*. — Les deux extrémités, à leur tour, se distinguent en antérieure et postérieure. *L'extrémité postérieure* ou *base*, assez régulièrement arrondie,

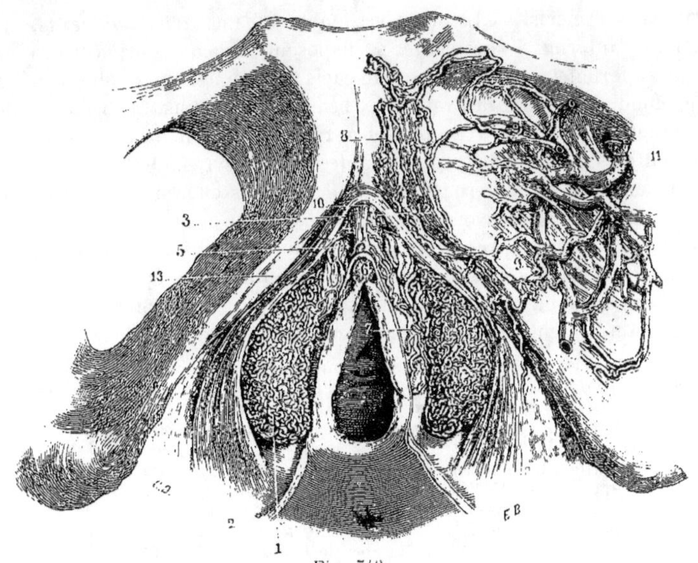

Fig. 748.

Le bulbe du vagin et le système veineux du clitoris, vus de face (imitée de KOBELT).

1, bulbe du vagin. — 2, muscle constricteur de la vulve. — 3, portion antérieure de ce muscle. — 4, sa portion postérieure, passant sous le clitoris. — 5, réseau intermédiaire — 6, gland du clitoris. — 7, veines qui viennent des petites lèvres. — 8, veines qui montent vers les veines sous-tégumenteuses de l'abdomen. — 9, veines communiquant avec la veine obturatrice. — 10, veine dorsale du clitoris. — 11, veine obturatrice. — 12, racine droite du clitoris. — 13, corps caverneux.

descend ordinairement jusqu'au voisinage de la fosse naviculaire. Assez souvent, le bulbe s'arrête au niveau d'une ligne transversale passant par le milieu de l'orifice vaginal; comme aussi, dans certains cas, on le voit, atteignant des dimensions insolites, dépasser la limite de la fosse naviculaire et se prolonger plus ou moins loin dans l'épaisseur du périnée. — *L'extrémité antérieure* ou *sommet*, très mince et comme effilée, est située dans la région vestibulaire, entre le méat urinaire et le clitoris. A ce niveau, le bulbe se continue directement avec celui du côté opposé ou lui est uni tout au moins par des canaux veineux qui vont de l'un à l'autre. Il existe là, entre les bulbes et le clitoris, un riche réseau, que KOBELT a désigné sous le nom de *réseau intermédiaire* (fig. 748,5) et à la constitution duquel concourent à la fois des veines bulbeuses et des veines clitoridiennes. Ce plexus établit ainsi de larges communications entre la circulation veineuse du bulbe et celle du clitoris et, de ce fait, rend ces deux circulations plus ou moins solidaires l'une de l'autre.

3° **Structure**. — Le bulbe du vagin est un organe érectile, mais un organe érectile beaucoup moins parfait que le clitoris et surtout que les corps caverneux de l'homme. Il diffère de ces derniers en ce que son albuginée est très mince, réduite parfois pour ainsi dire à une simple enveloppe conjonctive. Il en diffère encore en ce que ses éléments contractiles sont bien moins abondants et que ses canaux veineux ne présentent pas exactement la disposition et la structure qui les caractérisent dans les vrais tissus érectiles. Le bulbe du vagin est donc un appareil érectile imparfait et si, dans certaines conditions physiologiques, il devient plus ou moins turgescent sous l'influence de la réplétion sanguine, il ne présente jamais d'érection au sens précis du mot.

4° Vaisseaux et nerfs. — Le bulbe vaginal reçoit une *artère bulbeuse*, branche de la honteuse interne. — Les *veines* se disposent en deux réseaux (GUSSENBAUER) : un réseau superficiel, constitué par un lacis de veines très volumineuses ; un réseau profond, formé par des vaisseaux beaucoup plus fins. Les veines bulbeuses communiquent largement avec tous les réseaux du voisinage, réseau vaginal, réseau du clitoris, réseaux des grandes et des petites lèvres, etc. Elles se condensent d'ordinaire en cinq ou six troncs, véritables veines efférentes du bulbe, qui se séparent de l'organe au niveau de son bord postérieur et surtout au voisinage de sa base, et qui se rendent, après avoir perforé l'aponévrose périnéale moyenne, à la veine honteuse interne. — Les *lymphatiques* du bulbe ne sont pas encore connus. — Des *nerfs*, remarquables par leur ténuité, sont apportés au bulbe par l'artère bulbeuse. Ils se terminent sur les fibres musculaires lisses et sur les vaisseaux.

Voyez, au sujet de la vulve et de l'hymen, parmi les travaux récents (1877-1895) : DELENS, *De quelques vices de conformation de l'hymen*, Ann. d'Hyg. publ. et de méd. lég., 1877 ; — BUDIN, *Rech. sur l'hymen et l'orifice vaginal*, Progr. méd., 1879 ; — DU MÊME, *Nouvelles rech. sur l'hymen et l'orifice vaginal*, et *Sur une disposition particulière des petites lèvres chez la femme*, in Obstétrique et Gynécologie, 1886, p. 322 et 331 ; — MARTINEAU, *Des déformations de la vulve produites par la défloration*, Union méd., 1880 ; — KLEINWACHTER, *Zur Anat. und Pathol. des Vestibulum Vaginæ*, Prag. méd. Wochenschr., 1883 ; — WERTHEIMER, *Rech. sur la structure et le développement des organes génitaux externes de la femme*. Journ. de l'Anatomie, 1883 ; — POZZI, *De la bride masculine du vestibule chez la femme et de l'origine de l'hymen*, etc. Bull. de la Soc. de Biologie, 1884, p. 42, et Mém. de la Soc. de Biologie, 1884, p. 21 ; — KÖLLIKER u. BENDER *Zur Anat. der Clitoris*, Sitz. d. Wurzb. phys.-méd. Gesellsch., 1884 ; — CARRARD, *Beitrag zur Anat. und Pathol. der kleinen Labien.*, Zeitschr. f. Geburtsh. u. Gynäk., 1884 ; — DOHRN, *Die Bildungsfehler des Hymens*, Zeitschr. f. Geburtsh. u. Gynäk., 1885 ; — DE ROCHEBRUNE, *De la conformation des organes génitaux externes chez les femelles des singes anthropomorphes du genre Troglodytes*, C. R. Acad. des Sc., 1886 ; — DEMANGE, *De l'hymen biperforé*, etc. Ann. d'Hyg. publ. et de méd. lég., 1887 ; — BALLANTYNE, *The labia minora and hymen*, Edinb. med. Journal, 1888 ; — EICHBAUM, *Untersuch. über den Bau u. die Entwick. der Clitoris der weibl. Hausthiere*, Arch. f. wiss. u. prakt. Thierheilkunde, 1886 ; — KRYSINSKI, *Eine sellene Hymenanomalie*. Wirchow's Arch., 1888 ; — WEBSTER, *The nerve-endings in the labia minora and clitoris*, Edinb. med. Journ., 1891 ; — RODRIGUES, *Hymen double*, Rivista medico-légal, 1895 ; — DU MÊME, *Des formes de l'hymen*. Ann. d'Hyg. publ. et Méd. lég., 1900 (voy. aussi *Bibliographie du vagin*, p. 870).

ARTICLE VI

GLANDES ANNEXÉES A L'APPAREIL GÉNITAL DE LA FEMME

A l'appareil génital de la femme se trouvent annexées, comme chez l'homme, un certain nombre de formations glandulaires. Ce sont : 1° les *glandes uréthrales* et *péri-uréthrales*, qui, comme le nom l'indique, se développent dans la paroi uréthrale ou dans son voisinage ; 2° les *glandes vulvo-vaginales*, qui occupent les parties postéro-latérale de l'orifice inférieur du vagin.

§ 1. — GLANDES URÉTHRALES ET PÉRI-URÉTHRALES

(PROSTATE FEMELLE)

Sur la surface intérieure de l'urèthre, de préférence sur sa paroi inférieure et ses parois latérales, viennent s'ouvrir de nombreuses formations glandulaires, appelées *glandes uréthrales*.

1° Disposition générale, forme et rapports. — Ces glandes (fig. 749,2) se disposent en rangées linéaires, dirigées parallèlement à l'axe du canal : chaque rangée comprend trois, cinq, huit et jusqu'à dix orifices.

La forme de ces glandes est très variable : les unes ne sont que de simples dépressions de la muqueuse, les autres des glandes en grappe parfaitement développées. Entre ces deux types extrêmes, se rencontrent toutes les variétés intermédiaires. Nous ajouterons que c'est au voisinage du méat qu'elles sont à la fois le plus nombreuses et le plus développées: elles peuvent atteindre, dans cette région, jusqu'à 2 millimètres et demi et 3 millimètres de longueur. Leur extrémité profonde se trouve située, suivant les dimensions de la glande, dans le chorion muqueux, sur la tunique musculeuse ou même dans l'épaisseur de cette tunique.

Les glandes uréthrales se rencontrent dans toute l'étendue du canal. Elles le dépassent même en avant et l'on en trouve toujours un certain nombre dans la région du vestibule, tout autour

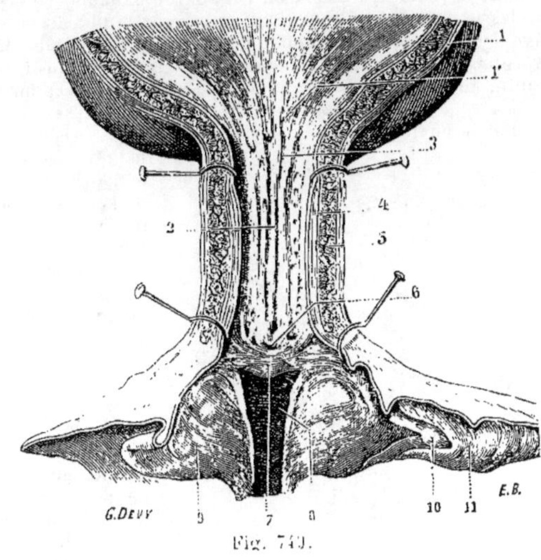

Fig. 749.

L'uréthre féminin, vue antérieure.

La paroi antérieure de l'uréthre a été incisée sur la ligne médiane et fortement érignée en dehors (en partie d'après Toldt).

1. vessie avec 1'. son col. — 2. uréthre, avec ses plis longitudinaux et ses orifices glandulaires. — 3. crête uréthrale. — 4. tunique musculeuse de l'uréthre. — 5. sphincter externe. — 6. orifice externe de l'uréthre. — 7. tubercule vaginal. — 8. vagin. — 9. petites lèvres. — 10. clitoris avec 11. son prépuce.

du méat. Nous désignerons ces dernières, pour les distinguer des précédentes, sous le nom de *glandes péri-uréthrales*.

2° Structure. — Du reste, quelles que soient leur forme et leur situation topographique, les glandes précitées présentent toujours la même structure : ce sont des masses épithéliales, arrondies ou tubuleuses, simples ou lobulées, à surface mamelonnée, creusées suivant leur axe d'une lumière centrale très étroite. Leurs parois, assez épaisses en général, mesurent dans certains cas 120 et même 150 μ. Elles sont formées de petites cellules sphériques ou allongées perpendiculairement à la surface, étroitement tassées les unes contres les autres, et limitées, du côté de la lumière centrale, soit par des cellules pavimenteuses, soit par une couche de cellules prismatiques, rappelant exactement celles qui revêtent la muqueuse uréthrale (Tourneux et Herrmann).

3° Signification morphologique. — Morphologiquement, ces glandes présentent la plus grande analogie avec des glandes prostatiques qui se seraient arrêtées dans leur développement, et nous devons les envisager comme constituant chez la femme les homologues de ces dernières. Elles forment par leur ensemble la *prostate femelle* : une prostate, toutefois, étalée en surface et tout à fait rudimentaire.

L'embryologie, du reste, établit cette homologie d'une façon indiscutable, comme l'a démontré Tourneux. D'autre part, les observations de Virchow (*Arch. für path. Anat.*, 1853) nous apprennent que les glandes uréthrales de la femme peuvent, tout comme les glandules prostatiques de l'homme, devenir le siège de ces concrétions azotées que nous avons déjà décrites à propos de la prostate et qui constituent de véritables calculs intra-glandulaires.

Canaux juxta-uréthraux ou canaux de Skene. — Indépendamment des glandes péri-uréthrales ci-dessus décrites, on rencontre encore sur la plupart des sujets, dans la région du vestibule qui avoisine l'uréthre, deux conduits, l'un droit, l'autre gauche (fig. 750, *g*), qui viennent s'ouvrir au voisinage de la demi-circonférence postérieure du méat, tantôt sur les lèvres mêmes de cet orifice, tantôt au sommet de deux petites éminences placées un peu en arrière.

Ces *canaux juxta-uréthraux*, signalés par Skene en 1880, ont été bien étudiés depuis par Schüller en 1883 et par Almasoff en 1890. Ils existent déjà chez la nouveau-née et même chez le fœtus, s'accroissent avec l'âge, atteignent chez l'adulte leur période d'état et s'atrophient après la ménopause, mais sans disparaître complètement. Schüller, en effet, les a rencontrés sur des sujets de soixante à quatre-vingts ans. D'après les observations d'Almasoff, ils augmenteraient de volume pendant la grossesse et ce serait au moment de la parturition qu'ils atteindraient leur maximum de développement. Leur existence est à peu près constante : Kocus les a rencontrés dans une proportion de 80 p. 100. Sur 90 sujets examinés par Almasoff, les canaux de Skene existaient à droite et à gauche sur 83 et faisaient défaut sur 3 seulement. Les quatre autres sujets ne possédaient qu'un seul canal. Suivant leur degré de développement, les canaux de Skene permettent l'introduction d'une sonde n° 1, n° 2 ou n° 3 de l'échelle de Bowman ; dans un cas exceptionnel, Almasoff a pu introduire le n° 7. Leur profondeur varie ordinairement de 4 à 20 millimètres.

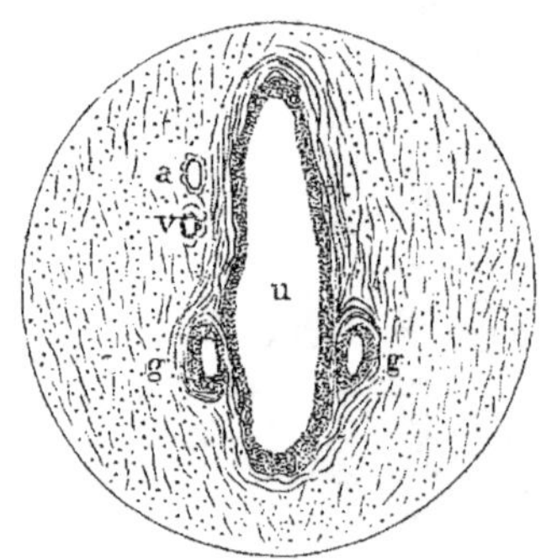

Fig. 750.

Coupe transversale de l'uréthre féminin avec, à droite et à gauche, les deux canaux de Skene (d'après Skene).

u, canal de l'uréthre. — *g, g*, canaux de Skene. *a*, artère. — *v*, veine.

Un certain nombre d'anatomistes considèrent les canaux juxta-uréthraux de Skene comme représentant les extrémités inférieures des canaux de Wolff, comme homologues par conséquent des canaux de Gartner. Mais, comme le fait remarquer Schüller avec juste raison, une pareille interprétation est peu conciliable avec ce double fait, que les conduits juxta-uréthraux font complètement défaut chez l'embryon et que, chez l'adulte, il en existe quelquefois trois dont deux latéraux et un médian. Nous savons, d'autre part, que les canaux de Gartner (p. 868), quand ils persistent, doivent s'ouvrir dans le vagin et non à la vulve, au-dessus de l'hymen et non au-dessous.

L'étude histologique des canaux juxta-uréthraux, minutieusement faite par Almasoff, nous révèle dans ces formations de véritables glandes en grappe. On voit, en effet, le canal principal se diviser, un peu au delà de son orifice extérieur, en un certain nombre de branches secondaires, lesquelles aboutissent à des acini, avec membrane basale et revêtement épithélial caractéristique. Ces glandes se rattachent donc, par leur structure comme par leur situation, au groupe des glandes péri-uréthrales. Elles en diffèrent seulement par leur développement, qui est plus considérable ; leur signification anatomique est exactement la même.

§ II. — GLANDES VULVO-VAGINALES

Les glandes vulvo-vaginales (Huguier), encore appelées glandes de Bartholin du nom de l'anatomiste qui, le premier, les a signalées dans l'espèce humaine, sont des glandes mucipares, qui débouchent dans le fond du canal vulvaire (fig. 751,6). Elles sont chez la femme, les homologues des glandes de Cowper.

1° Conformation extérieure et rapports. — Au nombre de deux, l'une droite, l'autre gauche, les glandes de Bartholin sont situées sur les parties latérale et postérieure du vagin, à 1 centimètre environ au-dessus de l'orifice inférieur de ce conduit. Elles reposent en partie dans l'espace angulaire que forment en s'adossant l'un à l'autre le vagin et le rectum.

Relativement petites chez l'enfant, les glandes vulvo-vaginales augmentent rapidement de volume à l'âge de la puberté, présentent leur maximum de développement chez l'adulte et s'atrophient ensuite graduellement dans la vieillesse, au fur et à mesure que s'éteint l'activité sexuelle ; ces formations glandulaires ont donc une signification nettement génitale. Leur volume varie de celui d'un pois à celui d'une petite amande ; il est souvent différent à droite et à gauche. Elles mesurent en moyenne, 12 ou 15 millimètres de large. Leur poids est de 4 ou 5 grammes.

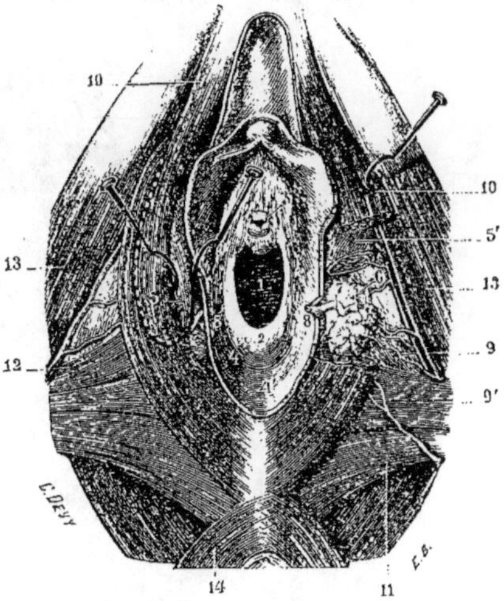

Les glandes vulvo-vaginales ont la forme d'un ovoïde un peu aplati transversalement. Elles nous présentent, par conséquent, une face interne et une face externe. — La *face interne* répond au vagin, auquel elle est unie par un tissu cellulaire dense. — La *face externe* est en rapport : 1° avec le bulbe du vagin, qui souvent se creuse en fossettes pour recevoir la glande ; 2° en arrière du bulbe, avec les faisceaux arqués du muscle constricteur.

Fig. 751.

La glande vulvo-vaginale ou glande de Bartholin.

(Le pointillé bleu indique les limites du bulbe du vagin.)

1. orifice inférieur du vagin. — 2. hymen. — 3. méat urinaire. — 4. sillon labio-hyménéal ; 4'. fosse naviculaire. — 5. 5'. bulbe du vagin. dont la partie inférieure a été réséquée à gauche pour découvrir : 6, la glande vulvo-vaginale ; 7. son conduit excréteur ; 8. orifice de ce conduit. — 9. 9'. artères de la glande. — 10, constricteur de la vulve, réséqué en partie dans sa moitié gauche. — 11. transverse superficiel. — 12. ischio-bulbaire. — 13, ischio-caverneux. — 14, sphincter anal.

Le canal excréteur de la glande de Bartholin, large de 2 millimètres, long de 1 centimètre et demi à 2 centimètres, se dirige obliquement de haut en bas, d'arrière en avant et de dehors en dedans. Il vient s'ouvrir. par un orifice arrondi (fig. 751,8), dans le sillon qui sépare les petites lèvres de l'hymen ou de ses débris caronculaires : on le rencontre. d'ordinaire, à la partie moyenne de l'orifice vaginal ou à l'union de son tiers postérieur avec ses deux tiers antérieurs. Cet orifice, habituellement tout petit, souvent même peu visible, est dans certains cas, au contraire, très apparent et suffisamment large pour permettre l'introduction d'un petit stylet. Il résulte de quelques observations (MARTIN et LÉGER, LANG, TROST) que le canal excréteur de la glande de Bartholin peut être double.

2° Structure. — Les glandes vulvo-vaginales sont des glandes en grappe et, comme telles, se décomposent en lobules et acini. Les lobules glandulaires (fig. 751, a) sont disséminés dans une gangue conjonctive, relativement très développée, qui se continue, à la périphérie de la glande, avec le tissu cellulaire du voisinage et dans l'épaisseur de laquelle se trouvent de nombreuses fibres musculaires lisses. On y rencontre même, par places, quelques faisceaux striés dépendant du muscle constricteur.

Intérieurement, les lobules sont revêtus par une couche d'épithélium caliciforme, se rapprochant beaucoup de celui qui tapisse les glandes du col utérin.

Ces lobules débouchent, par un point rétréci, dans des espèces de sinus revêtus épithélium cubique et ces sinus à leur tour donnent naissance à des canaux excréteurs, à lumière assez étroite, tapissés par une seule rangée d'épithélium cylindrique (de Sinéty). Quant au canal excréteur commun, qui résulte de la réu-

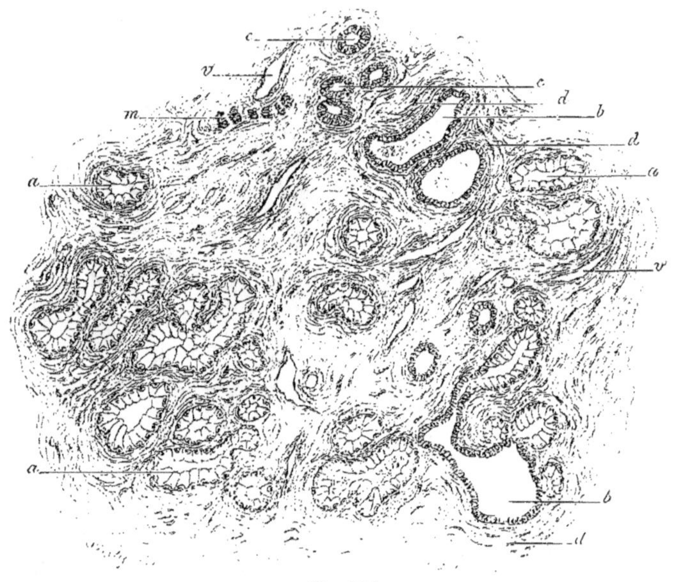

Fig. 752.

Coupe de la glande vulvo-vaginale (d'après de Sinéty).

a, culs-de-sac glandulaires, tapissés d'épithélium caliciforme. — *b*, sinus, dans lesquels débouchent les acini glandulaires. *c*, canaux excréteurs. — *d*, fibres musculaires lisses. — *e*, fibres musculaires striées. — *v*, vaisseaux.

nion de tous les canaux excréteurs secondaires, il présente un épithélium prismatique, disposé sur plusieurs couches et se transformant peu à peu, au voisinage de son orifice extérieur, en épithélium pavimenteux stratifié.

Le produit de la sécrétion des glandes de Bartholin est un liquide filant, onctueux, incolore ou légèrement opalin. Ce liquide, qui s'écoule principalement au moment du coït, a pour usages de lubrifier les parties génitales.

Dans un travail récent (1889), Kuljabko a noté que l'épithélium sécréteur de la glande vulvo-vaginale était différent suivant que l'organe était à l'état de repos ou à l'état d'activité : dans le premier cas, cet épithélium serait plus haut que celui du canal excréteur ; dans le second, il serait au contraire plus bas. Suivant le même auteur, les glandes vulvo-vaginales renfermeraient, chez le rat, de véritables croissants de Gianuzzi.

3° **Vaisseaux et nerfs**. — Les *artères*, destinées à la glande de Bartholin, proviennent de la honteuse interne, soit directement, soit par l'intermédiaire de la bulbeuse. — Les *veines*, plus ou moins plexiformes, se rendent en partie aux veines honteuses, en partie aux plexus veineux du vagin et du bulbe. — Les *lymphatiques* sont encore mal connus : pour les uns, ils aboutissent aux ganglions placés sur les côtés du rectum ; pour d'autres (Bonnet, Bruhns), ils se rendent aux ganglions de l'aine. — Les *nerfs* sont fournis par la branche périnéale du nerf honteux interne.

Voyez, au sujet des glandes vulvo-vaginales et des glandes uréthrales et péri-uréthrales Robert, *Mémoire sur l'inflammation des follicules muqueux de la vulve*, Arch. génér. de médecine, 1841 ; — Huguier. *Appareil sécréteur des organes génitaux externes chez la femme et chez les animaux*. Ann. des Sc. naturelles, 1850 ; — Martin et Léger, *Rech. sur l'anat. et la pathol. des organes génitaux externes chez la femme*, Arch. génér. de méd., 1862 ; — de Sinéty, *Histologie de la glande vulvo-vaginale*. Bull. de la Soc. de Biol., 1880 ; — Wassilief, *Ueber den histol. Bau der in den äusseren Urogenitalorganen des Menschen u. der Thiere vorkommenden Drüsen*, Warschau, 1880 ; — Skene. *The anat. and pathol. of two importants glands of the female urethra*, Amer. Journ. of Obstetrics, 1880 ; — Schüller, *Ein Beitrag zur Anatomie der weibl. Harnröhre*, Virchow's Arch., 1883 ; — Lang, *Bartholini'schen Drüsen mit doppelten Ausführungsgängen*, Wien. med. Jahrb., 1887 ; — Thost, *Bartholini'sche Drüse mit doppelten Ausführungsgänge*, Wien. med. Blätter, 1888 ; — Tourneux, *Sur la structure des glandes uréthrales (prostatiques) chez la femme*, etc., Bull. Soc. de Biol., 1888 ; — Bonnet. *Des kystes et abcès des glandes vulvo-vaginales*, Gaz. des Hôp., 1888 ; — Kuljabko, *Ueber den Bau der Bartholini'schen Drüsen*, Saint-Pétersbourg, 1889 ; — Almasoff, *Ueber periurethrale Drüsen beim Weibe*, Tiflis, 1890 ; — Roncaglia. *Delle cisti dell'uretra e dei caneli uretrali della donna*, Ann. di Ostetricia, 1895.

ARTICLE VII

MUSCLES ET APONÉVROSES DU PÉRINÉE CHEZ LA FEMME

Le périnée de la femme présente la même forme et les mêmes limites que celui de l'homme. Il présente aussi la même constitution fondamentale et, si nous y observons un certain nombre de différences, ces différences ne sont jamais suffisamment profondes pour masquer les homologies. Elles sont naturellement inhérentes aux modifications que subit, dans cette région, l'appareil uro-génital et dont les principales sont la disparition de la prostate, l'apparition du vagin et son ouverture à la vulve, l'absence de l'urèthre antérieur, la division du bulbe en deux moitiés latérales, etc. Nous étudierons séparément, comme nous l'avons fait pour l'homme :

1° Les *muscles du périnée* ;

2° Les *aponévroses* annexées à ces muscles.

§ I. — MUSCLES DU PÉRINÉE

Les muscles du périnée chez la femme sont au nombre de neuf comme chez l'homme. Ils présentent, du reste, la même situation et portent le même nom.

1° Transverse du périnée. — Ce muscle, comme son homonyme chez l'homme, prend naissance sur la face interne de la tubérosité ischiatique par des fibres aponévrotiques auxquelles font suite les fibres musculaires.

De là, il se porte en dedans et, arrivé sur la ligne médiane, se termine sur le raphé fibreux qui s'étend de l'anus à la commissure postérieure de la vulve, le *raphé préanal* ou *ano-vulvaire*.

En se contractant de concert avec celui du côté opposé, il tend ce raphé fibreux et fournit ainsi un point fixe au muscle bulbo-caverneux, qui y prend la plus grande partie de ses insertions d'origine.

2° Ischio-caverneux. — Le muscle ischio-caverneux (*ischio-clitoridien* de certains auteurs) s'insère, en arrière, sur l'ischion et sur la branche ischio-pubienne qui lui fait suite.

De là, il se porte obliquement en avant et en dedans, embrasse dans une sorte de demi-gaine la racine du corps caverneux correspondant et vient se terminer sur le clitoris au niveau de son coude : ses fibres s'insèrent à la fois sur la face supérieure et sur la face latérale de cet organe.

L'ischio-caverneux abaisse le clitoris et, au moment du coït, applique le gland clitoridien contre la face dorsale du pénis.

3° Bulbo-caverneux. — Le bulbo-caverneux prend naissance, en arrière, sur le raphé ano-vulvaire, où ses faisceaux d'origine s'entremêlent toujours avec ceux du sphincter de l'anus. Du raphé ano-vulvaire, le muscle se dirige en avant, recouvre successivement la glande de Bartholin et le bulbe de l'urèthre et arrive au coude du clitoris, où il se termine en fournissant deux languettes tendineuses : l'une, inférieure, qui s'insère sur la face dorsale du clitoris : l'autre, supérieure, qui se fixe sur le côté correspondant du ligament suspenseur. Au-dessous du clitoris, le bulbo-caverneux présente un certain nombre d'autres insertions, qui se font sur les parties latérales du bulbe et sur la muqueuse vulvaire dans l'espace compris entre le clitoris et le méat.

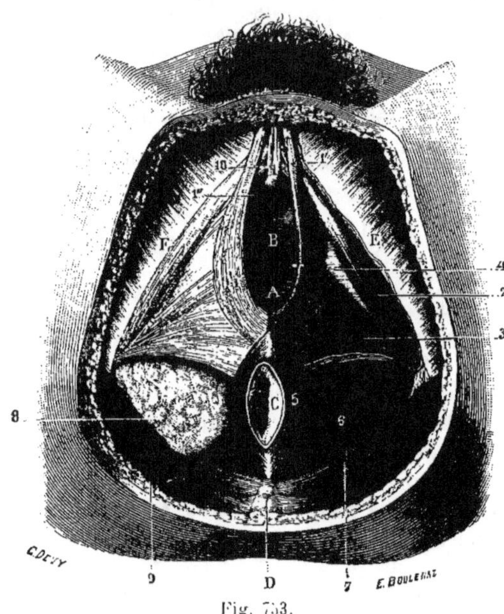

Fig. 753.

Muscles du périnée de la femme.

(L'aponévrose superficielle a été conservée du côté gauche du sujet.)

A, vagin. — B, urèthre. — C, anus. — D, coccyx. — E, branches ischio-pubiennes.

1. constricteur vulvaire. avec : 1', ses faisceaux internes et 1''. ses faisceaux externes. — 2. muscle ischio-caverneux, recouvrant les racines du clitoris. — 3. muscle transverse. — 4. aponévrose périnéale moyenne. — 5, sphincter externe de l'anus. — 6, releveur de l'anus. — 7, ischio-coccygien. — 8. tissu cellulo-graisseux de la fosse ischio-rectale. — 9, grand fessier. — 10, clitoris.

Le bulbo-caverneux revêt dans son ensemble la forme d'un faisceau arqué, dont la concavité regarde la ligne médiane. Réunis l'un à l'autre, celui du côté droit et celui du côté gauche constituent un muscle impair et médian, de forme annulaire, qui embrasse l'extrémité inférieure du vagin, comme le sphincter anal embrasse celui du rectum : c'est le *muscle constricteur du vagin*, l'*orbicularis vaginæ*, le *constrictor cunni*, le *compressor bulborum*. Tous ces termes sont synonymes.

Les muscles bulbo-caverneux ont pour action : 1° de comprimer la veine dorsale du clitoris et de favoriser ainsi l'érection de cet organe ; 2° d'abaisser le clitoris et d'appliquer son extrémité libre contre le pénis dans l'acte de la copulation ; 3° de comprimer latéralement le bulbe et de chasser le sang qu'il contient du côté du vestibule, où se trouve, comme nous l'avons vu plus haut, le réseau veineux intermédiaire de KOBELT ; 4° de comprimer la glande de Bartholin et d'exprimer ainsi son produit de sécrétion dans le canal excréteur ; 5° de rétrécir l'orifice inférieur du vagin et, par conséquent, d'étreindre comme dans un anneau le corps étranger qui peut s'y trouver au moment de sa contraction (le pénis dans l'acte du coït). La contraction spasmodique du constricteur du vagin constitue ce qu'on désigne, en pathologie, sous le nom de *vaginisme inférieur*. Le resserrement de l'orifice vaginal est parfois tellement prononcé qu'on éprouve les plus grandes difficultés à y introduire même le doigt. Quant aux rapprochements sexuels, ils sont particulièrement douloureux ou même tout à fait impossibles.

Constricteur profond du vagin. — En dedans du constricteur formé par les deux bulbo-caverneux, Kobelt a décrit, chez certains animaux (jument, chatte, chienne, etc.), un deuxième constricteur, que Luschka, qui a signalé son existence chez la femme, a désigné sous le nom de *constrictor cunni profundus*. Ce muscle n'est pas constant, mais Lesshaft déclare l'avoir toujours trouvé chez les femmes nullipares.

Il prend naissance, en arrière, sur le raphé ano-vulvaire, ainsi que sur la paroi postérieure du vagin. Puis, il se dirige en avant, passe en dedans de la glande de Bartholin et du bulbe et vient se terminer, en partie sur la paroi antérieure du vagin, en partie sur le tissu cellulaire qui unit cette paroi à l'urèthre. D'après Lesshaft quelques-uns de ses faisceaux se prolongent jusque sur l'extrémité antérieure du bulbe du vagin.

Comme le constricteur superficiel, le constricteur profond de Luschka a pour action de resserrer l'orifice vulvo-vaginal.

Ischio-bulbaire. — On donne ce nom à un petit muscle, inconstant, qui s'insère sur la tubérosité de l'ischion ou sur sa branche ascendante et qui, de là, se porte sur la face latérale du bulbe. Lesshaft, sur 80 sujets l'a rencontré 57 fois, 11 fois des deux côtés, 46 fois d'un côté seulement. Le muscle ischio-bulbaire s'observe également chez l'homme.

4° Muscle de Guthrie. — Il existe chez la femme, entre les deux feuillets de l'aponévrose périnéale moyenne, des fibres musculaires striées, qui sont les homologues de celles qui constituent, chez l'homme, le muscle de Guthrie. Au muscle qu'elles forment nous donnerons le même nom qu'à celui de l'homme : c'est encore le *muscle de Guthrie.* Henle le décrit sous le nom de *transverse profond.*

Les fibres constitutives de ce muscle prennent naissance, comme chez l'homme, sur les branches ischio-pubiennes. Quelques-unes d'entre elles, cependant, semblent tirer leur origine de l'aponévrose périnéale moyenne.

Des branches ischio-pubiennes, ces fibres se dirigent en dedans, en suivant un trajet transversal ou plus ou moins oblique. Nous les distinguerons, d'après leur situation, en postérieures, moyennes et antérieures. — Les *fibres postérieures* (*transversus profondus* de Lesshaft) se portent en arrière du vagin, prennent contact sur la ligne médiane avec celles du côté opposé, s'entrecroisent plus ou moins avec elles et, finalement, se fixent sur l'aponévrose périnéale moyenne. — Les *fibres moyennes* se dirigent vers les côtés du vagin : c'est le *transversus vaginæ* de Fünren. Pour Lesshaft, le transversus vaginæ est un faisceau oblique, qui se rend à la paroi antérieure du vagin, entre ce canal et l'urèthre. Ce dernier anatomiste ne l'a rencontré que 17 fois sur 70 sujets. — Les *fibres antérieures*, enfin, se portent en avant de l'urèthre : elles constituent le *transversus urethræ* de Lesshaft.

5° Muscle de Wilson. — Wilson a retrouvé chez la femme le muscle qu'il avait décrit chez l'homme et qui porte son nom. Ici encore, ce muscle prend naissance, en partie sur le ligament sous-pubien, en partie sur les faisceaux fibreux qui entourent les veines du plexus de Santorini. De là, ses fibres se dirigent vers l'urèthre et viennent s'entrecroiser (Lesshaft) avec leurs homologues du côté opposé, immédiatement au-dessous de l'urèthre, entre ce canal et la paroi antérieure du vagin. Elles se terminent là sur le tissu conjonctif de la région, exactement sur le point où se termine le transversus vaginæ.

6° Sphincter externe de l'urèthre. — Le sphincter externe de l'urèthre ou *sphincter strié* commence en haut au niveau du col vésical et s'étend de là jusqu'au méat. Il a, par conséquent, la même longueur que l'urèthre lui-même, mais sa disposition est bien différente dans sa partie supérieure et dans sa partie inférieure (fig. 555, p. 654). — En haut, sur toute la portion libre de l'urèthre, il entoure complètement ce canal à la manière d'un manchon ou d'un anneau, emboîtant exactement le manchon ou anneau plus petit que forme le sphincter lisse. — Plus bas, quand l'urèthre adhère intimement au vagin, le segment postérieur de l'anneau disparaît et le sphincter externe, réduit désormais à sa moitié antérieure, revêt la forme d'un demi-anneau, dont la concavité embrasse la partie antérieure de l'urèthre et dont les deux extrémités s'insèrent, à droite et à gauche, sur la paroi du vagin (fig. 754,6). — Comme on le voit, le sphincter externe de l'urèthre présente une configuration inverse chez l'homme et chez la femme : chez l'homme (p. 764), par suite du développement de la prostate, il est annulaire à sa partie inférieure, demi-annulaire à sa partie supérieure ; chez la femme, au contraire, à cause de la présence du vagin, il est annulaire en haut et demi-annulaire en bas.

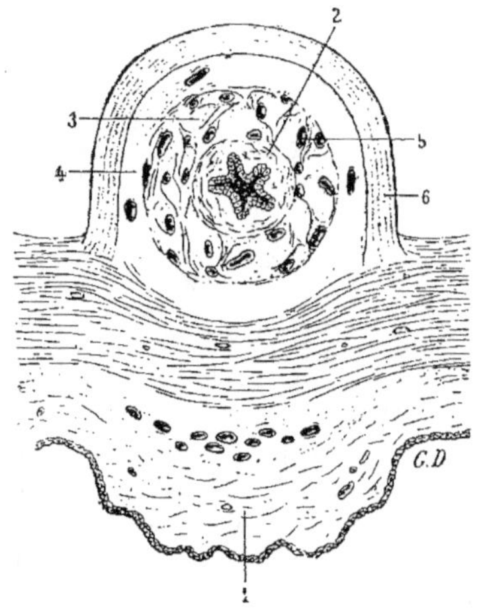

Fig. 754.

Le sphincter externe de l'urèthre chez la femme, vu sur une coupe transversale passant par la partie moyenne du canal de l'urèthre.

1, colonne antérieure du vagin, avec : *a*, muqueuse; *b*, couche musculeuse; *c*, couche fibreuse de la paroi vaginale. — 2, muqueuse de l'urèthre. — 3, couche des fibres lisses longitudinales. — 4, couche des fibres lisses circulaires. — 5, canaux veineux, disséminés dans les deux couches de fibres lisses. — 6, sphincter externe de l'urèthre ou sphincter strié.

7° Sphincter externe de l'anus. — Le sphincter externe de l'anus représente, comme chez l'homme, une sorte d'anneau disposé tout autour de la partie inférieure du rectum. D'après Cruveilhier, ce muscle serait un peu plus développé chez la femme que chez l'homme. Mais sa configuration, ses rapports, son mode d'origine et de terminaison sont exactement les mêmes dans les deux sexes.

8° Ischio-coccygien. — L'ischio-coccygien ne présente, chez la femme, aucune particularité digne d'être notée.

9° Releveur de l'anus. — Le releveur de l'anus, lui aussi, présente les plus grandes analogies avec celui de l'homme. Il a tout d'abord la même situation, la même forme, les mêmes insertions (voy. p. 768). Ses rapports sont également les mêmes, sauf pour ses faisceaux antérieurs ou pubiens qui, au lieu de longer les parties latérales de la prostate, croisent perpendiculairement les parties latérales du vagin (fig. 755,5') à 2 ou 3 centimètres au-dessus de la vulve.

Sur les points où il entre en contact avec le vagin, le releveur de l'anus, sans prendre insertion sur la paroi de cet organe, lui adhère d'une façon intime. Albinus l'a dit depuis longtemps : *ei tam pertinaciter adnectit, ut inserere putares*. Il existe là, en effet, entre le vagin et le bord du releveur un tissu conjonctif dense et serré, qui les unit solidement l'un à l'autre. On verrait même, d'après Cruveilhier, un certain nombre de fibres longitudinales du vagin, pénétrer entre les faisceaux correspondants du muscle releveur.

Comme, d'autre part, les faisceaux pubiens du releveur, ceux du côté droit et ceux du côté gauche, vont s'insérer sur la ligne médiane immédiatement en arrière du vagin, ce conduit se trouve inclus dans une sorte de boutonnière musculaire (fig. 755), qui l'entoure sur tout son pourtour, excepté en avant où les faisceaux précités, au lieu de se rejoindre, restent séparés par un intervalle de 25 à 30 millimètres.

Il résulte d'une pareille disposition que, lorsque les deux releveurs de l'anus se contractent, le vagin, dans sa partie correspondant à ce muscle, se trouve com-

primé latéralement, tandis que sa paroi postérieure est rapprochée de la symphyse
pubienne. Si, à ce moment-là, le conduit vaginal est distendu par un corps quel-
conque, ce corps est nécessairement comprimé lui aussi sur tout son pourtour : en arrière et sur les côtés par le muscle contracté, en avant par le bord inférieur de la symphyse. BUDIN, en introduisant dans le vagin des cylindres en cire à modeler et en les retirant ensuite, après avoir recommandé au sujet en expérience de contracter ses releveurs, a constaté tout autour des cylindres précités une sorte d'étranglement produit par la contraction du muscle. Dans un premier cas, le diamètre antéro-postérieur du

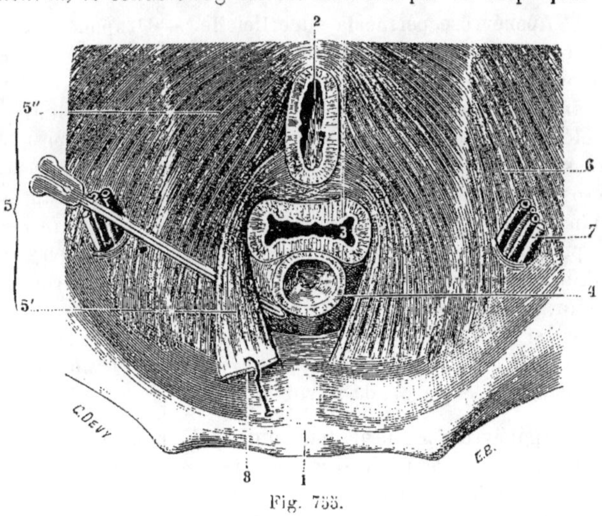

Fig. 755.

Le vagin vu d'en haut, pour montrer ses rapports avec le faisceau
interne du releveur de l'anus.

1, symphyse pubienne. — 2, rectum, érigné en arrière. — 3, vagin, sectionné un
peu au-dessous du col. — 4, vessie, réséquée tout autour de l'orifice postérieur de
l'urèthre. — 5, releveur de l'anus, avec : 5′ son faisceau interne, soulevé sur une
sonde cannelée ; 5″ son faisceau externe. — 6, obturateur interne, revêtu de son
aponévrose. — 7, vaisseaux et nerf obturateurs. — 8, partie antérieure de l'aponévrose du releveur, érignée en avant.

cylindre, de 37 millimètres qu'il mesurait avant son introduction, se trouvait
réduit à 26 millimètres. Dans un deuxième cas, il ne mesurait plus que 24 millimètres. Quant au diamètre transversal, il avait subi des réductions moins fortes,
ce qui nous indique clairement que la compression produite sur le vagin par
les releveurs s'exerce principalement dans le sens antéro-postérieur.

C'est à la contracture des faisceaux pubiens du releveur que l'on doit vraisemblablement rattacher le *vaginisme supérieur*. BUDIN rapporte un certain nombre de faits relatifs à des jeunes
femmes, chez lesquelles la contraction momentanée ou persistante du releveur empêchait l'introduction d'un spéculum, du doigt, du pénis. L'une d'elles, qui pourtant avait déjà eu deux
accouchements à terme, pouvait même, pendant les rapports sexuels, en se contractant fortement, empêcher la sortie du membre viril *(penis captivus)*. HILDEBRANDT, de son côté, dans les
Arch. für Gynäkologie de 1872, rapporte l'histoire d'un mari qui, « juste au moment où il
croyait terminer un coït jusque-là régulier, sentit tout à coup sa verge ou, pour mieux dire,
son gland retenu fortement au fond du vagin, étreint et comme emprisonné dans un anneau.
Chaque tentative qu'il faisait pour s'échapper restait infructueuse. Enfin, au bout de combien
de minutes ? (le mari ne pouvait le dire, car le temps de son emprisonnement lui avait semblé
interminable), l'obstacle disparut de lui-même : il était libre ». HILDEBRANDT ajoute que, « en
examinant la femme plusieurs semaines après, il ne constata rien d'anormal dans le vagin ». Il
s'agissait donc là, bien certainement, de la contraction spasmodique d'un des anneaux musculaires qui entourent le vagin, probablement des faisceaux pubiens du releveur.

La contracture du releveur peut même dans certains cas, comme l'établissent plusieurs faits
rapportés par REVILLOUT, par BENICKE, par BUDIN, devenir une complication de l'accouchement en
faisant obstacle à la sortie du fœtus.

§ 11. — APONÉVROSES DU PÉRINÉE

Les aponévroses du périnée de la femme présentent, comme les muscles, une
homologie parfaite avec celles de l'homme. Ici, comme chez l'homme, nous ren-

controns trois lames aponévrotiques, que l'on distingue en superficielle, moyenne et profonde.

1° Aponévrose périnéale superficielle. — L'aponévrose périnéale superficielle occupe l'espace triangulaire que circonscrivent les deux branches ischio-pubiennes. — Ses *bords latéraux* s'insèrent sur la lèvre antérieure de ces branches ischio-pubiennes. — Sa *base*, qui forme la limite réciproque du périnée antérieur et du périnée postérieur, se réfléchit de bas en haut en arrière des deux muscles transverses, pour se continuer, au-dessus de ces muscles, avec l'aponévrose périnéale moyenne. — Son *sommet*, dirigé en avant, se perd insensiblement dans le tissu cellulaire du mont de Vénus. — Sa *face inférieure* répond au fascia superficialis et à la peau. — Sa *face supérieure* recouvre les racines du clitoris et les muscles transverse, ischio-caverneux et bulbo-caverneux. — Sa *partie médiane*, enfin, nous présente un large orifice, allongé d'arrière en avant et destiné à livrer passage au conduit vulvo-vaginal. Les bords de cet orifice, situés immédiatement en dedans des deux muscles bulbo-caverneux ou muscle constricteur du vagin, se perdent sur les parois de la vulve.

2° Aponévrose périnéale moyenne. — L'aponévrose périnéale moyenne ou ligament de Carcassonne s'insère, comme chez l'homme, sur la lèvre postérieure des branches ischio-pubiennes. Comme chez l'homme encore, elle se compose de deux feuillets, l'un supérieur, l'autre inférieur, dans l'intervalle desquels se trouvent les vaisseaux honteux internes et un certain nombre de faisceaux musculaires, à direction transversale ou oblique, que nous avons décrits plus haut. L'*orifice uréthral*, tout petit chez l'homme, acquiert chez la femme des dimensions considérables, car, outre l'urèthre, il laisse passer le vagin : il devient l'*orifice uréthro-vaginal*.

3° Aponévrose périnéale profonde. — L'aponévrose périnéale profonde ou pelvienne présente exactement la même disposition que chez l'homme, avec cette variante, cependant, que la prostate est remplacée ici par le vagin. Sur les points où elle entre en contact avec le vagin, l'aponévrose périnéale profonde adhère intimement à la tunique conjonctive fibreuse de ce dernier conduit.

Voyez, au sujet des muscles et aponévroses du périnée chez la femme : LUSCHKA. *Die Muskulatur am Boden des weibl. Beckens*, Wien., 1861 ; — HILDEBRANDT. *Ueber Krampf des Lavator ani beim Coïtus*. Arch. f. Gynakol., 1872 ; — MOREL, *Appareil musculaire du canal de l'urèthre chez la femme*, etc., Revue méd. de l'Est, 1877, p. 27 ; — BUDIN, *Quelques remarques sur la contraction physiologique et pathologique du muscle releveur de l'anus chez la femme*. Progr. méd., 1881 ; — LESSHAFT, *Ueber die Muskeln und Fascien der Dammgegend beim Weibe*. Morphol. Jahrb., 1884 ; — VARNIER, *Du détroit inférieur musculaire du bassin obstétrical*. Th. Paris, 1880 ; — FALOT, *Anat. obstétricale de l'orifice pubio-périnéal*, Th. Lyon. 1889. — Voyez aussi les indications bibliographiques qui suivent la description des *Muscles et aponévroses du périnée chez l'homme* (p. 782).

CHAPITRE IV

MAMELLES

Les mamelles (allem. *Milchdrüse*, angl. *Mammary glands)*, que l'on désigne encore sous le nom de *seins*, sont des organes glanduleux destinés à sécréter le lait. Ce sont elles qui, pendant toute la période que dure l'allaitement, assurent l'alimentation du nouveau-né et nous pouvons, à ce titre, les considérer comme de véritables annexes de l'appareil de la génération. Elles font défaut chez les ovipares; mais on les rencontre invariablement chez tous les vivipares, c'est-à-dire chez tous les animaux dont les petits, en naissant, non seulement sont incapables de se procurer eux-mêmes leur nourriture, mais encore ne sauraient se contenter des substances qui forment la base de l'alimentation de l'adulte et ont réellement besoin d'un liquide nourricier spécial, élaboré et apporté dans leur tube digestif par les générateurs.

L'existence des mamelles constitue, en zoologie, un caractère sériaire d'une importance considérable : leur présence, on le sait, caractérise tous les animaux qui forment la première classe des vertébrés, les *mammifères*.

Les mamelles existent à la fois chez l'homme et chez la femme, mais avec des dimensions et une signification morphologique bien différentes. Nous les étudierons séparément dans l'un et l'autre sexe.

ARTICLE I

LA MAMELLE CHEZ LA FEMME

La femme, comme nous l'avons vu plus haut, retient dans son utérus l'ovule fécondé et lui fournit, pendant toute la durée de la gestation, les matériaux nécessaires à son développement. C'est encore à la femme, et à la femme seule, qu'incombe le soin d'alimenter le nouveau-né. Aussi l'appareil mammaire, en raison même de la fonction bien définie et essentiellement active qui lui est dévolue, arrive-t-il chez elle à un état de développement parfait, bien différent de celui de l'homme qui, comme nous le verrons plus loin, n'existe qu'à l'état rudimentaire.

§ I. — CONSIDÉRATIONS GÉNÉRALES

1° Situation. — Les mamelles sont situées, chez la femme, sur la partie antérieure et supérieure de la poitrine, à droite et à gauche du sternum, en avant des muscles grand et petit pectoral, dans l'intervalle compris entre la troisième et la septième côte. Placées à la hauteur des bras, elles sont admirablement disposées pour que l'enfant, porté par sa mère, puisse facilement prendre le mamelon.

2° Nombre. — Le nombre des mamelles varie beaucoup suivant les espèces et il est à remarquer qu'il y a presque toujours une concordance entre ce nombre et celui des petits faits à chaque portée : on admet généralement qu'il existe autant de paires de mamelles que de petits, mais ce n'est pas là une règle absolue. Chez certains animaux de l'ordre des marsupiaux ou des rongeurs, on rencontre jusqu'à six ou sept paires de mamelles. On en compte cinq paires chez le chat, trois paires chez le blaireau et l'ours, deux paires seulement chez le lion et la loutre. Chez les singes, notamment chez les singes anthropoïdes, il n'en existe qu'une seule paire. L'homme ne nous présente également que deux mamelles symétriquement placées, l'une sur le côté droit, l'autre sur le côté gauche.

Variations numériques des mamelles. — Les variations numériques des mamelles comportent deux ordres de faits : réduction du nombre des mamelles existant normalement; augmentation de ce même nombre.

a. Réduction du nombre des mamelles : amastie et athélie. — La réduction du nombre de mamelles existant normalement constitue l'*amastie* (de ἀ privatif et μαστός, mamelle). Elle peut être unilatérale ou bilatérale. — L'absence des deux mamelles est un fait tout à fait exceptionnel dans l'espèce humaine : elle coïncide ordinairement avec des monstruosités incompatibles avec la vie. L'absence unilatérale est relativement peu fréquente : Ptech. dans sa thèse (*Les anomalies de la mamelle*, Paris, 1876), en a rapporté dix cas observés sur des femmes d'ailleurs bien conformées. D'un autre côté, l'amastie est totale ou partielle : *totale*, quand la glande et le mamelon font simultanément défaut; *partielle*, quand, de ces deux parties de la mamelle, l'une seule est absente. — L'absence seule du mamelon, je veux dire l'absence du mamelon, avec persistance de la glande, constitue l'*athélie* (de ἀ privatif et θηλή, mamelon). Dans les cas d'athélie, les conduits galactophores viennent s'ouvrir au centre de l'aréole, le plus souvent au fond d'une petite cavité plus ou moins accusée.

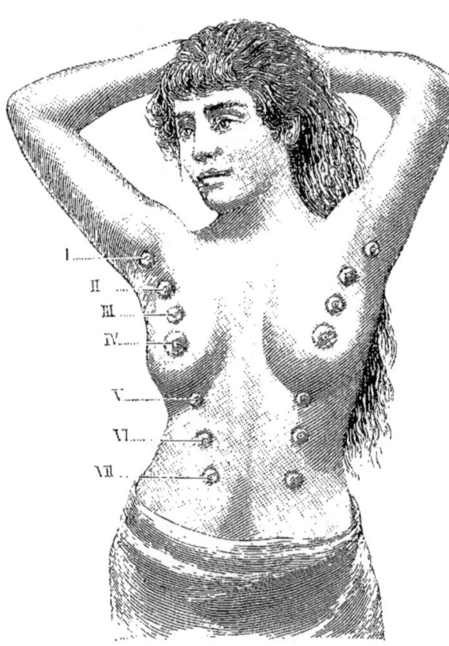

Fig. 736.

Schéma de Williams montrant quelle est la situation des mamelles surnuméraires par rapport à la mamelle normale.

I, II, III, IV, V, VI, VII première, deuxième, troisième, quatrième, cinquième, sixième et septième paires de mamelles. — La quatrième paire (IV) représente les mamelles normales. — Les trois premières paires (I, II, III) répondent aux mamelles surnuméraires supérieures; les trois dernières paires (V, VI, VII), aux mamelles surnuméraires inférieures.

b. Augmentation du nombre des mamelles : hypermastie et hyperthélie. — L'augmentation numérique des mamelles constitue l'*hypermastie* (de ὑπέρ, au-dessus et μαστός, mamelle) ou *polymastie* (de πολύς, beaucoup et μαστός, mamelle). Cette augmentation est relativement fréquente, tant chez l'homme que chez la femme. Ici encore elle peut porter sur le mamelon seul ou sur la glande tout entière : l'anomalie, dans le premier cas, est appelée *hyperthélie* ou *polythélie* (de ὑπέρ au-dessus, πολύς beaucoup, et θηλή mamelon). C'est pour les cas où la formation surnuméraire possède à la fois une glande et un mamelon, qu'on réserve les termes précités d'*hypermastie* et de *polymastie*.

Dans la *polythélie*, le ou les mamelons surnuméraires donnent du lait comme le mamelon principal. Tantôt, ils sont situés sur l'aréole même, à côté du mamelon principal (*polythélie sus-aréolaire*); tantôt ils se développent en dehors de l'aréole, entre celle-ci et la circonférence de la glande (*polythélie exo-aréolaire* ou *sus-mammaire*).

L'*hypermastie*, encore appelée *multi-mammie*, est caractérisée, comme son nom l'indique, par l'apparition d'une ou plusieurs mamelles surnuméraires. Ces mamelles surajoutées sont toujours très variables dans leur développement : rudimentaires dans certains cas, elles atteignent dans d'autres des dimensions relativement considérables. Le plus souvent, pendant la période de lactation, elles augmentent de

volume et sécrètent du lait comme les mamelles principales.

c. Situation des mamelles surnuméraires : schéma de Williams. — Un des traits caractéristiques des mamelles surnuméraires, c'est qu'elles se développent, non pas dans des régions quelconques, mais sur des points qui, chez les animaux, présentent des mamelles normales : la polymastie, chez la femme, devient ainsi la reproduction d'un type qui est constant dans la série zoologique et, de ce fait, acquiert toute la signification des anomalies dites *reversives*. A cet effet et pour indiquer les différents sièges des mamelles surnuméraires, Williams a créé un sujet hypothétique (fig. 756) qui possèderait sept paires de mamelles. Ces mamelles, toutes théoriques à l'exception de deux, occupent les points suivants, en allant de haut en bas :

1° *La première paire*.	Dans le creux de l'aisselle;
2° *La deuxième paire*.	Sur le bord antérieur de l'aisselle :
3° *La troisième paire*	Immédiatement au-dessus et un peu en dehors des mamelles normales :
4° *La quatrième paire*	Sur le grand pectoral :ce sont les mamelles normales :
5° *La cinquième paire*	Au-dessous et un peu en dedans des mamelles normales :
6° *La sixième paire*	Sur le thorax, entre les précédentes et l'ombilic;
7° *La septième paire*.	Sur la paroi abdominale.

Il existe donc, quant au siège, six paires de mamelles surnuméraires, dont trois se développent au-dessus des mamelles normales et trois au-dessous. La littérature anatomique renferme aujourd'hui un nombre considérable de faits qui se rapportent à l'une ou à l'autre des six paires sus-indiquées. — Les mamelles axillaires ou préaxillaires ont été observées par Leichtenstern, Quinquaud, Hausemann, d'Outrepont, Perreymond. — Les mamelles surnuméraires qui répondent par leur situation à la cinquième paire de Williams, sont de beaucoup les plus fréquentes : j'en ai publié moi-même un fait (fig. 757) dans le *Bull. de la Soc. d'Anthropologie de Paris*, de 1883. — Hamy et Sixéty ont observé chacun un cas de mamelles surnuméraires se rapportant à la sixième paire de Williams. — Quant aux mamelles abdominales, elles sont relativement très rares. Tarnier en a signalé un cas des plus remarquables : il s'agit d'une femme qui portait à la partie supérieure de l'abdomen, à peu près sur le trajet d'une verticale passant par les seins normaux, deux mamelles parfaitement développées. Bruce et de Mortillet ont observé des faits analogues chez l'homme.

Les limites assignées par le schéma de Williams aux mamelles surnuméraires sont de beaucoup trop étroites. On peut, en effet, rencontrer ces formations anormales, d'une part au-dessus de la première paire, d'autre part au-dessous de la septième. — Parmi les faits appartenant au premier groupe, nous signalerons les deux observations de Klob et de Puech, relatives à des mamelles surnuméraires situées sur l'épaule. Nous signalerons aussi, quoiqu'un peu anciens peut-être, les deux cas de mamelles dorsales observées par Pavlines et par Salewsky. — Au deuxième groupe, mamelles situées au-dessous de la septième paire hypothétique de Williams) appartient le fait de Robert, relatif à une femme qui présentait une mamelle sur la face externe de la cuisse, un peu au-dessous du grand trochanter. J'ai observé moi-même, en 1885, chez une femme d'une quarantaine d'années, une petite mamelle surnuméraire (fig. 758,3), située sur la face antéro-interne de la cuisse droite, à 65 millimètres au-dessous du pli de l'aine, sur le trajet d'une verticale passant par l'épine du pubis : elle était surmontée d'un gros

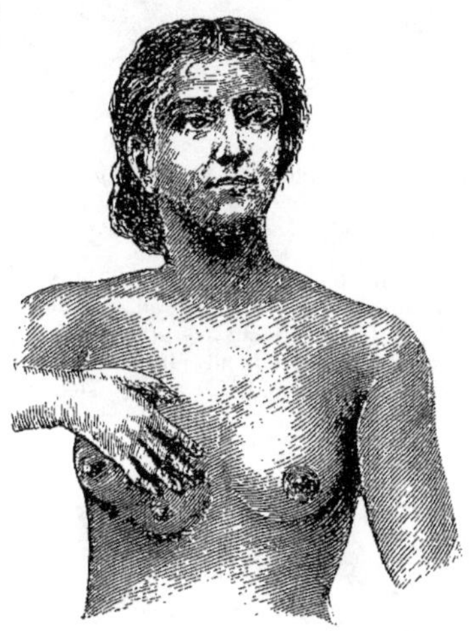

Fig. 757.

Mamelle surnuméraire, située au-dessous du sein droit (jeune femme de vingt-quatre ans).

mamelon et augmentait de volume à chaque période menstruelle. Plus récemment, Steinhorn a observé un fait analogue chez un homme de quarante-sept ans. A ces trois faits de mamelles crurales, il convient d'ajouter le fait, jusqu'ici unique, signalé par Hartung, d'une masse glandulaire de la grosseur d'un œuf d'oie située dans l'épaisseur de la grande lèvre gauche : elle possédait un mamelon rudimentaire et, d'ailleurs, l'examen microscopique révéla dans la glande précitée la même structure que dans la mamelle normale.

Toutes les variétés de mamelles surnuméraires que nous venons de signaler sont relatives à des formations latérales, je veux dire à des formations situées à gauche ou à droite de la ligne médiane. Des mamelles surnuméraires développées exactement sur la ligne médiane ont été observées, chez la femme, par Gorré et par Percy. Bartels en a signalé un cas chez l'homme.

d. L'hypermastie dans ses rapports avec l'anatomie comparée. — Nous avons dit plus haut que les mamelles surnuméraires, chez la femme, se montraient sur des points où, chez les animaux, se développent les mamelles normales. Ceci est manifeste pour celles des mamelles surnuméraires qui répondent aux six paires hypothétiques de Williams. Il suffit, pour s'en convaincre, de jeter les yeux sur certaines espèces de l'ordre des insectivores, qui présentent deux rangées de mamelles allant de la région de l'aisselle à la région inguinale. Mais la formule précitée est encore applicable aux formations plus rares qui se développent au-dessus et au-dessous des paires de WILLIAMS. C'est ainsi que nous rencontrons des mamelles dorsales chez quelques rongeurs, notamment chez le *Capromys Fournieri*, chez le *Myopotamus coypus*, chez le *Lagostomus trichodatylus*. Les mamelles scapulaires existent normalement chez l'*Hapalemur griseus* (BEDDARD).

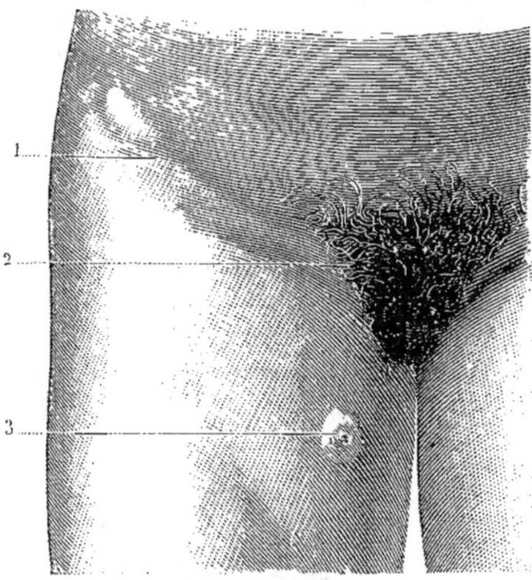

Fig. 738.

Un cas de mamelle surnuméraire située sur la face antéro-interne de la cuisse droite, chez une femme de 15 ans.

1, pli de l'aine. — 2, épine du pubis — 3, mamelle surnuméraire.

Nous rencontrons des mamelles crurales chez le *Capromys Fournieri*. La mamelle vulvaire d'HARTUNG peut être considérée peut-être comme l'homologue des mamelles, semblablement placées, que l'on rencontre chez beaucoup de cétacés. Enfin, il n'est pas jusqu'aux mamelles médianes qui n'aient leurs formations correspondantes dans la série animale : on rencontre, en effet, des mamelles médianes chez quelques didelphiens, notamment chez le *Didelphys virginiana* (opossum de Virginie).

e. *Nombre et fréquence.* — Envisagées au point de vue de leur nombre, les mamelles surnuméraires se réduisent le plus souvent à une seule glande, quelquefois à deux, beaucoup plus rarement à trois. Mais on peut en observer un plus grand nombre et nous rappellerons, à ce sujet, le cas remarquable de NEUGEBAUER qui, sur le même sujet, a rencontré jusqu'à huit mamelles surnuméraires, dont six au-dessus des mamelles normales et deux au-dessous. Toutes ces mamelles, y compris les normales, fournissaient du lait.

Le mode de fréquence des différentes variétés topographiques de la polymastie nous est indiqué par la statistique suivante que j'emprunte en grande partie aux mémoires de LEICHTENSTERN et de LALOY. Sur 113 mamelles surnuméraires, 100 étaient placées sur le thorax, 5 dans l'aisselle, 2 dans le dos, 2 sur l'épaule, 2 sur la cuisse, 1 sur les grandes lèvres. Des 100 cas de mamelles thoraciques, 93 (la presque totalité par conséquent) étaient situées au-dessous des mamelles normales ; 2 se trouvaient à la hauteur des normales et 4 au-dessus ; enfin, dans un cas, celui de NEUGEBAUER, les mamelles surnuméraires étaient placées, comme nous l'avons déjà vu, en partie au-dessus, en partie au-dessous.

f. *Influence ethnique.* — La polymastie n'a pas été observée seulement dans nos races européennes. Les mamelles surnuméraires ont été signalées encore dans de nombreuses races exotiques, notamment chez une négresse, une Malaise, une Mongole, une Hindoue, etc. Il est probable que cette anomalie existe dans toutes les races, et il me paraît même rationnel d'admettre que, comme les anomalies réversives, elle est plus fréquente dans les races inférieures que dans nos races civilisées. Mais, sur ce dernier point, nous manquons encore d'observations suffisamment nombreuses pour asseoir une conclusion quelque peu précise.

g. *Hérédité.* — Enfin, des faits relativement nombreux tendent à démontrer que la polymastie, analogue en cela à un grand nombre d'anomalies, est héréditaire. Cette influence de l'hérédité se manifesterait environ dans 1 3 des cas, d'après les observations analysées par LEICHTENSTERN. Pour ne citer qu'un seul fait, nous rappellerons cette famille observée par PÉTREQUIN, dans laquelle le père, ses trois fils et ses deux filles portaient chacun une mamelle thoracique surnuméraire.

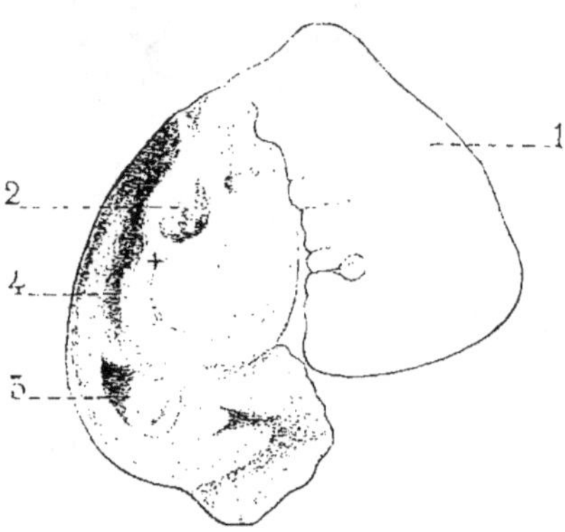

Fig. 759.

Embryon humain de 30 à 35 jours vu par la face latérale droite (d'après KALLIUS).

La tête de l'embryon, qui manquait sur le sujet examiné par KALLIUS, a été représentée sur la figure d'après les tableaux de His.

1, tête. — 2, ébauche du membre supérieur. — 3, ébauche du membre inférieur. — 4, ligne mammaire : la + qui est placée à la partie supérieure de cette ligne indique le point où se développera la mamelle normale.

h. *Hypermastie normale chez l'embryon humain.* — SCHULTZE, en 1892, a décrit chez les embryons de certains mammifères, notamment chez le porc, le chien, le chat, le renard, etc., un soulèvement épithélial linéaire, allant obliquement de haut en bas et d'arrière en avant, depuis la racine du membre supérieur jusqu'à la racine du membre inférieur. Il lui a donné le nom de *ligne mammaire* (Milchlinie, Milchleiste).

Le long de cette ligne, apparaissent ensuite des épaississements locaux, ovalaires ou fusiformes, unis les uns aux autres par des parties intermédiaires à la fois moins larges et moins saillantes. Ces espèces de ponts intermédiaires, non seulement ne se développent pas, mais ils s'atténuent peu à peu et finissent par disparaître. Les parties renflées, au contraire, continuent à s'accroître, à la fois en dehors et en dedans, et deviennent plus tard, à la suite d'une série de transformations que nous n'avons pas à exposer ici (voy. EMBRYOLOGIE, les mamelles de l'adulte ; de là les noms divers d'*ébauches en fuseau* (REIN), de *points mammaires* (SCHULTZE), de *monticules mammaires* (BONNET) sous lesquels les désignent les auteurs. Du reste, tous les renflements précités n'aboutissent pas nécessairement à une mamelle adulte : un certain nombre d'entre elles peuvent disparaître au cours du développement (BURCKHARD), fait important qui a pour conséquence une réduction dans le nombre des mamelles.

On pouvait penser *a priori* que l'embryon humain, comme l'embryon des animaux, possédait lui aussi sa *ligne mammaire primitive*. C'est ce que démontrent nettement les recherches récentes de SCHMIDT et de KALLIUS (1896). Ce dernier anatomiste, sur un embryon humain de trente-quatre jours environ, a constaté, sur le plan latéro-dorsal du tronc, tant à droite qu'à gauche, la présence d'une crête linéaire, longue de 15 à 20 millimètres, haute de 1/5 de millimètre, s'étendant sans interruption (fig. 759,4) depuis l'ébauche du membre thoracique (futur creux axillaire) jusqu'à l'ébauche du membre abdominal (futur pli de l'aine). Cette ligne, du reste, d'abord peu élevée, atteignait son maximum de développement, un peu au-dessous de son origine supérieure (point marqué par une + sur la fig. 759), et puis, allait en s'atténuant un peu jusqu'à son extrémité inférieure. Il est à peine besoin de faire remarquer que le point où la crête est le plus élevé (+ de la figure 759) est précisément celui où doit se développer ultérieurement la glande mammaire de l'adulte. Les coupes transversales sériées de la crête en question établissent nettement que cette crête est le résultat d'une prolifération locale de l'ectoderme. Peu marquée à la partie supérieure (fig. 760, A) et à la partie inférieure (fig. 760, C) de la crête, cette prolifération ectodermique est, au contraire, très active au niveau du point où s'édifiera la glande mammaire normale. On voit nettement à ce niveau (fig. 760, B) l'épithélium ectodermique se projeter à la fois en dehors pour former le mamelon et en dedans pour former les lobes glandulaires.

Le long de la ligne mammaire de l'embryon humain, SCHMIDT a constaté dans un grand nombre de cas, au-dessus et au-dessous de l'ébauche mammaire principale, une série d'accroissements épithéliaux, jusqu'à douze et quatorze du même côté, les uns coniques, les

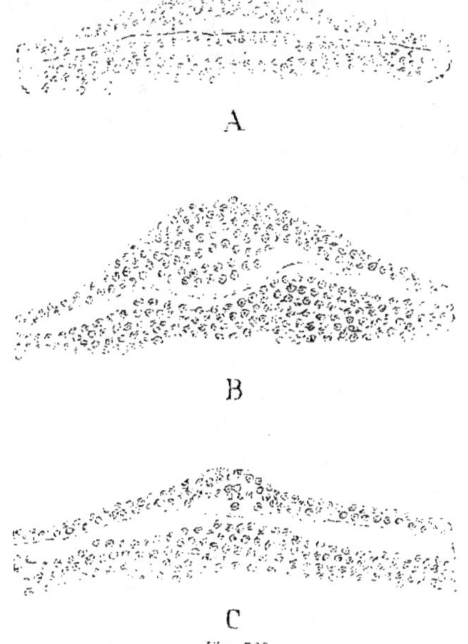

A

B

C

Fig. 760.

Trois coupes transversales de la ligne mammaire représentée dans la précédente figure (d'après KALLIUS).

A, coupe passant à la partie toute supérieure de la ligne mammaire : le soulèvement ectodermique est à peine indiqué. — B, coupe passant par l'ébauche de la mamelle normale : l'épaississement ectodermique (future mamelle) est bien accusé, et on le voit se projeter à la fois en dehors et dedans. — C, coupe passant au voisinage de l'extrémité inférieure de la ligne : l'épaississement épidermique est encore très visible, mais il est beaucoup moins accusé que dans les coupes situées au-dessus.

autres lenticulaires, qui ont exactement la même signification que les *points mammaires* décrits chez les animaux par SCHULTZE : ce sont des ébauches de glandes mammaires, au même titre que l'ébauche principale. Toutes ces ébauches, d'ailleurs, étaient localisées dans la région thoracique. Ce n'est que dans un seul cas, chez un embryon de 35 millimètres que SCHMIDT a trouvé, dans la région inguinale, deux épaississements ectodermiques semblables aux ébauches mammaires thoraciques.

Ces faits, on le conçoit, ont une importance considérable : ils nous fixent nettement sur la valeur des variations numériques de la mamelle chez l'homme, que ces variations portent sur une réduction ou sur une augmentation du chiffre normal. Dans l'immense majorité des cas, toutes les ébauches mammaires, sauf l'ébauche principale, disparaissent sans laisser de traces, et l'adulte ne nous présente alors que deux mamelles, l'une droite, l'autre gauche : tel est le *type humain*. Si, avec les ébauches surnuméraires, disparaît aussi l'ébauche principale (cas excessivement rare, comme nous l'avons vu plus haut), nous aurons l'*amastie*, amastie unilatérale ou bilatérale. Si, au contraire, une ou plusieurs de ces ébauches, ordinairement éphémères, persistent et se développent en même temps que l'ébauche principale, nous aurons l'hypermastie, laquelle, à son tour, pourra suivant les cas être unilatérale, bilatérale, constituée par un nombre plus ou moins considérable de mamelles surnuméraires.

Quoi qu'il en soit de ses variétés, l'hypermastie est une disposition normale chez l'embryon, et la réduction numérique des mamelles chez l'homme ne s'est pas effectuée seulement au cours de la phylogénie : elle s'effectue encore, comme nous venons de le voir, au cours du développement ontogénique. Nous pouvons donc, en manière de conclusion, considérer l'hypermastie chez l'homme comme une anomalie doublement réversive, reproduisant à la fois, chez l'adulte, une disposition qui est typique chez les animaux et constante chez l'embryon.

3° Forme. — La mamelle revêt l'aspect d'une demi-sphère, reposant sur le thorax par sa face plane et présentant, sur le milieu de sa face convexe, une saillie en forme de papille, appelée *mamelon*. Cette forme fondamentale nous offre de nombreuses variétés. Le diamètre antéro-postérieur, tout d'abord, peut s'allonger ou se réduire : dans le premier cas, nous avons la mamelle *conique* et la mamelle *piriforme*; dans le second cas, la mamelle *aplatie* ou *discoïdale*. Chez certains sujets, principalement chez les femmes grasses et chez les multipares, la mamelle, au lieu de se terminer en pointe, conserve jusqu'à son extrémité libre un diamètre à peu près invariable : elle revêt alors une forme plus ou moins *cylindrique*. Quelquefois même, la mamelle présente son plus petit diamètre au niveau de sa base et, dans ce cas, se trouve rattachée à la poitrine par une sorte de pédicule : elle est dite *pédiculée*.

4° Volume. — A la naissance, les mamelles ne mesurent que 8 à 10 millimètres de diamètre. Elles sont encore, comme on le voit, tout à fait rudimentaires et elles conservent ce caractère jusqu'à la puberté. A ce moment, elles présentent un accroissement brusque, comme les organes génitaux, et arrivent en très peu de temps à leur état de développement parfait. Elles mesurent alors, en moyenne, 10 à 11 centimètres de hauteur, sur 12 ou 13 centimètres de largeur et 5 ou 6 centimètres d'épaisseur.

Sous l'influence de la grossesse, les seins augmentent de volume. Ce gonflement, qui se manifeste d'ordinaire peu de temps après la fécondation, disparaît souvent vers le quatrième ou cinquième mois, pour reparaître à la fin de la gestation (TARNIER). Vers le deuxième ou troisième jour qui suit l'accouchement, la sécrétion lactée s'établit et la glande mammaire entre véritablement alors dans sa *période d'activité* : le lait s'accumulant dans les alvéoles et dans les canaux excréteurs, elle devient plus dure, plus lourde, plus volumineuse. Elle peut acquérir ainsi un volume double ou même triple de celui qu'elle avait avant la grossesse. Enfin, quand l'allaitement est terminé, la mamelle revient à ses dimensions ordinaires. C'est pour elle la *période de repos* et elle restera comme endormie jusqu'au jour où surviendra une deuxième grossesse, entraînant pour elle une nouvelle période de gonflement et de sécrétion.

Après la ménopause, la glande mammaire, devenue inutile, subit l'atrophie qui frappe à ce moment la plupart des organes génitaux. Ses éléments histologiques, les éléments sécréteurs surtout, disparaissent en grande partie et, quand ils ne sont pas remplacés par de la graisse, la glande tout entière subit dans ses dimensions une réduction considérable. Elle se trouve, dans certains cas, tellement réduite, qu'elle n'est plus représentée que par une petite masse de consistance fibreuse, située immédiatement au-dessous de la peau et rappelant jusqu'à un certain point le type infantile.

Comparées l'une à l'autre, les deux mamelles ne présentent que très rarement des dimensions identiques : l'inégalité est pour ainsi dire la règle. La différence, volumétrique que l'on observe entre les deux organes, différence qui est tantôt en faveur du droit, tantôt en faveur du gauche, est parfois considérable : chacun sait qu'il existe des femmes qui ne nourrissent que d'un seul sein.

Les mamelles présentent dans leurs dimensions des variations ethniques, certainement très étendues, mais encore mal étudiées. En général, elles sont plus volumineuses dans les climats chauds que dans les climats froids, plus volumineuses aussi dans les contrées marécageuses et dans les vallées que dans les pays secs et montagneux (Hrschke). Parmi les races que caractérise un développement remarquable des seins, nous signalerons certaines peuplades de l'Afrique méridionale. Les boschimanes notamment, quand elles allaitent, ont des mamelles pendantes, plus ou moins pédiculées, suffisamment longues pour leur permettre de les rejeter par-dessus les épaules et de les donner ainsi à leur nourrisson qu'elles portent sur le dos.

Le volume des mamelles nous présente encore de nombreuses variations individuelles, mais ces variations individuelles ne nous sont guère mieux connues que les variations ethniques. Il ressort, cependant, des quelques observations recueillies à ce sujet, que le développement des mamelles n'est en rapport, ni avec la taille, ni avec la constitution du sujet : on voit des femmes de haute taille et de constitution robuste, avec des seins d'un développement médiocre et, par contre, on observe assez fréquemment des femmes petites, maigres, d'aspect chétif, qui possèdent des seins dépassant la moyenne. Du reste, hâtons-nous de le dire, on aurait grand tort de juger une nourrice exclusivement d'après le volume du sein. Le sein se compose, en effet, comme nous le verrons plus loin, de deux éléments de valeur bien différente : un élément essentiel, qui est la glande mammaire proprement dite ; un élément tout à fait accessoire, qui est le tissu adipeux. Or, ces deux éléments ne se mélangent pas toujours dans une proportion égale et bien définie : sur certains sujets, la graisse est excessivement rare et la mamelle alors est presque entièrement constituée par la glande (*mamelle glandulaire*) ; sur d'autres, au contraire, la glande est peu développée et la graisse domine manifestement (*mamelle graisseuse*). On conçoit, par conséquent, qu'à volume égal, une mamelle à type glandulaire aura toujours des aptitudes fonctionnelles supérieures à celles d'une mamelle à type graisseux. On conçoit même qu'une mamelle, qui est relativement petite, mais qui possède peu de graisse, puisse fournir plus de lait qu'une mamelle qui est beaucoup plus volumineuse, mais dans laquelle domine l'élément adipeux.

Un fait intéressant que l'on trouve énoncé un peu partout et qui ressort de l'examen comparatif des femmes des villes et des femmes de la campagne, c'est que ces dernières ont des seins plus développés et incomparablement beaucoup plus aptes à l'allaitement. Ce fait provient de deux causes. — La première, c'est que les femmes des villes (je parle bien entendu de la femme qui occupe une certaine position sociale et non de la femme d'ouvrier), en consacrant la plus grande partie de leur temps, jusqu'à l'âge de seize à dix-huit ans, à leur éducation intellectuelle, dérivent ainsi, au profit de leur appareil cérébral, un certain nombre d'éléments qui auraient dû servir au développement des autres appareils, tout particulièrement de l'appareil génital. On arrivera certainement un jour à reconnaître qu'il y a comme une sorte de balancement entre le développement des fonctions cérébrales et celui des fonctions sexuelles et que tout ce que l'on fait en faveur de l'un de ces deux facteurs est au détriment de l'autre. — La deuxième cause, c'est que, tandis que toutes les femmes de la campagne allaitent elles-mêmes leurs enfants, les femmes de la ville, pour une raison ou pour une autre, les nourrissent au biberon ou les confient à des nourrices mercenaires. Dans l'un et l'autre cas, leurs seins ne fonctionnent pas et, de ce fait, subissent naturellement le sort qui attend tous les organes devenus inutiles : ils s'atrophient. Sans doute, cette atrophie, si on la considère sur un seul sujet, est fort légère, peut-être même peu visible. Mais, l'hérédité aidant, elle se transmet de générateurs à descendants et, au bout d'un certain nombre de générations, devient très appréciable. « Nous avons eu l'occasion, écrit DE SIXÉTY, d'observer des familles dont les enfants étaient nourris au biberon depuis plusieurs générations et dont les femmes, quoique belles et vigoureuses en apparence, avaient des seins très peu développés. » Que de médecins, que d'accoucheurs pourraient confirmer les observations de DE SIXÉTY ! Les mamelles s'atrophient donc peu à peu quand elles ne remplissent pas les fonctions qui leur sont dévolues, et il n'est pas irrationnel de penser que, si nos femmes des villes continuent à ne pas allaiter leurs enfants, un jour viendra où leurs seins, leurs glandes mammaires tout au moins, se trouveront réduites aux proportions minuscules que nous présentent aujourd'hui celles de l'homme. Ce sera la conséquence fatale de cette grande loi morphologique, qui régit l'évolution des êtres, qu'un organe qui perd sa fonction, qui devient inutile par conséquent, s'atténue peu à peu phylogénétiquement, tombe à l'état d'organe rudimentaire et parfois même finit par disparaître.

5° Poids. — Le poids de la mamelle varie naturellement comme son volume. A la naissance, elle ne pèse que 30 à 60 centigrammes (PUECH). Chez la jeune fille, en dehors de la lactation, leur poids moyen est de 150 à 200 grammes. Chez la nourrice, ce poids oscille d'ordinaire entre 400 et 500 grammes ; mais il peut atteindre jusqu'à 800 et 900 grammes.

6° Consistance. — Les mamelles sont fermes et élastiques chez la jeune fille vierge et chez la jeune femme nullipare. Elles perdent de leur consistance sous l'action des attouchements répétés et principalement sous l'influence des grossesses, surtout quand chacune de ces grossesses a été suivie d'une période d'allaitement. Chez les femmes qui ont eu de nombreux enfants, elles sont, comme on le sait, molles, flasques, plus ou moins pendantes au-devant de la poitrine.

§ II. — CONFORMATION EXTÉRIEURE ET RAPPORTS

La mamelle, avons-nous dit plus haut, a la forme d'une demi-sphère reposant, par sa face plane, sur la face antérieure du thorax. Nous pouvons donc lui considérer : 1° une face postérieure ; 2° une face antérieure ; 3° une circonférence.

1° Face postérieure. — La face postérieure, plane, repose sur le grand pectoral et souvent aussi, par sa partie inféro-externe, sur le grand dentelé. La glande est séparée de ces muscles (fig. 764,4) par leurs aponévroses d'abord, puis par le fascia superficialis auquel elle adhère intimement. Le fascia superficialis, à son tour, est uni à l'aponévrose sous-jacente par une couche de tissu cellulaire, qui, suivant les sujets, est très serré ou excessivement lâche : dans le premier cas, la mamelle est solidement fixée à la paroi thoracique, tandis que, dans le second, elle jouit de mouvements fort étendus. C'est cette couche de tissu cellulaire lâche, aréolaire, à grandes mailles, que Chassaignac a décrite comme une bourse séreuse, la *séreuse rétro-mammaire* ou *séreuse du sein*.

2° Face antérieure. — La face antérieure ou cutanée (fig. 761,1), fortement convexe, répond à la peau. Dans la plus grande partie de son étendue, cette face est

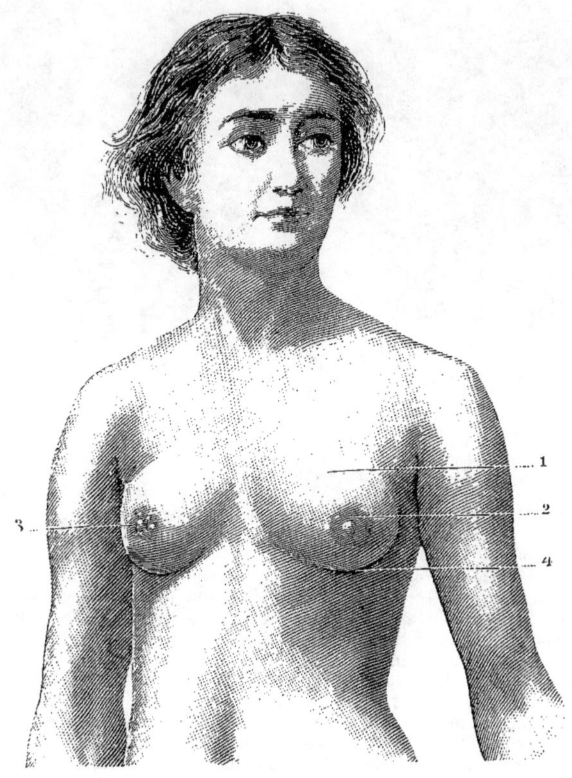

Fig. 761.

La mamelle chez la femme, vue antérieure (jeune femme, nullipare.)

1, mamelle. — 2, aréole. — 3, mamelon. — 4, sillon sous-mammaire.

lisse et unie, de coloration blanchâtre, recouverte de poils de duvet. A sa partie moyenne (2 et 3) se voit une région spéciale, formée par *l'aréole* et le *mamelon :*

A. Aréole. — L'aréole ou auréole (fig. 762,2) est une région régulièrement circulaire, de 15 à 25 millimètres de diamètre, située à la partie la plus proéminente de la mamelle. Elle se distingue nettement des régions voisines par sa coloration, qui est plus foncée. Elle s'en distingue encore par la présence, à sa surface extérieure, d'un certain nombre de petites saillies ou élevures, douze à vingt en moyenne, que l'on désigne sous le nom de *tubercules de Morgagni*. Ces élevures, qui donnent à l'aréole un aspect rugueux, sont ordinairement disséminées d'une façon irrégulière ; sur certains sujets, cependant, on les voit se disposer suivant une ligne circulaire dont le mamelon occupe le centre. Mais, quelle que soit leur disposition, les tubercules de Morgagni ont toujours la même signification : ce sont

des glandes sébacées, qui présentent ici un développement tout particulier et qui,
à leur niveau, soulèvent le tégument. Au centre de chacune d'elles, se trouve un
poil, presque toujours de petite dimension.

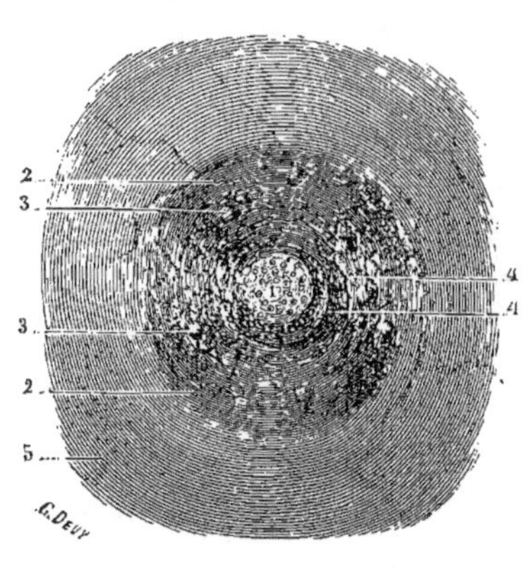

Fig. 762.
Le mamelon et son aréole, chez une femme
vierge.

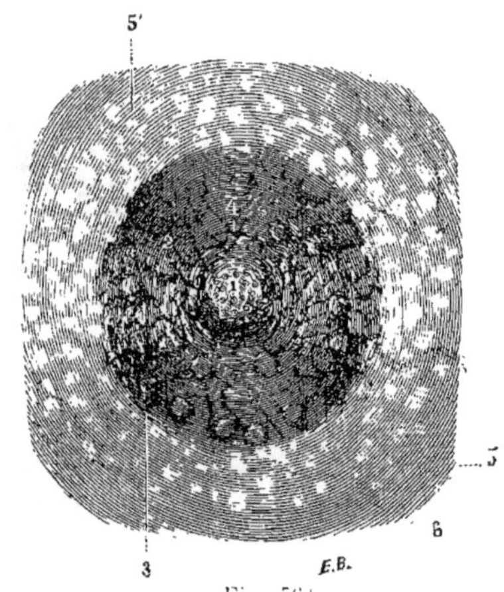

Fig. 763.
Le mamelon et son aréole, chez une femme
enceinte.

1. mamelons. — 2. aréole. — 3. tubercules de Morgagni (fig. 762) et tubercules de Montgomery (fig. 763). — 4, sillon
à la base du mamelon. — 5, peau du sein. — 5', aréole secondaire. — 6, cercle veineux de Haller.

L'aréole subit, sous l'influence de la grossesse, des modifications importantes (fig. 763 2). — Tout
d'abord, elle change de couleur : rosée chez la jeune fille et chez la femme nullipare, elle prend, peu
de temps après la fécondation, une teinte plus foncée, teinte qui varie, suivant les sujets, du jaune
brun au brun noirâtre. Elle est, chez la négresse, d'un beau noir d'ébène. — Puis, tout autour
d'elle en apparaît une autre, qui s'étend plus ou moins loin du côté de la circonférence de la
mamelle. Cette deuxième aréole (*aréole secondaire* des accoucheurs) se distingue de l'aréole
décrite plus haut (*aréole primitive* ou *aréole vraie* des accoucheurs) en ce que sa coloration est
un peu moins foncée et surtout moins uniforme. Si on la regarde de près, en effet, on constate
qu'elle est parsemée çà et là de petits îlots de peau non pigmentée, formant autant de taches
plus ou moins circulaires : de là les noms divers d'*aréole tachetée, mouchetée, tigrée, pommelée*,
que l'on donne indistinctement à l'aréole secondaire. — Enfin, sous l'influence de la grossesse,
les tubercules de Morgagni deviennent plus volumineux et forment à la surface de l'aréole des
saillies semi-hémisphériques, qui mesurent de 2 à 5 millimètres de diamètre : les accoucheurs les
désignent alors sous le nom de *tubercules de Montgomery*. Vers la fin de la grossesse, ces tubercules
laissent sourdre, quand on les presse latéralement, un liquide qui présente tous les caractères
du colostrum, ce qui a déterminé un grand nombre d'auteurs à les considérer comme des
glandes mammaires rudimentaires ou bien comme des formations intermédiaires entre la glande
mammaire et les glandes sébacées ordinaires. — Les tubercules de Montgomery persistent pendant tout le temps que dure l'allaitement.

B. MAMELON. — Le mamelon (fig. 762,1 et 764,3) se dresse, comme une grosse
papille, au centre de l'aréole. Il se dirige obliquement d'arrière en avant et un peu
de dedans en dehors.

a. *Forme*. — Considéré au point de vue de sa forme, il revêt ordinairement
l'aspect d'un cylindre ou d'un cône, arrondi à son extrémité libre. Mais ce n'est pas
là une disposition constante : on voit des mamelons semi-hémisphériques, des
mamelons aplatis ou discoïdes, des mamelons plus volumineux à leur extrémité
libre qu'à leur base, plus ou moins pédiculés par conséquent. D'autres fois, son
sommet, au lieu d'être convexe, nous présente une dépression plus ou moins
accusée, qui est le résultat d'une sorte d'invagination du tégument. Cette disposition peut s'exagérer et, dans ce cas, le mamelon tout entier est rentré dans la
glande mammaire sous-jacente : à son lieu et place, l'œil ne rencontre plus qu'une

excavation plus ou moins profonde (*mamelon rentré*), rappelant assez bien la dépression ombilicale. Cette disposition, du reste, n'est pas nécessairement permanente : le plus souvent, sous des influences diverses, telles que l'attouchement, l'action du froid, la grossesse et surtout la lactation, le *mamelon rentré* sort de la loge profonde où il est habituellement enfermé et se dresse en saillie à la surface de l'aréole.

b. *Dimensions*. — Les dimensions du mamelon ne sont pas moins variables. Habituellement, son développement est proportionnel à celui de la glande elle-même, mais ce n'est pas là une règle absolue : on voit assez souvent de tout petits mamelons surmonter des mamelles bien développées et, vice versa, des mamelons volumineux coïncider avec des mamelles de petites dimensions ou même rudimentaires. Le mamelon nous présente, en moyenne une longueur de 10 à 12 millimètres ; sa largeur, mesurée au niveau de la base, est de 9 ou 10 millimètres.

c. *Aspect extérieur*. — Extérieurement, le mamelon est irrégulier, rugueux, parfois même comme crevassé. Il doit cet aspect à une multitude de rides et de papilles qui se dressent à sa surface. Sur son sommet se voient douze à vingt orifices, qui ne sont autres que les embouchures des canaux galactophores.

3° Circonférence. — La circonférence de la mamelle sépare la face antérieure de la face postérieure. A sa partie inférieure, elle répond à un sillon demi-circulaire, le *sillon sous-mammaire* (fig. 761, 4). A sa partie supérieure, rien ne l'indique extérieurement : à ce niveau, en effet, la face antérieure de la mamelle se continue insensiblement, dans la plupart des cas tout au moins, avec la paroi thoracique.

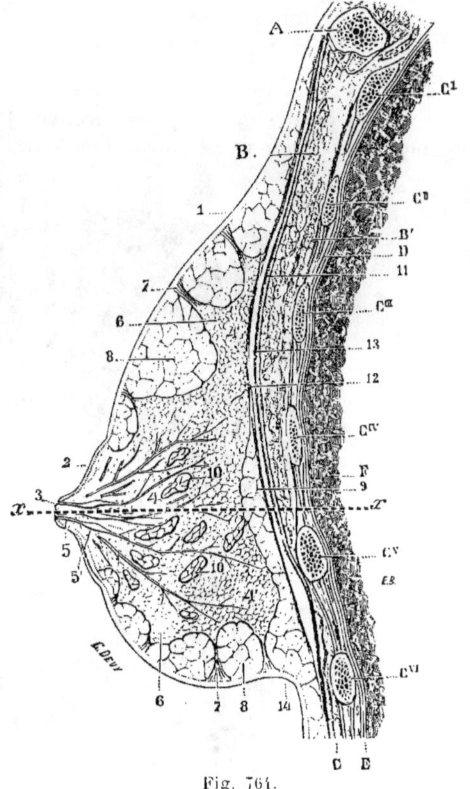

Fig. 761.

Coupe verticale et antéro-postérieure de la mamelle droite (sujet congelé, vingt-deux ans; segment externe de la coupe).

CI, CII, CIII, CIV, CV, CVI, première, deuxième, troisième, quatrième, cinquième et sixième côtes. — A. clavicule. — B. grand pectoral. — B'. petit pectoral. — C. grand oblique. — D. intercostaux. — E. plèvre. — F. poumons. — xx', plan horizontal, passant par le mamelon.

1. peau de la mamelle. — 2. aréole. — 3. mamelon. — 4. glande mammaire, portion centrale, avec 4'. sa portion périphérique. — 5. canaux galactophores, avec 5'. leur sinus. — 6. crêtes de la glande mammaire. — 7. les cloisons fibreuses qui les continuent jusqu'au derme cutané. — 8. loges adipeuses, remplies de graisse. — 9. couche graisseuse rétro-mammaire. — 10. traînées graisseuses intra-mammaires. — 11. aponévrose du grand pectoral. — 12. fascia superficialis, ligament suspenseur de la mamelle. — 13. couche de tissu cellulaire lâche, située entre le fascia superficialis et l'aponévrose sous-jacente (séreuse de la mamelle). — 14. sillon sous-mammaire.

§ III. — Constitution anatomique

Envisagée au point de vue de sa constitution anatomique, la mamelle se compose essentiellement des trois parties suivantes : 1° une glande, la *glande mam-*

maire proprement dite; 2° une *enveloppe cutanée;* 3° une *enveloppe cellulo-graisseuse.*

A. — GLANDE MAMMAIRE PROPREMENT DITE

1° Aspect extérieur. — La glande mammaire, une fois débarrassée par la dissection des parties molles qui la recouvrent, se présente à nous sous la forme d'une masse grisâtre ou gris jaunâtre, aplatie d'avant en arrière, à contour irré-

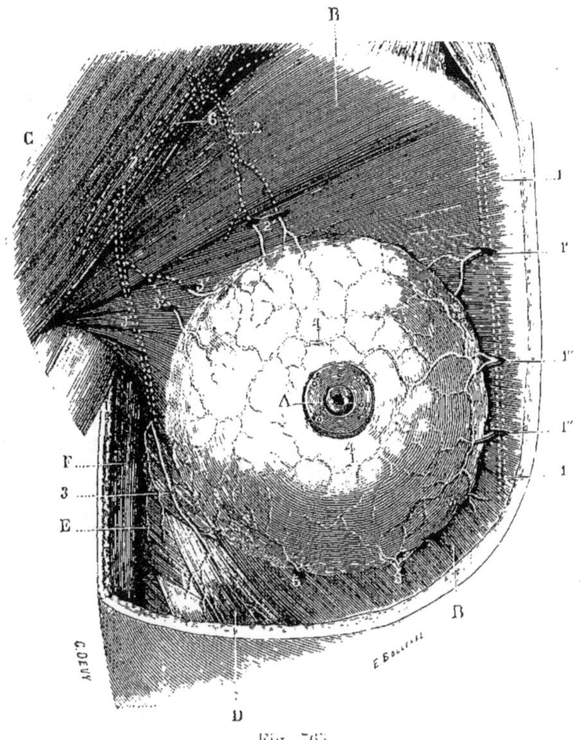

Fig. 765.

La glande mammaire, vue antérieure.

A. mamelon. — B. B. grand pectoral. — C. deltoïde. — D. grand oblique. E. grand dentelé. F. grand dorsal. 1. 1. artère mammaire interne, suivant à l'intérieur de la cage thoracique le bord externe du sternum. — 1'. branche perforante de cette artère, passant ensuite entre le grand pectoral et la face profonde de la glande. 1'', 1'', deux branches perforantes, abordant la mamelle par son bord interne. - 2. artère thoracique supérieure. — 2'. branches de la thoracique supérieure. — 3. artère thoracique inférieure ou mammaire externe, avec 3', 3', deux rameaux destinés à la mamelle. — 4. 4. cercle artériel entourant l'aréole. — 5. 5. deux rameaux provenant des intercostales. — 6. artère axillaire.

gulièrement circulaire, revêtant en un mot la même configuration générale que la mamelle elle-même. Nous pouvons, comme à cette dernière, lui considérer une face postérieure, une face antérieure et une circonférence :

a. *Face postérieure.* — La face postérieure, plane, n'est autre que la face homonyme de la mamelle, ci-dessus décrite. Nous n'y reviendrons pas ici.

b. *Face antérieure.* — La face antérieure, fort accidentée, nous présente çà et là des excavations plus ou moins profondes, séparées les unes des autres par des parties saillantes en forme de crêtes. Parties déprimées et parties saillantes sont partout recouvertes par une couche de tissu conjonctif, le *tissu conjonctif péri-*

mammaire. Mais cette couche n'est ni suffisamment épaisse, ni suffisamment isolable pour mériter le nom, que lui donnent certains auteurs, d'*enveloppe fibreuse
de la mamelle*.

c. *Circonférence*. — Le contour de la glande mammaire, avons-nous dit plus
haut, est très irrégulièrement circulaire, et il diffère ainsi considérablement de
celui de la mamelle. Au lieu d'être circonscrite, comme cette dernière, par une
ligne courbe assez régulière et partout continue, la glande mammaire nous présente, à sa périphérie, des incisions plus ou moins nombreuses et plus ou moins
profondes, qui ont pour effet de découper dans sa masse une série de prolongements,
plus ou moins nettement différenciés, que l'on désigne sous le nom de *prolongements mammaires*. Ces prolongements se distinguent, d'après la direction qu'ils
prennent, en : 1° prolongement supérieur ou claviculaire ; 2° prolongement inféro-
externe ou hypochondrique, ainsi appelé parce qu'il se dirige vers l'hypochondre ;
3° prolongement inféro-interne ou épigastrique, se portant vers l'épigastre ;
4° un prolongement interne ou sternal, se dirigeant en dedans vers le sternum ;
5° prolongement supéro-externe ou axillaire, se portant en dehors, contournant
le bord inférieur du grand pectoral et empiétant plus ou moins sur le creux de
l'aisselle. De ces cinq ordres de prolongements, les quatre premiers sont relativement rares et peu importants. Le prolongement axillaire, de beaucoup le plus
développé, est en même temps celui qu'on rencontre le plus souvent : TARNIER et
MASCHAT le considèrent comme extrêmement fréquent ; GODEFRAIN admet qu'il est
presque constant ; RIEFFEL, sur vingt mamelles qu'il a examinées à ce sujet, l'a
toujours rencontré et déclare son existence absolument normale.

2° Aspect sur les coupes. — Si, maintenant, on divise la glande mammaire
proprement dite en deux moitiés par une coupe, soit horizontale soit verticale,
passant par le mamelon, on constate tout d'abord, à l'aspect de la surface de
coupe (fig. 764), que la
glande est plus épaisse
à sa partie moyenne
qu'à sa périphérie, plus
épaisse aussi à sa par-
tie inférieure qu'à sa
partie supérieure. On
constate ensuite que
la masse glandulaire
comprend deux par-
ties bien différentes :
une partie périphéri-
que, de coloration jau-
nâtre ou rougeâtre,
molle, friable, formée
manifestement par des
grains glandulaires ;
une partie centrale,
de coloration blanchâ-
tre, renfermant, avec
des grains glandulai-

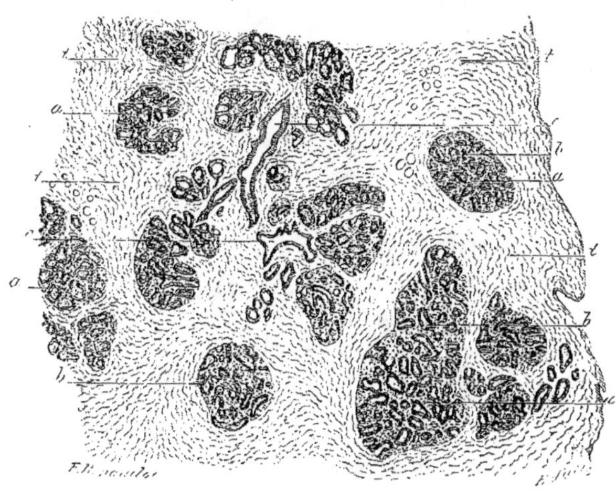

Fig. 766.

Coupe de la mamelle d'une femme adulte en lactation
(d'après DE SINÉTY).

a, lobule de la glande. — *b*, acini tapissés d'une couche d'épithélium cubique.
c, conduit excréteur. — *t*, stroma formé de tissu conjonctif.

res beaucoup plus rares, du tissu conjonctif et les conduits excréteurs de la glande.

3° Nature de la glande. — La glande mammaire est une glande en grappe. Unique en apparence, elle se compose en réalité d'un certain nombre de glandes distinctes, que l'on désigne ordinairement sous le nom de *lobes*. Ces lobes, au nombre de douze à vingt, sont en contact immédiat par leur surface extérieure. Ils se pénètrent même plus ou moins à leur périphérie. Mais, quelle que soit l'étendue de cette pénétration réciproque et quelque difficulté qu'on éprouve à les isoler par la dissection, les différents lobes de la glande mammaire n'en conservent pas moins leur indépendance fonctionnelle : chacun d'eux, du reste, comme nous le verrons plus loin, possède un canal excréteur qui lui appartient en propre. Les lobes mammaires, à leur tour, comme dans toutes les glandes en grappe, se subdivisent en un certain nombre de *lobules* et ceux-ci en *acini*. Ici, comme ailleurs, un tissu conjonctif interstitiel unit les uns aux autres les divers éléments constitutifs de la glande. Nous étudierons tout d'abord les acini. Nous décrirons ensuite les canaux excréteurs et le tissu conjonctif interstitiel.

4° Acini glandulaires. — Les acini ou culs-de-sac sécréteurs constituent les parties essentielles de la glande mammaire : c'est à eux qu'incombe l'importante fonction de sécréter le colostrum d'abord, puis le lait. Chez le fœtus (fig. 767), chez le nouveau-né et même chez l'enfant, les acini glandulaires n'existent pas et la glande mammaire, à ce stade de son évolution, se trouve réduite à ses canaux galactophores et à leurs ramifications, peu nombreuses encore et terminées en cul-de-sac. A l'âge de la puberté, les ramifications des galactophores se multiplient par une sorte de bourgeonnement des parties déjà formées et, à leurs extrémités, apparaissent des renflements qui sont les rudiments des futurs acini. Les acini, en effet, n'acquièrent leur complet développement que dans la première grossesse, alors qu'ils ont à se préparer au rôle important qui leur incombera après l'accouchement. Ce n'est que pendant la période de lactation que la glande mammaire est véritablement active et c'est à ce moment qu'il convient de l'examiner.

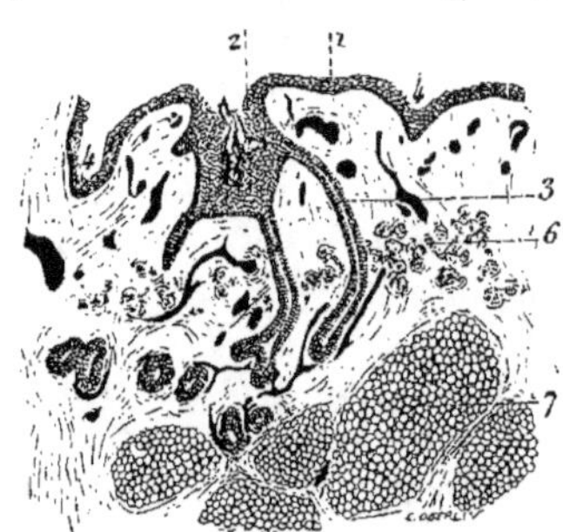

Fig. 767.

Coupe transversale de la mamelle chez l'homme (fœtus de 35 centimètres, d'après TOURNEUX).

1, épiderme. — 2, bourgeon primitif de la mamelle. — 3, canaux galactophores. — 4, 4, sillon délimitant le champ aréolaire. — 6, muscle lisse sous-aréolaire. — 7, panicule adipeux sous-cutané.

A. STRUCTURE DE L'ACINUS EN LACTATION. — Les acini de la glande mammaire en lactation se présentent sous la forme de petites masses sphériques ou piriformes, mesurant en moyenne de 130 à 150 μ. Chacun d'eux se compose de trois parties, savoir : 1° une membrane propre ; 2° des cellules en panier de BOLL ; 3° un épithélium sécréteur.

a. Membrane propre. — La membrane propre est mince, continue, complètement anhiste. Elle ne se traduit sur les coupes que par un simple trait.

b. Cellules de Boll. — Sur la face interne de la membrane propre, entre celle-ci et l'épithélium glandulaire, s'étalent des cellules spéciales, rappelant exactement par leur disposition et par leur nature ces *cellules en panier* qui ont été signalées par BOLL dans la glande lacrymale et que nous avons déjà décrites (p. 252) à propos des glandes salivaires. Ici encore ce sont des cellules aplaties, ramifiées et anastomosées, formant par leur ensemble un vaste réseau qui embrasse

comme dans un panier l'épithélium sécréteur. Plusieurs caractères des cellules de
Boll, notamment leur situation entre la membrane propre et l'épithélium glandulaire, la fibrillation délicate de leur protoplasma et, aussi, la situation constante
des noyaux à la surface et non dans le plein du réseau, permettent de les rapprocher

des formations myo-épithéliales (LACROIX) que nous
présentent les glandes sudoripares. Il paraît rationnel
d'admettre qu'elles ont pour
fonction, dans une glande
qui est entièrement dépourvue de fibres musculaires
nettement différenciées, de
favoriser l'expulsion des
produits de sécrétion. Nous
allons, du reste, retrouver
ces cellules en panier dans
toute la longueur de l'appareil excréteur.

c. *Épithélium sécréteur.*
— L'épithélium sécréteur
est constitué par une seule
rangée de cellules, appliquée contre la membrane
propre ou, plus exactement
contre le réseau des cellules
de Boll. Ces cellules sécrétoires diffèrent d'aspect suivant les conditions physiologiques de l'acinus où on
les observe. Fort heureuse-
ment tous les acini d'un
même lobule ne fonction-
nent pas parallèlement, les

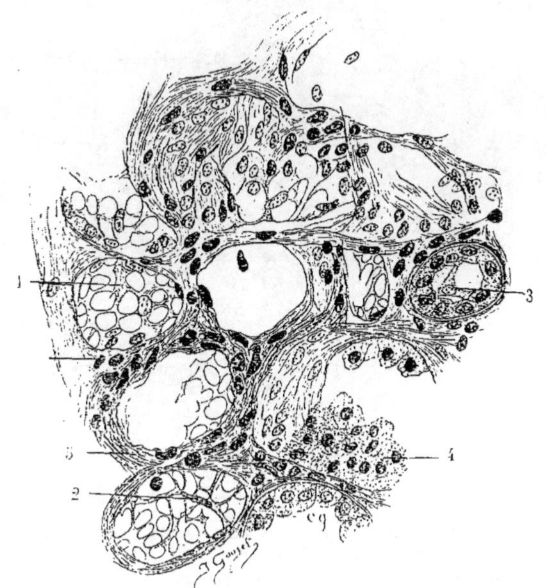

Fig. 768.

Fragment de la coupe d'un lobule de la glande mammaire
de la chatte en lactation, renfermant une série de grains
glandulaires et une coupe transversale d'un canal excréteur intra-lobulaire, dont les paniers de Boll ont été dégagés (d'après RENAUT).

1, paniers de Boll. — 2. noyaux des cellules de Boll. — 3. cellule en
panier doublant l'épithélium, vu en coupe optique, du canal excréteur intra-
lobulaire. — 4. cellules glandulaires restées en place, vues de front à la surface interne d'un grain glandulaire. — 5. tissu conjonctif interalvéolaire.
— 6. noyaux des cellules fixes de ce tissu conjonctif très dense.

uns se reposant tandis que les autres sont en activité, de telle façon que l'on peut,
sur une même glande et parfois même sur une même coupe, saisir tous les stades
évolutifs de la cellule glandulaire. « Dans les alvéoles que l'on peut considérer
comme demeurés à l'état de repos relatif, toutes les cellules épithéliales, prismatiques, basses, sont d'égale hauteur. La lumière glandulaire est limitée par une
ligne continue. Le protoplasma des cellules est d'apparence grenue ou spongieuse,
comme celui des cellules glandulaires séreuses. Au voisinage du pôle libre, il
renferme de fines granulations graisseuses, que l'acide osmique teint en noir foncé.
Les noyaux sont ovoïdes, aplatis parallèlement à la membrane propre. Dans
d'autres alvéoles, où la sécrétion du lait commence à devenir active, les cellules
épithéliales sont devenues hautes, turgides. Leur pôle superficiel se renfle et la
lumière glandulaire prend par suite un contour festonné. La turgescence des cellules
tient à ce qu'au sein du protoplasma voisin du bord libre, le nombre des globules
graisseux est devenu beaucoup plus considérable et que leur volume s'est accru. En
même temps le noyau se développe et, sur nombre de points, il montre des

figures de division indirecte. Le contenu de la lumière glandulaire des alvéoles présentant un tel épithélium, est moins abondant que dans le cas précédent. Les cellules glandulaires ont pris d'énormes proportions; elles sont turgides au maximum, bourrées dans leur portion libre, renflée en tête, de globules graisseux nombreux et extrêmement volumineux. Ces alvéoles représentent, dans les phases de la sécrétion. le stade précédant immédiatement le phénomène de l'excrétion exocellulaire (RENAUT). »

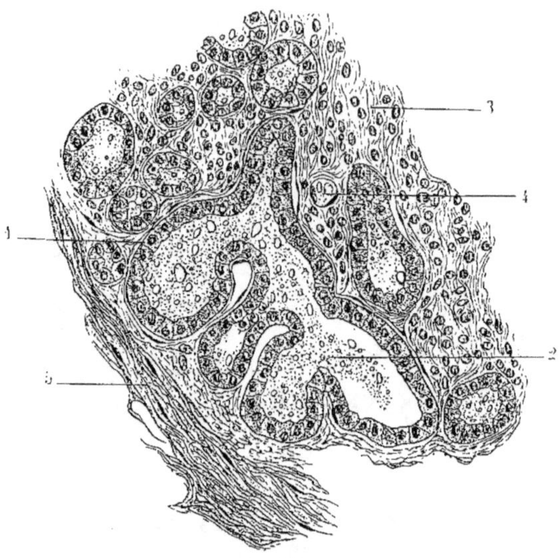

Fig. 769.

Coupe de la périphérie d'un des acini de la glande mammaire de la chatte en lactation (d'après RENAUT).

1. épithélium prismatique des culs-de-sac sécréteurs. — 2. liquide sécrété remplissant les cavités glandulaires. — 3. tissu conjonctif. — 4, vaisseaux sanguins. — 5, travées fibreuses de la périphérie du lobule glandulaire.

B. FORMATION DU COLOSTRUM. — Dans les derniers temps de la grossesse, le mamelon laisse sourdre une quantité plus ou moins considérable d'un liquide clair, d'une coloration jaunâtre, d'une consistance légèrement visqueuse : ce liquide a reçu le nom de *colostrum*. Sa production continue deux ou trois jours encore après l'accouchement, jusqu'au moment où s'établit franchement la sécrétion lactée. Si nous examinons le colostrum au microscope, nous y reconnaissons, baignant dans un liquide séreux, les deux éléments suivants (fig. 770, B) : 1° des globules graisseux, analogues à ceux que l'on rencontre dans le lait normal; ils diffèrent de ces derniers, cependant, en ce qu'ils sont un peu plus volumineux et qu'ils ont une tendance plus grande à s'accoler les uns aux autres; 2° des corps granuleux, sphériques ou ovoïdes, de 3 à 25 µ de diamètre, auxquels HENLE a donné le nom de *corpuscules du colostrum*. Ces corpuscules du colostrum sont constitués par des amas de gouttelettes graisseuses, entourés ou non d'une enveloppe albuminoïde. Un certain nombre d'entre eux, ordinairement les plus petits, possèdent un noyau, qui, comme le corpuscule lui-même, est arrondi ou ovalaire.

La signification des globules du colostrum a soulevé de nombreuses controverses et, malgré toutes les recherches entreprises sur ce sujet, la question n'est pas encore complètement résolue. On ne cite plus aujourd'hui que pour mémoire l'opinion émise par HENLE, qui considérait les corpuscules du colostrum comme de simples amas de granulations graisseuses, sans enveloppe et sans noyau. Ces corpuscules, en effet, à l'un de leurs stades évolutifs, présentent toujours un noyau, et, de ce fait, ont manifestement une origine cellulaire. Pour les uns (RAUBER), ce seraient des leucocytes, ayant subi la dégénérescence graisseuse. Pour d'autres, ce seraient des cellules de l'épithélium glandulaire lui-même, dont le protoplasma serait bourré de granulations graisseuses, et ici encore nous nous trouvons en présence de deux opinions : l'une, soutenue par HEIDENHAIN, d'après laquelle les cellules épithéliales précitées absorbent ces granulations par une sorte d'intussusception; l'autre, qui considère ces granulations comme se développant sur place dans l'épaisseur même du protoplasma cellulaire.

De ces différentes opinions, la dernière nous paraît de beaucoup la plus rationnelle: c'est aussi celle qui est le plus généralement acceptée. Dans les derniers temps de la grossesse, l'épithélium des acini glandulaires se multiplie de manière à remplir entièrement l'acinus. Les cellules centrales produisent au sein de leur protoplasma des granulations graisseuses, qui, augmentant graduellement de nombre et de volume, finissent par occuper tout le corps cellulaire et masquer le noyau. En même temps que les cellules superficielles subissent cette dégénérescence graisseuse, il apparaît autour d'elles un liquide séreux sécrété par les cellules profondes. Ce liquide séreux, avec les cellules précitées transformées en corps granuleux, n'est autre que le colostrum. Il occupe tout d'abord la cavité même de l'acinus; puis, il s'engage dans les canaux excréteurs et, de proche en proche, gagne l'area cribrosa du mamelon pour s'écouler au dehors.

L'écoulement du colostrum s'effectue sous l'influence d'une sorte de vis à tergo, à laquelle s'ajoute vraisemblablement l'action des cellules de Boll, à laquelle s'ajoute aussi, lors de l'allaitement, la succion exercée par le nouveau-né. L'acinus, une fois débarrassé des corpuscules du colostrum qui remplissaient sa cavité, ne renferme plus qu'une seule rangée de cellules appliquées contre sa paroi. Ce sont ces cellules qui vont sécréter le lait.

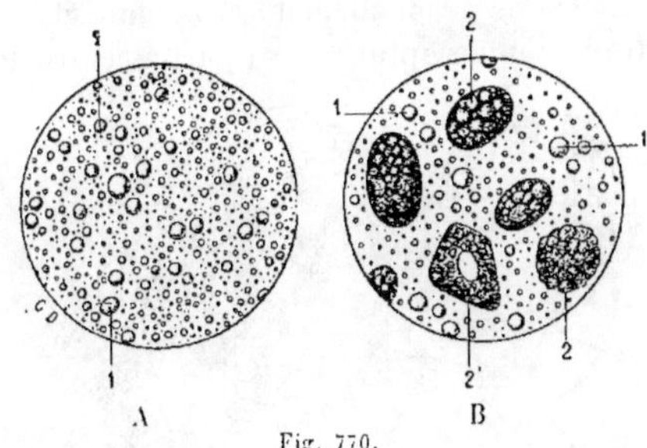

Fig. 770.

Produits de la glande mammaire : A, une goutte de lait ; B, une goutte de colostrum.

1, 1. globules du lait. — 2, 2, corpuscules du colostrum, 2', un corpuscule du colostrum, au centre duquel se voit le noyau de la cellule primitive.

C. SÉCRÉTION DU LAIT. — Le lait, comme nous le verrons plus loin, se compose essentiellement d'un liquide séreux tenant en suspension des globules de graisse. Ces globules prennent naissance dans le protoplasma des cellules glandulaires. Tous les auteurs sont assez bien d'accord sur ce point. Mais les divergences commencent quand il s'agit d'expliquer la manière suivant laquelle ces globules, primitivement emprisonnés dans la cellule, s'en échappent pour tomber dans le sérum du lait. A ce sujet, deux opinions principales se partagent les faveurs des histologistes :

La première assimile la glande mammaire, fonctionnellement du moins, à une glande sébacée. Les cellules glandulaires se multiplieraient pendant toute la durée de la lactation, les profondes repoussant les superficielles. Celles-ci produiraient des globules graisseux ; puis, une fois bourrées de ces globules, se détacheraient et éclateraient, jetant leur contenu dans la lumière de l'acinus. Le passage des globules graisseux dans le lait aurait donc pour conséquence la destruction complète des cellules dans lesquelles ces

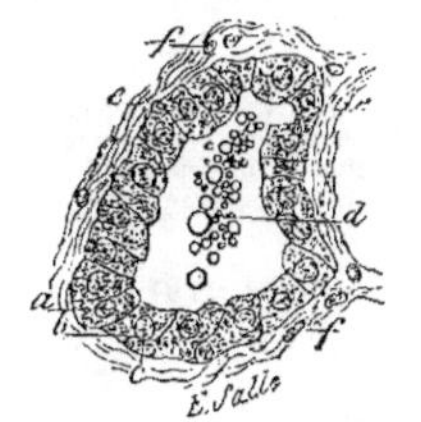

Fig. 771.

Acinus de la mamelle d'une femme en lactation (d'après DE SINÉTY).

a, cellules épithéliales. — *b*, noyau. — *c*. nucléole. — *d*, globule du lait. — *e*. fibres conjonctives. — *f*, cellules du tissu conjonctif.

globules ont pris naissance. Une pareille explication est peu compatible avec le fait histologique, énoncé plus haut, que l'acinus, durant la période de lactation, ne possède qu'une seule rangée de cellules.

La deuxième opinion, soutenue par HEIDENHAIN et par PARTSCH, peut être résumée comme suit. Les globules graisseux se développent de préférence dans la partie interne ou centro-acineuse de la cellule, entre son noyau et son extrémité libre. Cette partie de la cellule, au fur et à mesure que les globules se développent, se gonfle et fait saillie dans la lumière de l'acinus. Puis, quand sa distension a atteint son maximum et que cette distension dépasse la résistance du corps cellulaire, celui-ci s'entr'ouvre à son point culminant et déverse son contenu adipeux dans la lumière de l'acinus. Mais la cellule ne meurt pas pour cela : le dégagement graisseux une fois effectué, le protoplasma se reforme au-devant du noyau et, de nouveau, apparaissent des granulations graisseuses qui subiront le même sort que les précédentes, je veux dire, augmenteront de volume, feront dans la lumière de l'acinus une saillie graduellement croissante et, finalement s'échapperont de la cellule à travers une rupture de sa partie centro-acineuse. Nous devons ajouter que, dans certains cas, les globules graisseux, en sortant de la cellule où ils ont pris naissance, entraînent après eux une portion du protoplasma cellulaire, qui les recouvre alors à la manière d'une petite calotte. Le noyau cellulaire lui-même peut, dans certains cas où il est très rapproché de l'extrémité libre de la cellule, suivre les globules graisseux et tomber dans l'acinus, où il ne tarde pas à disparaître par un processus régressif spécial, auquel FLEMMING et NISSEN ont donné le nom de *chromatolyse*. Il est probable que, dans ce cas, un deuxième noyau se forme dans la partie de la cellule qui est restée au contact de la paroi glandulaire; ou bien encore, suivant l'opinion de NISSEN, le noyau, avant la rupture de la cellule, se divise en deux noyaux secondaires : l'un, superficiel, qui tombera dans l'acinus en même temps que les globules graisseux ; l'autre, profond, qui restera en place pour constituer la cellule nouvelle.

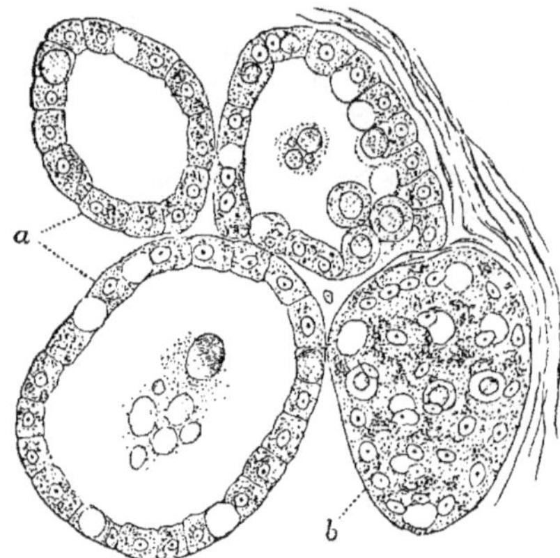

Fig. 772.

Coupe transversale d'une glande mammaire de chatte à un degré avancé de gravidité (d'après KLEIN).

a, cellules épithéliales revêtant les alvéoles, vues de profil. — *b*, les mêmes, vues de face (plusieurs cellules épithéliales renferment un globule graisseux : dans la cavité de quelques-unes des alvéoles se voient des globules du lait et de la substance granuleuse).

5° **Appareil excréteur.** — Les canaux excréteurs de la glande mammaire se distinguent en : 1° *canaux intra-lobulaires;* 2° *canaux interlobulaires ;* 3° *canaux collecteurs communs* ou *canaux galactophores.*

A. CANAUX INTRA-LOBULAIRES. — Les canaux intra-lobulaires, comme leur nom l'indique, sont contenus dans l'épaisseur même du lobule. Ils font suite aux acini et, chemin faisant, se réunissent les uns aux autres pour donner naissance à des canaux de plus en plus volumineux. Ils sont nettement cylindriques et leur coupe transversale est assez régulièrement circulaire. Histologiquement, les canaux intra-lobulaires comprennent dans leur paroi une membrane propre, une couche de cellules de Boll et un épithélium :

a. *Membrane propre.* — La membrane propre continue celle de l'acinus. Elle est pourtant un peu plus épaisse que cette dernière : elle se traduit, sur les coupes, par un double contour.

b. *Cellules de Boll.* — Les cellules de Boll, bien décrites par LACROIX, continuent de même celles qui revêtent la membrane propre de l'acinus. Elles forment une couche serrée (fig. 768,3), séparant la membrane propre de l'épithélium. Ici, comme au niveau de l'acinus, elles ont la valeur de cellules myo-épithéliales, diminuant par leur contraction le calibre du canal et concourant ainsi, par action mécanique, à la progression du colostrum et du lait.

c. *Epithélium.* — L'épithélium est formé par une seule rangée de cellules prismatiques hautes, différant essentiellement des cellules prismatiques basses qui revêtent l'intérieur de l'acinus. Elles renferment, au milieu d'un protoplasma clair un noyau volumineux, de forme ovalaire, allongé dans le sens même de la cellule.

B. CANAUX INTERLOBULAIRES. — Les canaux interlobulaires ou lobulaires résument les canaux excréteurs d'un même lobule. Ils s'échappent du sommet de ces derniers en leur servant pour ainsi dire de pédicules. Les canaux lobulaires présentent la plus grande analogie avec les précédents. Ils nous offrent cette particularité, cependant, qu'ils ne sont pas régulièrement cylindriques, mais qu'ils sont plissés longitudinalement ou très obliquement à la manière des petites bronches (RENAUT) : il en résulte que, sur des coupes transversales, leur lumière est plus ou moins festonnée. Au point de vue structural, ils possèdent exactement les mêmes éléments que les canaux intra-lobulaires, savoir : 1° une membrane propre, assez épaisse ; 2° sur la face interne de la membrane propre, une couche très nette de paniers de Boll ; 3° sur le côté interne de ces paniers de Boll, une couche épithéliale, formée par des cellules prismatiques un peu moins hautes que dans les canaux intra-lobulaires.

C. CANAUX GALACTOPHORES. — Tous les canaux interlobulaires d'un même lobe se jettent dans un canal collecteur commun, que l'on désigne indistinctement sous le nom de *canal lobaire* ou de *canal galactophore* (de γάλα, lait et φέρω, je porte). Ce dernier terme est de beaucoup le plus usité.

Les canaux galactophores sont au nombre de douze à vingt, comme les lobes glandulaires dont ils émanent. Ils sont (fig. 773,1) irréguliers, flexueux, parfois coudés sur eux-mêmes : mais ils présentent ce caractère commun qu'ils se dirigent tous vers la base du mamelon. Un peu avant de l'atteindre, chacun d'eux présente une dilatation fusiforme, de 12 à 15 millimètres de long sur 6 à 8 de large : c'est *l'ampoule* ou le *sinus galactophore*. Le lait s'y amasse dans l'intervalle de l'allaitement et l'ensemble de ces sinus représente jusqu'à un certain point le réservoir collecteur que l'on rencontre sur le trajet de certains canaux excréteurs, l'uretère et les canaux biliaires par exemple. Au sortir de leur sinus, les canaux galactophores s'engagent dans le mamelon, le parcourent dans toute son étendue en suivant un trajet rectiligne et, finalement, viennent s'ouvrir à son sommet par des orifices arrondis, dont le diamètre est toujours inférieur à celui des canaux eux-mêmes. L'ensemble de ces orifices constitue, au

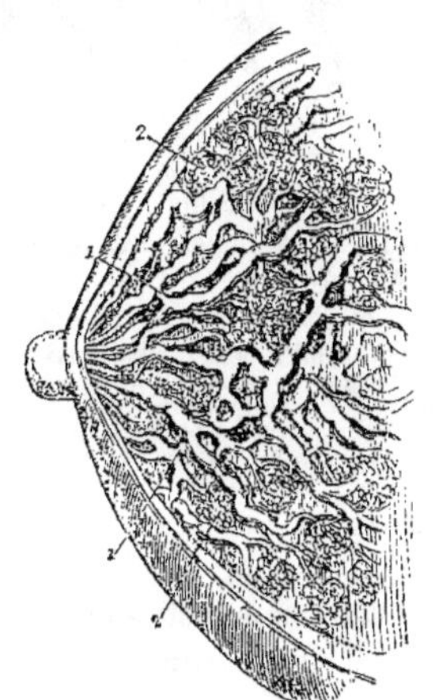

Fig. 773.

Les globules de la glande mammaire et les conduits galactophores (d'après PLAYFAIR).

1. conduits galactophores.
2. lobules de la glande mammaire.

sommet du mamelon, une sorte de crible ou de pomme d'arrosoir, qui présente la plus grande analogie avec ce que l'on observe au sommet des papilles ou mamelons du rein : on pourrait l'appeler *l'area cribrosa* du mamelon.

Les canaux galactophores, tout en étant cylindriques, sont plissés longitudinalement comme les canaux interlobulaires auxquels ils font suite : ces plis longitudinaux sont même plus accusés que sur les précédents canaux. Ils sont nettement visibles sur les coupes transversales. Les canaux galactophores sont entièrement dépourvus de valvules.

Contrairement aux assertions anciennes de NUCK et de VERHEYEN, émises de

nouveau à une époque plus récente par Dubois et par J. Duval, les canaux galactophores ne paraissent pas s'anastomoser entre eux au cours de leur trajet. Sappey, en
se basant sur les résultats de nombreuses injections, rejette formellement l'existence
de ces anastomoses et je partage entièrement sa manière de voir sur ce point : les
canaux galactophores sont tout aussi indépendants que les lobes mammaires où
ils prennent leur origine.

Chez beaucoup de mammifères, le sommet du mamelon présente, comme chez
l'homme, des orifices multiples. Chez la vache, tous les canaux galactophores
débouchent au contraire dans un réservoir central, lequel s'ouvre à l'extérieur par un orifice commun.

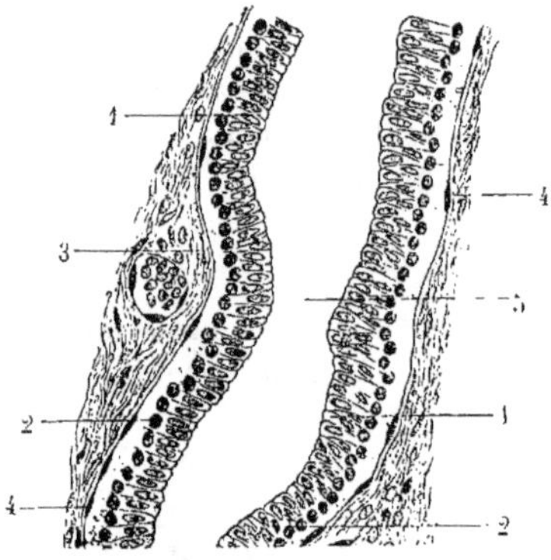

Histologiquement les conduits galactophores nous présentent à peu de chose près la même structure que les canaux qui les précèdent. Nous trouvons ici encore, dans la paroi du canal (fig. 774), en allant de dehors en dedans : 1° une membrane propre ; 2° une couche très développée de cellules de Boll : 3° un épithélium continu, prismatique bas ou même cubique. Il convient d'ajouter que la membrane propre est plus épaisse que sur les canaux interlobulaires et, d'autre part, se trouve renforcée en dehors par une couche de tissu conjonctif, sorte d'*adventice*, très riche en éléments élastiques.

Quelques auteurs ont décrit, dans l'adventice des galactophores, un certain nombre de fibres musculaires lisses. Mais ces fibres ont été vainement cherchées par Eberth, par

Fig. 774.

Coupe longitudinale d'un gros canal galactophore au voisinage du mamelon (chatte, d'après Renaut).

1, 1, épithélium cylindrique du canal excréteur. — 2, 2, rang des noyaux des cellules en panier de Boll. — 3, membrane propre. — 4, 4, cellules plates du tissu conjonctif doublant la membrane propre. — 5, lumière du canal galactophore.

Henle, par Kölliker, etc., leur existence est unanimement rejetée aujourd'hui.
Il est à peine besoin de rappeler que l'élément contractile est représenté sur
les canaux galactophores, comme sur les canaux intra- et interlobulaires, par les
cellules myo-épithéliales de Boll.

6° Tissu conjonctif interstitiel. — Tous les éléments constitutifs de la glande
mammaire sont unis les uns aux autres par un tissu conjonctif dense, de coloration
blanchâtre, qui s'étend jusque dans les intervalles des acini (fig. 769,3). Il sert de
substratum aux vaisseaux et aux nerfs. Ce tissu conjonctif renferme toujours des
cellules adipeuses, souvent même, chez les sujets doués d'un certain embonpoint,
de véritables lobules adipeux (fig. 764, 10). Il renferme aussi un certain nombre
de leucocytes mono- ou polynucléés.

Ces derniers éléments se multiplient pendant la grossesse : on les voit alors
traverser la membrane propre et venir se loger, soit entre les cellules de l'épithélium glandulaire, soit dans la lumière même de l'acinus. Nous rappellerons, à ce
sujet, que les leucocytes, ainsi émigrés, avaient été considérés par quelques histologistes comme devant former plus tard, à la suite d'une dégénérescence graisseuse, les corpuscules du colostrum (voy. *Colostrum*).

Le stroma conjonctif de la mamelle ne s'accroît pas, durant la grossesse, comme
le font les éléments essentiellement glandulaires. Les recherches de Steinhaus,

confirmées tout récemment par celles de Duclert, nous démontrent, au contraire, qu'il diminue d'importance. Il se réduit, entre les acini, à de rares fibrilles et à quelques cellules, et il arrive même que deux acini voisins sont directement au contact l'un de l'autre.

B. — Enveloppe cutanée

La peau recouvre la face antérieure de la glande mammaire dans toute son étendue. Arrivée au niveau de la circonférence, elle ne passe pas sur sa face postérieure, mais, se réfléchissant sur elle-même, elle se continue sans ligne de démarcation aucune avec la peau du thorax : c'est donc, pour la glande, une enveloppe incomplète. Envisagée au point de vue structural, la peau de la mamelle est très différente suivant la région que l'on examine et, à cet effet, il convient de la diviser en trois zones concentriques : 1° une *zone périphérique*, comprenant toute la partie de la peau qui se trouve située en dehors de l'aréole; 2° une *zone aréolaire*, répondant à l'aréole; 3° une *zone mamillaire*, comprenant la peau qui recouvre le mamelon.

1° Zone périphérique. — Dans sa zone périphérique, la peau de la mamelle ne nous offre aucune particularité importante : elle est mince, souple, très adhérente à la couche sous-jacente, doublée d'une forte couche de graisse que nous décrirons plus loin. Elle présente, dans toute son étendue, des follicules pileux de petites dimensions, auxquels sont annexés des muscles érecteurs bien développés et des glandes sébacées rudimentaires.

2° Zone aréolaire. — La peau de l'aréole diffère de la précédente en ce qu'elle est plus mince, plus fortement pigmentée, le plus souvent dépourvue de graisse sur sa face profonde. Mais ce qui caractérise essentiellement la peau de l'aréole, c'est qu'elle est doublée en dedans, du côté de la glande par conséquent, d'une couche de fibres musculaires lisses dont l'ensemble constitue le *muscle sous-aréolaire* ou *muscle de l'aréole*.

A. Muscle aréolaire. — Ce muscle, de coloration blanc grisâtre ou rouge jaunâtre, a la même forme et la même étendue que l'aréole. Très développé au niveau de la base du mamelon, où son épaisseur mesure de 1 millimètre 1/2 à 2 millimètres, il s'atténue graduellement au fur et à mesure qu'il s'en éloigne et se termine sur le pourtour de l'aréole par un bord très mince. Les faisceaux qui le constituent, pour la plupart circulaires, forment des anneaux concentriques à la base du mamelon. A ces faisceaux circulaires s'en ajoutent un certain nombre d'autres disposés en sens radiaire et croisant les précédents sous des angles divers. Toutes ces fibres, fibres circulaires et fibres radiées, s'insèrent à la face profonde du derme : le muscle de l'aréole devient ainsi un muscle peaucier à fibres lisses, analogue au dartos. Envisagé au point de vue de son action, ce muscle, qui se contracte sous les influences les plus diverses (froid, émotion, simple attouchement), fronce la peau de l'aréole, qui se rapproche alors du mamelon en formant des plis irrégulièrement circulaires. En même temps, et principalement par ses faisceaux centraux, il comprime le mamelon au niveau de sa base et le projette en avant, phénomène auquel J. Duval (Th. de Paris, 1861) a donné le nom de *thélothisme* (de θηλή, mamelon et ὠθέω, pousser, d'où ὠθισμός, action de pousser en avant). Le muscle aréolaire agit aussi bien certainement, dans la période de lactation, sur les canaux galactophores : si ces canaux sont distendus, le muscle, par ses contractions rythmiques, tend à chasser le lait qu'ils contiennent vers l'area cribrosa; si le muscle vient à se contracter spasmodiquement, il comprime les canaux galactophores comme le ferait un véritable sphincter et arrête ainsi l'écoulement du lait pendant tout le temps que dure sa contraction.

B. GLANDES DE L'ARÉOLE. — L'aréole nous présente des glandes fort nombreuses. Elles sont de trois ordres : glandes sudoripares, glandes sébacées, glandes mammaires accessoires.

a. *Glandes sudoripares.* — Les glandes sudoripares sont situées au-dessous de la peau, entre la peau et le muscle de l'aréole. Elles sont remarquables par leur volume, par le degré d'enroulement de leur portion glomérulaire et par l'aspect variqueux de leur canal excréteur.

b. *Glandes sébacées.* — Les glandes sébacées, également très volumineuses, occupent les couches les plus superficielles du derme cutané. Ce sont elles qui, en s'hypertrophiant dans la grossesse, constituent ces élevures que nous avons décrites plus haut sous le nom de *tubercules de Montgomery.* Elles sont pour la plupart à lobules multiples et chacune d'elles possède, à titre d'annexe, un follicule pileux rudimentaire.

c. *Glandes mammaires accessoires.* — Les glandes mammaires accessoires, signalées depuis longtemps déjà par MECKEL et HUSCHKE, décrites à une époque plus récente par DUVAL, HENLE, LUSCHKA, SAPPEY, DE SINÉTY, sont profondément situées au-dessous du muscle aréolaire, entre ce muscle et les lobules de la glande mammaire principale. Leur nombre varie beaucoup suivant les sujets : sur 60 femmes examinées à ce point de vue par PINARD, 54 possédaient des glandes mammaires accessoires et leur nombre était, en moyenne, de quatre pour chaque sein. Leurs dimensions sont également fort variables : DELMAS (*Mém. sur l'anat. et la pathol. du mamelon,* Bordeaux, 1860) les a vues atteindre le volume d'un grain de groseille. Quant à leur structure, elle est exactement la même que celle de la glande principale : comme cette dernière, elles se composent d'un certain nombre d'acini à épithélium cubique, auxquels fait suite un canal excréteur, revêtu intérieurement par un épithélium cylindrique. Pour compléter l'analogie, ce canal excréteur présente au cours de son trajet une dilatation ampullaire qui rappelle assez bien, avec des dimensions moindres bien entendu, le sinus ou ampoule des canaux galactophores. Les glandes mammaires accessoires deviennent ainsi des organes de transition entre les glandes sébacées de l'aréole et les lobes de la glande mammaire principale, qui, comme nous le verrons en Embryologie, ne sont eux-mêmes que des glandes sébacées à un degré de différenciation plus élevé.

3° **Zone mamillaire, muscle mamillaire.** — La peau qui recouvre le mamelon, très mince comme celle de l'aréole, est remarquable par la multiplicité et le volume de ses papilles. Elle ne renferme ni follicules pileux, ni glandes sudoripares. Par contre, on y rencontre un grand nombre de glandes sébacées, composées chacune de plusieurs lobes.

Au-dessous des téguments se voit, comme sur l'aréole, un système de fibres musculaires lisses, dont l'ensemble constitue le *muscle mamillaire.* Ces fibres sont de deux ordres, les unes horizontales, les autres verticales. — Les *fibres horizontales* (fig. 775, *m*) se disposent perpendiculairement à la direction des canaux galactophores. Elles forment, tout d'abord, au-dessous de la peau une couche continue que l'on retrouve sur toute la hauteur du mamelon. Cette couche, qui se compose presque exclusivement de fibres circulaires, se continue en bas avec les fibres circulaires de l'aréole, de telle sorte que le muscle aréolaire et le muscle mamillaire représentent en réalité, non pas deux formations différentes, mais deux portions différentes d'une seule et même formation. Par sa surface extérieure, la couche musculaire précitée répond à la peau et aux glandes sébacées, qui se creusent dans son épaisseur une loge plus ou moins profonde (Marcacci). De sa surface intérieure partent de nombreux faisceaux, qui, se portant de la périphérie au centre, s'entrecroisent dans tous les sens, de façon à former dans leur ensemble une sorte de treillis, dans les mailles duquel passent les canaux galactophores. — Les *fibres verticales* ou *longitudinales* (fig. 775, *m'*) prennent naissance dans le tissu cellulaire de la base du mamelon et, de là, s'étendent jusqu'à son sommet, où elles se terminent à la face profonde du derme. On les voit très nettement, sur des coupes horizontales du mamelon, sous la forme de faisceaux coupés en travers. Ces faisceaux, comme nous le montre la figure 775, sont très différents de forme et de volume, mais ils cheminent tous dans le tissu cellulaire qui unit les uns aux autres les canaux galactophores. Nous devons ajouter que l'existence de ces faisceaux longitudinaux, s'étendant sans discontinuité de la base au sommet du mamelon, est mise en doute par Marcacci. Ce physiologiste, n'ayant pas rencontré ces fibres à tous les niveaux, incline à penser qu'elles ne sont que des fibres horizontales, qui, à un moment donné, se seraient infléchies pour suivre quelque temps une direction verticale.

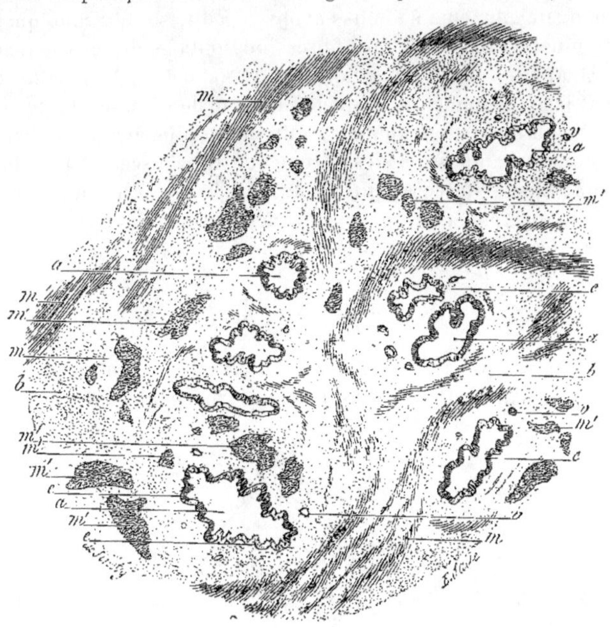

Fig. 775.

Coupe transversale du mamelon (d'après DE SINÉTY).

a. coupe des canaux galactophores. — *e*. épithélium cylindrique qui les revêt. — *b*. tissu conjonctif. — *m*. faisceaux musculaires coupés dans le sens de leur longueur (*faisceaux horizontaux*). — *m'*. faisceaux musculaires coupés transversalement (*faisceaux verticaux* ou *longitudinaux*). — *v*, coupe des vaisseaux.

Des deux ordres de fibres qui entrent dans la constitution du muscle mamillaire, les fibres horizontales compriment les canaux galactophores et, de ce fait, ont les mêmes attributions que les fibres du muscle aréolaire : suivant leur mode de contraction, elles expulsent le lait ou remplissent, par rapport aux canaux précités, le rôle d'un véritable sphincter. D'autre part, en portant les parties périphériques du mamelon vers le centre, elles diminuent son diamètre et augmentent sa consistance, autrement dit, elles le rendent à la fois plus petit et plus dur : elles prennent ainsi une large part au phénomène que nous avons désigné plus haut (p. 917) sous le nom de *thélothisme*. Il est à peine besoin de faire remarquer que le thélothisme n'est nullement un phénomène d'érection : nous ne trouvons rien, en effet, dans la structure du mamelon, qui rappelle les dispositions caractéristiques des formations érectiles. Sans doute, dans le thélothisme, le mamelon se projette en avant et acquiert même cette rigidité particulière que l'on observe sur un organe à l'état d'érection ; mais, en même temps, il se rapetisse, tandis que les vrais organes érectiles, les corps caverneux par exemple, augmentent toujours de volume en passant de l'état de repos à l'état d'érection. Ce fait, à lui tout seul, ruine l'hypothèse d'une érection véritable pour expliquer les changements de position et de consistance que subit le mamelon dans le thélothisme. Ces changements, comme nous l'avons déjà dit, sont la conséquence de la contraction du muscle aréolaire et des fibres horizontales du muscle mamillaire.

Quant aux fibres longitudinales du mamelon, leur contraction a pour résultat d'attirer le sommet du mamelon du côté de sa base, de déterminer sur ce sommet la formation d'une cupule et, à un degré plus avancé, de faire rentrer le mamelon tout entier au-dessous des téguments. Ces faisceaux longitudinaux sont donc les antagonistes de ceux qui produisent le thélothisme, et nous rappellerons, à ce sujet, que DE SIXÉTY a constaté leur prédominance anatomique sur des femmes atteintes de rétraction du mamelon.

C. — ENVELOPPE CELLULO-ADIPEUSE

Le pannicule adipeux sous-cutané, en atteignant la glande mammaire, se divise en deux lames d'un développement fort inégal : une lame postérieure, plus mince, qui s'insinue entre la base de la glande et le fascia superficialis (fig. 764 et 776); une lame antérieure, beaucoup plus épaisse, qui s'étale sur la face convexe de la glande, entre elle et la peau. Cette dernière lame s'atténue graduellement, comme nous le montrent les figures précitées, en allant de la circonférence vers le mamelon et disparaît complètement en atteignant l'aréole : le muscle aréolaire, ainsi que nous l'avons dit plus haut, repose directement sur les lobules glandulaires.

Il résulte d'une pareille disposition que la glande mammaire, sauf la partie qui répond à l'aréole, se trouve comprise dans un dédoublement de la couche cellulo-adipeuse sous-cuta-

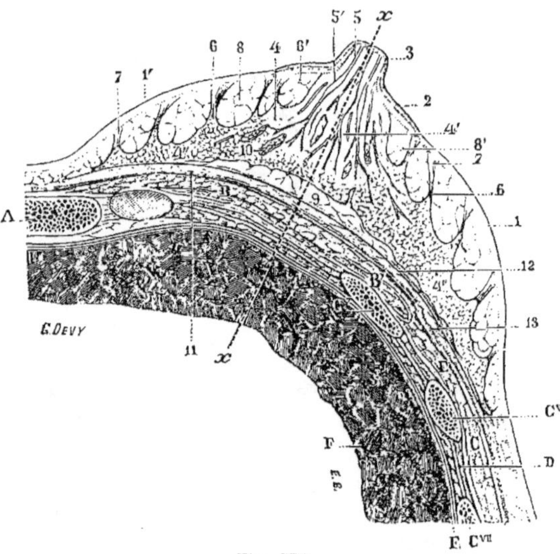

Fig. 776.

Coupe horizontale de la mamelle droite (sujet congelé, vingt-deux ans; segment inférieur de la coupe).

Cv. Cvi, Cvii, cinquième, sixième et septième côtes. — xx, plan vertical passant par l'axe du mamelon.
A, sternum. — B, grand pectoral. — B', petit pectoral. — C, grand dentelé. — D, intercostaux. — E, plèvre. — F, poumon.
1 peau de la mamelle (bord axillaire). — 1', peau de la mamelle (bord sternal). — 8, 8', loges adipeuses sous-aréolaires. — Les autres chiffres comme dans la figure 764, p. 907.

née. Cette couche cellulo-adipeuse périmammaire se dispose suivant une modalité un peu spéciale, sur laquelle il importe d'être bien fixé, parce qu'elle nous donne l'explication d'un certain nombre de faits pathologiques. Nous avons vu plus haut (p. 908) que la surface extérieure de la glande mammaire, au lieu d'être lisse et unie, nous présentait des dépressions ou *fossettes* alternant avec des parties saillantes appelées *crêtes*. Les crêtes donnent naissance à des lames conjonctives qui viennent s'insérer d'autre part, pour la face antérieure de la glande à la face profonde du derme cutané, pour la face postérieure au fascia superficialis. Ces lames conjonctives ont pour résultat, tout d'abord, de fixer la glande mammaire au tégument externe et au fascia superficialis, lequel, fixé de son côté à l'aponévrose sous-jacente et au bord antérieur de la clavicule, devient pour la mamelle une sorte d'*appareil suspenseur*. Mais elles ont pour résultat aussi de délimiter tout autour de la glande mammaire un système de loges, qui sont surtout bien développées sur sa face antérieure, mais qui existent aussi sur sa face postérieure (fig. 764 et 776,8). C'est dans ces loges (*fosses adipeuses* de DURET) que se tasse le tissu adipeux.

Les loges adipeuses péri-mammaires, contenant et contenu, sont pour la plupart indépendantes, condition anatomique qui nous explique nettement ce double fait, qu'un abcès sous-cutané reste habituellement circonscrit à la loge où il a pris naissance et que deux abcès sous-cutanés, alors même qu'ils sont très voisins, se portent tous les deux vers la peau, au lieu de s'ouvrir l'un dans l'autre. Dans bien des cas, cependant, les blocs adipeux contenus dans les loges précitées, au lieu de s'arrêter à la lame conjonctive qui, dans le fond de la loge, recouvre la glande mammaire, pénètrent dans l'épaisseur de la glande elle-même : ils s'insinuent entre les lobules voisins et s'étendent parfois jusqu'à la couche adipeuse rétro-mammaire. Cette dernière disposition nous explique comment il se fait qu'un abcès superficiel, primitivement localisé dans sa loge adipeuse sous-cutanée, fuse peu à peu, à travers les éléments de la glande, jusqu'à sa face postérieure, constituant alors cette variété d'abcès *en bouton de chemise*, dans laquelle deux poches, l'une sous-cutanée, l'autre sous-mammaire, communiquent ensemble par un couloir intermédiaire creusé en plein tissu glandulaire.

§ IV. — VAISSEAUX ET NERFS

1° Artères. — Les artères, destinées à la mamelle, proviennent de trois sources (fig. 777) : de la mammaire interne, de la mammaire externe et des intercostales aortiques. — La *mammaire interne* (1), branche de la sous-clavière, est l'artère principale de la mamelle. Elle émet deux ou trois rameaux, qui, après avoir perforé les muscles intercostaux et le grand pectoral, se portent vers la partie supéro-interne de la glande et se ramifient sur ses deux faces. — La *mammaire externe* ou *thoracique inférieure* (3), branche de l'axillaire, abandonne au côté externe de la glande deux ou trois rameaux, ordinairement plus petits que les précédents. A ces rameaux, s'ajoutent parfois quelques ramuscules (2') issus de la thoracique supérieure (2), branche de l'acromio-thoracique. — Les *intercostales*, enfin, fournissent à la mamelle un certain nombre de rameaux perforants, toujours très courts et très grêles. Ils abordent la glande par sa face postérieure.

Les branches artérielles précitées, plus ou moins flexueuses, se ramifient et s'anastomosent entre elles dans la couche cellulo-adipeuse qui entoure la glande mammaire, de façon à former à la surface extérieure de la glande un premier réseau à mailles irrégulières et fort larges, le *réseau périmammaire*.

Ce réseau périmammaire, nettement représenté dans la figure ci-dessous, donne naissance ensuite à deux ordres de rameaux, les uns cutanés, les autres glandulaires. — Les *rameaux cutanés*, extrèmement grèles, se distribuent à la peau et à ses dépendances. — Les *rameaux glandulaires*, de beaucoup les plus importants, pénètrent dans l'épaisseur de la glande elle-même, se divisent et se subdivisent

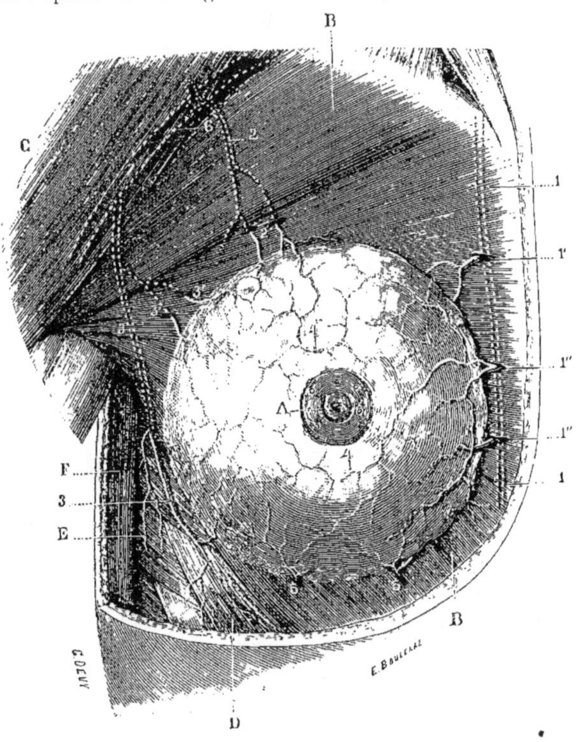

Fig. 777.

Artères de la mamelle.

A, mamelon. — B, B. grand pectoral. — C, deltoïde. — D, grand oblique. — E, grand dentelé. — F, grand dorsal. 1, 1, artère mammaire interne, suivant à l'intérieur de la cage thoracique le bord externe du sternum. — 1'. branche perforante de cette artère, passant ensuite entre le grand pectoral et la face profonde de la glande. — 1", 1"', deux branches perforantes, abordant la mamelle par son bord interne. — 2, artère thoracique supérieure. — 2', branches de la thoracique supérieure. — 3, artère thoracique inférieure ou mammaire externe, avec 3', 3', deux rameaux destinés à la mamelle. — 4, 4, cercle vasculaire entourant l'aréole. — 5, 5, deux rameaux provenant des intercostales. — 6, artère axillaire.

dans les cloisons conjonctives interlobulaires et, finalement, s'engagent dans les lobules, où ils se résolvent en un réseau capillaire très serré, dont les mailles entourent les acini. Ce *réseau périacineux* présente la plus grande analogie avec celui des glandes en grappe ordinaires, telles que la glande sous-maxillaire et la glande sublinguale.

2° Veines. — Les veines, issues du réseau capillaire précité, se dirigent vers la face antérieure de la glande, où elles forment, au-dessous de la peau, un réseau à larges mailles, très visible pendant la période de lactation. A ce réseau aboutissent encore les nombreuses veinules provenant de la peau. Sous l'aréole, les veines superficielles se disposent ordinairement en une sorte de cercle, complet ou incomplet (fig. 778, 6), connu sous le nom de *cercle veineux de Haller*.

Le réseau sous-cutané de la mamelle communique largement, en haut avec le réseau superficiel du cou, en bas avec celui de la paroi abdominale. Les veines qui en émanent suivent le même trajet que les artères : les unes, se portant en dehors, aboutissent à la veine axillaire ; les autres, obliquant en haut et en dedans, se rendent à la veine mammaire interne.

A ces veines superficielles, veines principales, il convient d'ajouter un certain nombre de veines moins importantes, qui se dégagent de la face profonde de la glande et se jettent, après avoir traversé les plans musculaires sous-jacents, dans les veines intercostales correspondantes.

3° Lymphatiques. — Les lymphatiques de la mamelle se divisent en trois groupes : les lymphatiques cutanés, les lymphatiques glandulaires et les lymphatiques des canaux galactophores.

a. *Lymphatiques cutanés.* — Les lymphatiques cutanés tirent leur origine de la peau du mamelon et de l'aréole, où ils forment, dans les couches profondes du

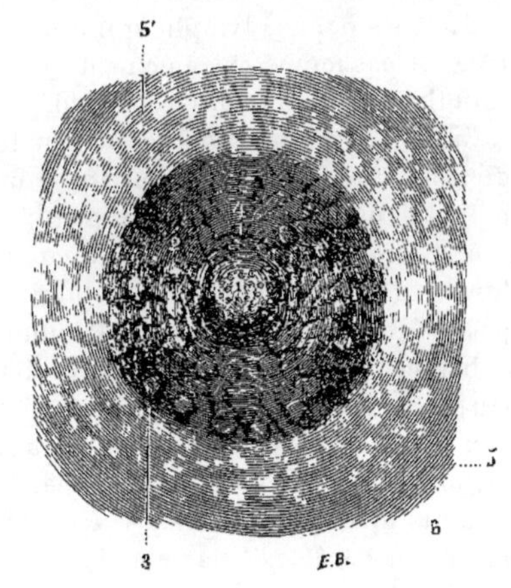

Fig. 778.

Le mamelon et son aréole, chez une femme enceinte.

1, mamelon. — 2, aréole. — 3, tubercules de Montgomery. — 5, peau du sein. — 5', aréole secondaire. — 6, cercle veineux de Haller.

derme, un riche réseau, d'autant plus développé qu'on se rapproche davantage du mamelon. Ce réseau dermique est constitué par des canaux volumineux, mais très irréguliers de forme et de dimensions : il reçoit des capillaires lymphatiques, qui proviennent, les uns de la couche papillaire du derme, les autres des follicules pileux et des formations glandulaires de l'aréole. Les troncs et troncules qui en émanent se dirigent vers le tissu cellulaire sous-cutané, où ils forment un deuxième plexus, qui, en raison de sa situation au-dessous de l'aréole, prend le nom de *plexus sous-aréolaire*.

b. *Lymphatiques glandulaires.* — Deux opinions sont en présence au sujet des lymphatiques de la glande mammaire : Les uns (WALDEYER, KOLESSNIKOFF, CREIGHTON, SERGIUS) placent l'origine des lymphatiques dans les espaces péri-acineux, tout à côté des éléments sécréteurs ; les autres (LANGHANS, LABBÉ et COYNE) enseignent, au contraire, que les lymphatiques ne pénètrent pas dans le lobule et, de ce fait, n'ont avec les acini que des rapports médiats. Les recherches récentes de REGAUD (1894) confirment pleinement cette dernière manière de voir : le système des lymphatiques glandulaires est tout entier *extra-lobulaire*.

Il est constitué, du reste, par deux ordres de cavités (REGAUD) : des espaces ou sacs et des canaux proprement dits. — Les *sacs lymphatiques*, ordinairement de grandes dimensions, s'appliquent contre les lobules, mais sans pénétrer jamais dans leur profondeur. Leur paroi est uniquement formée par l'endothélium caractéristique, découpé en feuille de chêne ou en jeu de patience. On rencontre parfois des lobules qui sont contenus tout entiers dans un sac lymphatique, mais ce sont là des faits tout à fait exceptionnels. Le plus souvent, les lobules glandulaires ne sont qu'incomplètement recouverts par les sacs. On en voit même qui ne sont en rapport par aucun point avec les sacs lymphatiques. — Les *canaux lymphatiques proprement dits*, qui communiquent largement avec les sacs, occupent, comme ces derniers, les espaces interlobulaires. Ils sont de dimensions variables, très irréguliers de forme, alternativement rétrécis et dilatés. Ils ont la signification de canaux collecteurs pour la lymphe qui provient des lobules glandulaires. Leur structure n'en est pas moins extrêmement simple : ils n'ont, comme les sacs, qu'une paroi endothéliale et sont entièrement dépourvus de valvules.

Envisagés au point de vue de leur terminaison, les lymphatiques glandulaires se dirigent vers l'aréole, en suivant le même trajet que les canaux excréteurs, et se jettent dans le réseau sous-aréolaire.

c. *Lymphatiques des galactophores.* — Les lymphatiques des canaux galactophores sont des vaisseaux volumineux, avalvulés, cheminant d'arrière en avant parallèlement aux canaux galactophores, dans l'adventice de ces canaux, toujours à distance de la membrane propre. Ils se rendent, comme les lymphatiques glandulaires, au réseau collecteur sous-aréolaire. Chemin faisant, ils s'unissent les uns aux autres par des anastomoses transversales. Communiquant largement à leur origine avec les lymphatiques glandulaires, les lymphatiques des galactophores communiquent aussi, à leur extrémité externe, avec les réseaux cutanés du mamelon et de l'aréole. Une injection poussée par le mamelon remplit, en effet, des réseaux lymphatiques lobulaires très éloignés, fait important, qui nous explique bien le développement des abcès du sein à la suite d'infections à point de départ cutané, dans les cas de crevasses du mamelon (REGAUD).

d. *Mode de terminaison des lymphatiques mammaires.* — Le réseau sous-aréolaire, comme nous venons de le voir est le rendez-vous commun des lymphatiques mammaires, soit cutanés, soit glandulaires, soit satellites des canaux galactophores. A son tour, il donne naissance à deux troncs, quelquefois trois, ou même quatre, qui se dirigent en dehors du côté de l'aisselle. Ces troncs atteignent bientôt le bord inférieur du grand pectoral, le contournent d'avant en arrière, entrent dans le creux axillaire et s'y terminent dans un groupe de ganglions (voy. t. II, *Système lymphatique*) qui se trouvent situés sur la paroi thoracique, à la partie inférieure de l'angle dièdre formé par la rencontre des muscles pectoraux et grand dentelé.

Outre les troncs lymphatiques précités, qui aboutissent aux ganglions axillaires et qui sont décrits par tous les auteurs, la mamelle nous présente encore un certain nombre d'autres lymphatiques, qui se dirigent en dedans vers l'extrémité interne des espaces intercostaux, traversent ces espaces, pénètrent ainsi dans le thorax et se jettent alors dans les ganglions mammaires internes. Ces lymphatiques, signalés depuis déjà longtemps par CRUIKSHANK, HUSCHKE, HYRTL, ARNOLD, HENLE, ont été injectés tout récemment (1890) par RIEFFEL. On peut les désigner sous le nom de *lymphatiques mammaires internes*, par opposition aux précédents qui, se dirigeant vers l'aisselle, constituent les *lymphatiques mammaires externes*. Leur origine n'est pas encore nettement élucidée : les injections sus-indiquées de RIEFFEL, cependant, paraissent établir qu'ils naissent de la partie interne de la glande mammaire et peut-être aussi des téguments qui la recouvrent.

A propos des lymphatiques cutanés, nous ferons remarquer qu'un certain nombre d'entre eux peuvent franchir la ligne médiane et aboutir ainsi aux ganglions axillaires du côté opposé (RIEFFEL). Une disposition semblable existe sur bien des régions et nous l'avons signalée plus haut pour les lymphatiques de la verge. En ce qui concerne la mamelle, elle nous explique le retentissement possible d'un néoplasme de cette glande sur les ganglions axillaires du côté opposé. VOLKMANN en a rapporté un exemple, qui est on ne peut plus démonstratif à cet égard. Il s'agit d'un noyau carcinomateux qui s'était développé sur la partie interne du sein gauche et qui, tandis que les ganglions axillaires du côté gauche étaient restés indemnes, avait déterminé l'infection de ceux du côté droit. L'examen histologique révéla, du reste, que l'infection ganglionnaire était exactement de la même nature que la tumeur primitive.

4° Nerfs. — Les nerfs de la mamelle, abstraction faite des filets sympathiques qui se rendent à la glande avec les artères, proviennent de trois sources : 1° des deuxième, troisième, quatrième, cinquième et sixième intercostaux ; 2° de la branche sus-claviculaire du plexus cervical ; 3° des branches thoraciques du plexus brachial.

Ces nerfs se terminent vraisemblablement : 1° dans la peau, où des corpuscules de Pacini ont été signalés par KRAUSE et par PACINOTTI (*nerfs sensitifs*) ; 2° dans les fibres musculaires lisses de l'aréole et du mamelon (*nerfs moteurs*) ; 3° sur les vaisseaux (*nerfs vaso-moteurs*) ; 4° sur les éléments propres de la glande mammaire (*nerfs sécréteurs*).

Le mode de distribution des nerfs glandulaires, comme aussi leur mode d'action sur la sécrétion lactée, nous est encore inconnu. WINKLER, qui a étudié les nerfs de la mamelle sur la lapine et sur la souris, les a vus se rendre aux vaisseaux et aux canaux excréteurs d'un certain volume, mais il n'a pu les suivre jusque sur les acini. Nous ne savons donc pas s'il existe ici, comme pour les autres glandes, des nerfs sécréteurs indépendants des nerfs vasculaires : la chose est probable, mais non encore démontrée.

§ V. — LAIT

1° Caractères physiques. — Le lait, produit de sécrétion de la glande mammaire, est un liquide opaque, blanc bleuâtre, de saveur douce, d'odeur fade, de densité voisine de 1,030, de réaction très légèrement acide.

Il est constitué par un liquide parfaitement transparent, jaune ambre comme de la lymphe, tenant en suspension : 1° des globules butyreux, dont le diamètre varie de 1 µ à 10 µ, et qui paraissent enveloppés d'une membrane albuminoïde, la *membrane haptogène*, dont l'existence est d'ailleurs contestée ; 2° de fines particules de matières protéiques à l'état de granulations ; 3° de phosphate tricalcique en suspension à l'état de grains extrêmement fins. C'est ce phosphate qui se dépose au fond des vases, dans lesquels on a abandonné longtemps du lait à l'abri des germes extérieurs ; on voit alors se former lentement une couche parfaitement blanche de phosphate tribasique pur.

2° Composition chimique. — Malgré le nombre très considérable de recherches dont le lait a été l'objet, sa constitution chimique n'est encore que très imparfaitement connue. On trouvera ci-dessous les analyses de lait de femme effectuées par un certain nombre d'auteurs :

	TIDY	FILHOL ET JOLY	BIEL
Eau	86,27	87,8	86,32
Matières albuminoïdes	2,95	2,17	1,68
Graisse	5,37	4,5	2,59
Sucre de lait	5,13	5,5	5,79
Sels	0,22	0,18	0,23

a. *Matières albuminoïdes*. — Il paraît exister dans le lait, malgré les affirmations contraires de certains auteurs, plusieurs matières albuminoïdes, savoir : la *caséine*, qui se coagule sous l'influence de la présure et de l'acide acétique, entraînant un peu de nucléine (pour le lait de femme les phénomènes sont beaucoup plus compliqués); 2° la *lactalbumine*, coagulable par la chaleur, et qui existe dans le petit lait préparé à froid par simple séparation de la caséine ; 3° une matière albuminoïde capable de fluidifier l'empois sans le saccharifier, la *galactozymase* de Béchamp ; 4° enfin des corps très voisins des peptones et peut-être d'une constitution identique.

b. *Matières grasses.* — Dans le lait abandonné au repos, les matières grasses forment une couche blanche, surnageant le reste du liquide : c'est la *crème*, que le barattage transforme en *beurre*. Le beurre est constitué à peu près exclusivement par des corps gras, dont le mélange est, chez la femme, plus fluide que chez la vache. Ces corps gras comprennent de l'oléine, une proportion élevée de palmitine, de la caproïne, de la caprine, de la capryline, de la butyrine, un peu de stéarine et de myristine.

c. *Sucre de lait ou lactose.* — Cette substance cristalline, blanche, dure, un peu sucrée, soluble dans l'eau, a pour formule $C^{12}H^{22}O^{11} + H^2O$. Elle provient de l'union, avec élimination d'une molécule d'eau, d'un glucose particulier, la *galactose*, avec la glucose ordinaire ou sucre de raisins. Dans l'aliment complet qu'est le lait, la lactose représente seule la grande classe des hydrates de carbone.

d. *Matières extractives.* — Le lait renferme encore des traces d'urée, de créatinine, d'alcool, d'acide acétique, d'acide lactique, etc., etc.

e. *Sels du lait.* — Voici des analyses des sels du lait de femme que Bunge a effectuées au cours de ses belles recherches sur la nutrition minérale. Elles ont trait à deux échantillons :

	1er SUJET	2e SUJET
Potasse	0.78	0.71
Soude	0,23	0,26
Chaux	0.33	0.34
Magnésie	0,06	0,06
Oxyde de fer	0,0003	0,006
Anhydride phosphorique	0.47	0.47
Chlore	0.43	0.44

Bunge a posé en principe que les variations dans la composition minérale des laits des diverses espèces animales étaient parallèles aux variations de la composition minérale de l'organisme entier des jeunes animaux.

A consulter, au sujet de la mamelle chez l'homme et chez la femme : Langer, *Ueber den Bau und d. Entwickel. der Milchdrüse*, Denk. d. Wien. Akad., 1851 ; — Luschka, *Die Anatomie der männl. Brustdrüsen*. Müller's Arch. f. Anat., 1852 ; — Duval (J.), *Du mamelon et de son aréole*, Th. Paris, 1861 ; — Hennig, *Ein Beitrag. zur Morphol. der weibl. Milchdrüse*. Arch. f. Gynäk., 1871. — Schvalbe, *Ueber der Membran der Milchkügelchen*, Arch. f. mikr. Anat., 1872 ; — Gegenbaur, *Bemerk. über die Milchdrüsenpapillen der Säugethiere*, Jen. Zeitschrift, 1873 ; — Du même, *Zur genaueren Kenntniss der Zitzen der Säugethiere*, Morphol. Jahrb., 1875 ; — Coyne, *Lymphatiques mammaires*, Soc. de Biol., 1874, et Sud-Ouest méd., Bordeaux, 1880 ; — Brés (M., *De la mamelle et de l'allaitement*, Th. de Paris, 1875 ; — Puech, *Les mamelles et leurs anomalies*, Paris, 1876 ; — de Sinéty, *Des causes anatomiques de la rétraction des mamelons*. Soc. de Biol., 1876 ; Du même, *Sur le développ. et l'histol. comparés de la mamelle*. ibid., 1877 ; — Kolessnikow, *Die Histologie der Brustdrüsen in der Kuh*, Virchow's Arch., 1877 ; — Schmidt, *Zur Lehre von d. Milchsecr.*, Würzburg, 1877 ; — Pinard, *Notes pour servir à l'histoire des glandes aréolaires*, Bull. Soc. anat., 1877 ; — Winkler, *Beitr. zur Histologie und Nervenvertheilung in der Mamma*, Arch. f. Gynäk., 1877 ; — Buchholtz, *Das Verhalten der Colostrumkörper bei unterlassener Säugung*. Göttingen, 1877 ; — Creigthon, *Contrib. to the physiol. and pathol. of the breast*, London, 1878 ; — Raubeb, *Ueber den Ursprung der Milch, etc.*, Leipzig, 1879 ; — Jakowski, *Ueber der Milchdrüse des Menschen u. Thiere*, Warshau, 1880 ; — Partsch, *Ueber den feineren Bau der Milchdrüse*, Diss. Breslau, 1880 ; — Sorgius, *Die Lymphgefässe der weibl. Brustdrüse*, Th. de Strasbourg, 1880 ; — Morllin, *The membrana propria of the mammary gland*. Journ. of Anat. and Physiol., 1881 ; — Säfftigen, *Anat. des glandes lactifères pendant la période de lactation*, Bull. de l'Acad. imp. des Sc. de Saint-Pétersbourg, 1881 ; — Duret, *Notes sommaires sur certaines particularités anatomiques de la glande mammaire*, Bull. Soc. anat., 1882 ; — Kitt, *Zur Kenntniss der Milch-*

dräsenpapillen unserer Hausthiere. Deutsch. Zeitschr. f. Thiermedicin, 1882 ; — Talma, *Beitrag zur Histogenese der weibl. Brustdrüse.* Arch. f. mikr. Anat., 1882 ; — Marcacci. *Il musculo areolo-capezzolare.* Giorn. della R. Accad. di Med. di Torino. 1883 ; — Klaatsch, *Zur Morphol. der Säugethierzitzen,* Morph. Jahrb., 1883 ; — Nissen. *Ueber das Verhalten der Kerne in den Milchdrüsenzellen,* Arch. f. mikr. Anat., 1886 ; — Coen, *Beitr. zur norm. u. path. Histol. der Milchdrüse,* Ziegler's Beiträge. 1887 ; — Pacinotti, *Contrib. allo studio della patologia chirurgica delle terminazioni nervose nella mammella,* Arch. p. l. Sc. mediche, t. XII, 1888 ; — Rieffel, *De quelques points relatifs aux récidives et aux généralisations des cancers du sein chez la femme.* Th. de Paris, 1890 ; — Declert. *Etude histol. sur la sécrétion du lait.* Montpellier, 1893 ; — Petrone. *Contrib. alla teoria dell' atavismo in un caso raro di polimastia maschile,* Progresso medico, 1889 ; — Williams. *Polymastie with special reference to mammæ erraticæ and the developpement of neoplasm from supernummerary mammary structures,* Journ. of Anat., t. XXV, 1891 ; — Testut. *Note sur un cas de mamelle crurale observé chez la femme.* Bull. Soc. d'Anthrop. de Paris, 1891 ; — Stiles, *Anat. chir. de la mamelle.* Edimb. med. Journ., 1892 ; — Schultze. *Ueb. die erste Anlage des Michdrüsen apparates.* Anat. Anz., 1892 ; — Mori, *Sulle variazioni di struttura della ghiandola mammaria durante la sua attivita,* Lo Sperimentale, 1892 ; — Bonnet. *Die Mammarorgane in Lichte der Ontogenie u. Phylogenie,* Merkel's. u. Bonnet's Ergebnisse der Anat. u. Entwick., 1892 ; — Bardeleben. *Weitere Untersuchungen über die Hyperthelie bei Männern,* Anat. Anz., 1892 ; — Du même. *Beitr. zur Hypertheliefrage,* Verh. anat. Ges., 1893 ; — Lacroix, *De l'existence des cellules en panier dans l'acinus et les conduits excréteurs de la glande mammaire,* C. R. Acad. des Sc., 1894 ; — Regaud. *Etude histol. sur les vaisseaux lymphatiques de la glande mammaire,* Journ. de l'Anat., 1894 ; — Schmidt, *Ueb. normale Hyperthelie menschl. Embryonen,* Anat. Anz., XI, 1896 ; — Kallius, *Ein Fall von Milchleiste bei einem menschl. Embryo.* Anat. Hefte, 1896 ; — Hirschland, *Beitr. z. ersten Entwick. der Mammarorgane beim Menschen.* Anat. Hefte, 1898 ; — Profe. *Beitr. z. Ontogenie u. Phylogenie der Mammarorgane,* Anat. Hefte. 1898 ; — Henneberg. *Die erste Entwick. der Mammarorgane bei d. Ratte.* Anat. Hefte, 1899 ; — Schickele. *Beitr. zur Morphol. u. Entwick. der normalen u. überzähliehen Milchdrüsen,* Zeitschr. f. Morphol. u. Anthropol., 1899 ; — Sticker. *Zur Histologie der Milchdrüse,* Arch. f. mikr. Anat., 1899, t. LIV.

Voyez encore. au sujet des mamelles surnuméraires, chez la femme et chez l'homme : Gruber. *Ueber die männl. Brustdrüse,* Mém. de l'Acad. imp. de Saint-Pétersbourg, 1866 ; — Handyside, Journ. of Anat. and Physiol., 1872 ; — Hartung, *Ueber einen Fall von Mamma accessoria.* Th. Erlangen. 1875 ; — Godefrain, *Essai sur les mamelles surnuméraires,* Th. de Paris, 1877 ; — Leichtenstern, Virchow's Arch., 1878, t. LXXIII, p. 222 ; — Notta, Arch. de Tocologie. 1882 ; — Maschat, *Contrib. à l'étude des mamelles surnuméraires,* Th. de Paris, 1883 ; — Rapin, Revue méd. de la Suisse romande. 1882 ; — G. de Mortillet, Bull. de la Soc. d'Anthrop., 1883 ; — Hamy, Bull. de la Soc. d'Anthrop., 1885 ; — Blanchard, *Sur un cas de polymastie et sur la signification des mamelles surnuméraires,* Bull. de la Soc. d'Anthrop., 1885 ; — Du même, *Sur un cas remarquable de polythélie héréditaire,* ibid., 1886 ; — Fauvelle. *Origine de la polymastie,* Bull. de la Soc. d'Anthrop., 1886 ; — Edwards. Philos. med. News, 1886 ; — Neugebauer, Centrabl. f. Gynäkol., 1886 ; — de Sinéty, *Deux cas de polymastie chez la femme,* Gaz. méd. de Paris, 1887 ; — Haesemann, Zeitschr. f. Ethnologie, 1890 ; — Hennig. *Ueber menschl. Polymastie und über Uterus bicornis,* Arch. f. Anthrop., 1890 ; — Evelt, *Ein Fall von Polymastie,* Arch. f. Anthr., 1891 ; — Testut, *Note sur un cas de mamelle surnuméraire,* Bull. de la Soc. d'Anthrop., 1883 ; — Laloy, *Un cas nouveau de Polymastie,* L'Anthropologie. 1892.

ARTICLE II

LA MAMELLE CHEZ L'HOMME

L'homme possède, comme la femme, deux mamelles pectorales. Ces deux mamelles ont la même origine embryonnaire que chez la femme et, jusqu'à l'âge de treize ou quatorze ans, évoluent de la même façon. Deux ou trois jours après la naissance, et cela pendant deux ou trois semaines, elles produisent un liquide blanchâtre, connu sous le nom de lait des nouveau-nés. Puis, elles restent à peu près stationnaires jusqu'à l'âge de la puberté. A ce moment, elles deviennent le siège d'un travail intérieur, qui se traduit par un gonflement plus ou moins douloureux et par l'excrétion d'une petite quantité de liquide analogue au colostrum. Mais, tandis que ce travail aboutit chez la femme à la formation d'un organe parfait, il avorte entièrement chez l'homme : la glande, après cet effort impuissant vers une organisation supérieure, revient à ses dimensions infantiles et les conserve durant toute la vie. Chez l'enfant, le sein masculin est un organe non encore développé ; chez l'adulte, c'est un organe atrophié, un organe rudimentaire. Il mesure à peine 20 à 25 millimètres de largeur, sur 3 ou 5 millimètres d'épaisseur.

Telle qu'elle est, la mamelle de l'homme nous présente, quoique avec des dimensions fort réduites, les mêmes parties fondamentales que celle de la femme, savoir : 1° un mamelon, de 2 ou 3 millimètres de hauteur sur 4 ou 5 millimètres de diamètre, susceptible de présenter le phénomène de thélothisme ; 2° une aréole, circulaire ou elliptique, de 20 à 25 millimètres de diamètre, plus ou moins garnie de poils, possédant comme chez la femme des tubercules de Morgagni ; 3° au-dessous de la peau, une couche de fibres musculaires lisses, occupant à la fois l'aréole (*muscle aréolaire*) et le mamelon (*muscle mamillaire*) ; 4° une couche cellulo-adipeuse, dont l'épaisseur varie suivant l'embonpoint du sujet ; 5° enfin, un petit corps glandulaire, aplati en forme de disque, d'une coloration grisâtre et d'une consistance fibreuse.

L'examen histologique nous révèle l'existence, dans cette glande mammaire rudimentaire, de canaux galactophores, courts, étroits, peu ou point ramifiés, s'ouvrant au sommet du mamelon par des orifices minuscules et se terminant à leur extrémité opposée par de petits renflements pleins. Nulle part on ne trouve d'acini bien caractérisés.

La présence de mamelles rudimentaires chez le mâle est un fait constant dans toute la série des mammifères. Il nous paraît rationnel d'admettre, avec DARWIN, que c'est là un fait d'atavisme et que primitivement les deux sexes, le mâle comme la femelle, ont pris part à l'allaitement des nouveau-nés. Une pareille hypothèse n'a rien que de très naturel. Actuellement encore ne voyons-nous pas un certain nombre de poissons, de batraciens, d'oiseaux faire éclore les œufs pondus par les femelles ? Ne voyons-nous pas encore, chez le pigeon (HUNTER) et peut-être aussi chez l'ibis d'Egypte (MILNE-EDWARDS), le mâle, comme la femelle, sécréter dans son jabot un produit particulier, assez analogue au lait, qu'il dégorge ensuite dans le bec de ses petits. Même dans la classe des mammifères, chez les didelphiens, nous rencontrons quelques espèces, où les mâles possèdent aujourd'hui encore des rudiments de poches, indices manifestes qu'ils ont dû autrefois porter les petits comme les portent actuellement les femelles.

Enfin, il n'est pas inutile de rappeler que dans certains cas, assez rares il est vrai, mais parfaitement constatés, on a vu l'appareil mammaire du mâle présenter le même développement que chez la femelle et sécréter du lait. Le fait a été noté chez le bouc par ARISTOTE, par GEOFFROY SAINT-HILAIRE et par quelques autres observateurs. Il a été même observé chez l'homme, non pas seulement chez des sujets qui présentaient des signes plus ou moins accusés d'hermaphrodisme, mais chez des sujets parfaitement conformés d'ailleurs. MURAT et PATISSIER, dans leur article *Mamelles* du Dictionnaire en 60 volumes, rapportent l'histoire d'un marin qui, ayant perdu sa femme et se trouvant en pleine mer avec son enfant encore à la mamelle, cherchait à le tranquilliser en lui présentant le sein : au bout de trois ou quatre jours, il vit ses mamelles se gonfler et sécréter du lait. HUMBOLD, dans son voyage au nouveau continent, a rencontré un laboureur dont les mamelles, dans des circonstances à peu près semblables, se mirent à sécréter du lait. Cet homme avait un enfant qui était nourri par sa femme. Celle-ci étant tombée malade et ayant dû interrompre l'allaitement, il prit lui-même l'enfant et lui donna le sein. Peu à peu, ses mamelles augmentèrent de volume et sécrétèrent du lait en quantité suffisante pour lui permettre de nourrir pendant cinq mois.

Nous ne pouvons, pour l'instant, indiquer les conditions dans lesquelles les mâles ont cessé d'aider leurs femelles dans l'allaitement des petits et, de ce fait, ont vu leurs mamelles s'atrophier, comme organes devenus inutiles. On a pensé que ce pouvait être à la suite d'une diminution dans le nombre des petits. Une pareille explication est tout hypothétique sans doute : mais elle n'est pas irrationnelle et mérite d'être signalée.

CHAPITRE V

PÉRITOINE

Le péritoine (περιτόναιον, de περί, autour et τείνω, tendre, qui se tend autour) est une membrane séreuse, tapissant à la fois les parois de la cavité abdomino-pelvienne et la surface extérieure des organes qui y sont contenus. Il a pour fonctions, tout d'abord, de faciliter le glissement de ces organes, soit sur la paroi, soit sur la plupart des organes voisins. D'autre part, par les nombreux replis qu'il jette sur leur surface, il les maintient en position, ne leur permettant que des excursions peu étendues, ou même de simples mouvements sur place.

La séreuse abdomino-pelvienne nous est en grande partie connue. En étudiant en effet, dans les deux livres précédents, les organes digestifs et génito-urinaires, nous avons décrit, à propos de chacun de ces organes, la portion du péritoine qui s'y rattache. Nous avons donc étudié cette séreuse partie par partie, et il nous suffira maintenant, pour avoir une notion exacte du tout, de réunir méthodiquement les descriptions éparses dans les pages qui précèdent. Cette description générale et synthétique nous montrera que le péritoine, comme toutes les autres séreuses, constitue une seule et unique membrane, partout continue à elle-même.

Après quelques considérations générales sur la séreuse péritonéale, nous étudierons successivement :

1° Son *trajet* et ses *rapports;*

2° Sa *constitution anatomique;*

3° Ses *vaisseaux* et ses *nerfs.*

§ I. — CONSIDÉRATIONS GÉNÉRALES

1° Disposition générale du péritoine. — La séreuse abdomino-pelvienne est, de toutes les séreuses viscérales, la plus vaste et la plus compliquée. Tandis que les autres séreuses, l'arachnoïde, les plèvres, le péricarde, n'enveloppent pour ainsi dire qu'un seul organe, la séreuse péritonéale est en relation avec une foule de viscères, qui sont très dissemblables par leur forme, leur volume, leurs moyens de fixité, leurs rapports avec les parois de la cavité qui les contient, etc. Aux uns, comme l'iléon, le péritoine fournit une gaine à peu près complète ; aux autres, comme aux reins, une simple lame de revêtement, s'étalant sur l'une de leurs deux faces sans prendre contact avec l'autre. D'autres organes ont avec la séreuse des rapports moins étendus encore. Tels sont la vésicule séminale et l'ovaire : la vésicule séminale, qui n'est revêtue par elle qu'au niveau de sa base ; l'ovaire, qui ne lui est rattaché que par son bord antérieur. Malgré cette complexité, réelle et profonde, le péritoine nous présente dans sa disposition générale tous les caractères des membranes séreuses, telles que les a définies Bichat : c'est un sac sans ouverture, enveloppant plus ou moins les viscères abdominaux et pelviens sans les recevoir dans sa cavité.

Pour prendre une bonne idée de la manière dont se comporte le péritoine par rapport à la cavité abdominale et à son contenu, figurons-nous pour un instant que cette cavité soit dépourvue de séreuse et qu'elle renferme néanmoins tous ses viscères, chacun d'eux occupant la position que nous lui connaissons, chacun d'eux se trouvant rattaché à la paroi abdominale, soit par des ligaments conjonctifs ou musculaires, soit par ses vaisseaux artériels et veineux. Supposons maintenant qu'une main, armée d'un pinceau, pénètre dans la cavité précitée et recouvre d'un vernis toutes les surfaces qui s'offriront à elle, c'est-à-dire : 1° les parois elles-mêmes ; 2° la partie de la surface extérieure des viscères qui sera libre dans la cavité ; 3° enfin, les pédicules ligamenteux ou vasculaires qui s'étendent du viscère à la paroi. Nous aurons ainsi, l'opération une fois terminée, une couche de vernis partout continue, d'une part revêtant par sa surface extérieure les parois abdominales et les viscères avec leurs pédicules, d'autre part délimitant par sa surface intérieure une cavité parfaitement close. Eh bien, cette couche de vernis mince et transparente, que l'on peut facilement se représenter comme étant une membrane, est l'image, toute schématique mais assez exacte, de la séreuse péritonéale.

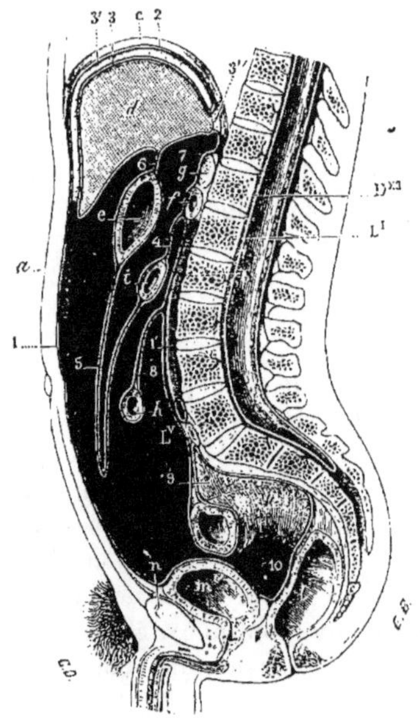

Fig. 779.

Le péritoine, chez l'homme, vu sur une coupe vertico-médiane du tronc (segment droit de la coupe).

a, paroi abdominale antérieure. — *b*, paroi abdominale postérieure. — *c*, diaphragme. — *d*, foie. — *e*, estomac. — *f*, duodénum. — *g*, pancréas. — *h*, intestin grêle. — *i*, côlon transverse. — *k*, côlon ilio-pelvien. — *l*, rectum. — *m*, vessie. — *n*, symphyse pubienne.

1. 1', péritoine pariétal antérieur et postérieur. — 2, péritoine diaphragmatique. — 3, péritoine hépatique, avec 3', ligament suspenseur et 3'', ligament coronaire. — 4, mésocôlon transverse. — 5, grand épiploon. — 6, épiploon gastro-hépatique. — 7, arrière-cavité des épiploons. — 8, mésentère. — 9, mésocôlon ilio-pelvien. — 10, cul-de-sac vésico-rectal.

2° Distinction en deux feuillets : feuillet viscéral et feuillet pariétal. — Ainsi entendu, le péritoine, analogue en cela à toutes les séreuses, comprend deux portions : l'une pariétale, qui tapisse les parois de la cavité abdomino-pelvienne ; l'autre, viscérale, qui s'étale sur la surface extérieure des viscères. Ces deux portions sont habituellement désignées, la première, sous le nom de *feuillet pariétal*, la seconde, sous le nom de *feuillet viscéral*. Le feuillet pariétal et le feuillet viscéral sont réunis ensemble, sur les points les plus divers, par des lames de même nature qui engainent les ligaments et les pédicules vasculaires et qui, en s'étendant de l'un à l'autre, ramènent la membrane à l'unité.

3° Quelques définitions. — Les viscères abdominaux et les viscères pelviens se trouvent ainsi rattachés à la paroi abdomino-pelvienne par des replis péritonéaux, qui sont toujours très variables dans leur forme et leurs dimensions, mais qui tous présentent ce caractère fondamental : qu'ils sont formés par deux feuillets séreux, interceptant entre eux du tissu conjonctif et des vaisseaux et se continuant, d'une part avec le péritoine viscéral, d'autre part avec le péritoine pariétal.

De ces replis séreux, les uns vont de la paroi abdominale à un segment quelconque du tube digestif. Chacun d'eux est désigné par un nom, formé d'un préfixe générique, *méso* (de μέσος, *milieu, qui est au milieu*), auquel on ajoute le nom même de l'organe avec lequel il est en rapport : c'est ainsi que le repli qui rattache le côlon ascendant à la paroi postérieure de l'abdomen est appelé *mésocôlon ascendant* ; de même, le repli qui unit l'intestin grêle (ἔντερον) à la colonne lombaire a reçu le nom de *mésentère* (μεσεντέρον), etc., etc.

Les autres replis, ceux qui de la paroi abdomino-pelvienne se rendent aux viscères qui ne sont pas des segments du tube digestif, portent tout simplement le nom de *ligaments* : c'est ainsi, pour donner deux exemples, que ceux qui rattachent le foie aux parois abdominales sont désignés sous le nom de *ligaments du foie;* que ceux qui vont de la paroi pelvienne à l'utérus constituent les *ligaments de l'utérus,* etc., etc.

Outre les ligaments et les méso, le péritoine nous présente encore un troisième ordre de replis, qui s'étendent non plus de la paroi aux viscères, mais d'un viscère à un autre viscère : ce sont les *épiploons* (de ἐπί, sur et πλέω, je *flotte,* qui *flotte sur*). C'est ainsi que le large repli péritonéal qui unit la petite courbure de l'estomac à la face inférieure du foie est appelé *épiploon gastro-hépatique.* Nous trouverons de même un *épiploon gastro-splénique* entre la grosse tubérosité de l'estomac et le hile de la rate, un *épiploon gastro-colique* entre la grande courbure de l'estomac et le côlon transverse et, enfin, un *épiploon pancréatico-splénique* entre la queue du pancréas et le hile de la rate.

§ II. — TRAJET ET RAPPORTS

Pour étudier dans son ensemble le mode d'étalement du péritoine, soit sur la paroi, soit sur les viscères, nous le prendrons au niveau de l'ombilic et, suivant tout d'abord un trajet descendant, nous l'accompagnerons successivement sur la portion sous-ombilicale de la paroi abdominale antérieure et sur les différents organes qui remplissent l'excavation pelvienne. Puis, remontant sur la paroi abdominale postérieure, nous le suivrons le long de cette paroi jusqu'au bord antérieur du côlon transverse. Nous le laisserons là pour le moment et nous reviendrons à l'ombilic, notre point de départ. — Cheminant alors en sens inverse, nous accompagnerons la membrane séreuse sur la portion sus-ombilicale de la paroi abdominale antérieure, sur la voussure diaphragmatique, sur les nombreux viscères qui occupent l'abdomen supérieur et nous arriverons ainsi sur le bord antérieur du côlon transverse, où nous souderons notre péritoine sus-ombilical avec celui déjà étudié dans l'abdomen inférieur ou sous-ombilical. — Ce double trajet effectué, nous nous reporterons au-dessous du foie, sur le point où se trouve l'hiatus de Winslow et, pénétrant dans cet orifice avec la séreuse, nous étudierons le vaste diverticulum qu'elle forme en arrière de l'estomac et que l'on désigne généralement sous le nom d'*arrière-cavité des épiploons.* — Au cours de cette excursion, très longue et très complexe, nous rencontrerons à chaque pas des parties déjà connues et seulement quelques parties nouvelles. Nous insisterons surtout sur ces dernières. Sur les autres, nous passerons rapidement, pour éviter des redites inutiles; nous aurons soin, du reste, d'indiquer par des chiffres placés entre parenthèses les pages de ce volume où le lecteur trouvera des descriptions plus détaillées.

A. — PÉRITOINE SOUS-OMBILICAL

Le péritoine sous-ombilical s'étale successivement sur la paroi abdominale antérieure, sur l'excavation pelvienne, sur la paroi abdominale postérieure :

1° Son mode d'étalement sur la paroi abdominale antérieure. — En partant de l'ombilic, le péritoine descend vers l'excavation pelvienne, en tapissant régulière-

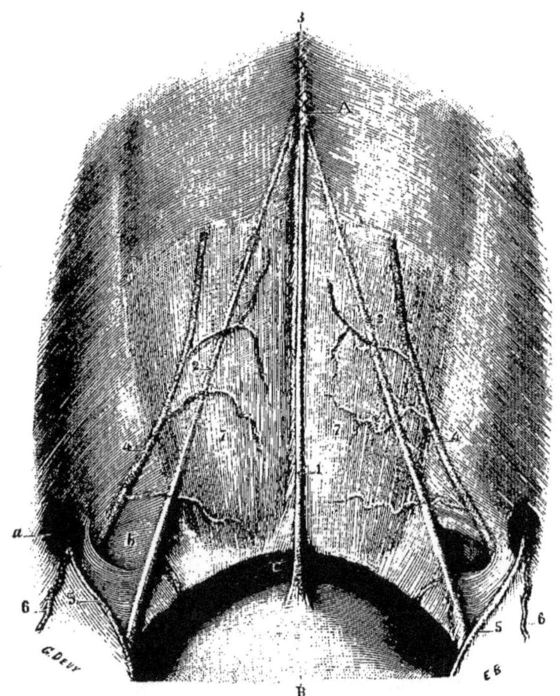

Fig. 780.

La paroi abdominale antérieure, vue par sa face péritonéale.

A. ombilic. — B. vessie.
1, ouraque. — 2, 2, cordon de l'artère ombilicale oblitérée. — 3, cordon de la veine ombilicale (ligament falciforme). — 4, artère épigastrique. — 5, canal déférent. — 6, artère spermatique. — 7, face postérieure du muscle grand droit de l'abdomen, recouverte par le péritoine.
a, fossette inguinale externe. — b, fossette inguinale moyenne. — c, fossette inguinale interne ou vésico-pubienne.

ment toute la portion sous-ombilicale de la paroi abdominale antérieure (fig. 780). Dans cette première partie de son trajet, il passe en arrière de l'ouraque et des deux cordons fibreux qui, chez l'adulte, résultent de l'oblitération des artères ombilicales. Soulevé par ces trois cordons, l'un médian (1), les deux autres latéraux (2, 2), il forme trois replis falciformes, les *petites faux du péritoine*, qui prennent naissance au niveau de l'ombilic et, de là, s'étendent en divergeant jusqu'à la partie supérieure de la vessie (voy. à ce sujet, ANCEL, Th. Nancy, 1899). Un peu au-dessus de la partie moyenne de l'arcade fémorale, le péritoine est encore soulevé, mais d'une façon moins sensible, par la portion initiale de l'artère épigastrique (4), qui, comme on le sait, décrit à ce niveau une courbe à concavité supéro-externe.

Si nous examinons maintenant par sa face postérieure la portion de la paroi abdominale qui s'étend des pubis à l'orifice interne du canal inguinal (fig. 780), nous constatons, dans l'intervalle des replis formés par les trois cordons précités, un certain nombre de dépressions, plus ou moins profondes, que l'on désigne sous le nom de *fossettes inguinales*. Ces fossettes, au nombre de trois de chaque côté, se distinguent, d'après leur situation, en interne, moyenne et externe. — La *fossette inguinale interne* (c) est située entre le repli séreux formé par l'ouraque et celui déterminé par le cordon fibreux de l'artère ombilicale. Il répond à l'intervalle compris entre la ligne médiane et l'épine du pubis : on l'appelle encore, pour cette raison, *fossette sus-pubienne* ou *vésico-pubienne*. — La *fossette inguinale moyenne* (b) est située immédiatement en dehors du cordon fibreux de l'artère ombilicale. — La *fossette inguinale externe* (a), la plus externe de toutes comme son nom l'indique, se trouve placée en dehors et au-dessus de l'anse que forme la portion initiale de l'artère épigastrique en se portant en dehors et en haut. Elle répond exactement à l'orifice interne du canal inguinal. A sa partie inférieure et interne se voient par transparence les éléments constitutifs du cordon spermatique, qui, de la cavité abdominale, passent dans le canal inguinal.

La connaissance de cette région trouve en chirurgie des applications importantes. C'est, en effet, par l'une des trois fossettes sus-indiquées, véritables points faibles de la paroi abdominale, que s'échappe l'intestin pour constituer les hernies dites inguinales, et nous voyons immédiatement qu'on peut diviser ces hernies, suivant la fossette qui leur livre passage, en trois grandes variétés : la *hernie inguinale interne*, la *hernie inguinale moyenne* et la *hernie inguinale externe*, s'engageant chacune dans la fossette de même nom.

2° Son mode d'étalement dans l'excavation pelvienne. — En abandonnant la paroi abdominale antérieure, le péritoine se jette sur la vessie, dont il revêt la face postérieure et la partie la plus élevée de ses faces latérales (p. 610). A droite et à gauche du réservoir urinaire, le péritoine vésical se réfléchit sur les parois latérales de l'excavation pelvienne et, après les avoir tapissées de bas en haut, passe dans la fosse iliaque interne : il la revêt dans la plus grande partie de son étendue et, à sa partie supérieure, se soude au péritoine cæcal.

A la partie postérieure de la vessie, le péritoine se comporte différemment chez l'homme et chez la femme. — *Chez l'homme* (fig. 779), après avoir recouvert la base des vésicules séminales dans une étendue de 10 à 15 millimètres (p. 717), il se jette sur le rectum en formant le *cul-de-sac vésico-rectal*. Ce cul-de-sac, qui représente la partie la plus inférieure de la cavité abdominale, est limité sur les côtés et en haut par deux petits replis de forme semi-lunaire qui, comme le cul-de-sac lui-même, s'étendent de la vessie au rectum : ce sont les *replis de Douglas*, désignés encore quelquefois sous le nom de *ligaments postérieurs de la vessie* (p. 610 et fig. 520,8). — *Chez la femme* (fig. 781), le péritoine en quittant la vessie se réfléchit sur l'utérus, en formant le *cul-de-sac vésico-utérin* (p. 836). Il rencontre ordinairement l'utérus au niveau de l'isthme. De là, se portant de bas en haut, il tapisse la face antérieure du corps de l'organe dans toute son étendue, arrive à son extrémité supérieure ou fond, la contourne d'avant en arrière, s'étale ensuite de haut en bas sur sa face postérieure, rencontre la paroi postérieure du vagin et, après l'avoir revêtue dans une étendue de 15 à 20 millimètres, se réfléchit sur le rectum en formant le *cul-de-sac recto-vaginal* ou *cul-de-sac de Douglas* (p. 836 et fig. 697). Au niveau des bords latéraux de l'utérus, les deux feuillets péritonéaux qui tapissent la face antérieure et la face postérieure de cet organe, s'adossent l'un à l'autre et tous deux, ainsi réunis en une lame unique se portent transversalement en dehors pour venir se fixer d'autre part sur les parois latérales de l'excavation. Ce sont les

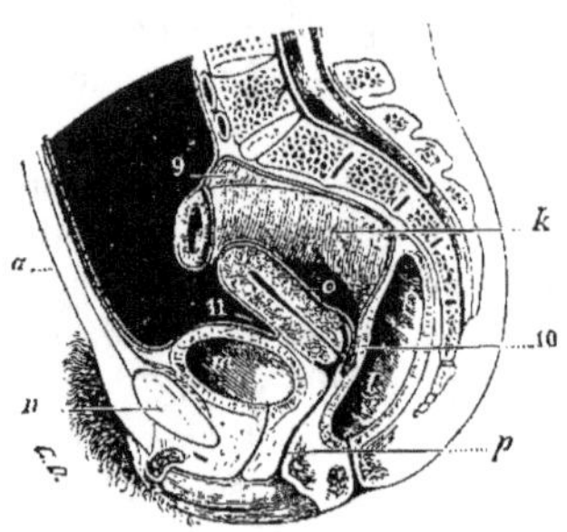

Fig. 781.

Le péritoine chez la femme, vu sur une coupe vertico-médiane du bassin (segment droit de la coupe).

o. utérus. — *p.* vagin. — 10. cul-de-sac recto-vaginal. — 11. cul-de-sac vésico-utérin. Les autres indications chiffrées et lettrées comme dans la figure 779.

ligaments larges (p. 815), avec leurs trois ailerons : *l'aileron supérieur*, enveloppant la trompe (p. 808) ; *l'aileron antérieur*, recouvrant le ligament rond (p. 819); *l'aileron postérieur*, revêtant à la fois le pédicule de l'ovaire et les deux ligaments utéro-ovariens (p. 817). A la partie postérieure et inférieure de l'utérus, un peu au-dessus du cul-de-sac recto-vaginal, le péritoine forme deux replis semi-lunaires, l'un droit, l'autre gauche, qui, partant de la région de l'isthme, se portent sur la troisième, la deuxième ou la première vertèbre sacrée : ce sont les *replis de Douglas* ou *ligaments utéro-sacrés* (p. 822 et fig. 697,9). Morphologiquement, ces replis utéro-sacrés présentent la plus grande analogie avec les replis, ci-dessus décrits, qui unissent la vessie au rectum. Ils en diffèrent, cependant, en ce qu'ils sont plus résistants et qu'ils renferment, entre leurs deux

feuillets séreux, un paquet plus ou moins développé de fibres musculaires lisses, qui constituent pour l'utérus un véritable ligament postérieur. On rencontre assez fréquemment, un peu en dehors du repli utéro-rectal, un deuxième repli, le *repli utéro-lombaire* (p. 822), qui, se détachant de la face postérieure de l'utérus, à 8 ou 10 millimètres au-dessus de l'origine du précédent, se porte en dehors pour venir s'insérer sur le côté correspondant de la cinquième vertèbre lombaire.

Arrivé sur le rectum, le péritoine revêt tout d'abord la face antérieure de ce conduit, puis ses deux faces latérales (p. 225). Nous rappellerons, à ce sujet, que la séreuse n'est en relation qu'avec la moitié supérieure de la première portion du rectum (fig. 198). La moitié inférieure de cette première portion et toute la portion anale n'ont aucune relation avec le péritoine.

3° Son mode d'étalement sur la paroi abdominale postérieure. — Au-dessus du rectum et de l'excavation pelvienne, le péritoine tapisse de bas en haut la paroi postérieure de l'abdomen jusqu'à la hauteur du côlon transverse. Si cette paroi ne présentait aucun viscère, la séreuse s'y étalerait d'une façon simple et régulière, comme il le fait sur la paroi antérieure. Mais elle y rencontre, sur le milieu, le jéjuno-iléon et, sur les côtés, les portions ascendante et descendante du gros intestin. Il se soulève à leur niveau, de façon à les envelopper dans une partie plus ou moins considérable de leur circonférence :

A. Péritoine jéjuno-iléal, mésentère. — Au jéjuno-iléon, le péritoine fournit une gaine à peu près complète : il le revêt, en effet, sur tout son pourtour, son bord postérieur excepté. Au niveau de ce bord postérieur, les deux feuillets péritonéaux qui tapissent les deux faces latérales du conduit s'adossent l'un à l'autre, en formant ainsi, en arrière de l'intestin, un large repli, qui vient se fixer d'autre part sur la paroi postérieure de la cavité abdominale, suivant une ligne oblique qui

s'étend depuis le côté gauche de la deuxième vertèbre lombaire (angle duodéno-
jéjunal) jusqu'au côté interne du cæcum : ce repli, c'est le *mésentère* (p. 148). Le
mésentère est donc un vaste ligament, disposé en sens sagittal, qui relie le jéjuno-
iléon à la paroi postérieure de l'abdomen. — Tandis que son bord antérieur présente

exactement la même longueur que le
jéjuno-iléon, auquel il se fixe, son bord
postérieur ou vertébral, beaucoup plus
court, ne mesure que 16 à 18 centimètres. Ce bord postérieur répond successivement, en allant de haut en bas
(fig. 782) : 1° au côté interne de la quatrième portion du duodénum ; 2° au
duodénum lui-même, qu'il croise, en
même temps que l'artère mésentérique,
au point de jonction de la troisième et
de la quatrième portion ; 3° à l'aorte
abdominale ; 4° à la veine cave et aux
vaisseaux iliaques primitifs du côté
droit. — Le mésentère, comme tous les
méso, se compose de deux feuillets,
l'un droit, l'autre gauche, étalés l'un et
l'autre sur les faces latérales de l'éventail vasculaire du jéjunéo-iléon. Ces
deux feuillets, qui se séparent en avant
pour envelopper l'intestin, se séparent
aussi en arrière pour fuir la ligne
médiane et s'étaler de dedans en dehors
sur la paroi postérieure de la cavité
abdominale. Nous les suivrons séparément en commençant par le droit.

B. Feuillet droit du mésentère : péritoine du cæcum et du côlon ascendant.
— Le feuillet droit du mésentère
(fig. 782), après avoir revêtu de dedans
en dehors la partie moyenne de l'aorte

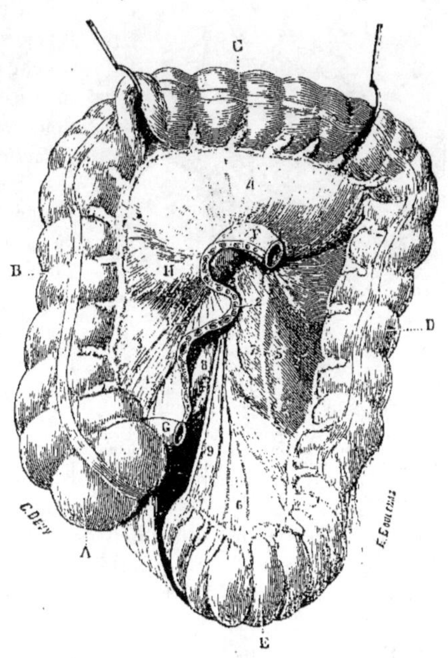

Fig. 782.

Les mésocôlons et le mésentère, vue antérieure
après résection de la plus grande partie de
l'intestin grêle.

A. cæcum. — B. côlon ascendant. — C. côlon transverse.
— D. côlon descendant. — E. côlon ilio-pelvien. — F. jéjunum. — G. portion terminale de l'iléon. — H. saillie du
duodénum.
1, bord postérieur du mésentère. — 2. coupe du mésentère. — 3, mésocôlon ascendant. — 4. mésocôlon transverse.
— 5. mésocôlon descendant. — 6. mésocôlon ilio-pelvien.
— 7. uretère. — 8. artère iliaque primitive. — 9, artère
sigmoïde.

abdominale, la veine cave inférieure, le psoas, l'uretère, les vaisseaux spermatiques, la partie inférieure du rein droit, les artères et les veines coliques droites,
arrive à la portion ascendante du gros intestin, constituée en bas par le cæcum,
en haut par le côlon ascendant.

a. *Au niveau du cæcum*, le péritoine, dans la grande majorité des cas, recouvre
l'organe sur tout son pourtour (p. 193). Plus rarement, la séreuse forme en arrière
du cæcum un repli plus ou moins développé, le *mésocæcum*, qui le rattache à la
fosse iliaque. Enfin, dans des cas plus rares encore, elle passe tout simplement sur
la face antérieure de l'organe et l'applique ainsi contre l'aponévrose iliaque. Sur
l'appendice cæcal, le péritoine se comporte exactement comme sur une anse d'intestin grêle (p. 194) : il l'entoure sur presque tout son pourtour et, s'adossant à lui-
même au niveau de l'un de ses bords, il forme un véritable méso, le *méso-appendice*, qui rattache le conduit en question, d'une part au côté interne du cæcum,

d'autre part à la partie tout inférieure du mésentère. Rappelons en passant que le mésentère, en se réfléchissant de l'intestin grêle sur le cæcum, forme deux petits replis spéciaux, lesquels déterminent l'apparition de deux fossettes, la *fossette cæcale supérieure* et la *fossette cæcale inférieure* (voy. p. 195). Rappelons encore qu'on rencontre assez fréquemment, à la partie postérieure et supérieure du cæcum, au niveau du point où le péritoine se réfléchit de la fosse iliaque sur ce dernier organe, une ou deux autres fossettes en forme de cul-de-sac, les *fossettes rétro-cæcales* (p. 196).

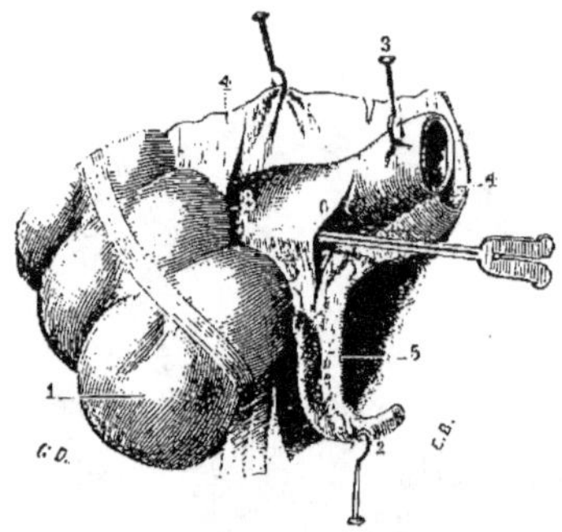

Fig. 783.

Le méso-appendice et les deux fossettes cæcales supérieure et inférieure.

1. cæcum. — 2, appendice cæcal. érigué en bas. — 3. iléon, érigué en haut. — 4, mésentère. - 5, méso-appendice. — 6, repli iléo-appendiculaire. — 7, fossette cæcale inférieure ou iléo-appendiculaire. — 8, fossette cæcale supérieure.

b. *Au niveau du côlon ascendant* (fig. 782), le péritoine, abandonnant la paroi pour se jeter sur cet organe, revêt successivement sa face interne, sa face antérieure et sa face externe. Puis, il se jette de nouveau sur la paroi abdominale. La face postérieure du côlon, respectée comme on le voit par la séreuse, repose directement sur les organes sous-jacents. C'est là la disposition ordinaire : on la rencontre 64 fois sur 100, d'après TREVES. Plus rarement, le péritoine forme au côlon ascendant un court méso, le *mésocôlon ascendant*

(voy. p. 208). Au delà du côlon ascendant, le péritoine, devenu pariétal, s'étale d'arrière en avant sur la paroi latérale droite de l'abdomen, pour venir se confondre avec le feuillet déjà décrit, qui tapisse la paroi abdominale antérieure.

C. FEUILLET GAUCHE DU MÉSENTÈRE : PÉRITOINE DU CÔLON DESCENDANT ET DU CÔLON ILIO-PELVIEN. — Le *feuillet gauche du mésentère*, après avoir tapissé de même de dedans en dehors le muscle psoas, l'uretère, les vaisseaux spermatiques, la partie moyenne et inférieure du rein gauche, les vaisseaux coliques gauches, arrive à la portion descendante du gros intestin. Il se comporte différemment sur le côlon descendant et sur le côlon ilio-pelvien.

a. *Au niveau du côlon descendant*, le péritoine enveloppe ce conduit comme il l'a déjà fait pour le côlon ascendant. Le plus souvent (75 p. 100), il se contente de revêtir ses trois faces interne, antérieure et externe, sa face postérieure reposant directement sur la paroi abdominale. Plus rarement (25 p. 100), il forme au conduit un court méso, le *mésocôlon descendant* (p. 210).

b. *Au niveau du côlon ilio-pelvien*, le péritoine se comporte comme suit. Sur la première portion du conduit, entre la crête iliaque et le bord externe du psoas (fig. 784), il présente la même disposition que sur le côlon descendant. Sur toutes les autres portions du côlon ilio-pelvien, il se comporte absolument comme sur l'intestin grêle : il revêt successivement la face supérieure de l'intestin, son bord antérieur ou bord libre, sa face inférieure et, s'adossant à lui-même au niveau du bord postérieur, il forme un long et large repli, le *mésocôlon ilio-pelvien* ou *sigmoïde* (fig. 784,6), qui vient se fixer d'autre part à la paroi postérieure de la cavité abdomino-pelvienne. Cette insertion pariétale, très irrégulière mais entièrement fixe, est représentée par une ligne deux fois coudée sur elle-même, en forme d'*S* par conséquent, qui s'étend du bord externe du psoas à la face antérieure de la troisième vertèbre sacrée, là où commence le rectum. Nous rappellerons, en pas-

sant, qu'au voisinage de l'insertion pariétale du côlon ilio-pelvien, au niveau de
l'artère iliaque primitive gauche et un peu au-dessus de sa bifurcation, se trouve

un orifice circulaire qui nous
conduit dans une cavité en
forme d'entonnoir : c'est la *fos-
selte intersigmoïde* (p. 211 et
fig. 784,7). Au delà de la portion descendante du côlon, le
péritoine, devenu pariétal, se
comporte exactement comme
sur le côté externe du côlon
ascendant : il s'étale d'arrière
en avant sur la paroi latérale
gauche de l'abdomen et vient
se confondre avec le feuillet.
précédemment décrit, qui revêt
la paroi antérieure.

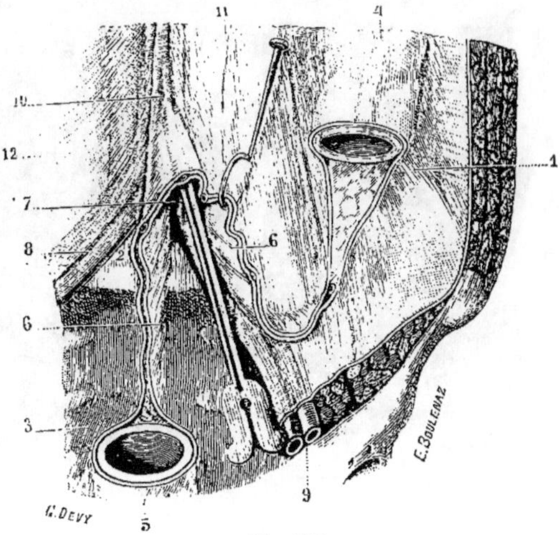

D. PÉRITOINE DU CÔLON TRANS-
VERSE. — Revenons maintenant
en dedans des côlons ascendant et descendant et voyons
comment se comporte le péritoine au niveau du côlon transverse.

Arrivé au niveau de la troi-

Fig. 784.

Insertion pariétale du mésocôlon ilio-pelvien.

1. crête iliaque. — 2, cinquième vertèbre lombaire. — 3. troisième
sacrée. — 4, côlon descendant, sectionné à son extrémité inférieure. —
5, rectum, sectionné à son extrémité supérieure. — 6. mésocôlon ilio-
pelvien. — 7, fossette intersigmoïde. — 8. vaisseaux iliaques primitifs.
— 9. vaisseaux iliaques externes. — 10. artères sigmoïdes. — 11. uretère gauche. — 12. feuillet inférieur ou feuillet gauche du mésentère.

sième vertèbre lombaire, le péritoine pariétal, représenté par les deux feuillets
droit et gauche du mésentère, se réfléchit d'arrière en avant et de haut en bas
pour se porter sur le bord postérieur du côlon transverse : il constitue ainsi
le feuillet inférieur d'un large repli, le *mésocôlon transverse* (fig. 779,4), qui unit
la portion transverse du côlon à la paroi abdominale postérieure.

Dans ce trajet, le feuillet droit du mésentère revêt la face correspondante
(la face inférieure) de la troisième portion du duodénum. Le feuillet gauche
revêt de même. dans sa moitié antérieure ou dans ses deux tiers antérieurs,
la quatrième portion ou portion ascendante de ce même duodénum, et nous
rappellerons à ce sujet qu'il forme sur le flanc gauche de ce conduit deux petits
replis falciformes, circonscrivant deux fossettes : ce sont les *fossettes duodénales*,
que l'on distingue, d'après leur situation, en supérieure et inférieure (p. 149
et fig. 131).

Au niveau de l'angle duodéno-jéjunal, point où se fait la soudure du duodénum avec le jéjuno-iléon et où se trouve l'extrémité supérieure ou racine du
mésentère, les deux feuillets droit et gauche de ce dernier repli, jusque-là entièrement indépendants quoique adossés l'un à l'autre, se fusionnent en une lame
unique (fig. 132), qui constitue la partie moyenne du côlon transverse. Juste au
niveau du point où s'effectue cette fusion, sur le dos de l'angle duodéno-jéjunal,
se trouve dans certains cas (une fois sur six sujets environ) une nouvelle fossette,
la *fossette duodéno-jéjunale* (p. 151).

Le feuillet inférieur du mésocôlon transverse est donc constitué par le feuillet
droit et le feuillet gauche du mésentère, réunis l'un à l'autre au-dessus de

l'angle duodéno-jéjunal. Ce feuillet, en atteignant le bord postérieur du côlon transverse, revêt d'arrière en avant la face inférieure de cette portion du gros

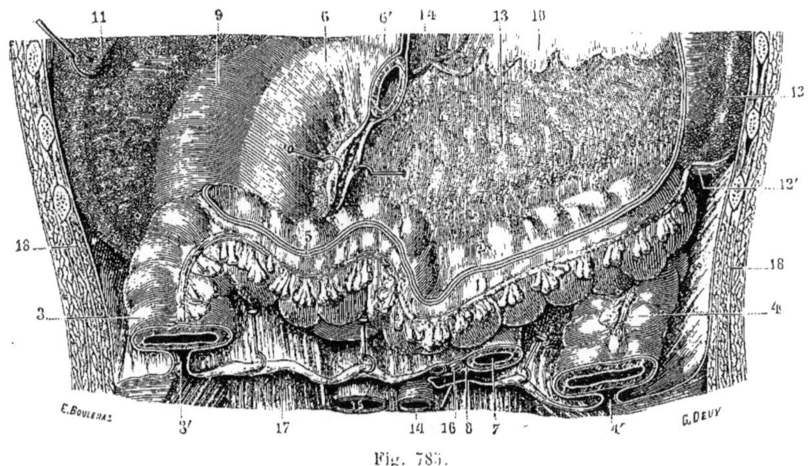

Fig. 785.

Le mésocôlon transverse, vu d'en haut.

1, côlon transverse, avec sa bande musculaire antéro-inférieure. — 2, mésocôlon transverse. — 3, côlon ascendant, avec 3', son mésocôlon. — 4, côlon descendant, avec 4', son mésocôlon. — 5, 5, insertion colique du grand épiploon. — 6, duodénum, avec 6', épiploon gastro-hépatique. — 7, jéjuno-iléon. — 8, mésentère. — 9, rein droit. — 10, rein gauche. — 11, foie, érigné en haut. — 12, rate, avec 12', ligament phréno-colique. — 13, pancréas. — 14, aorte. — 15, veine cave inférieure. — 16, vaisseaux mésentériques supérieurs. — 17, psoas. — 18, paroi abdominale.

intestin et arrive bientôt sur son bord antérieur. Nous le laisserons là pour le moment : nous sommes arrivés, du reste, à la limite postérieure de notre région sous-ombilicale. Nous le retrouverons tout à l'heure, en terminant la description du péritoine sus-ombilical.

B. — PÉRITOINE SUS-OMBILICAL

Si nous reprenons le péritoine à l'ombilic et si nous le suivons maintenant en sens inverse, c'est-à-dire de bas en haut et d'arrière en avant (fig. 779), nous le voyons d'abord tapisser toute la portion sus-ombilicale de la paroi abdominale antérieure et, de là, passer sur la face inférieure de la voussure diaphragmatique.

1° Au niveau de l'ombilic. — Au niveau même de l'ombilic, il est soulevé, chez le fœtus, par la veine ombilicale et, chez l'adulte, par le cordon fibreux qui a remplacé ce vaisseau. Cet obstacle apporté au libre étalement de la séreuse a pour résultat la formation d'un vaste repli, orienté à peu près dans le sens sagittal, qui s'étend de la paroi antéro-supérieure de l'abdomen à la convexité du foie et qui constitue le *ligament suspenseur* de ce dernier organe ; on le désigne encore sous le nom de *grande faux du péritoine* (p. 279). Ce repli ligamenteux, de forme triangulaire (fig. 786), nous présente deux bords, un sommet et une base : 1° un bord supérieur, convexe, qui s'insère successivement, d'abord sur la paroi abdominale à partir de l'ombilic, puis sur le diaphragme ; 2° un bord inférieur, concave, qui se fixe à la face convexe du foie ; 3° un sommet, tronqué, qui répond au côté antérieur de la veine cave inférieure ; 4° une base ou bord libre, qui s'étend obliquement d'avant en arrière et un peu de gauche à droite, depuis l'ombilic jusqu'au bord antérieur du foie. C'est précisément le long de ce dernier bord et dans l'intervalle des deux feuillets séreux, que chemine la veine ombilicale ou le cordon fibreux qui la remplace chez l'adulte : ce cordon fibreux (fig. 786, 5), ainsi enveloppé par le péritoine, constitue le *ligament rond du foie* ou *ligament hépato-ombilical* (p. 280).

2° Sur le diaphragme et la face supérieure du foie. — Sur le diaphragme, le péritoine tapisse d'avant en arrière la face inférieure de ce muscle, à droite et à gauche du ligament suspenseur, jusqu'au niveau du bord postérieur du foie. Là, il descend sur le foie en constituant le feuillet supérieur du *ligament coronaire* (p. 281) et des deux *ligaments triangulaires* droit et gauche (p. 282).

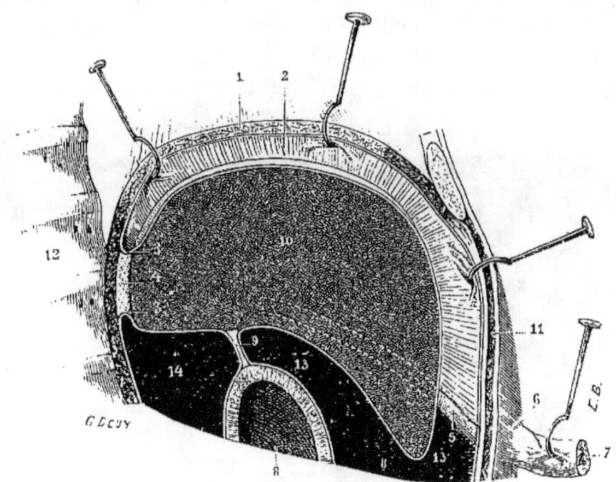

Fig. 786.

Le ligament suspenseur du foie, vu par sa face droite
(*demi-schématique*).

1, diaphragme, érigué en haut. — 2, ligament suspenseur, vu par sa face droite. — 3 et 3′, feuillet supérieur et feuillet inférieur du ligament coronaire. — 4, bord postérieur du foie, directement en rapport avec le diaphragme. — 5, veine ombilicale. — 6, ombilic. — 7, cordon. — 8, estomac. — 9, épiploon gastro-hépatique. — 10, foie coupé à 5 millimètres à droite du ligament suspenseur. — 11, paroi abdominale antérieure. — 12, rachis. — 13, 13, cavité abdominale. — 14, arrière-cavité des épiploons.

Se réfléchissant alors d'arrière en avant, il tapisse la face supérieure du foie jusqu'à son bord antérieur, contourne ce bord et, après l'avoir contourné, s'étale d'avant en arrière sur la face inférieure du viscère.

3° Sur la face inférieure du foie. — Sur la face inférieure du foie, la séreuse péritonéale se comporte différemment sur la zone moyenne, sur la zone latérale droite et sur la zone latérale gauche (p. 284).

a. *Sur la zone latérale gauche,* c'est-à-dire à gauche du hile, le péritoine revêt régulièrement d'avant en arrière toute la face inférieure du lobe gauche du foie. Arrivé au niveau du bord postérieur, il le contourne de bas en haut, s'avance sur la face supérieure du foie dans une étendue de quelques millimètres seulement et y rencontre la ligne d'insertion hépatique du feuillet supérieur du ligament coronaire. Se réfléchissant alors en arrière et s'adossant à ce dernier feuillet, il se porte vers la paroi postérieure de l'abdomen en constituant le feuillet inférieur du *ligament coronaire* (moitié gauche) et du *ligament triangulaire gauche* (p. 281 et fig. 247, B). Arrivé à la paroi abdominale, il se réfléchit une dernière fois, cette fois de haut en bas, pour tapisser le diaphragme et devenir ainsi péritoine pariétal. Nous ajouterons qu'à sa partie la plus interne, immédiatement à gauche de l'épiploon gastro-hépatique, il rencontre l'œsophage (voy. p. 93) et descend sur lui d'abord, puis sur la face antérieure de l'estomac, où nous le retrouverons.

b. *Sur la zone latérale droite,* c'est-à-dire à droite du hile, le péritoine tapisse de même la face inférieure du foie, y compris la face libre de la vésicule biliaire (p. 317), jusqu'à son bord postérieur. Là, il se réfléchit en bas et passe sur la paroi abdominale postérieure, en constituant le feuillet inférieur du *ligament coronaire* (moitié droite) et du *ligament triangulaire droit* (p. 281 et fig. 247, A). En atteignant la paroi abdominale, ce feuillet s'étale sur de nombreux organes (fig. 788), qui sont en allant de dehors en dedans : 1° la partie du diaphragme qui est située au-dessous du ligament triangulaire droit ; 2° la face antérieure du rein droit, dans sa partie supéro-externe seulement (*ligament hépato-rénal*) ; 3° la face antérieure de la capsule surrénale (p. 657) ; 4° la face antérieure de la deuxième portion du duodénum ; 5° la face antérieure de la veine cave inférieure. Au niveau de la partie inférieure du rein droit, le péritoine se réfléchit brusquement en avant et se porte vers le bord postérieur de la portion transversale du côlon, en constituant une partie, la partie droite, du feuillet supérieur du mésocôlon transverse (p. 209). Rappelons, en passant, que le mésocôlon transverse donne naissance, à chacune de ses extrémités, au moment où il va se continuer avec le péritoine des côlons ascendant et descendant, à deux petits replis triangulaires, comme lui disposés horizontalement et sur lesquels viennent se placer : sur celui du côté droit, la partie correspondante du foie (*sustentaculum hepatis* ou *ligament phrénico-colique droit*) ; sur celui du côté gauche, l'extrémité inférieure de la rate (*sustentaculum lienis, ligament phrénico-colique gauche* ou *ligament pleuro-colique*, fig. 787,4).

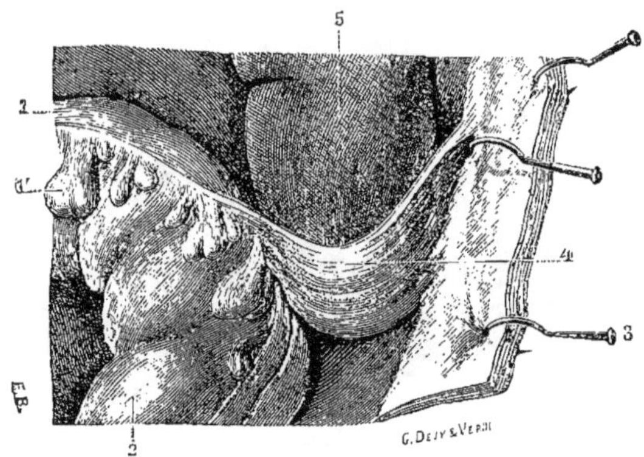

Fig. 787.

Ligament phréno-colique gauche ou sustentaculum lienis.

1. côlon transverse, avec 1′, ses appendices épiploïques. — 2. côlon descendant. — 3, paroi abdominale éringée en dehors. — 4. ligament phréno colique gauche. — 5. rate, reposant par son extrémité inférieure sur le ligament précité.

c. *Sur la zone moyenne*, c'est-à-dire en regard du hile, le péritoine revêt la face inférieure du foie jusqu'au niveau du sillon transverse et du sillon du canal veineux. Là, au lieu de se prolonger, comme sur les deux zones précédentes, jusqu'au bord postérieur de l'organe, il se réfléchit en bas, s'applique sur le côté antérieur des nombreux canaux qui forment le pédicule hépatique et gagne la petite courbure de l'estomac, ainsi que le bord supérieur de la première portion du duodénum, en constituant le feuillet antérieur de l'*épiploon gastro-hépatique* ou *petit épiploon* (p. 115 et fig. 789). Nous verrons bientôt quelle est la provenance du feuillet postérieur.

4° Sur la face antérieure de l'estomac. — Le feuillet péritonéal qui constitue le feuillet antérieur du petit épiploon arrive sur la face antérieure de l'estomac au niveau de la petite courbure (fig. 788). Il s'étale sur cette face, la recouvre dans toute son étendue et, arrivé à ses limites périphériques, se comporte comme suit.

a. *En haut*, au niveau du cardia, il se continue avec le feuillet péritonéal qui tapisse l'œsophage (voy. p 93).

b. *A droite*, au niveau du pylore, il se continue de même avec le feuillet qui revêt la face antérieure de la première portion du duodénum.

c. *A gauche*, au niveau de la grosse tubérosité, le péritoine qui revêt la face antérieure de l'estomac se comporte différemment dans la région qui est placée en regard de la rate et dans la région qui est placée au-dessus. — *Dans la région qui répond à la rate*, il rencontre les vasa breviora (voy. ANGÉIOLOGIE) et, s'appliquant sur leur côté antérieur, il se porte vers la lèvre antérieure du hile de la rate, en constituant le feuillet antérieur de *l'épiploon gastro-splénique* (p. 115). Puis, se réfléchissant en avant, il tapisse successivement (fig. 789) la partie antérieure de

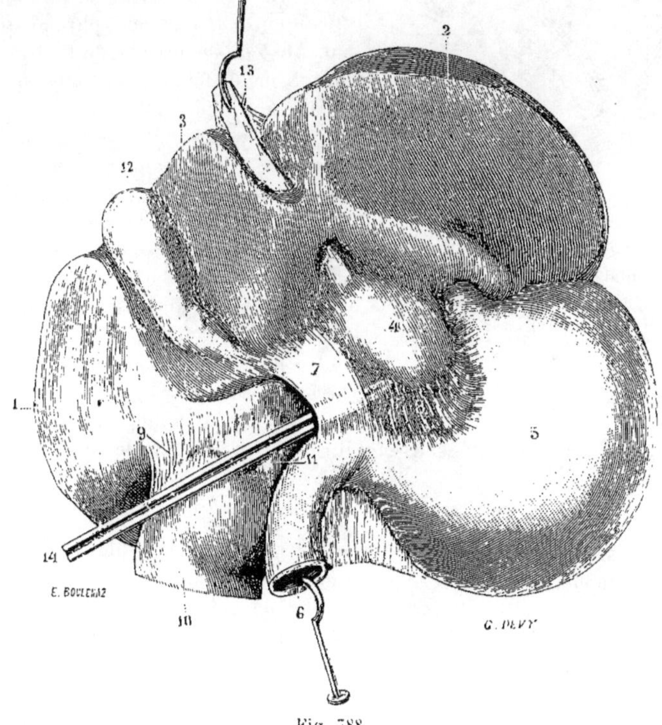

Fig. 788.

L'épiploon gastro-hépatique, vu par sa face antérieure après soulèvement du foie.

1, lobe droit. — 2, lobe gauche. — 3, lobe carré. — 4, lobe de Spigel, vu par transparence à travers l'épiploon gastro-hépatique. — 5, estomac. — 6, duodénum. — 7, zone de l'épiploon gastro-hépatique, contenant le pédicule du foie. — 8, zone absolument transparente du même épiploon, ne contenant ni vaisseaux, ni graisse (*pars flaccida*). — 9, ligament hépato-rénal. — 10, rein droit. — 11, capsule surrénale droite. — 12, vésicule biliaire. — 13, veine ombilicale. — 14, sonde cannelée pénétrant, par l'hiatus de Winslow, dans l'arrière-cavité des épiploons.

la face antéro-interne de ce dernier organe, son bord antérieur, sa face externe, son bord postérieur, sa face postéro-interne et son bord interne, jusqu'à la lèvre postérieure du hile. Là, abandonnant la rate, il se porte en arrière en longeant le côté postérieur de la queue du pancréas et des vaisseaux spléniques, atteint la face antérieure du rein gauche, se réfléchit sur lui de dedans en dehors et, arrivé au niveau du bord externe de ce dernier organe, saute sur le diaphragme qu'il tapisse régulièrement d'arrière en avant. Entre le hile de la rate et la paroi abdominale postérieure, le feuillet péritonéal que nous venons de décrire constitue le feuillet postérieur du *ligament postérieur de la rate* (p. 366), dont le *ligament phréno-splénique* (p. 366) et l'*épiploon pancréatico-splénique* (366) ne sont que des dépendances. — *Au-dessus de la rate*, dans l'intervalle qui sépare l'extrémité supéricure de cet organe du cardia, le feuillet péritonéal qui revêt la face antérieure de l'estomac se porte directement de la grande courbure à la partie correspondante du diaphragme, en constituant le feuillet supérieur du *ligament phréno-gastrique*. Ce ligament continue en haut jusqu'à l'œsophage les deux ligaments ci-dessus décrits : l'épiploon gastro-splénique et le ligament phréno-splénique.

d. *En bas*, au niveau de la grande courbure, le même feuillet péritonéal qui tapisse la face antérieure de l'estomac abandonne cet organe et descend vers le pubis en constituant le feuillet antérieur de *l'épiploon gastro-colique* ou *grand épiploon* (p. 115). Arrivé au pubis ou au voisinage du pubis (car le niveau auquel il s'arrête est très variable), il se recourbe en arrière et en haut, et remonte jusqu'au bord antérieur du côlon transverse (fig. 779,5 et 785,5). Il y rencontre le péritoine sous-ombilical que nous y avons laissé (p. 938) : il se soude à lui, et ainsi se trouve établie, en arrière, la continuité entre les deux portions sous-ombilicale et sus-ombilicale de notre péritoine.

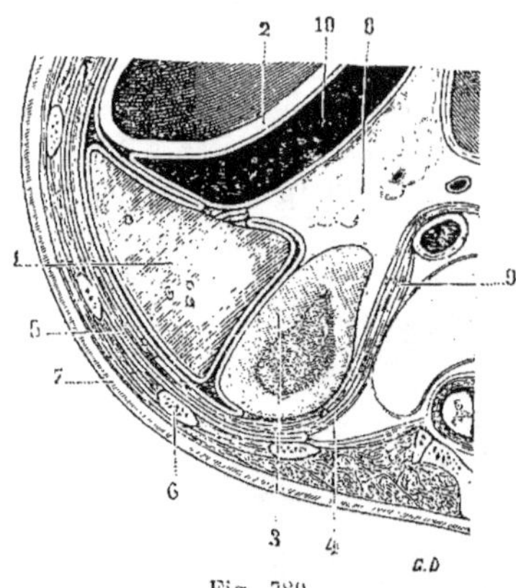

Fig. 789.

Coupe horizontale de la rate (nouveau-né, sujet congelé).

1. rate, nettement triangulaire, avec trois faces et trois bords. — 2. estomac. — 3. capsule surrénale, au centre de laquelle apparaît le pôle supérieur du rein rasé par la coupe. — 4. diaphragme. — 5. plèvres et cavité pleurale. — 6. paroi costale. — 7. peau. — 8. pancréas. — 9. diaphragme.

C. — PÉRITOINE INTÉRIEUR DE L'ARRIÈRE-CAVITÉ DES ÉPIPLOONS

Lorsqu'on soulève le foie (fig. 788), on aperçoit, entre le sillon transverse de cet organe et le duodénum, immédiatement en arrière de la veine porte et du cholédoque, un orifice ovalaire, *l'hiatus de Winslow* (14), dans lequel on introduit facilement la pointe du doigt. Le péritoine, que nous avons laissé à dessein, dans nos descriptions précédentes, sur le pourtour de cet orifice, s'y invagine de droite à gauche, pour aller former en arrière de l'estomac un vaste *diverticulum*, connu sous le nom *d'arrière-cavité des épiploons* (fig. 793,7). Ce feuillet péritonéal, ainsi invaginé dans l'hiatus de Winslow, en même temps qu'il forme le revêtement intérieur de cette cavité, constitue, comme nous le verrons au cours de notre description, le feuillet postérieur des trois épiploons gastro-hépatique, gastro-splénique et gastro-colique. Nous étudierons successivement : 1° l'hiatus de Winslow ; 2° le trajet du feuillet péritonéal qui s'y invagine ; 3° l'arrière-cavité qu'il circonscrit. Nous décrirons ensuite les trois épiploons.

1° Hiatus de Winslow. — L'hiatus de Winslow (fig. 788,14 et 790,11) est un orifice allongé de bas en haut, regardant à droite, mesurant dans son plus grand diamètre de 20 à 30 millimètres. Il est limité : 1° en avant, par la veine porte et le cholédoque ou, ce qui revient au même, par le bord droit de l'épiploon gastro-hépatique ; 2° en arrière, par la veine cave inférieure ; 3° en haut, par la face inférieure du foie, représentée à ce niveau par le prolongement antérieur du lobe de Spigel (3 de la figure 240) ; 4° en bas, par la première portion du duodénum et par la portion horizontale de l'artère hépatique, qui, pour venir se placer dans l'épaisseur de l'épiploon gastro-hépatique, contourne d'arrière en avant la partie inférieure de l'orifice en question.

2° Péritoine intérieur de l'arrière-cavité. — Pour prendre une notion exacte de la disposition du feuillet péritonéal qui tapisse l'arrière-cavité des épiploons, nous allons faire deux fois le tour de cette cavité : la première fois, suivant un plan horizontal passant par l'hiatus de Winslow ; la seconde fois, suivant un plan vertical passant par la ligne médiane ou dans son voisinage.

a. *Pour le premier tour*, partons du bord antérieur de l'hiatus et reprenons-y le feuillet antérieur de l'épiploon gastro-hépatique que nous y avons laissé. Ce feuillet, après avoir contourné d'avant en arrière, la veine porte et le cholédoque (fig. 790, B), se porte de dehors en dedans vers le côté gauche de l'œsophage et la petite courbure de l'estomac, en formant le feuillet postérieur de l'épiploon précité. Arrivé sur l'estomac, il s'étale sur sa face postérieure et la recouvre dans toute son étendue. Au niveau de la grosse tubérosité (fig. 789), il abandonne l'estomac, s'applique sur le côté postérieur des *vasa breviora* et, avec eux, gagne le hile de la rate en constituant le feuillet postérieur de l'*épiploon gastro-splénique*. Avant d'aller plus loin, nous ferons remarquer que, au-dessus de la rate, dans l'intervalle compris entre le

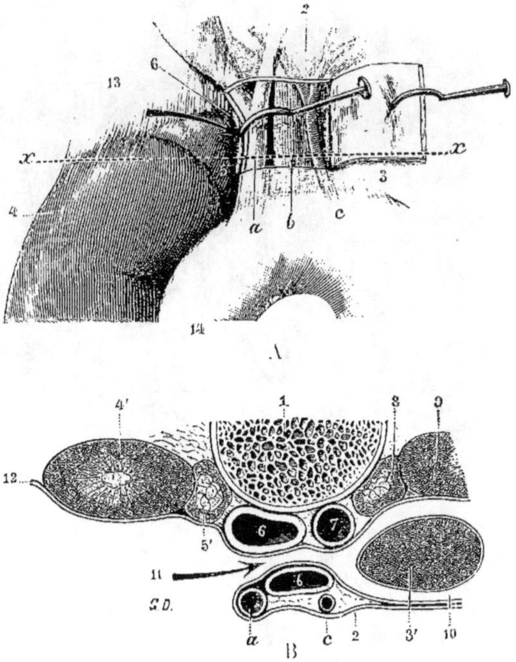

Fig. 790.

L'hiatus de Winslow et l'épiploon gastro-hépatique : A, vus par leur face antérieure ; B, vus sur une coupe horizontale.

(La ligne *x x*, dans la figure A, indique le plan suivant lequel a été faite la coupe représentée dans la figure B.)

1. corps vertébral. — 2. épiploon gastro-hépatique, avec : *a*. canal cholédoque ; *b*. veine porte ; *c*. artère hépatique. — 3. lobule de Spigel, recouvert en avant par l'épiploon gastro-hépatique. — 3'. le même, coupé en travers et entouré par le péritoine. — 4. rein droit. — 4', sa coupe. — 5. capsule surrénale droite. — 5'. sa coupe. — 6. veine cave inférieure. — 7. aorte. — 8, capsule surrénale gauche. — 9. rein gauche. — 10. arrière-cavité des épiploons. — 11. hiatus de Winslow. — 12. feuillet pariétal du péritoine, tapissant la paroi abdominale postérieure. — 13. ligament hépato-rénal. — 14. première portion du duodénum.

sommet de cet organe et l'œsophage, le péritoine gastrique se porte directement sur le diaphragme en formant le feuillet inférieur du *ligament phréno-gastrique*, dont nous avons étudié plus haut (p. 942) le feuillet supérieur. Du hile de la rate où nous l'avons laissé tout à l'heure, le péritoine se réfléchit en dedans et revêt tout d'abord la face antérieure du pancréas et des vaisseaux spléniques, en constituant le feuillet antérieur du *ligament postérieur de la rate* (p. 942). Il recouvre ensuite successivement la capsule surrénale gauche, l'aorte, la veine cave inférieure et atteint, au niveau de ce dernier organe, le bord postérieur de l'hiatus de Winslow, notre point de départ. Notre premier tour est effectué.

b. *Pour le deuxième tour* (fig. 793), partons de la face postérieure de l'estomac et dirigeons-nous de bas en haut et un peu de gauche à droite. Le péritoine, arrivé au niveau de la petite courbure, abandonne l'estomac et se porte alors vers la lèvre postérieure du hile du foie, en formant le feuillet postérieur de l'*épiploon gastro-hépatique* (p. 940). Là, il revêt d'avant en arrière le lobe de Spigel et, parvenu à son bord postérieur, se réfléchit en bas, le long de la paroi abdominale. Dans ce trajet descendant, il recouvre tout d'abord, sur leur face antérieure, la veine cave inférieure, l'aorte et le pancréas. Puis, se réfléchissant en avant, il passe au-dessus des troisième et quatrième portions du duodénum et se porte vers le bord postérieur de la portion transversale du côlon, en constituant le feuillet supérieur du *mésocôlon transverse* (p. 269). Il revêt alors d'arrière en avant la face supérieure de cet intestin et arrive ainsi à son bord antérieur. Là, abandonnant le côlon transverse, il s'adosse au feuillet antérieur de l'*épiploon gastro-colique*, ci-dessus décrit, et suit exactement le même trajet que ce dernier, en constituant

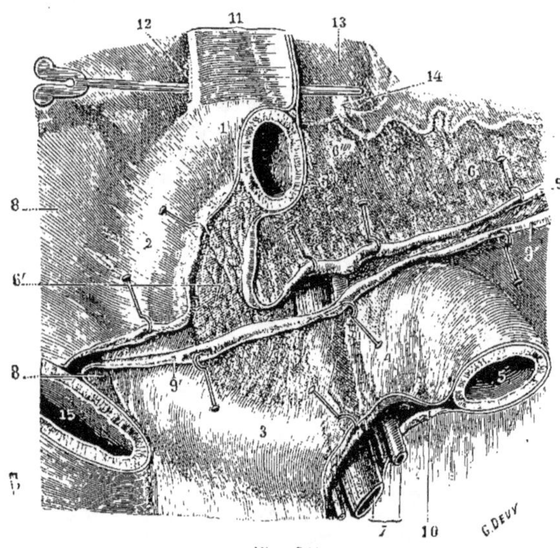

Fig. 791.

Le duodénum et le pancréas, vue antérieure dans ses rapports avec le péritoine et notamment avec le mésocôlon transverse.

1, 2, 3, 4, première, deuxième, troisième et quatrième portions du duodénum — 5, jéjuno-iléon. — 6, pancréas, avec : 6', sa tête : 6'', processus uncinatus : 6''', encoche duodénale : 6'''', tuber omentale. — 7, vaisseaux mésentériques. — 8, rein droit. — 9, 9', feuillet supérieur et feuillet inférieur du mésocôlon transverse. — 10, mésentère. — 11, épiploon gastro-épatique. — 12, hiatus de Winslow, avec une sonde cannelée allant dans la grande cavité des épiploons. — 13, aorte. — 14, tronc cœliaque et ses branches. — 15, côlon descendant.

le feuillet postérieur de cet épiploon. C'est ainsi qu'il descend vers le pubis et remonte ensuite vers la grande courbure de l'estomac, au niveau de laquelle il se sépare du feuillet antérieur pour s'étaler sur la face postérieure de l'estomac, d'où nous sommes partis.

3° **Arrière-cavité des épiploons**. — L'arrière-cavité des épiploons, circonscrite par le feuillet péritonéal dont nous venons d'étudier le trajet, est, comme on le voit, un vaste diverticulum de la cavité péritonéale, fortement aplati d'avant en arrière, qui s'étend en largeur depuis l'hiatus de Winslow jusqu'au hile de la rate et, en hauteur, depuis la partie la plus élevée du lobule de Spigel jusqu'à la partie la plus déclive du grand épiploon. Nous lui considérerons une partie principale et trois prolongements, que nous distinguerons, d'après leur situation, en inférieur, droit et gauche :

A. Partie principale. — La partie principale ou arrière-cavité proprement dite, se trouve située en arrière de l'estomac, entre la face postérieure de cet organe et la partie correspondante de la paroi abdominale postérieure. On la voit très nettement (fig. 793) sur une coupe sagittale de l'abdomen, passant par la ligne médiane.

B. Prolongement inférieur. — Le prolongement inférieur est l'espace compris entre les deux lames antérieure et postérieure de l'épiploon gastro-colique ou grand épiploon (voy. fig. 793). Grâce à ce prolongement, l'arrière-cavité des épiploons descend, par conséquent, comme l'épiploon lui-même, jusqu'au voisinage du pubis, parfois même jusque dans l'excavation pelvienne.

C. Prolongement gauche. — Le prolongement gauche est cette espèce de cul-de-sac, ordinairement peu développé, qui se trouve compris entre la grosse tubérosité de l'estomac et le hile de la rate, à la face postérieure de l'épiploon gastro-splénique (fig. 809). Il est exactement situé entre ce dernier épiploon, qui est en avant, et la queue du pancréas (quelquefois l'épiploon pancréatico-splénique), qui est en arrière.

D. Prolongement droit : vestibule de l'arrière-cavité des épiploons. — Le prolongement droit (fig. 792), beaucoup plus important que les précédents, comprend tout l'espace qui se trouve situé en arrière de l'épiploon gastro-hépatique. Il représente une sorte de couloir transversal qui, par l'intermédiaire de l'hiatus de Winslow, fait communiquer l'arrière-cavité proprement dite avec la grande cavité péritonéale. Nous le désignerons sous le nom de *vestibule de l'arrière-cavité des épiploons atrium bursæ omentalis* de His. C'est la *petite bourse épiploïque* de Huschke.

a. *Dimensions et forme.* — Le vestibule de l'arrière-cavité des épiploons, très développé dans le sens vertical, s'étend depuis la première portion du duodénum jusqu'au bord postérieur du lobule de Spigel. Par contre, il est très étroit d'avant en arrière, ses deux parois antérieure et postérieure étant très rapprochées et même directement appliquées l'une contre l'autre. Son extrémité droite répond à un orifice allongé de haut en bas, qui n'est autre que l'hiatus de Winslow. Son extrémité gauche est représentée, en allant de haut en bas : 1° tout d'abord, par le côté droit de l'œsophage et du cardia ; 2° plus bas, par un repli séreux que nous décrirons tout à l'heure ; 3° au-dessous de ce repli, par un orifice, le *foramen bursæ omentalis*, qui fait communiquer l'arrière-cavité proprement dite avec son vestibule.

b. *Foramen bursæ omentalis.* — Pour bien voir cet orifice, il faut inciser transversalement le petit épiploon, saisir avec une pince la partie inférieure de la petite courbure et l'attirer en avant. On constate alors (fig. 792,8) que l'orifice en question regarde en haut et à droite, qu'il est elliptique plutôt que circulaire et, surtout, qu'il est beaucoup plus étroit que les deux cavités entre lesquelles il se trouve situé : c'est une sorte de détroit entre l'arrière-cavité de l'épiploon, qui est à gauche, et son vestibule, qui est à droite. Sur un enfant de trois ans, j'ai trouvé 30 millimètres pour son plus grand diamètre, tandis que la hauteur du vestibule, mesurée au même niveau, était de 75 millimètres. Le foramen bursæ omentalis est circonscrit : 1° en avant, par la moitié inférieure ou les deux tiers inférieurs de la petite courbure de l'estomac ; 2° en bas et à droite, par un petit repli séreux, qui s'étend de la première portion du duodénum à la face antérieure du pancréas et que je désignerai sous le nom de *ligament duodéno-pancréatique* (fig. 792,9) ; 3° en haut et en arrière, par un deuxième repli, celui-ci beaucoup plus important, qui s'étend de la partie supérieure de la petite courbure à la face antérieure du pancréas : c'est le *ligament gastro-pancréatique* de Huschke.

c. *Ligament gastro-pancréatique.* — Envisagé au point de vue de son trajet et de ses connexions, le ligament gastro-pancréatique (fig. 792, 10) prend naissance sur le côté droit du cardia et sur la portion de la petite courbure qui lui fait suite. De là, il se porte obliquement de haut en bas et de gauche à droite et vient se terminer sur le pancréas, un peu à droite de la ligne médiane. Morphologiquement, il est le résultat d'un soulèvement du péritoine pariétal déterminé par le passage de l'artère coronaire stomachique, qui, comme on le sait, se rend du tronc cœliaque à la petite courbure de l'estomac. L'artère, accompagnée de sa veine, suit naturellement le bord libre, concave en bas et en avant, qui délimite le foramen bursæ omentalis. Le ligament gastro-pancréatique est quelquefois prolongé jusqu'au duodénum, soit par le repli duodéno-pancréatique signalé ci-dessus, soit par un

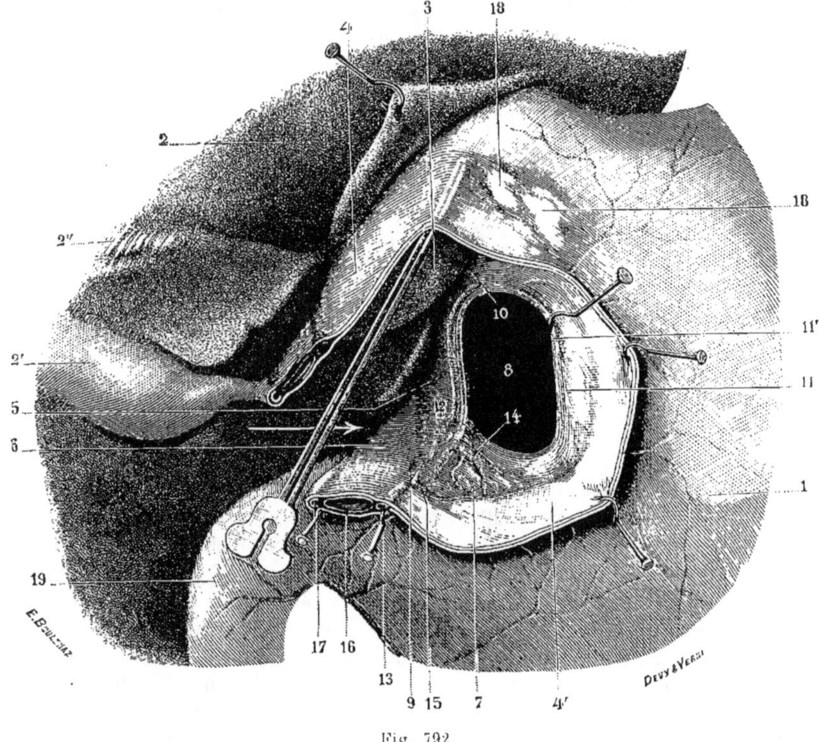

Fig. 792.

Le vestibule de l'arrière-cavité des épiploons, avec le foramen bursæ omentalis.

L'épiploon gastro-hépatique a été incisé transversalement et érigné à la fois en haut (segment supérieur) et en bas (segment inférieur): la partie toute supérieure de cet épiploon, restée en place, est soulevée avec le bec d'une sonde cannelée ; le foie est fortement érigné en haut et à droite ; d'autre part, la petite courbure de l'estomac est attirée en avant et à gauche ; une flèche est passée dans l'hiatus de Winslow.

1, estomac. — 2, foie, avec : 2' vésicule biliaire ; 2'', ligament rond du foie. — 3, lobule de Spigel. — 4. 4', épiploon gastro hépatique. — 5, aorte. — 6, veine cave inférieure. — 7, pancréas (tuber omentale). — 8, foramen bursæ omentalis. — 9, ligament duodéno-pancréatique, soulevé par l'artère hépatique. — 10, ligament gastro-pancréatique, tendu par 11 et 11', l'artère et la veine coronaires stomachiques. — 12, tronc cœliaque. — 13 artère hépatique. — 14, artère splénique. — 15, artère pylorique. — 16, veine porte. — 17, cholédoque. — 18, 18, deux ganglions lymphatiques. — 19, duodénum.

autre repli, situé plus en dehors, qui répond à la portion horizontale de l'artère hépatique. Prolongé ou non à droite de la ligne médiane, ce ligament sépare à la manière d'une cloison le lobule de Spigel de la face postérieure de l'estomac et permet à ce dernier, comme le fait judicieusement remarquer Huschke, de se mouvoir de haut en bas ou de bas en haut sans prendre contact avec le foie.

D. — Épiploons

Nous venons de voir, en étudiant le feuillet péritonéal invaginé dans l'arrière-cavité épiploïque, cette portion du péritoine constituer le feuillet postérieur des trois épiploons gastro-colique, gastro-hépatique et gastro-splénique, l'autre feuillet, le feuillet antérieur étant formé par le péritoine sus-ombilical. Nous pouvons, maintenant que nous connaissons tous les éléments de ces épiploons, étudier dans une sorte de description synthétique, leur forme, leur disposition, leurs rapports et compléter ainsi la description, naturellement un peu sommaire, que nous en avons donnée à propos de l'appareil digestif.

1° Epiploon gastro-colique ou grand épiploon. — L'épiploon gastro-colique, encore appelé grand épiploon (parce qu'il est le plus grand des trois), est ce long repli du péritoine qui relie l'estomac au côlon transverse.

a. *Origine, trajet, terminaison.* — Il prend naissance (fig. 793,5) au niveau de la grande courbure, où il est formé par l'adossement des deux feuillets péritonéaux qui tapissent les deux faces antérieure et postérieure de l'estomac. De là, il se porte en bas, entre la paroi abdominale antérieure et le paquet des anses intestinales. Arrivé au pubis, il se réfléchit d'avant en arrière et de bas en haut et gagne le bord antérieur du côlon transverse. A ce niveau, ses deux feuillets constitutifs, jusque-là adossés, se séparent l'un de l'autre pour envelopper le côlon et former en arrière de lui le mésocôlon transverse.

b. *Constitution anatomique, soudure des deux lames épiploïques.* — Ainsi entendu, l'épiploon gastro-colique se compose de deux lames, l'une antérieure ou descendante, l'autre postérieure ou ascendante, qui se continuent réciproquement au point de réflexion de l'épiploon. Comme, d'autre part, ces deux lames se continuent encore l'une avec l'autre au niveau de leurs bords latéraux, elles interceptent entre elles un large espace en forme de cul-de-sac, qui n'est autre chose que le prolongement inférieur de l'arrière-cavité, ci-dessus décrit. Chez le nouveau-né et même chez l'enfant, l'espace précité existe réellement (voy. fig. 793) et se laisse insuffler avec la plus grande facilité par l'hiatus de Winslow. Mais plus tard, les deux lames descendante et ascendante, qui le circonscrivent, s'unissent peu à peu par leurs faces correspondantes et finissent même par se

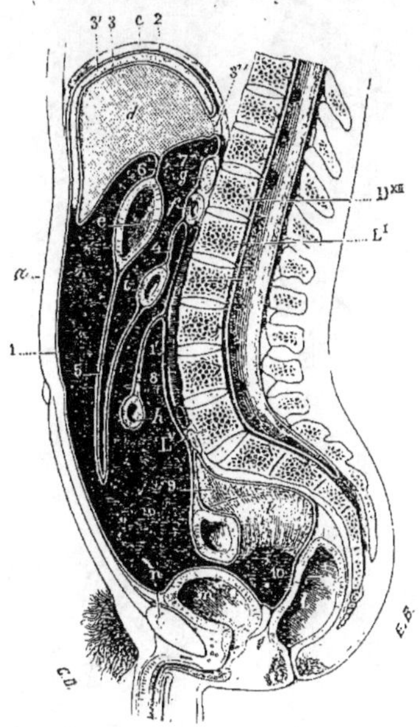

Fig. 793.

Le péritoine, chez l'homme, vu sur une coupe vertico-médiane du tronc (segment droit de la coupe).

a, paroi abdominale antérieure. — *b*, paroi abdominale postérieure. — *c*, diaphragme. — *d*, foie. — *e*, estomac. — *f*, duodénum. — *g*, pancréas. — *h*, intestin grêle. — *i*, côlon transverse. — *k*, côlon ilio-pelvien. — *l*, rectum. — *m*, vessie. — *n*, symphyse pubienne.

1, 1', péritoine pariétal antérieur et postérieur. — 2, péritoine diaphragmatique. — 3, péritoine hépatique, avec 3', ligament suspenseur et 3'', ligament coronaire. — 4, mésocôlon transverse. — 5, grand épiploon. — 6, épiploon gastro-hépatique. — 7, arrière-cavité des épiploons. — 8, mésentère. — 9, mésocôlon ilio-pelvien. — 10, cul-de-sac recto-vésical.

fusionner d'une façon complète ou à peu près complète. La cavité primitive a disparu et le grand épiploon se trouve maintenant réduit à une lame unique, traversée de sa face antérieure à sa face postérieure par de nombreux orifices, plus ou moins surchargée de graisse et tombant à la manière d'un tablier au-devant de la masse intestinale (fig. 794, F) : c'est le *tablier épiploïque* ou *grand tablier des épiploons*. Telle est la disposition qui le caractérise chez l'adulte et chez le vieillard.

c. *Tablier épiploïque.* — De forme quadrilatère, le tablier épiploïque nous présente quatre bords : un bord supérieur, fixé à la grande courbure de l'estomac ; deux bords latéraux, l'un droit, l'autre gauche, répondant, le premier au côlon ascendant, le second au côlon descendant ; un bord inférieur, enfin, généralement convexe, très irrégulier, parfois plus ou moins sinueux, descendant un peu plus bas à gauche qu'à droite, flottant librement au-dessus des pubis et des arcades crurales. Sur beaucoup de sujets, le grand épiploon, au lieu de s'étaler régulièrement au-devant de la masse intestinale, se déjette plus ou moins à droite ou à gauche. Ou bien encore, il se replie sur lui-même et s'insinue en partie ou en totalité entre les anses grêles. D'autres fois, il se renverse en haut et vient se loger au-dessous du diaphragme entre ce muscle et le foie. Dans ces différents cas, on le conçoit, les anses coliques et les anses grêles, n'étant plus recouvertes par l'épiploon, se trouvent directement en contact avec la paroi abdominale antérieure.

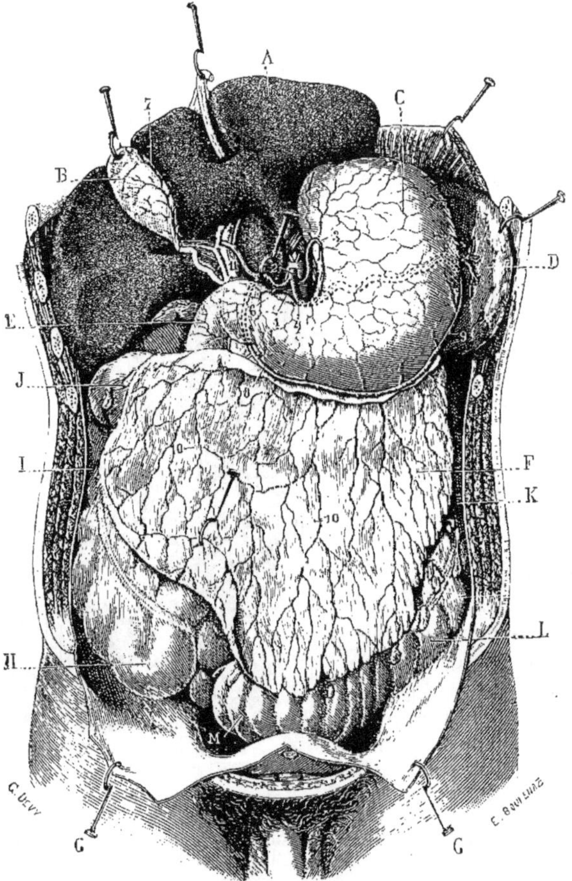

Fig. 794.

Le tablier des épiploons, vu en place après ouverture de la cavité abdominale.

A. foie. érigné en haut. — B. vésicule biliaire. — C. estomac. — D. rate, érignée en dehors. — E. duodénum. — F. grand épiploon. — G. parois de l'abdomen, érignées en bas. — H. cæcum.

1. aorte. — 2, tronc cœliaque. — 3. artère coronaire stomachique. — 4. artère splénique. — 5, artère hépatique. — 6, artère pylorique. — 7. artère cystique. — 8. gastro-épiploïque droite, — 9, gastro-épiploïque gauche. — 10, 10. rameaux artériels du grand épiploon.

d. *Processus de soudure de l'épiploon.* — Le processus en vertu duquel les deux lames descendante et ascendante de l'épiploon se soudent graduellement l'une à l'autre n'est pas encore parfaitement élucidé. D'après ZÖRNER, ce travail de soudure serait la conséquence du mode d'accroissement de l'épiploon. Sous l'influence de l'extension considérable et rapide que prennent les lames épiploïques, la couche

endothéliale, dont le développement est beaucoup plus lent, présente de loin en
loin des solutions de continuité. A leur niveau, les vaisseaux conjonctifs sous-
jacents, ainsi mis à nu, se trouvent en contact avec les vaisseaux conjonctifs de la
lame opposée, privés eux aussi de leur revêtement endothélial. Des relations vasculaires s'établissent alors entre les deux couches conjonctives et ces deux couches
n'en forment bientôt plus qu'une seule. BARABAN, qui récemment a repris la question, considère lui aussi comme une condition indispensable de la soudure des
deux lames épiploïques la chute préalable de l'endothélium. Mais, pour lui, cette
chute de l'endothélium, considérée comme normale par ZÖRNER, se produirait toujours sous une influence pathologique. Or, comme la soudure des deux lames
épiploïques est pour ainsi dire la règle, du moins chez l'adulte, nous devrions, si
le fait énoncé par BARABAN était exact, conclure (ce qui me paraît bien peu
rationnel) qu'il n'existe qu'un très petit nombre de sujets qui possèdent un épiploon normal.

Nous avons dit plus haut que la lame postérieure ou ascendante du grand épiploon se fixait
sur le bord antérieur du côlon transverse. C'est bien là, en effet, la disposition que nous rencontrons chez l'adulte et même chez le nouveau-né (fig. 793,5). Mais il n'en est pas de même chez l'embryon. Chez ce dernier (fig. 795), nous voyons la lame ascendante de l'épiploon passer au-dessus

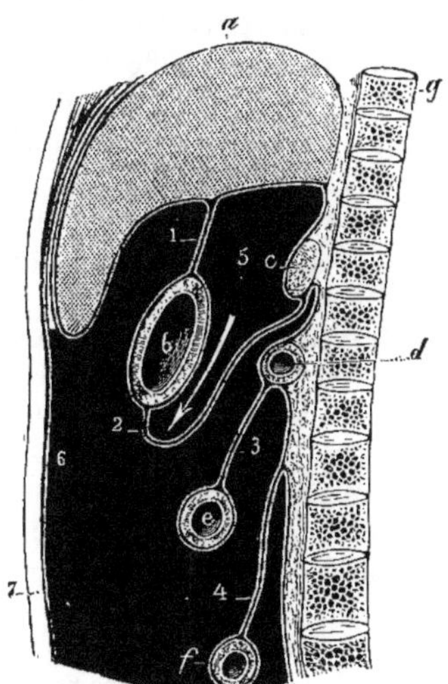

Fig. 795.

Le grand épiploon et le côlon transverse, considérés
chez l'embryon.

a, foie. — b, estomac. — c, pancréas. — d, duodénum. —
e, côlon transverse. — f, intestin grêle. — g, colonne vertébrale.—
1, épiploon gastro-hépatique. — 2, mésogastre (futur épiploon
gastro-colique). — 3, mésocôlon transverse primitif. — 4, mésentère. — 5, arrière-cavité des épiploons. — 6, péritoine hépatique.

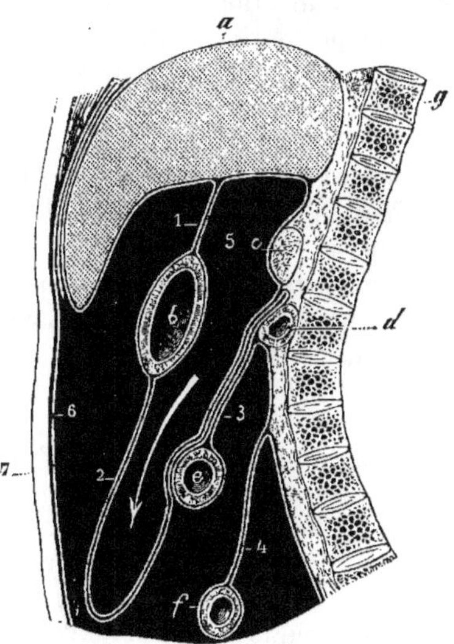

Fig. 796.

Le grand épiploon et le côlon transverse, considérés
chez l'adulte.

a, foie. — b, estomac. — c, pancréas. — d, duodénum. —
e, côlon transverse. — f, intestin grêle.— g, colonne vertébrale.—
1, épiploon gastro-hépatique. — 2, épiploon gastro-colique. —
3, mésocôlon transverse. — 4, mésentère. — 5, arrière-cavité
des épiploons. — 9, péritoine hépatique.

(On voit nettement sur ces deux figures que le mésocôlon transverse de l'adulte (3) est le mésocôlon transverse primitif, fusionné avec la
partie correspondante de la lame ascendante du grand épiploon, et que, de ce fait, il est formé par quatre feuillets intimement accolés :
par suite de cet accolement, le grand épiploon semble venir se fixer sur le bord antérieur du côlon transverse.)

du côlon transverse et de son méso, et venir se fixer sur la paroi abdominale postérieure, suivant
une ligne transversale passant par le pancréas. Là, ses deux feuillets s'écartent, le supérieur se
portant en haut pour tapisser l'arrière-cavité des épiploons, l'inférieur se réfléchissant en bas et
en avant pour former le feuillet supérieur du mésocôlon transverse. — A ce stade du développement embryonnaire, la partie toute postérieure ou racine du grand épiploon repose sur le mésocôlon transverse, mais en conservant toute son indépendance, je veux dire en ne présentant avec
le mésocôlon précité que de simples rapports de contiguïté. — Plus tard, les deux formations

s'unissent peu à peu par un phénomène dit d'*accolement* ou *de coalescence*, et finissent par se fusionnner jusqu'au niveau du bord antérieur du côlon transverse. Cet accolement débute, d'après Toldt, dans la deuxième moitié du troisième mois et se fait de haut en bas et de droite à gauche. Il est habituellement terminé au commencement du cinquième mois, souvent plus tôt. — Par suite de cette transformation, représentée schématiquement dans la figure 796, l'insertion supérieure du grand épiploon se trouve reportée de la paroi abdominale postérieure sur le bord antérieur du côlon transverse. Mais cette insertion, comme nous le montre nettement la figure en question n'est qu'une insertion consécutive, qu'une insertion apparente. En réalité, elle est toujours située sur la paroi abdominale, et le feuillet supérieur du mésocôlon transverse, en dépit des apparences qui nous le présentent comme un feuillet simple, se compose de trois feuillets superposés et intimement fusionnés, savoir : 1° le feuillet antérieur de la lame ascendante du grand épiploon; 2° le feuillet postérieur de cette même lame ascendante; 3° enfin, le feuillet supérieur du mésocôlon primitif.

Épiploon gastro-hépatique ou petit épiploon. — L'épiploon gastro-hépatique, encore appelé petit épiploon (fig. 797, 7 et 8), est une lame mince, placée en direction frontale, qui s'étend de la face inférieure du foie à la face supérieure du duodénum et à la petite courbure de l'estomac.

a. *Forme et rapports.* — Il a une forme quadrilatère et nous présente, par conséquent, deux faces, l'une antérieure, l'autre postérieure, et quatre bords, que l'on distingue en supérieur, inférieur, droit et gauche. — La *face antérieure*, plane, continue la direction de la face antérieure de l'estomac. Elle est recouverte par le foie et ne peut être bien étudiée qu'à la condition de soulever ce dernier organe. — La *face postérieure*, également plane, délimite en avant le vestibule de l'arrière-cavité des épiploons. Elle est en rapport, dans la plus grande partie de son étendue, avec le lobule de Spigel. — Le *bord supérieur* s'insère successivement, en allant de droite à gauche : 1° sur les deux lèvres du sillon transverse du foie (hile); 2° sur cette partie du sillon antéro-postérieur qui loge le canal veineux ou, plus simplement, sur le sillon du canal veineux; 3° sur cette portion du diaphragme qui se trouve comprise entre l'extrémité postérieure de ce dernier sillon et le côté droit de l'œsophage. L'épiploon gastro-hépatique, à son insertion supérieure, a, comme on le voit, un trajet très irrégulier. Il change, en effet, deux fois de direction : transversal dans sa portion initiale, il se dirige d'avant en arrière dans sa portion moyenne et, de nouveau, devient transversal dans sa portion terminale. — Le *bord inférieur* s'attache à la partie supérieure de la première portion du duodénum dans une étendue de 4 ou 5 centimètres. C'est le chiffre moyen que j'ai obtenu en mesurant l'étendue de cette insertion duodénale sur un certain nombre de sujets de vingt-cinq à soixante ans. J'ai rencontré comme minimum 43 millimètres, et comme maximum 52 millimètres. — Le *bord gauche*, sensiblement vertical, s'insère tout d'abord sur le côté droit de l'œsophage, puis sur la petite courbure de l'estomac depuis le cardia jusqu'au pylore. — Le *bord droit*, entièrement libre, forme la demi-circonférence antérieure ou, si l'on veut, la lèvre antérieure de l'hiatus de Winslow. Il répond, par conséquent, au pédicule hépatique, plus particulièrement au canal cholédoque et, au-dessus de ce canal, au col de la vésicule biliaire (fig. 790).

b. *Ligaments hépato-duodénal et phréno-œsophagien.* — Un grand nombre d'auteurs donnent le nom de *ligament hépato-duodénal* à la portion du petit épiploon qui avoisine l'hiatus de Winslow et qui s'étend de la première portion du duodénum au hile du foie. De même, on désigne parfois sous le nom de *ligament phréno-œsophagien* la portion de ce même épiploon qui se trouve comprise entre le diaphragme et l'œsophage (voy. Œsophage, p. 93). Un pareil morcellement du petit épiploon ne répond à aucun besoin et les désignations précitées me paraissent devoir être abandonnées.

c. *Ligament hépato- ou cystico-colique.* — Le bord libre du petit épiploon est parfois prolongé sur la droite par un nouveau repli qui s'étend de la vésicule biliaire au côlon et qui, de ce fait, a été appelé *ligament hépato-colique* ou *cystico-colique.* Ce ligament se rencontre habituellement, à des degrés de développement divers, une fois sur six sujets. Il prend naissance en haut, comme son nom l'indique, sur le corps de la vésicule biliaire, un peu au-dessus du col. De là, il se porte en bas, croise la face antérieure du duodénum et vient se fixer sur le côlon transverse, soit au niveau de son coude hépatique, soit un peu en dedans de ce

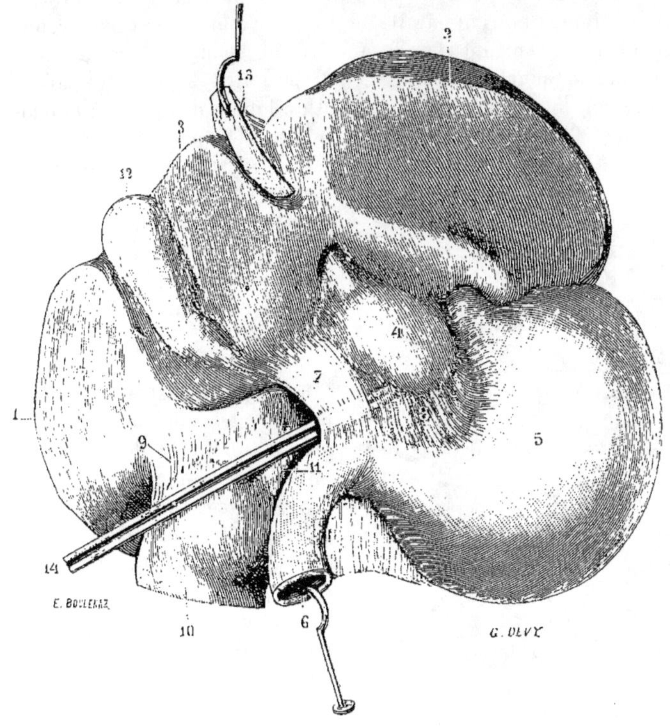

Fig. 797.

L'épiploon gastro-hépatique, vu par sa face antérieure après soulèvement du foie.

1. lobe droit. — 2. lobe gauche. — 3, lobe carré. — 4, lobe de Spigel, vu par transparence à travers l'épiploon gastro-hépatique. — 5. estomac. — 6. duodénum. — 7. zone de l'épiploon gastro hépatique, contenant le pédicule du foie. — 8, zone absolument transparente du même épiploon, ne contenant ni vaisseaux, ni graisse (*pars flaccida*). — 9, ligament hépato-rénal. — 10, rein droit. — 11, capsule surrénale droite. — 12, vésicule biliaire. — 13, veine ombilicale. — 14, sonde cannelée pénétrant, par l'hiatus de Winslow, dans l'arrière-cavité des épiploons.

coude. Ainsi entendu, le ligament cystico-colique nous présente deux bords : un bord droit, qui est entièrement libre ; un bord gauche, qui se continue avec le bord libre du petit épiploon. Nous ajouterons que, à son extrémité inférieure, le bord gauche se fusionne, dans certains cas, avec la portion correspondante du grand épiploon, avec cette portion qui se porte vers le coude hépatique du côlon et que HALLER, pour cette raison, a désignée sous le nom d'*épiploon colique.*

d. *Constitution anatomique du petit épiploon.* — Le petit épiploon se compose, comme nous l'avons déjà vu, de deux feuillets adossés, qui se continuent réciproquement au niveau du bord libre et qui se séparent au niveau des trois autres bords : en haut, pour tapisser la face inférieure du foie ; en haut et à gauche, pour tapisser la portion abdominale de l'œsophage (voy. *Œsophage*, p. 93) ; en bas et à gauche, pour s'étaler sur les deux faces antérieure et postérieure de l'estomac et du duodénum. Entre ces deux feuillets et immédiatement en dedans du bord libre de l'épiploon, cheminent les canaux cholédoque et cystique, la veine porte, la veine hépatique, un certain nombre de canaux lymphatiques et de filets nerveux (fig. 790), tous organes qui se rendent au foie ou qui en proviennent et qui, par leur ensemble, constituent le pédicule de cet organe. A gauche du pédicule hépatique, les deux feuillets péritonéaux sont directement adossés l'un à l'autre et, de ce fait, l'épiploon nous apparaît sous la forme d'une lame excessivement mince, suffisamment mince, surtout chez le nouveau-né, pour laisser voir par transparence le lobule de Spigel qui est situé en arrière (fig. 797,4). Cette partie moyenne du petit épiploon (8), qui s'étale au-devant du lobule de Spigel, à la manière d'un rideau mince et flottant, a été appelé par Toldt la *pars flaccida* de l'épiploon gastro-hépatique. La partie la plus élevée de ce même épiploon, celle qui est située immédiatement à droite du cardia et de l'œsophage, étant à la fois plus épaisse et plus fortement tendue, a reçu du même auteur le nom de *pars condensa*.

3° Épiploon gastro-splénique. — L'épiploon gastro-splénique (fig. 798,3) unit la grosse tubérosité de l'estomac à la face interne de la rate.

a. *Forme et rapports.* — De forme irrégulièrement quadrilatère, il nous présente deux faces et quatre bords. — De ses *deux faces*, l'une est antérieure, l'autre postérieure : la première constitue une portion de la paroi de la grande cavité péritonéale et, de ce fait, se trouve en rapport soit avec la face antéro-interne de la rate, soit avec les anses intestinales ; la seconde délimite, dans l'intervalle compris entre l'estomac et la rate, l'arrière-cavité des épiploons. — Les *quatre bords* se distinguent en interne, externe, supérieur et inférieur : l'interne répond à la grosse tubérosité de l'estomac ; l'externe au hile de la rate ; l'inférieur se continue avec la portion gauche du grand épiploon ; le supérieur se continue, de même, avec la portion correspondante du ligament phréno-gastrique.

b. *Constitution anatomique.* — L'épi-

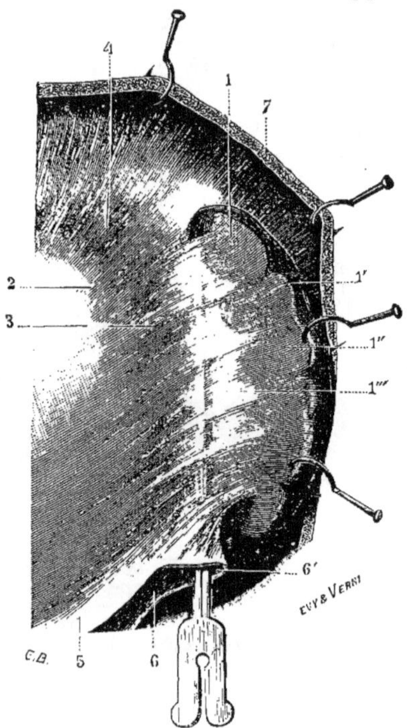

Fig. 798.

Épiploon gastro-splénique, vue antérieure (nouveau-né).

1, rate, avec : 1'. son bord antérieur ; 1", sa face antéro-interne ; 1''', son hile. — 2. grosse tubérosité de l'estomac. — 3. épiploon gastro-splénique. — 4. ligament phréno-gastrique, faisant suite, en haut, à l'épiploon gastro-splénique. — 5. épiploon gastro-colique, faisant suite, en bas, à l'épiploon gastro-splénique. — 6, arrière-cavité des épiploons, avec . 6', son bord gauche. — 7. diaphragme, érigné en haut et en dehors.

ploon gastro-splénique se compose, comme tous les épiploons, de deux feuillets adossés, entre lesquels cheminent les vaisseaux courts et l'artère gastro-épiploïque gauche. Ces deux feuillets se distinguent, ainsi que nous l'avons vu précédemment, en antérieur ou superficiel et postérieur ou profond. Au niveau de la grosse tubérosité de l'estomac, ils s'écartent l'un de l'autre pour tapisser les faces homonymes de ce dernier organe. Au niveau du hile de la rate, ils se séparent de même pour s'étaler (fig. 799), l'antérieur sur la partie de la face antéro-interne de la rate

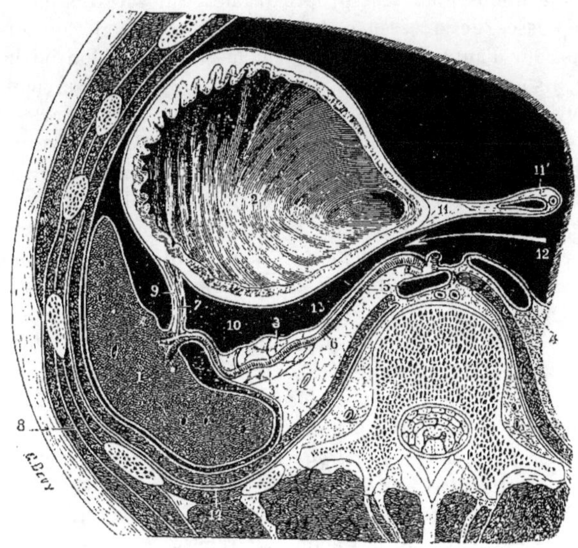

Fig. 799.

Le péritoine gastrique et le péritoine splénique, vus sur une coupe horizontale du tronc passant par le hile de la rate.

1. rate. — 2. estomac. — 3. queue du pancréas. — 4. veine cave inférieure. — 5, aorte. — 6. artère splénique. — 7. vaisseaux courts. — 8. paroi thoraco-abdominale. — 9. épiploon gastro-splénique. — 10. épiploon pancréatico-splénique. — 11. épiploon gastro-hépatique, avec 11', le pédicule du foie. — 12, hiatus de Winslow. — 13, arrière-cavité des épiploons. — 14. plèvre gauche.

qui est placée en avant du hile, le postérieur sur le côté antérieur du pancréas et des vaisseaux spléniques (voy. *Rate*).

c. Signification morphologique. — L'embryologie nous démontre nettement que l'épiploon gastro-splénique, comme le grand épiploon et le ligament phrénico-gastrique, est une dépendance du mésogastre primitif.

§ III. — Constitution anatomique

Le péritoine, comme toutes les séreuses, est formé par deux couches : une couche profonde de nature conjonctive ; une couche superficielle de nature endothéliale.

1° Couche conjonctive. — La couche conjonctive ou trame de la séreuse est fort mince : elle mesure, en moyenne, de 100 à 110 μ pour le péritoine pariétal, de 50 à 60 μ pour le péritoine viscéral. Sa face superficielle sert de base à l'endothélium ; sa face profonde répond à une couche de tissu conjonctif lâche, le *tissu cellulaire sous-péritonéal*, qui unit la membrane séreuse aux organes sous-jacents.

Histologiquement, la lame conjonctive du péritoine se compose essentiellement de fibres conjonctives et de fibres élastiques, réunies par une substance amorphe :

a. *Fibres conjonctives.* — Les fibres conjonctives se groupent en faisceaux plus ou moins volumineux, disposés parallèlement à la surface libre de la membrane. Ces faisceaux se bifurquent et s'entrecroisent un peu dans tous les sens, mais sans jamais s'anastomoser au sens propre du mot. Sur certains points répondant aux parties épaisses de la séreuse, les faisceaux conjonctifs se disposent sur plusieurs plans. Sur d'autres, notamment sur le grand épiploon où la membrane est très mince, ils ne forment plus qu'un plan unique. Encore convient-il d'ajouter que ce plan n'est pas continu : les faisceaux, plus ou moins écartés les uns des autres, circonscrivent entre eux de nombreux intervalles, au niveau desquels la trame de la séreuse se trouve réduite en réalité à une mince couche de substance amorphe. Aux faisceaux précités s'ajoutent çà et là des cellules de tissu conjonctif, cellules qui sont d'autant plus nombreuses que la trame est plus épaisse : elles sont très rares ou font même complètement défaut sur le grand épiploon.

b. *Fibres élastiques.* — Les fibres élastiques minces, ramifiées et fréquemment anastomosées entre elles, forment dans leur ensemble un riche réseau, dont les mailles sont généralement d'autant plus étroites qu'elles sont elles-mêmes plus minces et plus effilées. Ce réseau se rencontre dans toute l'épaisseur de la trame péritonéale, mais c'est au niveau de sa face profonde qu'il présente son maximum de développement. Il forme là comme une sorte de couche spéciale dont l'épaisseur varie de 10 à 30 μ. Cette *couche élastique sous-séreuse,* signalée depuis longtemps déjà par ROBIN (*Journal de l'Anatomie,* 1864) et décrite à nouveau à une époque plus récente par BIZZOZERO et SALVIOLI (*Struttura delle sierose,* 1876) est d'autant plus épaisse que les parties sur lesquelles elle repose se trouvent plus exposées à des déplacements ou à des changements de forme : c'est ainsi qu'elle présente un développement considérable au niveau de l'intestin et qu'elle disparaît, au contraire, au niveau des organes qui, comme le foie, ne changent pas notablement de volume (ROBIN).

c. *Substance amorphe.* — La substance amorphe remplit exactement tous les intervalles compris entre les éléments précédents. Elle forme à la surface libre de la trame conjonctive une mince couche hyaline (*basement membrane* de TODD et BOWMAN), épaisse de 1 à 3 μ. C'est à cette couche limitante hyaline, bien plus encore qu'au pavé endothélial qui la surmonte, que la séreuse est redevable de son aspect lisse et poli. Car, comme le fait remarquer ROBIN avec beaucoup de raison, cet aspect s'observe encore sur le cadavre après la chute de l'endothélium.

d. *Couche celluleuse sous-péritonéale.* — Cette couche celluleuse sous-péritonéale, plus ou moins riche en graisse, varie beaucoup dans son épaisseur suivant les points où on la considère : assez développée en général sous le péritoine pariétal, elle est beaucoup plus mince au niveau des viscères et fait même défaut, en tant que couche distincte, sur quelques-uns d'entre eux, notamment sur le foie et sur la rate. Elle manque également, pour le péritoine pariétal, au niveau du centre phrénique.

2° Couche endothéliale. — La couche endothéliale du péritoine est formée, comme sur toutes les séreuses, par des cellules aplaties, minces, transparentes, à contours polygonaux, disposées sur une seule rangée (fig. 800). Leurs bords, très irréguliers, sont tantôt rectilignes, tantôt ondulés ou même plus ou moins sinueux.

Leur hauteur mesure à peine 1 ou 2 μ ; leur largeur est, en moyenne, de 40 à 50 μ.
Chacune d'elles nous présente, soit à son centre, soit sur un point plus ou

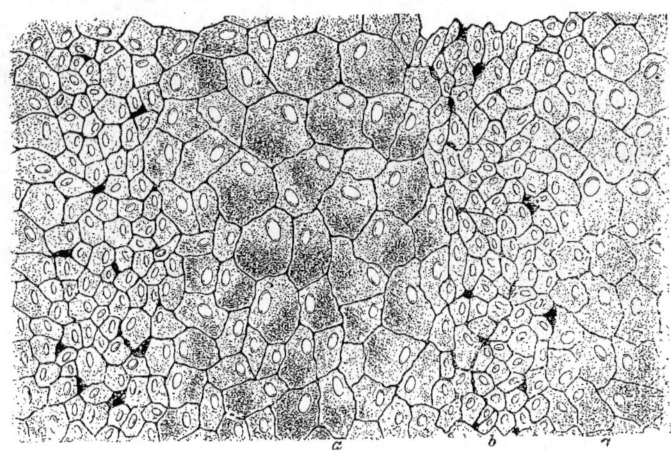

Fig. 800.

Endothélium de la face inférieure du centre phrénique du lapin, traité par le nitrate d'argent
(d'après KLEIN).

a. a. cellules ordinaires. — b, petites cellules disposées en traînées. Entre ces dernières, on voit des dépôts
irréguliers d'argent.

moins rapproché de ses bords, un noyau ovalaire, mesurant de 10 à 12 μ de longueur sur 4 ou 5 μ d'épaisseur. La hauteur du noyau est, comme on le voit, bien
supérieure à celle de la cellule elle-même : il en
résulte que celle-ci se renfle au niveau de son
noyau et, de ce fait, revêt, quand on la regarde
de profil, un aspect plus ou moins fusiforme.

Envisagées au point de vue structural, les cellules endothéliales du péritoine se composent de
deux parties, l'une superficielle, l'autre profonde.
— La partie *superficielle* est représentée par une
mince lame de protoplasma condensé, sorte de
cuticule qui délimite la cellule du côté de la cavité séreuse : c'est la *plaque recouvrante* de
KOLOSSOW, la *plaque endothéliale*, la *plaque chromophile* de certains histologistes. — La *partie
profonde* du corps cellulaire proprement dit est
formée par un réticulum protoplasmique, dont
les mailles sont remplies par une substance claire,
transparente, amorphe, ayant peu d'affinité pour
les colorants. C'est au sein de cette partie profonde que se trouve le noyau. Le réticulum protoplasmique précité émet, sur tout son pourtour,
de nombreux prolongements plus ou moins rami-

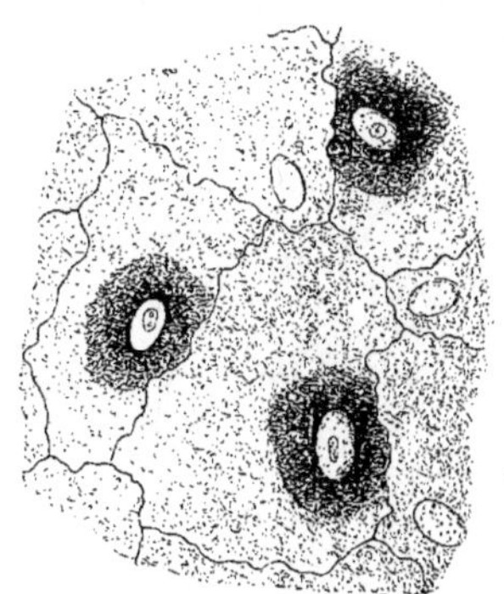

Fig. 801.

Endothélium péritonéal du triton
traité par l'argent (d'après POU-
CHET et TOURNEUX).

Sur trois des cellules représentées, la
portion du protoplasma cellulaire qui entoure le noyau a pris, sous l'influence du
réactif, une teinte foncée.

fiés et anastomosés : les uns, latéraux, se fusionnent avec les prolongements
similaires des cellules adjacentes, constituant ainsi de véritables ponts intercellu-

laires (KOLOSSOW), les autres, profonds, se prolongent plus ou moins dans la couche conjonctive sous-jacente et se continuent notamment, au niveau de l'intestin, avec les éléments conjonctifs qui unissent les différents faisceaux de la tunique musculeuse (SCHUBERG, NICOLAS).

Au milieu des grandes cellules endothéliales que nous venons de décrire, on rencontre de loin en loin d'autres cellules beaucoup plus petites, arrondies ou ovalaires, isolées ou disposées par groupes : comme les précédentes, elles se juxtaposent exactement par leurs bords et ne laissent entre elles aucun espace libre (fig. 800, *b*). Ces cellules, bien décrites par KLEIN, par TOURNEUX et HERMANN ne sont pas des éléments spéciaux, mais se rattachent génétiquement aux plaques endothéliales au milieu desquelles elles se trouvent comme enclavées. Si elles en diffèrent si notablement par leur forme et par leurs dimensions, c'est qu'elles sont à un stade évolutif différent. Ce sont des centres de prolifération (*cellules germinatrices* de certains auteurs) et, comme telles, elles peuvent bourgeonner, soit intérieurement du côté de la cavité séreuse, soit extérieurement du côté du plan sous-péritonéal : dans le premier cas, les bourgeons épithéliaux se traduisent à la surface de la séreuse par des sortes de nodules ou de villosités, disposition qui est fréquente sur le grand épiploon; dans le second, ils forment ces petites dépressions qui criblent le péritoine du centre phrénique et auxquelles RANVIER a donné le nom de *puits lymphatiques* (voy. ANGÉIOLOGIE, p. 333).

Les cellules endothéliales des séreuses forment, on le sait, une nappe partout continue, je veux dire ne présentant aucune solution de continuité. La séreuse péritonéale, tout en se conformant à la règle dans la plus grande partie de son étendue, présente deux exceptions remarquables : son revêtement endothélial se trouve interrompu, en effet, d'une part au niveau du hile de l'ovaire et, d'autre part, sur la circonférence du pavillon de la trompe. Nous avons déjà signalé plus haut (voy. *Ovaire*, p. 793 et *Trompe de Fallope*, p. 810) cette double disposition et nous ne saurions y revenir ici sans tomber dans des redites.

3° **Particularités structurales de certaines parties du péritoine.** — La séreuse péritonéale nous présente, sur certains points de son étendue, quelques particularités structurales que nous allons brièvement faire connaître :

a. Grand épiploon. — Chez le fœtus, et même chez le nouveau-né, le grand épiploon se compose de deux lames, l'une antérieure, l'autre postérieure, contiguës, mais entièrement indépendantes et s'écartant facilement l'une de l'autre par l'insufflation de l'arrière-cavité des épiploons. D'autre part, chacune d'elles est continue, c'est-à-dire ne

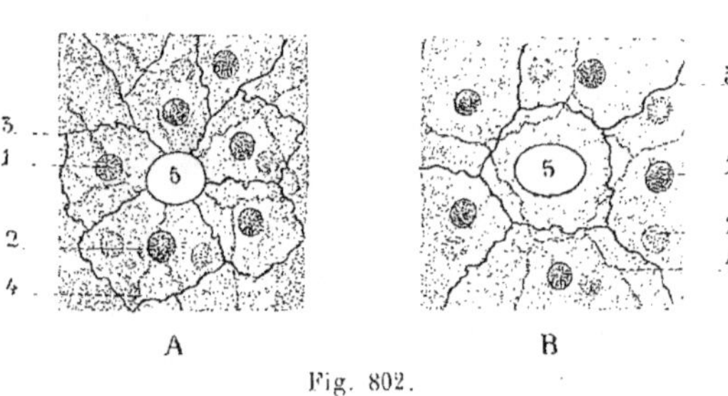

Fig. 802.

Épiploon fenêtré : A, le trou est intercellulaire ; B, le trou est intra-cellulaire.

1, cellules endothéliales de la couche superficielle, avec leurs noyaux. — 2, cellules endothéliales de la couche profonde, avec leurs noyaux. — 3, lignes de ciment de la couche superficielle. - 4, ligne de ciment de la couche profonde — 5, trou ou perte de substance intéressant toute l'épaisseur de l'épiploon.

présente aucune interruption, soit dans sa trame conjonctive, soit dans son endothélium. Plus tard, comme nous l'avons vu (p. 948), les deux lames en question se soudent plus ou moins entre elles, en même temps qu'il s'y forme des trous. Ces trous, d'abord tout petits, s'agrandissent ensuite, de telle sorte que, lorsqu'ils ont atteint leurs plus grandes dimensions, l'épiploon se trouve transformé (fig. 803) en une sorte de membrane fenêtrée ou réticulée.

RANVIER, qui a étudié minutieusement la forme, la situation, le mode d'origine et d'évolution des trous de l'épiploon, les attribue à l'action mécanique des cellules lymphatiques. Ces cellules, toujours en grand nombre dans la cavité péritonéale, se fixent, à un moment donné, sur l'une des faces de l'épiploon. Puis, elles pénètrent dans son épaisseur et, poursuivant leur marche en avant, s'échappent par la face opposée, laissant après elles une solution de continuité ou trou, qui répond exactement au chemin qu'elles ont suivi pour traverser de part en part la membrane.

Les rapports des trous épiploïques avec les cellules endothéliales qui revêtent l'une et l'autre des deux faces de l'épiploon sont très variables et, à cet effet, RANVIER admet les trois types suivants : 1° une ligne noire (après une imprégnation d'argent) marque la circonférence du trou, et sur cette ligne viennent se terminer les cellules marginales, soit de la face antérieure, soit de la face postérieure de l'épiploon ; 2° il n'existe pas de ligne noire sur la circonférence du trou et, dans ce cas, les cellules marginales de l'une des faces de la membrane se replient au niveau de cette circonférence pour aller tapisser la zone marginale de la face opposée ; 3° sur l'une des faces de l'épiploon, les cellules marginales se termi-

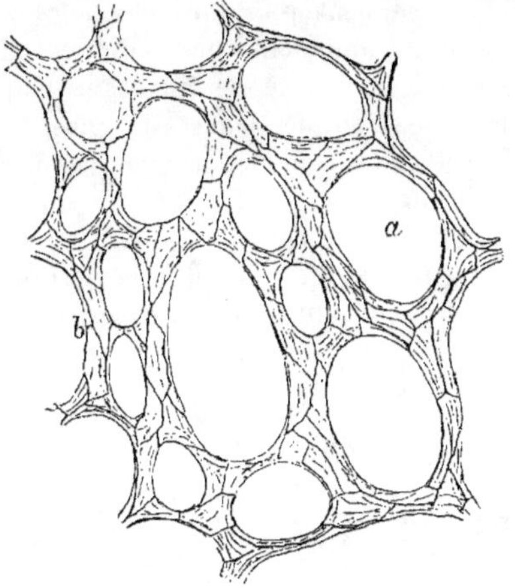

Fig. 803.

Portion de l'épiploon du chat, vu de face après imprégnation d'argent (d'après KLEIN).

a, fenêtres ou trous ; *b*, trabécules conjonctives, recouvertes par l'endothélium.

Les cellules endothéliales ne nous présentent que leurs contours, marqués par des lignes noires (lignes argentées) ; les noyaux, n'ayant pas été colorés, ne sont pas visibles.

nent exactement sur le pourtour du trou, tandis que, sur la face opposée, le trou se trouve situé au centre même d'une des plaques endothéliales de cette face. Ces différentes variétés s'expliquent nettement par le mode de progression des cellules lymphatiques à travers la membrane épiploïque : dans le *premier type*, on le conçoit sans peine, la cellule lymphatique a pénétré dans l'épaisseur de la membrane au niveau d'un interstice cellulaire et, après avoir traversé la trame conjonctive, est sortie sur la face opposée au niveau d'un nouvel interstice ; dans le *troisième type*, la cellule lymphatique, après avoir pénétré dans l'épaisseur de la membrane, comme tout à l'heure, au niveau d'un interstice cellulaire, en est sortie en traversant une cellule ; quant au *deuxième type*, qui est de beaucoup le plus commun, il ne peut se comprendre, d'après RANVIER, qu'en admettant un remaniement consécutif du revêtement endothélial qui avoisine le trou. Nous ferons remarquer, en terminant, que les trous que nous venons de décrire se produisent toujours sur des points où il n'existe ni travées conjonctives, ni vaisseaux, par conséquent sur les parties les plus minces et les moins résistantes de l'épiploon, là où la membrane n'est, en réalité, constituée que par deux couches endothéliales interceptant entre elles une mince couche de substance amorphe.

Les trous épiploïques une fois produits, peuvent sans doute se refermer par une sorte de soudure des parties momentanément écartées. Mais le plus souvent, ils persistent pour devenir définitifs. Ils s'agrandissent alors par résorption des parties minces qui les circonscrivent, et ainsi s'établit, par un travail lent, mais continu, cette disposition *fenêtrée* ou *réticulée* (fig. 803) qui caractérise l'épiploon de l'adulte.

Au point de vue structural, le grand épiploon présente encore cette particularité, mise en lumière par BARABAN, que les fibres élastiques paraissent y faire complètement défaut chez le nouveau-né. Mais elles s'y développent plus tard et on les y rencontre constamment chez l'adulte, non seulement à la surface des travées principales, mais aussi sur les travées les plus minces, sur celles qui sont dépourvues de vaisseaux et réduites à un seul faisceau conjonctif.

b. *Centre phrénique*. — Au niveau du centre phrénique (fig. 804), le péritoine repose directement, sans interposition d'une

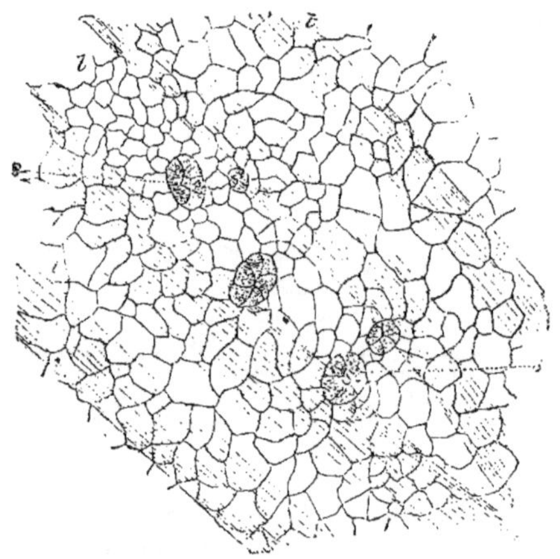

Fig. 804.

Portion de la surface péritonéale du tendon central du diaphragme du lapin, après imprégnation d'argent (d'après KLEIN).

s. stomates de la séreuse. — *l*. canaux lymphatiques. — *t*, faisceaux tendineux du centre phrénique.

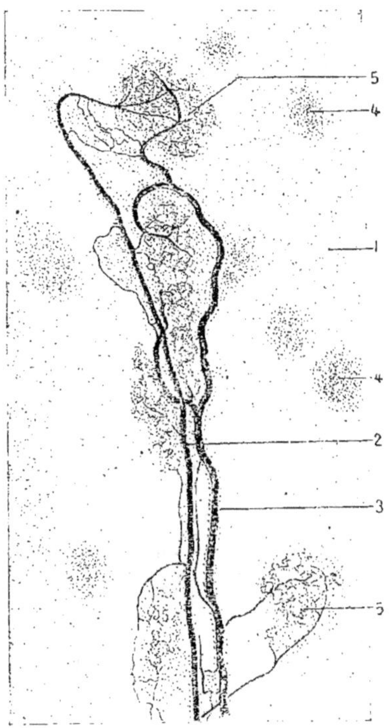

Fig. 805.

Réseau vasculaire du grand épiploon du lapin (d'après RANVIER).

1. épiploon. — 2. artère. — 3. veine. — 4. 4, taches laiteuses invasculaires. — 5. 5, taches laiteuses vasculaires.

couche sous-séreuse distincte, sur les faisceaux tendineux du diaphragme, dans les interstices desquels cheminent, on le sait, de nombreux lymphatiques. C'est au niveau de ces interstices que la séreuse se déprime en doigt de gant pour former les *puits lymphatiques* de RANVIER, que nous avons déjà étudiés à propos des lymphatiques (voy. ANGÉIOLOGIE, p. 333) et sur lesquels nous n'avons pas à revenir.

c. *Taches laiteuses*. — On rencontre sur le grand épiploon d'un grand nombre d'animaux jeunes, des formations plus ou moins régulièrement circulaires, qui tranchent nettement par leur opacité relative sur la transparence de la membrane séreuse. RANVIER les a désignées sous le nom de *taches laiteuses* (fig. 805). Elles

paraissent formées par des amas de cellules conjonctives, auxquelles viennent se
mêler une grande quantité de cellules lymphatiques. De ces taches laiteuses, les
unes sont entièrement dépourvues de vaisseaux (*taches vasculaires* ou *invasculaires*). Les autres, au contraire, nous présentent à leur surface et dans leur
épaisseur un riche réseau capillaire (*taches vascularisées*). Ces capillaires, qui
forment des anses caractéristiques, sont reliés aux réseaux du voisinage par une
veine et une artère souvent uniques. « Pour donner naissance au réseau capillaire de la tache laiteuse, dit RANVIER, les artérioles se divisent, se subdivisent et
aboutissent à des ramifications terminales, qui se continuent à plein calibre avec
les capillaires du réseau, de sorte que ce dernier semble être une émanation
directe de l'artériole. Du côté des veines, il en est tout autrement et, entre celles-ci
et les capillaires qui s'y rendent, il y a toujours une limite tranchée. Au point
où un capillaire débouche dans une veinule, conservant son calibre jusqu'à
son extrémité, le capillaire vient s'y ouvrir, de telle sorte que dans ce point il y
a entre les deux vaisseaux une différence notable de diamètre. »

La signification anatomique des taches laiteuses a été longtemps obscure. Tandis
que certains histologiques (RANVIER) rattachaient ces formations au système lymphatique, d'autres, basant leur opinion sur ce fait que les cellules conjonctives qui
les constituent se transforment plus tard en vésicules adipeuses, les considéraient
comme des lobules adipeux à la première période de leur évolution. On admet
généralement aujourd'hui que les taches laiteuses sont constituées par des cellules
vaso-sangui-formatives, c'est-à-dire par des cellules qui, au cours du développement,
forment à la fois des réseaux capillaires et des globules sanguins. Primitivement,
elles sont invasculaires et situées plus ou moins loin d'une fusée artério-veineuse.
Mais, plus tard, elles sont abordées par des points d'accroissement de cette fusée
artério-veineuse et, désormais, leur
réseau canaliculé se continue avec le
système circulatoire général. Il résulte
d'expériences faites par KIENER que, sur
des animaux rendus tuberculeux, les
taches laiteuses aboutissent à des tubercules.

On rencontre dans l'épaisseur du mésocôlon
et du grand épiploon des cellules fixes, d'une
nature spéciale, auxquelles RANVIER a donné
le nom de *clasmatocytes*. Ce sont des cellules
de grande taille (leur diamètre peut aller jusqu'à 1 millimètre), arrondies mais plutôt ovalaires, munies de prolongements multiples,
plus ou moins ramifiés, mais jamais anastomosés entre eux. Au centre du corps cellulaire se voit un noyau clair, allongé dans le
même sens que la cellule. Les clasmatocytes
sont formés par du protoplasma finement
granuleux. Quant à leurs prolongements, tout
en présentant la même valeur que le corps
cellulaire dont ils dérivent, ils sont plus ou
moins flexueux, très irréguliers, moniliformes, je veux dire formés par des parties alternativement minces et renflées. Leur extré-

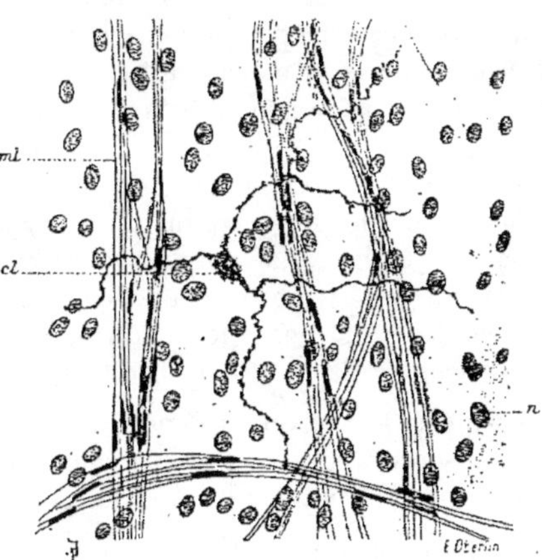

Fig. 806.

Mésentère de la salamandre, fixé au liquide de Flemming
(d'après VIALLETON).

ml, muscles lisses. — *n*, noyaux des cellules endothéliales. — *cl*, un clasmatocyte avec quatre prolongements, dont l'un est bifurqué

mité libre est souvent représentée par une série de grains discontinus, indiquant comme une
sorte d'émiettement en poussière du protoplasma cellulaire (*clasmatose* de RANVIER). Morphologiquement, les clasmatocytes doivent être considérés comme des descendants des leucocytes.
RANVIER, auquel nous devons une pareille interprétation, invoque en sa faveur une série de
faits, notamment ceux-ci : 1° l'existence de formes de passage entre le clasmatocyte et le leucocyte

2º l'apparition de clasmatocytes s'effectuant expérimentalement dans la lymphe péritonéale des batraciens soumise pendant quelque temps à la température de 25°; 3º enfin, la transformation des clasmatocytes en leucocytes, survenant à la suite d'une inflammation expérimentale du

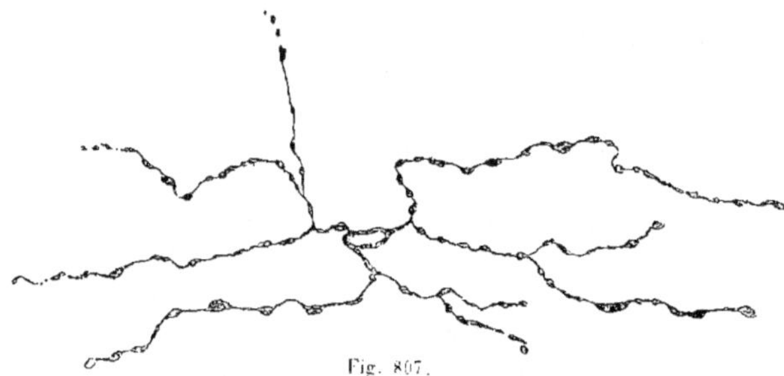

Fig. 807.

Clasmatocyte du mésentère chez le Triton cristatus (d'après Tourneux).

péritoine. Il paraît rationnel d'admettre que les *Mastzellen* décrites par Waldeyer et par Ehrlich ne sont que des variétés de clasmatocytes.

§ IV. — VAISSEAUX ET NERFS

1º Artères. — Les artères nourricières du péritoine n'appartiennent pas en propre à cette membrane, mais lui sont fournies : 1º pour le feuillet pariétal, par les branches du voisinage ; 2º pour le feuillet viscéral, par les branches viscérales sous-jacentes. Elles forment tout d'abord, dans la couche conjonctive située au-dessous de la séreuse, un premier réseau visible à l'œil nu, le *réseau sous-séreux*.

De ce réseau sous-séreux partent ensuite des vaisseaux très fins, qui pénètrent dans la trame même de la séreuse et s'y disposent en un deuxième réseau, le *réseau séreux proprement dit*, à mailles serrées, polygonales, régulièrement anguleuses, ayant trois ou cinq fois (Robin) le diamètre des capillaires limitants. Il est à remarquer que les capillaires sanguins n'atteignent jamais la limitante hyaline et s'en rapprochent même un peu moins que les capillaires lymphatiques.

Sur les parties du péritoine où se déposera plus tard la graisse, telles que le mésentère et le grand épiploon, des artérioles et les veinules correspondantes présentent une disposition un peu spéciale, que l'on retrouve du reste dans le tissu conjonctif lâche : elles émettent des bouquets de capillaires, revêtant dans leur ensemble l'aspect d'un disque aplati (*réseaux limbiformes* de Renaut).

2º Veines. — Les veines, issues du réseau capillaire précité, descendent dans la couche sous-séreuse et s'y terminent dans les troncs veineux, de provenances diverses, qui cheminent dans cette couche.

3º Lymphatiques. — Il est universellement admis aujourd'hui que le péritoine possède des lymphatiques lui appartenant en propre, distincts par conséquent des lymphatiques sous-séreux. Ces lymphatiques péritonéaux ont été signalés depuis longtemps déjà, sur le mésentère par Klein, sur le péritoine utérin par Mierze-jewski, sur le péritoine du centre phrénique par Recklinghausen, Ludwig, Schweigger-Seidel, etc. (voy. t. II, p. 332).

Bizzozero et Salvioli, qui ont repris en 1876 cette étude des lymphatiques des séreuses, ont décrit et figuré sur le péritoine diaphragmatique, outre le réseau profond ou sous-séreux, un réseau superficiel placé dans la trame même de la

séreuse, immédiatement au-dessous de la membrane limitante. Ce dernier réseau
est constitué par des lacunes allongées, communiquant toutes les unes avec les
autres à l'aide de canalicules très grêles, qui, pour la plupart, sont parallèles entre
eux et disposés perpendiculairement au grand axe de la lacune. BIZZOZERO et SAL-
VIOLI, du reste, ont constaté, sur les parois de leurs lacunes, un revêtement endothélial complet et caractéristique.

Du réseau lymphatique superficiel ou intra-
séreux partent des canaux plus ou moins volumineux, lesquels se rendent ensuite au réseau
sous-séreux et, de là, à leurs ganglions. Ces
ganglions varient naturellement suivant les
régions du péritoine que l'on considère.

Quant aux relations intimes que présentent
les lymphatiques superficiels avec l'endothélium de la séreuse (*stomates, puits lymphatiques*), le lecteur voudra bien se reporter à
l'Angéiologie (t. II, p. 333), où cette question a
déjà été étudiée.

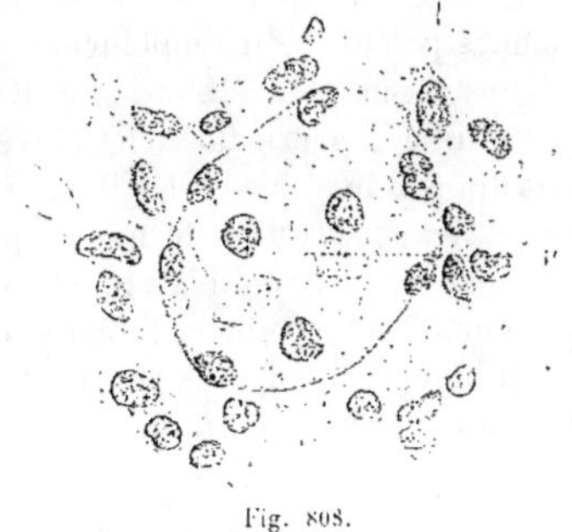

Fig. 808.

Une vésicule lymphatique du mésentère d'un
embryon du porc de 0ᵐ,12 (d'après RANVIER).

RANVIER, sur l'épiploon du chat nouveau-né, a ren-
contré des vaisseaux lymphatiques repliés et glomérulés à la manière des glandes sudoripares.
Il a rencontré aussi, tout à côté des vaisseaux lymphatiques, des vésicules allongées, complètement closes (fig. 808), paraissant répondre à des
portions du système lymphatique, qui se seraient
isolées au cours du développement : ces vésicules
ne seraient primitivement qu'un simple diverticulum d'un capillaire lymphatique, s'ouvrant largement dans le vaisseau sur lequel il se trouve implanté ; puis, il se serait pédiculisé (fig. 809) et,
finalement, par la disparition du pédicule, serait
devenu complètement indépendant. La figure ci-
contre, que j'emprunte à RANVIER, nous montre combien cette interprétation est rationnelle.

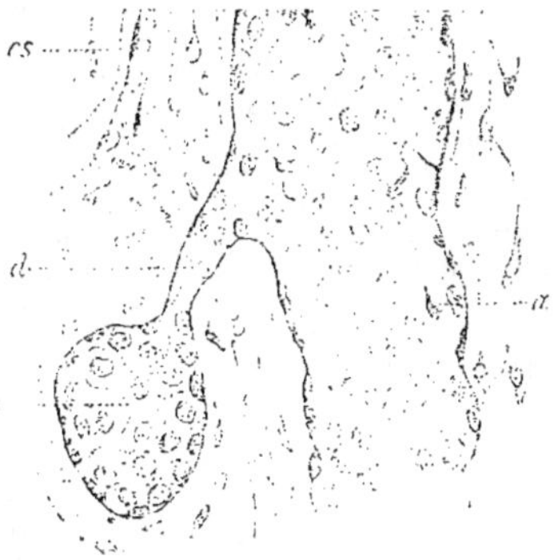

4° **Nerfs**. — Les nerfs du péritoine, signalés depuis longtemps par HALLER, par GLIS-
SON, par MALPIGHI, ont été décrits à nouveau
à une époque plus récente par LUSCHKA et
par BOURGERY. CYON, en 1868, a rencontré
dans la membrane rétro-péritonéale de la
grenouille des nerfs à double contour : ces
nerfs, après s'être dépouillés de leur myéline, formaient un plexus, d'où s'échap-

Fig. 809.

Un lymphatique du mésentère d'un embryon de porc
de 0ᵐ,18 (d'après RANVIER).

a, vaisseau lymphatique. — *b,* vésicule lymphatique,
dont la cavité communique encore avec le lymphatique *a,*
par une sorte de pédicule canaliculé *d.* — *cs,* capillaires
sanguins.

paient des fibrilles terminales excessivement ténues. KLEIN, auquel j'emprunte
cette dernière citation, signale également l'existence de fibres nerveuses sur le
mésentère et sur le péritoine diaphragmatique. ROBIN, de son côté, a rencontré des
corpuscules de Pacini dans le mésentère du chat.

En 1872, L. JULLIEN a pu suivre jusqu'à leur terminaison les nerfs péritonéaux,
sur le grand épiploon et sur le feuillet qui recouvre la face antérieure de l'estomac.
Il a constaté tout d'abord, dans le derme de la séreuse, l'existence de troncs nerveux, suivant généralement le trajet des vaisseaux, s'anastomosant très peu, mais
se divisant fréquemment. Chaque branche subit ensuite de nouvelles divisions,
dont les plus ténues sont des fibres pâles de 2 ou 3 µ de diamètre. De distance en
distance, ces fibres pâles présentent des renflements fusiformes, mesurant de 5 à 6 µ

dans leur plus grande largeur, au delà desquels elles reparaissent avec leur diamètre primitif, pour se renfler de nouveau un peu plus loin et ainsi de suite. Finalement, elles se résolvent en un certain nombre de fibrilles d'une extrême ténuité, lesquelles se terminent par un renflement ovoïde ou piriforme. Ce corpuscule terminal, à son tour, donne naissance, à son extrémité opposée à celle qui est en continuité avec la fibrille nerveuse, à un ou plusieurs filets très grêles, terminés eux-mêmes par un petit renflement.

Plus récemment (1892-1893), RANVIER, sur la membrane rétro-péritonéale de la grenouille, a décrit un riche plexus, à la constitution duquel concourent à la fois des fibres à myéline et des fibres sans myéline. De ce plexus partent des fibres à trajet flexueux, qui se terminent pour la plupart, soit par des extrémités arrondies, soit par des extrémités renflées en bouton. Un certain nombre d'entre elles, au moment de se terminer, s'incurvent en arc et se soudent à elles-mêmes, formant ainsi une sorte d'anse continue, dont la forme rappelle assez bien celle d'un anneau de clef (*terminaison en anneau de clef* de RANVIER).

A consulter au sujet du péritoine, outre les mémoires déjà signalés à propos des viscères abdomino-pelviens (livres IX et X) parmi les travaux récents (1885-1899) : LOCKWOOD, *The development of the arteries of the abdomen and their relations to the peritoneum*, Proc. of roy. Soc. of London, 1885 ; — TREVES, *Lectures in the anatomy of the intestinal canal and peritoneum in man*, Brit. med. Journ., 1885 ; — FARABEUF, *Arrêt d'évolution de l'intestin*, Progr. méd., 1885 ; — BRICON, *De l'épiploon cystico-colique*, Progr. méd., 1888 ; — TOLDT, *Darmgekröse und Netze im gesetzmässigen und gesetzwidrigen Zustand*, Wien, 1889 ; — BARABAN, *Rech. sur la soudure des feuillets de l'épiploon humain*, Rev. méd. de l'Est, 1889 ; — ROGIE, *Note sur l'évolution de la portion infra-duodénale du tube digestif et du mésentère*, Lille, 1889 ; — DU MÊME, *Anomalie d'évolution du péritoine chez le nouveau-né*, Bull. de la Soc. anat.-clin. de Lille, 1889 ; — DU MÊME, *Ligament pancréatico-splénique*, ibid., 1890 ; — ANDERSON, *The planes of subperitoneal and subpleural connective tissue with their extensions*, Journ. of Anat. and Physiol., 1890 ; — JABOULAY, *La torsion intestinale arrêtée dans son excursion*, Prov. méd., 1891 ; — PÉRIGNON, *Étude sur le développement du péritoine dans ses rapports avec l'évolution du tube digestif et de ses annexes*, Th. de Paris, 1892 ; — SYMINGTON, *The relations of the peritoneum to the descending colon in the human subject*, Journ. of Anat. and Physiol., 1892 ; — RANVIER, *Notes diverses sur les lymphatiques du péritoine*, extraites des C. R. de l'Acad. des Sc., 1887-1892 et 1892-1897 ; — DEXTER, *The anatomy of the peritoneum*, New-York, 1892 ; — TOLDT, *Baufell und Gekröse*, Ergebnisse der Anat. u. Entwick. Bd. III, 1893 ; — SERNOW, *Die Lage u. die Form des Intestinen mesenteriale u. seines Mesenterium*, Beilage zu den Arbeiten der Physiol. med. Ges., Moskau-1894 ; — ROGIE, *Note sur divers points de l'anat. du péritoine, etc.*, Journ. des Sc. méd. de Lille, 1894 ; — DURAND, *Disposition du péritoine sur l'estomac et particulièrement au niveau du cardia*, Gaz. hebd. de Méd., 1894 ; — KOLOSSOW, *Ueber die Structur des pleuroperitoneal und Gefassepithels*, Arch. f. mikr. Anat., Bd. XLII, 1894 ; — NICOLAS, *Note sur la morphologie des cellules endothéliales du péritoine intestinal*, C. R. Soc. de Biol., 1895 ; — ROBINSON, *Studies in the peritoneum*, Journ. of Anat. and Physiol., vol. XXX, 1896 ; — DU MÊME, *The peritoneum, Histol. u. Physiol.*, Chicago, 1898 ; — ANDEER, *Sur un nouvel appareil anatomique observé dans le péritoine*, C. R. de l'Acad. des Sc., 1897 ; — ADAMI, *The great omentum*, The Philadelphia med. Journ., 1898 ; — SWAEN, *Note sur la topogr. des organes abdominaux et sur les dispositions du péritoine*, Bibliogr. anat., 1899 ; — BRACHET, *Recherches sur le développ. de la cavité hépato-entérique de l'axolotl et de l'arrière-cavité du péritoine chez les mammifères*, Arch. de Biol., t. XIII, 1899 ; — RETTERER, *Histogénèse du grand épiploon, développ. des globules rouges et des capillaires*, Cinquantenaire de la Soc. de Biol., 1899 ; — ANCEL, *Contrib. à l'étude des rapports du péritoine avec les artères ombilicales et l'ouraque*, Th. Nancy, 1899.

LIVRE XI

EMBRYOLOGIE

On peut définir l'embryologie [1] (de ἔμβρυον, embryon et λόγος, discours) : la science du développement des êtres. Le développement est la série des changements de forme par lesquels passe tout être vivant, pour arriver à l'état adulte, en partant d'un organisme très simple, l'œuf.

G.-F. Wolff, le créateur de l'embryologie, montra le premier (1759) que l'organisme est constitué au début par de simples lames planes, les *feuillets embryonnaires*, lesquels se recourbent sur eux-mêmes et se compliquent de mille manières pour engendrer les organes. C.-E. von Baer (1837) étendit et compléta l'œuvre de Wolff. Ses travaux, ceux de Pander, et plus tard ceux de Remak, conduisirent à la notion que le corps de l'embryon est formé de trois feuillets, un *feuillet externe* ou *ectoderme*, un *feuillet interne* ou *entoderme*, et enfin un feuillet intermédiaire aux deux précédents, le *feuillet moyen* ou *mésoderme*. En 1849, Huxley compara les deux couches cellulaires du corps des cœlentérés avec l'ectoderme et l'entoderme des embryons de vertébrés, et établit ainsi, le premier, que, même chez des animaux très éloignés les uns des autres, le corps est formé à l'aide de matériaux identiques ou tout au moins homologues. Cette idée fut développée ensuite avec beaucoup de succès par Hæckel dans sa théorie de la *Gastræa*, et l'on admet aujourd'hui que dans tout le règne animal, l'organisme procède de feuillets embryonnaires homologues entre eux.

En effet, chez tous les animaux métazoaires, les feuillets de même nom engendrent toujours des organes de la même catégorie : l'ectoderme produit partout le système nerveux et les organes des sens, ainsi que les épithéliums tégumentaires, en un mot des organes de la vie de relation ; le mésoderme engendre les muscles volontaires et le squelette, organes de la vie de relation, puis les muscles lisses, le système uro-génital qui se rattachent à la vie végétative ; l'entoderme donne exclusivement naissance à des organes de la vie végétative, système digestif, système respiratoire.

La place qui, dans cet ouvrage, est consacrée à l'embryologie ne comporte naturellement qu'un court résumé ; mais si j'ai dû être bref sur bien des points, je me suis néanmoins toujours efforcé de mettre en lumière les idées générales qui dominent l'embryologie actuelle.

---

[1] Ce livre XI, comprenant l'Embryologie, a été écrit en entier, comme je l'ai déjà dit dans la préface, par M. Vialleton, professeur d'histologie à la faculté de médecine de Montpellier.

Le présent livre est divisé en cinq articles : dans le premier nous étudierons *l'œuf et les premières phases du développement* ; cet article renferme un grand nombre de faits empruntés à l'embryologie comparée, et qui ne se rapportent pas directement à l'homme, mais il était impossible de les passer sous silence, la nature intime des premiers phénomènes du développement, chez l'homme, ne pouvant être bien comprise que par une étude comparative ; le second article est consacré à la *formation du corps* et aux *annexes de l'embryon* ; le troisième, aux *organes dérivés de l'ectoderme* ; le quatrième, aux *organes dérivés de l'ento-derme* ; le cinquième, aux *organes dérivés du mésoderme*.

En réalité, à quelques exceptions près, un organe ne provient jamais d'un seul feuillet, car il comprend toujours, avec un tissu spécial, venu de l'un ou de l'autre des feuillets, une charpente conjonctivo-vasculaire fournie par le mésoderme. Mais le tissu propre de l'organe le caractérise seul, il en est l'élément spécifique, tandis que la charpente conjonctivo-vasculaire n'est en quelque sorte qu'un élément banal. On peut donc rattacher génétiquement chaque organe à un seul feuillet, à celui des trois qui a produit ses éléments propres. Ainsi se trouve justifié le mode d'exposition que nous avons adopté, et qui, du reste, est celui de la plupart des auteurs.

ARTICLE I

L'ŒUF ET LES PREMIÈRES PHASES DU DÉVELOPPEMENT

L'ovule, qui est tout d'abord une simple cellule périssable comme les autres cellules du corps dont il fait partie, devient, par le fait même de la fécondation, un organisme unicellulaire, doué d'une vie nouvelle et capable d'évoluer d'une manière propre. On peut désigner cet organisme sous le nom d'*œuf* ou de *germe*, en réservant le nom d'*ovule* ou d'*œuf ovarien* pour la cellule femelle non fécondée.

Les produits sexuels, spermatozoïde et ovule, qui, par leur conjugaison, donnent le germe, ont déjà été étudiés (voy. p. 688 et 796). Nous ne reviendrons pas sur le spermatozoïde, mais l'ovule doit être décrit plus complètement que cela n'a été fait. Il est en effet le support, le substratum de tous les phénomènes embryologiques que le spermatozoïde met en train. Sa *structure* a une grande influence sur la marche de ces phénomènes, elle doit être bien connue.

L'ovule, avant d'être apte à la fécondation, doit subir une série de changements connus sous le nom de *maturation* ; puis il s'unit avec le spermatozoïde, dans l'acte de la *fécondation*, et bientôt après devient le siège de divisions répétées, dont l'ensemble constitue la *segmentation*. Enfin, les cellules produites par ces divisions s'ordonnent entre elles pour former les couches cellulaires connues sous le nom de feuillets germinatifs, d'où dérivent tous les organes du corps.

En suivant cet ordre, qui est celui dans lequel les phénomènes se succèdent en réalité, nous étudierons dans ce chapitre : 1° la *structure de l'œuf ovarien* ; 2° la *maturation de l'œuf ovarien* ; 3° la *fécondation* ; 4° la *segmentation* ; 5° la *formation des feuillets*.

§ I. — STRUCTURE DE L'ŒUF OVARIEN OU OVULE

L'ovule est une simple cellule et, comme tel, possède une membrane d'enve-loppe, un noyau et un corps protoplasmique. Nous étudierons d'abord l'ovule des vertébrés en général avec les différentes modifications qu'il peut présenter. Celles-ci sont en effet indispensables à connaître pour comprendre la segmentation et par suite la formation des feuillets. Cette étude faite, nous donnerons quelques détails particuliers sur l'ovule de l'homme.

1° Ovule en général. — La membrane d'enveloppe de l'ovule est généralement épaisse, transparente et assez solide. Elle peut être formée par une sécrétion de l'ovule lui-même, dans ce cas on l'appelle *membrane vitelline*, ou bien elle est sécrétée par les cellules folliculaires qui entourent l'ovule, c'est alors un *chorion*.

Le noyau (*vésicule germinative*) est volumineux ; il est pourvu d'une fine membrane, et renferme un contenu clair, qui ne se colore pas par les réactifs (*suc nucléaire*), au sein duquel est plongé un réseau de filaments renfermant une substance très facilement colorable, la chromatine ou nucléine. Sur divers points du réseau sont placées une ou plusieurs sphères colorables, ce sont les *taches germinatives* ou *nucléoles*.

Le corps protoplasmique a reçu le nom de *vitellus*. Il est formé de protoplasma renfermant une certaine quantité de matières nutritives que l'on a désignées, par opposition au protoplasma, sous le nom de *deutoplasma*. On dit aussi *vitellus formatif* ou *vitellus plastique* en parlant du protoplasma, *vitellus nutritif* en parlant du deutoplasma. Les matières nutritives contenues dans le vitellus sont des matières grasses et des mélanges de matières grasses et de matières albuminoïdes, contenant du phosphore et des sels minéraux. Elles se présentent sous les formes les plus diverses, tantôt avec l'apparence de petits grains semblables à des gouttes de graisse, mais doués de réfringences très diverses (mammifères), tantôt sous forme de petites plaques ou de tablettes (poissons), tantôt enfin sous la forme de sphères volumineuses et de structure compliquée (vitellus blanc des oiseaux). Le deutoplasma ne joue aucun rôle actif dans les phénomènes embryologiques, il est simplement destiné à pourvoir à l'alimentation du germe, il apporte même par sa présence au sein du protoplasma des obstacles aux mouvements moléculaires que ce dernier doit effectuer pour se diviser. Aussi la division d'un œuf, sa segmentation, est d'autant plus rapide et d'autant plus facile que cet œuf renferme moins de deutoplasma (BALFOUR).

La distribution du vitellus nutritif dans l'œuf ovarien a donc une grande importance, à cause de son influence sur la segmentation. On peut distinguer, chez les vertébrés envisagés en particulier, trois modes principaux de distribution du vitellus nutritif.

a. *Ovules alécithes*. — Les grains de deutoplasma manquent tout à fait, ou bien sont peu abondants et peu volumineux. Lorsqu'ils existent ils sont distribués à peu près uniformément au sein du protoplasma. En les considérant au point de vue de leur vitellus nutritif, BALFOUR avait donné à ces œufs le nom d'ovules *alécithes* (ά privatif et λέκιθος, jaune d'œuf). Les ovules rigoureusement alécithes, au sens littéral du mot, sont très rares: l'ovule des mammifères et de l'homme, que BALFOUR rangeait dans cette catégorie, est en réalité pourvu d'une quantité assez importante de vitellus nutritif. Il vaut donc mieux, pour éviter la confusion que l'étymologie pourrait faire naître, appeler cet ovule oligolécithe (ὀλίγος, peu nombreux et λέκιθος) comme l'a proposé PRENANT. Les ovules alécithes et oligolécithes sont toujours petits. leur diamètre ne dépasse guère 2 dixièmes de millimètre.

b. *Ovules télolécithes*. — Les grains vitellins sont plus volumineux et plus abondants. Ils ne sont pas répartis d'une manière uniforme dans le protoplasma, mais se pressent de préférence à un pôle de l'ovule, le pôle opposé ne renfermant que du protoplasma pur ou mélangé d'une très petite quantité de deutoplasma très finement divisé. L'ovule présente donc deux pôles, un pôle protoplasmique (*pôle germinatif* ou *pôle animal*). et un pôle dans lequel le protoplasma est très réduit en quantité par la surcharge de matières nutritives (*pôle nutritif* ou *végétatif*). Dans les descriptions, on place d'habitude le pôle germinatif en haut. L'accumulation du protoplasma dans un pôle entraîne cette conséquence que le noyau, qui se place toujours là où le protoplasma est le moins encombré de matières nutritives, abandonne le centre de l'œuf et se rapproche du pôle supérieur. Ces ovules ont reçu le nom de *télolécithes* (τέλος, fin. pôle et λέκιθος). Toutefois.

la distinction entre les deux pôles n'est pas absolue, puisqu'il y a encore du protoplasma au pôle nutritif, et ces œufs ne répondent qu'imparfaitement à leur définition de télolécithes. Ils sont plus grands que ceux de la première catégorie, leur diamètre atteint ou dépasse 1 millimètre (amphibiens, cyclostomes).

c. Ovules méroblastiques. — Il peut arriver que le deutoplasma remplisse entièrement le pôle inférieur de l'œuf qui ne renferme plus du tout de protoplasma. Ce dernier occupe exclusivement

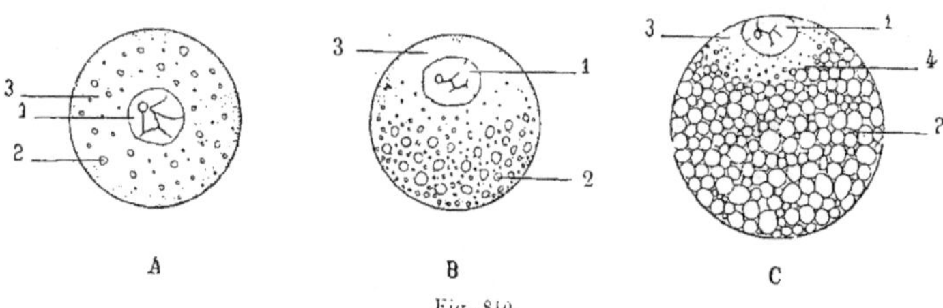

Fig. 810.

Divers types d'ovules (schématique).

A, ovule alécithe. — B, ovule télolécithe. — C, ovule méroblastique.
1, vésicule germinative. — 2, vitellus nutritif (deutoplasma). — 3, vitellus formatif (protoplasma). — 4, zone intermédiaire entre le vitellus nutritif et le vitellus formatif.

le pôle supérieur où il est disposé sous la forme d'un petit disque biconvexe que l'on appelle, dans l'œuf de la poule, la *cicatricule*. Dans ce cas la distinction entre les deux pôles est très nette ; le pôle végétatif ne renferme plus que des matières nutritives, le pôle animal ne renferme que du protoplasma. Nous avons affaire à un œuf télolécithe parfait. Comme dans ces œufs, la partie protoplasmique se segmente seule, et forme seule l'embryon, on les appelle *méroblastiques* de μέρος partie et βλαστός germe. Le diamètre de ces œufs est assez grand. Dans l'ovule de poule il mesure 30 millimètres.

2° Ovule de l'homme et des mammifères.

— L'ovule des mammifères, découvert par von Baer, en 1827, est très semblable à celui de l'homme. Ce dernier est sphérique, de petite taille, $0^{mm},17$ (Nagel), Sa membrane d'enveloppe est épaisse et transparente, à un faible grossissement elle paraît homogène et forme autour de l'œuf une zone claire se détachant bien sur le vitellus, d'où le nom de *zone pellucide* (von Baer). A un grossissement d'environ cinq cents fois, elle présente des stries radicales très fines dirigées à travers son épaisseur. A cause de cela on l'appelle maintenant *zone radiée*. Autour d'elle les cellules de la membrane granuleuse du follicule sont disposées en une sorte de couronne rayonnante (*corona radiata*). La plupart des auteurs sont d'accord aujourd'hui pour considérer la membrane de l'ovule comme sécrétée par les cellules du follicule, c'est donc un chorion. Mais comme on a aussi donné le nom de chorion à une des membranes formées plus tard autour de l'embryon, on désigne la membrane qui entoure l'ovule sous le nom de *prochorion*. Au-dessous du prochorion, Ed. van Beneden a signalé, au moment de la maturation de l'œuf, une seconde membrane qui entoure directe-

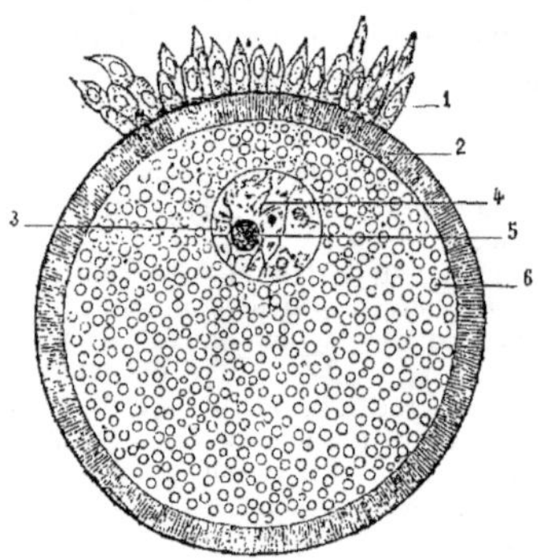

Fig. 811.

Ovule de mammifère (Waldeyer).

1, cellules de la corona radiata. — 2, zone radiée. — 3, vésicule germinative. — 4, réticulum nucléaire. — 5, tache germinative. — 6, vitellus.

ment le vitellus et qui, sécrétée par le vitellus lui-même, mérite véritablement alors le nom de membrane vitelline.

Le vitellus renferme une certaine quantité de deutoplasma situé principalement vers le centre de l'œuf, de manière à laisser à la périphérie le protoplasma à peu près pour constituer une sorte d'écorce. Les granulations du vitellus nutritif rendent l'ovule des mammifères très fortement granuleux et assez opaque: chez l'homme, par exception, le vitellus est très transparent et laisse facilement étudier les détails de structure (NAGEL).

La vésicule germinative (noyau de l'ovule) a été retrouvée par COSTE, en 1833, dans l'ovule des mammifères peu de temps après que PURKINJE l'eut signalée pour la première fois dans l'œuf de la poule (en 1825). Son diamètre atteint presque le quart de celui de l'ovule. Elle renferme en général une tache germinative assez grosse, accompagnée de deux ou trois taches plus petites. Elle occupe généralement une position légèrement excentrique et tend à se rapprocher de la surface de l'ovule.

Ovule de la poule. — Comme le développement du poulet fournit à l'embryologie des données très importantes, nous dirons quelques mots sur la composition de l'œuf de poule. L'œuf de poule pondu présente, comme on le sait, trois parties: 1° la coquille; 2° l'albumine, qui forme le blanc. et enfin 3° le jaune.

La coquille, organe de protection, est sécrétée par l'oviducte, de même que l'albumine qui sert à la nutrition. Le jaune seul correspond à l'œuf ovarien des mammifères. Il est enveloppé par une couche particulière d'albumine, prolongée de chaque côté par deux cordons tordus sur euxmêmes, les *chalazes*, qui s'étendent au sein de l'albumine suivant le grand axe de l'œuf. Cette couche ou membrane chalazifère n'est pas une enveloppe propre de l'ovule. Au-dessous d'elle se trouve la véritable membrane ovulaire analogue à la zone radiée des mammifères. Le jaune est constitué par des couches concentriques d'une substance jaune d'or emboîtées les unes dans les autres et séparées par des lits très minces d'une substance plus pâle. Cette substance pâle, qui a reçu à cause de sa couleur le nom de *vitellus blanc*, recouvre toute la surface du jaune sous la forme d'une lame extrêmement mince, laquelle, arrivée au pôle supérieur de l'ovule s'épaissit en une masse infundibuliforme, le *noyau de Pander*, puis s'enfonce dans l'intérieur de l'œuf en formant un cordon étroit qui, arrivé au centre, se renfle en une sorte de sphère (*latebra*). Il y a dans l'épaisseur du jaune un certain nombre de lits de vitellus blanc, qui séparent comme on l'a vu les couches du jaune proprement dit ou vitellus jaune. Au pôle supérieur se trouve un petit amas lenticulaire de protoplasma, qui, dans un œuf pris dans l'ovaire, renferme la vésicule germinative. C'est la *cicatricule* de l'œuf, la partie principale, celle qui formera l'embryon. La cicatricule repose directement sur le vitellus blanc dont il est difficile de le délimiter exactement. En effet, à leur point de contact, protoplasma et vitellus blanc se mélangent et se pénètrent réciproquement, le protoplasma de la cicatricule se continuant sous la forme d'un réseau très délicat à travers une certaine épaisseur du vitellus blanc.

§ II. — MATURATION DE L'OVULE

L'ovule, tel qu'il a été décrit ci-dessus, c'est-à-dire pourvu de sa vésicule germinative, n'est pas propre à être fécondé. Il doit au préalable subir une série de modifications qui constituent les phénomènes de la maturation. L'intelligence de ces phénomènes suppose la connaissance préalable de la division cellulaire indirecte ou *karyokinèse*. Comme cette question n'a pas encore été traitée dans le cours de cet ouvrage, nous l'exposerons ici brièvement.

1° Division cellulaire. — Il y a deux modes principaux de division cellulaire: 1° la *division directe*, qui s'effectue directement par un simple étranglement du protoplasma et du noyau sans changements importants dans la structure de ces parties ; 2° la *division indirecte*, qui suppose au préalable une série de modifications dans la structure du noyau et dans celle du protoplasma. On donne souvent à la division indirecte le nom de *karyokinèse*, ou mieux, conformément à l'orthographe française, de *caryocinèse* (κάρυον, noyau et κίνησις, mouvement). On la désigne aussi quelquefois sous le nom de *mitose* (μίτος, filament) à cause de la structure filamenteuse que revêt à ce moment le noyau.

Pour étudier les phénomènes de la caryocinèse nous exposerons : 1° la structure du noyau à l'état de repos (*noyau quiescent*) ; 2° les phénomènes qui se rattachent plus directement à l'activité du noyau (*phénomènes nucléaires*) ; 3° ceux qui relèvent du protoplasma de la cellule (*phénomènes protoplasmiques*).

a. *Noyau quiescent.* — On peut décrire dans les noyaux au repos : 1° une *membrane d'enveloppe* ; 2° un contenu liquide clair, qui ne se colore pas par les réactifs (*suc nucléaire*) ; 3° une *charpente* formée par des filaments d'une matière protéique spéciale, la *plastine*, filaments qui renferment une substance très facilement et très énergiquement colorable par les réactifs, la *chromatine* (χρῶμα, couleur) ; 4° enfin des *nucléoles*. Carnoy considère le suc nucléaire comme formé en réalité d'un protoplasma très délicat auquel il donne le nom de *caryoplasme*. Le protoplasma cellulaire prend alors le nom de *cytoplasme*.

On distingue deux sortes de nucléoles, les *nucléoles vrais* et les *nucléoles chromatiques*. Les nucléoles vrais sont de petits corps sphériques, très réfringents, et constitués par des substances diverses, autres que la chromatine ; ils jouent sans doute un rôle dans la nutrition, mais disparaissent comme par une sorte de fonte avant la division cellulaire. Les nucléoles chromatiques sont de petits corps irréguliers étoilés, résultant de l'accolement sur un même point de deux ou de plusieurs filaments de la charpente. Lorsque la charpente change de forme, les accolements des fils se défaisant, ces nucléoles disparaissent, bien entendu, mais leur substance n'est pas détruite, elle se retrouve dans les fils chromatiques.

La charpente du noyau peut revêtir des formes multiples, mais qui se laissent à peu près toutes ramener à deux types : 1° type de la *charpente réticulée* ; 2° type de la *charpente polarisée*. — Dans le premier type (fig. 812, A), les filaments, de grosseur variable, forment un

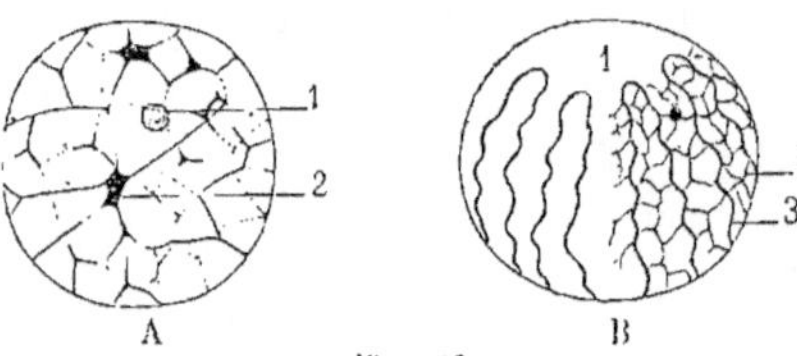

Fig. 812.

Noyaux quiescents (*schématique*)

A. noyau à charpente réticulée : 1, nucléole vrai ; 2, nucléole chromatique. — B. noyau à charpente polarisée : 1, champ polaire ; 2, filaments secondaires ; 3, anses primaires.

réseau qui traverse le suc nucléaire et vient s'insérer sur la paroi du noyau, qui est, elle aussi, chargée de chromatine. Le noyau renferme des nucléoles vrais et des nucléoles chromatiques. Dans la seconde forme (fig. 812, B), les filaments chromatiques sont de deux ordres : les premiers, *filaments primaires*, plus gros, sont disposés en anses dont les convexités sont tournées toutes vers le même pôle du noyau, à une certaine distance duquel elles s'arrêtent, laissant libre autour du pôle un espace que Rabl nomme le *champ polaire* ; les seconds, *filaments secondaires*, plus fins, se portent des branches d'une anse aux branches voisines, créant ainsi entre les filaments primaires une foule d'anastomoses. Il en résulte que l'ensemble des filaments chromatiques forme ici aussi un réseau, mais les filaments principaux de ce dernier ont une orientation polaire ; le noyau possède alors un axe qui passe par le centre du noyau et par le centre du champ polaire.

b. *Phénomènes nucléaires.* — Le premier changement qui intervient dans le noyau lors de la caryocinèse est la disparition du réseau. Dans les cas où la charpente a la forme réticulée tout se passe comme si les nœuds du réseau, comparables à ceux d'un filet, se défaisaient, rendant au fil qui les a formés sa continuité primitive. La chromatine se dispose alors en un long filament entortillé que l'on appelle le *spirème* (σπείρημα, entortillement) ou peloton. Au début les tours du filament sont très nombreux et très serrés ; on dit alors que le noyau est au stade du peloton serré (fig. 813, A). Plus tard, le filament revient un peu sur lui-même, se raccourcit et devient plus large ; il forme par conséquent un peloton moins serré, c'est le peloton lâche (fig. 813, B). Enfin, ce peloton se sectionne lui-même en un certain nombre de fragments indépendants pliés en anses ou en V (fig. 813, C) appelés *chromosomes* (Waldeyer).

Dans le cas de noyaux à charpente polarisée les filaments secondaires se délient les uns des autres et rentrent dans les filaments primaires qui, devenus indépendants, constituent autant de chromosomes.

Il y a des cas où les chromosomes ne consistent pas en des anses, mais simplement en de petites sphérules ou en des bâtonnets larges et courts.

La membrane du noyau disparaît et l'on voit apparaître un *fuseau* formé par des filaments très délicats, hyalins, qui se colorent mal par les réactifs (*filaments achromatiques*). Les chromosomes se placent à l'équateur du fuseau (fig. 814, A) et y dessinent une figure qui représente soit une étoile, soit une couronne ou même une plaque, suivant qu'on la regarde de face ou de profil, et que les chromosomes sont

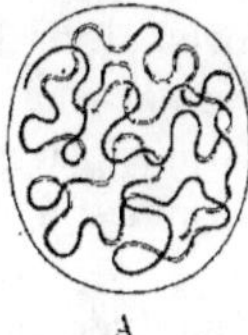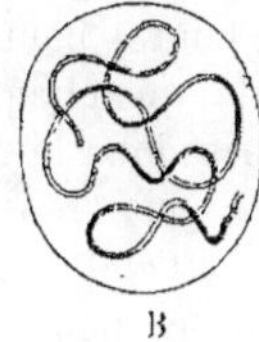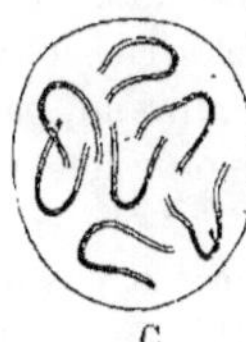

Fig. 813.

Charpente d'un noyau en voie de division (*schématique*)

A. peloton serré. — B. peloton lâche. — C, chromosomes libres.

plus ou moins rapprochés les uns des autres. C'est l'*astroïde* de FLEMMING, la *couronne* ou la *plaque équatoriale* d'autres auteurs. Les rapports qui existent entre les chromosomes et les fils du fuseau ne sont pas compris de la même façon par tout le monde ; pour les uns, chaque chromosome s'appuie par sa convexité sur un seul fil achromatique, et il y a juste autant de fils dans le fuseau que de chromosomes dans la plaque équatoriale ; pour les autres, plusieurs fils achromatiques s'attachent à une seule anse.

Après la constitution de la plaque équatoriale, intervient le phénomène fondamental de la caryocinèse : *chaque anse chromatique se divise longitudinalement en donnant naissance à deux anses jumelles parfaitement égales.* On regarde la formation des anses jumelles comme une sorte de reproduction des chromosomes (BOVERI).

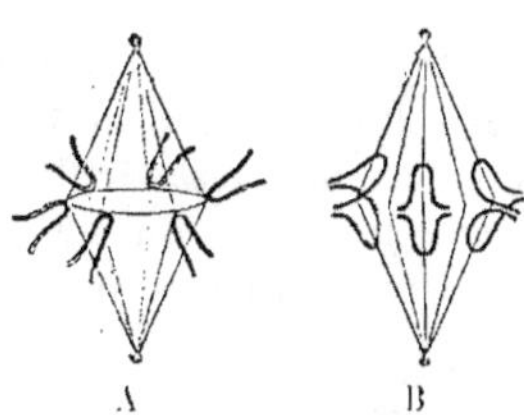

Fig. 814.

Fuseaux nucléaires (*schématique*).

A, chromosomes disposés en une couronne équatoriale (astroïde). — B, dédoublement des chromosomes.

Les anses jumelles se séparent l'une de l'autre en s'écartant d'abord par leur convexité, tandis qu'elles restent encore unies pour un certain temps par leurs extrémités libres (fig. 814, B) ; puis chacune d'elles se dirige vers l'un des pôles du fuseau. La plaque équatoriale s'est dédoublée en deux plaques ou couronnes *semblables* et *égales*, qui s'éloignent l'une de l'autre en se rapprochant des pôles du fuseau : ce sont les *couronnes polaires*. Comme il y en a deux dans la cellule, et qu'elles ressemblent étroitement à l'astroïde d'où elles dérivent, FLEMMING désigne le stade de la caryocinèse où on les rencontre sous le nom de *diastroïde*.

Lorsque les couronnes polaires sont arrivées assez près des pôles du fuseau, la reconstitution du jeune noyau commence. Dans le cas de noyaux à charpente polarisée, les choses se passent d'une manière très simple : les chromosomes des couronnes polaires sont disposés de telle manière que leurs convexités, tournées vers le pôle fusorial, délimitent un champ polaire. Le fuseau disparaît, une membrane délicate se forme autour des chromosomes et individualise le jeune noyau. Entre les chromosomes qui représentent les filaments primaires, apparaissent des filaments secondaires anastomotiques qui achèvent de compléter la charpente. Dans ce cas, les filaments primaires du noyau fils proviennent directement des filaments primaires du noyau père ; on en a conclu que les chromosomes avaient une véritable individualité et qu'ils se transmettaient de génération en génération, sans perdre cette individualité (Boveri, Rabl).

Cette individualité des chromosomes est plus difficile à concevoir dans les noyaux à charpente réticulée. Dans ces derniers, les chromosomes des couronnes polaires s'unissent bout à bout en formant un filament continu et un peloton : on comprend, par suite, que chaque chromosome qui entre dans la constitution du peloton ne garde pas dans le noyau une place marquée comme cela a lieu dans le cas précédent. Le peloton ainsi formé est d'abord lâche, il devient ensuite plus serré et passe enfin à l'état de réseau.

Le noyau néoformé, pour se constituer, parcourt donc en sens inverse les mêmes étapes que le noyau préexistant a suivies pour se disloquer. On peut représenter la marche des faits dans le tableau suivant, qui se lit dans le sens des flèches :

	NOYAU PÈRE	NOYAU FILS	
Prophase	Charpente réticulée (repos)	Charpente réticulée (repos)	*Anaphase*
	Peloton serré	Peloton serré	
	Peloton lâche	Peloton lâche	
	Formation des chromosomes.	Bipartition des chromosomes.	

PLAQUE ÉQUATORIALE

Métaphase.

On a donné le nom de *prophase* à l'ensemble des phénomènes de dislocation, celui d'*anaphase* à l'ensemble des phénomènes de reconstitution ; entre ces deux périodes, la phase de la plaque équatoriale (*métaphase*) peut être considérée comme un état d'équilibre et en quelque sorte de repos (Boveri).

Le fuseau nucléaire est formé pour certains auteurs par le protoplasma cellulaire, pour d'autres par le noyau. Il agit soit en servant simplement de guide pour les chromosomes qui glissent le long de ses fils en se dirigeant de l'équateur vers les pôles, — dans ce cas le fuseau garde sa forme (fig. 815, A), — soit en entraînant mécaniquement les chromosomes par une contraction de ses fils. Dans ce cas, chacune des anses reçoit, de chaque pôle du fuseau, un certain nombre de fils achromatiques qui s'attachent à elle et la tirent vers les pôles comme pourraient le faire des fibres musculaires (Boveri). Dès que les anses jumelles sont produites, ces contractions des fils les séparent l'une de l'autre. Entre les anses jumelles ainsi écartées mécaniquement (fig. 815, B), existe une substance ductile qui s'étire en un *filament d'union* étendu entre les chromosomes des deux couronnes polaires (Ed. van Beneden, Boveri).

c. *Phénomènes protoplasmiques.* — Aux deux pôles du fuseau se trouvent les *sphères attractives* de Ed. van Beneden. Ce sont des masses qui comprennent, d'après cet auteur, trois couches emboîtées : 1° une couche externe qui se colore assez bien (*zone corticale*) ; 2° une couche moyenne hyaline, incolore (*zone médullaire*) ; un *corps central* sphérique, fortement coloré (fig. 815, 1). Le corps central a reçu de Boveri le nom de *centrosome*. Il m'a paru constituer la partie essentielle de la sphère attractive, les autres parties (zone médullaire et zone corticale), n'étant autre chose que des portions du protoplasma modifiées par l'action du centrosome lui-même, opinion acceptée depuis par Balbiani.

Des sphères attractives partent une infinité de rayons protoplasmiques qui se dirigent tout autour d'elles comme les rayons lumineux qui émanent d'un astre, d'où le nom de soleils ou *asters* donné par Fol aux figures que l'on voit alors aux pôles du réseau. Les rayons des asters se coupent suivant un plan qui passe par l'équateur du fuseau. Au niveau de leur intersection, les granulations protoplasmiques disparaissent, le protoplasma devient absolument hyalin ; en même temps,

la trace du plan d'intersection des rayons protoplasmiques se montre à la surface
de la cellule sous la forme d'un léger
sillon, bien souvent observé dans le
cours de la segmentation des œufs,
sillon de segmentation. Bientôt au
sillon de segmentation fait suite
une section nette qui partage en
deux la cellule. Dans d'autres cas,
la division s'obtient au moyen d'une
plaque cellulaire; c'est une sorte de
plaque formée par des épaississements des rayons protoplasmiques
siégeant à leur point d'intersection
(fig. 815, B).

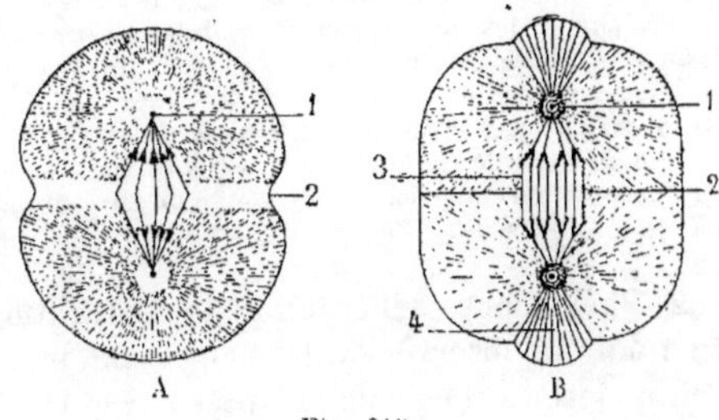

Fig. 815.

Division cellulaire indirecte : A, division de la cellule par un sillon de segmentation : B, division de
la cellule par une plaque cellulaire (*schématique*)

1, centrosome : 1', sphère attractive. — 2, sillon de segmentation : 2', plaque cellulaire. — 3, filaments d'union. — 4, cône
antipode.

Pendant que la division du protoplasma
s'est effectuée, le fuseau s'est beaucoup
allongé : sa partie moyenne s'est détruite
et les noyaux fils se sont fortement écartés du plan de section dont ils étaient tout d'abord assez
voisins. Il semble que les rayons de l'aster opposés aux fils du fuseau, *cônes antipodes* de Ed. van
Beneden (fig. 815, 4) n'ayant plus de contrepoids dans la résistance en sens inverse du fuseau ou
des filaments d'union, tirent sur les centrosomes et les entraînent avec le noyau. Ce déplacement
des noyaux s'effectue toujours suivant l'axe du fuseau prolongé, de sorte que les deux noyaux
une fois arrivés à leur place définitive sont situés sur une ligne perpendiculaire au plan de
division. Les centrosomes sont situés sur cette
même ligne derrière les noyaux. Chaque cellule
nouvellement formée possède donc un corps protoplasmique, un noyau, un centrosome. Au début,
les cellules qui viennent de se diviser ne possèdent que la moitié du protoplasma, la moitié de
la chromatine, la moitié des sphères attractives
de la cellule mère, toutes ces parties se com-
plètent par la nutrition, pendant le repos qui
suit la division cellulaire, et arrivent à égaler en
quantité celles de la cellule mère. Si deux divisions se succèdent sans interruption, les noyaux
de la première génération étant divisés avant
d'avoir eu le temps de récupérer toute leur chromatine, les noyaux de la deuxième ne possède-
ront jamais que la moitié de la chromatine du
noyau grand-père, car leurs noyaux pères, ceux
de la première génération, ne possédaient eux-
mêmes que la moitié de la chromatine du noyau

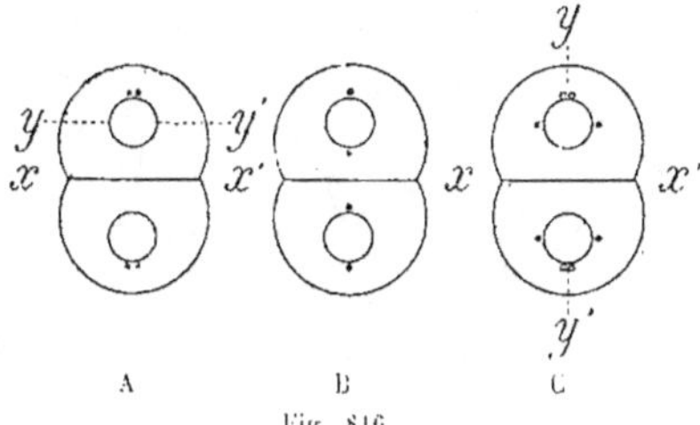

Fig. 816.

Dédoublement et migration des centrosomes
(*schématique*).

A, dédoublement des centrosomes. — B, position des centrosomes dans le cas d'une division parallèle à la première (suivant
le plan y, y'). — C, position des centrosomes dans le cas d'une
division perpendiculaire à la première (suivant le plan y, y').

paternel. Deux divisions qui se succèdent sans intervalle de repos amènent donc une réduction
dans la quantité de la chromatine des noyaux de la deuxième génération (Osc. Hertwig). On
verra le rôle que joue cette réduction dans la maturation de l'ovule.

Lorsque la cellule fille doit se diviser à son tour, son centrosome se dédouble, ses deux moitiés
se placent aux deux extrémités d'un même diamètre nucléaire et deviennent le lieu de formation
des pôles d'un fuseau qui préside à la division nouvelle (Ed. van Beneden, Boveri, Vialleton,
Kölliker, etc.). Soient deux cellules filles séparées l'une de l'autre par le plan de segmentation
$x x'$, et dont les centrosomes viennent de se dédoubler (fig. 816, A), si ces deux cellules doivent
se diviser suivant un plan yy' parallèle au premier, les centrosomes se placeront comme en B,
même figure, c'est-à-dire que l'un d'eux restant immobile, l'autre décrira autour du noyau un
arc de 180°. Si au contraire ces cellules doivent se diviser suivant un plan yy' perpendiculaire au
premier (fig. 816, C), les centrosomes situés d'abord à la place où ils sont figurés par des cercles
clairs devront se distribuer comme l'indiquent les cercles noirs pleins, c'est-à-dire que chacun
d'eux se déplacera de 90°. Carnoy (1897) nie la division du centrosome destinée à donner les centrosomes de la prochaine division cellulaire. Il admet qu'à la fin de chaque caryocinèse les centrosomes disparaissent et que ceux de la division suivante sortent ultérieurement du noyau. Je
maintiens la réalité de la division des centrosomes dans les premiers blastomères de la seiche,
telle que je l'ai décrite en 1888.

Les centrosomes de la première cellule du germe proviennent des centrosomes de l'ovule et du spermatozoïde (Fol). Ils se transmettent, comme on a vu plus haut, de génération en génération. Pour certains auteurs le centrosome paraît être un organe permanent de la cellule au même titre que le noyau (Ed. van Beneden). Pour Julin le centrosome est d'origine nucléaire, il disparaît généralement dès que la division cellulaire est achevée,

La position des centrosomes autour du noyau règle la place des fuseaux et par suite la direction des plans de division des cellules. Cette position paraît être en partie déterminée (O. Hertwig) par la forme du corps cellulaire (l'axe du fuseau coïncide avec le grand axe de la cellule, une cellule allongée se divise en travers). Cependant, d'autres influences peuvent agir aussi sur la position des centrosomes et leur faire prendre une situation tout autre que celle prévue par la loi ci-dessus.

2° Phénomènes généraux de la maturation.

— Les phénomènes de la maturation ont été observés de la manière la plus complète dans les œufs de certains échinodermes. Les voici, d'après Fol et O. Hertwig. Lorsque l'ovule approche de

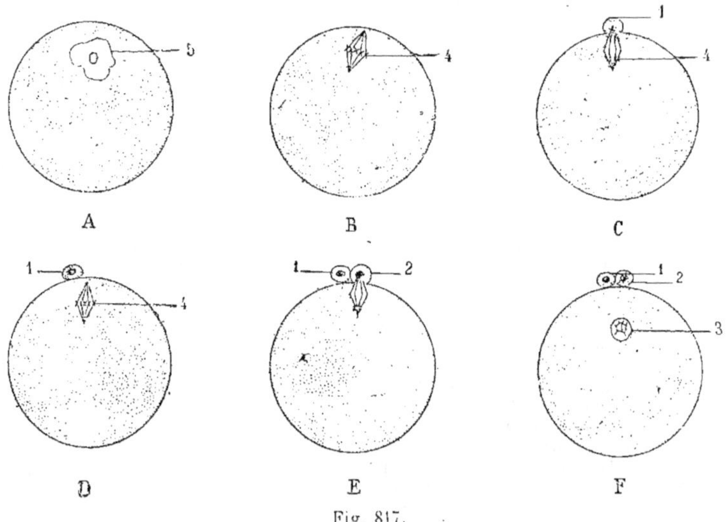

Fig. 817.

Les différentes phases de la maturation (schématique).

A à F, les différentes phases dans leur ordre de succession.
1, premier globule polaire. — 2, second globule polaire. — 3, pronucléus femelle. — 4, fuseau de direction. — 5, vésicule germinative.

sa maturité, la vésicule germinative qui occupait tout d'abord le centre du vitellus gagne peu à peu la périphérie (fig. 817, A), en même temps, son contour primitivement arrondi et régulier devient moins net; finalement elle semble disparaître, et à sa place on voit un fuseau présentant une plaque équatoriale formée par les chromosomes de la vésicule germinative. C'est le *fuseau de direction*, ainsi nommé parce qu'il préside à la formation des globules polaires ou globules directeurs. Il est situé au pôle germinatif de l'ovule, son axe est d'abord horizontal ou si l'on veut parallèle à un plan tangent au point de la surface dont il est le plus voisin. Peu à peu, le fuseau se redresse, une de ses pointes se dirige vers la surface de l'ovule, tandis que l'autre abandonne la périphérie pour se porter vers le centre (fig. 817, B). Lorsque ce mouvement est achevé, la pointe du fuseau située à la périphérie se soulève légèrement au-dessus de la surface de l'œuf, entraînant au-devant d'elle une petite parcelle de protoplasma qui forme comme un léger bourgeon. La plaque équatoriale se divise alors comme dans la caryocinèse ordinaire, donnant lieu à deux couronnes polaires, l'une supérieure, l'autre inférieure. La couronne polaire supérieure se porte dans le petit bourgeon protoplasmique, dans lequel elle ne tarde pas à reconstituer un noyau vrai (fig. 817, C). Le bourgeon se sépare alors de l'ovule et constitue un corps cellulaire libre accolé à ce dernier : c'est le premier *globule polaire* (fig. 817, D). La couronne polaire supérieure ne constitue pas un noyau au repos, mais autour d'elle se forme un second fuseau dont elle devient la plaque équatoriale, et qui se comporte comme le premier, c'est-à-dire dont la couronne polaire supérieure va fournir le noyau d'un second *globule polaire* qui prendra place à côté du premier. La couronne polaire inférieure du second fuseau forme alors la charpente chromatique d'un noyau qui passe au stade de repos et gagne le centre de l'ovule où il constitue le noyau propre de l'ovule mûr (fig. 817, F). Ce noyau est le *pronucléus femelle*. À ce moment l'œuf est mûr. Sa maturation est liée, comme on le voit, à la formation des globules polaires, mais celle-ci n'est pas autre chose qu'une division cellulaire dans laquelle les deux cellules filles (ovule et globule polaire) sont d'un volume très inégal. Comme la seconde division cellulaire (formation du second globule polaire) commence avant que la chromatine de la couronne polaire inférieure du premier fuseau ait pu passer à l'état de noyau au repos, et récupérer pendant ce temps une quantité de chromatine égale à celle de la vésicule germinative, il en résulte que cette division a pour résultat d'enlever à l'ovule une certaine partie de la chromatine qu'il contenait primitivement. Le pronucléus femelle ne possède en effet que la moitié de la chromatine de la vésicule germinative, puisqu'il renferme la quantité de chromatine que possédait son noyau père, c'est-à-dire la couronne polaire inférieure de la première division et que celle-ci contenait exactement la moitié de la chromatine de la vésicule germinative. Cette réduction dans la quantité de substance chromatique que contenait l'ovule est le fait dominant de la maturation.

La réduction chromatique peut, du reste, s'effectuer par un procédé un peu différent comme le montre ce qui se passe chez l'ascaris megalocephala. L'étude de cet animal a, en outre, permis de voir que la réduction porte aussi bien sur le spermatozoïde que sur l'ovule, ce qui a une haute portée physiologique au point de vue de la fécondation et de l'équivalence des produits sexuels, dans ce phénomène. Voici ce qui se passe : chez *ascaris megalocephala bivalens* les cellules possèdent normalement quatre chromosomes : la spermatogonie et l'ovule non mûr, auquel on peut donner le nom d'*ovogonie*, ont chacun ce nombre de chromosomes. Ces derniers se dédoublent de manière à former huit bâtonnets qui se réunissent en deux groupes de quatre (*groupes quaternes*, fig. 818). Une première division s'opère, qui va faire de la spermatogonie deux spermatocytes : pour cela chaque groupe quaterne se place sur l'équateur du fuseau de division (non représenté dans les figures), de telle sorte que chacun d'eux passe dans une des cellules filles qui se trouve ainsi posséder un groupe quaterne. De même le premier globule polaire se forme emportant avec lui un groupe quaterne, tandis qu'il laisse l'autre dans l'ovule que l'on peut appeler ovocyte de premier ordre. Les spermatocytes vont alors se diviser en spermatides : les quatre bâtonnets chromatiques que renferme chacun d'eux se disposent deux d'un côté, deux de l'autre, à l'équateur du fuseau et chaque groupe de deux est emporté dans l'une des cellules filles. De même, des quatre bâtonnets de l'ovule (après émission du premier globule polaire) deux passent dans le second globule et deux dans l'ovule ou ovocyte de deuxième ordre. Il résulte de tout cela qu'à la spermatogonie à quatre bâtonnets ont succédé quatre spermatides à deux bâtonnets, et à l'ovogonie ont succédé un ovule à deux bâtonnets, un globule polaire à deux bâtonnets également et un autre à quatre. Si l'on se souvient que le premier globule polaire se divise chez certains mollusques en deux, on voit qu'il existe un parallélisme parfait entre les divisions réductrices des cellules mâles et des cellules femelles puisque la cellule mâle donne quatre spermatides et la cellule femelle un ovule et trois globules polaires (dans le cas où le premier se divise) : la seule différence c'est que les quatre spermatides sont équivalentes et que chacune peut fonctionner comme les autres, tandis que l'ovule seul joue un rôle, les globules polaires sont des cellules à évolution terminée, des *ovules abortifs*. On voit aussi que la chromatine des éléments sexuels a été réduite de moitié. La division réductrice est semblable à une division caryocinétique ordinaire sauf que la chromatine a été divisée *préalablement en une seule fois* au moment de la formation des groupes quaternes, en le nombre de segments nécessaires, et que cette division ne s'effectue plus dans chaque fuseau au stade de la plaque équatoriale comme cela a lieu d'ordinaire. Ce mode de réduction et le parallélisme qu'il présente dans les deux éléments sexuels est clairement résumé dans le schéma (fig. 818).

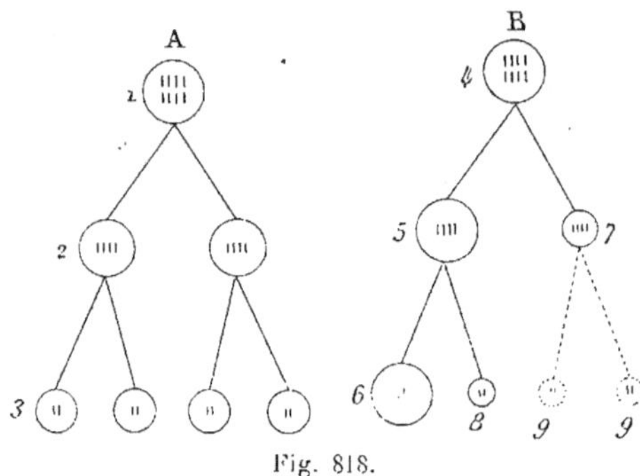

Fig. 818.

Phénomènes de la réduction dans les cellules sexuelles de l'Ascaris megalocephala. A, dans la cellule mâle. B, dans la cellule femelle (*schématique*).

1, spermatogonie. — 2, spermatocytes. — 3, spermatides. — 4, ovogonie. — 5, ovule après l'émission du premier globule polaire (ovocyte de premier ordre). — 6, ovule après l'émission du deuxième globule polaire (ovocyte de deuxième ordre). — 7, premier globule polaire. — 8, second globule polaire. — 9, globules issus du premier globule polaire (mollusques seulement).

Globules polaires. — Les globules polaires sont de véritables corps cellulaires, puisqu'ils possèdent un noyau. Ils sont d'ailleurs susceptibles de se diviser chez certains mollusques. Ils occupent d'habitude le point où la segmentation de l'œuf commence et a son maximum d'activité. On a supposé qu'ils pouvaient déterminer la direction du premier plan de segmentation et à cause de cela on leur a donné le nom de *globules directeurs* ou de *vésicules directrices*. Dans certains cas, comme je l'ai fait voir pour la seiche, loin d'avoir une position fixe par rapport au premier plan de segmentation, ils ont avec ce dernier des relations très variables qui semblent bien indiquer qu'ils n'exercent pas sur lui une action véritablement directrice.

Fol les a appelés *corpuscules de rebut*. Ils ne jouent en effet aucun rôle dans la constitution du corps de l'embryon, et disparaissent de très bonne heure, en général avant la fin de la segmentation. L'exemple de l'Ascaris montre que l'on peut considérer les globules polaires comme des ovules abortifs, opinion déjà émise antérieurement par Giard.

Maturation de l'ovule chez les vertébrés. — Ces phénomènes de maturation qui ont été observés principalement chez les animaux inférieurs se retrouvent aussi chez les vertébrés. Parmi les mammifères, Ed. van Beneden a observé chez le rat que la formation des globules polaires est en relation avec la disparition de la vésicule germinative. Le premier globule polaire se forme avant la rupture du follicule, et sa formation coïncide avec un retrait du vitellus qui détermine entre la zone pellucide et l'ovule un léger espace vide dans lequel se logent les globules polaires. Le second globule polaire se forme au moment où l'œuf entre dans les trompes.

§ III. — Fécondation

La fécondation consiste dans l'union de l'élément sexuel mâle avec l'élément sexuel femelle. Soupçonnée depuis longtemps déjà, cette union n'est bien connue dans ses phénomènes intimes que depuis quelques années. C'est aux recherches de Fol, de Selenka, de Hertwig, de Ed. van Beneden que l'on doit les notions actuelles. La fécondation a été observée directement chez les échinodermes. Lorsqu'un œuf mûr est mis en contact avec des spermatozoïdes, ceux-ci s'efforcent de pénétrer dans le vitellus, en traversant la zone radiée (fig. 819, A). Bientôt se forme à la surface du vitellus, en un point situé en face de la tête du spermatozoïde le plus profondément engagé dans la membrane vitelline, une petite protubérance (*cône d'attraction*) qui arrive finalement au contact du spermatozoïde. Ce dernier est pour ainsi dire attiré par le cône d'attraction qui rentre ensuite dans le vitellus, entraînant avec lui le sper-matozoïde. A peine le spermatozoïde a-t-il pénétré dans le vitellus, qu'il se forme sur toute la surface de ce dernier une membrane mince destinée à empêcher la pénétration d'autres spermatozoïdes. La queue du filament séminal disparaît.

La tête du spermatozoïde arrivée dans le vitellus perd sa forme caractéristique pour prendre l'aspect d'un noyau auquel on donne le nom de *pronucléus mâle*, ou de noyau spermatique *Spermakern* (HERTWIG). Le pronucléus mâle se dirige de la péri-phérie, où il est situé tout d'abord, vers le centre du vitellus, où se trouve le *pronucléus femelle*. Ce dernier se déplace un peu à son tour et vient au-devant du pronucléus mâle. Lorsqu'ils se sont rejoints, ces deux noyaux restent quelque temps au contact,

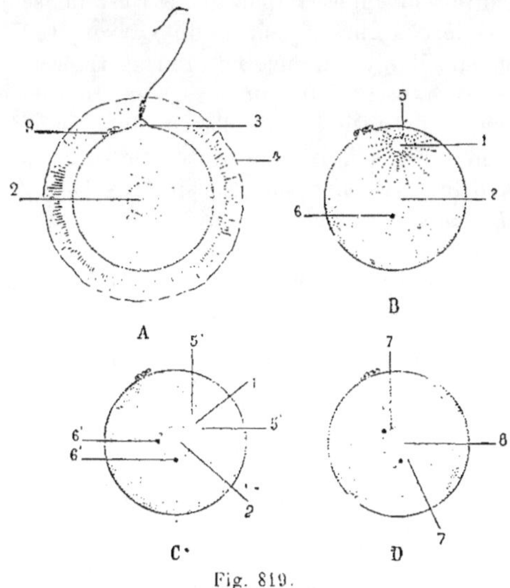

Fig. 819.

Fécondation *schématique*.

A, B, C, D, différents stades de la fécondation.
1, pronucléus mâle. — 2, pronucléus femelle. — 3, cône d'attrac-tion. — 4, membrane vitelline. — 5, spermocentre; 5', 5', les deux moitiés du spermocentre. — 6, ovocentre; 6' 6', les deux moitiés de l'ovocentre. — 7, 7, centrosomes du premier noyau de segmentation. — 8, premier noyau de segmentation. — 9, globules polaires.

puis se fusionnent en un seul noyau au repos (c'est-à-dire pourvu d'une membrane et de chromatine à l'état quiescent), et que l'on appelle le *premier noyau de seg-mentation*, parce qu'il va se diviser lors de la première segmentation de l'œuf.

Telles étaient les idées classiques admises à propos de la fécondation, lorsque FOL décrivit en 1890, chez les échinodermes, des phénomènes qui paraissent tenir une place importante dans l'acte de la fécondation, car GUIGNARD les a retrouvés peu après FOL chez certains végétaux. Il s'agit du rôle que les centrosomes des cellules sexuelles jouent dans la fécondation, rôle déjà soupçonné par FLEM-MING, VEJDOWSKY, RABL, BOVERI. Voici ce qui se passe. Le pronucléus femelle est accompagné d'un centrosome que nous appellerons avec l'auteur l'*ovocentre ;* le pronucléus mâle amène aussi avec lui un centrosome propre, le *spermo-centre*. Au moment de la conjugaison des pronucléi, ces centrosomes se divisent chacun en deux, de sorte qu'il y a deux demi-ovocentres et deux demi-spermo-centres. Chaque demi-centrosome s'écartant de son congénère va s'unir à un demi-centrosome d'ordre opposé, c'est-à-dire un demi-ovocentre à un demi-spermo-centre, et, comme tout cela se passe en même temps que la fusion des pronucléi s'opère, il en résulte que lorsque cette dernière est accomplie, le premier noyau de segmentation possède deux centrosomes mixtes (ovulo-spermatiques) qui deviennent les centres de la première division cellulaire. Les centrosomes se montrent donc comme des corps particuliers, des organes des cellules sexuelles, au même titre que les noyaux, et, comme ces derniers, se transmettent des géniteurs au descendant en se fusionnant entre eux.

Tout le monde n'admet pas le *quadrille des centres* de Fol, ainsi Boveri regarde le rôle de l'ovocentre comme tout à fait subordonné ou même nul, c'est le spermocentre seul qui est important, et c'est lui seul qui fournit les centrosomes de la première segmentation. Enfin Carnoy (1897) assure que chez l'Ascaris megalocephala il n'y a ni ovocentre ni spermocentre préexistants, mais que les centrosomes du premier fuseau de segmentation viennent de chacun des noyaux sexuels, l'un du pronucléus mâle, l'autre du pronucléus femelle et disparaissent entièrement après la division (le centrosome n'est pas un organe permanent de la cellule). Pour lui la fécondation consiste dans la fusion de deux individualités d'origine différente en une entité nouvelle de nature mixte dans toutes ses parties (cytoplasme, caryoplasme, centrosome, élément nucléinien), car l'élément mâle n'apporte pas seulement son noyau mais aussi son protoplasma qui se mélange à celui de l'ovule et se fusionne intimement avec lui.

La fusion des deux pronucléi en un noyau au repos n'est pas un phénomène indispensable dans la fécondation. Ed. van Beneden a montré que chez l'ascaris megalocephala les deux pronucléi constitués chacun par deux chromosomes s'approchent l'un de l'autre, puis lorsqu'ils sont arrivés au contact, ils ne se fusionnent pas en un noyau au repos, mais leur membrane propre disparaît, en même temps un fuseau se forme, à l'équateur duquel les deux anses chromatiques de chaque pronucléus se disposent en formant une couronne équatoriale comme cela a lieu pour les divisions cellulaires ordinaires. Il n'y a donc pas ici de premier noyau de segmentation, mais bien un *premier fuseau de segmentation* dont la plaque équatoriale est formée à la fois des chromosomes du pronucléus mâle et de ceux du pronucléus femelle. Ce n'est pas une disposition fondamentalement opposée à celle dans laquelle on a affaire tout d'abord à un premier noyau de segmentation, le stade de repos de ce dernier est tout simplement sauté.

La fécondation ne coïncide pas avec le moment de la pénétration du spermatozoïde dans l'ovule ; en effet l'élément mâle peut pénétrer dans l'ovule avant que la maturation soit achevée. Dans ce cas le pronucléus mâle reste au repos dans le vitellus jusqu'au moment où le second globule polaire étant formé, le pronucléus femelle a pris naissance. Lorsque les deux pronucléi sont constitués, la fécondation est faite (Ed. van Beneden).

Le premier noyau de segmentation a reçu autrefois le nom de *noyau vitellin*. Comme l'on ignorait son origine aux dépens du pronucléus mâle et du pronucléus femelle, transformation ultime de la vésicule germinative, qui disparaissait totalement, croyait-on, on avait admis que le noyau vitellin se formait de toutes pièces au sein du protoplasma par *genèse* (Ch. Robin).

Bien avant les découvertes récentes qui ont fait connaître les phénomènes intimes de la fécondation, on avait vu des spermatozoïdes pénétrer à travers la membrane ovulaire (mammifères, Barry, 1841), mais on ne les avait pas suivis plus loin.

Nombre d'observations faites tant chez des vertébrés que chez des invertébrés montrent que les phénomènes essentiels de la fécondation se passent partout à peu près de la manière ci-dessus décrite.

Théories de la fécondation. — On entend par théories de la fécondation les explications qui ont été proposées tant pour les phénomènes de la maturation (condition indispensable de la fécondation), que pour les phénomènes propres de la fécondation : nous examinerons les principales d'entre elles.

a. *Théorie de la sexualité des pronucléi.* — L'œuf fécondé résultant de l'union du spermatozoïde (mâle) et de l'ovule (femelle) peut être considéré comme hermaphrodite. Toutes les cellules du corps y compris les cellules sexuelles, dérivant de l'œuf, sont aussi hermaphrodites. La maturation consiste en ceci que les cellules sexuelles, jusqu'alors hermaphrodites, deviennent unisexuées en rejetant l'une des deux substances sexuelles qu'elles renfermaient. L'ovule rejette sa substance mâle sous la forme de globules polaires pour devenir purement femelle, et le spermatozoïde, par un phénomène analogue, devient exclusivement mâle. Sedgwick Minot est l'auteur de cette théorie, adoptée également par Balfour, Ed. van Beneden, etc. Pour Ed. van Beneden, les pronucléi sont des demi-noyaux, des noyaux incomplets, qui doivent se compléter l'un par l'autre. Le complément que l'un d'eux apporte à l'autre a pour but de *remplacer* la substance que ce dernier a perdue au moment de la maturation. En un mot le pronucléus mâle apporte au pronucléus femelle la substance mâle que ce dernier a abandonnée aux globules polaires. La fécondation consiste dans le remplacement de la substance mâle de l'ovule par la substance mâle d'un autre individu, le spermatozoïde.

On a objecté à cette théorie qu'elle ne permet pas de comprendre comment une mère peut transmettre à son fils des caractères de ses propres ancêtres mâles, puisque son ovule aurait expulsé toute sa chromatine mâle.

b. *Théorie de Weismann.* — WEISMANN admet que l'ovule fécondé ou le germe renferme une substance spéciale, contenue dans le noyau et probablement représentée par la chromatine, substance qu'il nomme le *plasma germinatif.* Le plasma germinatif possède une structure très complexe ; il est formé par des particules appelées les *déterminants.* Les déterminants sont les éléments qui dirigent l'évolution d'une cellule dans tel ou tel sens, il y a donc autant de déterminants dans le germe qu'il y aura chez l'adulte d'espèces cellulaires distinctes ou même de variétés de ces espèces.

Dans le cours du développement le plasma germinatif se divise entre les cellules de segmentation de manière à former deux lots parfaitement égaux en qualité et en valeur. Mais ces deux lots ont une destinée bien différente. L'un d'eux passe dans les cellules qui vont former le corps, dirige leur évolution histologique, et forme ainsi les divers tissus. À ce titre, on pourrait l'appeler, ainsi que le faisait WEISMANN dans ses premiers travaux, le *plasma histogène,* tout en se rappelant qu'il ne diffère en rien du plasma germinatif. L'autre lot reste intact et passe sans avoir subi de modifications dans les cellules sexuelles où il est conservé pour être transmis aux descendants. Si la reproduction parthénogénésique (par œufs non fécondés) était la règle, chaque individu serait produit par l'évolution d'un plasma germinatif qui se serait conservé identique depuis l'origine de l'espèce et se serait transmis avec une continuité et une intégrité parfaites à travers tous les membres successifs de cette espèce. Mais la reproduction sexuelle intervient et entraîne des modifications importantes dans la constitution du plasma germinatif. On sait que cette reproduction s'effectue par l'union des éléments sexuels de deux individus différents. Si les plasmas germinatifs paternel et maternel passaient entiers dans le germe, le volume du plasma de ce dernier croîtrait à chaque génération, ce qui est impossible. Aussi, avant toute fécondation, l'ovule aussi bien que le spermatozoïde subissent chacun une réduction dans la quantité de leur plasma germinatif, dont une moitié est enlevée (maturation). Le produit créé par l'union des deux parents possède donc exactement la quantité du plasma germinatif qui est caractéristique pour l'espèce. La réduction portant sur les plasmas germinatifs fait varier énormément leur composition, même pour les éléments sexuels d'un individu donné, car les déterminants enlevés ne sont pas toujours les mêmes. Il en résulte une grande variabilité dans la composition du plasma des descendants, variabilité d'où découle une foule de variations de forme dont la sélection naturelle s'empare pour faire des espèces.

c. *Théorie de Hertwig.* — L'ovule et le spermatozoïde subissent une réduction dans la quantité de leur chromatine. Cette réduction résulte de ce que, au moment de la maturation des éléments sexuels, il se fait deux divisions caryocinétiques se succédant sans intervalle de repos ou bien de phénomènes analogues à ceux décrits page 975. Il n'y a pas lieu de rechercher si cette substance enlevée est mâle pour l'un des éléments et femelle pour l'autre. Il n'y a pas de substance mâle ni de substance femelle. Ce qu'on appelle la sexualité, bien loin d'être une propriété essentielle et primitive est un ensemble de propriétés secondaires et acquises. L'ovule et le spermatozoïde ne représentent pas un être femelle et un être mâle, mais deux individualités d'une même espèce, dont chacune possède des caractères propres (grosseur pour l'ovule, mobilité pour le spermatozoïde, etc.) en rapport avec son mode de fonctionnement. La fécondation est le mélange, la fusion, de deux individualités, l'individualité paternelle et l'individualité maternelle. Les globules polaires sont des ovules abortifs, ils ont surtout la signification de souvenirs ancestraux comme l'avait déjà dit GIARD.

§ IV. — SEGMENTATION

La segmentation de l'œuf est un simple phénomène de caryocinèse ; elle emprunte toutefois un caractère particulier aux relations qui existent entre la direction des plans de division et l'axe de l'œuf. L'axe de l'œuf est déterminé dans les œufs télolécithes par la distribution du vitellus nutritif et du vitellus formatif (voir p. 965), dans les œufs alécithes il est représenté par le diamètre de l'œuf à l'extrémité supérieure duquel sont situés les globules polaires.

Les plans de division qui interviennent pour segmenter l'œuf ont deux directions principales : les uns passent par l'axe de l'œuf considéré comme vertical, on les appelle plans *méridiens,* les autres passent soit par l'équateur, soit par des cercles de latitude, on les appelle plans *équatoriaux.* Comme une des premières marques de la division cellulaire est la formation d'un sillon à la surface de la cellule (voy. p. 971), on donne souvent aux plans de segmentation le nom de *sillons* de segmentation, en prenant la partie pour le tout et en sous-entendant que ces sillons traversent toute l'épaisseur de l'œuf.

Étudions quelques cas de segmentation.

1° Segmentation dans les œufs alécithes. — C'est le cas le plus simple (fig. 820). Le premier stade de la segmentation est caractérisé par l'apparition d'un sillon méridien *a*, qui partage l'œuf en deux moitiés hémisphériques, accolées par leur face plane. Au second stade, apparaît un plan également méridien, *b*, mais perpendiculaire au précédent et qui divise l'œuf en quatre quartiers parfaitement égaux. Au troisième stade, deux cas peuvent se présenter : deux plans méridiens *c c* (fig. 820, D) se coupant à angle droit, divisent l'œuf en huit tranches égales, ou bien un plan équatorial *d* (fig. 820, C), passant par l'équateur de l'œuf, divise en deux moitiés, une supérieure et une inférieure, les quatre quartiers existant au second stade.

Si les plans de division du troisième stade ont été méridiens comme dans le premier cas relaté ci-dessus, on trouve toujours au quatrième stade une division s'effectuant suivant une direction équatoriale (fig. 820, E) et, à partir de ce moment, plans méridiens et plans équatoriaux se succèdent régulièrement dans la segmentation, partageant l'œuf en une série de fragments de plus en plus petits. Le premier plan équatorial passe seul par l'équateur, les suivants passent par des cercles de latitude et se forment simultanément deux par deux, de même que les deux sillons *c c* dans un stade antérieur.

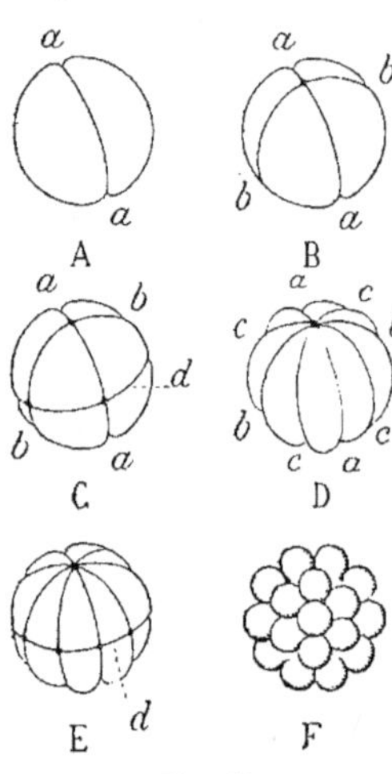

Fig. 820.

Segmentation d'un œuf alécithe (*schématique*).

A à F, les différentes phases de la segmentation dans leur ordre de succession. — *a. a.* premier sillon méridien. — *b. b.* second sillon méridien. — *c. c.* troisième sillon méridien. — *d*, sillon équatorial.

On appelle les cellules produites par la segmentation *blastomères*, ou encore *sphères de segmentation*, parce qu'elles prennent bien vite une forme sphérique au lieu de garder la forme de quartiers de sphères qu'elles possèdent tout d'abord.

Dans le cas où on a affaire à des œufs alécithes, tous les blastomères sont égaux entre eux, et comme l'œuf tout entier s'est divisé en blastomères, on dit que la segmentation est *totale* et *égale*, l'œuf est dit *holoblastique* (ὅλος entier, et βλαστός germe). Dans les œufs oligolécithes les blastomères qui résultent de la segmentation sont parfois légèrement inégaux entre eux ; la segmentation est dite alors *totale* et *subégale*.

Comme on le voit, les divisions de l'œuf se font suivant des directions bien déterminées, mais à part ce caractère, elles s'accomplissent en suivant exactement les lois de la caryocinèse. En effet, lorsqu'on dit qu'au second stade un plan *b* divise l'œuf en quatre quartiers, c'est tout simplement une expression rapide et brève pour exprimer le résultat obtenu ; mais il n'y a pas en réalité un seul plan agissant sur toute l'étendue de la sphère comme le fait un couteau qui tranche un fruit, et chacune des deux cellules présentes à ce stade se divise, *indépendamment de l'autre*, par un plan vertical et méridien. Comme ces deux cellules sont hémisphériques rigoureusement égales entre elles, et qu'elles doivent, suivant les lois de la caryocinèse, se diviser en deux moitiés égales aussi, il en résulte que le plan de division de l'une doit forcément coïncider avec le plan de division de l'autre. De même, au troisième stade, dans le premier cas, il n'y a pas seulement deux plans *c c*, mais bien quatre plans de division appartenant à quatre divisions cellulaires, et qui, pour les mêmes raisons que ci-dessus, coïncident deux à deux ;

dans le second cas, le plan équatorial *d* résulte évidemment de quatre divisions partielles qui se confondent dans un même plan, parce que tous les éléments qu'elles partagent sont égaux entre eux.

2° Segmentation dans les œufs télolécithes. — Dans les œufs télolécithes tels que ceux des batraciens, la segmentation s'effectue comme dans le cas précédent suivant des méridiens et des cercles de latitude, elle est totale, mais les blastomères sont inégaux, les uns sont plus petits (*micromères*), les autres plus gros (*macromères*).

L'inégalité des segments résulte de deux causes qui dépendent elles-mêmes toutes deux de la distribution relative du vitellus formatif et du vitellus nutritif. Ces deux causes sont : 1° la position excentrique du premier noyau de segmentation ; 2° la quantité du vitellus nutritif dans l'hémisphère inférieur de l'œuf. On sait que le premier noyau de segmentation est situé sur l'axe au-dessus du centre. Les noyaux des sphères de segmentation engendrés par les premiers sillons méridiens sont situés à la même hauteur que le premier noyau de segmentation (fig. 821, B), car ils résultent de divisions de ce noyau s'effectuant au moyen de fuseaux horizontaux placés prependiculairement sur l'axe de l'œuf, à la hauteur du premier noyau de segmentation. Ces noyaux se trouvent donc sur un cercle de latitude situé assez près du pôle supérieur. La première division qui s'effectuera suivant un plan équatorial, passant par ces noyaux. divisera donc les quartiers de sphère engendrés par les plans verticaux, et égaux jusqu'alors. en deux moitiés inégales : une supérieure plus petite, une inférieure plus grosse.

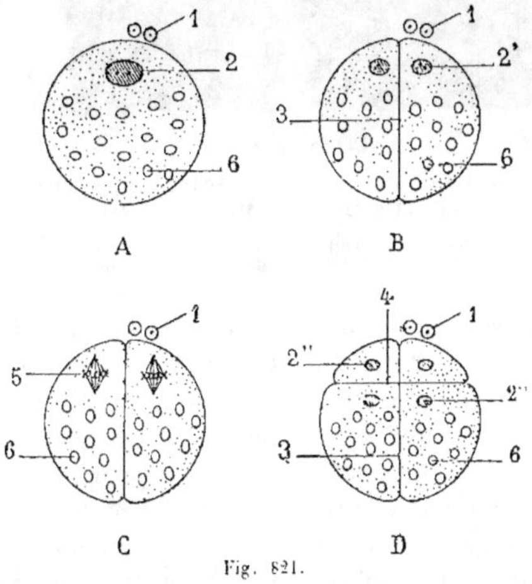

Un autre facteur intervient pour produire l'inégalité des blastomères dans les œufs télolécithes : c'est le vitellus nutritif. Balfour a montré que la segmentation d'un œuf est d'autant plus rapide que la portion qui se segmente renferme moins de vitellus nutritif. Les micromères du pôle supérieur. ne renfermant que peu ou pas de deutoplasme, se diviseront donc plus rapidement et un plus grand nombre de fois dans un temps donné, que les macromères bourrés de vitellus nutritif, ce qui maintiendra et accroîtra l'inégalité entre ces deux ordres de blastomères. De tels œufs sont dits œufs à segmentation *totale* et *inégale*.

Fig. 821.

Segmentation d'un œuf télolécithe (*schématique*).

A. l'œuf avant la division. — B. l'œuf divisé par un sillon vertical. — C. formation des fuseaux qui vont présider à la première division équatoriale. — D. première division équatoriale.

1. globules polaires. — 2. premier noyau de segmentation : 2', noyaux des blastomères engendrés par les sillons méridiens : 2''. noyaux des micromères : 2'''. noyaux des macromères. — 3. sillon méridien.— 4. sillon équatorial. — 5, fuseaux. — 6, vitellus nutritif.

3° Segmentation dans les œufs méroblastiques. — Si l'on applique à ces œufs la loi de Balfour sur la relation qui existe entre la rapidité de la segmentation et la quantité du vitellus nutritif, on voit que la quantité du vitellus nutritif étant ici infinie, puisque le pôle nutritif est uniquement composé de deutoplasma, la segmentation devra non seulement être très ralentie, mais encore cesser entièrement en dehors du pôle formatif qui renferme seul du protoplasma. En d'autres termes, le pôle supérieur de l'œuf se segmente seul, la segmentation est *partielle*. La figure 822 offre un exemple de segmentation partielle ; elle montre que dans ce cas l'œuf segmenté possède les parties suivantes : 1° une couche de cellules superficielles répondant aux micromères et qui formeront plus tard l'ectoderme ; 2° une cavité de segmentation (voy. ce mot, p. 981) ; 3° une ou deux rangées de cellules répondant aux macromères. Ces cellules formeront plus tard à la fois l'entoderme et une partie des éléments mésodermiques ; à cause de cela on donne à la couche qu'elles constituent le nom d'*entoderme primitif*. A la limite entre le vitellus nutritif et le germe segmenté, on trouve une couche de noyaux qui semblent libres, c'est-à-dire qui sont semés au milieu de la masse de l'œuf, et n'appartiennent pas à des cellules isolables, ce sont les *noyaux vitellins*. Ces noyaux sont les frères des noyaux de segmentation qui appartiennent aux cellules sus-jacentes, c'est-à-dire qu'ils sont nés de ces derniers par division ; seulement comme ils sont placés dans une zone de l'œuf très pauvre en protoplasma, ce dernier, gêné par le vitellus nutritif, ne peut pas se diviser en territoires spéciaux autour de chaque noyau pour constituer comme dans le reste du germe des cellules de segmentation. Les noyaux vitellins sont surtout répandus à la périphérie du germe où ils forment avec le vitellus une lame épaisse qui se continue avec l'entoderme proprement dit, et constitue le *bourrelet entodermo-vitellin* (Math. Duval). La structure de ce bourrelet est importante à connaître (voy. fig. 881),

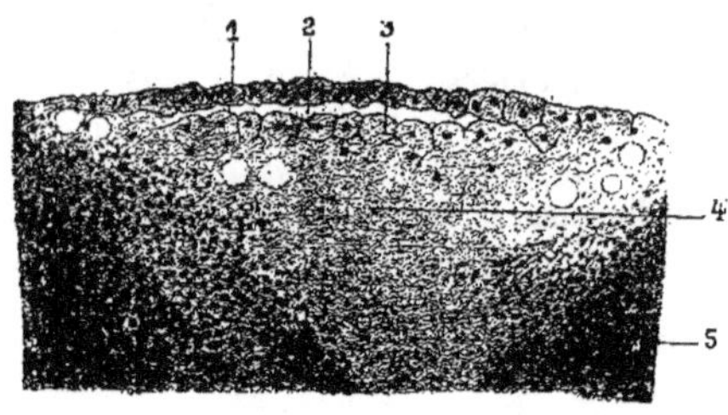

Fig. 822.

Segmentation de l'œuf d'un oiseau, coupe verticale de la cicatricule, Mathias Duval.

1, ectoderme. — 2, cavité de segmentation. — 3, entoderme primitif. — 4, noyau de Pander. — 5, vitellus.

elle résulte du mélange de deux parties : 1° le protoplasma entourant les noyaux vitellins ; 2° les grains de vitellus. Le protoplasma forme un réseau spongieux aux nœuds duquel se trouvent les noyaux vitellins, et qui n'est pas divisible en territoires cellulaires distincts, c'est-à-dire appartient au groupe histologique des *plasmodies*. Dans les mailles du réseau sont contenues les sphères de vitellus qui ne tardent pas à être digérées par le protoplasma pour servir à la nutrition. On désigne souvent les éléments anatomiques (protoplasma et noyaux) du bourrelet entodermo-vitellin sous le nom de *parablaste* (His).

La segmentation partielle se rencontre, parmi les vertébrés, dans les œufs des sélaciens, des téléostéens, des reptiles et des oiseaux. Les œufs qui présentent ce mode de division ont reçu le nom de *méroblastiques* (μέρος, partie).

Il résulte des exemples signalés ci-dessus que la segmentation consiste simplement en une série de divisions caryocinétiques, dont la direction est fixe par rapport à l'axe de l'œuf, et dont la marche est fortement influencée par la présence du vitellus nutritif.

Remarques sur le premier plan de segmentation. — Le premier plan de division est, on l'a vu, méridien. On s'est demandé si ce plan pouvait passer par un méridien quelconque de l'œuf ou s'il était assujetti au contraire à suivre une direction déterminée. W. Roux a montré que chez la grenouille ce plan passe par la ligne de copulation des deux pronucléi, c'est-à-dire par la ligne qui joint ces deux noyaux marchant l'un vers l'autre. J'ai signalé chez la seiche un certain nombre de faits qui appuient aussi cette manière de voir. La direction du premier plan de segmentation paraît donc déterminée par les deux conditions suivantes : 1° le premier plan de segmentation passe par un méridien de l'œuf ; 2° le méridien choisi est celui par lequel passe la ligne de copulation des pronucléi.

Pour un certain nombre d'animaux (ascidies, Chabry ; batraciens, Roux, etc.), on sait que le premier plan de segmentation coïncide avec le plan de symétrie du corps, c'est-à-dire que l'une des sphères de segmentation qu'il détermine fournit les matériaux de toute une moitié du corps, la moitié gauche par exemple, tandis que l'autre sphère fournit les matériaux de la moitié droite. La bilatéralité du corps existerait donc dès la première segmentation. Chez la seiche, l'ensemble des cellules de segmentation, disposées sur une seule couche et formant une mince membrane isolable (*blastoderme*), présente une symétrie régulière par rapport au premier plan de segmentation.

Des expériences de Chabry et de W. Roux avaient montré que si dans les œufs d'ascidies et de batraciens possédant deux blastomères (1er stade de segmentation), on tuait un des blastomères sans empêcher le développement de l'autre, ce dernier resté vivant produisait une *demi-larve*, c'est-à-dire un embryon réduit à sa moitié droite ou à sa moitié gauche, suivant que c'était le blastomère gauche ou le blastomère droit qui avait été détruit. Ces expériences pouvaient autoriser Chabry à dire : « que chaque blastomère contient en puissance certaines parties dont sa mort entraîne la perte irrémédiable, et que *les différentes parties de l'animal sont préformées dans les différentes parties de l'œuf* », loi que His soutient de son côté dans sa conception des *territoires organogènes du germe.*

Mais Driesch a montré récemment par de nouvelles expériences qu'un seul des deux premiers blastomères pouvait parfaitement, sans le concours de son congénère, produire une *larve entière.* Seulement, le volume total de cette larve est alors un peu inférieur à celui d'une larve produite dans les conditions ordinaires.

La loi de la préformation des parties est donc fortement compromise par les expériences de Driesch. Il semble que, dans le cas de la destruction de certains blastomères, les blastomères restants suppléent à ceux qui ont été détruits. Chabry laissait d'ailleurs prévoir un peu cela lorsqu'il ajoutait dans le travail cité : « Il m'a paru… que par la mort d'une cellule, *la puissance des survivantes était changée et qu'elles donnaient alors naissance à des parties que sans cela elles n'auraient pas produites.* »

§ V. — Résultats de la segmentation : formation des feuillets

Lorsque la segmentation est achevée, le germe est devenu un corps pluricellulaire qui se transforme peu à peu en un organisme très simple, la gastrula, laquelle est formée de deux couches cellulaires, l'ectoderme et l'entoderme. La gastrula très simple des animaux inférieurs se complique, chez les vertébrés, par l'apparition d'une ligne axiale, la ligne primitive, au niveau de laquelle se forme la majeure partie d'une lame cellulaire nouvelle, le mésoderme, interposée à l'ectoderme et à l'entoderme. Une fois le mésoderme constitué, les trois feuillets germinatifs, base de l'organisation future, sont présents et les premiers stades du développement sont achevés.

Pour exposer les phénomènes qui succèdent à la segmentation nous étudierons : 1° les premières formes de l'embryon et la gastrula ; 2° la formation de l'ectoderme et de l'entoderme ; 3° la formation de la gastrula dans l'œuf de poule pris comme type de celui des vertébrés supérieurs ; 4° la ligne primitive et les feuillets ; 5° l'origine du feuillet moyen ; 6° les feuillets germinatifs ; et enfin 7° les particularités de développement propres à l'œuf des mammifères.

1° Premières formes de l'embryon ; gastrula. — A la fin de la segmentation, un œuf alécithe consiste en une masse sphérique de cellules, toutes égales entre elles (fig. 820, F). Ces cellules étant arrondies (sphères de segmentation), la surface de l'œuf segmenté n'est pas lisse, mais mamelonnée comme la surface d'une mûre, c'est pourquoi on donne à l'œuf arrivé à ce stade du développement le nom de *morula* (morula, petite mûre).

Bientôt au sein de la morula apparaît une cavité remplie de liquide, qui occupe le centre de l'œuf et qui s'accroît de plus en plus, de telle sorte que, finalement, elle est limitée par les cellules de segmentation disposées sur une seule couche. On donne alors à l'œuf le nom de *blastula* (*blastula*, petite vésicule). La cavité de la blastula s'appelle *cavité de segmentation* ou *cavité de von Baer.* D'une manière générale, on peut dire que la cavité de segmentation se développe à partir du point où apparaît le premier sillon équatorial, qui intervient, comme on sait, au troisième ou au quatrième stade de la segmentation. Ainsi dans les œufs alécithes, où le premier sillon équatorial passe exactement par l'équateur, la cavité de segmentation est très exactement centrale, au contraire, dans les œufs télolécithes, où le premier sillon équatorial est excentrique, c'est-à-dire passe par un cercle de latitude, la cavité de segmentation est excentrique aussi, et la blastula possède une paroi supérieure mince et une paroi inférieure plus épaisse. Dans les œufs à segmentation particlle tels que celui du poulet, Duval place aussi la cavité de segmentation au point où est apparu le premier sillon équatorial (fig. 822).

Lorsque la blastula est achevée, les cellules de l'hémisphère inférieur (opposé aux globules polaires) s'invaginent dans l'hémisphère supérieur, et l'on voit apparaître au pôle inférieur de la blastula une dépression, comme si on refoulait la paroi dans la cavité de segmentation. Cette dépression s'accentue de plus en plus, la cavité de segmentation s'efface et, finalement, la portion déprimée de la paroi blastuléenne vient s'accoler à la paroi restée inactive. Ce mouvement d'invagination peut s'expliquer principalement par des phénomènes de nutrition. Les cellules qui s'invaginent absorbent le liquide qui remplit la cavité de segmentation et créent ainsi au-devant d'elles une sorte de vide qu'elles viennent remplir elles-mêmes. Cette absorption est mise en évidence : 1° par la disparition du liquide qui remplissait la cavité de segmentation ; 2° par cela même que si elle n'avait pas lieu, la présence du liquide s'opposerait d'une manière invincible à l'invagination ; et 3° par les caractères histologiques des cellules invaginées qui se montrent fortement granuleuses (contrairement au schéma ci-joint), chargées de matériaux nutritifs comme toutes les cellules qui sont le siège de mouvements nutritifs importants. Enfin, il ne faut pas oublier que ces cellules sont celles qui plus tard, dans l'animal adulte, seront chargées des fonctions de digestion et d'absorption.

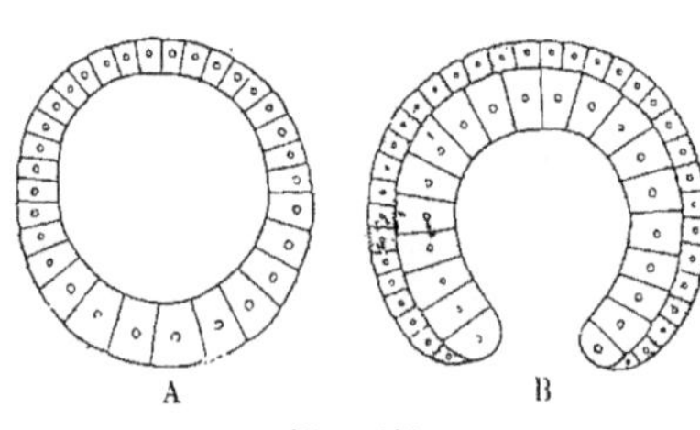

Fig. 823.

Blastula et gastrula d'amphioxus (d'après HATSCHECK, *schématique*).

A, blastula. — B, gastrula.

A la blastula sphérique a donc succédé une forme particulière semblable à une coupe largement ouverte et à double paroi, l'une externe répondant à l'hémisphère inactif de la blastula, l'autre interne répondant à l'hémisphère invaginé. L'ouverture de cette coupe se rétrécit un peu et la forme générale de l'embryon devient celle d'un ovoïde ouvert à l'un des pôles. On donne à cette forme le nom de *gastrula* (*gastrula*, petit estomac). La gastrula est un sac à double paroi renfermant une cavité spacieuse, *cavité gastrique primitive* ou *archentéron* (ἀρχή, commencement et ἔντερον, intestin), qui communique avec l'extérieur par l'orifice déjà indiqué, et que l'on nomme *blastopore* (βλαστός, germe et πόρος, pore), ou *prostome* (πρό, pour πρῶτος, premier et στόμα, bouche).

La lame cellulaire qui forme la paroi externe de la gastrula a reçu le nom d'*ectoderme* (ἐκτός, en dehors et δέρμα, peau), et celle qui constitue la paroi interne, celui d'*entoderme* (ἐντός, en dedans). L'ectoderme et l'entoderme sont les deux premiers feuillets germinatifs de l'embryon ; le mésoderme naît plus tard, comme on le verra page 987.

Certains auteurs, et notamment les embryologistes anglais désignent les feuillets germinatifs par les noms d'*épiblaste*, de *mésoblaste* et d'*hypoblaste* ou encore d'*ecto*, *méso* et *entoblaste*, termes qui n'ont pas besoin d'être expliqués ici.

Dans certains cas la gastrula abandonne les enveloppes de l'œuf et vit librement au dehors comme un petit individu particulier. Les cellules de sa paroi externe qui ont acquis des cils vibratiles fonctionnent comme appareil sensitivo-moteur, les cellules de sa paroi interne digèrent les aliments introduits dans l'archentéron par le blastopore. La gastrula peut donc être considérée comme un animal réduit à son tube digestif, d'où son nom ; ou, plus exactement, on peut dire qu'elle représente une forme animale très simple, constituée par un petit corps sacciforme muni d'une bouche (blastopore) et dont la paroi se compose de deux couches distinctes, l'extérieure ou *ectoderme* étant plus spécialement chargée des fonctions de relation, l'interne ou *entoderme* étant dévolue aux fonctions nutritives.

Certaines formes animales vivantes reproduisent à très peu de chose près, à leur état adulte, le type de la gastrula. Les hydres d'eau douce, par exemple, peuvent être considérées comme des gastrulas autour du blastopore desquelles se sont développés des *tentacules*, simples prolongements digitiformes de la paroi du corps. Les couches limitantes du corps de l'hydre (ectoderme et entoderme), possèdent différentes sortes de cellules (*cellules neuro-musculaires, cellules urticantes, cellules reproductrices,* etc.), dont l'apparition est liée à une division du travail bien plus avancée qu'elle ne l'était au début dans la gastrula simple. Beaucoup d'auteurs à la suite de HECKEL considèrent la gastrula comme la reproduction dans le cours du développement de l'espèce ou *ontogénie* (ὄντος, être et γένεσις, naissance) d'une des formes sous lesquelles ont vécu les ancêtres des animaux qui

la présentent dans leur développement, alors qu'ils évoluaient dans le cours des âges, *phylogénie* (de φῦλον, rameau et γένεσις, naissance).

Dans le cas d'œufs alécithes, la gastrula se forme par invagination de l'hémisphère inférieur dans l'hémisphère supérieur de la blastula, comme si l'hémisphère inférieur était poussé ou refoulé en dedans de l'autre. On peut dire alors que la gastrula s'est formée par *embolie* (ἐμβάλλω, je pousse). Mais il est des cas où l'embolie est irréalisable. Ainsi, dans les œufs télolécithes, les cellules de l'hémisphère inférieur étant beaucoup plus

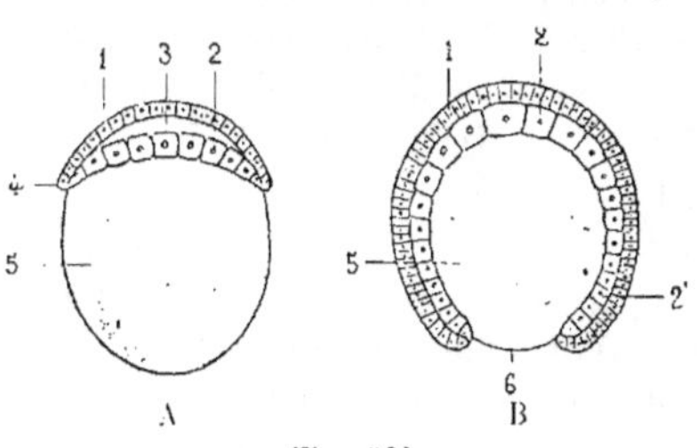

Fig. 824.

Formation de la gastrula épibolique (*schématique*).

A et B, deux stades successifs.
1, ectoderme. — 2, entoderme vitellin. — 2', entoderme gastruléen. — 3, cavité de segmentation. — 4, bord d'enveloppement. — 5, vitellus nutritif. — 6, blastopore.

volumineuses que celles de l'hémisphère supérieur et la cavité de segmentation étant très petite, la moitié inférieure de l'œuf ne peut pas s'invaginer dans l'autre moitié, qui est incapable de la contenir.

Ceci est vrai à fortiori pour les œufs méroblastiques, aussi dans ces derniers comme dans les œufs télolécithes la formation de la gastrula s'opère par un procédé un peu différent de celui que nous venons de décrire. Voici ce qui se passe : soit un œuf méroblastique, sa partie segmentée est constituée par deux couches de cellules dont la supérieure représente l'hémisphère supérieur de la blastula, tandis que l'inférieure avec le vitellus sous-jacent à elle représente l'hémisphère inférieur. Ces deux couches cellulaires forment au pôle supérieur de l'œuf une petite calotte cellulaire dont le bord, *bord d'enveloppement*, s'accroît incessamment et s'étend peu à peu vers le pôle inférieur de l'œuf à une certaine distance duquel il s'arrête, laissant une petite ouverture circulaire par laquelle le jaune est directement en rapport avec l'extérieur. Il en résulte une gastrula comme auparavant, mais une gastrula pleine, dont l'archentéron est rempli de vitellus nutritif. Plus tard, ce dernier sera absorbé et la cavité gastrique apparaîtra par là même. Dans ce cas, la gastrula est formée par extension des cellules à la surface du jaune, et par recouvrement de ce dernier, ou par *épibolie* (ἐπί, sur et βάλλω, je lance).

2° Formation de l'ectoderme et de l'entoderme. — Les deux modes de formation de la gastrula exposés ci-dessus permettent de comprendre comment naissent les deux premiers feuillets germinatifs, l'ectoderme et l'entoderme. O. Hertwig, partant de la blastula typique d'un œuf alécithe, fait remarquer que primitivement toutes les cellules de la blastula sont identiques et que ce n'est qu'après l'achèvement de l'invagination que l'on peut distinguer deux couches différentes dont les caractères s'opposent de plus en plus. Pour lui, par conséquent, l'entoderme n'existe qu'après l'invagination, il est constitué par la portion de la blastula qui, invaginée, entoure la cavité gastrique.

Contrairement à cette manière de voir, nous pouvons faire remarquer que, dans nombre de cas, la distinction des éléments destinés à former l'entoderme est facile à faire dès les premières segmentations, avant tout commencement d'invagination. On sait en effet, que même dans des blastulas typiques, comme celle de l'amphioxus, on peut distinguer les cellules destinées à s'invaginer et à devenir l'entoderme, parce qu'elles sont plus volumineuses et plus granuleuses que les autres. Dans les œufs télolécithes cette distinction devient encore plus nette ; dans ces œufs les micromères forment l'ectoderme tandis que les macromères forment l'entoderme. On peut donc dans quelques cas distinguer de bonne heure, et avant tout commencement d'invagination, les matériaux destinés à former les deux feuillets, mais il faut ajouter que l'entoderme reçoit aussi des éléments qui lui sont apportés par l'invagination d'une partie des cellules de la surface. Dans la formation d'une gastrula épibolique telle que celle des œufs méroblastiques, les cellules de la couche profonde qui répondent aux macromères se multiplient moins rapidement que celles de la couche externe. Il en résulte que certaines cellules de la couche externe se reploient en dessous en se mettant en continuité avec les cellules de la couche profonde ou, en d'autres termes, que les cellules superficielles du bord d'enveloppement s'invaginent dans l'épibolie. De même dans les cas d'embolie, les cellules granuleuses et de grande taille qui représentent les macromères, ne s'invaginent pas seules, mais sont suivies dans ce mouvement par des micromères.

Le feuillet interne d'une gastrula ou l'entoderme est donc formé par deux parties : 1° par les macromères ou les cellules qui leur correspondent (on donne à cette partie de l'entoderme le nom d'*entoderme vitellin*) ; 2° par des micromères invaginés constituant l'entoderme d'invagination ou l'entoderme *gastruléen* (voy. fig. 824).

3° Formation de la gastrula dans l'œuf de poule. — Nous avons étudié jusqu'ici des gastrulas appartenant à des animaux inférieurs, voyons maintenant comment est constituée la gastrula dans l'œuf de la poule qui est pris si souvent comme type dans le développement des animaux supérieurs. L'œuf de poule subit une segmentation partielle que la figure 822, empruntée à Mathias Duval, fait suffisamment comprendre, et il arrive, à un moment donné, à l'état d'une gastrula épibolique. Mais il faut remarquer que dans cette gastrula la cavité occupée par le jaune ne répond pas seulement à la cavité intestinale de l'embryon, mais aussi à l'énorme espace destiné à loger le vitellus nutritif emmagasiné dans l'œuf pour subvenir aux premiers besoins de l'embryon isolé du monde extérieur par sa coquille. En d'autres termes, la cavité archentérique de la gastrula épibolique du poulet comprend à la fois la cavité digestive de l'animal futur et la cavité d'un vaste sac vitellin appendu comme une annexe à la face ventrale de l'embryon ; le petit poulet se développe en effet sur un point très restreint de cette vaste gastrula, dont la majeure partie forme un sac, *sac vitellin*, *vésicule ombilicale*, renfermant le vitellus nutritif. Il existe une modification spéciale de l'épibolie, en relation avec la formation du corps en un point localisé et restreint de la gastrula tout entière. Au début du processus d'épibolie, alors que les feuillets sont réduits à une petite calotte cellulaire, *blastoderme*, qui recouvre le sommet du jaune, en un point du bord d'enveloppement qui correspond à l'endroit où se formera la région postérieure du corps de l'embryon, on voit se produire une invagination spéciale qui crée dans ce bord une petite échancrure (fig. 825, A). À mesure que le blasto-

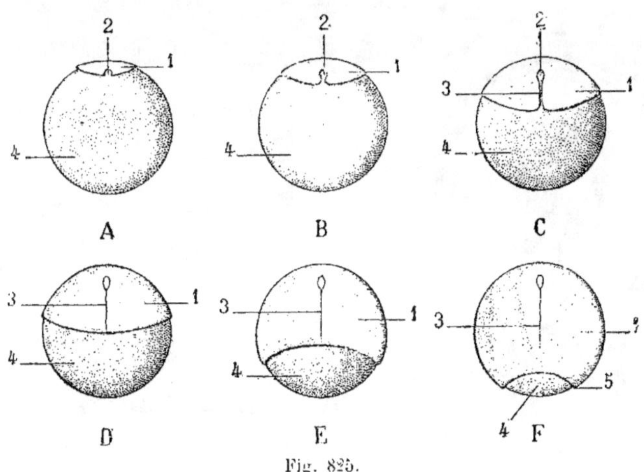

Fig. 825.

Formation de la gastrula dans l'œuf de poule (*schématique*).

A à F. stades successifs de l'enveloppement du jaune par le blastoderme.
1, blastoderme — 2. échancrure du blastoderme (futur canal neurentérique). — 3, ligne primitive gastropore). — 4, jaune — 5, lécithopore.

derme s'étend, cette échancrure s'allonge de plus en plus de manière à former comme une entaille linéaire dans le bord postérieur du blastoderme. Comme le montrent les figures successives de l'enveloppement du jaune de A à F, on voit que les deux bords de cette échancrure se réunissent bientôt et se soudent en formant un raphé longitudinal qui reste uni pendant un certain temps avec le bord d'enveloppement et continu avec lui. À un certain moment ce raphé cesse d'être continu avec le bord d'enveloppement et se trouve isolé au sein du blastoderme, dans lequel il se montre sous la forme d'une ligne allongée que l'on appelle *la ligne primitive*. La formation de la ligne primitive aux dépens d'une échancrure du bord d'enveloppement de la gastrula épibolique montre bien qu'elle n'est pas autre chose qu'une partie spécialisée de ce bord d'enveloppement ou du blastopore. Dans l'œuf de poule, le blastopore se dédouble donc en quelque sorte en un blastopore appartenant à la gastrula énorme remplie de vitellus nutritif, c'est le blastopore du vitellus ou *lécithopore* (λέκιθος, jaune d'œuf) et un blastopore propre à l'embryon, lié à la formation du tube digestif de ce dernier et que l'on appelle *gastropore*. Aussi bien au niveau du gastropore qu'au niveau du lécithopore se forme une certaine quantité d'entoderme gastruléen.

Nous avons décrit ci-dessus la gastrulation de l'œuf de poule conformément aux idées de Hæckel, de Balfour, de Hatscheck, etc., mais un certain nombre d'embryologistes diffèrent un peu dans leur interprétation des faits, c'est ainsi que O. Hertwig ne considère pas le lécithopore comme une partie du blastopore vrai. Toutefois, et c'est là ce qu'il importe de retenir, tous les embryologistes qui admettent dans l'œuf des amniotes un stade gastrula, sont d'accord pour regarder la ligne primitive comme représentant le *blastopore gastruléen*.

4° La ligne primitive et les feuillets chez le poulet. — Nous avons vu quelle est la signification morphologique de la ligne primitive, il faut étudier maintenant de plus près ses rapports avec les feuillets cellulaires qui s'étendent sur le vitellus. Ces feuillets réunis constituent une lame assez mince, facile à isoler du jaune et que l'on appelle le *blastoderme*. Le blastoderme détaché du vitellus et examiné à l'œil nu ou à l'aide de faibles grossissements présente à considérer trois parties

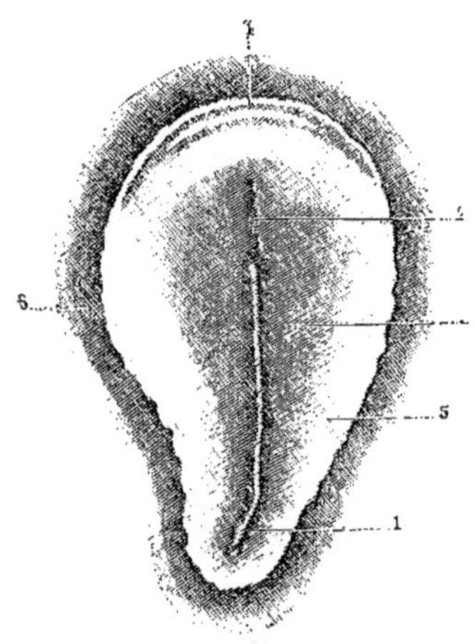

Fig. 826.

Blastoderme de poulet, vu de face.

1. ligne primitive. — 2. prolongement céphalique de la ligne primitive. — 3. mésoderme vu par transparence et formant une zone plus foncée autour de la ligne primitive. — 4. replis semi-lunaires de l'aire transparente. — 5. aire transparente. — 6. aire opaque.

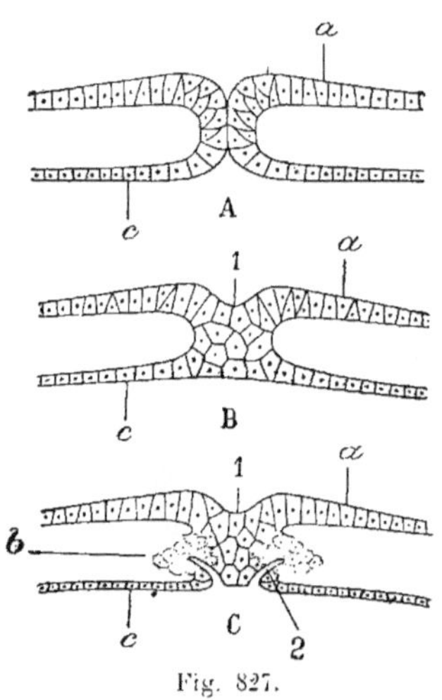

Fig. 827.

Structure de la ligne primitive et formation du mésoderme (*schématique*).

A à C, stades successifs du développement de la ligne primitive. — *a*, ectoderme. — *b*, mésoderme. — *c*, entoderme.
1. sillon primitif. — 2. sacs cœlomiques.

qui sont, en allant de dehors en dedans : 1° l'*aire opaque ;* 2° l'*aire transparente ;* 3° la *ligne primitive*. L'aire opaque est une zone annulaire située à la périphérie du blastoderme, vue par transparence elle laisse difficilement passer la lumière et paraît sombre, de là son nom. L'opacité de cette zone est due à l'épaisseur plus grande de l'entoderme à son niveau. En effet, l'entoderme, constitué dans l'aire transparente par des cellules plates, est formé en dehors de cette dernière par des cellules cubiques puis cylindriques, de plus en plus hautes à mesure que l'on se dirige vers la périphérie, et qui, bourrées de grains de vitellus, ont un aspect sombre et granuleux. Enfin, en dehors de ces cellules cylindriques, se trouve le bourrelet entodermo-vitellin qui, constitué par une lame épaisse, mélange de noyaux vitellins et de grains de vitellus, est également opaque (fig. 881).

En dedans de l'aire opaque se trouve l'aire transparente, dont le contour est ovale ou piriforme ; contrairement à la précédente, l'aire transparente laisse facilement passer la lumière et se détache en clair sur le blastoderme (fig. 826,5).

La ligne primitive est située au milieu de l'aire transparente, elle marque en quelque sorte l'axe de symétrie du blastoderme. Elle a la forme d'une crête basse, assez large, rectiligne ou légèrement coudée, parcourue dans toute sa longueur par un sillon étroit, le *sillon primitif*. Partant du bord postérieur de l'aire transparente, la ligne primitive médiane traverse cette dernière suivant sa plus grande longueur, mais elle n'atteint jamais son bord antérieur dont elle reste toujours séparée par un certain intervalle. La ligne primitive occupe environ les trois quarts postérieurs du grand diamètre de l'aire transparente.

Il résulte de son mode de formation (voir plus haut, p. 985), que l'on trouve à son extrémité antérieure un petit canal court qui traverse toute l'épaisseur du blastoderme et s'ouvre d'une part en dehors à la surface de l'ectoderme, d'autre part en dedans à la face interne de l'entoderme, ou, si l'on préfère, qui conduit de l'extérieur sur le vitellus. Dans la suite du développement l'ouverture externe de ce canal se trouve englobée dans la formation du système nerveux central. Il en résulte que le canal en question conduit alors de la cavité neurale de l'animal dans sa cavité digestive située à la face interne de l'entoderme, d'où le nom de *canal neurentérique* (νεῦρον, nerf et ἔντερον, intestin) qu'on lui a donné.

Nous étudierons maintenant la structure de la ligne primitive sur des coupes transversales. On voit que la ligne primitive consiste en deux moitiés, ou deux lèvres accolées l'une à l'autre (fig. 827, A). Au niveau de chaque lèvre l'ectoderme se reploie en dessous pour se continuer avec le feuillet profond, en formant un entoderme gastruléen. Supposons les deux lèvres arrivées au contact l'une de l'autre, leurs bords contigus accolés forment une lame cellulaire verticale qui va de l'ectoderme à l'entoderme. Lorsque la soudure entre les deux lèvres est effectuée, elle est si intime que les cellules de l'une s'entremêlent et se confondent avec celles de l'autre, si bien qu'il n'est plus possible de distinguer ce qui appartient à chacune des deux moitiés. On a alors une figure telle que 827, B, dans laquelle on voit l'ectoderme présentant un léger sillon (sillon primitif) et confondu en dessous avec une lame verticale de cellules qui se continuent avec lui sans qu'il soit possible de tracer entre eux une ligne de démarcation quelconque. En dessous les cellules de la lame verticale se confondent aussi d'une manière inextricable avec les cellules de l'entoderme, ce qui revient à dire que la *ligne primitive n'est pas autre chose qu'une ligne suivant laquelle l'ectoderme et l'entoderme sont soudés l'un à l'autre et confondus*.

La ligne primitive ne reste que très peu de temps à l'état simple que nous venons de décrire. À peine est-elle formée, en effet, qu'elle se complique pour engendrer un nouveau feuillet germinatif, le mésoderme.

5° Origine du feuillet moyen. — De chaque côté de la lame axiale formée par la soudure de l'ectoderme et de l'entoderme on voit naître par prolifération une lame cellulaire qui s'insinue entre le feuillet externe et le feuillet profond et constitue bientôt un troisième feuillet interposé aux deux premiers, le *mésoderme*. Le mésoderme naît donc des flancs de la ligne primitive par une moitié droite et une moitié gauche qui s'étendent assez vite sur les côtés et en arrière de la ligne primitive, mais dont l'accroissement dans la région antérieure est plus lent. Il résulte de ce mode d'accroissement qu'à un moment donné, le mésoderme qui s'est étendu largement sur les côtés et en arrière, manque encore sur une aire assez large, en avant de l'extrémité antérieure ou céphalique de l'embryon.

Après qu'elle a donné naissance au feuillet moyen, on peut distinguer dans la ligne primitive, trois parties : une partie antérieure, une partie moyenne et une partie postérieure (fig. 839). Les rapports des feuillets ne sont pas les mêmes dans ces trois parties.

a. *Partie antérieure.* — Cette partie répond au canal neurentérique ; à ce niveau l'ectoderme passe directement dans l'entoderme, c'est un des points où se forme, comme on l'a dit plus haut, de l'entoderme gastruléen. Il y a donc en ce point continuité manifeste des feuillets interne et externe, c'est la seule particularité que nous signalerons pour le moment.

b. *Partie moyenne.* — Cette région répond à la plus grande longueur de la ligne primitive, dont elle occupe au moins les trois quarts, immédiatement en arrière du canal neurentérique. A ce niveau les trois feuillets, ecto, méso et entoderme sont confondus et il est impossible de fixer leurs limites respectives, la ligne primitive est épaisse (fig. 839, 6).

c. *Partie postérieure.* — En arrière la ligne primitive devient moins épaisse par suite de l'absence du mésoderme sur une certaine étendue. On donne à cette partie de la ligne primitive le nom de *membrane anale* parce qu'elle sera employée plus tard à la formation de l'anus. La membrane anale est constituée par l'accolement de

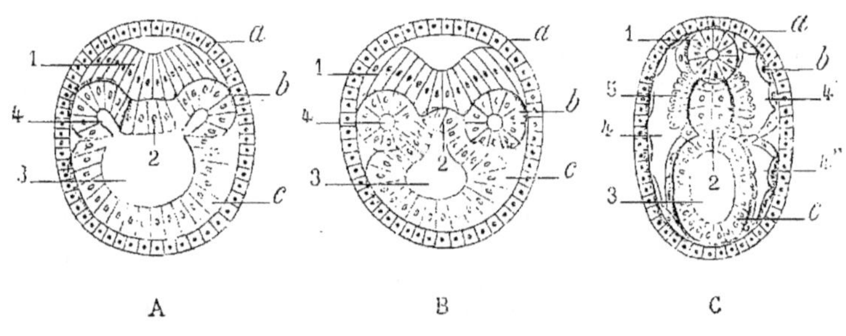

A   B   C

Fig. 828.

Formation du feuillet moyen chez l'amphioxus (d'après HATSCHECK, *schématique*).

A, B, C, trois stades successifs du développement. — *a*, ectoderme. — *b*, mésoderme. — *c*, entoderme.
1, moelle épinière. — 2, corde dorsale. — 3, intestin. — 4, cavité cœlomique ; 4', portion supérieure (protovertébrale) de cette cavité ; 4'', portion inférieure (péritonéale) de la même. — 5, ébauche des muscles.

l'ectoderme et de l'entoderme, elle est limitée en arrière, à droite et à gauche par le mésoderme divisé en deux lames, l'une accolée à l'ectoderme, l'autre à l'entoderme.

Il est très facile de se rendre compte que le mésoderme naît par prolifération des flancs de la ligne primitive, mais lorsqu'on veut préciser lequel des deux feuillets, ectoderme ou entoderme, joue le rôle principal dans sa production, on se heurte à des difficultés considérables qui font que les embryologistes ne sont pas tous d'accord sur ce sujet. Nous exposerons tout d'abord la manière de voir adoptée par un grand nombre d'auteurs, et d'après laquelle le mésoderme naît du feuillet interne, mais il ne faut pas se dissimuler que cette opinion, au lieu de s'appuyer sur des données objectives, est surtout basée sur la conviction que la marche du développement est essentiellement la même chez tous les vertébrés, et qu'elle doit copier ce qui se passe dans le développement de l'amphioxus, si bien étudié par A. KOWALEWSKY et par HATSCHECK. Osc. HERTWIG est actuellement le principal défenseur de cette théorie, que son traité d'embryologie a rendue classique.

Dans l'amphioxus, après que l'embryon a atteint le stade gastrula, on voit naître sur les côtés de l'entoderme, à droite et à gauche de la ligne médiane, une série de diverticules creux produits par des évaginations de ce feuillet (fig. 828). Ces diverticules représentent la majeure partie des *segments* ou *métamères* dont le corps des vertébrés est formé, ils s'isolent bientôt de l'entoderme et constituent alors de petits sacs, *sacs cœlomiques* (cœlome, de κοῖλον, creux), interposés entre le feuillet externe et le feuillet interne. Ces sacs s'accroissent, leur cavité grandit, ils s'étendent sur les côtés depuis le système nerveux, en haut, jusque vers la ligne médiane en bas. Ils se divisent alors en deux moitiés superposées, l'une dorsale et l'autre ventrale (fig. 828, C). La moitié supérieure ou dorsale forme ce que l'on appelle une proto-vertèbre qui donnera plus tard les muscles du corps, la moitié inférieure reste creuse et présente à étudier deux feuillets : l'un externe appliqué en dedans de l'ectoderme et que l'on peut appeler lame *fibro-cutanée* ou *somatique* (σῶμα, corps) et l'autre interne accolé à l'entoderme et qui constitue la lame *fibro-intestinale* ou *splanchnique* (σπλάγχνον, viscère). La cavité comprise entre les deux lames fibro-intestinale et fibro-cutanée, et qui résulte du développement de la cavité des sacs cœlomiques, n'est pas autre chose que la cavité péritonéale. La paroi des sacs cœlomiques fournit donc chez l'amphioxus les protovertèbres et les lames fibro-intestinale et fibro-cutanée, c'est-à-dire le mésoderme qui dérive par conséquent de deux diverticules pairs de l'entoderme.

Le feuillet moyen apparaît chez les animaux supérieurs, comme deux expansions latérales de la ligne primitive (fig. 829). Il n'est pas difficile de comprendre comment ces expansions peuvent tirer leur origine d'un processus semblable à celui qui a produit les sacs cœlomiques. Imaginons, en effet, que le feuillet moyen naisse comme chez l'amphioxus par deux diverti-cules entodermiques. Ces diverti-cules se formant chez les vertébrés supérieurs au niveau de la ligne primitive, on aurait la figure 827, C, dans laquelle les sacs cœlomiques sont représentés par des masses cel-lulaires creusées d'une cavité très étroite, réduite à une sorte de fente.

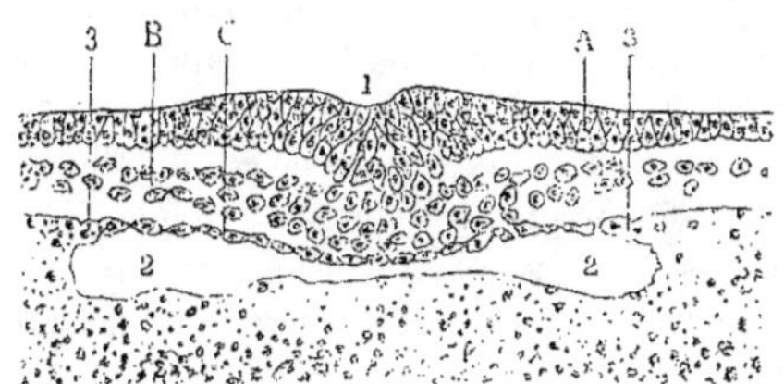

Fig. 829.

Coupe transversale de la ligne primitive du poulet (d'après MATHIAS DUVAL).

A, ectoderme. — B, mésoderme. — C, entoderme.
1, sillon primitif. — 2, cavité sous-germinale (portion de la future cavité digestive). — 3, bourrelet entodermo-vitellin.

Supposons nulle la cavité des sacs cœlomiques, le feuillet moyen se présentera alors sous la forme de deux amas cellulaires massifs, rattachés aux flancs de la ligne primitive, et qui par leur accroissement propre, s'insinueront entre les deux feuillets primitifs, sous la forme de lames, ce qui est d'ailleurs la disposition réelle comme le montre la figure 829. On voit donc qu'il est facile de passer des cas où le mésoderme naît des sacs cœlomiques, à ceux dans lesquels il provient des flancs de la ligne primitive, et le raisonnement suivi pour opérer ce rapprochement est facile à justifier : en effet, effacer peu à peu la cavité des sacs cœlomiques revient simplement à dire que le mésoderme, qui naît chez l'amphioxus sous la forme de diverticules creux, apparaît chez les amniotes sous la forme de bourgeons pleins. On sait que dans nombre de cas les ébauches d'un même organe peuvent être, chez différents animaux, des invaginations creuses ou des bourgeons pleins, et que cette différence de structure n'a jamais été un obstacle sérieux à la compa-raison et à l'homologation entre eux des organes qui la présentent. Il en est de même ici. On peut donc comparer l'ébauche massive du mésoderme des amniotes aux diverticules cœlomiques du feuillet interne, et dire que le feuillet moyen est produit, chez tous les vertébrés, par des bourgeons pleins ou creux de l'entoderme. Il est juste d'ajouter que Hertwig a décrit chez le triton des dispositions intermédiaires entre celles de l'amphioxus et celles des vertébrés supérieurs, de sorte que la comparaison entre les termes extrêmes de la série de ces animaux est plus solide et moins artificielle qu'elle pourrait le paraître d'après notre description.

L'origine entodermique du feuillet moyen n'est pas acceptée par tous les auteurs. Kölliker soutient que le mésoderme est engendré au niveau de la ligne primitive par prolifération de l'ectoderme. Bonnet et Keibel admettent aussi la participation de ce feuillet à la formation du mésoderme. Il est incontestable qu'une grande part du mésoderme naît par prolifération des cellules superficielles de la ligne primitive (fig. 829) que l'on pourrait regarder comme ectodermiques, mais les partisans de l'origine entodermique du feuillet moyen répondent que la ligne primitive est un point de passage entre l'ectoderme et l'entoderme, une zone neutre, et que ces cellules superficielles n'appartiennent pas, à proprement parler, à l'ectoderme (Balfour, Math. Duval).

Il faut noter aussi que certaines parties du mésoderme ne naissent pas de la ligne primitive, et apparaissent assez loin de cette dernière. Elles proviennent de l'entoderme. En effet, au début, chez le poulet, le feuillet interne est représenté par une masse de cellules non disposées en un feuillet (*entoderme primitif*) (fig. 822), et qui se séparent plus tard par une sorte de clivage ou de délamination en deux portions, l'une supérieure qui fournit les éléments mésodermiques dont il vient d'être question, l'autre inférieure qui donne l'entoderme définitif.

Le rôle et l'importance de ces parties mésodermiques nées par délamination de l'entoderme primitif sont encore mal connus : peut-être se confondent-elles plus ou moins avec une partie du mésenchyme primaire (voy. ci-dessous), peut-être aussi forment-elles une grande partie du mésoderme dont nous avons attribué plus haut l'origine aux sacs cœlomiques.

Enfin, Kleinenberg refuse au feuillet moyen la valeur d'un véritable feuillet blastodermique comparable à l'ectoderme et à l'entoderme, et le regarde simplement comme résultant de la fusion — très prononcée surtout chez les animaux supérieurs — d'un certain nombre d'ébauches organiques venues de l'ectoderme ou de l'entoderme. Ainsi, le système musculaire qui répond à une grande partie du mésoderme des auteurs, dérive, pour Kleinenberg, de l'ectoderme, ainsi qu'il l'a montré pour les Annélides, et comme semblent le prouver les données de Kölliker rapportées plus haut. On verra, en effet, que les muscles naissent de cette partie du mésoderme qui tire son origine des cellules superficielles de la ligne primitive ; or, l'on est parfaitement en droit de considérer cette partie de la ligne primitive comme ectodermique, car elle donnera le système nerveux (voir plus loin).

On peut résumer de la manière suivante les vues principales émises par les auteurs sur l'origine et sur la nature du feuillet moyen :

1° Le feuillet moyen dérive de l'entoderme, soit par l'intermédiaire des sacs cœlomiques, soit par délamination de l'entoderme primitif (Balfour, Hatschek, Osc. Hertwig, Math. Duval, etc., etc.);

2° Le feuillet moyen dérive en grande partie de l'ectoderme (Kölliker) ;

3° Le feuillet moyen n'est pas un feuillet véritable, comparable aux deux autres feuillets, l'ectoderme et l'entoderme, mais il est le résultat de la fusion d'une série d'ébauches venues des deux autres feuillets (Kleinenberg). His le premier (1868) fit remarquer que le feuillet moyen n'est pas un et homogène, on trouvera ci-dessous, dans la théorie du mésenchyme et dans celle du parablaste, quelques détails à ce sujet.

Théorie du mésenchyme. — Les cellules qui constituent la paroi des sacs cœlomiques sont disposées en rangées continues, à la manière des cellules épithéliales. Les frères HERTWIG donnent le nom de mésoderme proprement dit ou de *mésoblaste* à la portion du feuillet moyen qui possède cette structure épithéliale, et ils réservent le nom de *mésenchyme* à une portion du même feuillet, qui est constituée par des cellules étoilées ne se disposant jamais en un épithélium.

Chez certains animaux, la distinction entre le mésenchyme et le mésoblaste est facile à faire, ainsi chez les échinodermes, pendant que la gastrula se forme, on voit naître sur certains points des feuillets primordiaux, et notamment au niveau du blastopore, des cellules qui se détachent une à une et isolément de leur point d'origine, et, sous la forme d'éléments ramifiés et étoilés, se répandent dans la cavité de segmentation qui n'a pas été oblitérée entièrement par la formation de l'archentéron. L'ensemble de ces cellules étoilées constitue le *mésenchyme primaire*, ainsi nommé parce qu'il existe dès le début du développement, et pour le distinguer du mésenchyme qui naît plus tard par un procédé analogue du mésoblaste épithélial. Ce dernier mésenchyme tardivement formé reçoit le nom de *mésenchyme secondaire*.

Dans l'embryon des amniotes, le mésoderme né le long de la ligne primitive répond au mésoderme épithélial ou mésoblaste. Le mésenchyme primaire est représenté par des cellules qui naissent à la périphérie du blastoderme dans le bourrelet entodermo-vitellin (USKOW), et s'insinuent entre ce dernier et l'ectoderme, puis se confondent avec le bord périphérique du mésoderme épithélial arrivé jusqu'à leur niveau. Nous verrons plus tard comment naît le mésenchyme secondaire.

Pour Osc. et R. HERTWIG les différences qui existent entre le mésoblaste et le mésenchyme sont essentielles. En effet, le mésoblaste est un feuillet épithélial qui engendrera plus tard le revêtement épithélial du cœlome, l'épithélium des nombreuses glandes qui naissent de ce dernier (glandes génitales, urinaires, etc.), en même temps que les muscles dits épithéliaux (voir plus loin).

Au contraire, le mésenchyme est un tissu formé de cellules étoilées plongées au sein d'une substance fondamentale molle et amorphe. Il engendrera exclusivement les tissus de substance conjonctive et le sang en même temps que les vaisseaux qui le renferment.

La distinction faite par les HERTWIG est très justifiée en tant qu'elle sépare des ébauches distinctes (ébauche vasculo-conjonctive et épithélium péritonéal par exemple) que l'on avait jusqu'alors plus ou moins confondues dans un même feuillet, mais elle paraît moins bonne si l'on ne considère que sa valeur histologique, car il est évident que certaines parties qui auront, à un moment donné, une structure épithéliale, peuvent avoir, au début, un aspect mésenchymateux, comme cela arrive, par exemple, pour le mésoblaste des amniotes qui est constitué au début par des cellules étoilées.

De plus, le mésenchyme ne peut pas être considéré comme une unité morphologique car il provient de sources diverses : ainsi JULIA PLATT a montré récemment (1894) que le mésenchyme céphalique du necturus (amphibien) naît en partie de l'ectoderme de la tête.

La notion du mésenchyme n'est donc pas à l'abri de la critique, néanmoins comme elle est très commode au point de vue de l'enseignement on peut la conserver, et distinguer dans le feuillet moyen deux parties principales, l'une épithéliale (mésoblaste), l'autre non épithéliale (mésenchyme). Comme le terme mésoblaste est employé par les embryologistes anglais pour désigner le feuillet moyen tout entier, il est bon de le remplacer par celui de *mésothélium* qu'a proposé SEDGWICK MINOT.

Théorie du parablaste. — Dans son grand ouvrage sur le développement du poulet, His, 1868, distingua dans le germe deux parties principales, l'*archiblaste* et le *parablaste*. L'archiblaste, ou germe principal, correspondait à tout le blastoderme tel qu'il a été décrit page 986, moins le bourrelet entodermo-vitellin, c'est-à-dire à l'ectoderme, à la ligne primitive et à la partie centrale de l'entoderme formée de cellules plates. Il fournissait à l'embryon l'ensemble des tissus nerveux, les muscles striés et lisses, les véritables épithéliums et le tissu glandulaire. Le parablaste ou germe accessoire répondait au bourrelet entodermo-vitellin, il donnait le mésenchyme et le sang. Le parablaste était absolument distinct de l'archiblaste, en ce sens qu'il provenait plus ou moins directement des globules blancs de la mère, émigrés dans l'œuf pendant le séjour de ce dernier dans l'ovaire, et l'embryon venait ainsi de deux sources diverses. Actuellement on sait que les cellules du parablaste ne sont que des cellules de segmentation modifiées par la présence du vitellus nutritif (p. 980), et il ne reste de l'ancienne conception de His que la distinction très réelle entre la partie centrale du feuillet moyen qui naît au niveau de la ligne primitive et répond au mésothélium, et sa partie périphérique qui naît au niveau du parablaste et comprend le mésenchyme et les germes vasculaires. On a fait rentrer dans cette dernière partie (mésenchyme) les muscles lisses que His rattachait à l'archiblaste.

6° Les feuillets germinatifs. — Les trois feuillets d'où dérivent tous les organes sont désormais formés. Il importe de bien préciser la notion de ce qu'il faut entendre par le terme de feuillet, et de fixer la valeur morphologique des feuillets eux-mêmes. Les feuillets sont des lames cellulaires desquelles naissent certains organes, toujours les mêmes pour un même feuillet donné dans tous les types d'animaux ; ainsi le système nerveux naît toujours et partout de l'ectoderme. Il ne faudrait pas croire toutefois que les feuillets soient des organes histologiques primordiaux, donnant naissance chacun à des types cellulaires bien déterminés et spécifiquement distincts, bien loin de là, car les mêmes éléments histologiques peuvent provenir aussi bien de l'un que de l'autre des feuillets, les muscles lisses naissent de l'ectoderme (muscles des glandes sudoripares) ou du mésoderme (musculature de l'intestin), le mésenchyme vient, comme on l'a vu, à la fois de l'entoderme et de l'ectoderme, etc., etc.

La valeur morphologique des feuillets a été indiquée pour la première fois par Huxley, lorsqu'il compara l'ectoderme et l'entoderme aux deux couches cellulaires qui constituent le corps des cœlentérés inférieurs. L'ectoderme et l'entoderme d'une gastrula répondent donc respectivement à la paroi du corps et à la paroi digestive des premières formes animales, et comme ces deux couches suffisent à elles seules pour constituer un animal (hydre d'eau douce), on peut les considérer comme les éléments primordiaux, à la fois nécessaires et suffisants pour former l'organisme des métazoaires. Mais bientôt des systèmes organiques qui étaient confondus dans un même feuillet se séparent les uns des autres, ainsi le système musculaire primitivement formé par les prolongements contractiles de cellules ectodermiques se sépare de l'ectoderme, d'autres appareils font de même ; dès lors, chez les animaux supérieurs, l'ectoderme et l'entoderme représentent les parois primitives du corps des formes initiales, moins certaines parties qui, nées de ces parois, s'en sont séparées et constituent les éléments d'un troisième feuillet interposé aux deux précédents. Ces considérations nous éclairent sur la position du feuillet moyen vis-à-vis des deux autres feuillets. Comme on vient de le voir, le feuillet moyen apparaît tardivement, il ne peut donc sortir que de l'un ou de l'autre des deux feuillets préexistants. Pour la plupart des auteurs, il vient de l'entoderme, et se divise de bonne heure en deux parties, le mésothélium et le mésenchyme, mais cette division précoce mise à part, il est assez communément regardé comme un et homogène, et comme équivalent aux deux feuillets primordiaux, l'ectoderme et l'entoderme. C'est là l'opinion classique que nous adopterons, au moins dans la division de notre texte, pour rester fidèle à l'esprit de ce livre, essentiellement classique lui-même, mais il ne faut pas se dissimuler que l'on peut envisager le feuillet moyen d'une tout autre façon, comme le montre l'exemple suivant : nous avons vu plus-haut que l'épithélium de la protovertèbre et l'épithélium péritonéal, ne sont que deux parties d'un même sac cœlomique, et que, par conséquent, l'ébauche du système musculaire et celle de l'épithélium des séreuses ne sont que deux parties d'un même tout. Bien que classique, cette donnée n'est pourtant pas absolument établie, et si l'on tient compte des vues soutenues par Kleinenberg dans son *Origine des Annelides*, il est bien plus naturel de penser que ces deux ébauches sont distinctes et ne viennent pas d'un même feuillet, l'ébauche musculaire devant être rattachée à l'ectoderme, l'autre à l'entoderme. S'il en est ainsi, le mésoderme n'est plus un tout homogène, mais bien un ensemble formé par la réunion d'une série d'ébauches organiques distinctes. Dès lors le terme de feuillet moyen n'est, suivant le mot très heureux de Bonnet, qu'une expression topographique.

7° Développement de l'œuf des mammifères. — L'œuf des mammifères est, comme on sait, pauvre en vitellus (oligolécithe). Sa segmentation est totale et subégale (Ed. van Beneden), c'est-à-dire que l'œuf tout entier se divise en segments légèrement inégaux.

La première division engendre deux blastomères qu'il est aisé de distinguer l'un de l'autre. L'un est clair, transparent, et plus volumineux que l'autre, qui possède en outre un aspect granuleux caractéristique. Ces deux blastomères se divisent à leur tour, et, le troisième stade de la segmentation une fois accompli, l'œuf consiste en huit blastomères, quatre clairs plus gros et quatre granuleux plus petits. Les blastomères clairs se multiplient alors plus rapidement que les autres ; ils deviennent naturellement plus petits et tendent à envelopper l'ensemble des blastomères granuleux. Ils se comportent à peu près dans ce mouvement comme des micromères enveloppant une masse de vitellus par épibolie, et ils forment une couche externe qui s'étend peu à peu sur toute la surface de l'amas granuleux constitué par les blastomères de l'autre catégorie (fig. 830, A).

Pendant que ce mouvement épibolique s'effectue, il existe un point de la surface de l'œuf qui n'est pas encore occupé par les blastomères externes et qui rappelle d'une manière frappante le blastopore d'une gastrula épibolique. C'est pourquoi Ed. van Beneden a regardé cette forme lorsqu'il l'a décrite (1875), comme représentant le stade gastrula dans l'évolution des mammifères et lui a donné le nom de *métagastrula*. Il est plus exact de considérer cette disposition comme une ressemblance fortuite avec une gastrula, ressemblance due à la marche de la segmentation et au mode de groupement des blastomères.

Les blastomères clairs formant ce que Ed. van Beneden appelle maintenant (1899) la *couche enveloppante*, s'étendent finalement au-dessus du prétendu blastopore qui est ainsi

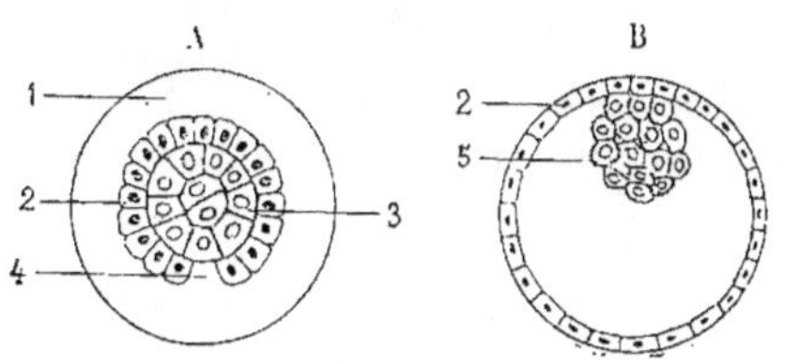

Fig. 830.

Développement de l'œuf des mammifères
(*schématique*).

A, œuf en voie de segmentation (Ed. von Beneden). — B, vésicule blastodermique.
1, enveloppe de l'œuf. — 2, couche enveloppante. — 3, cellules granuleuses centrales. — 4, faux blastopore. — 5, amas résiduel.

comblé, et les sphères granuleuses sont alors complètement enfermées dans un sac clos dont elles remplissent la cavité. La segmentation peut être considérée comme terminée, elle s'est effectuée en soixante-dix heures environ, et pendant que l'œuf, toujours entouré de sa membrane vitelline ou prochorion, parcourait l'oviducte.

A la fin de la segmentation, l'œuf arrive dans l'utérus.

Dans la plupart des cellules granuleuses voisines de la couche enveloppante il apparaît alors des vacuoles intra-cellulaires qui grandissent rapidement et se confondent bientôt entre elles de manière à former une cavité qui sépare l'amas central de cellules granuleuses d'avec la couche enveloppante, sauf en un point par lequel l'amas central reste constamment rattaché à la paroi interne de cette couche (Ed. van Beneden, 1899). Les cellules dans lesquelles ont apparu les vacuoles se différencieront par la suite pour donner naissance à l'entoderme des auteurs ou au *lécithophore* de Ed. van Beneden, ainsi nommé par cet auteur, parce que les cellules qui la constituent répondent à celles qui, dans d'autres œufs, renferment le vitellus nutritif.

Les cellules externes continuant alors à se multiplier, la sphère formée par elles s'accroît considérablement et devient une grande vésicule close dans l'intérieur de laquelle les cellules granuleuses restées à peu près inactives, et dont le nombre s'est peu accru, forment en un point de la paroi une petite masse, connue depuis

Bischoff, sous le nom d'*amas résiduel* de la segmentation (fig. 830, B) ou de *reste vitellin*. L'œuf constitue alors la *vésicule blastodermique*. Cette vésicule atteint bientôt un diamètre de 1 millimètre 5 dixièmes à 2 millimètres. Alors les cellules de l'amas résiduel au lieu de rester groupées en une masse compacte, tendent à s'étaler en dedans de la paroi de la vésicule blastodermique et à la doubler en quelque sorte. Finalement, la vésicule blastodermique comprend une paroi formée de deux couches, une couche externe composée de cellules claires représentant la couche enveloppante et une couche interne granuleuse, pluricellulaire au pôle de l'œuf, et qui représente l'amas résiduel de la segmentation. L'embryon est alors au stade *didermique primitif* (fig. 832).

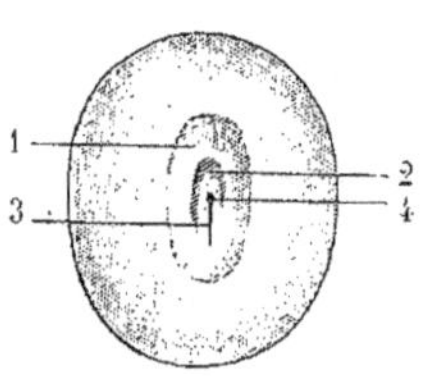

Fig. 831.

Vésicule blastodermique avec aire embryonnaire vue de face (schématique).

1, aire embryonnaire. — 2, gouttière médullaire. — 3, ligne primitive. — 4, bouton de Hensen.

Au point de la vésicule blastodermique où s'attachait au début l'amas résiduel la paroi reste plus épaisse sur une certaine étendue, formant une aire ovale dans laquelle se développe plus tard l'embryon, et qui a reçu pour cela le nom d'aire embryonnaire. On voit bientôt apparaître sur l'aire embryonnaire une ligne primitive dont l'extrémité antérieure porte un petit renflement (*bouton de*

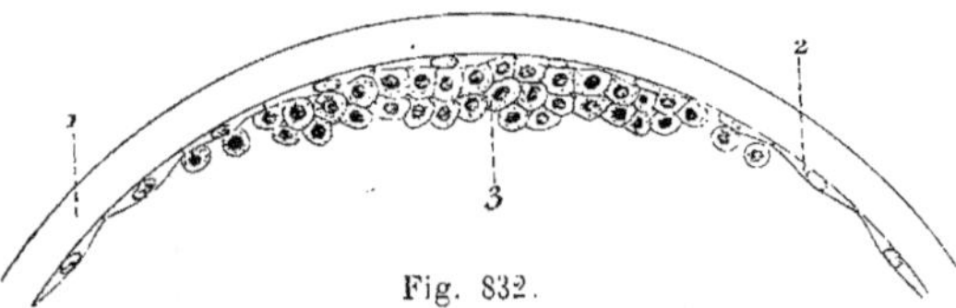

Fig. 832.

Coupe du blastoderme d'un œuf de lapine, de 100 heures, dans la région de l'aire embryonnaire; stade didermique primitif (Gr. 120/1), d'après Tourneux.

1, couche d'albumine condensée; la zone pellucide a disparu. — 2, couche cellulaire superficielle (couche enveloppante). 3, amas vitellin étalé (couche cellulaire profonde).

Hensen) au niveau duquel existe souvent un canal neurentérique (fig. 831, 4). Une coupe de l'aire embryonnaire au début de son apparition montre que les cellules y sont disposées sur trois couches : 1° une couche externe de cellules plates provenant de la transformation par étirement et aplatissement des cellules de la couche enveloppante, c'est la *couche recouvrante* de Rauber ; 2° une couche moyenne de cellules prismatiques, nées par différenciation de certaines cellules de l'amas résiduel ; 3° une couche de cellules plates provenant comme les précédentes des cellules gra-

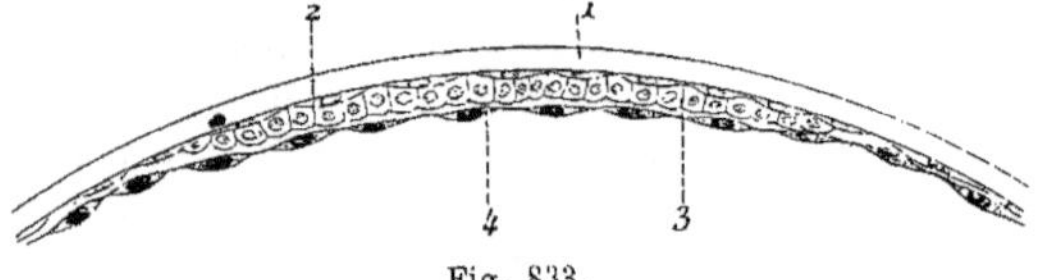

Fig. 833.

Coupe du blastoderme d'un œuf de lapine de 116 heures, dans la région de l'aire embryonnaire ; stade tridermique primitif (Gr. 120/1), d'après Tourneux.

1, couche d'albumine. — 2, couche cellulaire superficielle (couche de Rauber). — 3, couche intermédiaire (blastophore) — 4, couche cellulaire profonde (lécithophore).

nuleuses, c'est l'entoderme primitif ou le lécithophore de Van Beneden. L'embryon est arrivé alors à ce que l'on appelle le *stade tridermique*, mais cet état dure peu, parce que la couche superficielle de cellules plates ne tarde pas à s'exfolier et à tomber. L'embryon se retrouve alors à un stade didermique que, pour le distinguer du stade semblable qui l'a précédé, on appelle le *stade didermique secondaire*. L'assise moyenne de cellules prismatiques devient alors externe, c'est elle qui formera l'ectoderme définitif et ses dépendances, en même temps que les portions de l'entoderme résultant d'une invagination au niveau du blastopore (entoderme gastruléen).

L'œuf de mammifère arrivé à ce stade de développement correspond évidemment

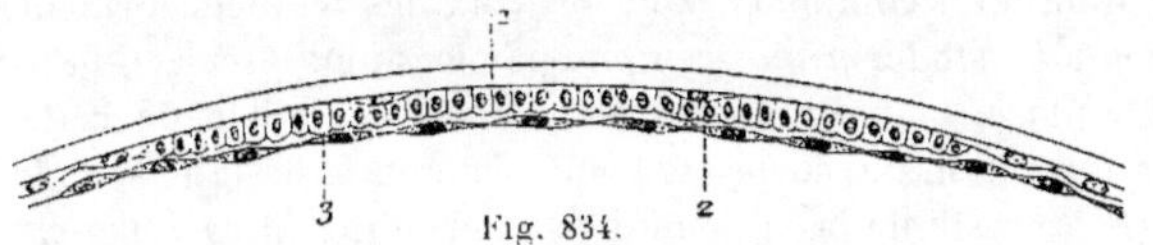

Fig. 834.

Coupe du blastoderme d'un œuf de lapine de 140 heures, dans la région de l'aire embryonnaire; stade didermique secondaire (Gr. 120.1), d'après TOURNEUX.

1. prochorion. — 2, ectoderme (blastophore). — 3, entoderme (lécithophore).

à l'œuf de poule au stade décrit plus haut (p. 985). Il suffirait en effet de remplir de vitellus nutritif la cavité de la vésicule blastodermique d'un mammifère pour obtenir une disposition exactement semblable à celle de l'œuf des oiseaux. La vésicule blastodermique est donc parfaitement comparable à l'œuf des oiseaux, l'absence du vitellus nutritif qui la distingue seule de ce dernier peut s'expliquer par la présence du placenta, qui, fournissant aux besoins de nutrition de l'embryon au fur et à mesure qu'ils se produisent, rend inutile l'accumulation dans l'œuf de matériaux nutritifs, tandis que leur présence est nécessaire dans l'œuf d'oiseau.

Il est à noter que la couche externe de la vésicule blastodermique, au niveau de l'embryon, ne fournit pas l'ectoderme de l'animal. Elle forme simplement un ectoderme provisoire (*couche de Rauber*) (fig. 833, C), qui tombe et est remplacé par un ectoderme définitif fourni par l'amas résiduel qui renferme par conséquent les éléments de tous les feuillets de l'embryon. Si l'on réfléchit que la majeure partie de l'embryon provient de l'amas résiduel, et en particulier de sa couche externe (assise moyenne du germe tridermique), qui d'après VAN BENEDEN fournit non seulement l'ectoderme de l'embryon, mais encore l'archentéron, la plaque chordale (ébauche de la corde) et tout le mésoblaste, on comprend qu'il est assez difficile d'homologuer les couches de la vésicule blastodermique aux feuillets classiques tels qu'on les connaît chez l'amphioxus, et on s'explique que VAN BENEDEN ait nommé l'assise moyenne du germe tridermique le *blastophore* (βλαστός embryon, φορός, qui porte), puisque c'est elle qui produit en définitive l'embryon, et ait réservé le nom de lécithophore à la couche la plus interne pour la distinguer de l'entoderme définitif.

Toutefois MATHIAS DUVAL, 1899, n'admet pas une opposition aussi tranchée entre la couche de Rauber et l'assise moyenne, et il les regarde comme faisant partie toutes d'eux d'une seule et même formation, l'ectoderme primitif. Ayant observé que chez le Murin (cheiroptère) l'ectoderme de l'aire embryonnaire s'épaissit beaucoup puis se creuse, par dissociation de ses cellules, d'une cavité d'abord irrégulière, qui se régularise, grandit et devient la cavité amniotique, il pense que, chez le lapin, la couche de Rauber pourrait bien représenter le couvercle de cette cavité amniotique et qu'elle ne serait par conséquent qu'une partie de l'ectoderme primitif qui comprendrait en même temps qu'elle l'assise moyenne du germe tridermique. Dès lors la couche enveloppante de la vésicule blastodermique répondrait bien à l'ectoderme, les sphères granuleuses à l'entoderme et la gastrula décrite par Ed. van Beneden en 1875 (métagastrula) répondrait véritablement à la forme gastruléenne générale.

ARTICLE II

DÉVELOPPEMENT DU CORPS DE L'EMBRYON ET DE SES ANNEXES

Chez les mammifères comme chez les oiseaux, les feuillets forment une grande vésicule, *vésicule blastodermique*, remplie par le jaune (oiseaux), ou par un liquide qui en tient la place (mammifères). Une région très limitée de cette vésicule est employée à la formation du corps de l'embryon, on la désigne sous le nom d'*aire embryonnaire*. Le reste de la vésicule blastodermique (*aire extra-embryonnaire*) fournit les *annexes* de l'embryon. Nous étudierons dans ce chapitre : 1° la formation du corps ; 2° les annexes de l'embryon.

§ I. — FORMATION DU CORPS

La formation du corps se laisse comprendre aisément si l'on divise son étude en trois points : 1° différenciation des feuillets ; 2° rôle de la ligne primitive ; 3° formation des parois ventrales. Ces points connus, nous ajouterons quelques mots sur le premier développement des membres.

1° Différenciation des feuillets. — On entend, par différenciation des feuillets, les changements de structure qui se produisent dans les différents points de l'étendue d'un même feuillet germinatif, doué jusqu'alors d'une structure identique dans toutes ses parties.

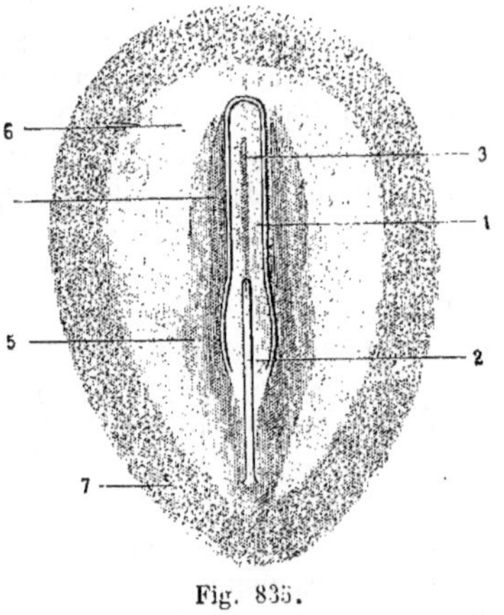

Un des premiers phénomènes de différenciation consiste dans l'apparition d'une petite tige cylindrique, qui, partant de l'extrémité antérieure de la ligne primitive, au-devant du canal neurentérique, se dirige en avant en se glissant entre l'ectoderme et l'entoderme. C'est le *prolongement céphalique* de la ligne primitive, qui va former la *corde dorsale* (fig. 826,2 et 835,3). Le prolongement céphalique est de nature entodermique, il naît très probablement de l'entoderme gastruléen invaginé sur le bord antérieur du canal neurentérique (voy. p. 1059).

Bientôt au niveau du prolongement céphalique se dessine à la surface du blastoderme une gouttière dont la corde dorsale occupe l'axe, et qui, limitée en avant

Fig. 835.

Blastoderme de poulet, après 24 heures d'incubation, vu de face (*schématique*).

1, gouttière médullaire. — 2, ligne primitive avec 3, son prolongement céphalique (corde dorsale). — 4, zone rachidienne. — 5, zone pariétale. — 6, aire transparente. — 7, aire opaque.

par une ligne courbe à convexité antérieure, se continue en arrière autour de la portion antérieure de la ligne primitive qu'elle embrasse entre ses deux bords latéraux sur une assez grande longueur (fig. 835,1). Cette gouttière est formée par l'ectoderme qui s'est épaissi, et de plan qu'il était jusqu'alors, s'est déprimé sur la ligne médiane, tandis que de chaque côté de cette dernière il s'est relevé en formant des sortes de crêtes ou de replis appelés *lames dorsales* (fig. 836). Elle constitue la première ébauche du système nerveux central, et a reçu à cause de cela le nom de gouttière nerveuse ou de *gouttière médullaire*.

La gouttière médullaire se transforme bientôt en un tube, le *tube médullaire*, par le mécanisme suivant. Les lames dorsales sont formées de deux feuillets réunis

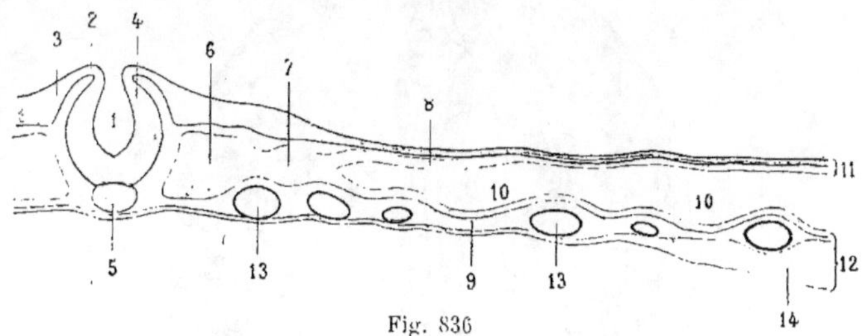

Fig. 836

Coupe transversale d'un embryon de poulet (*schématique*).

Ectoderme (*en noir*). — Mésoderme (*en rose*). — Entoderme (*en bleu*).

1. gouttière médullaire. — 2. lame dorsale, avec 3, sa lèvre ectodermique et 4, sa lèvre médullaire. — 5, corde dorsale. — 6, lame protovertébrale. — 7, lame moyenne. — 8, lame somatique. — 9, lame splanchnique. — 10, cavité pleuro-péritonéale. — 11, somatopleure. — 12, splanchnopleure. — 13, vaisseaux. — 14, bourrelet entodermo-vitellin.

à angle aigu, l'un externe mince se continue avec l'ectoderme général, c'est le feuillet ectodermique, l'autre interne épais est le feuillet médullaire (voy. fig. 836,4). Ces lames s'accroissent en s'avançant l'une vers l'autre sur la ligne médiane, de manière à fermer en dessus la gouttière qu'elles circonscrivent ; lorsqu'elles sont arrivées au contact, leurs feuillets de même nom s'unissent entre eux, les feuillets externes se fusionnent et recouvrent d'une lame continue les feuillets médullaires qui se sont soudés entre eux de leur côté et forment un tube clos qui se détache bientôt entièrement de l'ectoderme et se place au-dessous de lui (voy. fig. 874, p. 1061).

La fermeture de la gouttière médullaire commence au niveau de la région cervicale, elle se poursuit ensuite à partir de ce point tant en avant qu'en arrière. Toutefois le tube médullaire reste pendant quelque temps ouvert à ses deux extrémités. L'ouverture antérieure (*neuropore antérieur*) répond à un orifice permanent chez l'amphioxus, et qui fait communiquer le canal médullaire avec l'extérieur ; elle se ferme bientôt chez les mammifères. L'ouverture postérieure (*neuropore postérieur*) répond à la partie externe du canal neurentérique (voy. p. 987), elle se ferme un peu plus tard que la précédente.

La portion antérieure du tube médullaire s'élargit au niveau de trois points placés les uns derrière les autres et séparés par des régions restées étroites, constituant autant d'étranglements (fig. 837). Ces élargissements forment : 1° la *vésicule cérébrale antérieure* ; 2° la *vésicule cérébrale moyenne* ; 3° la *vésicule cérébrale postérieure*. Ces trois vésicules ont encore reçu les noms de : 1° *cerveau antérieur* ou *prosencéphale* ; 2° *cerveau moyen* ou *mésencéphale* ; 3° *cerveau postérieur* ou *rhombencéphale* ainsi nommé à cause de la forme losangique du ventricule qui lui correspond chez l'adulte (4ᵉ ventricule).

La portion postérieure encore ouverte de la gouttière médullaire dessine, autour de la ligne primitive qu'elle embrasse, une figure ovalaire allongée que l'on appelle le *sinus rhomboïdal* (fig. 837,7) bien qu'elle n'ait rien à faire avec la dilatation connue sous ce nom et que l'on trouve au niveau de la moelle lombaire chez l'adulte.

Autour de la gouttière médullaire le mésoderme subit un épaississement assez marqué qui se traduit sur les embryons vus par transparence par une zone foncée circonscrivant la gouttière ; c'est la *zone rachidienne* (voy. fig. 835), d'où naîtront

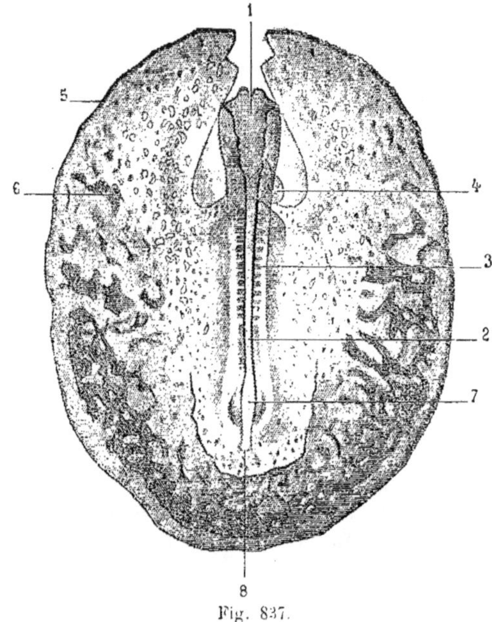

Fig. 837.

Embryon de poulet de 36 heures, vu de face.

1, vésicules cérébrales. — 2, tube médullaire. — 3, protovertèbre. — 4, cœur. — 5, sinus terminal
6, îlot de Wolff. — 7, sinus rhomboïdal. — 8, ligne primitive.

plus tard diverses parties du rachis. En dehors d'elle s'en trouve une autre moins marquée, et qui correspond aux flancs de l'animal, c'est la *zone pariétale*. Sur les coupes transversales, ces zones répondent à des épaississements bien distincts du feuillet moyen. On voit en effet (fig. 836) de chaque côté de la gouttière médullaire la zone rachidienne marquée par l'épaississement du mésoderme qui a reçu le nom de *lame protovertébrale*, tandis que les *lames latérales* représentent la zone pariétale. Entre la lame protovertébrale et la lame latérale, d'un même côté, existe une bande étroite de mésoderme désignée par KÖLLIKER sous le nom de *lame moyenne*, et qui joue, comme on le verra plus tard, un grand rôle dans le développement de l'appareil excréteur.

Les lames latérales vont en s'amincissant graduellement vers la périphérie, de telle sorte qu'il n'existe pas d'abord de limite bien nette entre ce qui sera employé à la formation du corps de l'embryon, et les parties extra-embryonnaires, mais plus tard il apparaît sur les bords de l'aire pariétale un léger sillon, le *sillon marginal* (fig. 875,13), qui se creusant de plus en plus, circonscrit nettement l'embryon.

De très bonne heure, au sein du mésoderme de la lame protovertébrale, se différencient de petites masses cubiques paires, les *protovertèbres*. La première paire de protovertèbres naît un peu en avant de l'extrémité antérieure de la ligne primitive. Il s'en forme ensuite d'autres en avant et en arrière d'elle, de sorte que la zone rachidienne est bientôt constituée dans sa partie moyenne par une certaine quantité de segments cubiques, tandis que ses extrémités restent encore indivises (fig. 837). Les segments protovertébraux répondent aux unités morphologiques ou métamères dont le corps est formé, ils reçoivent souvent à cause de cela de de nom *somites* (σῶμα, corps).

Un phénomène important intervient ensuite, c'est le clivage du mésoderme. Les lames latérales formées jusqu'alors de plusieurs strates de cellules disposées en une seule masse compacte se divisent par un plan parallèle à la surface de l'embryon en deux lames distinctes dont l'une, la lame *fibro-cutanée* ou *somatique*, s'accole à l'ectoderme pour former avec lui la paroi primitive du corps ou *somato-pleure* (σῶμα, corps, et πλευρά, flanc), tandis que l'autre, la lame *fibro-intestinale* ou *splanchnique*, s'accole à l'entoderme en formant la *splanchnopleure* ou paroi primitive du tube intestinal.

La fente comprise entre ces deux lames est la grande cavité *pleuro-péritonéale* ou *cœlome*. Le cœlome n'apparaît pas d'un seul coup sur toute l'étendue des lames latérales, il ne se forme pas non plus d'une manière graduelle à partir d'un point, mais il résulte de la fusion d'une série de petites cavités fissurales qui naissent indépendamment les unes des autres au sein du feuillet moyen. La formation du cœlome ne se limite pas à l'étendue du corps de l'embryon, mais se prolonge au sein du mésoderme de l'aire extra-embryonnaire, de sorte que la cavité pleuro-péritonéale se poursuit bien au delà du corps, formant ce que l'on appelle le cœlome externe.

En se fondant sur l'embryologie des vertébrés inférieurs on a établi un schéma de la disposition du feuillet moyen et du cœlome, qui est considéré par certains auteurs comme représentant la constitution du vertébré idéal, pris comme type de ce groupe d'animaux. Voici quel est ce schéma que la figure 838 fait suffisamment comprendre. On a vu page 989 que le feuillet moyen est représenté par l'épithélium des sacs cœlomiques disposés métamériquement les uns derrière les autres. Chacun de ces sacs correspond à une des unités morphologiques (métamères) dont le corps des vertébrés est composé. Chez les sélaciens chaque sac cœlomique se divise en trois chambres. La supérieure ou dorsale a reçu le nom d'*épimère*, la moyenne s'appelle *mésomère*, l'inférieure ou ventrale *hypomère*. Chacune de ces chambres renferme une partie de la cavité cœlomique primitive que l'on désigne suivant la chambre à laquelle elle appartient sous les noms d'épi, méso et hypo-cœlome. Au début les trois parties d'un même sac communiquent entre elles (fig. 838, 1), mais bientôt elles se séparent plus ou moins complètement les unes des autres et évoluent chacune de leur côté.

Les épimères se séparent du reste du sac et constituent une série de petits corps cubiques disposés métamériquement, les *protovertèbres*. Comme les protovertèbres engendrent les muscles, il s'ensuit que chaque épimère fournit en définitive un segment du système musculaire, d'où le nom de *myotome* sous lequel on le désignera désormais, en réservant le nom de *myocœle* à la petite cavité, portion du cœlome primitif qu'il renferme. Epimère, protovertèbre et myotome sont donc en somme trois termes différents pour désigner une seule et même chose.

Les mésomères séparés de bonne heure des épimères restent encore un certain temps en relation avec les hypomères. Ils fournissent les matériaux du système excréteur ou rénal et ont reçu à cause de cela le non de *néphrotomes* (RÜCKERT). Leur cavité est le *néphrocœle* qui devient ultérieurement la lumière des canalicules excréteurs du corps de Wolff ; elle communique, au moins chez les vertébrés inférieurs, avec l'hypocœlome. Chez les amniotes les néphrotomes, au lieu de rester distincts comme les myotomes, se soudent les uns aux autres dans le sens longitudinal et forment une masse continue, la *lame moyenne*, dont il a été question plus haut.

Pour suivre jusqu'au bout la nomenclature appliquée ci-dessus, on a donné aux hypomères le nom de *cœlotomes* parce que chacun d'eux forme un segment du cœlome définitif. La cavité d'un cœlotome s'appelle *splanchnocœle*, mot qui est pris aussi quelquefois dans un sens plus large pour désigner la cavité pleuropéritonéale tout entière. Les cœlotomes perdent bien vite leur individualité,

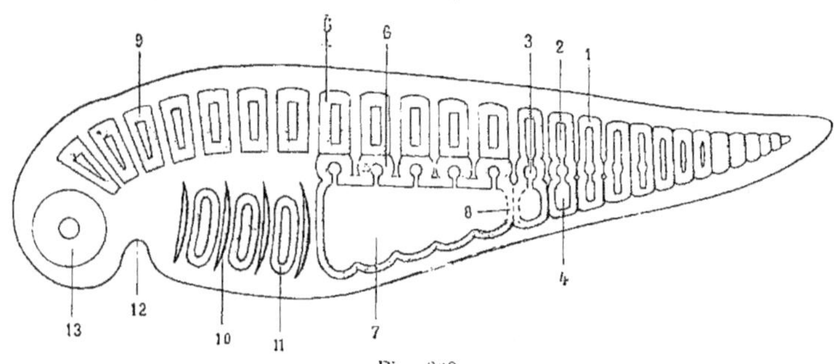

Fig. 838.

Segments d'un vertébré type, dans la théorie des sacs cœlomiques (*schématique*).

1, sac cœlomique commençant à se diviser en : 2. épimère -myotome . — 3. mésomère néphrotome . — 4. hypomère cœlotome . — 5, myotome, et 6, néphrotome, devenus indépendants l'un de l'autre. — 7, cœlome. — 8, parois adjacentes de deux cœlotomes, en voie de disparition. — 9, segment céphalique. — 10, fente branchiale. — 11, branchiomère. — 12, stomodœum. — 13, œil.

parce que leurs parois au contact se soudent et disparaissent (fig. 838, 8), et les cavités de ces différents sacs se fusionnent en une seule, le cœlome ou cavité pleuropéritonéale.

L'embryon n'est au début, qu'un épaississement local des feuillets. La partie antérieure se détache plus nettement de la surface générale de l'œuf à cause de la saillie que forment à ce niveau les vésicules cérébrales. L'ectoderme de l'embryon, soulevé par elles, s'infléchit brusquement au niveau du bord antérieur de la première vésicule pour redevenir ensuite horizontal et se continuer avec l'ectoderme extra-embryonnaire. La tête de l'embryon, qui commence à s'indiquer au niveau des renflements antérieurs du tube médullaire, forme ainsi un relèvement brusque de la surface des feuillets, et dont le bord antérieur surmonte à pic l'ectoderme extra-embryonnaire. Au niveau de l'extrémité postérieure du corps, le relief de l'embryon est bien moins marqué, et le profil du dos s'abaisse peu à peu et régulièrement sur la surface générale de l'œuf. L'entoderme est plan partout et ne présente au niveau du corps qu'une légère inflexion formant une gouttière ouverte en dessous, la *gouttière intestinale*, première ébauche de l'intestin futur et que l'on peut voir dans un embryon plus âgé que celui dont nous parlons présentement (fig. 843, A, 7). A ce stade du développement, l'embryon est largement ouvert en dessous et étalé à plat. Il n'a ni paroi ventrale, ni aucun des organes situés plus tard au-devant de la corde dorsale, c'est un animal réduit à son rachis. Une grande partie de ce rachis est formée par la portion de la ligne primitive comprise entre les replis médullaires ; nous allons étudier maintenant le rôle que joue cette ligne dans la constitution du corps.

2° Rôle de la ligne primitive. — Les anciens auteurs, confondant la ligne primitive avec la gouttière médullaire, ne lui attribuaient naturellement aucun rôle particulier. Dursy, le premier, apprit à distinguer ces deux organes l'un de l'autre. Il montra que la gouttière médullaire se développe en avant de la ligne primitive, et, poussant les choses à l'extrême, il admit que l'embryon se forme tout entier au-devant de cette dernière, qui ne prendrait aucune part à sa constitution. Cependant His, Waldeyer, Kölliker, tout en reconnaissant qu'une partie de l'embryon naît en avant de la ligne primitive, attribuaient à cette dernière la formation d'une grande partie du tronc, lorsque parut le traité de Balfour. Cet auteur

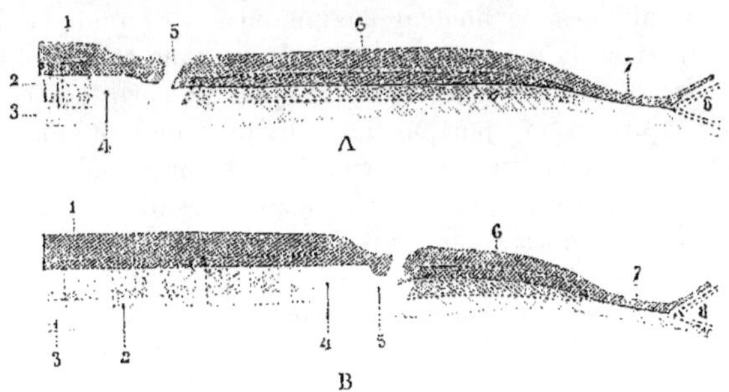

Fig. 839.

Recul de la ligne primitive, coupes longitudinales : A, premier stade; B, second stade (*schématique*).

Le pointillé rose représente la projection sur la ligne médiane (par laquelle passent les coupes) des parties mésodermiques qui existent de chaque côté de cette ligne.

1, gouttière médullaire. — 2, protovertèbres. — 3, entoderme digestif. — 4, corde dorsale. — 5, canal neurentérique. — 6, ligne primitive (partie moyenne). — 7, membrane anale (partie postérieure de la ligne primitive). — 8, cœlome.

voyant avant tout, dans la ligne primitive, le blastopore de la gastrula, lui refusa de nouveau une part dans la constitution du corps de l'embryon qui, pour lui, se développait exclusivement en avant de la ligne primitive et sans son concours.

Actuellement, on est revenu à une notion plus exacte de la valeur embryogénique de la ligne primitive, et l'on sait qu'elle forme une grande partie du rachis. Deux choses le prouvent : 1° le fait qu'elle est en grande partie englobée dans les replis médullaires ; 2° le mouvement de recul qu'elle subit au fur et à mesure du développement. — Le premier fait est très probant, il est clair que tout ce qui est compris entre les replis médullaires est employé à la formation du système nerveux central. — *Le mouvement de recul de la ligne primitive* est aussi très significatif. Beaucoup d'auteurs en ont parlé : on peut avec Osc. Hertwig le décrire de la manière suivante : « la ligne primitive se trouve, suivant le développement des blastodermes, dans la région cervicale, dans la région dorsale, dans la région lombaire, c'est-à-dire que son éloignement de la portion antérieure du tube médullaire s'accroît de plus en plus avec l'âge des embryons. » Ce mouvement de recul est dû à ce que la région antérieure de la ligne primitive se transforme sans cesse en les organes situés au-devant d'elle : tube médullaire, corde, protovertèbres. Sa masse, compacte, formée par les trois feuillets, ectoderme, mésoderme et entoderme confondus, se clive sur la ligne médiane en une portion supérieure qui se rattache au système nerveux central, et une portion inférieure qui passe dans la corde et dans l'entoderme, sur les côtés elle engendre les masses protovertébrales. A mesure que, dans sa portion antérieure, elle se transforme de cette manière, elle s'accroît à sa portion postérieure (*zone d'accroissement*) par la formation de nouvelles cellules embryonnaires. Le tube médullaire, la corde, la zone segmentée du rachis s'allongent donc de plus en plus en empruntant les matériaux de cet accroissement à la ligne primitive. Le canal neurentérique qui siège primitivement à l'extrémité antérieure de cette ligne recule au fur et à mesure de ces transformations et occupe successivement des points différents.

Ce rôle formateur de la ligne primitive a été reconnu aussi chez l'homme par ETERNOD (1898) qui, dans un embryon humain de la deuxième ou de la troisième semaine, décrit un canal neurentérique au pourtour duquel les trois feuillets, bien distincts partout ailleurs, se fondent en une masse commune et indivise, et en conclut qu'il faut voir là « comme une matrice unique et non différenciée, lieu d'accroissement et point de départ de l'allongement du corps de l'embryon ».

La première et la seconde portion de la ligne primitive concourent seules à former les organes axiaux que nous venons de nommer, la portion postérieure (membrane anale), au niveau de laquelle manque d'ailleurs le mésoderme, ne participe jamais à cette formation. La membrane anale reste telle qu'elle était au début.

La ligne primitive est donc, au point de vue fonctionnel, une région spéciale, constituée par une masse compacte de cellules embryonnaires, et qui en avant fournit les organes axiaux (névraxe, corde, protovertèbres) par une différenciation progressive, tandis qu'en arrière elle s'accroît sans cesse par une sorte de bourgeonnement. Elle n'est pas sans analogie avec la région postérieure du corps de certaines annélides qui, constituée par une masse cellulaire insegmentée, bourgeonne incessamment de nouveaux segments qui entrent dans la composition du corps.

Le rôle de la ligne primitive dans la production du système nerveux et des protovertèbres montre aussi que l'on peut justement la considérer avec KLEINENBERG comme une ébauche neuro-musculaire, c'est-à-dire comme le germe commun du système musculaire et du système nerveux.

S'il est incontestable que la ligne primitive fournit par différenciation une grande partie du tronc, il n'en est pas moins vrai que l'on ne s'entend pas parfaitement sur la longueur du rachis qui lui doit son origine. O. HERTWIG regarde le prolongement céphalique comme une simple transformation de la ligne primitive, qui, pour lui, s'étend en avant jusqu'au niveau du cerveau moyen. La portion du corps formée en avant de la ligne primitive consiste donc pour HERTWIG simplement dans le cerveau antérieur; à partir du cerveau moyen toute la longueur du corps en arrière provient de la ligne primitive. Nous ferons remarquer que, s'il en est ainsi, toute la portion segmentée du corps — commençant justement au niveau du cerveau moyen, — répond à la région formée par la ligne primitive.

KÖLLIKER regarde bien le prolongement céphalique comme une dépendance de la ligne primitive, mais il ne le considère pas cependant comme une simple transformation de cette dernière. Les somites qui apparaissent autour de ce prolongement, et toute la portion du corps qu'ils forment peuvent donc être considérés comme nés en avant de la ligne primitive. Cette région somatique formée en avant de la ligne primitive est, soit la portion postérieure de la tête, qui est segmentée comme on sait, soit à la fois cette portion de la tête et une longueur indéterminée de la région cervicale. Il est impossible de préciser davantage tant que l'on ne saura pas exactement le nombre des segments qui entrent dans la composition de la tête et le nombre des segments nés en avant de la ligne primitive. En somme, dans cette opinion, la portion insegmentée de la tête (cerveau antérieur) et un nombre indéterminé des segments qui suivent cette portion, se forment en avant de la ligne primitive.

Théorie de la concrescence. — S'appuyant sur ce fait que la ligne primitive donne naissance à une grande partie du corps, et qu'elle-même est formée de deux moitiés d'abord séparées qui se réunissent ensuite sur la ligne médiane (voy. p. 987), Osc. HERTWIG considère la formation du corps comme le résultat d'un phénomène de *concrescence*. Il veut dire par là que chacune des moitiés droite et gauche du corps se forme indépendamment de sa congénère sur la lèvre correspondante du blastopore allongé que représente la ligne primitive, puis se soude à l'autre moitié en même temps que le blastopore se ferme. D'habitude la soudure du blastopore précède de beaucoup l'apparition des organes et est achevée avant qu'aucune trace d'organes (protovertèbres, moelle) soit visible. Mais il peut arriver qu'elle ne s'effectue pas, et l'animal est alors formé de deux moitiés séparées l'une de l'autre par une fente longitudinale s'étendant sur une longueur du corps plus ou moins considérable, monstruosité assez fréquente chez les embryons des poissons osseux.

Le théorie de la concrescence a été formulée pour la première fois par His dans ses recherches sur le développement des téléostéens. Elle a été combattue par plusieurs auteurs, notamment par Balfour, mais, comme on vient de le voir, elle a été reprise tout récemment par O. Hertwig. Elle est également admise par Sedgwick Minot. Une conception analogue avait déjà été soutenue, d'une manière purement théorique, il est vrai, par l'anatomiste français Serres dans sa *Loi du développement centripète*.

3° Formation des parois ventrales. — La formation des parois ventrales complète le corps de l'embryon qui prend ainsi peu à peu l'aspect qu'il aura chez l'adulte. Elle est précédée par la différenciation des extrémités céphalique et caudale, et elle est due principalement aux changements de forme d'un orifice dit *ombilic cutané*. Nous étudierons donc successivement pour comprendre l'origine des parois ventrales : 1° la différenciation de l'extrémité céphalique ; 2° la différenciation de l'extrémité caudale ; 3° l'ombilic cutané ; 4° la fermeture de l'ombilic cutané.

a. *Différenciation de l'extrémité céphalique*. — Au début, la tête est simplement indiquée par une légère saillie de l'ectoderme soulevé par les vésicules cérébrales. Le bord antérieur de cette saillie est perpendiculaire au plan des feuillets ; la tête a une paroi antérieure ou syncipitale, une paroi supérieure ou occipitale, mais elle n'a point encore de paroi ventrale ou de front. Bientôt la vésicule cérébrale antérieure s'accroît beaucoup, et, toujours recouverte par l'ectoderme, fait une forte saillie en avant et au-dessus des feuillets. On peut alors distinguer à la tête une face frontale qui s'avance bien au delà du point où l'ectoderme de l'embryon se continue avec l'ectoderme extra-embryonnaire, et surplombe au-dessus de ce point ; la tête s'isole ainsi et se différencie. La formation de l'extrémité céphalique résulte à la fois d'un accroissement des parties préexistantes et d'un bourgeonnement de parties nouvelles.

L'accroissement consiste dans une augmentation de volume des vésicules qui grandissent beaucoup sans changer très sensiblement de forme, il s'accompagne de flexions des vésicules cérébrales les unes sur les autres, dont l'étude est renvoyée plus loin. Le bourgeonnement consiste dans la production de parties nouvelles par une prolifération cellulaire intense se faisant en des points limités, au niveau desquels les cellules ne présentent pas encore de différenciation histologique avancée et ne sont pas disposées de manière à constituer une région de forme déterminée et persistante. On observe, chez le poulet, un bourgeonnement semblable au niveau de l'extrémité antérieure de la gouttière médullaire dont la longueur se trouve, grâce à ce travail de prolifération, considérablement augmentée. On voit donc que, aussi bien en avant (extrémité antérieure de la gouttière médullaire) qu'en arrière (zone d'accroissement de la ligne primitive) le bourgeonnement joue un grand rôle dans la formation du corps qui par conséquent n'est pas exclusivement due à un simple accroissement des parties de l'embryon, comme on est quelquefois tenté de le croire. L'accroissement est beaucoup plus rapide du côté dorsal que du côté ventral, ce qui force en quelque sorte l'embryon à se replier sur son axe transversal, de telle manière que son front et son extrémité caudale viennent presque au contact l'un de l'autre en avant. En même temps l'embryon, par suite de l'inégalité d'accroissement de ses deux moitiés latérales, subit aussi une torsion sur son axe longitudinal. L'ensemble des courbures qu'il décrit se rattache donc à une spire.

b. *Différenciation de l'extrémité caudale*. — Lorsque l'extrémité antérieure du corps a ainsi pris naissance, la postérieure se forme à son tour. Par suite de l'accroissement constant de la ligne primitive, la membrane anale change de position. Le mécanisme de ces transformations est mal connu, on peut l'exprimer brièvement et d'une manière schématique en disant que tout se passe comme si cette membrane basculait en dessous et en avant autour de son extrémité antérieure comme charnière (fig. 840). A la suite de ce phénomène l'embryon possède une extrémité saillante en arrière, extrémité dont la face dorsale est formée par la ligne primitive, et la face ventrale par la membrane anale. L'extrémité postérieure du corps renferme un cul-de-sac entodermique que l'on appelle l'*intestin posté-*

rieur. L'intestin postérieur est très court, il communique avec la cavité de l'entoderme par un orifice (fig. 840, 5) : l'*aditus posterior*. En avant de la membrane anale, sur la face ventrale de l'intestin postérieur, naît un bourgeon entodermique creux : la vésicule allantoïde (fig. 841,6). L'intestin postérieur devient alors une sorte de carrefour commun dans lequel débouchent à la fois l'intestin proprement dit et l'allantoïde. On le désigne dès ce moment sous le nom de *cloaque interne* ou de *bursa pelvis* (His).

La membrane anale et la ligne primitive se rejoignent d'abord à l'extrémité postérieure du corps sous un angle aigu (fig. 840), mais plus tard le bourgeonnement de la ligne primitive continuant toujours, cette dernière forme en arrière et au-dessus de la membrane anale un prolongement épais, le *prolongement* ou *bourgeon caudal* (fig. 841,1).

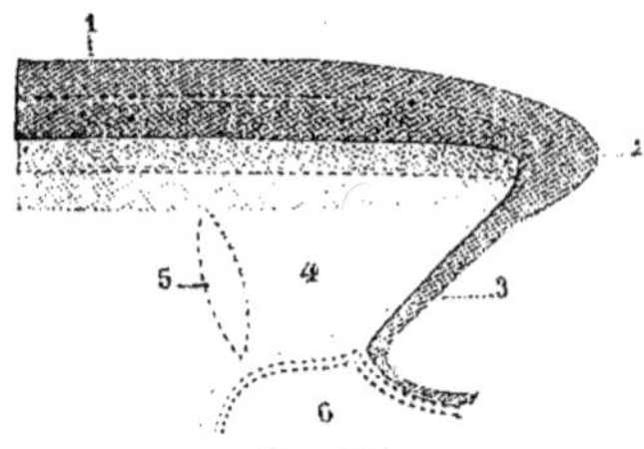

Fig. 840.

Coupe longitudinale de la partie postérieure du corps : la membrane anale a basculé en dessous et en avant (*schématique*).

Le pointillé rose représente la projection du mésoderme sur la ligne médiane.

1, ligne primitive. — 2, bourgeon caudal. — 3, membrane anale. — 4, intestin postérieur. — 5, aditus posterior. — 6, cœlome.

La différenciation de la ligne primitive s'effectue dans le prolongement caudal comme dans le tronc, et l'on y trouve bientôt un tube médullaire, une corde dorsale, des protovertèbres, qui, bien différenciés en avant, se confondent en arrière avec la ligne primitive encore compacte. La queue renferme donc tous les éléments qui entrent dans la constitution du rachis. Elle renferme aussi un prolongement de l'intestin qui est situé au-devant de la corde dorsale. Ce prolongement peut être creux, il constitue alors l'*intestin post-anal* qui s'ouvre en arrière dans le canal neural par le canal neurentérique (fig. 841,3). Mais O. Hertwig le considère plutôt comme un cordon plein ne fonctionnant jamais comme canal intestinal et auquel il donne le nom de *cordon entodermique*.

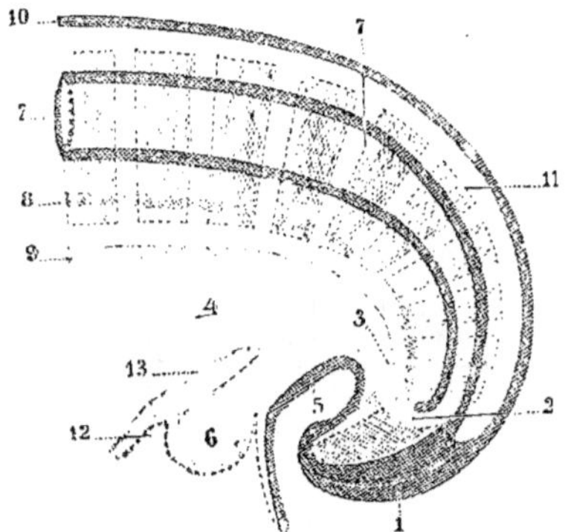

Fig. 841.

Coupe longitudinale d'un embryon (*schématique*).

Le pointillé rose représente la projection sur la ligne médiane, par laquelle passe la coupe, des parties mésodermiques qui existent de chaque côté de cette ligne.

1, bourgeon caudal. — 2, canal neurentérique. — 3, intestin post-anal. — 4, intestin postérieur. — 5, membrane anale. — 6, allantoïde. — 7, tube médullaire. — 8, corde dorsale. — 9, paroi dorsale de l'intestin. — 10, ectoderme. — 11, protovertèbre. — 12, éperon périnéal. — 13, trajet de l'éperon périnéal dans sa descente.

c. Ombilic cutané. — Au point où nous en sommes arrivés, la face dorsale de l'embryon, ainsi que ses extrémités, sont bien distinctes, mais sa face ventrale n'existe pas encore et se confond avec la vésicule blastodermique. En effet, du côté ventral, l'embryon est rattaché à cette vésicule par une sorte de pédicule à la fois très large et très court, qui s'insère sur le corps suivant une ligne passant, en avant au-dessous de la bouche, en arrière au-devant de la membrane anale, sur les côtés au milieu des flancs. Si l'on coupe ce pédicule de manière à détacher l'embryon de la vésicule blastodermique, on voit un large orifice ventral, qui a exactement l'étendue du pédicule lui-même, et à travers lequel les organes internes, cœur, tube digestif, apparaissent à nu. Cet orifice est l'*ombilic cutané*. A travers l'ombilic cutané passent des organes annexes du tube digestif, la vésicule ombilicale et la vésicule allantoïde, que nous étudierons plus loin ; pour le moment, nous décrirons le tube digestif qui a pris une forme typique. On sait qu'au début l'entoderme forme dans l'embryon une gouttière largement ouverte en dessous, la *gouttière intestinale* ; bientôt, à partir de l'extrémité antérieure, les deux moitiés latérales de cette gouttière s'infléchissent sur la ligne médiane (fig. 883), s'accolent l'une à l'autre et forment enfin un tube clos qui fournira plus tard la portion antérieure du tube digestif, c'est l'*intestin antérieur* ou *pharyngien*. L'intestin pharyngien est clos en avant et s'appuie par cette extrémité borgne contre une fossette de la face ventrale qui donnera plus tard naissance à la cavité buccale. En arrière, il se continue par l'*aditus anterior* avec la portion moyenne du tube digestif, au-dessous de laquelle se trouve appendu un vaste sac : *sac vitellin* ou *vésicule ombilicale*, formé par l'entoderme extra-embryonnaire. Par suite de la fermeture en dessous de la gouttière intestinale, il se forme sur la face ventrale de l'intestin pharyngien une lame, *mésentère ventral*, résultant de l'accolement des deux moitiés de cette gouttière. Le sac vitellin est rattaché à l'intestin de l'embryon par un canal d'abord très large et très court : le *canal vitellin* (fig. 842). Il est facile de passer de la vésicule ombilicale dans les extrémités antérieure et postérieure du tube digestif de l'embryon par l'intermédiaire de l'aditus anterior ou de l'aditus posterior, à

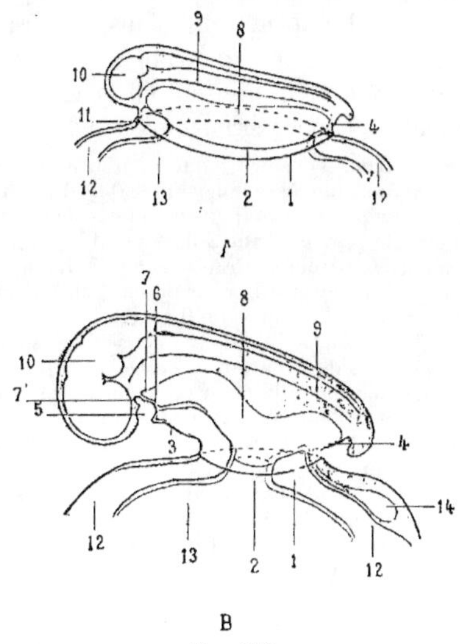

Fig. 842.

Formation des parois ventrales (*schématique*).

A et B, deux stades successifs.

1, ombilic cutané. — 2, ombilic intestinal. — 3, paroi thoracique primitive. — 4, membrane anale. — 5, stomodæum. — 6, membrane pharyngienne. — 7, poche de Seessel. — 7' poche de Rathke. — 8, intestin.— 9, corde dorsale. — 10, système nerveux. — 11, fosse cardiaque. — 12, cœlome externe. — 13, vitellus nutritif. — 14, allantoïde.

cause de cela on donne souvent au premier de ces orifices le nom d'orifice pharyngo-ombilical, au second celui d'orifice intestino-ombilical. On appelle *ombilic intestinal* la section transversale du canal vitellin.

L'ombilic intestinal passe librement à travers l'ombilic cutané. Entre ces deux ombilics règne un espace annulaire qui les sépare l'un de l'autre et qui représente le jeu qui existe entre ces deux formations emboîtées l'une dans l'autre. Comme les deux ombilics ne sont pas exactement concentriques, il en résulte que l'espace annulaire dont nous venons de parler n'a pas en avant et en arrière les mêmes dimensions. En avant, il est large et constitue une sorte de loge divisée en deux moitiés, droite et gauche, par le mésentère ventral au sein duquel se développe bientôt le cœur, d'où le nom de *fosse cardiaque* donné à cette cavité (fig. 842,11). En arrière, l'intervalle qui sépare l'ombilic intestinal de l'ombilic cutané est beaucoup plus réduit ; il constitue simplement une fente étroite à travers laquelle passe le pédicule de l'allantoïde.

d. *Fermeture de l'ombilic cutané.* — Sur un embryon plus âgé que le précédent, le canal vitellin s'est fortement contracté, diminuant ainsi l'étendue de l'ombilic intestinal. L'ombilic cutané s'est aussi rétréci, comme si le pédicule ectodermique qui, au stade précédent, rattachait l'embryon à la vésicule blastodermique, avait été fortement serré par un lien circulaire. A mesure que cette constriction s'opérait, la base du pédicule ectodermique s'est étendue au-dessus des viscères, jusque-là à découvert, et leur a fourni une membrane recouvrante, premier rudiment de la paroi ventrale. Cette dernière est formée par la somatopleure, elle se présente sous l'aspect d'une membrane mince, la *membrana reuniens inferior* de RATHKE, à laquelle on donne le nom de paroi primitive du corps. Les muscles et les os, qui entrent plus tard dans la constitution de la paroi définitive du corps, se développent au sein de la lame fibro-cutanée, en partant des protovertèbres, et se rapprochent graduellement de la ligne médiane ventrale. En pénétrant dans la lame fibro-cutanée, ces parties secondaires (os, muscles, etc., qui constituent ce que l'on appelait jadis les *produits de la protovertèbre*) la divisent en deux lames distinctes, entre lesquelles elles s'interposent. La lame externe fournit le derme cutané, l'interne donne le péritoine pariétal.

Nous avons considéré la formation de la paroi ventrale primitive comme résultant de la fermeture de l'ombilic cutané. En réalité il est infiniment probable que cet orifice ne se ferme pas et garde à peu près toujours les dimensions qu'il a au début, mais l'embryon s'accroît vigoureusement de part et d'autre de l'ombilic cutané, et c'est à la suite de cet accroissement que se forment les parois ventrales, par le développement interstitiel de la bande de somatopleure qui rattache l'embryon à la vésicule blastodermique, ou, si l'on veut, à l'ombilic cutané. L'explication que nous avons admise plus haut (fermeture de l'ombilic cutané) ne doit donc pas être prise au pied de la lettre et doit être considérée simplement comme un moyen facile d'exprimer les changements de forme qui se succèdent. En tout cas la formation des parois ventrales ne résulte pas, comme on l'a cru, du reploiement en dessous et de l'accolement des flancs droit et gauche qui se réuniraient sur la ligne médiane, ainsi que l'ont fait les deux bords de la gouttière pharyngienne. En effet, chez le poulet, l'ombilic cutané n'est pas régulièrement ovale, mais un peu échancré en avant comme un cœur de cartes à jouer (Mathias Duval). Il se ferme donc plus rapidement sur la ligne médiane que sur les côtés, ce qui est incompatible avec le rabattement en dessous des flancs.

L'ombilic cutané devient de plus en plus étroit. Il laisse passer un certain nombre d'organes qui sont : 1° en avant, le pédicule du sac vitellin; 2° en arrière, le pédicule de l'allantoïde, auquel s'accolent les gros vaisseaux ombilicaux qui se rendent au placenta. Ces vaisseaux au nombre de trois sont englobés avec le pédicule de l'allantoïde dans une masse de mésoderme qui se soude au mésoderme du bord postérieur de l'orifice ombilical. Entre cette masse vasculo-allantoïdienne et le bord antérieur de l'ombilic règne un espace plus ou moins vaste suivant le stade du développement, et par lequel on peut passer aisément du cœlome interne, ou cavité pleuro-péritonéale, dans le cœlome externe.

Cet espace se réduit de plus en plus, le pédicule du sac vitellin s'atrophie entièrement, ainsi que celui de l'allantoïde. Le bord antérieur de l'ombilic se soude à la masse connectivo-vasculaire qui occupe le bord postérieur, et l'ombilic se réduit à un petit espace circulaire, comblé par la masse mésodermique que traversent les vaisseaux placentaires.

4° Développement des membres. — Balfour a montré que chez les sélaciens les membres apparaissent comme une différenciation d'une crête cutanée latérale (*crête de Wolff*), courant le long des flancs, et formant une sorte de nageoire comparable à la nageoire impaire qui règne le long du bord dorsal et du bord ventral chez ces animaux. Sur cette crête deux épaississements saillants se forment et se projettent en dehors, tandis que la portion de la crête qui est interposée entre eux s'atrophie et disparaît. Ces épaississements correspondent au membre antérieur et au membre postérieur. Chacun d'eux est en rapport avec plusieurs somites, qui fournissent tous quelque chose au membre définitif. En effet, la musculature des membres vient des protovertèbres, comme cela a été démontré pour certains reptiles par Kleinenberg, leur squelette est en rapport avec le squelette du tronc, et leurs nerfs appartiennent toujours à plusieurs paires rachidiennes.

Chez l'homme, les membres apparaissent sous la forme de petites saillies arrondies, constituées par une masse de tissu embryonnaire revêtue d'une couche ectodermique continue. Dans la masse embryonnaire qui constitue leur axe, il est impossible de distinguer tout d'abord les éléments qui deviendront musculaires des éléments squelettiques. Toutes les cellules se ressemblent étroitement et ne se distinguent que plus tard, par leur différenciation propre. Par conséquent, il ne peut être question de retrouver ici des ébauches musculaires distinctes, venues des protovertèbres, comme cela a été possible ailleurs.

Chez l'embryon de cinq semaines, l'ébauche du membre est divisée en deux parties, une partie distale qui deviendra la main ou le pied, et sur laquelle on distingue de légères incisures longitudinales indiquant la trace des doigts, et une partie proximale. A six semaines, la partie proximale se divise en deux segments qui sont le bras et l'avant-bras, ou au membre postérieur, la cuisse et la jambe

Les deux membres ont à ce moment la même direction. Le bord radial du membre supérieur et le bord tibial du membre postérieur, sont tournés du côté de la tête de l'embryon. Plus tard, ils tournent en sens inverse autour de leur axe longitudinal, et de telle manière que la face d'extension du bras se dirige en arrière, et celle de la cuisse en avant (pour la torsion des membres, voy. t. I). Cinq somites probablement participent à la formation des membres ; en effet, SCHWALBE a montré que les nerfs de la région radiale (axillaire et musculo-cutané) reçoivent leurs fibres des cinquième, sixième et septième nerfs cervicaux, tandis que ceux de la région cubitale (brachial cutané interne et cubital) les tirent du huitième nerf cervical et du premier nerf thoracique.

Dans le développement du squelette des membres, les pièces proximales (voisines de la racine du membre se développent avant les pièces distales. La première phalange est différenciée avant la première apparition de la seconde et de la troisième.

§ II. — ANNEXES DE L'EMBRYON

Les annexes de l'embryon sont fournies par toute la portion des feuillets qui n'est pas employée à la formation du corps. Elles se séparent de l'animal au moment de sa naissance et sont rejetées dans le monde extérieur. Parmi les annexes on trouve des organes vésiculeux (sac vitellin, allantoïde), et des membranes qui entourent l'embryon. On peut décrire avec les annexes les parties qui, chez les mammifères, établissent les relations nutritives entre la mère et l'œuf, à savoir les caduques et le placenta. Nous étudierons dans ce paragraphe : 1° la vésicule ombilicale ; 2° l'allantoïde ; 3° les membranes fœtales ; 4° les caduques, et 5° le placenta.

1° Vésicule ombilicale. — Cette vésicule est formée par la portion de l'entoderme qui n'a pas été employée à la constitution du tube digestif. Elle est unie à ce dernier par un pédicule, le *canal vitellin*. Au début de la vésicule ombilicale est étroitement accolée à l'ectoderme de la vésicule blastodermique, parce que le feuillet moyen ne s'étend encore qu'à une petite distance en dehors de l'embryon

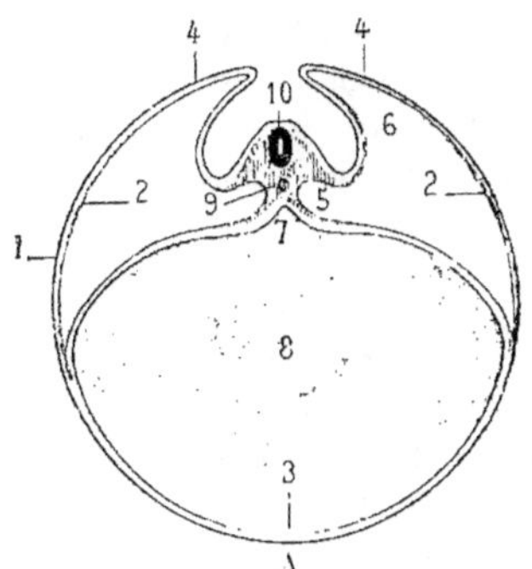
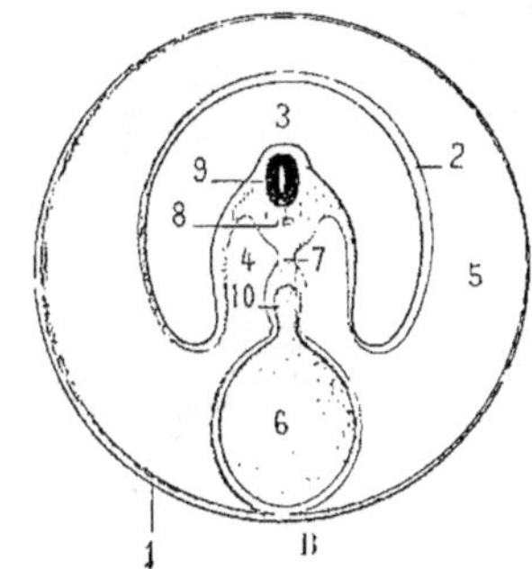

Fig. 843.

Développement des enveloppes fœtales. Coupes transversales de l'œuf (*schématique*).

Fig. A : 1. ectoderme. — 2. mésoderme. — 3, entoderme. — 4, replis latéraux de l'amnios. — 5, cœlome intra-embryonnaire. — 6, cœlome externe. — 7, gouttière intestinale. — 8, vésicule ombilicale. — 9, corde dorsale. — 10, moelle épinière.

Fig. B : 1, chorion. — 2, amnios. — 3, cavité amniotique. — 4, cœlome intra-embryonnaire. — 5, cœlome externe. — 6, vésicule ombilicale. — 7, mésentère. — 8, corde dorsale. — 9, moelle épinière. — 10, gouttière intestinale.

(fig. 843, A). Plus tard, ce feuillet, s'accroissant de plus en plus, s'interpose entre l'ectoderme et l'entoderme sur toute l'étendue de l'œuf. Il est constitué chez les mammifères par du tissu connectif muqueux renfermant une substance fonda-

mentale abondante semée de cellules étoilées. L'ectoderme s'écarte de plus en plus
du sac vitellin, par suite de l'accroissement de la vésicule blastodermique, et le
tissu muqueux remplit tout l'intervalle qui existe entre la paroi de cette vésicule
d'une part, le sac vitellin et l'allantoïde d'autre part, d'où le nom de *tissu interannexiel* (Dastre) qui lui a été donné. Dans nos figures qui se rapportent plutôt au
poulet, le tissu interannexiel n'existe pas et le mésoderme est représenté par une
simple lame qui se clive en deux (fig. 843, A).

Bientôt le clivage du mésoderme qui a commencé au niveau de l'embryon se
continue vers la périphérie, à travers le tissu interannexiel, qu'il divise en deux
lames, l'une externe qui se rattache à l'ectoderme, l'autre interne qui s'accole à la
vésicule ombilicale. Cette dernière se trouve ainsi séparée de l'ectoderme par une
fente (*cœlome externe*) qui grandit de plus en plus, tant à cause de l'accroissement
continu de la paroi de la vésicule blastodermique que par suite de la diminution
de volume de la vésicule ombilicale, résultant de l'absorption de son contenu.

Le vitellus nutritif renfermé dans le sac vitellin joue un grand rôle dans la nutrition des
embryons qui ne sont pas, comme celui de l'homme, reliés à leur mère pendant tout le cours
de leur développement. Contrairement à ce que l'on pourrait penser, le vitellus nutritif ne passe
pas par le canal vitellin dans le tube digestif pour y être digéré directement; il est toujours
absorbé par les nombreux vaisseaux qui rampent sur la vésicule ombilicale, après une sorte de
digestion préalable que lui font subir les cellules entodermiques interposées entre lui et les
vaisseaux absorbants. Il existe d'ailleurs chez des animaux de types très différents, poissons
osseux, céphalopodes, etc., une disposition qui s'oppose au passage direct du vitellus dans le
tube digestif : le canal vitellin est fermé par une lame de cellules entodermiques spéciales
et ne s'ouvre pas dans l'intestin. La vésicule ombilicale finit par s'atrophier complètement. Son
pédicule, le canal vitellin, qui s'insère vers l'iléon, disparaît aussi sans laisser de traces.

2° Allantoïde. — La vésicule ombilicale se rencontre chez tous les embryons
provenant d'œufs méroblastiques, tant invertébrés que vertébrés ; les mammifères
en possèdent une parce qu'ils dérivent
d'animaux à œufs méroblastiques — actuellement encore, l'œuf de l'ornitho-
rhynque est méroblastique. — Au contraire, la vésicule allantoïde est propre
aux reptiles, aux oiseaux et aux mammifères, d'où le nom d'animaux *allantoïdiens* sous lequel on réunit ces trois
groupes, en les opposant aux batraciens
et aux poissons qui n'ont jamais de vésicule allantoïde développée, animaux
anallantoïdiens (z privatif). Les animaux
qui possèdent une allantoïde ont aussi un
amnios (voy. plus loin ce mot), tandis
que les anallantoïdiens en manquent ; il
en résulte que l'on désigne les vertébrés
allantoïdiens (mammifères, oiseaux et
reptiles) sous le nom d'*amniotes* et les vertébrés anallantoïdiens (batraciens et poissons) sous celui d'*anamniotes*.

L'allantoïde naît sur la face ventrale
de l'intestin postérieur sous la forme
d'un bourgeon creux, placé sur la ligne
médiane, juste en avant de la membrane anale (fig. 844, 6).

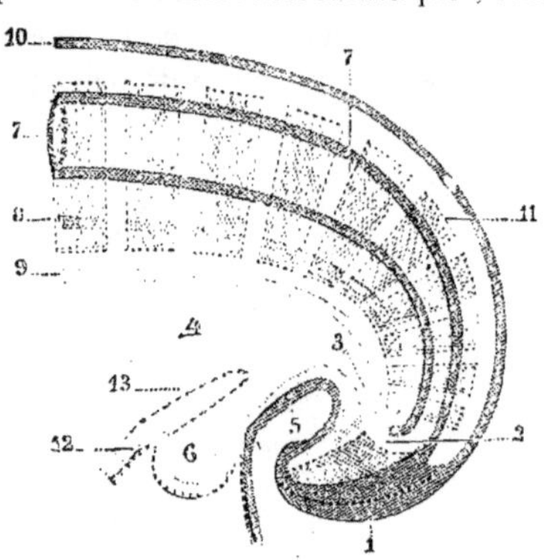

Fig. 844.

Coupe longitudinale d'un embryon
(*schématique*).

Le pointillé rose représente la projection sur la ligne
médiane (par laquelle passe la coupe) des parties mésodermiques qui existent de chaque côté de cette ligne.

1, bourgeon caudal. — 2, canal neurentérique. —
3, intestin post-anal. — 4, intestin postérieur. —
5, membrane anale. — 6, allantoïde. — 7, tube médullaire. — 8, corde dorsale. — 9, paroi dorsale de l'intestin. — 10, ectoderme. — 11, protovertèbre. — 12, éperon
périnéal. — 13 trajet de l'éperon périnéal dans sa descente.

, Ce bourgeon est unique, impair et médian. Il peut prendre naissance avant même que la membrane anale ait basculé en dessous ; il est alors placé en arrière du corps, et au lieu d'être tourné en bas, il est dirigé en haut. Dans ce cas, l'allantoïde, située immédiatement en arrière de la membrane anale, est placée dans le prolongement de la ligne primitive, aussi plusieurs auteurs la rattachent-ils à cette dernière.

Bientôt l'allantoïde s'allonge, s'engage à travers l'ombilic cutané, en arrière du canal vitellin et fait saillie dans le cœlome externe. On peut alors lui considérer deux parties : une partie renflée et un pédicule. La partie renflée est située dans le cœlome externe, en dehors de l'embryon ; le pédicule, au contraire, est contenu pour sa majeure partie dans l'abdomen.

Le pédicule paraît un et simple, il importe cependant de lui distinguer deux segments, un segment antérieur et un segment postérieur. Le segment antérieur est formé par l'allongement propre de la partie de l'allantoïde située en avant de la membrane anale. C'est un tube entodermique doublé extérieurement de mésoderme, et qui traverse la cavité abdominale au-devant de l'intestin en s'accolant à la paroi abdominale antérieure. Le segment postérieur se forme de la manière suivante : au début, l'allantoïde, née avant de la membrane anale, débouche dans le cloaque interne, au niveau de l'extrémité antérieure de cette membrane. Entre l'allantoïde et l'intestin existe un repli (fig. 844,12) l'*éperon périnéal*. Dans la suite du développement l'éperon périnéal s'accroît en arrière et divise le cloaque interne en une partie intestinale et une partie allantoïdienne. Cette dernière répond précisément au segment postérieur du pédicule allantoïdien. Sa paroi postérieure est formée par le repli périnéal, sa paroi antérieure par la membrane anale (Keibel).

Le rôle de l'allantoïde est double. Sa portion vésiculeuse contribue à former le placenta chez les mammifères, un vaste sac respiratoire chez les oiseaux, elle disparaît avec les annexes. Le pédicule persiste en partie et forme un organe important de l'adulte, la vessie urinaire. Le segment postérieur de ce pédicule contribue sans doute à former une certaine partie du sac vésical (Keibel).

3° **Membranes fœtales.** — Ces membranes sont au nombre de deux, l'amnios et le chorion, elles enveloppent complètement l'embryon. Leur mode de formation est très simple ; il convient d'étudier d'abord l'amnios.

a. *Amnios.* — Dès que l'embryon a acquis la forme représentée dans la figure 845, 11, il s'enfonce un peu dans l'œuf. L'ectoderme, se relevant pour se continuer avec la vésicule blastodermique, forme autour de lui un repli circulaire qui est l'amnios. Si l'on examine des coupes longitudinales (fig. 845, A et B) on voit que, vers la tête, l'ectoderme forme une sorte de croissant ou mieux de calotte qui enveloppe peu à peu la tête comme le ferait un capuchon, c'est le *capuchon céphalique* de l'amnios. Il en est de même vers la queue où l'on peut distinguer bientôt un repli analogue, le *capuchon caudal*. Sur les côtés des replis analogues, mais moins marqués, prennent naissance, ce sont les *capuchons latéraux*. Chaque capuchon amniotique formé par l'ectoderme doublé du feuillet cutané du mésoderme, comprend deux lames, l'une interne, *amnios proprement dit*, l'autre externe et qui n'est autre chose que l'ectoderme de la vésicule blastodermique. Ces deux lames se réunissent sous un angle aigu qui forme le bord du capuchon. Les capuchons s'accroissent en recouvrant de plus en plus l'embryon et finissent par arriver au contact. Ils se soudent alors, leurs lames internes se mettent toutes en continuité les unes avec les autres, et forment ainsi un sac clos qui renferme l'embryon (*sac amniotique* ou *amnios*) ; leurs lames externes, également soudées entre elles, forment une lame continue au-dessus de l'amnios, et ce dernier avec l'embryon se trouve ainsi inclus dans une grande sphère dont la paroi n'est autre

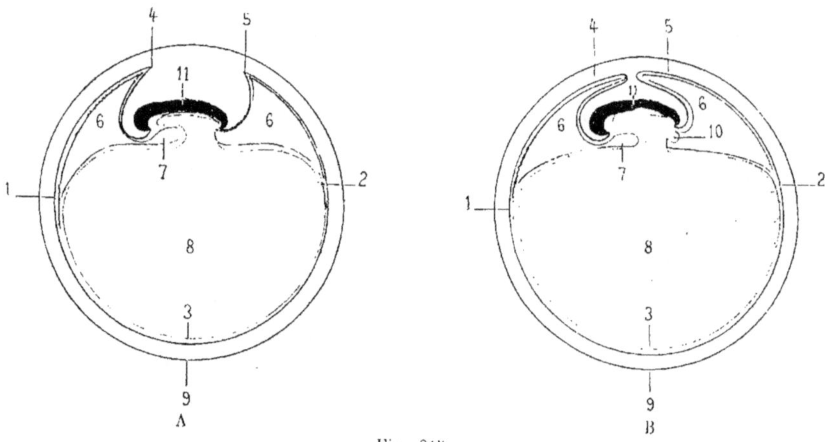

Fig. 846.

Enveloppes fœtales : coupes longitudinales de l'œuf à deux stades successifs A et B (schématique).

1, ectoderme. — 2, mésoderme. — 3, entoderme. — 4, capuchon céphalique de l'amnios. — 5, capuchon caudal de l'amnios. — 6, cœlome externe. — 7, fosse cardiaque. — 8, vésicule ombilicale. — 9, membrane vitelline. — 10, vésicule allantoïde. — 11, embryon.

que celle de la vésicule blastodermique énormément agrandie. Cette membrane, qui est ainsi devenue l'enveloppe la plus externe de l'embryon enfermé dans la cavité qu'elle circonscrit, a reçu de von Baer le nom de *membrane séreuse* ; Turner l'appelle *membrane subzonale* parce qu'elle est située immédiatement sous la membrane vitelline ou zone radiée.

La réunion des capuchons amniotiques se fait au-dessus de la face dorsale de l'embryon. En marchant les uns vers les autres, ces capuchons circonscrivent un orifice appelé *ombilic amniotique* ou encore *ombilic dorsal* (fig. 850,5). Au moment de la soudure des capuchons amniotiques l'ombilic dorsal se clôt, l'amnios reste encore rattaché à la membrane séreuse par un pédicule court, mais ce dernier se rompt bientôt et l'amnios devient libre au sein de la cavité circonscrite par la membrane séreuse.

L'amnios est un sac clos qui renferme l'embryon, et qui s'insère sur ce dernier au niveau de l'ombilic cutané. Il est d'abord presque accolé au corps de l'embryon, mais bientôt sa cavité se développe par l'apparition d'un liquide qui la remplit, le *liquide amniotique*, et il s'accole à la face interne de la membrane séreuse (fig. 847,1).

Le *liquide amniotique, eau de l'amnios*, est assez voisin comme composition chimique du sérum sanguin très dilué : il renferme des chlorures de sodium et de potassium, des phosphates terreux, de l'albumine, du sucre ; il contient aussi de l'urée. Son poids spécifique est de 1007 à 1010. Le liquide amniotique est sans doute produit par le fœtus lui-même, puisqu'il existe chez les oiseaux qui se développent dans leur coquille, à l'abri de tout rapport extérieur, mais il est possible que, chez les mammifères, la mère prenne une part plus ou moins directe à sa formation.

L'amnios est constitué par une lame ectodermique doublée extérieurement de mésoderme. Sa couche mésodermique renferme quelques vaisseaux venus des artères allantoïdiennes, et des fibres lisses contractiles.

Le mode de formation de l'amnios s'effectue bien, d'une manière générale, comme nous l'avons décrit ci-dessus, mais, envisagé dans ses détails, il présente de nombreuses variétés suivant les diverses espèces.

Chez le lapin, et chez d'autres amniotes, le capuchon céphalique n'est formé au début que par l'ectoderme, — non doublé d'une lame mésodermique — et auquel l'entoderme s'accole sur un certain trajet pendant un certain temps. On le distingue à cause de cela sous le nom de *proamnios* (Ed. VAN BENEDEN et JULIN). La formation du proamnios est liée à l'absence du mésoderme au-devant de la tête de l'embryon (voy. p. 987). Le proamnios enveloppe la tête de l'embryon comme le faisait le capuchon céphalique, mais à mesure que le développement se poursuit, il disparaît, et cela par deux procédés différents : ou bien le capuchon caudal s'accroît d'une manière prépondérante et le remplace peu à peu ; ou bien le mésoderme l'envahit et le transforme en amnios vrai. Dans certains cas les capuchons amniotiques se développent d'une manière inégale, et leur réunion, au lieu de se faire vis-à-vis du milieu du dos de l'embryon, est reportée en arrière (homme, fig. 850). Si les capuchons céphalique et caudal se développent moins rapidement que les capuchons latéraux, l'ombilic dorsal au lieu d'être circulaire est allongé, et la suture amniotique est linéaire, etc., etc.

b. *Chorion*. — Le chorion peut être considéré comme formé par la somatopleure extra-embryonnaire. D'après KÖLLIKER, sa formation est liée au développement de l'allantoïde, qui, pendant que le sac vitellin s'atrophie, grandit de plus en plus. A un moment donné, l'allantoïde atteint la face interne de la membrane séreuse ; alors la couche du tissu conjonctif qui la double en dehors, s'étend en dedans de la membrane séreuse et s'accole avec elle, formant le *chorion*. Ce dernier est donc constitué histologiquement par une lame externe épithéliale (l'ectoderme de la membrane séreuse), et par une lame mésodermique (tissu conjonctif de l'allantoïde), qui devient très rapidement vasculaire. La portion vésiculaire de l'allantoïde, appliquée en dedans de la membrane séreuse, s'atrophie bientôt, et il ne reste de l'allantoïde, en dehors de l'embryon, que le tissu mésodermique dont elle a doublé l'ectoderme. Le chorion se couvre de villosités, sortes de prolongements en doigt de gant qui hérissent sa surface, et

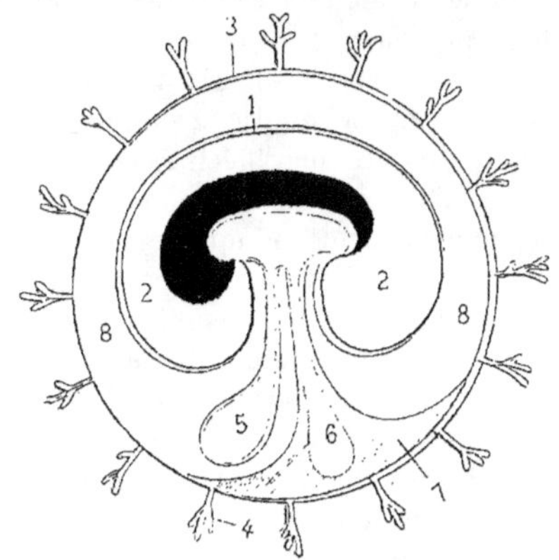

Fig. 846.

Enveloppes fœtales : coupe longitudinale de l'œuf.

1, amnios. — 2, cavité amniotique. — 3, chorion. — 4, villosité choriale. — 5, vésicule ombilicale. — 6, vésicule allantoïde. — 7, mésoderme allantoïdien. — 8, cœlome externe.

qui sont constitués par un revêtement externe épithélial (l'ectoderme de la membrane séreuse), et par un axe de tissu connectivo-vasculaire fourni par le mésoderme de l'allantoïde. La distribution de ces villosités à la surface du chorion n'est pas homogène, ce qui permet de distinguer à cette membrane une portion riche en villosités touffues, ramifiées et bien vascularisées, le *chorion villeux chorion touffu, chorion frondosum*, et une portion dans laquelle les villosités courtes et rares contrastent fortement avec celles du chorion villeux, ce qui lui a valu le nom de *chorion lisse, chorion lœve*.

4° **Membranes maternelles caduques**. — Chez les oiseaux, le chorion est la plus externe des membranes de l'œuf ; chez les mammifères, ce dernier est enveloppé par une membrane plus extérieure, fournie par la mère et qui est rejetée au dehors en même temps que les membranes fœtales, d'où le nom de *caduque, decidua*, sous lequel on l'a désignée.

La caduque présente plusieurs parties, ou, si l'on veut, on peut décrire plusieurs caduques : la *caduque vraie*, la *caduque réfléchie*, la *caduque sérotine* ou simplement *sérotine*.

Voici comment se forment ces membranes : lorsque l'œuf arrive dans l'utérus, la muqueuse utérine est fortement gonflée et épaissie ; l'œuf s'attache par ses villosités en un point de cette muqueuse, — en général vers le fond de l'utérus, — à laquelle il adhère bientôt assez fortement. Tout autour de lui la muqueuse utérine bourgeonne de manière à former une couche continue qui recouvre extérieurement le chorion et enveloppe l'œuf tout entier. La portion de la muqueuse utérine qui tapisse l'utérus en dehors du point d'attache de l'œuf s'appelle la *caduque vraie, decidua vera,* la portion de cette membrane qui se prolonge sur l'œuf et l'enveloppe est la *caduque réfléchie, decidua reflexa ;* enfin la partie de la muqueuse comprise entre l'œuf lui-même et la matrice a reçu le nom de *sérotine.* L'origine de ces dénominations est la suivante : les anciens auteurs croyaient que la cavité de l'utérus était tapissée par une sorte d'exsudat plastique qui s'organisait et formait la caduque. Cet exsudat s'étendait sur toute la cavité utérine obturant l'ouverture des trompes, de sorte que, l'œuf arrivant par une de ces dernières, devait repousser au-devant de lui la caduque, la décoller d'avec la paroi utérine proprement dite et s'interposer entre elles deux. La portion repoussée prit le nom de caduque réfléchie, le reste constituait la caduque vraie. Par le mécanisme même que nous venons de décrire, on comprend qu'au début il n'y avait pas de membrane caduque entre l'œuf et la paroi utérine, mais il s'en formait une plus tard, d'où le nom de sérotine (tardive, de *sero,* tardivement) qui lui fut donné.

Au début, l'œuf ne remplit pas entièrement la cavité de l'utérus, et il existe entre la caduque vraie et la caduque réfléchie un assez large espace (fig. 847). Plus tard, avec l'accroissement de l'œuf, cet espace s'efface et la caduque réfléchie s'accolant à la caduque vraie ne forme plus avec elle qu'une seule membrane, laquelle est expulsée avec le délivre et constitue la couche la plus externe des membranes de l'œuf.

La caduque vraie présente une structure assez différente de celle de la muqueuse utérine. En premier lieu le revêtement épithélial de cellules cylindriques à cils vibratiles de cette dernière a disparu, la surface utérine est nue et privée d'épithélium. D'autre part les glandes utérines se sont énormément développées et s'enfoncent profondément dans le derme de la muqueuse très épaissi, dans lequel on trouve en outre de nombreuses cellules de forme particulière qui ont reçu le nom de *cellules de la caduque* ou *cellules déciduales.* Ce sont de gros éléments mesurant 30 à 40 μ, sphériques, à contours nets et qui rappellent parfois les cellules épithéliales. Les cellules de la caduque sont répandues un peu partout dans son épaisseur, mais elles sont plus abondantes vers la surface. Il résulte de cela que l'on peut distinguer dans la caduque vraie deux couches : 1° une couche externe qui regarde la cavité utérine et qui est formée principalement par les cellules de la caduque, c'est la *couche cellulaire* ou *couche compacte ;* 2° une couche profonde renfermant les culs-de-sac des glandes utérines énormément développées et qui lui donne un aspect spongieux, c'est la *couche spongieuse.* La caduque vraie est pourvue de vaisseaux.

La caduque réfléchie se compose essentiellement des mêmes éléments, toutefois elle ne renferme des glandes qu'au niveau où elle se continue avec la caduque vraie. Ailleurs elle n'en possède pas ou n'en montre que des vestiges insignifiants. Elle est donc surtout formée par des cellules déciduales semées au sein d'un tissu conjonctif particulier qui forme sa partie fondamentale ; elle contient moins de grosses cellules que la caduque vraie. Dès le milieu de la grossesse elle ne renferme plus de vaisseaux.

Les deux caduques s'accolent intimement. La membrane caduque qui revêt extérieurement le chorion et l'accompagne lorsque celui-ci est expulsé avec le délivre, après l'accouchement, est composée à la fois de la caduque réfléchie et de la couche externe ou cellulaire de la caduque vraie intimement unie à la première. En effet, au moment de la délivrance, la caduque vraie se fend au niveau de la limite de ses deux couches, sa couche externe s'en va avec le délivre, sa couche interne ou spongieuse demeure en place et régénère la muqueuse utérine avec sa structure normale.

Les particularités de structure de la sérotine seront étudiées ci-dessous, avec le placenta.

5° Placenta. — Le placenta a la forme d'un gâteau circulaire présentant une face inférieure ou fœtale, lisse, tapissée par l'amnios et au milieu de laquelle s'insère le cordon ombilical, et une face supérieure ou maternelle, convexe, formée d'un tissu rougeâtre un peu mou, et divisée en lobes polygonaux que l'on appelle cotylédons. Il est formé par l'intrication des villosités choriales du fœtus avec le tissu maternel de la sérotine. On peut donc lui décrire une partie fœtale et une partie maternelle.

La partie fœtale du placenta est constituée par les villosités choriales qui, dès leur base, se ramifient un grand nombre de fois, formant des arborisations touffues. Le chorion touffu prend seul part à la formation du placenta, les villosités du chorion lisse s'atrophient. Les villosités placentaires se terminent de deux façons : 1° par des prolongements libres ; 2° par des prolongements qui se soudent au placenta maternel, les *crampons*. Les prolongements libres sont de formes très variées, cylindriques, piriformes, enroulés en crosse, etc., etc. ; leur longueur est également très variable. Ces prolongements sont excessivement nombreux et serrés les uns contre les autres, de sorte qu'ils forment à eux seuls presque toute la masse du placenta. Ils plongent dans de grandes lacunes sanguines que l'on étudiera bientôt et dont ils occupent presque toute l'étendue. Les *crampons* consistent en des tractus filiformes qui partent des villosités et se portent jusqu'au placenta utérin avec lequel ils se soudent d'une manière solide, de telle sorte qu'on ne peut pas séparer le placenta fœtal du placenta maternel. Ces crampons, bien étudiés par LANGHANS, se portent aussi bien latéralement sur les cloisons fournies par le tissu maternel et qui séparent entre eux les cotylédons placentaires, que verticalement vers la voûte du placenta formée par la sérotine et que nous apprendrons bientôt à connaître sous le nom de *membrane basale*.

Les villosités sont constituées par un revêtement épithélial externe, fourni par la membrane séreuse et de nature ectodermique, recouvrant un axe conjonctif dans lequel sont contenus les vaisseaux. Ceux-ci consistent en une artériole et en une veinule qui parcourent toute la longueur de la villosité, et arrivées à son extrémité, s'anastomosent en boucle. De distance en distance, l'artère émet de petites branches qui viennent former au-dessous de la surface de la villosité un réseau capillaire extrêmement riche qui s'étend sur toute la longueur de cette dernière. Tous les vaisseaux forment un système parfaitement clos et indépendant.

Le placenta maternel est formé par la sérotine, il comprend deux lames principales, la lame basale et la lame obturante, reliées l'une à l'autre par des cloisons verticales (parois des cotylédons). La *lame* ou *membrane basale* est une couche de tissu de la sérotine qui se détache de l'utérus avec le placenta dont elle constitue la voûte. De cette lame partent des cloisons verticales qui descendent entre les villosités choriales et les séparent en un certain nombre de touffes distinctes renfermées dans autant d'alvéoles, dont elles constituent les parois concurremment avec les lames basale et obturante. Les grands alvéoles correspondent aux cotylédons, ils peuvent être cloisonnés par des lames plus minces et plus courtes en alvéoles secondaires.

La *lame obturante* de WINKLER est une couche de tissu maternel qui, partant du bord du placenta, s'avance vers le centre de cet organe, sans toutefois l'atteindre, d'après KÖLLIKER, de telle sorte qu'elle a la forme d'une membrane circulaire percée à son centre, ou d'un diaphragme d'optique. La lame obturante s'applique immé-

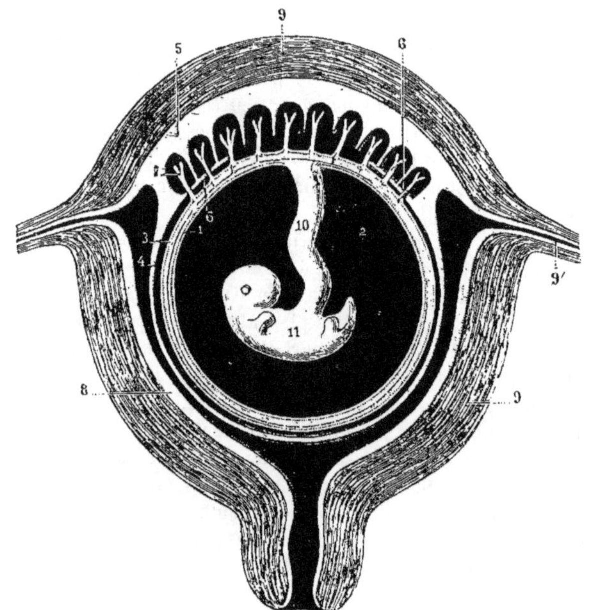

Fig. 847.

Utérus gravide (schématique).

1. amnios. — 2. cavité amniotique. — 3. chorion. — 4. caduque réfléchie. — 5. lame basale de la sérotine. — 6. lame obturante de la sérotine. — 7. villosité placentaire. — 8. caduque vraie. — 9. paroi de l'utérus. — 9'. trompe. — 10. cordon ombilical. — 11. embryon.

diatement en dessus du chorion. Les villosités la traversent sans jamais s'en coiffer. Les cloisons intercotylédonaires descendues de la voûte du placenta viennent s'insérer sur la membrane obturante, de sorte que là où cette dernière existe, les villosités sont contenues dans des loges entièrement limitées par le placenta maternel, puisque leur toit, leurs parois latérales et leur plancher sont des parties de la sérotine.

La structure de toutes ces lames, basale, obturante, etc., est la même que celle de la couche cellulaire de la caduque vraie, mais on y rencontre en outre un élément histologique particulier, qui consiste en des cellules géantes ou à noyaux multiples. Ce sont de grandes cellules qui peuvent mesurer jusqu'à plus d'un dixième de millimètre de diamètre, et qui renferment de nombreux noyaux arrondis. Dans ces derniers temps, on a signalé dans le placenta des rongeurs la présence non pas seulement de cellules géantes, mais d'une seule cellule géante énorme et formant à elle seule toute la partie du placenta considérée ci-dessus (CREIGHTON, LAULANIÉ, MATHIAS DUVAL). Le tissu formé par cette cellule est un *plasmodium*, ou, comme on dit encore, un *symplaste* (formé de cellules soudées, συν, avec).

Les vaisseaux du placenta utérin consistent dans des artères et dans des veines qui présentent des dispositions très spéciales. Les artères viennent des artères spirales de l'utérus; arrivées dans la caduque placentaire, elles perdent leur paroi musculaire, et, réduites à leur tunique endothéliale, elles se ramifient un grand nombre de fois dans les cloisons placentaires, puis, tout à coup, sans jamais se continuer par des capillaires, elles s'ouvrent dans les alvéoles renfermant les villosités. Les veines naissent directement de ces alvéoles, elles reçoivent le sang par des trous percés à travers les cloisons placentaires dans l'épaisseur desquelles elles cheminent, et qui criblent leurs parois. Les unes accompagnent à peu près les artères et ressortent par la face convexe du placenta, mais le plus grand nombre se portent vers la marge de cet organe, où elles sont recueillies par un sinus veineux circulaire, plus ou moins continu, le sinus veineux ou *sinus coronaire* qui fait le tour du placenta. Le sinus coronaire déverse lui-même le sang qu'il renferme dans les veines de la caduque vraie et de la tunique musculaire de l'utérus. Les veines du placenta qui aboutissent au sinus veineux sont distribuées en deux groupes; les unes naissent dans les cloisons placentaires, elles partent quelquefois de points assez voisins du centre du placenta et, après avoir suivi plusieurs cloisons, viennent s'ouvrir librement dans le sinus; les autres naissent du plancher des alvéoles, elles forment de grandes lacunes anastomosées, situées au-dessous des pieds des villosités (*réseau veineux des lacunes sous-choriales*). La marche générale du sang maternel dans le placenta se fait de la face supérieure convexe à la face inférieure plane, et du centre vers la périphérie.

La description qui précède est faite principalement d'après les données de KÖLLIKER. La nature des alvéoles dans lesquelles sont contenus les villosités fœtales et le sang maternel *lacunes placentaires* a donné lieu à de nombreuses discussions. Pour KÖLLIKER ce sont des lacunes creusées

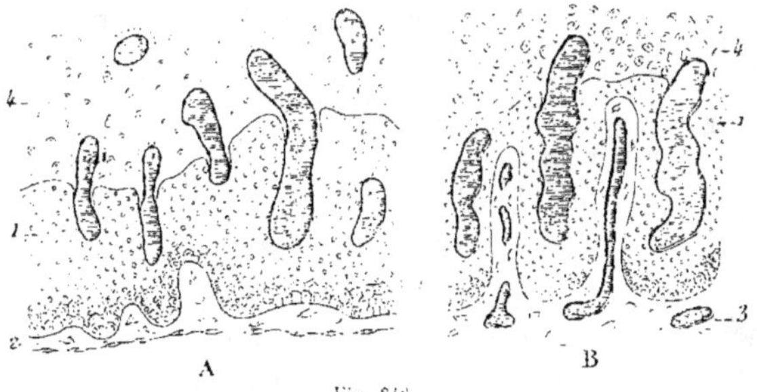

Fig. 818.

Section du placenta sur des œufs de lapine du 10e jour (A) et du 11e jour (B), montrant en A l'envahissement de la muqueuse utérine par l'ectoplacenta, et en B le cloisonnement de l'ectoplacenta en colonnes. Figure demi-schématique (TOURNEUX) imitée de M. DUVAL.

1, ectoplacenta englobant des vaisseaux sanguins maternels dont l'épithélium disparaît à son contact. — 2, couche mésodermique du chorion encore dépourvu de vaisseaux. — 3, chorion vascularisé envoyant des lamelles vasculaires dans l'épaisseur de l'ectoplacenta. — 4, chorion de la muqueuse utérine.

par les villosités au sein de la sérotine; elles ne sont pas limitées par un endothélium vasculaire et n'ont d'autre paroi que celle qui leur est fournie par les cellules de la sérotine elle-même. Le sang maternel en les parcourant cesse donc d'être contenu dans un système clos, et elles constituent un territoire spécial du système vasculaire, sans analogue dans le reste de l'économie. Pour d'autres auteurs, ces lacunes ne seraient que des capillaires maternels énormément dilatés, comparables en plus grand à ceux des systèmes érectiles (Léopold, O. Hertwig, etc.). En faveur de cette opinion, Keibel a montré récemment, sur un fœtus humain de quatre semaines, que les villosités choriales présentaient en dehors de leur épithélium ectodermique et le recouvrant, un endothélium vasculaire répondant à la paroi des capillaires maternels. Cet endothélium semble disparaître dans le cours du développement.

Dans une étude très complète de l'évolution et de l'histogénèse du placenta de divers mammifères, Mathias Duval a montré que le tissu plasmodial, qui, dans ce placenta correspond aux lames et aux cloisons fournies par la séroline chez l'homme, dérive non pas du tissu maternel, *mais de l'épithélium de la membrane séreuse du fœtus*. Il lui donne, à cause de cela, le nom d'*ectoplacenta* (placenta ectodermique). L'ectoplacenta aborde le derme de la muqueuse utérine dépouillée de son épithélium, l'envahit et entoure directement les vaisseaux maternels (fig. 848, A). Puis, dans son épaisseur pénètrent les capillaires fœtaux venus des artères allantoïdiennes et qui ne sont séparés ainsi des vaisseaux maternels que par une très mince couche de tissu ectoplacentaire (fig. 848, B). Les données actuelles ne permettent pas de dire s'il en est de même chez l'homme. Les placentas des divers mammifères, « quoique servant tous à l'hématose, n'ont peut-être que des analogies histologiques très éloignées les uns avec les autres » (Mathias Duval).

6° Cordon ombilical.

6° Cordon ombilical. — A mesure que l'ombilic cutané se rétrécit, l'amnios qui s'insère sur lui, distendu par le liquide amniotique, forme autour du canal vitellin et du pédicule de l'allantoïde une sorte de manchon cylindrique, *gaine du cordon* (fig. 846). Au début, ce manchon délimite une cavité, dépendance du cœlome externe, qui renferme : en avant, le canal vitellin, libre pendant tout son trajet dans la gaine du cordon, en arrière le pédicule de l'allantoïde entouré des vaisseaux placentaires et soudé sur toute sa longueur à la gaine. Dans les premiers temps de la vie fœtale, une ou plusieurs anses de l'intestin pénètrent dans la cavité du cordon, mais elles ne l'occupent que temporairement. Bientôt cette cavité 'sefface, la couche mésodermique de la gaine amniotique se soude au mésoderme très puissant qui entoure les vaisseaux placentaires et qui constitue le tissu particulier connu sous le nom de gelée de Wharton. A ce moment le cordon est constitué.

Étudié sur une coupe, le cordon présente en dehors un revêtement épithélial qui lui est fourni par l'ectoderme de l'amnios, en dedans la gelée de Wharton au sein de laquelle on trouve toujours les deux artères et la veine ombilicales, et si l'examen est fait de bonne heure, deux canaux étroits tapissés d'épithélium entodermique, qui répondent aux pédicules de la vésicule ombilicale et de l'allantoïde, mais bientôt les lumières des canaux s'effacent, leur épithélium disparaît et l'on ne trouve plus dans l'épaisseur du cordon que les vaisseaux ombilicaux. Ces derniers sont au nombre de trois : une veine et deux artères qui s'enroulent en spirale autour d'elle. Le cordon ombilical ne renferme ni lymphatiques ni nerfs. Il a une longueur variant de 50 à 60 centimètres, mais qui peut atteindre jusqu'à 1ᵐ,20. Le cordon s'insère d'habitude au milieu du placenta. Lorsqu'il s'attache au bord de ce dernier, on dit que l'on a affaire à un *placenta en raquette*. Enfin les vaisseaux ombilicaux en arrivant vers le placenta peuvent, au lieu de rester réunis en une colonne unique, s'écarter plus ou moins les uns des autres. La substance du cordon s'étale alors en une membrane qui les réunit et le cordon s'insère sur le placenta par cette membrane. On a alors une *insertion vélamenteuse* du cordon.

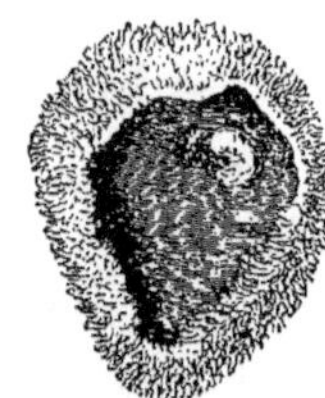

Fig. 849.

OEuf humain, troisième semaine (A. Thompson).

7° Particularités propres à l'embryon humain.

7° Particularités propres à l'embryon humain. — Les descriptions que nous avons faites jusqu'ici représentent en quelque sorte une moyenne du développement, mais l'embryologie de chaque espèce prise en particulier montre des particularités intéressantes. A ce point de vue l'homme mérite une mention spéciale.

Les premiers stades de l'évolution de l'homme n'ont pas été suivis d'une manière régulière, la raison en est facile à comprendre ; néanmoins on possède assez de renseignements sur ce sujet pour affirmer que, d'une manière générale et dans ses traits essentiels, le développement de l'homme procède de la même façon que celui des amniotes.

L'œuf a la forme d'une petite sphère, de diamètre variable, suivant le moment du développement. Les plus petits œufs observés avaient un diamètre de 5 à 6 millimètres. La surface de l'œuf est entièrement recouverte par des villosités (ALLEN THOMPSON, fig. 849), ou bien les villosités se trouvent seulement sur une zone assez large de part et d'autre de l'équateur, les deux pôles de la sphère sont nus (REICHERT, KEIBEL).

Cette membrane villeuse qui limite l'œuf représente le chorion. Si l'on ouvre le chorion on tombe dans une très vaste cavité renfermant un tout petit embryon rattaché par sa partie postérieure à un point de la paroi. L'embryon porte appendu à sa face ventrale un sac vitellin volumineux ; il est enveloppé par un amnios encore étroitement appliqué contre le corps. La cavité limitée par le chorion n'est autre que le cœlome externe ; on voit que, dans ce cas, ce dernier est excessivement développé.

L'amnios présente une particularité importante : le capuchon céphalique est très long et recouvre tout le corps, le capuchon caudal est au contraire peu développé. L'ombilic amniotique est reporté en arrière du corps, et la cavité amniotique, très restreinte encore, est effilée en arrière (fig. 850).

L'allantoïde, au lieu de faire saillie librement dans le cœlome externe, comme nous l'avons vu plus haut, s'applique contre le capuchon caudal de l'amnios, et, glissant le long de ce dernier, arrive facilement jusqu'à la paroi de l'œuf contre laquelle elle s'étale.

Il résulte de cette disposition que l'embryon est rattaché au chorion par un pédicule, le *pédicule ventral* (*Bauchstiel* de His), formé par la masse mésodermique qui accompagne l'allantoïde et ses vaisseaux, accolée au capuchon caudal de l'amnios.

Le pédicule ventral est d'abord très court, mais plus tard il s'allonge beaucoup et l'embryon perd les rapports si particuliers qu'il présentait avec le chorion. En effet, à mesure

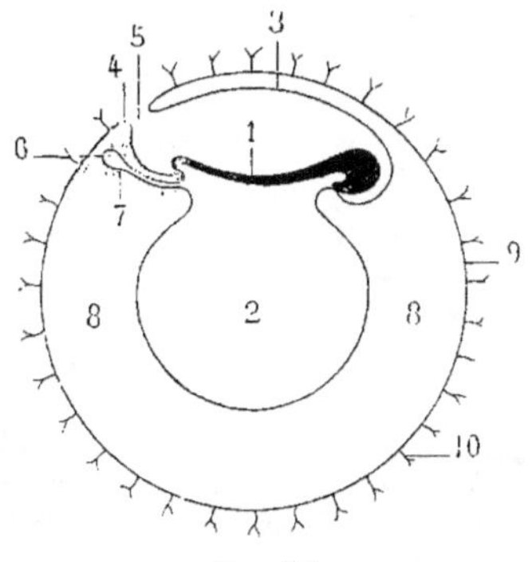

Fig. 850.

Œuf humain (d'après His, un peu modifié).

1. embryon. — 2. vésicule ombilicale. — 3, capuchon céphalique de l'amnios. — 4. capuchon caudal. — 5. ombilic amniotique. — 6. allantoïde. — 7. pédicule ventral. — 8. cœlome externe. — 9, chorion. — 10. villosité choriale.

que l'embryon se développe, le pédicule ventral, situé d'abord en arrière du corps et dans son prolongement, est reporté sur la face ventrale, se mettant à peu près à angle droit avec la position qu'il occupait au début, et passe dans la constitution du cordon ombilical dont il forme la moitié postérieure. Tout ce que nous avons dit de la formation du cordon ombilical est applicable à l'homme, il suffit de se rappeler simplement que l'allantoïde est toujours accolée à la gaine amniotique du cordon en arrière. Dans un embryon humain de 2 millimètres, le comte SPEE a signalé la présence d'un canal neurentérique. ETERNOD a décrit récemment un œuf humain de la deuxième ou de la troisième semaine. Cet œuf de forme ovalaire et aplati sur sa face portant l'embryon, mesurait dans ses différents diamètres 10^{mm},0, 8^{mm},2, et 6^{mm},2. L'embryon ou mieux l'aire embryonnaire en forme de biscuit, mesurait 1^{mm},3 de long sur 0^{mm},23 de large en avant et 0^{mm},18 en arrière, et offrait sur sa face dorsale un blastopore (futur canal neurentérique) perçant de part en part l'embryon.

Comme les autres embryons, l'embryon humain présente une courbure générale à concavité ventrale, due à ce que son bord dorsal se développe plus activement. Cependant, à un moment donné du développement, il existe une courbure particulière, à concavité dorsale, siégeant à peu près vers le milieu du corps (His), mais elle s'efface bientôt. La figure 850 indique un peu cette concavité dorsale, mais cette dernière est en réalité bien plus marquée que ce dessin ne le montre.

ARTICLE III

ORGANES DÉRIVÉS DE L'ECTODERME

Les organes dérivés de l'ectoderme sont : 1° le système nerveux tout entier, central et périphérique ; 2° les parties épithéliales des divers organes des sens (œil, oreille, organe olfactif) ; 3° la partie épithéliale de la peau et les formations épithéliales (poils, glandes, etc.) qui s'y rattachent.

§ 1. — SYSTÈME NERVEUX

Le système nerveux central naît, comme on l'a vu (p. 996 et suiv.), de l'ectoderme, par le reploiement en dessus et la transformation en un tube des lames médullaires. Au niveau de ces dernières l'ectoderme a subi des transformations particulières qui en ont fait un *neuro-épithélium*, c'est-à-dire un épithélium de nature nerveuse. Il s'est épaissi, ses cellules conservent encore l'ordonnance régulière caractéristique des épithéliums, mais leurs noyaux placés à diverses hauteurs et disposés sur deux ou plusieurs rangées, indiquent déjà une multiplication active, suivie d'un commencement de stratification des cellules, première étape des changements nombreux que va subir le neuro-épithélium pour engendrer les tissus qui entrent dans la constitution du névraxe. En se refermant sur elles-mêmes, les lames médullaires circonscrivent un canal qui court dans toute la longueur du système nerveux central, c'est le *canal central*, qui donnera ultérieurement le *canal de l'épendyme*.

Chez l'amphioxus le névraxe reste sur toute sa longueur à l'état d'un tube uniforme et d'égal diamètre ; chez tous les vertébrés il se différencie en deux portions, l'une antérieure formée de plusieurs vésicules et qui donnera l'encéphale, l'autre postérieure tubulaire qui fournira la moelle (fig. 851). A l'axe cérébro-

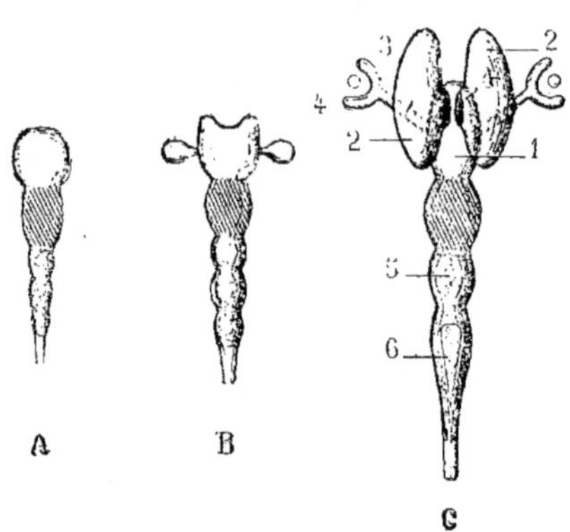

Fig. 851.

Les trois premières vésicules cérébrales et les parties qu'elles engendrent : A, B, C. trois stades successifs du développement (*schématique*).

La première vésicule (*cerveau antérieur*) est colorée en rouge ; la deuxième vésicule (*cerveau moyen*) en violet ; la troisième (*cerveau postérieur*) en bleu.

1. cerveau intermédiaire (*diencéphale*). — 2, hémisphères cérébraux. — 3, vésicule optique. — 4, trou de Monro. — 5, cervelet. — 6, quatrième ventricule.

spinal ainsi constitué se rattache le système nerveux périphérique qui a avec lui d'étroites relations génétiques.

Le tube médullaire n'est pas parfaitement cylindrique, mais présente sur ses côtés une série de constrictions très peu marquées, qui se produisent à des intervalles réguliers sur toute sa longueur, et lui donnent un aspect légèrement segmenté. Cette segmentation est particulièrement distincte, dans les premiers stades du développement, au niveau du cerveau postérieur où nous l'avons indiquée schématiquement, figure 851, A et B ; elle ne tarde pas à disparaître remplacée en ce point par les vésicules définitives (fig. 851, C). On donne aux segments nerveux dont nous venons de parler le nom de *neuromères* ou de *neurotomes*. Les neurotomes existent aussi bien au niveau du cerveau qu'à celui de la moelle ; s'étendent-ils toutefois jusque sur la vésicule cérébrale antérieure qui répondrait dès lors à un ou plusieurs d'entre eux ? Ch. Hill admet que dans l'embryon du saumon et dans celui du poulet l'encéphale est primitivement divisé en 11 segments. Les trois premiers perdent bientôt toute trace d'individualité et se fusionnent pour former le cerveau antérieur, le quatrième et le cinquième engendrent le cerveau moyen, le sixième le cervelet et le septième jusqu'au onzième la moelle allongée.

Nous étudierons dans le développement du système nerveux : 1° le développement de la moelle ; 2° le développement de l'encéphale ; 3° le développement du système nerveux périphérique.

<h3>A. — Développement de la moelle</h3>

La moelle épinière a primitivement la forme d'un tube qui sur une section transversale présente un contour ovale (fig. 874, 1). Le neuro-épithélium qui constitue les parois de ce tube, est plus épais sur les côtés que sur les bords ventral et dorsal, de sorte que la voûte (répondant au bord dorsal), et le plancher (bord ventral) de la moelle, restent assez minces. En dehors du neuro-épithélium se trouve une membrane basale très mince, la *membrana prima* de Hensen. A ce moment, la moelle est tout entière constituée par les cellules du neuro-épithélium, mais bientôt apparaissent en son sein des différenciations qui permettent d'y distinguer trois sortes d'éléments : 1° les spongioblastes ; 2° les neuroblastes ; 3° les faisceaux nerveux.

1° Spongioblastes. — Les spongioblastes sont des éléments cellulaires. Ils ont été ainsi nommés par His parce qu'ils forment un réseau spongieux dans lequel prennent place les éléments nerveux proprement dits, cellules et fibres. Ils possèdent des noyaux peu volumineux, leur corps protoplasmique émet une série de prolongements ramifiés qui, se soudant aux prolongements similaires venus des cellules voisines, constituent les mailles du réseau. Les spongioblastes forment en somme ce qui sera plus tard la névroglie (cellules et fibres). Ils dérivent du neuro-épithélium, la névroglie est donc elle-même d'origine épithéliale comme l'ont soutenu Renaut, Ranvier, Vignal. Le réseau formé par les spongioblastes est particulièrement serré à la périphérie de la moelle où il forme une couche spéciale dépourvue de noyaux et que His désigne sous le nom de *voile marginal* (*Randschleier*). C'est dans l'épaisseur du voile marginal que se développeront plus tard, par l'arrivée des cylindraxes, les faisceaux nerveux de la moelle.

Parmi les spongioblastes, les cellules qui limitent le canal de l'épendyme gardent pendant toute la vie un caractère très nettement épithélial. Elles forment une couche continue, *couche ependymaire*, sur tout le pourtour du canal épendymaire. Elles sont allongées, et se terminent en dedans par une base plane qui forme la paroi du canal, en dehors par un sommet étiré en une fibre *(fibre radiale)*, qui traverse l'épaisseur de la moelle dans le sens d'un rayon et sur laquelle viennent s'appuyer les fibres du réseau spongieux. Elles peuvent porter des cils vibratiles bien développés qui font saillie dans la cavité épendymaire.

2° Neuroblastes. — Les neuroblastes sont des cellules ovales, munies d'un prolongement cylindraxile qui va contribuer à former un nerf. Ils naissent de cellules que l'on distingue de bonne heure parmi les cellules du neuro-épithélium sous le nom de *cellules germinales*. Munis tout d'abord de leur seul prolongement cylindraxile, les neuroblastes émettent par la suite une série de prolongements répondant aux prolongements ramifiés des cellules nerveuses dont ils possèdent dès lors tous les caractères.

Les cellules germinales placées au début dans la couche la plus interne de la moelle, au milieu des éléments qui formeront ultérieurement la couche épendymaire, abandonnent leur lieu d'origine, se portent en dehors, et finalement, les neuroblastes qu'elles ont engendrés forment une couche, *couche palléale* de Sedgwick Minot, située entre le voile marginal et les cellules épendymaires. La couche palléale engendre la substance grise de la moelle.

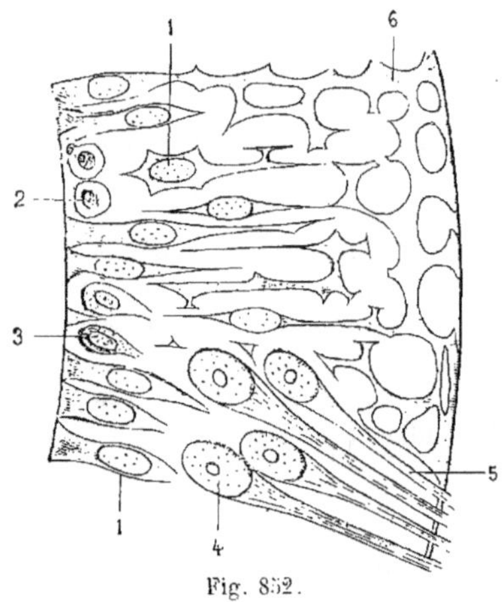

Fig. 852.

Fragment de la paroi du tube médullaire en voie de développement (*schéma* fait en combinant diverses figures de His).

1. spongioblastes.   2. cellule germinale. — 3, neuroblaste jeune. — 4, neuroblaste. — 5, prolongement cylindraxile des neuroblastes. — 6, voile marginal.

Tous ces éléments commencent à se développer avant l'arrivée des vaisseaux sanguins dans la moelle, mais plus tard ces vaisseaux pénètrent au milieu d'eux et apportent un puissant secours à leur nutrition et à leur développement ultérieur.

3° Faisceaux nerveux. — Les faisceaux blancs de la moelle paraissent se développer, indépendamment les uns des autres, au sein du réseau fibrillaire périphérique engendré par les spongioblastes. Ils sont formés par le concours des cylindraxes venus des neuroblastes.

Les cordons postérieurs sont formés par des cylindraxes venus des cellules des ganglions spinaux ; les cordons antéro-latéraux ainsi que la commissure blanche par les cylindraxes des cellules de la moelle ou du cerveau. Les cylindraxes sont d'abord dépourvus de myéline. Cette substance apparait d'abord au niveau des racines postérieures puis des cordons postérieurs, des cordons antérieurs, des cordons latéraux, elle manque encore à la naissance dans le faisceau pyramidal croisé.

Le canal central change beaucoup de forme, après avoir été ovale ou aplati latéralement, c'est-à-dire allongé dans le sens dorso-ventral, sur les coupes, il devient losangique. Les deux côtés dorsaux du losange se rapprochent l'un de l'autre, puis leur épithélium se soude l'un à l'autre et le canal s'oblitère à ce niveau. La ligne de soudure de l'épithélium forme une sorte de raphé particulier qui a été pris autrefois pour le sillon postérieur de la moelle, lequel n'existe pas en réalité. Le sillon antérieur est formé par le développement prépondérant des parties latérales sur la face ventrale de la moelle.

Au point de vue de la formation de la moelle il faut se rappeler qu'une grande partie du névraxe naît en arrière de la gouttière médullaire par une transformation de la ligne primitive. À ce niveau le système nerveux ne se forme pas par un reploiement en dessus des lames médullaires, il naît aux dépens de la partie superficielle de la ligne primitive par une sorte de clivage de l'épaississement puissant que forme l'ectoderme au niveau de cette dernière. Cet épaississement n'est pas occupé par un large canal central, comme le reste du névraxe l'est par le canal de l'épendyme, mais on trouve simplement à sa partie supérieure un léger sillon (sillon primitif), et lorsque ce dernier s'est fermé, un petit canal étroit qui contrairement à l'épendyme est situé excentriquement dans le névraxe. Ce canal s'agrandira par la suite, sans doute par des glissements de cellules qui, abandonnant le côté ventral du névraxe, se porteront sur ses côtés latéraux. Ce mode de développement d'une partie de la moelle présente quelque analogie avec la formation de cet organe chez les poissons osseux.

La moelle est d'abord aussi longue que le rachis, elle dépasse même un peu la longueur du canal vertébral et se replie sur elle-même en S dans sa partie postérieure. Cette dernière toutefois reste à l'état de neuro-épithélium, constituant un tube délié qui formera la partie épithéliale du *filum terminale*.

Plus tard le rachis s'allonge beaucoup, la moelle s'accroît d'une quantité bien moindre, il en résulte que sa partie terminale et les racines rachidiennes qui en naissent, tirées vers le haut, parce que le point de passage de la moelle à travers le trou occipital peut être considéré comme un point fixe, remontent bien au delà du point où elles se trouvaient primitivement. C'est là ce que l'on a appelé l'*ascension* de la moelle. De l'ascension de la moelle résulte la formation de la queue de cheval qui est suffisamment expliquée par les données ci-dessus.

Le filum terminale, à un moment où les vertèbres les plus postérieures ne sont pas encore formées, est en rapports étroits avec la peau de la région coccygienne dont ne le sépare aucune lame osseuse. Après l'ascension de la moelle il peut rester quelques traces de cette disposition sous la forme de traînées épithéliales qui siègent dans la profondeur de la peau et peuvent être l'origine de tumeurs mixtes (tératomes) de cette région (TOURNEUX et HERRMANN).

B. — DÉVELOPPEMENT DE L'ENCÉPHALE

La partie antérieure du névraxe, déjà renflée en trois vésicules, se courbe sur elle-même, ses parois se différencient, les vésicules primitives se compliquent et enfin chacune des parties qui résultent de cette complication, *vésicule secondaire*, donne naissance à une ou plusieurs des parties définitives de l'encéphale. Nous étudierons successivement : 1° les courbures de l'encéphale ; 2° la différenciation de ses parois ; 3° la formation des vésicules secondaires ; 4° le développement ultérieur de chacune de ces vésicules ; 5° le développement des méninges.

1° Courbures de l'encéphale. — La longueur de l'encéphale s'accroît considérablement, surtout du côté dorsal dont l'accroissement est le plus marqué chez l'embryon, et, comme l'espace dans lequel il est contenu (crâne primordial) ne s'allonge pas dans les mêmes proportions, l'encéphale subit forcément une série de courbures ou de flexions.

La première en allant d'avant en arrière est la courbure *faciale* ou *apicale*. Elle se forme de la manière suivante : la base de la vésicule antérieure, au lieu de rester dans le prolongement de celle de la seconde vésicule, s'infléchit en dessous, en formant avec cette dernière un angle aigu ouvert en bas (fig. 853). Par suite de cette flexion, le cerveau antérieur est abaissé et le cerveau moyen occupe le sommet de l'encéphale ; on appelle *éminence apicale* la saillie qu'il forme à ce niveau. La seconde courbure ou courbure *pontique* (KÖLLIKER) est dirigée en sens inverse de la première, c'est-à-dire est ouverte en dessus, elle siège au niveau de ce qui deviendra le pont de Varole, d'où son nom. Enfin la troisième courbure, courbure *nuchale*, porte sur le point où l'encéphale se continue avec la

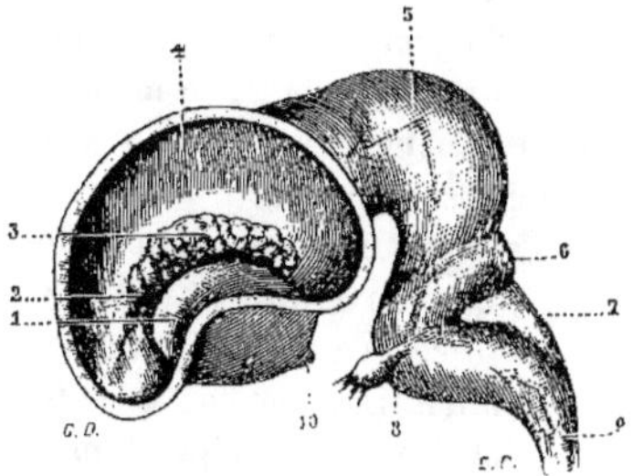

Fig. 853.

Cerveau d'un embryon de veau de 5 centimètres de longueur, vue latérale (MIHALKOWICS).

1, corps strié. — 2, trou de Monro. — 3, plexus choroïdes des ventricules latéraux. — 4, pli d'Ammon. — 5, cerveau moyen. — 6, cervelet. — 7, toit du quatrième ventricule. — 8, pont de Varole. — 9, bulbe rachidien. — 10, infundibulum.

La flèche supérieure indique la courbure apicale ; la moyenne, la courbure pontique ; l'inférieure, la courbure nuchale.

moelle. Elle est ouverte en dessous comme la courbure faciale ; mais, moins prononcée que cette dernière, elle forme simplement un angle obtus.

Il est clair que la courbure pontique, dirigée en sens inverse des deux autres, est jusqu'à un certain point compensatrice de ces dernières. Les courbures sont d'autant plus marquées que l'être est plus élevé dans la série des vertébrés.

2° Différenciation des parois. — Les parois de l'encéphale sont formées comme celles de la moelle par un neuro-épithélium, limité en dehors par la membrana prima de Hensen. Les différenciations histologiques sont les mêmes que dans la moelle, bien que les éléments qui en résultent soient groupés un peu autrement. Les cellules nerveuses de forme spéciale que l'on trouve dans l'encéphale (*cellules de Purkinje, cellules pyramidales*), se développent assez tard. Les premières sont reconnaissables dans le cervelet au sixième mois ; les cellules pyramidales possèdent tous leurs caractères vers le huitième mois (VIGNAL).

On a déjà vu que dans la moelle les formations nerveuse et névroglique se développent entre l'épithélium épendymaire d'une part et la membrana prima d'autre part, qu'elles tendent à écarter beaucoup l'un de l'autre. Il en est de même dans l'encéphale, mais dans certains points ces différenciations ne se produisent pas et les parois de l'encéphale restent minces et réduites à une simple lame épithéliale qui forme l'épithélium des plexus choroïdes ou des toiles choroïdiennes.

Tandis que dans la moelle la substance blanche formait une écorce continue autour de la substance grise, dans le cerveau elle est disposée en faisceaux de fibres plus ou moins puissants interposés entre des amas gris centraux (corps opto-striés) siégeant immédiatement en dehors de l'épithélium épendymaire et un manteau gris continu qui revêt toute la surface externe du cerveau.

3° Formation des vésicules secondaires. — Les trois premières vésicules se compliquent par la production de bourgeons ou par la formation de constrictions qui apparaissent à leur surface et les subdivisent en partie ; simultanément s'indiquent les ventricules cérébraux.

a. *Première vésicule ou prosencéphale.* — La première vésicule émet d'abord au niveau de son plancher deux bourgeons creux, les *vésicules optiques primitives*, qui passent dans la constitution de l'œil et que nous laisserons de côté pour le moment ; puis on voit apparaître sur la surface de cette vésicule deux replis transversaux, siégeant l'un à droite, l'autre à gauche. Ces replis divisent la première vésicule en deux moitiés, l'une tout à fait antérieure, *cerveau antérieur proprement dit* ou *cerveau terminal (télencéphale)*, l'autre postérieure, *cerveau intermédiaire* ou *diencéphale*. Le cerveau antérieur ne reste pas longtemps simple, ses moitiés droite et gauche s'accroissent d'une manière prépondérante, tandis que son développement au niveau de la ligne médiane est presque nul. Il en résulte que le cerveau antérieur forme bientôt deux vésicules, *vésicules des hémisphères,* qui semblent implantées sur l'extrémité antérieure et supérieure du cerveau intermédiaire. Ces vésicules donneront les hémisphères cérébraux. La *lame terminale, lamina terminalis*, qui, en avant, réunit ces vésicules, représente la partie médiane et antérieure du cerveau antérieur ; pour d'autres auteurs, elle appartient au cerveau intermédiaire. Dans ce cas on regarde les vésicules des hémisphères cérébraux comme développées indépendamment l'une de l'autre, sous la forme de deux bourgeons creux de la partie antérieure du cerveau intermédiaire. Ceci n'a en fait pas d'importance pratique. Quoi qu'il en soit, les vésicules des hémisphères se développent bientôt énergiquement et dépassent le cerveau intermédiaire en avant, en dessus et en arrière, de sorte que celui-ci se trouve tout à fait entre elles et caché par elles.

b. *Seconde vésicule ou mésencéphale.* — La seconde vésicule, ou *cerveau moyen,* ne subit pas de changement.

c. *Troisième vésicule ou rhombencéphale.* — La troisième vésicule se divise par une constriction transversale en deux parties. l'une antérieure qui est en contact avec le cerveau moyen, c'est le *cerveau pénultième (métencéphale)*, l'autre postérieure, c'est le *cerveau postérieur proprement dit (myélencéphale)*.

d. *Ventricules cérébraux*. — Le canal central se poursuit dans toutes les vésicules cérébrales, il présente à leur niveau les dispositions suivantes : en arrière, dans le cerveau postérieur, il s'élargit fortement et forme le quatrième ventricule. Dans la seconde vésicule, cerveau moyen, il reste cylindrique et peu développé, formant l'aqueduc Sylvius, passage étroit (*iter a tertio ad quartum ventriculum*) qui conduit du quatrième ventricule dans le troisième situé au-devant de lui. Le troisième ventricule, ou ventricule moyen, est une cavité épendymaire creusée dans le cerveau intermédiaire. Il communique de chaque côté avec des cavités de même nature, développées dans les hémisphères cérébraux, et qui constituent les ventricules latéraux. On appelle *trous de Monro* les ouvertures qui permettent de passer du ventricule moyen dans les ventricules latéraux. Ces trous répondent à l'insertion des vésicules des hémisphères sur le cerveau intermédiaire, ils sont d'abord allongés d'avant en arrière et relativement très grands, puis ils deviennent peu à peu circulaires et très étroits.

4° **Développement ultérieur des vésicules secondaires.** — Après la formation des vésicules secondaires, le cerveau comprend cinq divisions consécutives qui sont, en allant d'avant en arrière : le cerveau antérieur, le cerveau intermédiaire, le cerveau moyen, le cerveau pénultième et le cerveau postérieur. Nous étudierons les transformations de chacune de ces parties en allant d'arrière en avant, du simple au composé :

A. CERVEAU POSTÉRIEUR (MYÉLENCÉPHALE). — Ses transformations sont très simples. Le plancher et les côtés latéraux s'épaississent beaucoup ; ils forment les pédoncules cérébelleux inférieurs et la masse de substance nerveuse qui constitue le bulbe rachidien, dont les diverses parties, olives, corps restiformes, etc., se différencient peu à peu.

La voûte reste très mince sur la plus grande partie de son étendue où elle n'est formée que par son épithélium épendymaire accompagné de la membrana prima. Cet épithélium forme la membrane recouvrante, *membrana tectoria* du 4° ventricule ; il est doublé en dehors d'une couche connectivo-vasculaire, venue de la pie-mère, et qui fournit le plexus choroïde inférieur. Sur les côtés, la tectoria peut présenter des épaississements qui forment d'une part les bandelettes, *tænias*, et d'autre part les pédoncules des lobules du pneumogastrique. En avant, la voûte du cerveau postérieur forme le *velum medullare posterius* (fig. 854,11) qui unit le cervelet au plexus choroïde inférieur et dans lequel se différencie la valvule de Tarin ; en arrière, elle constitue le *verrou*.

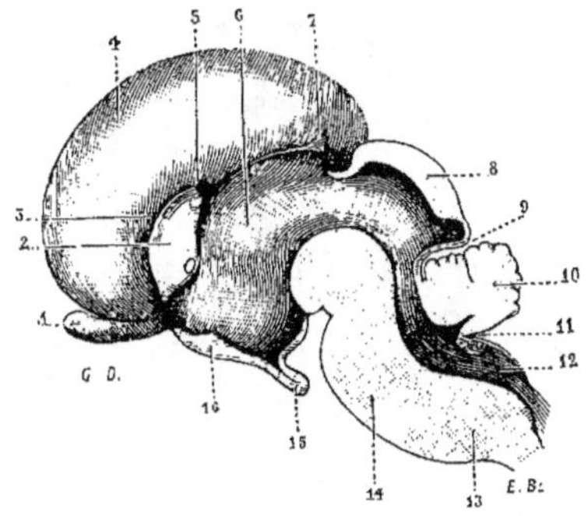

Fig. 854.

Cerveau d'un embryon de veau de 15 centimètres en coupe vertico-médiane (MIHALKOWICS).

1. lobe olfactif. — 2. septum lucidum. — 3. corps calleux. — 4. hémisphère. — 5. trou de Monro. — 6. couche optique. — 7. glande pinéale. — 8. tubercules quadrijumeaux. — 9. voile médullaire antérieur. — 10. cervelet. — 11. voile médullaire postérieur. — 12. toile choroïdienne du quatrième ventricule. — 13. bulbe rachidien. — 14. pont de Varole. — 15. infundibulum. — 16. chiasma des nerfs optiques.

B. Cerveau pénultième (métencéphale). — Il s'épaissit beaucoup sur tout son pourtour. Sa base fournit la protubérance annulaire ou pont de Varole, ses parois latérales donnent les pédoncules cérébelleux moyens et supérieurs, sa voûte forme le cervelet. En avant de ce dernier une partie de la voûte demeure mince, elle forme le *velum medullare anterius* (fig. 854,9) qui unit le cervelet au cerveau moyen, et donne la valvule de Vieussens.

C. Cerveau moyen (mésencéphale). — Il subit peu de modifications. Son plancher et ses parois latérales fournissent la substance perforée postérieure et les pédoncules cérébraux. Sa voûte, d'abord mince (lame quadrijumelle), s'épaissit ensuite et se divise d'abord (3e mois) en deux moitiés droite et gauche par un sillon longitudinal et médian, puis plus tard (5e mois), en quatre lobes, les tubercules quadrijumeaux, formés par l'apparition d'un sillon transversal qui tombe sur le premier à angle droit.

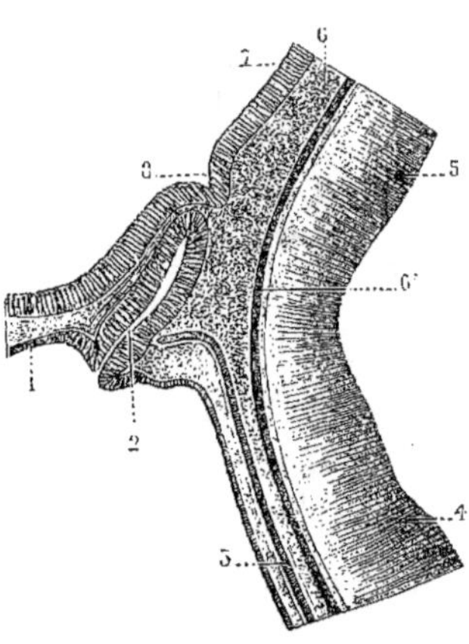

Fig. 855.

Coupe vertico-médiane d'un embryon de lapin de 12 millimètres de longueur (Mihalkowics).

1. ectoderme. — 2. invagination hypophysaire. — 3. corde dorsale. — 4. plancher du cerveau postérieur. — 5. plancher du cerveau moyen. — 6. mésoderme de la base du crâne. — 6'. artère basilaire. — 7. plancher du cerveau intermédiaire. — 8. infundibulum.

D. Cerveau intermédiaire (diencéphale). — Ses transformations, très importantes, sont étroitement liées à celles du cerveau antérieur, et ce n'est qu'artificiellement qu'on peut les étudier à part. Son plancher reste mince et forme en avant le chiasma des nerfs optiques puis l'*infundibulum*, dont le sommet est en rapport avec l'hypophyse. Ses parois latérales s'épaississent beaucoup et forment les couches optiques. Sa voûte reste simplement constituée par l'épithélium épendymaire qui forme la tectoria du ventricule moyen. Cet épithélium revêt les plexus choroïdes du ventricule moyen. Enfin, deux organes particuliers, l'*épiphyse* ou *glande pinéale* et l'*hypophyse* ou *corps pituitaire* se rattachent le premier à la voûte, le second au plancher du cerveau intermédiaire.

L'*épiphyse* se développe comme une évagination en doigt de gant qui part de la voûte du cerveau intermédiaire au niveau où celle-ci se continue avec la lame quadrijumelle. Cette évagination se dirige d'avant en arrière et se renverse pour ainsi dire sur les tubercules quadrijumeaux. Son extrémité aveugle engendre un grand nombre de petits bourgeons clos (follicules) qui forment le corps de la glande ; son pédicule forme sa base. — (Pour la signification morphologique de l'épiphyse, voy. t. II. *Glande pinéale*.)

L'*hypophyse* naît de deux parties : 1° une partie fournie par l'ectoderme buccal ; 2° une partie venue de l'infundibulum. La première consiste en un diverticule creux de l'ectoderme buccal, qui, né en avant de la membrane pharyngienne, se dirige de bas en haut et se place au-devant de l'extrémité antérieure de la corde dorsale légèrement infléchie à ce niveau (fig. 855). Ce diverticule (poche hypophysaire ou de Rathke) se sépare de l'ectoderme, et, vers la fin du deuxième mois, chez l'homme (His), il engendre une série de tubes épithéliaux qui constituent le lobe antérieur de l'hypophyse. La seconde partie (lobe postérieur) vient du plancher du cerveau intermédiaire sous la forme d'un petit diverticule creux dirigé en sens inverse du diverticule ectodermique, c'est-à-dire de haut en bas. — (Voy. pour plus de détails, t. II. *Corps pituitaire*.)

E. Cerveau antérieur (télencéphale). — Les hémisphères cérébraux dépassent bientôt en avant, en dessus et en arrière le cerveau intermédiaire, qui se trouve ainsi situé au milieu d'eux. La portion de la paroi interne des hémisphères qui est en contact avec la paroi latérale du diencéphale, se soude avec elle et ne forme qu'une seule couche (fig. 857, 3) dans laquelle il est difficile de distinguer ce qui appartient au cerveau intermédiaire de ce qui appartient au cerveau antérieur.

Les hémisphères sont séparés l'un de l'autre sur la ligne médiane par une fente (*scissure interhémisphérique*), qui pour le moment conduit jusque sur la voûte du diencéphale (fig. 857).

La paroi latérale externe de chaque hémisphère présente vers son bord inférieur une fossette profonde, *fosse de Sylvius* (fig. 856, 2), dont le fond se rapproche des parties situées sur la ligne médiane, si bien que les organes qui naitront des transformations des couches profondes des parois de cette fossette, se rattacheront aux organes axiaux de l'encéphale. Il y a donc lieu de distinguer dans le cerveau antérieur des parties axiales, et des parties latérales ou mieux palléales, ainsi nommées parce qu'elles forment un manteau (pallium) autour des autres. Les parties axiales viennent de deux sources : 1° de la partie antérieure et médiane du cerveau antérieur qui unit en avant les deux hémisphères, c'est la lame terminale fournissant plus tard la lame sus-optique ; 2° des parois de la fosse de Sylvius, ce sont les corps striés.

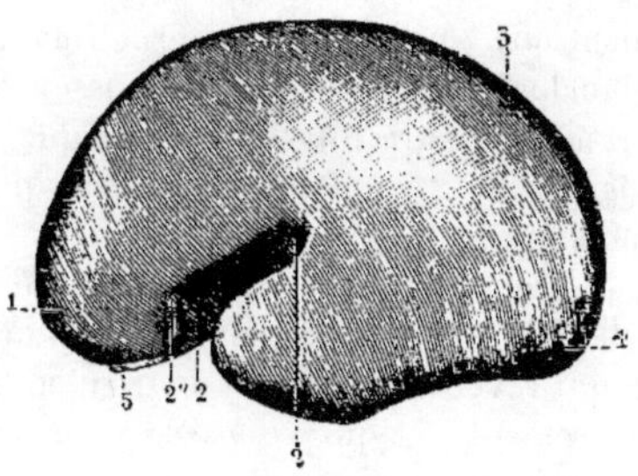

Fig. 856.

Cerveau d'un fœtus humain du cinquième mois, face externe (MIHALKOWICS).

1. lobe frontal. — 2. fosse de Sylvius, avec 2', sa branche postérieure. 2''. sa branche antérieure. — 3. lobe pariétal. — 4. lobe occipital. — 5. lobe olfactif.

La portion palléale du cerveau antérieur a la forme d'un demi-anneau ouvert en dessous, et qui entoure la fosse de Sylvius. On lui distingue bientôt quatre lobes (frontal, pariétal, sphénoïdal et occipital) qui correspondent aux mêmes lobes de l'adulte. Un autre lobe très important, le *lobe olfactif*, apparaît à la cinquième semaine (His) sur le plancher du lobe frontal. Il est d'abord creux et très volumineux, plus tard il cesse de s'accroître, sa cavité disparait, et au lieu de former un lobe véritable, il ne constitue plus chez l'homme que le bulbe olfactif. Les cavités contenues dans les hémisphères droit et gauche forment les ventricules latéraux. Il convient d'examiner séparément, à propos du développement des hémisphères : 1° les transformations des parois ; 2° la formation des plexus choroïdes ; 3° l'apparition des commissures entre les deux hémisphères.

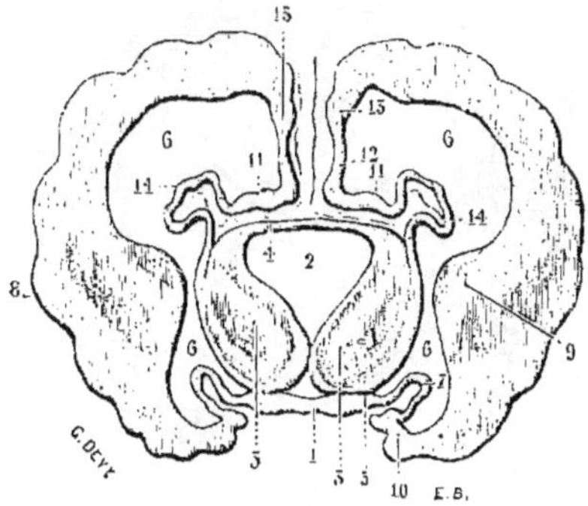

a. *Transformations des parois.* — Les parois des hémisphères s'épaississent beaucoup et le neuro-épithélium

Fig. 857.

Coupe schématique du cerveau d'un embryon du troisième mois (d'après M. DUVAL).

1. paroi inférieure du diencéphale. — 2, vésicule du diencéphale. — 3. ses parois latérales. — 4. sa paroi supérieure. — 6. cavité des vésicules des hémisphères. — 7. refoulement de la paroi cérébrale à la partie interne de la future corne sphénoïdale. — 8, paroi cérébrale. — 9. son épaississement pour la formation du corps strié. — 10. formation de la corne d'Ammon — 11, région du trigone. — 12. région de la cloison transparente. — 13. région du corps calleux. — 14, refoulement de la paroi cérébrale par la pie-mère (plexus choroïdes) en dehors du trigone.

qui les forme se différencie en les diverses sortes d'éléments que nous connaissons déjà. — L'épaississement le plus marqué est celui qui se fait au niveau de la fosse de Sylvius qui proémine d'abord fortement dans la cavité du ventricule latéral (fig. 857, 8), puis se soude avec la paroi opposée (fig. 858, 8), et entre en connexion avec les couches optiques. En cet endroit on trouve une série de noyaux gris, couche optique, noyau caudé et noyau lenticulaire du corps strié, avant-mur, enfin écorce du lobule de l'insula, séparés les uns des autres par des faisceaux de substance blanche, c'est l'un des points où la distribution des divers éléments nés du neuro-épithélium est le plus compliquée. Au-dessus de la fosse de Sylvius, l'épaississement des parois est moins marqué, et il se forme simplement une couche grise externe (manteau gris) et une masse interne de substance blanche (centre ovale de Vieussens). — La portion des parois qui regarde la grande scissure interhémisphérique reste encore mince dans sa partie inférieure (fig. 857, 12), fait qui est en rapport avec la formation ultérieure du septum lucidum.

b. *Formation des plexus choroïdes*. — Les plexus choroïdes des ventricules latéraux sont formés par une portion restée mince de la paroi des hémisphères, et qui revêt un bourrelet de tissu conjonctif rempli de vaisseaux sanguins. Contrairement à ce qui se passe pour les troisième et quatrième ventricules, cette portion restée mince n'occupe pas une surface étendue, mais bien une ligne étroite dessinant une sorte de fente. Cette fente dans laquelle s'engage le tissu connectivo-vasculaire des plexus est marquée sur le cerveau par une ligne qui, partant du trou de Monro, en avant, se dirige en arrière et suit le bord interne du lobe sphénoïdal jusqu'à son extrémité antérieure, en contournant les pédoncules cérébraux. On peut distinguer à cette ligne deux portions, l'une, antérieure (fig. 857, 14), répond au sillon choroïdien qui divise la face supérieure des couches optiques en une partie externe et une partie interne ; l'autre, postérieure (fig. 857, 7), répond à la partie latérale de la *grande fente cérébrale de Bichat*.

c. *Apparition des commissures*. — Les commissures sont des ponts de substance qui s'établissent entre les deux hémisphères. Jusqu'ici il était facile d'arriver jusque sur la voûte du diencéphale, en suivant la grande scissure interhémisphérique. Bientôt cela ne se peut plus parce que le corps calleux apparaît, formé par une bande de fibres transversales, se portant d'un hémisphère à l'autre (fig. 858, 13). En même temps un peu au-dessous du corps calleux naît un autre plan constitué par des fibres transversales et surtout longitudinales, le *trigone* (fig. 858, 11). Entre le corps calleux et le trigone, les parois primitives des hémisphères restées très minces, forment une cloison, le *septum lucidum*, interposé aux deux ventricules latéraux. La cavité médiane qui siège dans cette cloison et que l'on a appelée parfois ventricule du septum n'est pas autre chose qu'une portion isolée de la fente interhémisphérique, elle n'a rien de commun avec les cavités épendymaires connues sous le

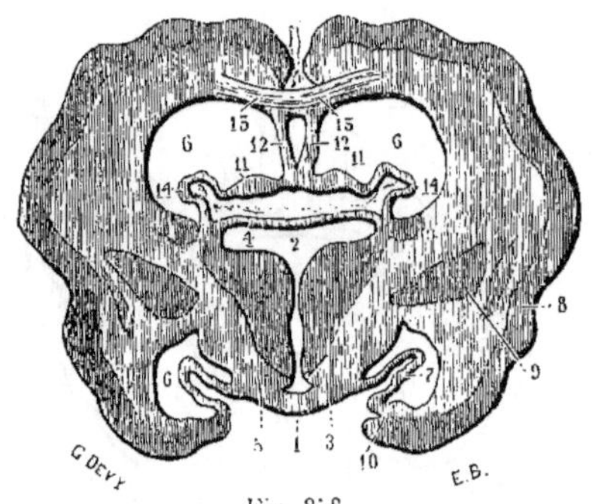

Fig. 858.

Transformation définitive des parties représentées dans la figure précédente (d'après M. DUVAL).

1. paroi interne du diencéphale. — 2. vésicule du diencéphale. — 3. ses parois latérales. — 4. sa paroi supérieure. — 6. ventricules latéraux. — 7. refoulement de la paroi cérébrale à la partie interne de la future corne sphénoïdale. — 8. paroi cérébrale. — 9. corps strié. — 10. corne d'Ammon. — 11. trigone. — 12. septum lucidum. — 13. corps calleux. — 14. plexus choroïdes des ventricules latéraux.

nom de ventricules cérébraux, ce n'est pas un ventricule. Les formations commissurales, corps calleux et trigone, dont nous venons de parler, sont des organes de perfectionnement qui n'apparaissent que chez les membres les plus élevés de la série des vertébrés.

Deux autres commissures transversales se développent encore, ce sont la *commissure blanche antérieure* qui naît de la voûte du cerveau antérieur, et la *commissure blanche postérieure* formée dans la voûte du thalamencéphale. La commissure grise n'est pas une commissure véritable.

Au-dessous du trigone se trouve une cavité aplatie de bas en haut, à laquelle on peut décrire une paroi supérieure et une paroi inférieure. La paroi supérieure est formée par la face inférieure du trigone, la paroi inférieure est formée par plusieurs parties différentes qui sont : sur la ligne médiane, la voûte du troisième ventricule, sur les côtés, la partie interne de la face supérieure des couches optiques, limitée par la membrana prima de Hensen. Ces deux parois se réunissent latéralement sous un angle très aigu (voy. t. II. Névrologie), dans lequel s'engage le tissu connectivo-vasculaire des plexus choroïdes des ventricules latéraux. Cette cavité est en partie remplie par le tissu lâche de la pie-mère et par des vaisseaux (veines de Galien), elle répond à la partie moyenne de la grande fente cérébrale de Bichat, telle qu'elle est décrite dans cet ouvrage, tome II. Le développement montre clairement que cette cavité n'est qu'une portion de la fente interhémisphérique primitive isolée par le trigone.

La surface externe des hémisphères cérébraux se complique beaucoup par l'apparition des circonvolutions. (Pour le développement de ces dernières, voyez t. II.)

5° Développement des méninges. — Bien que les méninges soient d'origine mésodermique, nous traiterons ici de leur développement, trop intimement lié à celui du système nerveux central pour pouvoir en être séparé.

Les méninges se forment aux dépens du squelette membraneux. On verra plus loin qu'au début de son apparition le squelette consiste en un tissu mésodermique mou, qui forme une gaine continue autour de la moelle et de l'encéphale. Bientôt, dès avant l'apparition du cartilage au sein du squelette membraneux, les couches internes de ce dernier prennent la structure du tissu conjonctif muqueux et forment ainsi une couche gélatiniforme qui est le premier rudiment de la *pie-mère*. Après la séparation de la pie-mère d'avec le squelette membraneux, il reste une lame conjonctive qui est à la fois la matrice du squelette proprement dit, et de la *dure-mère*. Cette dernière ne devient distincte qu'après la formation des os, c'est-à-dire vers le troisième mois. L'*arachnoïde* naît de la pie-mère assez tardivement, car on ne peut la distinguer que dans les derniers mois de la vie fœtale.

Il n'y a rien d'important à dire sur le développement des méninges rachidiennes ; celui des méninges crâniennes mérite au contraire d'attirer l'attention. Voici comment il s'opère : la face interne du crâne membraneux émet une série de prolongements lamellaires qui fournissent à la fois les lames méningées interposées entre les différentes parties de l'encéphale et les plexus choroïdiens qui se rattachent aux méninges. Ces prolongements membraneux partent les uns de la base, les autres de la voûte du crâne.

Les premiers sont au nombre de deux : 1° un prolongement situé au niveau de la future selle turcique, c'est le *pilier antérieur* du crâne de Kölliker (*pilier moyen* de Rathke) ; 2° un prolongement situé au point où la base du crâne se continue avec le rachis, *pilier postérieur* (Kölliker). Le pilier antérieur fournit certaines parties de la selle turcique, et la portion de la tente du cervelet qui s'insère sur cette dernière ; le pilier postérieur s'atrophie presque entièrement.

Les seconds, nés de la voûte crânienne, sont de deux ordres : les uns sont transversaux, ce sont les plus nombreux, un est longitudinal. Les lames transversales sont au nombre de trois : 1° une antérieure, placée entre le diencéphale et le cerveau moyen, fournit les méninges interposées à ces deux régions du cerveau ; 2° une moyenne située entre le cerveau moyen et le cerveau postérieur, donne plus tard la tente du cervelet, et s'unit sur les côtés au pilier antérieur ; 3° une postérieure, peu développée, est destinée à fournir les plexus choroïdes du quatrième ventricule. Les deux premières de ces lames cloisonnent la cavité crânienne en trois chambres : une antérieure limitée en arrière par la lame antérieure et destinée au cerveau antérieur ; une moyenne comprise entre la lame antérieure et la lame moyenne, réservée au cerveau moyen : enfin une chambre postérieure située en arrière et en dessous de la lame moyenne, et mal limitée en arrière à cause du peu d'importance de la lame postérieure qui ne la ferme pas complètement. La lame longitudinale située sur la ligne médiane est très développée. Elle constitue la *faux primitive* du cerveau. La faux primitive naît de la partie antérieure et supérieure de la voûte crânienne, et se dirige verticalement sur la voûte du diencéphale qu'elle atteint avant la formation du septum lucidum. Arrivée sur cette voûte, elle se divise en deux lames divergentes qui enveloppent la partie postérieure du diencéphale et se glissent entre ce dernier et la paroi interne des hémisphères cérébraux, puis viennent se confondre avec le tissu de la base du crâne. La formation du septum lucidum divise la faux primitive en deux parties, l'une supérieure qui va devenir la faux définitive, l'autre inférieure qui fournira les méninges des portions correspondantes de l'encéphale, la toile choroïdienne du troisième ventricule et la partie connective des plexus choroïdiens des ventricules latéraux.

C. — Développement du système nerveux périphérique

L'étude de ce développement peut être divisée en quatre parties : 1° développement des ganglions spinaux ; 2° développement des racines rachidiennes et des nerfs en général ; 3° développement des nerfs crâniens ; 4° développement du système grand sympathique.

1° Développement des ganglions spinaux. — Jusque vers 1875, on croyait que les ganglions spinaux se développaient aux dépens de la portion interne des protovertèbres, c'est-à-dire du mésoderme ; on sait maintenant (Marshall, Balfour) qu'ils naissent de l'ectoderme.

Au sujet de leur origine il y a deux opinions principales : 1° les ganglions spinaux naissent directement du tube médullaire ; 2° ils se forment indépendamment de ce dernier.

La première opinion, qui est celle de Balfour, de Marshall et d'un grand nombre d'auteurs, admet que, suivant la ligne de réunion des replis médullaires sur la face dorsale de la moelle, il se forme une lame cellulaire engendrée par la prolifération des cellules de la moelle. Cette lame, *crête neurale*, s'étend sur toute la longueur de la moelle, et même sur l'encéphale, où elle cesse vraisemblablement au niveau du cerveau moyen. Elle engendre de chaque côté une série de bourgeons pleins, disposés métamériquement en face de chaque protovertèbre, et qui sont les rudiments des ganglions spinaux. Ces derniers sont donc reliés entre eux au début, dans le sens longitudinal, par la crête neurale ; plus tard, la crête neurale s'atrophiant, ils deviennent indépendants les uns des autres.

La seconde opinion est soutenue par Beard. Pour cet auteur, les ganglions spinaux apparaissent déjà comme ébauches, avant la fermeture des lames médullaires. Ils naissent de l'ectoderme qui occupe l'angle formé par le passage des replis médullaires dans l'ectoderme général, et se montrent sous la forme de petits amas ganglionnaires métamériques, indépendants les uns des autres dans le sens longitudinal. Plus tard, lorsque le tube médullaire se ferme, ces ébauches ganglionnaires se séparant de l'ectoderme restent unies à la moelle. Sur un embryon humain possédant treize protovertèbres, Lenhossék a vu les ganglions spinaux se former de la façon que nous venons de décrire (voy. fig. 859).

L'opinion de Beard se rapproche jusqu'à un certain point de la manière de voir de Ihs, qui fait provenir les ganglions spinaux d'une bande ectodermique intermédiaire au tube médullaire et à l'ectoderme général, le *cordon intermédiaire* ou *Zwischenstrang*, mais d'après BEARD ce que His appelle cordon intermédiaire n'a rien à faire avec les ganglions spinaux.

Quoi qu'il en soit, les ganglions spinaux viennent toujours de l'ectoderme soit directement (HIS, BEARD), soit indirectement par l'intermédiaire des replis médullaires (MARSHALL, BALFOUR). Ils consistent en de petits amas cellulaires, placés entre la moelle et les protovertèbres (fig.859,2) et sont rattachés primitivement à la moelle par une mince traînée cellulaire qui disparaît plus tard.

2° Développement des racines rachidiennes et des nerfs en général. — La racine antérieure apparaît la première, sous la forme d'un cordon partant de la moelle. La racine postérieure se forme ensuite. On avait primitivement pensé que la traînée cellulaire, qui rattache l'ébauche du ganglion à la moelle, formait la racine postérieure, mais on sait actuellement que cette racine n'a aucun rapport génétique avec la traînée cellulaire en question. Elle est formée par des fibres venues du ganglion spinal, et qui relient à nouveau la moelle et le ganglion après que ce dernier s'est séparé du tube médullaire.

L'étude du développement

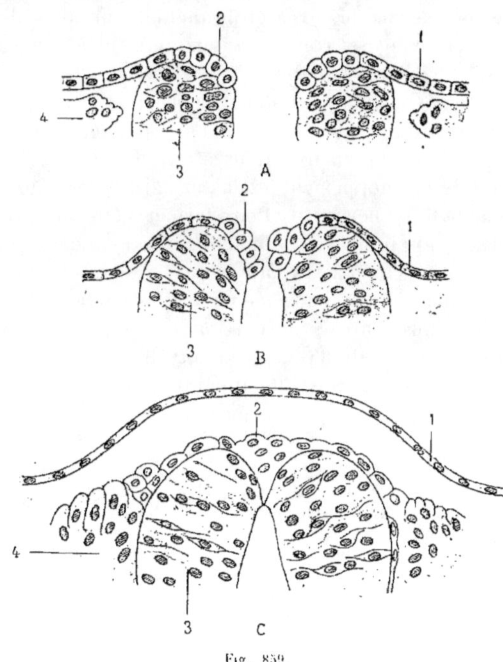

Fig. 859.

Développement des ganglions spinaux, chez un embryon humain possédant 13 protovertèbres (d'après LENHOSSÉK).

A. B. C, stades successifs.

1. ectoderme. — 2. ébauche ganglionnaire. — 3. moelle. — 4, protovertèbre.

des racines a fourni des données importantes pour l'histogenèse des nerfs. On sait que chez les vertébrés supérieurs, la racine antérieure est formée par les prolongements cylindraxiles des neuroblastes qui se groupent en un faisceau uniquement composé, au début, de fibrilles très fines. On admet que c'est là le mode ordinaire de genèse des nerfs, et que ces derniers peuvent être considérés comme des prolongements partis des cellules des centres et qui gagnent peu à peu la périphérie en végétant pour ainsi dire comme les rameaux d'un arbre qui grandit. D'après les travaux embryologiques de HIS, et en tenant compte des données histologiques actuelles, on distingue deux espèces de nerfs : 1° les nerfs médullaires ; 2° les nerfs ganglionnaires. Les nerfs médullaires nés de la moelle ou du cerveau sont caractérisés par ce fait que la cellule nerveuse qui occupe l'un des bouts de la fibre, est terminale, tandis que dans les nerfs ganglionnaires, nés des ganglions spinaux, la cellule est située sur le trajet de la fibre. En dehors des nerfs médullaires et ganglionnaires il en existe d'autres formés par des cylindraxes venus de cellules ectodermiques sensorielles. Cela est particulièrement net pour les fibres du nerf olfactif, et la plupart de celles du nerf optique, mais on en connaît bien d'autres exemples. Ainsi GÖTTE, SEMPER, VAN WIJHE et BEARD ont montré que l'ectoderme de la ligne latérale forme chez les ichtyopsidés le nerf sous-jacent à cette dernière (nerf latéral, branche du pneumogastrique). Froriep et surtout Beard ont fait voir en outre que certains ganglions crâniens (ganglions du facial, du glosso-pharyngien, du vague) s'unissent à certains épaississements de l'ectoderme de la région branchiale (organes des sens branchiaux) et que cet ectoderme épaissi contribue puissamment à former les branches nerveuses qui se rattachent à ces ganglions.

Nous avons vu qu'au début les nerfs sont uniquement composés de cylindraxes nus. Bientôt à la surface et dans l'épaisseur des faisceaux nerveux on distingue des cellules mésenchymateuses qui formeront, les superficielles, la gaine du nerf dont le développement est assez tardif, les interstitielles, l'enveloppe propre à chaque fibre nerveuse. Pour former cette enveloppe, les cellules mésenchymateuses s'appliquent étroitement sur le cylindraxe nu et l'entourent, puis leur protoplasma s'étend assez loin de part et d'autre du noyau, jusqu'à ce qu'il rencontre une autre cellule chargée d'envelopper un autre segment du nerf. Chacune de ces cellules forme ainsi une portion de la gaine nerveuse répondant à un segment interannulaire de Ranvier. La myéline se forme ensuite dans le protoplasma de la cellule engainante. Elle apparaît d'abord dans la partie proximale du nerf. Enfin la gaine de Schwann se forme et la structure que l'on trouve chez l'adulte se réalise entièrement.

La formation des nerfs par végétation des cylindraxes est admise par la majorité des auteurs, cependant nous rapporterons ici quelques faits qui cadrent mal avec elle et qui montrent combien il y a encore d'obscurité dans le développement des nerfs. Balfour ayant constaté que les racines antérieures des embryons de sélaciens étaient composées de cellules admit que ces cellules étaient venues de la moelle et se transformaient peu à peu sur place en fibres nerveuses. Ces données ont été confirmées par divers auteurs, entre autres par Beard, pour qui les fibres nerveuses sont des sécrétions de cellules disposées en cordons, à peu près comme le sont les fibres musculaires. Les données nouvelles d'Apathy se rapportent aussi assez bien à cette manière de voir.

3° Développement des nerfs crâniens.

— Un certain nombre de nerfs crâniens naissent à peu près comme les racines postérieures et les ganglions spinaux, tels sont le trijumeau, le facial et l'acoutisque fusionnés ou acoustico-facial, le glossopharyngien et le pneumogastrique. Ces nerfs se composent d'un tronc nerveux et d'un ganglion, mais leur tronc ne s'épuise pas toujours dans le ganglion correspondant et peut renfermer un certain nombre de fibres qui n'entrent pas dans le ganglion et vont se terminer plus loin, telle la petite racine du trijumeau. D'autres naissent du plancher de l'encéphale, sans être accompagnés de ganglions, à peu près comme les racines antérieures, ce sont : l'oculo-moteur commun, le pathétique, l'oculo-moteur externe, l'accessoire de Willis et l'hypoglosse.

On a fait des tentatives pour grouper ces nerfs par paires analogues aux paires rachidiennes en tenant compte de ce fait que certains nerfs purement moteurs (hypoglosse) peuvent avoir transitoirement des racines sensitives pourvues d'un ganglion (Froriep). Mais on se heurte toujours à cette difficulté que certains nerfs moteurs (branche masticatrice du trijumeau, nerf facial) naissent manifestement au niveau de nerfs correspondant à des racines postérieures et par une ébauche commune avec ces derniers. Van Wijhe a proposé une explication assez séduisante de ce fait : on sait que les muscles de la tête viennent d'une double source : 1° des protovertèbres céphaliques analogues aux protovertèbres du reste du corps ; 2° des segments musculaires (branchiomères) formés par le mésoderme des lames latérales au niveau des arcs branchiaux. Or, les nerfs moteurs aberrants, trijumeau (pars) et facial, innervent seulement les muscles dérivés des branchiomères ; tous les autres nerfs moteurs, disposés suivant le type régulier, innervent des muscles protovertébraux. La présence de branches motrices spéciales et aberrantes serait donc en rapport avec l'existence dans la tête, de certaines parties fournies par l'appareil branchial. Pour His les nerfs crâniens sont disposés comme les nerfs rachidiens, c'est-à-dire par paires comprenant des fibres sensitives et des fibres motrices, mais celles-ci, au lieu d'être groupées en un seul tronc comparable à la racine antérieure, forment deux faisceaux distincts l'un supérieur accolé à la racine sensitive dont il est quelquefois très difficile de le distinguer, c'est la *racine latérale*, l'autre inférieur situé sur le plancher de l'encéphale, *racine ventrale*. Ces trois éléments, racine sensitive avec son ganglion, racine latérale et racine ventrale, qui constituent une paire crânienne typique, sont rarement tous présents chez l'adulte, les uns ou les autres disparaissant, et certains nerfs crâniens sont formés uniquement par l'un d'entre eux. Ainsi le moteur oculaire externe et l'hypoglosse représentent des racines ventrales ; l'oculomoteur, le pathétique et le spinal ne sont que des racines latérales ; le trijumeau, l'acoustico-facial et le vague comprennent à la fois la racine sensitive et la racine latérale. Le nerf olfactif et le nerf optique ne sont pas comparables aux autres nerfs crâniens.

4° Développement du système grand sympathique. — Pour REMAK, le système nerveux grand sympathique, comme tout le système nerveux périphérique du reste, était d'origine mésodermique. Bien que cette idée ne soit plus admise, on peut, néanmoins, pour faciliter l'étude, conserver une partie de la description de REMAK et distinguer avec lui chez le poulet quatre ébauches principales pour le système sympathique, ce sont : les *cordons limitrophes*, le *grand nerf intestinal*, les *nerfs médians* et les *nerfs génitaux*, formations qui seront définies ci-dessous par leur rôle embryogénique. Ces ébauches formées de cordons de cellules, sont d'abord indépendantes les unes des autres, puis elles se réunissent entre elles et avec le système nerveux central. Chacune d'elles donne naissance à une partie déterminée du système sympathique : les cordons limitrophes fournissent la chaîne ganglionnaire sympathique ; le grand nerf intestinal qui s'étend le long de l'insertion du mésentère sur l'intestin, du duodénum au cloaque, donne les nerfs et les ganglions intestinaux ; les nerfs médians servent à établir une connexion entre le grand nerf intestinal et le plexus cœliaque, et, par l'intermédiaire de ce dernier, le relient avec la chaîne ganglionnaire elle-même ; enfin, les nerfs génitaux, siégeant à la partie interne du corps de Wolff, fournissent des ganglions et des nerfs aux capsules surrénales, aux organes génitaux, etc., etc.

BALFOUR, ayant vu que, chez les sélaciens, les ganglions de la chaîne du sympathique consistent au début en de petits amas cellulaires appendus aux nerfs spinaux, admit qu'ils étaient produits par un bourgeonnement de ces derniers (opinion facile à concevoir puisque BALFOUR regardait les nerfs comme formés par des chaînes de cellules), puis qu'ils engendraient à leur tour, de la même manière et par bourgeonnement, le reste du système sympathique.

SCHENCK et BIRDSALL, ONODI, BEARD font dériver le sympathique de la partie inférieure des ganglions spinaux qui se détacherait de ces derniers et formerait une série de petites ébauches qui, placées les unes derrière les autres, d'avant en arrière en série discontinue, ne tarderaient pas à se relier entre elles pour former les cordons limitrophes. Cette manière de voir, bien que différant un peu de celle de BALFOUR, aboutit comme elle à cette conclusion que le sympathique naît du système nerveux central, et, par l'intermédiaire de ce dernier, de l'ectoderme. On peut donc admettre à la suite de cela que tout le système nerveux, central, périphérique et sympathique est formé par le feuillet externe.

Cependant des recherches récentes de FUSARI sur l'origine du sympathique chez les oiseaux et les mammifères donnent des résultats un peu différents ; voici leurs principales conclusions : les premières ébauches des cordons limitrophes sont indépendantes des ganglions spinaux et se développent probablement aux dépens des protovertèbres. Elles forment un cordon continu. Les *rami communicantes* naissent plus tard par un prolongement cellulaire qui va du cordon limitrophe vers les nerfs spinaux. La structure des ganglions spinaux diffère beaucoup de celle des ganglions sympathiques. Le grand nerf intestinal apparaît indépendamment des ébauches du sympathique avec lesquelles il entre ultérieurement en rapport. L'aspect de ce nerf est très différent de celui des cordons sympathiques. Peut-être le nerf intestinal constitue-t-il un système primitivement indépendant tant du système encéphalo-rachidien que du grand sympathique.

D'autre part, PATERSON a montré récemment que chez les mammifères le système sympathique naît indépendamment du système nerveux central, aux dépens de cellules mésenchymateuses, de sorte qu'il semble que l'on soit tenu de revenir à l'opinion de REMAK sur l'origine mésodermique du sympathique. Mais His admettant que des cellules nerveuses émigrées une à une des ganglions spinaux viennent se mélanger intimement au mésenchyme pour former ultérieurement les ganglions de la chaîne, explique l'origine mésodermique apparente de ces derniers et permet de rattacher finalement le système sympathique au feuillet externe.

<h2 style="text-align:center">§ II. — ORGANE DE LA VISION</h2>

L'œil est formé en grande partie par l'ectoderme ; en effet, sa membrane sensorielle, la rétine, et le plus important de ses systèmes dioptriques, le cristallin, viennent tous deux de ce feuillet, soit directement (cristallin), soit indirectement par l'intermédiaire du système nerveux central (rétine).

Nous avons vu que de la base du cerveau antérieur naissent deux vésicules latérales, les *vésicules optiques primitives*, qui se dirigent en dehors vers l'ectoderme de la tête. Ces vésicules sont creuses, et leur cavité communique par le pédicule également creux qui les rattache au cerveau intermédiaire, avec le troisième ventricule dont elle n'est qu'un prolongement. Au point où la vésicule optique vient toucher l'ectoderme, celui-ci forme une petite invagination en fossette, rudiment du cristallin, et simultanément la vésicule optique se transforme ; son fond, opposé à son pédicule, est refoulé en dedans, et peu à peu la vésicule optique prend l'aspect d'une coupe à double paroi, la *cupule optique*. Le cristallin vient s'enchâsser dans l'ouverture de cette coupe, dont les deux feuillets interne et externe s'accolent bientôt l'un à l'autre, effaçant entièrement la cavité dont la vésicule optique était creusée.

Les deux lames qui forment la paroi de la cupule ont une destinée différente. l'interne fournira la rétine, l'externe donnera la couche épithéliale pigmentée que l'on a longtemps rattachée à la choroïde et qui, par sa genèse, se lie, comme on le voit, à la rétine, puisqu'elle vient, comme cette dernière, de la vésicule optique primitive.

Le mésoderme se dispose autour de la cupule optique pour former les enveloppes soit vasculaire (choroïde), soit fibreuse (sclérotique) de l'œil. La peau située au-devant de la cupule optique se transforme en la cornée transparente ; enfin, des organes accessoires viennent compléter l'appareil de la vision. Nous étudierons plus en détail : 1° le cristallin ; 2° la cupule optique ; 3° le nerf optique ; 4° le corps vitré ; 5° les enveloppes de la cupule optique ; 6° les annexes de l'œil.

1° Cristallin. — Au point où va se former le cristallin, l'ectoderme s'épaissit, ses cellules deviennent plus hautes, et les noyaux se disposent suivant des lignes de stratification superposées. Bientôt cette région épaissie s'infléchit un peu en formant une fossette, *fossette cristallinienne*, qui devient de plus en plus profonde, et se transforme par la soudure de ses bords en une vésicule, la *vésicule cristallinienne*. Les parois de cette vésicule sont d'épaisseur inégale, l'antérieure est plus mince, la postérieure est beaucoup plus épaisse. La cavité comprise entre ces deux parois tend à se réduire de plus en plus par le développement exubérant de la paroi postérieure, et prend sur les coupes la forme d'un croissant à concavité tournée en arrière. Cette cavité finit par disparaître, et le cristallin forme alors une sphère pleine dans laquelle on peut distinguer deux parties, une partie antérieure (tournée vers l'ectoderme de la tête), constituée par une lame de cellules peu élevées, une partie postérieure, formée par des cellules allongées, prenant l'aspect de fibres plus ou moins longues, mais gardant toujours une disposition épithéliale, et se continuant par des transitions insensibles avec les cellules de la partie antérieure. Ces deux parties sont séparées l'une de l'autre par une ligne très nette. La couche des cellules antérieures devient de plus en plus mince, elle consiste chez l'adulte en cellules aplaties, disposées sur un seul rang et formant ce qu'on appelle l'*épithélium antérieur du cristallin* (861, 17').

Le cristallin est enveloppé par une membrane anhiste, la cristalloïde, divisée, tout artificiellement du reste, en cristalloïde antérieure et cristalloïde postérieure, et que l'on peut considérer en partie comme une sécrétion cuticulaire des cellules du cristallin, en partie comme une production de la membrane vasculaire péri-cristallinienne dont il sera question plus loin (voy. p. 1035).

2° Cupule optique. — Pour étudier le développement de la cupule optique il convient d'examiner d'abord son mode de formation et ensuite la différenciation de ses parois.

a. *Mode de formation.* — On a dit souvent que le cristallin déprimait le fond de la vésicule optique, comme on déprime avec le doigt un ballon de caoutchouc. En réalité, les choses ne sont pas aussi simples. Si, en effet, le cristallin s'enfonçait simplement dans la vésicule optique dans le sens de l'axe de cette dernière, il la transformerait bien en une cupule, mais la production de la fente choroïdienne (voy. plus loin) resterait incompréhensible.

Supposons, au contraire, que le cristallin au lieu de se développer au contact du pôle de la vésicule optique se forme un peu au-dessous de ce dernier (fig. 860, A).

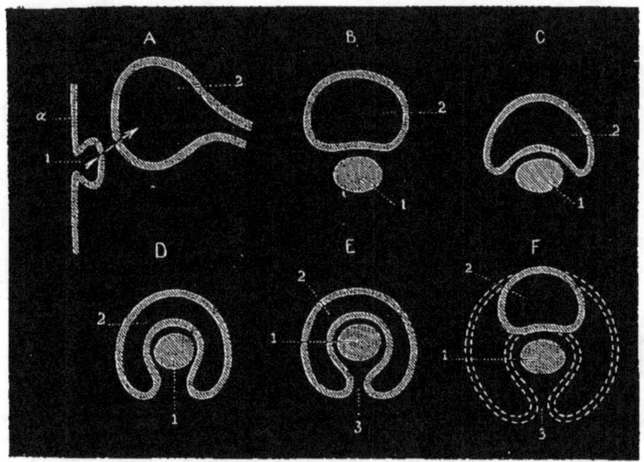

Fig. 860.

Formation de la fente choroïdienne *(schématique)*.

A, coupe passant par l'axe du système optique ; B à F, coupes perpendiculaires à cet axe (voir le texte).
a, ectoderme. — 1, cristallin. — 2, vésicule optique. — 3, fente choroïdienne.

et que la vésicule, d'abord petite, s'accroisse surtout par les bords latéraux (fig. 860, F), comme le montre le pointillé, de manière à embrasser le cristallin en dessous, la vésicule prendra alors la forme d'une cupule ouverte à la fois en avant, pour recevoir le cristallin, et en dessous suivant une ligne longitudinale au niveau de laquelle existe une fente plus ou moins large suivant le mode du développement (fig. 860, 3), et qui conduit de l'extérieur à la cavité de cette cupule, c'est la *fente choroïdienne*. Cette dernière s'étend non seulement sur toute la cupule optique, mais elle se prolonge encore sur son pédicule, sous la forme d'une gouttière creusée à la face inférieure ou ventrale de ce dernier (fig. 862).

Il y a d'autres manières de comprendre la formation de la fente choroïdienne. On peut l'expliquer en admettant que le cristallin, déprimant réellement la vésicule optique, effectue son mouvement de bas en haut et de dehors en dedans, comme l'indique la flèche dans la figure 860 A. Dans ce cas, la fente choroïdienne serait un reste du passage du cristallin. On a aussi rapporté l'origine de cette fente à l'intervention du corps vitré, masse mésodermique qui déprimerait la face inférieure de la vésicule optique depuis la partie antérieure ou voisine du cristallin jusque sur son pédicule. Dans ce cas, le cristallin se logerait à la fois dans l'ouverture de la cupule et dans la partie antérieure de cette fente, qu'il aurait pu contribuer d'ailleurs à former lui-même, concurremment avec le corps vitré. Si l'on admet cette double invagination du corps vitré et du cristallin, il faut bien se souvenir qu'elle se fait simultanément pour ces deux organes ; il n'y a *jamais invagination du corps vitré dans la cupule optique déjà formée*, comme on pourrait le croire d'après certaines descriptions ; car, s'il en était ainsi, la paroi de la cupule optique ne serait plus formée de deux, mais bien de quatre couches. Le corps vitré pénètre dans la cupule optique par la fente choroïdienne. A un moment donné les bords de la fente choroïdienne s'affrontent l'un à l'autre et se soudent, mais le pigment qui entoure de toutes parts la cupule optique manque encore pendant quelque temps au niveau de la suture qui apparaît comme une étroite bande blanche sur la cupule optique foncée. Plus tard, le pigment se forme aussi à ce niveau, il ne reste plus de trace de la fente choroïdienne, sauf dans certains cas de malformation, *coloboma*, où cette fente persiste plus ou moins.

b. *Différenciation des parois*. — La cupule optique se divise en deux régions, l'une antérieure, *portion ciliaire*, qui répond au cristallin, l'autre postérieure, *portion rétinienne* en rapport avec son pédicule ; ces deux régions sont séparées l'une de l'autre chez l'adulte par la ligne ondulée connue sous le nom d'*ora serrata*.

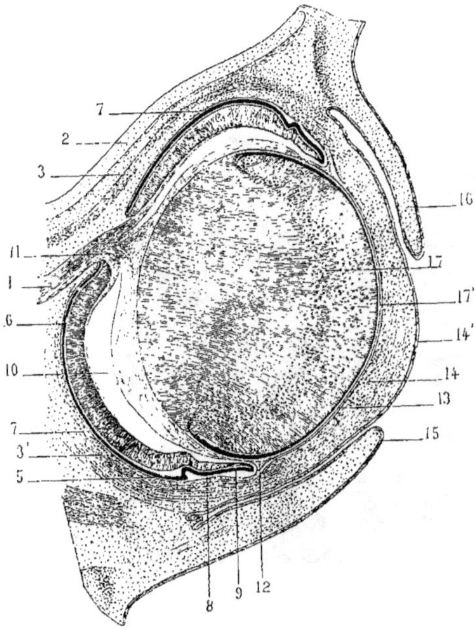

La partie antérieure, située en avant de l'ora serrata, reste formée de deux feuillets cellulaires très minces répondant respectivement à la lame interne (rétinienne) et à la lame externe (pigmentaire) de la cupule optique. Ces deux feuillets ne subissent pas de différenciations histologiques importantes, et sont composés chacun d'un seul rang de cellules. Le feuillet externe se charge tout d'abord de pigment noir, puis le feuillet interne devient également pigmenté au moins dans sa portion la plus antérieure, en rapport avec ce qui formera plus tard l'iris. La portion antérieure de la cupule optique fournit la couche épithéliale pigmentée de l'iris *uvée* et la couche épithéliale du corps et des procès ciliaires.

Le fond de la cupule optique, en arrière de l'ora serrata, subit des modifications très grandes. Son feuillet externe reste mince et composé d'un seul plan de cellules qui se chargent de pigment noir, il constitue l'*épithélium pigmenté*, que l'on rattache à la rétine. Le feuillet interne devient au contraire très épais, ses cellules se disposent sur plusieurs rangées superposées, elles ne prennent

Fig. 861.

Coupe horizontale d'un œil de lapin âgé de dix-huit jours.
d'après KÖLLIKER.

1, nerf optique. — 2, petite aile du sphénoïde. — 3. 3', muscles droits supérieur et inférieur. — 5, épithélium pigmenté de la rétine. — 6, portion rétinienne de la cupule optique. — 7, enveloppe conjonctive de la cupule optique. — 8, portion ciliaire de la cupule optique. — 9, ébauche du pigment de l'iris. — 10, corps vitré. — 11, passage de l'artère centrale de la rétine dans le corps vitré. — 12, rudiment de l'iris. — 13, membrane pupillaire. — 14, tissu propre de la cornée. — 14', épithélium antérieur de la cornée. — 15, paupière inférieure. — 16, paupière supérieure. — 17, cristallin. — 17', épithélium du cristallin.

jamais de pigment et se différencient en plusieurs formes cellulaires qui engendrent les couches de la rétine. Les couches de la rétine, que nous n'étudierons pas en détail, sont comprises entre deux lames anhistes très fines, la limitante interne en contact avec le corps vitré, la limitante externe qui regarde l'épithélium pigmenté. Si l'on veut comparer ces membranes aux formations homologues qui existent dans les centres nerveux, on voit que la limitante interne répond à la *membrana prima de Hensen*, tandis que la limitante externe représente la cuticule qui tapisse le canal de l'épendyme.

La couche des cônes et des bâtonnets se développe tard, dixième jour chez le poulet, et même après la naissance chez les chats et les lapins, qui naissent aveugles (MAX SCHULTZE). Les cônes et les bâtonnets apparaissent sous la forme de petites saillies situées sur l'extrémité périphérique des cellules visuelles.

3° Nerf optique. — Le nerf optique est formé par le pédicule de la vésicule optique. La formation de la fente choroïdienne et son prolongement sur le pédicule optique, font que la paroi inférieure du pédicule se continue directement avec le feuillet rétinien de la cupule optique, comme le montre la figure ci-jointe.

Dans la gouttière du pédicule prennent place du tissu conjonctif et un vaisseau ; la gouttière se referme, le vaisseau englobé par elle devient l'artère centrale de la rétine. Les parois du pédicule s'épaississent, leurs cellules prolifèrent et forment une masse cellulaire qui fournit le tissu de soutien du nerf. Les fibres nerveuses proviennent en majeure partie de la rétine, elles sont constituées par les cylindraxes des cellules ganglionnaires ; cependant un certain nombre d'entre elles, *fibres centrifuges* de R.-Y. CAJAL, viennent du cerveau.

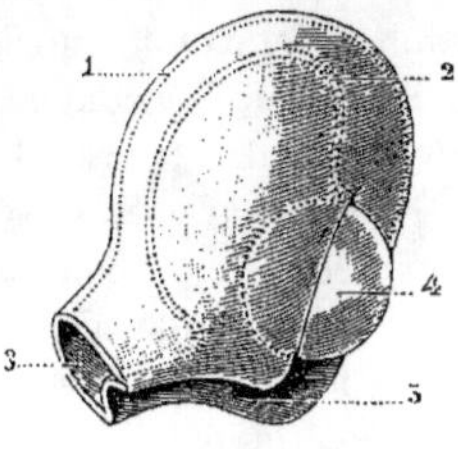

4° Corps vitré. — Le tissu mésodermique qui pénètre dans la cupule optique, fournit d'une part le corps vitré, d'autre part des vaisseaux qui forment la majeure partie de la membrane vasculaire du cristallin.

Le corps vitré peut être considéré comme une forme spéciale du tissu connectif dont la substance fondamentale, extrêmement abondante et très riche en eau, ne renferme que quelques rares leucocytes.

Fig. 862.

Figure schématique montrant la forme de la capsule optique, et ses rapports avec le cristallin (d'après HERTWIG).

1, lame externe de la capsule optique. — 2, lame interne. — 3, cavité du pédicule optique. — 4, cristallin. — 5, fente choroïdienne.

Les vaisseaux situés dans la cupule optique y arrivent par plusieurs voies. L'un d'eux, le plus important peut-être, est l'artère hyaloïdienne, prolongement de l'artère centrale de la rétine qui traverse le corps vitré dans le canal de CLOQUET, et vient s'épanouir sur la face postérieure du cristallin. Les autres sont des anses vasculaires qui pénètrent soit par la fente choroïdienne, soit par la fente circulaire qui règne entre le bord antérieur de la cupule optique et le cristallin. Ces derniers sont en rapports étroits avec l'iris. Tous ces vaisseaux forment un lacis serré autour du cristallin, *membrane vasculaire péricristallinienne*, et contribuent puissamment à sa nutrition. La portion antérieure de la membrane vasculaire du cristallin, placée au niveau de la pupille et plus ou moins reliée à l'iris (par les vaisseaux signalés ci-dessus), a reçu le nom de *membrane pupillaire* (fig. 861,13). La couche vasculaire qui enveloppe le cristallin se résorbe et disparaît d'habitude avant la naissance, la membrane pupillaire peut cependant persister (*atrésie de la pupille*).

5° Enveloppes de la cupule optique. — On comprend, sous le nom d'enveloppes de la cupule optique, la cornée transparente, la sclérotique et la choroïde :

a. *Cornée transparente*. — La cornée n'est pas autre chose, au point de vue morphologique, que la portion de la peau (épiderme et derme) qui est située au-devant du cristallin.

Chez les mammifères, lorsque le cristallin s'est séparé de l'ectoderme, il s'interpose entre eux une couche de mésoderme qui comble l'intervalle qui les séparait, et se continue d'une part avec le mésoderme qui enveloppe la cupule optique, d'autre part avec celui qui va former le derme de la tête. A un moment donné une fente se produit au sein de cette lame mésodermique qui se divise en deux parties, l'une postérieure très mince, située au-devant du cristallin, contribue à former l'iris et la membrane pupillaire, l'autre antérieure plus épaisse forme le tissu conjonctif de la cornée avec toutes ses différenciations. La fente ainsi produite devient la chambre antérieure primitive de l'œil. Elle est divisée plus tard par l'iris en chambre antérieure et chambre postérieure. L'épithélium qui tapisse les faces antérieure (cornéenne) et postérieure (irienne) de la chambre antérieure est formé par des cellules mésodermiques.

b. *Choroïde, sclérotique.* — Ces deux membranes, ainsi que la partie mésodermique de l'iris, sont produites par de simples différenciations histologiques du tissu connectif embryonnaire qui enveloppe la cupule optique.

L'histogenèse de la *choroïde* est peu connue ; toutefois on distingue de très bonne heure sa couche vasculaire (*chorio-capillaire*), qui apparaît sous la forme d'une lame mince constituée par des éléments mésenchymateux et par un grand nombre de vaisseaux. Cette couche forme autour de la cupule optique un lacis vasculaire continu avec celui qui enveloppe le cristallin au début.

L'iris apparaît sous la forme d'un anneau mésodermique situé au-devant du bord antérieur de la choroïde. Il est doublé en arrière par l'épithélium de la pars ciliaris retinae. La couche externe de ce dernier, appliquée contre le mésoderme irien, engendre le muscle dilatateur de la pupille (GRYNFELTT, 1898, HEERFORDT, 1899), ses noyaux, entourés de pigment forment avec la couche interne également pigmentée la lame connue sous le nom d'uvée. Le sphincter pupillaire apparaît au sein du mésoderme. Les procès ciliaires apparaissent vers le troisième mois sous la forme de replis rayonnants, constitués par une lame mésenchymateuse axiale revêtue par l'épithélium de la partie ciliaire de la rétine.

La zone de Zinn se rattache aux procès ciliaires : à l'époque de la naissance (lapin) ces derniers sont appliqués sur l'équateur du cristallin ; ils s'en écartent au fur et à mesure que l'œil s'accroît mais ils lui restent unis par une substance réfringente qu'ils ont sécrétée, et qui, étirée en fibres forme la zone de Zinn (DAMIANOFF, 1900).

La *sclérotique* apparaît comme une condensation du tissu mésodermique qui enveloppe la cupule optique. Elle est pendant longtemps assez mal délimitée d'avec le mésoderme qui entoure l'œil. À la fin de la période fœtale elle est encore très mince au voisinage de la cornée et à celui du nerf optique.

6° Annexes de l'œil. — Parmi les annexes de l'œil, nous décrirons seulement les paupières, la glande lacrymale et les voies lacrymales.

a. *Paupières.* — Les paupières sont deux replis de la peau comprenant une lame mésodermique centrale et un revêtement ectodermique sur leurs deux faces. La lame mésodermique engendre toutes les parties squelettiques (tarses), vasculaires, musculaires qui entrent dans la constitution des paupières. L'ectoderme du bord libre engendre les glandes de Meibomius et les cils, suivant un mode très voisin de celui qui est employé pour la formation des glandes sébacées et des poils à la surface de la peau. Sur la face postérieure des paupières l'ectoderme prend des caractères particuliers et constitue l'épithélium conjonctival. Les deux paupières apparaissent d'assez bonne heure, elles sont d'abord libres et très écartées l'une de l'autre, elles s'accroissent ensuite, et s'étant rapprochées l'une de l'autre, se soudent par leur bord libre (l'épithélium seul participe à la soudure), puis elles se séparent à nouveau.

b. *Glande lacrymale.* — La glande lacrymale se forme par bourgeonnement de l'épithélium conjonctival de l'angle externe de l'œil. Ses bourgeons, d'abord pleins, se ramifient un grand nombre de fois et se creusent ensuite.

c. *Voies lacrymales.* — Le canal lacrymal se forme au niveau du *sillon lacrymal,* étendu entre l'angle interne de l'œil et la cavité nasale, et situé entre le bourgeon maxillaire supérieur et le bourgeon nasal externe (fig. 865, 2). Il apparaît chez les mammifères sous la forme d'un cordon épithélial plein, engendré par l'épithélium du fond du sillon, puis qui se sépare de ce dernier et se creuse ensuite d'une lumière (Born, Legal). Les points lacrymaux dépendent du cordon qui engendre le canal lacrymal.

§ III. — Organe auditif

L'appareil auditif comprend, on le sait, trois parties : l'oreille interne, l'oreille moyenne et l'oreille externe. L'oreille interne en constitue la partie fondamentale. Elle existe seule chez les poissons ; l'oreille moyenne et l'oreille externe sont des appareils de perfectionnement qui se développent peu à peu dans les différents groupes d'animaux et atteignent chez les mammifères leur état le plus parfait. L'épithélium de l'oreille interne avec les cellules sensorielles qu'il renferme vient de l'ectoderme, c'est pour cela que nous décrirons l'appareil auditif au nombre des organes dérivés de ce feuillet. Nous étudierons d'abord : 1° l'oreille interne, puis 2° l'oreille moyenne et, enfin, 3° l'oreille externe.

1° Oreille interne. — La forme la plus simple d'un appareil auditif comparable à celui des vertébrés est celle que l'on rencontre chez les mollusques. Chez ces animaux l'oreille consiste en un petit sac clos, sphérique, *otocyste*, constitué par un épithélium cilié, doublé en dehors d'une couche conjonctive, et renfermant dans son intérieur des petites pierrules calcaires, *otolithes*. Ce sac auditif, placé assez profondément au-dessous de la peau, est rattaché par un long nerf aux ganglions cérébroïdes.

Au début de sa formation, l'oreille interne des vertébrés se rapproche beaucoup des otocystes (fig. 863). Elle consiste en une petite fossette ectodermique qui s'enfonce de plus en plus dans le mésoderme, puis se sépare bientôt de l'ectoderme et prend place sur les côtés du cerveau postérieur, sous la forme d'une petite vésicule piriforme, la vésicule auditive. Cette dernière se complique bientôt par une série de bourgeonnements ou de plissements de sa paroi. Tandis que s'ébauche ainsi le rudiment épithélial de l'oreille interne, qui, doublé d'une lame conjonctive, constitue le labyrinthe membraneux, le mésoderme qui l'entoure subit aussi des différenciations importantes qui aboutissent à la formation du labyrinthe osseux et des espaces périlymphatiques. Nous

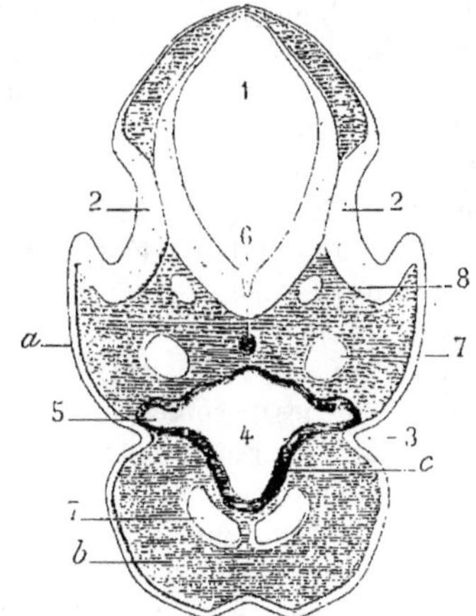

Fig. 863.

Coupe transversale de la tête d'un embryon de poulet.

a. ectoderme. — *b*. mésoderme. — *c*. entoderme.

1. cerveau postérieur. — 2. invagination ectodermique donnant l'oreille interne. — 3. sillon branchial et sa membrane clôturale. — 4. pharynx. — 5. poche branchiale. — 6. corde dorsale. — 7, 7, arc aortique. — 8. veine jugulaire primitive.

étudierons donc dans le développement de l'oreille interne deux points principaux : 1° différenciation de l'ébauche épithéliale ; 2° différenciation du tissu mésodermique.

a. *Différenciation de l'ébauche épithéliale.* — La vésicule auditive est située sur le côté du cerveau postérieur. En dedans d'elle se trouvent le ganglion et le nerf acoustique nés, on s'en souvient (voy. p. 1030), aux dépens du cerveau postérieur, de la même manière que naissent les racines postérieures et leurs ganglions. La vésicule auditive est piriforme, sa pointe est tournée en haut, sa partie supérieure, effilée, représente le pédicule qui la rattachait à l'ectoderme et devient plus tard le *recessus du labyrinthe* ou *canal endolymphatique*. Chez certains sélaciens, même à l'état adulte, le canal endolymphatique très allongé débouche à la surface de la tête par un petit orifice, de sorte que chez ces animaux l'oreille interne garde toujours ses connexions primitives avec l'ectoderme.

On peut considérer à la vésicule auditive deux parties, l'une inférieure, l'autre supérieure, qui se développent différemment. La partie inférieure pousse un diverticule conique qui se recourbe bientôt sur lui-même, embrassant dans sa concavité le ganglion nerveux du nerf auditif; c'est le *canal cochléaire*. Ce dernier s'allonge de plus en plus, se recourbe comme une sorte de corne, puis finalement s'enroule sur lui-même en décrivant les tours de spire caractéristiques du limaçon membraneux. La partie supérieure produit les canaux semi-circulaires. Ces canaux se forment à l'aide d'un mécanisme très spécial, intéressant à connaître non seulement en lui-même, mais parce qu'il montre l'innombrable variété de moyens dont le développement dispose pour réaliser la formation des organes. Chaque canal se développe de la manière suivante : de la surface de la vésicule auditive s'élève un diverticule aplati, semi-circulaire, ayant la forme d'un demi-disque assez épais, implanté sur la vésicule elle-même. Bientôt les deux faces planes de ce demi-disque s'accolent l'une à l'autre sur toute la partie de leur étendue comprise entre leur insertion à la vésicule auditive et une ligne courbe parallèle à leur bord, et située un peu en dedans de ce dernier. Cet accolement efface la cavité du disque qui se trouve remplacé maintenant par une lame pleine, creusée suivant son bord externe d'un canal qui débouche dans la cavité de l'oreille interne par ses deux extrémités. Les parois accolées se fusionnent intimement, puis se résorbent. A la place d'un demi-disque, on a finalement un canal libre disposé en anse sur la vésicule auditive (voy. fig. 864,13).

Les ébauches discoïdes des deux canaux semi-circulaires verticaux se confondent en partie ; il en résulte que les canaux qui leur succèdent ont une partie de leur trajet commun, et s'ouvrent dans la cavité du vestibule par une ouverture unique.

La portion moyenne de la vésicule auditive qui reste après la formation du canal cochléaire et des canaux semi-circulaires, se différencie à son tour. Elle est divisée par une constriction transversale en deux parties, l'une supérieure en rapport avec les canaux semi-circulaires, c'est l'*utricule*, l'autre inférieure en relation avec le canal cochléaire, c'est le *saccule*. La séparation qui se fait ainsi entre l'utricule et le saccule est complète, et isolerait absolument ces deux vésicules l'une de l'autre si elles ne se trouvaient mises en rapport indirectement par le canal endolymphatique de la manière suivante : la constriction qui divise le labyrinthe se fait juste en face du point d'abouchement du canal endolymphatique et se prolonge sur une certaine longueur de ce dernier, le divisant en deux branches qui forment avec la portion restée indivise un Y renversé. On peut passer de la cavité de l'utricule dans la branche utriculaire, puis dans la branche droite de l'Y et de celle-ci dans le saccule par la branche sacculaire (voy. fig. 864). Le saccule est rattaché au canal cochléaire par un tube étranglé très fin, le *canalis reuniens* de Hensen. Toutes les cavités de l'oreille interne communiquent donc entre elles.

L'épithélium qui tapisse l'oreille interne est d'abord cylindrique, plus tard il devient cubique bas, dans les points où il n'existe pas de terminaisons du nerf acoustique. Là au contraire où doivent apparaître les éléments sensoriels (taches et crêtes acoustiques, organe de Corti), cet épithélium s'épaissit beaucoup et engendre par simple différenciation histologique les diverses formes de cellules que l'on rencontre. L'origine de la *poussière auditive* n'est pas connue. Foi. a observé chez les mollusques que les otolithes se forment dans des cellules épithéliales de la paroi qui se chargent de calcaire, puis abandonnent leur place et tombent dans la cavité labyrinthique, mais on ne sait pas si ces données sont applicables aux vertébrés.

b. *Différenciation du mésoderme.* — L'oreille interne est enveloppée au début de cellules mésodermiques toutes semblables entre elles. Plus tard ces cellules se groupent en couches spéciales présentant divers états de différenciation. On peut alors reconnaître dans le mésoderme trois formations principales : 1° une couche de cellules appliquée en dehors de l'épithélium et qui donnera plus tard la couche fibreuse du labyrinthe membraneux ; 2° des amas de tissu conjonctif à l'état muqueux, c'est-à-dire formé de rares cellules étoilées semées dans une substance fondamentale très abondante, et possédant à cause de cela un aspect gélatineux ; 3° une couche de cellules mésodermiques située en dehors des amas muqueux et se confondant plus ou moins avec la masse de tissu embryonnaire dans laquelle va prendre naissance le rocher.

Il n'y a rien à dire sur la couche mésodermique qui forme la tunique fibreuse du labyrinthe.

Le tissu muqueux est, au contraire, d'une importance extrême, car il préside à la formation des espaces périlymphatiques de l'oreille interne, et des rampes du limaçon. Il entoure le vestibule sur presque toute son étendue, et enveloppe en partie les canaux semi-circulaires et le canal du limaçon : étudions-le dans ces derniers points. Autour des canaux semi-circulaires, il forme une masse qui, sur les coupes transversales, a l'aspect d'un croissant embrassant le canal dans sa concavité. Il n'existe donc que sur la paroi inférieure et sur les parois latérales du canal et fait entièrement défaut au niveau de sa paroi supérieure. A un moment donné, ce tissu muqueux se creuse de vacuoles, puis se résorbe et disparaît, laissant à sa place un liquide, la *périlymphe*, contenu dans l'espace périlymphatique. L'espace périlymphatique a exactement la forme de la masse du tissu muqueux qui existait avant lui. Il n'est donc développé qu'en dessous du canal semi-circulaire, par sa paroi supérieure ce dernier est accolé au labyrinthe osseux (voy. *Oreille interne*) ; quelques restes du tissu connectif constituent les brides qui cloisonnent l'espace périlymphatique.

Au niveau du canal cochléaire, il apparaît deux bandes de tissu muqueux qui se placent sur deux faces opposées de ce canal et le suivent dans toute sa longueur, se réunissant l'une à l'autre au niveau de son extrémité. Sur les coupes du limaçon, ces bandes forment deux nodules situés de part et d'autre du canal cochléaire qui a pris un aspect légèrement triangulaire ; elles se résorbent, et à leur place se forment les rampes vestibulaire et tympanique du limaçon.

Le tissu mésodermique situé en dehors des espaces périlymphatiques et des rampes du limaçon se confond plus ou moins, avons-nous dit, avec le tissu embryonnaire du rocher ; voici plus exactement quel est son rôle : lorsque le rocher devient cartilagineux, ce tissu mésodermique lui forme un périchondre, puis au sein de ce périchondre, et tandis que le cartilage du rocher s'ossifie, se développe de l'os fibreux qui forme une enveloppe propre au labyrinthe. Au début, cette formation osseuse est indépendante du rocher et peut facilement être énucléée chez les jeunes individus, où l'on peut extraire ainsi le labyrinthe osseux du rocher avec lequel il fait corps intimement plus tard.

L'axe du limaçon (columelle) est occupé par le nerf cochléen, le ganglion spiral, et par une masse de tissu connectif. Ce dernier se transforme partiellement en os fibreux et fournit ainsi la columelle osseuse et la lame spirale La columelle osseuse, la lame des contours, la lame spirale sont donc des os d'origine fibreuse, c'est-à-dire nés dans le tissu conjonctif sans être précédés par du cartilage.

2° Oreille moyenne. — L'oreille moyenne se développe aux dépens de la première fente branchiale. Urbantschitsch a bien soutenu le contraire, mais son opinion n'a pas prévalu. L'oreille moyenne nous fournit donc un exemple du transfert d'un organe d'un appareil à un autre, cas du reste assez fréquent. La fente branchiale destinée primitivement à la respiration est passée au service de l'appareil auditif.

Comme on le verra plus loin, toute fente branchiale comprend une *poche branchiale*, diverticule entodermique de tube digestif qui s'avance vers l'extérieur et vient à la rencontre d'une petite fossette ectodermique d'habitude peu profonde, répondant au sillon branchial. Le fond de la poche branchiale s'accole à celui de la fossette ectodermique, puis la membrane commune qui résulte de cet adossement se perfore et l'on a ainsi un canal qui traverse latéralement le cou et fait communiquer le pharynx avec l'extérieur. Au niveau de la première fente branchiale, l'entoderme ne s'accole pas étroitement à l'ectoderme, mais ces deux feuillets sont séparés l'un de l'autre par une lame de tissu connectif, et il se forme ainsi entre l'oreille moyenne et l'extérieur une membrane qui, contrairement à celle qui clôt les fentes branchiales ne se perfore jamais, c'est la *membrane du tympan*. Le tissu connectif placé entre l'ectoderme et l'entoderme forme bientôt une masse gélatineuse de tissu muqueux qui se développe beaucoup et repousse l'épithélium entodermique du tympan contre les parois du labyrinthe, occupant ainsi l'espace

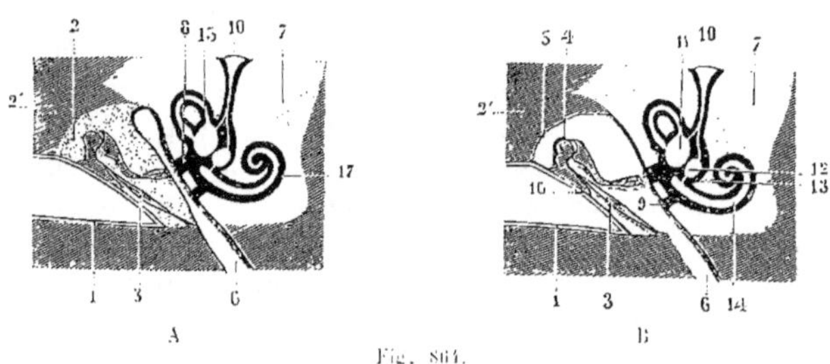

Fig. 864.

Développement de l'oreille moyenne : A. B, deux stades successifs (schématique).

1. ectoderme. 2. tissu muqueux. — 2'. mésoderme. — 3. muscle du marteau. — 4, marteau. — 5. entoderme. — 6. trompe d'Eustache. — 7. rocher. — 8. fenêtre ovale. — 9. fenêtre ronde. — 10, canal endolymphatique. — 11. utricule. 12. saccule. — 13, canalis reuniens. — 14 limaçon. — 15. canal semi circulaire. — 16. membrane du tympan. — 17. rampes du limaçon.

dans lequel se creusera plus tard la *caisse* du tympan. Dans ce tissu connectif prennent place la corde du tympan et les osselets de l'ouïe qui se développent dans son épaisseur. A un moment donné ce tissu muqueux se résorbe peu à peu et disparaît ; l'entoderme pharyngien qu'il maintenait éloigné de l'ectoderme de la membrane du tympan se rapproche de ce dernier et tapisse la cavité qui se forme entre le labyrinthe et le tympan lui-même au fur et à mesure de la disparition du tissu muqueux. Dans ce mouvement, l'entoderme pharyngien recouvre les osselets de l'ouïe qui, dégagés du tissu muqueux, semblent libres au sein de la cavité de la caisse, mais qui, en réalité, sont revêtus par l'épithélium entodermique, comme l'intestin dans la cavité abdominale est revêtu par le péritoine.

3° Oreille externe. — L'oreille externe se forme d'une manière très simple. L'épaississement des parties avoisinant la fossette ectodermique dont nous avons parlé (sillon branchial), transforme cette fossette en un canal assez long, le *conduit auditif externe*, puis les bords de l'ouverture de ce canal, qui appartiennent respectivement, l'antérieur au premier arc branchial, le postérieur au second arc, fournissent par un développement propre le pavillon de l'oreille. Une série de six tubercules se développent sur le pourtour de l'orifice externe, et chacun de ces tubercules s'accroissant de plus en plus, et se fusionnant plus ou moins avec ses voisins forme une partie du pavillon définitif (tragus et antitragus, hélix, etc.).

§ IV. — ORGANE OLFACTIF

L'appareil olfactif se développe, comme tous les organes des sens supérieurs, aux dépens de l'ectoderme. Il se montre au début sous la forme de deux épaississements de l'ectoderme de la face antérieure de la tête, *champs nasaux* de His, puis l'ectoderme ainsi différencié s'enfonce, formant deux petites fossettes, les *fossettes olfactives*. Ces fossettes, profondes dans leur partie supérieure, sont moins développées vers le bas, et se continuent de ce côté par une gouttière (*sillon nasal*) qui aboutit sur le bord supérieur de l'orifice buccal. Les lèvres de ce sillon s'épaississent et forment les *bourgeons nasaux externes* et *internes*. Ces derniers, *processus globulaires* de His, apparaissent comme des expansions latérales d'une lame médiane qui descend du front sur la cavité buccale primitive dont elle forme sur la ligne médiane le bord supérieur, et qui a reçu le nom de *bourgeon frontal* ou de *prolongement fronto-nasal*; ils sont séparés l'un de l'autre par une échancrure qui divise le bord inférieur du bourgeon frontal. Au-dessous du bourrelet nasal externe dont elle est séparée par le *sillon lacrymal*, se trouve la branche maxillaire du premier arc branchial destinée à former plus tard la portion de la face répondant au maxillaire supérieur. Le sillon lacrymal aboutit à la cavité des fosses nasales, dans laquelle il se déverse en quelque sorte ; c'est là un rapport important expliquant bien dès maintenant les rapports qui existent chez l'adulte. Bientôt la branche maxillaire supérieure se développe, passe, à la manière d'un pont, au-devant de la gouttière nasale et vient s'accoler au bourgeon nasal interne. Il en résulte que la gouttière nasale est transformée en un canal (*canal nasal*), et que l'appareil olfactif présente deux ouvertures, l'une antérieure située à la surface de la tête et qui répond à l'orifice primitif de la fossette olfactive, l'autre postérieure située derrière la branche maxillaire du premier arc branchial et qui débouche dans la cavité buccale. Cette dernière ouverture peut être considérée comme l'ouverture postérieure des fosses nasales, elle est à ce moment située immédiatement en arrière du maxillaire supérieur, position qu'elle occupe chez certains animaux pendant toute leur vie. Dans ce cas, la cavité des fosses nasales, très réduite, n'est pas autre chose que celle du canal nasal. Mais, chez les embryons des animaux supérieurs, les choses ne restent pas en cet état. Les deux canaux nasaux se prolongent en dessus et se transforment en deux fentes étroites et allongées qui s'étendent d'avant en arrière. Ces deux fentes (*fentes palatines* de Dursy), séparées l'une de l'autre par la *cloison*, formée par la substance du bourgeon frontal intermédiaire aux deux fossettes primitives, s'ouvrent largement dans la bouche, de telle sorte qu'il existe une seule cavité naso-buccale, impaire et unique dans sa partie inférieure qui communique avec le dehors par la bouche,

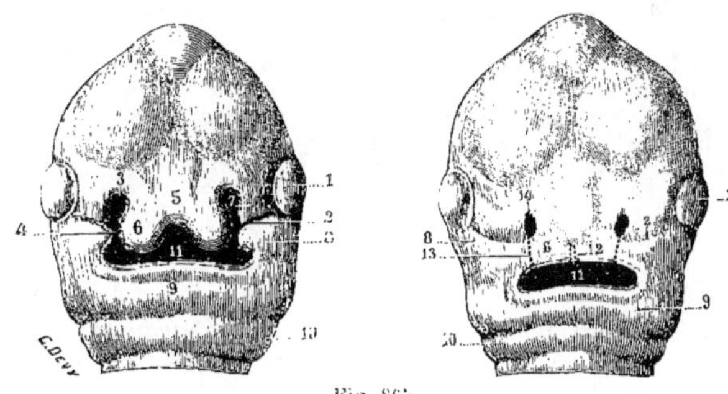

Fig. 865.

Développement de la face : A, premier stade ; B, second stade (*schématique*).

1, œil. — 2. sillon lacrymal. — 3. fossette olfactive. — 4. sillon nasal. — 5. prolongement fronto-nasal. — 6. processus globulaire. — 7. bourgeon nasal externe. — 8. branche maxillaire supérieure du premier arc viscéral. — 9. branche mandibulaire du même arc. — 10. second arc viscéral. — 11. bouche. — 12. ligne de soudure des deux processus globulaires. — 13. ligne de soudure du bourgeon maxillaire supérieur avec le processus globulaire du même côté. — 14. orifice externe des narines.

paire dans sa partie supérieure qui débouche à l'extérieur par les orifices externes de l'appareil olfactif. Deux lames horizontales, partant du bord interne de l'arc maxillaire supérieur pour se diriger en dedans vers la cloison, *lames palatines*, interviennent alors et cloisonnent la cavité naso-buccale en deux étages superposés, le supérieur répondant aux fosses nasales, l'inférieur à la bouche proprement dite. Les lames palatines ne s'étendent pas sur toute la longueur de la cavité

naso-buccale, mais s'arrêtent en arrière à une certaine distance de la paroi postérieure de cette dernière. Il résulte de leur formation que l'orifice postérieur des
fosses nasales, situé au début immédiatement en arrière du maxillaire supérieur,
est reporté fortement en arrière.

Les lames palatines peuvent ne pas se souder sur la ligne médiane et l'on a la malformation
connue sous le nom de *fissure palatine*. La cloison palatine ne sépare pas d'une manière absolue
la cavité des fosses nasales d'avec la cavité buccale. Il existe chez la plupart des mammifères un
étroit conduit faisant communiquer ces deux cavités, c'est le canal de STENON représenté chez
l'homme par le canal incisif qui, on le sait, n'existe que sur le squelette et est comblé pendant
la vie par des parties molles.

La partie inférieure du champ nasal se différencie de bonne heure (His) en un petit organe particulier, ébauche de l'*organe de Jacobson*. Cette ébauche se sépare ensuite du champ nasal, prend
place à la partie antérieure et inférieure de la cloison et forme enfin l'organe sensoriel sus-indiqué
innervé par une branche du nerf olfactif.

L'épithélium olfactif n'occupe, on le sait, que la portion supérieure des fosses nasales, c'est
cette portion seulement qu'il convient de regarder comme l'organe olfactif. La cavité des fosses
nasales est une voie d'entrée de l'air permettant à ce dernier de gagner l'appareil respiratoire
sans passer par la bouche. Cette cavité, tapissée d'un épithélium ectodermique, se complique de
deux manières 1° par l'apparition des cornets, prolongements de la paroi qui font saillie en
dedans; 2° par la formation des sinus, cavités creusées secondairement au sein du squelette des
parois, et qui s'ouvrent dans la cavité nasale dont le revêtement muqueux s'étend sur elles et
les tapisse.

Après que le bourgeon maxillaire supérieur a atteint le prolongement nasal interne et que
l'orifice externe de l'appareil olfactif est ainsi formé, cet orifice est d'abord situé à fleur de tête,
de même que le nez qui ne fait pas encore saillie. Bientôt cette saillie apparaît par le développement des prolongements nasaux externes et de la portion du bourgeon frontal située en
dessus des prolongements nasaux internes. Ces derniers ne prennent en effet aucune part à la
constitution du nez, et à cause de cela His a substitué au nom que nous leur avons donné
jusqu'ici d'après KÖLLIKER, le nom de *prolongements* ou *processus globulaires*. Les processus globulaires se réunissent sur la ligne médiane, comme nous le verrons plus loin (voy. *Face*),
formant la portion médiane incisive du bord supérieur de la bouche. La portion du bourgeon
frontal située au-dessus d'eux forme le dos du nez et sa cloison, les prolongements nasaux
externes forment les parois latérales et les ailes du nez. Le sillon lacrymal, qui s'étendait d'abord
entre le bourrelet nasal externe et l'arc maxillaire, s'efface après que l'épithélium de sa partie
profonde a engendré le canal lacrymal et disparaît.

Tout récemment, HOCHSTETTER, puis KEIBEL ont soutenu que les prolongements nasaux tels
qu'ils ont été décrits ci-dessus n'étaient pas des formations distinctes et individualisées, mais
de simples modulations de la surface du visage, et que les sillons qui les séparent sont artificiels et produits par la chute d'un épithélium qui les comble à l'état normal. Ainsi le sillon
nasal n'existe pas sur le vivant et on peut le faire apparaître en balayant l'épithélium.

<h2 style="text-align:center">§ V. — PARTIES ÉPITHÉLIALES DE LA PEAU ET LEURS DÉRIVÉS</h2>

Après avoir fourni le système nerveux et les organes que nous avons déjà décrits
l'ectoderme forme le revêtement épithélial de la surface du corps, c'est-à-dire
l'épiderme. L'épiderme, uni à une lame mésodermique (le derme), constitue la
peau sur laquelle naissent une série d'organes soit saillants (poils, ongles), soit
rentrants (glandes) que l'on peut considérer comme des annexes de la peau.

Nous étudierons tout d'abord le développement de la peau, puis celui de ses
annexes.

1° Développement de la peau. — L'épiderme est une simple transformation
de l'ectoderme primitif. Ce dernier consistait d'abord (fig. 874) en une seule couche
de cellules hautes, mais bientôt il présente deux couches superposées : l'une, profonde, formée de cellules cubiques, répond à la couche génératrice et au corps
muqueux de MALPIGHI, l'autre superficielle, formée de cellules plates, répond aux
couches cornées de l'épiderme (KÖLLIKER). L'épiderme s'épaissit par multiplication
de ses strates ; dans la couche superficielle se rencontrent des cellules dont le

noyau s'atrophie, et qui desquament, formant à la surface du corps un enduit
onctueux, le *smegma embryonum* ou *vernix caseosa*. Une partie de ce vernis
tombe dans le liquide amniotique avec des poils du lanugo, et ces débris, avalés
avec l'eau de l'amnios par le fœtus, se retrouvent dans le méconium.

Le derme est constitué de prime abord par des cellules embryonnaires du tissu
conjonctif. D'où viennent ces cellules? Sur les flancs et du côté ventral, elles sont
fournies par la couche la plus superficielle de la lame fibro-cutanée, qui à ce niveau
est immédiatement accolée à l'épiderme ; du côté dorsal, au niveau des protovertèbres, le derme est formé par des cellules venues de la couche externe des protovertèbres (voy. p. 1061, 1062).

Le derme est séparé de l'épiderme par une couche mince anhiste, *membrane basale*, qui, chez
les vertébrés inférieurs, surtout, acquiert une réelle importance. Cette lame est au début parfaitement lisse, et la face externe du derme embryonnaire, supposée dépouillée de l'épiderme qui
la revêt, se montrerait absolument plane sur toute son étendue ; mais bientôt cette surface se
hérisse d'une série de prolongements coniques, les papilles. Toutes les formations papillaires que
l'on rencontre dans le derme ne sont pas saillantes à sa surface, il en est qui sont situées profondément dans son épaisseur, ce sont les papilles des poils.

2° Annexes de la peau. — Les annexes de la peau sont, chez l'homme : les poils,
les ongles, les glandes sudoripares, les glandes sébacées et enfin les mamelles. Les
dents rentrent aussi parmi ces organes, mais nous rattacherons leur étude ainsi
que celle de le bouche (invagination ectodermique), à l'histoire du tube digestif.

a. *Poils.* — A partir du troisième mois de la vie fœtale, chez l'homme, on voit
naître de la face profonde de la couche de Malpighi des bourgeons épithéliaux
pleins, cylindriques ou légèrement renflés à leur partie terminale, et qui s'enfoncent dans l'épaisseur du derme. Ces bourgeons sont destinés à fournir les poils :
leur extrémité enfoncée dans le derme se met bientôt en contact avec un petit
nodule du tissu mésodermique qui va constituer la papille du poil. Ce nodule est
formé de cellules rondes, embryonnaires, il semble déprimer le fond du bourgeon
épidermique et s'en coiffer comme d'une calotte ; bientôt il présente à son intérieur des vaisseaux sanguins, et la papille est ainsi définitivement constituée. Le
germe épithélial, bourgeon du corps muqueux, subit de son côté des changements importants. A sa périphérie, les cellules qui se continuent d'ailleurs avec
celles du corps muqueux, prennent la forme et la distribution des éléments de ce
dernier, et constituent la gaine externe du poil ; parmi les cellules centrales, celles
qui se trouvent immédiatement au-dessus de la papille se multiplient avec une
grande énergie et forment un faisceau d'éléments allongés, qui se groupent en une
tige cylindrique, la tige du poil. Cette dernière s'accroît incessamment par la prolifération des cellules qui coiffent la papille, et qui engendrent, en même temps
que la tige, les gaines internes du poil. Les cellules de l'axe du germe pileux,
situées au-dessus du poil naissant sur la papille, se chargent de graisse et disparaissent, faisant ainsi une sorte de chemin pour l'éruption du poil (GÖTTE).

Les poils sont caducs, ils meurent par atrophie de leur papille et tombent, soit arrachés, soit
repoussés au dehors par un poil de remplacement qui, profitant de leur gaine externe, suit le
même chemin qu'eux.

Les premiers poils qui apparaissent chez le fœtus (cinquième mois) sont extrêmement fins et
délicats (poils follets, *lanugo*). ils sont très répandus à la surface du corps, mais ne tardent pas à
tomber, soit pendant le cours même de la vie fœtale, soit après la naissance.

Les poils de remplacement naissent d'habitude sur un germe formé par une prolifération de la
gaine externe de la racine de l'ancien poil et qui se développe comme l'a fait le premier germe
pileux. On comprend facilement alors comment il se fait que le poil de remplacement emprunte
la gaine de celui qui l'a précédé. Ce mode de développement des poils de nouvelle formation
présente de grandes analogies avec la production des dents de la seconde dentition.

GÖTTE et KÖLLIKER ont aussi prétendu que, même après la naissance, des poils peuvent se former directement par des germes venus du corps muqueux de Malpighi, comme lors de la première apparition du système pileux : il est incontestable qu'il en est bien ainsi dans la peau qui couvre la ramure des cerfs et qui se renouvelle avec cette dernière (Kölliker).

b. *Ongles*. — Les ongles commencent à se former vers le troisième mois de la vie intra-utérine, un peu plus tôt dans les extrémités antérieures (mains) que dans les extrémités postérieures. Leur apparition est précédée par la formation *du lit de l'ongle*, c'est-à-dire de l'aire sur laquelle va se développer la lame unguéale. Cette aire est limitée par des bourrelets, antérieur latéraux et postérieur, formés par des replis de la peau ; le repli postérieur est le plus marqué, c'est à son niveau que se formera la racine de l'ongle. L'épiderme du fœtus, dans l'étendue du lit de l'ongle, subit des modifications très importantes, son corps muqueux s'épaissit beaucoup, ses couches cornées sont aussi très épaisses et forment une membrane particulière qui recouvre entièrement le lit de l'ongle jusqu'au cinquième mois, où elle disparaît, c'est l'*éponychium* de Unna. Le *périonyx* est un reste de l'éponychium. Entre le corps muqueux et l'éponychium, au quatrième mois, apparaît une mince lame cornée que l'on peut considérer comme le premier rudiment de l'ongle : cette lame est très mince, souple, à peine plus résistante que les couches cornées elles-mêmes, elle est formée de cellules du corps muqueux imprégnées de kératine, fournie elle-même par de l'éléidine située dans les cellules superficielles du corps muqueux (Curtis). Cette lame sera remplacée par une série d'autres qui évolueront successivement, de la même manière qu'elle, disparaissant avec l'éponychium. L'ongle définitif est formé par une couche répondant au stratum lucidum de l'épiderme (Curtis), sa substance cornée provient non pas de l'éléidine, mais bien d'une matière particulière dite *onychogène* (Ranvier).

En somme, le développement de l'ongle se réduit à une différenciation histologique se produisant au niveau d'une aire spéciale limitée par des bourrelets et connue sous le nom de lit de l'ongle.

c. *Glandes sudoripares*. — Les glandes sudoripares apparaissent au cinquième mois sous la forme de bourgeons épithéliaux de la couche profonde de l'épiderme. Ces bourgeons, cylindriques, pleins, s'enfoncent dans le derme assez profondément. Arrivée dans la partie inférieure du derme, leur extrémité se recourbe en crosse, puis l'accroissement continuant avec énergie, elle se replie sur elle-même un grand nombre de fois, formant le peloton connu sous le nom de glomérule de la glande sudoripare. La lumière de ces glandes se creuse assez tard, au septième mois.

d. *Glandes sébacées*. — Les glandes sébacées sont, en règle générale, des annexes des poils. Elles naissent comme des bourgeons latéraux sur les germes pileux alors que ces derniers ont déjà atteint un développement assez avancé, c'est-à-dire présentent une papille bien formée. Elles apparaissent sous la forme de renflements latéraux de l'épithélium de la gaine externe des poils. Ces renflements sont d'abord pleins et formés par des cellules toutes semblables entre elles, puis les cellules centrales se chargent de graisse et fournissent la matière sébacée qui imprègne le poil.

Des glandes sébacées peuvent naître directement de l'ectoderme, c'est-à-dire sans être annexées à des germes pileux. C'est ainsi que les glandes sébacées de la muqueuse des lèvres, du prépuce et du gland apparaissent comme des bourgeons pleins de l'épithélium cutané, qui se ramifient un certain nombre de fois, et prennent l'aspect d'une petite glande en grappe. Ces glandes fournissent une transition toute naturelle vers les glandes mammaires.

e. *Glandes mammaires*. — D'après un travail récent de O. Schultze, les mamelles ne se développent pas isolément sur les points de la peau où on les trouve plus tard, mais elles naissent sur une ébauche épithéliale commune, qui a la forme d'une ligne saillante étendue sur les parois latérales du corps, de la racine du membre antérieur (aisselle) jusqu'à celle du membre postérieur (pli de l'aine). Cette ligne, formée par un épaississement du corps de Malpighi, a reçu de Schultze le nom de *ligne mammaire* (*Milchlinie*). Elle présente bientôt des renflements ovalaires qui la rendent moniliforme, puis, les ponts épithéliaux formés par la ligne mammaire et qui unissaient ces différents renflements disparaissant, ces derniers deviennent indépendants les uns des autres et constituent les *points mammaires*. Au niveau de chacun d'eux, l'épiderme forme une dépression à la constitution de laquelle prennent part non seulement ses couches profondes, comme cela avait lieu dans les glandes que nous avons étudiées jusqu'ici, mais encore ses couches superficielles cornées. Cette dépression a reçu le nom de *champ glandulaire* (Huss). De la face profonde de l'épiderme du champ glandulaire naissent çà et là des bourgeons pleins qui se ramifient et se développent largement, formant une série de lobes glandulaires (glandes mammaires), qui débouchent isolément les uns à côté des autres dans l'étendue du champ glandulaire. Chez l'homme, le champ glandulaire, d'abord légèrement déprimé, comme on l'a vu, forme après la naissance une saillie assez marquée qui constitue le mamelon et son aréole ; chez les animaux pourvus d'un pis, il se creuse au contraire davantage et forme la cavité du pis (Klaatsch).

ARTICLE IV

ORGANES DÉRIVÉS DE L'ENTODERME

Dans l'embryon très jeune, l'entoderme forme un tube clos à ses extrémités antérieure et postérieure, et à la face ventrale duquel se trouvent les vésicules ombilicale et allantoïde (voy. art. II, fig. 842). Bientôt, le tube digestif se met en communication avec l'extérieur de la manière suivante : à la face inférieure de la tête se forme une fossette ectodermique dirigée d'avant en arrière, et dont le fond ne tarde pas à s'accoler au cul-de-sac pharyngien, c'est l'*invagination buccale* ou le *stomodœum* (στόμα bouche, ὀδώ j'enfonce).

Le fond du stomodœum accolé à l'entoderme pharyngien forme d'abord une cloison membraneuse, la *membrane pharyngienne*, mais cette membrane se résorbe bientôt et dès lors l'intestin communique librement avec l'extérieur par la bouche.

Au niveau de l'extrémité postérieure de l'embryon une communication s'établit aussi avec le dehors par un procédé que l'on a souvent comparé schématiquement à celui qui détermine la formation de la bouche, en disant que, de même que l'ectoderme fournit le stomodœum en avant, il donne en arrière le *proctodœum* (πρωκτός, anus), mais en réalité l'ouverture postérieure se forme d'une manière un peu spéciale, comme nous le verrons plus loin. Bien que le stomodœum et le proctodœum soient d'origine ectodermique, nous rattacherons leur étude à celle du feuillet interne, car leurs relations avec ce dernier sont trop intimes pour qu'il soit possible de les en séparer.

Le tube digestif, maintenant ouvert à ses deux extrémités, subit une série de transformations. Sa région antérieure ou pharyngienne devient le siège de la production d'une série de poches, *poches branchiales*, en relation avec les arcs branchiaux dont l'importance est si grande dans la formation de la face et du cou. En arrière de la région pharyngienne, la portion digestive du canal intestinal subit des changements importants dans son calibre et dans sa longueur, suivant les différents points. Enfin une série d'organes annexes apparaissent comme des appendices du tube entodermique, ce sont les poumons, le foie, le pancréas. On peut aussi décrire parmi les organes dérivés de l'entoderme la corde dorsale qui joue un rôle important avant la constitution du squelette définitif.

Renvoyant pour l'étude de l'entoderme dans les premiers stades à l'article II (p. 997, 1003 et suiv.), nous étudierons successivement ici : 1° la bouche et le stomodœum ; 2° l'anus et le proctodœum ; 3° les arcs branchiaux en général ; 4° les arcs branchiaux chez l'homme et leurs dérivés : *a*, face ; *b*, cou ; *c*, organes annexes de la cavité buccale ; *d*, organes annexes des poches branchiales ; 5° la portion digestive proprement dite du tube entodermique ; 6° les organes annexes de ce dernier, le poumon, le foie et le pancréas ; 7° la corde dorsale.

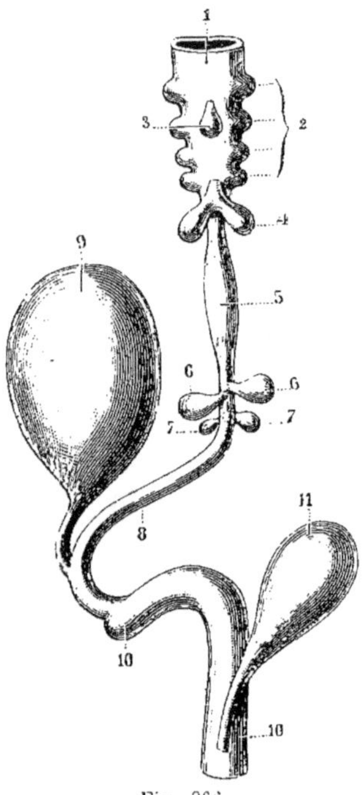

Fig. 866.

Vue d'ensemble des formations entodermiques (*schématique*).

1. pharynx. — 2. poches branchiales. — 3. ébauche impaire de la glande thyroïde. — 4, poumons. — 5, estomac — 6. 6. bourgeons hépatiques. — 7. 7. bourgeons pancréatiques. — 8. intestin grêle. — 9. vésicule ombilicale. — 10, 10. gros intestin. — 11. allantoïde.

§ 1. — LA BOUCHE ET LE STOMODŒUM

Le stomodœum est une fossette légèrement aplatie de haut en bas, située entre ce qui sera plus tard la base du crâne et le plancher du premier arc branchial. On lui donne quelquefois le nom de bouche primitive, celui de stomodœum convient mieux : 1° parce qu'il évite toute confusion avec le blastopore ou bouche primitive qui n'a rien à faire avec l'invagination buccale ; 2° parce que le stomodœum ne répond pas intégralement à ce qui sera plus tard la bouche définitive, et qu'il importe de ne pas identifier absolument ces deux parties l'une avec l'autre.

Limité en haut et en bas comme il a été dit ci-dessus, le stomodœum est borné en arrière par la membrane pharyngienne formée par l'accolement intime de l'épithélium ectodermique de l'invagination buccale avec l'épithélium entodermique du pharynx, entre lesquels n'existe aucun élément mésodermique.

Sur les coupes verticales passant par le plan médian, on voit la membrane pharyngienne s'insérer sur la base du crâne. En avant de cette insertion se trouve, sur la voûte du stomodœum une fossette ectodermique dirigée de bas en haut, la *poche hypophysaire* ou *de Rathke*, qui forme ultérieurement le lobe antérieur de l'hypophyse. En arrière de la membrane pharyngienne existe une autre fossette, parallèle à la poche de Rathke, mais de nature entodermique, c'est la *poche de Seessel* (voy. 842, 7 et 7').

La membrane pharyngienne se perce bientôt en son centre d'un trou qui fait communiquer la bouche avec le pharynx, mais cette communication est encore étroite, et le reste de la membrane pharyngienne forme entre ces deux cavités une sorte de diaphragme, le *voile pharyngien*. Enfin ce dernier se résorbe à son tour, et la bouche et le pharynx se continuent sans interruption l'un dans l'autre.

Le stomodœum formera à la fois les fosses nasales des fossettes olfactives s'ouvrent en effet largement dans le stomodœum et se confondent en partie avec lui) et la cavité buccale de l'adulte ; voyons quelle part on peut lui attribuer dans la constitution de la bouche définitive. Il

y a à ce sujet deux opinions. Pour Kölliker, la membrane pharyngienne s'insère au niveau de
ce qui fournira plus tard les piliers postérieurs du voile du palais, par conséquent le stomodœum, comme la bouche définitive, est limité en arrière par les piliers du voile du palais, et la
bouche et le stomodœum ont à peu près la même étendue. Pour His, le stomodœum est beaucoup moins vaste, la membrane pharyngienne, en effet, loin de s'insérer au niveau des piliers,
s'attache bien plus en avant, au plancher de l'arc maxillaire inférieur, de sorte que la bouche
définitive est formée non seulement par le stomodœum, mais par une partie du pharynx entodermique située derrière celui-ci.

§ II. — L'ANUS ET LE PROCTODŒUM

L'ouverture postérieure du tube digestif ne se forme pas au moyen d'une invagination ectodermique allant au-devant du cul-de-sac intestinal, mais bien aux
dépens de la *membrane anale* (voy. p. 1001 et 1004). Cette membrane forme la
paroi antérieure du cloaque interne, lequel est une sorte de carrefour commun
où aboutissent, d'une part le tube digestif, d'autre part le pédicule de la vésicule
allantoïde et les conduits génitaux. De mince qu'elle était au début, la membrane
anale est devenue très épaisse et forme comme un bouchon qui ferme en avant le
cloaque interne, c'est le *bouchon cloacal* de Tourneux (fig. 867. 1). Le cloaque
interne se divise à un moment donné en deux
canaux situés l'un devant l'autre ; le canal postérieur continue le trajet du tube digestif dont il
constitue la partie terminale, l'antérieur (canal
uro-génital) fait suite au pédicule de la vésicule allantoïde. A ce dernier se rattachent les
conduits génitaux dont on parlera plus loin. Ces
deux canaux intestinal et uro-génital conduisent
sur la face interne du bouchon cloacal qui les
ferme en avant. Pour bien comprendre le cloisonnement du cloaque le lecteur est prié de se
reporter aux figures 841 et 878 et à la page 1068
du texte.

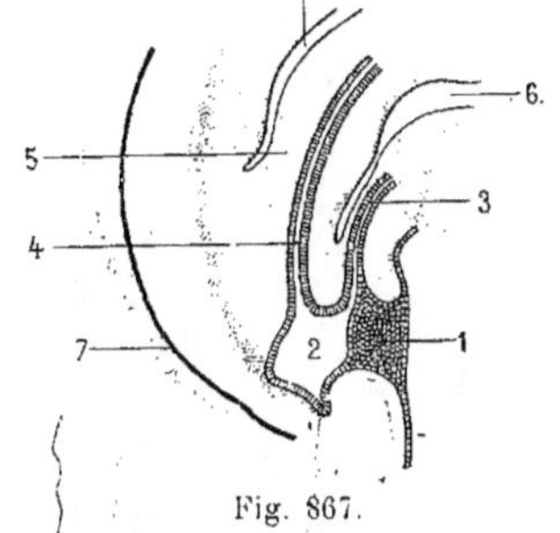

Fig. 867.

Coupe sagittale d'un embryon de
mouton de 7mm,5 (d'après Tourneux).

1, bouchon cloacal. — 2, cloaque interne.
— 3, allantoïde. — 4, intestin. — 5, couche
mésodermique de l'intestin. — 6, cavité péritonéale. — 7, corde dorsale.

Par le fait du cloisonnement du cloaque, le
bouchon cloacal est divisé en deux parties : 1° une
partie uro-génitale ; 2° une partie anale.

Bientôt les deux parties uro-génitale et anale
du bouchon cloacal disparaissent, et on voit à
leur place les orifices correspondants, lesquels se forment tous deux de la même
façon et en particulier de la manière suivante : le bouchon cloacal est constitué
par des cellules étroitement serrées les unes contre les autres, et qui, formées
aux dépens de la membrane anale, viennent à la fois de l'ectoderme et de l'entoderme ; bientôt quelques lacunes apparaissent dans l'épaisseur du bouchon
cloacal, comme si les cellules qui constituent ce dernier s'écartaient les unes des
autres ; ces lacunes grandissent, s'unissent à d'autres semblables, et finalement
forment au sein du bouchon cloacal une lumière qui fait communiquer la cavité
de l'intestin avec l'extérieur ; l'orifice anal ou l'orifice uro-génital est constitué.

L'orifice anal est situé au fond d'une petite dépression limitée par des bourrelets sur lesquels
Retterer a appelé l'attention. Ces bourrelets sont constitués par un épaississement mésodermique revêtu de l'ectoderme. Retterer en distingue deux principaux : un postérieur, le *repli
anal postérieur*, qui entoure la moitié postérieure de l'orifice ; un antérieur, le *repli anal antérieur*, fourni par la lame qui sépare l'orifice uro-génital de l'anus, et à laquelle cet auteur donne

le nom de repli *ano-génital*. La dépression comprise entre ces bourrelets représente l'invagination ectodermique correspondant, jusqu'à un certain point, à l'invagination buccale, et que l'on a appelée *proctodæum*. Chez les mammifères le proctodæum est très court.

§ III. — ARCS BRANCHIAUX EN GÉNÉRAL.

Les arcs branchiaux sont produits par des différenciations des parois du cou. Le cou est d'abord extrêmement court, néanmoins pour mieux faire comprendre la formation des arcs branchiaux nous lui avons donné dans les schémas (fig. 868) une grande longueur. Comme le montrent ces schémas, qui sont faits d'après des coupes frontales, le cou comprend une cavité (cavité du pharynx) et une paroi. Sur les faces antérieure et latérales, cette paroi, très mince, peut être considérée au début comme formée par l'accolement de l'entoderme pharyngien à l'ectoderme du corps, ces deux feuillets n'étant séparés l'un de l'autre que par une quantité insignifiante de mésoderme. A ce moment la paroi du cou est lisse et unie, aussi bien en dehors sur sa face ectodermique qu'en dedans sur sa face entodermique ; bientôt, sur les côtés du cou, le mésoderme s'épaissit fortement en certains points, soulevant en dehors l'ectoderme, refoulant en dedans l'entoderme, tandis que ces deux feuillets restent encore accolés l'un à l'autre en dessus et en dessous du point où l'épaississement mésodermique s'est produit. Ces épaississements prennent naissance sur les côtés du cou suivant des lignes transversales régulièrement espacées et disposées d'avant en arrière, de l'extrémité céphalique vers l'extrémité caudale. Ils forment sur les côtés du cou une série de bourrelets saillants séparés les uns des autres par des sillons, ce sont les arcs branchiaux ou viscéraux (fig. 869). Sur

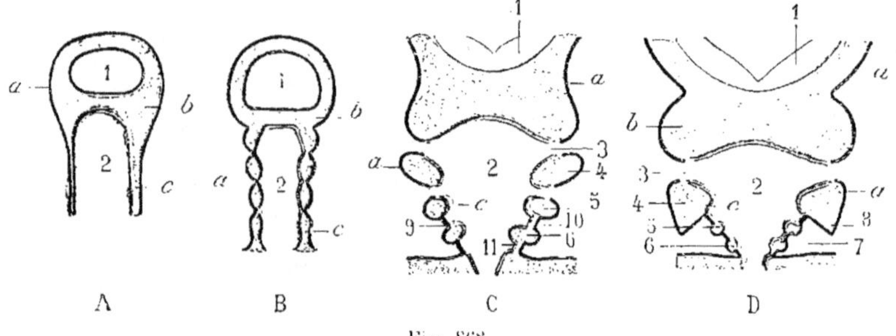

A   B   C   D

Fig. 868.

Arcs branchiaux : A, paroi primitive du cou, mince et lisse : B, épaississements mésodermiques dans la paroi, formation des arcs : C, arcs branchiaux : période d'état : D, régression des arcs, formation de la paroi définitive du cou (*schématique*).

a, ectoderme. — *b*, mésoderme. — *c*, entoderme.
1, cerveau. — 2, pharynx. — 3, fente branchiale. — 4, 5, 6, deuxième, troisième et quatrième arcs branchiaux. — 7, sinus précervical. — 8, opercule. — 9, membrane clôturale de la fente branchiale. — 10, sillon branchial. — 11, poche branchiale.

les coupes frontales (fig. 868), les arcs se montrent comme des cercles pleins entre lesquels on distingue de petites lames formées par une membrane résultant de l'accolement de l'entoderme et de l'ectoderme, et que l'on appelle la *membrane clôturale* parce qu'elle ferme le sillon situé entre deux arcs consécutifs. De part et d'autre de la membrane clôturale se trouvent deux fossettes : en dehors une fossette ectodermique peu profonde, qui répond au sillon branchial, en dedans une fossette entodermique beaucoup plus développée, et à laquelle on donne le nom de *poche branchiale*.

La membrane clôturale se résorbe d'habitude, et le sillon branchial, qu'elle fermait, est remplacé par une *fente branchiale* qui conduit de l'extérieur dans la cavité du pharynx.

Un arc branchial est, en somme, constitué par une masse de mésoderme entourée par un épithélium, ectodermique du côté externe, entodermique du côté interne. Ces masses mésodermiques que l'on retrouve dans chaque arc peuvent être considérées comme des segments distincts du feuillet moyen, plus ou moins comparables aux protovertèbres. On a donné à ces segments le nom de *branchiomères* (βράγχια, branchie ; μέρος, partie) (voy. fig. 838, 11). Chacun d'eux engendre des muscles spéciaux, les muscles branchiaux, qui, contrairement aux autres muscles striés, ne dérivent pas des protovertèbres, et méritent par conséquent, une place spéciale dans la musculature du corps. De plus, chaque arc viscéral possède un squelette propre formé par une ceinture cartilagineuse ou osseuse composée de plusieurs pièces placées bout à bout, et un gros vaisseau sanguin (arc aortique).

On voit par là que l'ensemble des arcs viscéraux forme un système autonome qui possède ses muscles propres, son squelette et ses vaisseaux. On donne souvent à ce système le nom de système des arcs viscéraux, ou, brièvement, de système viscéral ou branchial.

Chez les animaux qui respirent par des branchies, des lamelles très fines et très vascularisées naissent sur la surface des poches branchiales et servent à l'hématose du sang qui leur est apporté par l'arc aortique correspondant. Chez l'homme il n'y a jamais de branchies, néanmoins le système viscéral, dont les différentes parties sont profondément modifiées et ont changé de fonction, fournit à l'organisme un nombre important de pièces.

§ IV. — ARCS BRANCHIAUX CHEZ L'HOMME ET LEURS DÉRIVÉS

Chez l'homme, comme chez les mammifères, il y a quatre arcs branchiaux. Le premier, le plus antérieur, a reçu le nom d'arc maxillaire ou d'arc facial. Il est bifurqué en avant et présente deux branches, entre lesquelles est située l'ouverture buccale (voy. fig. 865). La branche supérieure, courte, forme la partie externe du bord supérieur de la bouche, dont la partie moyenne est formée par le bourgeon frontal, c'est la *branche maxillaire supérieure* du premier arc. La branche inférieure forme le bord inférieur de la bouche, on lui donne le nom de *branche maxillaire inférieure* ou *mandibulaire* du premier arc. La fente qui sépare l'arc maxillaire du suivant est la première fente branchiale. Le second arc est désigné sous le nom d'*arc hyoïdien ;* le troisième et le quatrième n'ont pas de noms particuliers et sont désignés par leur numéro d'ordre. La seconde fente branchiale est située entre le deuxième et le troisième arc et ainsi de suite. On discute encore pour savoir si les fentes branchiales existent bien réellement chez l'homme, ou bien s'il n'y a que des sillons branchiaux, la membrane clôturale ne se résorbant pas. Il est probable que les deux premières fentes, au moins, existent.

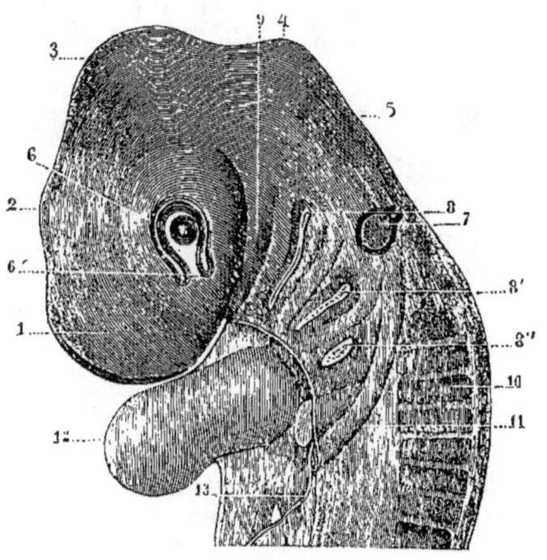

Fig. 869.

Partie antérieure d'un embryon de poulet âgé de trois jours (d'après KOLLIKER).

1, région du cerveau antérieur. 2, région du cerveau intermédiaire. — 3, région du cerveau moyen. — 4, région du cerveau postérieur. — 5, région de l'arrière-cerveau. — 6, œil. — 6', fente choroïdienne. 7, vésicule auditive. — 8, 8', 8'', première, deuxième et troisième fentes branchiales. — 9, premier arc branchial. — 10, protovertèbre. — 11, veine jugulaire. — 12, cœur. — 13, bord de la paroi antérieure recouvrant le cœur.

Le premier arc du côté droit se réunit sur la ligne médiane ventrale à celui du côté gauche ; il en est de même, d'après Kölliker, pour le second arc, mais les suivants ne s'étendent jamais aussi loin en avant, et ils laissent entre eux, sur la ligne médiane, un espace triangulaire à sommet supérieur, *espace mésobranchial* (His) dans lequel la paroi est restée lisse et a conservé sa structure primitive.

1° **Formation de la face**. — La face résulte du développement du bourgeon fronto-nasal et du premier arc viscéral. On a vu (développement de l'appareil olfactif, art. III, p. 1040) que le bourgeon fronto-nasal possède deux prolongements, les *processus globulaires* (His), qui, séparés tout d'abord, viennent se réunir sur la ligne médiane, pour former la portion moyenne du bord supérieur de l'ouverture buccale. Les portions externes de ce dernier sont constituées, à droite et à gauche, par les branches maxillaires supérieures, qui, passant au-devant du sillon nasal, viennent se souder aux processus globulaires. Le bord inférieur de la bouche est constitué en entier par les branches maxillaires inférieures, droite et gauche, du premier arc, qui sont réunies l'une à l'autre sur la ligne médiane. Ceci montre que, dans la face, le système viscéral fournit les parties qui correspondent sur le crâne osseux au maxillaire supérieur et à la mandibule, tandis que la région répondant à l'os intermaxillaire ou incisif est fournie par le prolongement fronto-nasal.

Lorsque la branche maxillaire supérieure est arrivée au contact des processus globulaires, elle peut ne pas se souder avec eux, et la lèvre supérieure reste fendue (*bec-de-lièvre latéral*), ou bien il peut arriver aussi que les deux processus globulaires ne se soudent pas sur la ligne médiane, et on a un *bec-de-lièvre médian*. Le bec-de-lièvre est dit *simple* lorsque la malformation ne porte que sur les lèvres, *compliqué* si elle s'étend aux os de la face.

2° **Formation du cou**. — Le cou se forme aux dépens des deuxième, troisième et quatrième arcs viscéraux, de la manière suivante. Le développement et les dimensions de ces arcs sont de plus en plus réduits en allant d'avant en arrière, de telle sorte que l'arc hyoïdien déborde beaucoup les deux arcs suivants, qui paraissent, à cause de cela, enfoncés dans une dépression située entre l'arc hyoïdien d'une part, la paroi du tronc d'autre part, et à laquelle on donne le nom de *sinus précervical* (His). De l'arc hyoïdien part bientôt un petit prolongement, le *processus operculaire* (fig. 868, D), qui, passant au-devant du sinus précervical, finit par se souder à la paroi du corps, fermant ainsi le sinus et le transformant en une cavité close de toutes parts.

Le processus operculaire, comme l'opercule des poissons osseux, recouvre les derniers arcs branchiaux qui ne sont dès lors plus visibles extérieurement. La forme extérieure du cou est achevée. Des parties importantes, muscles, pièces squelettiques apparaissent dans l'épaisseur du cou, nous les étudierons plus loin.

Tant que la soudure de l'opercule à la paroi du corps n'est pas achevée, on peut pénétrer dans le sinus précervical par un trou plus ou moins large. Ce trou persiste dans certains cas, après la naissance, et on a la malformation connue sous le nom de *fistule congénitale*. Les tumeurs appelées kystes branchiaux sont aussi en relation avec les fentes branchiales.

3° **Organes annexes de la cavité buccale**. — Nous décrirons sous ce titre d'annexes, la langue, les glandes salivaires, les amygdales et les dents.

a. *Langue*. — La langue se forme au moyen de deux ébauches qui naissent sur le plancher de la bouche. La première, antérieure, a reçu de His le nom de *tubercule impair*. Le tubercule impair se forme aux dépens du premier arc viscéral et engendre toute la partie de la langue située en avant du V lingual. La seconde, *ébauche postérieure*, est constituée par deux bourrelets qui apparaissent au niveau des deuxième et troisième arcs branchiaux, elle forme la racine de la langue. Ces deux ébauches se réunissent l'une à l'autre suivant le V lingual. A la pointe du V se trouve une dépression profonde, le *foramen cæcum*, qui est en rapport avec le développement de la glande thyroïde (His).

b. *Glandes salivaires*. — Les glandes salivaires se forment au moyen de bourgeons épithéliaux pleins qui, partis de l'épithélium buccal, s'enfoncent dans le tissu mésodermique sous-jacent, se ramifient un grand nombre de fois et se creusent ultérieurement d'une lumière. La sous-maxillaire apparaît chez l'homme vers la sixième semaine, la parotide vers la huitième et la sublinguale un peu plus tard. Les glandules de la muqueuse des lèvres, de la langue et du palais n'apparaissent que plus tard, vers le quatrième mois.

c. *Amygdales*. — Les amygdales se développent au niveau de la deuxième fente branchiale. A ce niveau apparaît une petite dépression de la paroi latérale du pharynx, la *fossette amygdalienne*, tapissée par l'épithélium pharyngien pavimenteux. Cette fossette émet dans le mésoderme qui l'entoure des diverticules creux dont les parois prolifèrent des bourgeons épithéliaux pleins qui s'enfoncent dans le tissu ambiant. Bientôt ces bourgeons sont abordés par des vaisseaux sanguins qui se mélangent intimement avec eux, formant un tissu à la fois épithélial et vasculaire sur lequel Retterer a attiré l'attention et qu'il appelle tissu *angiothélial*. Les limites des bourgeons s'effacent peu à peu et à leur place on voit apparaître les *follicules* de l'amygdale définitive. Les diverticules creux autour desquels ils se sont formés deviennent les *cryptes* de l'amygdale, la fossette amygdalienne s'efface et disparaît dans le jeune âge.

d. *Dents*. — Les dents peuvent être considérées comme des papilles de la muqueuse buccale osssifiées (O. Hertwig). Chacune d'elles se développe toujours au niveau d'un organe particulier, l'*organe adamantin* ou organe de l'émail, fourni par l'épithélium buccal, et qui engendre l'émail dont les dents sont revêtues.

Au début, les bords de l'ouverture buccale sont simples, c'est-à-dire qu'au lieu d'être subdivisés en lèvres et en gencives, ils consistent en un bourrelet indivis répondant à l'arc viscéral par lequel ils sont formés. Bientôt on voit apparaître sur ce bourrelet un sillon qui le divise en deux moitiés parallèles : l'une, antérieure, est la lèvre ; l'autre, postérieure, est le bourrelet gingival. Le sillon labio-gingival est formé, d'après Pouchet et Chabry, par le clivage d'une lame épithéliale qui, partie de la surface du bourrelet primitif, s'est enfoncée dans la profondeur de ce dernier, le subdivisant en deux moitiés, et à laquelle ils donnent le nom de *mur plongeant* (fig. 870, A). Si l'on poursuit le mur plongeant au delà de la commissure des lèvres sur les côtés du maxillaire, on voit qu'il se continue avec un épaississement épithélial qui, lui, n'est plus situé entre la lèvre et la gencive comme l'était le précédent, mais bien sur le bourrelet gingival lui-même. C'est la *crête dentaire*. Soit du mur plongeant, soit de la crête dentaire, mais toujours en définitive de l'épithélium buccal dont ces organes ne sont que des modifications locales, on voit partir une lame épithéliale continue, la *lame dentaire* qui

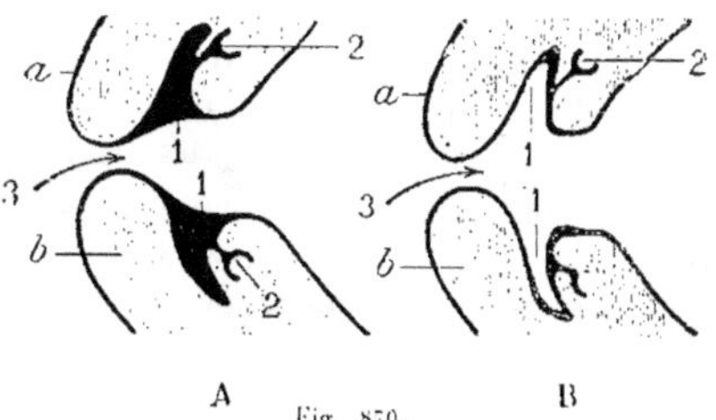

A   B
Fig. 870.

Formation des lèvres, des gencives et des dents (d'après Pouchet et Chabry, *schématique*).

A, bourrelet entourant l'orifice buccal. — *a*. ectoderme. — *b*. mésoderme. — 1, mur plongeant. — 2, 2, organes adamantins. — 3, orifice buccal.

B, bourrelet différencié en lèvre et en gencive. — *a*. ectoderme. — *b*, mésoderme. — 1, 1, sillon labio-gingival. — 2, 2, organes adamantins. — 3, orifice buccal.

s'enfonce dans le mésoderme. Cette lame porte à son bord libre des épaississements disposés régulièrement les uns derrière les autres et qui sont les ébauches des organes adamantins. Les organes adamantins possèdent tout d'abord une forme assez analogue à celle d'une gourde ; puis chacun d'eux se met en rapport avec une petite masse de tissu mésodermique, véritable papille embryonnaire, qui soulève au-devant d'elle le fond de la gourde dont elle se coiffe pour ainsi dire comme

d'un bonnet. A partir de ce moment on trouve les ébauches des parties principales de la dent:
1° l'*organe adamantin* : 2° la *papille dentaire*.

L'*organe adamantin* présente un corps élargi et une partie effilée, ou *col*, qui le rattache à l'épithélium buccal. Le corps est formé de deux parois, l'une interne, l'autre externe et d'un contenu. La paroi interne, celle qui est appliquée contre la papille, est constituée par un épithélium cylindrique à cellules hautes, d'une admirable régularité; ce sont ces cellules qui sécrètent l'émail. La paroi externe est formée par un épithélium dont les cellules sont moins hautes et se colorent plus fortement par les réactifs que celles de la paroi interne. Il y a d'ailleurs entre ces deux ordres de cellules des transitions ménagées au niveau du point où la paroi interne se continue avec l'externe. Le contenu de l'organe de l'émail, *masse muqueuse* de HUXLEY, est formé par des cellules étoilées, dont l'aspect rappelle un peu celui des cellules conjonctives, mais qui sont en réalité de véritables cellules épithéliales, comme le prouve leur origine aux dépens de la masse, tout entière épithéliale, du germe de l'émail.

La *papille* comprend, en allant de dehors en dedans : 1° une couche amorphe, membrane préformative de RASCHKOW ; 2° une couche formée de cellules spéciales, les *odontoblastes*, dans laquelle on ne trouve jamais de vaisseaux, et enfin 3° une masse centrale de tissu mésodermique embryonnaire, abondamment pourvue de vaisseaux sanguins.

La membrane préformative répond à une membrane basale ou vitrée. Malgré son nom, elle ne joue aucun rôle dans la formation de la dent (KÖLLIKER).

La couche des odontoblastes (ὀδούς, dent et βλαστός, germe) est constituée par des cellules d'abord arrondies, placées les unes à côté des autres à la surface de la papille, de manière à former à celle-ci un revêtement continu. Ces cellules présentent plusieurs analogies avec les ostéoblastes que l'on trouve dans le développement du tissu osseux. Quittant leur forme arrondie, elles émettent par leur pôle périphérique un prolongement fin d'où partent des branches latérales qui se dirigent en dehors parallèlement les unes aux autres, en traversant une substance claire qui s'interpose, au fur et à mesure de leur développement, entre l'émail et la rangée des odontoblastes. Cette couche claire va devenir l'ivoire, les prolongements fins (*fibres de Tomes*) des odontoblastes qui la traversent, occupent dans l'ivoire des canalicules très fins (*canalicules de l'ivoire*). La couche des odontoblastes ne renferme jamais de vaisseaux.

Ces derniers sont confinés, avec les nerfs de la dent, dans la partie centrale de la papille qui devient ultérieurement la pulpe dentaire.

A partir d'un certain moment, l'organe adamantin et la papille sont enveloppés sous une membrane commune de tissu conjonctif qui se développe autour d'eux (*follicule dentaire*). Le follicule isole l'organe adamantin de l'épithélium qui lui a donné naissance en sectionnant pour ainsi dire son col.

Le germe dentaire se développe ensuite davantage et la dent fait éruption (voy. 62). Le cément est fourni par le périoste alvéolo-dentaire.

La dent dont nous venons de parler est une dent de lait. Les dents de remplacement se forment par un procédé identique ; leur organe adamantin est fourni par un bourgeon épithélial qui naît sur le col de l'organe de l'émail de la dent de lait et évolue comme l'a fait ce dernier, c'est-à-dire forme avec le concours d'une papille un germe dentaire qui se place en dedans du précédent et se développe comme lui.

4° Organes annexes des fentes branchiales. — Sous ce nom sont compris le thymus et la glande thyroïde qui dérivent en grande partie de l'épithélium entodermique des poches branchiales. Les fentes branchiales sont toutes homologues entre elles au début de leur formation; plus tard elles présentent des différences dans leur développement qui permettent de les diviser en deux groupes assez distincts : l'un antérieur, l'autre postérieur. Le groupe antérieur comprend la première fente qui fournit la trompe d'Eustache, et la seconde en relation avec la formation des amygdales. Le groupe postérieur est constitué par les fentes branchiales situées en arrière de la seconde, et qui sont parfaitement homologues entre elles (PRENANT). Ce groupe est réduit chez les mammifères à deux poches branchiales : la troisième et la quatrième.

Chacune de ces poches est munie de deux branches, dont l'une se prolonge en un diverticule ventral puissant qui, dans la troisième poche devient le thymus, et dans la quatrième donne l'ébauche latérale de la thyroïde. De plus, à l'angle de bifurcation des branches des poches branchiales naît un organe spécial plein formé par prolifération de l'épithélium (PRENANT). Cet organe est pour la troisième poche une petite glande qui, chez les mammifères, s'accolera ultérieurement au corps thyroïde, mais qu'en raison de ses rapports primitifs avec le thymus on peut appeler *glandule thymique* (PRENANT l'avait d'abord nommée *glande carotidienne*). À l'angle de la quatrième poche se forme un autre organe glandulaire, la *glandule thyroïdienne* homologue, d'après PRENANT, à la glandule thymique et qui s'unit au corps thyroïde en se plaçant sur le bord du hile de cet organe.

Les glandules thymiques et thyroïdiennes forment les *glandules parathyroïdiennes* qui siègent contre la face postérieure des lobes latéraux de la thyroïde, au niveau du point de pénétration de l'artère thyroïdienne inférieure (TOURNEUX). Nous n'insisterons pas sur leur développement et nous passerons de suite à celui du thymus et de la thyroïde.

a. *Thymus.* — Chez les poissons, le thymus est formé par l'épithélium de la portion dorsale des fentes branchiales, qui constitue des cordons glandulaires, distincts au début, mais bientôt fusionnés en un cordon longitudinal. Chez les mammifères, il naît de l'épithélium de la portion ventrale de la troisième poche branchiale (P. de MEURON). Le thymus présente au début la forme d'un cordon à parois très épaisses et creusé d'une lumière très

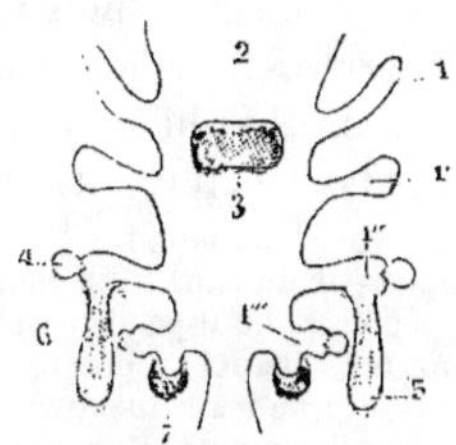

Fig. 871.

Organes annexes des poches branchiales (d'après DE MEURON, *modifié*).

1. 1'. 1''. 1''' première, deuxième, troisième et quatrième poches branchiales. — 2. pharynx. — 3. ébauche impaire du corps thyroïde. — 4. glandule thymique. — 5. ébauche du thymus. — 6. glandule thyroïdienne. — 7. ébauche paire du corps thyroïde.

fine. Ce cordon s'allonge de haut en bas, et son extrémité inférieure, dépourvue de lumière et massive, vient se mettre en contact avec le péricarde. Sur cette extrémité apparaissent une série de bourgeons pleins, semblables aux acini d'une glande en grappe, puis, peu à peu, ce mode de bourgeonnement se propage jusqu'à l'extrémité supérieure du thymus dont l'ensemble offre à ce moment l'aspect d'une véritable glande en grappe. Bientôt le tissu conjonctif et les vaisseaux sanguins pénètrent entre les différents acini et les séparent les uns des autres ; du tissu lymphoïde se développe autour des acini, formant la majeure partie de l'organe complètement développé, tandis que les restes de l'épithélium, réduits en quelque sorte à un rôle subordonné, constituent les *corpuscules* de HASSAL.

Telle est la manière de voir de beaucoup d'auteurs. His, etc. ; pour TOURNEUX et HERMANN, au contraire, le tissu adénoïde se développe au sein même du tissu épithélial sans que ce dernier disparaisse ; car il est représenté dans le thymus développé par les cellules contenues dans les mailles du tissu adénoïde. Il y a là un cas de pénétration réciproque de tissu épithélial et de tissu conjonctif, comme cela se voit dans les amygdales. Pour certains auteurs (AFANASSIEW, CORNIL et RANVIER) les corpuscules de Hassal, au lieu de représenter les restes du thymus épithélial, seraient dus à des transformations spéciales des vaisseaux. Le thymus s'accroît chez l'homme jusque vers la deuxième année, puis il s'atrophie.

His avait pensé à un moment donné que le thymus était fourni par l'ectoderme du sinus précervical ; depuis il s'est rallié à l'origine entodermique de cet organe.

b. *Glande thyroïde.* — La glande thyroïde naît aux dépens d'une ébauche impaire (*thyroïde médiane*) à laquelle se réunissent deux autres ébauches paires (*thyroïdes latérales*). L'ébauche impaire consiste en une petite fossette épithéliale de la paroi antérieure du pharynx, située sur la ligne médiane, au niveau du deuxième arc branchial. Cette fossette se détache ensuite de l'épithélium qui lui a donné naissance, et se transforme en une vésicule épithéliale à parois épaisses, dont la lumière disparaît par la suite. Elle fournit la partie moyenne (isthme) de la glande thyroïde (His). — Les *ébauches paires* sont de simples évaginations de l'épithélium de la quatrième poche branchiale, qui se détachent bientôt de cette dernière et viennent se mettre en relation avec l'ébauche impaire. Elles forment les lobes latéraux du corps thyroïde (His). L'amas cellulaire plein formé par la réunion de la thyroïde médiane et des thyroïdes latérales se transforme bientôt en un réseau de cordons pleins, anastomosés, qui bourgeonnent eux-mêmes des cordons secondaires, puis tout ce réseau est découpé ultérieurement par des cloisons connectivo-vasculaires en des lobules et en des grains pleins, dans lesquels la sécrétion thyroïdienne commence bientôt à apparaître (sixième mois) ; à la naissance la structure est identique à celle de l'adulte.

L'ébauche impaire reste pendant un certain temps en communication avec la surface de la langue par un canal, le *canal thyréoglosse*. Plus tard, ce canal disparaît, sauf au niveau de son embouchure où il persiste sous la forme d'un trou borgne, le foramen cæcum. Kastschenko soutient que l'ébauche impaire fournit la majeure partie du corps thyroïde (isthme et lobes latéraux), et que les ébauches paires ne jouent qu'un rôle insignifiant. Pour Christiani, ces dernières seraient l'origine des glandes thyroïdes accessoires bien connues. Prenant n'a pas pu trancher la question de savoir si les ébauches thyroïdiennes latérales fournissent des vésicules au corps thyroïde définitif, et tend à considérer ces ébauches comme représentant un canal excréteur de la thyroïde qui a perdu sa fonction. Ces manières de voir, n'attribuant aux thyroïdes latérales qu'un rôle insignifiant dans la constitution de la thyroïde définitive, ont été confirmées par les recherches de Soulié et Verdun (1897) qui ont vu que chez le lapin, la taupe et le chat, les ébauches paires ne prennent même aucune part à la formation de cet organe.

§ V. — Portion digestive de l'entoderme

Au début, le tube entodermique est très court. Sa portion moyenne se porte légèrement en avant formant un angle ou un V ouvert en arrière (fig. 842), et dont le sommet est occupé par la vésicule ombilicale. Les deux branches du V sont très courtes. L'une d'elles qui répond à la moitié supérieure du tube digestif présente à considérer de haut en bas la bouche, la région pharyngienne percée par les fentes branchiales, et enfin une portion assez courte tout d'abord, s'étendant entre l'ébauche de l'appareil respiratoire et la vésicule ombilicale. Dans cette dernière portion vont se développer l'œsophage, l'estomac, le duodénum et une grande partie de l'intestin grêle. L'autre branche du V présente moins de parties différentes sur son trajet. Après avoir regagné la paroi dorsale de l'abdomen, elle ne tarde pas à se jeter dans le vaste cloaque interne, auquel His donne le nom de *bursa pelvis*. Cette branche fournit la fin de l'intestin grêle et tout le gros intestin ; il ne faut pas oublier toutefois que la portion terminale de ce dernier naît, sur une étendue difficile à préciser, du dédoublement du cloaque interne en canal intestinal et en canal uro-génital.

1° Œsophage. — L'œsophage se développe par un accroissement interstitiel de la portion comprise entre l'estomac et le pharynx, car au début ces deux dernières régions se suivent presque immédiatement. L'épithélium œsophagien, d'abord unistratifié devient pluristratifié. Les cellules superficielles portent à un moment donné des cils vibratiles (cinquième mois), mais elles sont bientôt remplacées par des cellules plates, pavimenteuses et l'épithélium prend peu à peu les caractères qu'il offre chez l'adulte.

2° Estomac. — L'estomac apparaît sous la forme d'un renflement présentant un bord postérieur convexe, et un bord antérieur légèrement concave. Ces deux bords répondent respectivement à la grande et à la petite courbure.

Primitivement, ces deux courbures sont donc situées dans le plan vertical médian antéro-postérieur et les deux moitiés de l'estomac sont symétriques par rapport à ce plan. Plus tard, l'estomac subit une torsion à la suite de laquelle son bord postérieur convexe (grande courbure) est porté à gauche, tandis que son bord antérieur concave (petite courbure) est tourné à droite.

En même temps, les faces latérales de l'estomac deviennent l'une antérieure et l'autre postérieure, et les nerfs pneumogastriques qui les longent, les suivant dans leur déplacement,
perdent leur disposition paire primitive, et se placent l'un en avant, l'autre en arrière de
l'estomac. Ce mouvement de torsion a eu en même temps pour effet de porter légèrement à
droite la partie initiale de l'intestin grêle (duodénum). Les diverses parties du mésentère qui
rattachent ces différents segments du tube digestif à la colonne vertébrale s'allongent plus ou
moins ou au contraire se rétractent pour se prêter à leur disposition nouvelle.

3° **Intestin**. — L'intestin se développe aux dépens de la portion du tube entodermique qui est située au-dessous de l'estomac. Au tube disposé en V a fait suite
une anse allongée à concavité postérieure (fig. 866), et dont le sommet dirigé en
avant est contenu dans la cavité du cordon ombilical.

Les deux branches de cette anse, parallèles entre elles, se continuent l'une dans
l'autre au niveau de son sommet, marqué par l'insertion du canal vitellin devenu
très étroit. On peut distinguer une branche supérieure en rapport avec l'estomac
et une branche inférieure qui se continue avec le cloaque interne. La branche
supérieure est d'un calibre égal dans toute son étendue. À quelque distance de
l'insertion du canal vitellin, la branche inférieure se renfle bientôt, et présente
un léger cul-de-sac, première ébauche du cæcum. Toute la partie de la branche
inférieure comprise en dessous de ce cul-de-sac se transformera en gros intestin.

L'anse ainsi constituée se tord bientôt sur elle-même, de telle manière que la
branche inférieure devient supérieure et croise l'autre à laquelle elle était jusqu'ici
parallèle. Le gros intestin se place ainsi en avant de l'intestin grêle; le point
d'entre-croisement correspond au duodénum. À partir de ce moment, la disposition réalisée chez l'adulte commence à se dessiner, et l'on voit que le gros intestin
forme une sorte de courbe dans laquelle sont comprises les anses de l'intestin
grêle, qui se développent peu à peu par simple allongement de ce dernier. Toutefois, la portion initiale du gros intestin, au lieu de se trouver entièrement à
droite, est encore assez voisine de la ligne médiane, et de plus elle se trouve
située dans l'abdomen à une hauteur bien plus grande que chez l'adulte, car le
cæcum est placé à ce moment sous le foie. En d'autres termes, il n'y a pas de
côlon ascendant. Ce dernier se développe par un accroissement interstitiel de la
partie comprise entre le côlon transverse et le cæcum. De plus, le cæcum lui-même
s'accroît en longueur, de sorte que les rapports qui existent chez l'adulte ne
tardent pas à se réaliser. L'appendice vermiculaire a d'abord le même diamètre
que le cæcum lui-même, ce n'est que peu à peu, et après la naissance qu'il arrive
à présenter avec ce dernier les différences de volume que l'on sait.

Développement histologique des tuniques du tube digestif. — Des trois tuniques intestinales l'épithélium de la muqueuse seul et l'épithélium des glandes dérivent de l'entoderme. Le
derme de la muqueuse, les muscles et le revêtement péritonéal proviennent de différenciations
histologiques effectuées au sein de la lame fibro-intestinale du mésoderme.
Cette lame est d'abord très épaisse. Un des premiers indices de la différenciation consiste dans
l'apparition des vaisseaux, venus de l'aorte, puis les muscles annulaires se forment les premiers,
et ensuite les muscles longitudinaux (troisième et quatrième mois). En même temps, la couche
péritonéale devient distincte, enfin, entre les deux couches musculaires on voit se dessiner une
assise spéciale qui est peut-être l'origine du *plexus myentérique* d'AUERBACH, et que KÖLLIKER
propose d'appeler à cause de cela *tunica nervea*.
L'épithélium est au début formé d'un seul plan de cellules pavimenteuses qui se transforment
plus tard en cellules cylindriques disposées sur une seule assise. Cet épithélium cylindrique se
stratifie ensuite, puis finalement redevient simple et unistratifié.
Les glandes de l'estomac et de l'intestin commencent à se montrer à partir du troisième mois.
Elles se produisent d'une manière très particulière. Des plis, entrecoupés dans divers sens,
s'élèvent à la surface de l'épithélium, et ne tardent pas à se souder entre eux par leur base,
circonscrivant ainsi de petites fossettes tapissées par l'épithélium (KÖLLIKER). Peu à peu la
soudure des plis entre eux gagne leur extrémité libre et amène la formation d'une série de
tubes épithéliaux placés les uns à côté des autres. Lorsque les plis se soudent ainsi jusqu'à leur

extrémité, la surface interne de la muqueuse est criblée par une infinité de trous, orifices des tubes épithéliaux glandulaires, mais elle ne présente pas de villosités (estomac, gros intestin). Au contraire, il est des portions du tube digestif (intestin grêle) où les plis se développent énormément et ne se réunissent entre eux que par leurs parties profondes, d'où il résulte que leurs sommets libres forment une série de prolongements (villosités) implantés sur les intervalles qui séparent entre eux les tubes glandulaires.

Quoi qu'il en soit, on voit que les glandes gastriques et intestinales sont toujours, à quelque stade du développement qu'on les considère, constituées par des tubes creux, contrairement aux autres glandes, dont la première ébauche consiste en un germe plein.

§ VI. — ORGANES ANNEXÉS DU TUBE ENTODERMIQUE

Ces organes (organes respiratoires, foie, pancréas) présentent dans leur développement de nombreux traits communs. Tous trois se forment à la manière des glandes, par le bourgeonnement répété d'un tube épithélial né sur l'entoderme.

1° Organes respiratoires. — En arrière de l'ébauche impaire de la glande thyroïde, on voit le tube pharyngien très large, se diviser peu à peu par une constriction effectuée sur ses faces latérales en deux tubes placés l'un au-devant de l'autre. Le tube postérieur (voisin de la colonne vertébrale) est l'œsophage, l'antérieur est le premier rudiment de l'appareil respiratoire. Bientôt la constriction latérale s'accuse, et finalement elle sépare entièrement ces deux tubes l'un de l'autre, sauf en haut où le tube respiratoire s'ouvre dans le tube digestif. L'ébauche de l'appareil respiratoire pousse par sa partie postérieure deux petits diverticules creux, pairs, rudiments des poumons, et l'on peut alors distinguer dans cet appareil deux parties : en haut un conduit impair et médian qui fournira le larynx et la trachée, en bas ou en arrière, deux petits sacs creux, légèrement lobés à leur surface, aux dépens desquels se développeront à la fois les bronches et les alvéoles pulmonaires, et que l'on peut considérer comme les poumons proprement dits.

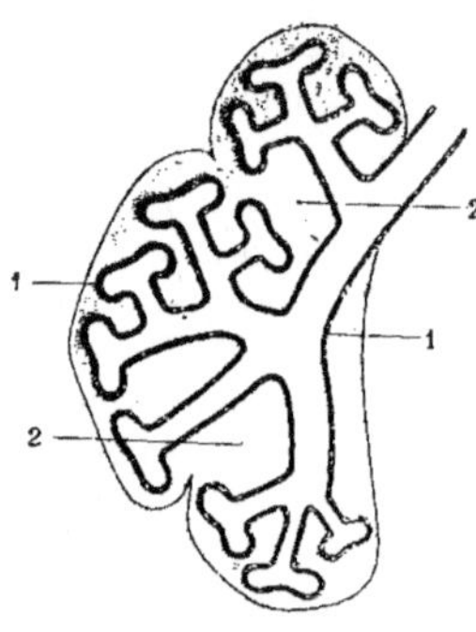

Fig. 872.

Développement du poumon (*schématique*).

1. poumon épithélial. — 2, poumon conjonctif et sanguin.

a. *Poumons.* — Les rudiments pulmonaires sont des petits sacs creux, dont la paroi est formée par un épithélium cylindrique régulier, qui conserve le même aspect dans toute l'étendue de l'appareil respiratoire, aussi bien dans le tube trachéen que dans le fond des diverticules pulmonaires. Cet épithélium fournira tous les revêtements épithéliaux que l'on rencontre dans le poumon adulte (épithélium bronchique et endothélium alvéolaire), il constitue le *poumon épithélial* par opposition au poumon conjonctif et sanguin fourni par le mésoderme. En effet le rudiment épithélial du poumon est revêtu par un feuillet mésodermique, portion de la lame splanchnique, au sein duquel il se développe. Ce feuillet mésodermique donnera naissance à tous les tissus non épithéliaux que l'on trouve dans le poumon adulte, c'est-à-dire aux vaisseaux, au tissu conjonctif, aux muscles et aux cartilages des bronches, et enfin à la plèvre viscérale, dont nous reparlerons à propos des séreuses.

Les petits sacs pulmonaires primitifs portent à leur surface des bourgeons creux faisant une légère saillie (*vésicules primitives*), et qui sont au nombre de trois sur le poumon droit, de deux seulement sur le poumon gauche. Chacune de ces vésicules produisant par bourgeonnement un grand nombre de vésicules secondaires qui se ramifient à leur tour, engendre un des lobes du poumon de l'adulte. On voit donc que le nombre de ces derniers est déjà indiqué, pour chaque poumon, dès le début de l'évolution, puisqu'il y a autant de vésicules primitives que de lobes futurs.

Le bourgeonnement des vésicules pulmonaires qui commence d'abord d'une manière irrégulière, suivant le type monopodique se continue ensuite avec une grande régularité dichotomiquement. Sur chaque vésicule naît un diverticule creux qui s'allonge bientôt et prend la forme d'un Y ou d'un T, dont les extrémités supérieures sont légèrement renflées en boules. Chacune de ces extrémités donne lieu à un bourgeonnement analogue, et ce phénomène se poursuivant, le poumon se développe ainsi par un procédé qui rappelle beaucoup la formation des glandes en grappe, à ceci près, que chez ces dernières il s'agit de bourgeons pleins, tandis que les ramifications du poumon sont toujours creuses.

A un moment donné, le bourgeonnement s'arrête et le poumon est constitué par une série de tubes creux de calibre décroissant, terminés par de petites ampoules. Les portions tubulaires deviennent les bronches ; les vésicules renflées qui terminent ces dernières répondent aux *infundibula*. Sur leurs parois naissent une série de bourgeons qui, cette fois, ne se pédiculisent plus, mais communiquent largement avec la cavité de l'infundibulum tout autour de laquelle ils forment une série de logettes alvéolaires, les *alvéoles pulmonaires*.

Simultanément ont eu lieu, dans les différentes régions de l'appareil, des changements de forme de l'épithélium qui, resté cylindrique dans les bronches, s'est en outre stratifié et muni de cils vibratiles dans la plus grande partie du parcours de ces dernières. Dans les alvéoles, l'épithélium forme un revêtement pavimenteux de cellules, disposées sur un seul rang, et d'abord assez hautes, mais qui s'aplatissent considérablement au moment de la naissance et prennent un caractère endothélial.

b. *Larynx et trachée*. — Le larynx et la trachée se développent aux dépens du tronc commun de l'arbre respiratoire. On s'est demandé si les cartilages de ces conduits provenaient du squelette viscéral, ou bien s'ils devaient être considérés comme de formation spéciale. Bien qu'il y ait à ce sujet quelques divergences entre les auteurs qui se sont occupés de la question, l'on peut admettre que quelques-uns au moins des cartilages du larynx (cartilages aryténoïdes et cartilage thyroïde) proviennent de l'appareil squelettique des derniers arcs viscéraux. Le cricoïde et les anneaux cartilagineux de la trachée sont des différenciations de l'enveloppe fibreuse de la muqueuse respiratoire, et n'ont rien à faire avec le squelette viscéral. Les muscles intrinsèques du larynx dérivent de la musculature primitive du tube digestif (WILDER).

2° Foie. — Le foie naît sur la face ventrale du tube digestif, immédiatement en avant de l'insertion sur ce dernier de la vésicule ombilicale. Au moment de son apparition, troisième jour (poulet), le tube digestif est encore très court et la vésicule ombilicale communique avec lui par un orifice très large. L'ébauche du

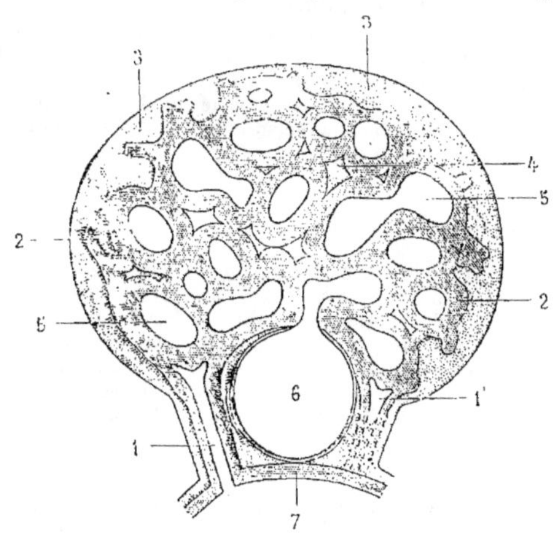

Fig. 873.

Développement du foie (*schématique*).

1, 1'. tubes hépatiques primitifs. — 2, 2. cordons de cellules hépatiques. — 3, mésoderme hépatique (renflement hépatique). — 4. îlot mésodermique. — 5, vaisseaux. — 6, veine omphalo-mésentérique. — 7, intestin.

foie est donc comprise dans la très courte portion du tube digestif, située entre le cœur en avant et l'orifice pharyngo-ombilical ou aditus anterior en arrière. A ce niveau l'entoderme est entouré par une masse de mésoderme très épaisse à laquelle on a donné quelquefois le nom de *renflement hépatique* (KÖLLIKER), et dans laquelle vont se développer les tubes hépatiques épithéliaux venus de l'entoderme.

Cette masse mésodermique est fournie par le feuillet fibro-intestinal, elle s'étend en avant et se soude à la paroi antérieure du corps formant le *mésentère antérieur* ou ventral. Elle donnera le tissu conjonctif hépatique, peu abondant d'ailleurs, au sein duquel les veines et les capillaires veineux se développent par bourgeonnement des parois de la veine omphalo-mésentérique (KÖLLIKER), elle fournira en outre la capsule de Glisson, le revêtement péritonéal, et enfin les ligaments du foie.

Il y a donc dans le foie comme dans le poumon une intrication de parties épithéliales et de parties mésodermiques, mais ici l'intrication va plus loin encore, car les parties épithéliales perdent finalement leur continuité entre elles et sont en quelque sorte fragmentées et séparées les unes des autres par les vaisseaux et le tissu conjonctif.

La première ébauche épithéliale du foie est un tube creux aveugle, *tube hépatique primitif*, qui pousse sur la paroi ventrale du tube digestif en s'enfonçant au sein du mésentère ventral. Bientôt un second tube pareil au premier naît à quelque distance au-dessous de lui. Entre les deux passe la veine omphalo-mésentérique. Ces deux tubes engendrent par leur extrémité aveugle des cordons épithéliaux pleins qui se ramifient au sein du mésoderme et s'anastomosent entre eux; les cordons venus de l'un des tubes hépatiques s'unissent à ceux fournis par l'autre en passant au-devant de la veine omphalo-mésentérique qui se trouve ainsi englobée en quelque sorte dans le foie. Ainsi se forme au sein du mésentère ventral un organe constitué par un réseau de cordons épithéliaux, *foie réticulaire*, dans les mailles duquel se trouvent les capillaires veineux bourgeonnés par la veine omphalo-mésentérique, et un peu de tissu conjonctif.

Bientôt le réseau hépatique est transformé par des cellules qui pénètrent çà et là dans l'épaisseur de ses travées, dont elles interrompent plus ou moins la continuité. Ces cellules engendrent des capillaires sanguins, qui découpent en quelque sorte les cordons hépatiques dans lesquels ils sont logés, et détruisent ainsi le réseau primitif. A la suite de ces phénomènes, les cellules hépatiques se groupent en lobules suivant le mode connu chez l'adulte.

Tous les cordons hépatiques du réseau primitif ne se transforment pas en lobules hépatiques un grand nombre d'entre eux fournissent l'épithélium des canaux biliaires situés en dehors des lobules. Les anastomoses bien connues que l'on trouve au niveau du hile du foie, entre les gros canaux biliaires, répondent précisément aux anastomoses des cordons primitifs dont ces canaux dérivent.

Les deux tubes hépatiques primitifs forment, chez l'adulte, les canaux hépatiques droit et gauche qui viennent s'ouvrir dans le canal cholédoque. D'après l'opinion commune, ce dernier ne vient pas de l'ébauche hépatique, il est fourni par une évagination en doigt de gant du point de la muqueuse intestinale où aboutissaient les tubes hépatiques primitifs. C'est en réalité un diverticule de l'intestin sur lequel la vésicule biliaire se forme ensuite. Contrairement à cette manière de voir, on sait que la vésicule biliaire se développe chez le poulet sous la forme d'un diverticule né sur l'un des deux canaux hépatiques primitifs qui devient le canal cholédoque (MATH. DUVAL, FÉLIX).

Les données ci-dessus bien qu'encore classiques doivent être légèrement modifiées. On admet aujourd'hui que le foie naît par une ébauche commune avec une partie du pancréas, sous la forme d'un tube en doigt de gant, *conduit hépatique primitif*. Ce conduit émet près de son origine un bourgeon latéral qui donnera une partie du pancréas (*pancréas antérieur ou ventral*), puis il se bifurque pour former les deux canaux hépatiques (fig. 873, 1, 1') qui bourgeonnent les cordons épithéliaux pleins destinés à donner les cellules hépatiques. La portion du conduit primitif comprise entre l'intestin et l'origine du pancréas antérieur devient l'ampoule de Vater; sa portion terminale forme le canal cholédoque dont le canal cystique et la vésicule biliaire sont une simple évagination (TOURNEUX).

3° Pancréas. — Le pancréas apparaît chez la plupart des vertébrés sous la forme de trois ébauches distinctes, une dorsale et deux ventrales, qui se fusionnent généralement entre elles.

Chez l'homme il naît (HAMBURGER) de deux diverticules épithéliaux de l'entoderme, l'un ventral (pancréas antérieur), rattaché à la première ébauche du foie (voy. ci-dessus) l'autre dorsal et naissant plus haut sur le tube intestinal, en un point plus rapproché du pylore. Chacun d'eux présente un pédicule cylindrique et une portion terminale renflée.

Dans la seconde moitié du deuxième mois les portions renflées des deux ébauches se fusionnent l'une avec l'autre, en même temps le pédicule de l'ébauche dorsale s'atrophie, ou bien s'il persiste forme le canal excréteur accessoire ou de Santorini, tandis que celui de l'ébauche ventrale devient le canal excréteur unique, ou principal, canal de Wirsung.

Les diverticules épithéliaux bourgeonnent des *cordons variqueux primitifs* (Laguesse) pleins, anastomosés entre eux, qui se creusent bientôt d'une lumière pour former les *canaux pancréatiques primitifs*. Ces derniers se régularisent peu à peu, perdent leurs anastomoses et deviennent les canaux excréteurs. Les acini se forment par des bourgeons nés sur leurs parois. Enfin certaines cellules de la paroi : *cellules troubles*, prolifèrent et forment les masses pleines connues sous le nom d'*îlots de Langerhans* et appelées par Laguesse *îlots endocrines*.

§ VII. — CORDE DORSALE

Il a déjà été question de la corde dorsale dans le second article de ce livre (voy. p. 996), nous ajouterons ici quelques mots sur son origine, puis sur les rapports et sur la structure qu'elle présente pendant le court espace de temps où elle constitue le seul rudiment du squelette. Les phénomènes de régression qu'elle subit ensuite seront examinés à propos du développement de la colonne vertébrale.

La corde dorsale est généralement rattachée à l'entoderme. Chez l'amphioxus (fig. 828, p. 988), l'entoderme présente sur la ligne médiane dorsale une gouttière qui se transforme en un cylindre plein (corde dorsale), et se détache du feuillet qui l'a engendrée (Hatscheck). Il en est de même chez les vertébrés anallantoïdiens. On considère la portion du feuillet interne consacrée à la formation de la corde comme un territoire à part dans ce feuillet, et on lui donne le nom d'entoderme chordal, de *chordentoblaste*, ou encore de *plaque cordale*.

Chez les animaux supérieurs, l'entoderme ne se plisse pas sur la ligne médiane pour former la corde, mais cette dernière naît en avant du canal neurentérique, et très probablement aux dépens de l'entoderme gastruléen invaginé, sous la forme d'un cordon cellulaire, le prolongement céphalique de la ligne primitive, présentant à sa partie postérieure un canal très court, le *canal notocordal*, lequel disparaît bientôt en se fusionnant avec la cavité digestive. Eternod (1899) a montré que l'on trouve un canal notocordal dans des embryons humains mesurant $1^{mm},3$ à $2^{mm},11$ du capuchon céphalique au capuchon caudal.

Le prolongement céphalique forme la partie antérieure de la corde dorsale. La partie postérieure et aussi une grande longueur de la corde proviennent du clivage de la ligne primitive (voy. p. 1001). Conformément à ce qui existe pour les vertébrés inférieurs, on rattache généralement la corde dorsale à la partie profonde ou entodermique de la ligne primitive, cependant quelques auteurs la rapportent à la partie superficielle de la ligne primitive, c'est-à-dire à la portion ectodermique de cette dernière (Keibel).

Quoi qu'il en soit, la corde consiste en une tige cylindrique pleine, formée de cellules épithéliales, et qui s'étend de l'extrémité postérieure du corps à son extrémité antérieure. Cette tige est placée sur la ligne médiane entre la gouttière nerveuse en dessus et l'entoderme en dessous (fig. 836). Au début, son extrémité antérieure se soude avec l'entoderme du cul-de-sac pharyngien au niveau de l'extrémité antérieure de ce dernier, du côté dorsal. En s'appuyant sur l'autorité des embryologistes qui font dériver la corde de l'entoderme on peut considérer cette soudure comme répondant à un point où la séparation de ces deux organes ne s'est pas encore effectuée. Plus tard l'extrémité antérieure de la corde se sépare de l'entoderme et devient libre, puis elle s'unit de nouveau à l'épithélium de la poche de Rathke, ou peut-être, d'après d'autres auteurs, à la poche de Seessel, située en arrière de la précédente. Mais cette union est très éphémère, et bientôt la corde perd toute relation avec ces parties, parce que sa portion unie avec elles disparaît en se transformant en mésenchyme (SAINT-RÉMY). Cette disparition précoce de la partie antérieure de la corde, qu'il ne faut pas confondre avec la régression tardive de cet organe au sein de la colonne vertébrale, et qui s'effectue d'ailleurs par un tout autre procédé, explique les divergences de vues sur la limite antérieure de la corde dorsale et sur la question de savoir si elle s'étend réellement sur toute la longueur de la tête, ou bien seulement sur sa partie postérieure, en d'autres termes s'il y a une région cordale et une région précordale dans le crâne, question qui est loin d'être résolue.

La tige cordale est le premier rudiment du squelette, elle constitue même le seul squelette axial de l'amphioxus. Chez les vertébrés vrais elle s'entoure d'une gaine mésodermique matrice des pièces cartilagineuses ou osseuses du squelette définitif, mais elle joue encore un rôle important dans la constitution du squelette de certains d'entre eux (lamproies) chez lesquels elle persiste pendant toute la vie. Chez l'homme, après avoir servi en quelque sorte de directrice à la formation du squelette membraneux, elle disparaît de bonne heure (voy. p. 1077).

ARTICLE V

ORGANES DÉRIVÉS DU MÉSODERME

Quelle que soit la valeur réelle de la théorie du mésenchyme des frères HERTWIG, il est commode de diviser avec eux le feuillet moyen en deux parties : 1° une partie formée d'un tissu épithélial, le *mésoblaste* des HERTWIG, *mesothélium* de SEDGWICK MINOT qui limite le cœlome et ses divers compartiments (myotomes, néphrotomes); 2° une partie formée d'un tissu lâche, à cellules étoilées, le *mesenchyme* (O. et R. HERTWIG). De ces deux parties naissent des organes bien différents. Le mésothélium engendre les muscles striés volontaires, les épithéliums des organes génito-urinaires, l'endothélium des séreuses. Le mésenchyme donne naissance uniquement aux tissus du groupe conjonctif (tissu conjonctif proprement dit, tissus fibreux et squelettique), et au tissu musculaire lisse. On a attribué aussi au mésenchyme l'origine du système vasculaire, mais il est plus probable que ce système provient de germes spéciaux distincts du mésenchyme proprement dit.

Le mésenchyme doit être distingué en *mesenchyme primaire* qui apparaît au moment de la formation des feuillets (p. 991), et en *mesenchyme secondaire* né par prolifération du mésothélium. Nous verrons en effet que dans tous les points de son étendue l'épithélium mésodermique peut engendrer du tissu mésenchymateux. Conformément à cette subdivision nous étudierons : 1° les dérivés du mésoderme épithélial (mésothélium); 2° les dérivés du mésenchyme; 3° en appendice, le système vasculaire.

§ 1. — DÉRIVÉS DU MÉSODERME ÉPITHÉLIAL OU MÉSOTHÉLIUM

Les dérivés du mésoderme épithélial sont : 1° le système musculaire fourni par

l'épithélium des myotomes ; 2° les organes génito-urinaires dérivés des néphrotomes ; et, 3° enfin, le système séreux formé par l'épithélium du cœlome.

A. — SYSTÈME MUSCULAIRE

Les muscles striés proviennent des protovertèbres ou myotomes. Dans les
conceptions embryologiques basées sur les données de HATSCHECK (amphioxus) et
développées par O. HERTWIG, VAN WIJHE, etc., le myotome est la portion supérieure
ou dorsale des sacs cœlomiques. Il renferme chez les vertébrés inférieurs une
cavité d'une durée très éphémère, le *myocœle*. Les protovertèbres des amniotes

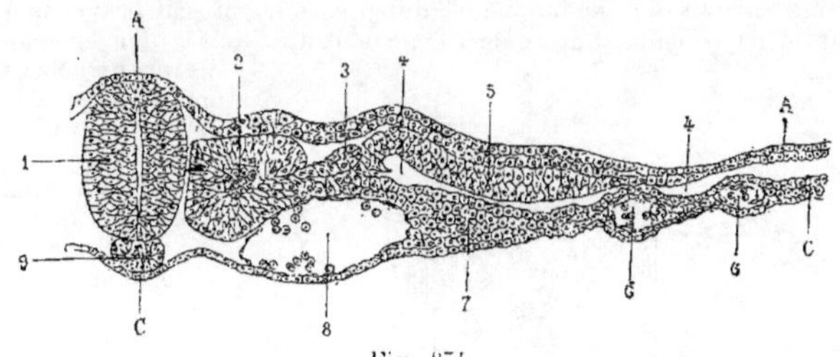

Fig. 874.

Coupe transversale de la région dorsale d'un embryon de poulet de quarante-cinq heures,
réduite (d'après BALFOUR).

A, ectoderme. — C, entoderme.
1, moelle épinière. — 2, protovertèbre. — 3, canal de Wolff. — 4, 4, cœlome (cavité pleuro-péritonéale). —
5, lame somatique du feuillet moyen. — 6, 6, vaisseaux. — 7, lame splanchnique du feuillet moyen. — 8, aorte. —
9, corde dorsale.

sont de petits corps cubiques comprenant une paroi épithéliale (fig. 468, 2), et une
masse centrale de cellules rondes, le noyau de la protovertèbre. Les transformations nécessaires pour passer de la protovertèbre aux muscles définitifs peuvent
être distribuées dans trois stades : 1° stade épithélial ; 2° stade de la plaque musculaire ; 3° stade de la formation histologique des fibres musculaires.

1° Stade épithélial. — C'est celui que nous venons de décrire plus haut, et dans
lequel les parois de la protovertèbre sont en effet uniquement épithéliales.

2° Stade de la plaque musculaire. — Ce stade résulte de ce que le bord inférieur
de la protovertèbre perd sa constitution épithéliale et engendre par prolifération
une assez grande masse de cellules arrondies que surmonte comme une voûte la
paroi protovertébrale supérieure, restée épithéliale (fig. 875, 3). Cette voûte
épithéliale se reploie légèrement en dessous, de manière à se continuer avec la
masse des cellules rondes, puis, celles de ces dernières cellules qui sont en contact
immédiat avec elle se modifient et forment une lame spéciale distincte, la *plaque
musculaire*. La protovertèbre est donc formée maintenant, en allant du côté
dorsal au côté ventral : 1° d'une lame épithéliale ; 2° de la plaque musculaire ;
3° d'une masse de mésenchyme qui fournira le squelette et répond au *sclérotome*
(voir plus loin, *Squelette*).

La plaque musculaire est formée de cellules allongées, fibroïdes, dirigées dans le sens de la
longueur de l'embryon. Elle s'accroît incessamment par l'apport que lui fournissent les bords
reployés de la lame épithéliale. C'est elle qui donnera les muscles par simple différenciation de
ses cellules.

La lame épithéliale perd à un moment donné sa disposition régulière et son caractère histologique spécial, et ses cellules se transforment en cellules mésenchymateuses qui engendrent le
derme cutané dans la région dorsale. Comme on le voit par la description qui précède, la protovertèbre est un des points du mésothélium où se forme le plus de mésenchyme secondaire, en

effet la lame épithéliale qui forme la voûte de la protovertèbre se transforme en tissu mésenchymateux destiné à fournir le derme cutané de la région dorsale, et sa base se comporte de même en formant le mésenchyme qui va donner le squelette axial.

3° Stade de la formation histologique des fibres.

— Les grandes cellules allongées des plaques musculaires présentent bientôt la forme de cylindres protoplasmiques possédant un ou plusieurs noyaux. Dans les couches périphériques de ces cylindres apparaissent comme de fines baguettes les fibrilles musculaires primitives, qui à partir de ce moment se développent graduellement jusque vers le centre, de telle manière que le corps cellulaire tout entier est envahi par la substance contractile, le protoplasma étant réduit à de petites masses périnucléaires.

Les plaques musculaires de chaque moitié du corps s'accroissent beaucoup par leurs bords dorsal et ventral, et elles viennent au contact l'une de l'autre sur la ligne médiane du dos, tandis que du côté ventral elles s'enfoncent dans la lame somatique, qu'elles clivent (voy. p. 1006), pour atteindre aussi le milieu des parois ventrales. Il se forme ainsi des masses musculaires dorso-ventrales qui rappellent la disposition permanente des muscles chez les vertébrés inférieurs (poissons). C'est aux dépens de ces masses musculaires que se développent les muscles de l'adulte. Les muscles des membres viennent de bourgeons envoyés dans ces derniers par les plaques musculaires (KLEINENBERG).

Il y a des protovertèbres dans la région céphalique. Elles paraissent fournir plusieurs muscles de la tête, tels que les muscles moteurs des yeux, et quelques-uns des muscles qui vont du crâne à la ceinture scapulaire. Les autres muscles de la tête, et en particulier ceux des mâchoires et de l'appareil hyoïdien, viennent des arcs viscéraux.

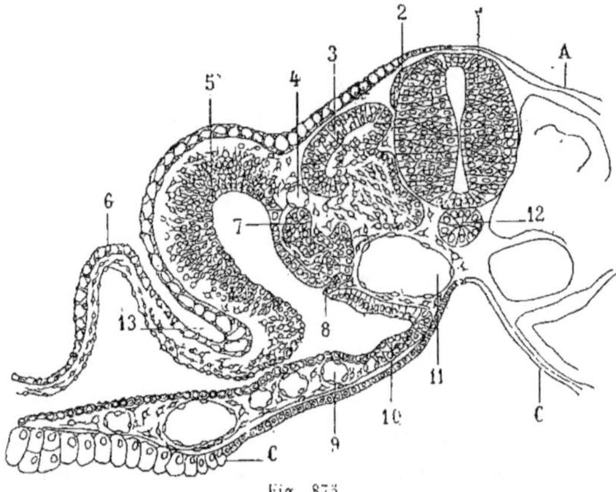

Fig. 875.

Coupe transversale du tronc d'un embryon de canard pourvu de 24 protovertèbres environ, réduite (d'après BALFOUR).

A. ectoderme. — C. entoderme.

1. moelle. — 2, ganglion spinal. — 3, portion épithéliale de la protovertèbre. — 4, veine cardinale. — 5, lame somatique du mésoderme. — 6, amnios. — 7, canal de Wolff. — 8, canal du corps de Wolff avec son ouverture péritonéale. — 9, vaisseau. — 10, mésoderme qui va former la suture mésentérique. — 11, aorte. — 12, corde dorsale. — 13, sillon marginal.

Nous avons vu (p. 1049) qu'en se développant les arcs branchiaux isolent certaines parties du mésoderme des lames latérales. La formation de ces arcs a lieu parfois après que le cœlome s'est déjà développé dans cette partie. Il en résulte que l'on trouve dans chaque arc, une cavité, portion du cœlome, limitée par l'épithélium cœlomique. Cette masse mésodermique isolée, *branchiomère*, se comporte comme une protovertèbre et engendre les muscles dont nous venons de parler.

Dans la région céphalique on trouve donc à la fois du côté dorsal des protovertèbres, et du côté ventral des branchiomères. Ces derniers ne coïncident pas avec les protovertèbres, mais alternent avec elles. La correspondance avec la segmentation générale du corps, et la segmentation particulière à la région branchiale, est une question encore à l'étude.

B. — SYSTÈME URO-GÉNITAL

Les organes génitaux et les organes urinaires sont si étroitement unis entre eux qu'il y a avantage à décrire leur développement simultanément. Pour ce qui regarde le *système urinaire* ou excréteur, l'embryologie des vertébrés inférieurs a fourni de précieuses données sur sa constitution typique chez tous les vertébrés. Elle a montré que le système excréteur consiste en une série de tubes à parois glandulaires comparables aux tubes segmentaires des annélides, et qui s'ouvrent comme eux dans la cavité péritonéale par un pavillon cilié. Mais tandis que chez les annélides les tubes segmentaires débouchent isolément à la surface des anneaux, chez les vertébrés, les canaux excréteurs de chaque moitié droite ou gauche du corps se jettent dans un long canal collecteur qui emporte leurs produits au dehors et qui s'ouvre soit à la surface de la peau de l'abdomen, soit dans le cloaque. Embryologiquement le système excréteur naît, ou tout au moins ses parties glandulaires naissent de cette portion spéciale du feuillet moyen qui forme les *néphrotomes*. Il est possible que le canal collecteur provienne de l'ectoderme, disposition que l'on expliquera plus loin. Les *glandes génitales* qui, comme chez les annélides, empruntent leurs voies d'excrétion au système urinaire, sont engendrées par certains points spécialisés de l'épithélium cœlomique qui limite la cavité péritonéale, et en particulier par la portion de cet épithélium située entre le système excréteur et la racine du mésentère. Certains auteurs ont pensé que les glandes génitales provenaient de parties bien distinctes du mésoderme, disposées par segments comme le sont d'autres parties de ce même feuillet (myotomes, néphrotomes), et ont désigné ces segments hypothétiques sous le nom de *gonotomes*, puis, réunissant chaque gonotome au segment urinaire correspondant, en ont fait le *gono-néphrotome*. Mais les données les plus récentes sur le premier développement des glandes génitales ne permettent pas de les faire dériver de parties aussi étroitement spécialisées, et la notion du gonotome doit être abandonnée (Sedgwick Mixot). Nous étudierons : 1° les organes urinaires, 2° les glandes sexuelles, 3° les canaux excréteurs qui sont communs à ces deux sortes d'organes, 4° les organes génitaux externes, et en appendice, 5° les capsules surrénales.

1° Organes urinaires. — Le système urinaire ou excréteur est représenté dans le cours du développement des vertébrés par trois sortes d'organes qui se succèdent : 1° le *rein céphalique, rein antérieur* ou *pronéphros* ; 2° le *rein primitif, corps de Wolff* ou *mésonéphros* ; 3° le *rein définitif* ou *métanéphros*.

a. *Pronéphros.* — Le pronéphros consiste en un canal longitudinal (*canal segmentaire, canal du pronéphros*) étendu depuis le cœur en avant, jusque vers le cloaque dans lequel il s'ouvre. L'extrémité antérieure de ce canal présente un certain nombre (1 à 6) de tubes ciliés placés à angle droit sur son trajet et qui s'ouvrent librement dans la cavité péritonéale par une sorte d'entonnoir pourvu de longs cils. Au voisinage de l'ouverture de ces tubes se trouve un renflement saillant de la paroi abdominale dans lequel est contenu un riche bouquet vasculaire ; c'est le *glomérule* du pronéphros. Il est à remarquer que ce glomérule est indépendant des tubes ciliés et simplement placé dans leur voisinage.

Le pronéphros s'observe à l'état adulte chez quelques poissons osseux, il est très développé dans les embryons qui mènent une vie larvaire d'assez grande durée, tels que les embryons d'amphibiens. Chez les amniotes l'existence de sa partie antérieure est très éphémère, et l'on peut dire qu'il est représenté simplement par son canal excréteur longitudinal.

Ce canal, qui est chez les amniotes la première ébauche du système excréteur, apparaît de très bonne heure, il a reçu le nom de *canal de Wolff*. Le canal de Wolff se présente chez l'embryon de poulet de deux jours sous la forme d'un cordon cellulaire plein, rattaché à la lame moyenne (fig. 874,3). Aussi l'a-t-on considéré pendant longtemps comme une simple différenciation funiculaire du feuillet moyen. Cependant, plusieurs auteurs depuis Hensen (1866) ont trouvé des relations étroites entre l'ectoderme et lui, et toute une série d'embryologistes le regardent comme d'origine ectodermique.

Il n'est pas difficile de comprendre comment la partie glandulaire du système excréteur étant d'origine mésodermique, le canal collecteur peut cependant venir du feuillet externe. Supposons qu'au début, chez les ancêtres des vertébrés, les canaux excréteurs aient débouché comme chez les annélides à la surface du corps, mais que leurs ouvertures aient été placées dans deux sillons longitudinaux de l'ectoderme, on peut admettre avec suffisamment de vraisemblance que ces sillons se sont déprimés de plus en plus et que chacun d'eux s'est finalement transformé en un tube ectodermique placé dans l'épaisseur du corps.

b. *Mésonéphros.* — En arrière de l'extrémité antérieure du pronéphros, on voit apparaître, dans l'épaisseur de la *lame moyenne*, une série de tubes disposés métamériquement dans les cas typiques. Ces tubes, *tubes du corps de Wolff*, se forment par des invaginations de l'épithélium péritonéal qui s'enfoncent dans le mésenchyme en se recourbant en S. Dans la figure 875,8, on voit un de ces tubes encore relié à la surface péritonéale, sur laquelle il s'ouvre par une légère fente appelée le *néphrostome*.

Chez les vertébrés inférieurs, le néphrostome est très développé et peut persister pendant toute la vie, mais chez les amniotes il disparaît ; les tubes du corps de Wolff se séparent de la surface péritonéale et se logent dans le mésenchyme subjacent. Ils se soudent ensuite par une de leurs extrémités au canal de Wolff, tandis que sur leur extrémité opposée (extrémité juxta-péritonéale), se développe un glomérule de Malpighi. Chez l'homme, on distingue dans les tubes du corps de Wolff deux parties, l'une plus large, formée de grandes cellules, commence au glomérule, c'est la partie sécrétante ; l'autre plus étroite, limitée par un épithélium cubique, est un véritable canal excréteur qui

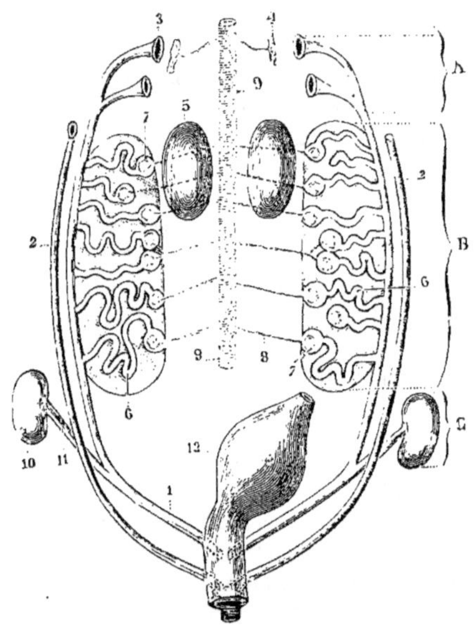

Fig. 876.

Ensemble des divers appareils excréteurs qui se succèdent dans le cours du développement (schématique).

A, pronéphros. — B. mésonéphros (corps de Wolff). — C. métanéphros (rein définitif).

1. canal de Wolff. — 2, canal de Müller. — 3. entonnoir péritonéal du pronéphros. — 4. glomérule du pronéphros. 5, glande génitale. — 6, canalicule du mésonéphros. — 7. glomérule du mésonéphros. — 8. artère du mésonéphros. — 9, aorte. — 10, ébauche du rein. — 11, uretère. — 12. vessie urinaire allantoïde).

débouche dans le canal de Wolff (NAGEL). Les tubes du corps de Wolff se compliquent beaucoup, soit par un simple allongement, soit par la production de tubes secondaires ou même tertiaires, de sorte que le nombre de ces tubes est finalement beaucoup plus grand que celui des segments du corps dans la région correspondante.

En somme, le corps de Wolff est formé par une série de tubes flexueux, munis d'un glomérule, et qui rappellent les tubes contournés du rein. Il constitue un organe allongé qui occupe toute la longueur de la cavité abdominale et qui persiste pendant toute la vie chez les vertébrés anallantoïdiens où il forme l'appareil rénal ; chez les amniotes il ne fonctionne que pendant une courte période de la vie embryonnaire et ne tarde pas à s'atrophier, à peu près entièrement dans sa partie inférieure (*urinaire*) dont les restes constituent le parovarium et le paradidyme, moins complètement dans sa partie supérieure (*génitale*) d'où viennent le corps de Rosenmüller et le reste testis.

Chez les sélaciens, les tubes du corps de Wolff sont formés par une simple différenciation des néphrotomes, la cavité de ces derniers (néphrocœle) devient la lumière des tubes, et leurs parois forment l'épithélium sécréteur (RÜCKERT).

Les glomérules de Malpighi se forment de la manière suivante : un bouquet de capillaires se met en rapport avec une anse du tube wolffien contourné en S ; celle-ci l'entoure et se referme peu à peu sur lui de manière à ne plus laisser qu'un étroit passage pour le pédicule des vaisseaux. Ces derniers se trouvent alors, par rapport à l'épithélium du tube, dans la même situation qu'un organe par rapport à sa séreuse, c'est-à-dire qu'ils sont recouverts par une lame épithéliale (lame viscérale de la séreuse) et font saillie dans une cavité (lumière du tube) limitée par la lame pariétale de la séreuse représentée ici par l'épithélium de la face opposée du tube excréteur. L'épithélium qui recouvre les vaisseaux s'aplatit, l'épithélium pariétal fait de même, et l'on a un véritable glomérule, c'est-à-dire un bouquet de capillaires, revêtu d'un épithélium plat (endothélium), et faisant saillie dans un tube glandulaire qui s'est dilaté en forme d'ampoule pour le recevoir.

c. *Métanéphros*. — Le rein définitif existe chez les seuls amniotes, il apparaît de très bonne heure, dès que le corps de Wolff est constitué, et il naît du canal de ce dernier sous la forme d'un bourgeon creux qui se dirige en haut. Le pédicule de ce bourgeon fournira l'uretère, sa partie supérieure engendre le rein. Elle s'élargit en prenant la forme du bassinet du rein, puis elle produit un certain nombre de bourgeons secondaires, qui ont la forme de canaux greffés sur le bassinet.

Ces canaux s'accroissent et se branchent en Y ou en T. L'une des extrémités de la branche transversale du T se recourbe en crosse et devient le siège de la formation d'un glomérule par un procédé identique à celui que nous avons vu plus haut, l'autre extrémité se redresse dans le sens de la barre droite du T, s'allonge et se bifurque comme l'a fait la première. Les branches de bifurcation se comportent à leur tour comme les précédentes et ainsi se forment sur le parcours des tubes rénaux des glomérules qui siègent à différentes hauteurs. Les tubes contournés de la substance corticale sont produits par une différenciation des tubes papillaires dont ils ne sont que la partie terminale (KÖLLIKER).

D'autres auteurs, A. SEDGWICK, BALFOUR, pensent que les tubes contournés naissent *indépendamment* des conduits papillaires, par une différenciation du tissu de la *lame moyenne* dans laquelle plongent ces derniers auxquels ils se rattachent ensuite. O. HERTWIG faisant observer que le développement indépendant et isolé des tubes sécréteurs (*canaux contournés*) et des tubes excréteurs (*canaux papillaires*) du rein rappellerait ce qui a lieu pour le corps de Wolff dans lequel les tubes excréteurs naissent indépendamment du canal, adopte aussi cette manière de voir.

2° **Glandes sexuelles**. — A leur première apparition, les glandes sexuelles sont identiques dans les deux sexes. Leur ébauche consiste dans ce que l'on appelle *l'éminence germinale*, ou *génitale*, sorte de repli saillant situé de chaque côté du mésentère, entre ce dernier et le corps de Wolff. L'éminence germinale est constituée par une masse mésodermique revêtue d'une couche épithéliale, portion de l'épithélium cœlomique, dont elle se distingue du reste par des caractères histologiques spéciaux. Cet épithélium, *épithélium germinatif* (WALDEYER), est en effet formé de cellules cylindriques hautes qui lui donnent une assez grande épaisseur, et entre lesquelles on trouve des cellules volumineuses arrondies, les *ovules primordiaux*. A l'état indifférent, représenté par l'ébauche que nous venons de décrire, fait bientôt suite une période de différenciation sexuelle, et l'éminence génitale fournit soit un ovaire, soit un testicule.

a. *Ovaire*. — Pour constituer l'ovaire, les ovules primordiaux, entourés de cellules de l'épithélium germinatif s'enfoncent dans le mésoderme de l'éminence génitale en formant des cordons pleins, les *cordons glanduleux* de VALENTIN et de PFLÜGER. Ces ovules primordiaux peuvent se multiplier par division (KÖLLIKER), et forment des cordons de plus en plus allongés, composés d'une file axiale d'ovules

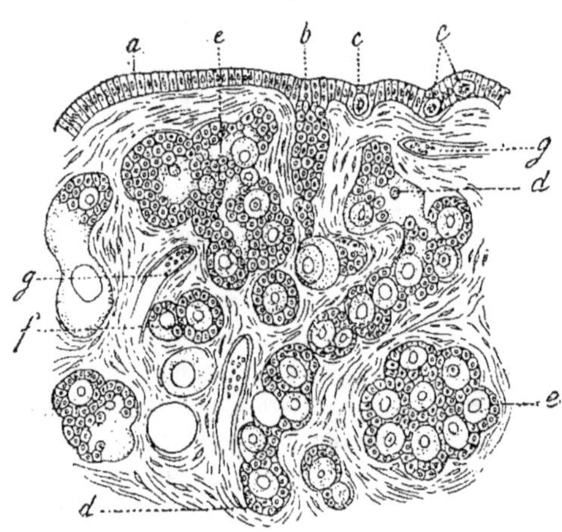

Fig. 877.

Coupe de l'ovaire d'une enfant nouveau-née
(d'après WALDEYER).

a, épithélium germinatif. — *b*, tube ovarique à son début. —
c, ovule primitif dans l'épithélium. — *d, d*, tube ovarique renfermant
des follicules en voie de formation. — *e, e*, groupe d'ovules sur le
point de se séparer en follicules. — *f*, follicule déjà isolé. —
g, g, vaisseaux.

primordiaux superposés, et d'un revêtement de cellules épithéliales fourni par les cellules de l'épithélium germinatif qui ont accompagné les ovules primordiaux. Les cordons de Pflüger se multiplient et se soudent les uns aux autres en formant un réseau dont les lacunes sont occupées par du tissu conjonctif. Leur production peut se prolonger jusqu'à la naissance, mais en général elle cesse plus tôt. L'épithélium germinatif, après qu'il a engendré ces cordons glanduleux, perd toute relation avec eux et prend des caractères histologiques plus simples ; il forme à la glande génitale un revêtement de cellules cylindriques dans lequel on ne trouve plus d'ovules primordiaux.

Les cordons de Pflüger sont découpés en courts segments contenant chacun trois ou quatre ovules primordiaux revêtus de leur enveloppe épithéliale (*nids d'ovules*). Ce morcellement des cordons continue jusqu'à ce qu'ils soient enfin réduits à des segments très simples formés d'un seul ovule primordial toujours pourvu de son revêtement épithélial, et qui constituent les *follicules de de Graaf primordiaux*. D'après le mode de développement qui a été décrit ci-dessus, l'épithélium qui revêt l'ovule, et qui fournira plus tard la *membrane granuleuse* du follicule, viendrait comme l'ovule lui-même de l'épithélium germinatif.

Une opinion toute différente a été émise sur son origine. KÖLLIKER a fait remarquer que l'on peut trouver des groupes d'ovules primordiaux *nus*, c'est-à-dire en contact direct avec le stroma de l'ovaire. D'autre part il trouve dans le hile de cet organe et dans la substance médullaire, des cordons formés de petites cellules épithéliales semblables à celles de la membrane granuleuse. Ces cordons, *cordons médullaires*, sont anastomosés entre eux ; ils s'avancent par leur extrémité périphérique vers la substance corticale, et viennent se mettre en rapport avec les groupes d'ovules primordiaux nus, auxquels ils fournissent leur revêtement épithélial. Dans cette manière de voir l'ovule et la membrane granuleuse du follicule proviendraient de deux sources différentes, l'ovule de l'épithélium germinatif, et la membrane granuleuse des cordons médullaires venus eux-mêmes par bourgeonnement du corps de Wolff ou d'après FUSARI de l'épithélium péritonéal compris entre le tiers moyen du corps de Wolff et la racine du mésentère, épithélium duquel ils se détachent sous la forme de cordons isolés qui s'enfoncent dans le mésenchyme pour entrer ensuite en rapport avec les glandes génitales.

b. *Testicule*. — Dans le sexe mâle comme chez la femelle on trouve un épithélium germinatif (WALDEYER). Ce dernier prolifère abondamment et forme de nombreux cordons cellulaires renfermant de grosses cellules volumineuses identiques aux ovules primordiaux, et qui donneront les cellules séminales. Ces cordons deviennent plus tard les canalicules séminifères. Chez l'homme, où NAGEL a pu observer les faits relatés ci-dessus, il existe de très bonne heure une grande différence entre les deux sexes qui sont très aisément reconnaissables.

Les *tubes droits* et le *réseau de Haller* sont engendrés par des cordons cellulaires venus du corps de Wolff ou de l'épithélium péritonéal, et identiques aux cordons médullaires de l'ovaire.

C'est là l'opinion adoptée par la majorité des auteurs, mais la part exacte que prend l'épithélium germinatif à la formation des tubes séminifères n'est pas encore entièrement déterminée. KÖLLIKER pense que l'épithélium germinatif ne fournit que les cellules séminales tandis que les cellules indifférentes des canalicules séminifères (cellules de soutien) proviendraient des cordons cellulaires fournis par le corps de Wolff. Il y aurait dans ce cas quelque chose de comparable à ce qui a été décrit dans l'ovaire, les cellules indifférentes, homologues des cellules folliculaires, viendraient du corps de Wolff, les cellules sexuelles proprement dites de l'épithélium germinatif.

3° Canaux excréteurs. — Dès les premiers temps de l'existence du corps de Wolff un canal spécial, le *canal de Müller*, se développe, en connexion étroite avec lui. Le canal de Müller, lorsqu'il est complètement constitué, part de l'extrémité antérieure du corps de Wolff, sur le bord interne de ce dernier où il s'ouvre dans le péritoine par un ou deux orifices infundibuliformes. Il se place ensuite sur le bord externe du corps de Wolff, en dehors du canal de ce nom, et parcourt toute la longueur du rein primitif. Arrivé à la partie inférieure de ce dernier, il passe en arrière du canal de Wolff et s'accole à son congénère du côté opposé.

Le canal de Müller peut être considéré théoriquement comme produit par un dédoublement du canal de Wolff, et en réalité c'est bien ainsi qu'il se forme chez les vertébrés inférieurs, mais chez les mammifères son mode de développement est assez peu connu. Pour KÖLLIKER, EGLI, il naît sous la forme d'un cordon plein partant de l'épithélium péritonéal, au niveau de ce qui sera plus tard son extrémité antérieure et qui s'allonge peu à peu par un accroissement propre de son extrémité postérieure. Pour WALDEYER, il apparaît sous la forme d'une gouttière péritonéale courant sur la face externe du corps de Wolff et qui se ferme par la suite. D'après A. SEDGWICK, il naît, au moins dans sa partie postérieure, par une sorte de dédoublement du canal de Wolff.

Quoi qu'il en soit, avec le canal de Müller, la constitution des canaux sexuels est achevée ; en effet, le canal de Wolff cessant de servir à l'évacuation des produits sécrétés, au fur et à mesure que le rein primitif s'atrophie, devient un conduit exclusivement génital, et se partage avec le canal de Müller la fonction d'évacuer au dehors les produits sexuels. Nous étudierons successivement la formation des conduits sexuels : 1° chez le mâle ; 2° chez la femelle.

a. *Sexe mâle.* — Dans le sexe mâle le sperme est évacué par les canaux de Wolff. Ces derniers qui débouchaient primitivement dans l'intestin cloacal, se trouvent reportés par le cloisonnement du cloaque sur le pédicule de l'allantoïde dans lequel ils s'ouvrent, vers ce qui deviendra le *veru montanum*.

Les premières voies d'excrétion du sperme, c'est-à-dire les conduits qui unissent les canalicules séminifères au canal déférent (tubes droits, rete testis et cônes vasculeux), sont formées par des canalicules du corps de Wolff, persistants. Le canal de Wolff proprement dit, fournit le canal de l'épididyme et le canal déférent. A sa partie inférieure il présente de légers diverticules qui donnent plus tard les vésicules séminales et les canaux éjaculateurs. Le canal de Müller resté sans usage s'atrophie, sauf à sa partie supérieure qui persiste formant l'hydatide non pédiculée, et à sa partie inférieure qui constitue l'utricule prostatique ou *utérus mâle*.

b. *Sexe femelle*. — Chez la femelle c'est le contraire qui se produit, le canal de Wolff s'atrophie dans sa majeure partie tandis que le canal de Müller persiste. L'ouverture péritonéale de ce dernier forme le pavillon de la trompe, sa partie moyenne forme la trompe, sa partie inférieure l'utérus et le vagin.

Le détail du développement est le suivant : les conduits de Wolff et ceux de Müller lorsqu'ils sont arrivés en dessous du corps de Wolff, se placent sur la ligne médiane et réunis les uns aux autres par une masse conjonctive épaisse forment un cordon connu sous le nom de *cordon génital*. Dans ce cordon les deux canaux de Müller accolés l'un à l'autre occupent exactement le milieu ; les canaux de Wolff écartés l'un de l'autre marchent isolément de chaque côté. Les deux conduits de Müller se soudent l'un à l'autre dans la partie moyenne de leur segment terminal, et si on les suit en commençant par en bas on voit qu'ils sont tout d'abord séparés et distincts, puis en remontant plus haut on les trouve unis et confondus en un seul, plus haut encore ils sont de nouveau séparés. Enfin leur soudure s'achève dans leur portion terminale et ils sont confondus dans toute leur partie inférieure qui forme l'utérus et le vagin.

Les canaux de Müller seuls engendrent donc toutes les voies génitales chez la femme, de même que ce rôle était dévolu aux seuls canaux de Wolff chez l'homme. Mais de même que chez le mâle on trouve encore quelques traces du canal perdu (canal de Müller), on rencontre aussi chez la femelle des restes du canal de Wolff. Ce sont le canal longitudinal de l'*organe de Rosenmüller* et les *canaux de Gärtner* qui ont été déjà étudiés à propos des organes génito-urinaires (voy. 848 et 868).

Pour le mode de terminaison en dehors des conduits génitaux, nous renvoyons à l'étude des organes génitaux externes.

4° Organes génitaux externes. — Nous traiterons, avec ces organes, de quelques points qui n'ont été qu'indiqués jusqu'ici, et en particulier du développement de la vessie urinaire. On a vu que l'éperon périnéal cloisonne le cloaque interne et le divise en deux conduits, l'un antérieur qui répond en grande partie au pédicule

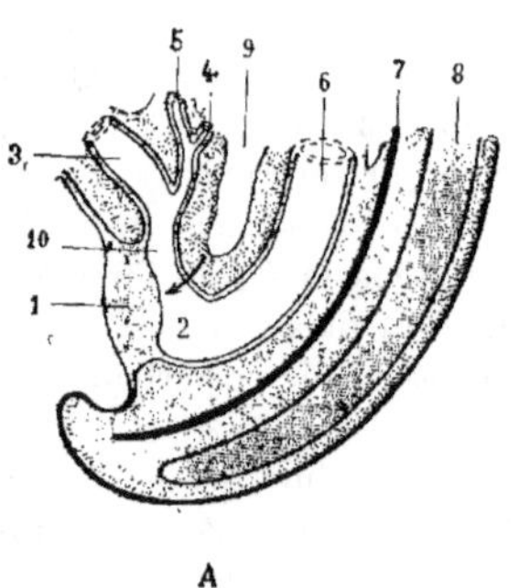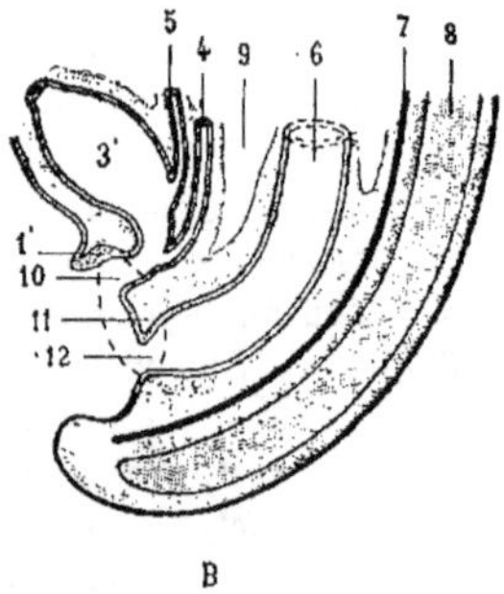

A   B

Fig. 878.

Développement du système uro-génital, coupe sagittale de l'embryon (*schématique*).

A et B, deux stades successifs.

1, bouchon cloacal. — 1', lame uréthrale du même. — 2, cloaque interne. — 3, allantoïde. — 3', vessie. — 4, canal de Wolff. — 5, uretère. — 6, intestin. — 7, corde dorsale. — 8, moelle. — 9, cavité péritonéale. — 10, sinus uro-génital. — 11, périnée. — 12, anus.

de l'allantoïde, l'autre postérieur qui est en rapport avec l'intestin. Ce cloisonnement peut se suivre aisément sur les figures 878, A et B.

D'après ces figures qui représentent des coupes passant par le plan vertical médian, il semble que le cloisonnement résulte de l'abaissement graduel de l'éperon périnéal, et c'est effectivement ainsi qu'il a été souvent expliqué. Cependant ce n'est pas tout à fait exact et RETTERER a montré que conformément aux anciennes données de RATHKE, le cloisonnement du cloaque est produit par la fusion de deux replis verticaux nés sur les côtés du cloaque interne, les *replis de Rathke*, qui s'avancent l'un vers l'autre comme deux rideaux et divisent la cavité cloacale en deux chambres, l'une antérieure, uro-génitale, l'autre postérieure, intestinale. Ces replis se

soudent l'un à l'autre, et leur soudure s'opère graduellement de haut en bas, ce
qui explique bien l'apparence d'abaissement de l'éperon périnéal, ce dernier correspondant précisément à la portion soudée des *replis de Rathke*. L'existence des
replis de Rathke chez l'homme a été démontrée par KEIBEL.

La portion de l'allantoïde qui est comprise dans le corps de l'embryon subit alors
des modifications importantes, et se renfle dans sa portion moyenne pour former
la vessie urinaire, laquelle se continue en haut par un canal très fin, *l'ouraque*,
dû à la persistance de la portion du canal allantoïdien comprise entre la vessie et
l'ombilic. L'ouraque se dirige vers l'ombilic à travers lequel il s'engage. Il est
encore quelquefois perméable à la naissance, ou même plus tard dans certaines
anomalies, mais d'habitude il se transforme en un cordon fibreux qui devient le
ligament moyen de la vessie. La partie inférieure de l'allantoïde fournit le canal
de l'urèthre tout entier chez la femme ou seulement une portion de ce canal chez
l'homme.

La figure 878 permet de comprendre ces transformations. Dans un premier
stade (fig. 878, A), on voit que l'uretère et le canal de Wolff se réunissent à leur
partie inférieure pour déboucher dans l'allantoïde par un canal commun très
court, disposition due à ce que, ainsi qu'on l'a vu plus haut (p. 1065), l'uretère naît
sur le canal de Wolff par un simple bourgeonnement de ce dernier. Dans le cours
du développement, le canal commun uretéro-wolffien devient très court et finit
par disparaître, de telle sorte que l'uretère et le canal de Wolff s'ouvrent côte à
côte dans l'allantoïde. Plus tard, la portion de la paroi allantoïdienne comprise
entre l'embouchure de ces deux canaux et qui est d'abord presque nulle s'accroît
beaucoup, formant la région vésicale connue sous le nom de *trigone*, puis la
portion initiale de l'urèthre, et les deux canaux sont ainsi reportés très loin l'un
de l'autre (fig. 878 B).

Ces changements de position du canal urinaire et du canal génital, car ce que
nous avons dit s'applique aussi bien au canal de Müller qu'à celui de Wolff, sont
très importants. Comme le montre la figure 878, A, le canal uretéro-wolffien s'ouvre dans le pédicule de l'allantoïde qui peut à cause de cela être divisé en deux
parties, l'une supérieure située en dessus de l'ouverture de ce canal, l'autre inférieure située en dessous de cette ouverture. Cette dernière partie est connue depuis
J. MÜLLER sous le nom de *sinus uro-génital*, car elle reçoit à la fois les produits
de la sécrétion urinaire et ceux des glandes génitales. Après la formation du
trigone, la longueur *relative* du sinus est beaucoup diminuée, puisque l'ouverture
génitale est reportée bien en dessous de l'ouverture urinaire (fig. 878, B). Le sinus
uro-génital est alors représenté par la portion du cloaque qui, dans les stades
antérieurs était occupée par le bouchon cloacal de TOURNEUX. Au fur et à mesure
que ce dernier s'est détruit, il s'est produit à sa place une fossette ouverte à l'extérieur et au fond de laquelle débouche le sinus uro-génital, dont elle devient l'ouverture externe. Cette fossette constitue le *vestibule uro-génital*. Le vestibule
uro-génital correspond à la partie inférieure du sinus de même nom. C'est la portion
la plus fixe de ce sinus, celle qui est le moins modifiée par les changements évolutifs, et qui répond toujours à la définition d'un canal collecteur commun aux
organes génitaux et aux organes urinaires.

Autour de l'ouverture du vestibule uro-génital apparaissent d'importants replis
de la peau qui vont former les organes génitaux externes. Ce sont : 1° une petite
saillie conique située au-dessus du vestibule, le *tubercule génital* ; 2° deux gros
bourrelets saillants qui, partant du tubercule génital, bordent latéralement le ves-

tibule et viennent se confondre en arrière avec le périnée, les *bourrelets génitaux*.

Le tubercule génital est impair et médian, il est situé juste au-dessus du bouchon cloacal. Ce dernier lui envoie un prolongement sous la forme d'une lame verticale, *lame ou mur uréthral* de TOURNEUX, qui s'enfonce dans la moitié inférieure du tubercule et la parcourt dans toute sa longueur. La lame uréthrale est composée, comme le bouchon cloacal, par une masse de cellules venues de la membrane anale. Elle se comporte comme le bouchon cloacal lui-même, c'est-à-dire qu'elle se désagrège en partie, et il se forme à sa place un sillon, le *sillon génital*, qui parcourt la face inférieure du tubercule génital. La portion du mur uréthral comprise dans l'extrémité renflée du tubercule génital (gland) a reçu de TOURNEUX le nom de *mur balanique*. Le sillon génital qui se continue en arrière dans le vestibule uro-génital, dont il n'est en somme qu'un prolongement, est limité par deux replis saillants, les *replis génitaux*.

Le périnée est formé par la partie inférieure des replis de Rathke, à laquelle RETTERER donne le nom de replis *ano-génitaux*, nom justifié par ce fait que toutes les parties qui se développent à leur niveau (bourrelets génitaux, repli anal antérieur) paraissent étroitement liées entre elles au point de vue de leur développement.

En prenant comme point de départ l'état ci-dessus décrit, il est facile de comprendre la formation des organes génitaux externes dans les deux sexes. — *Chez la femme,* les choses changent peu et ce sont surtout de simples différenciations histologiques qui ont à se produire pour aboutir à l'état parfait. Le tubercule génital se développe peu, il forme le *clitoris*. Son extrémité antérieure renflée constitue le *gland,* autour duquel un repli cutané se dispose en une sorte de prépuce (*capuchon du gland*). Ce capuchon est limité aux côtés dorsal et latéraux du gland, il s'arrête à la face inférieure de ce dernier sur les bords de la gouttière génitale qui reste ouverte. A leur tour, les bourrelets génitaux forment les *grandes lèvres*, les replis génitaux, les *petites lèvres*. L'*hymen* est formé par l'extrémité antérieure du vagin, les *glandes de Bartholin* proviennent d'un bourgeonnement épithélial des parois vaginales. — *Chez l'homme,* le développement est un peu plus compliqué. Le tubercule génital s'accroît beaucoup, la lame uréthrale prend une importance considérable. Elle forme sur les coupes transversales une cloison verticale allant du milieu du tubercule jusqu'à son bord inférieur. Cette lame se détruit, et ainsi se forme un vaste sillon ou mieux une gouttière profonde parcourant la face inférieure du tubercule devenu le *pénis*. Tout le long de cette gouttière les replis génitaux qui la bordent se soudent l'un à l'autre transformant la gouttière en un canal qui constitue la portion spongieuse du *canal de l'urèthre*. Les replis génitaux se comportent de même au niveau du vestibule uro-génital pour former l'*urèthre membraneux*. Les bourrelets génitaux se soudent sur la ligne médiane et constituent le *scrotum*. Comme chez la femme le prépuce est un repli cutané formé sur le dos et les côtés du gland, mais les deux bords de la gouttière génitale sur laquelle il s'insère en dessous se soudent l'un à l'autre formant la *portion balanique de l'urèthre,* et produisent du même coup le *frein du prépuce*. La *prostate* apparaît sur la portion initiale de l'urèthre vers le deuxième mois. Quant aux *glandes de Cowper,* elles sont des productions de la paroi du vestibule uro-génital.

5° Capsules surrénales. — Le développement des capsules surrénales est encore peu connu. Pour beaucoup d'auteurs les deux substances, médullaire et corticale, qui les constituent auraient une origine différente. La substance médullaire viendrait des ganglions du sympathique, la substance corticale du tissu mésodermique situé à l'extrémité antérieure du corps de Wolff (Balfour, Kölliker, etc.). D'autres auteurs (Janosik, Mihalkowics) pensent que la substance corticale est formée par des produits de l'épithélium du cœlome, et en particulier de l'épithélium situé en avant du corps de Wolff et de l'éminence génitale.

Fusari (1892) a montré qu'en effet l'épithélium péritonéal qui s'étend de la limite interne des reins primitifs à la racine du mésentère forme des bourgeons ou des cordons cellulaires qui s'enfoncent dans le mésenchyme. Ceux de ces cordons qui correspondent aux glandes génitales deviennent les cordons génitaux (cordons médullaires de Kölliker), ceux qui sont en avant de ces glandes forment les capsules surrénales. En même temps des ébauches sympathiques qui se détachent des cordons limitrophes pénètrent entre les cordons épithéliaux et se développent en groupes cellulaires distincts et disséminés dans toute l'étendue de la capsule surrénale (poulet), ou rassemblés au centre de cette dernière chez les mammifères où ils constitueraient la substance médullaire. Les cordons épithéliaux perdent leurs limites si nettes au début, et forment des travées peu distinctes qui, par places, peuvent paraître se confondre avec le mésoderme ambiant, d'où l'opinion de certains auteurs les considérant comme nées de ce dernier tissu. En outre, de très bonne heure, on voit entre ces travées d'énormes veines venues des veines cardinales correspondantes, si développées qu'elles «donnent au tissu l'aspect du foie embryonnaire». Des parois de ces veines naissent des capillaires qui divisent les travées glandulaires en colonnettes entre lesquelles ils s'interposent. Ainsi se montrent dès le début les rapports importants du système vasculaire avec le parenchyme des capsules surrénales. La dérivation de ce dernier de l'épithélium cœlomique, justifie la place que nous avons donnée à ces organes, à la suite des organes génito-urinaires.

C. — Système des séreuses

Dans le système séreux nous décrirons à la fois les séreuses vraies, péritoine, péricarde et plèvres, et le diaphragme. Ce dernier par sa musculature striée mériterait peut-être une place à part, mais il est si intimement lié par son développement aux séreuses vraies qu'il y a tout avantage à le décrire avec elles.

Nous étudierons tout d'abord le péritoine, puis le diaphragme, et enfin, simultanément, le péricarde et les plèvres.

1° Péritoine. — Le péritoine pariétal est fourni par la lame la plus interne de la somatopleure, après que les produits de la protovertèbre (muscles et os) ont envahi cette dernière. Le péritoine viscéral provient des couches superficielles de la lame splanchnique. Il y a en outre à décrire dans le péritoine les *mésentères*. Embryologiquement on distingue deux mésentères : 1° le mésentère vrai, *mésentère dorsal*, et 2° le *mésentère ventral*.

a. *Mésentère dorsal, rate.* — Au début, la gouttière intestinale est directement appliquée contre la corde dorsale (fig. 874), il n'y a donc pas de mésentère.

Plus tard, ainsi que l'on peut le voir indiqué dans la figure 875, 10, une lame mésodermique s'insinue de chaque côté du corps entre l'aorte primitive et l'entoderme. Ces deux lames s'avancent régulièrement l'une vers l'autre, et arrivées sur la ligne médiane, au-devant de la corde, elles se soudent, formant la *suture mésentérique* (Kölliker).

La suture mésentérique, une fois achevée, développe une lame mésodermique plus ou moins étendue, qui rattache l'intestin au rachis, c'est le mésentère vrai ou dorsal. Ce dernier s'étend depuis le cardia en haut jusque vers la partie terminale du gros intestin, mais en plusieurs points il peut rester très court, tandis qu'il atteint ailleurs des dimensions considérables. Il est très développé au niveau de l'estomac où il forme le mésogastre postérieur, dans lequel se développe la rate, par simple différenciation d'un amas de cellules mésodermiques.

Certains auteurs (KUPFFER) rattachent la rate à l'entoderme, et en particulier à l'entoderme du pancréas, dans ce cas la rate, comme d'autres organes folliculaires (amygdales), serait en rapport génétique avec un feuillet épithélial (RETTERER) et non simplement avec le mésenchyme.

Le mésogastre postérieur est d'abord vertical et médian comme l'estomac lui-même, puis il suit ce dernier dans son mouvement de torsion, et s'allonge beaucoup pour se prêter à ce mouvement. Il constitue alors une sorte de voile flottant, *rudiment du grand épiploon*, attaché d'une part à la ligne médiane de la paroi abdominale postérieure, d'autre part à la grande courbure de l'estomac, et, comme l'estomac s'est tordu de manière à diriger sa face latérale droite en arrière, entre cette face et la paroi postérieure du cœlome il existe dès maintenant une cavité, limitée à gauche et en bas par le grand épiploon. C'est une partie de l'arrière-cavité des épiploons. Le grand épiploon forme en somme comme une bourse aplatie, dont le bord inférieur libre et flottant dépasse très peu la grande courbure de l'estomac. Cette bourse se compose naturellement de deux lames ou de deux feuillets. Bientôt son bord inférieur s'allonge par un accroissement propre de ses deux feuillets, et passe au-dessus des anses intestinales qu'il recouvre à la manière d'un tablier.

L'épiploon contracte ultérieurement des adhérences avec le côlon transverse, et le reste du mésentère dorsal subit de grandes modifications dans son étendue et dans son importance. Tous ces détails ont été étudiés dans le chapitre v.

b. *Mésentère ventral.* — Le mésentère ventral consiste en une lame mésodermique allant du bord ventral du tube digestif à la paroi ventrale. Il ne s'étend jamais au-dessous de l'ombilic. On peut lui considérer deux portions : 1° une portion *cardiaque* dont la formation est en rapport avec celle du cœur, et qui disparaît de très bonne heure sans jouer aucun rôle dans le développement des parties qui nous occupent ; 2° une portion *hépatique*, bien plus importante, et qui se forme de la manière suivante : le foie épithélial repousse au-devant de lui une masse de mésoderme splanchnique, le *renflement hépatique* (KÖLLIKER), lequel vient s'unir à la somatopleure qui constitue la paroi ventrale primitive. D'après MATHIAS DUVAL, cette union ne se fait pas tout d'abord sur la ligne médiane, mais à droite et à gauche de cette dernière. Elle s'opère par l'intermédiaire de villosités mésodermiques qui recouvrent le renflement hépatique. Après qu'elle est achevée, la masse mésodermique qui constituait le renflement hépatique se divise en deux parties : l'une, supérieure, prend la forme d'une cloison transversale épaisse, située entre le cœur d'une part, et le foie d'autre part, c'est la *masse transverse* (USKOW), qui va constituer une partie du diaphragme ; l'autre inférieure, verticale, est tendue entre la paroi antérieure du tube digestif et la paroi ventrale, c'est le *mésentère ventral* dans l'épaisseur duquel se développera le foie. La portion hépatique du mésentère ventral s'étend en haut jusqu'à la masse transverse, en bas elle s'arrête d'une part à l'ombilic, d'autre part au duodénum.

Le mésentère ventral peut être considéré comme une lame verticale tendue entre le bord antérieur de l'estomac (du cardia au pylore) d'une part, le diaphragme et la paroi ventrale d'autre part. Le foie prend place sur le milieu et dans l'épaisseur du mésentère ventral qui lui forme une enveloppe conjonctive (capsule de Glisson), il le divise en deux parties : une antérieure comprise entre la paroi ventrale, le diaphragme et le foie lui-même, c'est le *ligament falciforme* ou *suspenseur* du foie, une postérieure comprise entre le foie et l'estomac, qui forme l'*épiploon gastro-hépatique* ou *mésogastre antérieur*.

L'épiploon gastro-hépatique participe à la torsion de l'estomac, il est donc dirigé transversalement. Son bord inférieur délimite avec le foie et le duodénum un petit orifice, l'*hiatus de Winslow*, qui conduit dans l'arrière-cavité des épiploons.

2° Diaphragme. — La première ébauche du diaphragme est formée par la réunion d'une série de lames mésodermiques que nous connaissons déjà en partie et qui sont : 1° la *masse transverse* formée par le renflement hépatique ; 2° les *mésocardes latéraux*. Ces derniers seront étudiés avec le cœur (voy. p. 1083); ils servent de chemin aux veines *(canaux de Cuvier)* qui ramènent le sang du corps au sinus veineux. Les mésocardes latéraux forment avec la masse transverse une lame épaisse, le *diaphragme primaire*, dont ils occupent les bords droit et gauche, tandis que la masse transverse en forme le centre.

Le diaphragme primaire constitue donc une cloison située en dessous du cœur, et qui va de l'intestin à la paroi antérieure du corps à laquelle elle se soude sur une étendue plus ou moins grande en avant et sur les côtés. En arrière, cette cloison n'atteint pas les parois dorsales de la cavité générale, et laisse, de chaque côté de la colonne vertébrale, un espace libre par lequel il est facile de passer de la portion antérieure ou thoracique de cette cavité dans sa portion postérieure ou abdominale (fig. 879, 3). Plus tard, des parois postérieures du tronc partent des replis, les *piliers* de Uskow, qui se soudent en avant au diaphragme primaire et obturent les orifices que ce dernier présentait en arrière. Les poumons qui jusqu'alors pouvaient, grâce à ces orifices, s'étendre dans la cavité abdominale, sont maintenant entièrement enfermés dans la cavité thoracique. L'origine des fibres musculaires du diaphragme est peu connue.

Le foie se développe au sein du renflement hépatique. Toujours revêtu par le mésoderme, il se développe exclusivement du côté abdominal du renflement hépatique, en faisant de plus en plus saillie dans la cavité ventrale. Au fur et à mesure de son développement, il se dégage de plus en plus du diaphragme primaire, sans toutefois perdre jamais ses relations avec ce dernier ni avec la ligne médiane des parois ventrales ; il leur reste constamment uni par des lames de tissu mésodermique qui constituent son *ligament suspenseur* et son *ligament coronaire*.

3° Péricarde et plèvres. — Ces deux parties sont en relation étroite entre elles, et leur développement doit être étudié simultanément.

Les canaux de Cuvier, contenus dans le diaphragme primaire, ont au début la même direction que ce dernier, c'est-à-dire se dirigent horizontalement de dehors en dedans. Mais bientôt ils se relèvent, entraînant avec eux une lame mésodermique empruntée au diaphragme primaire et qui s'élève au-dessus de

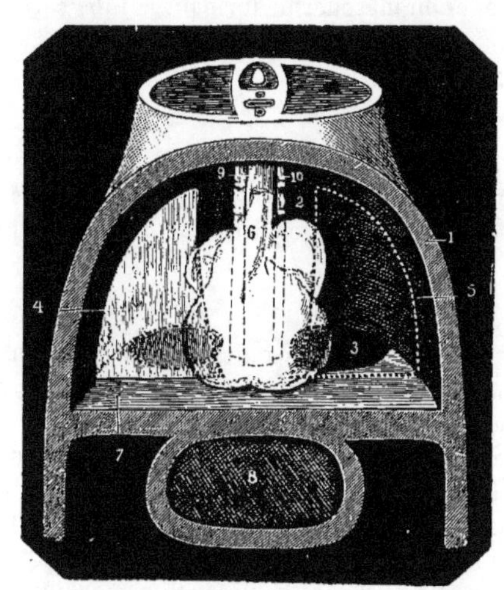

Fig. 879.

Formation du diaphragme et du péricarde : région thoracique d'un embryon après ablation de sa paroi ventrale (*schématique*).

1, coupe de la paroi thoracique. — 2, gouttière costo-vertébrale. — 3, orifice postérieur du diaphragme primaire. — 4, membrane pleuro-péricardique. — 5, insertion de la membrane pleuro-péricardique qui a été enlevée. — 6, contours du cœur. — 7, diaphragme primaire. — 8, foie. — 9, œsophage. — 10, colonne vertébrale.

lui. Il se forme ainsi deux lames verticales, membranes *pleuro-péricardiques* de Schmidt (fig. 879, 4), constituant deux rideaux verticaux qui tendent à se fermer en arrière du cœur. Effectivement ces deux membranes, arrivées sur la ligne médiane, se soudent au tissu du médiastin et forment en arrière du cœur une cloison complète qui divise la cavité thoracique en deux chambres, dont l'une, simple, renferme le cœur, tandis que l'autre, formée de deux moitiés séparées par la colonne vertébrale et le médiastin, contient les poumons.

Les cavités pleurales communiquent encore pendant un certain temps par les orifices que nous avons signalés plus haut dans le diaphragme primaire avec la cavité abdominale, mais elles s'en séparent bientôt par le développement des *piliers* de Uskow.

Dès maintenant les *chambres pleurales* et *péricardique* sont constituées. Leurs parois sont formées par la paroi thoracique primitive, par le diaphragme, et enfin par la membrane *pleuro-péricardique* qui est commune à toutes deux. Elles prennent peu à peu la forme, les dimensions et les rapports qu'elles ont chez l'adulte.

Les plèvres pariétales sont formées à la fois par la couche la plus interne de la somatopleure de la cavité thoracique primitive, comme le péritoine, et par les faces pleurales du diaphragme et de la membrane pleuro-péricardique de Schmidt. Les plèvres viscérales naissent de la couche superficielle de la lame splanchnique qui enveloppe le poumon épithélial.

Le péricarde pariétal est formé en majeure partie par la membrane pleuro-péricardique et le diaphragme. Le péricarde viscéral vient des couches superficielles du mésoderme formant le tube cardiaque.

§ II. — Dérivés du mésenchyme

Les organes dérivés du mésenchyme sont les muscles lisses et les tissus squelettiques, en comprenant sous ce nom tous les tissus du groupe conjonctif, c'est-à-dire le tissu conjonctif lâche aussi bien que les tissus cartilagineux et osseux.

A. — Système musculaire lisse

Le tissu musculaire lisse mérite à peine une mention spéciale, car son développement est purement histologique et paraît se faire par une simple différenciation de cellules mésenchymateuses. Cependant, HIs distingue avec soin les ébauches des fibres musculaires lisses d'avec celles du tissu conjonctif, et récemment Erick Müller a montré que la partie interne des protovertèbres fournit une ébauche distincte pour le tissu musculaire lisse de l'aorte. Dans les autres points de l'économie on n'a pas encore pu distinguer d'aussi bonne heure les ébauches musculaires lisses d'avec le mésenchyme ordinaire.

B. — Système squelettique

On peut envisager le système squelettique d'une manière plus large qu'on ne le fait d'habitude en anatomie descriptive, et comprendre sous ce nom, à la fois la charpente solide du corps et des organes (squelette proprement dit et tissu fibreux), et la charpente délicate qui entoure les parties élémentaires de l'organisme et leur sert à la fois de soutien et de milieu nutritif (tissu conjonctif lâche ou de la nutrition).

Le développement de ce dernier tissu est très simple. Partout où un organe se forme par bourgeonnement d'une surface épithéliale, ce qui est le mode le plus répandu, il s'enfonce dans l'épaisseur de la lame somatique ou de la lame splanch

nique du feuillet moyen et s'y ramifie. Les cellules mésenchymateuses qui constituent ces lames occupent ainsi dès le début même de la formation des organes
les intervalles compris entre leurs différents lobes ou lobules qu'elles séparent les
uns des autres ; elles évoluent ensuite et forment le tissu connectif de l'organe
auquel elles sont annexées. Le développement du tissu conjonctif lâche est une
question purement histologique, qui ne peut être traitée ici.

Dans l'étude du squelette proprement dit nous envisagerons successivement :
1° le squelette du tronc ; 2° le squelette de la tête ; 3° le squelette viscéral ; 4° le
développement des articulations.

1° Squelette du tronc. — Le squelette naît, chez les vertébrés inférieurs,
d'ébauches bien distinctes. RABL a montré, en effet, que chez les sélaciens, au
niveau de la partie inférieure et interne de chaque protovertèbre, la paroi interne
de cette dernière forme un petit bourgeon creux, le *sclérotome*, qui se glisse entre
la protovertèbre d'une part, et la moelle et la corde d'autre part. Bientôt ce
bourgeon devient plein et massif, puis les cellules qui le constituent se multiplient
activement et se transforment en éléments mésenchymateux qui se répandent
entre la protovertèbre et le système nerveux. Le sclérotome a dès lors perdu la
forme d'un bourgeon indépendant et l'on ne trouve plus à sa place qu'un amas
de mésenchyme, destiné à fournir les tissus squelettiques.

Chez les mammifères on n'observe pas de sclérotomes distincts, mais le mode
de développement du squelette n'est qu'une abréviation de celui que nous avons
décrit ci-dessus. En effet, au niveau de leur bord inférieur en contact avec la
corde et l'aorte, les protovertèbres perdent leur aspect épithélial et engendrent

par prolifération une grande quantité de cellules mésenchymateuses qui se répandent entre
le reste de la protovertèbre d'une part, et la
corde et la moelle d'autre part (fig. 875). Ces
cellules continuant à se multiplier abondamment forment une masse épaisse tout autour
de la corde dorsale (*investissement de la
corde*). Une fois l'investissement de la corde
achevé, celle-ci se trouve placée au milieu d'un
amas de cellules embryonnaires, le *fourreau de
la corde*. En même temps, d'autres cellules
mésenchymateuses, venues comme les premières de la protovertèbre, se glissent entre
cette dernière et le tube médullaire, et se disposent en une lame mince entourant le système
nerveux central. Cette lame répond aux *arcs
vertébraux membraneux* de KÖLLIKER, à la
membrana reuniens superior de RATHKE.

Ainsi s'est constitué le *squelette membraneux* comprenant à la fois le fourreau de la
corde et les arcs vertébraux. Les transformations qui conduisent de ce squelette membraneux à la colonne vertébrale définitive ont été
bien étudiées par FRORIEP. D'après cet auteur,

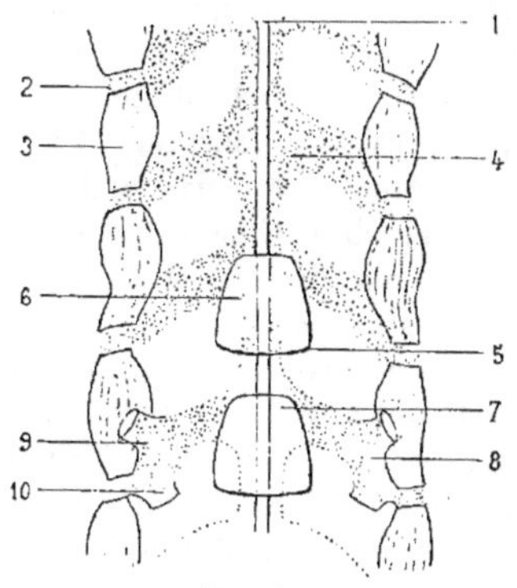

Fig. 880.

Développement de la colonne vertébrale
(*schéma* fait avec plusieurs figures de
FRORIEP).

La partie supérieure du dessin représente des
stades plus jeunes, la partie inférieure des stades
plus avancés.

1, corde dorsale. — 2, ligament inter-musculaire. — 3, plaque musculaire. — 4, arc vertébral
primitif. — 5, corps cartilagineux de la vertèbre.
— 6, sangle hypocordale (vue par transparence).
— 7, partie atrophiée de l'arc vertébral primitif.
— 8, partie persistante de cet arc, avec 9, rudiment de l'arc neural, et 10, rudiment de l'arc
hémal.

le mésenchyme qui forme le squelette membraneux ne reste pas homogène sur toute la longueur de ce dernier, mais subit régulièrement de distance en distance une condensation de ses éléments qui donne lieu à des bandes bien reconnaissables sur les coupes à leur teinte plus foncée. Ce sont ces bandes qui sont représentées dans la figure 880,4 ; les parties intermédiaires à elles sont constituées par du mésenchyme plus lâche qui n'est pas figuré. Ces condensations de tissu se produisent au niveau de chaque protovertèbre, où le mésenchyme forme une lame courbe, l'*arc vertébral primitif* de Froriep. L'arc primitif est situé tout entier du côté ventral de la moelle, c'est-à-dire dans la région où naîtront plus tard les corps des vertèbres ; comme son nom l'indique, il constitue un arc dont l'ouverture est tournée du côté caudal. Son sommet répond au milieu de la protovertèbre ou même le dépasse un peu ; ses extrémités atteignent l'interligne qui sépare la protovertèbre à laquelle il appartient de la suivante. A ce niveau le mésenchyme constitue une lame située entre les deux plaques musculaires qui ont succédé aux protovertèbres correspondantes. Cette lame, *cloison musculaire* ou *myocomme*, délimite avec ses congénères des cases successives dans lesquelles les muscles nés des protovertèbres sont contenus. Les cloisons musculaires fournissent plus tard les *ligaments intermusculaires* qui chez les vertébrés inférieurs servent d'insertion aux muscles du tronc.

Le corps vertébral naît indépendamment de l'arc primitif par la transformation en cartilage d'une partie du mésenchyme qui entoure la corde. Le cartilage apparaît (deuxième mois) en deux points distincts, symétriquement placés de part et d'autre de la corde et qui ne tardent pas à se réunir en formant une masse unique cylindro-conique, le *corps cartilagineux de la vertèbre* (fig. 880,5). Le corps vertébral cartilagineux est entouré en dessous et en avant par la portion médiane de l'arc primitif qui le sous-tend à la manière d'une embrasse et à laquelle on peut donner le nom de *sangle hypocordale* (*hypochordal Spange* de Froriep) (fig. 880,6). A partir de ce moment, l'arc primitif, qui s'est graduellement compliqué, présente à considérer les parties suivantes ; 1° une partie médiane, la sangle hypocordale ; 2° deux parties latérales ou *cornes* (fig. 880,8) qui émettent du côté dorsal et du côté ventral des prolongements minces, rudiments des arcs neuraux et hémaux (fig. 880, 9 et 10).

Chacune des parties que nous venons de décrire a dans la constitution de la vertèbre cartilagineuse un rôle spécial. Chez les mammifères, dans toutes les vertèbres autres que l'atlas, la sangle hypocordale disparaît, ou, comme les autres parties du squelette membraneux qui ne deviennent pas cartilagineuses, se transforme en ligaments intervertébraux. Les cornes de l'arc primitif persistent au contraire, se transforment en cartilage et se soudent au corps vertébral, de manière à former avec lui une pièce unique : la vertèbre cartilagineuse. Les prolongements dorsaux de ces cornes, devenus cartilagineux, formeront les lames vertébrales cartilagineuses, lesquelles envahissent peu à peu les arcs membraneux constitués par la membrana reuniens superior. Cet envahissement se fait assez lentement, de sorte que le canal rachidien, limité en avant et sur les côtés par du cartilage, n'est fermé en arrière que par une lame membraneuse, disposition qui, si elle persiste par arrêt de développement, se rencontre dans la malformation connue sous le nom de *spina bifida*. Ce n'est que vers le quatrième mois que le cartilage atteint la ligne médiane et ferme en arrière le canal rachidien.

Les prolongements ventraux des cornes de l'arc forment les côtes. Au début, la lame mésenchymateuse qui va fournir la côte est continue avec le mésenchyme de l'arc primitif, mais au moment de la transformation en cartilage, la côte apparait distincte de la vertèbre et forme une petite tige cartilagineuse qui se dirige du côté ventral pour en atteindre la ligne médiane. Au niveau du thorax, l'extrémité libre de chaque côté se soude à celle des autres côtes de la même région, de sorte que les côtes d'un même côté sont réunies longitudinalement les unes aux autres par une bande cartilagineuse continue qui constitue l'une des moitiés du *sternum*. Par suite de l'accroissement incessant des côtes, les deux moitiés du sternum se rapprochent de plus en plus de la ligne médiane sur laquelle elles se soudent ; il peut arriver cependant qu'elles restent plus ou moins écartées l'une de l'autre pendant toute la vie, et l'on a alors une *fissure sternale*.

Au niveau de la première vertèbre cervicale, la sangle hypocordale persiste, devient cartilagineuse et forme l'*arc antérieur* de l'atlas ; le corps vertébral se forme aussi, seulement il ne se soude pas avec les cornes de l'arc primitif, comme il le fait dans les autres vertèbres, mais reste indépendant et forme l'*apophyse odontoïde*, qui se soude ultérieurement à l'axis (Froriep).

Au coccyx, les arcs vertébraux ne se développent que très peu ou même pas, et les dernières vertèbres se fusionnent latéralement pendant qu'elles sont encore à l'état cartilagineux (Rosenberg). Les vertèbres sacrés se fusionnent aussi.

Remak a fait remarquer que, chez le poulet, la segmentation du rachis cartilagineux ne correspond pas du tout à celle des protovertèbres, mais alterne avec elle, les disques intervertébraux répondant au milieu des protovertèbres. Il a donné à ce phénomène le nom de *resegmentation* (*Neugliederung*) du squelette. Ce terme est impropre, il n'y a pas resegmentation puisque le squelette primitif n'est pas segmenté, il y a simplement une segmentation ne coïncidant pas avec celle des protovertèbres. Quant à la cause de l'alternance de ces segmentations, elle donne lieu encore à de nombreuses discussions. On a regardé cette alternance comme nécessaire pour que les muscles nés d'un même segment puissent s'appuyer sur deux segments squelettiques consécutifs, condition indispensable à leur action ; mais il faut remarquer que cette condition se réaliserait cependant, alors même que la segmentation des plaques musculaires dérivées des protovertèbres et celle des corps vertébraux coïncideraient au début, et cela pour plusieurs raisons : 1° parce que les muscles s'insèrent pour la plupart sur les ligaments intermusculaires qui alternent avec les vertèbres ; 2° parce que l'accroissement des plaques musculaires et des segments squelettiques étant très inégal, ces deux formations arrivent nécessairement à se croiser ; 3° parce que les différents points d'une vertèbre ne restent pas dans le plan du segment primitif dont ils dérivent mais se déplacent plus ou moins (obliquité des apophyses épineuses, etc., etc.).

La corde conserve sa forme au début, dans le rachis cartilagineux, mais bientôt elle s'atrophie dans l'épaisseur du corps des vertèbres, tandis qu'elle reste bien développée dans les disques intervertébraux et prend, pour cela, un aspect moniliforme. A mesure que le développement progresse, ses parties comprises dans le corps des vertèbres s'atrophient entièrement : au contraire, les renflements qu'elle présente au niveau des disques intervertébraux s'accroissent et leurs éléments cellulaires subissent une modification particulière. Ils se transforment en une sorte de gelée molle et muqueuse qui occupe la cavité centrale, sphérique ou ovoïde creusée dans chaque disque intervertébral. Les parties gélatineuses de la corde persistent d'autant plus longtemps que les vertèbres s'ossifient plus tard. Dans l'apophyse odontoïde, la base du crâne et le coccyx qui restent longtemps cartilagineux, on en rencontre encore à la naissance (H. Müller).

2° Squelette crânien. — Le crâne est, comme la colonne vertébrale, d'abord membraneux, puis il devient cartilagineux et enfin osseux. Nous avons déjà vu (t. I) qu'il existe des protovertèbres dans la région céphalique. Ces protovertèbres contribuent à former le squelette crânien.

Au début, ce dernier a la forme d'une capsule membraneuse que l'on appelle le *crâne primordial*. Le crâne primordial possède, comme celui de l'adulte, une base et une voûte, et, bien qu'il n'y ait pas unanimité à ce sujet, on peut lui distinguer un segment *précordal* dans lequel la corde dorsale n'existe pas, et un segment *cordal* contenant l'extrémité antérieure de la corde. Au début le segment précordal est très court, parce que la vésicule cérébrale antérieure à laquelle il correspond est peu développée, mais il grandit plus tard avec elle.

Vers le deuxième mois de la vie fœtale commence la transformation cartilagineuse du crâne membraneux. Elle s'effectue d'un seul bloc pour toute la base et les parties latérales du crâne, mais ne s'étend jamais à la voûte qui reste toujours membraneuse.

La lame cartilagineuse qui, à un moment donné représente la base du crâne, peut, bien qu'elle forme une plaque unique, être divisée en deux parties : l'une postérieure, répondant à la région dans laquelle s'étend la corde dorsale ; l'autre antérieure située en avant de l'extrémité de cette dernière. Le cartilage de la partie postérieure se développe par deux moitiés distinctes placées à droite et à gauche de la corde dorsale et qui constituent les *cartilages paracordaux*, lesquels se fusionnent ensuite en une pièce unique. Dans la partie antérieure, le plancher membraneux du crâne reste à l'état mou sur une région ovalaire située exactement au-devant de la corde, et ne se transforme en cartilage qu'au pourtour de cette région, formant deux bandes minces, les *trabécules du crâne* ou *piliers latéraux* (RATHKE). HUXLEY considérait les trabécules comme représentant des arcs branchiaux, mais KÖLLIKER et BALFOUR se sont élevés contre cette manière de voir, qui est abandonnée. C'est au niveau de l'espace compris entre les trabécules que se développe la *poche hypophysaire*, qui peut ainsi passer de la cavité buccale dans la cavité crânienne.

Le crâne cartilagineux est tout d'abord indivis, tous les segments que l'on distinguera plus tard chez l'enfant dans la base du crâne forment maintenant un tout continu. Le cartilage s'étend sur toutes les parties ci-dessous : 1° occipital tout entier, moins l'écaille : 2° sphénoïde avec ses ailes ; 3° temporal (rocher) ; 4° ethmoïde : 5° cartilages du nez. Le frontal, le pariétal, l'écaille de l'occipital et celle du temporal naîtront directement de la voûte membraneuse sans exister jamais à l'état cartilagineux (voyez *Ossification*, t. I).

La part qui revient au cartilage dans la constitution du crâne primordial est très variable : ainsi, chez le cochon, la voûte est en majeure partie cartilagineuse (SPONDLI).

Le crâne primordial présente un certain nombre de cloisons membraneuses qui divisent incomplètement sa cavité et qui sont en parfaite continuité de substance avec lui. L'une de ces cloisons transversale, très peu développée, est située en avant du trou occipital, c'est le *pilier postérieur du crâne*. Plus en avant, au niveau de la terminaison de la corde, on en distingue une autre, le *pilier moyen* de RATHKE ou *pilier antérieur* de KÖLLIKER. Ces piliers formeront plus tard les lames méningées qui s'interposent entre les diverses parties de l'encéphale, et dont le développement a été étudié page 1027. Le pilier antérieur fournit en partie la tente du cervelet. Une lame analogue aux piliers, mais longitudinale, se forme aux dépens de la partie antérieure de la voûte crânienne et donne la faux du cerveau.

3° Squelette viscéral. — Le squelette de la face est en grande partie fourni par les arcs viscéraux ; en effet, en dehors des os du nez et de l'os incisif qui viennent du bourgeon frontal, le maxillaire supérieur et le maxillaire inférieur sont fournis par les deux branches du premier arc branchial.

Le squelette de la branche mandibulaire du premier arc consiste au début en un long style cartilagineux, le *cartilage de Meckel*, qui s'étend de la cavité tympanique en arrière, jusqu'à la symphyse mandibulaire en avant. Ce cartilage semble jouer le rôle d'un tuteur pour le maxillaire inférieur qui se développe en dehors de lui comme un os de revêtement ou de membrane. Toutefois, à sa partie antérieure, le cartilage de Meckel s'ossifie en même temps que le maxillaire inférieur et se confond avec lui.

La partie postérieure du cartilage de Meckel donne naissance à deux des osselets de l'ouïe, l'*enclume* et le *marteau* (SALENSKY).

Le bourgeon frontal donne naissance aux cartilages du nez ; le bourgeon nasal interne fournit l'intermaxillaire et le vomer, le bourgeon nasal externe le labyrinthe ethmoïdal, l'os unguis et les os propres du nez.

Les os que fournit le bourgeon maxillaire supérieur (maxillaire supérieur, palatin, lame interne de l'apophyse ptérygoïde), sont des os de revêtement par rapport aux cartilages des cavités naso-buccales, c'est-à-dire se développent dans une lame fibreuse placée en dehors de ces cartilages et leur fournissant un revêtement (os membraneux). De plus, le palatin et la lame interne de l'apophyse ptérygoïde se développent dans le tissu fibreux d'une *membrane muqueuse*, la muqueuse buccale ; on peut les distinguer des os de revêtement de la voûte crânienne qui proviennent en somme de plaques dermiques ossifiées, sous le nom d'os de revêtement *muqueux*.

Le deuxième arc branchial (arc hyoïdien) possède une tige cartilagineuse identique au cartilage de Meckel, c'est le *cartilage de Reichert*, qui s'appuie en arrière sur la capsule cartilagineuse de l'appareil auditif, tout près du point où s'attache à cette dernière le cartilage de Meckel.

La partie postérieure du cartilage de Reichert se fusionne avec le rocher cartilagineux duquel elle sort sous la forme de l'apophyse styloïde. Les ligaments qui rattachent cette apophyse aux petites cornes de l'os hyoïde proviennent de la partie moyenne du cartilage de Reichert devenue fibreuse. Les petites cornes sont formées par sa partie inférieure.

Le cartilage de Reichert fournit donc les petites cornes de l'os hyoïde, ou, comme on les appelle chez les animaux, les cornes antérieures. On sait que ces cornes sont composées chez beaucoup d'animaux d'une série d'osselets s'étendant de l'apophyse styloïde au corps de l'hyoïde. Cette disposition peut se rencontrer anormalement chez l'homme.

On a pensé que la partie postérieure du cartilage de Reichert pouvait fournir quelques-uns des osselets de l'ouïe. HUXLEY, s'appuyant sur des faits d'anatomie comparée, admettait que l'étrier et même l'enclume provenaient du squelette du deuxième arc branchial. Mais PARKER et SALENSKY ont montré que l'étrier naît indépendamment du squelette viscéral par une différenciation de la capsule auditive et que la portion postérieure du cartilage de Reichert se fusionne avec le rocher. On a vu plus haut que l'enclume vient du cartilage de Meckel.

Le troisième arc branchial fournit le corps de l'os hyoïde et ses grandes cornes ou cornes postérieures des animaux.

L'ossification des différentes pièces cartilagineuses dont il a été question ici a été déjà étudiée à propos du squelette (voy. t. I, OSTÉOLOGIE).

4° Articulations. — Le développement des articulations a été déjà indiqué dans le tome I, à propos des articulations en général (voy. ARTHROLOGIE). Nous ne saurions y revenir ici sans tomber dans des redites.

§ III. — SYSTÈME VASCULAIRE

Le système vasculaire est généralement rattaché au feuillet moyen, suivant l'opinion de REMAK et de KÖLLIKER, qui le considéraient comme une simple différenciation du mésoderme. Plusieurs auteurs et en particulier HIS ont soutenu que le système vasculaire se forme, au contraire, aux dépens d'une ébauche spéciale, aussi vieille que le feuillet moyen lui-même. Il paraît probable aujourd'hui que l'on peut rattacher génétiquement cette ébauche à l'entoderme. Bien que la question soit encore très controversée, nous appuyant sur l'autorité de divers embryologistes, tels que MATHIAS DUVAL et sur les travaux de USKOW, nous adopterons cette dernière opinion. Le système lymphatique doit naturellement être examiné après le système sanguin.

Nous étudierons successivement : 1° *l'origine des vaisseaux et du cœur* ; 2° le *développement ultérieur des vaisseaux et du cœur* chez l'embryon et chez le fœtus ; 3° *l'origine du sang ;* 4° le *développement du système lymphatique.*

A. — ORIGINE DES VAISSEAUX ET DU CŒUR

Le cœur n'est, comme on sait, qu'une portion du système vasculaire spécialisée à un très haut degré. Il naît, comme les vaisseaux eux-mêmes, aux dépens d'ébauches spéciales, les *germes vasculaires* d'Uskow. Nous étudierons d'abord le développement des vaisseaux qui se forment les premiers.

1° Vaisseaux. — Les germes vasculaires, origine des vaisseaux, consistent en de petits amas protoplasmiques multinucléés de la nature des plasmodies, et qui prennent la forme de cordons cylindriques ou noueux. Ces cordons, d'abord isolés les uns des autres, se fusionnent ensuite en formant un réseau continu. Les germes vasculaires naissent chez le poulet dans le bourrelet entodermo-vitellin (fig. 881) et dans la zone qui fait transition entre ce dernier et l'entoderme aplati de l'aire transparente. Ils se glissent ensuite entre la lame splanchnique du feuillet moyen et le feuillet interne. Au début, ils sont tout à fait indépendants du mésoderme, qui passe au-dessus d'eux sans leur fournir aucune enveloppe (fig. 881,8). Plus tard ce feuillet les entoure entièrement et leur forme une gaine complète (même figure, 12). A partir de ce moment ils sont situés en plein dans le feuillet moyen dont il est impossible de les séparer, c'est sous cet état qu'ils ont paru à REMAK et à KÖLLIKER être des cordons pleins formés de cellules mésodermiques.

Les germes vasculaires sont au début isolés et forment des îlots irréguliers, les *îlots de Wolff* (voy. fig. 837,6). Mais ils ne tardent pas à s'allonger, à pousser des ramifications latérales et à s'unir les uns avec les autres, de manière à former un vaste réseau qui s'étend sur une grande partie du blastoderme.

Ce réseau est fort irrégulier tout d'abord. Il est formé de cordons de dimensions très variables ; à ses nœuds se trouvent les îlots de Wolff du stade précédent, réunis maintenant les uns aux autres par des isthmes étroits. Ses mailles sont occupées par le tissu embryonnaire du feuillet moyen constituant ce que l'on a appelé les

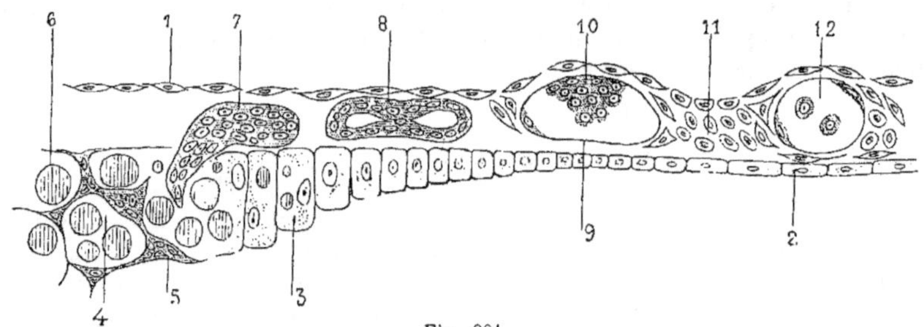

Fig. 881.

Origine des vaisseaux sanguins *(schématique)*.

1. lame splanchnique. — 2. entoderme. — 3. cellule entodermique contenant des grains vitellins. — 4. parablaste. — 5, réseau protoplasmique nucléé. — 6. grains de vitellus — 7. germe vasculaire encore engagé dans le parablaste. — 8. germe vasculaire libre entre la lame splanchnique et l'entoderme et commençant à présenter une lumière. — 9. germe vasculaire partiellement enveloppé par le mésoderme. — 10. berceau des globules sanguins. — 11. îlot de substance. 12, vaisseau entièrement enveloppé par le mésoderme et renfermant deux globules sanguins libres.

îlots de substance (fig. 881,11). Les cordons protoplasmiques nucléés qui forment le réseau sont désormais complètement entourés par les éléments du feuillet moyen.

En même temps que s'opère la jonction des îlots de Wolff, la lumière des futurs vaisseaux commence à se former en leur sein par la production de vacuoles qui, nées çà et là dans l'épaisseur des germes vasculaires (fig. 881,8), ne tardent pas à se fusionner entre elles. Simultanément, la substance des germes vasculaires se réduit à une lame mince semée de noyaux, qui forme la paroi endothéliale du vaisseau. La lumière des vaisseaux se forme indépendamment de toute action mécanique du courant sanguin, elle est au début fort irrégulière, elle est même, par places, presque entièrement obstruée par des amas protoplasmiques multinucléés, restes de la substance des germes vasculaires appendus en un point de la paroi endothéliale (fig. 881,10. Ces amas correspondent à ce que KÖLLIKER nomme les *berceaux des globules sanguins*. Ils font saillie dans la lumière des premiers vaisseaux et sont particulièrement volumineux et abondants dans la moitié postérieure de l'aire vasculaire chez le poulet.

En résumé, les premiers vaisseaux sont constitués par des canaux dont la paroi très mince est formée par une lame protoplasmique multinucléée. Cette lame, gardant les caractères histologiques du germe dont elle est provenue, n'est pas divisible en cellules distinctes, mais est absolument continue ; on lui donne néanmoins le nom de membrane endothéliale du vaisseau. Pour plus de simplicité nous conserverons le nom, tout en rappelant qu'il ne s'agit pas d'un endothélium vrai.

Les premiers vaisseaux forment un réseau étendu sur une aire arrondie ou ovale, *l'aire vasculaire*, limitée par un vaisseau circulaire, le *sinus terminal*. L'aire vasculaire s'étend à la fois sur l'aire transparente et sur une partie de l'aire opaque, elle empiète aussi légèrement sur le corps de l'embryon (fig. 882).

Dans l'embryon de poulet que l'on peut prendre pour type, l'aire vasculaire est formée de deux moitiés ayant chacune la forme d'un demi-cercle, et placées symétriquement sur le côté droit et sur le côté gauche de l'embryon. Chaque demi-cercle présente à considérer un arc, formé par la moitié correspondante du sinus terminal, et une corde. La corde comprend deux moitiés distinctes, l'une antérieure constituée par un vaisseau (veine vitelline antérieure) qui vient du sinus terminal et aboutit au cœur en longeant la tête de l'embryon, l'autre postérieure formée par un vaisseau longitudinal placé dans le corps de l'embryon, au-devant des protovertèbres, parallèlement à la corde dorsale et un peu en dehors d'elle, *l'aorte primitive*.

L'aorte primitive constitue le bord interne de la partie de l'aire vasculaire, comprise dans l'embryon ; le sang qu'elle renferme passe aisément dans cette aire par l'intermédiaire des nombreux vaisseaux situés sur son bord externe. Après avoir parcouru l'aire vasculaire, il est

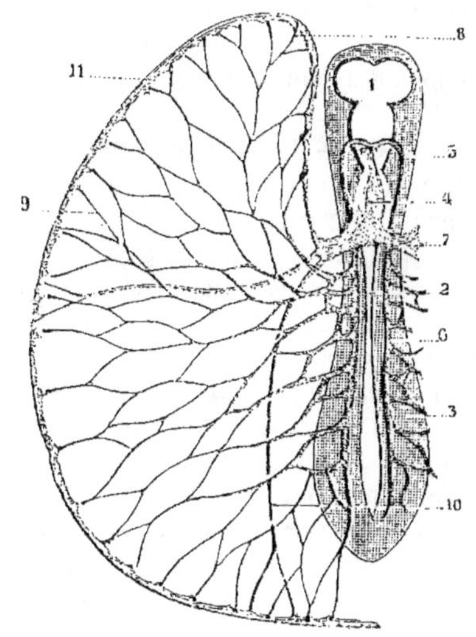

Fig. 882.

Aire vasculaire de l'embryon du poulet (schématique).

1, vésicule cérébrale antérieure. — 2, moelle. — 3, corps de l'embryon. — 4, cœur. — 5, arc aortique. — 6, aorte primitive. — 7, veine omphalo-mésentérique. — 8, veine vitelline antérieure. — 9, veine vitelline latérale. — 10, veine vitelline postérieure. — 11, sinus terminal.

repris par le sinus terminal et par différentes veines qui aboutissent toutes à la veine omphalo-mésentérique du même côté, laquelle se jette dans l'extrémité postérieure du cœur. Les veines qui se rendent dans la veine omphalo-mésentérique sont : 1° les veines vitellines antérieures ; 2° les veines vitellines latérales ; 3° les veines vitellines postérieures (l'une de ces dernières peut manquer, c'est la droite, la veine vitelline postérieure gauche existe seule alors).

De l'extrémité antérieure du tube cardiaque part un vaisseau (*bulbe artériel*), qui se divise bientôt en deux branches, lesquelles se recourbent en arrière, après avoir embrassé entre elles le pharynx, et se continuent avec les aortes primitives. Tel est le système très simple que parcourt le sang pendant les premiers moments du développement ; on désigne cette circulation du début de la vie sous le nom de première circulation ou circulation de la veine omphalo-mésentérique.

Au fur et à mesure que le corps se délimite de mieux en mieux et que ses parois ventrales se forment, les aortes primitives que nous avons considérées comme le bord interne de l'aire vasculaire se séparent de plus en plus de cette dernière et ne communiquent plus avec elle que par un gros tronc, l'artère *omphalo-mésentérique* ou *vitelline*.

Le premier système vasculaire s'est formé tout entier aux dépens des germes vasculaires aussi bien dans sa partie *intra-embryonnaire* que dans sa partie extra-embryonnaire (pour plus de détails, voy. Vialleton, *Journ. de l'Anat.*, 1892).

Les vaisseaux de l'aire vasculaire sont surtout destinés à l'absorption des matières nutritives contenues dans le sac vitellin, ils servent aussi à la respiration chez les oiseaux, où ils sont très développés. Ces vaisseaux s'atrophient en même temps que la vésicule ombilicale se flétrit, ils disparaissent donc de bonne heure et ne jouent aucun rôle chez l'animal adulte.

2° Cœur. — L'étude du premier développement du cœur peut être subdivisée en plusieurs points : 1° les rudiments cardiaques ; 2° le tube cardiaque ; 3° la situation topographique du cœur.

a. *Rudiments cardiaques.* — Le cœur se forme, comme les vaisseaux, aux dépens de germes vasculaires situés dans la splanchnopleure. Il peut apparaître dans cette lame, alors qu'elle est encore plane et ne s'est pas rabattue en dessous pour former le pharynx (fig. 883, A). Dans ce cas, de chaque côté on voit un germe vasculaire placé entre l'entoderme et la lame splanchnique du mésoderme qu'il soulève fortement, et qui s'est épaissie à ce niveau. C'est le premier rudiment cardiaque constitué par un tube creux comprenant une lumière (future cavité cardiaque) limitée par une paroi mince l'*endothélium cardiaque*, fourni par le germe vasculaire, et une lame mésodermique épaisse qui donne plus tard naissance à tous les tissus du cœur (portion conjonctive de l'endocarde, muscle cardiaque et péricarde viscéral). Sur les blastodermes de lapin observés de face et par transparence, ces rudiments se voient aisément sous la forme de canaux placés au voisinage de la tête (Kölliker).

Lorsque la splanchnopleure se rabat en dessous pour constituer le pharynx, les deux rudiments cardiaques, d'abord séparés, se rapprochent l'un de l'autre, puis se soudent entre eux sur la ligne médiane (fig. 883, C). Leurs parois endothéliales s'accolent, puis la lame unique formée par leur accolement se résorbe et disparaît, et les cavités des deux rudiments se fusionnent en une seule.

Il arrive souvent que les rudiments cardiaques ne se développent qu'après le pharynx. Ils sont alors d'emblée accolés l'un à l'autre sur la ligne médiane, au-devant du pharynx, et la dualité primitive du cœur est bien moins facile à saisir, d'autant plus que la fusion de leurs deux lumières s'effectue de très bonne heure. Tel est le cas de l'embryon du poulet chez lequel Dareste a eu le mérite de montrer, pour la première fois, la double origine du cœur.

b. *Tube cardiaque*. — Une fois la fusion de ses deux moitiés opérée, le cœur a la forme d'un tube légèrement plié en S, et qui a deux extrémités. L'une, antérieure, donne naissance au système aortique, l'autre, postérieure, reçoit par les veines omphalo-mésentériques le sang de l'aire vasculaire. De par son mode de formation, le cœur est relié à la fois au pharynx par une lame qui lui forme un véritable mésentère, le *mésocarde postérieur* ou *dorsal*, et à la paroi antérieure du corps par un mésentère analogue, *mésocarde antérieur* ou *central* (fig. 883, 5).

Les mésocardes antérieur et postérieur disparaissent bientôt par résorption sur toute l'étendue du tube cardiaque, qui dès lors est libre dans la plus grande partie de sa longueur, n'étant fixé à la paroi ventrale du pharynx que par ses deux extrémités.

Outre les mésocardes antérieur et postérieur, il existe de chaque côté un pont de substance qui relie la partie postérieure du cœur située dans la splanchnopleure à la paroi postéro-latérale du corps formée par la somatopleure dans laquelle se trouvent les veines propres de l'embryon, c'est le *mésocarde latéral* découvert par Kölliker, et qui a une importance considérable, parce qu'il sert de chemin aux vaisseaux qui ramènent au cœur le sang de l'embryon.

L'origine du mésocarde latéral est assez discutée. Pour Uskow, il est formé par un point du mésoderme primitif qui a échappé au clivage destiné à engendrer le cœlome. Il est donc tout naturel que ce point forme un pont entre la lame somatique et la lame splanchnique du feuillet moyen, pont dans lequel s'engagera plus tard le tronc veineux qui ramènera au cœur le sang de l'embryon. Pour Rawn, sa formation est un peu différente : lorsque la veine omphalo-mésentérique se développe, elle fait à la surface de la splanchnopleure une telle saillie que, traversant toute la cavité du cœlome à cet endroit, elle arrive à toucher la lame somatique et à s'unir à elle. La lame de substance fusionnée forme le mésocarde latéral.

On peut considérer l'ensemble des mésocardes antérieur et postérieur comme une seule lame verticale placée au-devant du pharynx et formant à ce dernier un mésentère ventral, au sein duquel se développe le cœur. Le mésentère ventral au niveau du cœur est formé par l'accolement des splanchnopleures droite et gauche.

c. *Situation topographique du cœur*. — Le cœur est logé dans une portion de la cavité générale à laquelle on a donné le nom de *cavité pariétale* ou mieux, surtout lorsqu'il s'agit des premiers stades du développement, de *fosse cardiaque* (*fovea cardiaca*). La fosse cardiaque est constituée par la partie antérieure de l'espace situé entre l'ombilic intestinal et l'ombilic cutané (fig. 842, 11), elle est

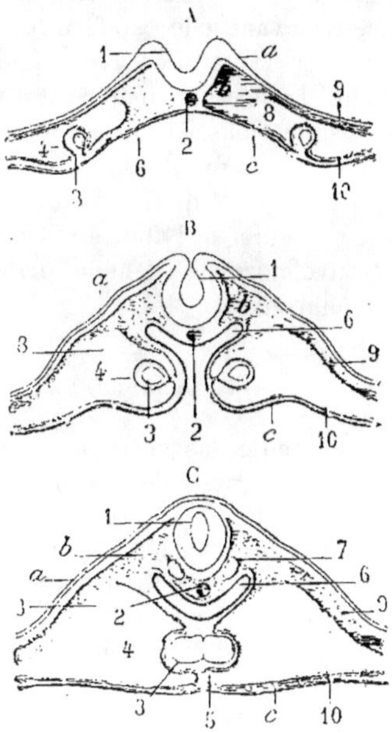

Fig. 883.

Coupes transversales de la région cervicale d'un embryon montrant le développement du cœur : A, premier stade ; B, deuxième stade ; C, troisième stade (*schématique*).

a. ectoderme. — b, mésoderme. — c. entoderme.

1. moelle épinière. — 2. corde dorsale. — 3. paroi endothéliale du cœur. — 4. paroi mésodermique du cœur. — 5. mésentère cardiaque (mésocarde ventral). — 6, pharynx. — 7, arc aortique. — 8. cavité pleuro-péritonéale (cavité pariétale). — 9. lame somatique du mésoderme. — 10. lame splanchnique du mésoderme.

limitée en dessus par la paroi ventrale du pharynx, en arrière par la paroi antérieure du canal vitellin, en dessous par la paroi supérieure de la vésicule ombilicale. En avant elle est fermée par la somatopleure. Sur les côtés, elle n'est pas
fermée et se continue avec la portion annulaire du cœlome qui entoure le canal
vitellin. La fosse cardiaque est divisée en deux moitiés par le mésentère ventral
dans lequel nous avons vu que se développe le cœur.

Plus tard, au fur et à mesure que l'ombilic cutané se referme (voy. Art. II, p. 1005).
la paroi ventrale qu'il constitue se substitue à la paroi inférieure primitive de la
fosse cardiaque qui était formée par une partie de la vésicule ombilicale, et le cœur
se trouve alors logé dans la *cavité pariétale*, entre la paroi thoracique antérieure
et le pharynx.

B. — DÉVELOPPEMENT ULTÉRIEUR DES VAISSEAUX ET DU CŒUR

Nous étudierons successivement : 1° les vaisseaux en général ; 2° le système
artériel ; 3° le système veineux ; 4° le cœur.

1° Vaisseaux en général. — Les vaisseaux du corps de l'embryon peuvent
prendre naissance de plusieurs manières : 1° ou bien des germes vasculaires faisant partie du réseau intra-embryonnaire primitif et qui ne passent pas dans la
constitution de l'aorte primitive sont employés à former les autres vaisseaux ; 2° ou
bien ces derniers se forment par des pointes d'accroissement analogues à celles
qui ont été observées dans les vaisseaux de la queue des têtards, et qui partent
toutes des aortes primitives ; enfin, 3° les vaisseaux peuvent naître des cellules
vaso-formatives de RANVIER.

Les vaisseaux se forment dans l'ordre suivant : premièrement les artères (aortes
primitives), secondement les veines reliées aux premières par des troncs courts
auxquels on ne peut guère donner le nom de capillaires. Les réseaux capillaires
proprement dits ne se forment que tard, au fur et à mesure que les organes auxquels ils appartiennent se développent.

MATHIAS DUVAL a représenté dans son *Atlas d'embryologie* (Pl. XVII, fig. 279) un
germe vasculaire plein reliant l'aorte, perméable, à la veine cardinale perméable
aussi. Ce germe en se creusant va devenir en ce point l'intermédiaire entre le système artériel et le système veineux. C'est aux dépens de pareils troncs communi-
cants très courts que se développeront plus tard un grand nombre des rameaux
collatéraux des troncs primitifs.

Les capillaires peuvent se développer dans les différents organes par des éléments propres, indépendants du système vasculaire primitif, les *cellules vaso-formatives* de RANVIER. Ce sont des éléments allongés, de forme variable, souvent
munis de branches latérales. Ces éléments s'unissent entre eux en formant un
réseau d'abord plein, interposé entre une artériole et une veinule du voisinage.
Ils se creusent ensuite d'une lumière, et deviennent ainsi des canaux perméables
au sang. En même temps les cellules vaso-formatives engendrent dans leur sein
des globules rouges sans noyau.

Les cellules vaso-formatives ont été étudiées surtout dans l'épiploon des jeunes
mammifères. Elles diffèrent des germes vasculaires par leur forme et surtout par
leur propriété d'engendrer des globules rouges sans noyau contrairement aux premiers qui donnent naissance à des globules nucléés. RAMON Y CAJAL a fait remarquer que ces cellules n'étaient peut-être que des fragments de réseaux capillaires

en voie d'atrophie, et il n'est pas douteux qu'en nombre de cas cela ne soit vrai. Cependant la cellule vaso-formative décrite par Ranvier et Schäfer joue certainement un rôle dans le développement des capillaires, mais elle n'est pas le seul élément capable d'engendrer ces derniers. O. van der Stricht a fait remarquer que les nouveaux capillaires qui se développent dans le foie naissent aux dépens d'amas de cellules *distinctes* et *séparables*, dont les unes se jettent à la périphérie pour former la paroi, tandis que les centrales donnent les globules contenus dans le vaisseau. Les cellules vaso-formatives sont surtout dévolues à la formation des réseaux capillaires, elles n'engendrent pas de gros troncs.

2° Système artériel. — Le système artériel est représenté au début par le seul système aortique qui revêt la forme suivante : de l'extrémité antérieure du cœur naît un tronc artériel court, le *bulbe artériel,* qui se divise bientôt en deux branches, lesquelles s'écartent l'une de l'autre, embrassent chacune un des côtés du pharynx et se portent en arrière de ce dernier en décrivant à partir de leur origine un arc à concavité tournée en arrière, *arc aortique.* Arrivé en arrière du pharynx, chaque arc aortique se continue dans un vaisseau placé au-devant des protovertèbres, et par conséquent un peu en dehors de la ligne médiane, *l'aorte primitive.* Il y a donc au début deux aortes primitives, absolument indépendantes l'une de l'autre, le système aortique est pair.

Les aortes paires communiquent largement au début avec les vaisseaux de l'aire vasculaire à laquelle elles se laissent aisément rattacher (voy. p. 1081), mais peu à peu elles se séparent de cette dernière et forment deux troncs indépendants. En effet une portion de la lame splanchnique du feuillet moyen se glisse au-dessous et en avant des aortes pour aller former le mésentère (fig. 875, 10) et simultanément elle sépare les aortes d'avec le reste de l'aire vasculaire en les enfermant en quelque sorte dans le corps de l'embryon auquel elles appartiennent en propre désormais (voy. Vialleton, *Journ. Anat.,* 1892).

Les deux aortes sont constituées au début simplement par leur paroi endothéliale née des germes vasculaires, et ne possèdent aucune enveloppe mésodermique. Bientôt elles se rapprochent l'une de l'autre et se soudent sur la ligne médiane. La cloison formée par l'accolement de leurs parois endothéliales venues au contact persiste encore quelque temps, puis elle disparaît et il n'y a plus qu'un seul tronc aortique volumineux, impair et médian, auquel le mésoderme forme plus tard une enveloppe complète, origine des tuniques musculaire et adventice. La fusion commence en avant, un peu au-dessous des arcs aortiques et se continue peu à peu en arrière, où elle ne s'accomplit qu'assez tard.

En arrière du premier arc aortique, il s'en forme une série d'autres qui naissent comme des anastomoses transversales établies entre la portion dorsale et la portion ventrale de l'arc décrit par l'aorte (fig. 884).

Les arcs aortiques ne gardent leur disposition primitive que chez les poissons. Chez ces animaux chacun d'eux forme le vaisseau afférent d'une branchie dans laquelle s'effectue l'hématose. Chez les autres animaux, ils subissent une série de transformations ; certaines de leur parties s'atrophient, les autres persistent et forment quelques-uns des principaux troncs artériels.

On décrit habituellement chez les mammifères cinq paires d'arcs aortiques ; les figures 884, A et B montrent comment s'opèrent leurs transformations. Pour exposer clairement celle-ci, on peut diviser chaque arc en trois parties : premièrement une partie ventrale située au-devant du pharynx et reliée au bulbe artériel ;

secondement une partie transverse placée sur les côtés du pharynx et numérotée
de 1 à 5 dans la figure 884, A, enfin une partie dorsale, reliant les différents arcs
les uns aux autres et à l'aorte primitive, en arrière du pharynx.

On voit par la figure 884, B que la portion transverse des deux premiers arcs
s'atrophie, leur portion ventrale forme la *carotide externe*, et leur portion dorsale,

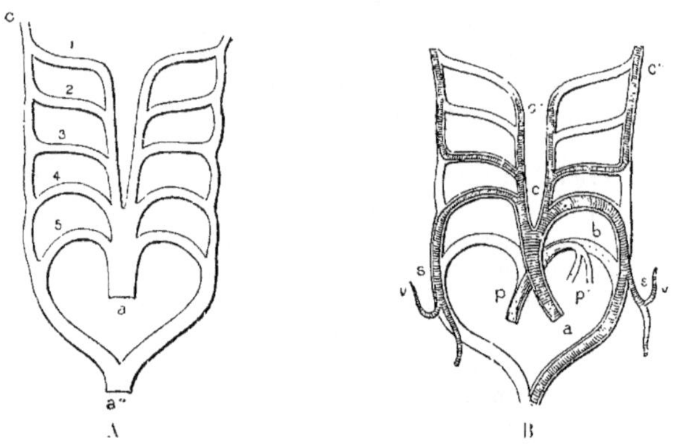

Fig. 884.

Arcs aortiques : A, disposition primitive ; B, état définitif (d'après RATHKE).

A : 1 à 5, les cinq arcs aortiques. — *a*, bulbe artériel. — *a''*, aorte descendante. — *c*, carotide.
B : *a*, tronc aortique. — *b*, canal artériel. — *c*, carotide primitive. — *c'*, carotide externe. — *c''*, carotide interne. —
r', artère pulmonaire. — *p*, ses branches. — *s*, artère sous-clavière. — *v*, artère vertébrale.

la *carotide interne*. La partie transverse du troisième arc fournit le tronc (très
court chez l'homme) qui unit la carotide interne à la carotide externe, et la partie
ventrale du même arc donne le tronc commun des deux carotides du même côté,
c'est-à-dire la *carotide primitive*. Les artères nées de ces trois premiers arcs
forment un groupe particulier, le *groupe antérieur*, qui, perdant toute relation
avec les arcs situés en arrière, par suite de l'atrophie de la portion dorsale du système primitif comprise entre le troisième et le quatrième arc de chaque côté, porte
le sang exclusivement à la tête.

Les arcs situés en arrière de ceux-ci, *groupe postérieur*, distribuent le sang à
tout le reste du corps. Le quatrième arc a une destinée bien différente à droite et
à gauche. A droite il persiste dans ses trois parties, ventrale, transverse et dorsale,
et se continue même avec la portion dorsale du cinquième arc en arrière et en dessous, sur un très court trajet (fig. 884, B, S), mais la partie transverse du cinquième
arc et la portion dorsale qui relie les arcs du côté droit à l'aorte s'atrophiant, le
vaisseau qui provient de la branche droite du quatrième arc reste isolé et indépendant, il constitue l'artère *sous-clavière droite* dont le tronc d'origine réuni à celui de
la carotide primitive du même côté forme le *tronc brachio-céphalique*. A gauche,
le quatrième arc aortique se conserve dans son intégrité, de plus il se continue
en dessous avec la portion dorsale des arcs qui relie ces derniers à l'aorte, et
comme c'est le seul qui aboutisse à ce vaisseau, tous les autres s'atrophiant dans
l'une ou l'autre de leur partie, il devient la voie unique du cœur à l'aorte et
constitue la *crosse aortique*. — Le cinquième s'atrophie, sauf du côté gauche,
où il forme un tronc conduisant du bulbe artériel dans la crosse de l'aorte. Sur ce
tronc naissent les *artères pulmonaires* comme deux collatérales. La portion du cinquième arc, comprise entre l'origine des pulmonaires et la crosse aortique, persiste

pendant toute la vie fœtale, c'est le *canal artériel*, dont on a vu la destinée, tome II.

Le développement des troncs artériels qui ne dérivent pas des arcs aortiques est moins connu. Au début l'aorte émet des branches latérales disposées métamériquement. Ce sont les *artères intersegmentaires*, ainsi nommées parce qu'elles passent entre les segments consécutifs. Beaucoup de ces artères s'atrophient tandis que quelques-unes prennent un développement considérable. Ainsi, l'artère sous-clavière (dans le prolongement de sa portion fournie par les arcs aortiques) est formée par la sixième artère intersegmentaire cervicale (HOCHSTETTER), tandis que les cinq autres avortent. Les intercostales représentent des artères intersegmentaires persistantes. L'aorte donne en arrière deux grosses branches, les *artères ombilicales*, qui gagnent l'allantoïde et passent par l'ombilic pour se rendre au placenta. Au début, ces artères émettent deux branches collatérales, les *iliaques internes*, qui se distribuent aux viscères du bassin, et les *iliaques externes*, qui vont aux membres inférieurs. L'aorte se termine par un vaisseau grêle, l'artère *sacrée moyenne*. Après la naissance, les artères ombilicales s'atrophient, sauf dans leur partie située entre l'aorte et les artères iliaques, partie qui devient l'*iliaque primitive*.

Le tronc artériel placé en avant du cœur et qui fournit tous les arcs aortiques (*bulbe artériel*) se divise bientôt en deux troncs accolés, dont l'un conduit dans le cinquième arc aortique seul, et devient plus tard l'artère pulmonaire, et dont l'autre aboutit aux arcs situés en avant et forme l'origine de l'aorte.

Nous avons admis jusqu'ici la présence de cinq arcs aortiques seulement. Plusieurs auteurs en comptent six. Dans ce cas les transformations s'opèrent comme nous l'avons dit pour les quatre premiers, le cinquième s'atrophie entièrement à droite et à gauche et ne fournit rien à l'adulte, et c'est le sixième qui joue le rôle attribué dans notre description au cinquième, c'est-à-dire qui fournit l'artère pulmonaire et le canal artériel. Théoriquement chaque arc aortique répond à un arc branchial : on voit que chez les mammifères ces derniers ont subi une réduction de nombre bien plus considérable que celle qui a porté sur les arcs aortiques.

3° Système veineux. — Ce système comprend des troncs veineux appartenant en propre à l'embryon et des vaisseaux venant des annexes de ce dernier, la vésicule ombilicale et la vésicule allantoïde. — La première veine, en date, est la veine omphalo-mésentérique, laquelle, née à la surface de la vésicule ombilicale, forme un énorme tronc pair qui passe dans la partie postérieure du cœur. Les veines propres du corps consistent en deux troncs longitudinaux antérieurs pairs qui reçoivent le sang de la tête (*veines jugulaires*) (fig. 885, 3), et en deux troncs également pairs qui amènent le sang de la partie postérieure du corps, les *veines cardinales*. À la hauteur du cœur, les jugulaires et les cardinales se jettent dans un tronc transversal, le *canal de Cuvier* (fig. 885, 2), qui, passant par le mésocarde latéral, vient se jeter dans le tronc omphalo-mésentérique. — Au fur et à mesure que l'allantoïde se développe, de grosses veines se forment, *veines allantoïdiennes* ou *ombilicales*, et, suivant les parois latérales du corps, viennent se jeter dans le tronc résultant de la réunion des autres veines. Il y a donc en somme quatre paires de veines, une antérieure (veines jugulaires) et trois postérieures (veines cardinales, veines omphalo-mésentériques, veines ombilicales). La portion du tronc veineux commun comprise entre l'oreillette du cœur et le point d'abouchement des canaux de Cuvier des veines ombilicales et omphalo-mésentériques constitue le *sinus veineux* ou *sinus reuniens* de His. Comme les troncs des veines ombilicale et omphalo-mésentérique sont beaucoup moins importants que les canaux de Cuvier, ils peuvent être considérés comme de simples rameaux collatéraux de ces derniers.

— Nous étudierons d'abord les changements subis par les veines du corps, puis ensuite ceux qui portent sur les veines des annexes.

a. *Veines du corps.* — Les veines jugulaires persistent, formant le tronc commun des différentes jugulaires. Les canaux de Cuvier forment les *veines caves supérieures* qui, au début, sont au nombre de deux, et se réduisent ensuite à une seule, celle de droite. Ils deviennent à peu près verticaux, d'horizontaux qu'ils étaient tout d'abord, et ils descendent dans le sinus veineux qui s'ouvre dans la portion droite de l'oreillette encore unique. Par leur redressement, les canaux de Cuvier forment avec le sinus une sorte de croissant à concavité supérieure dont ils constituent les cornes. Les deux cornes ne sont pas rigoureusement égales, ni semblablement disposées. La corne droite plus volumineuse forme la *veine cave supérieure*, la gauche, plus petite, contourne le cœur et se loge dans le sillon coronaire de ce dernier. Une anastomose transversale s'établit entre les deux canaux de Cuvier, conduisant le sang de celui de gauche dans celui de droite ; aussi la portion de la veine cave supérieure gauche comprise entre cette anastomose et le sinus veineux perd de son importance et s'atrophie peu à peu. Ainsi disparaît la veine cave supérieure gauche, remplacée fonctionnellement par l'anastomose décrite ci-dessus, qui devient le tronc veineux *brachio-céphalique*. Toutefois la portion de la veine cave supérieure gauche qui contournait le sillon coronaire ne disparaît pas, elle reçoit les veines coronaires et forme le *sinus coronaire* qui conduit dans l'oreillette droite le sang veineux du cœur.

Les veines cardinales droite et gauche ont une destinée un peu différente ; la

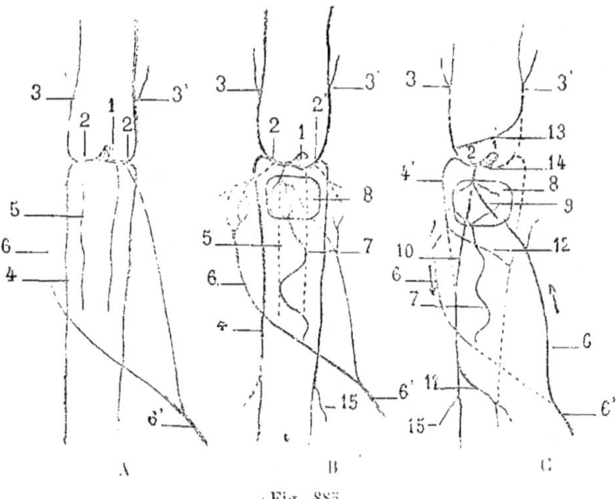

Fig. 885.

Développement des veines : A, état primitif, système veineux symétrique ; B, formation de la veine porte ; C, état définitif, système veineux asymétrique (schématique).

1, sinus veineux. — 2, canal de Cuvier droit avec 2', canal de Cuvier gauche. — 3, 3', veines jugulaires droite et gauche. — 4, veine cardinale. — 4', veine azygos. — 5, veine omphalo-mésentérique. — 6, veine ombilicale droite et gauche. — 6', veine ombilicale dans le cordon. — 7, veine porte. — 8, foie. — 9, canal d'Arantius. — 10, veine cave inférieure. — 11, anastomose entre la partie inférieure des veines cardinales (iliaque primitive gauche). — 12, anastomose entre la partie supérieure des veines cardinales (hémi-azygos). — 13, anastomose entre les canaux de Cuvier (tronc brachio-céphalique gauche). — 14, sinus coronaire. — 15, 15, veines des membres inférieurs. Le pointillé indique les parties qui s'atrophient.

partie inférieure de la veine cardinale droite entre dans la constitution de la veine cave inférieure ; la partie correspondante de la veine cardinale gauche s'atrophie.

La moitié supérieure de cette veine, qui était primitivement en connexion avec le canal de Cuvier gauche, ne pourrait plus servir de voie de retour du sang, après l'atrophie du canal de Cuvier, mais elle se réunit avec la moitié correspondante de la veine cardinale droite par une anastomose transversale ou légèrement oblique, et constitue la veine *hémi-azygos* dont le sang est conduit par la *veine azygos* (moitié supérieure de la veine cardinale droite), dans la veine cave supérieure droite.

Le développement de la *veine cave inférieure* a été bien étudié par HOCHSTETTER; d'après cet auteur, il importe de considérer à cette veine deux moitiés : l'une supérieure, l'autre inférieure. La moitié supérieure est constituée par un vaisseau d'abord très grêle qui naît sur la partie supérieure du *canal d'Arantius* (voyez plus loin la signification de ce terme) et qui passe entre l'aorte et les deux reins. Ce vaisseau atteint la veine cardinale droite au niveau du point où naît la veine rénale, et se fusionne avec elle (fig. 885, C). A partir de ce moment, la partie inférieure de la veine cardinale droite est séparée de sa moitié supérieure qui forme comme nous l'avons vu l'azygos, et elle devient la voie principale de retour du sang de la partie postérieure du corps. En effet, les veines des membres postérieurs qui n'étaient au début que des rameaux insignifiants des veines cardinales deviennent très grosses. Une anastomose transversale s'établit entre la veine iliaque gauche née sur la veine cardinale du même côté et la veine cardinale droite (fig. 885, 11). Cette anastomose (*veine iliaque primitive gauche*) permet le passage du sang du membre gauche dans la veine cardinale droite, et la moitié inférieure de la veine cardinale gauche s'atrophie consécutivement.

Il arrive parfois que cette anastomose s'établit assez haut, au niveau de la veine rénale. Toute la partie de la veine cardinale gauche située en dessous de la veine rénale persiste alors et l'on a deux veines caves inférieures, anomalie qui n'est pas très rare.

Comme on le voit, trois anastomoses transversales, établies entre les deux moitiés du système veineux primitivement pair, ont permis le transport du sang de la moitié gauche du corps dans la moitié droite et la formation d'un système veineux impair, ce sont : 1° l'anastomose qui apparaît entre les deux canaux de Cuvier (*tronc brachio-céphalique*) ; 2° l'anastomose entre les deux moitiés supérieures des veines cardinales (*hémi-azygos*), et enfin 3° l'anastomose entre les deux moitiés inférieures des veines cardinales (*veine iliaque primitive gauche*).

b. *Veines des annexes.* — Les veines des annexes ont une évolution très compliquée. Nous la décrirons brièvement d'après His. Au début les deux veines omphalo-mésentériques étaient les plus volumineuses de l'économie. Au fur et à mesure que le sac vitellin s'atrophie, leur importance diminue et elles forment finalement deux simples troncs accolés au tube intestinal (fig. 885, A). Ces deux troncs s'anastomosent entre eux, puis une partie du plexus ainsi engendré s'atrophie et il reste une seule veine, *la veine porte* (fig. 885, B). Le foie qui se développe sur le trajet de cette veine la sectionne en deux parties réunies par des capillaires qui se ramifient dans son épaisseur. La partie supérieure forme les veines sus-hépatiques, l'inférieure la veine porte.

Les veines ombilicales sont réunies dans le cordon en un seul tronc qui, arrivé vers les flancs, se divise en deux veines, lesquelles suivent les parois latérales du corps et viennent se jeter au-dessus du foie dans le sinus veineux. La partie supérieure de ces veines se sépare de la partie inférieure, parce que au niveau où elles passent des parois du corps dans le sinus veineux, il se développe sur leur trajet un réseau capillaire, qui, s'atrophiant plus tard plus ou moins complètement, laisse interrompu leur cours (fig. 885, B). Le sort de chacune des deux veines ombilicales est assez différent. La droite, séparée entièrement du sinus veineux par le réseau capillaire dont nous venons de parler et dont la portion moyenne s'est complètement atrophiée, ne peut plus servir à ramener le sang du placenta au cœur du fœtus. En outre, par atrophie de sa partie inférieure, elle cesse bientôt d'être reliée à la veine ombilicale gauche pour s'unir au système veineux général, et forme dès lors une veine épigastrique ; dans sa lumière, le sang prend un cours opposé à celui qu'il avait jusqu'alors, c'est-à-dire va d'avant en arrière, du foie vers le bassin (fig. 885, C).

La veine ombilicale gauche, par l'intermédiaire du réseau capillaire développé sur son trajet, entre en connexion avec le tronc-porte à son entrée dans le foie, et se prolonge par un canal indépendant, le *canal veineux d'Arantius*, jusque dans le sinus veineux. La veine cave inférieure qui débute dans sa partie supérieure comme un simple rameau du canal d'Arantius, devient ensuite le tronc principal qui reçoit le sang de ce dernier et le conduit dans le sinus veineux, puis dans l'oreillette. La veine ombilicale gauche et le canal d'Arantius qui lui fait suite s'oblitèrent après la naissance.

Pour bien comprendre le mode de terminaison de ces veines, il importe d'avoir présentes à l'esprit les modifications qui se passent au niveau de l'oreillette et qui sont exposées ci-dessous.

4° Cœur. — Après que les mésocardes antérieur et postérieur ont disparu, la portion moyenne du tube cardiaque s'allonge beaucoup, prend la forme d'une anse tournée du côté droit de l'embryon, et se divise par des constrictions transversales en une série de chambres qui sont : 1° en arrière vers l'extrémité veineuse, *l'oreillette primitive ;* 2° le *ventricule primitif*, répondant à la portion moyenne, et enfin, 3° en avant, vers l'extrémité antérieure, le tronc artériel dont la partie initiale renflée porte le nom de *bulbe artériel*.

L'oreillette primitive, continue en arrière avec le sinus veineux, est séparée du ventricule par un étranglement bien marqué, le *canal auriculaire ;* de même entre le ventricule et le bulbe se trouve un rétrécissement observé par HALLER sur le cœur

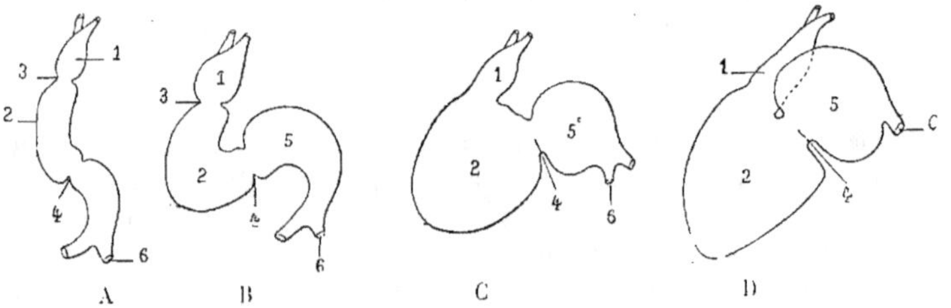

Fig. 886.

Développement du cœur : courbures du tube cardiaque (*schématique*).

1. extrémité artérielle du cœur (bulbe artériel). — 2. ventricule. — 3. détroit de Haller. — 4. canal auriculaire. 5. oreillette. — 6. extrémité veineuse du cœur.

vivant de l'embryon du poulet, et que l'on appelle pour cela le *détroit de Haller*. C'est au niveau de ce dernier que se formeront les valvules sigmoïdes.

Le cœur ainsi différencié s'allonge de plus en plus, et, pour trouver place dans la cavité pariétale, se recourbe sur lui-même d'une manière compliquée. Son extrémité veineuse s'élève en même temps et vient se placer à la même hauteur que l'extrémité artérielle. Les courbures du cœur représentent à peu près une S horizontale, ∽, comprenant une moitié postérieure ou auriculaire et une moitié antérieure ventriculaire, mais les deux moitiés de l'S ne sont pas contenues dans un même plan, et l'antérieure forme avec l'autre un angle plus ou moins aigu. Pour plus de simplicité, dans les schémas de la figure 886, nous avons supposé toutes ces courbures dans le même plan.

Pour former le cœur définitif, le tube cardiaque subit une série de transformations, que nous étudierons dans l'ordre suivant : 1° transformations de l'oreillette primitive ; 2° transformations du ventricule primitif ; 3° transformations du bulbe artériel ; 4° transformations histologiques de la paroi.

a. *Transformations de l'oreillette primitive.* — L'oreillette primitive est une simple dilatation ampullaire du tube cardiaque, bientôt elle devient bilobée et chacun de ses lobes, se séparant finalement de son congénère, répond à l'une des deux oreillettes de l'adulte. Le sinus veineux, qui se trouvait tout d'abord sur la ligne médiane, est reporté sur le côté droit, et s'ouvre désormais dans l'oreillette droite. L'oreillette gauche ne reçoit aucun vaisseau, sauf le tronc commun des veines pulmonaires, encore peu important.

Les phénomènes qui se passent au niveau de l'oreillette sont très complexes. Les cavités des deux oreillettes communiquent d'abord largement entre elles. Bientôt au niveau de l'étranglement qui sépare l'oreillette droite de la gauche, et en particulier sur le côté supérieur et postérieur de cet étranglement, apparaît une lame saillante qui s'apprête à cloisonner la cavité auriculaire et à séparer ainsi les deux oreillettes, c'est le *septum superius* de His, le *septum primum* de Born.

Le septum primum s'abaisse peu à peu dans la cavité auriculaire, son bord inférieur tourné vers le canal auriculaire est échancré en croissant, de telle sorte qu'il existe entre lui et le *septum intermedium* de His, qui cloisonne le canal auriculaire, un petit orifice qui fait communiquer les deux oreillettes, et que l'on a souvent pris pour la première trace du trou ovale, qui pendant la vie fœtale

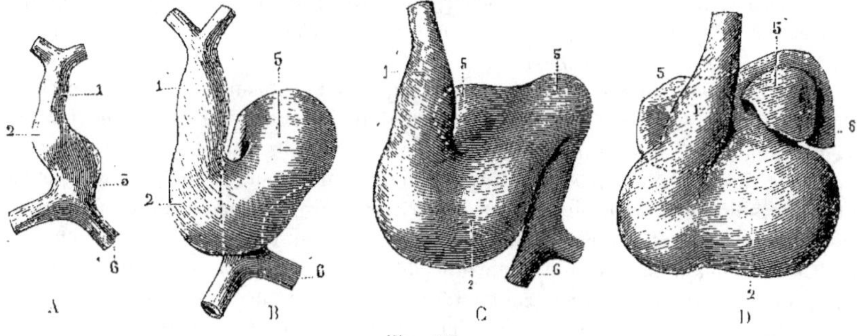

Fig. 887.

Développement du cœur, vu de face : A, B, C, D, quatre stades successifs (schématique).

1, bulbe artériel. — 2, ventricule. — 3, dans les figures A et B, oreillette primitive. — 5, 5, oreillettes. 6, extrémité veineuse du cœur.

établit un passage entre les deux oreillettes. Mais Born admet que cette ouverture n'a rien à faire avec le trou ovale futur et l'appelle *ostium primum*. L'ostium primum s'oblitère, en effet, parce que le bord inférieur du septum primum atteint enfin le septum intermedium et se soude à lui. Déjà, avant que cette oblitération se soit effectuée, une perforation secondaire, *ostium secundum* (Born), se fait dans la partie supérieure du septum primum. L'ostium secundum répond au *trou ovale*. Ce dernier s'oblitère à la naissance par le développement d'une lamelle nouvelle *septum secundum* (Born), qui part de son bord supérieur et antérieur.

Le cloisonnement du canal auriculaire s'effectue par le *septum intermedium* de His, qui se forme de la manière suivante : le canal auriculaire s'enfonce dans la cavité ventriculaire comme le ferait un tube de lorgnette dans un autre ; il est entouré dès lors par le tissu épais de la paroi ventriculaire et en même temps s'aplatit d'avant en arrière. Sur chacune de ses faces, antérieure et postérieure, se forme un repli, le *bourrelet endocardique* (Schmidt), qui se dirige vers le repli du côté opposé, l'atteint et se soude à lui. La lame formée par l'union de ces deux replis est le septum intermedium qui divise le canal auriculaire en deux canaux répondant chacun à l'un des orifices auriculo-ventriculaires. Le cloisonnement du canal auriculaire est étroitement lié à celui de l'oreillette, et ne s'effectue pas lorsque la cloison inter-auriculaire ne s'est pas entièrement développée. Le cloisonnement de l'oreillette primitive est terminé, voyons maintenant comment se comportent les vaisseaux qui y aboutissent.

Le sinus veineux se jette dans l'oreillette droite, ses parois latérales, saillantes dans l'intérieur de cette dernière, forment deux replis valvulaires, l'un droit, l'autre gauche, placés de chaque côté de l'orifice du sinus veineux. Dans leur partie supérieure, ces valvules s'unissent, formant une lame verticale, la fausse cloison auriculaire, *septum spurium* de His. Le sinus veineux passe peu à peu dans la constitution de l'oreillette et forme la partie de la paroi postérieure de cette dernière, dans laquelle il n'existe pas de muscles pectinés (His). L'absorption du sinus veineux par l'oreillette s'étend jusqu'au niveau de l'orifice de la veine cave inférieure, qui, dès lors, au lieu de déboucher avec la veine cave supérieure dans le sinus veineux, pénètre dans l'oreillette par un orifice propre situé au-dessous de celui de la veine cave supérieure. Pour la même raison, le sinus de la veine coronaire s'ouvre directement dans l'oreillette. Des valvules qui bordaient l'ouverture du sinus, la gauche a disparu en entier, la droite s'atrophie dans sa partie supérieure, tandis que sa partie moyenne fournit la *valvule d'Eustache*, et sa partie inférieure la *valvule de Thebesius*.

b. *Transformations du ventricule primitif.* — Le cloisonnement du ventricule s'opère par une lame épaisse du tissu musculaire, *cloison interventriculaire*, qui s'élève à la partie inférieure du ventricule primitif dans l'intérieur de ce dernier. La place de cette cloison est indiquée extérieurement sur la surface du cœur par un léger sillon, *sillon interventriculaire*. En arrière, la cloison interventriculaire se soude au septum intermedium, et dès lors la séparation du ventricule en deux moitiés répond à la division identique de l'oreillette ; mais en avant la cloison interventriculaire légèrement échancrée n'atteint pas encore la cloison du bulbe (voy. plus loin), et laisse entre cette dernière et son bord supérieur un petit orifice *ostium interventriculare*, qui permet de passer d'un ventricule dans l'autre. Ce petit orifice répond au *pertuis de Panizza* du cœur des reptiles. Chez l'homme il se ferme bientôt par suite de la formation d'une lame membraneuse qui prolonge en haut la cloison interventriculaire et la complète.

c. *Transformations du bulbe.* — Nous avons déjà vu que le bulbe artériel donne naissance à la fois à la partie initiale de l'aorte et à l'artère pulmonaire. La formation de ces vaisseaux est due à l'apparition d'une lame qui cloisonne la lumière du tronc primitif. Cette lame commence à se développer dans la partie supérieure du bulbe, puis elle descend peu à peu en se tordant sur elle-même en spirale (ce qui explique la torsion de l'aorte et de l'artère pulmonaire), et arrive au contact de la cloison interventriculaire à laquelle elle se soude. La cloison bulbaire est disposée de telle manière que, le cloisonnement une fois achevé, le vaisseau qui est en rapport avec le ventricule droit conduit exclusivement dans le cinquième arc aortique, tandis que le vaisseau en rapport avec le ventricule gauche conduit dans les arcs aortiques situés en avant du cinquième.

Il peut arriver que la cloison du bulbe ne se soude pas à la cloison interventriculaire, alors le pertuis de Panizza persiste, avec son bord supérieur formé par le bord inférieur de la cloison du bulbe, et son bord inférieur limité par l'échancrure de la cloison interventriculaire (reptiles).

Chez l'homme, ce pertuis s'oblitère toujours comme on l'a vu ci-dessus, mais il ne se forme jamais de fibres musculaires à son niveau, et l'on peut reconnaître sa situation par le point de la paroi interventriculaire où ces fibres manquent.

d. *Transformations histologiques de la paroi, formation des valvules.* — Les parois du cœur sont formées par l'endothélium et par une couche de mésoderme. Le tissu mésodermique engendre le tissu conjonctif de l'endocarde, le muscle cardiaque et le péricarde viscéral. Les fibres musculaires sont d'abord disposées en travées lâches, séparées les unes des autres par des fentes entre lesquelles s'enfonce l'endothélium. Il se fait ainsi un tissu spongieux dont les cavités sont toujours limitées par l'endothélium cardiaque et sont remplies par du sang. Peu à peu ces cavités diminuent et disparaissent, peut-être sont-elles représentées chez l'adulte par ce qu'on appelle les *fentes de Henle*. Quoi qu'il en soit, la paroi devient compacte, mais, sur sa face interne, on distingue toujours un réseau de faisceaux musculaires saillants (piliers des divers ordres), qui rappellent la structure primitive.

Les valvules auriculo-ventriculaires sont formées en majeure partie par du tissu musculaire devenu fibreux (BERNAYS, GEGENBAUR). Ainsi les cordages tendineux qui rattachent la face inférieure des valvules aux muscles papillaires ne sont que des faisceaux musculaires ayant subi la transformation fibreuse, et à leur niveau le cœur garde encore des traces évidentes de sa structure primitive, puisque ces cordages cloisonnent la cavité ventriculaire comme le faisaient les premières travées musculaires. La partie lamellaire des valvules est formée aussi par des plans musculaires transformées : le bord seul de ces valvules (*bordure marginale membraneuse*) est fourni par un bourrelet endocardique (BERNAYS, GEGENBAUR).

Les valvules sigmoïdes naissent au moyen de bourrelets endocardiques. Avant le cloisonnement du bulbe, elles sont au nombre de quatre : deux latérales, une antérieure et une postérieure. La cloison bulbaire coupe par leur milieu les valvules latérales. Chaque orifice a alors trois valvules dont l'une répond à la valvule antérieure ou à la valvule postérieure du bulbe, tandis que les deux autres sont formées par une moitié des valvules latérales. Ainsi l'artère pulmonaire possède une valvule antérieure qui n'est autre que la valvule correspondante du bulbe, et deux valvules postéro-latérales formées par la moitié antérieure des valvules latérales du stade précédent. De même l'aorte possède deux valvules antéro-latérales formées par la moitié postérieure des valvules latérales du bulbe et une valvule postérieure qui lui vient directement de ce dernier vaisseau dans lequel elle occupait la même position.

Circulation fœtale. — Les données anatomiques exposées ci-dessus permettent de résumer brièvement la circulation fœtale. Le sang arrive à l'oreillette droite par deux voies, la veine cave supérieure et la veine cave inférieure, on peut négliger le sinus coronaire. La veine cave supérieure ramène le sang veineux des parties antérieures. La veine cave inférieure contient du sang veineux fourni par les extrémités postérieures, par le foie, et du sang *artériel* venu du placenta par la veine ombilicale et le canal d'Arantius. — Le sang veineux de la veine cave supérieure passe directement dans le ventricule droit et de là dans les poumons en très petite quantité, tandis que sa majeure partie passe par le canal artériel dans la portion de l'aorte située en dessous de ce dernier. — Le sang mixte de la veine cave inférieure guidé par la valvule d'Eustache traverse le trou ovale, pénètre dans l'oreillette gauche où il se mêle avec la quantité insignifiante de sang veineux venu des veines pulmonaires, passe dans le ventricule gauche et dans l'aorte, d'où il se distribue à tout le corps. De ce que le canal artériel s'ouvre en dessous des principaux vaisseaux artériels de l'extrémité antérieure de l'embryon, il résulte que cette extrémité reçoit uniquement le sang mixte venu de la veine cave inférieure, tandis que tous les vaisseaux situés en dessous de lui reçoivent ce sang mixte additionné de la quantité de sang veineux, fourni par la veine cave supérieure et qui traverse le cœur droit.

C. — Origine du sang

Le sang, on le sait, se compose de deux parties : 1° une partie liquide, le *plasma* ; 2° une partie constituée par des éléments figurés, les *globules*.

1° Plasma. — Le plasma est produit par le liquide des vacuoles qui se creusent au sein des germes vasculaires pour former la lumière des vaisseaux (voy. ci-dessus, p. 1080). Etant donné la contiguïté immédiate, au début, des cellules entodermiques bourrées de grains de vitellus qu'elles digèrent, et des germes vasculaires, il n'est pas douteux que chez le poulet, le plasma est dû en grande partie à une élaboration du jaune par les cellules entodermiques qui transmettent aux premiers vaisseaux le liquide ainsi élaboré.

2° Globules. — Pour ce qui touche aux globules sanguins, laissant de côté les *plaquettes de Bizzozero*, nous ne parlerons que des globules rouges et des globules blancs.

a. *Globules rouges*. — Il y a, dans le cours de l'évolution de l'homme, deux sortes de globules rouges : 1° les *globules nucléés*, qui existent seuls chez l'embryon et que l'on rencontre encore jusque pendant le deuxième mois de la vie fœtale ; 2° les *globules sans noyaux*, qui existent à partir de cette époque et caractérisent le sang de l'adulte.

L'origine des globules rouges nucléés est très claire, ils naissent au niveau des *berceaux des globules sanguins* dans les îlots de Wolff (fig. 881,10). La formation des globules rouges sans noyaux est moins bien élucidée.

Pour former les globules nucléés, les masses protoplasmiques multinucléées qui, dans les îlots de Wolff, constituent les berceaux des globules, se fragmentent peu à peu en petits corps globulaires munis chacun d'un noyau et qui tombent dans le plasma ambiant. Ces petits corps sont les premiers globules rouges. leur protoplasma peu abondant renferme des granulations nutritives et de l'hémoglobine. Ces globules rouges se multiplient activement par division indirecte, et leur multiplication par ce procédé suffit à l'accroissement de nombre qu'ils doivent présenter. Leur multiplication est d'ailleurs facilitée par ce fait qu'ils se trouvent dans d'excellentes conditions pour qu'elle se produise abondamment, c'est-à-dire : 1° une immobilité presque absolue due à la lenteur du courant sanguin dans les capillaires de l'aire vasculaire où ils se rencontrent en grand nombre ; 2° la présence de riches matériaux nutritifs fournis par le jaune. conditions qui favorisent manifestement les divisions cellulaires (O. van der Stricht).

L'origine des globules sans noyau est plus controversée. On peut admettre plusieurs sources pour ces globules. ce sont : 1° Les *cellules vaso-formatives*. On a vu que dans ces cellules, des globules rouges se forment au sein du protoplasma et tombent dans le courant sanguin ; 2° Les *cellules bourgeonnantes* de Malassez. Cet auteur a décrit dans la moelle osseuse des jeunes animaux (moelle rouge) des cellules arrondies ou ovales. possédant un noyau et un protoplasma chargé d'hémoglobine. Par leur périphérie, ces cellules émettent des bourgeons protoplasmiques globuleux, également chargés d'hémoglobine et qui, se détachant de leur cellule mère, vont constituer les globules rouges du sang ; 3° Les *érythroblastes*. On donne ce nom à des cellules du sang, formées d'un noyau et d'un protoplasma hyalin incolore ou chargé d'hémoglobine. Ces cellules, qui peuvent se multiplier un grand nombre de fois par division indirecte, expulsent leur noyau à un moment donné (O. van der Stricht), et forment ainsi des globules sans noyau. Pour van der Stricht, les organes dits hématopoiétiques (foie embryonnaire, rate fœtale, moelle rouge des os) ne contiendraient pas des cellules bourgeonnantes de Malassez, mais bien des îlots d'érythroblastes qui, se trouvant dans d'excellentes conditions de reproduction (ralentissement du courant sanguin, abondance des matériaux nutritifs) se multiplieraient incessamment et engendreraient ensuite des globules rouges par expulsion de leur noyau.

b. *Globules blancs*. — On savait depuis longtemps que le sang circulant ne renferme pas de globules blancs pendant les premiers jours de la vie. On sait maintenant que les globules blancs sont engendrés par des cellules mésodermiques, qui, situées d'abord en dehors des vaisseaux, soit dans les *îlots de substance* de l'aire vasculaire, soit dans les îlots mésodermiques compris entre les travées épithéliales du foie primitif, se déplacent et pénètrent dans l'intérieur des vaisseaux (van der Stricht).

D. — Développement du système lymphatique

On a peu de données sur l'origine du système lymphatique. D'après Kölliker, les vaisseaux lymphatiques se développent dans la queue du têtard aux dépens de cellules du mésenchyme qui se creusent et s'unissent les unes avec les autres.

Dans l'œuf du poulet en incubation, A. Budge, sans fournir de données précises sur leur mode de formation, a signalé des vaisseaux lymphatiques qu'il rattache à deux systèmes distincts : 1° le système de l'aire vasculaire ou de la vésicule ombilicale ; 2° le système de la vésicule allantoïde. — Le système de la vésicule ombilicale apparaît dans l'aire vasculaire des embryons dès le deuxième jour, sous la forme de canaux qui accompagnent plus ou moins exactement les ramifications vasculaires et se terminent comme celles-ci dans un sinus lymphatique circulaire placé en dedans du sinus terminal. Ces canaux communiquent avec le cœlome intra-embryonnaire par lequel il est facile de les injecter, mais ils n'ont aucune relation avec le système veineux. Leur formation se rattache à celle du cœlome qui est due, comme on le sait (voy. p. 999), à l'apparition d'une série de lacunes ou de canaux creusés dans le mésoderme. Ces lacunes et ces canaux cœlomiques communiquant entre eux, correspondent aux lymphatiques de Budge. Dans l'aire vasculaire, les vaisseaux sanguins et lymphatiques sont étroitement accolés, cependant leur position relative les uns par rapport aux autres est fixe, les vaisseaux sanguins sont inférieurs (plus près de l'entoderme), les lymphatiques sont supérieurs. Dans l'aire embryonnaire ces deux ordres de vaisseaux sont séparés l'un de l'autre par la lame splanchnique, de sorte que les vaisseaux sanguins siègent entre l'entoderme et la lame splanchnique, les lymphatiques entre cette dernière et la lame fibro-cutanée. — Les vaisseaux lymphatiques de la vésicule allantoïde sont plus importants à cause de leur communication avec le système veineux. Chez le poulet de 10 à 20 jours d'incubation, ils forment autour de chaque grosse artère ombilicale ou allantoïdienne deux troncs principaux qui courent parallèlement au vaisseau sanguin et sont réunis l'un à l'autre par une série d'anastomoses transversales passant au-dessous et au-dessus de ce dernier qui se trouve ainsi complètement enveloppé par un réseau de voies lymphatiques. Les réseaux ainsi constitués autour des artères ombilicales accompagnent celles-ci jusqu'à l'aorte puis se continuent autour de cette dernière en formant deux grands conduits lymphatiques pairs, réunis l'un à l'autre par des anastomoses transversales. Arrivés vers la partie supérieure du thorax ces deux conduits se fusionnent en un seul qui se divise bientôt de nouveau pour déboucher par deux ouvertures dans le système veineux. Le vaisseau lymphatique ombilical droit s'atrophie.

Le développement que nous venons de décrire se rapporte presque exclusivement aux lymphatiques des annexes de l'embryon et ne comporte guère de détails histologiques. Les recherches de RANVIER (1897) nous renseignent plus complètement sur ce dernier point. Chez les mammifères, les vaisseaux lymphatiques se développent assez brusquement, en effet tandis qu'ils n'existent pas encore dans le mésentère d'embryons de porc de 9 cent., on les trouve déjà bien formés dans les embryons de 10 cent. de longueur. Aussi RANVIER n'a-t-il pu saisir leur première apparition qui consiste vraisemblablement dans un bourgeonnement de la paroi des veines, mais il a pu suivre aisément leur extension et prendre ainsi une idée nette de leur développement histologique. Les lymphatiques valvulés déjà existants produisent sur divers points de leur pourtour un ou plusieurs *bourgeons cellulaires pleins*. Au centre de chacun de ces derniers apparait bientôt une cavité ou lumière qui, en se développant, refoule en dedans du tronc primitif les cellules du col d'insertion du bourgeon, lesquelles font saillie à l'intérieur du vaisseau préexistant et constituent l'ébauche des valvules bien connues qui existent entre les divers segments d'un tronc lymphatique. Le bourgeon en se développant forme lui-même un de ces *segments intervalvulaires* qui devient à son tour le siège d'un bourgeonnement analogue, de telle sorte que, suivant que le ou les bourgeons seront placés dans la direction du vaisseau préexistant ou autrement, le vaisseau s'allongera simplement ou bien se divisera et se ramifiera. Lorsque ces vaisseaux sont arrivés à la périphérie ils engendrent les capillaires lymphatiques, toujours dépourvus de valvules, par des *bourgeons creux* dès leur apparition et qui s'étendent progressivement au loin, s'anastomosent fréquemment entre eux et se terminent finalement toujours par un cul-de-sac.

Les ganglions lymphatiques naissent sur le trajet des lymphatiques préexistants, au niveau de réseaux capillaires sanguins qui interrompent le cours du lymphatique, et autour desquels les deux extrémités sectionnées de ce dernier bourgeonnent activement, donnant ainsi le tissu caverneux du ganglion (RANVIER). Ils sont reconnaissables chez un embryon humain de trois mois (ganglions inguinaux, CHIEWITZ), et à trois mois et demi on distingue leur substance médullaire de la substance corticale.

TABLE DES MATIÈRES

DU TOME QUATRIÈME

LIVRE VIII

APPAREIL DE LA DIGESTION

LIVRE IX

APPAREIL DE LA RESPIRATION
ET DE LA PHONATION

LIVRE X

APPAREIL URO-GÉNITAL

LIVRE XI

EMBRYOLOGIE

FIN DU TOME QUATRIÈME ET DERNIER

ÉVREUX, IMPRIMERIE DE CHARLES HÉRISSEY

TRAITÉ
D'ANATOMIE
HUMAINE

PAR

L. TESTUT
Professeur d'anatomie à la Faculté de médecine de Lyon.

Quatrième édition, revue, corrigée et augmentée

TOME QUATRIÈME. — 1er FASCICULE
APPAREIL DE LA DIGESTION

AVEC 330 FIGURES DANS LE TEXTE, DONT 139 TIRÉES EN COULEURS

PARIS
OCTAVE DOIN, ÉDITEUR
8, PLACE DE L'ODÉON, 8
—
1901
Tous droits réservés.

TRAITÉ

D'ANATOMIE

HUMAINE

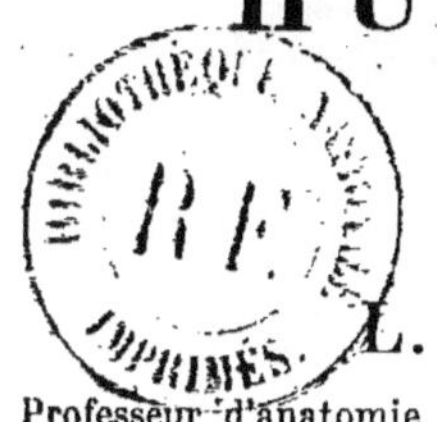

PAR

L. TESTUT

Professeur d'anatomie à la Faculté de médecine de Lyon.

Quatrième édition, revue, corrigée et augmentée

TOME QUATRIÈME — 2e Fascicule

APPAREIL DE LA RESPIRATION ET DE LA PHONATION
APPAREIL URO-GÉNITAL — EMBRYOLOGIE

AVEC 560 FIGURES DANS LE TEXTE, DONT 274 TIRÉES EN COULEURS

PARIS

OCTAVE DOIN, ÉDITEUR

8, PLACE DE L'ODÉON, 8

1901